2017年

国家医疗服务与质量安全报告

国家卫生健康委员会　编

科学技术文献出版社
SCIENTIFIC AND TECHNICAL DOCUMENTATION PRESS
·北京·

图书在版编目（CIP）数据

2017年国家医疗服务与质量安全报告 / 国家卫生健康委员会编. —北京：科学技术文献出版社，2018. 9

ISBN 978-7-5189-4789-8

Ⅰ. ① 2… Ⅱ. ①国… Ⅲ. ①卫生服务—质量管理—安全管理—研究报告—中国—2017 Ⅳ. ① R197.1

中国版本图书馆 CIP 数据核字（2018）第 208592 号

2017年国家医疗服务与质量安全报告

策划编辑：巨娟梅　责任编辑：巨娟梅　胡　丹　责任校对：文　浩　责任出版：张志平

出 版 者　科学技术文献出版社
地　　址　北京市复兴路15号　邮编 100038
编 务 部　（010）58882938，58882087（传真）
发 行 部　（010）58882868，58882870（传真）
邮 购 部　（010）58882873
官方网址　www.stdp.com.cn
发 行 者　科学技术文献出版社发行　全国各地新华书店经销
印 刷 者　北京地大彩印有限公司
版　　次　2018 年 9 月第 1 版　2018 年 9 月第 1 次印刷
开　　本　889 × 1194　1/16
字　　数　1703千
印　　张　54.75
书　　号　ISBN 978-7-5189-4789-8
审 图 号　GS（2018）4873号
定　　价　398.00元

编写工作组

主　　编：张宗久

主　　审：郭燕红　焦雅辉　周长强

编　　委：樊　静　马旭东　姚德明　付文豪　贾丹丹
李大川　孟　莉　张文宝　高新强　张　睿

编写组专家：（按姓氏笔画排序）

于学忠（北京协和医院）
么　莉（国家卫生计生委医院管理研究所）
马　洁（南京市第二医院）
马　爽（北京协和医院）
王　辰（中日友好医院）
王　怡（北京协和医院）
王天骄（第二军医大学附属长海医院）
王丛凤（北京大学第一医院）
王伊龙（首都医科大学附属北京天坛医院）
王县成（国家医学考试中心）
王拥军（首都医科大学附属北京天坛医院）
王治国（国家卫生计生委临床检验中心）
王建伟（潍坊市益都中心医院）
王洛伟（第二军医大学附属长海医院）
王海波（中国器官移植发展基金会）
王彩云（首都医科大学附属北京天坛医院）
王绿化（中国医学科学院肿瘤医院）
仇叶龙（北京市卫生计生委信息中心）
方　亮（湖北省中山医院）
尹　畅（国家卫生计生委医院管理研究所）
左　玮（北京协和医院）
石炳毅（中国人民解放军第309医院）
卢朝辉（北京协和医院）
史　赢（中国人体器官分配与共享计算机系统）
付　强（国家卫生计生委医院管理研究所）
朱华栋（北京协和医院）
乔　杰（北京大学第三医院）
刘　刚（首都医科大学宣武医院）
刘　盈（北京大学人民医院）
刘　莹（中日友好医院）
刘　盛（中国医学科学院阜外医院）
刘　楠（北京大学第三医院）
刘大为（北京协和医院）
刘兆平（北京大学第一医院）
刘运喜（中国人民解放军总医院）
江久汇（北京大学口腔医院）
孙　健（北京协和医院）
孙铁英（北京医院）
孙雪峰（中国人民解放军总医院）
苏龙翔（北京协和医院）
杜　冰（国家卫生健康委员会医政医管局）
李　希（中国医学科学院阜外医院）
李　妍（哈尔滨医科大学附属第一医院）
李　萌（国家卫生计生委医院管理研究所）
李　雪（国家卫生计生委卫生发展研究中心）
李小杉（无锡市人民医院）
李子孝（首都医科大学附属北京天坛医院）
李西英（西安交通大学第二附属医院）
李兆申（第二军医大学附属长海医院）
李美英（全国合理用药监测网）
李超凡（山东大学医药卫生管理学院）
李燕明（北京医院）
杨　威（国家卫生计生委医院管理研究所）
杨　蓓（全国合理用药监测网）
杨丽娟（北京积水潭医院）
吴志军（浙江省中卫护理信息管理研究院）
吴昕霞（北京大学第三医院）
邱亭林（中国医学科学院肿瘤医院）

何　佳（国家医学考试中心）
何湘湘（标普医学信息研究中心）
张　伟（北京大学口腔医院）
张　琨（浙江大学附属第一医院）
张　娜（北京大学第三医院）
张　晖（北京协和医院）
张　勤（浙江省人民医院）
张　澍（中国医学科学院阜外医院）
张戈军（中国医学科学院阜外医院）
张俊华（国家卫生计生委人才交流服务中心）
张振伟（国家卫生计生委医院管理研究所）
张钰宣（北京协和医院）
张超黎（西安交通大学第二附属医院）
陈　吟（北京市卫生计生委信息中心）
陈　杰（北京协和医院）
陈　练（北京大学第三医院）
陈卫碧（首都医科大学宣武医院）
陈文祥（国家卫生计生委临床检验中心）
陈声宇（国家卫生计生委人才交流服务中心）
陈香美（中国人民解放军总医院）
陈莉萍（中国人民解放军第309医院）
陈静瑜（无锡市人民医院）
范　林（武汉大学中南医院）
林　娜（中国医学科学院阜外医院）
尚文涵（国家卫生计生委医院管理研究所）
尚尔嵩（标普医学研究中心）
金海龙（中国人民解放军第309医院）
周　翔（北京协和医院）
周谋望（北京大学第三医院）
周稚烨（中国人体器官分配与共享计算机系统）
庞　成（北京协和医院）
郑　哲（中国医学科学院阜外医院）
郑树森（浙江大学附属第一医院）
单广良（北京协和医学院基础医学研究所）
居　阳（北京医院）
赵扬玉（北京大学第三医院）
赵性泉（首都医科大学附属北京天坛医院）
赵颖波（国家卫生计生委医院管理研究所）
胡　茵（全国合理用药监测网）
胡春晓（无锡市人民医院）
胡盛寿（中国医学科学院阜外医院）
段　敏（国家卫生计生委临床检验中心）
索继江（中国人民解放军总医院）
钱莎莎（浙江省人民医院）
徐　骁（浙江大学附属第一医院）
徐珊珊（吉林大学中日联谊医院）
高嗣法（国家卫生健康委员会医政医管局）
郭传瑸（北京大学口腔医院）
郭默宁（北京市卫生计生委信息中心）
黄　洁（中国医学科学院阜外医院）
黄宇光（北京协和医院）
曹连元（国家卫生计生委医院管理研究所）
曹雪莹（中国人民解放军总医院）
崔永亮（吉林大学中日联谊医院）
崔胜男（北京协和医院）
梁　焕（广西医科大学第一附属医院）
宿英英（首都医科大学宣武医院）
蒋世良（中国医学科学院阜外医院）
蒋荣猛（首都医科大学附属北京地坛医院）
赫　捷（中国医学科学院肿瘤医院）
裴丽坚（北京协和医院）
颜　青（国家卫生计生委医院管理研究所）
潘湘斌（中国医学科学院阜外医院）
霍　勇（北京大学第一医院）

前　言

医疗质量和医疗安全直接关系到人民群众的健康和对医疗服务的切身感受，与民生直接相关。保证医疗质量与医疗安全是医疗管理的永恒主题，是卫生事业改革和发展的重要内容。党和政府历来高度重视提升人民群众健康水平，关注我国医疗质量和医疗安全管理工作。党的十八大明确提出“为群众提供安全、有效、方便、价廉的公共卫生和基本医疗服务”，十八届五中全会进一步提出“推进健康中国建设”的战略目标，十九大明确指出“实施健康中国战略”，凸显了党中央、国务院维护和促进人民群众健康的坚定决心。中央领导同志多次就医疗卫生服务质量提出明确要求，在2016年全国卫生与健康大会上，习近平总书记指出：“努力全方位、全周期保障人民健康”“坚持医疗卫生事业的公益性，不断完善制度、扩展服务、提高质量”。2016年全国卫生计生工作会议上，李克强总理做出重要批示，提出要“进一步提升医疗服务质量和公共卫生服务均等化水平，为推进健康中国建设做出更大贡献”。刘延东副总理在2016年1月召开的卫生计生和医改工作座谈会上强调，要“不断提升医疗服务质量”。2017年全国卫生计生工作会议上，李克强总理做出重要批示，提出“广大干部职工以习近平新时代中国特色社会主义思想为指导，进一步巩固和扩展医改成果，加快建立覆盖全体城乡居民的中国特色基本医疗卫生制度。”刘延东副总理在2017年考察调研我委时，充分肯定卫生与健康事业取得的突出成绩，提出这些成绩成为过去五年党和国家事业发展取得历史性成就、实现历史性变革的重要组成部分。

持续改进质量，保障医疗安全，为人民群众提供安全优质的医疗服务是我们工作的核心目标之一，也是落实“健康中国2030”规划纲要的重要工作内容。随着我国医疗卫生事业的发展和医药卫生体制改革的不断深化，进一步加强医疗质量安全管理，提升循证管理和精细化管理水平，对当前分级诊疗体系建设的顺利推进、公立医院改革措施的落实和各项医改目标的实现，更好地保障人民群众健康权益具有重要意义。

为指导各级卫生计生行政部门和各级各类医疗机构全面了解我国医疗服务和医疗质量安全工作形势，提高医疗质量安全管理科学化和精细化水平，为下一步政策制定和管理工作提供循证依据，实现医疗服务和质量安全持续改进，我委自2015年开始，连续3年组织编写了《国家医疗服务与质量安全报告》。报告以近年来具有良好代表性的全国监测和调查数据为基础，采用多中心数据来源系统评估的方法，对2014—2016年度我国部分二级以上医疗机构医疗服务和质量安全情况进行了分析，涵盖了我国医疗服务资源和服务量总体情况、不同维度医疗质量管理与控制情况、医疗质量安全（不良）事件发生情况、DRGs绩效评价，以及医疗事故鉴定情况等内容，全面展现了我国现阶段医疗服务和质量安全的形势与现状，对于进一步加强医疗质量与安全管理，努力保障患者安全具有重要作用。

报告结果表明，我国医疗资源供给持续增加，医院工作负荷基本稳定；患者异地就医区域性集中趋势略有好转；医疗质量安全状况基本平稳。住院死亡率仍稳定在较低水平，常见病种诊疗水平稳中有升，抗菌药物临床合理应用水平不断提高，医疗服务效率有所提升，门诊、住院均次费用略有上涨。分析结果也提示我们，住院病历首页质量仍需进一步提高，医院获得性指标等部分关键质量指标变化需要引起高度重视，民营医院医疗质量需要重点关注，医疗质量管理与控制体系建设仍然需要进一步加强。

在报告编写过程中，得到了各级卫生计生行政部门、各级各专业质控中心和相关医疗机构的大力支持和积极配合。在此，向参与工作的单位以及付出艰苦、细致、创造性劳动的各位专家、学者和全体工作人员表示衷心的感谢！

在完善医疗服务体系和推进分级诊疗制度建设工作中，需要进一步建立完善医疗质量管理与控制长效工作机制，创新医疗质量安全持续改进方法，充分发挥信息化管理的积极作用，不断提升医疗管理的科学化、精细化水平。希望各级卫生计生行政部门和医疗机构充分利用这些数据和分析结果，做好循证决策，不断提高我国医疗服务和质量安全管理水平，为实现健康中国做出不懈努力。

国家卫生健康委员会医政医管局

2018 年 4 月

编者说明

医疗质量安全管理是医疗卫生事业管理的重要组成部分。为更好地帮助各级卫生计生行政部门和各级各类医疗机构全面了解我国医疗服务和医疗质量安全工作形势，提高医疗质量安全管理科学化和精细化水平，为下一步政策制定和管理工作提供循证依据，实现医疗服务和质量安全持续改进，在2015年度、2016年度报告编写工作的基础上，我局组织编写了《2017年国家医疗服务与质量安全报告》（以下简称《报告》）。

一、《报告》数据范围和来源

《报告》重点围绕我国内地二级以上医院医疗服务与医疗质量安全情况进行分析，主要截取2016年1月1日至2016年12月31日的相关数据。数据主要来源为：

1. 全国抽样调查填报的数据。全国31个省、自治区、直辖市（含新疆生产建设兵团，不含港澳台地区）抽样选取的6912家医疗机构（含公立综合和民营综合医院，妇幼保健院，肿瘤、儿科、精神、妇产、口腔、心血管、传染病专业专科医院）网络填报的相关医疗服务数据（图1），涵盖107 767 239人次住院患者信息（表1）。

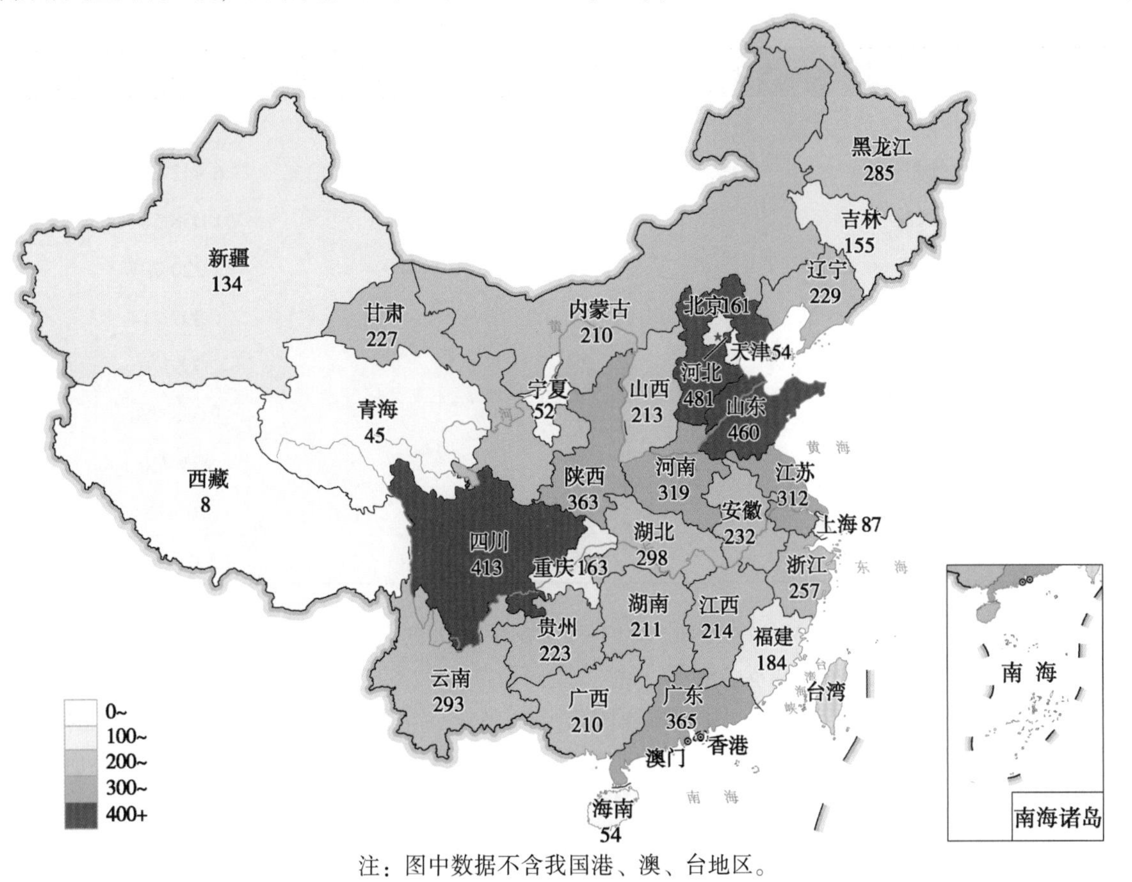

注：图中数据不含我国港、澳、台地区。

图1　各省份参与抽样调查的医院数量

表1 2016年度全国医疗机构样本数量及构成

医疗机构	抽样数量（家）	抽样住院患者数量（人次）
二级公立综合医院	2504	36 058 811
三级公立综合医院	1077	50 058 312
二级民营综合医院	985	5 205 388
三级民营综合医院	85	2 157 070
肿瘤专科医院	100	2 235 110
儿童专科医院	55	1 602 710
妇产专科医院	292	1 165 142
心血管专科医院	39	386 481
传染病医院	158	1 146 430
口腔医院	271	123 589
妇幼保健院	902	6 622 943
精神病专科医院	444	1 005 253
合计	6912	107 767 239

2016年度《报告》在全国随机抽样和相关医院自愿填报的基础上，为提高数据代表性，确保各省份之间数据的可比性，综合医院在第一次采取均衡抽样方式的基础上，进行了二次抽样，专科医院由于数量相对不足，未进行二次抽样，仅剔除填报数据不合格医院。最终纳入本年度报告分析的抽样医疗机构4156家，涵盖82 079 810人次住院患者信息。（表2）

表2 二次抽样后纳入报告样本数量及构成

医疗机构	二次抽样数量（家）	二次抽样住院患者数量（人次）
综合医院	2446	68 299 313
妇幼保健院	668	6 442 812
妇产专科医院	193	1 058 584
肿瘤专科医院	92	2 220 791
儿童专科医院	50	1 597 414
心血管专科医院	29	379 720
传染病医院	125	1 028 970
精神病专科医院	356	975 730
口腔医院	197	76 476
合计	4156	82 079 810

2. 全国医院监测系统（HQMS）收集的2013—2016年度922家三级公立医院的104 202 145人次患者病案首页数据，其中，2016年度为788家三级公立医院28 822 631人次的住院患者病案首页数据。

3. 国家卫生健康委员会管理的全国单病种质量监测系统、全国医疗安全（不良）事件报告系统、全国抗菌药物临床应用监测网、全国合理用药监测网、全国血液净化病例登记系统、全国心血管介入病例登记系统等相关数据信息。

4. 国家卫生健康委员会统计年鉴和官方网站公布的相关数据信息。

5. 国际国内相关研究报告和区域性统计结果数据信息。

二、《报告》主要内容

《报告》分为7个部分，分别为医疗质量安全管理政策、医疗服务资源和服务量总体情况、医疗质量管理与控制数据分析、医疗质量安全（不良）事件分析、DRGs绩效评价分析、医疗事故鉴定情况分析、国家医师、护士资格考试情况分析。具体内容主要为：

1. 医疗质量安全管理政策。主要包括2017年国家卫生计生委在医疗质量安全管理领域相关政策措施和重要举措。

2. 医疗服务资源和服务能力数据分析。主要包括2016年我国医疗资源配置情况以及三级医院服务能力、收治患者病种结构和住院患者异地就医流动情况等相关分析。

3. 医疗质量管理与控制数据分析。从医疗机构、临床专科（含实验室管理、药事管理和临床药学）、重点病种、医疗技术4个层面，围绕国家卫生计生委历年来发布的相关医疗质量控制指标进行纵向、横向比较和立体分析。

4. 医疗安全（不良）事件数据分析。重点围绕医疗安全（不良）事件发生的时间、专业、科室、地点、原因、处置方式、缺陷和持续改进措施等维度，对近年来发生的医疗安全（不良）事件情况进行分析。

5. DRGs绩效评价分析。基于按疾病诊断相关分组（Diagnosis Related Groups，DRGs）的医疗服务绩效评估方案，采用2014版《CN-DRGs分组方案》，围绕住院服务“能力”“效率”和“医疗安全”三个维度进行评估。

6. 医疗事故鉴定情况分析。分析2016年度医疗事故鉴定相关情况，并就发生原因、处理方式等情况进行分析。

7. 国家医师、护士资格考试情况分析。对2017年国家医师、护士资格考试基本情况进行分析。

三、有关说明

1. 本《报告》中涉及的疾病分类编码采用《疾病和有关健康问题的国际统计分类第十次修订本》第2版，简称ICD-10。手术分类编码采用《国际疾病分类手术与操作第九版临床修订本》2011版，简称ICD-9-CM-3。

由于ICD-10诊断编码、ICD-9-CM-3手术编码尚未全国完全统一，为最大限度保持一致性，均采用四位亚目编码。

2. 关于相关分析的方法

（1）利用EXCEL、SPSS、SAS等统计软件，按照不同医院等级（三级、二级）或所有制关系（公立、民营）维度，对抽样调查数据进行基本描述性分析、相关性分析、秩和检验等。

（2）本《报告》中采用的箱线图（Boxplot）也称箱须图（Box-whisker Plot），是利用数据中的五个统计量：5%四分位数、25%四分位数、中位数、75%四分位数与95%四分位数来描述数据。可以粗略地看出数据是否具有对称性，分布的离散程度等信息。

注：25%四分位数（Q1），又称“下四分位数”，等于该样本中所有数值由小到大排列后第25%的数字。75%四分位数（Q3），又称“上四分位数”，等于该样本中所有数值由小到大排列后第75%的数字。25%四分位数与75%四分位数的差距又称四分位距（Inter Quartile Range，IQR）。

3. 《报告》中所有涉及金额的数据，均为人民币。

《报告》的数据收集工作得到了各填报医院和各省卫生计生委医政医管处及相关负责同志的鼎力配合，编写工作得到了各专业国家级质控中心、国家卫生健康委员会医院管理研究所、标普医学信息研究中心，以及诸多专家及教授们的大力支持，在此表示感谢！

由于编写人员水平有限，加之编写时间紧、任务重，《报告》中所反映的结果亦受抽样医院上报数据质量的影响，难免存在缺点和偏差，恳请广大同仁批评指正，以便今后不断改进。

目 录

第一部分　2017 年医疗质量安全管理政策

第二部分　医疗服务资源与服务能力分析

第三部分　医疗质量管理与控制数据分析

第四部分　医疗安全（不良）事件数据分析

第五部分　临床专科DRGs绩效评价

第六部分　医疗事故鉴定情况分析

第七部分 国家医师、护士资格考试情况分析

第一部分

2017 年医疗质量安全管理政策

2017年，按照十九大和全国卫生与健康大会精神，以贯彻落实《医疗质量管理办法》为重点，继续加强国家医疗质量管理与控制体系建设力度，落实“放管服”改革要求，重点开展了以下工作：

一、强化医疗质量安全管理

一是进一步完善质控组织体系和指标建设，依托30个专业国家级质控中心，完善组织体系和工作机制，进一步发挥质控组织在行业管理中的专业作用；增加15项国家“限制类医疗技术”质控指标，指导质控中心研究制订重点病种和医疗技术质控指标，为扩大单病种和专项技术质控奠定基础。二是聚焦医疗安全、医疗风险防范和确保医疗服务质量，开展两次全国性专项督导，集中解决医疗质量安全突出问题和薄弱环节，调查处理多起医院感染事件，落实落细医疗质量安全相关工作。三是稳步推进医疗质量管理与控制信息化建设。加强数据分析、信息反馈与共享，推动持续改进。四是强化药事管理，转变药学服务模式，加强药学部门和药师队伍建设，努力提供优质、安全、人性化的药学专业技术服务；以实施遏制细菌耐药、强化抗菌药物管理为重点促进临床合理用药。五是加强医疗机构垃圾管理。与环境保护部等五部委办公厅联合下发了《关于进一步规范医疗废物管理工作的通知》，与中央宣传部等八部委办公厅联合下发了《关于在医疗机构推进生活垃圾分类管理的通知》，促进医疗机构医疗废物信息化、规范化管理。六是加强医疗质量管理专业人才队伍建设。对卫生计生行政部门、医疗机构、各级质控中心的医疗质量管理人员开展政策、理论、方法、工具的专业培训，收到良好效果。

2017年5月，《柳叶刀》对全球195个国家和地区医疗质量和可及性排名的结果显示，自1990年至2015年的25年间，我国是医疗质量进步幅度最大的国家之一，医疗质量和可及性（HAQ）指数排名从110位提高到第60位，进步幅度位居全球第3位。国内区域间医疗服务质量的差距由1990年的6.7缩小到2015年的1.2，远低于全球区域间的20.1。说明我国医疗质量不断提高的同时，同质化程度也在提高。

二、强化医疗技术临床应用事中事后监管

按照国务院行政审批制度改革要求，2015年国家卫生计生委下发通知，取消了第三类和第二类医疗技术临床应用准入审批事项。近两年来，重点推动了以下几方面工作：

一是研究建立医疗技术临床应用事中事后监管制度和工作机制。启动《医疗技术临床应用管理办法》修订工作，拟以部门规章形式发布。二是为保障医疗技术临床应用管理政策平稳衔接、有序过渡，自2016年10月起，在全国8个省份开展了为期1年的政策试点工作，进一步完善适合我国国情的医疗技术临床应用管理制度、工作模式、运行机制以及质量评估和持续改进体系，为在全国范围内推广医疗技术临床应用事中事后监管政策积累经验并提供实践依据。三是制定下发15项国家级“限制类医疗技术”临床应用管理规范和质控指标，加强医疗技术临床应用质量监管。四是建设医疗技术临床应用信息平台，加强“限制类医疗技术”临床应用信息收集和质量评估，保障质量安全。

各试点省份按照试点工作要求，结合本地区实际情况，确定了省级医疗技术临床应用管理负面清单，建立了医疗技术临床应用信息备案管理制度，指导辖区内医疗机构落实医疗技术临床应用管理主体责任，充分运用信息化手段强化医疗技术临床应用质量安全动态监管，推动医疗技术培训体系建设，取得了良好效果。试点结果表明，当前对医疗技术临床应用事中事后监管的相关制度设计可以在全国范围内进一步推广实施。

三、立足补短板，加快发展护理、康复医疗服务

一是全面贯彻落实《全国护理事业发展规划（2016—2020年）》，召开全国护理工作会议，通报表扬开展优质护理服务的优秀护理集体和个人，印发《安宁疗护基本标准和管理规范》及《安宁疗护实践指南》，大力推进护士队伍建设和老年护理事业发展。优质护理服务向纵深开展，突出专业特色，体现人文关怀。老年护理、社区护理得到加强，安宁疗护工作快速发展，覆盖生命全周期、健康全过程的

护理服务体系逐步建立。二是着力提升康复医疗服务能力。印发加强康复医疗机构建设、康复医疗专业人员培训、强化康复学科能力建设相关文件，协调人力资源和社会保障部门将医疗康复项目纳入基本医保支付。深入开展康复医疗工作调研，研究制定促进康复医疗工作改革发展的指导性文件，加强康复医疗专业队伍建设，提高康复医疗服务能力，推动康复医疗领域改革创新。

第二部分

医疗服务资源与服务能力分析

本部分重点围绕2016年全国医疗服务资源与服务能力的总体情况进行分析。其中医疗服务资源配置情况中的医师数、护理人员数和床位数的数据来源于《2017年中国卫生和计划生育统计年鉴》。重点手术/操作开展情况、全国医疗服务量、服务能力以及区域医疗分析均来源于全国医院质量监测系统（HQMS），以788家三级医院（其中18家妇幼保健院，以下简称三级医院）出院时间为2016年1月1日至2016年12月31日的28 915 749例病案首页数据为分析样本，对其中93 118例存在生存状态异常、住院天数异常、年龄异常问题的病例信息予以剔除，最终纳入28 822 631例。在分析住院患者异地就医情况时，剔除无法判断住院患者归属地的病例信息。

一、医疗服务资源配置情况

（一）医师数总体分布情况

截至2016年底，我国每千人口执业（助理）医师数2.31人，较2015年的2.22人略有增加（图2-1-1-1）。《全国医疗卫生服务体系规划纲要（2015—2020年）》要求，到2020年，每千常住人口执业（助理）医师数要达到2.5人。

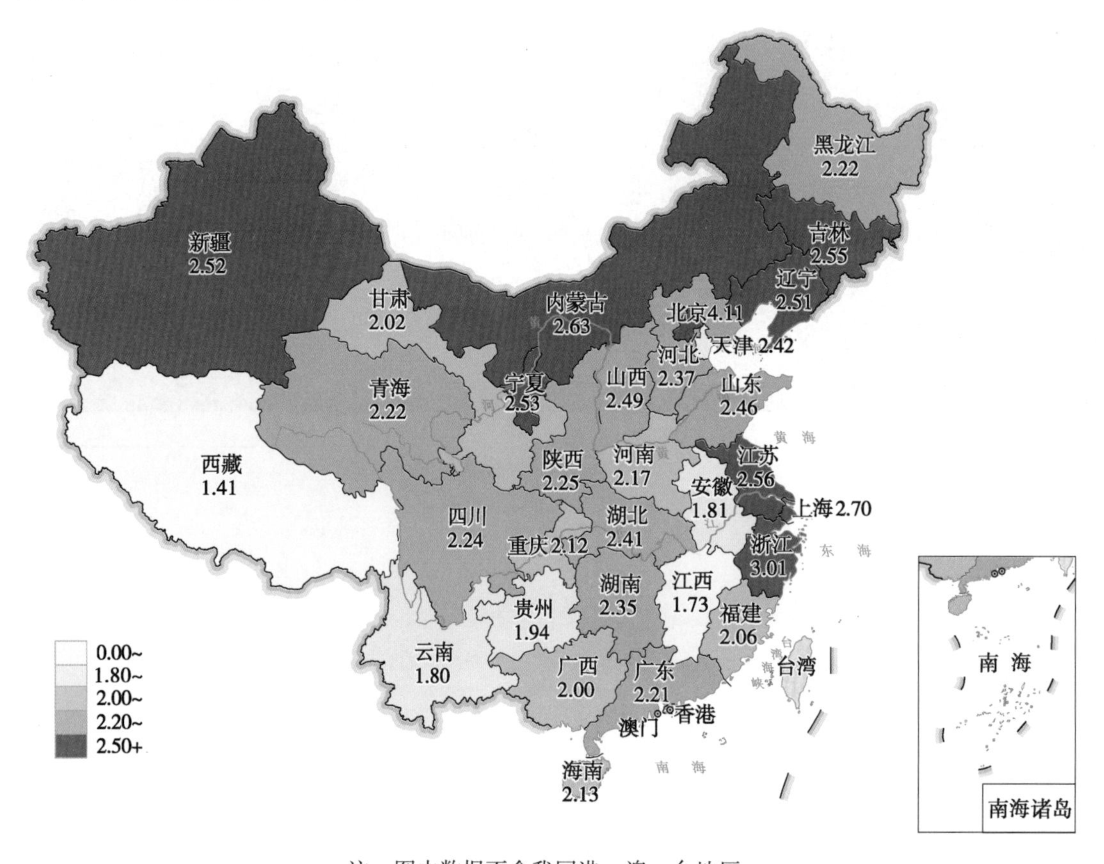

注：图中数据不含我国港、澳、台地区。

图2-1-1-1　2016年各省份每千人口执业（助理）医师数分布

（二）护理人员数总体分布情况

截至2016年底，我国每千人口拥有注册护士数2.54人，较2015年的2.37人略有增加（图2-1-1-2）。《全国医疗卫生服务体系规划纲要（2015—2020年）》要求，到2020年，每千常住人口注册护士数要达到3.14人。

（三）医院床位数总体分布情况

截至2016年底，我国每千人口医疗卫生机构床位数5.37张，较2015年的5.11张有所增加（图2-1-1-3、图2-1-1-4）。《全国医疗卫生服务体系规划纲要（2015—2020年）》提出，到2020年，每千常住人口医疗卫生机构床位数控制在6张。

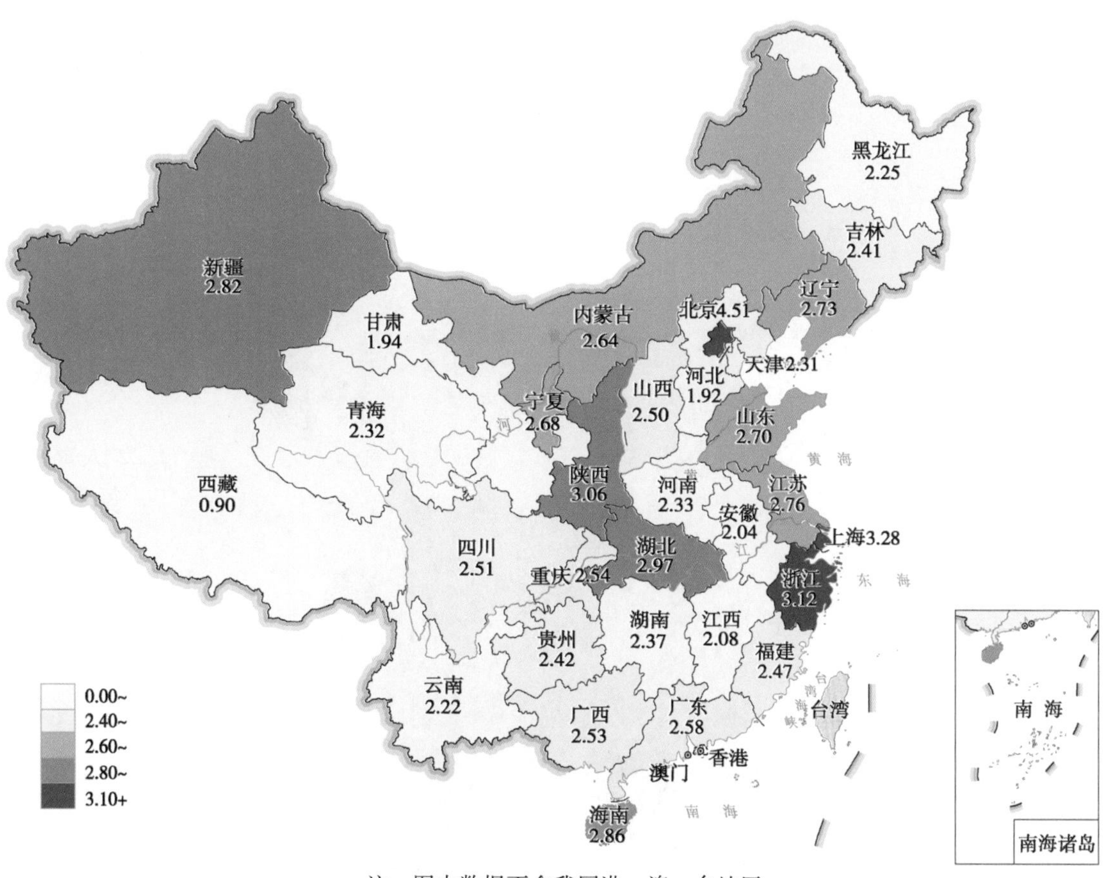

注：图中数据不含我国港、澳、台地区。

图 2-1-1-2　2016 年各省份每千人口注册护士数分布

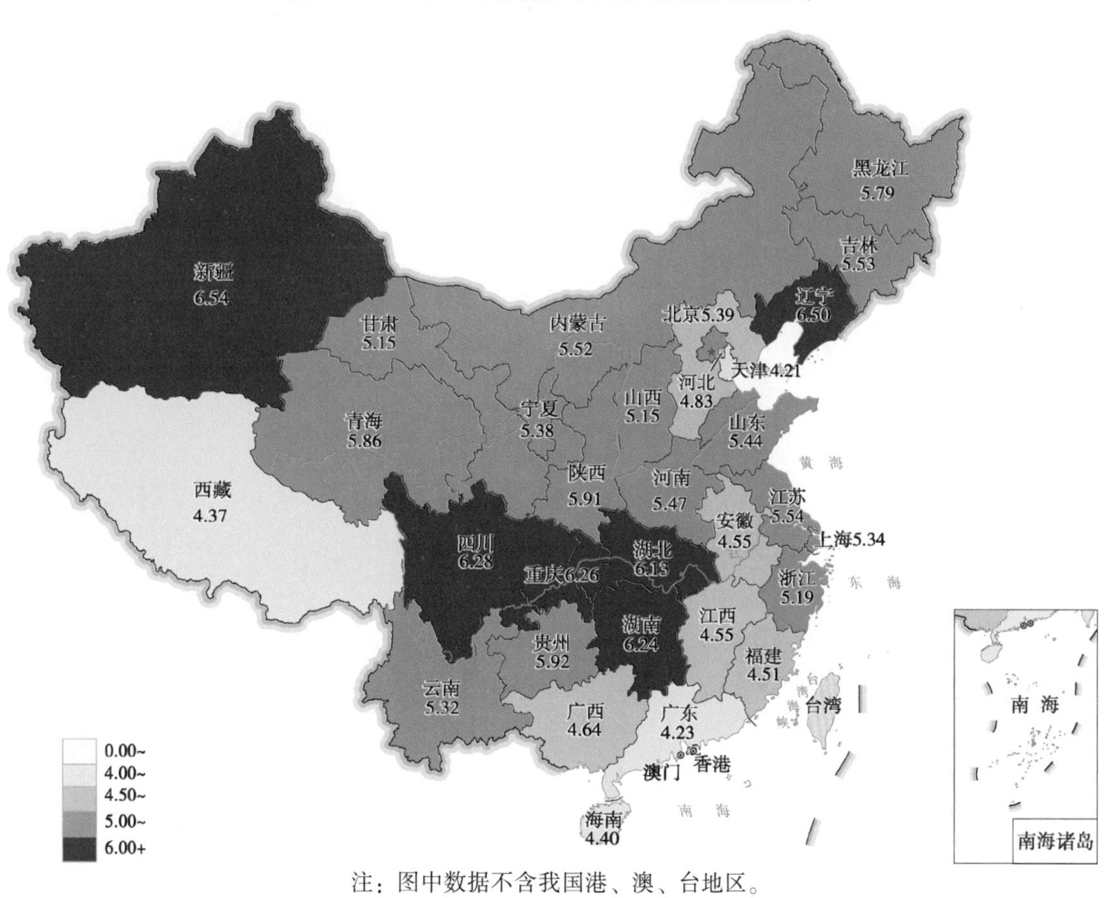

注：图中数据不含我国港、澳、台地区。

图 2-1-1-3　2016 年每千人口医疗卫生机构床位数分布

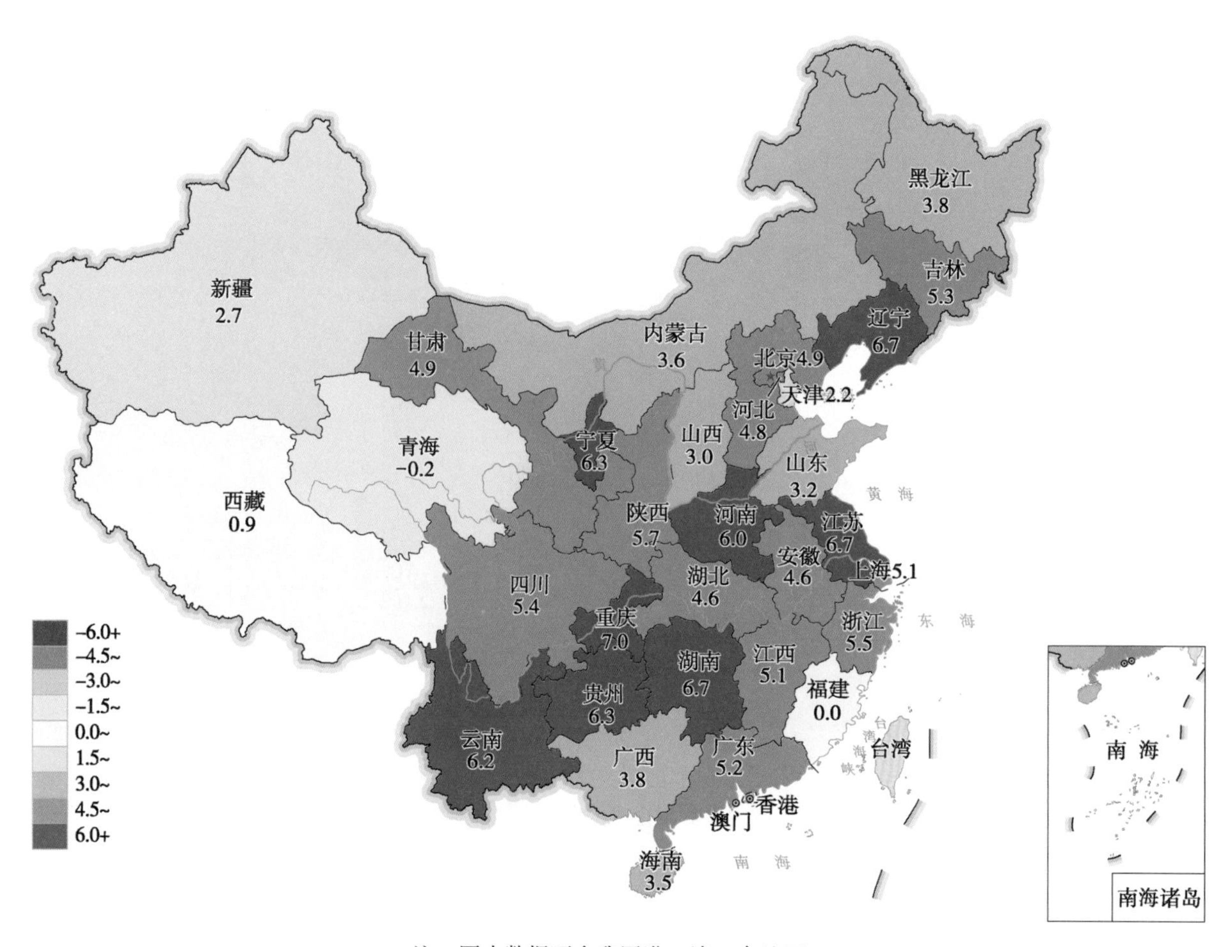

注：图中数据不含我国港、澳、台地区。

图 2-1-1-4　各省份每千人口医疗卫生机构床位数 2016 年较 2015 年增幅（%）

（四）重点手术/操作开展情况分布

2016 年全国 788 家三级医院 20 个重点手术/操作开展情况分布情况如图 2-1-1-5，相关手术量地域分布及差异情况与 2014 和 2015 年基本相似。

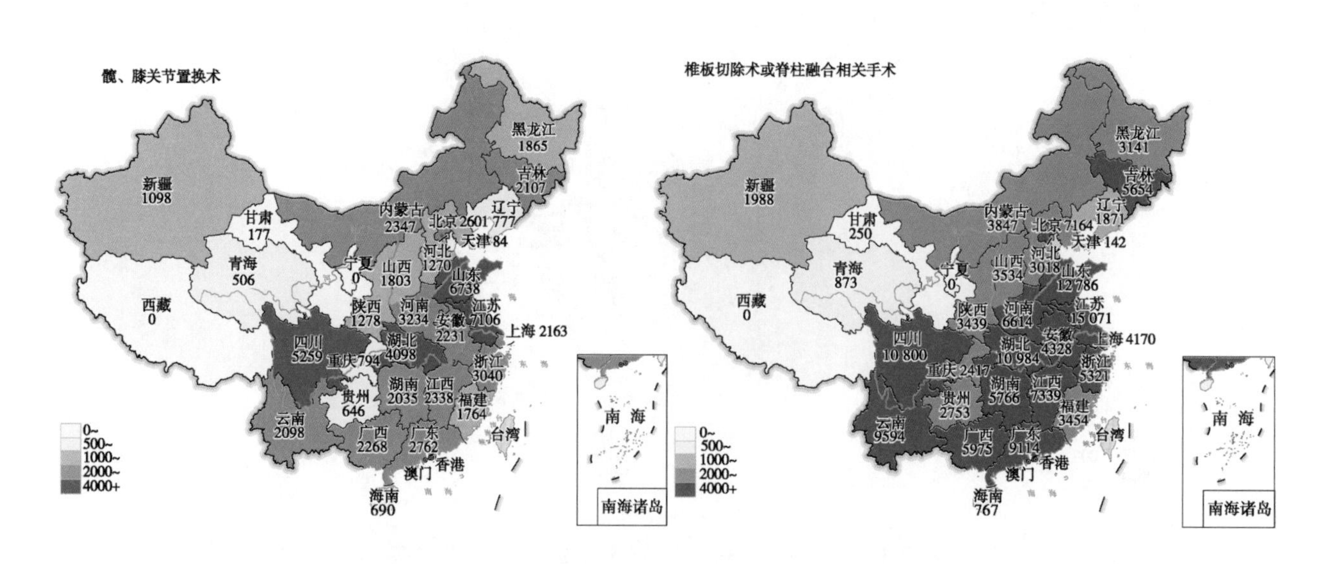

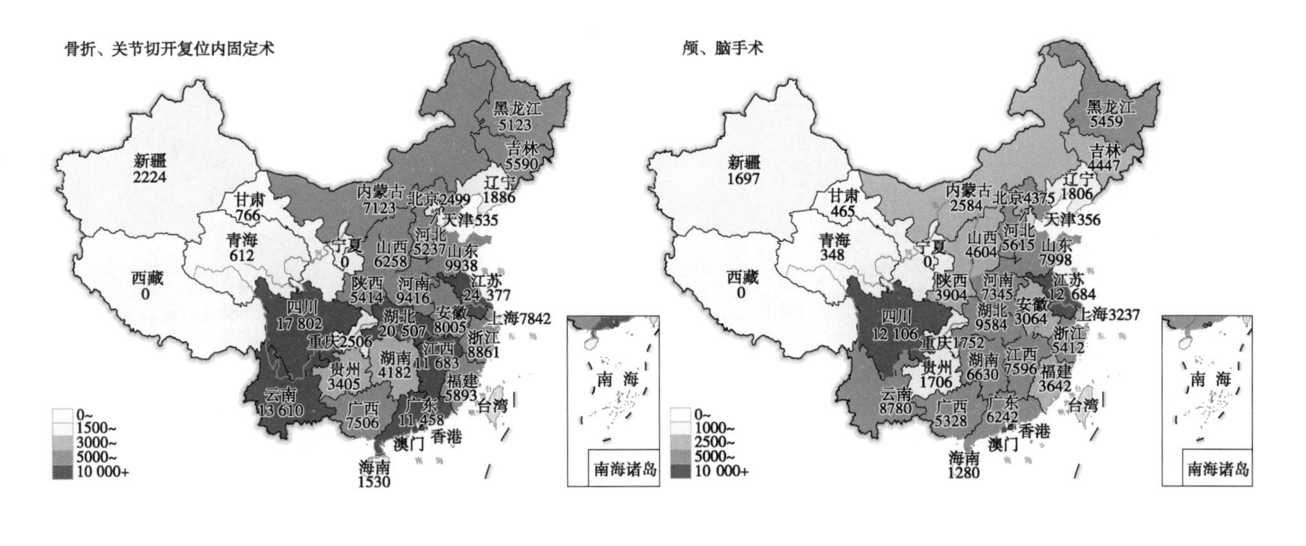
骨折、关节切开复位内固定术
新疆 2224
甘肃 766
青海 612
西藏 0
内蒙古 7123
黑龙江 5123
吉林 5590
辽宁 1886
北京2499
天津535
宁夏 0
山西 6258
河北 5237
山东 9938
陕西 5414
河南 9416
江苏 24 377
四川 17 802
湖北 20 507
安徽 8005
上海7842
重庆2506
浙江 8861
贵州 3405
湖南 4182
江西 11 683
福建 5893
云南 13 610
广西 7506
广东 11 458
台湾
澳门
香港
海南 1530
南 海
南海诸岛
0~
1500~
3000~
5000~
10 000+
颅、脑手术
新疆 1697
甘肃 465
青海 348
西藏 0
内蒙古 2584
黑龙江 5459
吉林 4447
辽宁 1806
北京4375
天津356
宁夏 0
山西 4604
河北 5615
山东 7998
陕西 3904
河南 7345
江苏 12 684
四川 12 106
湖北 9584
安徽 3064
上海3237
重庆1752
浙江 5412
贵州 1706
湖南 6630
江西 7596
福建 3642
云南 8780
广西 5328
广东 6242
台湾
香港
澳门
海南 1280
南 海
南海诸岛
0~
1000~
2500~
5000~
10 000+

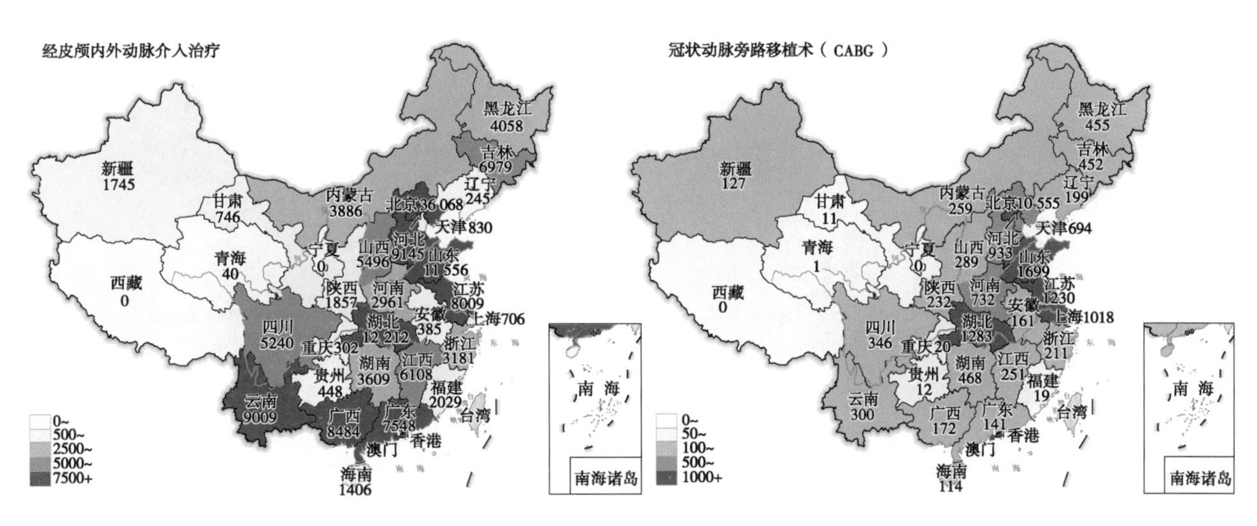
经皮颅内外动脉介入治疗
新疆 1745
甘肃 746
青海 40
西藏 0
内蒙古 3886
黑龙江 4058
吉林 6979
辽宁 245
北京36 068
天津830
宁夏 0
山西 5496
河北 9145
山东 11 556
陕西 1857
河南 2961
江苏 8009
四川 5240
湖北 12 212
安徽 385
上海706
重庆302
浙江 3181
贵州 448
湖南 3609
江西 6108
福建 2029
云南 9009
广西 8484
广东 7548
台湾
澳门
香港
海南 1406
南 海
南海诸岛
0~
500~
2500~
5000~
7500+
冠状动脉旁路移植术（CABG）
新疆 127
甘肃 11
青海 1
西藏 0
内蒙古 259
黑龙江 455
吉林 452
辽宁 199
北京10 555
天津694
宁夏 0
山西 289
河北 933
山东 1699
陕西 232
河南 732
江苏 1230
四川 346
湖北 1283
安徽 161
上海1018
重庆 20
浙江 211
贵州 12
湖南 468
江西 251
福建 19
云南 300
广西 172
广东 141
台湾
香港
澳门
海南 114
南 海
南海诸岛
0~
50~
100~
500~
1000+

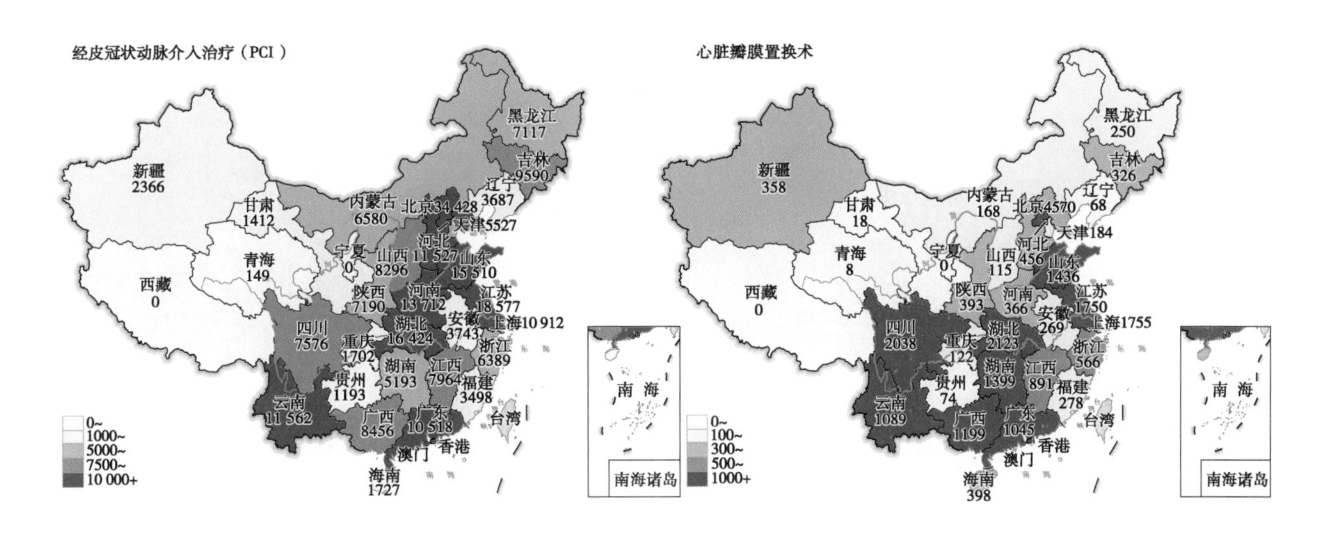
经皮冠状动脉介入治疗（PCI）
新疆 2366
甘肃 1412
青海 149
西藏 0
内蒙古 6580
黑龙江 7117
吉林 9590
辽宁 3687
北京34 428
天津5527
宁夏 0
山西 8296
河北 11 527
山东 15 510
陕西 7190
河南 13 712
江苏 18 577
四川 7576
湖北 16 424
安徽 3743
上海10 912
重庆 1702
浙江 6389
贵州 1193
湖南 5193
江西 7964
福建 3498
云南 11 562
广西 8456
广东 10 518
台湾
香港
澳门
海南 1727
南 海
南海诸岛
0~
1000~
5000~
7500~
10 000+
心脏瓣膜置换术
新疆 358
甘肃 18
青海 8
西藏 0
内蒙古 168
黑龙江 250
吉林 326
辽宁 68
北京4570
天津184
宁夏 0
山西 115
河北 456
山东 1436
陕西 393
河南 366
江苏 1750
安徽 269
上海1755
四川 2038
湖北 2123
重庆 122
浙江 566
湖南 1399
江西 891
贵州 74
福建 278
云南 1089
广西 1199
广东 1045
台湾
香港
澳门
海南 398
南 海
南海诸岛
0~
100~
300~
500~
1000+

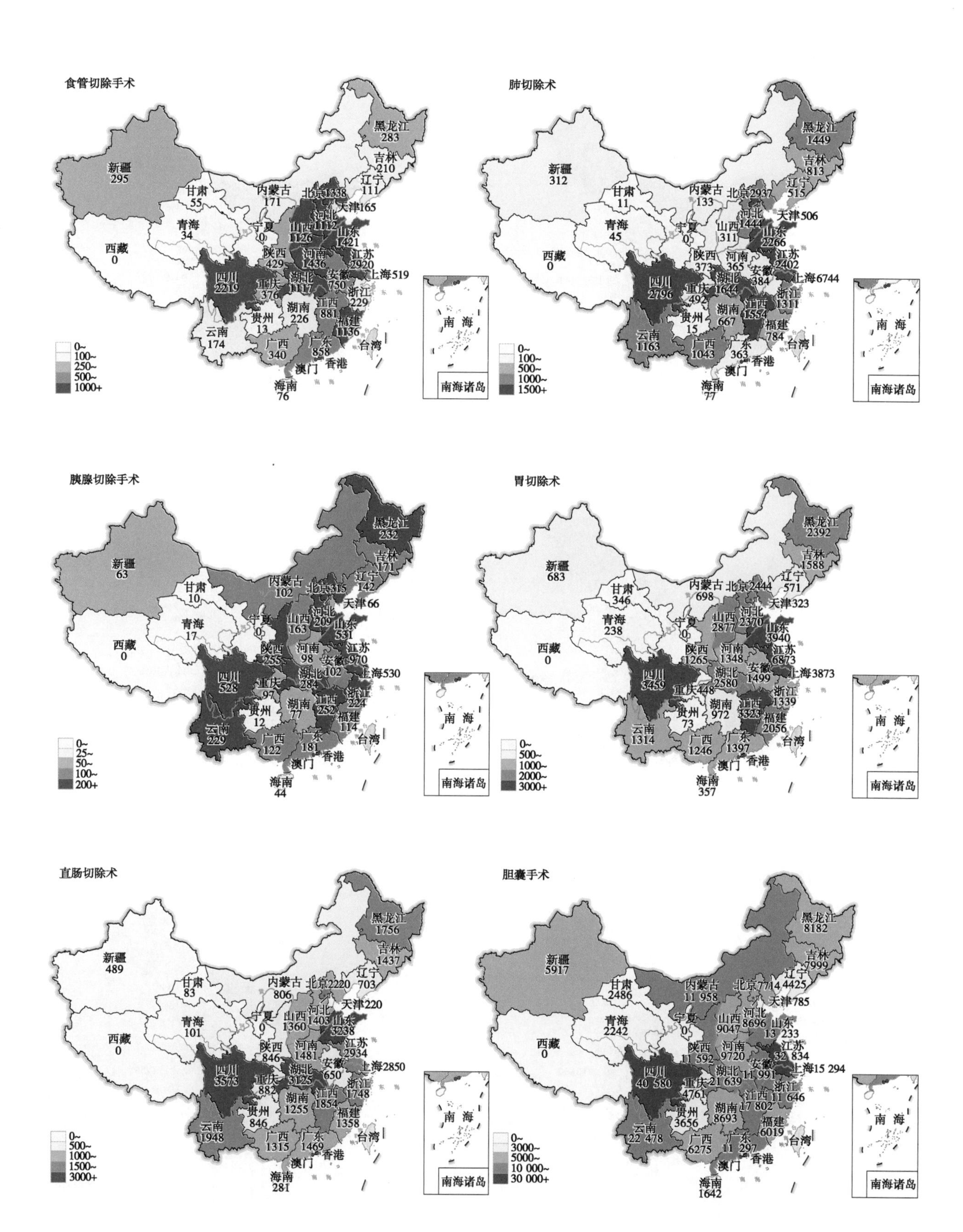

食管切除手术
黑龙江 283
吉林 210
辽宁 111
新疆 295
甘肃 55
内蒙古 171
北京 1338
天津165
河北 1112
山西 1126
山东 1421
青海 34
宁夏 0
西藏 0
陕西 429
河南 1436
江苏 2920
安徽 750
上海519
四川 2219
重庆 376
湖北 1117
浙江 229
江西 881
湖南 226
贵州 13
福建 1136
云南 174
广西 340
广东 858
台湾
香港
澳门
海南 76
南海
南海诸岛
0~
100~
250~
500~
1000+
肺切除术
黑龙江 1449
吉林 813
辽宁 515
新疆 312
甘肃 11
内蒙古 133
北京 2937
天津506
河北 1444
山西 311
山东 2266
青海 45
宁夏 0
西藏 0
陕西 373
河南 365
江苏 2402
安徽 384
上海6744
四川 2796
湖北 1644
重庆 492
浙江 1311
江西 1554
湖南 667
贵州 15
福建 784
云南 1163
广西 1043
东 363
台湾
香港
澳门
海南 77
南海
南海诸岛
0~
100~
500~
1000~
1500+
胰腺切除手术
黑龙江 232
吉林 171
辽宁 142
新疆 63
甘肃 10
内蒙古 102
北京 315
天津 66
河北 209
山西 163
山东 531
青海 17
宁夏 0
西藏 0
陕西 255
河南 98
江苏 970
安徽 102
上海530
四川 528
湖北 284
重庆 97
浙江 224
江西 252
湖南 77
贵州 12
福建 114
云南 229
广西 122
广东 181
台湾
香港
澳门
海南 44
南海
南海诸岛
0~
25~
50~
100~
200+
胃切除术
黑龙江 2392
吉林 1588
辽宁 571
新疆 683
甘肃 346
内蒙古 698
北京 2444
天津 323
山西 2877
河北 2370
山东 3940
青海 238
宁夏 0
西藏 0
陕西 1265
河南 1348
江苏 6873
湖北 2580
安徽 1499
上海3873
四川 3459
重庆448
浙江 1339
贵州 73
湖南 972
江西 3323
福建 2056
云南 1314
广西 1246
广东 1397
台湾
香港
澳门
海南 357
南海
南海诸岛
0~
500~
1000~
2000~
3000+
直肠切除术
黑龙江 1756
吉林 1437
辽宁 703
新疆 489
甘肃 83
内蒙古 806
北京2220
天津220
山西 1360
河北 1403
山东 3238
青海 101
宁夏 0
西藏 0
陕西 846
河南 1481
江苏 2934
安徽 650
上海2850
四川 3573
湖北 3125
重庆 882
浙江 1748
江西 1854
湖南 1255
贵州 846
福建 1358
云南 1948
广西 1315
广东 1469
台湾
香港
澳门
海南 281
南海
南海诸岛
0~
500~
1000~
1500~
3000+
胆囊手术
黑龙江 8182
吉林 7999
辽宁 4425
新疆 5917
甘肃 2486
内蒙古 11 958
北京7714
天津785
河北 8696
山西 9047
山东 13 233
青海 2242
宁夏 0
西藏 0
陕西 11 592
河南 9720
江苏 32 834
安徽 11 991
上海15 294
四川 40 580
湖北 21 639
重庆 4761
浙江 11 646
江西 17 802
湖南 8693
贵州 3656
福建 6019
云南 22 478
广西 6275
广东 11 297
台湾
香港
澳门
海南 1642
南海
南海诸岛
0~
3000~
5000~
10 000~
30 000+

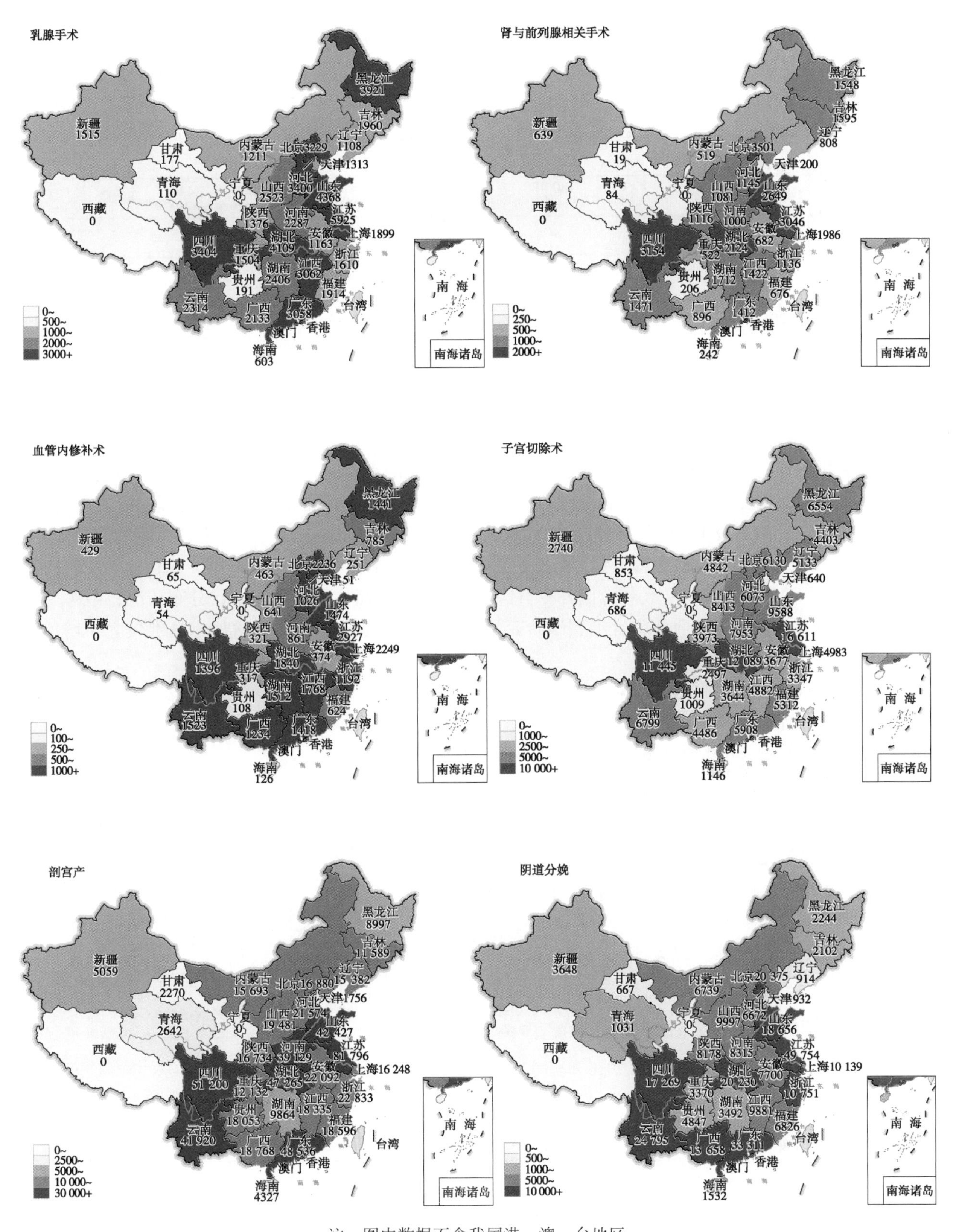

注：图中数据不含我国港、澳、台地区。

图 2-1-1-5　2016 年各省份开展重点手术/操作例数分布

二、全国三级综合医院服务量分析

2013—2016 年全国 703 家三级综合医院月均门诊量和月均出院人次维持在 80 000 人次和 3 000 人次左右。从 4 年的变化结果可以看出，2015 年开始，月均门诊人次出现下降（图 2-1-1-6）。2016 年月均出院人次与 2015 年相比略有增加（图 2-1-1-7）。随着深化医疗体制改革的推进，三级医院的功能定位将逐步清晰。

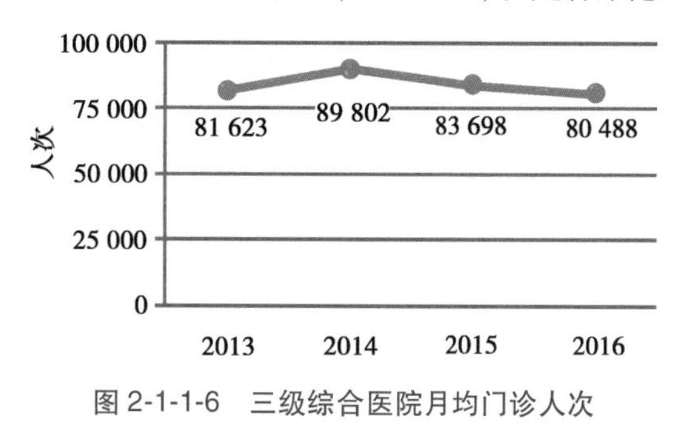

图 2-1-1-6　三级综合医院月均门诊人次

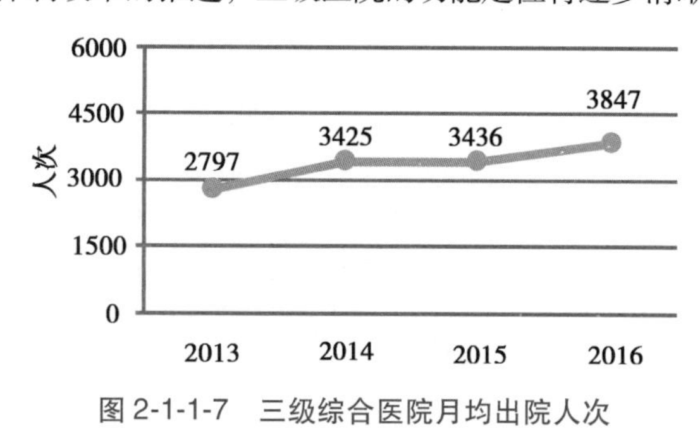

图 2-1-1-7　三级综合医院月均出院人次

三、全国三级医院服务能力（收治患者主要诊断亚目种类范围）

医院住院患者主要诊断的种类及数量，即医院为患者提供诊疗服务所涉及病种的数量，可作为评价医院服务能力范围宽度的一个指标。通过统计 2016 年全国 788 家三级医院出院患者住院病历首页主要诊断（第一诊断）以 ICD-10 亚目编码种类的数量，描述全国三级综合医院与部分专科医院的服务能力。

2016 年三级综合医院收治患者主要诊断亚目种类数主要集中在 1000 到 2000 种，中位数为 1590 种，较 2015 年的 1557 种略有增加；比较全国各专科医院收治住院患者主要诊断亚目数分布情况，中医（综合）医院和妇产（科）医院收治患者主要诊断亚目种类数的中位数均有明显增加，分别较去年增加了 322 种和 49 种（图 2-1-1-8）。

2016 年三级综合医院收治患者第一手术亚目种类数主要集中在 300～600 种，中位数为 464 种，较 2015 年的 466 种略有下降；中医（综合）医院和眼科医院收治患者第一手术亚目种类数的中位数均有明显的增加，分别较去年增加了 83 种和 20 种（图 2-1-1-9）。

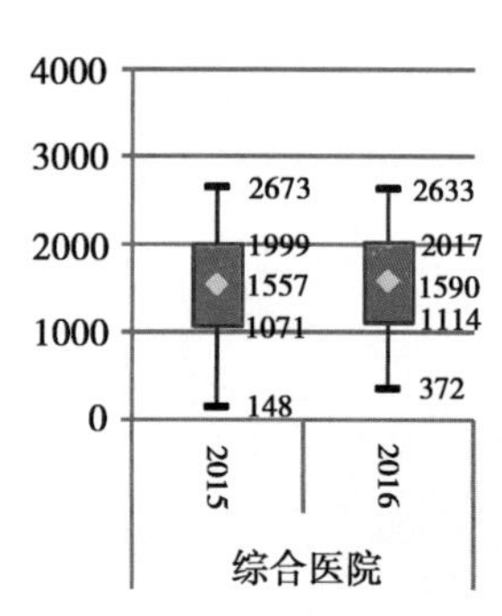

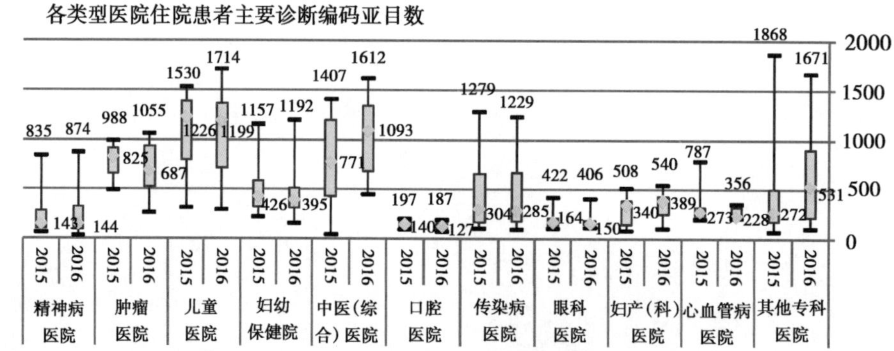

图 2-1-1-8　2016 年全国 788 家三级医院主要诊断亚目种类数

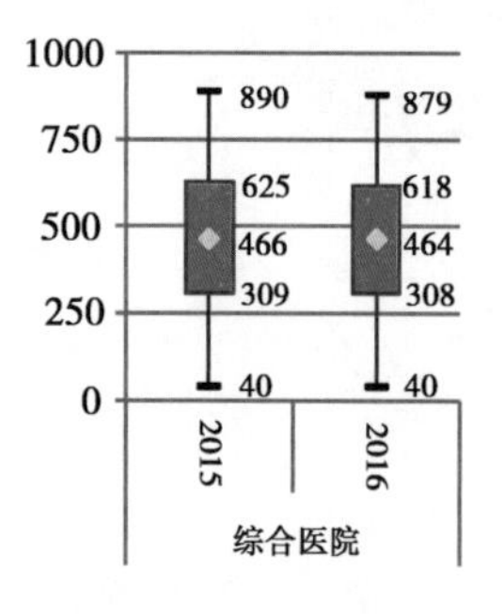

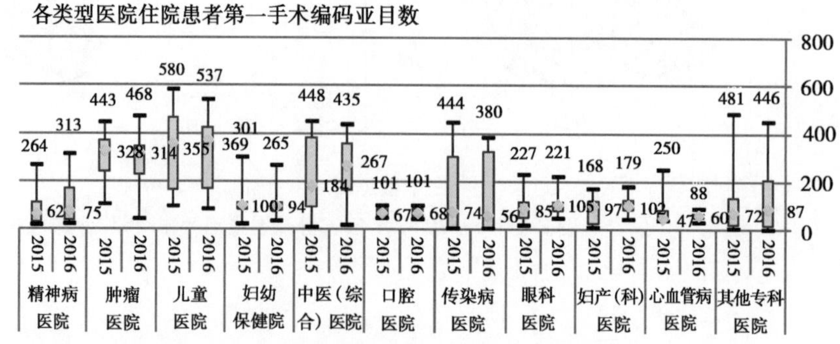

图 2-1-1-9　2016 年全国 788 家三级医院第一手术亚目种类数

四、三级综合医院住院患者疾病与手术/操作分析

（一）2013 年和 2016 年全国 615 家三级综合医院住院患者主要诊断疾病谱的变化情况（图 2-1-1-10）

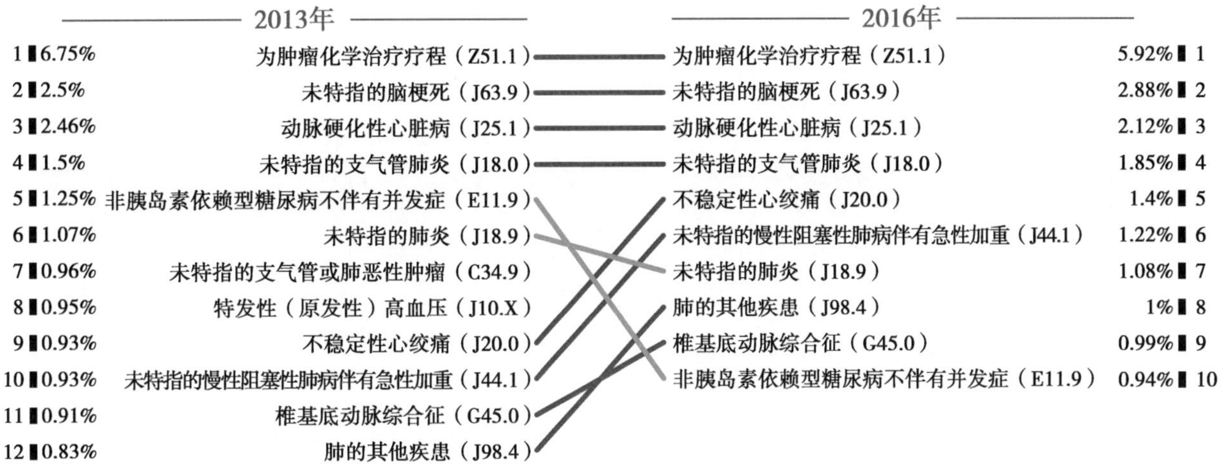

2013年排名	2013年占比	2013年	2016年	2016年占比	2016年排名
1	6.75%	为肿瘤化学治疗疗程（Z51.1）	为肿瘤化学治疗疗程（Z51.1）	5.92%	1
2	2.5%	未特指的脑梗死（J63.9）	未特指的脑梗死（J63.9）	2.88%	2
3	2.46%	动脉硬化性心脏病（J25.1）	动脉硬化性心脏病（J25.1）	2.12%	3
4	1.5%	未特指的支气管肺炎（J18.0）	未特指的支气管肺炎（J18.0）	1.85%	4
5	1.25%	非胰岛素依赖型糖尿病不伴有并发症（E11.9）	不稳定性心绞痛（J20.0）	1.4%	5
6	1.07%	未特指的肺炎（J18.9）	未特指的慢性阻塞性肺病伴有急性加重（J44.1）	1.22%	6
7	0.96%	未特指的支气管或肺恶性肿瘤（C34.9）	未特指的肺炎（J18.9）	1.08%	7
8	0.95%	特发性（原发性）高血压（J10.X）	肺的其他疾患（J98.4）	1%	8
9	0.93%	不稳定性心绞痛（J20.0）	椎基底动脉综合征（G45.0）	0.99%	9
10	0.93%	未特指的慢性阻塞性肺病伴有急性加重（J44.1）	非胰岛素依赖型糖尿病不伴有并发症（E11.9）	0.94%	10
11	0.91%	椎基底动脉综合征（G45.0）			
12	0.83%	肺的其他疾患（J98.4）			

图 2-1-1-10　2013 年和 2016 年全国 615 家三级综合医院住院患者主要诊断疾病谱

2013 年与 2016 年，三级综合医院住院患者主要诊断疾病谱前 4 位的病种无变化，均为肿瘤化学治疗疗程、未特指的脑梗死、动脉硬化性心脏病、未特指的支气管肺炎。同时，2016 年的未特指的支气管或肺恶性肿瘤、特发性（原发性）高血压两项诊断退出前 10 位，表明当前三级综合医院诊治疾病谱的变化，其含义尚有待进一步观察评价。

（二）2013 年和 2016 年全国 615 家三级综合医院住院患者手术谱的变化情况（图 2-1-1-11）

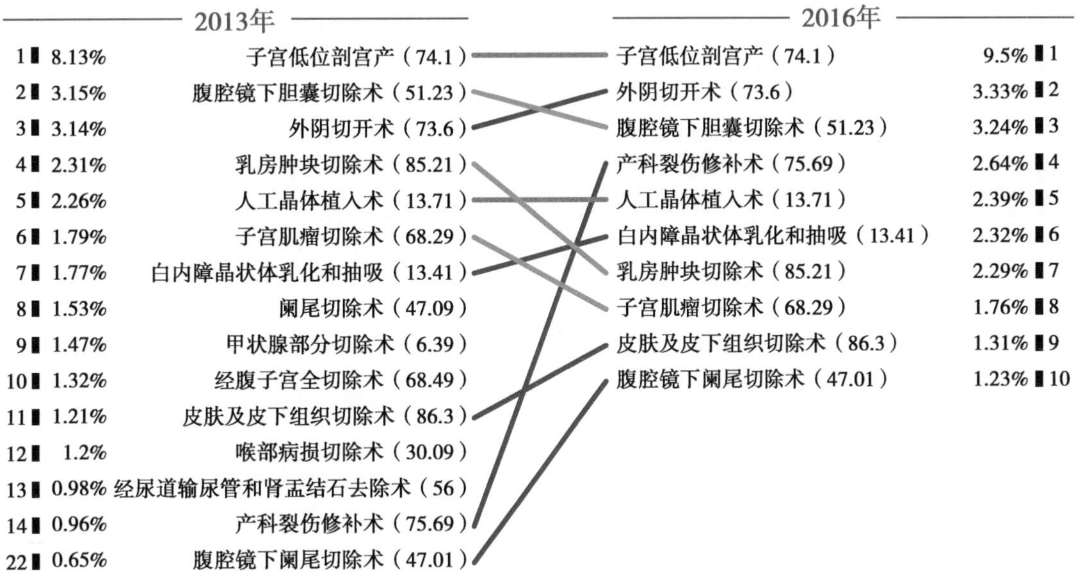

2013年排名	2013年占比	2013年	2016年	2016年占比	2016年排名
1	8.13%	子宫低位剖宫产（74.1）	子宫低位剖宫产（74.1）	9.5%	1
2	3.15%	腹腔镜下胆囊切除术（51.23）	外阴切开术（73.6）	3.33%	2
3	3.14%	外阴切开术（73.6）	腹腔镜下胆囊切除术（51.23）	3.24%	3
4	2.31%	乳房肿块切除术（85.21）	产科裂伤修补术（75.69）	2.64%	4
5	2.26%	人工晶体植入术（13.71）	人工晶体植入术（13.71）	2.39%	5
6	1.79%	子宫肌瘤切除术（68.29）	白内障晶状体乳化和抽吸（13.41）	2.32%	6
7	1.77%	白内障晶状体乳化和抽吸（13.41）	乳房肿块切除术（85.21）	2.29%	7
8	1.53%	阑尾切除术（47.09）	子宫肌瘤切除术（68.29）	1.76%	8
9	1.47%	甲状腺部分切除术（6.39）	皮肤及皮下组织切除术（86.3）	1.31%	9
10	1.32%	经腹子宫全切除术（68.49）	腹腔镜下阑尾切除术（47.01）	1.23%	10
11	1.21%	皮肤及皮下组织切除术（86.3）			
12	1.2%	喉部病损切除术（30.09）			
13	0.98%	经尿道输尿管和肾盂结石去除术（56）			
14	0.96%	产科裂伤修补术（75.69）			
22	0.65%	腹腔镜下阑尾切除术（47.01）			

图 2-1-1-11　2013 年和 2016 年 615 家三级综合医院住院患者手术谱

2013 年与 2016 年，三级综合医院住院患者手术谱前 3 位的术种无明显变化，均为子宫低位剖宫产、外阴切开术、腹腔镜下胆囊切除术。同时，2016 年的阑尾切除术、甲状腺部分切除术、经腹子宫全切除术、喉部病损切除术、经尿道输尿管和肾盂结石去除术等 5 项手术退出前 10 位，从住院患者手术谱变化表明，三级综合医院诊治疑难危重症的功能任务逐步合理。

（三）2013 年和 2016 年全国 615 家三级综合医院住院患者诊断性操作谱的变化情况（图 2-1-1-12）

2013年 排名	2013年 占比	2013年 诊断性操作	2016年 诊断性操作	2016年 占比	2016年 排名
1	10.6%	单根导管冠状动脉造影（88.55）	单根导管冠状动脉造影（88.55）	13.52%	1
2	9.6%	骨髓穿刺活检（41.31）	胃镜检查（44.13）	9.69%	2
3	7.9%	胃镜检查（44.13）	骨髓穿刺活检（41.31）	9.33%	3
4	6.42%	冠状动脉造影（88.57）	腰椎穿刺术（3.31）	5.43%	4
5	5.16%	腰椎穿刺术（3.31）	冠状动脉造影（88.57）	3.68%	5
6	3.77%	胸CT（87.41）	纤维支气管镜检查（33.22）	3.36%	6
7	3.29%	脑动脉造影（88.41）	脑动脉造影（88.41）	3.23%	7
8	3.16%	心脏诊断性超声（88.72）	二根导管冠状动脉造影（88.56）	3.18%	8
9	2.94%	二根导管冠状动脉造影（88.56）	结肠镜检查（45.23）	3.07%	9
10	2.74%	脑部MRI（88.91）	诊断性刮宫术（69.09）	2.82%	10
11	2.61%	诊断性刮宫术（69.09）			
12	2.59%	纤维支气管镜检查（33.22）			
13	2.51%	结肠镜检查（45.23）			

图 2-1-1-12　2013 年和 2016 年 615 家三级综合医院住院患者诊断性操作谱

2013 年与 2016 年，三级综合医院住院患者诊断性操作谱变化不大，前 3 位的诊断性操作，仍然为单根导管冠状动脉造影、胃镜检查、骨髓穿刺活检。同时，2016 年的胸 CT、心脏诊断性超声、脑部 MRI 等 3 项治疗性操作退出前 10 位，表明诊断性操作的使用更趋合理。

（四）2013 年和 2016 年全国 615 家三级综合医院住院患者治疗性操作谱的变化情况（图 2-1-1-13）

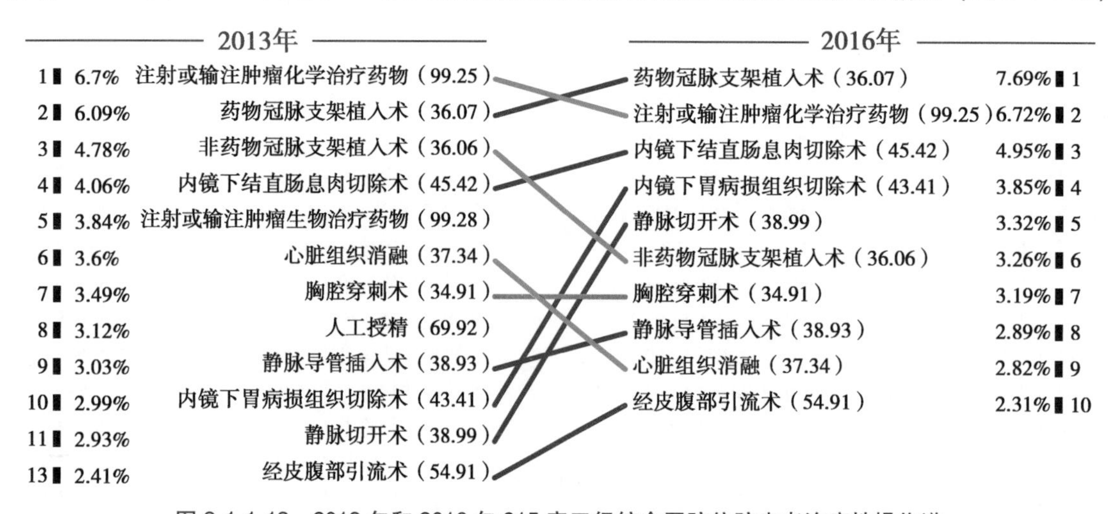

图 2-1-1-13　2013 年和 2016 年 615 家三级综合医院住院患者治疗性操作谱

2013 年与 2016 年，三级综合医院住院患者治疗性操作谱，前 2 位的治疗性操作无变化，为注射或输注肿瘤化学治疗药物和药物冠脉支架植入术。2013 年位于第 3 位的非药物冠脉支架植入术（4. 78%）2016 年降至第 6 位（3. 26%），降低 1. 52 个百分点。内镜下结直肠息肉切除术在 2016 年位于第 3 位。同时，2016 年注射或输注肿瘤生物治疗药物与人工授精两项治疗性操作退出前 10 位，表明治疗性操作的选择更趋合理。

基于上述 4 组数据的变化趋势，可以表明三级综合医院医师在治疗过程中手术与操作的选择使用更趋合理，诊治疑难危重症的功能任务逐步凸显。

五、三级医院区域医疗服务分析

（一）全国异地就医患者地域分布特点分析

对 2016 年全国 788 家三级医院收治的 27 436 518 例出院患者进行分析（占 2016 年度全国出院患者

总人次 17 433 万例的 15.74%），其中异地就医患者 1 965 448 例，占比为 7.16%（图 2-1-1-14），与 2015 年的 7.36%相比略下降，下降幅度为 2.72%。

异地就医的定义为：患者离开常住地所在省份发生的住院诊疗行为。

常住地患者的判定方法为：根据住院患者病案首页基本信息进行甄别，对于患者工作单位及地址、工作单位电话、工作单位邮编、现住址、现住址电话（手机号码）、现住址邮编等信息项中，任意一项与就医地点信息存在相关性，均判定为常住地患者。

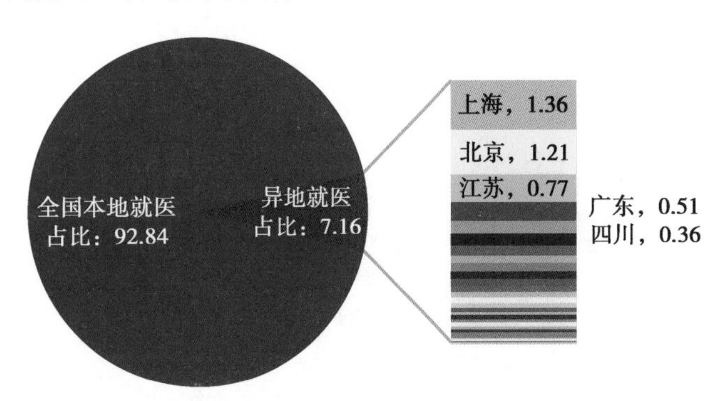

图 2-1-1-14　2016 年全国异地就医患者占比（%）

1. 各省份患者流动基本情况

（1）流出情况：患者流出最多省份前 5 位分别为安徽、江苏、河北、浙江和河南，分别占 1 965 448 例异地就医患者的 12.16%、7.06%、6.70%、6.63%和 4.88%，与 2015 年前 5 位一致（图 2-1-1-15）。这 5 个省份流出患者占全国异地就医患者的 37.43%，与 2015 年的 37.09%基本持平。

各省份选择异地就医流向多为临近周边省份的医院（图 2-1-1-16）。以安徽为例，76.81%的常住居民选择留在本地就医住院，较 2015 年的 78.63%下降 1.82 个百分点，其余 23.19%的常住居民住院患者主要去往江苏、上海、浙江、北京地区就医；其次为湖北、江西、河南、广东等地区。与 2015 年比较，安徽常住居民去往上海、浙江就医的比例分别上升了 33.96%和 26.27%。

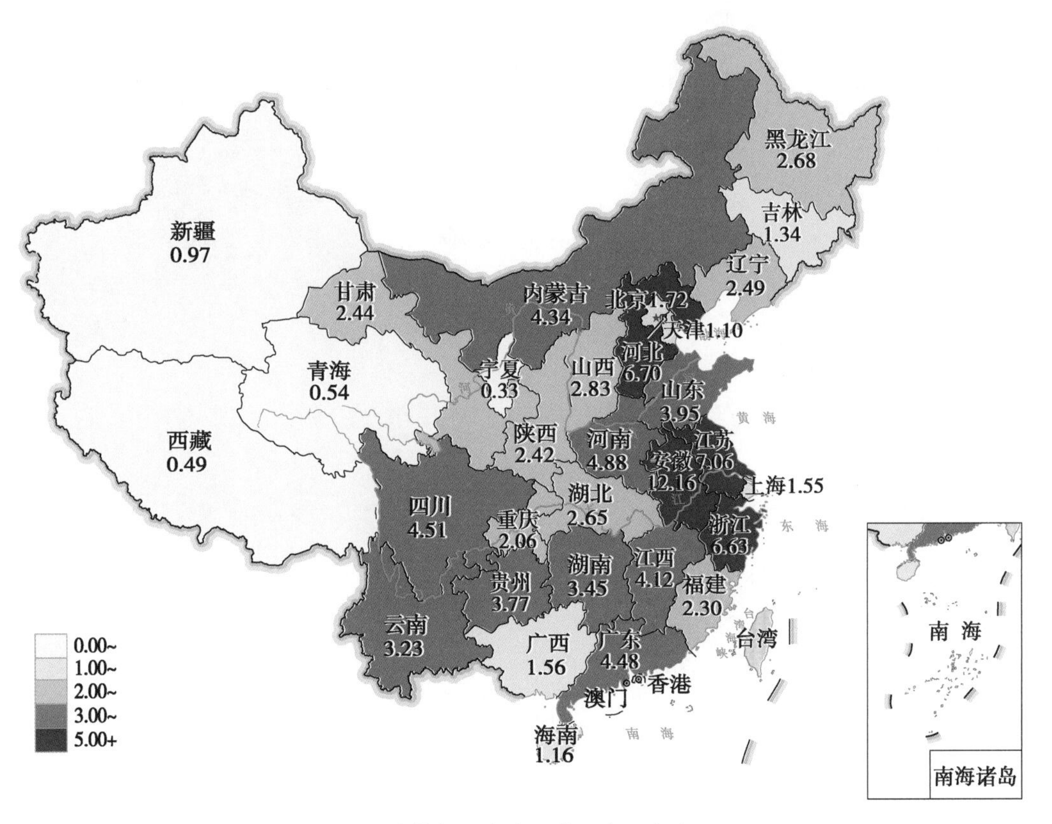

注：图中数据不含我国港、澳、台地区。

图 2-1-1-15　2016 年全国异地就医患者常住地分布（%）

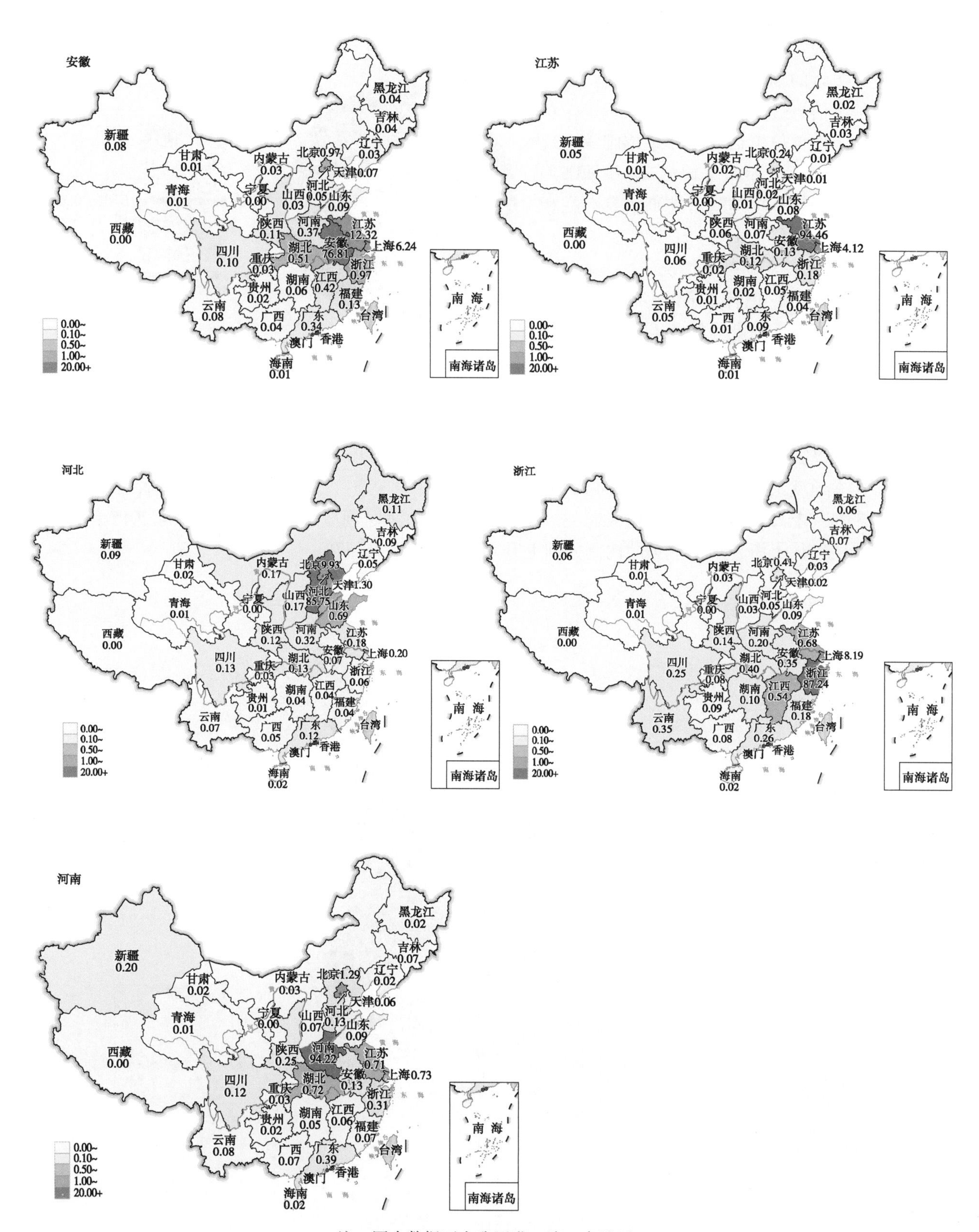

注：图中数据不含我国港、澳、台地区。

图 2-1-1-16　患者流出最多的 5 个省份常住居民的就医省份分布（%）

（2）流入情况：患者流入最多的省份前5位分别为上海、北京、江苏、广东和四川，分别占1 965 448例异地就医患者的18.93%、16.83%、10.75%、7.16%和5.05%（图2-1-1-17）。这5个省份收治的异地患者占全国异地就医患者的58.72%，较2015年的61.03%下降了2.31个百分点。与2015年流入最多的前5位省份结果相比较，2016年上海收治的异地就医患者比例上升了21.74%，与此同时，北京、江苏、广东、四川的比例均有明显下降，其中北京收治的比例下降了17.30%，广东下降了14.05%。

异地就医住院患者主要来自周边省份（图2-1-1-18）。上海三级医院收治的住院患者中，39.29%为非上海常住居民，较2015年的37.01%上升了6.15%，异地就医住院患者主要来自周边省份、华东及中部地区。北京三级医院收治的住院患者中，40.74%为非北京常住居民，较2015年的42.06%下降了3.13%，异地就医住院患者主要来自周边省份及东北地区。江苏、广东、四川三级医院收治的异地住院患者，占该地区收治的住院患者总人次的比例分别为8.2%、5.4%、4.4%，其异地就医住院患者主要来自周边省份。尽管江苏、广东、四川是住院患者异地就医的集中地区，但这3个地区的三级医院收治的住院患者中，本地常住居民仍占本地区收治的住院患者总人次的较高比例（91%以上），且患者常住地分布较分散，“集中于周边省份”这一趋势没有北京、上海明显。

2. 各省份患者流动特点分析 按照本次各省份抽样出院患者人次占各省份实际年度出院患者人次的比例进行加权，对各省份年度收治异地患者人次和各省份常住居民选择异地就医人次进行估算，计算各省份收治的异地患者占本省份年度出院患者总人次的比例（反映本省医疗资源被异地患者消耗的比例），以及各省份常住居民选择异地就医的人次占本省常住居民年度出院人次（本省常住居民年度出院人次=各省份年度实际出院患者人次-本省收治异地患者人次+本省常住居民选择异地就医人次）的比例。

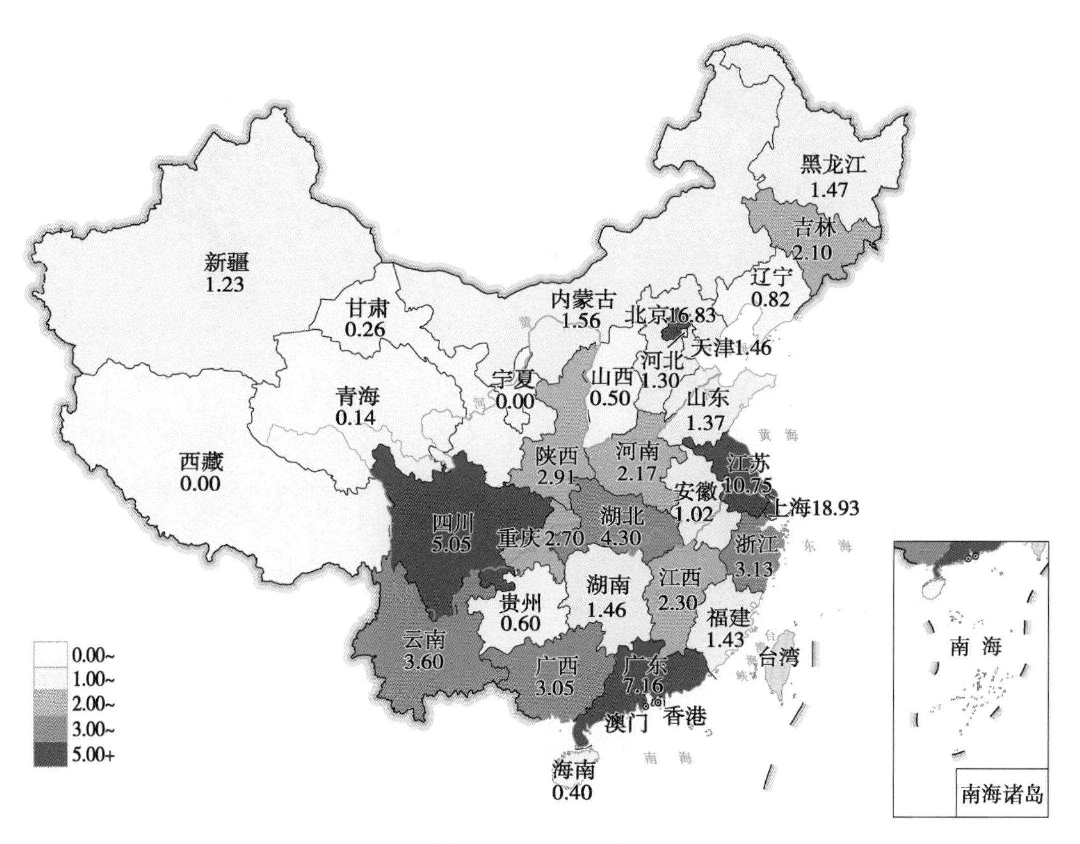

注：图中数据不含我国港、澳、台地区。

图2-1-1-17 2016年全国异地就医患者流入地分布（%）

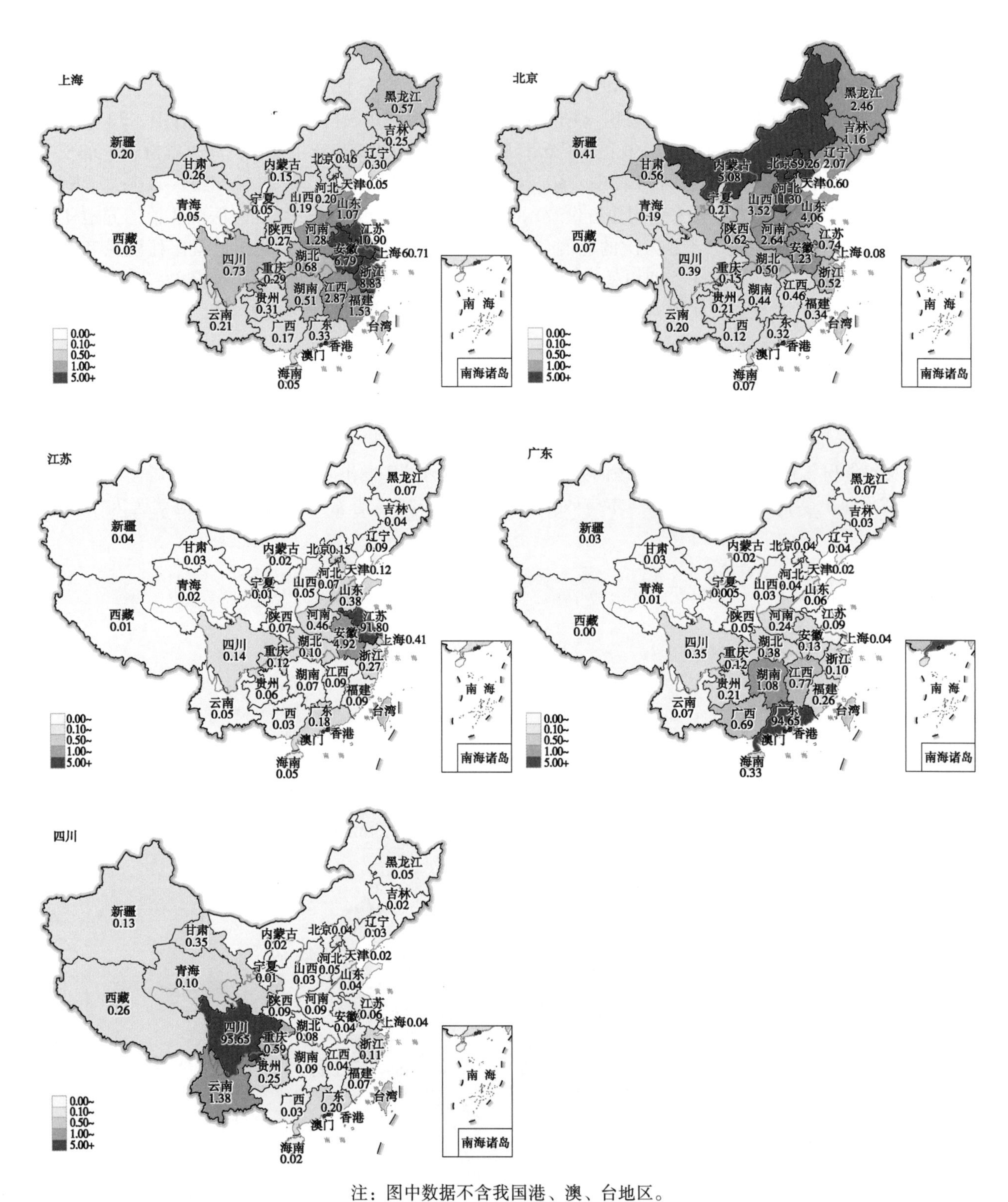

注：图中数据不含我国港、澳、台地区。

图 2-1-1-18　患者流入最多的 5 个省份收治患者常住地分布（%）

各省份收治的异地患者占本省份年度出院患者总人次的比例以北京和上海最高，达到39%以上（图2-1-1-19）；各省份收治的异地患者占本省份年度出院患者总人次的比例在10%~20%的有重庆和天津，比例在5%~10%的有江苏、吉林、陕西、广西、浙江和广东6个省份。与2015年结果相比较，天津收治的异地患者的比例有明显上升，上升了52.64%。

各省份常住居民选择异地就医的人次占本省份常住居民年度出院人次的比例在20%~30%的有甘肃和安徽，比例在10%~20%的有贵州、天津、河北、重庆、浙江和内蒙古，比例在10%以下的有青海、湖南等20个省份。陕西、湖南和新疆常住居民选择异地就医的比例较2015年明显下降，下降了20%。

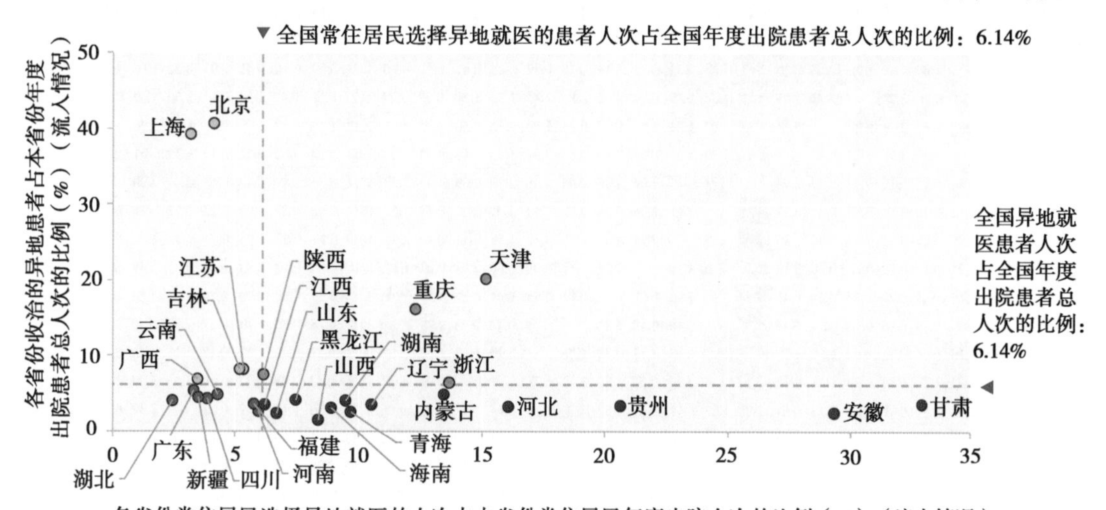

图2-1-1-19 2016年各省份收治异地患者比例 *vs.* 各省份常住居民异地就医比例

与2015年抽样的异地就医结果相比较，2016年各省份收治异地患者的比例有所变化（图2-1-1-20）。天津、湖南、陕西、甘肃等省份收治异地患者的比例较2015年明显提高；青海、辽宁、北京等省份收治异地患者的比例较2015年明显下降。

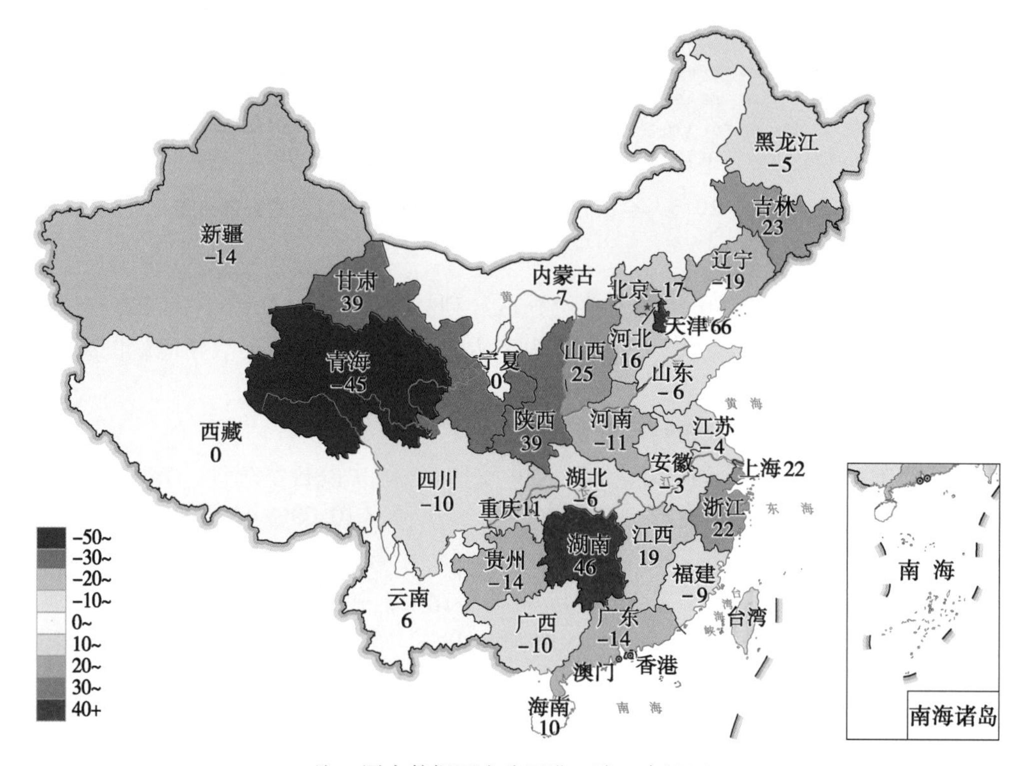

注：图中数据不含我国港、澳、台地区。

图2-1-1-20 各省份收治异地患者占所有异地就医患者比例2016年较2015年的增幅情况（%）

2016 年各省份常住居民选择异地就医的去向分布（行方向查看），如图 2-1-1-21。以浙江为例，浙江常住居民选择异地就医的主要去向为上海、江苏和北京，分别占浙江常住居民选择异地就医总人数的64. 19%、5. 35%和 3. 23%。

异地就医患者的来源省份分布	收治异地就医患者的医院省份分布																													
	北京	天津	河北	山西	内蒙古	辽宁	吉林	黑龙江	上海	江苏	浙江	安徽	福建	江西	山东	河南	湖北	湖南	广东	广西	海南	重庆	四川	贵州	云南	陕西	甘肃	青海	新疆	合计
北京		1.03	15.90	1.66	3.57	1.41	5.27	4.96	4.52	11.05	4.95	2.08	1.69	2.00	7.82	5.37	6.91	1.14	2.75	1.22	0.74	1.65	2.89	0.28	2.30	3.11	0.38	0.09	3.26	100
天津	22.44		9.45	0.88	2.67	0.69	4.40	2.43	2.02	14.61	2.71	1.53	0.78	3.04	6.20	2.75	3.86	1.28	2.68	1.52	0.90	2.01	1.78	0.20	2.18	3.02	0.46	0.11	3.43	100
河北	69.66	9.15		1.22	1.18	0.36	0.63	0.76	1.43	1.28	0.41	0.46	0.25	0.30	4.86	2.28	0.95	0.27	0.82	0.34	0.13	0.18	0.93	0.08	0.47	0.84	0.12	0.06	0.60	100
山西	51.45	1.57	2.91		3.06	0.17	0.39	1.35	3.29	2.21	0.79	0.52	0.45	0.37	0.81	14.71	1.12	0.32	1.36	0.41	0.28	0.62	1.43	0.09	0.60	8.36	0.21	0.09	1.07	100
内蒙古	48.28	3.62	2.02	1.80		7.76	13.21	13.02	1.67	0.72	0.33	0.11	0.14	0.18	0.59	0.44	0.41	0.11	0.60	1.03	0.14	0.10	0.41	0.03	0.22	1.16	1.43	0.07	0.42	100
辽宁	34.35	1.42	5.14	0.36	3.98		18.46	5.03	5.88	4.84	1.25	0.74	0.52	1.40	1.73	1.33	1.51	0.39	2.11	0.77	0.58	0.47	1.51	0.15	3.50	1.62	0.27	0.10	0.61	100
吉林	35.77	2.33	1.87	0.65	2.29	9.27		11.06	9.06	4.03	1.34	0.64	0.62	0.74	2.29	1.32	2.50	0.75	3.45	2.27	1.16	0.27	1.65	0.25	1.23	0.96	0.27	0.07	1.95	100
黑龙江	37.89	7.29	3.23	0.50	2.65	5.13	6.65		10.20	3.30	1.31	0.68	0.65	0.67	3.04	1.37	1.48	0.53	3.29	1.08	3.24	0.62	2.02	0.13	1.06	1.24	0.08	0.05	0.61	100
上海	2.04	0.26	0.84	0.25	1.05	0.42	5.87	2.99		34.76	10.72	5.64	2.60	4.04	2.38	2.78	6.69	1.03	3.58	1.07	0.33	1.87	2.72	0.42	2.07	2.20	0.16	0.06	1.16	100
江苏	4.31	0.22	0.42	0.20	0.28	0.18	0.47	0.39	74.38		3.21	2.36	0.78	0.91	1.40	1.35	2.22	0.43	1.62	0.27	0.08	0.31	1.05	0.19	0.92	1.04	0.10	0.08	0.85	100
浙江	3.23	0.16	0.39	0.22	0.23	0.20	0.54	0.50	64.19	5.35		2.71	1.38	4.25	0.72	1.59	3.11	0.81	2.05	0.60	0.13	0.62	1.93	0.74	2.72	1.06	0.05	0.07	0.45	100
安徽	4.18	0.30	0.21	0.13	0.11	0.12	0.18	0.18	26.91	53.10	4.19		0.57	1.82	0.39	1.60	2.21	0.27	1.47	0.16	0.05	0.12	0.43	0.08	0.33	0.49	0.04	0.03	0.33	100
福建	6.08	0.36	0.49	0.39	0.27	0.27	0.64	0.46	32.11	5.22	7.86	1.13		6.67	0.95	1.74	4.27	1.79	14.94	1.92	0.39	1.39	3.77	0.77	3.34	1.68	0.09	0.06	0.97	100
江西	4.64	0.16	0.27	0.14	0.16	0.10	0.34	0.19	33.55	2.78	8.40	0.48	5.10		0.39	0.78	2.75	9.28	25.16	1.02	0.28	0.30	1.20	0.22	1.33	0.60	0.05	0.03	0.35	100
山东	42.55	2.47	2.10	0.64	0.71	0.61	1.50	1.82	13.09	12.51	1.76	1.19	0.80	0.76		5.90	1.85	0.56	2.19	0.58	0.22	0.43	1.24	0.18	1.17	1.36	0.36	0.14	1.33	100
河南	22.35	1.03	2.21	1.27	0.54	0.28	1.17	0.40	12.62	12.29	5.34	2.21	1.29	1.10	1.53		12.52	0.92	6.67	1.18	0.41	0.48	2.11	0.28	1.43	4.29	0.33	0.26	3.54	100
湖北	7.76	0.43	0.78	0.59	0.61	0.24	0.51	0.51	12.38	5.03	6.52	0.97	2.60	16.47	0.83	3.64		6.33	19.05	1.33	0.56	1.77	3.69	0.62	2.71	2.49	0.16	0.21	1.21	100
湖南	5.30	0.22	0.40	0.16	0.24	0.19	0.72	0.23	7.06	2.48	3.98	0.43	1.60	2.79	0.36	1.02	12.06		42.02	7.33	0.58	0.73	3.17	1.14	3.91	0.90	0.08	0.07	0.83	100
广东	2.91	0.14	0.90	0.23	0.52	0.36	1.65	1.20	3.53	5.38	2.17	1.44	3.94	9.26	1.43	3.20	14.53	5.50		24.85	0.86	2.41	5.14	0.84	4.17	2.59	0.10	0.04	0.71	100
广西	3.28	1.45	0.37	0.13	0.42	0.14	2.30	0.89	5.11	2.14	2.03	0.39	2.21	2.01	0.97	0.85	2.77	3.54	58.74		0.64	0.83	2.47	1.11	4.14	0.60	0.04	0.05	0.39	100
海南	2.47	0.12	0.56	0.15	0.87	0.19	1.55	1.19	2.23	5.65	1.62	1.10	1.14	7.40	2.20	1.57	11.09	1.64	37.79	10.20		1.53	2.51	0.30	2.45	1.20	0.47	0.47	0.36	100
重庆	3.01	0.23	0.68	0.35	0.30	0.16	0.97	0.26	6.86	7.79	5.34	0.56	2.67	1.17	0.70	1.17	10.27	1.11	7.75	2.06	0.59		33.09	2.02	6.94	1.78	0.21	0.48	1.49	100
四川	3.61	0.30	0.62	0.51	0.46	0.24	0.67	0.25	7.84	3.98	3.90	0.54	3.43	1.16	0.71	1.08	2.76	0.95	10.38	1.15	0.59	36.74		1.56	9.38	3.60	0.33	0.37	2.90	100
贵州	2.31	0.09	0.21	0.07	0.10	0.05	0.45	0.13	3.94	2.24	4.84	0.36	2.56	1.00	0.28	0.46	1.47	2.70	7.29	8.06	0.25	10.21	7.78		42.59	0.34	0.03	0.02	0.16	100
云南	2.59	0.28	0.23	0.13	0.15	0.06	0.26	0.21	3.19	2.01	2.60	0.34	1.33	0.72	0.53	0.44	1.20	0.78	3.08	19.77	0.09	2.15	49.66	6.56		1.04	0.03	0.03	0.56	100
西藏	5.86	0.15	0.45	0.17	0.31	0.22	0.20	6.19	3.12	1.47	1.09	0.90	0.35	0.58	0.49	1.70	1.18	0.43	0.73	0.28	0.07	1.46	60.72	0.20	7.71	2.08	0.65	0.88	0.38	100
陕西	10.62	0.43	1.07	1.44	30.40	0.20	3.32	0.44	5.31	3.68	1.42	0.71	1.00	0.78	1.02	2.82	20.14	0.76	2.94	0.65	0.25	1.11	4.19	0.29	1.38		0.60	0.37	2.67	100
甘肃	9.56	0.53	0.52	0.35	0.73	0.20	0.57	0.25	5.12	1.85	1.10	0.30	0.42	0.54	0.47	1.24	1.04	0.41	1.72	0.18	0.23	0.41	16.54	0.08	0.59	46.10		1.12	7.87	100
青海	14.33	1.99	1.14	0.37	15.19	0.19	2.21	0.26	4.41	3.79	1.20	0.51	0.52	0.74	1.39	4.79	2.47	0.81	2.68	1.52	0.35	0.73	20.59	0.06	1.18	13.02	1.26		2.34	100
宁夏	25.92	4.69	1.33	0.66	2.04	0.43	0.43	0.46	7.52	3.61	1.48	0.96	0.64	0.73	2.16	2.53	1.66	0.55	1.92	0.38	0.32	1.04	3.46	0.15	4.40	22.32	1.75	0.46	6.03	100
新疆	17.44	0.56	1.47	0.27	2.88	0.30	1.82	0.86	9.70	6.04	1.77	1.79	1.20	1.83	2.04	7.56	4.88	1.36	3.81	0.55	0.90	2.21	15.16	0.13	1.54	7.02	4.56	0.36		100
台湾	3.49	0.29		0.29	0.87	0.58		0.87	3.20	4.07	1.16	0.87	9.30	5.52	4.65	2.91	25.00	7.27	4.36	10.76	1.74	0.87	5.23	0.87	4.36	0.58			0.87	100
香港	3.67		0.09	0.27	0.72	0.18	1.34	0.27	4.66	1.79	0.81	0.72	3.05	1.17	10.75	4.21	33.69	1.34	22.40	1.70	0.81	1.61	2.15	0.36	1.34	0.72		0.09	0.09	100
澳门	3.21		0.36			0.36			13.21	1.07			6.43	0.71	7.14		24.29	0.36	37.14	1.79	1.07		2.50					0.36		100

图 2-1-1-21　2016 年全国各省份常住居民选择异地就医的去向分布

2016 年各省份接收的异地就医患者来源省份分布（列方向查看），如图 2-1-1-22。以天津为例，其收治的异地就医患者主要来源于河北、黑龙江和内蒙古，分别占天津总收治异地就医患者的 42. 02%、13. 39%和 10. 76%。

（二）全国异地就医患者专业分布特点分析

1. 出院科室分布　全国 1 965 448 例异地就医患者中，按照出院科室统计，异地患者人次最多的前5 个科室分别为外科（24. 54%）、内科（22. 83%）、妇产科（10. 09%）、儿科（9. 35%）和肿瘤科（8. 09%），这 5 个科室共收治的异地就医患者占 1 965 448 例异地就医患者的 74. 90%，与 2015 年异地就医前五位出院科室基本一致（图 2-1-1-23）。与 2015 年比较，肿瘤科和妇产科收治的异地就医患者占所有异地患者的比例明显上升，分别上升了 7. 59%和 4. 78%。

异地就医患者的来源省份分布	收治异地就医患者的医院省份分布																												
	北京	天津	河北	山西	内蒙古	辽宁	吉林	黑龙江	上海	江苏	浙江	安徽	福建	江西	山东	河南	湖北	湖南	广东	广西	海南	重庆	四川	贵州	云南	陕西	甘肃	青海	新疆
北京		1.22	20.99	5.69	3.94	2.96	4.32	5.82	0.41	1.77	2.73	3.51	2.04	1.50	9.84	4.26	2.77	1.35	0.66	0.69	3.21	1.05	0.99	0.79	1.10	1.84	2.48	1.11	4.57
天津	1.46		7.95	1.93	1.88	0.92	2.30	1.81	0.12	1.49	0.95	1.65	0.60	1.45	4.97	1.39	0.99	0.96	0.41	0.55	2.49	0.82	0.39	0.35	0.66	1.14	1.89	0.82	3.06
河北	25.75	42.02		16.25	5.08	2.89	2.02	3.47	0.51	0.80	0.87	3.03	1.16	0.87	23.78	7.04	1.47	1.25	0.76	0.76	2.27	0.46	1.24	0.86	0.88	1.94	2.98	2.57	3.26
山西	8.65	3.04	6.31		5.54	0.59	0.53	2.60	0.49	0.58	0.71	1.45	0.89	0.45	1.68	19.19	0.74	0.63	0.54	0.38	2.02	0.65	0.80	0.40	0.47	8.12	2.19	1.68	2.46
内蒙古	12.46	10.76	6.71	15.55		40.97	27.32	38.50	0.38	0.29	0.45	0.45	0.42	0.33	1.86	0.89	0.42	0.33	0.37	1.46	1.58	0.15	0.35	0.18	0.27	1.73	23.51	2.18	1.49
辽宁	5.09	2.42	9.82	1.79	6.36		21.92	8.55	0.77	1.12	0.99	1.81	0.91	1.52	3.14	1.53	0.88	0.66	0.73	0.63	3.62	0.43	0.75	0.62	2.43	1.39	2.58	1.78	1.24
吉林	2.85	2.14	1.92	1.74	1.97	15.12		10.11	0.64	0.50	0.57	0.85	0.58	0.43	2.24	0.81	0.78	0.69	0.65	1.00	3.92	0.14	0.44	0.55	0.46	0.44	1.37	0.68	2.13
黑龙江	6.03	13.39	6.64	2.68	4.55	16.69	8.49		1.44	0.82	1.12	1.80	1.22	0.78	5.96	1.69	0.92	0.98	1.23	0.95	21.90	0.62	1.07	0.58	0.79	1.14	0.85	0.89	1.33
上海	0.19	0.28	1.00	0.78	1.04	0.79	4.33	3.15		5.01	5.31	8.58	2.83	2.73	2.70	1.99	2.41	1.09	0.77	0.54	1.30	1.07	0.83	1.08	0.89	1.17	0.94	0.61	1.47
江苏	1.81	1.07	2.25	2.75	1.27	1.58	1.58	1.88	27.75		7.26	16.35	3.84	2.79	7.21	4.38	3.65	2.08	1.60	0.62	1.46	0.80	1.48	2.26	1.79	2.53	2.56	4.03	4.87
浙江	1.27	0.74	2.00	2.92	0.99	1.61	1.70	2.24	22.48	3.30		17.62	6.40	12.26	3.49	4.87	4.81	3.70	1.90	1.30	2.20	1.51	2.53	8.10	5.02	2.43	1.27	3.39	2.40
安徽	3.02	2.50	2.00	3.09	0.87	1.82	1.03	1.46	17.27	60.04	16.28		4.88	9.62	3.47	8.95	6.26	2.24	2.49	0.65	1.61	0.53	1.03	1.69	1.11	2.05	1.77	2.71	3.27
福建	0.83	0.56	0.87	1.78	0.39	0.76	0.70	0.71	3.90	1.12	5.78	2.55		6.67	1.60	1.84	2.28	2.83	4.80	1.45	2.25	1.18	1.72	2.94	2.13	1.33	0.81	0.89	1.82
江西	1.14	0.44	0.84	1.11	0.41	0.48	0.66	0.54	7.29	1.06	11.05	1.94	14.72		1.16	1.48	2.63	26.24	14.46	1.37	2.94	0.45	0.98	1.47	1.52	0.84	0.69	0.86	1.16
山东	9.98	6.67	6.36	5.02	1.80	2.94	2.82	4.88	2.73	4.59	2.22	4.59	2.22	1.30		10.74	1.70	1.51	1.21	0.75	2.15	0.63	0.97	1.18	1.28	1.85	5.35	3.75	4.26
河南	6.48	3.44	8.27	12.38	1.69	1.66	2.71	1.33	3.25	5.58	8.33	10.57	4.42	2.33	5.44		14.22	3.08	4.55	1.88	5.00	0.87	2.04	2.29	1.94	7.19	6.00	8.78	14.05
湖北	1.22	0.78	1.59	3.12	1.03	0.78	0.65	0.93	1.73	1.24	5.53	2.51	4.84	19.01	1.61	4.45		11.53	7.05	1.16	3.76	1.73	1.94	2.73	1.99	2.27	1.60	3.82	2.61
湖南	1.09	0.51	1.06	1.12	0.53	0.77	1.18	0.55	1.29	0.80	4.38	1.45	3.85	4.19	0.91	1.62	9.67		20.22	8.27	5.02	0.94	2.17	6.53	3.74	1.06	1.02	1.78	2.33
广东	0.78	0.44	3.08	2.05	1.50	1.98	3.53	3.67	0.84	2.25	3.11	6.35	12.38	18.06	4.68	6.61	15.16	16.93		36.49	9.72	3.99	4.57	6.27	5.19	3.99	1.67	1.36	2.58
广西	0.31	1.55	0.44	0.40	0.42	0.26	1.71	0.95	0.42	0.31	1.01	0.60	2.41	1.37	1.11	0.61	1.01	3.79	12.81		2.52	0.48	0.76	2.87	1.79	0.32	0.25	0.57	0.50
海南	0.17	0.10	0.50	0.34	0.65	0.27	0.85	0.94	0.14	0.61	0.60	1.24	0.92	3.72	1.86	0.84	2.98	1.30	6.10	3.86		0.65	0.57	0.57	0.79	0.48	2.06	3.78	0.34
重庆	0.37	0.32	1.08	1.43	0.40	0.40	0.96	0.37	0.75	1.50	3.53	1.13	3.87	1.05	1.05	1.11	4.93	1.57	2.23	1.40	3.06		13.54	6.92	3.98	1.26	1.65	6.96	2.51
四川	0.97	0.94	2.16	4.56	1.33	1.31	1.43	0.77	1.87	1.67	5.63	2.38	10.84	2.28	2.35	2.24	2.90	2.94	6.54	1.71	6.68	61.32		11.68	11.75	5.59	5.56	11.77	10.63
贵州	0.52	0.24	0.60	0.54	0.24	0.25	0.81	0.34	0.79	0.79	5.84	1.34	6.78	1.63	0.76	0.81	1.29	7.01	3.84	9.96	2.40	14.24	5.82		44.63	0.44	0.40	0.64	0.50
云南	0.50	0.61	0.57	0.84	0.31	0.24	0.40	0.45	0.54	0.60	2.69	1.09	3.00	1.01	1.25	0.65	0.90	1.74	1.39	20.91	0.69	2.57	31.79	35.09		1.16	0.35	0.68	1.47
西藏	0.17	0.05	0.17	0.16	0.10	0.13	0.05	2.05	0.08	0.07	0.17	0.43	0.12	0.12	0.18	0.38	0.13	0.14	0.05	0.05	0.09	0.26	5.86	0.16	1.04	0.35	1.19	3.00	0.15
陕西	1.53	0.72	1.98	6.93	47.08	0.58	3.82	0.73	0.68	0.83	1.10	1.67	1.69	0.82	1.80	3.15	11.34	1.26	0.99	0.52	1.54	0.99	2.01	1.15	0.93		5.50	6.28	5.26
甘肃	1.39	0.88	0.97	1.68	1.14	0.59	0.66	0.42	0.66	0.42	0.86	0.71	0.71	0.57	0.83	1.40	0.59	0.69	0.59	0.14	1.41	0.37	7.99	0.30	0.40	38.63		19.09	15.61
青海	0.16	0.74	0.47	0.40	5.24	0.12	0.57	0.09	0.13	0.19	0.21	0.27	0.20	0.17	0.55	1.19	0.31	0.30	0.20	0.27	0.48	0.15	2.20	0.05	0.18	2.41	2.56		1.03
宁夏	0.52	1.07	0.34	0.44	0.44	0.17	0.07	0.10	0.13	0.11	0.16	0.32	0.15	0.11	0.53	0.39	0.13	0.13	0.09	0.04	0.27	0.13	0.23	0.08	0.41	2.56	2.21	1.07	1.64
新疆	1.01	0.37	1.09	0.53	1.79	0.36	0.84	0.57	0.50	0.55	0.55	1.71	0.82	0.77	1.44	3.38	1.10	0.91	0.52	0.17	2.21	0.79	2.92	0.21	0.41	2.34	16.74	2.43	
台湾	0.00	0.00		0.01	0.01	0.01		0.01	0.00	0.01	0.01	0.02	0.11	0.04	0.06	0.02	0.10	0.09	0.01	0.06	0.08	0.01	0.02	0.03	0.02	0.00			0.01
香港	0.01		0.00	0.03	0.03	0.01	0.04	0.01	0.01	0.01	0.02	0.04	0.12	0.03	0.45	0.11	0.45	0.05	0.18	0.03	0.12	0.03	0.02	0.03	0.02	0.01		0.04	0.00
澳门	0.00		0.00			0.01			0.01	0.00			0.06	0.00	0.07		0.08	0.00	0.07	0.01	0.04		0.01					0.04	
合计	100	100	100	100	100	100	100	100	100	100	100	100	100	100	100	100	100	100	100	100	100	100	100	100	100	100	100	100	100

图 2-1-1-22　2016 年全国各省份异地就医患者来源省份分布（%）

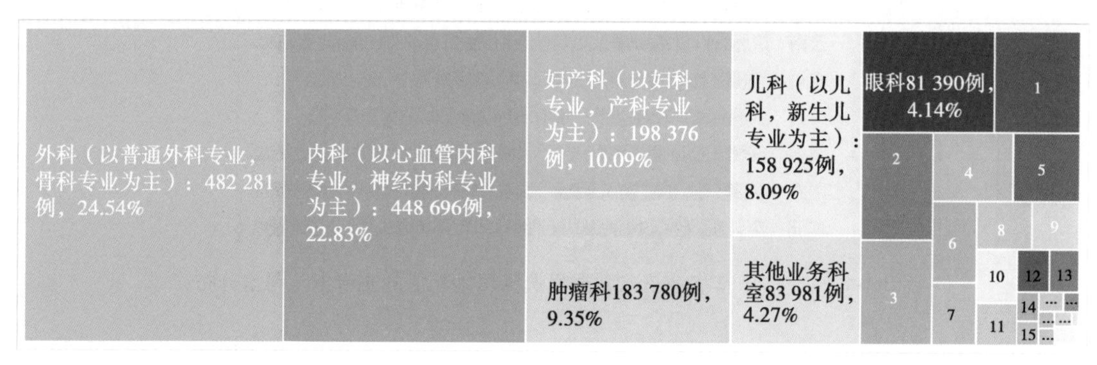

注：1. 中医科（以中医科，肿瘤科专业为主）：52 265 例，2.66%；2. 小儿外科（以小儿外科，小儿普通外科专业为主）：46 551 例，2.37%；3. 耳鼻咽喉科（以耳鼻咽喉科，耳科专业为主）：45 577 例，2.32%；4. 全科医疗科 32 655 例，1.66%；5. 传染科（以传染科，肝炎专业为主）：27 101 例，1.38%；6. 口腔（以口腔，口腔颌面外科专业为主）：21 489 例，1.09%；7. 医学影像科（以放射治疗专业，介入放射学专业为主）：16 424 例，0.84%；8. 急诊医学科 15 870 例，0.81%；9. 重症医学科 13 345 例，0.68%；10. 精神科（以精神科，精神病专业为主）：12 994 例，0.66%；11. 结核病科 10 500 例，0.53%；12. 康复医学科 7997 例，0.41%；13. 皮肤科（以皮肤科，皮肤病专业为主）：7477 例，0.38%；14. 预防保健科 3683 例，0.19%；15. 疼痛科 3153 例，0.16%；16. 中西医结合科 2824 例，0.14%；17. 儿童保健科（以儿童康复专业，儿童保健科为主）：1822 例，0.09%；18. 职业病科 1514 例，0.08%；19. 民族医学科（以民族医学科，蒙医学为主）：1639 例，0.08%；20. 职业病科（以职业病科，职业中毒专业为主）：1514 例，0.08%；21. 运动医学科 679 例，0.03%；22. 临终关怀科 500 例，0.03%；23. 病理科 547 例，0.03%；24. 医疗美容科 470 例，0.02%；25. 地方病科 321 例，0.02%；26. 妇女保健科 164 例，0.01%；27. 麻醉科 282 例，0.01%；28. 医学检验科（以医学检验科，临床体液、血液专业为主）：113 例，0.01%；29. 特种医学与军事医学科 63 例，0.03%。

图 2-1-1-23　2016 年全国异地就医患者出院科室分布

对各省份常住居民选择异地就医的患者出院科室分布情况进行分析（图 2-1-1-24），对能细化到二级诊疗科目的患者进行归类，结果与 2015 年基本一致。

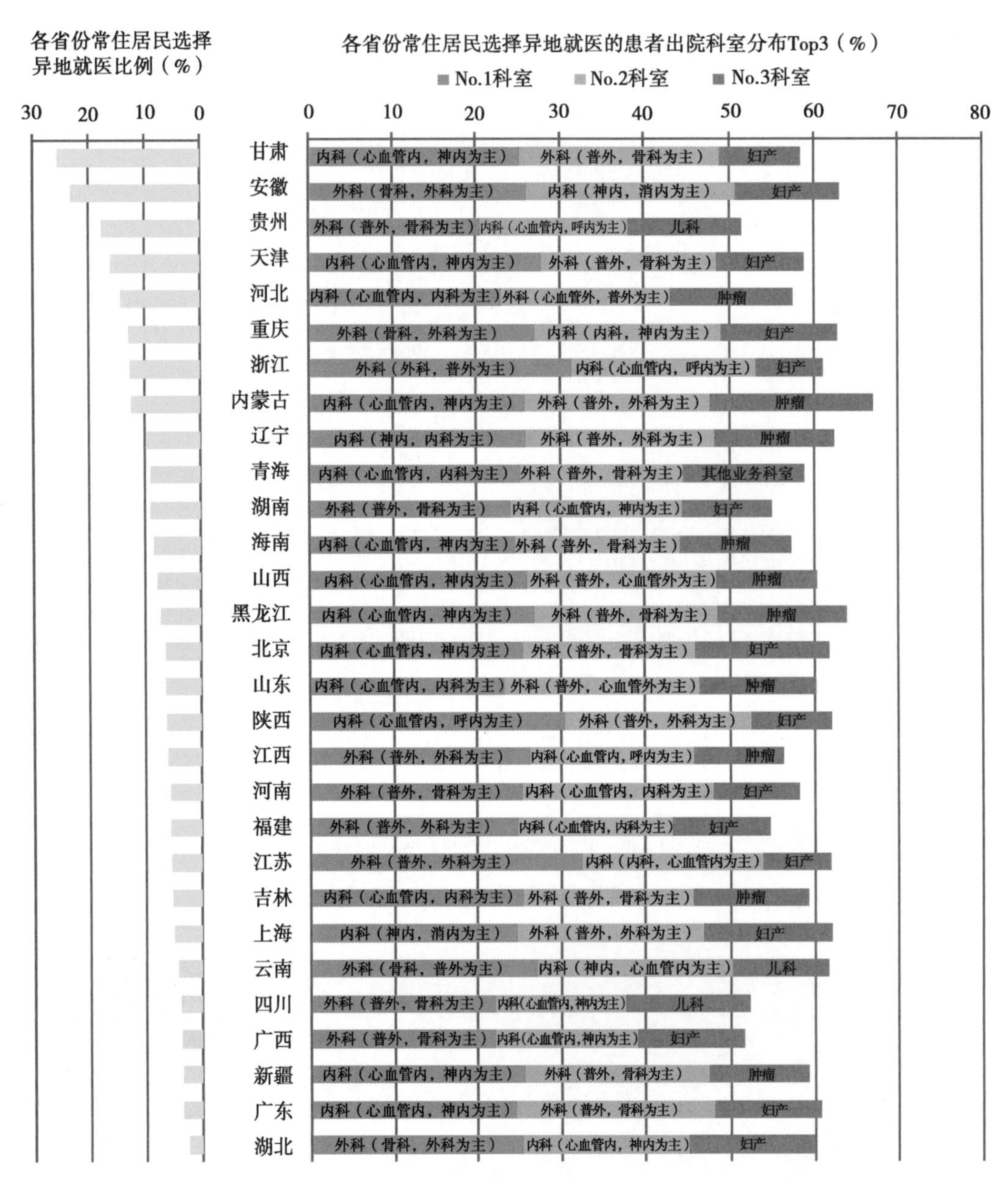

图 2-1-1-24　2016 年各省份常住居民选择异地就医的患者出院科室分布

2. **出院病种、手术/操作分布**　对全部 1 965 448 例异地就医患者主要诊断按 ICD-10 亚目进行归类，异地就医人次最多的前 10 位病种排序情况，如表 2-1-1-1，图 2-1-1-25。如“为肿瘤化学治疗疗程（Z51. 1）”，异地就医患者人次为 167 075，占全部 1 965 448 异地就医患者的 8. 50%，进一步分析该疾病异地就医人群的就医流向，主要去往北京、上海、广东、江苏等地。

在全部 1 965 448 例异地就医患者中，接受手术/操作诊疗的共 906 419 例。对其第一手术/操作编码按 ICD-9-CM-3 亚目进行归类，异地就医人次最多的前 10 位手术/操作编码排序情况，如表 2-1-1-2，图 2-1-1-26。如“子宫低位剖宫产（74. 1）”，异地就医患者人次为 29 875，占全部 906 419 例异地就医患者的 3. 30%，进一步分析该手术异地就医人群的就医流向，主要去往上海、江苏等地。

表 2-1-1-1 全国异地就医人次最多的疾病（前 10 顺位排序）

2016 年				2015 年		
排名	该疾病异地就医患者占所有异地就医患者比例（%）	异地就医患者人次	疾病名称（主要诊断 ICD-10 亚目）	异地就医患者人次	该疾病异地就医患者占所有异地就医患者比例（%）	排名
1	8.50	167 075	为肿瘤化学治疗疗程（Z51.1）	147 024	7.81	1
2	1.41	27 802	不稳定性心绞痛（I20.0）	25 179	1.34	2
3	1.31	25 730	动脉硬化性心脏病（I25.1）	23 983	1.27	4
4	1.30	25 524	未特指的脑梗死（I63.9）	24 356	1.29	3
5	1.08	21 165	未特指的支气管或肺恶性肿瘤（C34.9）	14 159	0.75	8
6	1.06	20 920	未特指的支气管肺炎（J18.0）	22 029	1.17	5
7	0.91	17 811	其他类型的心绞痛（I20.8）	16 499	0.88	6
8	0.84	16 607	未特指的乳房恶性肿瘤（C50.9）	12 600	0.67	9
9	0.68	13 409	放射治疗疗程（Z51.0）	10 579	0.56	12
10	0.65	12 684	未特指的肺炎（J18.9）	14 313	0.76	7

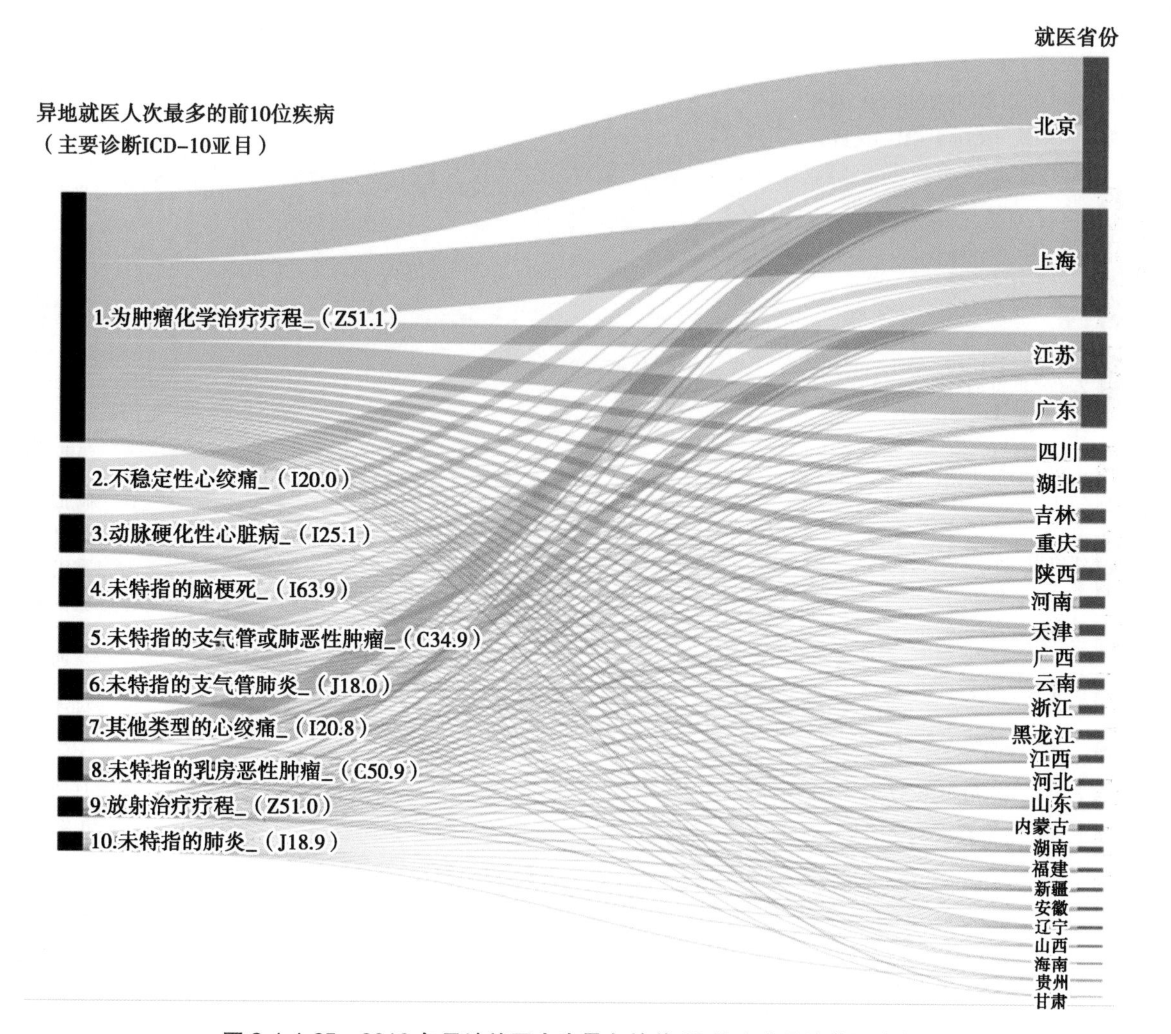

图 2-1-1-25 2016 年异地就医人次最多的前 10 位疾病异地就医流向

表 2-1-1-2 2015—2016 年异地就医人次最多的手术/操作（前 10 顺位排序）

2016 年			手术/操作名称（第一手术/操作 ICD-9-CM-3 亚目）	2015 年		
排名	该手术/操作异地就医患者占所有手术/操作异地就医患者比例（%）	异地就医患者人次		异地就医患者人次	该手术/操作异地就医患者占所有手术/操作异地就医患者比例（%）	排名
1	5. 61	50 855	注射或输注肿瘤化学治疗药物（99. 25）	43 277	5. 18	1
2	3. 30	29 875	子宫低位剖宫产（74. 1）	26 041	3. 12	2
3	2. 74	24 861	药物冠脉支架植入术（36. 07）	14 363	1. 72	4
4	2. 71	24 536	单根导管冠状动脉造影（88. 55）	21 791	2. 61	3
5	1. 68	15 216	骨髓穿刺活检（41. 31）	13 288	1. 59	5
6	1. 54	13 994	腰椎穿刺术（03. 31）	9452	1. 13	10
7	1. 44	13 061	人工晶体植入术（13. 71）	12 012	1. 44	6
8	1. 31	11 881	心脏组织消融（37. 34）	10 340	1. 24	8
9	1. 28	11 584	外阴切开术（73. 6）	9037	1. 08	11
10	1. 13	10 248	乳房肿块切除术（85. 21）	10 475	1. 25	7

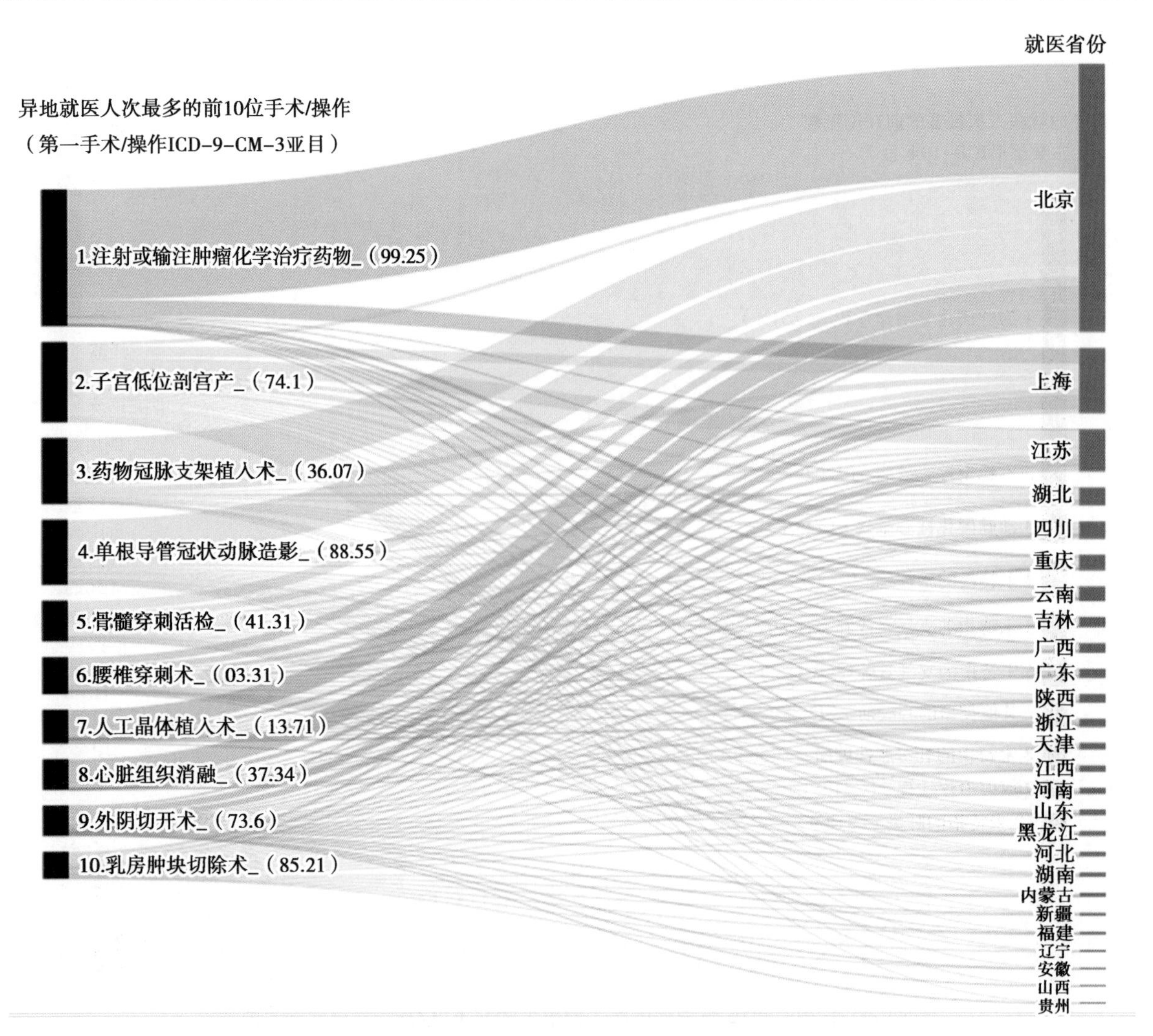

图 2-1-1-26 2016 年异地就医人次最多的前 10 位手术/操作异地就医流向

第三部分

医疗质量管理与控制数据分析

第一章
医院医疗质量管理与控制

第一节　2013—2016 年三级医院质量纵向分析

本节重点围绕 2013—2016 年医院质量进行分析，为展现近年来医疗质量变化趋势，以全国医院质量监测系统（HQMS）中 922 家三级医院（其中 21 家妇幼保健院，以下统称三级医院）出院时间为 2013 年 1 月 1 日至 2016 年 12 月 31 日的 104 992 907 条病案首页数据为分析样本，对其中 790 762 条存在生存状态异常、住院天数异常、年龄异常的病例信息予以剔除，最终纳入分析样本为 104 202 145 例。在分析每住院人次费用时，剔除费用异常的病例信息。

住院患者医院获得性指标（inpatient hospital-acquired class index，IHACI）是指患者住院期间新发生的不良情况或疾病，统称为医院获得性指标。医院获得性指标包括了医源性指标和非医源性指标。本部分中讨论的住院患者医院获得性指标，仅针对住院患者医院获得性指标中的医源性指标，其直接与医疗质量和患者安全相关联。

通过对医疗质量管理与控制指标和医院获得性指标的纵向分析，展现三级医院各项指标变化情况和趋势，以期为卫生计生行政部门管理决策层制定发展战略提供参考。

一、医疗质量管理与控制纵向分析

（一）住院死亡类指标（表 3-1-1-1）

表 3-1-1-1　2013—2016 年住院死亡类指标数据情况

指标	2013 年	2014 年	2015 年	2016 年
患者住院总死亡率（%）	0.59	0.59	0.59	0.58
非医嘱离院率（%）	3.48	4.14	4.35	4.41
新生儿患者住院死亡率（%）	0.58	0.58	0.61	0.55

患者住院总死亡率 2013—2016 年基本持平，2016 年最低，为 0.58%。

非医嘱离院率略有上升，到 2016 年达 4.41%。

新生儿患者住院死亡率 2013—2016 年也基本持平，2016 年最低，为 0.55%。

注：非医嘱离院定义，指患者未按照医嘱要求而自动离院，如：患者疾病需要住院治疗，但患者出于个人原因要求出院，此种出院并非由医务人员根据患者病情决定，属于非医嘱离院。（引自：国家卫生计生委《住院病案首页填写说明》）

（二）重返类指标（表 3-1-1-2）

表 3-1-1-2 2013—2016 年重返类指标数据情况

指标	2013 年	2014 年	2015 年	2016 年
住院患者出院当天非计划再住院率（%）	0.36	0.37	0.42	0.41
住院患者出院 2~15 天非计划再住院率（%）	0.99	0.96	0.99	1.00
住院患者出院 16~31 天非计划再住院率（%）	1.01	0.92	0.95	0.93
住院患者出院 0~31 天非计划再住院率（%）	2.36	2.25	2.37	2.34

住院患者出院 0~31 天非计划再住院率 2013—2016 年基本持平，最高值出现在 2015 年，为 2.34%。

（三）患者安全类指标（表 3-1-1-3）

表 3-1-1-3 2013—2016 年患者安全类指标数据情况

指标	2013 年	2014 年	2015 年	2016 年
住院患者压疮发生率（‰）	0.043	0.042	0.041	0.035
输血反应率（%）	4.59	8.02	5.07	3.72

住院患者压疮发生率 2013—2016 年呈下降趋势，2016 年达最低值 0.035‰。

输血反应发生率 2013—2016 年呈下降趋势，2016 年达最低值，为 3.72%。

（四）合理用药指标（表 3-1-1-4）

表 3-1-1-4 2013—2016 年合理用药指标数据情况

指标	2013 年	2014 年	2015 年	2016 年
住院患者使用抗菌药物的百分率（%）*	29.70	30.03	29.74	30.93
抗菌药物费用占药费总额的百分率（%）	9.17	9.33	9.44	10.12

注：* 此处统计出院患者病案首页中产生抗菌药物费用的患者人次占总出院患者人次的比例。

住院患者使用抗菌药物的百分率，以 2016 年为最高值，为 30.93%。

抗菌药物费用占药费总额的百分率逐年上升，2016 年达最高值，为 10.12%。

（五）医院运行管理类指标（表 3-1-1-5）

表 3-1-1-5 2013—2016 年医院运行管理类指标数据情况

指标	2013 年	2014 年	2015 年	2016 年
年均出院人次*	24 969.96	34 343.23	35 339.48	36 576.94
住院患者平均住院日（天）	10.25	10.14	9.94	9.67
每住院人次费用（元）#	13 351.78	12 980.14	13 464.42	13 532.50
其中每住院人次药费（元）	4 690.19	4 548.71	4 584.8	4 387.49

注：* 参与 HQMS 数据上报的医院于 2013 年增加至稳定状态，故 2013 年病例总数相对较少。

相关费用数据均为医保报销前的实际费用。

2013—2016 年均出院人次，呈现逐年递增趋势，出院人次在 2016 年达最高值 36 576.94。

2013—2016 年住院患者平均住院日的数据，呈现逐年递减，2016 年较 2015 年缩短 0.27 天，较 2013 年缩短 0.58 天。

2013—2016 年每住院人次费用变化不大，基本持平，2016 年较 2015 年上升 68.08 元，较 2013 年上升 180.72 元。

其中每住院人次药费有所降低，2016 年较 2015 年下降 197.31 元，较 2013 年环比下降 302.70 元。

（六）重点病种例数、住院死亡率、平均住院日、每住院人次费用数据情况（表3-1-1-6）

表3-1-1-6 2013—2016年重点病种相关指标数据情况

No.	重点病种	指标	2013	2014	2015	2016	变化趋势
1	急性心肌梗死	例数	49 874	80 874	90 763	91 557	
		死亡率（%）	6.15	5.98	5.82	5.79	
		平均住院日（天）	10.06	10.02	9.67	9.39	
		每住院人次费用（元）	24 011.74	21 891.3	22 121.03	22 814.85	
2	充血性心力衰竭	例数	542 260	861 289	943 437	992 624	
		死亡率（%）	1.12	1.14	1.11	1.03	
		平均住院日（天）	11.29	11.21	10.85	10.61	
		每住院人次费用（元）	14 542.54	13 448.86	13 587.79	13 711.40	
3	脑出血和脑梗死	例数	566 529	920 668	985 032	1 024 953	
		死亡率（%）	2.00	1.79	1.71	1.56	
		平均住院日（天）	14.32	13.95	13.77	13.56	
		每住院人次费用（元）	19 267.45	18 688.77	19 643.04	20 138.42	
4	创伤性颅脑损伤	例数	123 486	192 384	197 072	187 894	
		死亡率（%）	3.78	3.67	3.72	3.68	
		平均住院日（天）	16.74	16.79	16.5	16.33	
		每住院人次费用（元）	25 461.73	24 790.30	25 428.92	25 755.71	
5	消化道出血	例数	88 891	144 103	155 677	158 337	
		死亡率（%）	1.93	1.81	1.65	1.64	
		平均住院日（天）	9.06	8.88	8.76	8.69	
		每住院人次费用（元）	12 178.35	11 987.29	12 581.96	12 749	
6	累及身体多个部位的损伤	例数	32 066	49 675	47 279	45 867	
		死亡率（%）	1.79	1.73	1.80	1.64	
		平均住院日（天）	15.60	15.46	14.99	14.60	
		每住院人次费用（元）	25 917.63	25 502.62	26 476.49	25 616.82	
7	肺炎（成人）	例数	527 038	877 295	917 180	981 348	
		死亡率（%）	0.81	0.81	0.79	0.78	
		平均住院日（天）	8.96	8.62	8.45	8.36	
		每住院人次费用（元）	7478.17	7470.80	7730.34	7925.77	
8	慢性阻塞性肺疾病	例数	195 099	364 812	386 217	383 108	
		死亡率（%）	1.58	1.49	1.35	1.23	
		平均住院日（天）	12.61	12.22	11.90	11.73	
		每住院人次费用（元）	14 389.57	13 757.90	13 845.48	13 676.84	
9	糖尿病伴短期与长期并发症	例数	139 855	245 861	279 793	296 223	
		死亡率（%）	0.29	0.33	0.28	0.25	
		平均住院日（天）	12.21	11.95	11.69	11.37	
		每住院人次费用（元）	10 975.49	10 751.53	11 022.84	10 820.60	
10	结节性甲状腺肿	例数	84 425	109 033	101 696	87 777	
		死亡率（%）	0.01	0.01	0.03	0.01	
		平均住院日（天）	8.09	8.20	8.11	7.90	
		每住院人次费用（元）	11 908.45	12 781.40	13 474.40	13 689.80	

续表

No.	重点病种	指标	2013	2014	2015	2016	变化趋势
11	急性阑尾炎伴弥漫性腹膜炎及脓肿	例数	38 030	54 208	55 889	54 971	
		死亡率（%）	0.07	0.04	0.07	0.03	
		平均住院日（天）	8.24	8.32	8.19	8.08	
		每住院人次费用（元）	9653.01	10 225.48	10 912.78	11 588.80	
12	前列腺增生	例数	61 343	92 191	95 438	94 714	
		死亡率（%）	0.06	0.04	0.04	0.02	
		平均住院日（天）	12.42	12.18	11.92	11.76	
		每住院人次费用（元）	13 118.35	13 448.89	14 109.39	14 245.38	
13	肾衰竭	例数	152 291	257 712	276 915	281 026	
		死亡率（%）	1.22	1.24	1.11	1.15	
		平均住院日（天）	16.52	15.78	15.37	15.39	
		每住院人次费用（元）	14 774.55	14 297.01	14 885.12	15 025.17	
14	败血症	例数	24 978	37 720	44 607	51 582	
		死亡率（%）	2.82	2.90	3.22	3.38	
		平均住院日（天）	10.50	10.32	10.24	10.12	
		每住院人次费用（元）	15 544.78	15 276.45	16 752.37	16 890.57	
15	高血压病	例数	264 306	383 163	387 198	369 146	
		死亡率（%）	0.16	0.15	0.14	0.12	
		平均住院日（天）	10.51	10.27	9.80	9.62	
		每住院人次费用（元）	9260.14	8927.13	8872.82	8815.06	
16	急性胰腺炎	例数	55 625	88 434	97 273	98 928	
		死亡率（%）	0.67	0.54	0.53	0.47	
		平均住院日（天）	12.19	11.68	11.40	11.31	
		每住院人次费用（元）	22 032.42	21 098.74	21 206.59	21 086.54	
17	恶性肿瘤术后化疗	例数	732 023	950 290	983 183	969 536	
		死亡率（%）	0.06	0.05	0.04	0.04	
		平均住院日（天）	7.48	7.72	7.33	7.00	
		每住院人次费用（元）	10 740.66	11 042.58	11 203.89	11 067.31	
18	恶性肿瘤维持性化疗	例数	230 473	304 463	324 329	314 805	
		死亡率（%）	0.13	0.10	0.16	0.19	
		平均住院日（天）	8.67	9.42	9.32	9.41	
		每住院人次费用（元）	12 904.15	13 351.47	14 125.50	14 205.17	
19	哮喘（成人）	例数	31 798	53 060	55 572	52 768	
		死亡率（%）	0.31	0.31	0.22	0.21	
		平均住院日（天）	9.21	9.10	8.88	8.83	
		每住院人次费用（元）	8483.20	8606.85	8901.50	9006.33	
20	肺炎（儿童）	例数	385 645	662 257	689 018	728 890	
		死亡率（%）	0.10	0.09	0.06	0.05	
		平均住院日（天）	7.86	7.57	7.35	7.29	
		每住院人次费用（元）	4726.56	4708.90	4822.10	4927.14	

2013—2016 年全国 922 家三级医院的 20 个重点病种出院人次占总出院人次比例在呈上升趋势，2016 年较上年增加 0.05 个百分点，与 2013 年相比增加 0.48 个百分点（图 3-1-1-1）。这 20 个重点病种均为具有一定难度的常见多发疾病，其比例的高低可以体现三级医院的服务质量和水平层次。

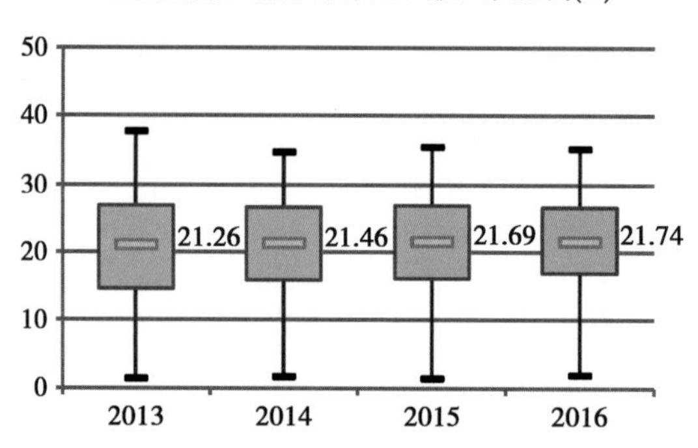

图 3-1-1-1 各三级医院 20 个重点病种出院人次占总出院人次比例

（七）重点手术的例数、住院死亡率、平均住院日、每住院人次费用数据情况（表 3-1-1-7）

2013—2016 年全国 922 家三级医院出院患者中手术治疗的比例呈上升趋势，2016 年较上年增加 1. 12 个百分点，与 2013 年相比增加 2. 20 个百分点，三级医院手术治疗的服务宽度与深度得到逐步提升（图 3-1-1-2）。该比例与外科床位设置比例基本一致，但随着外科技术发展，治疗患者数量也会逐年上涨。

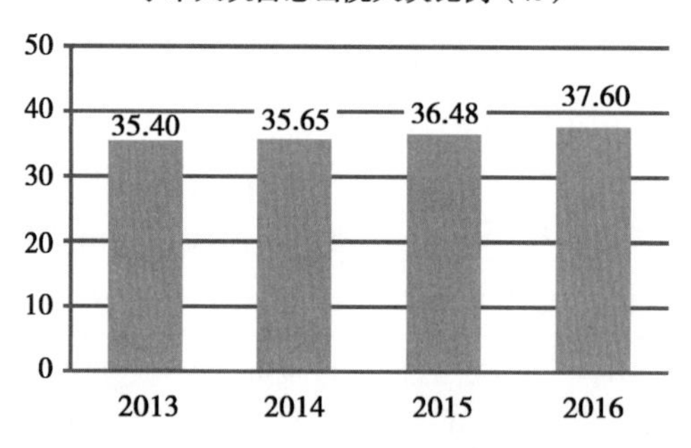

图 3-1-1-2 手术人次占总出院人次比例

2013—2016 年全国 922 家三级医院的 20 个重点手术出院人次占总手术人次比例保持平稳趋势，2016 年较上年仅增加 1. 01 个百分点，与 2013 年相比仅增加 0. 38 个百分点（图 3-1-1-3）。这 20 个手术均为具有一定难度的常见多发疾病，其比例的高低可以反映三级医院的服务质量和水平层次。

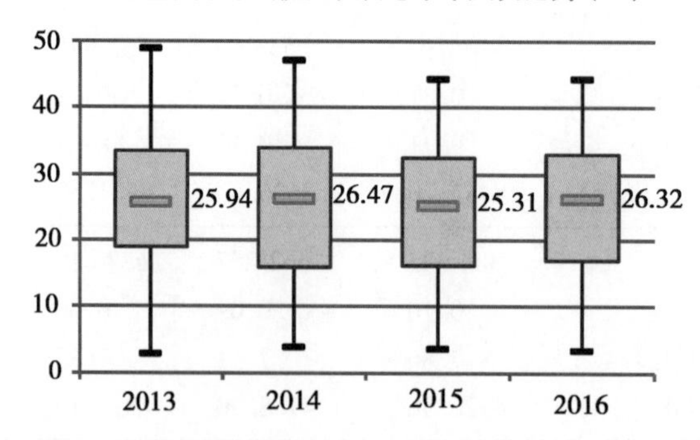

图 3-1-1-3 各三级医院 20 个重点手术占总手术人次比例

表 3-1-1-7 2013—2016 年重点手术/操作相关指标数据情况

No.	重点手术	指标	2013	2014	2015	2016	变化趋势
1	髋、膝关节置换术	例数	40 982	63 525	64 647	65 177	
		死亡率（%）	0. 24	0. 27	0. 27	0. 24	
		平均住院日（天）	17. 99	17. 98	17. 83	17. 23	
		每住院人次费用（元）	57 896. 67	59 467. 72	60 770. 31	59 889. 33	
2	椎板切除术或脊柱融合相关手术	例数	94 527	142 287	149 898	152 174	
		死亡率（%）	0. 16	0. 14	0. 11	0. 13	
		平均住院日（天）	16. 74	16. 96	16. 40	16. 14	
		每住院人次费用（元）	50 643. 75	50 158. 97	50 761. 05	50 120. 42	
3	骨折、关节切开复位内固定术	例数	128 129	206 263	215 436	211 788	
		死亡率（%）	0. 10	0. 10	0. 11	0. 09	
		平均住院日（天）	19. 07	19. 83	19. 60	19. 37	
		每住院人次费用（元）	34 183. 74	35 444. 81	36 769. 03	36 980. 21	
4	颅、脑手术	例数	94 958	136 678	143 691	140 046	
		死亡率（%）	4. 33	4. 46	4. 27	4. 16	
		平均住院日（天）	23. 27	23. 88	23. 41	23. 40	
		每住院人次费用（元）	57 616. 65	61 364. 01	64 385. 24	67 693. 21	
5	经皮颅内外动脉介入治疗	例数	696 71	988 39	128 235	154 288	
		死亡率（%）	0. 47	0. 46	0. 53	0. 59	
		平均住院日（天）	8. 89	8. 97	8. 73	8. 75	
		每住院人次费用（元）	58 264. 96	57 836. 19	56 800. 20	57 697. 71	
6	冠状动脉旁路移植术（CABG）	例数	16 848	21 765	22 396	22 384	
		死亡率（%）	1. 66	1. 94	1. 69	1. 66	
		平均住院日（天）	22. 77	21. 90	21. 64	20. 75	
		每住院人次费用（元）	99 460. 90	1023 89. 30	108 617. 80	113 726. 60	
7	经皮冠状动脉介入治疗（PCI）	例数	130 443	189 448	221 954	242 525	
		死亡率（%）	0. 48	0. 52	0. 64	0. 53	
		平均住院日（天）	9. 04	9. 16	8. 73	8. 57	
		每住院人次费用（元）	54 212. 90	53 312. 88	53 193. 07	53 932. 86	
8	心脏瓣膜置换术	例数	20 801	25 230	23 815	23 712	
		死亡率（%）	1. 66	1. 63	1. 66	1. 43	
		平均住院日（天）	22. 87	23. 25	23. 07	22. 30	
		每住院人次费用（元）	97 426. 35	107 659. 40	116 327. 30	120 428. 00	
9	食管切除术	例数	18 530	23 821	22 136	20 020	
		死亡率（%）	0. 50	0. 58	0. 54	0. 53	
		平均住院日（天）	24. 66	24. 27	24. 52	24. 78	
		每住院人次费用（元）	63 784. 79	67 479. 29	71 397. 64	74 714. 28	
10	肺切除术	例数	25 939	25 986	31 787	32 919	
		死亡率（%）	0. 29	0. 31	0. 29	0. 33	
		平均住院日（天）	18. 87	19. 36	17. 93	17. 15	
		每住院人次费用（元）	55 478. 74	57 947. 19	62 073. 17	63 194. 47	

续表

No.	重点手术	指标	2013	2014	2015	2016	变化趋势
11	胰腺切除术	例数	4583	6184	5832	6140	
		死亡率（%）	1.81	1.36	1.53	1.12	
		平均住院日（天）	31.89	31.16	30.90	30.37	
		每住院人次费用（元）	90 674.78	99 340.43	102 229	101 605.20	
12	胃切除术	例数	39 580	54 670	54 663	51 892	
		死亡率（%）	0.52	0.41	0.48	0.44	
		平均住院日（天）	21.51	21.43	21.28	21.07	
		每住院人次费用（元）	55 583.31	59 364.45	62 846.68	65 018.42	
13	直肠切除术	例数	28 434	41 488	42 709	42 231	
		死亡率（%）	0.27	0.23	0.22	0.24	
		平均住院日（天）	20.56	19.96	19.54	19.13	
		每住院人次费用（元）	45 362.59	47 434.64	49 835.38	51 407.44	
14	胆囊手术	例数	216 786	314 665	325 862	320 603	
		死亡率（%）	0.36	0.29	0.30	0.28	
		平均住院日（天）	11.84	11.75	11.61	11.48	
		每住院人次费用（元）	22 081.54	22 700.49	23 463.79	24 107.75	
15	乳腺手术	例数	50 808	66 180	69 189	63 793	
		死亡率（%）	0.03	0.03	0.02	0.02	
		平均住院日（天）	16.64	16.40	16.01	15.50	
		每住院人次费用（元）	20 629.35	21 687.30	23 411.53	23 789.61	
16	肾与前列腺相关手术	例数	29 029	38 217	36 533	36 591	
		死亡率（%）	0.33	0.31	0.38	0.48	
		平均住院日（天）	18.25	18.38	17.98	17.52	
		每住院人次费用（元）	37 537.77	41 653.70	46 429.00	45 042.51	
17	血管内修补术	例数	14 261	21 022	24 320	28 706	
		死亡率（%）	1.51	1.51	1.38	1.41	
		平均住院日（天）	16.83	17.05	16.54	16.13	
		每住院人次费用（元）	103 392.60	116 680.90	125 462.50	128 862.80	
18	子宫切除术	例数	110 770	161 555	166 017	155 816	
		死亡率（%）	0.03	0.04	0.05	0.03	
		平均住院日（天）	13.00	12.95	12.80	12.60	
		每住院人次费用（元）	18 516.10	19 331.64	21 594.41	22 221.63	
19	剖宫产	例数	350 939	627 203	547 719	651 578	
		死亡率（%）	0.02	0.02	0.02	0.02	
		平均住院日（天）	6.91	6.67	6.68	6.34	
		每住院人次费用（元）	7908.22	8188.24	8961.86	9325.80	
20	阴道分娩	例数	148 129	280 563	242 022	308 025	
		死亡率（%）	0.01	0.01	0.01	0	
		平均住院日（天）	4.51	4.47	4.50	4.34	
		每住院人次费用（元）	3889.01	4148.06	4470.42	4842.06	

（八）恶性肿瘤放疗患者，化疗患者，手术患者的例数、住院死亡率、平均住院日、每住院人次费用数据情况（表 3-1-1-8）

表 3-1-1-8　2013—2016 年恶性肿瘤相关指标数据情况

No.	恶性肿瘤		指标	2013	2014	2015	2016	变化趋势
1	肺癌	手术治疗	例数	24 145	26 049	30 587	31 461	
			死亡率（%）	0.34	0.30	0.28	0.27	
			平均住院日（天）	19.04	19.41	18.43	17.48	
			每住院人次费用（元）	56 821.18	58 932.31	63 059.83	64 573.25	
		化学治疗	例数	106 430	146 570	184 503	195 823	
			死亡率（%）	0.18	0.17	0.19	0.19	
			平均住院日（天）	9.88	10.70	10.33	10.02	
			每住院人次费用（元）	13 880.07	14 812.12	15 395.54	14 872.56	
		放射治疗	例数	11 339	19 138	25 031	28 315	
			死亡率（%）	0.78	0.87	0.69	0.70	
			平均住院日（天）	28.52	29.38	28.40	27.30	
			每住院人次费用（元）	31 145.99	32 590.45	34 299.31	33 221.24	
2	结直肠癌	手术治疗	例数	38 389	52 384	52 607	51 361	
			死亡率（%）	0.40	0.39	0.43	0.40	
			平均住院日（天）	22.01	21.74	21.67	21.10	
			每住院人次费用（元）	49 891.98	53 024.65	57 262.30	58 150.46	
		化学治疗	例数	67 416	116 149	138 972	152 643	
			死亡率（%）	0.08	0.06	0.09	0.06	
			平均住院日（天）	7.47	7.48	7.16	7.04	
			每住院人次费用（元）	11 190.78	11 296.73	11 495.61	11 035.60	
		放射治疗	例数	3014	5366	6331	7622	
			死亡率（%）	0.36	0.28	0.33	0.46	
			平均住院日（天）	27.36	28.69	28.18	27.37	
			每住院人次费用（元）	33 156.17	34 084.31	35 903.80	34 071.49	
3	胃癌	手术治疗	例数	25 735	34 614	35 201	34 199	
			死亡率（%）	0.38	0.34	0.39	0.33	
			平均住院日（天）	21.62	21.62	21.40	21.10	
			每住院人次费用（元）	55 758.28	59 363.43	62 843.45	65 024.54	
		化学治疗	例数	43 035	73 084	83 688	87 485	
			死亡率（%）	0.12	0.12	0.13	0.12	
			平均住院日（天）	8.11	7.99	7.70	7.58	
			每住院人次费用（元）	11 712.08	11 954.10	11 871.60	11 610.06	
		放射治疗	例数	1350	2454	2779	3007	
			死亡率（%）	0.81	1.02	0.68	0.60	
			平均住院日（天）	28.10	28.43	28.44	27.91	
			每住院人次费用（元）	32 303.32	34 379.56	35 551.20	34 604.92	

续表

No.	恶性肿瘤		指标	2013	2014	2015	2016	变化趋势
4	乳腺癌	手术治疗	例数	50 507	67 508	71 105	65 159	
			死亡率（%）	0.03	0.03	0.02	0.02	
			平均住院日（天）	16.68	16.18	15.76	15.30	
			每住院人次费用（元）	20 813.47	21 553.81	23 253.36	23 562.77	
		化学治疗	例数	103 453	171 123	208 735	239 442	
			死亡率（%）	0.03	0.03	0.03	0.03	
			平均住院日（天）	6.77	7.12	6.99	6.46	
			每住院人次费用（元）	9112.20	9525.46	9791.15	9575.02	
		放射治疗	例数	6292	11 000	13 481	16 164	
			死亡率（%）	0.16	0.09	0.10	0.13	
			平均住院日（天）	28.84	28.29	28.29	27.72	
			每住院人次费用（元）	22 767.89	24 025.18	26 190.41	27 445.82	
5	肝癌	手术治疗	例数	16 986	21 353	22 086	22 644	
			死亡率（%）	0.50	0.52	0.42	0.40	
			平均住院日（天）	18.48	18.35	17.64	17.23	
			每住院人次费用（元）	52 404.29	57 128.57	56 506.57	56 307.67	
		化学治疗	例数	14 017	22 159	25 389	26 420	
			死亡率（%）	0.33	0.32	0.26	0.24	
			平均住院日（天）	10.32	10.99	10.54	10.33	
			每住院人次费用（元）	17 185.52	19 761.73	20 045.72	20 603.66	
		放射治疗	例数	800	1561	1915	1868	
			死亡率（%）	1.00	0.70	0.31	0.70	
			平均住院日（天）	24.35	24.53	23.97	24.93	
			每住院人次费用（元）	34 593.21	36 934.46	40 329.61	38 592.52	
6	食管癌	手术治疗	例数	9554	11 396	9757	9225	
			死亡率（%）	0.48	0.59	0.66	0.47	
			平均住院日（天）	24.63	24.50	25.29	25.24	
			每住院人次费用（元）	62 738.57	65 298.74	69 501.21	72 337.91	
		化学治疗	例数	17 734	30 190	34 329	38 412	
			死亡率（%）	0.21	0.15	0.14	0.17	
			平均住院日（天）	12.80	12.21	12.20	11.87	
			每住院人次费用（元）	15 489.19	15 337.43	15 952.60	15 444.86	
		放射治疗	例数	5743	10 145	11 068	12 593	
			死亡率（%）	0.54	0.44	0.37	0.45	
			平均住院日（天）	34.61	33.56	33.37	32.47	
			每住院人次费用（元）	36 470.01	36 124.45	39 437.26	38 452.31	

续表

No.	恶性肿瘤		指标	2013	2014	2015	2016	变化趋势
7	胰腺癌	手术治疗	例数	1936	2703	2703	3202	
			死亡率（%）	1.29	0.89	0.89	0.78	
			平均住院日（天）	27.77	27.39	26.08	25.68	
			每住院人次费用（元）	79 791.20	89 598.74	88 613.84	87 114.19	
		化学治疗	例数	4775	7277	8921	8905	
			死亡率（%）	0.46	0.41	0.41	0.46	
			平均住院日（天）	10.37	10.94	10.65	10.87	
			每住院人次费用（元）	15 698.74	16 822.41	17 023.96	16 338.71	
		放射治疗	例数	324	590	647	686	
			死亡率（%）	1.54	1.19	1.24	1.02	
			平均住院日（天）	28.50	27.82	28.49	28.57	
			每住院人次费用（元）	39 441.17	37 685.79	42 435.58	38 468.73	
8	膀胱癌	手术治疗	例数	2281	3217	3418	3401	
			死亡率（%）	0.53	0.40	0.20	0.29	
			平均住院日（天）	29.68	28.97	28.26	27.68	
			每住院人次费用（元）	57 606.33	61 098.86	65 325.89	67 265.57	
		化学治疗	例数	2748	4513	5181	5922	
			死亡率（%）	0.29	0.18	0.14	0.30	
			平均住院日（天）	10.30	10.57	10.74	10.61	
			每住院人次费用（元）	13 241.44	13 648.35	14 173.65	13 766.33	
		放射治疗	例数	283	463	550	661	
			死亡率（%）	1.41	0.43	1.09	0.61	
			平均住院日（天）	26.83	28.69	32.44	27.81	
			每住院人次费用（元）	33 919.51	32 834.49	39 119.68	36 976.18	
9	肾癌	手术治疗	例数	8992	10996	10409	9807	
			死亡率（%）	0.11	0.12	0.16	0.11	
			平均住院日（天）	16.29	16.29	16.23	15.93	
			每住院人次费用（元）	31 324.20	34 779.65	38 308.37	39 748.80	
		化学治疗	例数	2289	3783	5862	4669	
			死亡率（%）	0.22	0.21	0.20	0.13	
			平均住院日（天）	9.53	9.67	7.49	8.38	
			每住院人次费用（元）	11 079.05	12 670.67	11 251.09	10 747.46	
		放射治疗	例数	294	500	525	608	
			死亡率（%）	1.02	1.00	0.57	0.33	
			平均住院日（天）	25.18	26.16	25.36	25.54	
			每住院人次费用（元）	31 357.68	29 720.71	31 279.23	32 625.92	

续表

No.	恶性肿瘤		指标	2013	2014	2015	2016	变化趋势
10	宫颈癌	手术治疗	例数	24 573	33 740	38 322	37 083	
			死亡率（%）	0.01	0.05	0.03	0.01	
			平均住院日（天）	13.87	13.96	13.29	12.85	
			每住院人次费用（元）	20 318.81	21 163.90	22 609.84	23 016.67	
		化学治疗	例数	20 481	34 249	38 877	45 680	
			死亡率（%）	0.09	0.02	0.03	0.04	
			平均住院日（天）	12.40	13.15	13.11	12.41	
			每住院人次费用（元）	15 698.34	17 068.34	18 098.80	17 994.73	
		放射治疗	例数	6722	12 211	13 832	17 538	
			死亡率（%）	0.12	0.09	0.04	0.10	
			平均住院日（天）	32.51	32.89	32.69	30.62	
			每住院人次费用（元）	32 224.93	34 462.31	37 081.12	38 284.16	
11	甲状腺癌	手术治疗	例数	43 473	67 392	72 861	73 159	
			死亡率（%）	0.01	0.02	0.01	0.01	
			平均住院日（天）	9.20	9.10	9.09	8.93	
			每住院人次费用（元）	16 471.67	18 463.69	19 760.52	20 008.95	
		化学治疗	例数	1529	3107	3397	3384	
			死亡率（%）	0.07	0.13	0.53	0.03	
			平均住院日（天）	8.34	7.60	7.96	7.69	
			每住院人次费用（元）	13 832.05	14 044.53	14 987.15	14 129.48	
		放射治疗	例数	2213	5461	5120	5490	
			死亡率（%）	0.09	0.02	0.06	0	
			平均住院日（天）	8.19	7.07	8.35	8.97	
			每住院人次费用（元）	16 762.43	17 717.18	21 153.71	20 500.91	
12	喉癌	手术治疗	例数	1375	1593	1585	1459	
			死亡率（%）	0.44	0.19	0.32	0.14	
			平均住院日（天）	27.84	28.07	28.00	27.17	
			每住院人次费用（元）	36 411.72	38 668.17	42 392.27	43 042.01	
		化学治疗	例数	1459	2485	2726	2899	
			死亡率（%）	0.41	0.12	0.22	0.28	
			平均住院日（天）	14.64	15.10	14.72	14.77	
			每住院人次费用（元）	16 483.96	18 007.71	18 949.09	19 073.38	
		放射治疗	例数	1054	1941	1955	2186	
			死亡率（%）	0.38	0.15	0.36	0.32	
			平均住院日（天）	34.11	32.83	33.59	32.45	
			每住院人次费用（元）	34 909.08	34 612.79	39 769.31	40 945.07	

续表

No.	恶性肿瘤		指标	2013	2014	2015	2016	变化趋势
13	卵巢癌	手术治疗	例数	4314	6298	7049	6849	
			死亡率（%）	0.07	0.06	0.11	0.07	
			平均住院日（天）	18.59	18.40	18.15	17.78	
			每住院人次费用（元）	34 992.23	35 946.10	38 085.09	39 035.01	
		化学治疗	例数	25 289	40 821	47 111	51 228	
			死亡率（%）	0.08	0.06	0.10	0.09	
			平均住院日（天）	7.54	7.82	7.88	7.67	
			每住院人次费用（元）	12 187.00	12 055.36	12 400.00	12 078.66	
		放射治疗	例数	286	523	690	749	
			死亡率（%）	0.35	0.38	0.72	0	
			平均住院日（天）	26.33	24.54	24.77	23.07	
			每住院人次费用（元）	26 664.37	26 102.29	28 731.86	26 292.85	
14	前列腺癌	手术治疗	例数	1952	2740	2779	3316	
			死亡率（%）	0.15	0	0.14	0.03	
			平均住院日（天）	19.65	19.88	20.13	19.34	
			每住院人次费用（元）	38 914.85	44 127.52	48 116.09	53 614.59	
		化学治疗	例数	2989	5444	7320	8696	
			死亡率（%）	0.07	0.22	0.23	0.21	
			平均住院日（天）	7.15	7.19	7.12	6.97	
			每住院人次费用（元）	11 832.66	11 854.30	12 143.88	11 759.21	
		放射治疗	例数	776	1279	1698	1933	
			死亡率（%）	0.39	0.55	0.18	0.36	
			平均住院日（天）	25.44	25	25.04	25.62	
			每住院人次费用（元）	38 592.02	36 639.73	37 552.20	36 734.42	
15	鼻咽癌	化学治疗	例数	16 295	26 440	27 801	28 791	
			死亡率（%）	0.25	0.16	0.18	0.22	
			平均住院日（天）	16.81	16.52	16.42	16.09	
			每住院人次费用（元）	22 544.14	22 321.79	22 480.00	22 212.85	
		放射治疗	例数	6198	11 248	11 504	11 989	
			死亡率（%）	0.50	0.43	0.40	0.47	
			平均住院日（天）	38.80	37.61	37.67	36.92	
			每住院人次费用（元）	47 343.24	47 689.77	51 399.55	50 430.78	
16	淋巴瘤	化学治疗	例数	31 685	47 879	53 746	55 778	
			死亡率（%）	0.20	0.13	0.14	0.16	
			平均住院日（天）	10.21	10.26	10.58	10.28	
			每住院人次费用（元）	15 734.31	15 949.47	16 842.43	16 523.17	
		放射治疗	例数	1503	2562	2833	3474	
			死亡率（%）	0.47	0.31	0.32	0.35	
			平均住院日（天）	28.36	29.29	29.09	27.58	
			每住院人次费用（元）	30 133.06	32 466.95	34 319.54	32 668.28	

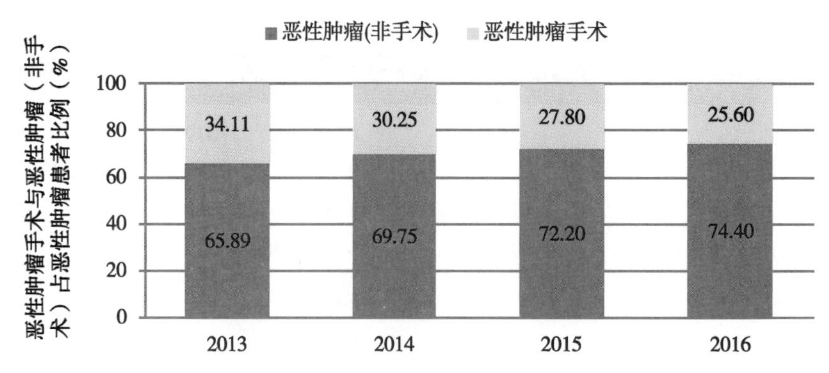

图 3-1-1-4　恶性肿瘤手术与恶性肿瘤（非手术）占恶性肿瘤患者比例

2013—2016 年全国 922 家三级医院 4 544 137 例恶性肿瘤中，非手术治疗（化学治疗、放射治疗等）为 70. 56%，手术治疗为 29. 44%。通过非手术治疗（化学治疗、放射治疗等）恶性肿瘤呈上升趋势，2016 年较上年增加 2. 20 个百分点，与 2013 年相比增加 8. 51 个百分点（图 3-1-1-4）。因此，如何促进肿瘤非手术治疗（化学治疗、放射治疗等）诊疗行为的各项政策、制度、规范、指南等能够得到贯彻落实，如何去监管其服务的质量安全等，已成为当前各级卫生计生行政部门及各级各类医疗机构面临的紧迫问题。

二、医院获得性指标纵向分析

（一）医院获得性指标 ICD-10 编码条目数的发生率

2013—2016 年全国 922 家三级医院出院病案首页信息中，提取相应样本中符合 20 项住院患者医源性指标 ICD-10 编码的条目数作分子，再分别以出院患者总人次、手术患者总人次、阴道分娩总人次、剖宫产总人次为分母，对其进行回顾性分析，结果如下：

1. 按出院患者总人次计算的发生率（表 3-1-1-9）

表 3-1-1-9　按出院患者总人次计算的发生率

指标	2013 年	2014 年	2015 年	2016 年
出院患者中符合医院获得性指标 ICD-10 编码的条目数	246 909	422 688	442 601	556 555
出院患者总人次	18 727 470	27 921 049	28 730 995	28 822 631
按出院患者总人次计算的发生率（%）	1. 32	1. 51	1. 54	1. 93

表 3-1-1-9 中，可以看到 2013—2016 年每年出院患者总人次与出院诊断中符合医院获得性指标 ICD-10 编码的条目数同时增加，按每年出院患者总人次计算的发生率总体呈现上升趋势，2016 年较 2015 年上升 0. 39 个百分点。

2. 按手术患者总人次计算的发生率（住院分娩患者除外）（表 3-1-1-10）

表 3-1-1-10　按手术患者总人次计算的发生率（住院分娩患者除外）

指标	2013 年	2014 年	2015 年	2016 年
手术患者出院诊断中符合医院获得性指标 ICD-10 编码条目数	178 859	295 758	305 511	354 509
手术患者总人次	6 629 015	9 952 836	10 479 933	10 836 372
按手术患者总人次计算的发生率（%）	2. 70	2. 97	2. 92	3. 27

表 3-1-1-10 中，可以明显看到 2013—2016 年每年手术患者总人次与手术患者出院诊断中符合医院获得性指标 ICD-10 编码条目数同时增加，按每年手术患者总人次计算的发生率，2016 年较 2015 年上升 0. 35 个百分点。

3. 按住院分娩计算的发生率

（1）按阴道分娩总人次计算的发生率（表 3-1-1-11）

表 3-1-1-11　按阴道分娩总人次计算的发生率

指标	2013 年	2014 年	2015 年	2016 年
阴道分娩患者出院诊断中符合医院获得性指标 ICD-10 编码的条目数	18 872	37 727	43 042	69 525
阴道分娩总人次	148 129	280 563	242 022	308 025
按阴道分娩总人次计算的发生率（%）	12. 74	13. 45	17. 78	22. 57

表 3-1-1-11 中，可以看到 2013—2016 年每年阴道分娩总人次与阴道分娩患者出院诊断中符合医院获得性指标 ICD-10 编码的条目数同时增加，按每年阴道分娩总人次计算的发生率总体呈现上升趋势，2016 年较 2015 年上升 4. 79 个百分点，2015 年较 2014 年上升 4. 33 个百分点。

（2）按剖宫产分娩总人次计算的发生率（表 3-1-1-12）

表 3-1-1-12　按剖宫产分娩总人次计算的发生率

指标	2013 年	2014 年	2015 年	2016 年
剖宫产患者出院诊断中符合医院获得性指标 ICD-10 编码的条目数	28 503	40 938	37 934	51 637
剖宫产分娩总人次	350 939	627 203	547 719	651 578
按剖宫产分娩总人次计算的发生率（%）	8. 12	6. 53	6. 93	7. 92

表 3-1-1-12 中，可以看到 2013—2016 年每年剖宫产分娩总人次与剖宫产患者出院诊断中符合医院获得性指标 ICD-10 编码的条目数同时增加，按每年剖宫产总人次计算的发生率，2016 年较 2015 年上升 0. 99 个百分点，2015 年较 2014 年上升 0. 40 个百分点。

（3）产程和分娩期间并发症细项分析（表 3-1-1-13）：2013—2016 年 2 177 439 例剖宫产出院患者中，147 983 例发生了产程和分娩期间并发症，发生率为 6. 80%。各并发症细项排名前 5 位的分别是：其他的即刻产后出血（32. 12%）、胎盘滞留不伴有出血（20. 35%）、第三产程出血（18. 37%）、产程和分娩的其他特指并发症（15. 99%）和产程中子宫破裂（3. 24%）。

2013—2016 年 978 739 例阴道分娩出院患者中，114 778 例发生了产程和分娩期间并发症，发生率为 11. 73%，各并发症细项排名前 5 位的分别是：其他的即刻产后出血（29. 67%）、宫颈的产科裂伤（13. 67%）、胎盘滞留不伴有出血（11. 04%）、部分胎盘和胎膜滞留不伴有出血（10. 11%）以及产程和分娩的其他特指并发症（7. 15%）。

表 3-1-1-13 2013—2016 年产程和分娩期间并发症细项分析

147 983例剖宫产患者发生产程和分娩并发症，占剖宫产总例数比例：6.8% 例数	占比	产程和分娩期间并发症细项及对应ICD编码（前20位）	114 778例阴道分娩患者发生产程和分娩并发症，占阴道分娩总例数比例：11.73% 占比	例数
51 775例	32.12%	其他的即刻产后出血（O72.1）	29.67%	23 587例
32 812例	20.35%	胎盘滞留不伴有出血（O73.0）	11.04%	8779例
29 614例	18.37%	第三产程出血（O72.0）	7.04%	5596例
25 779例	15.99%	产程和分娩的其他特指并发症（O75.8）	7.15%	5683例
171例	0.11%	宫颈的产科裂伤（O71.3）	13.67%	10 867例
1091例	0.68%	部分胎盘和胎膜滞留不伴有出血（O73.1）	10.11%	8040例
3384例	2.10%	延迟性和继发性产后出血（O72.2）	4.19%	3330例
5224例	3.24%	产程中子宫破裂（O71.1）	0.06%	51例
4118例	2.55%	产程开始前子宫破裂（O71.0）	0.05%	40例
31例	0.02%	仅产科高位阴道裂伤（O71.4）	4.38%	3485例
35例	0.02%	分娩时Ⅱ度会阴裂伤（O70.1）	4.37%	3478例
1922例	1.19%	产程期间发热，不可归类在他处者（O75.2）	0.92%	730例
239例	0.15%	以前剖宫产术后的阴道分娩（O75.7）	1.72%	1367例
52例	0.03%	盆腔的产科血肿（O71.7）	1.70%	1355例
6例	0.003%	分娩时未特指的会阴裂伤（O70.9）	1.71%	1358例
947例	0.59%	产程期间其他的感染（O75.3）	0.43%	343例
863例	0.54%	产科手术伤口的感染（O86.0）	0.39%	312例
694例	0.43%	产程和分娩期间或以后休克（O75.1）	0.11%	88例
522例	0.32%	伤及骨盆关节和韧带的产科损害（O71.6）	0.27%	214例
701例	0.43%	剖宫产术的伤口破裂（O90.0）	0.03%	23例

注：按2013—2016年产程和分娩期间并发症细项发生例数降序排列。

（二）医院获得性指标与死亡率、平均住院日、平均住院人次费用的关联性（图 3-1-1-5）

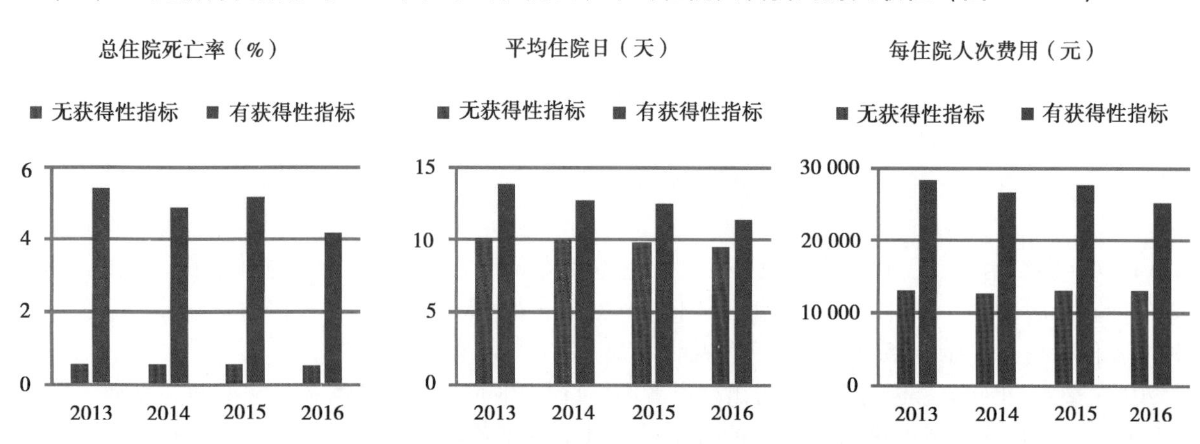

图 3-1-1-5 出院诊断中无 *vs.* 有发生医院获得性指标情况对比

医院获得性指标与死亡率：无医院获得性指标的总住院死亡率为 0.56%，有医院获得性指标的总住院死亡率为 4.89%，增加 4.33 个百分点，两者医院获得性指标的总住院死亡率相比达 8.73 倍。

医院获得性指标与平均住院日：无医院获得性指标的平均住院日为 9.85 天，有医院获得性指标的平均住院日为 12.59 天，每住院人均增加 2.74 天，两者医院获得性指标的平均住院日相比为 1.28 倍。

医院获得性指标与每住院人次费用：无医院获得性指标的每住院人次费用为 12 978.33 元，有医院获得性指标的每住院人次费用为 26 901.86 元，每住院人次费用增加 13 923.53 元，两者医院获得性指标的每住院人次费用相比为 2.07 倍。

（三）符合各组医院获得性指标 ICD-10 编码的条目数分布情况（图 3-1-1-6）

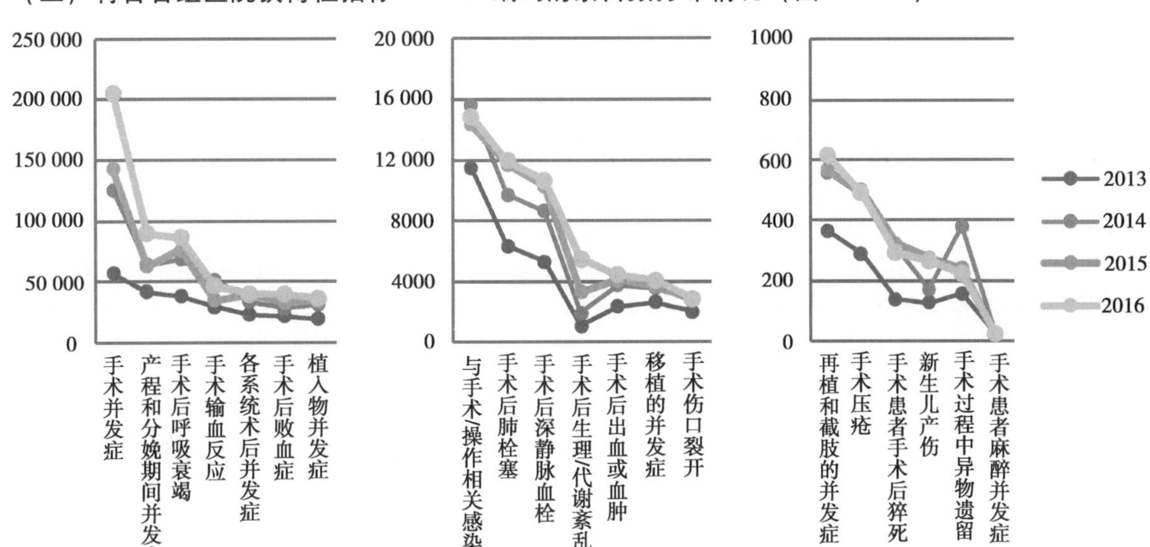

注：按 2016 年出院患者医院获得性指标 ICD-10 编码的条目数降序排列。

图 3-1-1-6　2013—2016 年出院诊断中符合医院获得性指标 ICD-10 编码的条目数分布图

住院患者医院获得性指标 ICD-10 编码的条目数分布情况，如图 3-1-1-6。

2013—2016 年符合各组医院获得性指标 ICD-10 编码的条目数分布曲线变化趋势基本一致，发生率呈现逐年上升的趋势。

2016 年各组医院获得性指标 ICD-10 编码的条目数量前 5 位中列举首位是手术并发症，其后依次为产程和分娩期间并发症、手术患者手术后呼吸衰竭、手术输血反应，各系统术后并发症。

随着医疗服务需求的不断增加，近年来，各医院的工作量无论是住院患者人次、住院手术患者人次和住院分娩产妇均呈现持续快速增长的现状，应当认识到目前所面临的风险与安全问题，并采取有效措施妥善解决。

基于上述 2013—2016 年数据表明，对于患者在医院住院期间新发生疾病的诊断治疗，会造成额外的医疗资源浪费和医疗保险基金的浪费，加重患者个人的经济负担。同时，患者在医院住院期间新发生的疾病影响了患者安全，给患者造成身体上和心理上的伤害，导致患者病情复杂化，甚至威胁生命。

1999 年美国医疗卫生保健质量委员会与美国医学研究所发表的《错误人人皆有，构建一个更安全的保健系统》书中，作者研究显示，在医院有 10% 的患者会发生医源性疾病，而其中 40% 的医源性疾病是可以预防的。

2011 年发布的《卫生部关于修订住院病案首页的通知》（卫医政发〔2011〕84 号）在新首页中增加了“入院病情”（Present On Admission，POA）项目，该项目就是为我国开展对医院获得性指标的研究和管理而设置的。建议各级各类医疗机构在对病案的管理工作中，可以通过加强对“入院病情”项目填写的重视和管理，来提高医务人员对医院获得性指标的认识，从而提高医疗工作质量，保障患者安全，减少医疗资源的浪费。

因此，加强对医院获得性指标管理的持续改进，减少医疗资源的浪费、提高医疗质量、保证患者安全已经是当今医院管理的重点工作之一。各级卫生计生行政部门和各级各类医疗机构要将“医院获得性指标管理的持续改进”放到重要议事日程上，尤其是手术与分娩的安全管理和并发症的预防，从管理政策上、管理制度体系中，提出有效管理机制和措施，促进医院在手术与分娩的安全管理和并发症方面持续改进并取得成效。

三、小　结

综合趋势分析结果发现，住院死亡类指标在 2013—2016 年整体呈现持平；重返类指标在 2013—

2016 年基本持平；住院患者压疮发生率 2013—2016 年呈下降趋势；2016 年合理用药指标中，住院患者抗菌药物费用占药费总额比例为 4 年中最高；医院运行管理类指标中患者负担每住院人次药费在 2013—2016 年呈现逐年下降趋势。

第二节 2016 年度综合医院医疗质量横断面分析

2017 年参与全国医疗质量抽样调查的综合医院达到 4651 家，比去年参与抽样调查的 1924 家综合医院范围扩大了 142%（图 3-1-2-1、图 3-1-2-2）。其中，三级公立综合医院（以下简称三级公立）1077 家，比去年同期抽样调查的 702 家医院范围扩大了 53. 42%；二级公立综合医院（以下简称二级公立）2504 家，比去年（877 家）扩大了 185. 52%；三级民营综合医院（以下简称三级民营）83 家，比去年（47 家）扩大了 76. 60%，二级民营综合医院（以下简称二级民营）987 家，比去年（298 家）扩大了 231. 21%。

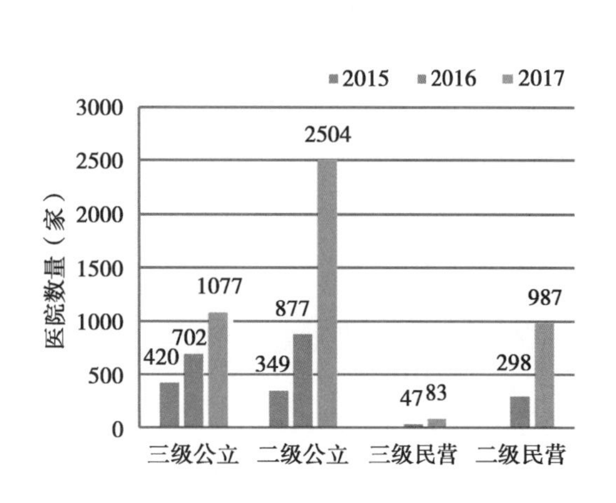

图 3-1-2-1 2015—2017 年综合医院填报数量

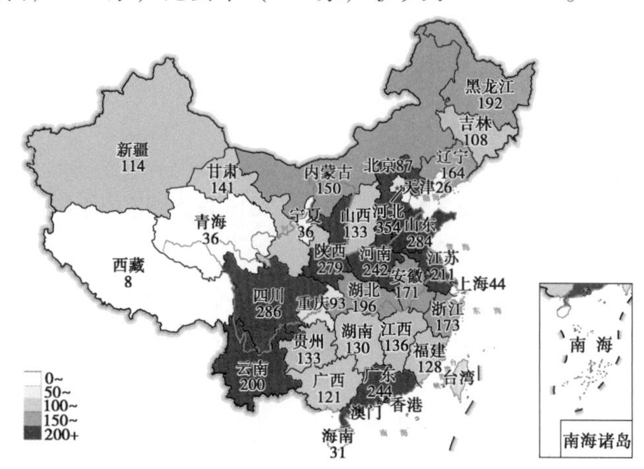

注：图中数据不含我国港、澳、台地区。

图 3-1-2-2 全国各省份参加抽样的综合医院分布情况

通过各省之间按比例进行二次抽样，最终有 2446 家综合医院纳入抽样分析样本，进行 2016 年度综合医院医疗质量数据横断面分析（图 3-1-2-3）。其中，三级公立 791 家（包括委属委管医院 25 家）（图 3-1-2-4），二级公立 1190 家（图 3-1-2-5），三级民营 70 家（甘肃、海南、吉林、辽宁、内蒙古、宁夏、山西、上海、天津、西藏、新疆、新疆兵团无样本纳入）（图 3-1-2-6），二级民营 395 家（海南、西藏、青海、新疆兵团无样本纳入）（图 3-1-2-7）。

注：委属委管医院指国家卫生计生委属管医院。地图中新疆区域包括新疆和新疆兵团数据。

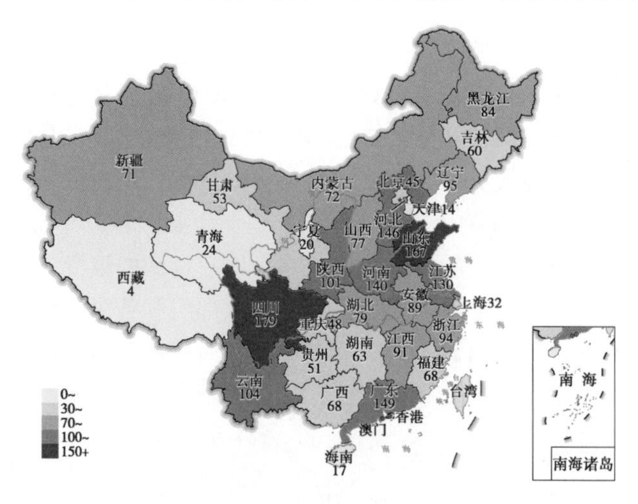

注：图中数据不含我国港、澳、台地区。

图 3-1-2-3 全国各省份二次抽样分析综合医院分布情况

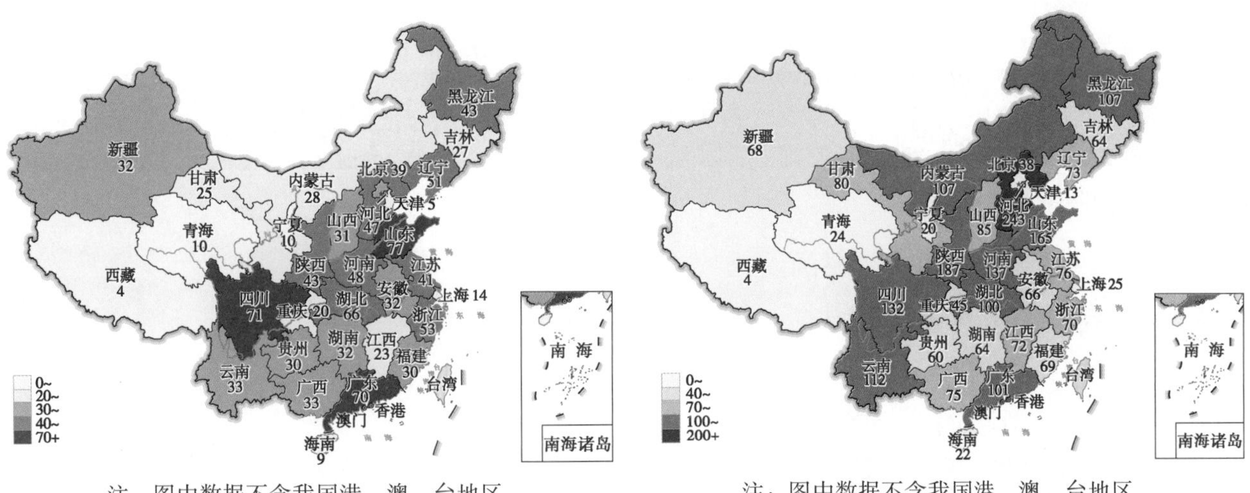

注：图中数据不含我国港、澳、台地区。

图 3-1-2-4 全国各省份参加抽样的三级公立综合医院分布情况

注：图中数据不含我国港、澳、台地区。

图 3-1-2-5 全国各省份参加抽样的二级公立综合医院分布情况

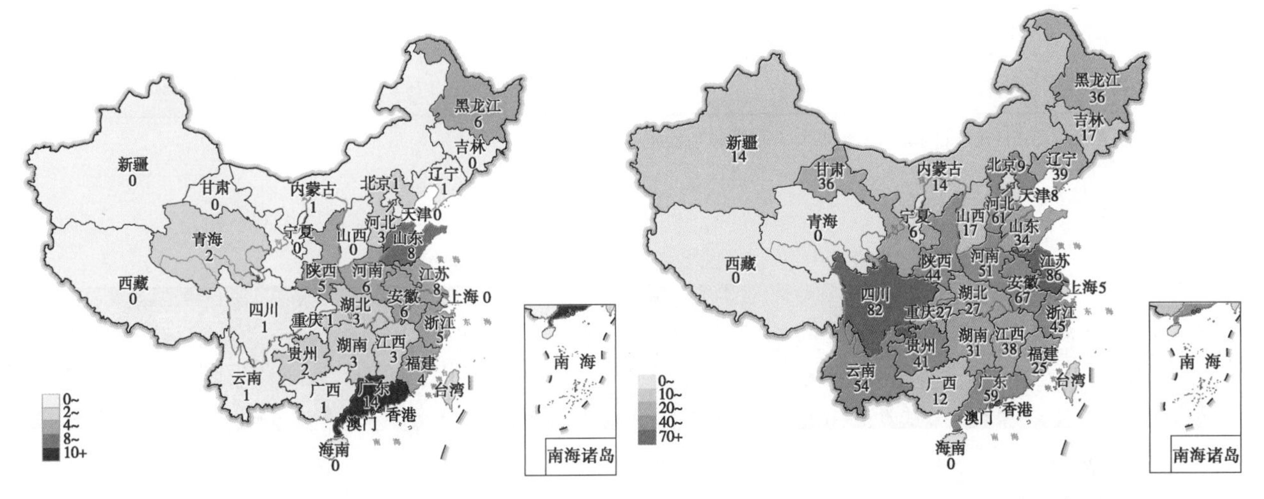

注：图中数据不含我国港、澳、台地区。

图 3-1-2-6 全国各省份参加抽样的三级民营综合医院分布情况

注：图中数据不含我国港、澳、台地区。

图 3-1-2-7 全国各省份参加抽样的二级民营综合医院分布情况

抽样调查的综合医院具体二次抽样方法如下：除外测试医院或账号申请错误医院、2016 年新开诊的非整年数据医院、一级和未定级医院 130 家，其余 4521 家二级和三级医院进入抽样。第一轮按 1 号至 7 号排除标准（见表 3-1-2-1）依次进行数据有效性判断，排除 1364 家医院，剩余 3157 家医院进入第二轮省份抽样。省份抽样按所有制形式、医院隶属关系、大学附属或医院等级共三级标准进行分类（见表3-1-2-2），按相应纳入标准进行抽样，以保持各省份间抽样样本相对均衡（见表 3-1-2-3）。

表 3-1-2-1　全国各级综合医院数据有效性判断情况

序号	排除标准	三级公立排除样本量	二级公立排除样本量	三级民营排除样本量	二级民营排除样本量
1	“/”和空值比例>70%	115	468	12	271
2	出院人数为0或“/”	1	7	0	17
3	手术例数为“0”或“/”或空值	2	40	0	33
4	只上报出院人数和手术例数，其余数据缺失	0	0	0	1
5	“/”和空值比例>50%（不计算重点病种、重点手术、恶性肿瘤、不良事件和单病种部分）	16	113	1	39
6	数据逻辑错误	0	0	0	1
7	住院死亡人数为“0”或“/”或空值	4	72	0	151
	合计排除样本数	138	700	13	513
	剩余抽样调查样本数	938	1754	70	395

注：“/”表示所调查医院项目未在本医疗机构开展或该项目医院未进行统计。

表 3-1-2-2　全国各级综合医院按省份抽样情况

第一级分类：所有制形式	第二级分类：医院隶属关系	第三级分类	纳入标准	三级医院抽样分析样本量	二级医院抽样分析样本量	抽样分析总样本量
公立医院	委属委管医院	/	全部纳入	25	0	25
	省级医院	大学附属医院	全部纳入	133	18	151
		非大学附属医院	各省1~5家	89	52	141
	地市级医院	/	各市1~2家	429	178	607
	县级医院	三级医院	以各省实有地市级和县级医院数量为依据，根据抽样调查数据中地市级抽样分析样本量，等比测算县级抽样分析样本量	115	/	1057
		二级医院	各市3~4家	/	942	
	抽样分析样本合计			791	1190	1981
民营医院	抽样分析样本合计		全部纳入	70	395	465

表 3-1-2-3　全国各省份综合医院纳入抽样分析样本的医院数量

省份	公立医院									民营医院		纳入分析总样本量
	三级医院					二级医院				三级	二级	
	委属委管	省级		地市级	县级	省级		地市级	县级			
		大学附属	非大学附属			大学附属	非大学附属					
北京	6	6	5	2	13	2	4	3	0	1	3	45
天津	0	0	1	3	1	0	1	5	0	/	3	14
河北	0	10	5	19	45	0	5	16	2	3	41	146
山西	0	4	4	17	39	1	3	7	0	/	2	77
内蒙古	0	0	1	14	42	0	1	4	5	0	5	72
辽宁	0	7	2	25	25	1	2	13	4	0	16	95
吉林	3	3	3	9	27	1	2	3	2	/	7	60
黑龙江	0	9	2	18	31	1	2	9	3	3	6	84
上海	2	4	3	2	16	0	0	2	0	/	3	32
江苏	0	7	1	18	36	2	1	7	8	8	42	130
浙江	0	4	3	13	36	0	1	1	16	3	17	94
安徽	0	5	1	18	29	1	0	6	0	6	23	89
福建	0	2	2	14	31	0	2	2	5	3	7	68
江西	0	6	1	11	37	1	0	7	0	3	25	91
山东	2	6	4	29	60	1	5	16	13	8	23	167
河南	0	8	3	28	60	0	1	4	0	6	30	140
湖北	3	3	2	20	29	0	1	3	10	2	6	79
湖南	3	6	1	11	28	0	0	5	0	1	8	63
广东	3	11	3	24	51	0	2	12	11	13	19	149
广西	0	6	2	18	29	2	0	4	0	1	6	68
海南	0	2	2	4	4	0	1	3	1	/	/	17
重庆	0	4	3	3	12	1	3	3	6	1	12	48
四川	1	2	5	23	62	1	5	7	25	1	47	179
贵州	0	4	3	9	26	0	0	1	3	1	4	51
云南	0	3	4	20	53	0	0	4	0	1	19	104
陕西	2	4	5	16	38	2	5	10	0	4	15	101
甘肃	0	2	3	11	30	0	0	4	0	/	3	53
青海	0	1	5	3	10	0	2	1	1	1	/	24
宁夏	0	1	3	5	6	0	2	1	0	/	2	20
新疆	0	3	4	16	36	1	1	9	0	/	1	71
新疆兵团	0	0	1	4	0	0	0	6	0	/	/	11
西藏	0	0	2	2	0	0	0	0	0	/	/	4
全国	25	133	89	429	942	18	52	178	115	70	395	2446

注：“/”指该省份未上报医院数据；“0”指该省份有上报医院数据，但未纳入抽样分析。

由于本年度第1次采取省际样本均衡抽样的方式进行数据分析，数据年度纵向可比性不强，故本年度作为抽样样本调查的元年，不与前2年《报告》数据进行比较。

一、指标依据、分类和定义

本节主要依据《三级综合医院医疗质量管理与控制指标（2011年版）》所包含的住院死亡类指标、重返类指标、医院感染类指标、手术并发症类指标、患者安全类指标、医疗机构合理用药指标、医院运行管理类指标7大类指标展开，其中医院感染类指标、医疗机构合理用药指标等在其他章节另有阐述，手术并发症类指标、患者安全类指标合并为医院获得性指标。

根据《医疗质量管理办法》的要求，此次抽样调查较往年增加了对医疗安全（不良）事件/错误报告和病种过程质量指标的调查。

故本章内容主要围绕以下七大类指标进行分析：

（一）住院死亡类指标

1. 全国各级综合医院患者住院相关死亡率。
2. 全国各省各级综合医院患者住院相关死亡率。

（二）重返类指标

1. 全国各级综合医院重返类相关指标。
2. 全国各省各级综合医院重返类相关指标。

（三）医院获得性指标

1. 全国各级医院获得性指标总体情况。
2. 全国各省各级综合医院的医院获得性指标专项分析结果。

（四）重点病种患者相关指标

1. 全国各级综合医院重点病种患者住院死亡率。
2. 全国各省各级综合医院重点病种患者住院死亡率。
3. 全国各级综合医院重点病种患者出院0~31天非预期再住院率。
4. 全国各省各级综合医院重点病种患者出院0~31天非预期再住院率。
5. 全国各级综合医院重点病种患者平均住院日。
6. 全国各省各级综合医院重点病种患者平均住院日。
7. 全国各级综合医院重点病种患者平均住院费用。
8. 全国各省各级综合医院重点病种患者平均住院费用。

（五）重点手术患者相关指标

1. 全国各级综合医院重点手术患者住院死亡率。
2. 全国各省各级综合医院重点手术患者住院死亡率。
3. 全国各级综合医院重点手术患者非计划重返手术室再次手术率。
4. 全国各省各级综合医院重点手术患者非计划重返手术室再次手术率。
5. 全国各级综合医院重点手术患者平均住院日。
6. 全国各省各级综合医院重点手术患者平均住院日。
7. 全国各级综合医院重点手术患者平均住院费用。
8. 全国各省各级综合医院重点手术患者平均住院费用。

（六）恶性肿瘤患者相关指标

1. 住院非手术治疗患者相关指标

（1）全国各级综合医院恶性肿瘤非手术治疗患者住院死亡率。

（2）全国各省各级综合医院恶性肿瘤非手术治疗患者住院死亡率。

（3）全国各级综合医院恶性肿瘤非手术治疗患者0~31天再住院率。

（4）全国各省各级综合医院恶性肿瘤非手术治疗患者0~31天再住院率。

（5）全国各级综合医院恶性肿瘤非手术治疗患者平均住院日。
（6）全国各省各级综合医院恶性肿瘤非手术治疗患者平均住院日。
（7）全国各级综合医院恶性肿瘤非手术治疗患者平均住院费用。
（8）全国各省各级综合医院恶性肿瘤非手术治疗患者平均住院费用。
2. 住院手术治疗患者相关指标
（1）全国各级综合医院恶性肿瘤手术患者住院死亡率。
（2）全国各省各级综合医院恶性肿瘤手术患者住院死亡率。
（3）全国各级综合医院恶性肿瘤手术患者非计划重返手术室再次手术率。
（4）全国各省各级综合医院恶性肿瘤手术患者非计划重返手术室再次手术率。
（5）全国各级综合医院恶性肿瘤手术患者平均住院日。
（6）全国各省各级综合医院恶性肿瘤手术患者平均住院日。
（7）全国各级综合医院恶性肿瘤手术患者平均住院费用。
（8）全国各省各级综合医院恶性肿瘤手术患者平均住院费用。
注：乳腺癌部分包含乳腺癌手术治疗过程质量相关指标。

（七）医院运行管理类指标

1. 资源配置
（1）实际开放床位数。
（2）医疗质量管理部门配备的专职人员。
2. 工作负荷
（1）年门诊人次、年急诊人次、年留观人次。
（2）年住院患者入院、出院例数、转往基层医疗机构患者数。
（3）年住院患者手术例数、开展“日间手术”的术种数、完成“日间手术”例数。
3. 治疗质量
（1）患者非医嘱离院率。
（2）急诊患者死亡率、留观患者死亡率。
（3）临床路径执行情况。
（4）三级及以上手术占住院手术比例。
4. 工作效率
（1）出院患者平均住院日。
（2）床位使用率。
5. 患者负担
（1）每门诊（含急诊）人次费用以及其中的药品费用。
（2）每住院人次费用以及其中的药品费用。

二、住院死亡类指标分析

（一）全国各级综合医院患者住院相关死亡率（图 3-1-2-8 至图 3-1-2-10）

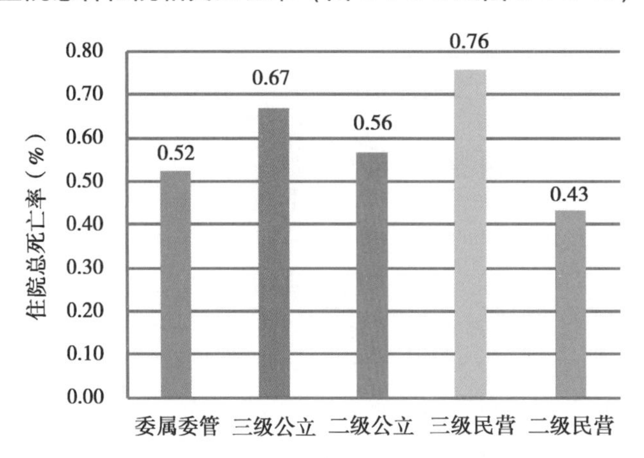

图 3-1-2-8　全国各级综合医院患者住院总死亡率

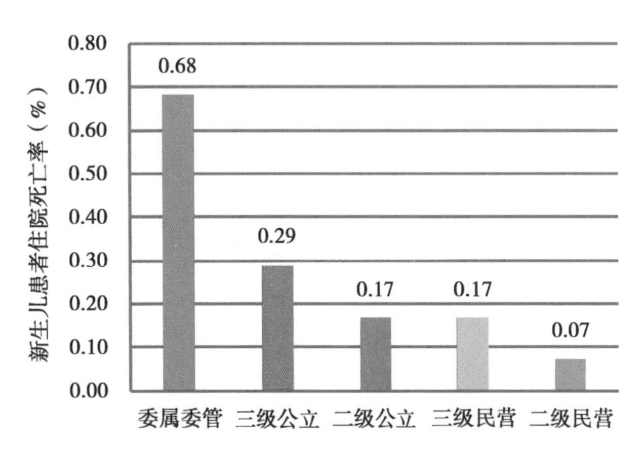

注：三级公立医院数据中包含委属委管医院。

图 3-1-2-9　全国各级综合医院新生儿患者住院死亡率

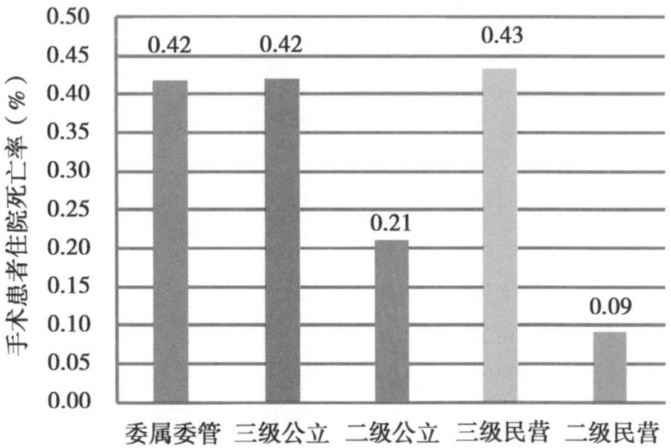

注：三级公立医院数据中包含委属委管医院。

图 3-1-2-10　全国各级综合医院手术患者住院死亡率

（二）全国各省各级综合医院患者住院相关死亡率图 3-1-2-11 至图 3-1-2-14）

东北三省公立医院患者住院总死亡率偏高。

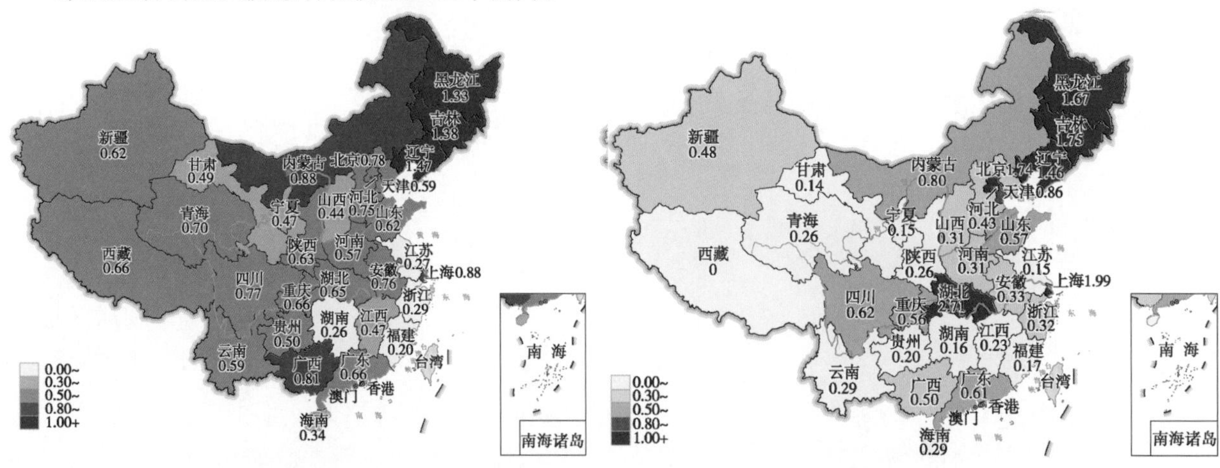

注：图中数据不含我国港、澳、台地区。

图 3-1-2-11　全国各省三级公立医院患者住院总死亡率（%）

注：图中数据不含我国港、澳、台地区。

图 3-1-2-12　全国各省二级公立医院患者住院总死亡率（%）

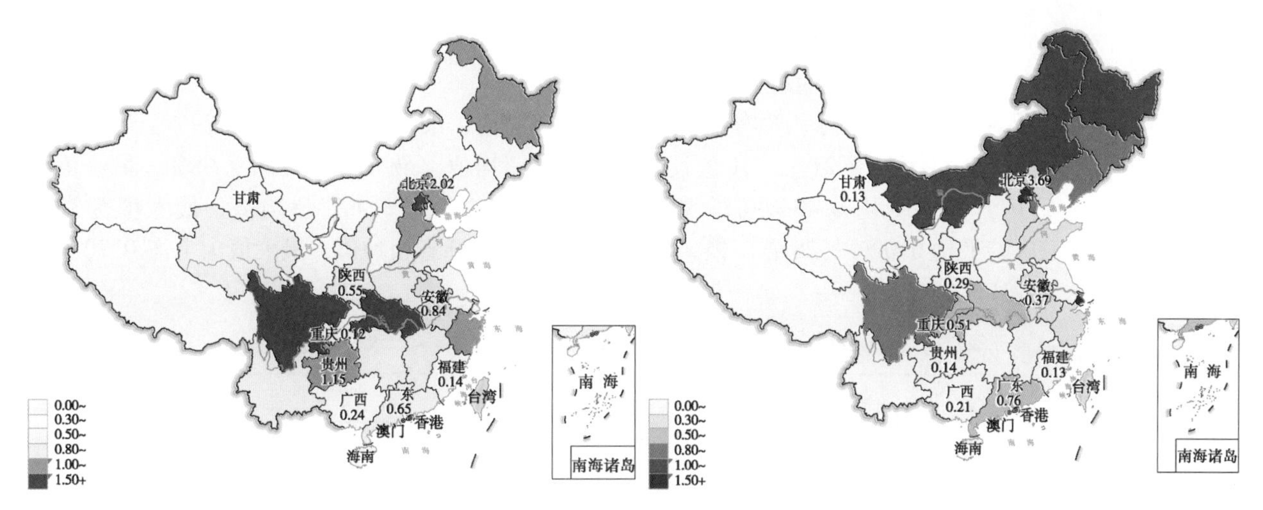

注：图中数据不含我国港、澳、台地区。

图 3-1-2-13 全国各省三级民营医院患者住院总死亡率（%）

注：图中数据不含我国港、澳、台地区。

图 3-1-2-14 全国各省二级民营医院患者住院总死亡率（%）

三级公立综合医院新生儿患者住院死亡率平均为 0.29%（其中 2 省为 0），19 省超均值，最大值为吉林 1.28%；二级公立医院平均 0.17%（31 省反馈，其中 4 省为 0），14 省超均值，最大值为青海 1.30%（图 3-1-2-15）。三级民营医院平均 0.17%（15 省反馈，其中 5 省为 0），5 省超均值，最大值为安徽 0.54%；二级民营医院平均 0.07%（21 省反馈，其中 9 省为 0），6 省超均值，最大值为甘肃 0.41%（图 3-1-2-16）。

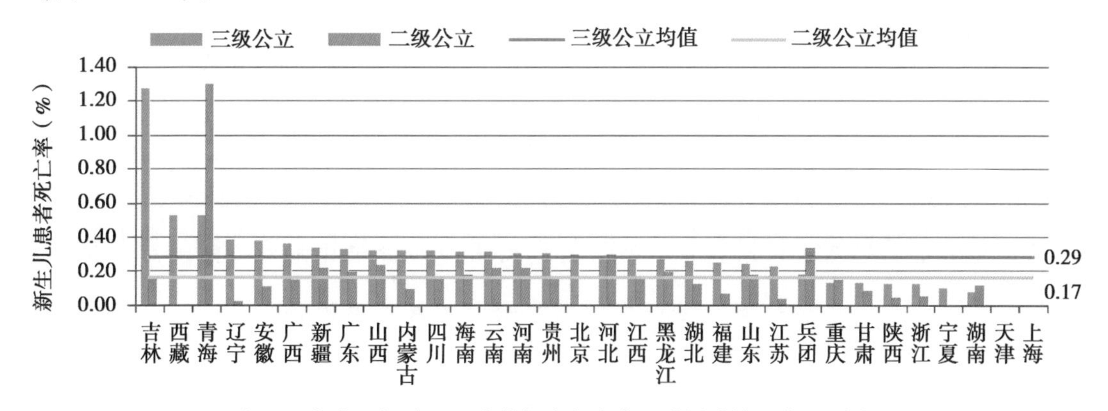

注：1. 各省三级公立医院数据中包含当地委属委管医院，下同。

2. 此类图中新疆兵团简称兵团，下同。

图 3-1-2-15 全国各省各级公立医院新生儿患者住院死亡率

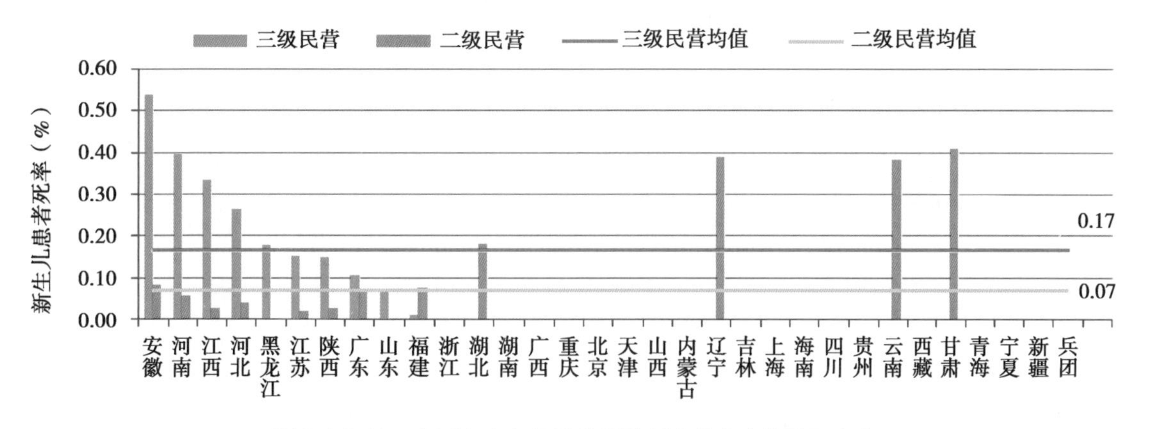

图 3-1-2-16 全国各省各级民营医院新生儿患者住院死亡率

三级公立综合医院新生儿患者住院死亡率平均值高于二级公立综合医院，考虑与三级公立综合医院收治疑难、危重新生儿患者比例较高有关。

三级公立医院手术患者住院死亡率平均 0.42%，15 省超均值，最大值为黑龙江 0.79%，最小值为浙江 0.19%；二级公立医院平均 0.21%（31 省反馈），10 省超均值，最大值为天津 0.68%，最小值为宁夏 0.03%。三级民营医院平均 0.43%（18 省反馈，其中 2 省为 0），4 省超均值，最大值为湖北 2.00%；二级民营医院平均 0.09%（28 省反馈，其中 9 省为 0），10 省超均值，最大值为上海 0.70（图 3-1-2-17、图 3-1-2-18）。

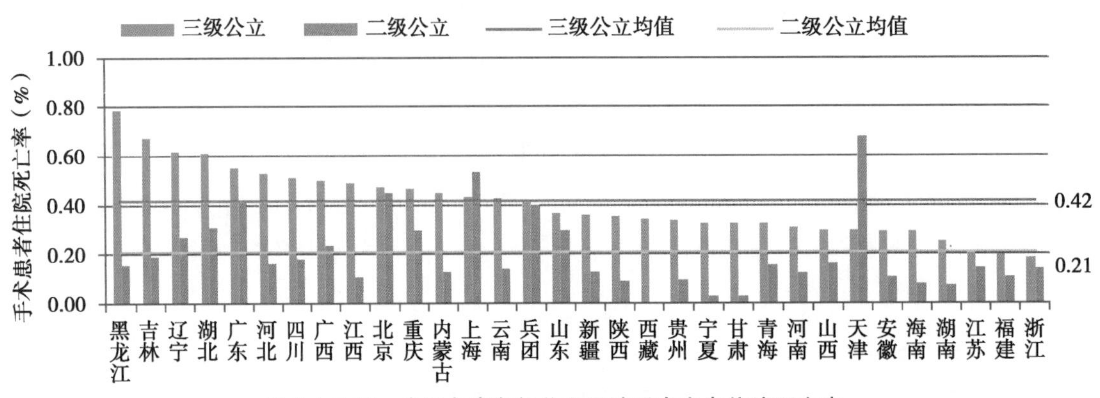

图 3-1-2-17　全国各省各级公立医院手术患者住院死亡率

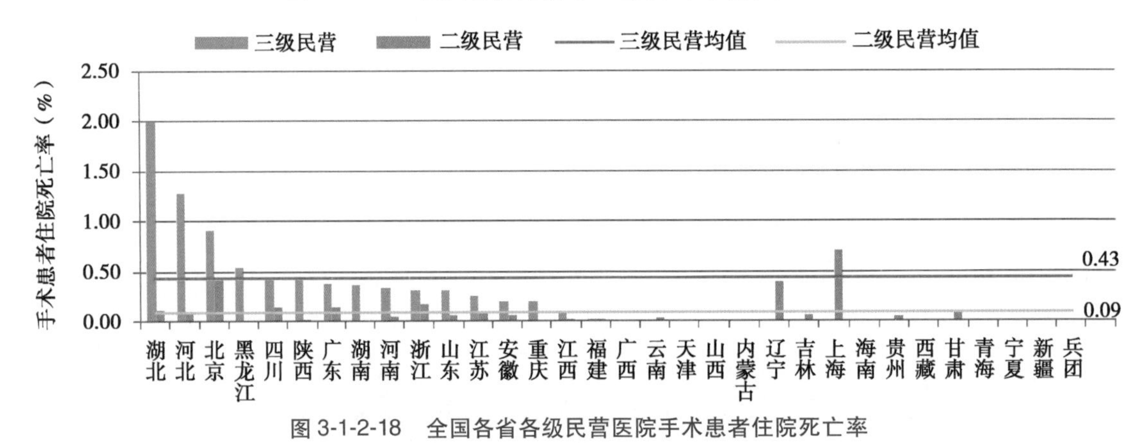

图 3-1-2-18　全国各省各级民营医院手术患者住院死亡率

三、重返类指标分析

（一）全国各级综合医院重返类相关指标（图 3-1-2-19、图 3-1-2-20）

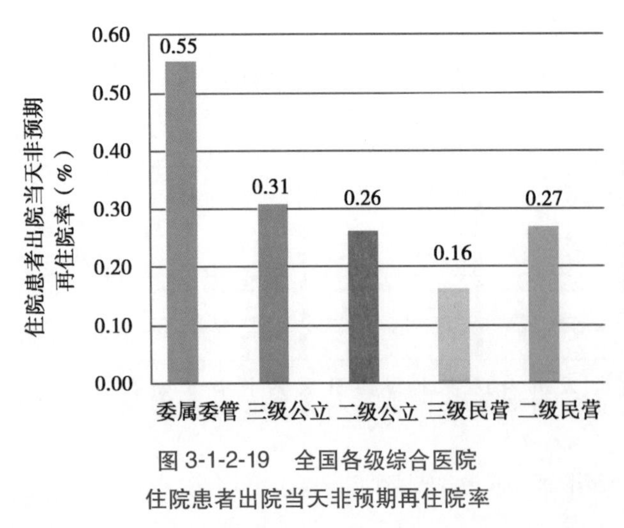

图 3-1-2-19　全国各级综合医院住院患者出院当天非预期再住院率

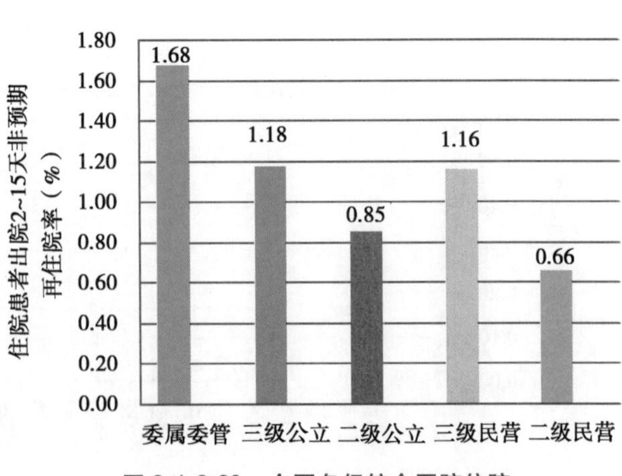

图 3-1-2-20　全国各级综合医院住院患者出院 2~15 天非预期再住院率

住院患者出院后非预期再住院率以16~31天再住院率最高。图3-1-2-21显示委属委管医院的非预期再住院率较高，考虑主要因素可能是此类医院大量收治来自全国的疑难高危病患者，在医保或绩效考核规定的时限内，无法完成患者的全部诊疗活动，只能以到达规定时限时出院并再适时住院的方式来完成后续诊疗。

图3-1-2-22、图3-1-2-23显示委属委管医院的患者非计划重返手术室再次手术率较高，考虑可能与此类医院大量收治来自全国疑难、高危病患相关。

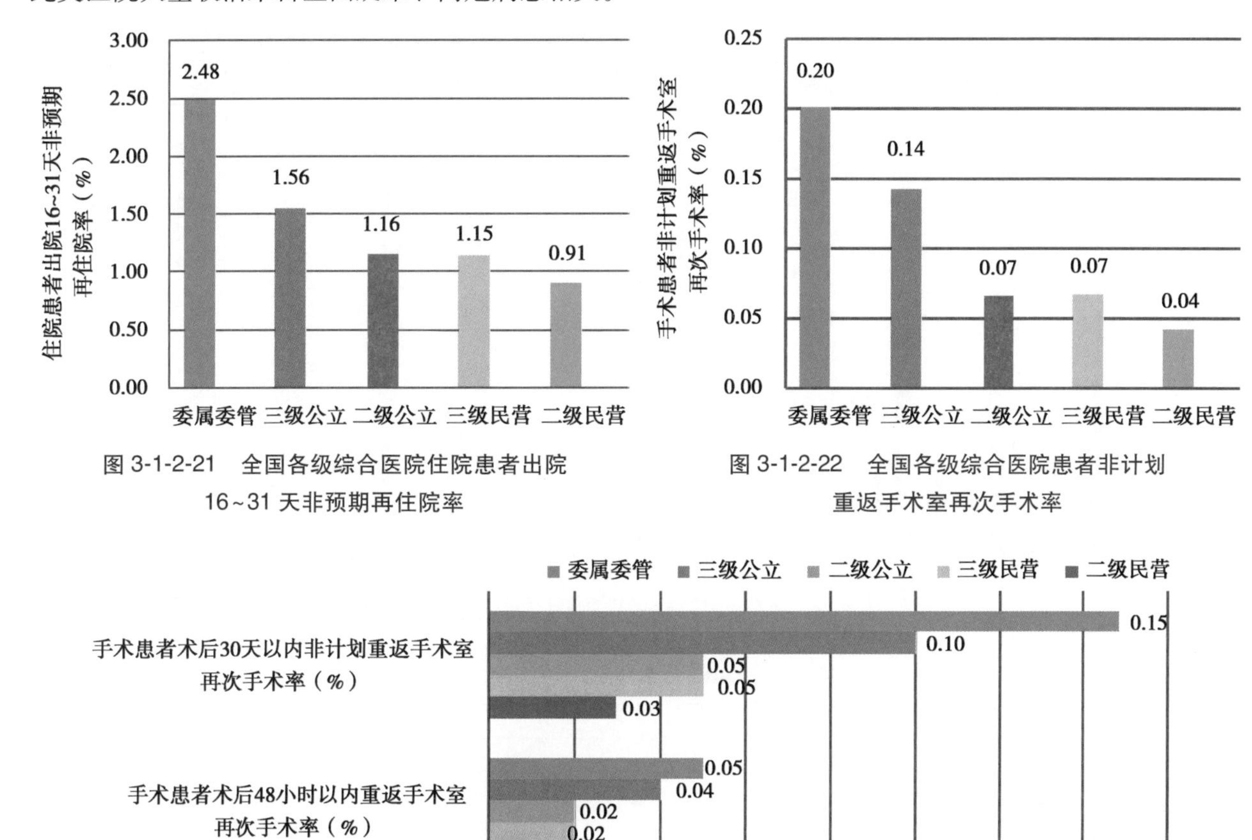

图3-1-2-21　全国各级综合医院住院患者出院16~31天非预期再住院率

图3-1-2-22　全国各级综合医院患者非计划重返手术室再次手术率

注：其中，手术患者术后30天内非计划重返手术室再次手术是指术后48小时至术后30天发生非计划重返手术室再次手术的人数，该数据不包括术后48小时内重返手术室再次手术的人数，下同。

图3-1-2-23　全国各级综合医院住院患者术后48小时内、30天内非计划重返手术室再次手术率

（二）全国各省各级综合医院重返类相关指标

住院患者出院当天非预期再住院率：三级公立医院平均值为0.31%（其中西藏为0），12省超均值，最大值为陕西0.80%；二级公立医院平均值为0.26%（31省反馈），7省超均值，最大值为北京2.73%，最小值为宁夏0.01%（图3-1-2-24）。三级民营医院平均值为0.16%（16省反馈，其中4省为0），7省超均值，最大值为北京1.09%；二级民营医院平均值为0.27%（27省反馈，其中9省为0），5省超均值，最大值为辽宁2.27%（图3-1-2-25）。

住院患者出院2~15天非预期再住院率：三级公立医院平均值为1.18%，13省超均值，最大值为海南2.91%，最小值为西藏0.19%；二级公立医院平均值为0.85%（31省反馈），11省超均值，最大值为北京3.69%，最小值为安徽0.16%（图3-1-2-26）。三级民营医院平均值为1.16%（16省反馈，其中福建为0），6省超均值，最大值为湖南2.55%；二级民营医院平均值为0.66%（27省反馈，其中4省为0），9省超均值，最大值为北京4.65%（图3-1-2-27）。

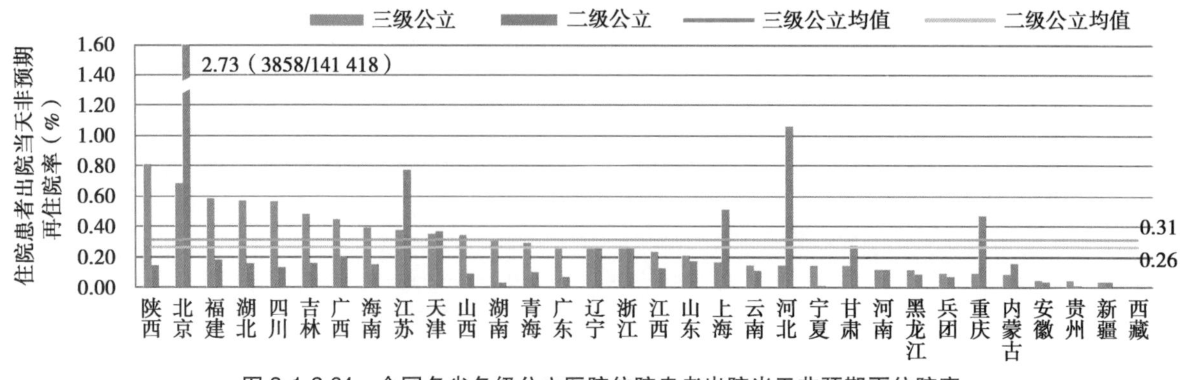

图 3-1-2-24　全国各省各级公立医院住院患者出院当天非预期再住院率

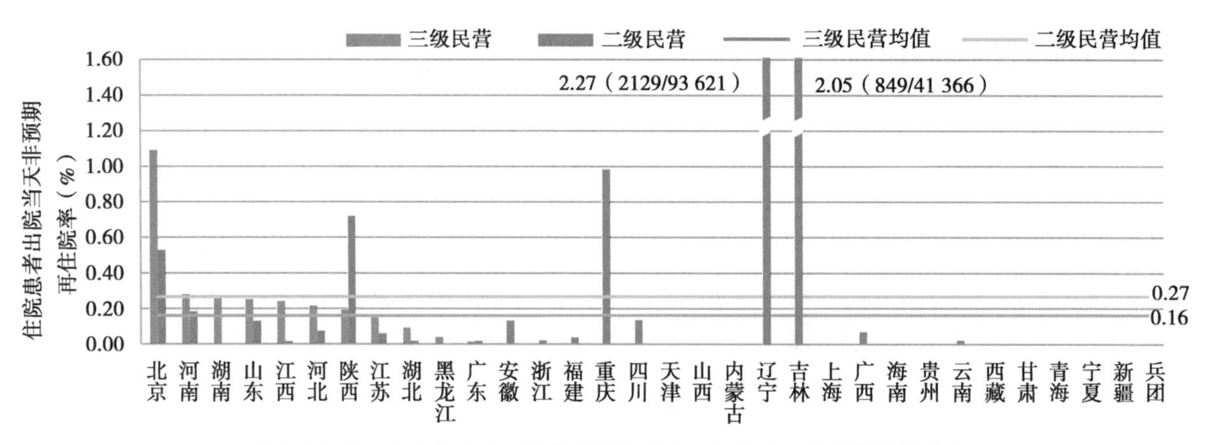

图 3-1-2-25　全国各省各级民营医院住院患者出院当天非预期再住院率

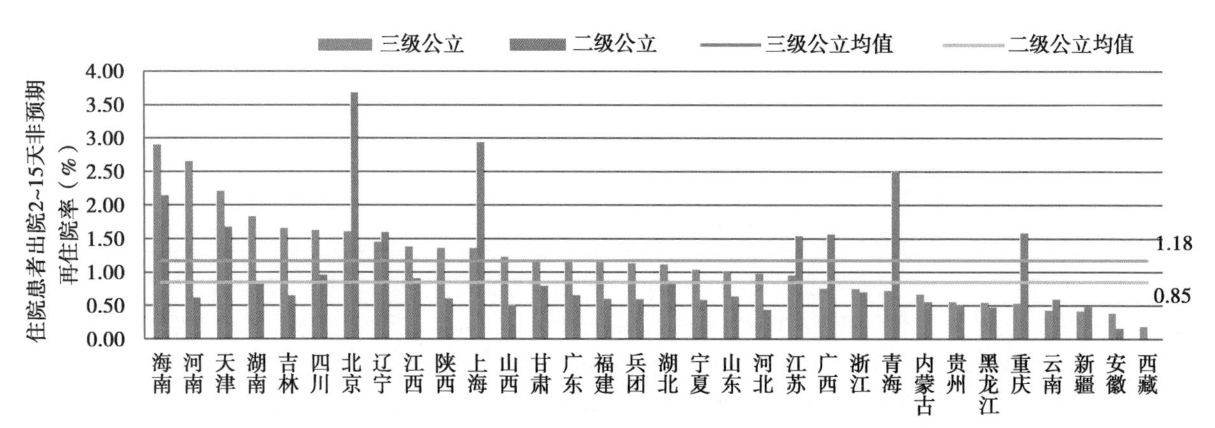

图 3-1-2-26　全国各省各级公立医院住院患者出院 2~15 天非预期再住院率

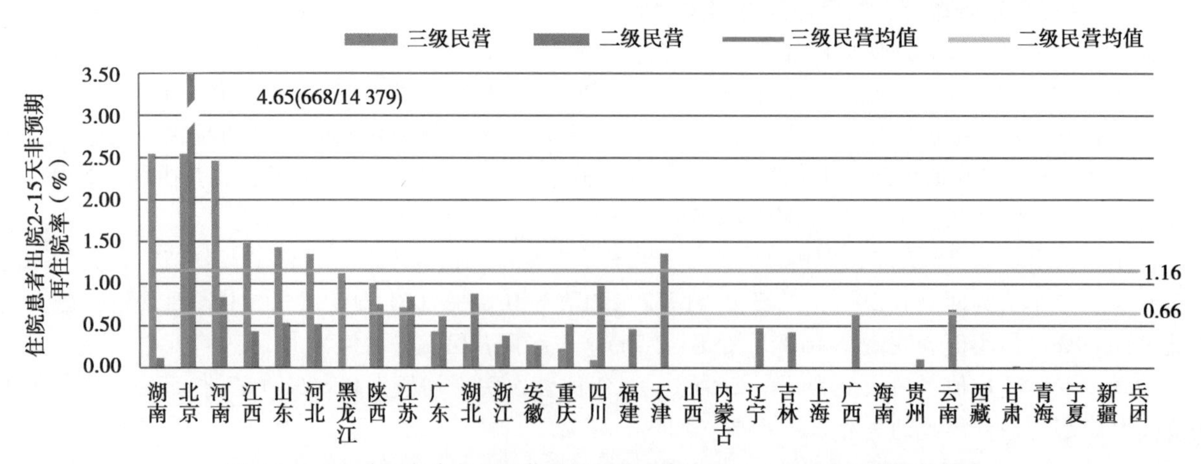

图 3-1-2-27　全国各省各级民营医院住院患者出院 2~15 天非预期再住院率

住院患者出院16~31天非预期再住院率：三级公立医院平均值为1.56%，15省超均值，最大值为海南3.36%，最小值为西藏0.22%；二级公立医院平均值为1.16%（31省反馈），11省超均值，最大值为江西5.14%，最小值为安徽0.50%（图3-1-2-28）。三级民营医院平均值为1.15%（16省反馈，其中2省为0），4省超均值，最大值为河北3.38%；二级民营医院平均值为0.91%（27省反馈，其中4省为0），9省超均值，最大值为北京3.19%（图3-1-2-29）。

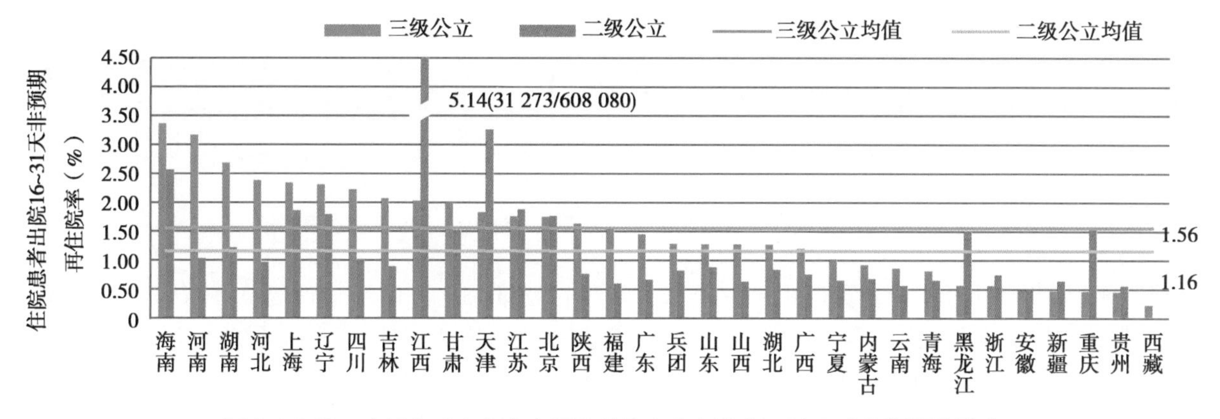

图3-1-2-28 全国各省各级公立医院住院患者出院16~31天非预期再住院率

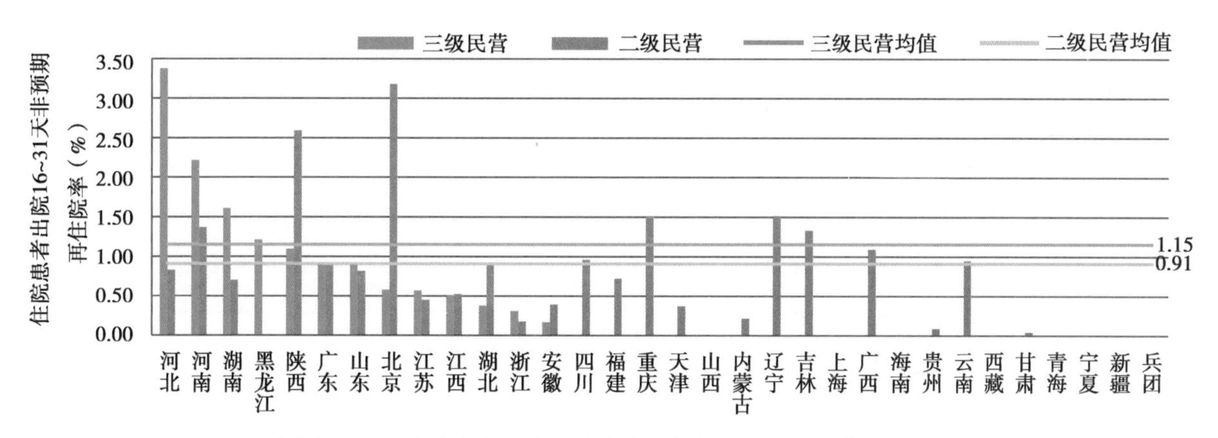

图3-1-2-29 全国各省各级民营医院住院患者出院16~31天非预期再住院率

患者非计划重返手术室再次手术率：三级公立医院平均值为0.14%，8省超均值，最大值为吉林0.62%，最小值为宁夏0.01%；二级公立医院平均值为0.07%（31省反馈），10省超均值，最大值为上海0.69%（图3-1-2-30）。三级民营医院平均值为0.07%（16省反馈，其中2省为0），6省超均值，最大值为湖南0.46%；二级民营医院平均值为0.04%（27省反馈，其中5省为0），8省超均值，最大值为湖北0.27%（图3-1-2-31）。

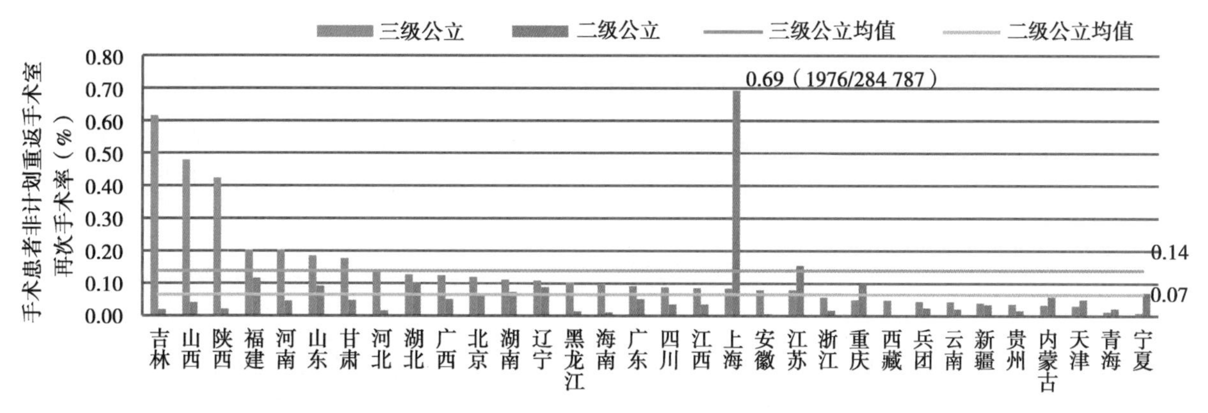

图3-1-2-30 全国各省各级公立医院患者非计划重返手术室再次手术率

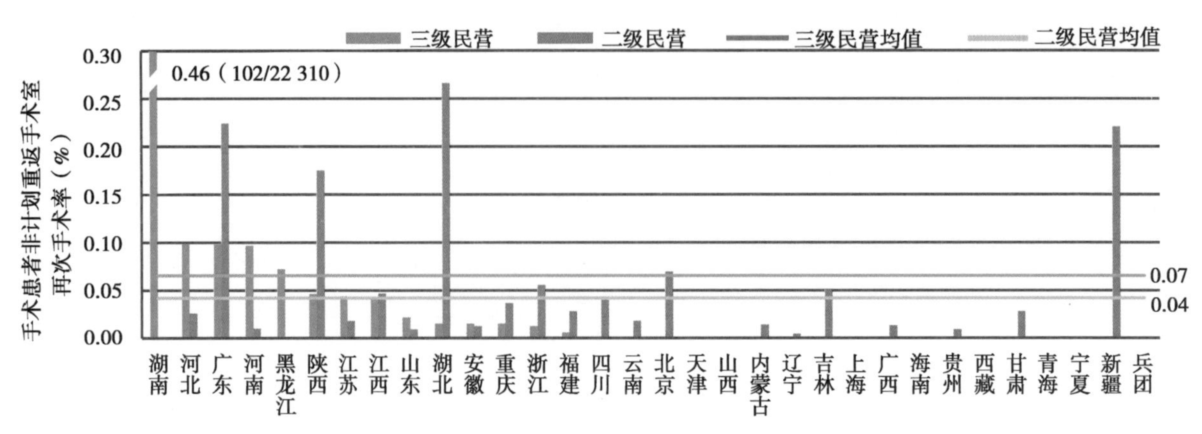

图 3-1-2-31　全国各省各级民营医院患者非计划重返手术室再次手术率

患者术后 48 小时内非计划重返手术室再次手术率：三级公立医院平均值为 0.04%（其中宁夏为 0），10 省超均值，最大值为山西 0.17%；二级公立医院平均值为 0.02%（31 省反馈），7 省超均值，最大值为上海 0.19%（图 3-1-2-32）。三级民营医院平均值为 0.02%（16 省反馈，其中 4 省为 0），4 省超均值，最大值为湖南 0.12%；二级民营医院平均值为 0.01%（27 省反馈，其中 8 省为 0），9 省超均值，最大值为湖北 0.13%（图 3-1-2-33）。

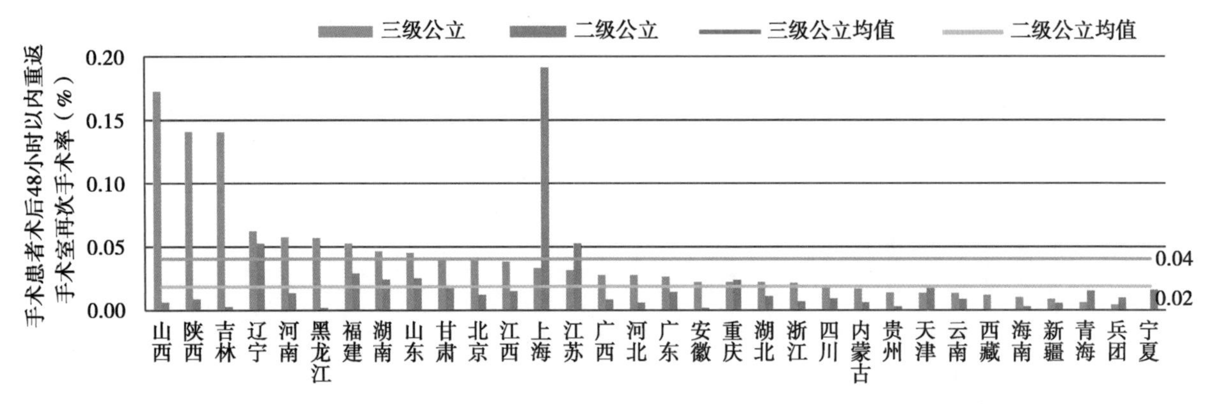

图 3-1-2-32　全国各省各级公立医院患者术后 48 小时内非计划重返手术室再次手术率

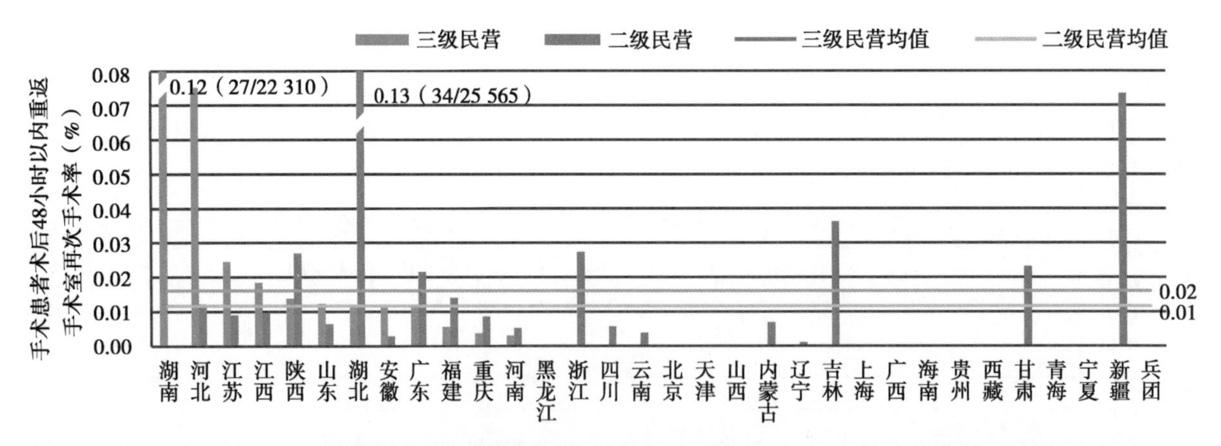

图 3-1-2-33　全国各省各级民营医院患者术后 48 小时内非计划重返手术室再次手术率

患者术后 30 天内非计划重返手术室再次手术率：三级公立医院平均值为 0.10%，9 省超均值，最大值为吉林 0.48%，最小值为青海 0.01%；二级公立医院平均 0.05%（31 省反馈），10 省超均值，最大值为上海 0. 50%（图 3-1-2-34）。三级民营医院平均值为 0. 05%（16 省反馈，其中 3 省为 0），4 省超均值，最大值为湖南 0. 34%；二级民营医院平均值为 0. 03%（27 省反馈，其中 5 省为 0），7 省超均值，最大值为广东 0. 20%（图 3-1-2-35）。

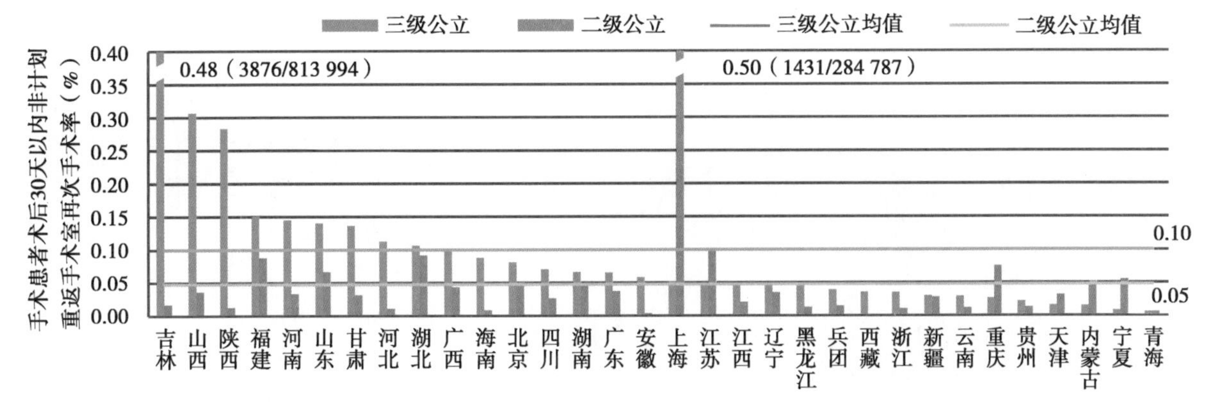

图 3-1-2-34 全国各省各级公立医院患者术后 30 天内非计划重返手术室再次手术率

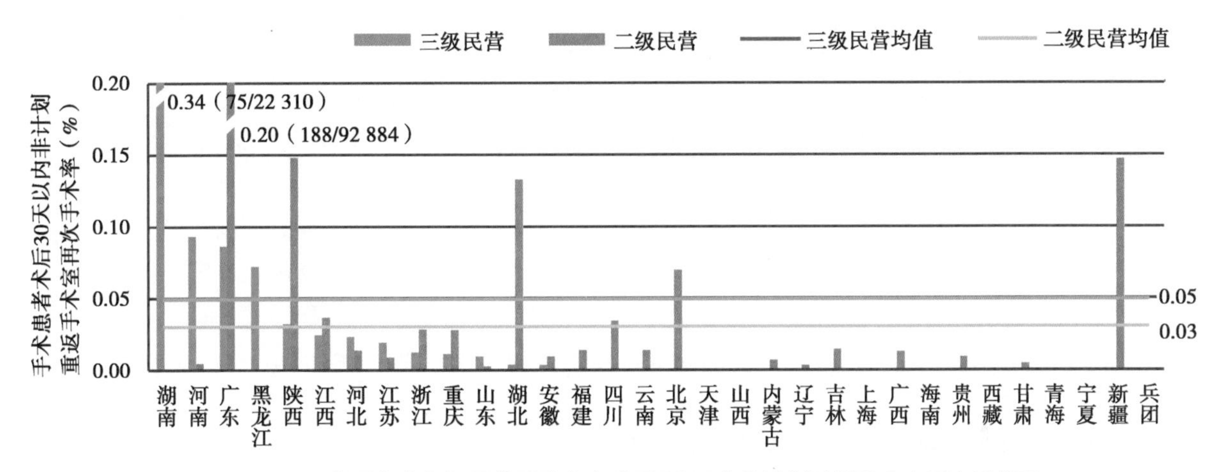

图 3-1-2-35 全国各省各级民营医院患者术后 30 天内非计划重返手术室再次手术率

四、医院获得性指标

本年度住院患者医院获得性指标中医源性指标由手术并发症类指标和患者安全类指标 2 部分组成，设定为 19 组指标（具体分组详见本章第一节“二、医院获得性指标纵向分析”指标定义）。

（一）全国医院获得性指标总体情况

参与 2016 年度住院病案首页“指标 3 医院获得性指标”相关数据填报的抽样综合医院 2446 家（包括三级公立医院 791 家、二级公立医院 1190 家、三级民营医院 70 家、二级民营医院 395 家），进行数据分析如下：

1. 综合医院的医院获得性指标发生率（表 3-1-2-4）

表 3-1-2-4 按出院患者总人次计算的发生率

项目名称	数值
出院诊断中符合医院获得性指标 ICD-10 编码的条目数	518 661
出院患者总人次	68 299 313
按出院患者总人次计算的发生率（%）	0. 76

出院患者出院诊断中医院获得性指标 ICD-10 编码条目的发生率排名前 3 为“手术患者并发症”，占比 41.89%；“手术患者手术后呼吸衰竭”，占比 7.81%；“植入物的并发症（不包括脓毒症）”，占比 7.55%（图 3-1-2-36）。

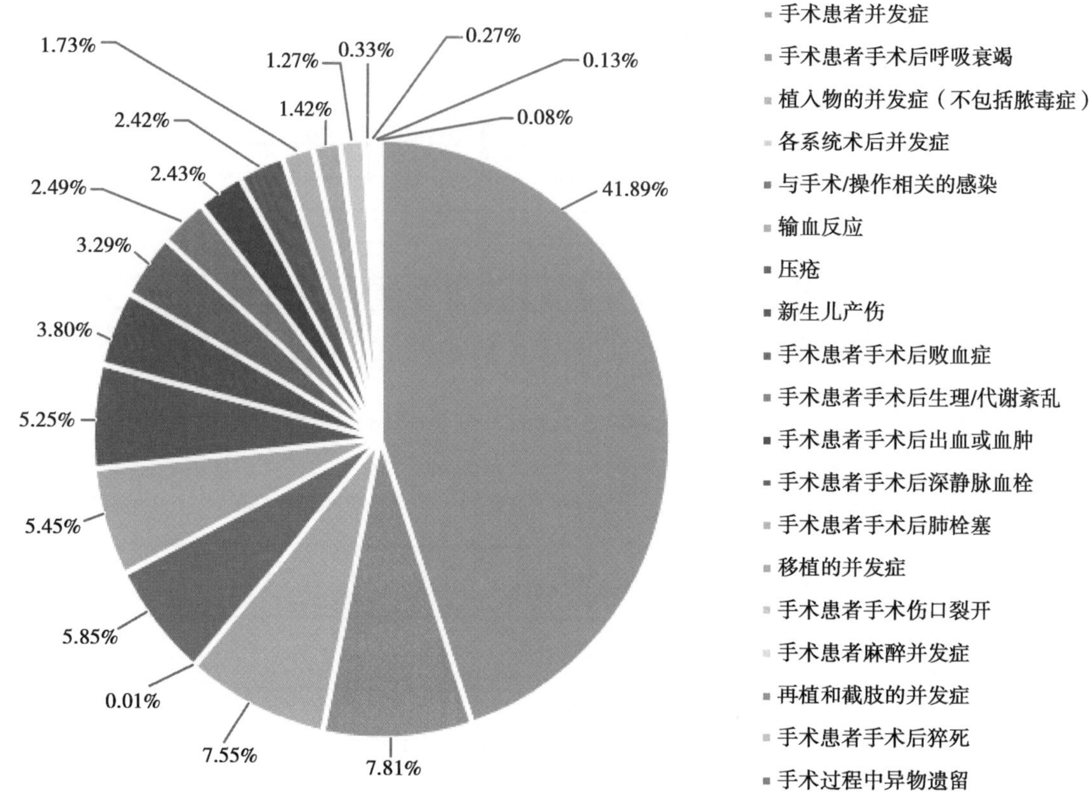

图 3-1-2-36　医院获得性指标 ICD-10 编码条目的发生率总体分布情况

2. 全国各级综合医院的医院获得性指标发生率（表 3-1-2-5）

表 3-1-2-5　全国各级综合医院的医院获得性指标发生率

项目名称	委属委管	三级公立	二级公立	三级民营	二级民营
调研医院数	25	791	1190	70	395
出院诊断中符合医院获得性指标 ICD-10 编码的条目数	41 020	376 481	119 869	11 763	10 548
出院患者总人次	2 763 394	41 853 607	21 034 751	1 932 648	3 478 307
发生率（%）	1.48	0.90	0.57	0.61	0.30

（二）全国各省综合医院的医院获得性指标专项分析结果

1. 按出院患者总人次计算的医院获得性指标发生率（表 3-1-2-6）

表 3-1-2-6　全国各省综合医院按出院患者总人次计算的医院获得性指标发生率

省份	医院数	出院诊断中符合医院获得性指标 ICD-10 编码的条目数	出院患者总人次	发生率（%）
北京	45	21 664	1 267 654	1.71
天津	14	554	200 210	0.28
河北	146	12 476	3 161 342	0.39

续表

省份	医院数	出院诊断中符合医院获得性指标 ICD-10 编码的条目数	出院患者总人次	发生率（%）
山西	77	11 269	1 370 429	0. 82
内蒙古	72	6118	1 147 578	0. 53
辽宁	95	6449	2 551 336	0. 25
吉林	60	8727	1 472 373	0. 59
黑龙江	84	2969	1 961 374	0. 15
上海	32	5758	1 241 795	0. 46
江苏	130	37 709	4 263 603	0. 88
浙江	94	17 228	3 135 968	0. 55
安徽	89	6886	2 713 848	0. 25
福建	68	24 728	2 107 781	1. 17
江西	91	10 662	1 962 400	0. 54
山东	167	35 712	5 909 511	0. 60
河南	140	19 639	5 180 059	0. 38
湖北	79	33 152	3 406 999	0. 97
湖南	63	13 574	2 225 813	0. 61
广东	149	107 440	4 698 156	2. 29
广西	68	24 103	2 214 560	1. 09
海南	17	5663	508 955	1. 11
重庆	48	10 294	1 329 668	0. 77
四川	179	27 883	3 925 242	0. 71
贵州	51	8935	1 421 881	0. 63
云南	104	25 856	2 541 953	1. 02
西藏	4	91	45 404	0. 20
陕西	101	8702	2 241 333	0. 39
甘肃	53	5020	1 161 962	0. 43
青海	24	4035	427 776	0. 94
宁夏	20	3113	511 035	0. 61
新疆	71	11 741	1 746 000	0. 67
兵团	11	511	245 315	0. 21
全国	2446	518 661	68 299 313	0. 76

全国各省综合医院按出院患者总人次计算医院获得性指标 ICD-10 编码条目的发生率箱式图如图 3-1-2-37，依次为 95 分位值（1.31%）、75 分位值（0.39%）、50 分位值（0.17%）、25 分位值（0.02%）、5 分位值（0）。

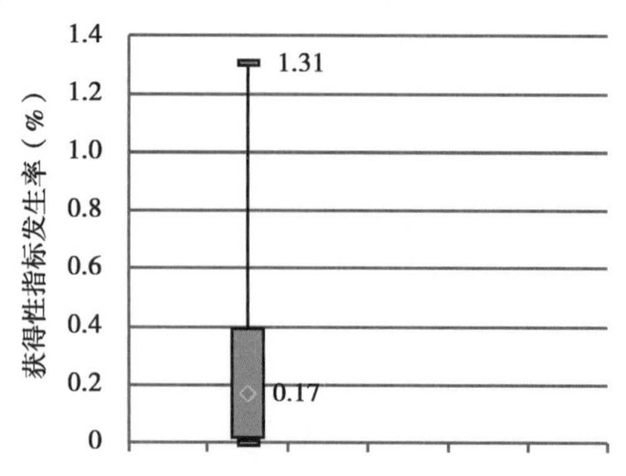

图 3-1-2-37　全国各省出院患者出院诊断中医院获得性指标 ICD-10 编码条目的发生率情况

2. 各专项获得性指标占手术患者、出院患者比例（表 3-1-2-7）

表 3-1-2-7　全国综合医院各专项获得性指标占手术患者、出院患者比例

获得性指标专项	占手术患者比例（‰）	占出院患者比例（‰）
手术患者并发症	11.55	3.69
植入物的并发症（不包括脓毒症）	2.30	0.73
手术患者手术后呼吸衰竭	2.17	0.69
各系统术后并发症	1.98	0.63
与手术/操作相关的感染	1.64	0.52
输血反应	1.50	0.48
压疮	1.41	0.46
新生儿产伤	1.07	0.34
手术患者手术后败血症	0.91	0.29
手术患者手术后生理/代谢紊乱	0.70	0.22
手术患者手术后深静脉血栓	0.67	0.21
手术患者手术后出血或血肿	0.66	0.21
手术患者手术后肺栓塞	0.47	0.15
移植的并发症	0.44	0.14
手术患者手术伤口裂开	0.34	0.11
手术患者麻醉并发症	0.09	0.03
再植和截肢的并发症	0.08	0.03
手术患者手术后猝死	0.04	0.01
手术过程中异物遗留	0.02	0.01

（三）小结

医院获得性问题在各医院中普遍存在，造成医疗资源浪费、医保基金支出额外增加；同时影响患者安全，导致医患之间的矛盾。1999 年美国医疗卫生保健质量委员会与美国医学研究所发表的《错误人人皆有，构建一个更安全的保健系统》中，作者对 2 个州 1997 年 3360 万住院患者进行调查，发现其中不良事件发生率分别为 2.6%和 3.7%，有 4.4 万人死于医疗差错。研究显示，在医院有 10%的患者会发生医源性疾病，而其中 40%可预防。因此，加强对医院获得性问题管理的持续改进，减少医疗资源的浪费，提高医疗质量，保证患者安全已是当今国际上医院管理的重点工作。各级卫生计生行政部门和各级医院要将“医院获得性问题管理的持续改进”放到重要议事日程上，从政策和制度体系出发，提出有效管理机制和措施，促进医疗质量持续改进。

《2015 年国家医疗服务与质量安全报告》中首次将各专科、各级、各类医疗机构的医院获得性指标统一进行分析，鉴于各级各类医疗机构收治病种结构、难易程度不同，横向比较缺乏标准化，结果不具可比性，故 2016 年度综合医院部分在 2015 年度基础上调整，仅对“手术并发症和患者安全”两类指标进行调查，并对综合医院部分进行单独的分析，希望分析结果更具代表性。其中，委属委管医院、三级公立医院的获得性指标发生率较高，这可能与委属委管医院及三级公立医院承担救治疑难危重症为主的功能定位相关。

2011 年发布的《关于修订住院病案首页的通知》（卫医政发〔2011〕84 号）文件在新首页中增加了“入院病情”（Present On Admission，POA）项目，专为我国开展对医院获得性问题的研究和管理而设置。但当前医务人员对住院患者医院获得性指标重要性的认识尚不足，填写出院诊断时可能存在不规范及遗漏的情况。建议各医院在病案管理工作中，通过加强对“入院病情”项目填写的重视，提高医务人员对医院获得性问题的认识，进而提高医疗工作质量，保障患者安全，减少医疗资源浪费。随着医务人员认识的逐步提高，预计住院患者医院获得性指标的数据量仍会呈上升趋势。

五、重点病种患者相关指标分析

此次调查以《三级综合医院评审标准（2011 年版）》第七章第二节医疗质量管理与控制指标中所列的 18 种住院重点疾病和 18 类住院重点手术为基础，以三级综合医院常见病、多发病的诊疗过程质量与结果质量为基点，略作调整为 20 个重点病种、20 个重点手术、16 个非手术治疗重点恶性肿瘤及 14 个手术治疗重点恶性肿瘤的相关质量指标分析。限于篇幅，从今年开始，将采取每年分析 4~8 个病种、手术、肿瘤的方式，对重点病种、重点手术、重点肿瘤（非手术治疗、手术治疗）进行分析，拟 3 年完成 1 个周期。

以下结果中，排在较后位置的省份不代表某些指标的发生率低，而是可能存在无可用数据纳入的情况。

20 个重点病种，败血症死亡率最高，委属委管综合医院平均为 6.30%，三级公立综合医院平均为 5.41%，二级公立为 3.42%，三级民营为 3.23%，二级民营为 2.11%（图 3-1-2-38）。

如图 3-1-2-39 所示，20 个重点病种，恶性肿瘤术后化疗及恶性肿瘤维持性化学治疗出院后 0~31 天非预期再住院率较高，可能与恶性肿瘤疾病特征、其术后化疗及恶性肿瘤维持性化学治疗的要求相关联，其次为肾衰竭，可能与疾病本身诊疗模式（如血液净化、肾移植）相关。

20 个重点病种患者占出院人次比例三级民营最高，为 26.96%，委属委管最低，为 22.31%（图 3-1-2-40）。各省情况详见图 3-1-2-41。

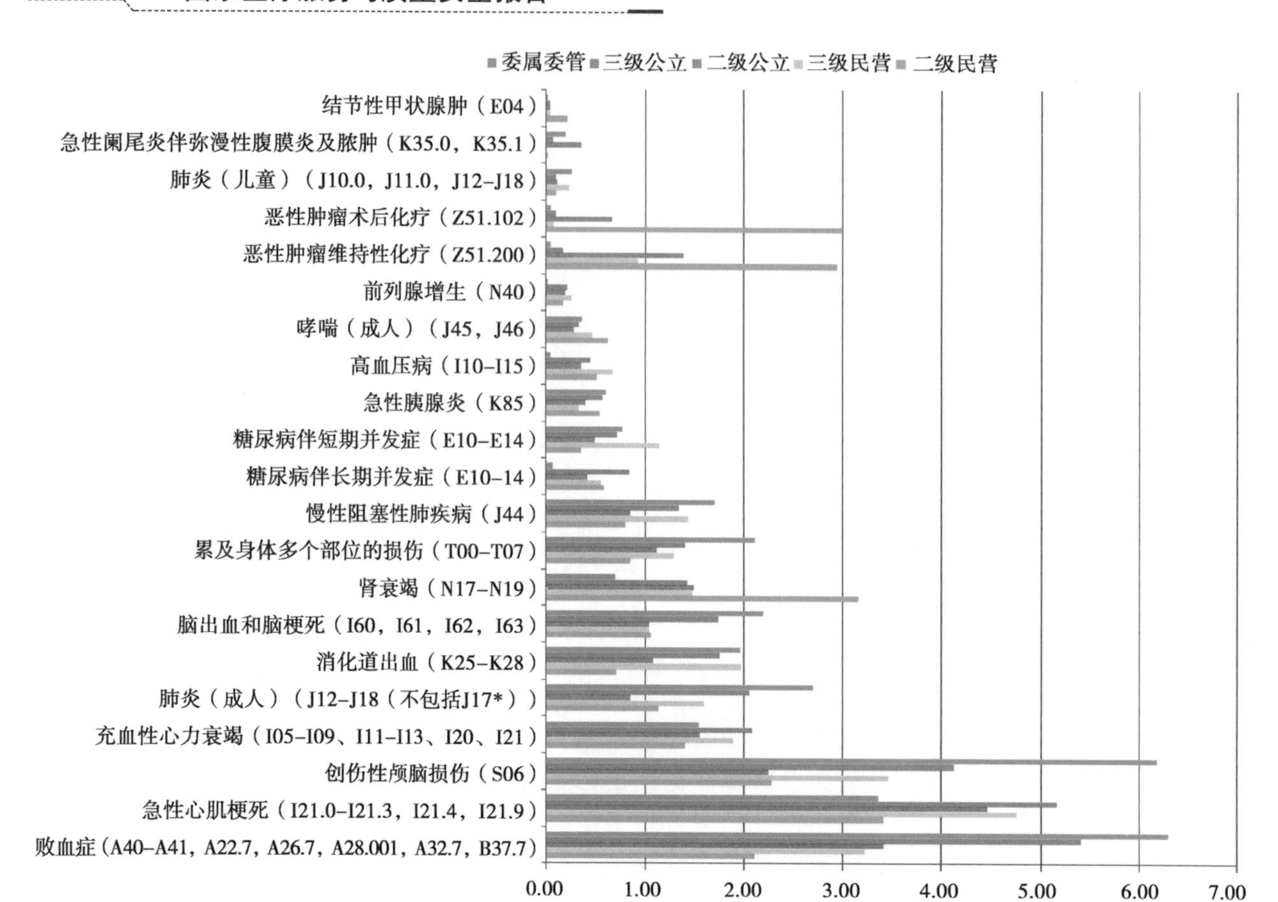

图 3-1-2-38 全国各级综合医院 20 个重点病种患者住院死亡率（以三级公立医院排序）

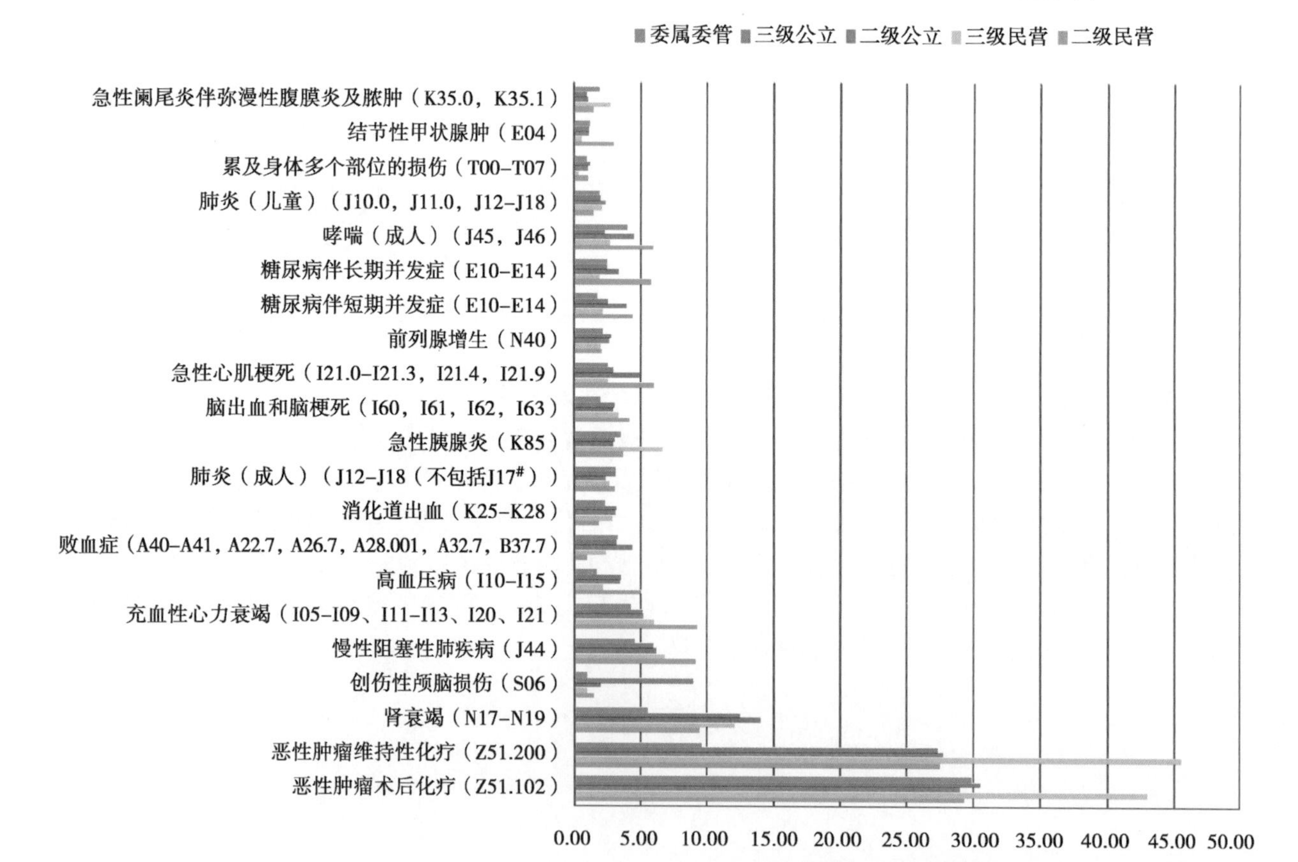

图 3-1-2-39 重点病种 0~31 天非预期再住院率（以三级公立医院排序）

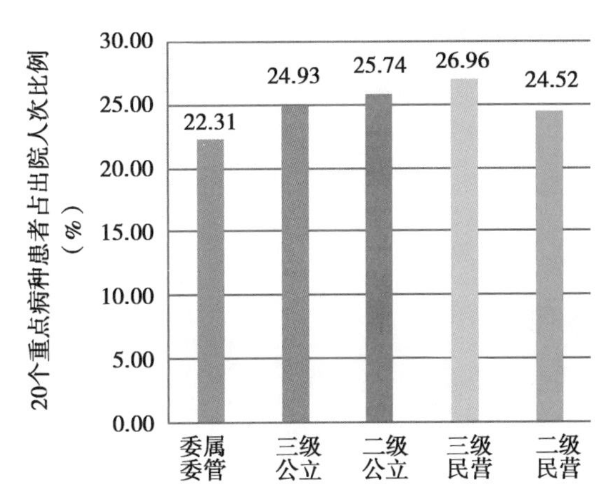

图 3-1-2-40　全国各级综合医院 20 个重点病种患者占出院人次的比例

20 个重点病种患者占出院人次比例，三级公立医院平均 24.93%，17 省超均值，最大值为青海 35.28%，最小值为西藏 16.51%；二级公立医院平均 25.74%（31 省反馈），18 省超均值，最大值为辽宁 34.94%，最小值为贵州 17.24%（图 3-1-2-41）。三级民营医院平均 26.96%（20 省反馈，其中贵州为 0），5 省超均值，最大值为黑龙江 54.66%；二级民营医院平均 24.52%（28 省反馈），12 省超均值，最大值为辽宁 43.96%，最小值为宁夏 8.65%（图 3-1-2-42）。

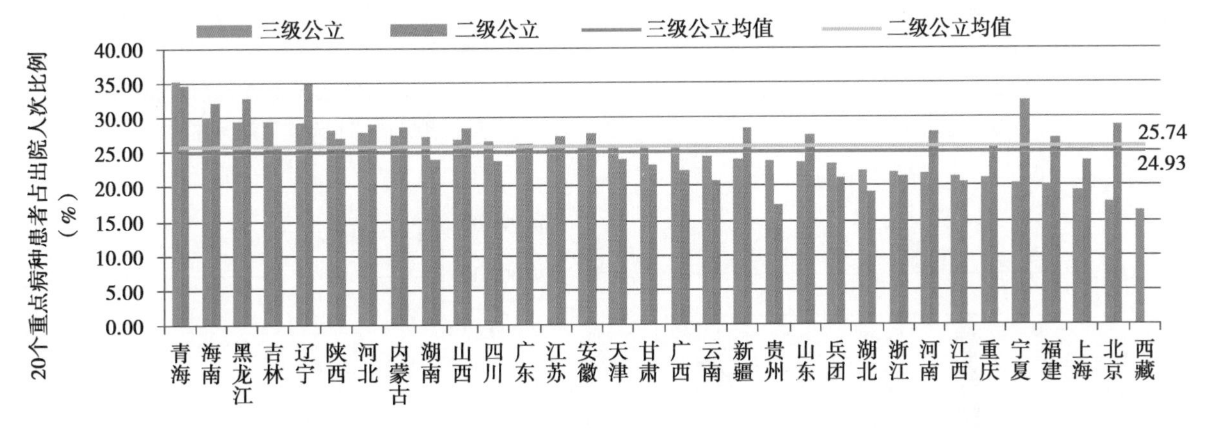

图 3-1-2-41　全国各省各级公立医院 20 个重点病种患者人数占出院人次比例

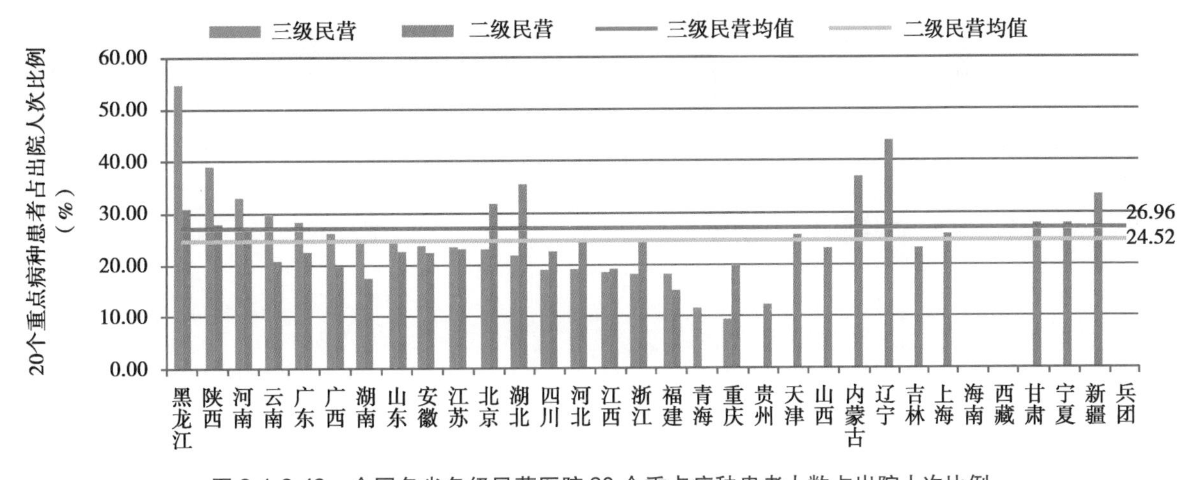

图 3-1-2-42　全国各省各级民营医院 20 个重点病种患者人数占出院人次比例

本年度随机抽取脑出血和脑梗死（主要诊断 ICD-10：“I60，I61，I62，I63”的非产妇出院患者）、消化道出血（主要诊断 ICD-10：“K25-K28”伴有 0-，2-，4-，6-亚目编码，“K29.0，K92.2”的非产妇出院患者）、肺炎（成人住院）［主要诊断 ICD-10：“J12-J18（不包括 J17 *）”的非产妇出院患者］、慢性阻塞性肺疾病（急性发作住院）（主要诊断 ICD-10：“J44”的非产妇出院患者）、高血压（主要诊断 ICD-10：“I10-I15”的非产妇出院患者）和急性胰腺炎（主要诊断 ICD-10：“K85”的非产妇出院患者）6 个重点病种，对其住院死亡率、0～31 天非预期再住院率、平均住院日和每住院人次费用进行分析。

（一）脑出血和脑梗死

1. 全国情况（图 3-1-2-43 至图 3-1-2-46）

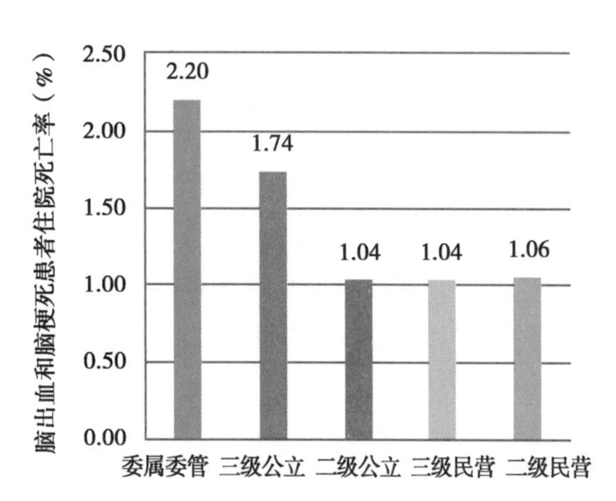

图 3-1-2-43　全国各级综合医院脑出血和脑梗死患者住院死亡率

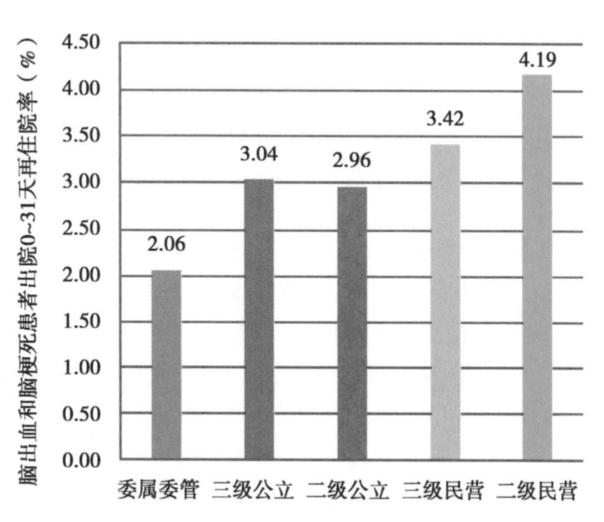

图 3-1-2-44　全国各级综合医院脑出血和脑梗死患者出院 0～31 天非预期再住院率

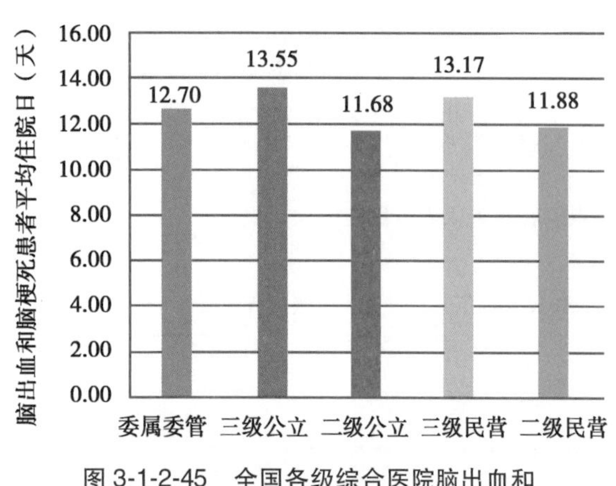

图 3-1-2-45　全国各级综合医院脑出血和脑梗死患者平均住院日

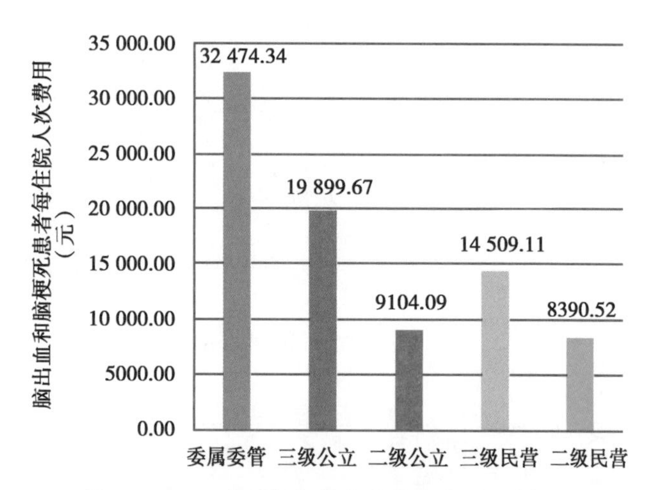

图 3-1-2-46　全国各级综合医院脑出血和脑梗死患者每住院人次费用

2. 各省情况

（1）住院死亡率：三级公立医院脑出血和脑梗死住院死亡率平均为 1.74%，17 省超均值，最大值为青海 4.00%，最小值为海南 0.45%；二级公立医院平均 1.04%（31 省反馈），15 省超均值，最大值为上海 3.91%，最小值为江苏 0.21%（图 3-1-2-47）。三级民营医院平均 1.04%（19 省反馈），12 省超均值，最大值为四川 8.56%，最小值为云南 0.37%；二级民营医院平均 1.06%（27 省反馈，其中 2 省为 0），13 省超均值，最大值为吉林 10.41%（图 3-1-2-48）。

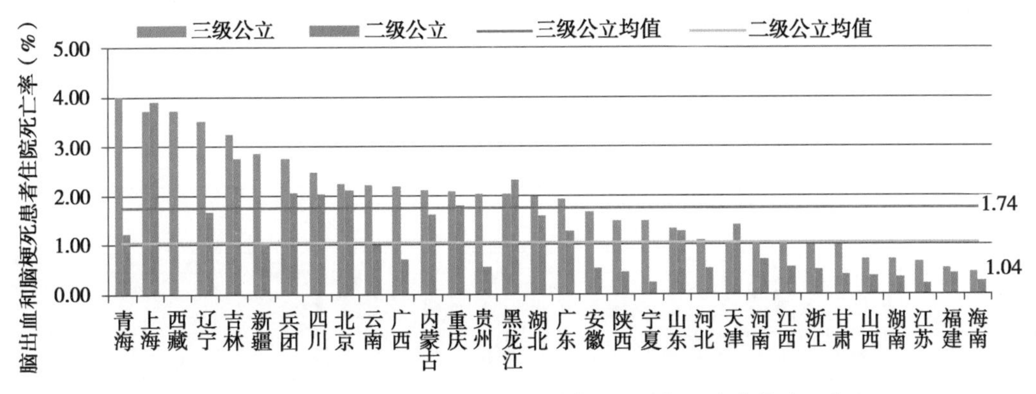

图 3-1-2-47 全国各省各级公立医院脑出血和脑梗死患者住院死亡率

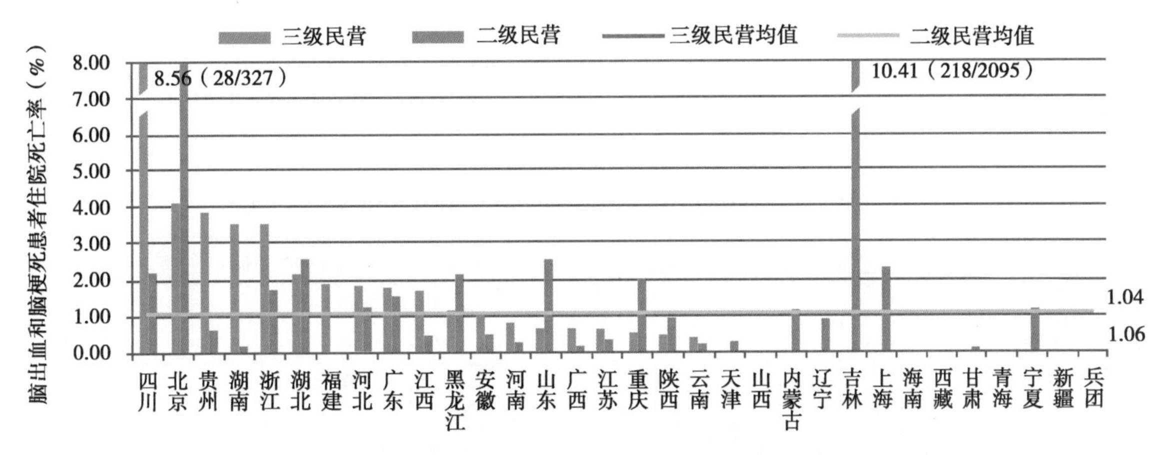

图 3-1-2-48 全国各省各级民营医院脑出血和脑梗死患者住院死亡率

（2）0~31 天非预期再住院率：三级公立医院脑出血和脑梗死患者 0~31 天非预期再住院率平均 3.04%（其中西藏为 0），12 省超均值，最大值为海南 6.03%；二级公立医院平均 2.96%（31 省反馈），17 省超均值，最大值为黑龙江 9.98%，最小值为新疆兵团 0.19%（图3-1-2-49）。三级民营医院平均 3.42%（17 省反馈，其中 2 省为 0），3 省超均值，最大值为北京 11.31%；二级民营医院平均 4.19%（25 省反馈，其中 5 省为 0），11 省超均值，最大值为吉林 15.99%（图 3-1-2-50）。

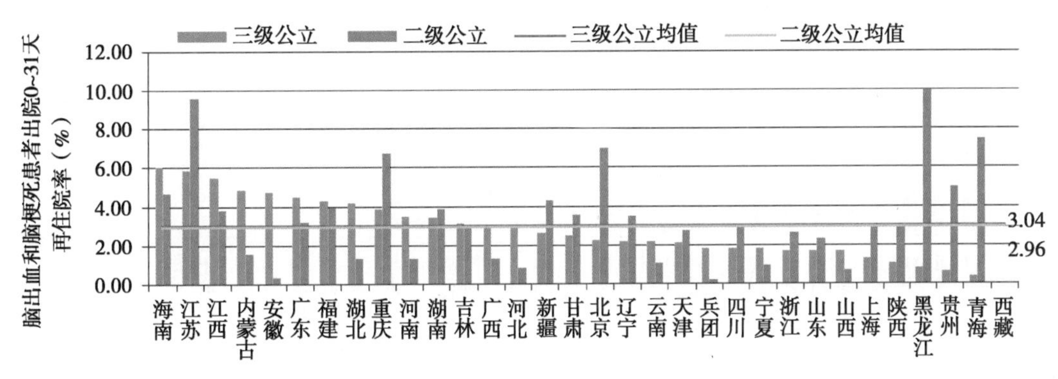

图 3-1-2-49 全国各省各级公立医院脑出血和脑梗死患者出院 0~31 天非预期再住院率

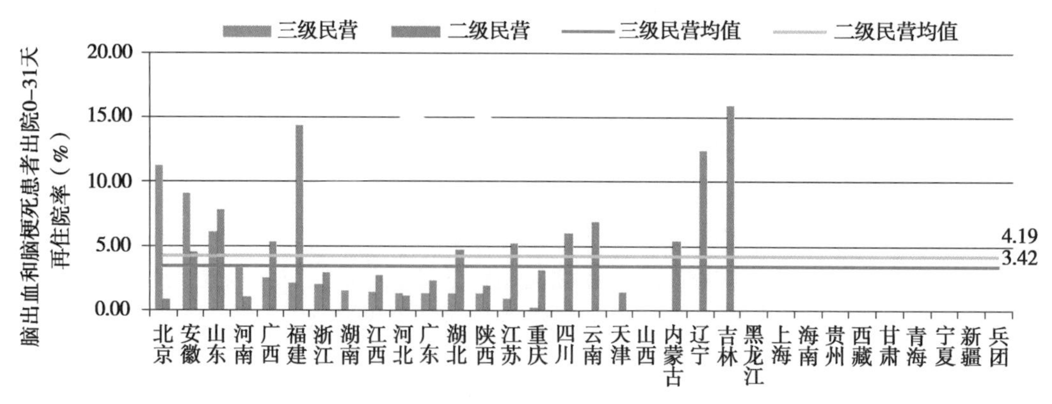

图 3-1-2-50 全国各省各级民营医院脑出血和脑梗死患者出院 0~31 天非预期再住院率

（3）平均住院日：三级公立医院脑出血和脑梗死患者平均住院日 13.55 天，17 省超均值，最大值为江西 16.87 天，最小值为天津 10.23 天；二级公立医院平均 11.68 天（31 省反馈），13 省超均值，最大值为上海 14.57 天，最小值为新疆 9.39 天（图 3-1-2-51）。三级民营医院平均 13.17 天（20 省反馈），10 省超均值，最大值为浙江 25.49 天，最小值为广西 9.10 天；二级民营医院平均 11.88 天（27 省反馈），11 省超均值，最大值为浙江 21.21 天，最小值为贵州 7.98 天（图 3-1-2-52）。

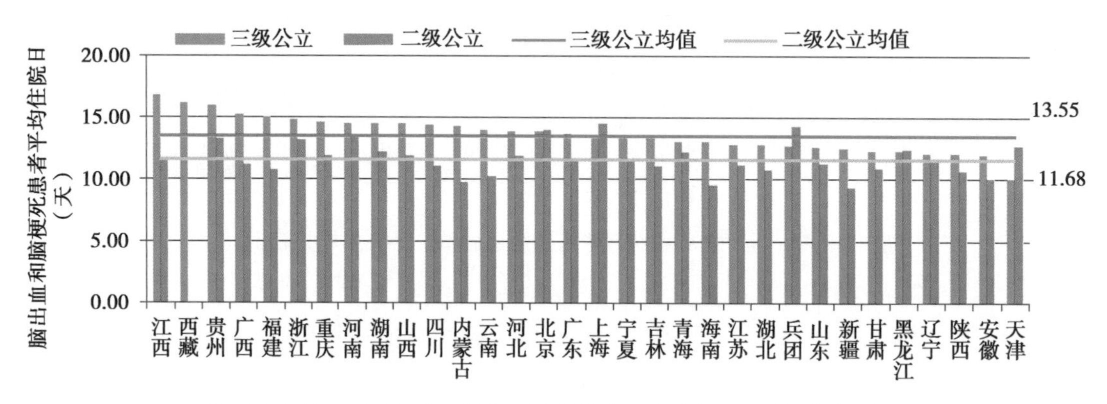

图 3-1-2-51 全国各省各级公立医院脑出血和脑梗死患者平均住院日

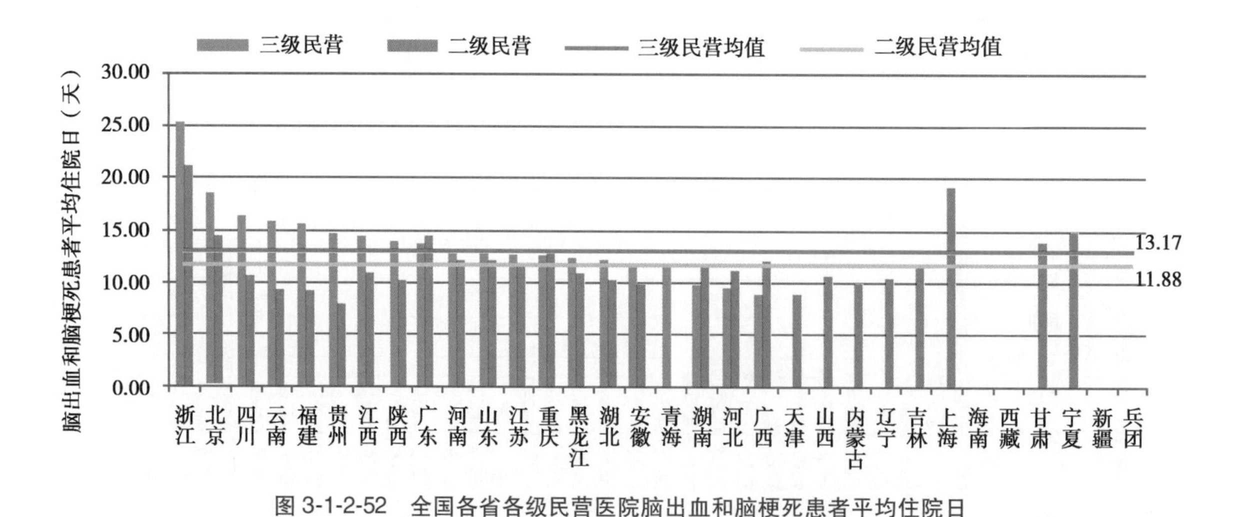

图 3-1-2-52 全国各省各级民营医院脑出血和脑梗死患者平均住院日

（4）每住院人次费用：三级公立医院脑出血和脑梗死患者每住院人次费用平均 19 899.67 元，16 省超均值，最大值为上海 30 476.95 元，最小值为新疆兵团 12 968.84 元；二级公立医院平均 9104.09 元（31 省反馈），12 省超均值，最大值为上海 21 727.63 元，最小值为甘肃 4690.70 元（图 3-1-2-53）。三级民营医院平均 14 509. 11 元（19 省反馈），11 省超均值，最大值为浙江 31 166. 57 元，最小值为福建 8055. 00 元；二级民营医院平均 8390. 52 元（26 省反馈），9 省超均值，最大值为北京 39 214. 57 元，最小值为贵州 3871. 49 元（图 3-1-2-54）。

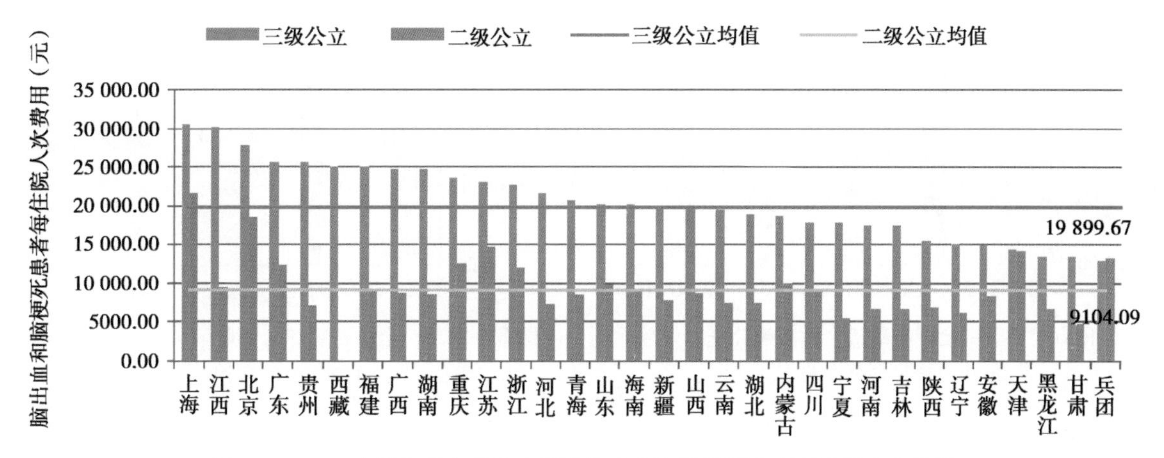

图 3-1-2-53　全国各省各级公立医院脑出血和脑梗死患者每住院人次费用

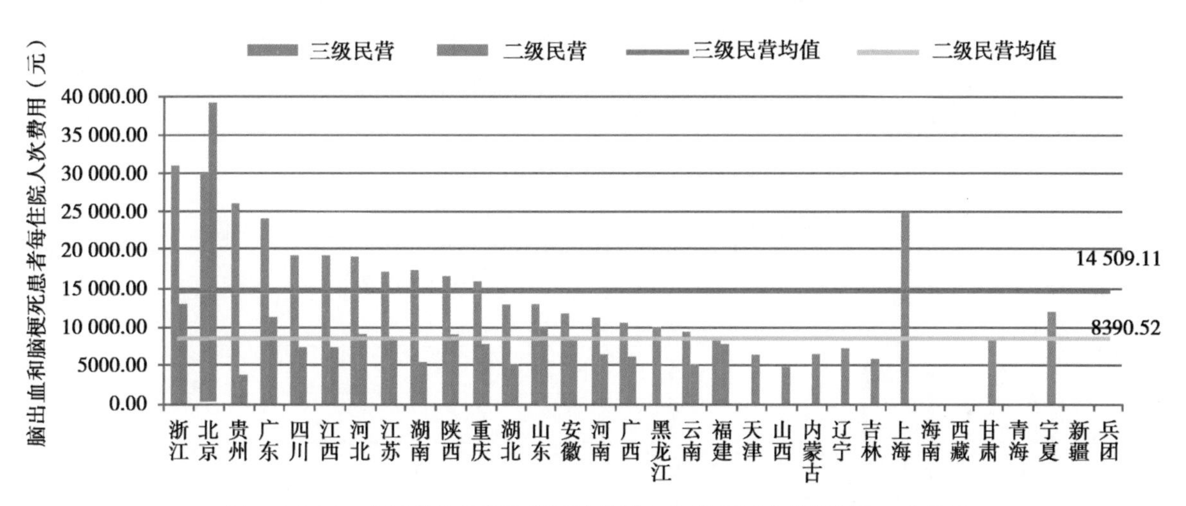

图 3-1-2-54　全国各省各级民营医院脑出血和脑梗死患者每住院人次费用

（二）消化道出血

1. 全国情况（图 3-1-2-55 至图 3-1-2-58）

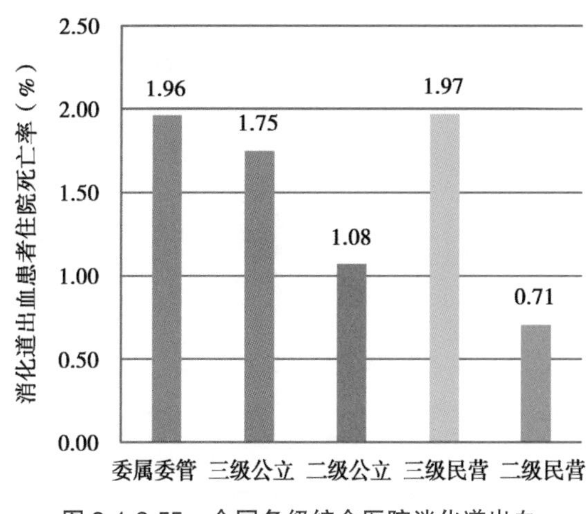

图 3-1-2-55　全国各级综合医院消化道出血患者住院死亡率

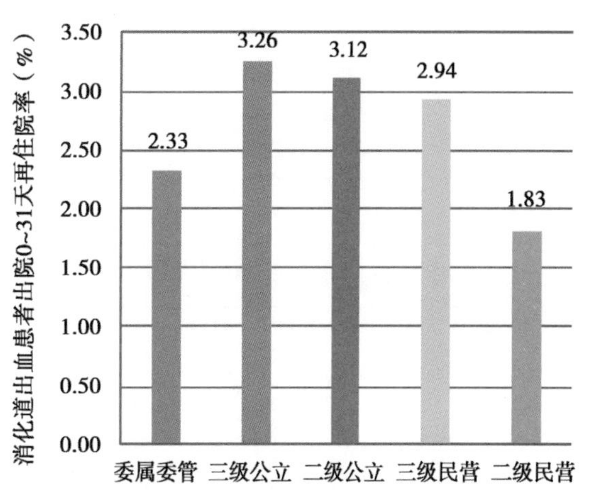

图 3-1-2-56　全国各级综合医院消化道出血患者出院 0~31 天非预期再住院率

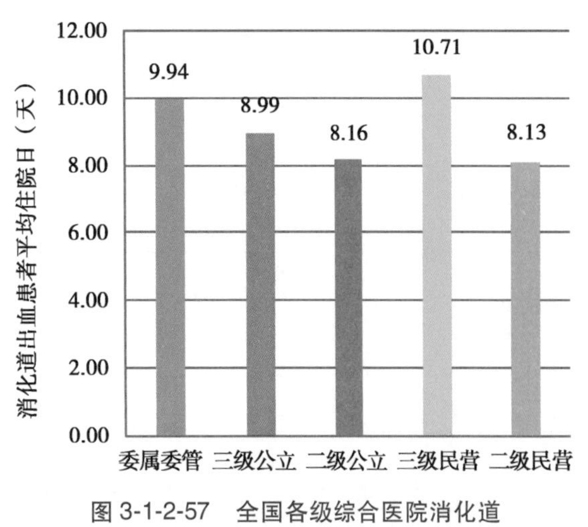

图 3-1-2-57 全国各级综合医院消化道出血患者平均住院日

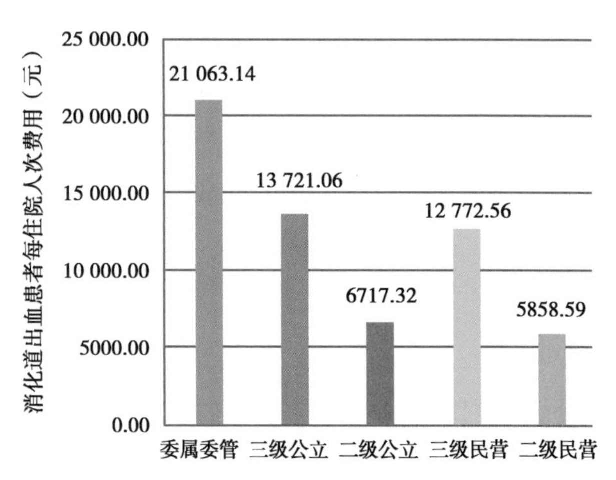

图 3-1-2-58 全国各级综合医院消化道出血患者每住院人次费用

2. 各省情况

（1）住院死亡率：三级公立医院消化道出血患者住院死亡率平均 1.75%（其中西藏为 0），12 省超均值，最大值为辽宁 5.06%；二级公立医院平均 1.08%（31 省反馈），15 省超均值，最大值为天津 10.22%，最小值为湖南 0.16%（图 3-1-2-59）。三级民营医院平均 1.97%（19 省反馈，其中 4 省为 0），6 省超均值，最大值为北京 8.14%；二级民营医院平均 0.71%（28 省反馈，其中 6 省为 0），16 省超均值，最大值为天津 15.28%（图 3-1-2-60）。

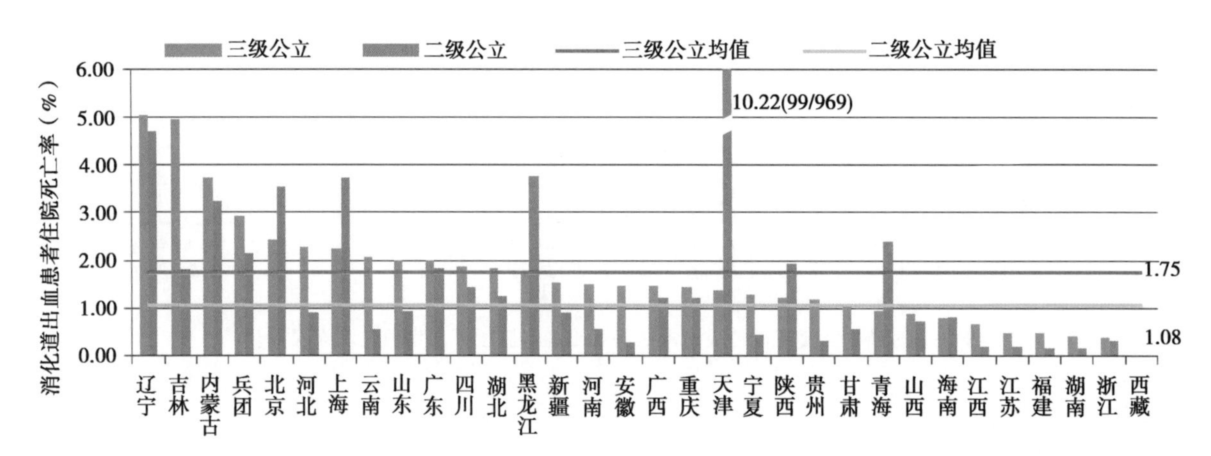

图 3-1-2-59 全国各省各级公立医院消化道出血患者住院死亡率

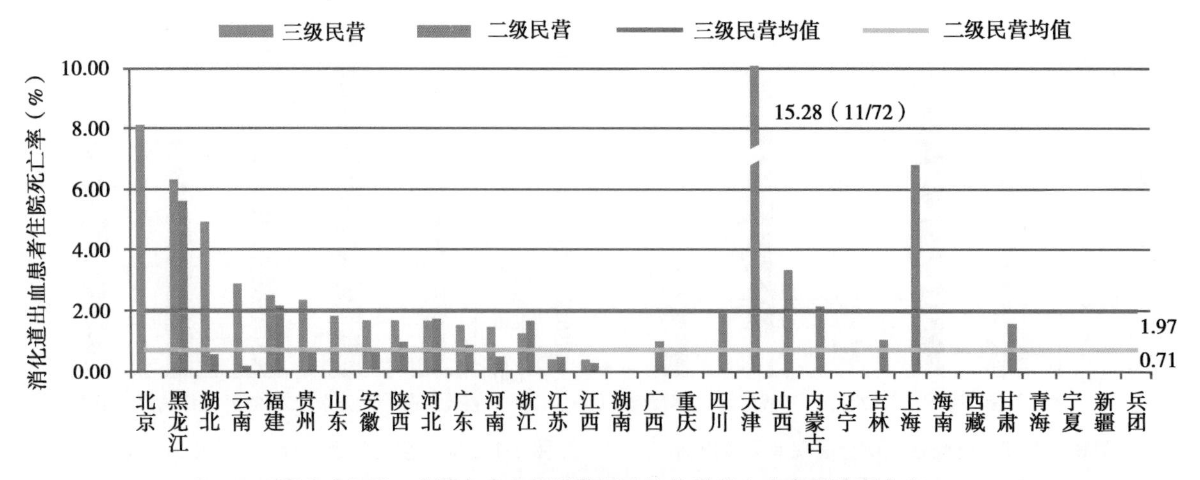

图 3-1-2-60 全国各省各级民营医院消化道出血患者住院死亡率

（2）0~31 天非预期再住院率：三级公立医院消化道出血患者出院 0~31 天非预期再住院率平均 3.26%（其中西藏为 0），13 省超均值，最大值为江西 11.72%；二级公立医院平均 3.12%（31 省反馈，其中新疆兵团为 0），16 省超均值，最大值为青海 18.55%，最小值为安徽 0.72%（图3-1-2-61）。三级民营医院平均 2.94%（16 省反馈，其中 2 省为 0），3 省超均值，最大值为山东 6.53%；二级民营医院平均 1.83%（27 省反馈，其中 6 省为 0），14 省超均值，最大值为吉林 37.50%（图 3-1-2-62）。

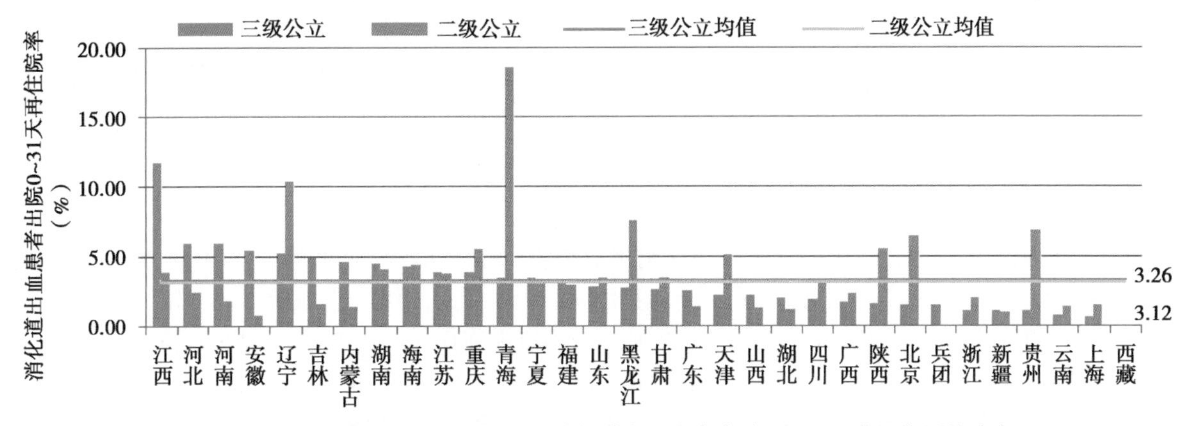

图 3-1-2-61 全国各省各级公立医院消化道出血患者出院 0~31 天非预期再住院率

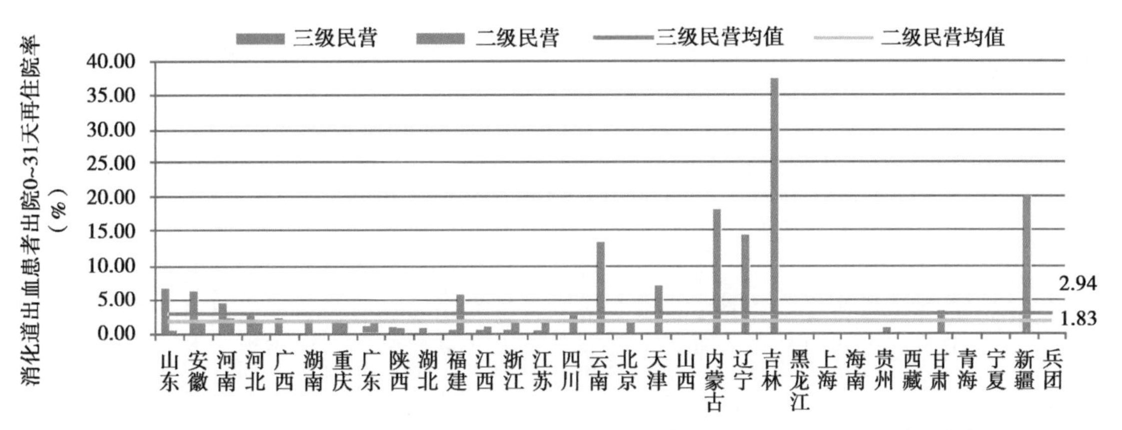

图 3-1-2-62 全国各省各级民营医院消化道出血患者出院 0~31 天非预期再住院率

（3）平均住院日：三级公立医院消化道出血患者平均住院日为 8.99 天，14 省超均值，最大值为西藏 12.23 天，最小值为天津 7.36 天；二级公立医院平均 8.16 天（31 省反馈），16 省超均值，最大值为天津 13.87 天，最小值为海南 6.49 天（图 3-1-2-63）。三级民营医院平均 10.71 天（20 省反馈），4 省超均值，最大值为浙江 32.23 天，最小值为四川 6.00 天；二级民营医院平均 8.13 天（28 省反馈），15 省超均值，最大值为内蒙古 12.82 天，最小值为湖北 6.00 天（图 3-1-2-64）。

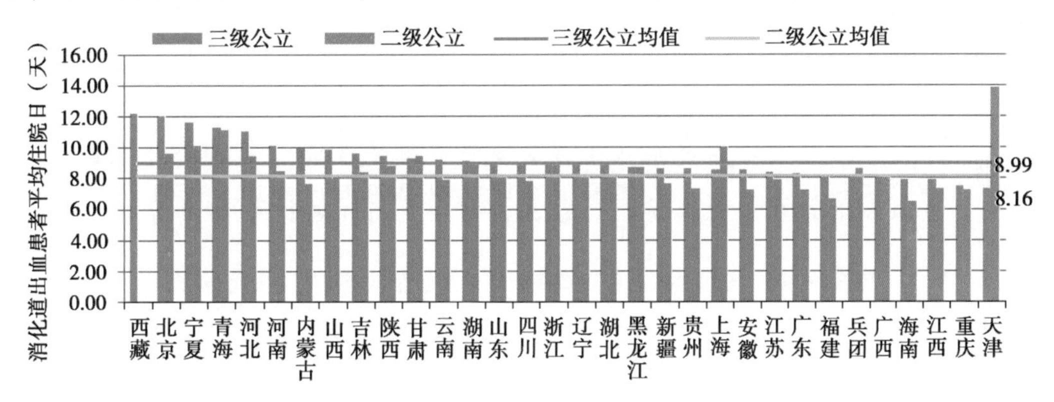

图 3-1-2-63 全国各省各级公立医院消化道出血患者平均住院日

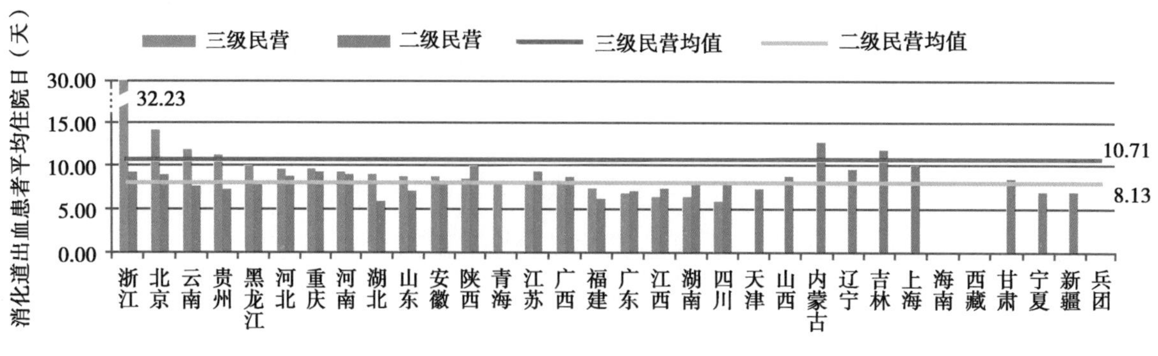

图 3-1-2-64　全国各省各级民营医院消化道出血患者平均住院日

（4）每住院人次费用：三级公立医院消化道出血患者每住院人次费用平均 13 721. 06 元，11 省超均值，最大值为北京 25 692. 44 元，最小值为新疆兵团 9136. 58 元；二级公立医院平均 6717. 32 元（31 省反馈），15 省超均值，最大值为天津 25 210. 82 元，最小值为河南 4364. 97 元（图 3-1-2-65）。三级民营医院平均 12 772. 56 元（19 省反馈），4 省超均值，最大值为浙江 35 203. 70 元，最小值为四川 3651. 90 元；二级民营医院平均 5858. 59 元（28 省反馈），15 省超均值，最大值为北京 14 361. 52 元，最小值为黑龙江 1908. 00 元（图 3-1-2-66）。

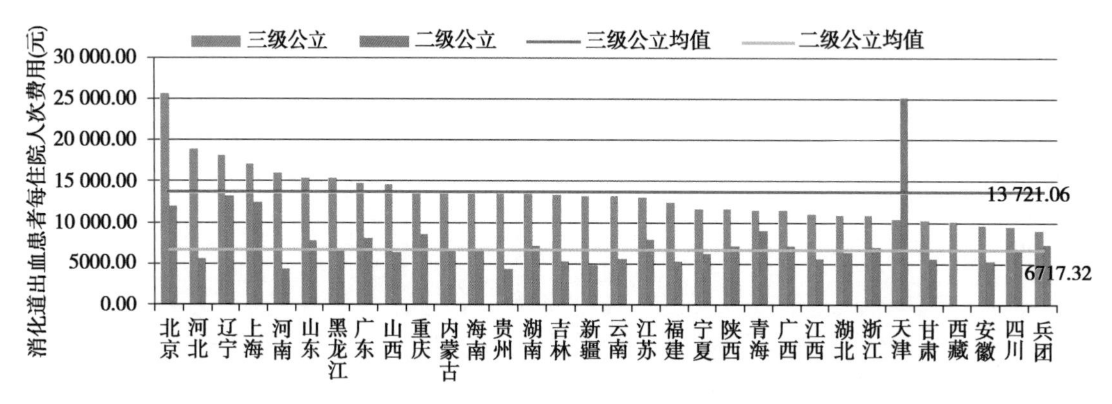

图 3-1-2-65　全国各省各级公立医院消化道出血患者每住院人次费用

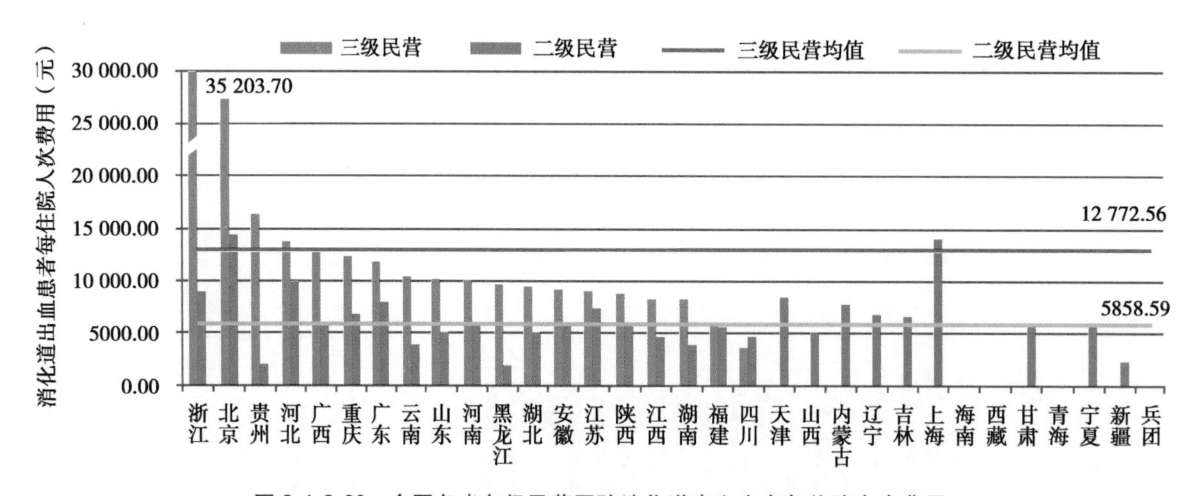

图 3-1-2-66　全国各省各级民营医院消化道出血患者每住院人次费用

（三）肺炎（成人住院）

1. 全国情况（图 3-1-2-67 至图 3-1-2-70）

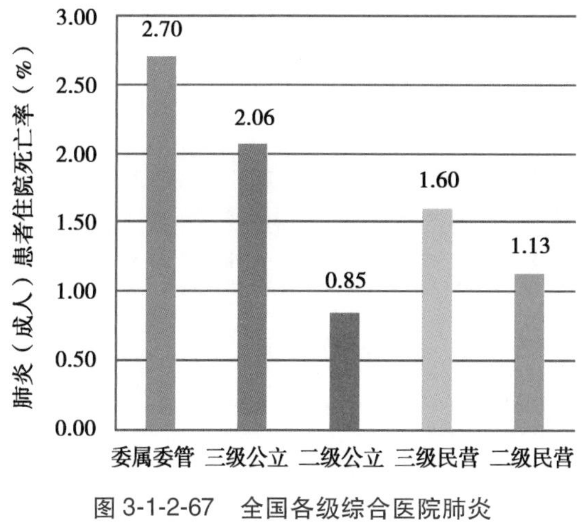

图 3-1-2-67 全国各级综合医院肺炎（成人住院）患者住院死亡率

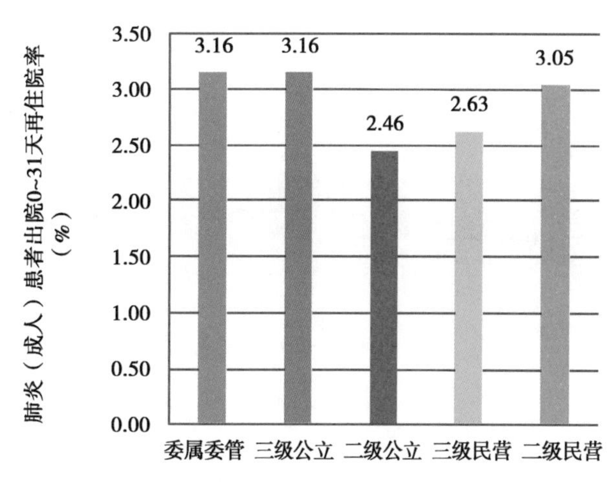

图 3-1-2-68 全国各级综合医院肺炎（成人住院）患者出院 0~31 天非预期再住院率

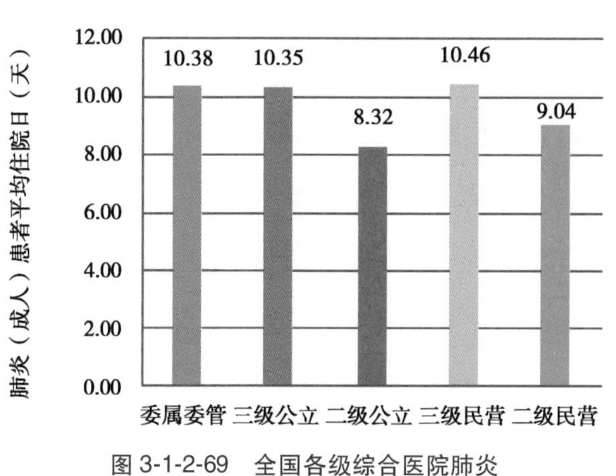

图 3-1-2-69 全国各级综合医院肺炎（成人住院）患者平均住院日

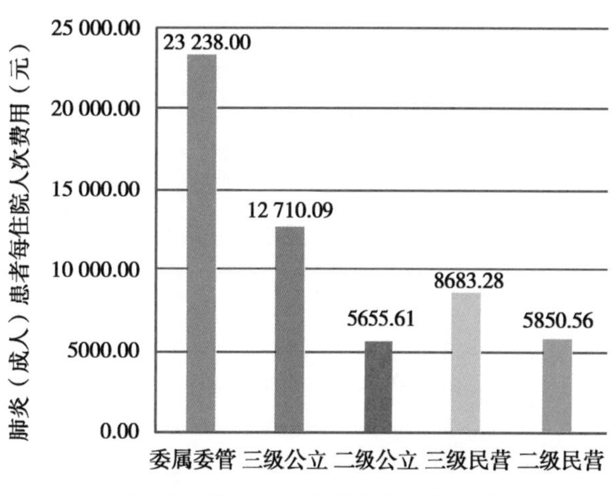

图 3-1-2-70 全国各级综合医院肺炎（成人住院）患者每住院人次费用

2. 各省情况

（1）住院死亡率：三级公立医院肺炎（成人住院）患者住院死亡率平均 2.06%，12 省超均值，最大值为北京 8.72%，最小值为江苏 0.45%；二级公立医院平均 0.85%（31 省反馈），10 省超均值，最大值为北京 5.39%，最小值为湖南 0.06%（图 3-1-2-71）。三级民营医院平均 1.60%（18 省反馈，其中 3 省为 0），9 省超均值，最大值为北京 5.26%；二级民营医院平均 1.13%（28 省反馈，其中 7 省为 0），8 省超均值，最大值为北京 23.82%（图 3-1-2-72）。

（2）0~31 天非预期再住院率：三级公立医院肺炎（成人住院）患者出院 0~31 天非预期再住院率平均 3.16%（其中西藏为 0），14 省超均值，最大值为安徽 9.70%；二级公立医院平均 2.46%（31 省反馈），8 省超均值，最大值为黑龙江 12.78%，最小值为安徽 0.30%（图 3-1-2-73）。三级民营医院平均 2.63%（16 省反馈，其中 3 省为 0），4 省超均值，最大值为北京 17.96%；二级民营医院平均 3.05%（28 省反馈，其中 5 省为 0），10 省超均值，最大值为重庆 31.37%（图 3-1-2-74）。

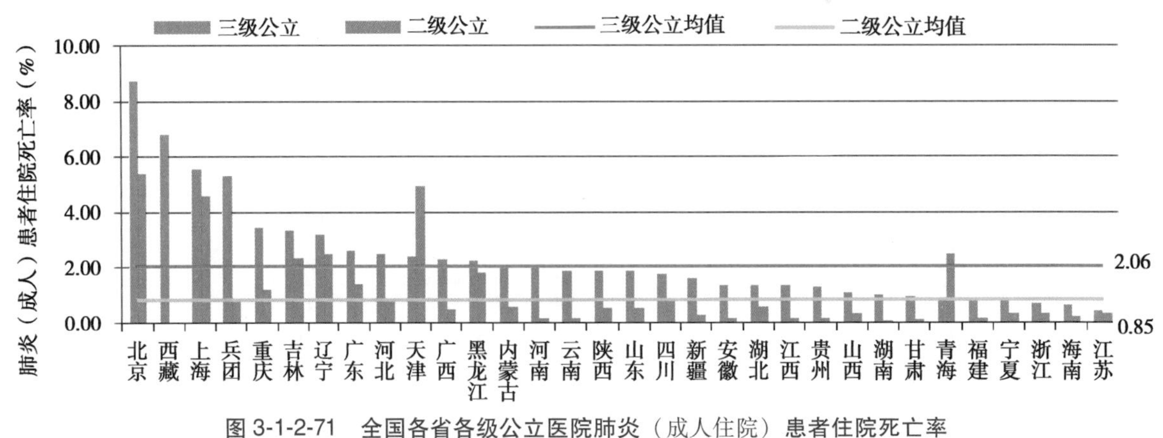

图 3-1-2-71 全国各省各级公立医院肺炎（成人住院）患者住院死亡率

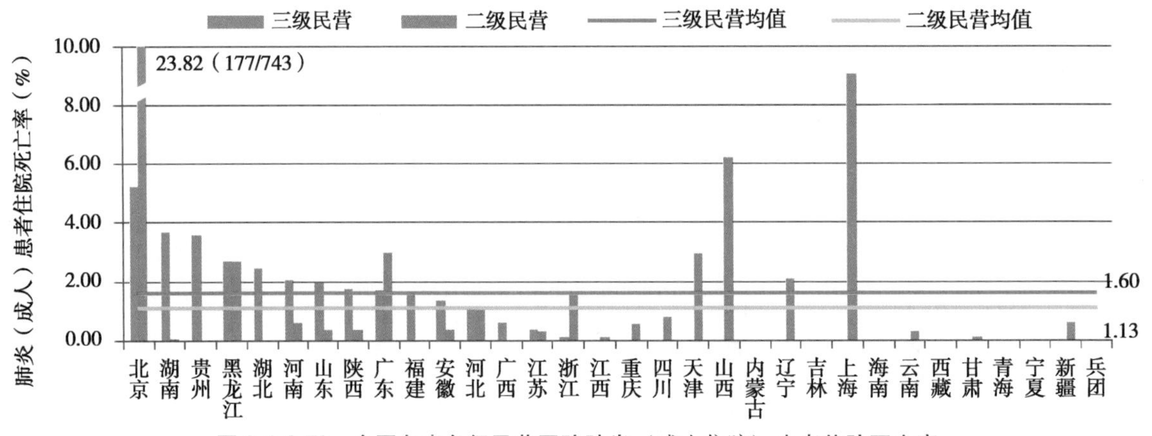

图 3-1-2-72 全国各省各级民营医院肺炎（成人住院）患者住院死亡率

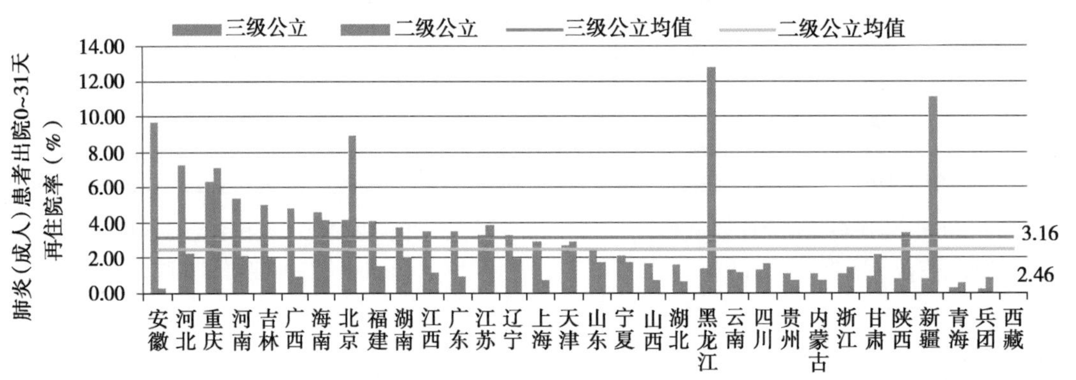

图 3-1-2-73 全国各省各级公立医院肺炎（成人住院）患者出院 0~31 天非预期再住院率

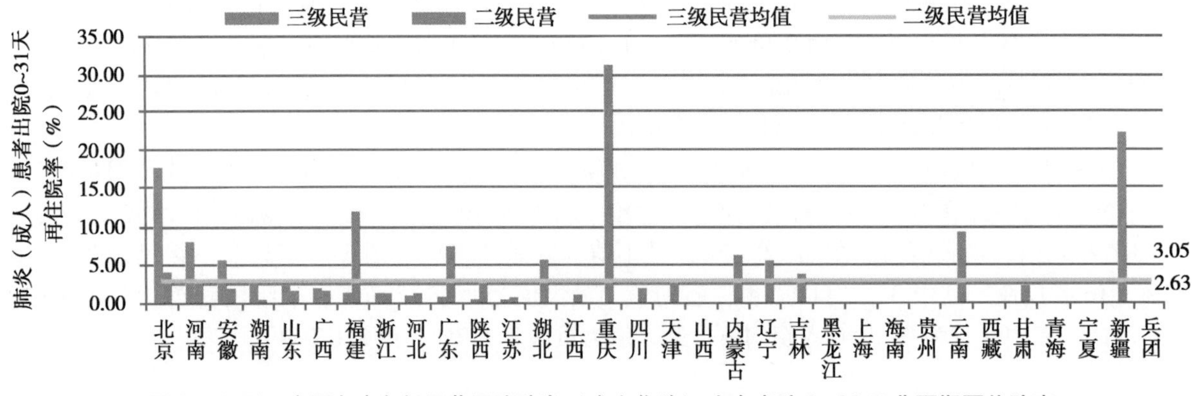

图 3-1-2-74 全国各省各级民营医院肺炎（成人住院）患者出院 0~31 天非预期再住院率

（3）平均住院日：三级公立医院肺炎（成人住院）患者平均住院日 10. 35 天，18 省超均值，最大值为北京 14. 86 天，最小值为新疆 8. 51 天；二级公立医院平均 8. 32 天（31 省反馈），17 省超均值，最大值为北京 14. 13 天，最小值为安徽 6. 21 天（图 3-1-2-75）。三级民营医院平均 10. 46 天（19 省反馈），9 省超均值，最大值为贵州 27. 33 天，最小值为广西 7. 00 天；二级民营医院平均 9. 04 天（28 省反馈），14 省超均值，最大值为北京 22. 93 天，最小值为贵州 6. 38 天（图 3-1-2-76）。

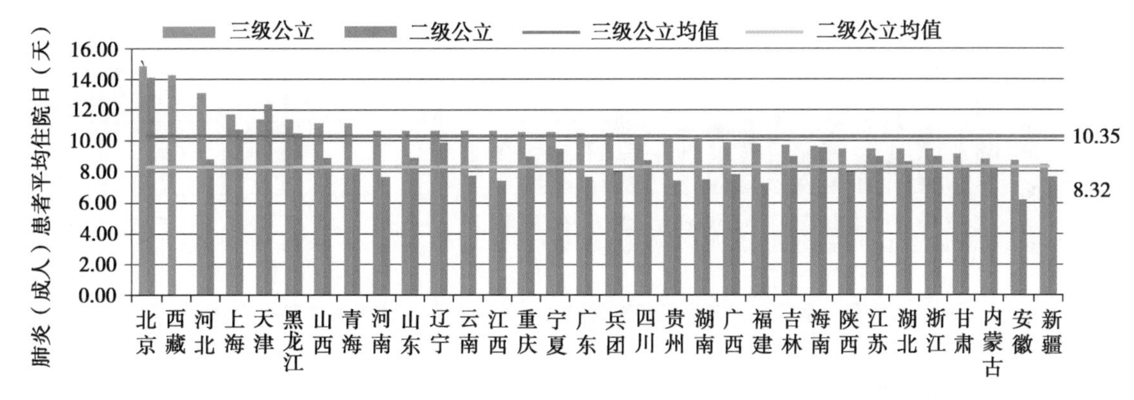

图 3-1-2-75　全国各省各级公立医院肺炎（成人住院）患者平均住院日

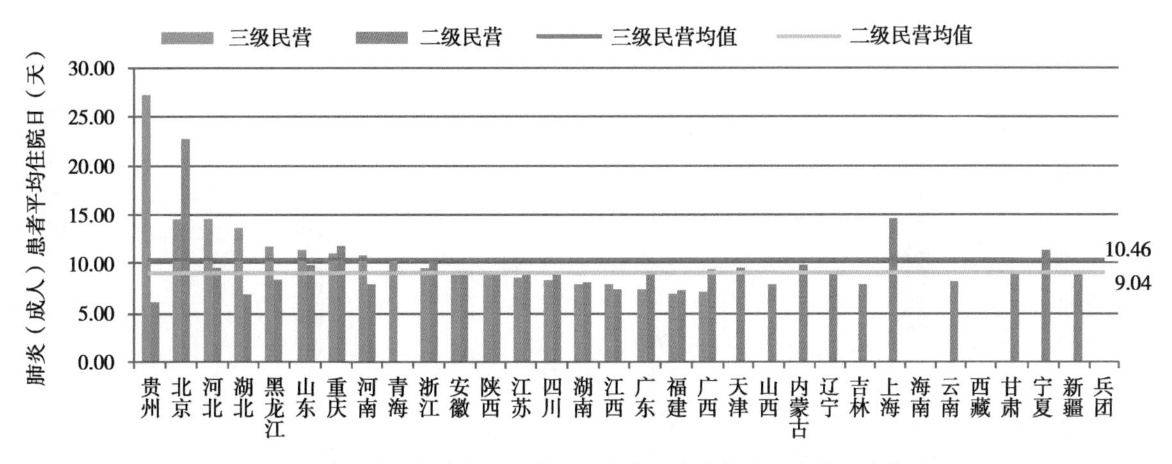

图 3-1-2-76　全国各省各级民营医院肺炎（成人住院）患者平均住院日

（4）每住院人次费用：三级公立医院肺炎（成人住院）患者每住院人次费用平均 12 710. 09 元，13 省超均值，最大值为北京 33 227. 19 元，最小值为安徽 7273. 33 元；二级公立医院平均 5655. 61 元（31 省反馈），10 省超均值，最大值为北京 23 370. 77 元，最小值为甘肃 2834. 15 元（图 3-1-2-77）。三级民营医院平均 8683. 28 元（18 省反馈），10 省超均值，最大值为北京 20 658. 00 元，最小值为四川 4225. 60 元；二级民营医院平均 5850. 56 元（28 省反馈），6 省超均值，最大值为北京 43 606. 04 元，最小值为贵州 1838. 36 元（图 3-1-2-78）。

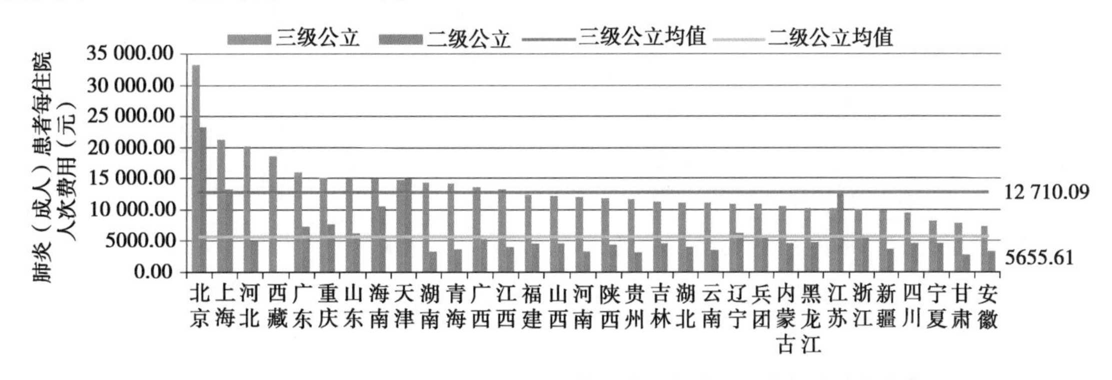

图 3-1-2-77　全国各省各级公立医院肺炎（成人住院）患者每住院人次费用

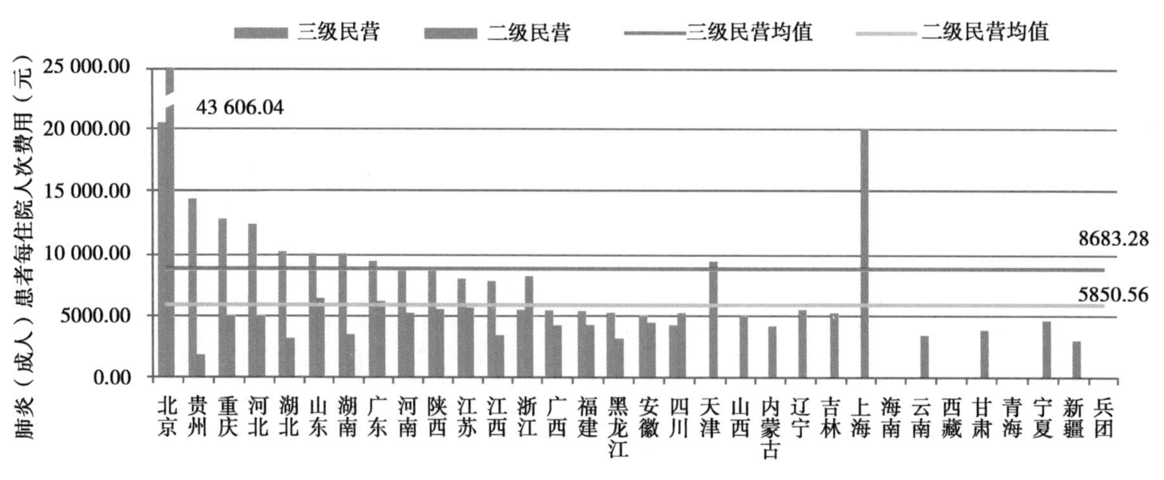

图 3-1-2-78　全国各省各级民营医院肺炎（成人住院）患者每住院人次费用

（四）慢性阻塞性肺疾病（急性发作住院）

1. 全国情况（图 3-1-2-79 至图 3-1-2-82）

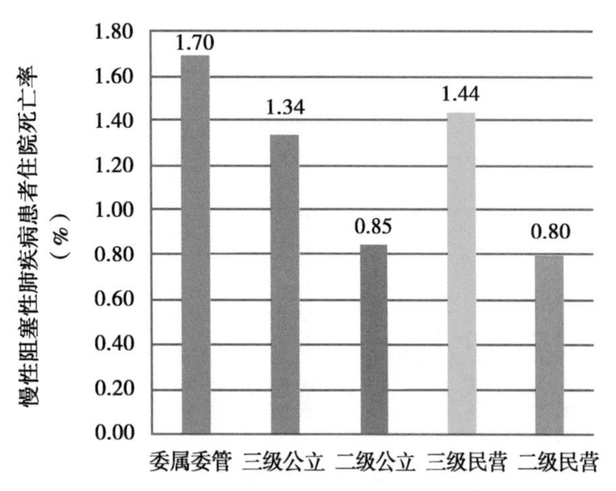

图 3-1-2-79　全国各级综合医院慢性阻塞性肺疾病（急性发作住院）患者住院死亡率

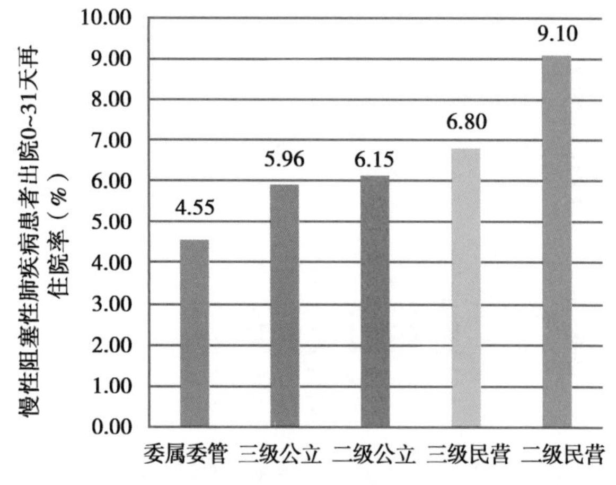

图 3-1-2-80　全国各级综合医院慢性阻塞性肺疾病（急性发作住院）患者出院 0~31 天非预期再住院率

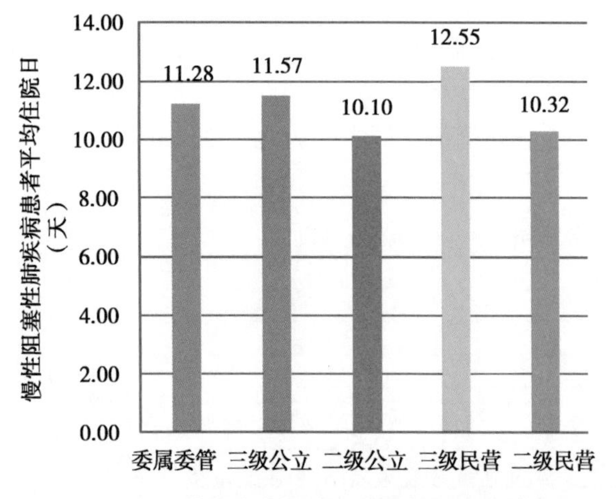

图 3-1-2-81　全国各级综合医院慢性阻塞性肺疾病（急性发作住院）患者平均住院日

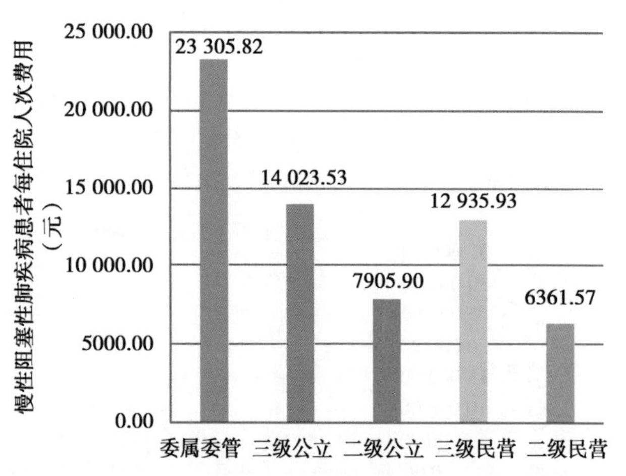

图 3-1-2-82　全国各级综合医院慢性阻塞性肺疾病（急性发作住院）患者每住院人次费用

2. 各省情况

（1）住院死亡率：三级公立医院慢性阻塞性肺疾病（急性发作住院）住院死亡率平均 1.34%，13

省超均值，最大值为上海 3.62%，最小值为湖南 0.27%；二级公立医院平均 0.85%（31 省反馈），12 省超均值，最大值为青海 14.67%，最小值为海南 0.08%（图 3-1-2-83）。三级民营医院平均 1.44%（19 省反馈，其中云南为 0），9 省超均值，最大值为四川 3.77%；二级民营医院平均 0.80%（28 省反馈，其中 2 省为 0），14 省超均值，最大值为黑龙江 6.29%（图 3-1-2-84）。

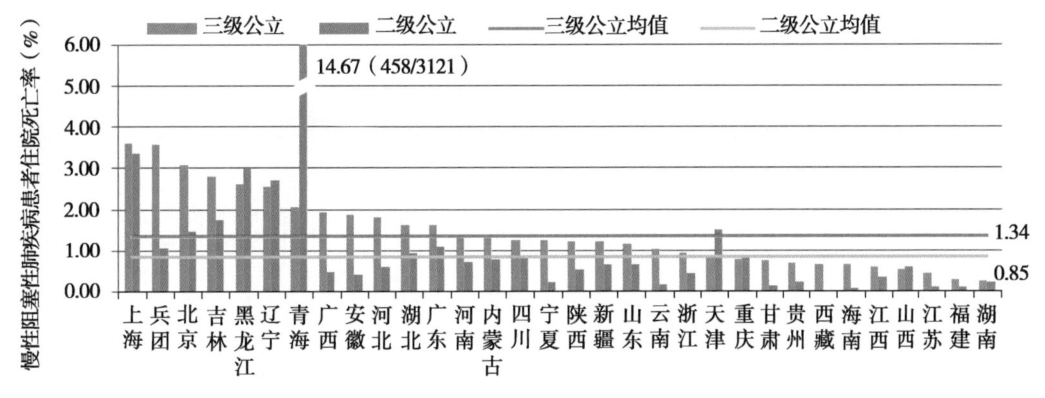

图 3-1-2-83 全国各省各级公立医院慢性阻塞性肺疾病（急性发作住院）患者住院死亡率

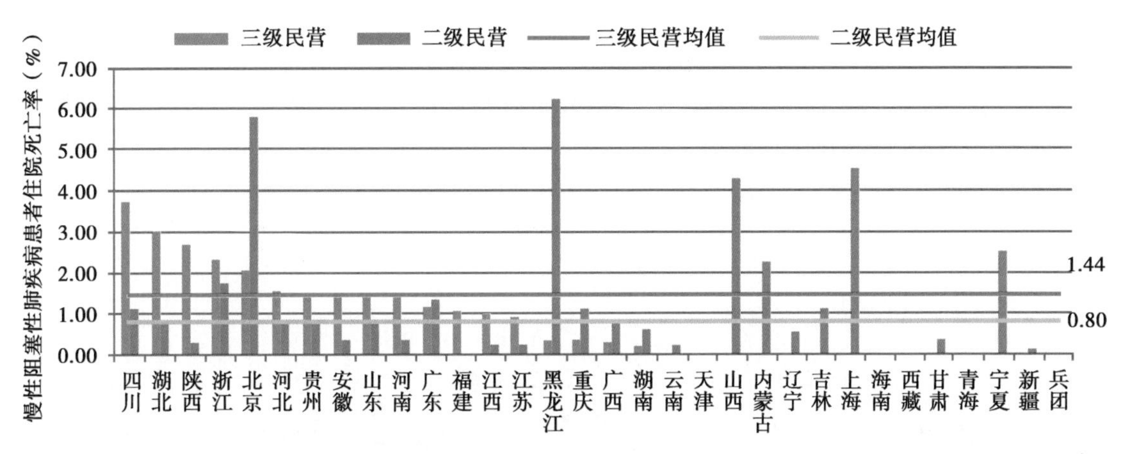

图 3-1-2-84 全国各省各级民营医院慢性阻塞性肺疾病（急性发作住院）患者住院死亡率

（2）0~31 天非预期再住院率

三级公立医院慢性阻塞性肺疾病（急性发作住院）患者出院 0~31 天非预期再住院率平均 5.96%（其中西藏为 0），15 省超均值，最大值为江苏 11.36%；二级公立医院平均 6.15%（31 省反馈），14 省超均值，最大值为青海 30.96%，最小值为内蒙古 1.43%（图 3-1-2-85）。三级民营医院平均 6.80%（17 省反馈，其中 2 省为 0），5 省超均值，最大值为北京 34.10%；二级民营医院平均 9.10%（27 省反馈，其中 3 省为 0），8 省超均值，最大值为重庆 46.15%（图 3-1-2-86）。

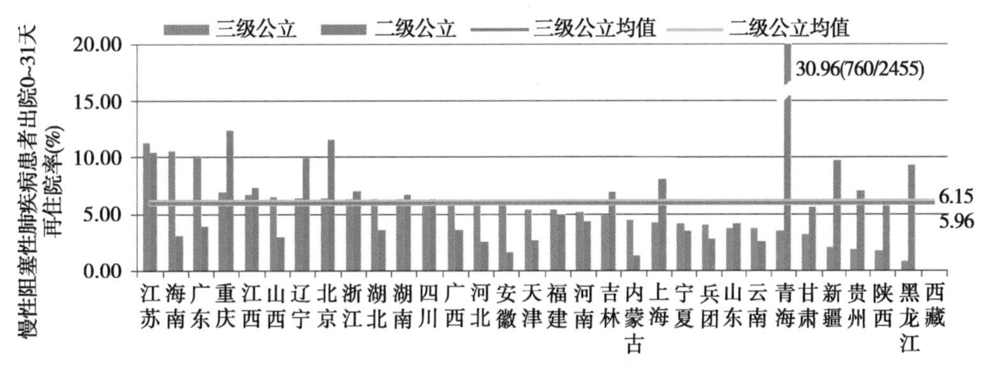

图 3-1-2-85 全国各省各级公立医院慢性阻塞性肺疾病（急性发作住院）患者出院 0~31 天非预期再住院率

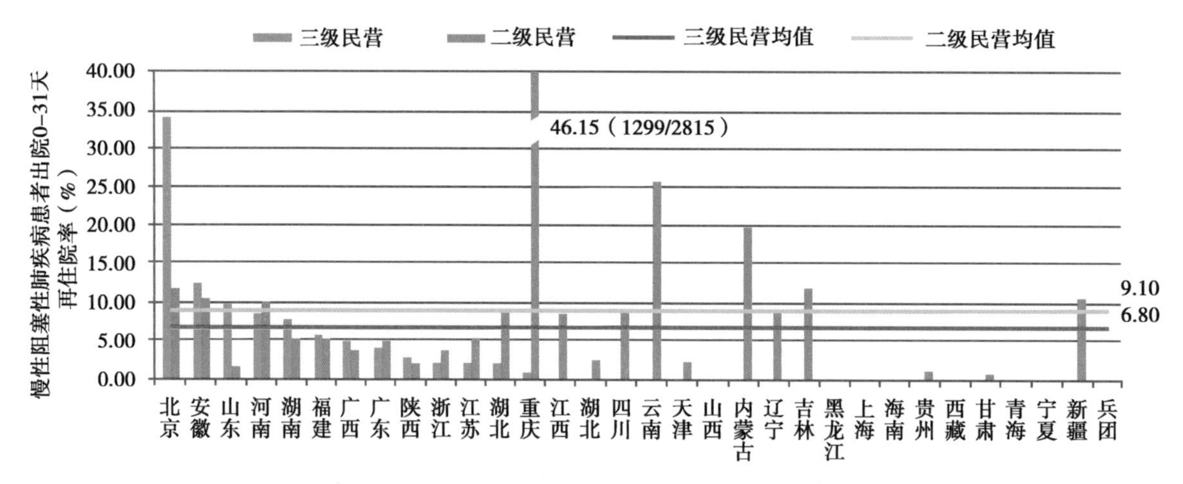

图 3-1-2-86　全国各省各级民营医院慢性阻塞性肺疾病（急性发作住院）患者出院 0~31 天非预期再住院率

（3）平均住院日：三级公立医院慢性阻塞性肺疾病（急性发作住院）患者平均住院日 11. 57 天，17 省超均值，最大值为西藏 15. 41 天，最小值为吉林 9. 35 天；二级公立医院平均 10. 10 天（31 省反馈），13 省超均值，最大值为上海 13. 66 天，最小值为内蒙古 8. 77 天（图 3-1-2-87）。三级民营医院平均 12. 55 天（20 省反馈），6 省超均值，最大值为浙江 35. 86 天，最小值为重庆 8. 23 天；二级民营医院平均 10. 32 天（28 省反馈），14 省超均值，最大值为上海 15. 48 天，最小值为贵州 6. 75 天（图 3-1-2-88）。

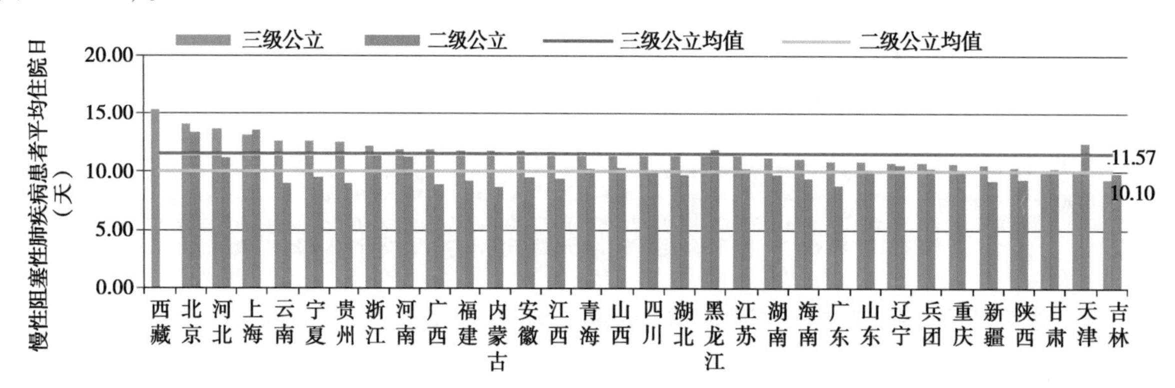

图 3-1-2-87　全国各省各级公立医院慢性阻塞性肺疾病（急性发作住院）患者平均住院日

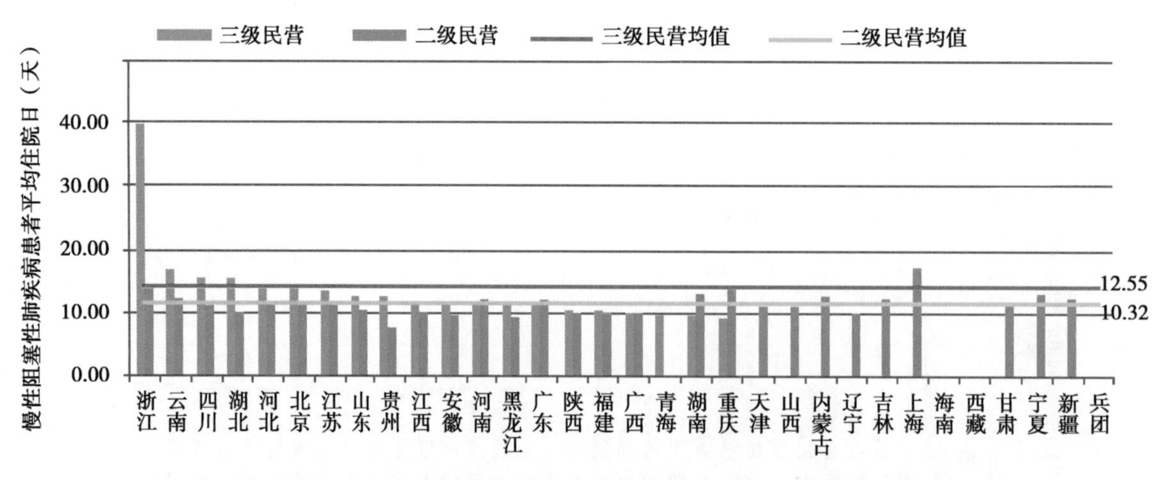

图 3-1-2-88　全国各省各级民营医院慢性阻塞性肺疾病（急性发作住院）患者平均住院日

（4）每住院人次费用：三级公立医院慢性阻塞性肺疾病（急性发作住院）患者每住院人次费用平均 14 023. 53 元，15 省超均值，最大值为北京 24 957. 66 元，最小值为甘肃 9408. 93 元；二级公立医院平均 7905. 90 元（31 省反馈），10 省超均值，最大值为上海 27 155. 37 元，最小值为甘肃 4377. 23 元（图 3-1-2-89）。三级民营医院平均 12 935. 93 元（19 省反馈），7 省超均值，最大值为浙江 27 217. 62 元，最小值为重庆 6652. 54 元；二级民营医院平均 6361. 57 元（28 省反馈），11 省超均值，最大值为北京 20 172. 24 元，最小值为贵州 2604. 20 元（图 3-1-2-90）。

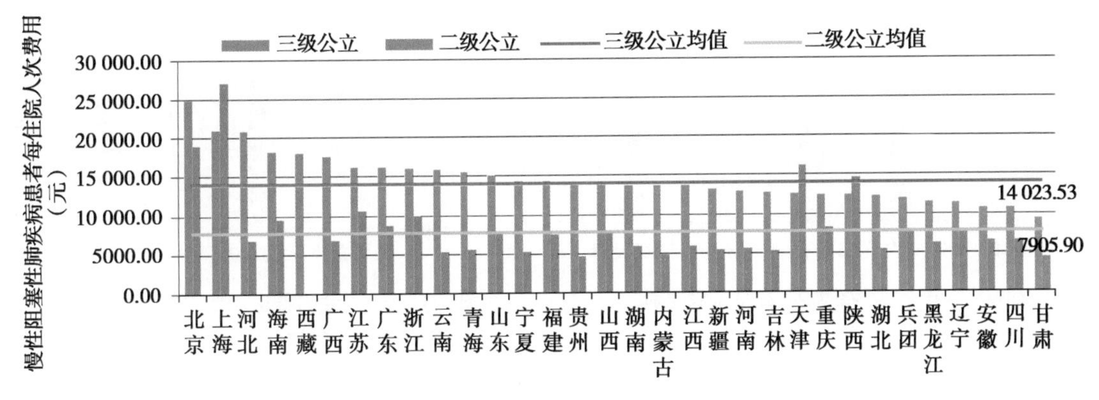

图 3-1-2-89 全国各省各级公立医院慢性阻塞性肺疾病（急性发作住院）患者每住院人次费用

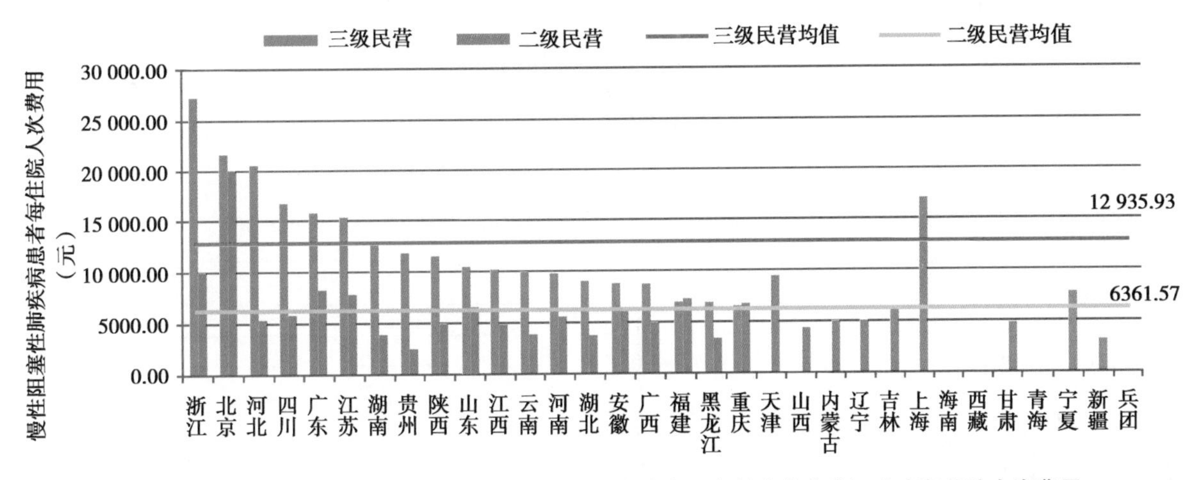

图 3-1-2-90 全国各省各级民营医院慢性阻塞性肺疾病（急性发作住院）患者每住院人次费用

（五）高血压病

1. 全国情况（图 3-1-2-91 至图 3-1-2-94）

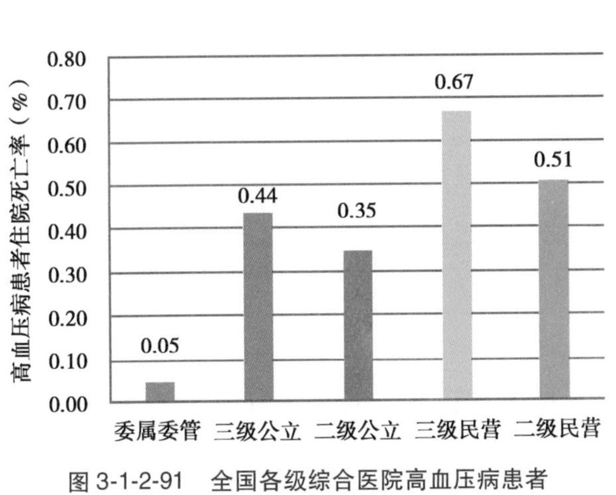

图 3-1-2-91 全国各级综合医院高血压病患者住院死亡率

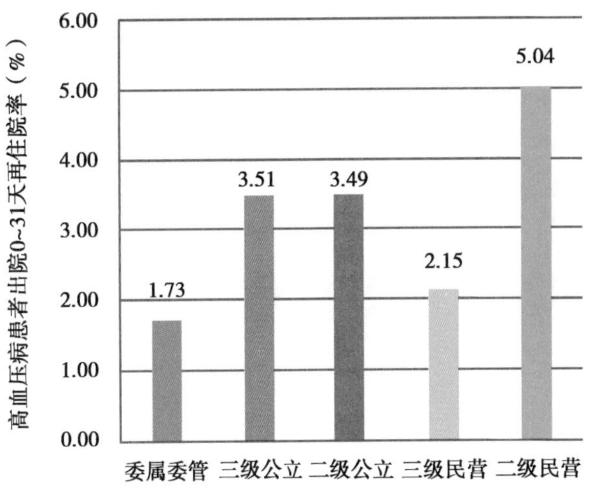

图 3-1-2-92 全国各级综合医院高血压病患者出院 0~31 天非预期再住院率

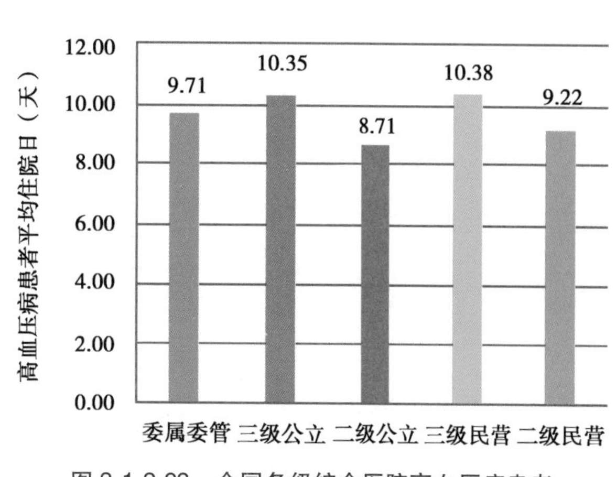

图 3-1-2-93 全国各级综合医院高血压病患者平均住院日

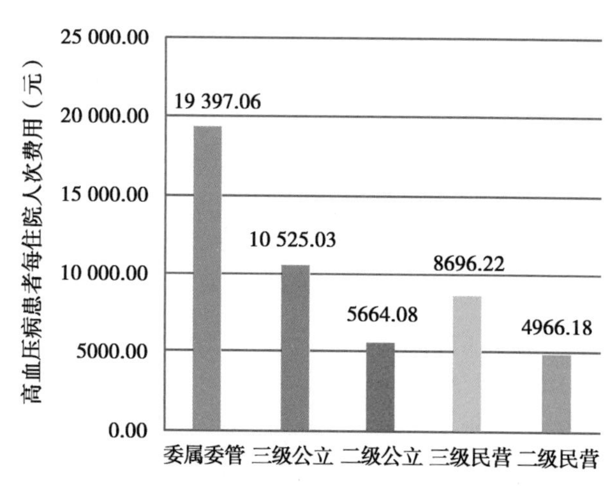

图 3-1-2-94 全国各级综合医院高血压病患者每住院人次费用

2. 各省情况

（1）住院死亡率：三级公立医院高血压病患者住院死亡率平均 0.44%（其中 2 省为 0），10 省超均值，最大值为吉林 2.12%，；二级公立医院平均 0.35%（31 省反馈，其中 3 省为 0），8 省超均值，最大值为青海 4.19%（图 3-1-2-95）。三级民营医院平均 0.67%（19 省反馈，其中 7 省为 0），5 省超均值，最大值为贵州 1.65%；二级民营医院平均 0.51%（28 省反馈，其中 5 省为 0），7 省超均值，最大值为河北 2.83%（图 3-1-2-96）。

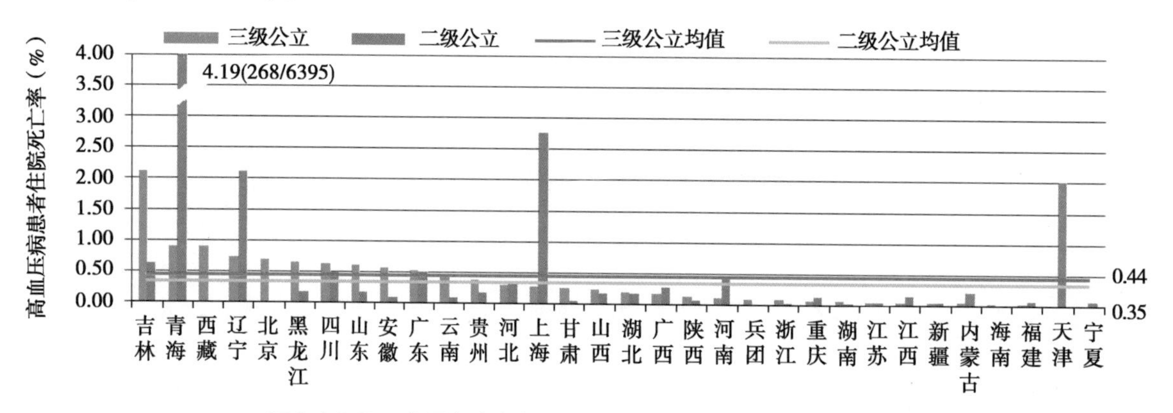

图 3-1-2-95 全国各省各级公立医院高血压病患者住院死亡率

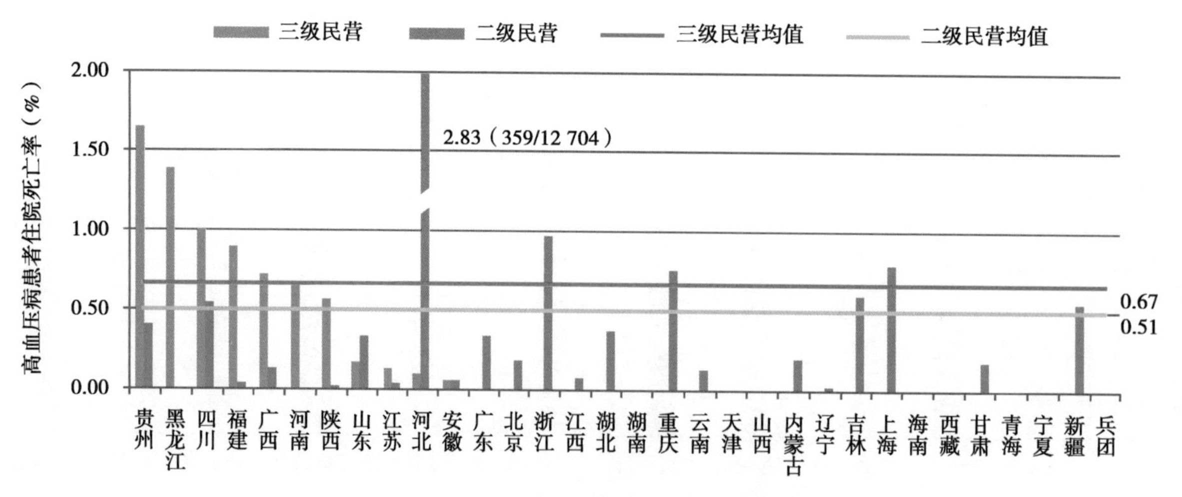

图 3-1-2-96 全国各省各级民营医院高血压病患者住院死亡率

（2）0~31 天非预期再住院率：三级公立医院高血压病患者出院 0~31 天非预期再住院率平均 3.51%（其中 2 省为 0），11 省超均值，最大值为河北 8.98%；二级公立医院平均 3.49%（31 省反馈），12 省超均值，最大值为青海 27.24%，最小值为安徽 0.23%（图 3-1-2-97）。三级民营医院平均 2.15%（17 省反馈，其中 2 省为 0），6 省超均值，最大值为浙江 9.06%；二级民营医院平均 5.04%（28 省反馈，其中 6 省为 0），6 省超均值，最大值为陕西 23.56%（图 3-1-2-98）。

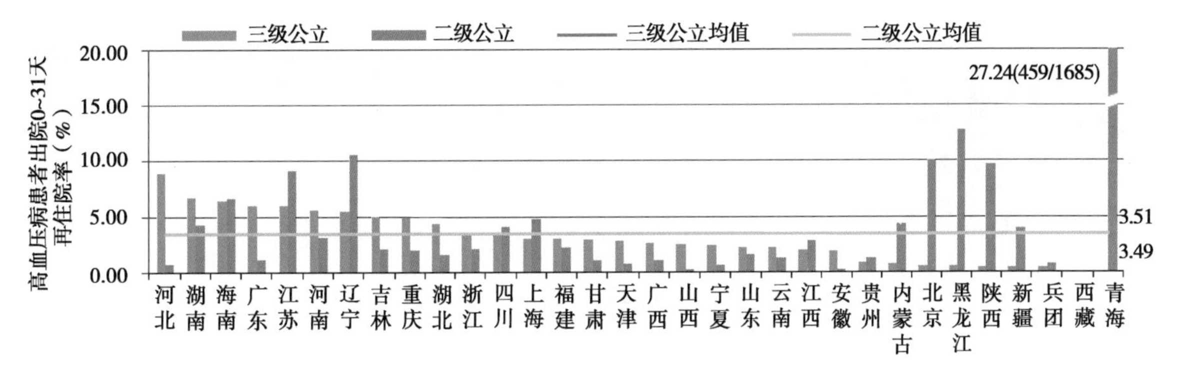

图 3-1-2-97　全国各省各级公立医院高血压病患者出院 0~31 天非预期再住院率

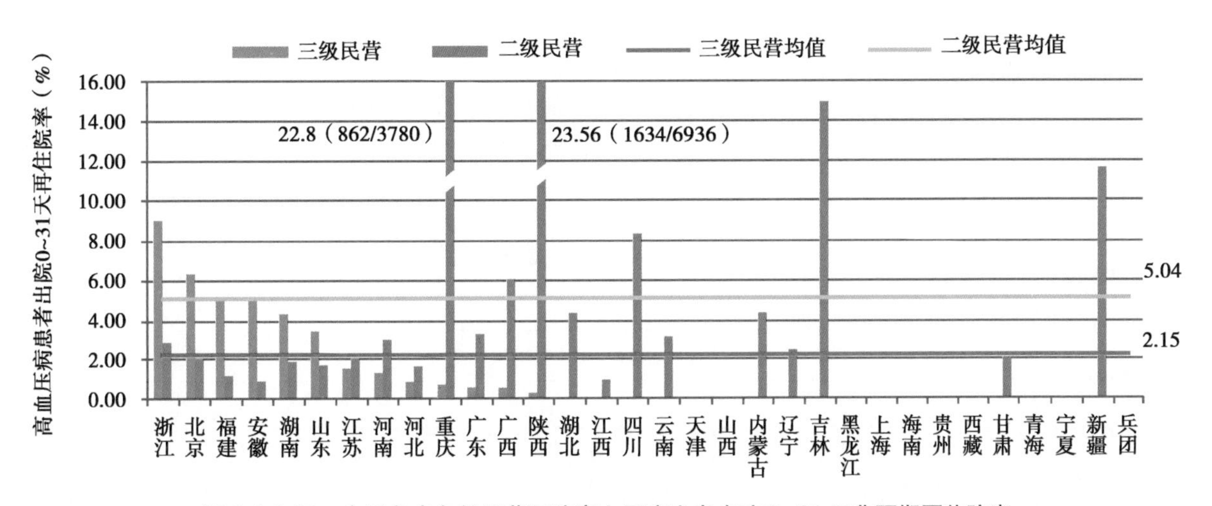

图 3-1-2-98　全国各省各级民营医院高血压病患者出院 0~31 天非预期再住院率

（3）平均住院日：三级公立医院高血压病患者平均住院日平均 10.35 天，12 省超均值，最大值为吉林 15.08 天，最小值为天津 5.94 天；二级公立医院平均 8.71 天（31 省反馈），15 省超均值，最大值为青海 12.55 天，最小值为安徽 7.30 天（图 3-1-2-99）。三级民营医院平均 10.38 天（20 省反馈），6 省超均值，最大值为浙江 23.67 天，最小值为湖南 5.80 天；二级民营医院平均 9.22 天（28 省反馈），9 省超均值，最大值为浙江 13.49 天，最小值为贵州 6.34 天（图 3-1-2-100）。

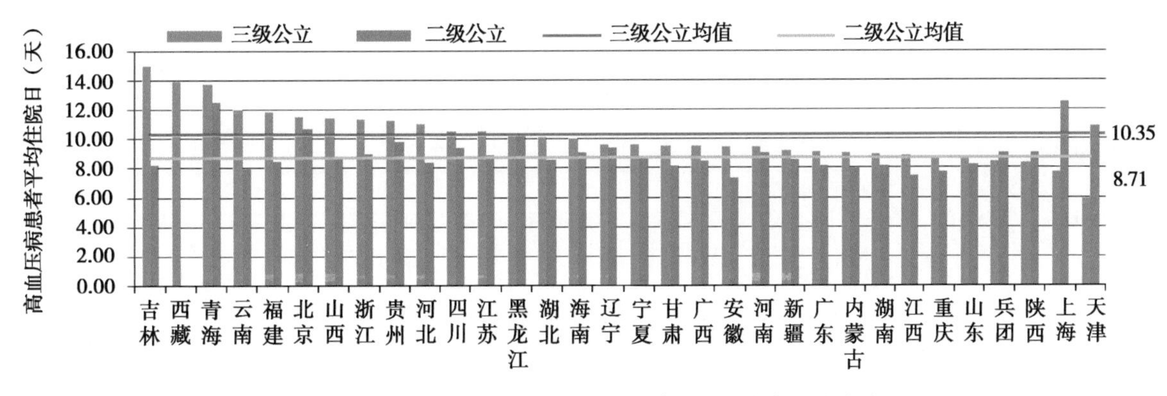

图 3-1-2-99　全国各省各级公立医院高血压病患者平均住院日

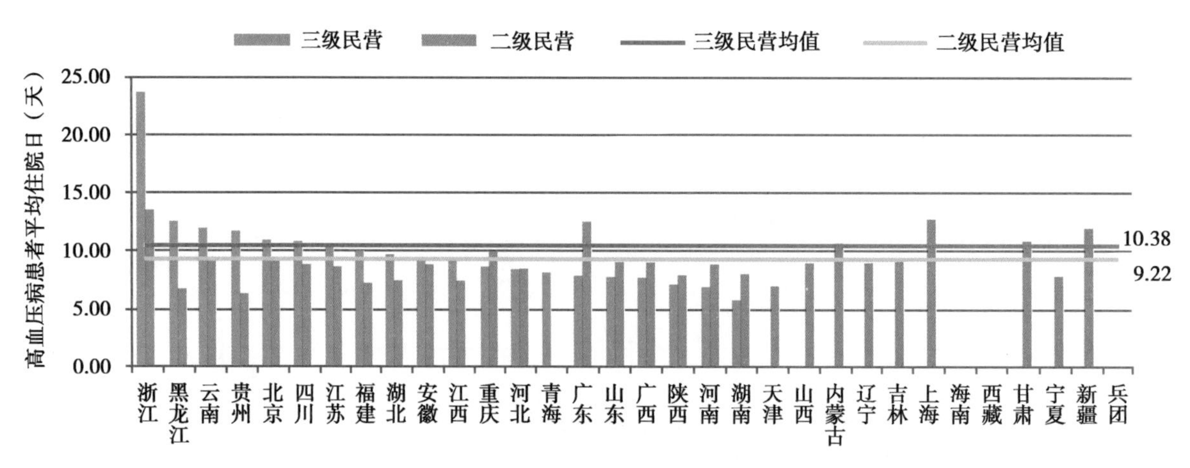

图 3-1-2-100　全国各省各级民营医院高血压病患者平均住院日

（4）每住院人次费用：三级公立医院高血压病患者每住院人次费用平均 10 525. 03 元，13 省超均值，最大值为北京 22 294. 27 元，最小值为宁夏 6059. 51 元；二级公立医院平均 5664. 08 元（31 省反馈），12 省超均值，最大值为上海 14 268. 72 元，最小值为河南 3736. 47 元（图 3-1-2-101）。三级民营医院平均 8696. 22 元（19 省反馈），6 省超均值，最大值为浙江 16 549. 97 元，最小值为湖南 5123. 20 元；二级民营医院平均 4966. 18 元（28 省反馈），11 省超均值，最大值为上海 13 796. 80 元，最小值为贵州 1678. 38 元（图 3-1-2-102）。

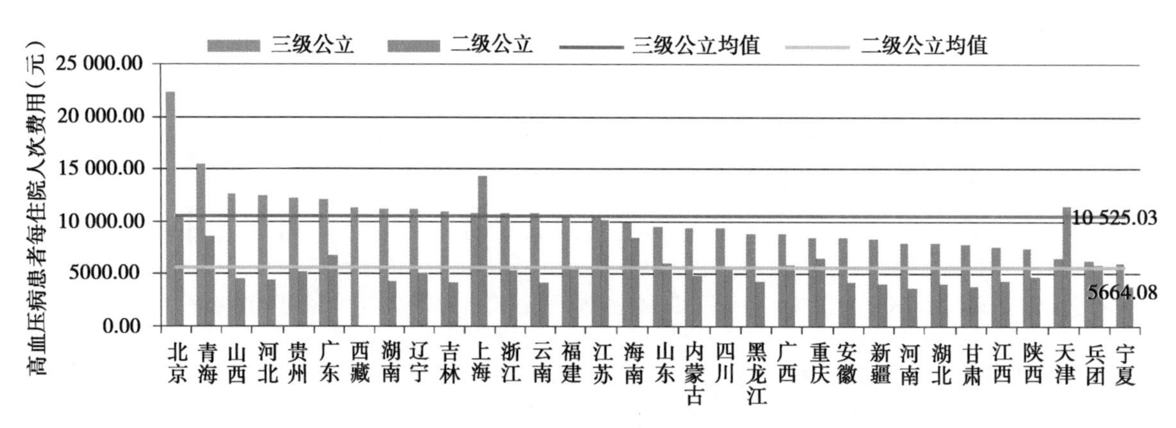

图 3-1-2-101　全国各省各级公立医院高血压病患者每住院人次费用

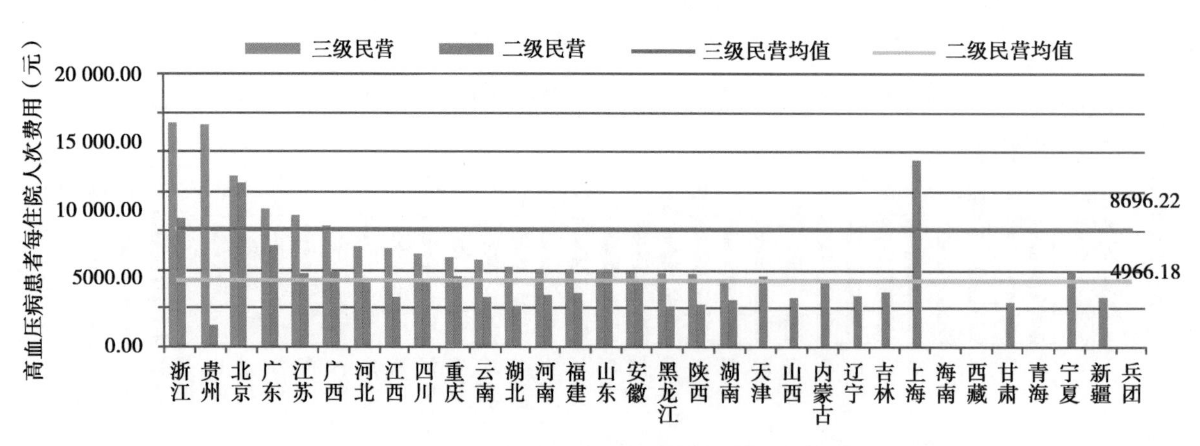

图 3-1-2-102　全国各省各级民营医院高血压病患者每住院人次费用

（六）急性胰腺炎

1. 全国情况（图 3-1-2-103 至图 3-1-2-106）

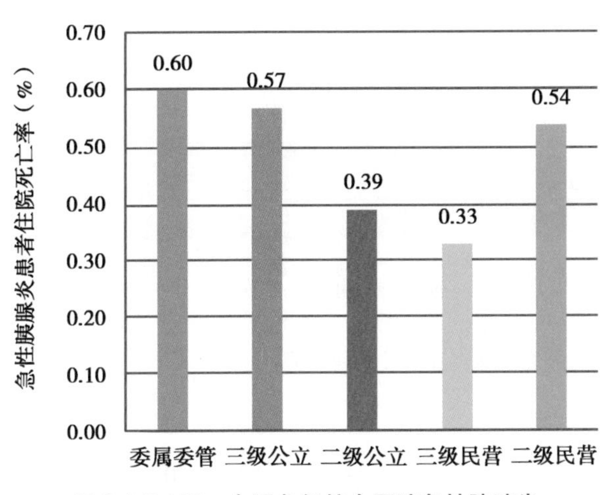

图 3-1-2-103　全国各级综合医院急性胰腺炎患者住院死亡率

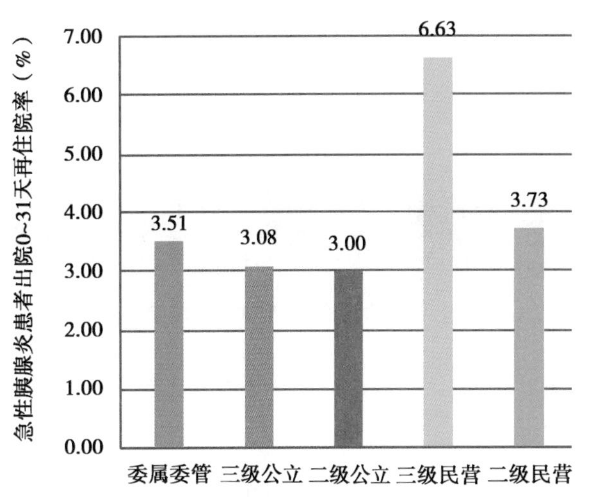

图 3-1-2-104　全国各级综合医院急性胰腺炎患者出院 0~31 天非预期再住院率

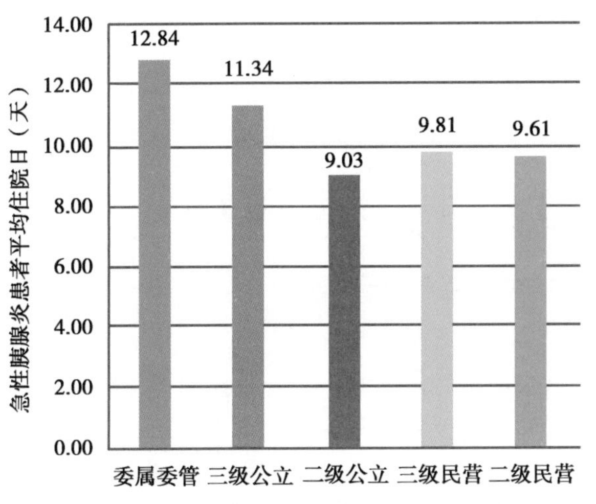

图 3-1-2-105　全国各级综合医院急性胰腺炎患者平均住院日

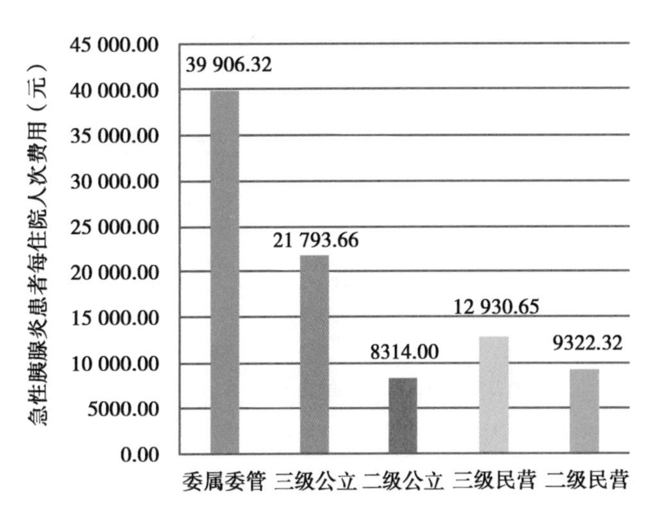

图 3-1-2-106　全国各级综合医院急性胰腺炎患者每住院人次费用

2. 各省情况

（1）住院死亡率：三级公立医院急性胰腺炎患者住院死亡率平均 0. 57%（其中天津为 0），17 省超均值，最大值为北京 1. 97%；二级公立医院平均 0. 39%（31 省反馈，其中 3 省为 0），12 省超均值，最大值为青海 5. 07%（图 3-1-2-107）。三级民营医院平均 0. 33%（19 省反馈，其中 10 省为 0），7 省超均值，最大值为江西 1. 61%；二级民营医院平均 0. 54%（28 省反馈，其中 16 省为 0），7 省超均值，最大值为吉林 10. 71%（图 3-1-2-108）。

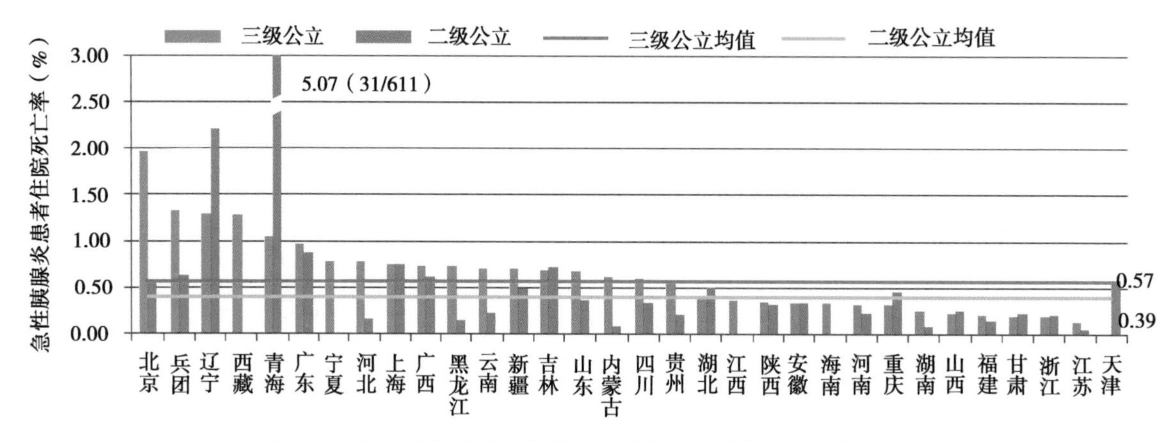

图 3-1-2-107　全国各省各级公立医院急性胰腺炎患者住院死亡率

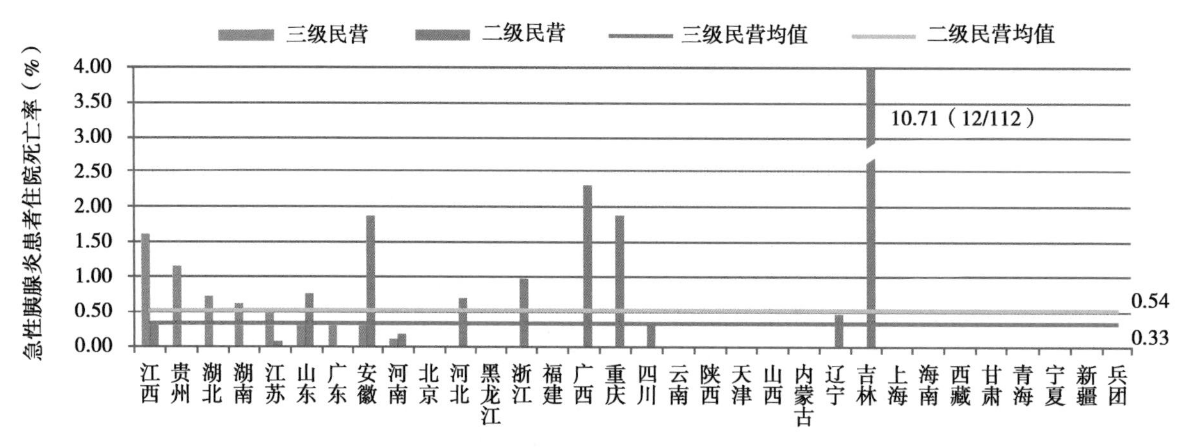

图 3-1-2-108　全国各省各级民营医院急性胰腺炎患者住院死亡率

（2）0~31 天内非预期再住院率：三级公立医院急性胰腺炎患者出院 0~31 天非预期再住院率平均 3.08%（其中 2 省为 0），15 省超均值，最大值为甘肃 6.49%；二级公立医院平均 3.00%（31 省反馈，其中新疆兵团为 0），15 省超均值，最大值为青海 13.33%（图 3-1-2-109）。三级民营医院平均 6.63%（17 省反馈，其中 6 省为 0），1 省超均值，最大值为安徽 11.94%；二级民营医院平均 3.73%（27 省反馈，其中 6 省为 0），8 省超均值，最大值为吉林 21.88%（图 3-1-2-110）。

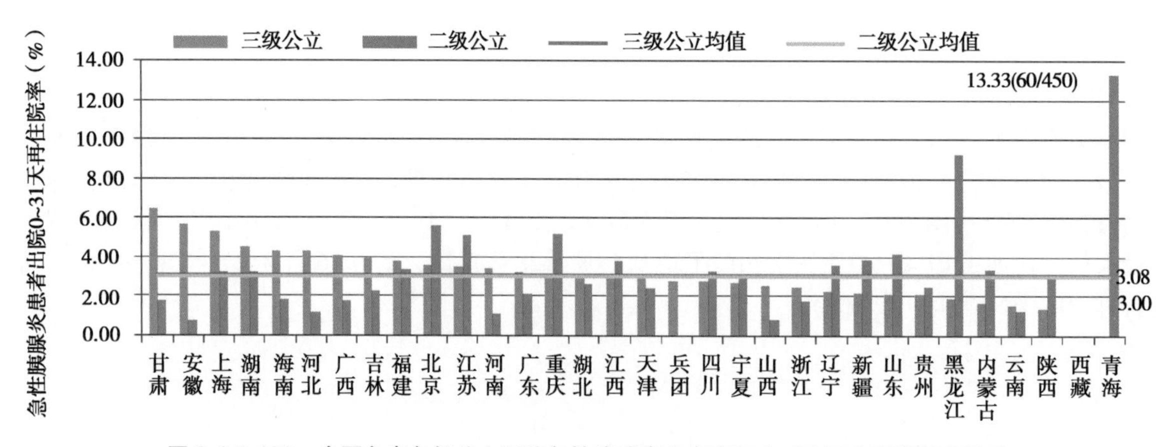

图 3-1-2-109　全国各省各级公立医院急性胰腺炎患者出院 0~31 天非预期再住院率

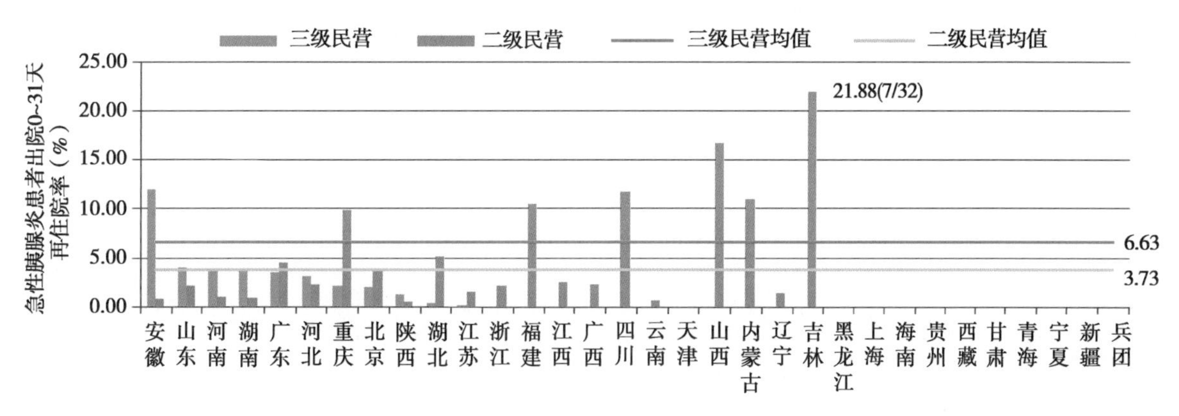

图 3-1-2-110　全国各省各级民营医院急性胰腺炎患者出院 0~31 天非预期再住院率

（3）平均住院日：三级公立医院急性胰腺炎患者平均住院日 11.34 天，17 省超均值，最大值为西藏 18.25 天，最小值为天津 8.95 天；二级公立医院平均 9.03 天（31 省反馈），15 省超均值，最大值为黑龙江 14.30 天，最小值为吉林 6.86 天（图 3-1-2-111）。三级民营医院平均 9.81 天（20 省反馈），12 省超均值，最大值为四川 13.30 天，最小值为湖南 6.90 天；二级民营医院平均 9.61 天（28 省反馈），11 省超均值，最大值为吉林 12.54 天，最小值为宁夏 6.00 天（图 3-1-2-112）。

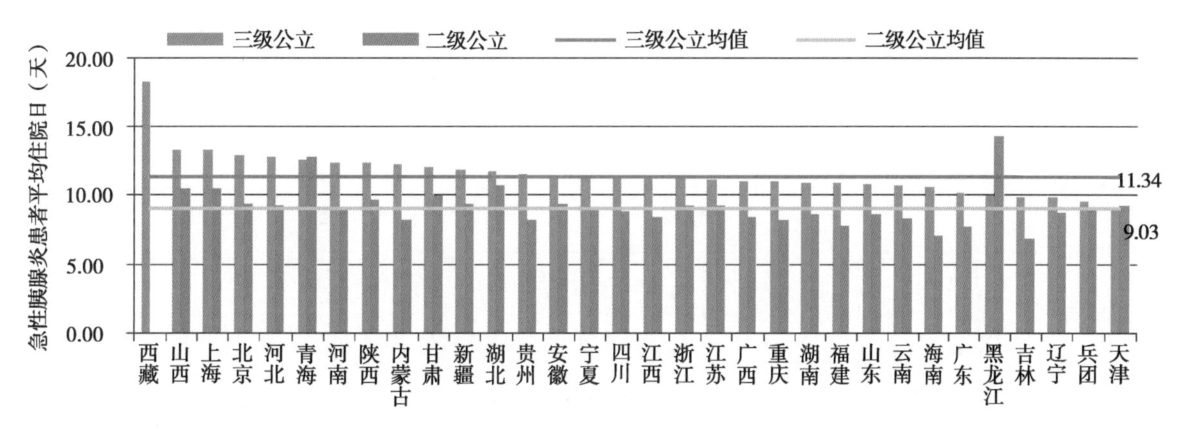

图 3-1-2-111　全国各省各级公立医院急性胰腺炎患者平均住院日

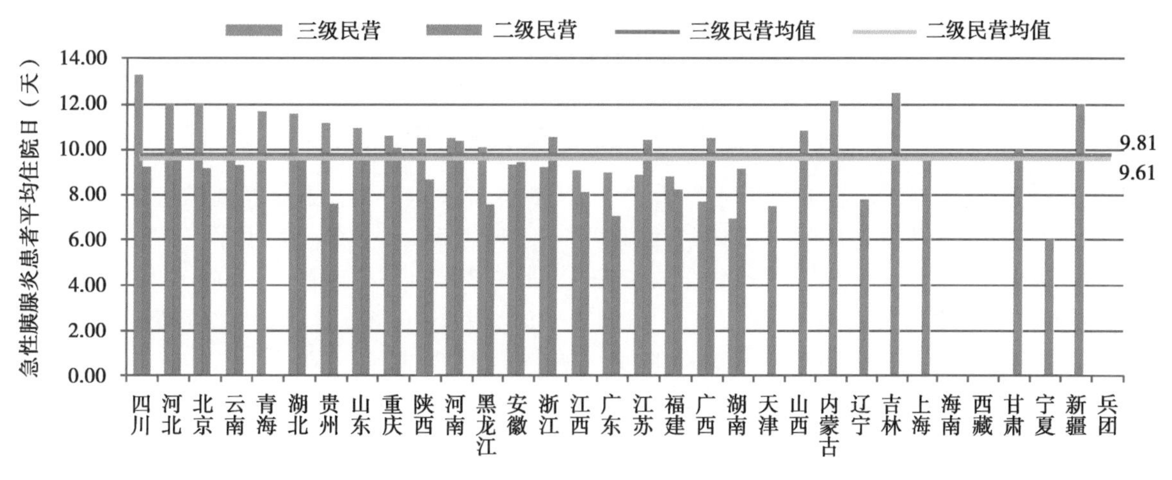

图 3-1-2-112　全国各省各级民营医院急性胰腺炎患者平均住院日

（4）每住院人次费用：三级公立医院急性胰腺炎患者每住院人次费用平均 21 793.66 元，20 省超均值，最大值为西藏 42 494.28 元，最小值为新疆兵团 12 933.39 元；二级公立医院平均 8314.00 元（31

省反馈），14 省超均值，最大值为上海 15 168. 73 元，最小值为河南 4868. 53 元（图 3-1-2-113）。三级民营医院平均 12 930. 65 元（19 省反馈），11 省超均值，最大值为贵州 22 895. 10 元，最小值为黑龙江 5391. 17 元；二级民营医院平均 9322. 32 元（28 省反馈），9 省超均值，最大值为北京 19 343. 72 元，最小值为新疆 3900. 00 元（图 3-1-2-114）。

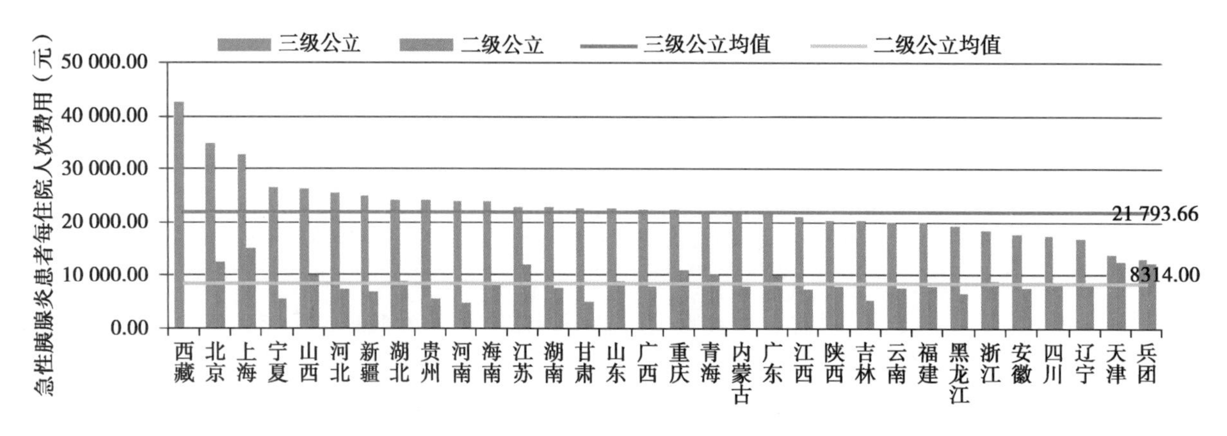

图 3-1-2-113 全国各省各级公立医院急性胰腺炎患者每住院人次费用

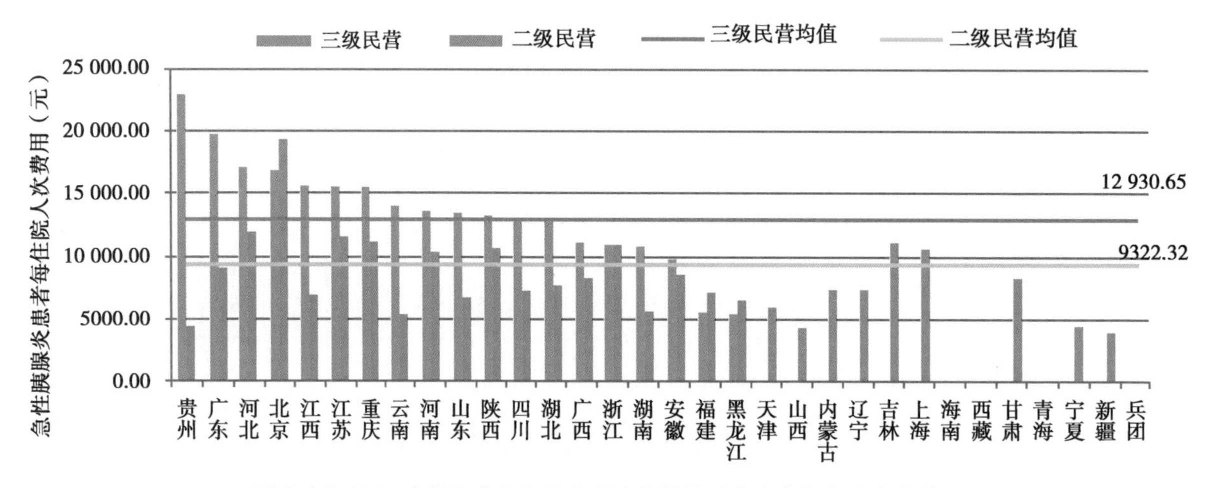

图 3-1-2-114 全国各省各级民营医院急性胰腺炎患者每住院人次费用

六、重点手术相关指标分析

20 个重点手术是各级综合医院治疗多发病、常见病的主要手术种类，本年度随机从 20 个重点手术中抽取髋、膝关节置换术（ICD-9-CM-3-CM-3 编码：“81. 51-81. 54”），颅、脑手术（ICD-9-CM-3-CM-3 编码：“01. 2-01. 6，02”），经皮冠状动脉介入治疗（ICD-9-CM-3-CM-3 编码：“00. 61，00. 62，00. 63，00. 64，00. 65，00. 66”）、胆囊手术（ICD-9-CM-3-CM-3 编码：“51. 0，51. 1，51. 2，51. 3，51. 4，51. 5，51. 6，51. 7，51. 8，51. 9”），子宫切除术（ICD-9-CM-3-CM-3 编码：“68. 4-68. 7”），剖宫产（ICD-9-CM-3-CM-3 编码：“74. 0，74. 1，74. 2，74. 4，74. 99”）6 个重点手术的出院患者，对其住院死亡率、患者术后非计划重返手术室再次手术率、平均住院日和每住院人次费用进行分析。

此次抽样调查的重点手术，颅、脑手术住院死亡率最高，委属委管均值为 1. 02%，三级公立为 3. 88%，二级公立为 4. 89%，三级民营为 7. 96%，二级民营为 6. 11%（图 3-1-2-115）。

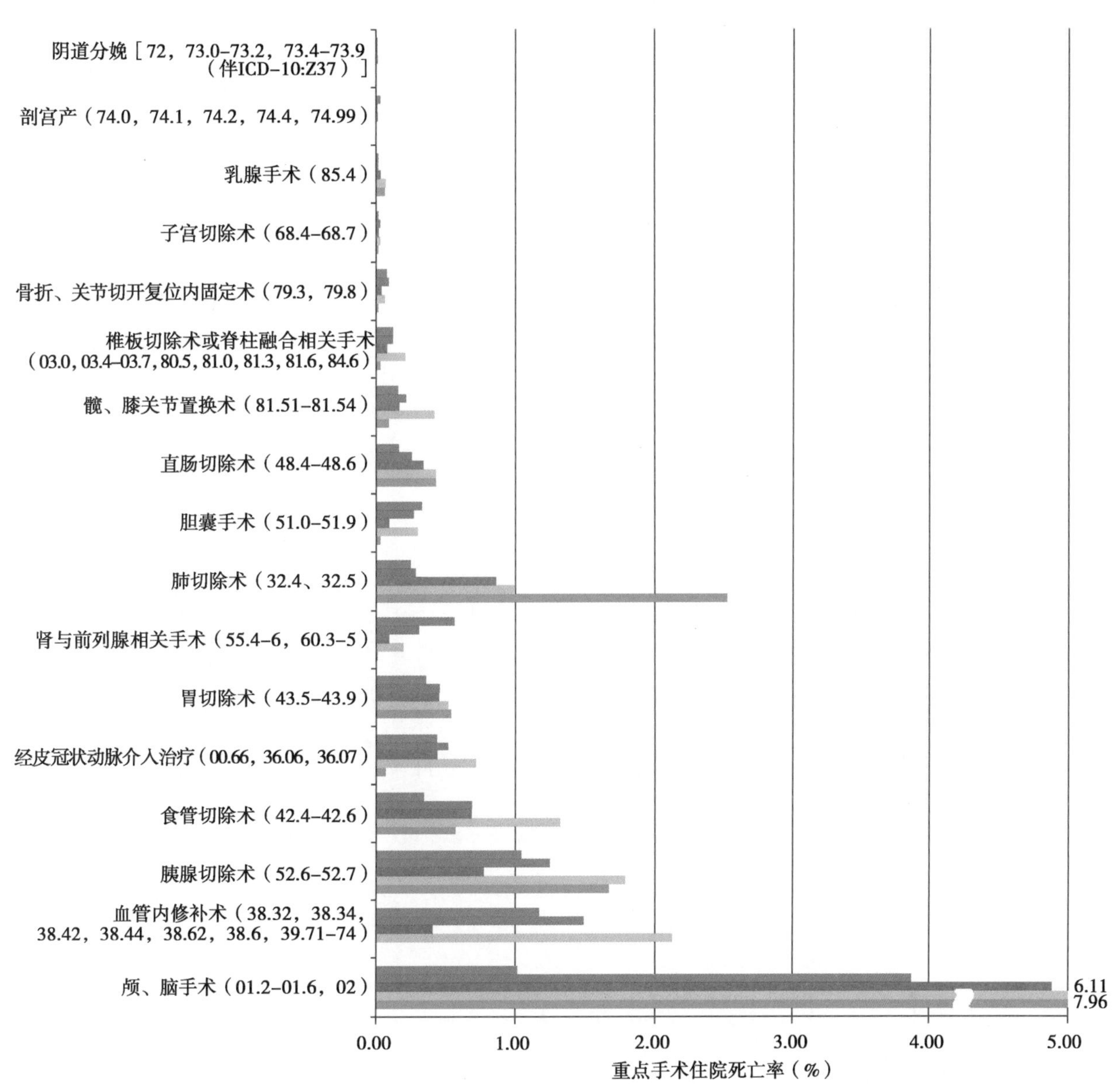

注：只选取二级综合和三级综合医院相同的17个重点手术进行对比，图3-1-2-119、3-1-2-120同。

图 3-1-2-115　重点手术患者住院死亡率（以三级公立医院排序）

如图3-1-2-116所示，20个重点手术患者人数占住院手术患者人次比例以二级公立最高，为43.41%，三级公立最低，为31.70%。

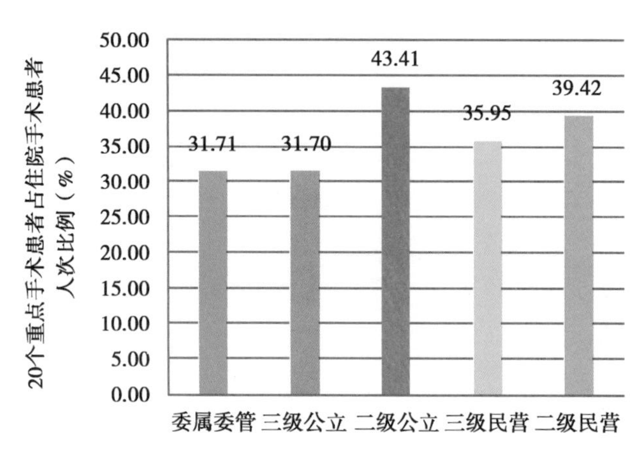

图 3-1-2-116　全国各级综合医院 20 个重点手术患者占住院患者手术人次的比例

三级公立医院 20 个重点手术患者占住院手术患者的 31.70%，18 省超均值，最大值为青海 53.38%，最小值为湖北 24.75%；二级公立医院占 43.41%（31 省反馈），13 省超均值，最大值为河南 55.21%，最小值为上海 28.83%（图 3-1-2-117）。三级民营医院占 35.95%（20 省反馈），11 省超均值，最大值为贵州 82.97%，最小值为福建 14.14%；二级民营医院占 39.42%（28 省反馈，其中新疆为 0），14 省超均值，最大值为甘肃 86.32%（图 3-1-2-118）。

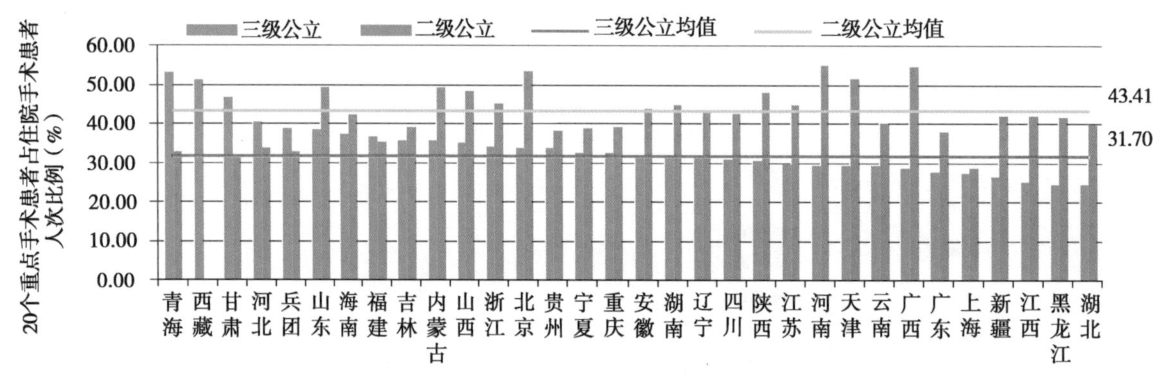

图 3-1-2-117　全国各省各级公立医院 20 个重点手术患者占住院手术患者人次的比例

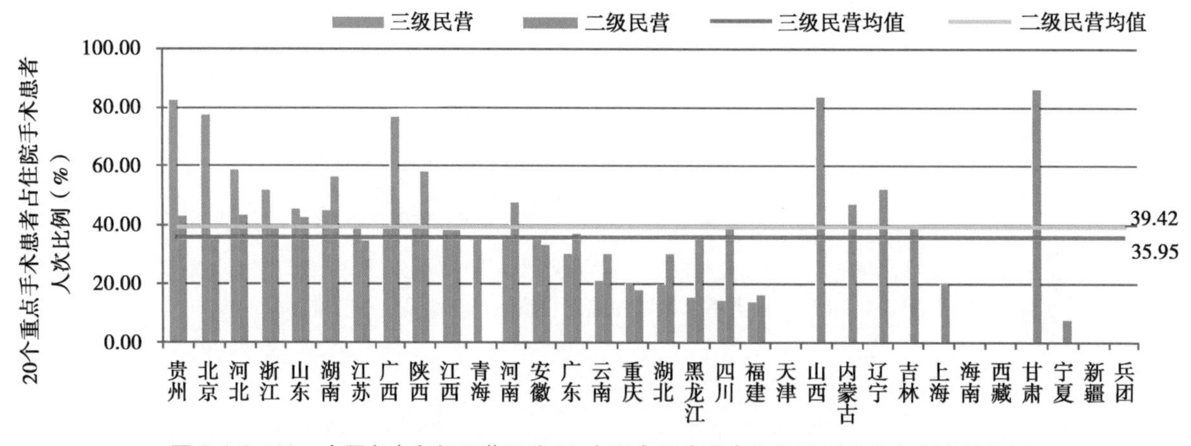

图 3-1-2-118　全国各省各级民营医院 20 个重点手术患者占住院手术患者人次的比例

此次抽样调查的重点手术中，颅脑手术患者术后 48 小时内非计划重返手术室再次手术率最高，委属委管均值为 0.43%，三级公立为 0.76%，二级公立为 0.61%，三级民营为 0.31%，二级民营为 0.65%。胰腺切除术患者术后 30 天内非计划重返手术室再次手术率最高，三级公立均值为 1.52%，委属委管为 1.53%（图 3-1-2-119、图 3-1-2-120）。

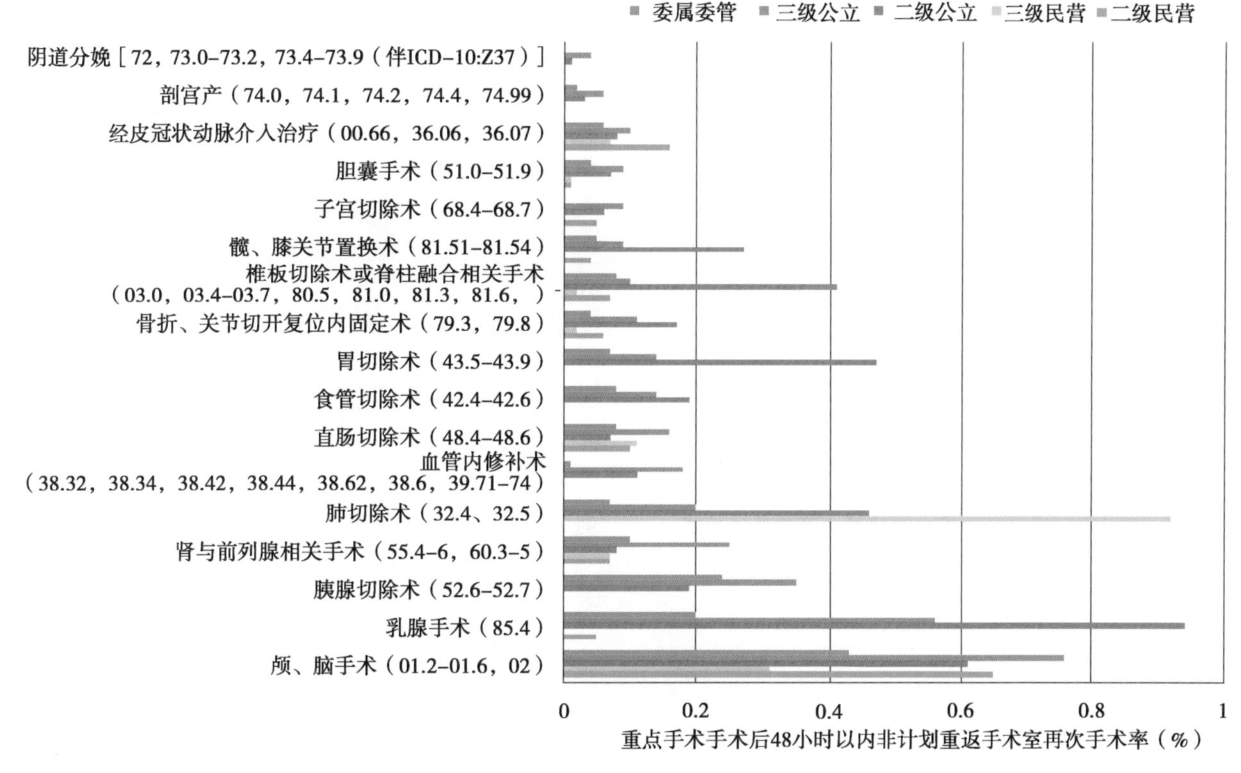

图 3-1-2-119　重点手术患者术后 48 小时内非计划重返手术室再次手术率（以三级公立医院排序）

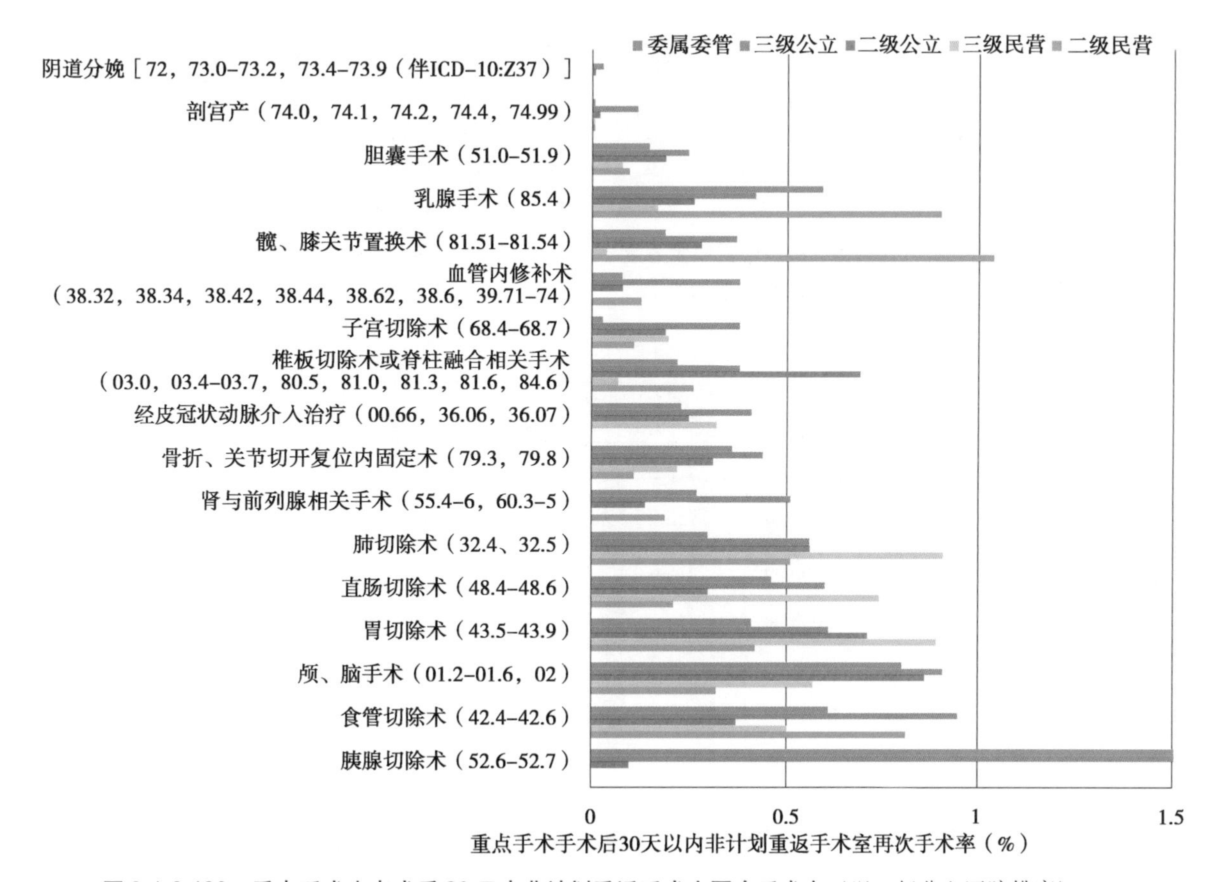

图 3-1-2-120　重点手术患者术后 30 天内非计划重返手术室再次手术率（以三级公立医院排序）

（一）髋、膝关节置换术

1. 全国情况（图 3-1-2-121 至图 3-1-2-125）

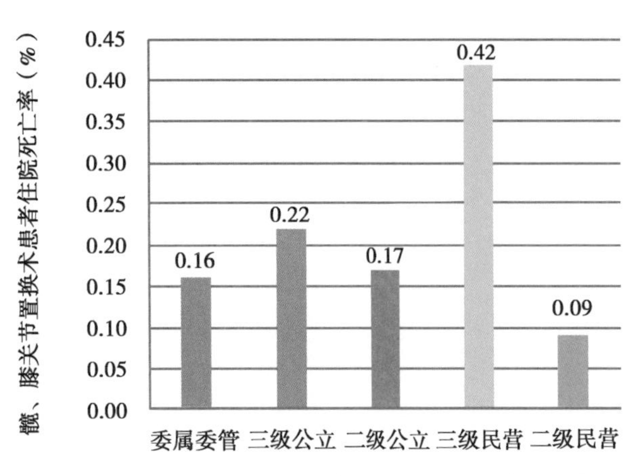

图 3-1-2-121 全国各级综合医院髋、膝关节置换术患者住院死亡率

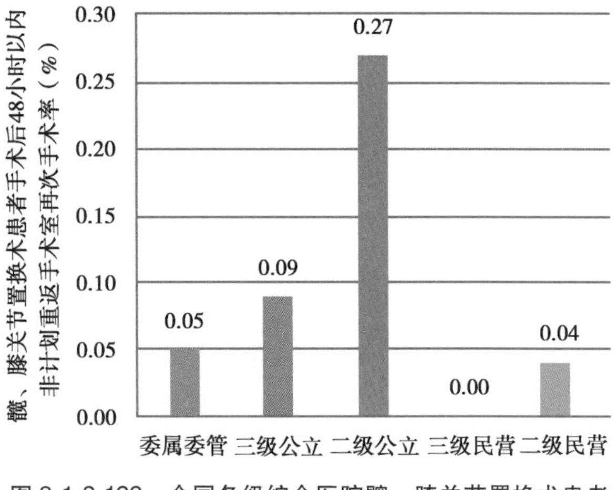

图 3-1-2-122 全国各级综合医院髋、膝关节置换术患者手术后 48 小时以内非计划重返手术室再次手术率

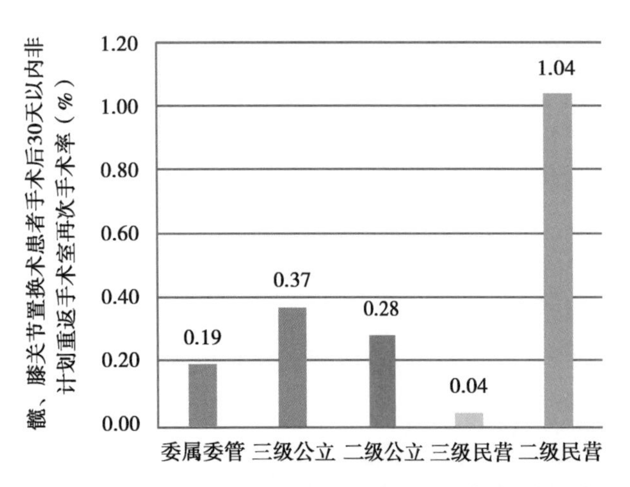

图 3-1-2-123 全国各级综合医院髋、膝关节置换术患者手术后 30 天以内非计划重返手术室再次手术率

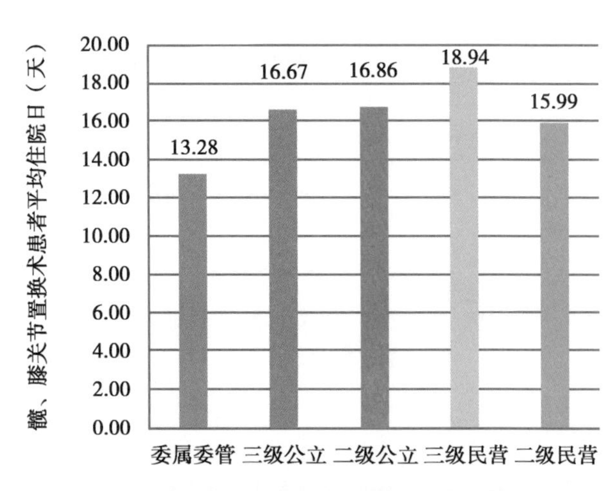

图 3-1-2-124 全国各级综合医院髋、膝关节置换术患者平均住院日

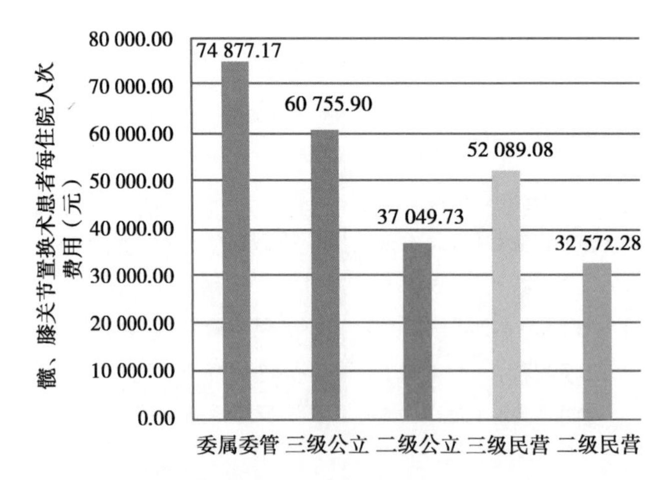

图 3-1-2-125 全国各级综合医院髋、膝关节置换术患者每住院人次费用

2. 各省情况

（1）住院死亡率：三级公立医院髋、膝关节置换术患者住院死亡率平均 0. 22%，12 省超均值，最大值为广西 0. 51%；二级公立医院平均 0. 17%（31 省反馈，其中 14 省为 0），9 省超均值，最大值为北京 1. 02%（图 3-1-2-126）。三级民营医院平均 0. 42%（18 省反馈，其中 12 省为 0），5 省超均值，最大值为福建 2. 08%；二级民营医院平均 0. 09%（26 省反馈，其中 21 省为 0），5 省超均值，最大值为湖北 4. 17%（图 3-1-2-127）。

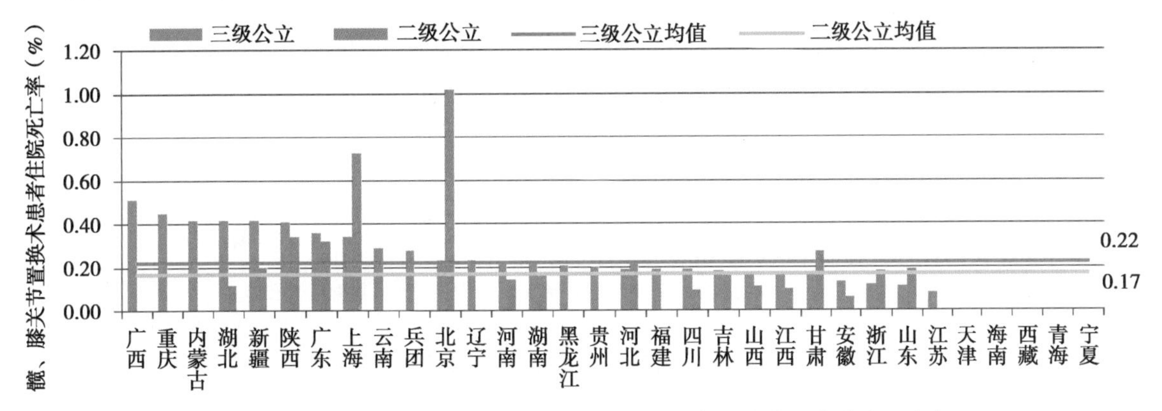

图 3-1-2-126　全国各省各级公立医院髋、膝关节置换术患者住院死亡率

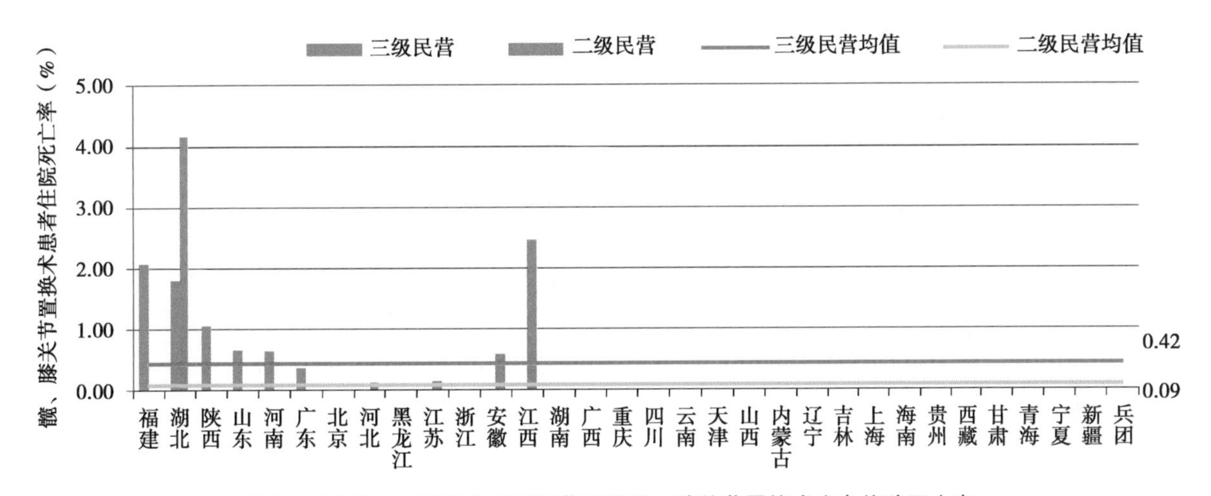

图 3-1-2-127　全国各省各级民营医院髋、膝关节置换术患者住院死亡率

（2）48 小时以内重返手术室再次手术率：三级公立医院髋、膝关节置换术患者手术后 48 小时内重返手术室再次手术率平均 0. 09%（其中 15 省为 0），12 省超均值，最大值为安徽 0. 87%；二级公立医院平均 0. 27%（31 省反馈，其中 22 省为 0），2 省超均值，最大值为江西 5. 03%（图 3-1-2-128）。三级民营医院 16 省反馈均为 0；二级民营医院平均 0. 04% [25 省反馈，江西 2. 50%（2/80），其余 24 省为 0]。

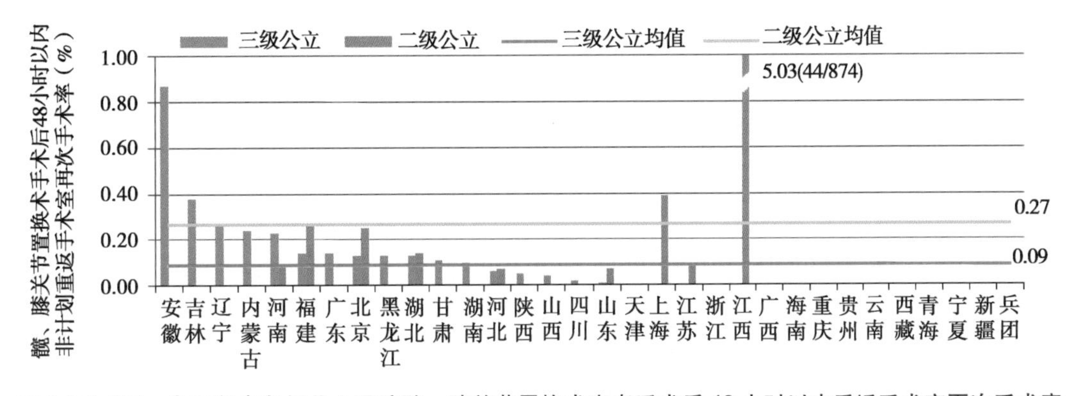

图 3-1-2-128　全国各省各级公立医院髋、膝关节置换术患者手术后 48 小时以内重返手术室再次手术率

（3）30天以内重返手术室再次手术率：三级公立医院髋、膝关节置换术患者手术后30天以内重返手术室再次手术率平均0.37%（其中4省为0），12省超均值，最大值为安徽1.45%；二级公立医院平均0.28%（31省反馈，其中14省为0），11省超均值，最大值为青海4.00%（图3-1-2-129）。三级民营医院平均0.04%（16省反馈，陕西1.61%，其余15省均为0）；二级民营医院平均1.04%（25省反馈，其中17省为0），6省超均值，最大值为北京4.00%（图3-1-2-130）。

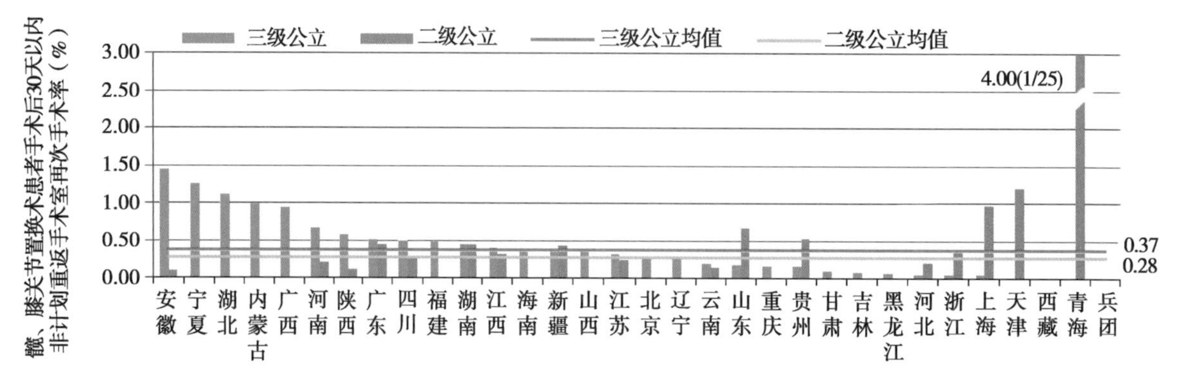

图3-1-2-129　全国各省各级公立医院髋、膝关节置换术患者手术后30天以内重返手术室再次手术率

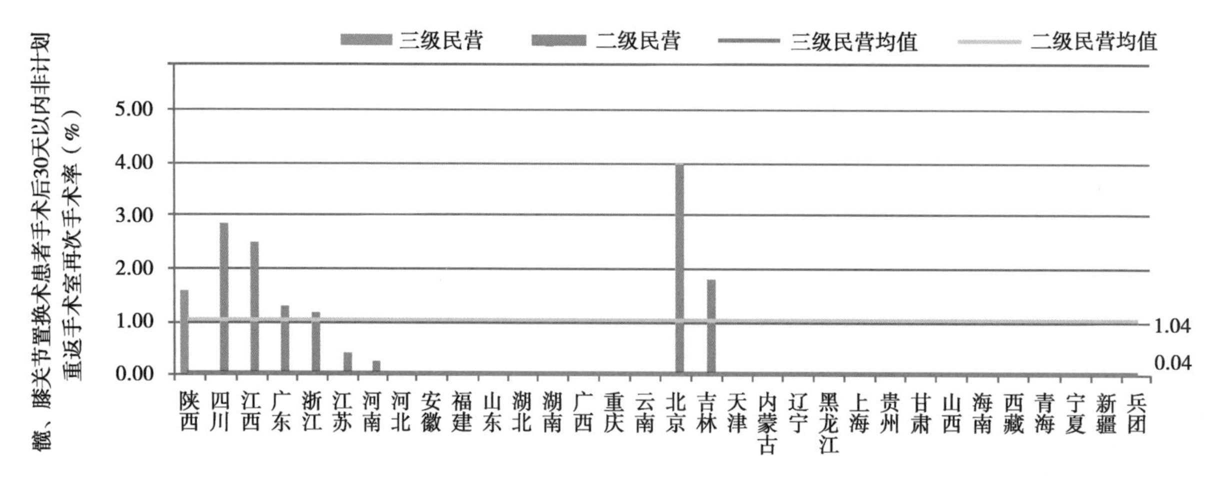

图3-1-2-130　全国各省各级民营医院髋、膝关节置换术患者手术后30天以内重返手术室再次手术率

（4）平均住院日：三级公立医院髋、膝关节置换术患者平均住院日16.67天，20省超均值，最大值为西藏25.83天，最小值为上海11.78天；二级公立医院平均16.86天（31省反馈），16省超均值，最大值为湖南21.47天，最小值为河北14.37天（图3-1-2-131）。三级民营医院平均18.94天（19省反馈），10省超均值，最大值为四川35.60天，最小值为福建9.52天；二级民营医院平均15.99天（27省反馈），18省超均值，最大值为上海43.67天，最小值为宁夏7.00天（图3-1-2-132）。

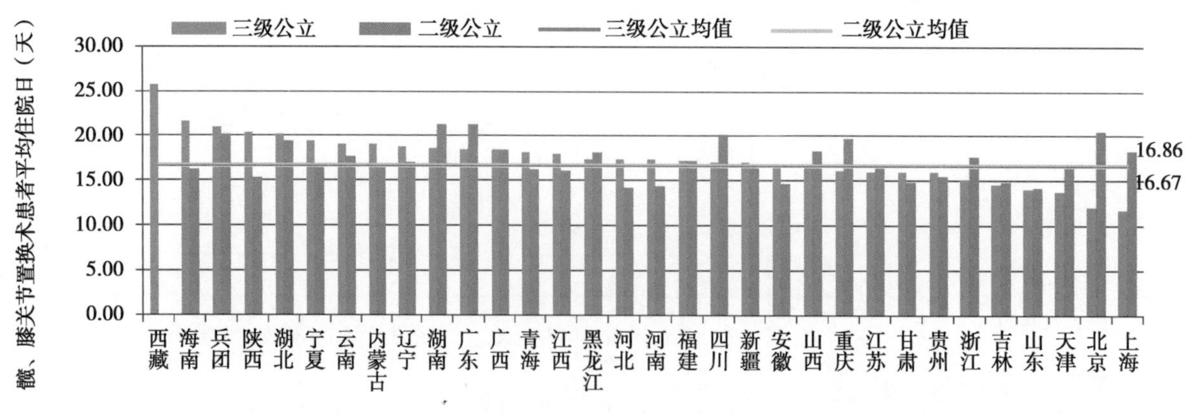

图3-1-2-131　全国各省各级公立医院髋、膝关节置换术患者平均住院日

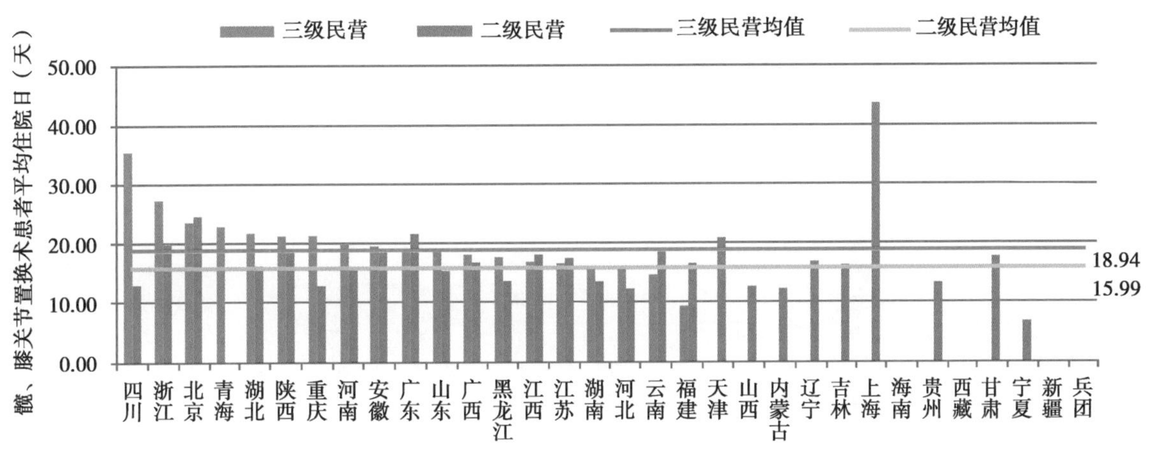

图 3-1-2-132 全国各省各级民营医院髋、膝关节置换术患者平均住院日

（5）每住院人次费用：三级公立医院髋、膝关节置换术患者每住院人次费用平均 60 755. 90 元，15 省超均值，最大值为贵州 76 565. 53 元，最小值为安徽 46 076. 88 元；二级公立医院平均 37 049. 73 元（31 省反馈），17 省超均值，最大值为上海 68 281. 87 元，最小值为河南 21 598. 24 元（图 3-1-2-133）。三级民营医院平均 52 089. 08 元（18 省反馈），8 省超均值，最大值为北京 84 938. 00 元，最小值为云南 32 150. 00 元；二级民营医院平均 32 572. 28 元（26 省反馈），17 省超均值，最大值为北京 72 386. 59 元，最小值为黑龙江 4100. 00 元（图 3-1-2-134）。

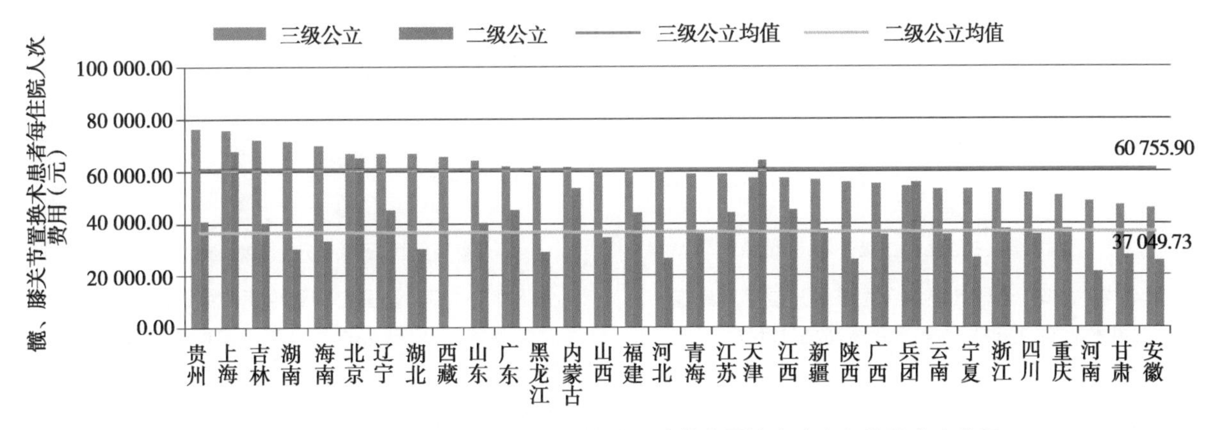

图 3-1-2-133 全国各省各级公立医院髋、膝关节置换术患者每住院人次费用

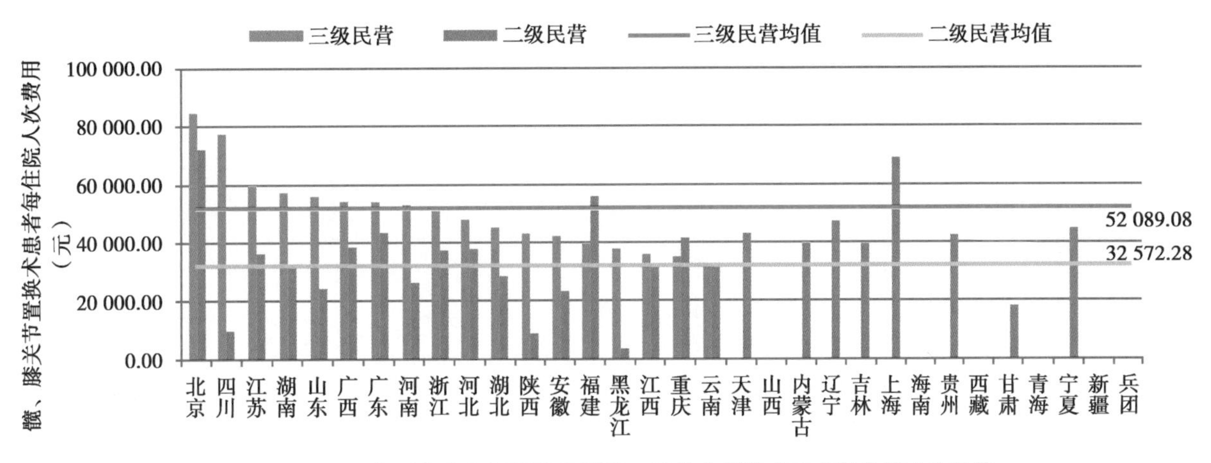

图 3-1-2-134 全国各省各级民营医院髋、膝关节置换术患者每住院人次费用

（二）颅、脑手术

1. 全国情况（图 3-1-2-135 至图 3-1-2-139）

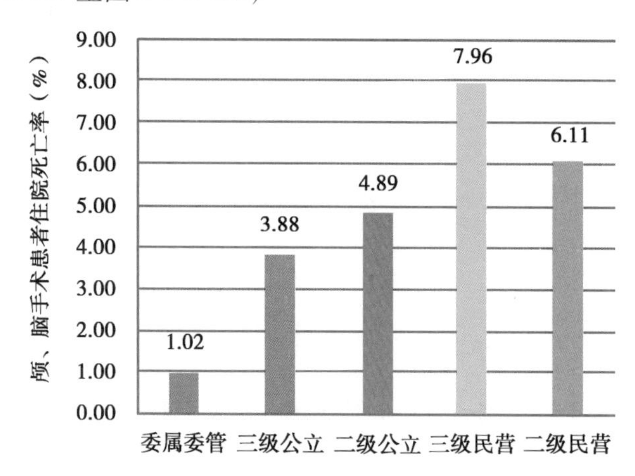

图 3-1-2-135　全国各级综合医院颅、脑手术患者住院死亡率

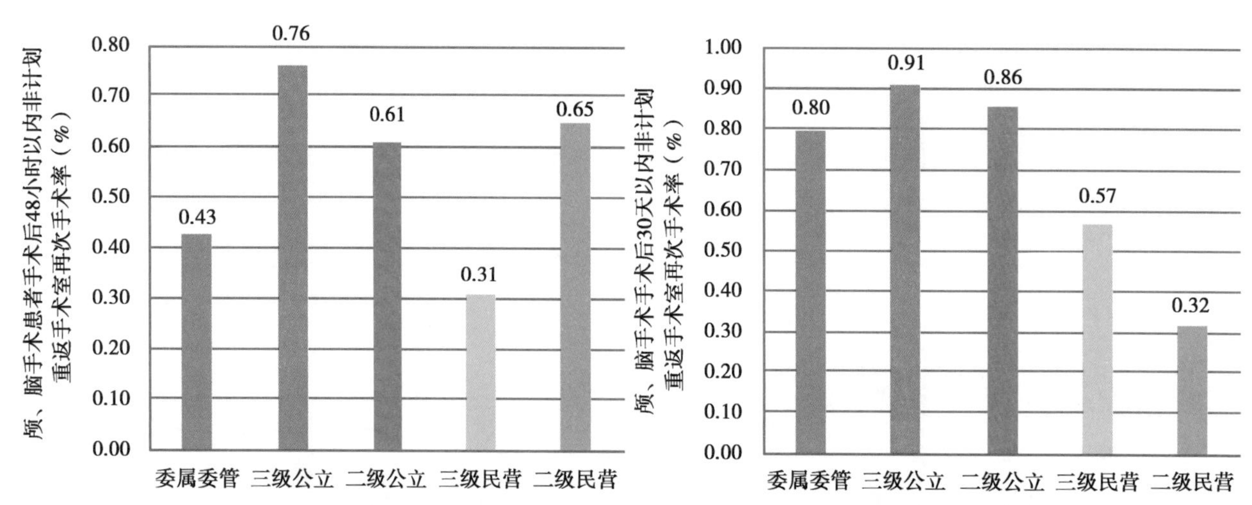

图 3-1-2-136　全国各级综合医院颅、脑手术患者手术后 48 小时以内重返手术室再次手术率

图 3-1-2-137　全国各级综合医院颅、脑手术患者手术后 30 天以内重返手术室再次手术率

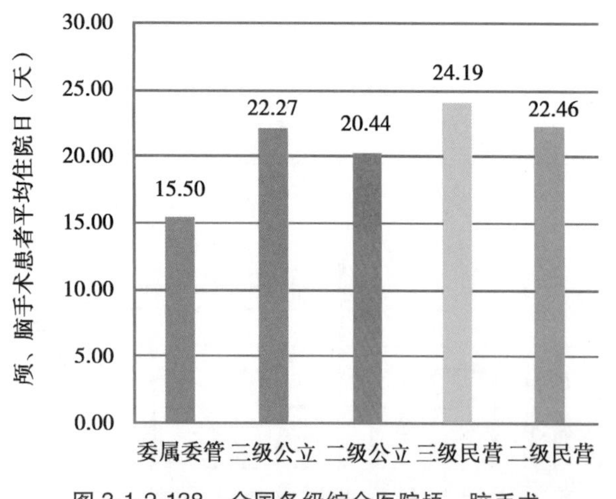

图 3-1-2-138　全国各级综合医院颅、脑手术患者平均住院日

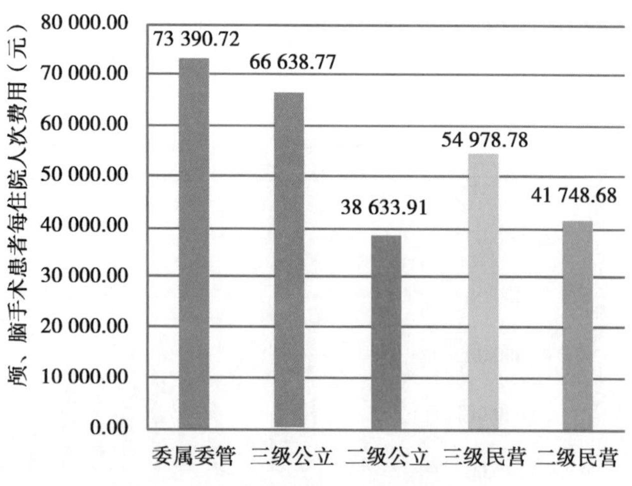

图 3-1-2-139　全国各级综合医院颅、脑手术患者每住院人次费用

2. 各省情况

（1）住院死亡率：三级公立医院颅、脑手术患者住院死亡率平均 3.88%，18 省超均值，最大值为青海 8.42%，最小值为上海 1.18%；二级公立医院平均 4.89%（31 省反馈），15 省超均值，最大值为天津 11.48%，最小值为宁夏 0.62%（图 3-1-2-140）。三级民营医院平均 7.96%（19 省反馈，其中 2 省为 0），8 省超均值，最大值为北京 30.36%；二级民营医院平均 6.11%（23 省反馈，其中 2 省为 0），10 省超均值，最大值为黑龙江 15.87%（图 3-1-2-141）。

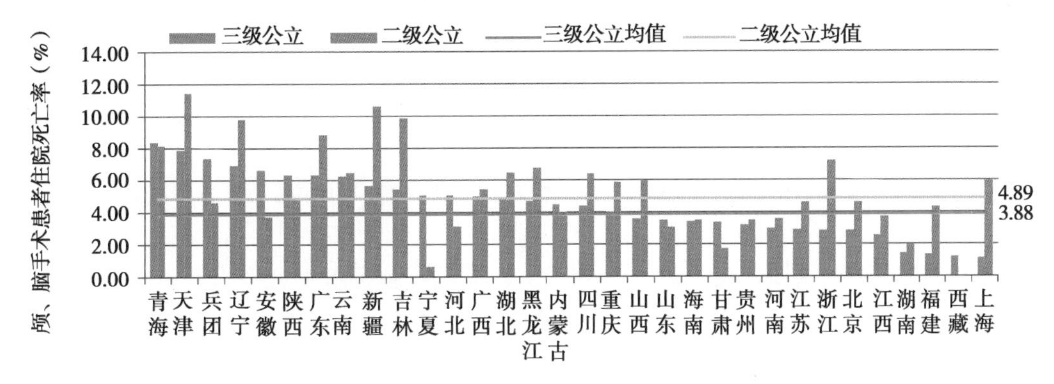

图 3-1-2-140 全国各省各级公立医院颅、脑手术患者住院死亡率

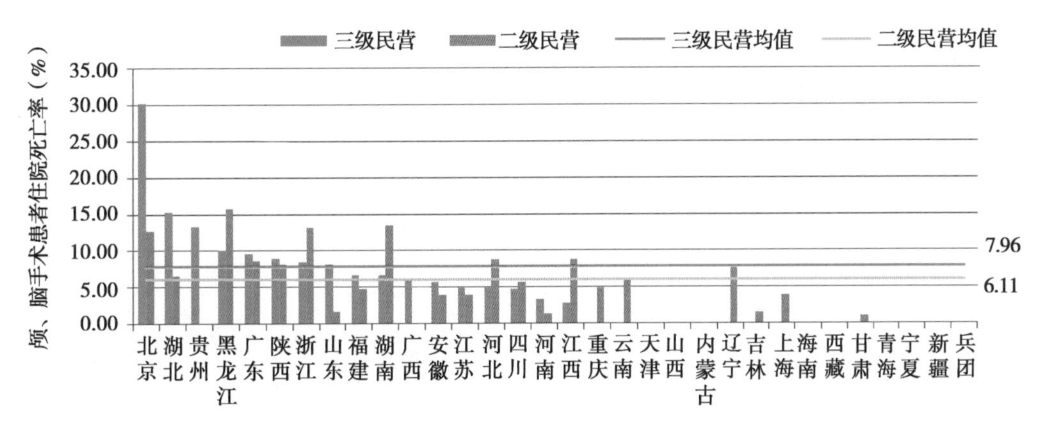

图 3-1-2-141 全国各省各级民营医院颅、脑手术患者住院死亡率

（2）48 小时以内重返手术室再次手术率：三级公立医院颅、脑手术患者手术后 48 小时内重返手术室再次手术率平均 0.76%（其中 2 省为 0），15 省超均值，最大值为天津 3.70%；二级公立医院平均 0.61%（31 省反馈，其中 6 省为 0），14 省超均值，最大值为天津 3.00%（图 3-1-2-142）。三级民营医院平均 0.31%（16 省反馈，其中 12 省为 0），3 省超均值，最大值为山东 1.71%；二级民营医院平均 0.65%（21 省反馈，其中 12 省为 0），5 省超均值，最大值为浙江 3.95%（图 3-1-2-143）。

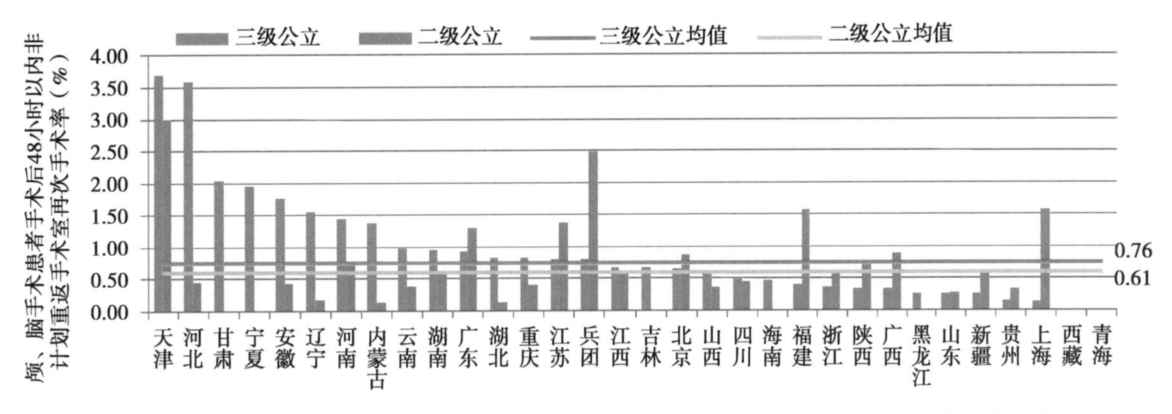

图 3-1-2-142 全国各省各级公立医院颅、脑手术患者手术后 48 小时以内重返手术室再次手术率

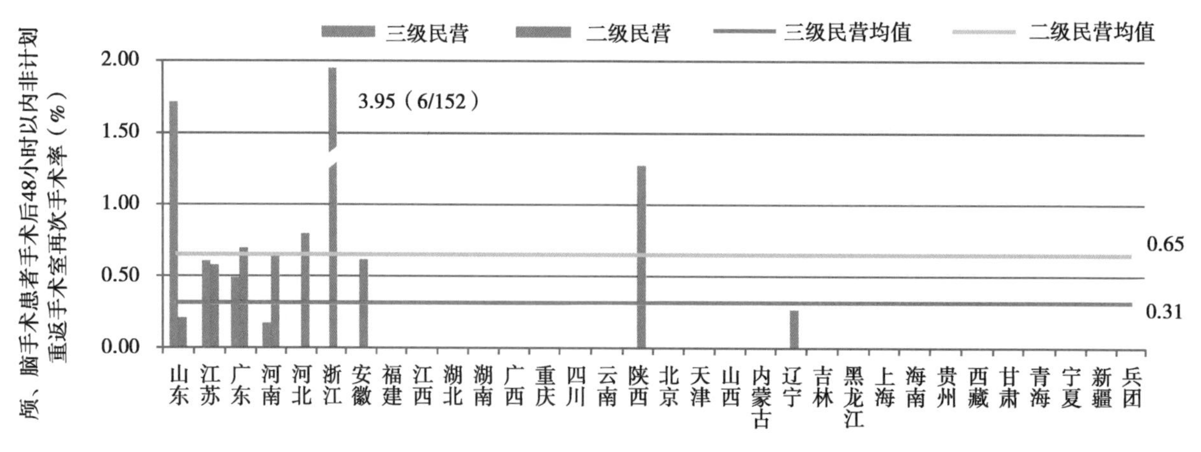

图 3-1-2-143 全国各省各级民营医院颅脑手术患者手术后 48 小时以内重返手术室再次手术率

（3）30 天以内重返手术室再次手术率：三级公立医院颅、脑手术患者手术后 30 天以内重返手术室再次手术率平均 0.91%（其中 2 省为 0），16 省超均值，最大值为宁夏 6.49%；二级公立医院平均 0.86%（31 省反馈，其中 6 省为 0），11 省超均值，最大值为天津 9.00%（图 3-1-2-144）。三级民营医院平均 0.57%（16 省反馈，其中 9 省为 0），5 省超均值，最大值为四川 9.52%；二级民营医院平均 0.32%（19 省反馈，其中 12 省为 0），4 省超均值，最大值为陕西 1.27%（图 3-1-2-145）。

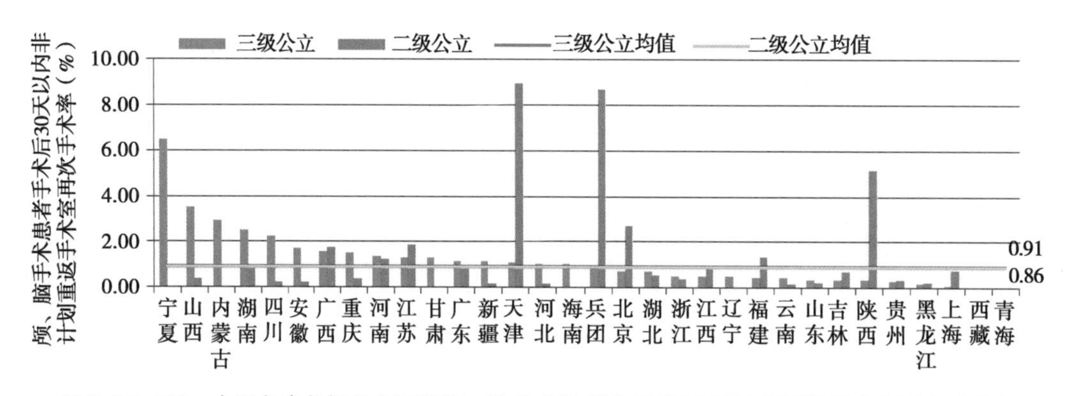

图 3-1-2-144 全国各省各级公立医院颅、脑手术患者手术后 30 天以内重返手术室再次手术率

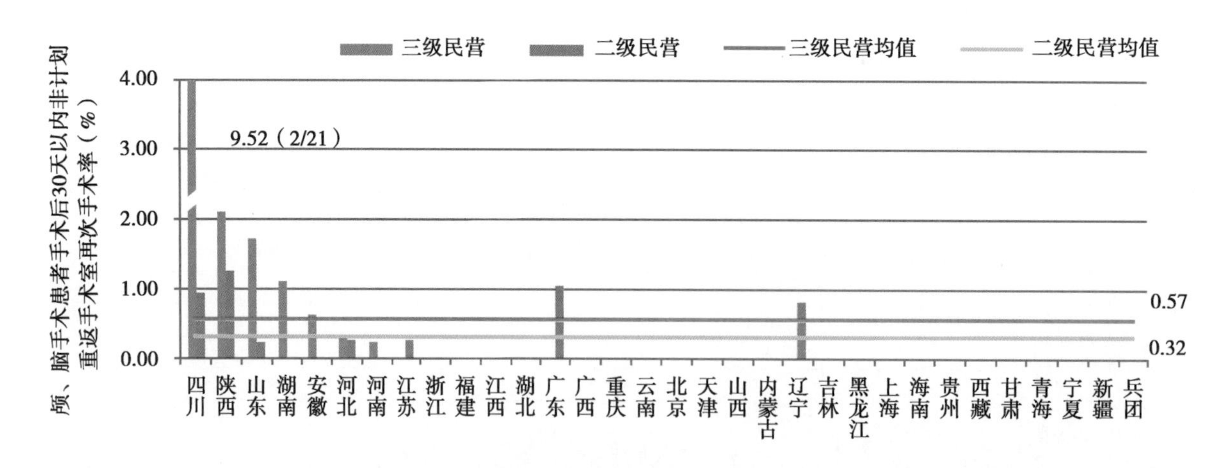

图 3-1-2-145 全国各省各级民营医院颅、脑手术患者手术后 30 天以内重返手术室再次手术率

（4）平均住院日：三级公立医院颅、脑手术患者平均住院日平均 22.27 天，16 省超均值，最大值为海南 34.77 天，最小值为上海 11.84 天；二级公立医院平均 20.44 天（31 省反馈），16 省超均值，最

大值为广东 31.81 天，最小值为内蒙古 11.31 天（图 3-1-2-146）。三级民营医院平均 24.19 天（20 省反馈），10 省超均值，最大值为广西 48.00 天，最小值为贵州 10.22 天；二级民营医院平均 22.46 天（23 省反馈），8 省超均值，最大值为上海 37.00 天，最小值为云南 4.06 天（图 3-1-2-147）。

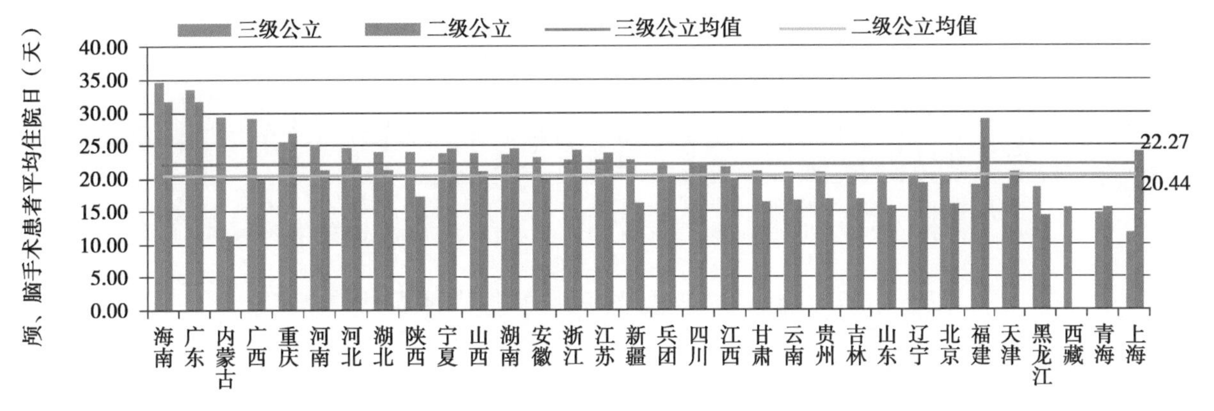

图 3-1-2-146　全国各省各级公立医院颅、脑手术患者平均住院日

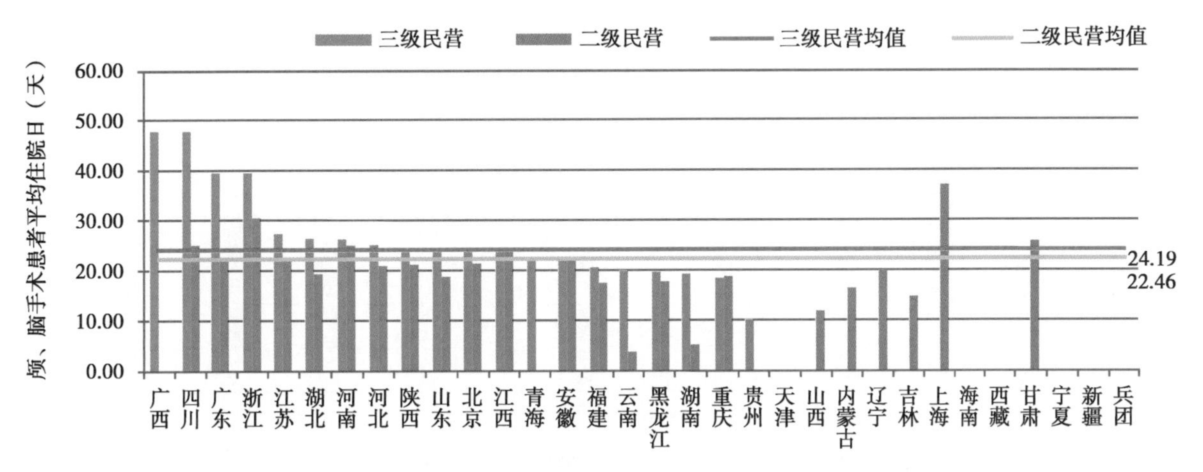

图 3-1-2-147　全国各省各级民营医院颅、脑手术患者平均住院日

（5）每住院人次费用：三级公立医院颅、脑手术患者每住院人次费用平均 66 638.77 元，14 省超均值，最大值为湖南 100 607.27 元，最小值为西藏 27 316.80 元；二级公立医院平均 38 633.91 元（31 省反馈），15 省超均值，最大值为上海 87 081.82 元，最小值为青海 18 282.15 元（图 3-1-2-148）。三级民营医院平均 54 978.78 元（19 省反馈），11 省超均值，最大值为北京 122 559.00 元，最小值为福建 8050.00 元；二级民营医院平均 41 748.68 元（21 省反馈），9 省超均值，最大值为上海 112 021.00 元，最小值为云南 7112.65 元（图 3-1-2-149）。

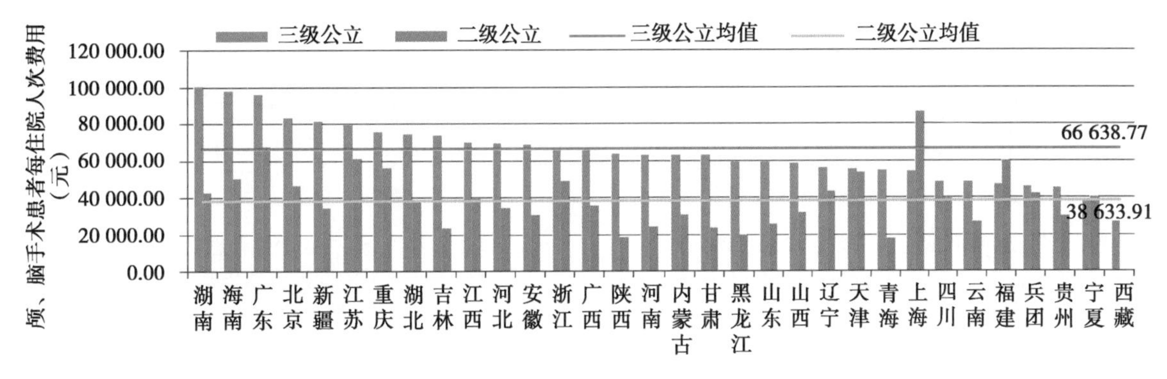

图 3-1-2-148　全国各省各级公立医院颅、脑手术患者每住院人次费用

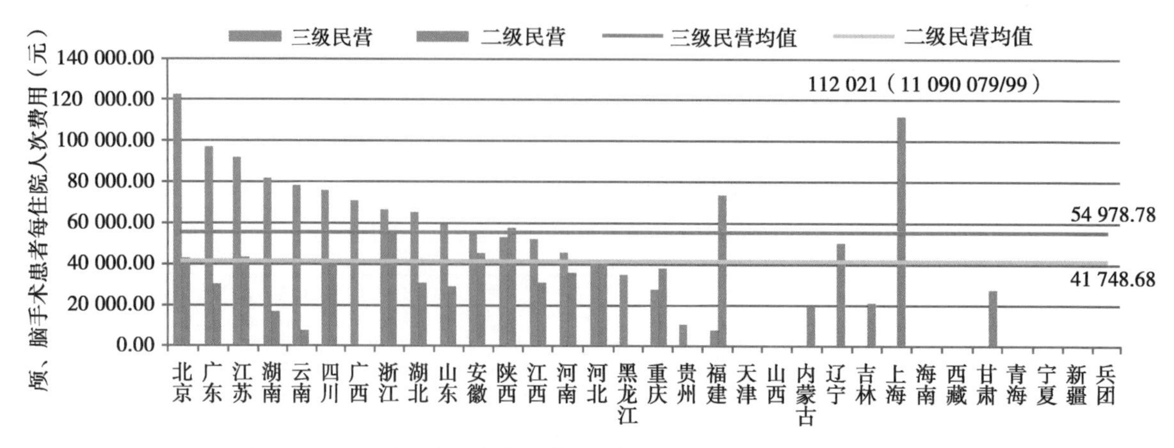

图 3-1-2-149　全国各省各级民营医院颅、脑手术患者每住院人次费用

（三）经皮冠状动脉介入治疗

1. 全国情况（图 3-1-2-150 至图 3-1-2-154）

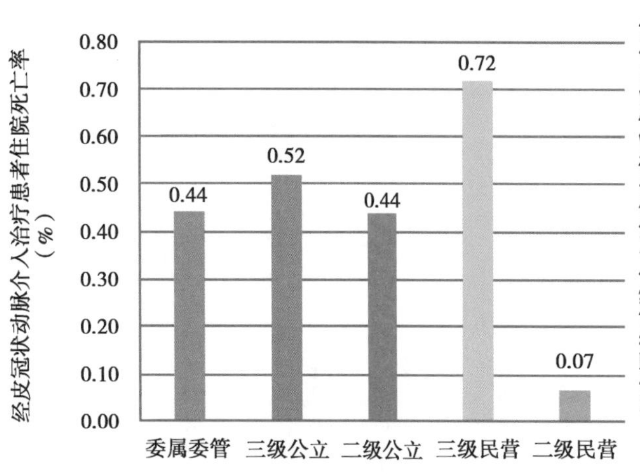

图 3-1-2-150　全国各级综合医院经皮冠状动脉介入治疗患者住院死亡率

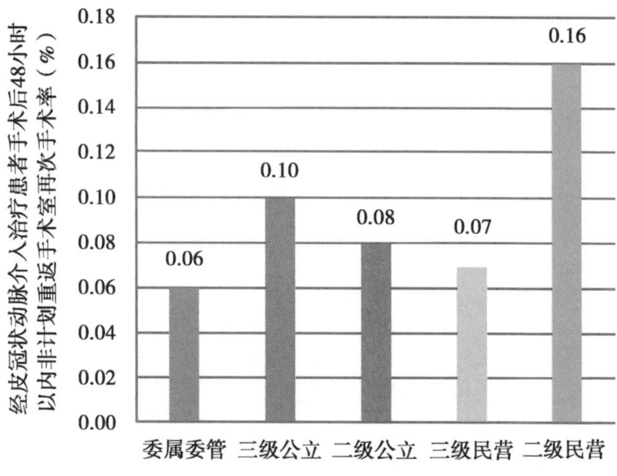

图 3-1-2-151　全国各级综合医院经皮冠状动脉介入治疗患者手术后 48 小时以内重返手术室再次手术率

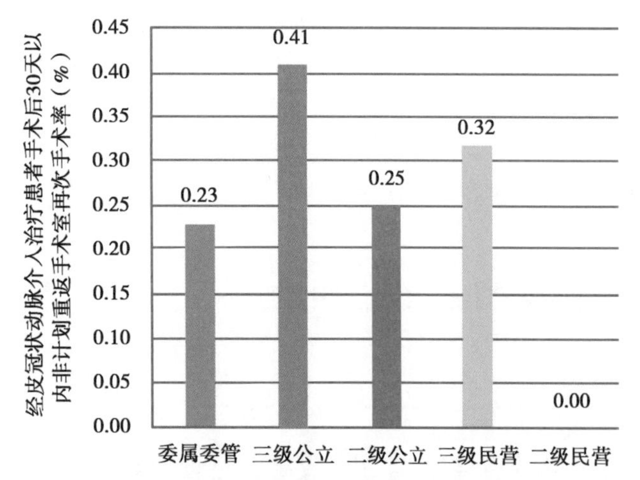

图 3-1-2-152　全国各级综合医院经皮冠状动脉介入治疗患者手术后 30 天以内重返手术室再次手术率

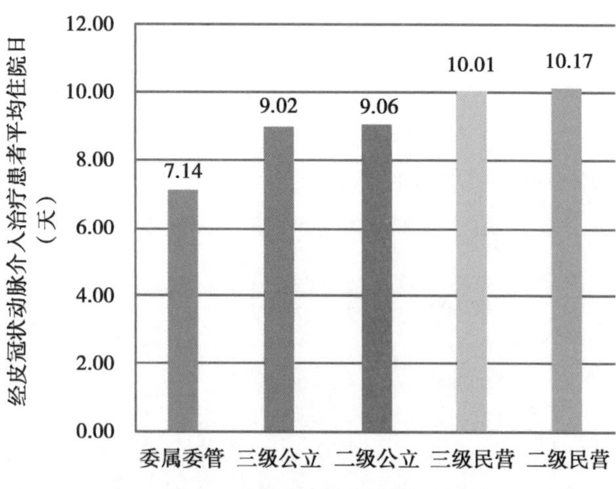

图 3-1-2-153　全国各级综合医院经皮冠状动脉介入治疗患者平均住院日

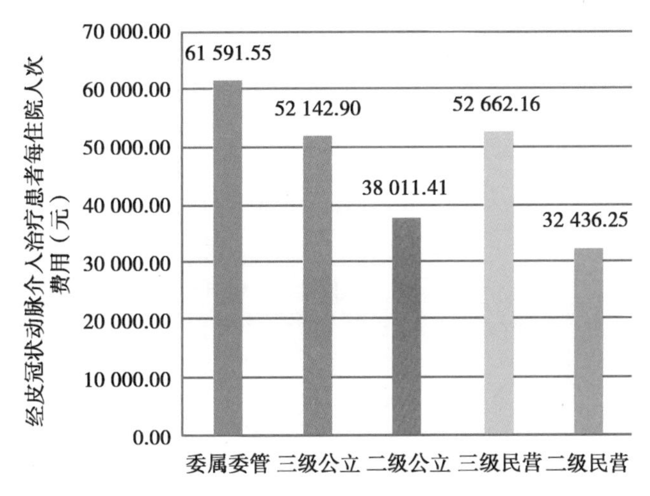

图 3-1-2-154　全国各级综合医院经皮冠状动脉介入治疗患者每住院人次费用

2. 各省情况

（1）住院死亡率：三级公立医院经皮冠状动脉介入治疗患者住院死亡率平均 0.52%（其中西藏为 0），17 省超均值，最大值为重庆 1.21%；二级公立医院平均 0.44%（28 省反馈，其中 9 省为 0），7 省超均值，最大值为福建 2.38%（图 3-1-2-155）。三级民营医院平均 0.72%（16 省反馈，其中 5 省为 0），4 省超均值，最大值为湖南 6.06%；二级民营医院平均 0.07%（12 省反馈，江苏 0.29%、河南 0.07%，其余 10 省均为 0）（图 3-1-2-156）。

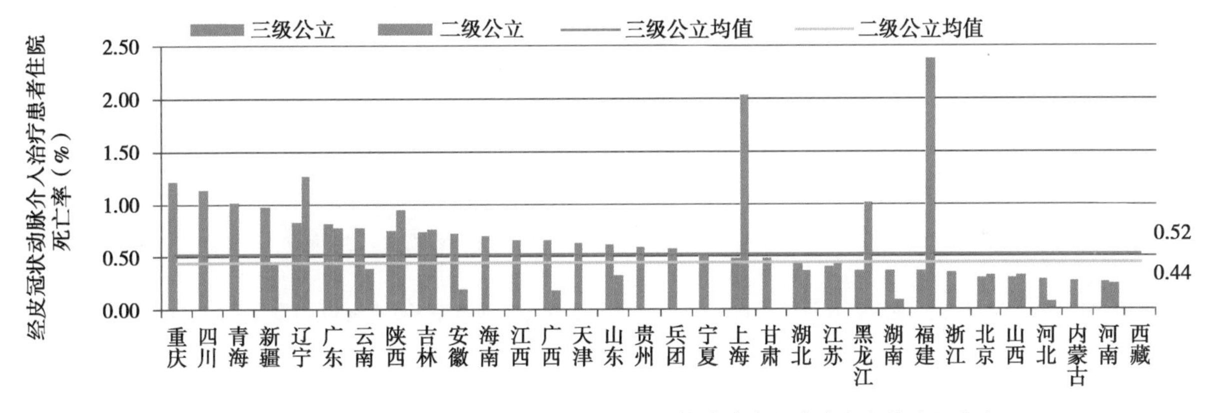

图 3-1-2-155　全国各省各级公立医院经皮冠状动脉介入治疗患者住院死亡率

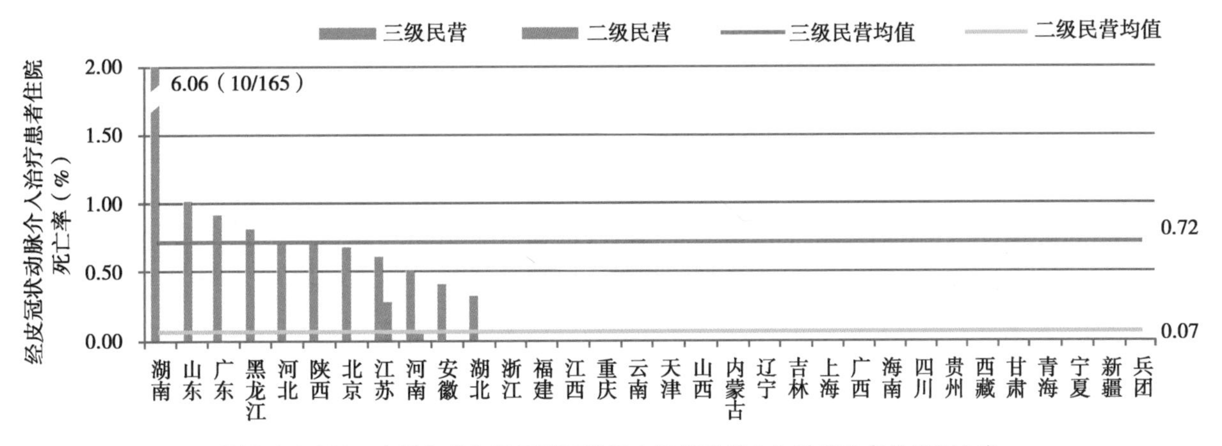

图 3-1-2-156　全国各省各级民营医院经皮冠状动脉介入治疗患者住院死亡率

（2）48 小时以内重返手术室再次手术率：三级公立医院经皮冠状动脉介入治疗患者手术后 48 小时以内重返手术室再次手术率平均 0.10%（其中 11 省为 0），8 省超均值，最大值为安徽 0.77%；二级公立医院平均 0.08%（28 省反馈，其中 21 省为 0），6 省超均值，最大值为福建 1.45%（图 3-1-2-157）。三级民营医院平均 0.07%（13 省反馈，其中 11 省为 0），1 省超均值，最大值为陕西 0.42%；二级民营医院平均 0.16%（11 省反馈，其中 8 省为 0），1 省超均值，最大值为江苏 0.60%（图 3-1-2-158）。

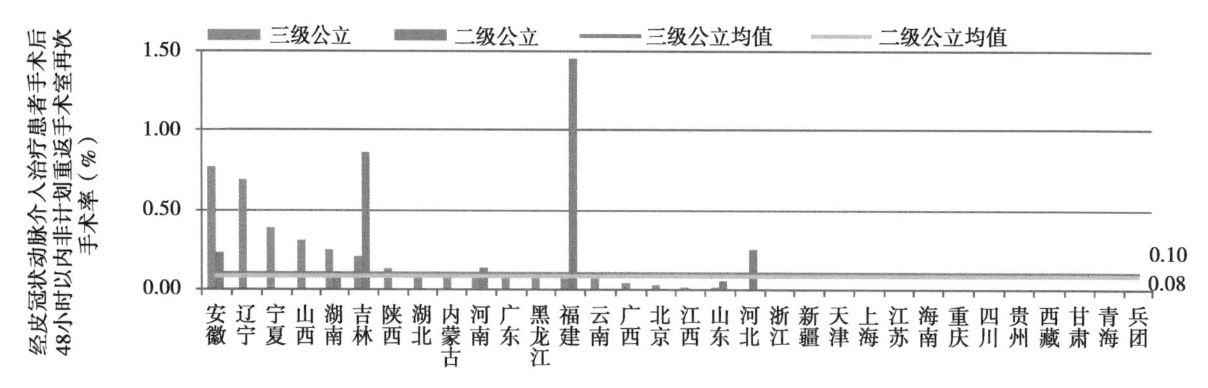

图 3-1-2-157 全国各省各级公立医院经皮冠状动脉介入治疗患者手术后 48 小时以内重返手术室再次手术率

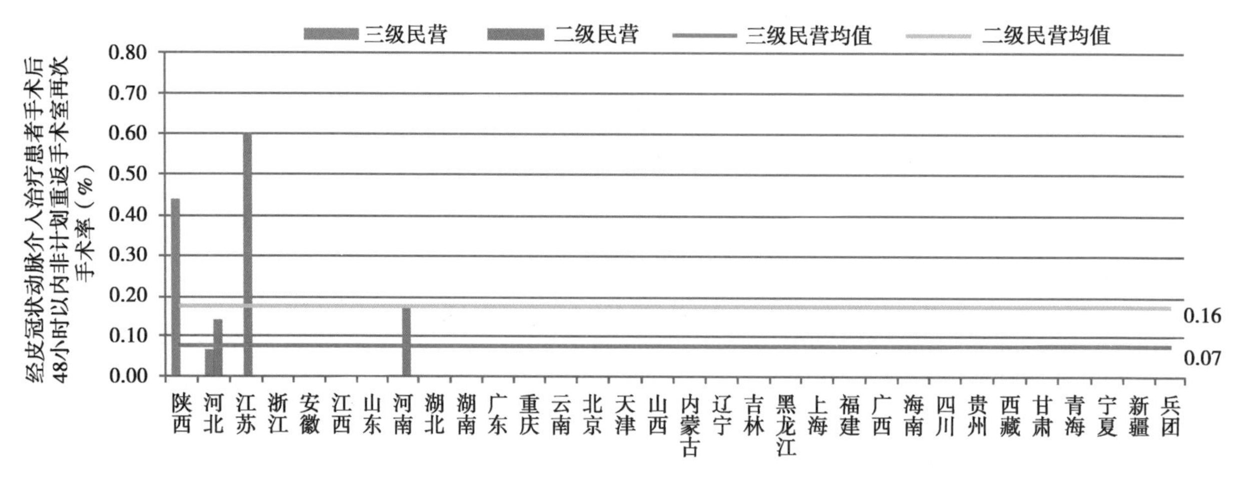

图 3-1-2-158 全国各省各级民营医院经皮冠状动脉介入治疗患者手术后 48 小时以内重返手术室再次手术率

（3）30 天以内重返手术室再次手术率：三级公立医院经皮冠状动脉介入治疗患者手术后 30 天以内重返手术室再次手术率平均 0.41%（其中 4 省为 0），10 省超均值，最大值为安徽 4.53%；二级公立医院平均 0.25%（28 省反馈，其中 17 省为 0），8 省超均值，最大值为福建 2.90%（图 3-1-2-159）。三级民营医院平均 0.32%（13 省反馈，其中 9 省为 0），3 省超均值，最大值为浙江 1.96%；二级民营医院 11 省反馈均为 0（图 3-1-2-160）。

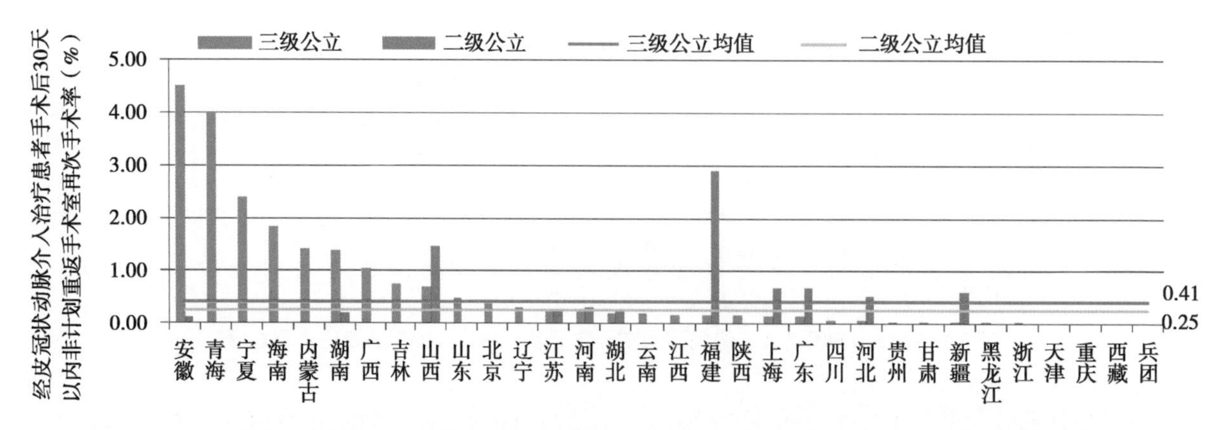

图 3-1-2-159 全国各省各级公立医院经皮冠状动脉介入治疗患者手术后 30 天以内重返手术室再次手术率

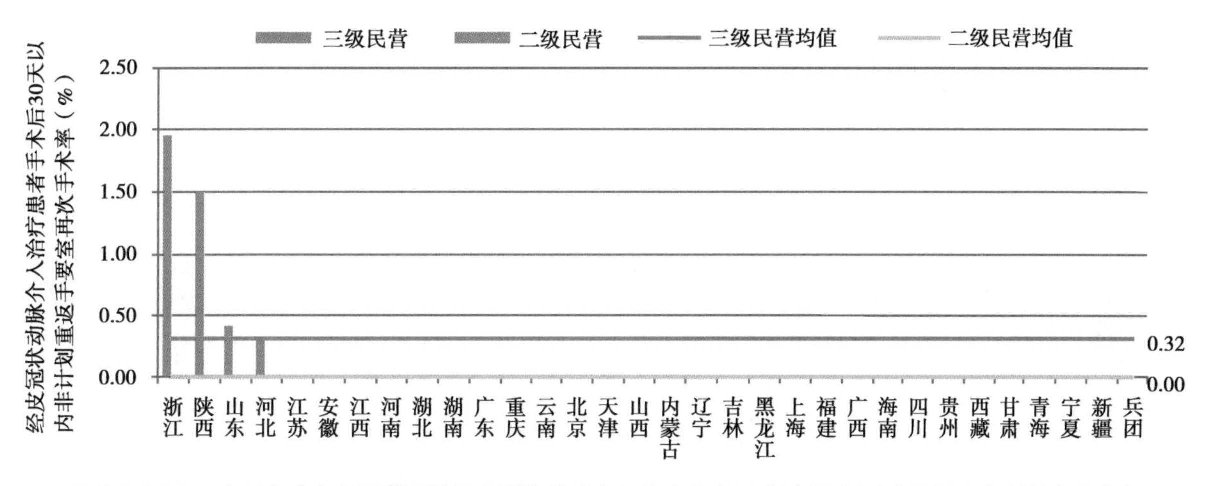

图 3-1-2-160　全国各省各级民营医院经皮冠状动脉介入治疗患者手术后 30 天以内重返手术室再次手术率

（4）平均住院日：三级公立医院经皮冠状动脉介入治疗患者平均住院日 9.02 天，19 省超均值，最大值为西藏 15.07 天，最小值为上海 5.87 天；二级公立医院平均 9.06 天（28 省反馈），13 省超均值，最大值为山西 15.90 天，最小值为内蒙古 6.22 天（图 3-1-2-161）。三级民营医院平均 10.01 天（16 省反馈），10 省超均值，最大值为重庆 15.94 天，最小值为云南 5.00 天；二级民营医院平均 10.17 天（13 省反馈），5 省超均值，最大值为云南 15.00 天，最小值为内蒙古 3.00 天（图 3-1-2-162）。

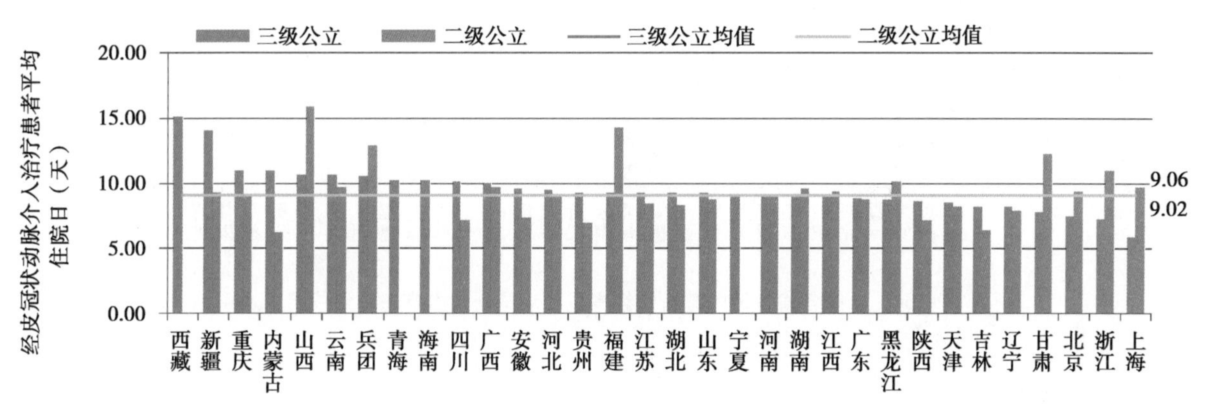

图 3-1-2-161　全国各省各级公立医院经皮冠状动脉介入治疗患者平均住院日

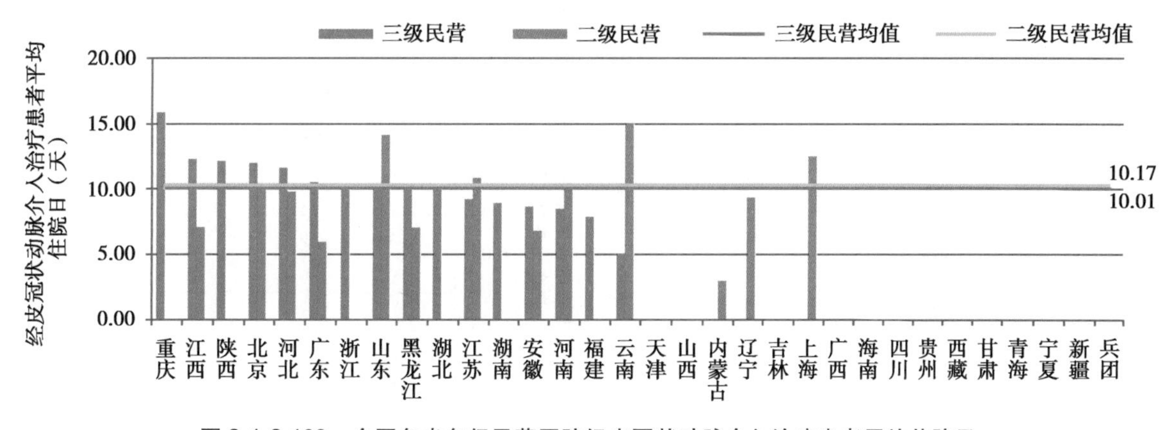

图 3-1-2-162　全国各省各级民营医院经皮冠状动脉介入治疗患者平均住院日

（5）每住院人次费用：三级公立医院经皮冠状动脉介入治疗患者每住院人次费用平均 52 142.90 元，14 省超均值，最大值为西藏 71 899.90 元，最小值为云南 39 107.18 元；二级公立医院平均 38 011.41元（28 省反馈），10 省超均值，最大值为上海 62 124.87 元，最小值为贵州 3976.00 元

（图 3-1-2-163）。三级民营医院平均 52 662.16 元（15 省反馈），7 省超均值，最大值为广东 80 193.42 元，最小值为浙江 22 548.22 元；二级民营医院平均 32 436.25 元（10 省反馈），5 省超均值，最大值为北京68 125.70元，最小值为云南 15 714.30 元（图 3-1-2-164）。

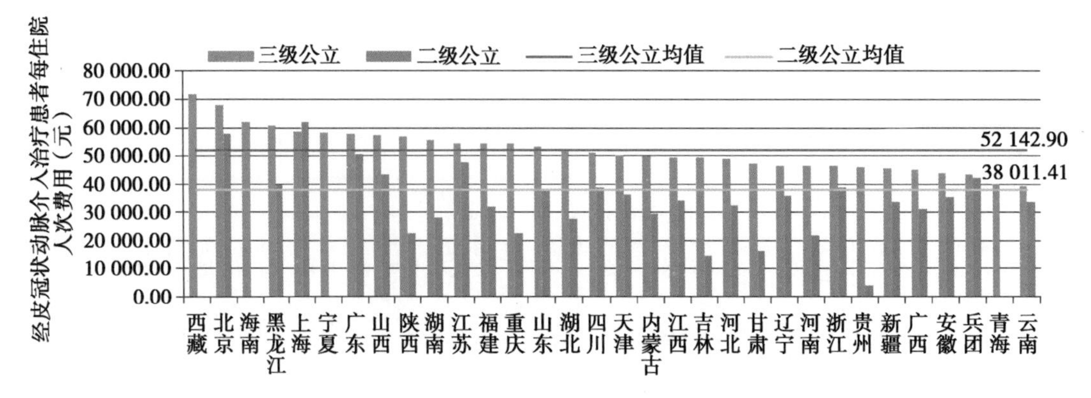

图 3-1-2-163　全国各省各级公立医院经皮冠状动脉介入治疗患者每住院人次费用

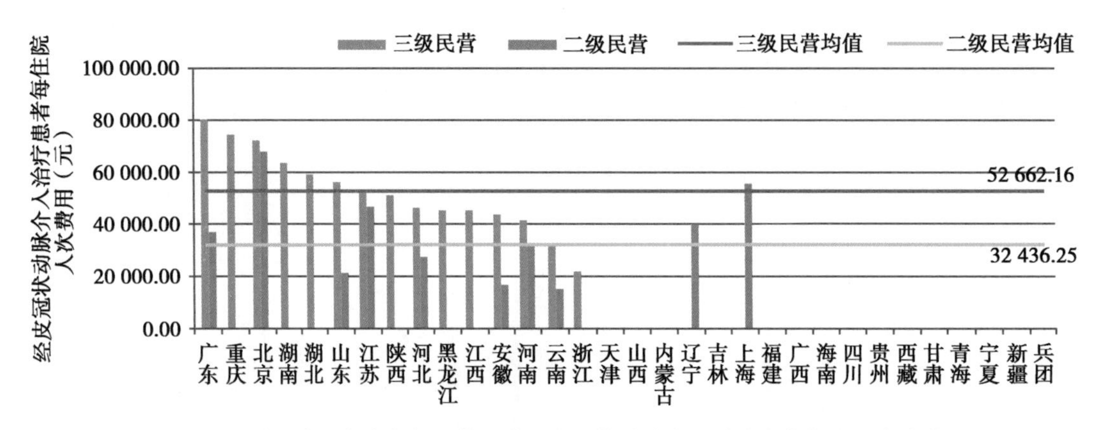

图 3-1-2-164　全国各省各级民营医院经皮冠状动脉介入治疗患者每住院人次费用

（四）胆囊手术

1. 全国情况（图 3-1-2-165 至图 3-1-2-169）

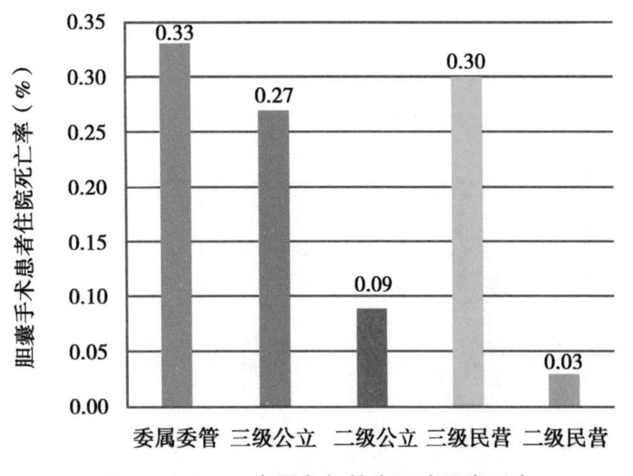

图 3-1-2-165　全国各级综合医院胆囊手术患者住院死亡率

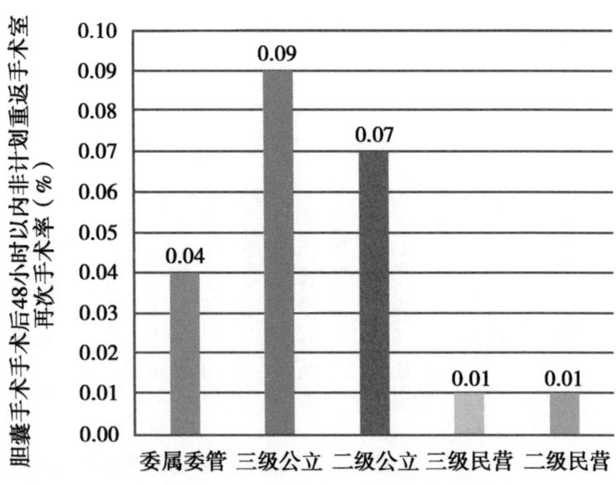

图 3-1-2-166　全国各级综合医院胆囊手术患者手术后 48 小时以内重返手术室再次手术率

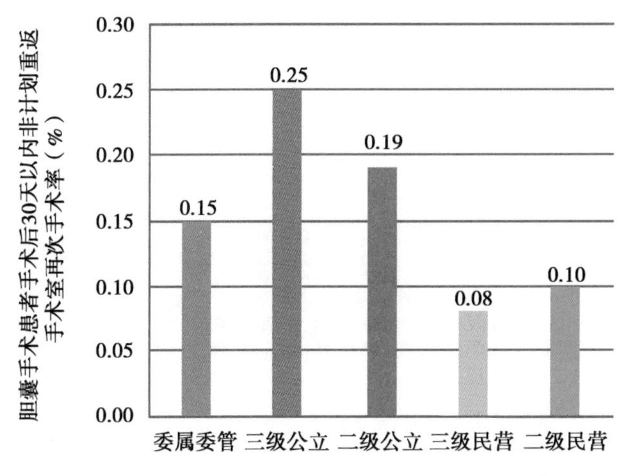

图 3-1-2-167　全国各级综合医院胆囊手术患者手术后 30 天以内重返手术室再次手术率

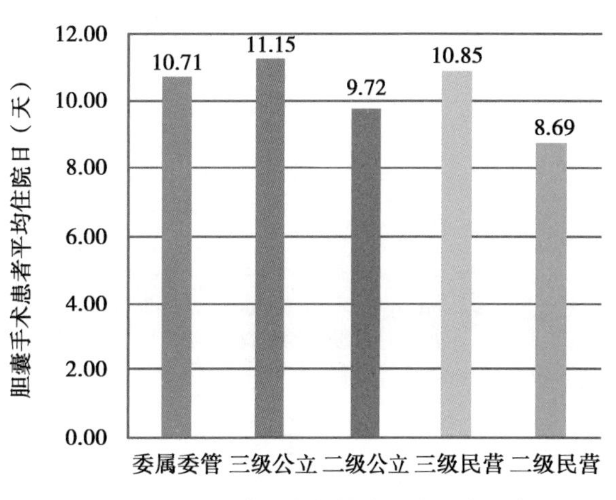

图 3-1-2-168　全国各级综合医院胆囊手术患者平均住院日

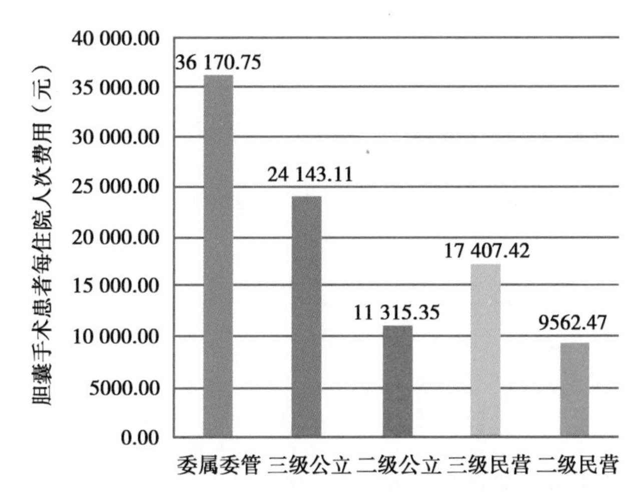

图 3-1-2-169　全国各级综合医院胆囊手术患者每住院人次费用

2. 各省情况

（1）住院死亡率：三级公立医院胆囊手术患者住院死亡率平均 0.27%，13 省超均值，最大值为北京 0.71%，最小值为贵州 0.07%；二级公立医院平均 0.09%（31 省反馈，其中 9 省为 0），9 省超均值，最大值为广西 0.68%（图 3-1-2-170）。三级民营医院平均 0.30%（18 省反馈，其中 8 省为 0），7 省超均值，最大值为山东 0.82%；二级民营医院平均 0.03%（27 省反馈，其中 21 省为 0），5 省超均值，最大值为上海 1.69%（图 3-1-2-171）。

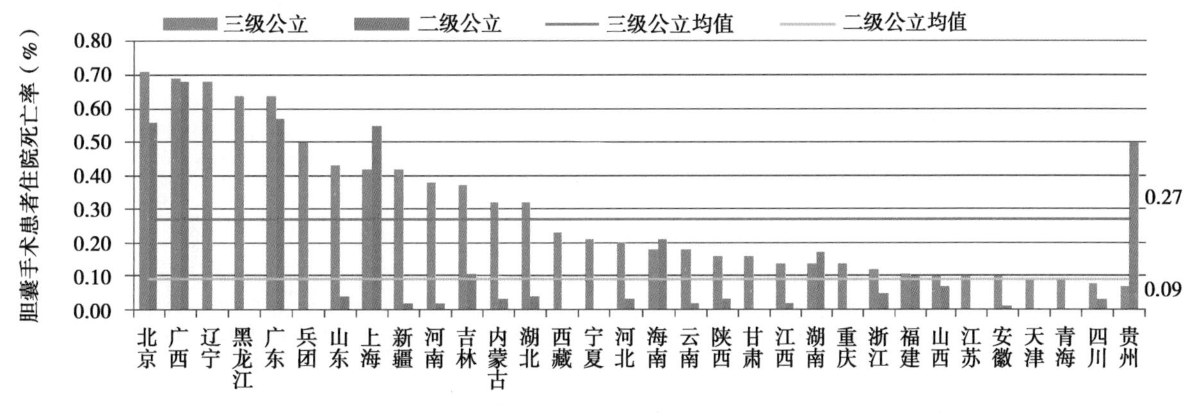

图 3-1-2-170　全国各省各级公立医院胆囊手术患者住院死亡率

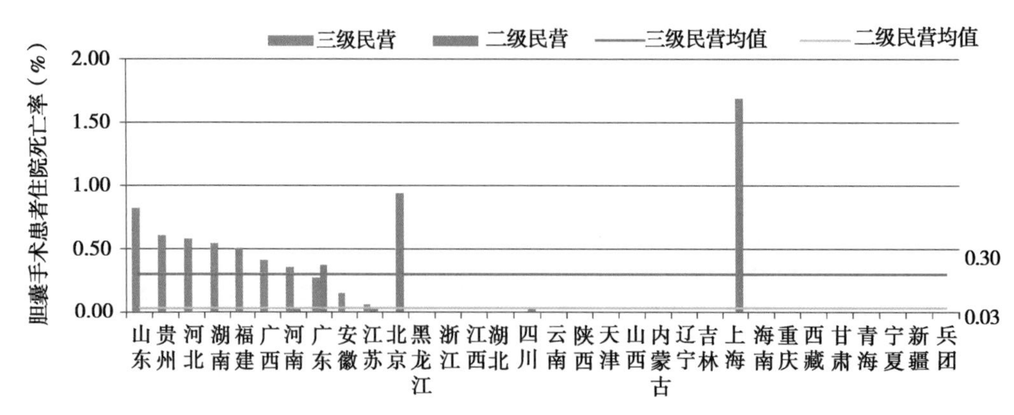

图 3-1-2-171　全国各省各级民营医院胆囊手术患者住院死亡率

（2）48 小时以内重返手术室再次手术率：三级公立医院胆囊手术患者手术后 48 小时以内重返手术室再次手术率平均 0. 09%（其中 10 省为 0），10 省超均值，最大值为吉林 0. 56%；二级公立医院平均 0. 07%（31 省反馈，其中 14 省为 0），7 省超均值，最大值为贵州 0. 91%（图 3-1-2-172）。三级民营医院平均 0. 01%（15 省反馈，河南 0. 06%，其余 14 省为 0）；二级民营医院平均 0. 01%（26 省反馈，福建 3. 57%、江苏 0. 04%，其余 24 省为 0）。

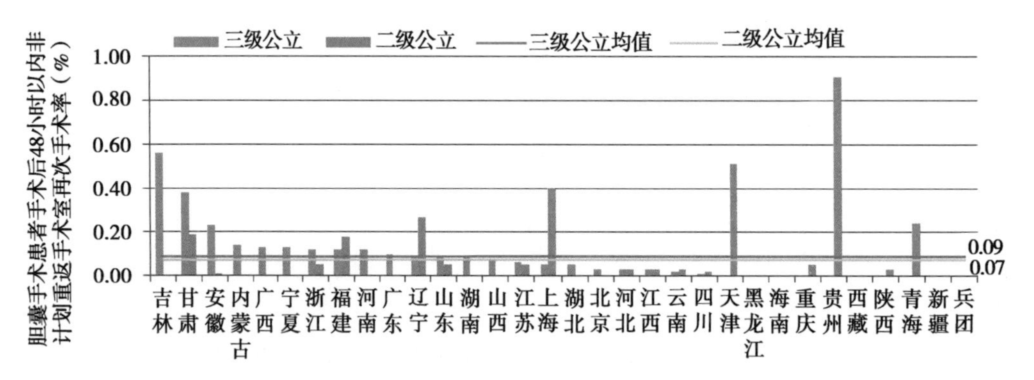

图 3-1-2-172　全国各省各级公立医院胆囊手术患者手术后 48 小时以内重返手术室再次手术率

（3）30 天以内重返手术室再次手术率：三级公立医院胆囊手术患者手术后 30 天以内重返手术室再次手术率平均 0. 25%（其中 3 省为 0），10 省超均值，最大值为宁夏 2. 14%；二级公立医院平均 0. 19%（31 省反馈，其中 8 省为 0），11 省超均值，最大值为上海 1. 46%（图 3-1-2-173）。三级民营医院平均 0. 08%（15 省反馈，其中 11 省为 0），4 省超均值，最大值为湖南 1. 09%；二级民营医院平均 0. 10%（26 省反馈，其中 18 省为 0），8 省超均值，最大值为福建 3. 57%（图 3-1-2-174）。

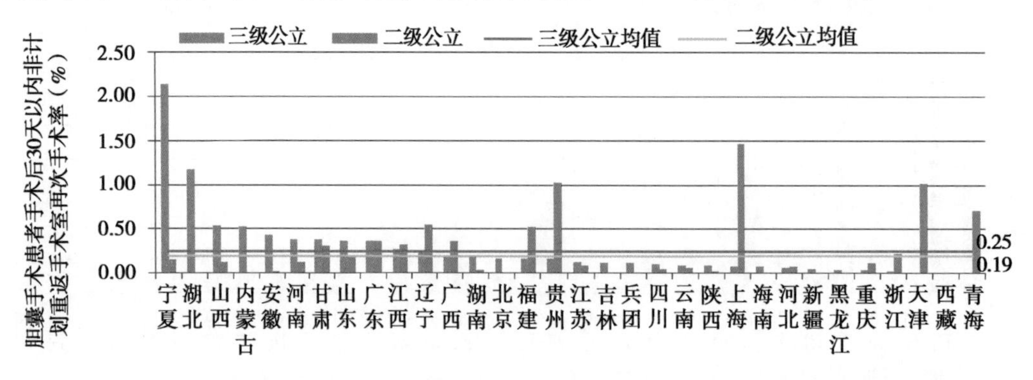

图 3-1-2-173　全国各省各级公立医院胆囊手术患者手术后 30 天内重返手术室再次手术率

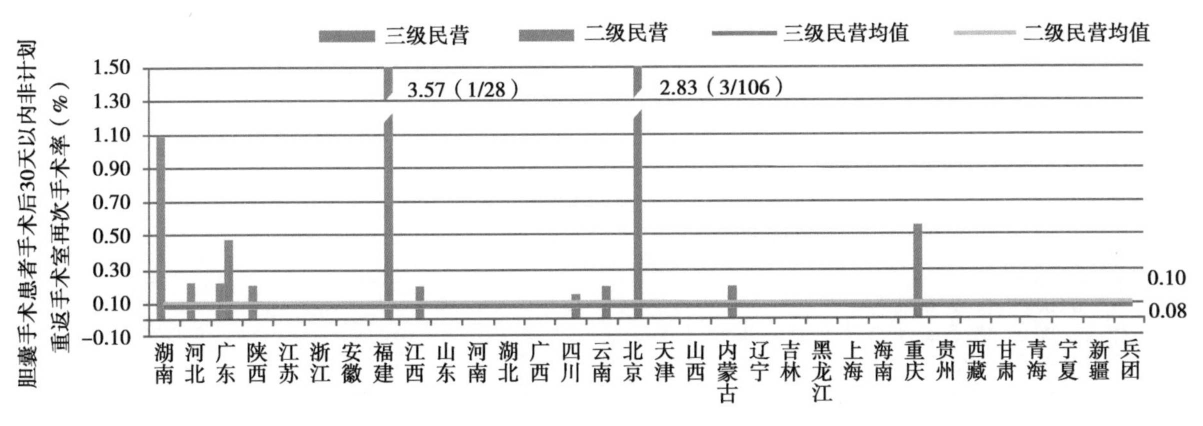

图 3-1-2-174　全国各省各级民营医院胆囊手术患者手术后 30 天内重返手术室再次手术率

（4）平均住院日：三级公立医院胆囊手术患者平均住院日 11.15 天，15 省超均值，最大值为西藏 21.36 天，最小值为上海 8.80 天；二级公立医院平均 9.72 天（31 省反馈），15 省超均值，最大值为广西 17.27 天，最小值为宁夏 7.00 天（图 3-1-2-175）。三级民营医院平均 10.85 天（19 省反馈），9 省超均值，最大值为青海 17.90 天，最小值为云南 5.00 天；二级民营医院平均 8.69 天（28 省反馈），14 省超均值，最大值为上海 15.83 天，最小值为内蒙古 5.64 天（图 3-1-2-176）。

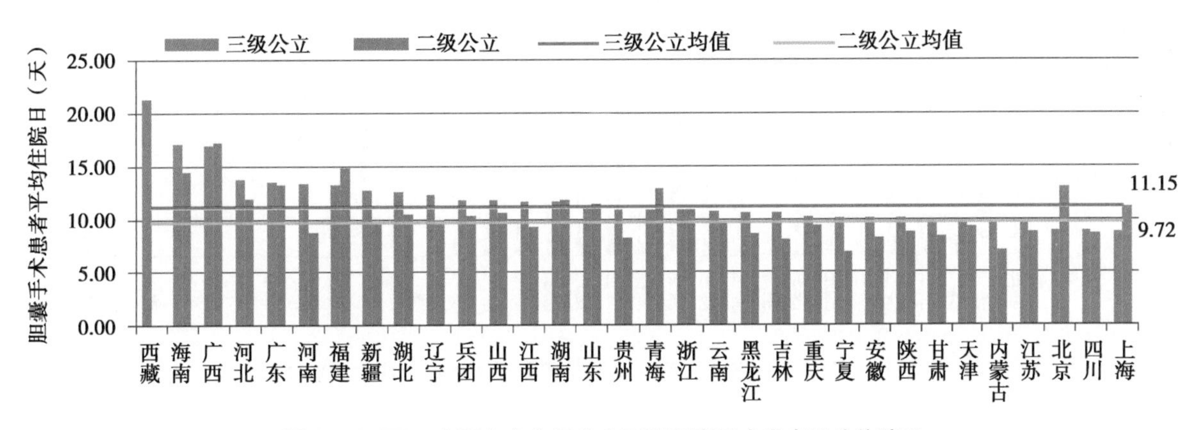

图 3-1-2-175　全国各省各级公立医院胆囊手术患者平均住院日

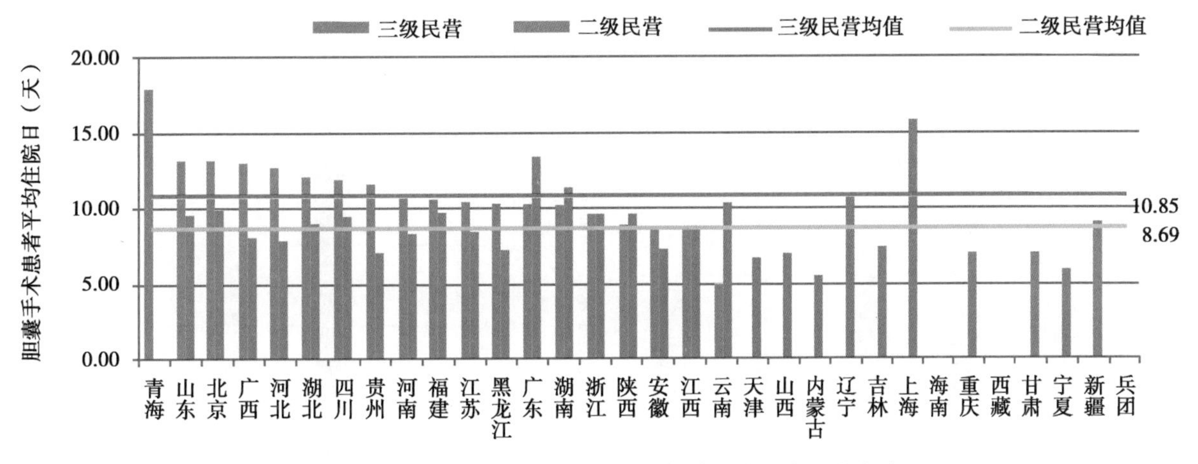

图 3-1-2-176　全国各省各级民营医院胆囊手术患者平均住院日

（5）每住院人次费用：三级公立医院胆囊手术患者每住院人次费用平均 24 143.11 元，19 省超均值，最大值为广东 34 575.85 元，最小值为四川 13 675.70 元；二级公立医院平均 11 315.35 元（31 省反馈)，17 省超均值，最大值为上海 27 363. 16 元，最小值为宁夏 5540. 09 元（图 3-1-2-177）。三级民营医院平均 17407. 42 元（18 省反馈)，6 省超均值，最大值为北京 26 856. 00 元，最小值为云南 7800. 00 元；二级民营医院平均 9562. 47 元（27 省反馈)，12 省超均值，最大值为上海 35 556. 26 元，最小值为贵州 3148. 18 元（3-1-2-178）。

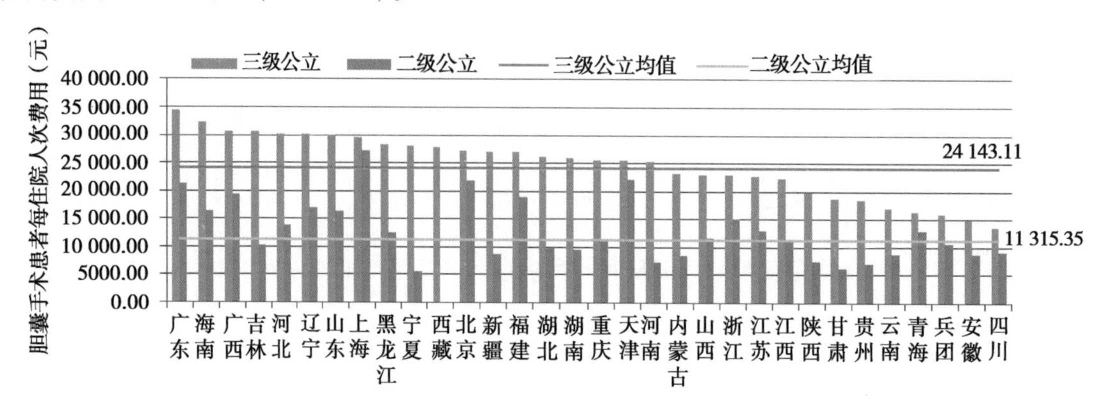

图 3-1-2-177 全国各省各级公立医院胆囊手术患者每住院人次费用

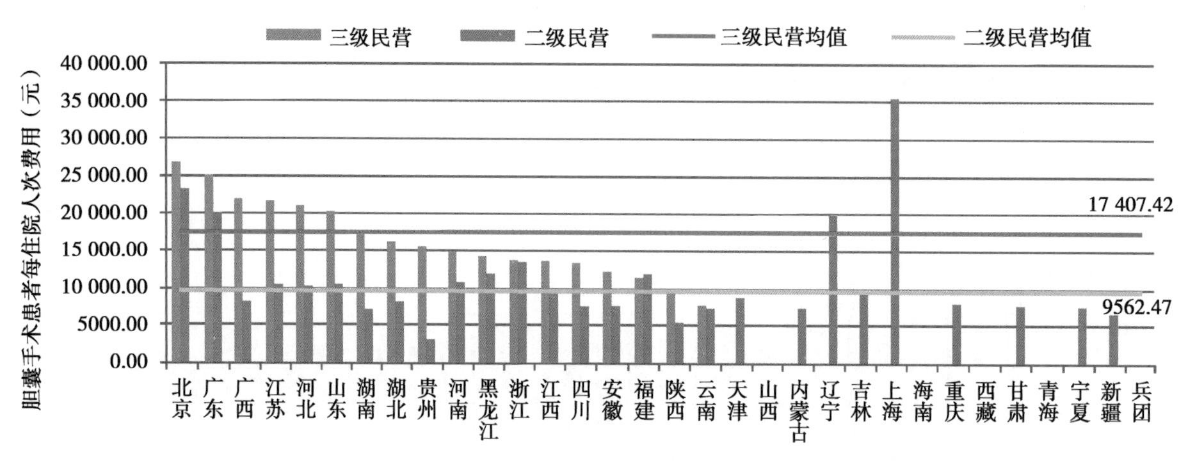

图 3-1-2-178 全国各省各级民营医院胆囊手术患者每住院人次费用

（五）子宫切除术

1. 全国情况（图 3-1-2-179 至图 3-1-2-183）

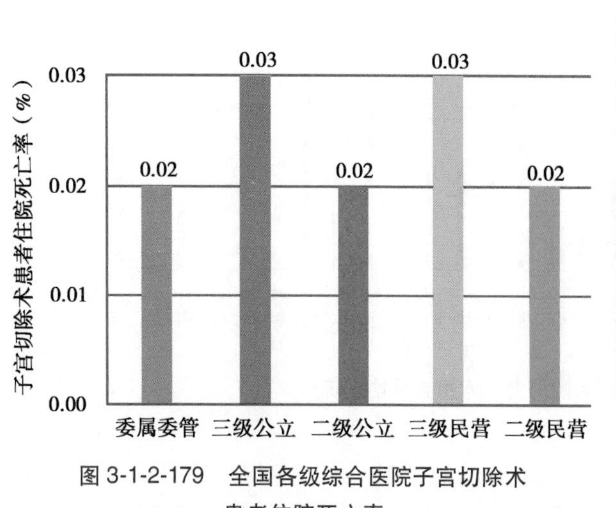

图 3-1-2-179 全国各级综合医院子宫切除术患者住院死亡率

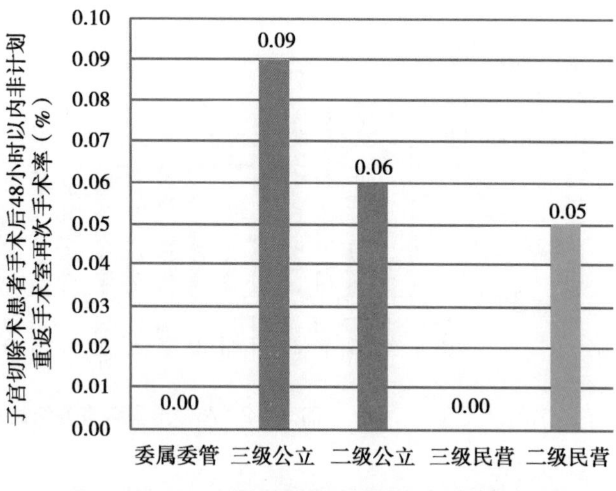

图 3-1-2-180 全国各级综合医院子宫切除术患者手术后 48 小时以内重返手术室再次手术率

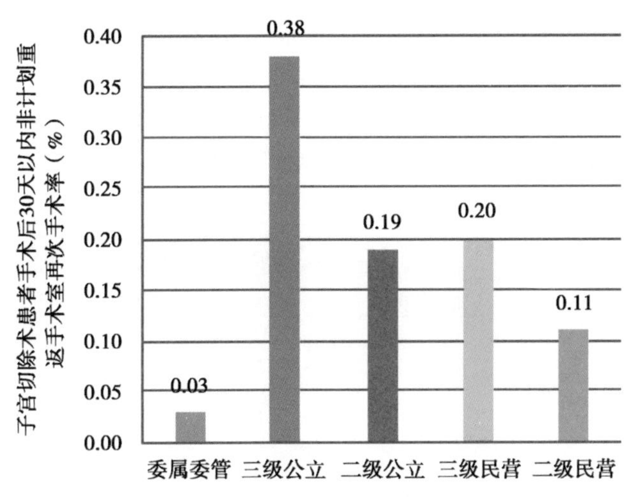

图 3-1-2-181 全国各级综合医院子宫切除术患者手术后 30 天以内重返手术室再次手术率

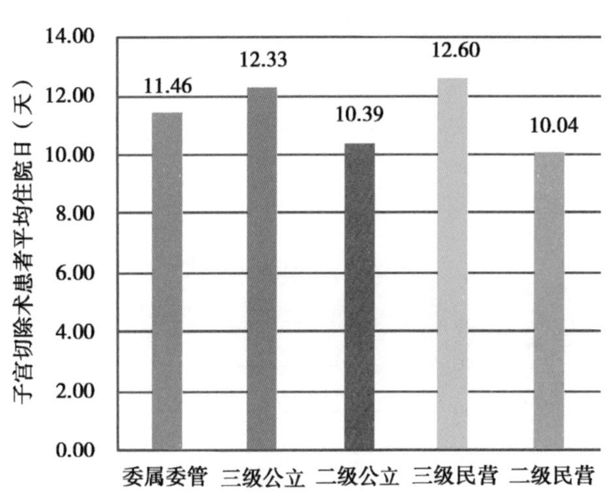

图 3-1-2-182 全国各级综合医院子宫切除术患者平均住院日

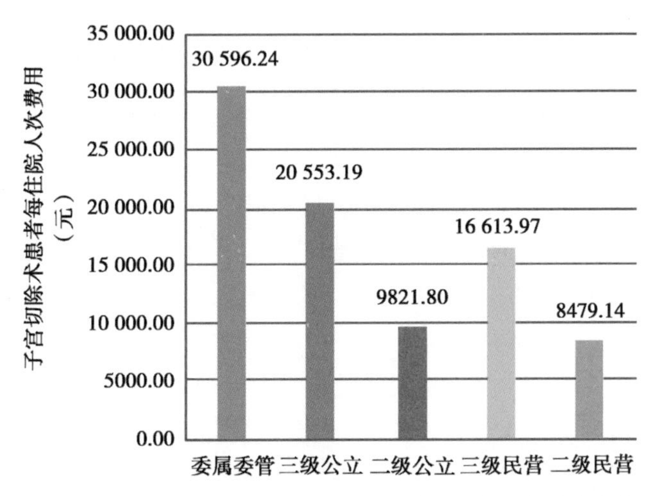

图 3-1-2-183 全国各级综合医院子宫切除术患者每住院人次费用

2. 各省情况

（1）住院死亡率：三级公立医院子宫切除术患者住院死亡率平均 0.03%（其中 6 省为 0），8 省超均值，最大值为青海 0.51%；二级公立医院平均 0.02%（31 省反馈，其中 22 省为 0），9 省超均值，最大值为宁夏 0.37%（图 3-1-2-184）。三级民营医院平均 0.03%［19 省反馈，山东 0.12%（1/851）、河南 0.06%（1/1763），其余 17 省均为 0］；二级民营医院平均 0.02%［28 省反馈，四川 0.31%（2/9662），其余 27 省均为 0］。

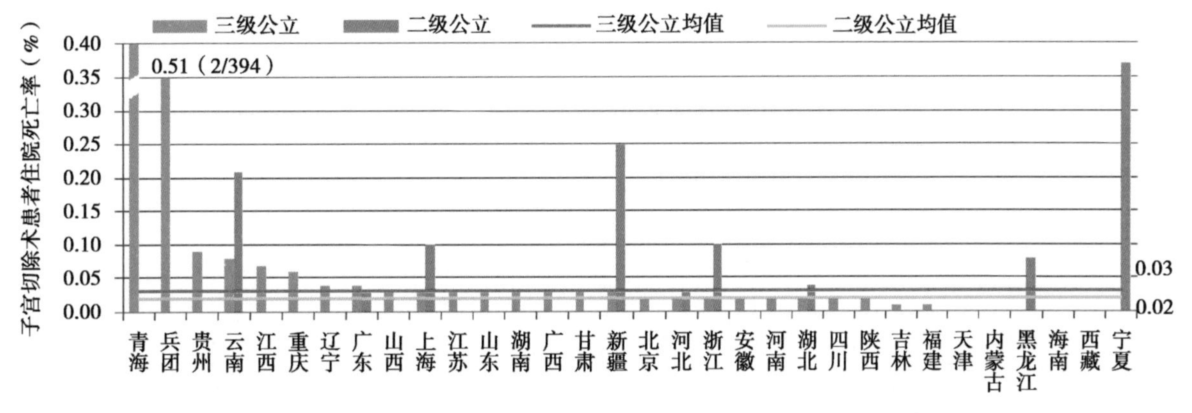

图 3-1-2-184 全国各省各级公立医院子宫切除术患者住院死亡率

（2）48 小时以内重返手术室再次手术率：三级公立医院子宫切除术患者手术后 48 小时以内重返手术室再次手术率平均 0.09%（其中 12 省为 0），9 省超均值，最大值为辽宁 0.48%；二级公立医院平均 0.06%（31 省反馈，其中 20 省为 0），6 省超均值，最大值为甘肃 0.55%（图 3-1-2-185）。三级民营医院 16 省反馈均为 0；二级民营医院平均 0.05%（28 省反馈，福建 1.56%、陕西 0.59%、四川 0.38%，其余 25 省均为 0）。

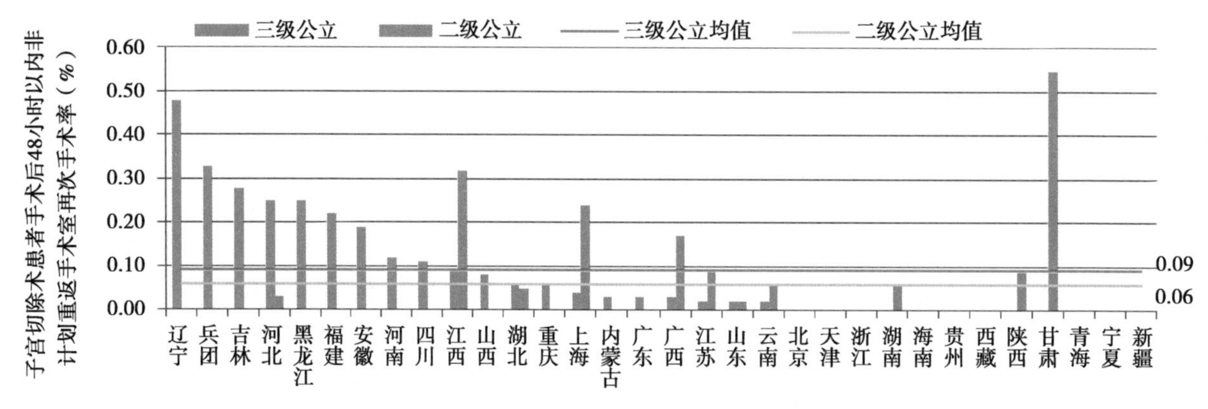

图 3-1-2-185　全国各省各级公立医院子宫切除术患者手术后 48 小时以内重返手术室再次手术率

（3）30 天以内重返手术室再次手术率：三级公立医院子宫切除术患者手术后 30 天以内重返手术室再次手术率平均 0.38%（其中 5 省为 0），10 省超均值，最大值为山西 1.58%；二级公立医院平均 0.19%（31 省反馈，其中 14 省为 0），9 省超均值，最大值为天津 1.43%（图 3-1-2-186）。三级民营医院平均 0.20%（16 省反馈，其中 12 省为 0），2 省超均值，最大值为湖南 12.50%；二级民营医院平均 0.11%（28 省反馈，其中 24 省为 0），4 省超均值，最大值为广东 1.72%（图 3-1-2-187）。

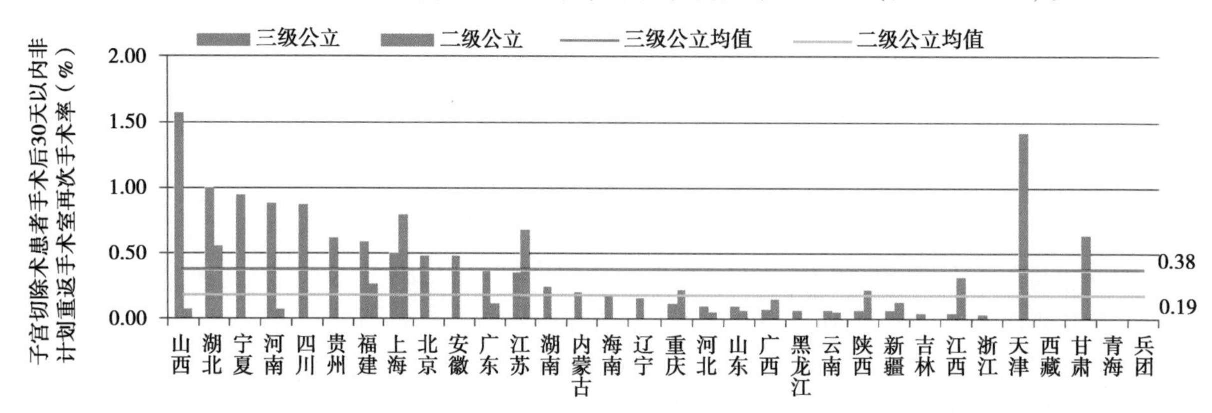

图 3-1-2-186　全国各省各级公立医院子宫切除术患者手术后 30 天以内重返手术室再次手术率

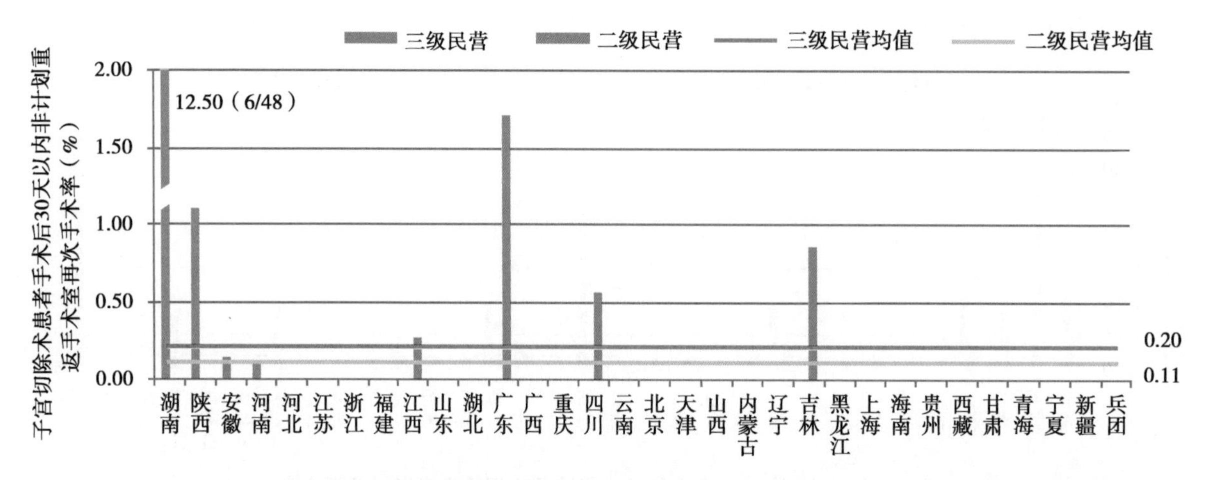

图 3-1-2-187　全国各省各级民营医院子宫切除术患者手术后 30 天以内重返手术室再次手术率

（4）平均住院日：三级公立医院子宫切除术患者平均住院日 12.33 天，18 省超均值，最大值为西藏 18.48 天，最小值为北京 10.57 天；二级公立医院平均 10.39 天（31 省反馈），16 省超均值，最大值为广西 13.79 天，最小值为黑龙江 7.77 天（图 3-1-2-188）。三级民营医院平均 12.60 天（20 省反馈），11 省超均值，最大值为四川 23.50 天，最小值为云南 7.00 天；二级民营医院平均 10.04 天（28 省反馈），14 省超均值，最大值为上海 13.22 天，最小值为内蒙古 5.06 天（图 3-1-2-189）。

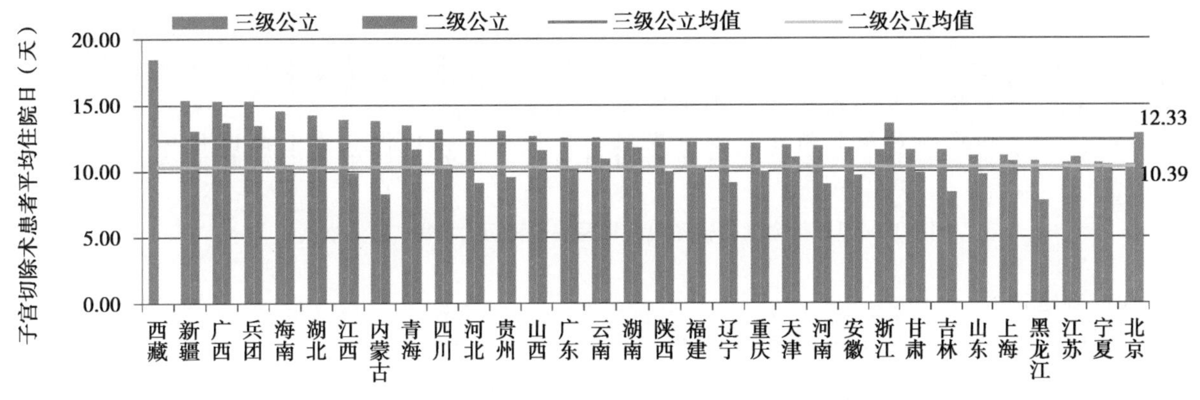

图 3-1-2-188 全国各省各级公立医院子宫切除术患者平均住院日

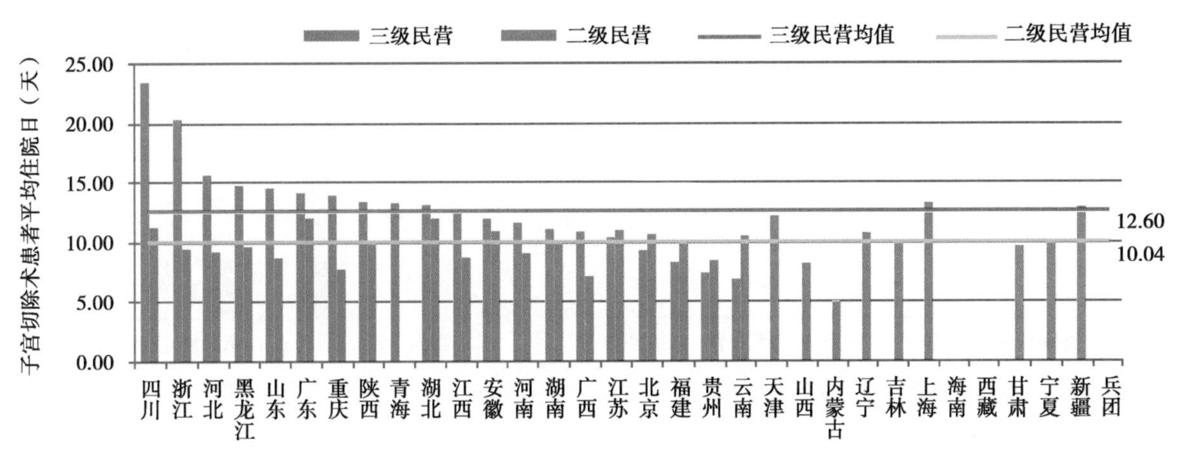

图 3-1-2-189 全国各省各级民营医院子宫切除术患者平均住院日

（5）每住院人次费用：三级公立医院子宫切除术每住院人次费用平均 20 553.19 元，14 省超均值，最大值为西藏 25 566.90 元，最小值为安徽 14 005.04 元；二级公立医院平均 9821.80 元（31 省反馈），15 省超均值，最大值为天津 20 239.24 元，最小值为甘肃 5495.65 元（图 3-1-2-190）。三级民营医院平均 16 613.97 元（19 省反馈），7 省超均值，最大值为山东 26 223.71 元，最小值为云南 8000.00 元；二级民营医院平均 8479.14 元（28 省反馈），14 省超均值，最大值为黑龙江 17 100.00 元，最小值为贵州 2035.00 元（图 3-1-2-191）。

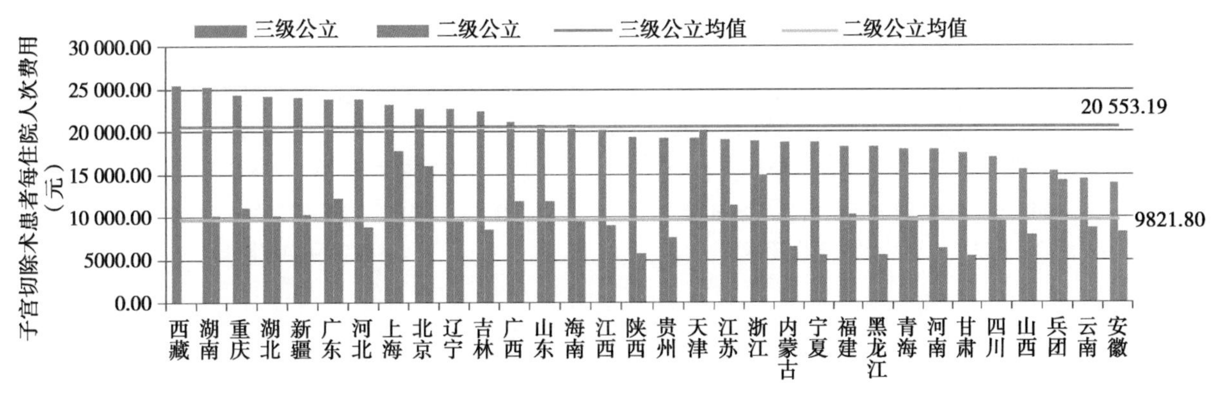

图 3-1-2-190 全国各省各级公立医院子宫切除术每住院人次费用

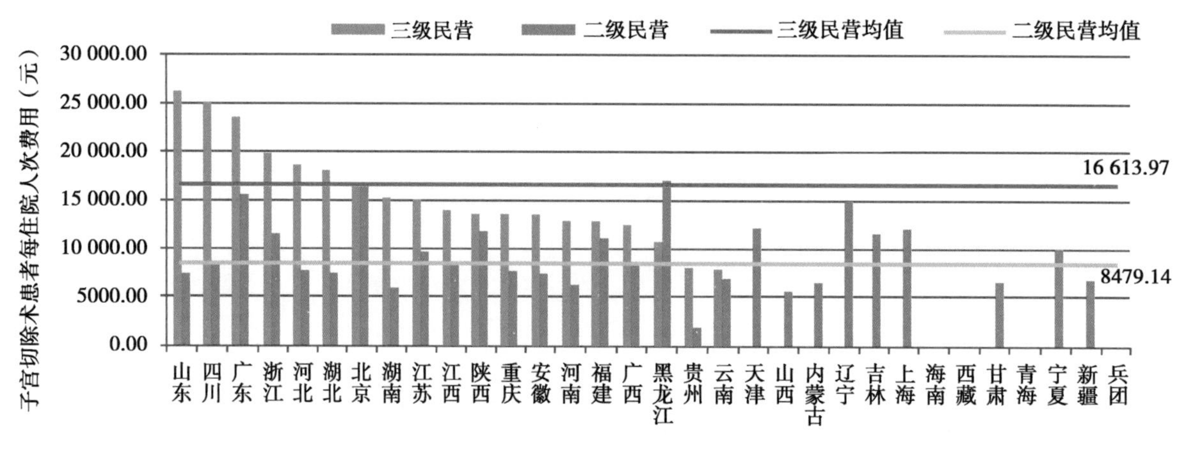

图 3-1-2-191　全国各省各级民营医院子宫切除术每住院人次费用

（六）剖宫产术

1. 全国情况（图 3-1-2-192 至图 3-1-2-196）

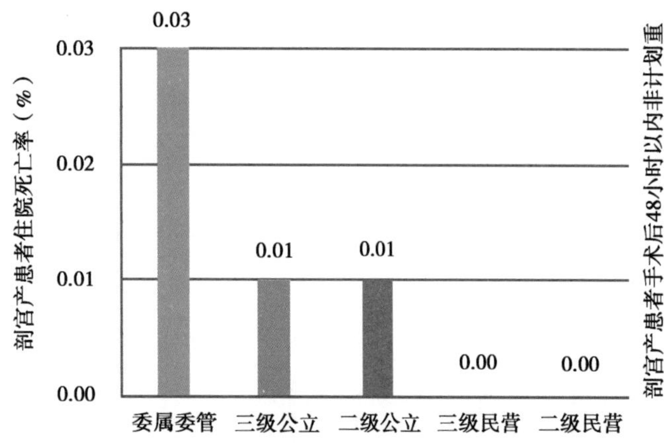

图 3-1-2-192　全国各级综合医院剖宫产术患者住院死亡率

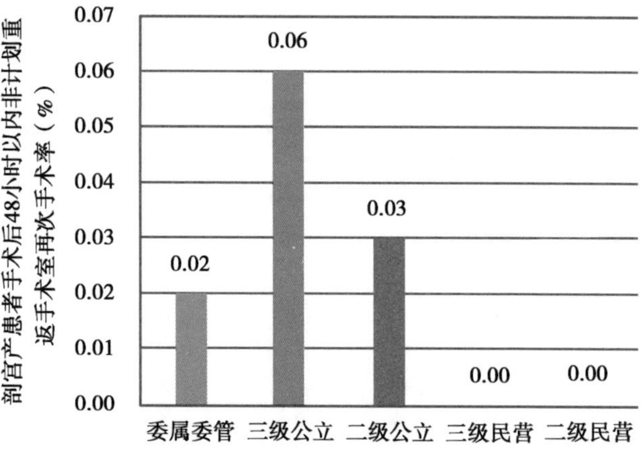

图 3-1-2-193　全国各级综合医院剖宫产术患者手术后 48 小时以内重返手术室再次手术率

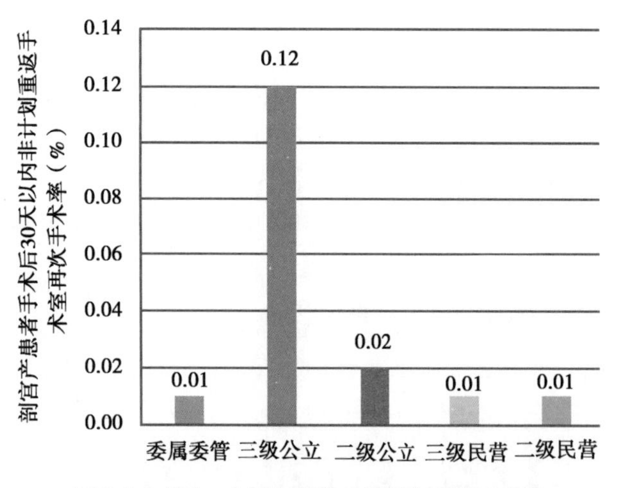

图 3-1-2-194　全国各级综合医院剖宫产术患者手术后 30 天以内重返手术室再次手术率

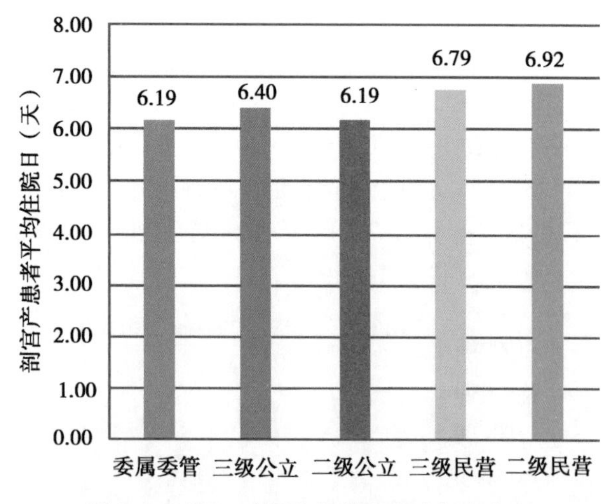

图 3-1-2-195　全国各级综合医院剖宫产术患者平均住院日

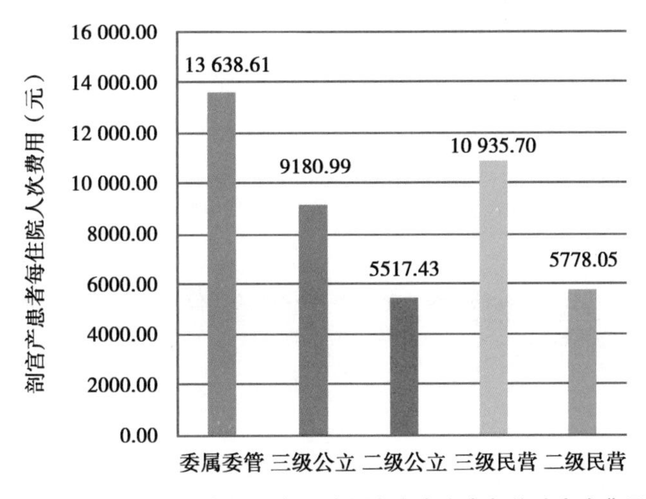

图 3-1-2-196 全国各级综合医院剖宫产术患者每住院人次费用

2. 各省情况

（1）住院死亡率：三级公立医院剖宫产术患者住院死亡率平均 0.01%（其中 6 省为 0），14 省超均值，最大值为重庆 0.06%；二级公立医院平均 0.01%（31 省反馈，其中 20 省为 0），3 省超均值，最大值为青海 0.09%（图 3-1-2-197）。三级民营医院平均 0［18 省反馈，贵州 1.72%（1/56）、山东 0.02%（2/11089），其余 16 省均为 0］，二级民营医院 27 省反馈均为 0。

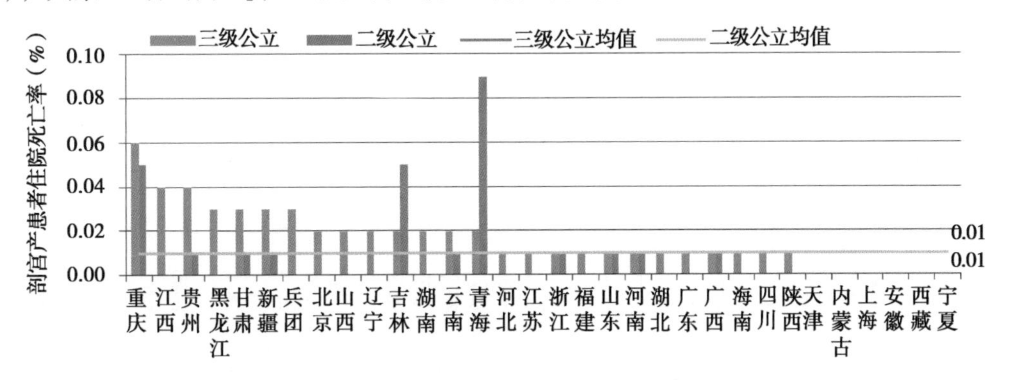

图 3-1-2-197 全国各省各级公立医院剖宫产术患者住院死亡率

（2）48 小时以内重返手术室再次手术率：三级公立医院剖宫产术患者手术后 48 小时以内重返手术室再次手术率平均 0.06%（其中 8 省为 0），8 省超均值，最大值为安徽 0.35%；二级公立医院平均 0.03%（31 省反馈，其中 11 省为 0），3 省超均值，最大值为江西 0.51%（图 3-1-2-198）。三级民营医院平均 0（15 省反馈，广东 0.01%，其余 14 省均为 0）；二级民营医院平均 0（26 省反馈，福建 0.04%、江西 0.02%、江苏 0.01%，其余 23 省均为 0）。

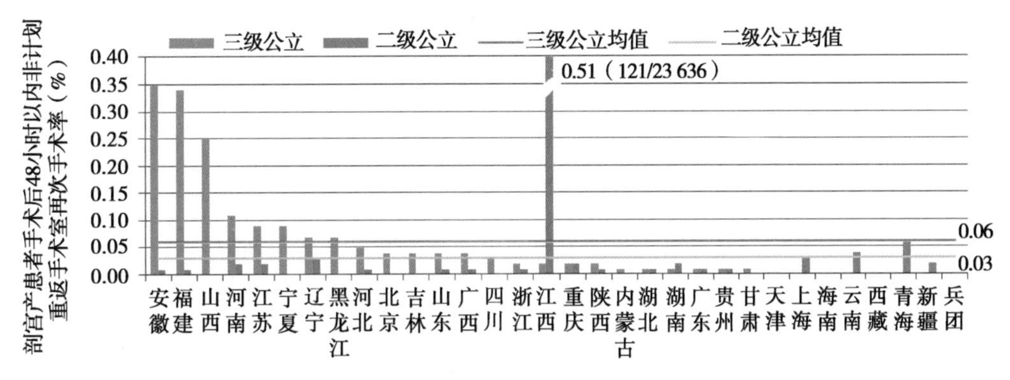

图 3-1-2-198 全国各省各级公立医院剖宫产术患者手术后 48 小时以内重返手术室再次手术率

（3）30天以内重返手术室再次手术率：三级公立医院剖宫产术患者手术后30天以内重返手术室再次手术率平均0.12%（其中9省为0），7省超均值，最大值为湖北0.93%；二级公立医院平均0.02%（31省反馈，其中15省为0），8省超均值，最大值为上海0.23%（图3-1-2-199）。三级民营医院平均0.01%（15省反馈，其中12省为0），2省超均值，最大值为河南0.06%；二级民营医院平均0.01%（26省反馈，其中24省为0），2省超均值，最大值为陕西0.08%（图3-1-2-200）。

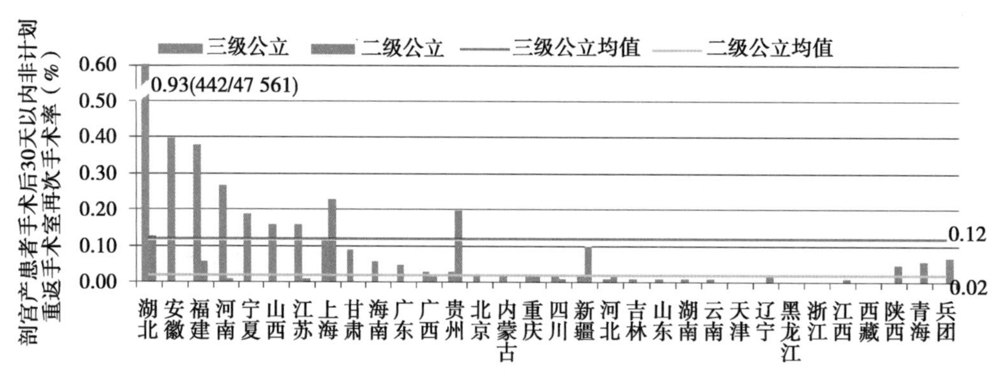

图3-1-2-199 全国各省各级公立医院剖宫产术患者手术后30天以内重返手术室再次手术率

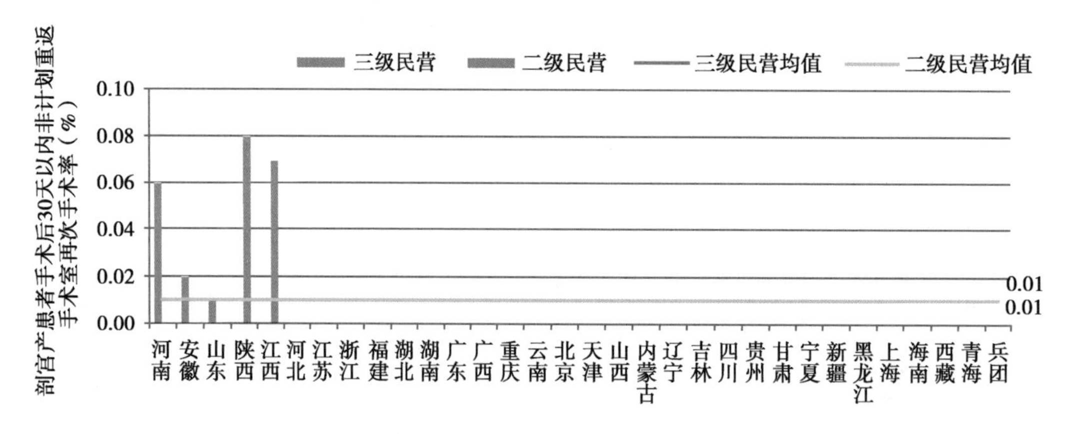

图3-1-2-200 全国各省各级民营医院剖宫产术患者手术后30天以内重返手术室再次手术率

（4）平均住院日：三级公立医院剖宫产术患者平均住院日6.40天，18省超均值，最大值为西藏10.54天，最小值为重庆5.61天；二级公立医院平均6.19天（31省反馈），20省超均值，最大值为新疆建设兵团7.08天，最小值为江西5.22天（图3-1-2-201）。三级民营医院平均6.79天（19省反馈），9省超均值，最大值为贵州14.25天，最小值为云南5.00天；二级民营医院平均6.92天（28省反馈），7省超均值，最大值为黑龙江11.50天，最小值为宁夏5.00天（图3-1-2-202）。

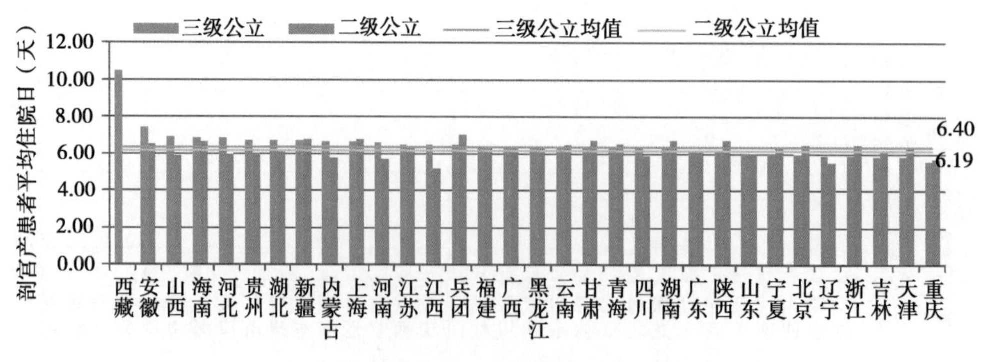

图3-1-2-201 全国各省各级公立医院剖宫产术患者平均住院日

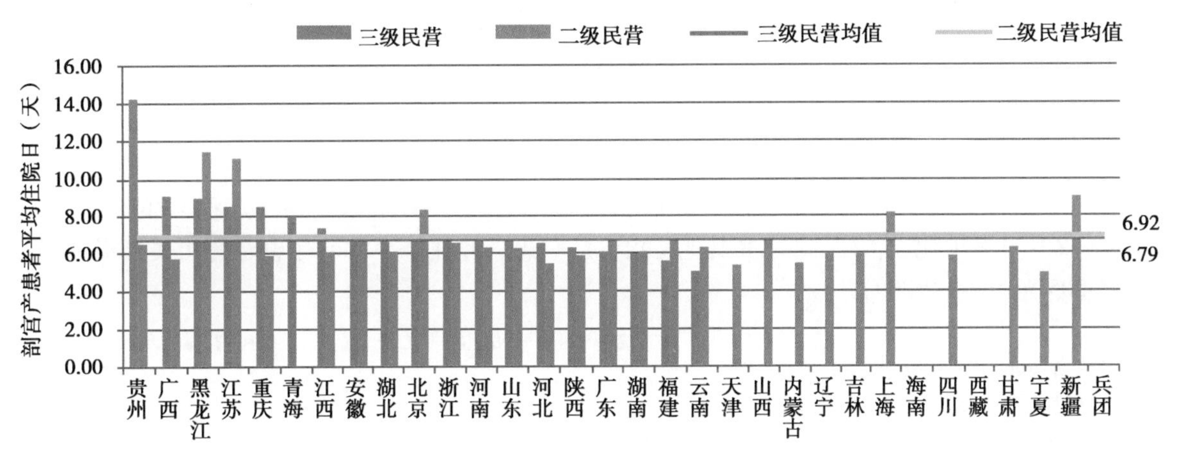

图 3-1-2-202　全国各省各级民营医院剖宫产术患者平均住院日

（5）每住院人次费用：三级公立医院剖宫产术患者每住院人次费用平均 9180. 99 元，15 省超均值，最大值为西藏 18 350. 30 元，最小值为甘肃 7225. 51 元；二级公立医院平均 5517. 43 元（31 省反馈），16 省超均值，最大值为天津 10 404. 59 元，最小值为河南 3454. 88 元（图 3-1-2-203）。三级民营医院平均 10 935. 70 元（18 省反馈），4 省超均值，最大值为江苏 26 099. 43 元，最小值为河南 5953. 54 元；二级民营医院平均 5778. 05 元（26 省反馈），10 省超均值，最大值为辽宁 13 061. 55 元，最小值为吉林 2669. 54 元（图 3-1-2-204）。

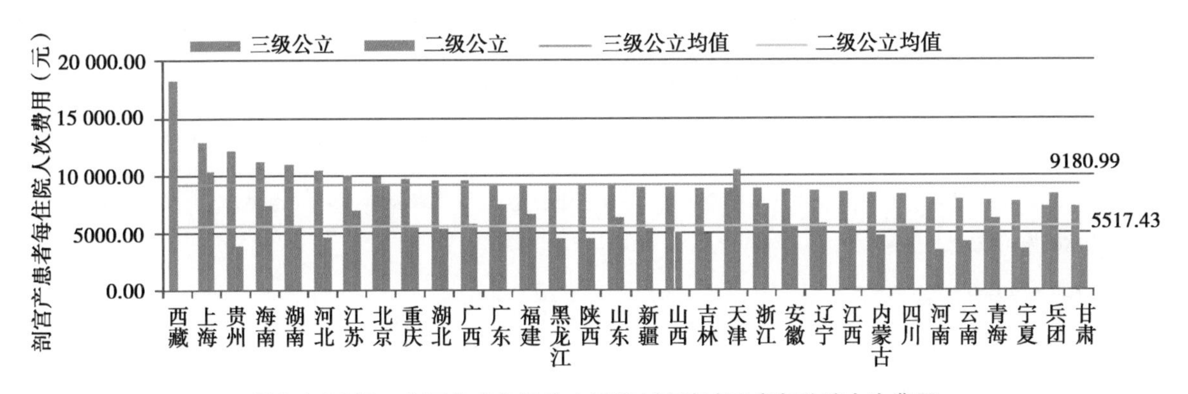

图 3-1-2-203　全国各省各级公立医院剖宫产术患者每住院人次费用

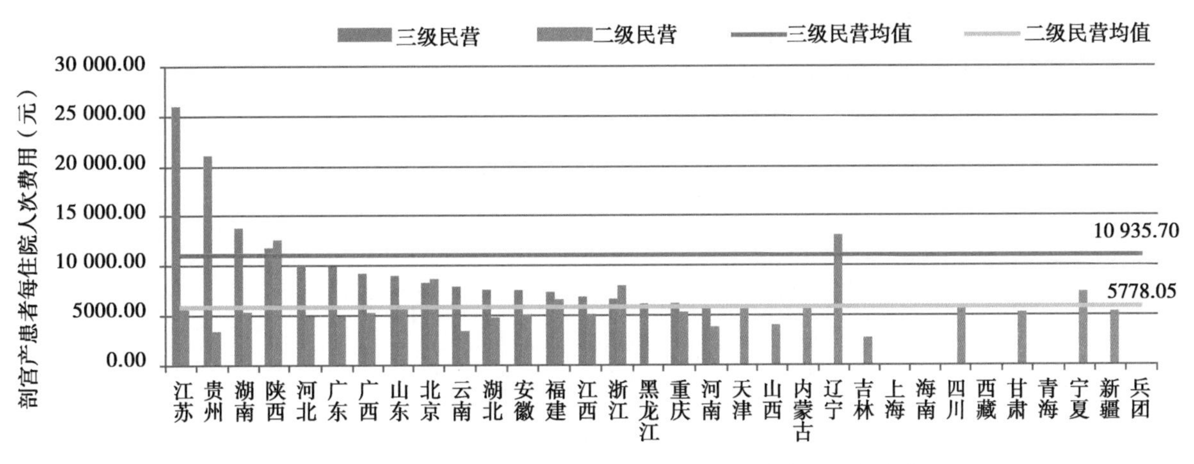

图 3-1-2-204　全国各省各级民营医院剖宫产术患者每住院人次费用

七、重点肿瘤患者（住院非手术治疗/住院手术治疗）相关指标分析

本年度随机抽取肺癌、结直肠癌、胃癌、乳腺癌、肝癌5个重点肿瘤，对其住院非手术治疗［肿瘤非手术治疗是指通过放疗、化疗、介入、生物治疗、内分泌治疗、中医中药治疗、热疗和射频消融等（非外科手术切除）方法治疗肿瘤，包括ICD-10四位亚目编码：Z51.0放射治疗疗程，Z51.1肿瘤化学治疗疗程，Z51.2其他化学治疗，Z51.8其他特指治疗］患者和住院手术治疗患者的相关指标进行分析（图3-1-2-205至图3-1-2-209）。

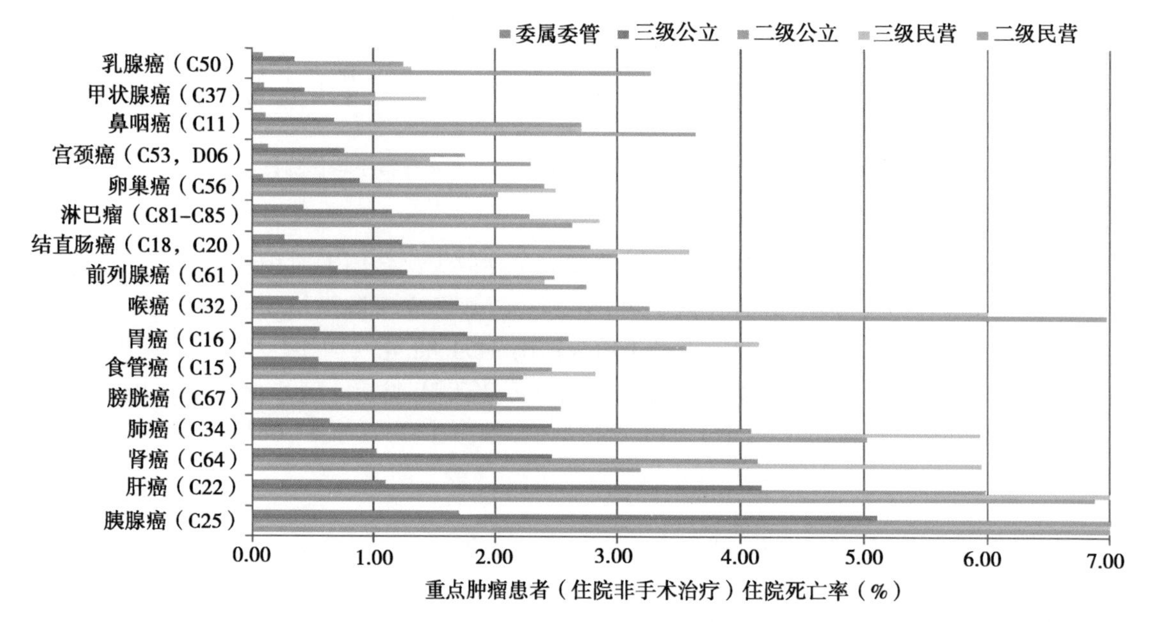

图3-1-2-205　重点肿瘤患者（住院非手术治疗）住院死亡率（以三级公立医院排序）

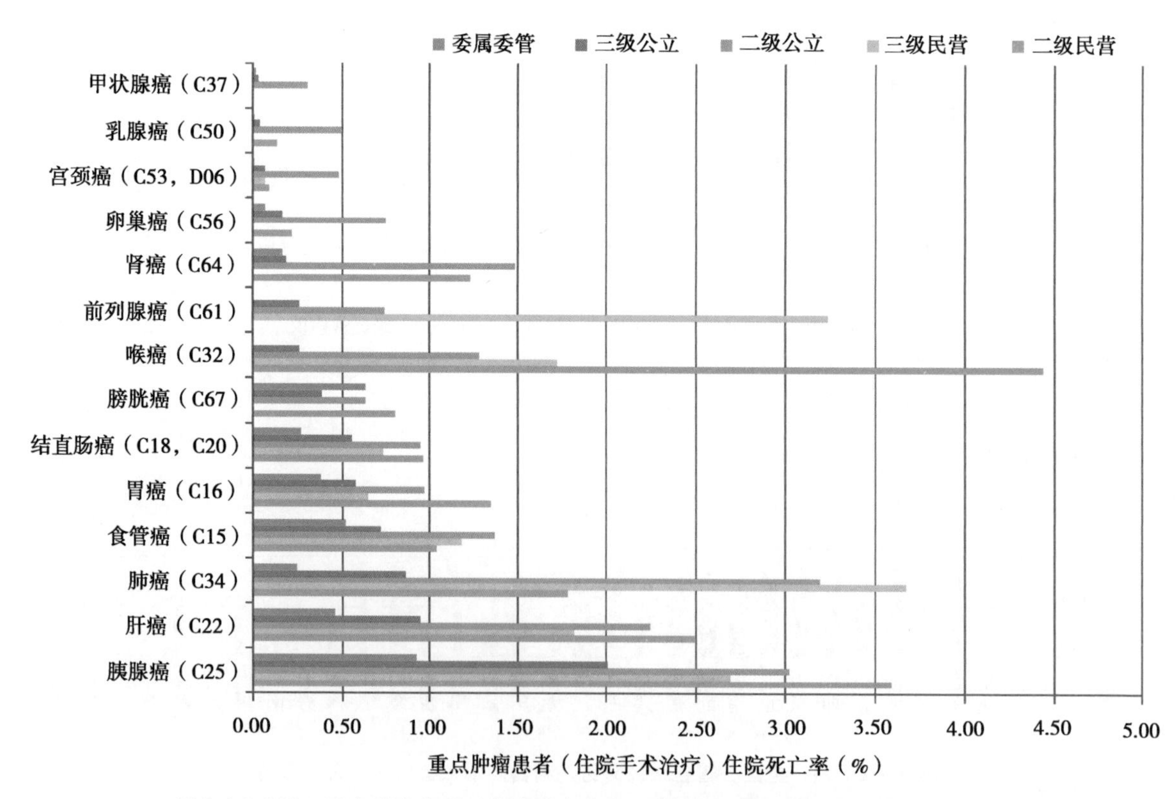

图3-1-2-206　重点肿瘤患者（住院手术治疗）住院死亡率（以三级公立医院排序）

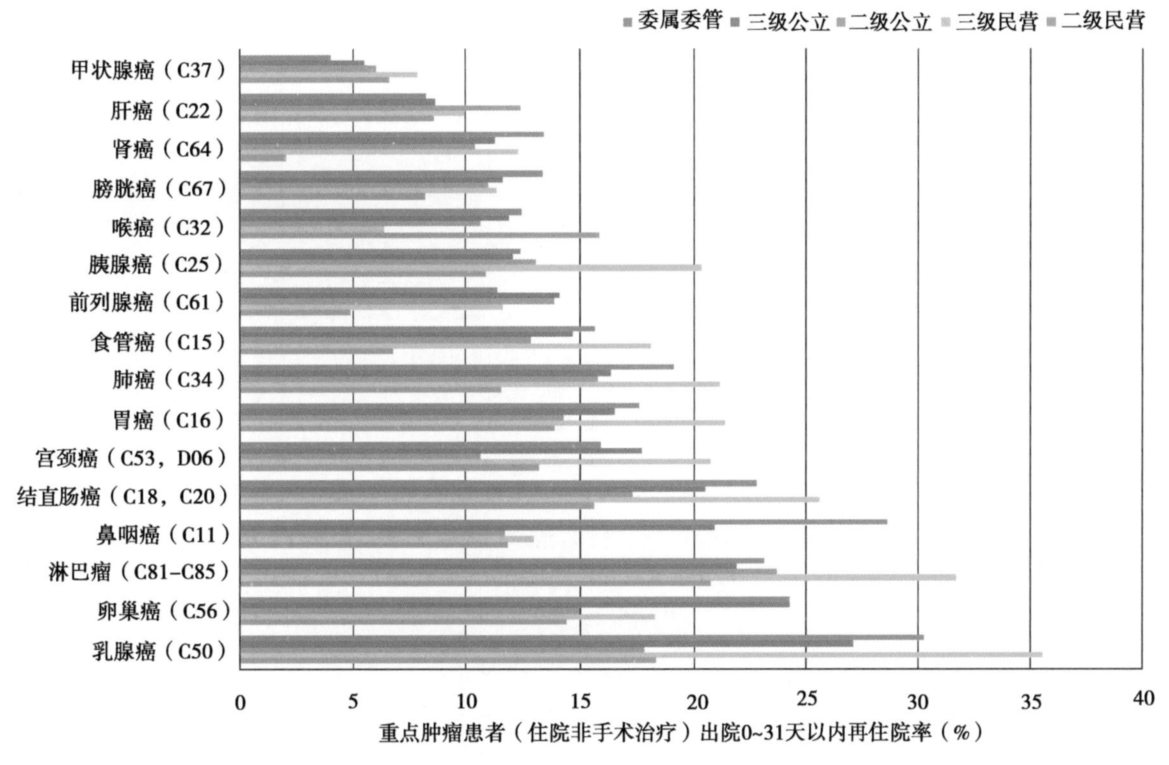

图 3-1-2-207 重点肿瘤患者（住院非手术治疗）出院 0~31 天再住院率（以三级公立医院排序）

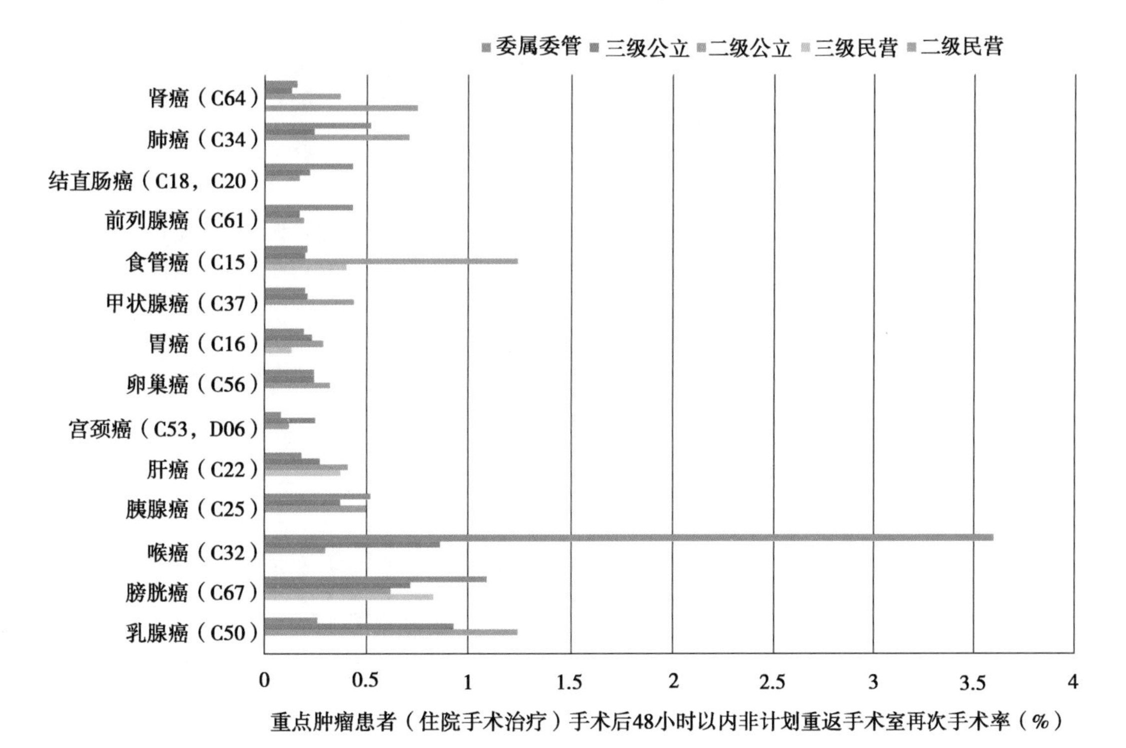

图 3-1-2-208 重点肿瘤患者（住院手术治疗）术后 48 小时以内非计划重返手术室再次手术率（以三级公立医院排序）

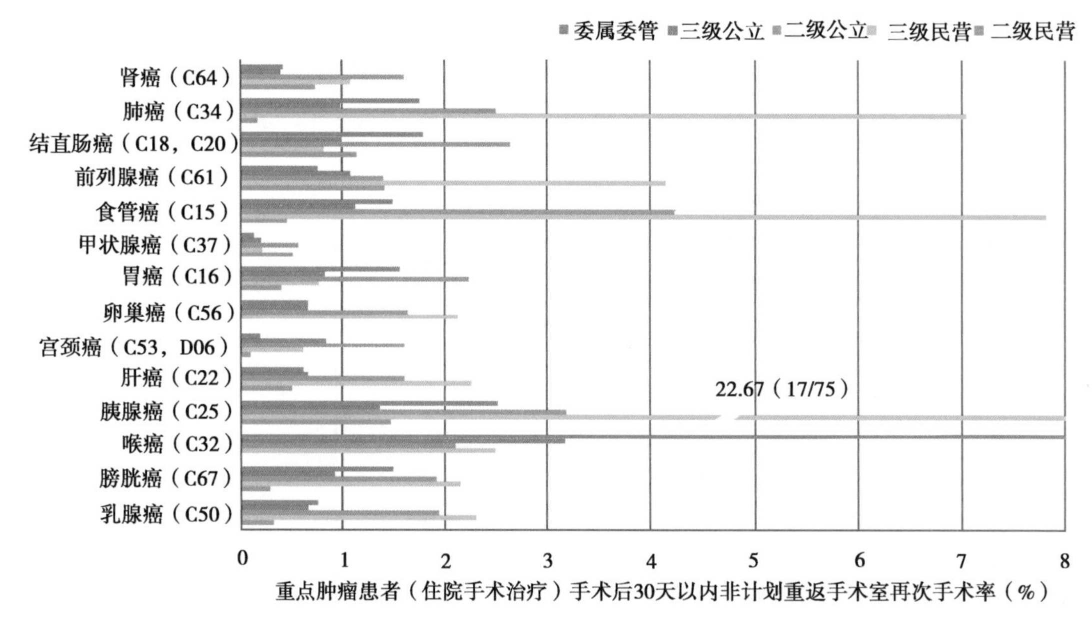

图 3-1-2-209 重点肿瘤患者（住院手术治疗）术后 30 天以内非计划重返手术室再次手术率（以三级公立医院排序）

14 个重点肿瘤患者（住院手术治疗）人数占住院手术患者人次比例委属委管最高，为 7.70%，二级公立最低，为 1.92%（图 3-1-2-210）。

三级公立医院重点肿瘤患者（住院手术治疗）占住院手术患者的 4.35%，12 省超均值，最大值为上海 7.35%，最小值为西藏 1.04%；二级公立医院平均 1.92%（31 省反馈），9 省超均值，最大值为江苏 4.37%，最小值为新疆 0.36%（图 3-1-2-211）。三级民营医院平均 2.13%（18 省反馈，其中云南为 0），9 省超均值，最大值为贵州 10.47%；二级民营医院平均 2.43%（28 省反馈，其中新疆为 0），6 省超均值，最大值为云南 5.84%（图 3-1-2-212）。

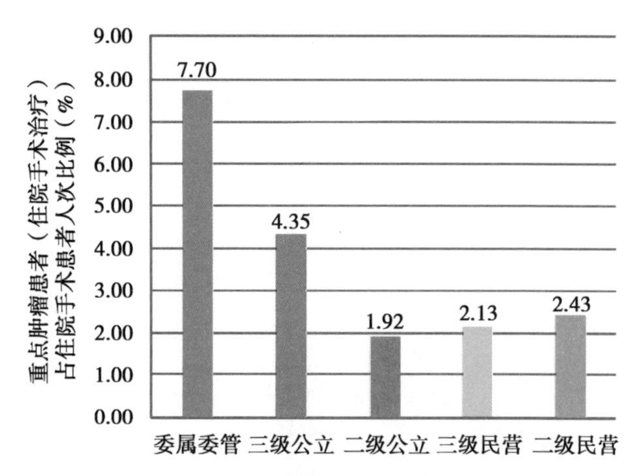

图 3-1-2-210 全国各级综合医院重点肿瘤患者（住院手术治疗）占住院手术患者人次比例

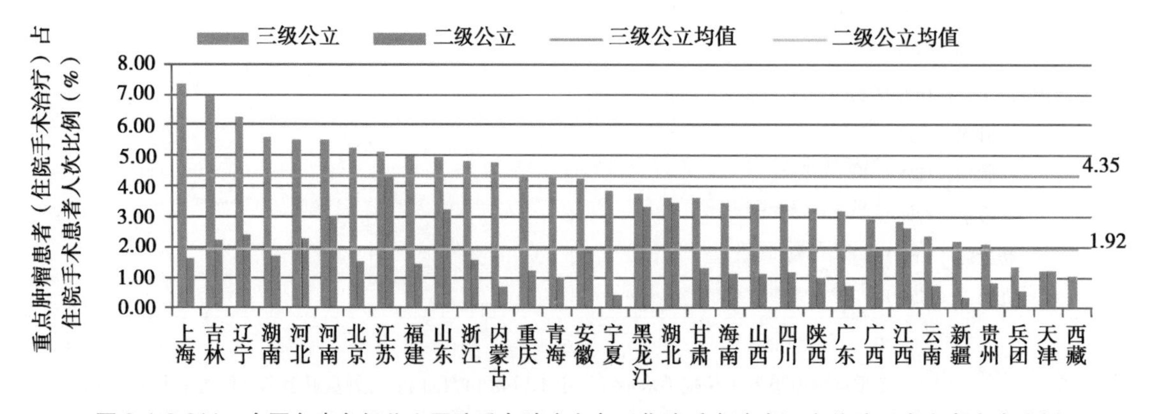

图 3-1-2-211 全国各省各级公立医院重点肿瘤患者（住院手术治疗）占住院手术患者人次比例

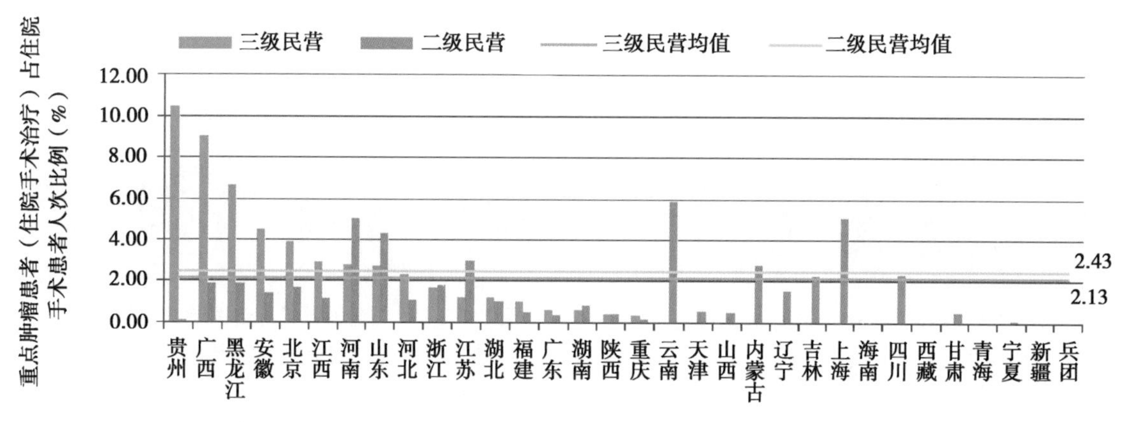

图 3-1-2-212　全国各省各级民营医院重点肿瘤患者（住院手术治疗）占住院手术患者人次比例

（一）肺癌

1. 全国情况（图 3-1-2-213 至图 3-1-2-221）

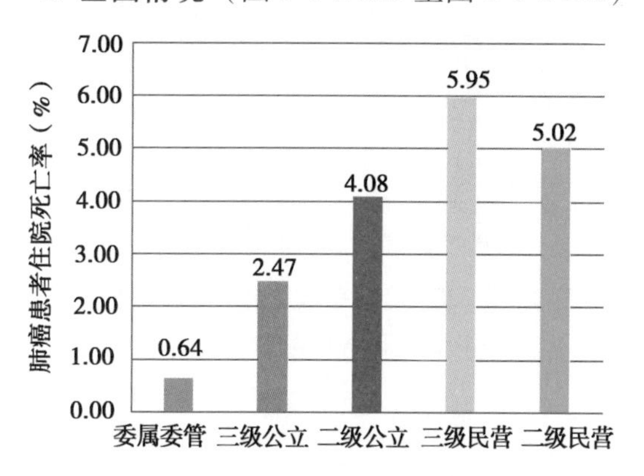

图 3-1-2-213　全国各级综合医院肺癌患者住院死亡率（住院非手术治疗）

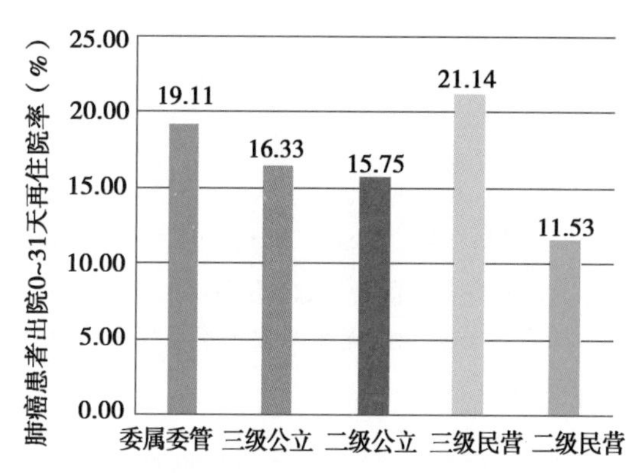

图 3-1-2-214　全国各级综合医院肺癌出院患者 0~31 天再住院率（住院非手术治疗）

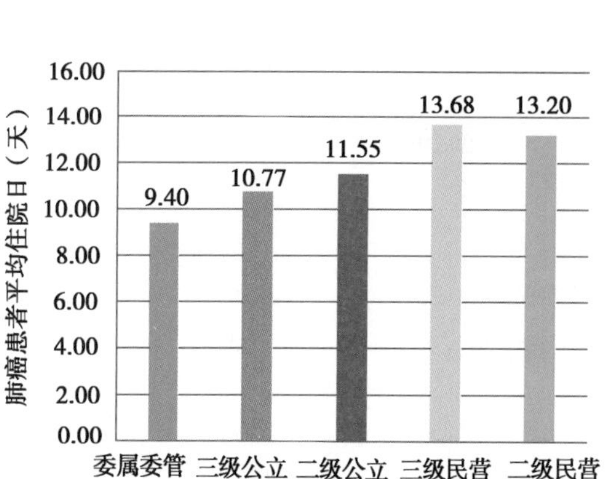

图 3-1-2-215　全国各级综合医院肺癌患者平均住院日（住院非手术治疗）

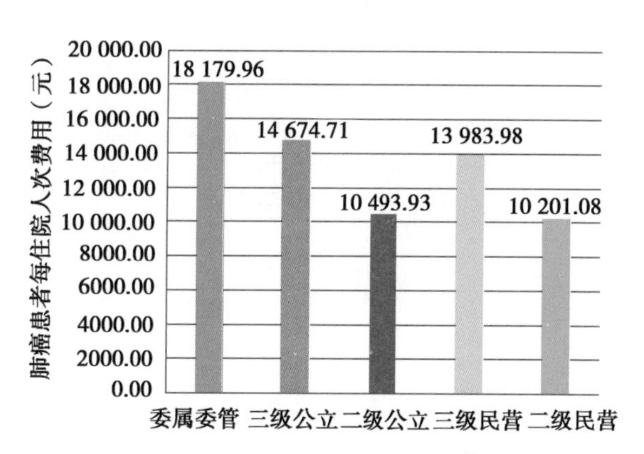

图 3-1-2-216　全国各级综合医院肺癌患者每住院人次费用（住院非手术治疗）

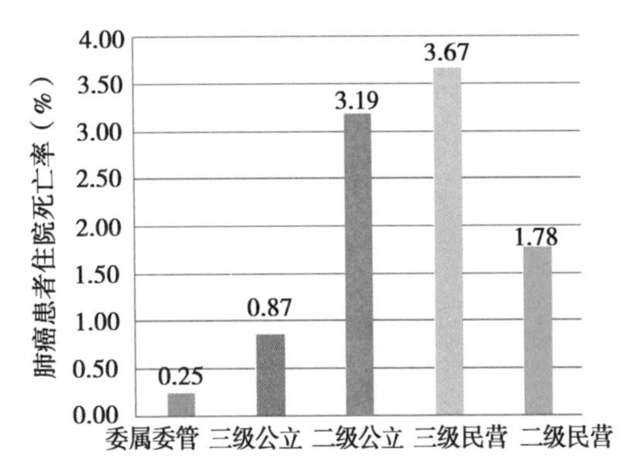

图 3-1-2-217 全国各级综合医院肺癌患者住院死亡率（住院手术治疗）

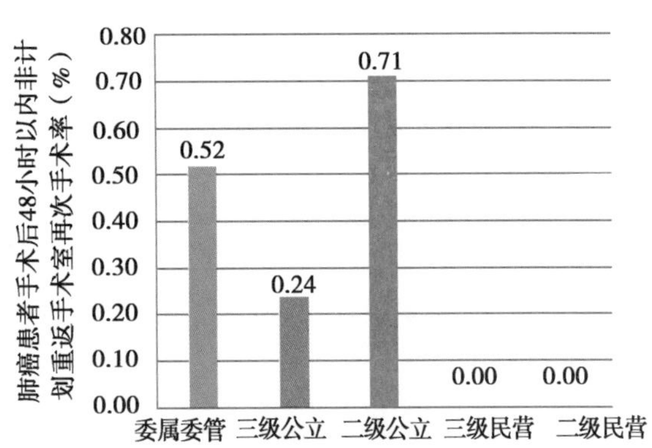

图 3-1-2-218 全国各级综合医院肺癌患者手术后48小时以内非计划重返手术室再次手术率（住院手术治疗）

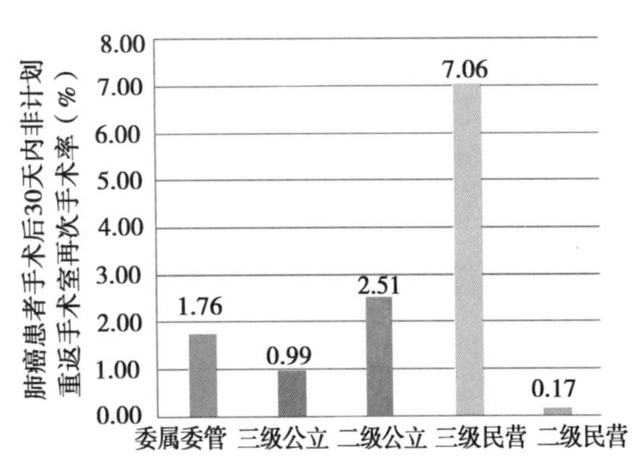

图 3-1-2-219 全国各级综合医院肺癌患者手术后30天内非计划重返手术室再次手术率（住院手术治疗）

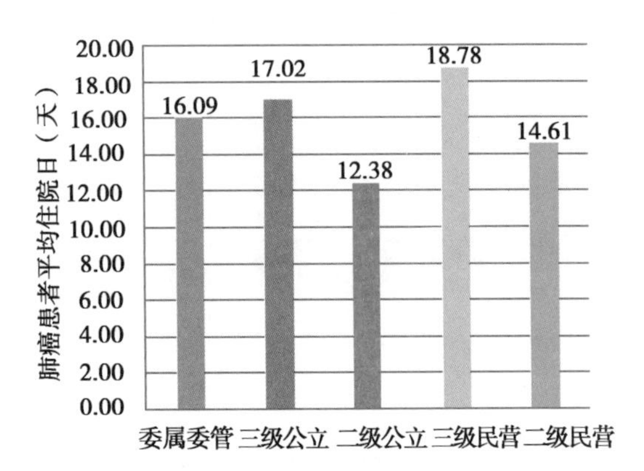

图 3-1-2-220 全国各级综合医院肺癌患者平均住院日（住院手术治疗）

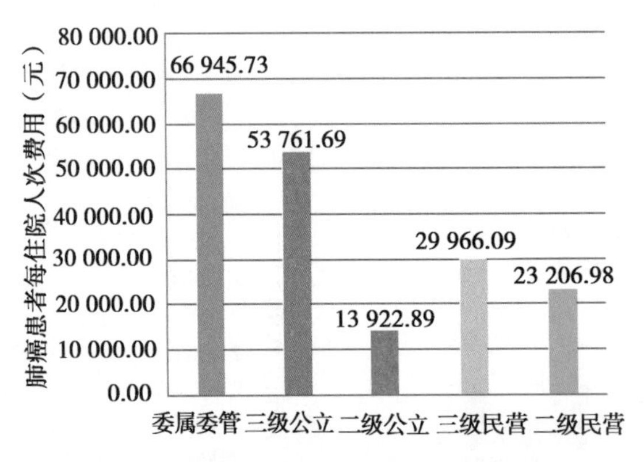

图 3-1-2-221 全国各级综合医院肺癌患者每住院人次费用（住院手术治疗）

2. 各省情况

（1）住院死亡率：三级公立医院肺癌患者住院死亡率（住院非手术治疗）平均 2.47%，15 省超均值，最大值为新疆兵团 9.95%，最小值为江苏 0.40%；二级公立医院平均 4.08%（31 省反馈），15 省超均值，最大值为上海 20.07%，最小值为江苏 0.46%（图 3-1-2-222）。三级民营医院平均 5.95%（17 省反馈，其中 2 省为 0），8 省超均值，最大值为湖北 37.72%；二级民营医院平均 5.02%（25 省反馈，其中 3 省为 0），12 省超均值，最大值为广西 28.00%（图 3-1-2-223）。

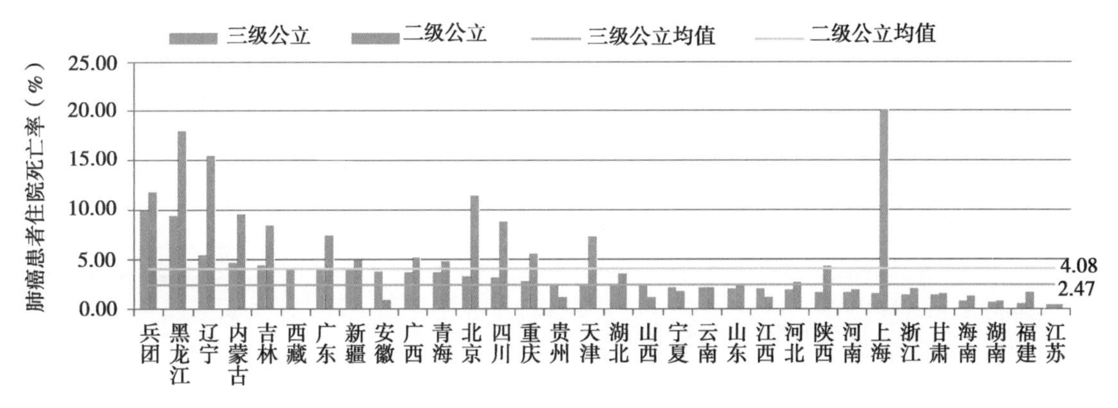

图 3-1-2-222 全国各省各级公立医院肺癌患者住院死亡率（住院非手术治疗）

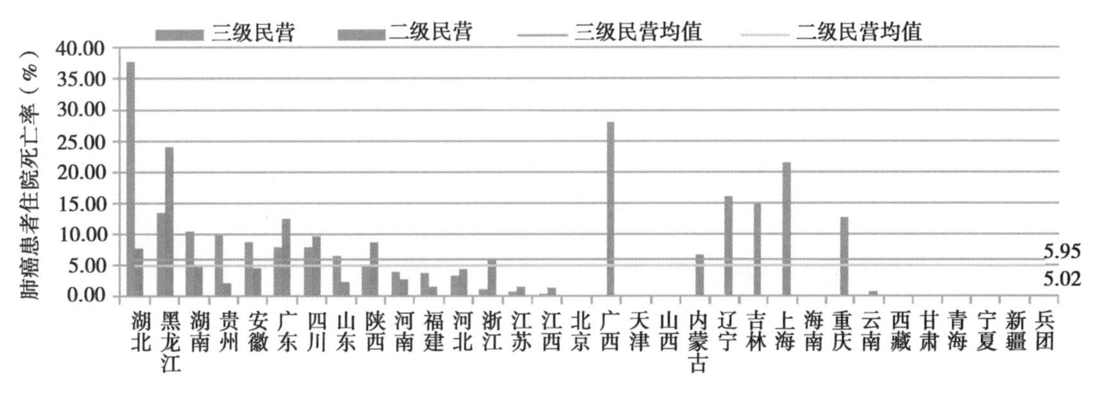

图 3-1-2-223 全国各省各级民营医院肺癌患者住院死亡率（住院非手术治疗）

三级公立医院肺癌患者住院死亡率（住院手术治疗）平均 0.87%（其中 2 省为 0），14 省超均值，最大值为黑龙江 6.46%；二级公立医院平均 3.19%（29 省反馈，其中 8 省为 0），12 省超均值，最大值为重庆 32.14%（图 3-1-2-224）。三级民营医院平均 3.67%（15 省反馈，其中 9 省为 0），5 省超均值，最大值为河北 13.33%；二级民营医院平均 1.78%（18 省反馈，其中 10 省为 0），5 省超均值，最大值为陕西 10.00%（图 3-1-2-225）。

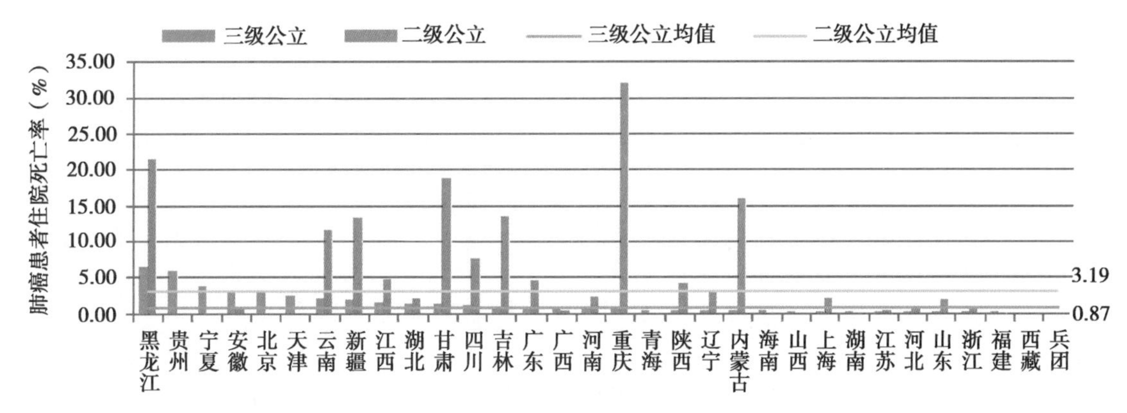

图 3-1-2-224 全国各省各级公立医院肺癌患者住院死亡率（住院手术治疗）

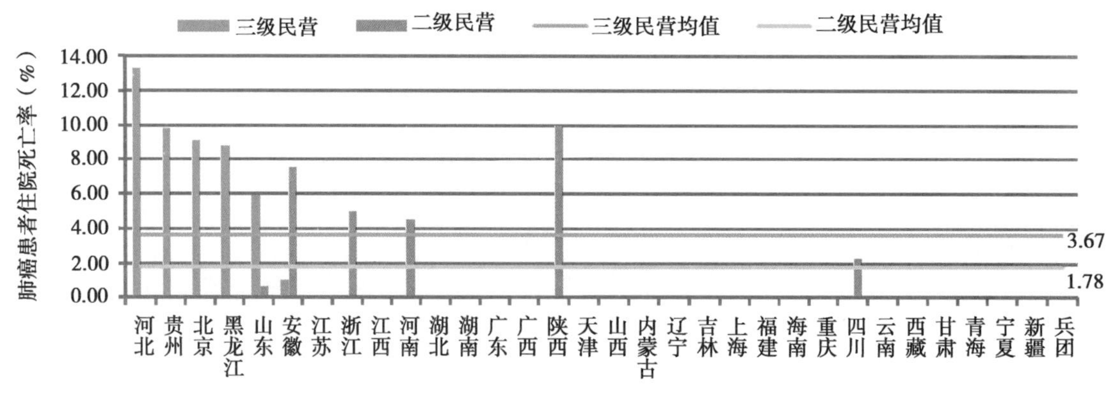

图 3-1-2-225 全国各省各级民营医院肺癌患者住院死亡率（住院手术治疗）

（2）重返类指标：三级公立医院肺癌患者出院 0~31 天再住院率（住院非手术治疗）平均 16. 33%（其中西藏为 0），11 省超均值，最大值为海南 48. 59%；二级公立医院平均 15. 75%（31 省反馈，其中青海为 0），7 省超均值，最大值为江苏 34. 83%（图 3-1-2-226）。三级民营医院平均 21. 14%（14 省反馈，其中 3 省为 0），4 省超均值，最大值为山东 36. 43%；二级民营医院平均 11. 53%（25 省反馈，其中 4 省为 0），9 省超均值，最大值为内蒙古 96. 13%（图 3-1-2-227）。

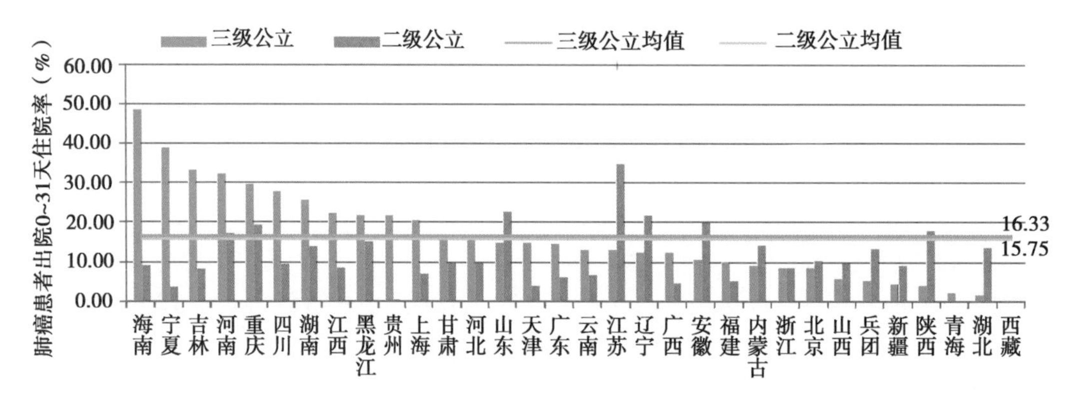

图 3-1-2-226 全国各省各级公立医院肺癌患者出院 0~31 天再住院率（住院非手术治疗）

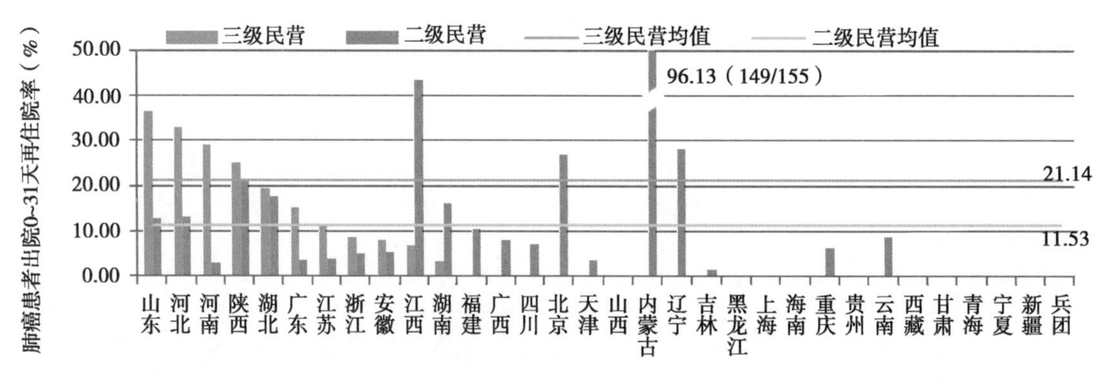

图 3-1-2-227 全国各省各级民营医院肺癌患者出院 0~31 天再住院率（住院非手术治疗）

三级公立医院肺癌患者手术后 48 小时以内非计划重返手术室再次手术率（住院手术治疗）平均 0. 24%（其中 14 省为 0），6 省超均值，最大值为海南 1. 77%；二级公立医院平均 0. 71%（30 省反馈，其中 24 省为 0），2 省超均值，最大值为江西 2. 14%（图 3-1-2-228）。三级民营医院、二级民营医院分别有 11 省、18 省反馈，均为 0。

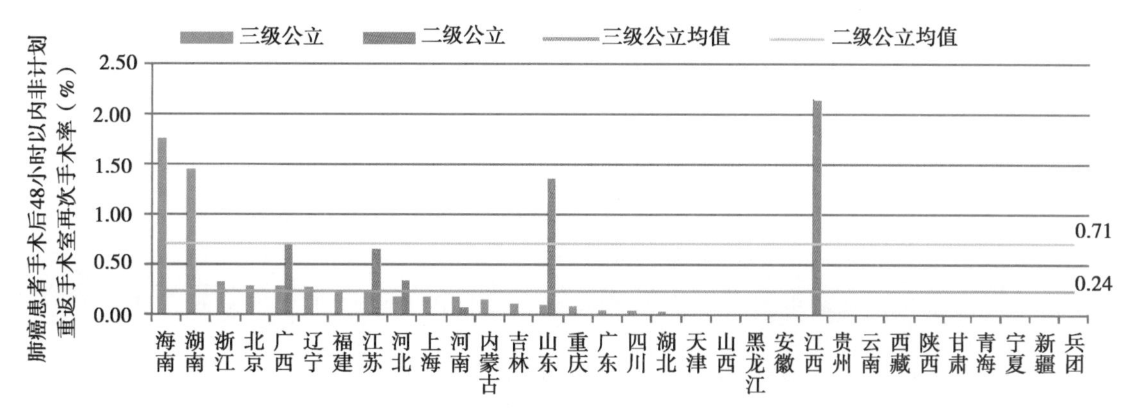

图 3-1-2-228 全国各省各级公立医院肺癌患者手术后 48 小时以内非计划重返手术室再次手术率（住院手术治疗）

三级公立医院肺癌患者手术后 30 天以内非计划重返手术室再次手术率（住院手术治疗）平均 0. 99%（其中 10 省为 0），7 省超均值，最大值为湖南 4. 87%；二级公立医院平均 2. 51%（30 省反馈，其中 22 省为 0），3 省超均值，最大值为江苏 11. 29%（图 3-1-2-229）。三级民营医院平均 7. 06%（11 省反馈，安徽 12. 20%，其余 10 省均为 0）；二级民营医院平均 0. 17%（17 省反馈，河北 4. 00%、江西 3. 70%，其余 15 省均为 0）。

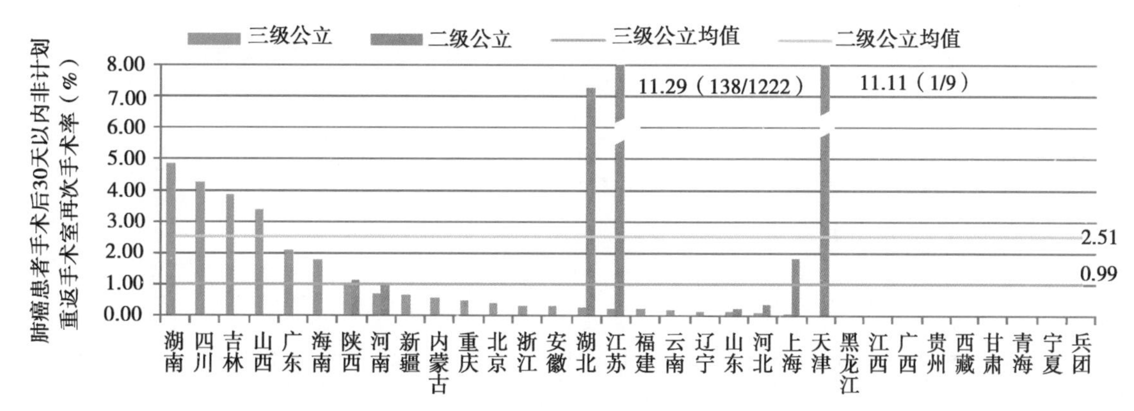

图 3-1-2-229 全国各省各级公立医院肺癌患者手术后 30 天以内非计划重返手术室再次手术率（住院手术治疗）

（3）患者平均住院日：三级公立医院肺癌患者平均住院日（住院非手术治疗）10. 77 天，19 省超均值，最大值为西藏 16. 76 天，最小值为上海 5. 84 天；二级公立医院平均 11. 55 天（31 省反馈），12 省超均值，最大值为青海 19. 19 天，最小值为新疆兵团 6. 77 天（图 3-1-2-230）。三级民营医院平均 13. 68 天（19 省反馈），7 省超均值，最大值为四川 22. 80 天，最小值为广西 8. 20 天；二级民营医院平均 13. 20 天（26 省反馈），9 省超均值，最大值为广东 18. 80 天，最小值为山西 6. 00 天（图 3-1-2-231）。

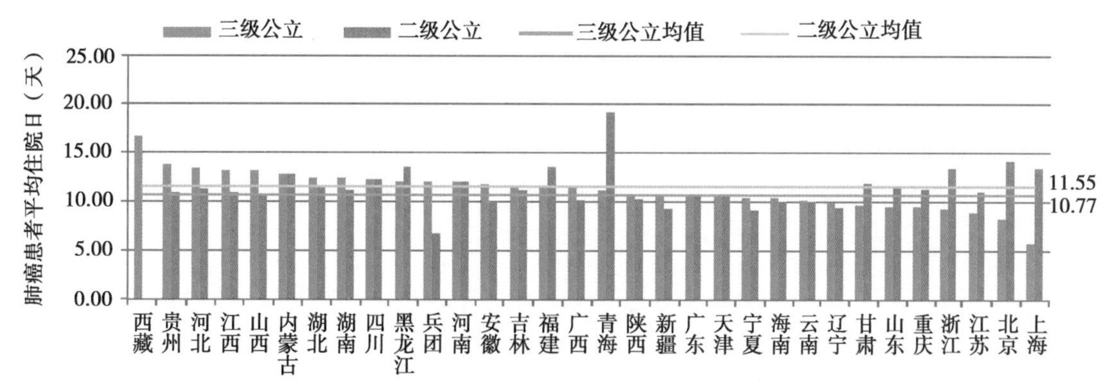

图 3-1-2-230 全国各省各级公立医院肺癌患者平均住院日（住院非手术治疗）

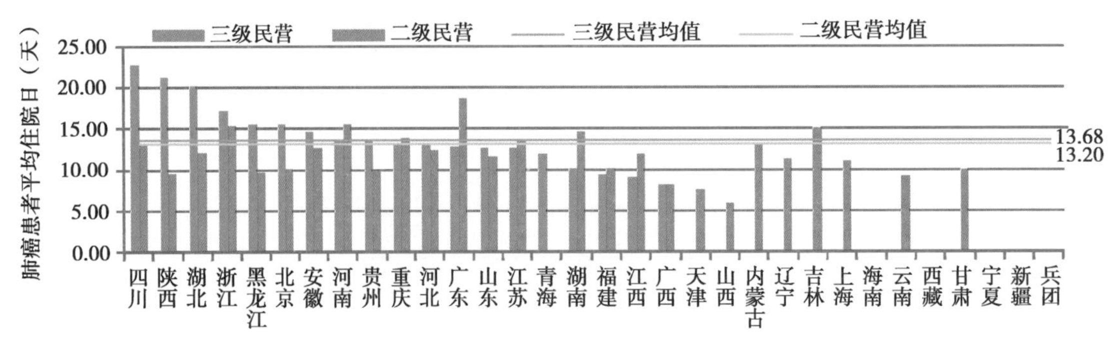

图 3-1-2-231　全国各省各级民营医院肺癌患者平均住院日（住院非手术治疗）

三级公立医院肺癌患者平均住院日（住院手术治疗）17.02 天，17 省超均值，最大值为新疆兵团 29.03 天，最小值为内蒙古 11.29 天；二级公立医院平均 12.38 天（30 省反馈），23 省超均值，最大值为新疆兵团 45.00 天，最小值为吉林 9.73 天（图 3-1-2-232）。三级民营医院平均 18.78 天（15 省反馈），12 省超均值，最大值为陕西 34.17 天，最小值为贵州 13.46 天；二级民营医院平均 14.61 天（20 省反馈），13 省超均值，最大值为重庆 30.50 天，最小值为四川 8.61 天（图 3-1-2-233）。

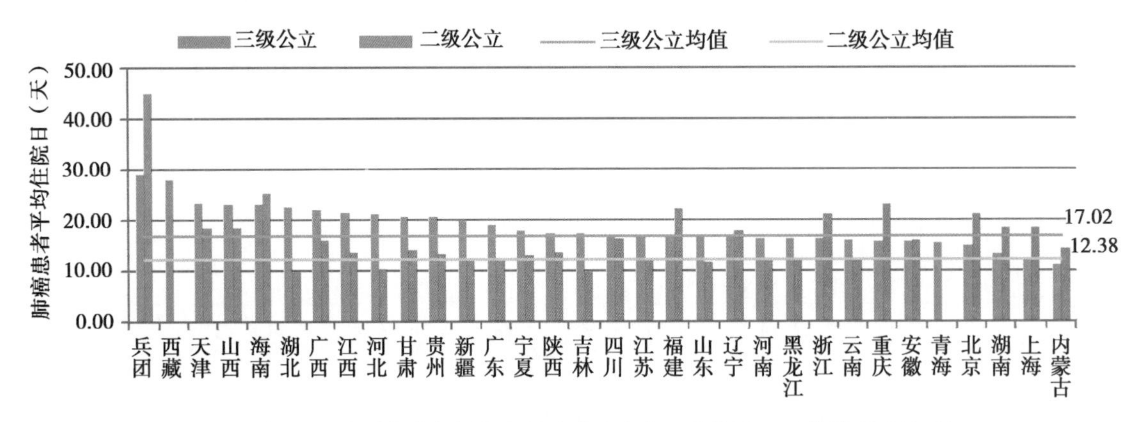

图 3-1-2-232　全国各省各级公立医院肺癌患者平均住院日（住院手术治疗）

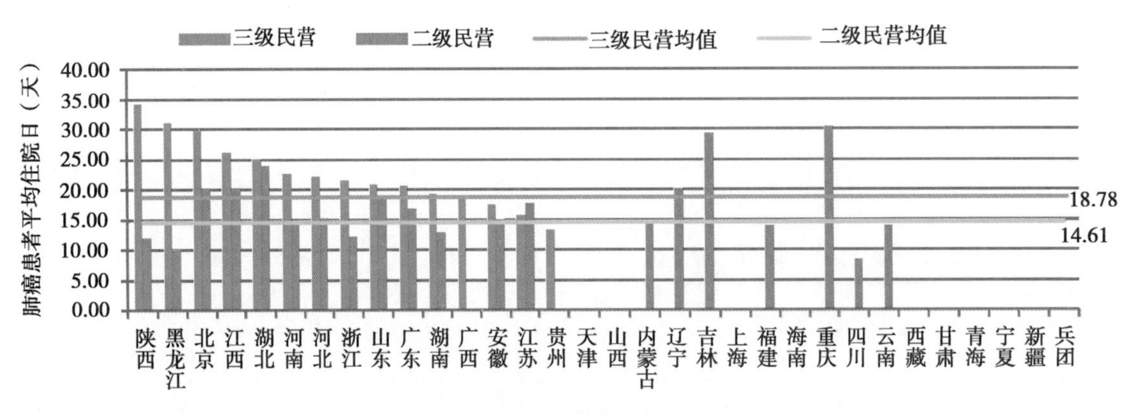

图 3-1-2-233　全国各省各级民营医院肺癌患者平均住院日（住院手术治疗）

（4）平均住院费用：三级公立医院肺癌患者每住院人次费用（住院非手术治疗）平均 14 674.71 元，18 省超均值，最大值为新疆 19 878.05 元，最小值为新疆兵团 11 125.97 元；二级公立医院平均 10 493.93元（31 省反馈），7 省超均值，最大值为新疆兵团 36 286.57 元，最小值为云南 5740.38 元（图 3-1-2-234）。三级民营医院平均 13 983.98 元（17 省反馈），9 省超均值，最大值为四川 29 533.00

元，最小值为黑龙江 1116. 04 元；二级民营医院平均 10 201. 08 元（25 省反馈），8 省超均值，最大值为北京 20 349. 10 元，最小值为黑龙江 4064. 00 元（图 3-1-2-235）。

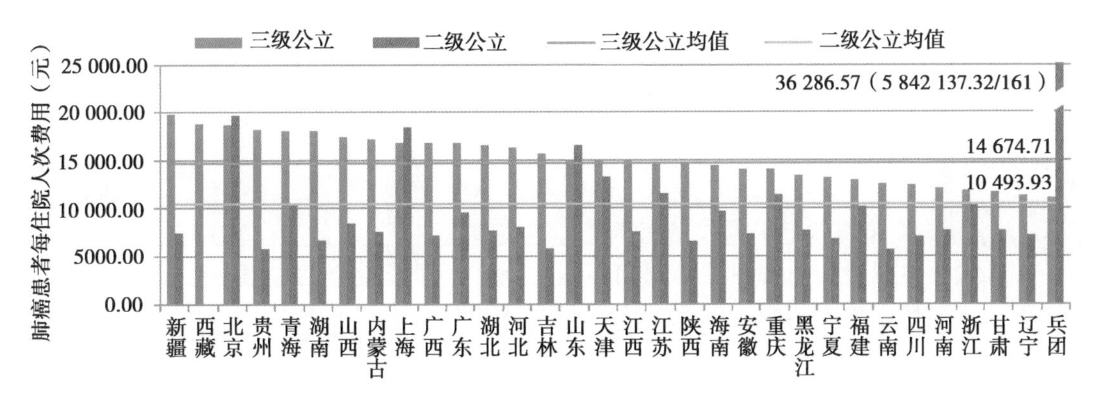

图 3-1-2-234 全国各省各级公立医院肺癌患者每住院人次费用（住院非手术治疗）

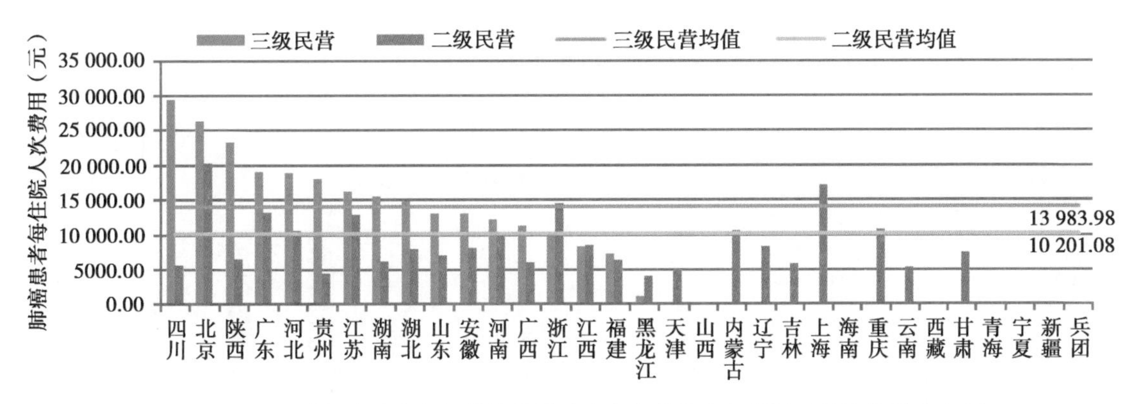

图 3-1-2-235 全国各省各级民营医院肺癌患者每住院人次费用（住院非手术治疗）

三级公立医院肺癌患者每住院人次费用（住院手术治疗）平均 53 761. 69 元，18 省超均值，最大值为湖北 75 127. 23 元，最小值为青海 20 877. 38 元；二级公立医院平均 13 922. 89 元（29 省反馈），17 省超均值，最大值为上海 70 575. 57 元，最小值为贵州 6026. 73 元（图 3-1-2-236）。三级民营医院平均 29 966. 09元（15 省反馈），13 省超均值，最大值为北京 100 320. 00 元，最小值为贵州 18 100. 80 元；二级民营医院平均 23 206. 98 元（17 省反馈），9 省超均值，最大值为北京 95 370. 20 元，最小值为云南 7310. 50 元（图 3-1-2-237）。

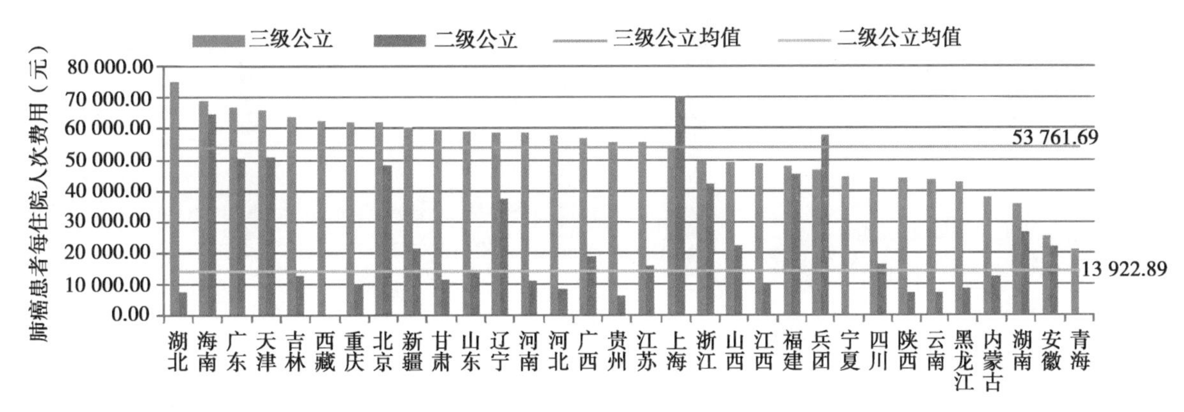

图 3-1-2-236 全国各省各级公立医院肺癌患者每住院人次费用（住院手术治疗）

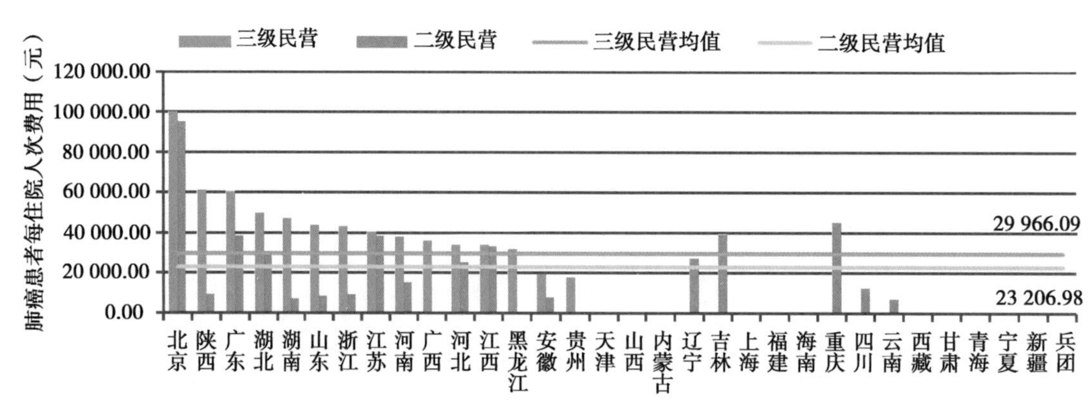

图 3-1-2-237 全国各省各级民营医院肺癌患者每住院人次费用（住院手术治疗）

（二）结直肠癌

1. 全国情况（图 3-1-2-238 至图 3-1-2-246）

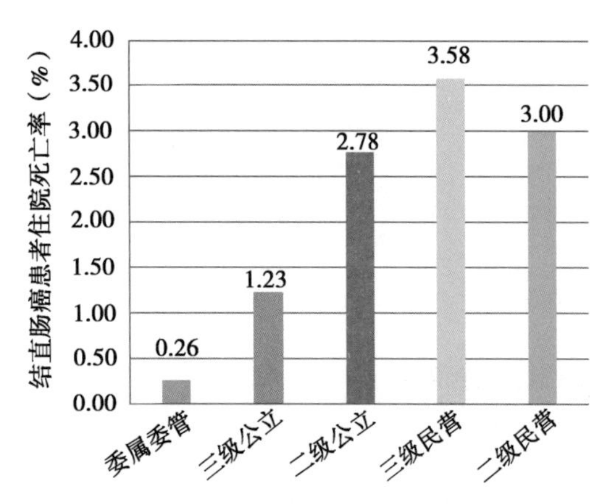

图 3-1-2-238 全国各级综合医院结直肠癌患者住院死亡率（住院非手术治疗）

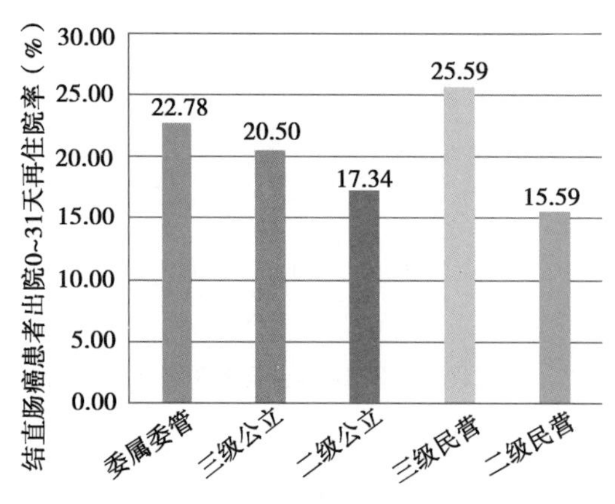

图 3-1-2-239 全国各级综合医院结直肠癌患者出院 0~31 天再住院率（住院非手术治疗）

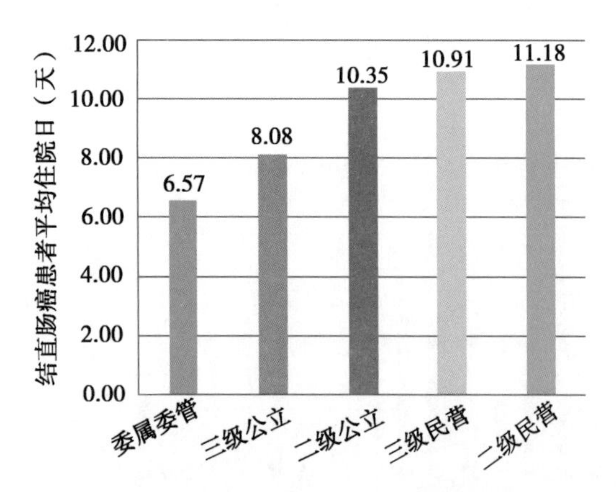

图 3-1-2-240 全国各级综合医院结直肠癌患者平均住院日（住院非手术治疗）

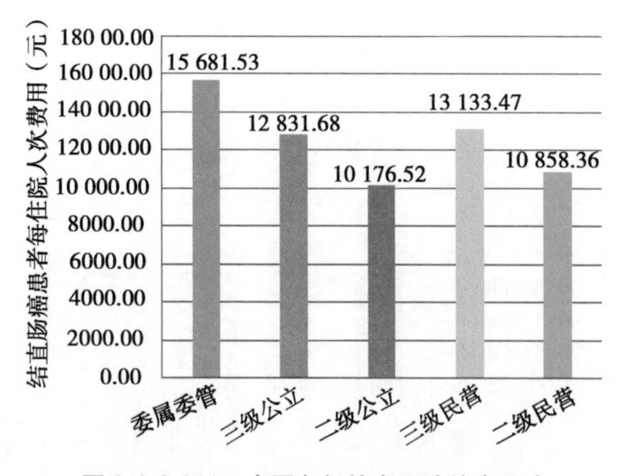

图 3-1-2-241 全国各级综合医院结直肠癌每住院人次费用（住院非手术治疗）

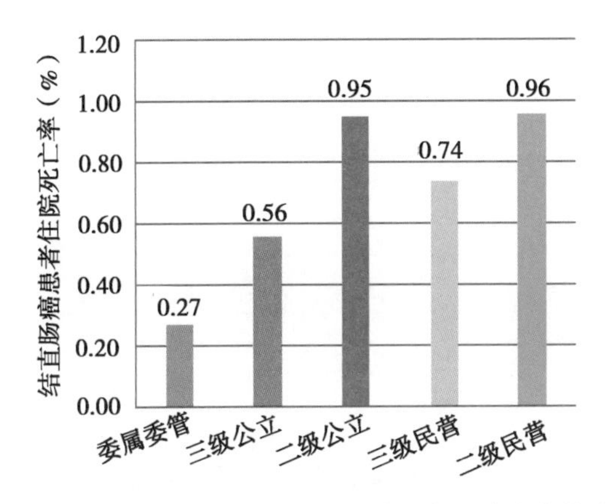

图 3-1-2-242 全国各级综合医院结直肠癌患者住院死亡率（住院手术治疗）

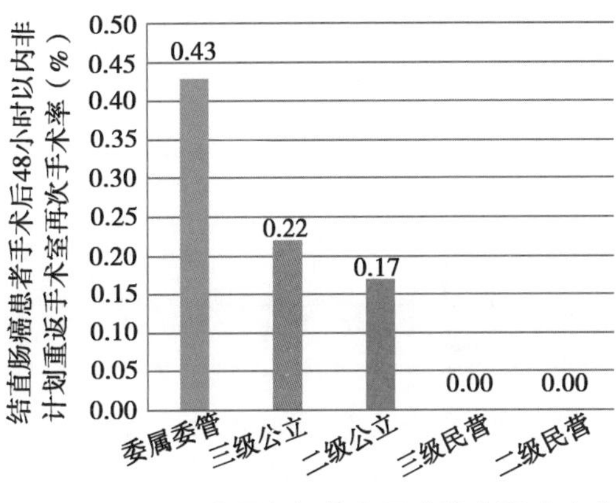

图 3-1-2-243 全国各级综合医院结直肠癌患者手术后 48 小时以内非计划重返手术室再次手术率（住院手术治疗）

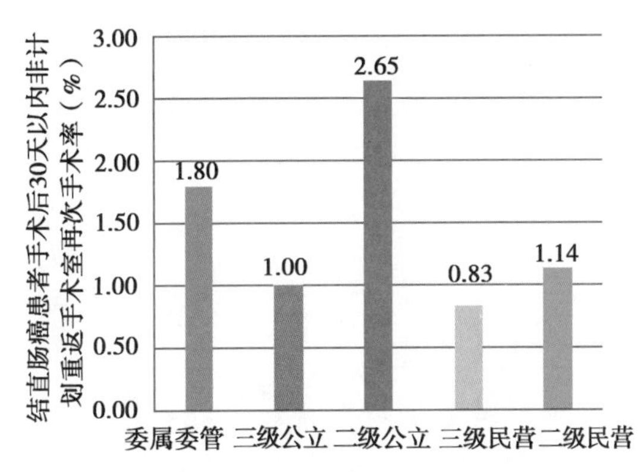

图 3-1-2-244 全国各级综合医院结直肠癌患者手术后 30 天以内非计划重返手术室再次手术率（住院手术治疗）

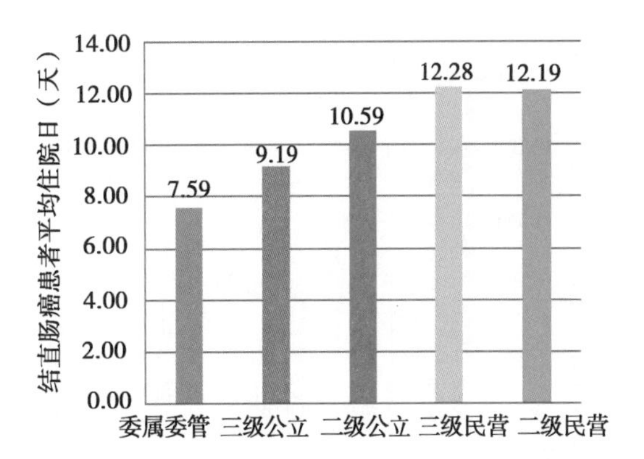

图 3-1-2-245 全国各级综合医院结直肠癌患者平均住院日（住院手术治疗）

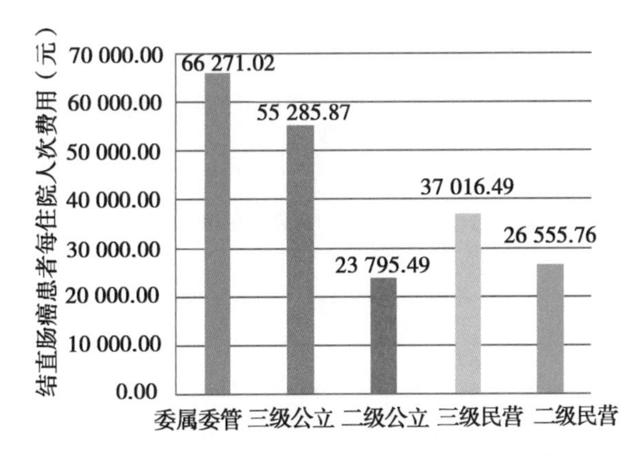

图 3-1-2-246 全国各级综合医院结直肠癌每住院人次费用（住院手术治疗）

2. 各省情况

（1）住院死亡率：三级公立医院结直肠癌患者死亡率（住院非手术治疗）平均 1.23%，19 省超均值，最大值为青海 6.96%；二级公立医院平均 2.78%（31 省反馈，其中贵州为 0），12 省超均值，最大值为上海 9.30%（图 3-1-2-247）。三级民营医院平均 3.58%（17 省反馈），6 省超均值，最大值为湖北 38.00%；二级民营医院平均 3.00%（25 省反馈），14 省超均值，最大值为黑龙江 19.44%（图 3-1-2-248）。

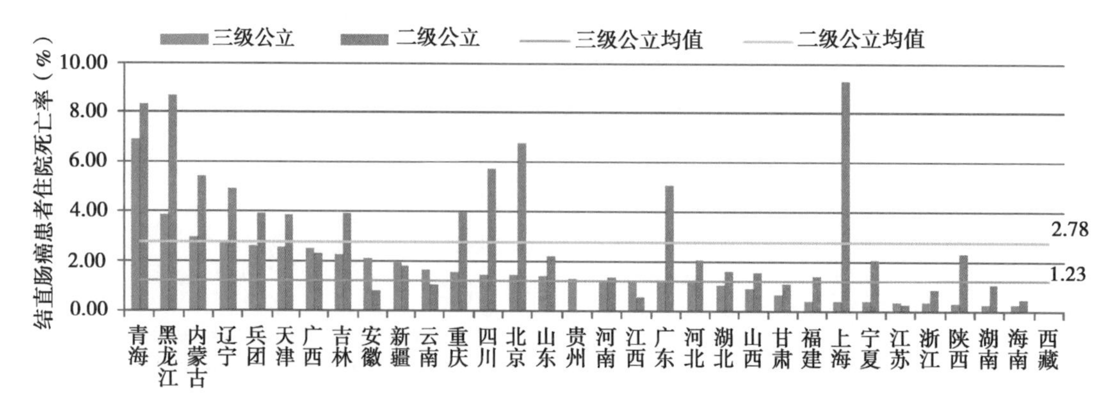

图 3-1-2-247 全国各省各级公立医院结直肠癌患者死亡率（住院非手术治疗）

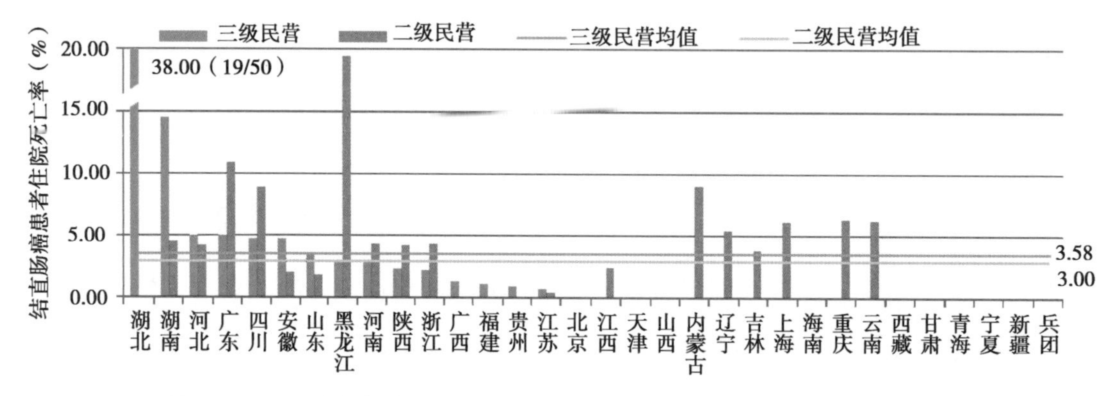

图 3-1-2-248 全国各省各级民营医院结直肠癌患者死亡率（住院非手术治疗）

三级公立医院结直肠癌患者住院死亡率（住院手术治疗）平均 0.56%（其中 4 省为 0），17 省超均值，最大值为新疆兵团 2.80 %；二级公立医院平均 0.95%（31 省反馈，其中 9 省为 0），11 省超均值，最大值为宁夏 5.00%（图 3-1-2-249）。三级民营医院平均 0.74%（15 省反馈，其中 8 省为 0），6 省超均值，最大值为河北 2.38%；二级民营医院平均 0.96%（23 省反馈，其中 16 省为 0），6 省超均值，最大值为北京 5.26%（图 3-1-2-250）。

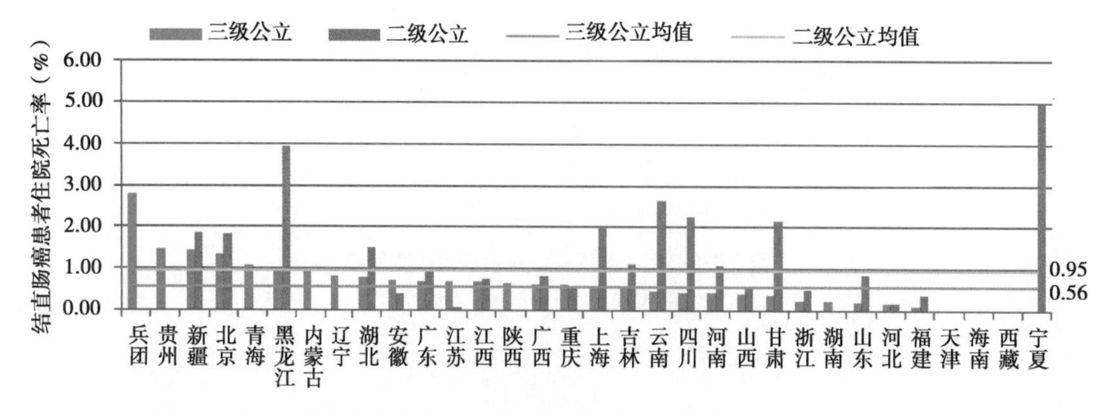

图 3-1-2-249 全国各省各级公立医院结直肠癌患者住院死亡率（住院手术治疗）

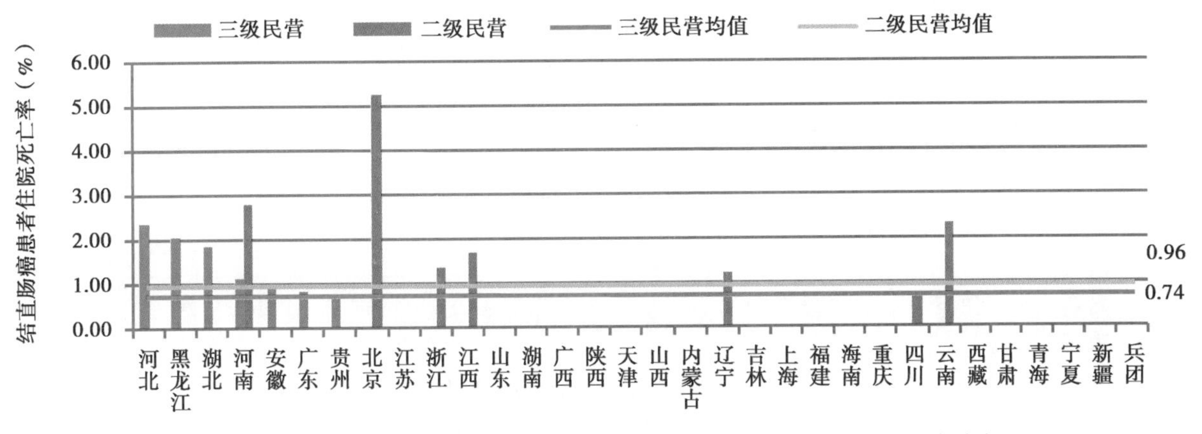

图 3-1-2-250 全国各省各级民营医院结直肠癌患者住院死亡率（住院手术治疗）

（2）重返类指标：三级公立医院结直肠癌患者出院 0~31 天再住院率（住院非手术治疗）平均 20.50%（其中西藏为 0），12 省超均值，最大值为宁夏 54.55%；二级公立医院平均 17.34%（31 省反馈，2 省为 0），10 省超均值，最大值为安徽 56.10%（图 3-1-2-251）。三级民营医院平均 25.59%（14 省反馈），5 省超均值，最大值为山东 48.70%；二级民营医院平均 15.59%（25 省反馈），10 省超均值，最大值为辽宁 48.41%（图 3-1-2-252）。

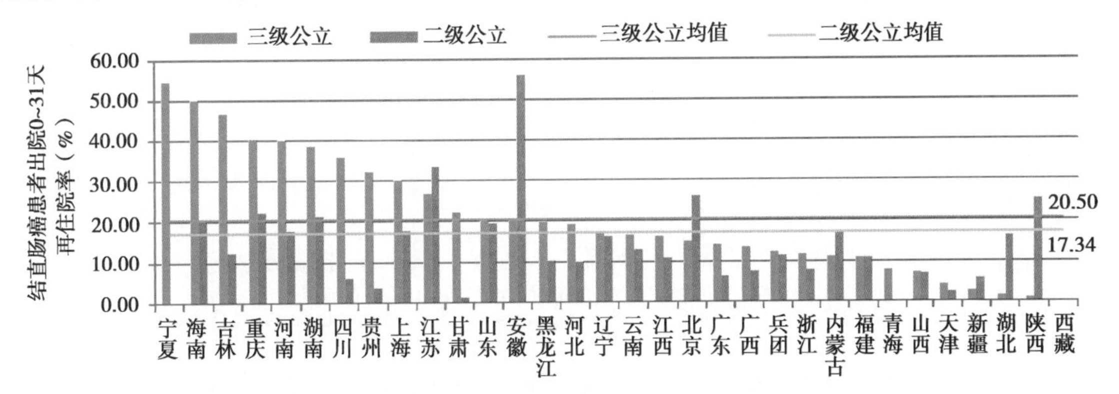

图 3-1-2-251 全国各省各级公立医院结直肠癌患者出院 0~31 天再住院率（住院非手术治疗）

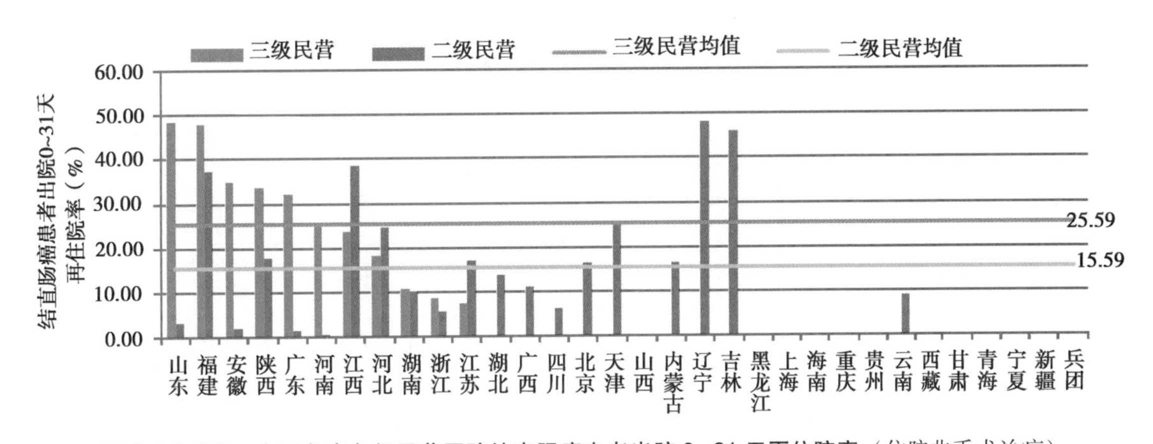

图 3-1-2-252 全国各省各级民营医院结直肠癌患者出院 0~31 天再住院率（住院非手术治疗）

三级公立医院结直肠癌患者手术后 48 小时以内非计划重返手术室再次手术率（住院手术治疗）平均 0.22%（其中 13 省为 0），8 省超均值，最大值为湖南 1.10%；二级公立医院平均 0.17%（30 省反馈，其中 24 省为 0），4 省超均值，最大值为江西 1.60%（图 3-1-2-253）。三级民营医院、二级民营医院分别有 12 省、21 省反馈均为 0。

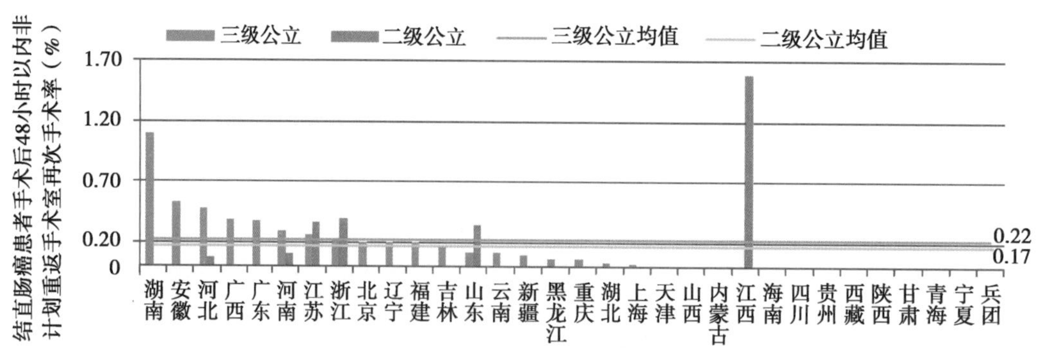

图 3-1-2-253 全国各省各级公立医院结直肠癌患者手术后 48 小时以内非计划重返手术室再次手术率（住院手术治疗）

三级公立医院结直肠癌患者手术后 30 天以内非计划重返手术室再次手术率（住院手术治疗）平均 1.00%（其中 5 省为 0），6 省超均值，最大值为湖南 4.28%；二级公立医院平均 2.65%（30 省反馈，其中 17 省为 0），3 省超均值，最大值为湖北 7.05%（图 3-1-2-254）。三级民营医院平均 0.83%（12 省反馈，其中 8 省为 0），2 省超均值，最大值为江西 5.77%；二级民营医院平均 1.14%（21 省反馈，其中 17 省为 0），3 省超均值，最大值为广东 12.50%（图 3-1-2-255）。

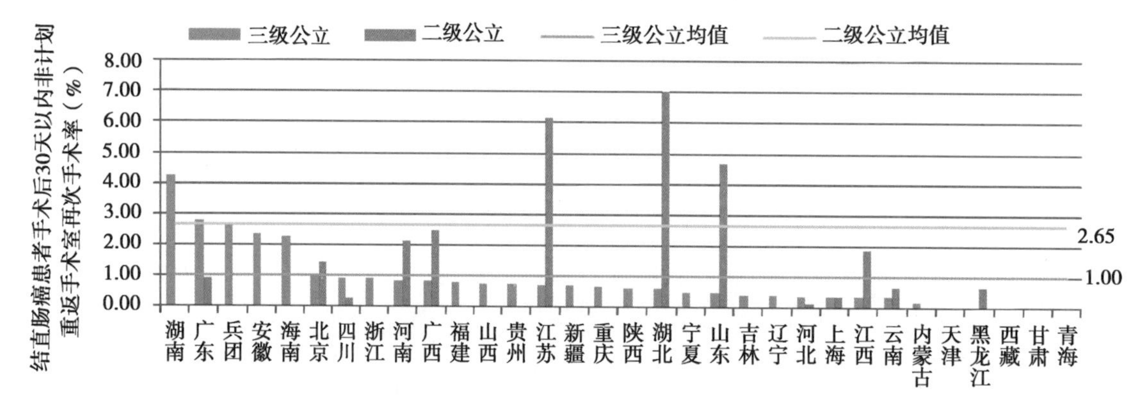

图 3-1-2-254 全国各省各级公立医院结直肠癌患者手术后 30 天以内非计划重返手术室再次手术率（住院手术治疗）

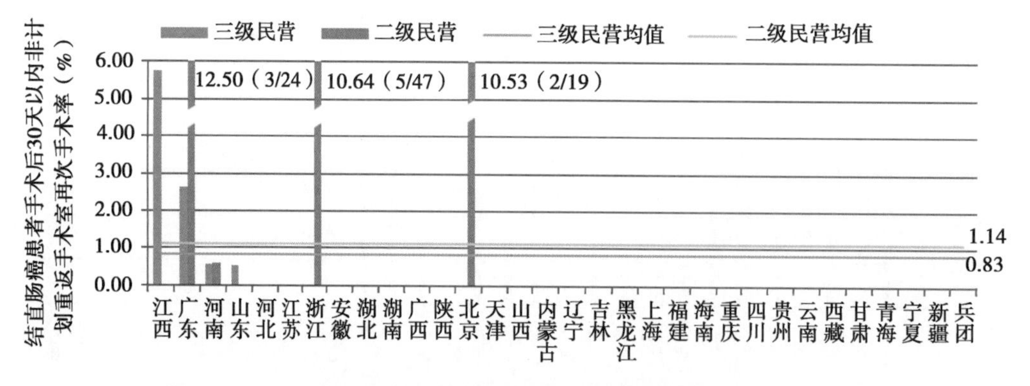

图 3-1-2-255 全国各省各级民营医院结直肠癌患者手术后 30 天以内非计划重返手术室再次手术率（住院手术治疗）

（3）患者平均住院日：三级公立医院结直肠癌患者平均住院日（住院非手术治疗）8.08 天，23 省超均值，最大值为西藏 15.71 天，最小值为上海 4.03 天；二级公立医院平均 10.35 天（31 省反馈），12 省超均值，最大值为青海 17.86 天，最小值为广西 7.78 天（图 3-1-2-256）。三级民营医院平均 10.91 天（19 省反馈），12 省超均值，最大值为四川 23.00 天，最小值为福建 7.27 天；二级民营医院平均 11.18 天（25 省反馈），9 省超均值，最大值为四川 17.41 天，最小值为贵州 6.41 天（图 3-1-2-257）。

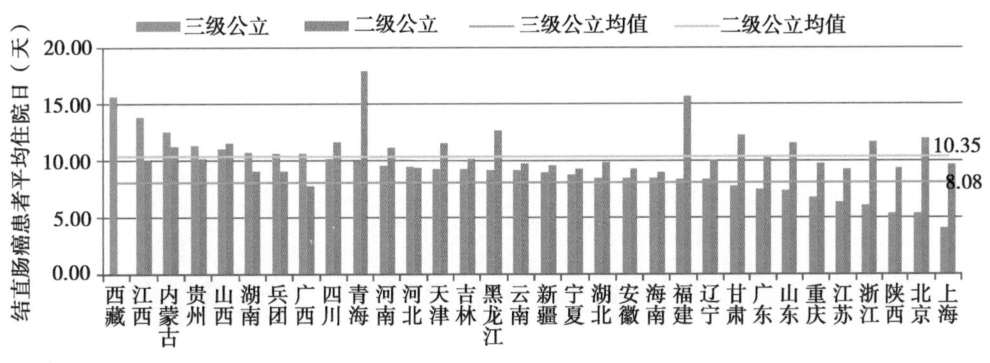

图 3-1-2-256 全国各省各级公立医院结直肠癌患者平均住院日（住院非手术治疗）

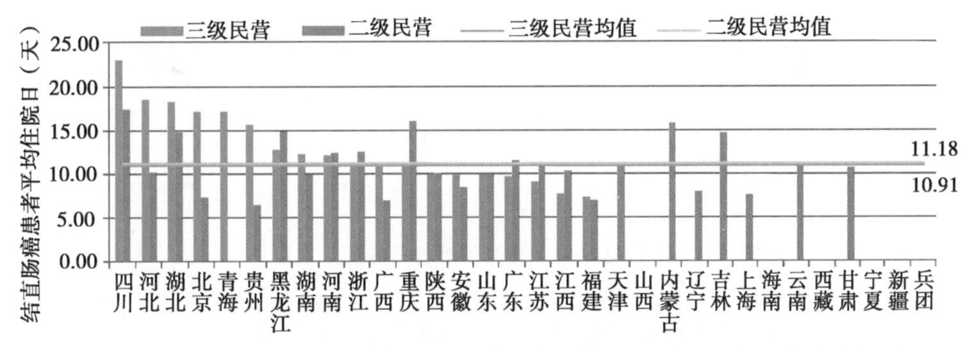

图 3-1-2-257 全国各省各级民营医院结直肠癌患者平均住院日（住院非手术治疗）

三级公立医院结直肠癌患者平均住院日（住院手术治疗）9.19 天，18 省超均值，最大值为西藏 15.71 天，最小值为北京 4.87 天；二级公立医院平均 10.59 天（31 省反馈），17 省超均值，最大值为青海 19.33 天，最小值为新疆兵团 7.53 天（图 3-1-2-258）。三级民营医院平均 12.28 天（16 省反馈），6 省超均值，最大值为湖北 18.25 天，最小值为福建 7.05 天；二级民营医院平均 12.19 天（23 省反馈），12 省超均值，最大值为黑龙江 16.00 天，最小值为福建 6.55 天（图 3-1-2-259）。

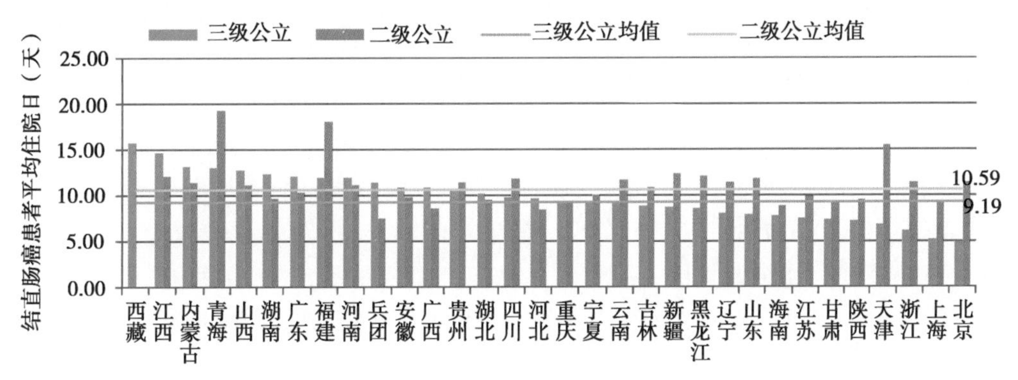

图 3-1-2-258 全国各省各级公立医院结直肠癌患者平均住院日（住院手术治疗）

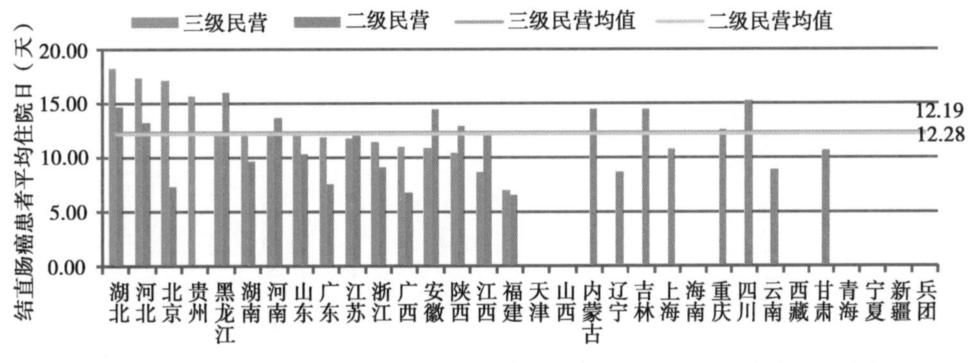

图 3-1-2-259 全国各省各级民营医院结直肠癌患者平均住院日（住院手术治疗）

（4）平均住院费用：三级公立医院结直肠癌每住院人次费用（住院非手术治疗）平均 12 831.68 元，15 省超均值，最大值为内蒙古 20 647.51 元，最小值为安徽 9056.51 元；二级公立医院平均 10 176.52元（31 省反馈），8 省超均值，最大值为山东 18 523.03 元，最小值为甘肃 5540.99 元（图 3-1-2-260）。三级民营医院平均 13 133.47 元（17 省反馈），9 省超均值，最大值为北京 38 902.00 元，最小值为江西 6345.78 元；二级民营医院平均 10 858.36 元（25 省反馈），11 省超均值，最大值为吉林19 230.74元，最小值为贵州 3150.84 元（图 3-1-2-261）。

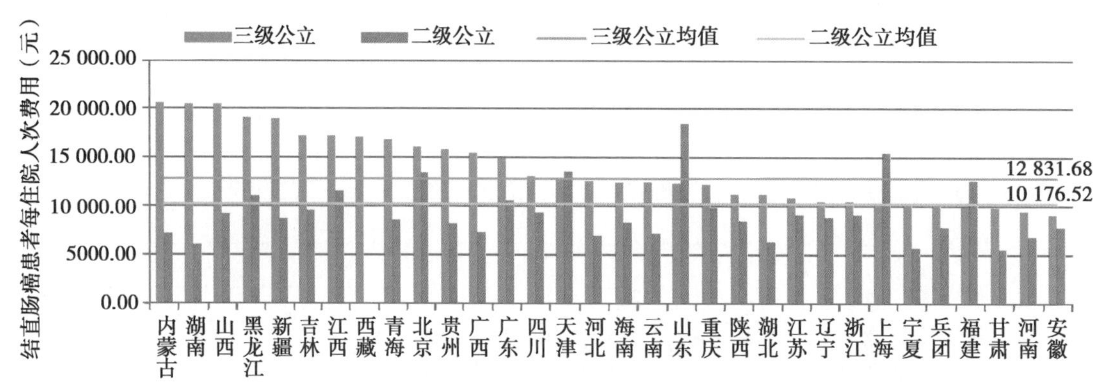

图 3-1-2-260 全国各省各级公立医院结直肠癌患者每住院人次费用（住院非手术治疗）

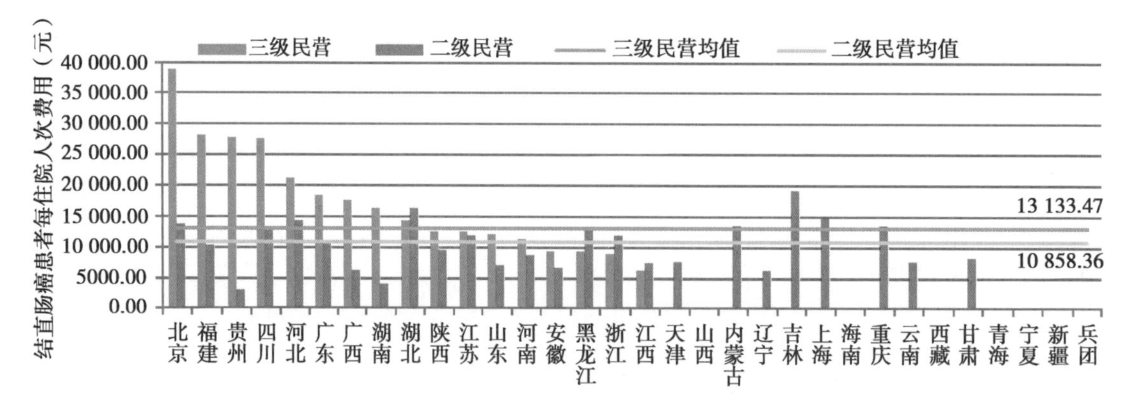

图 3-1-2-261 全国各省各级民营医院结直肠癌患者每住院人次费用（住院非手术治疗）

三级公立医院结直肠癌每住院人次费用（住院手术治疗）平均 55 285.87 元，14 省超均值，最大值为北京 84 090.64 元，最小值为青海 36 256.94 元；二级公立医院平均 23 795.49 元（31 省反馈），16 省超均值，最大值为上海 59 527.50 元，最小值为甘肃 7215.06 元（图 3-1-2-262）。三级民营医院平均 37 016.49元（15 省反馈），8 省超均值，最大值为北京 98 052.00 元，最小值为安徽 19 480.88 元；二级民营医院平均 26 555.76 元（22 省反馈），12 省超均值，最大值为北京 95 918.50 元，最小值为湖南 9485.86 元（图 3-1-2-263）。

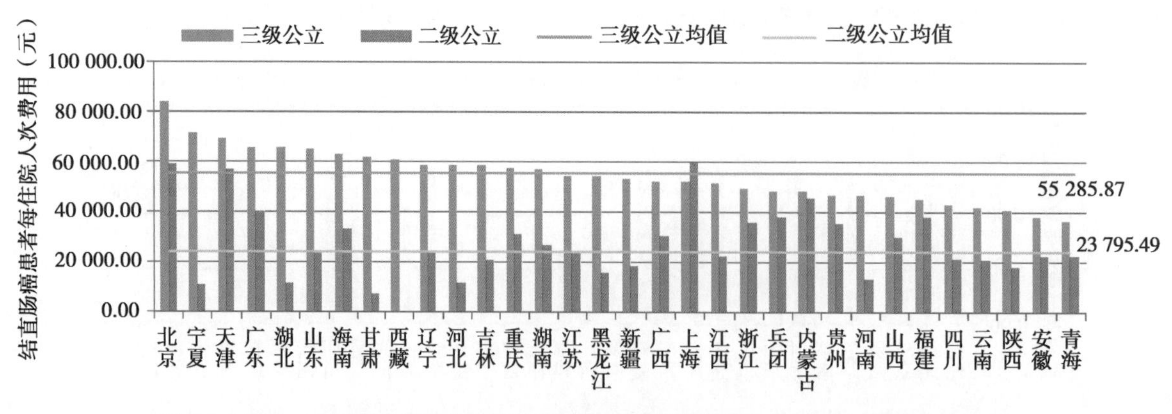

图 3-1-2-262 全国各省各级公立医院结直肠癌患者每住院人次费用（住院手术治疗）

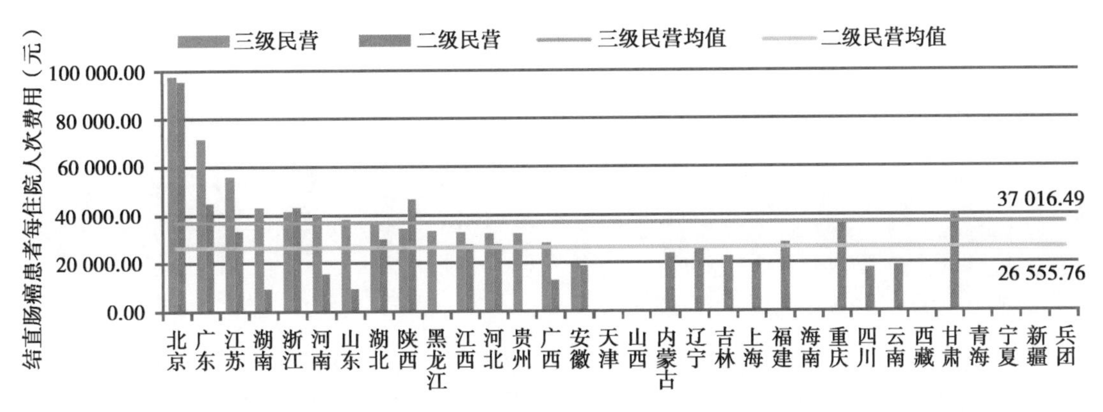

图 3-1-2-263 全国各省各级民营医院结直肠癌患者每住院人次费用（住院手术治疗）

（三）胃癌

1. 全国情况（图 3-1-2-264 至图 3-1-2-272）

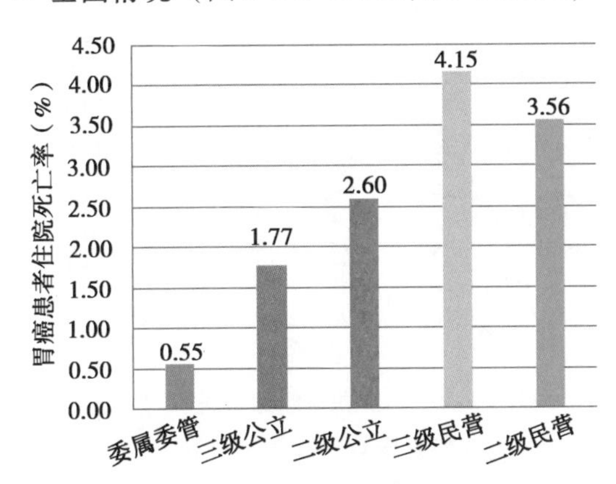

图 3-1-2-264 全国各级综合医院胃癌患者住院死亡率（住院非手术治疗）

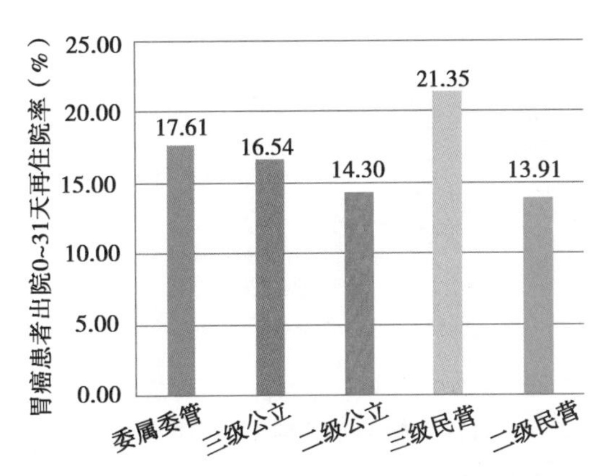

图 3-1-2-265 全国各级综合医院胃癌患者出院 0~31 天再住院率（住院非手术治疗）

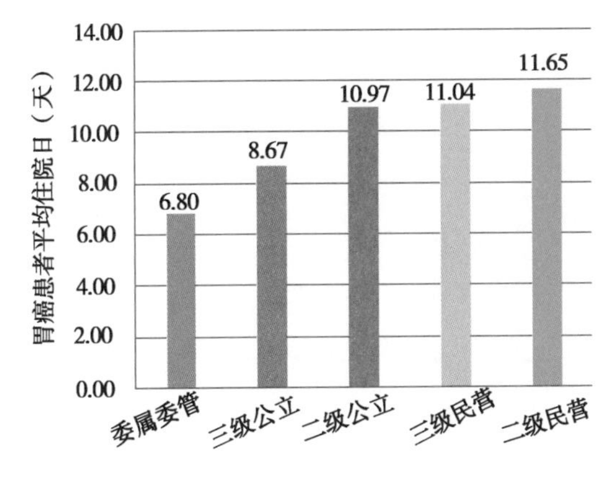

图 3-1-2-266 全国各级综合医院胃癌患者平均住院日（住院非手术治疗）

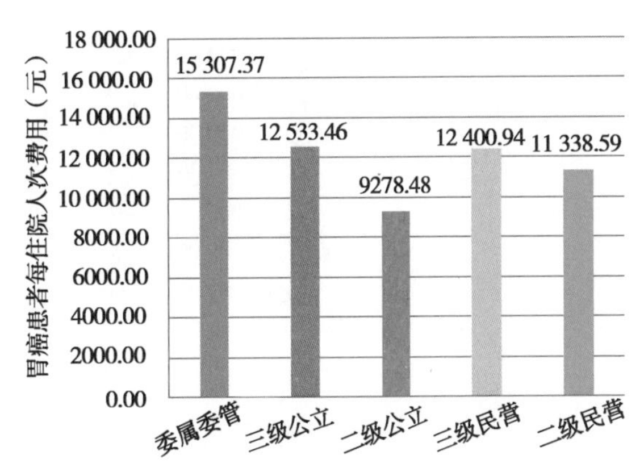

图 3-1-2-267 全国各级综合医院胃癌患者每住院人次费用（住院非手术治疗）

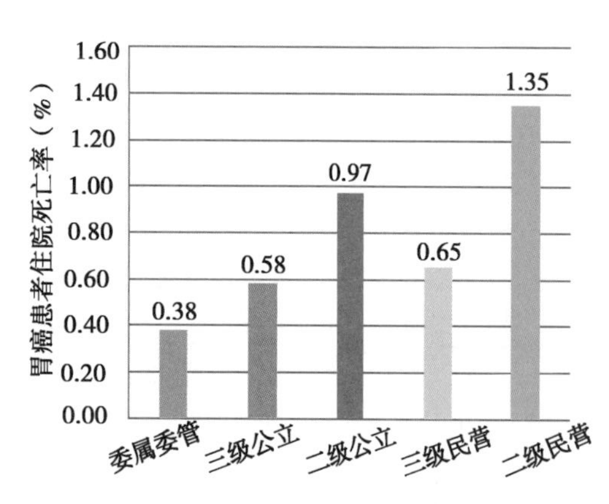

图 3-1-2-268 全国各级综合医院胃癌患者住院死亡率（住院手术治疗）

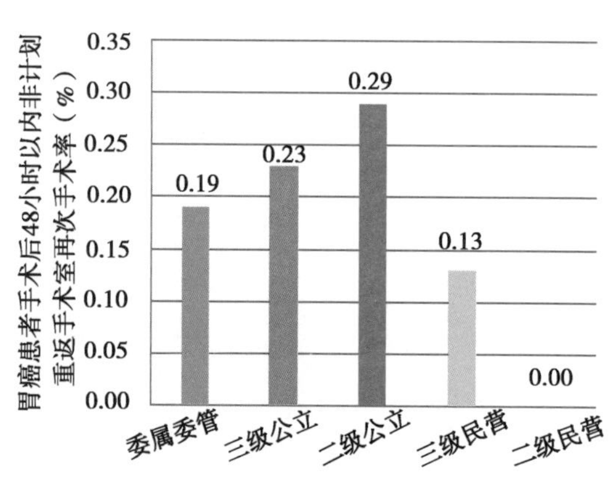

图 3-1-2-269 全国各级综合医院胃癌患者手术后 48 小时以内非计划重返手术室再次手术率（住院手术治疗）

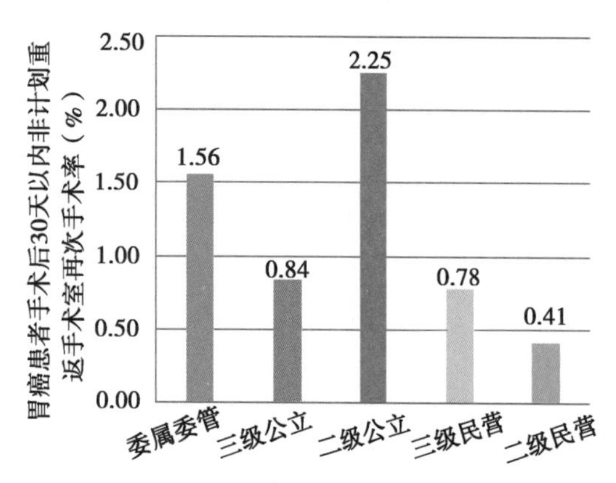

图 3-1-2-270 全国各级综合医院胃癌患者手术后 30 天以内非计划重返手术室再次手术率（住院手术治疗）

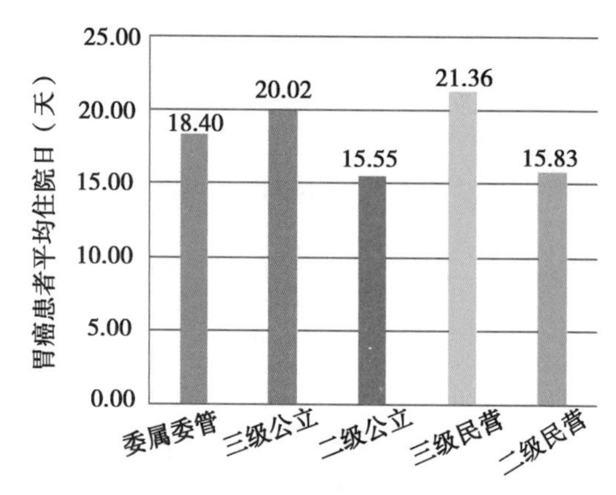

图 3-1-2-271 全国各级综合医院胃癌患者平均住院日（住院手术治疗）

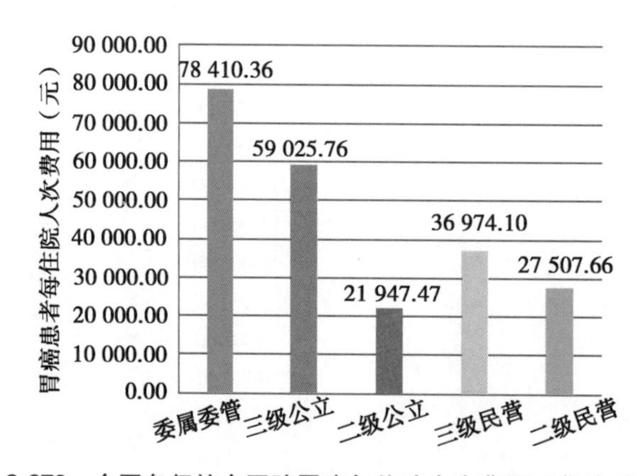

图 3-1-2-272 全国各级综合医院胃癌每住院人次费用（住院手术治疗）

2. 各省情况

（1）住院死亡率：三级公立医院胃癌患者住院死亡率（住院非手术治疗）平均 1.77%，17 省超均值，最大值为黑龙江 6.15%，最小值为海南 0.26%；二级公立医院平均 2.60%（31 省反馈），11 省超均值，最大值为辽宁 15.81%，最小值为江苏 0.23%（图 3-1-2-273）。三级民营医院平均 4.15%（17 省反馈），9 省超均值，最大值为湖北 27.00%；二级民营医院平均 3.56%（25 省反馈），13 省超均值，最大值为广东 21.05%（图 3-1-2-274）。

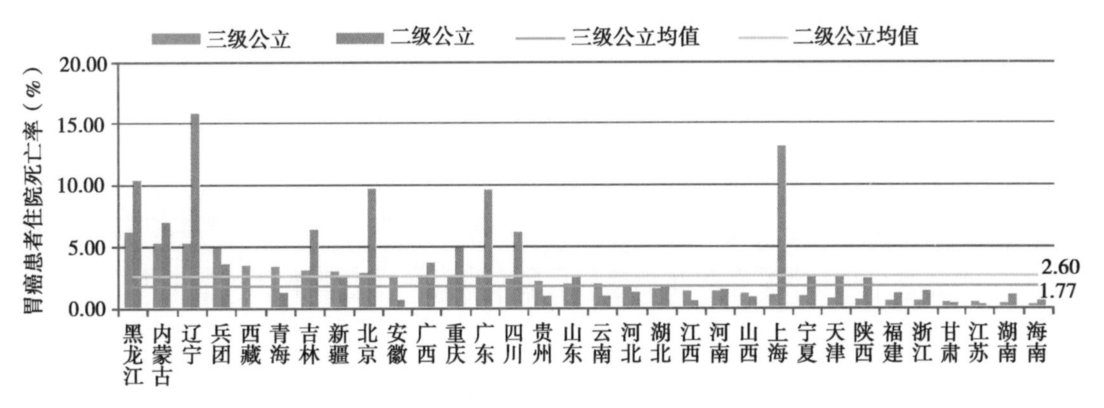

图 3-1-2-273　全国各省各级公立医院胃癌患者住院死亡率（住院非手术治疗）

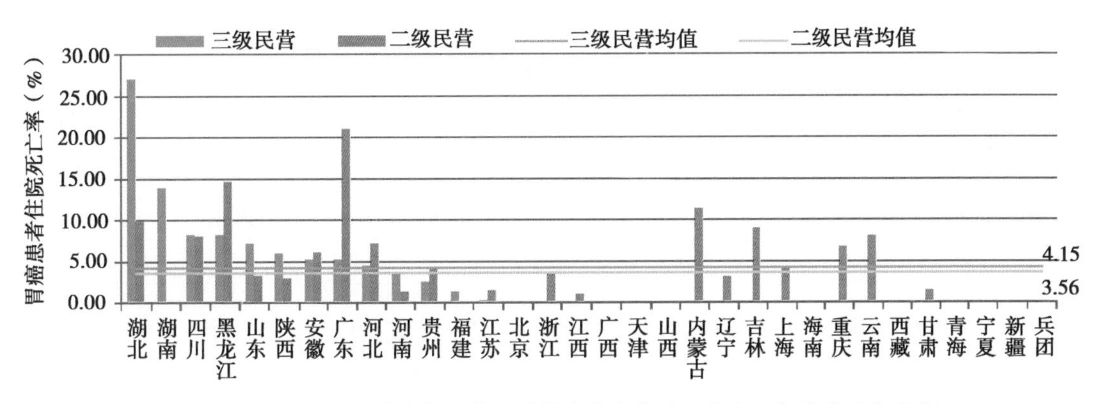

图 3-1-2-274　全国各省各级民营医院胃癌患者住院死亡率（住院非手术治疗）

三级公立医院胃癌患者住院死亡率（住院手术治疗）平均 0.58%（其中 3 省为 0），16 省超均值，最大值为新疆兵团 3.64%；二级公立医院平均 0.97%（31 省反馈，其中 10 省为 0），12 省超均值，最大值为重庆 13.27%（图 3-1-2-275）。三级民营医院平均 0.65%（16 省反馈，其中 10 省为 0），4 省超均值，最大值为河北 3.70%；二级民营医院平均 1.35%（23 省反馈，其中 16 省为 0），6 省超均值，最大值为安徽 7.22%（图 3-1-2-276）。

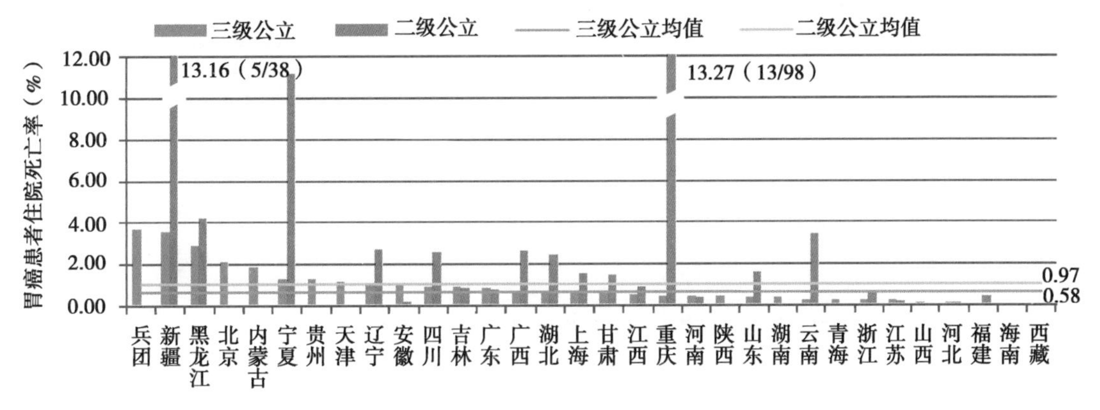

图 3-1-2-275　全国各省各级公立医院胃癌患者住院死亡率（住院手术治疗）

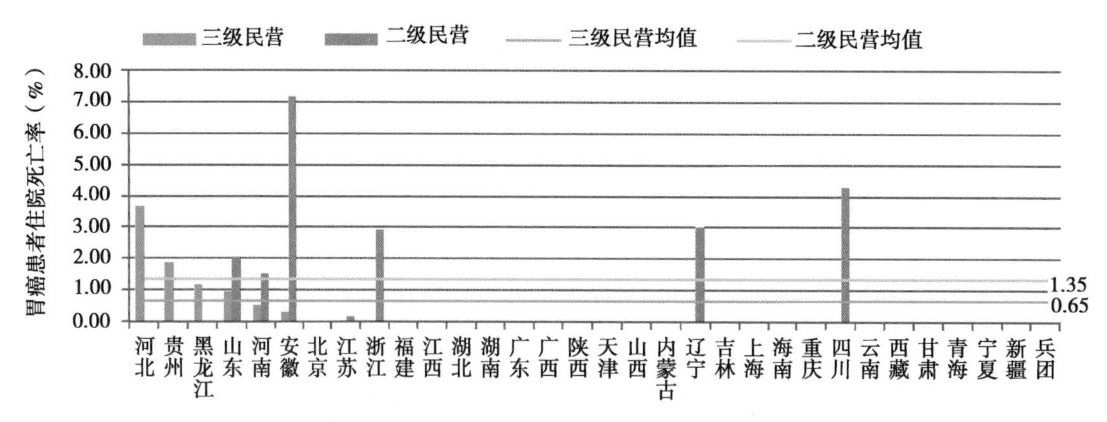

图 3-1-2-276 全国各省各级民营医院胃癌患者住院死亡率（住院手术治疗）

（2）重返类指标：三级公立医院胃癌患者出院 0~31 天再住院率（住院非手术治疗）平均 16.54%（其中西藏为 0），13 省超均值，最大值为宁夏 41.52%；二级公立医院平均 14.30%（31 省反馈，其中青海为 0），9 省超均值，最大值为安徽 45.36%（图 3-1-2-277）。三级民营医院平均 21.35%（14 省反馈，其中 4 省为 0），5 省超均值，最大值为陕西 64.10%；二级民营医院平均 13.91%（25 省反馈，其中 9 省为 0），6 省超均值，最大值为内蒙古 98.21%（图 3-1-2-278）。

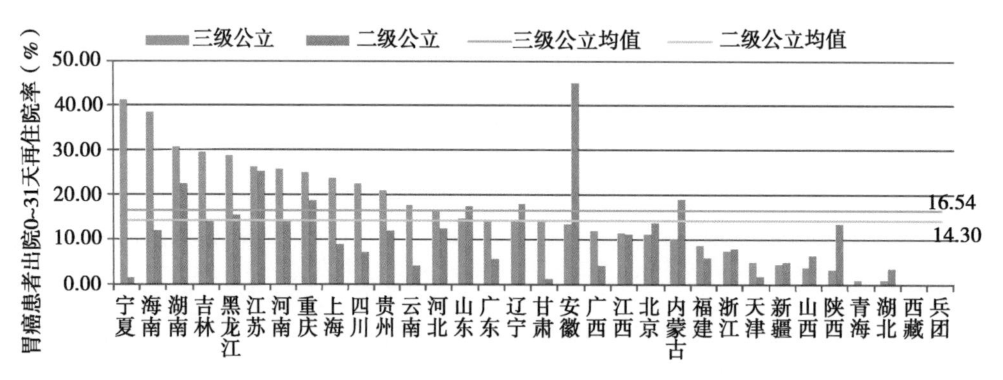

图 3-1-2-277 全国各省各级公立医院胃癌患者出院 0~31 天再住院率（住院非手术治疗）

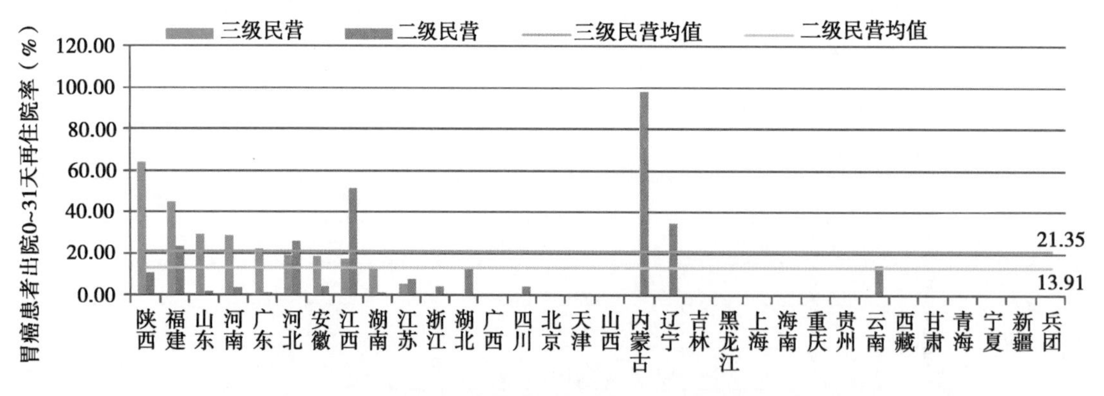

图 3-1-2-278 全国各省各级民营医院胃癌患者出院 0~31 天再住院率（住院非手术治疗）

三级公立医院胃癌患者手术后 48 小时以内非计划重返手术室再次手术率（住院手术治疗）平均 0.23%（其中 10 为 0），9 省超均值，最大值为甘肃 2.23%；二级公立医院平均 0.29%（30 省反馈，其中 23 省为 0），5 省超均值，最大值为江苏 0.76%（图 3-1-2-279）。三级民营医院平均 0.13% [12 省反馈，江西 2.78%（1/36），其余 11 省均为 0]；二级民营医院 22 省反馈均为 0。

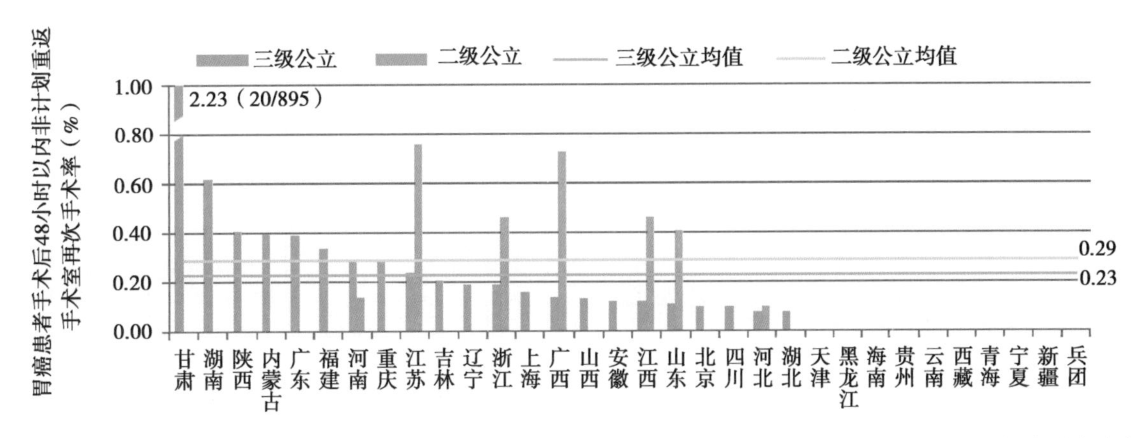

图 3-1-2-279　全国各省各级公立医院胃癌患者手术后 48 小时以内非计划重返手术室再次手术率（住院手术治疗）

三级公立医院胃癌患者手术后 30 天以内非计划重返手术室再次手术率（住院手术治疗）平均 0. 84%（其中 8 省为 0），9 省超均值，最大值为湖南 5. 23%；二级公立医院平均 2. 25%（30 省反馈，其中 16 省为 0），5 省超均值，最大值为广东 7. 41%（图 3-1-2-280）。三级民营医院平均 0. 78%［12 省反馈，江西 16. 67%（6/36），其余 11 省均为 0］；二级民营医院平均 0. 41%［22 省反馈，浙江 14. 81%（4/27）、福建 11. 11%（1/9），其余 20 省均为 0］。

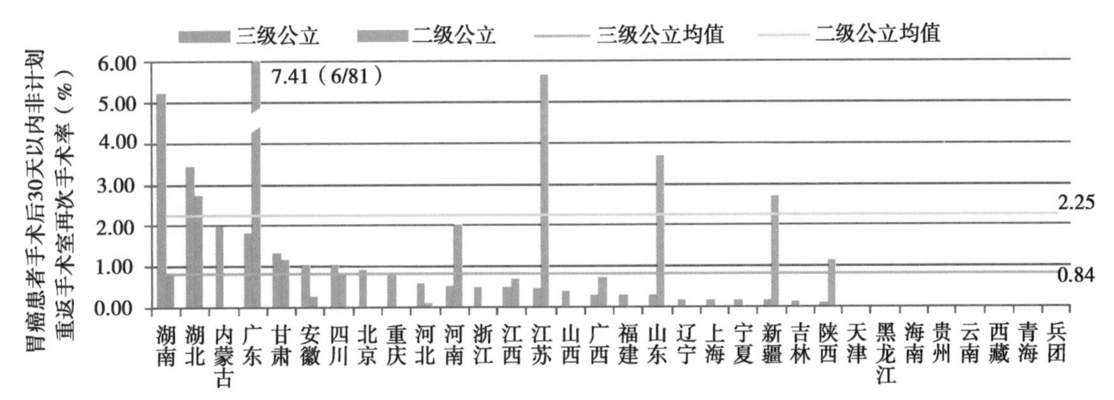

图 3-1-2-280　全国各省各级公立医院胃癌患者手术后 30 天以内非计划重返手术室再次手术率（住院手术治疗）

（3）患者平均住院日：三级公立医院胃癌患者平均住院日（住院非手术治疗）8. 67 天，20 省超均值，最大值为西藏 14. 55 天，最小值为上海 4. 66 天；二级公立医院平均 10. 97 天（31 省反馈），10 省超均值，最大值为河北 18. 72 天，最小值为贵州 8. 21 天（图 3-1-2-281）。三级民营医院平均 11. 04 天（19 省反馈），12 省超均值，最大值为四川 21. 00 天，最小值为福建 6. 02 天；二级民营医院平均 11. 65 天（25 省反馈），12 省超均值，最大值为广东 19. 48 天，最小值为福建 7. 19 天（图 3-1-2-282）。

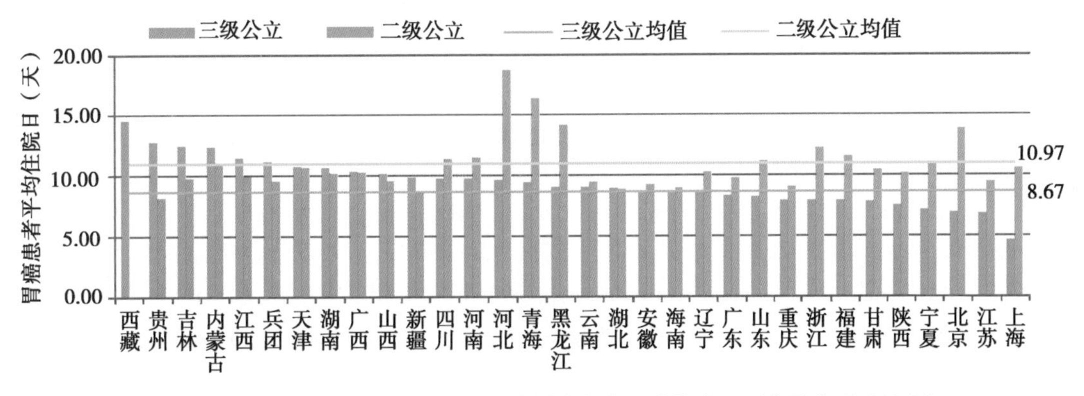

图 3-1-2-281　全国各省各级公立医院胃癌患者平均住院日（住院非手术治疗）

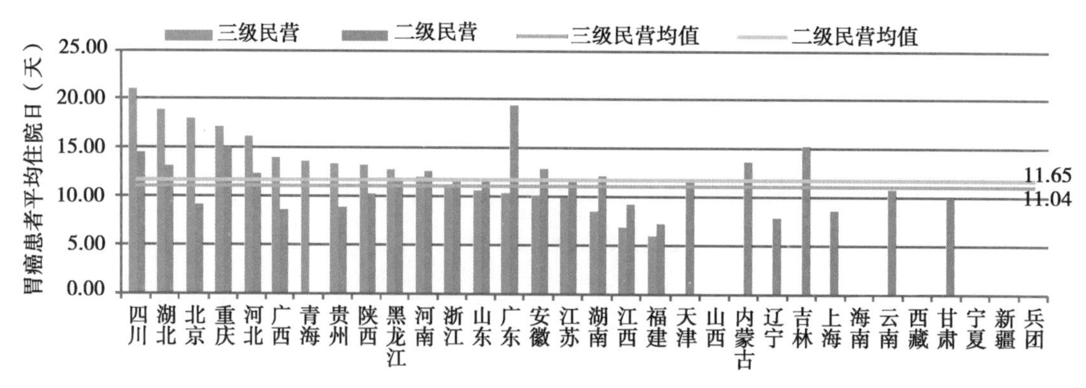

图 3-1-2-282 全国各省各级民营医院胃癌患者平均住院日（住院非手术治疗）

三级公立医院胃癌患者平均住院日（住院手术治疗）20.02 天，16 省超均值，最大值为西藏 39.13 天，最小值为贵州 15.33 天；二级公立医院平均 15.55 天（31 省反馈），24 省超均值，最大值为北京 34.16 天，最小值为河南 10.88 天（图 3-1-2-283）。三级民营医院平均 21.36 天（17 省反馈），11 省超均值，最大值为北京 33.75 天，最小值为重庆 16.00 天；二级民营医院平均 15.83 天（23 省反馈），14 省超均值，最大值为北京 38.25 天，最小值为湖南 10.00 天（图 3-1-2-284）。

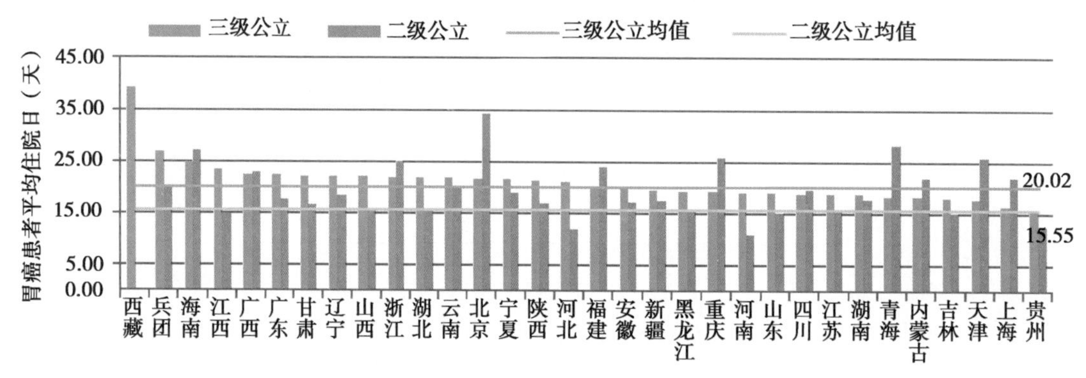

图 3-1-2-283 全国各省各级公立医院胃癌患者平均住院日（住院手术治疗）

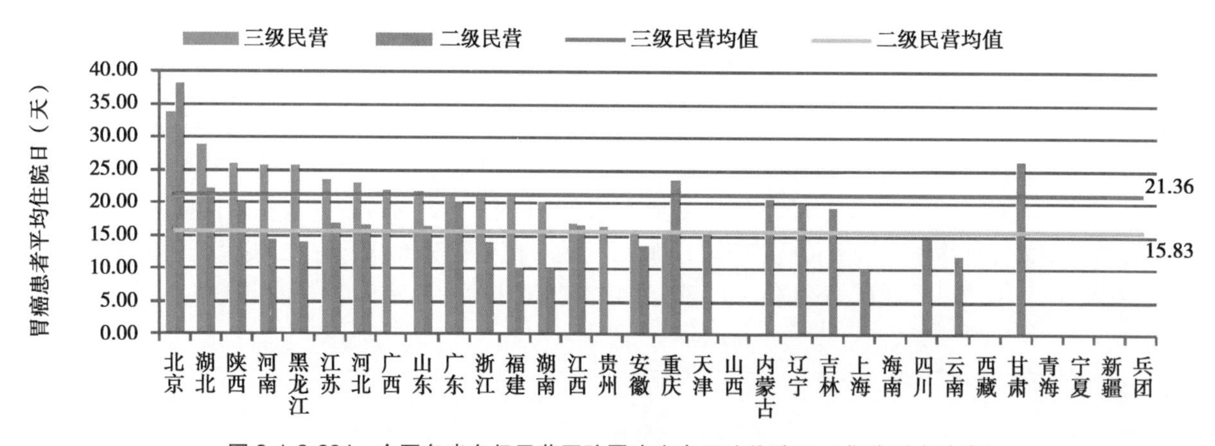

图 3-1-2-284 全国各省各级民营医院胃癌患者平均住院日（住院手术治疗）

（4）平均住院费用：三级公立医院胃癌每住院人次费用（住院非手术治疗）平均 12 533.46 元，18 省超均值，最大值为湖南 22 507.46 元，最小值为安徽 9354.92 元；二级公立医院平均 9278.48 元（31 省反馈），8 省超均值，最大值为北京 19 006.64 元，最小值为贵州 5109.07 元（图 3-1-2-285）。三级民营医院平均 12 400.94 元（17 省反馈），10 省超均值，最大值为北京 30 459.00 元，最小值为福建 3592.00 元；二级民营医院平均 11 338.59 元（25 省反馈），7 省超均值，最大值为甘肃 75 149.90 元，最小值为湖南 4056.91 元（图 3-1-2-286）。

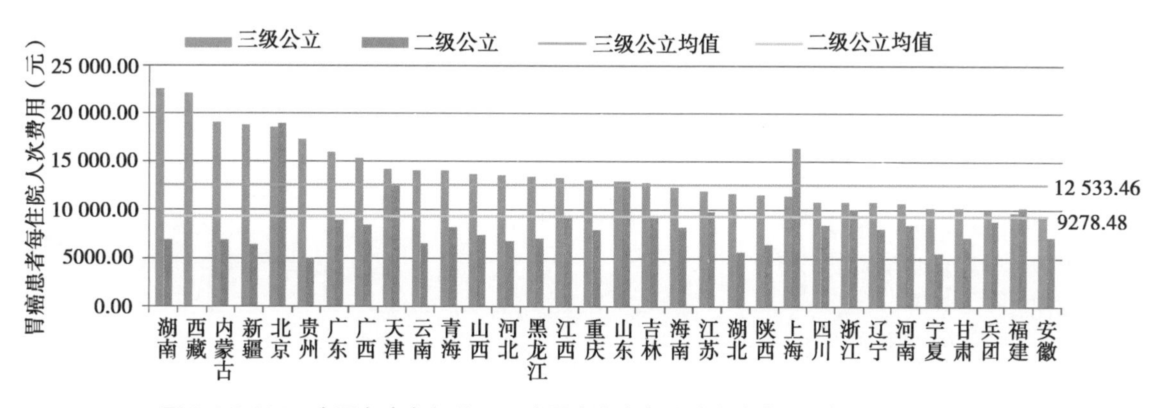

图 3-1-2-285　全国各省各级公立医院胃癌患者每住院人次费用（住院非手术治疗）

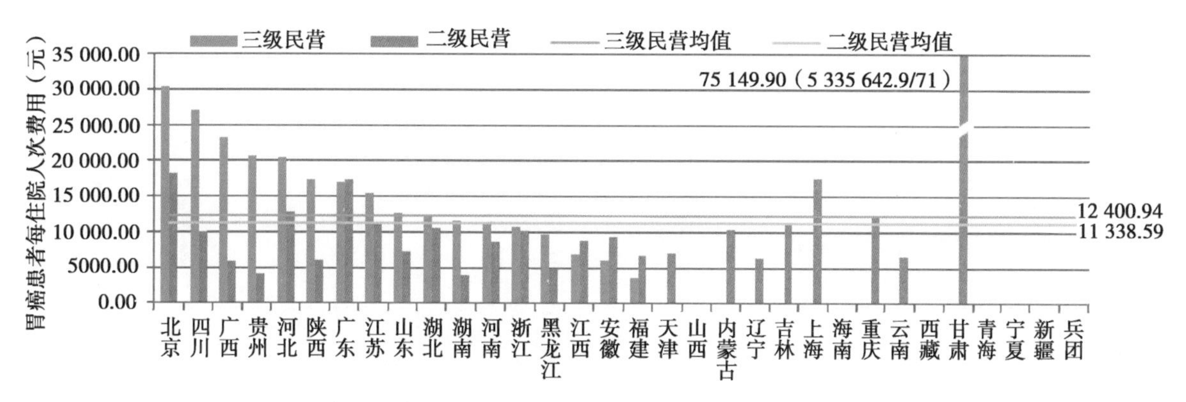

图 3-1-2-286　全国各省各级民营医院胃癌患者每住院人次费用（住院非手术治疗）

三级公立医院胃癌每住院人次费用（住院手术治疗）平均 59 025.76 元，17 省超均值，最大值为西藏 90 185.00 元，最小值为青海 28 275.61 元；二级公立医院平均 21 947.47 元（31 省反馈），19 省超均值，最大值为北京 78 822.56 元，最小值为甘肃 10 703.40 元（图 3-1-2-287）。三级民营医院平均 36 974.10元（15 省反馈），9 省超均值，最大值为北京 121 897.00 元，最小值为安徽 20 420.70 元；二级民营医院平均 27 507.66 元（22 省反馈），11 省超均值，最大值为北京 101 417.00 元，最小值为云南 2200.00 元（图 3-1-2-288）。

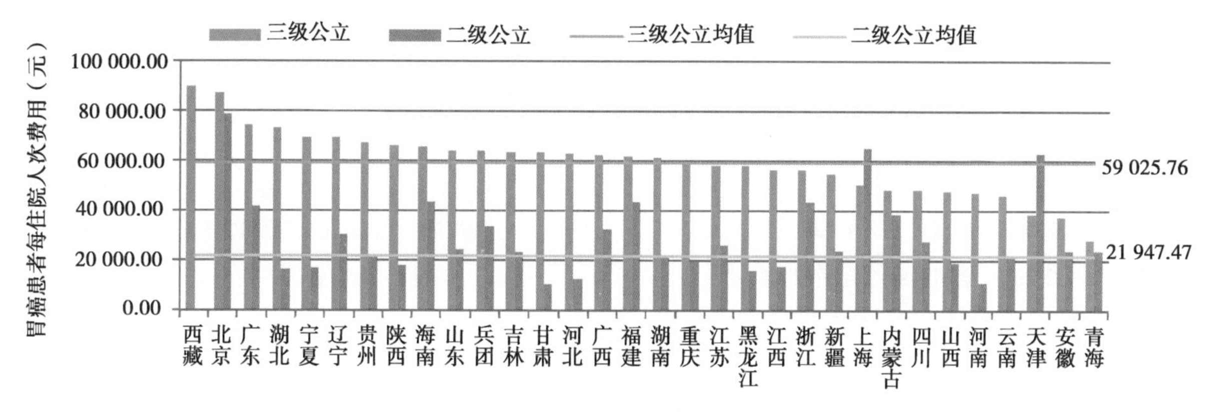

图 3-1-2-287　全国各省各级公立医院胃癌患者每住院人次费用（住院手术治疗）

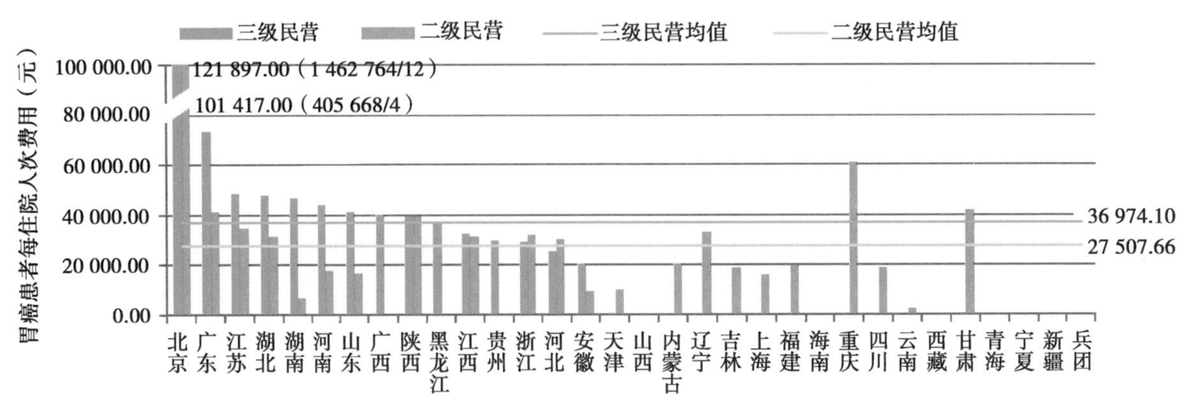

图 3-1-2-288 全国各省各级民营医院胃癌患者每住院人次费用（住院手术治疗）

（四）乳腺癌

1. 全国情况（图 3-1-2-289 至图 3-1-2-297）

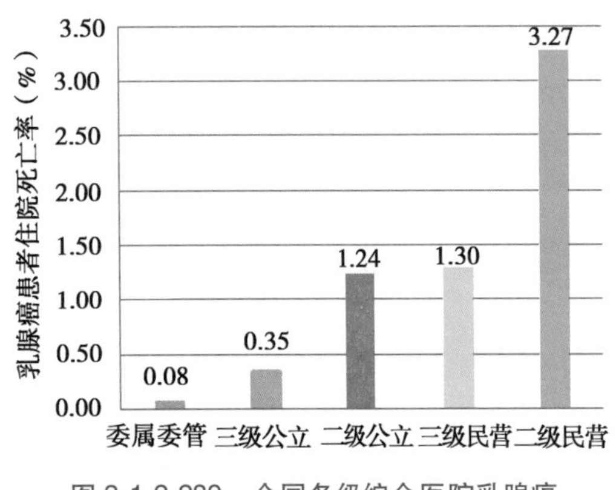

图 3-1-2-289 全国各级综合医院乳腺癌患者住院死亡率（住院非手术治疗）

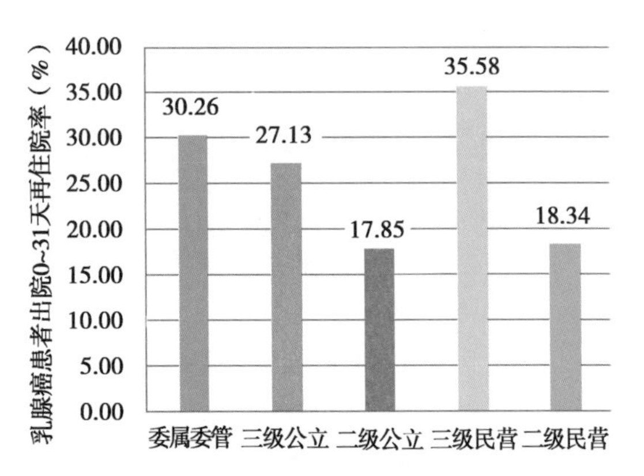

图 3-1-2-290 全国各级综合医院乳腺癌患者出院 0~31 天再住院率（住院非手术治疗）

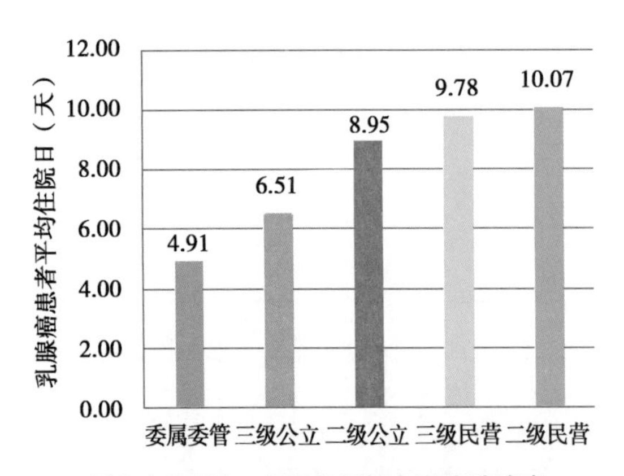

图 3-1-2-291 全国各级综合医院乳腺癌患者平均住院日（住院非手术治疗）

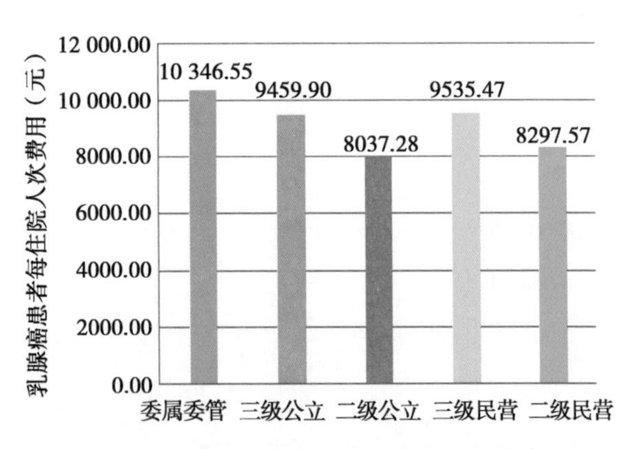

图 3-1-2-292 全国各级综合医院乳腺癌每住院人次费用（住院非手术治疗）

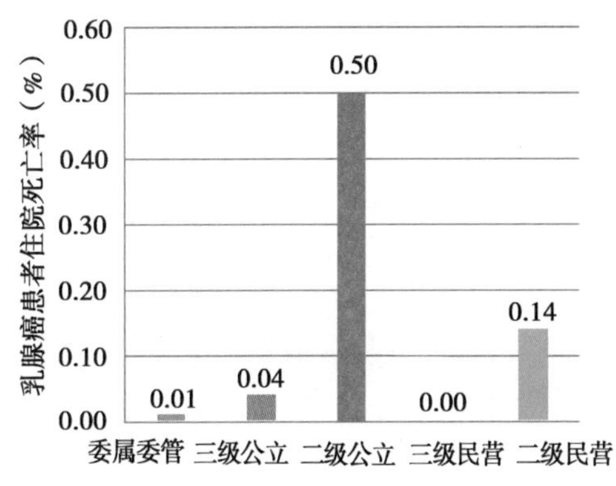

图 3-1-2-293　全国各级综合医院乳腺癌患者住院死亡率（住院手术治疗）

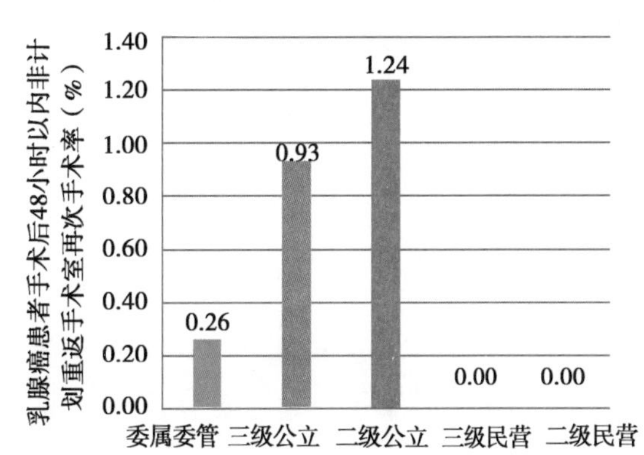

图 3-1-2-294　全国各级综合医院乳腺癌患者手术后 48 小时以内非计划重返手术室再次手术率（住院手术治疗）

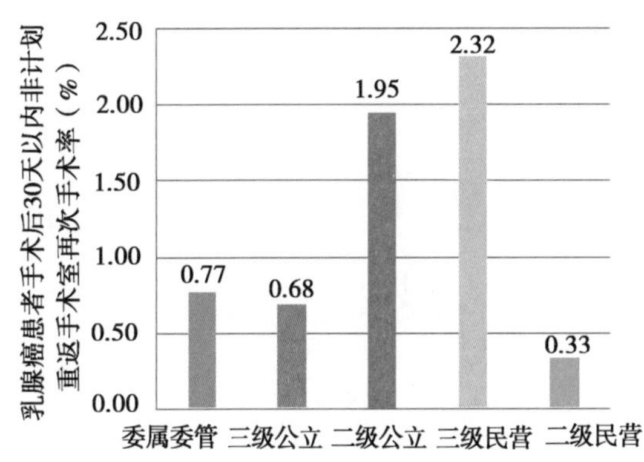

图 3-1-2-295　全国各级综合医院乳腺癌患者手术后 30 天以内非计划重返手术室再次手术率（住院手术治疗）

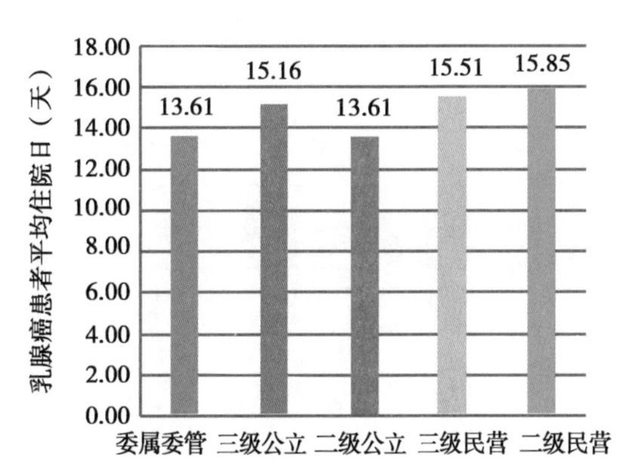

图 3-1-2-296　全国各级综合医院乳腺癌患者平均住院日（住院手术治疗）

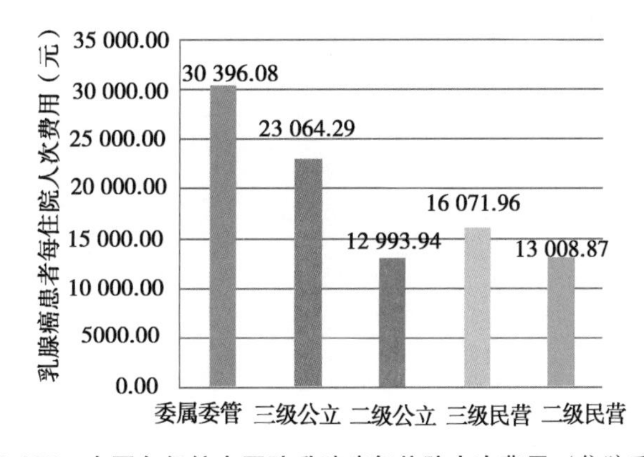

图 3-1-2-297　全国各级综合医院乳腺癌每住院人次费用（住院手术治疗）

2. 各省情况

（1）住院死亡率：三级公立医院乳腺癌患者住院死亡率（住院非手术治疗）平均 0. 35%（其中天津为 0），14 省超均值，最大值为西藏 4. 35%；二级公立医院平均 1. 24%（31 省反馈，其中 3 省为 0），13 省超均值，最大值为上海 5. 24%（图 3-1-2-298）。三级民营医院平均 1. 30%（16 省反馈），6 省超均值，最大值为湖北 36. 84%；二级民营医院平均 3. 27%（26 省反馈），9 省超均值，最大值为辽宁 37. 77%（见图 3-1-2-299）。

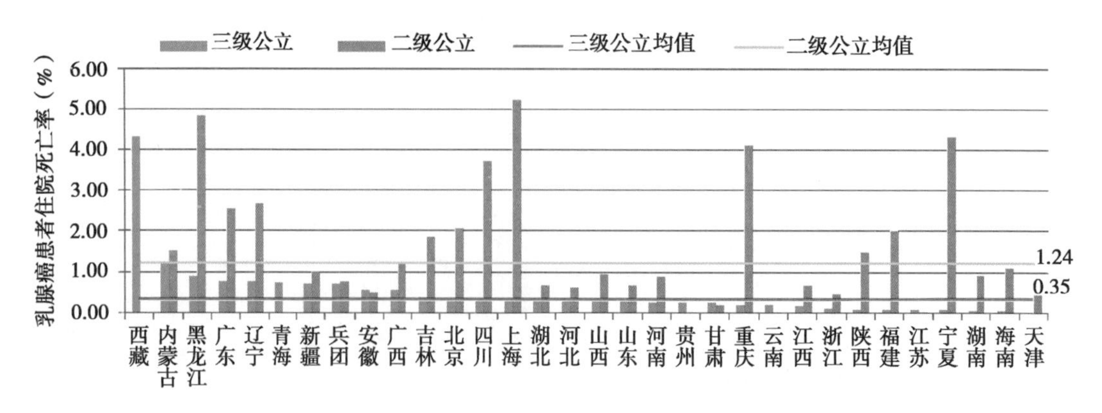

图 3-1-2-298　全国各省各级公立医院乳腺癌患者住院死亡率（住院非手术治疗）

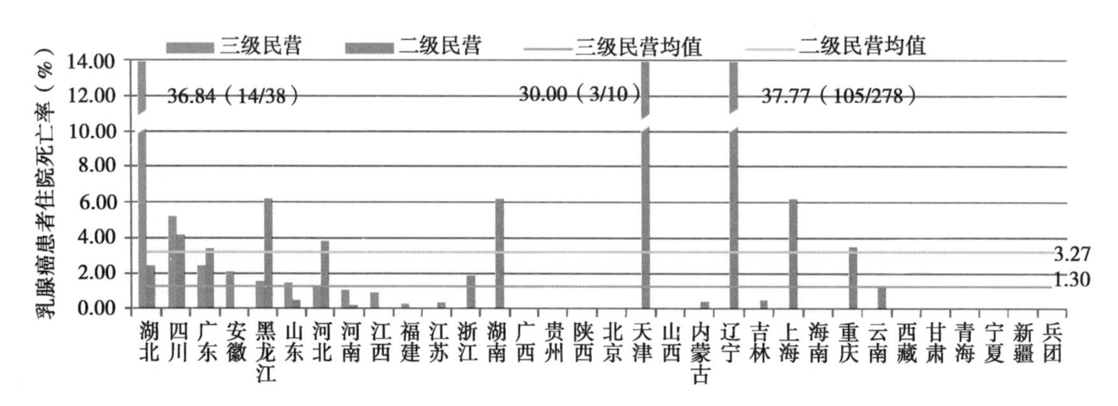

图 3-1-2-299　全国各省各级民营医院乳腺癌患者住院死亡率（住院非手术治疗）

三级公立医院乳腺癌患者住院死亡率（住院手术治疗）平均 0. 04%（其中 15 省为 0），11 省超均值，最大值为北京 0. 36%；二级公立医院平均 0. 50%（31 省反馈，其中 16 省为 0），11 省超均值，最大值为重庆 5. 95%（图 3-1-2-300）。三级民营医院 15 省反馈均为 0；二级民营医院平均 0. 14%［25 省反馈，四川 1. 52%（1/66）、河南 0. 29%（2/692），其余 23 省均为 0］。

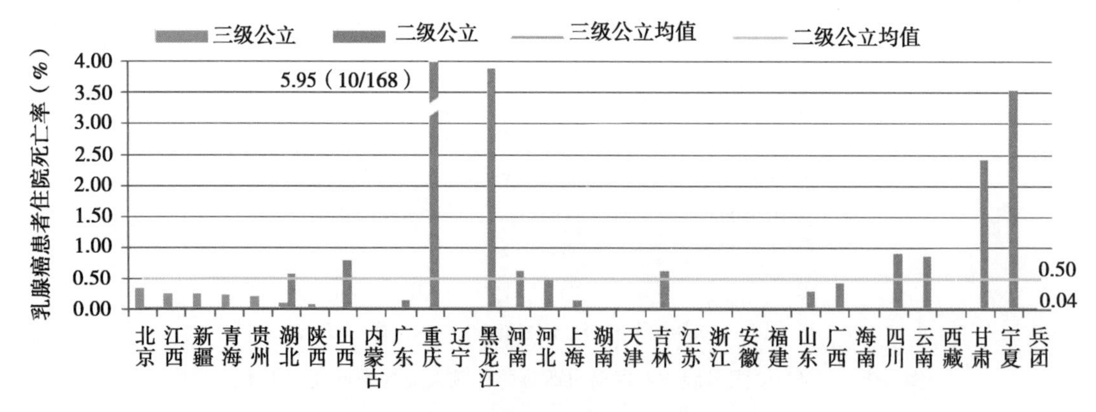

图 3-1-2-300　全国各省各级公立医院乳腺癌患者住院死亡率（住院手术治疗）

（2）重返类指标：三级公立医院乳腺癌患者出院 0 ~ 31 天再住院率（住院非手术治疗）平均 27. 13%（其中西藏和青海为 0），13 省超均值，最大值为宁夏 77. 88%；二级公立医院平均 17. 85%（30 省反馈，其中甘肃和宁夏为 0），9 省超均值，最大值为安徽 65. 29%（图 3-1-2-301）。三级民营医院平均 35. 58%（14 省反馈），5 省超均值，最大值为山东 93. 51%；二级民营医院平均 18. 34%（26 省反馈），10 省超均值，最大值为内蒙古 95. 71%（图 3-1-2-302）。

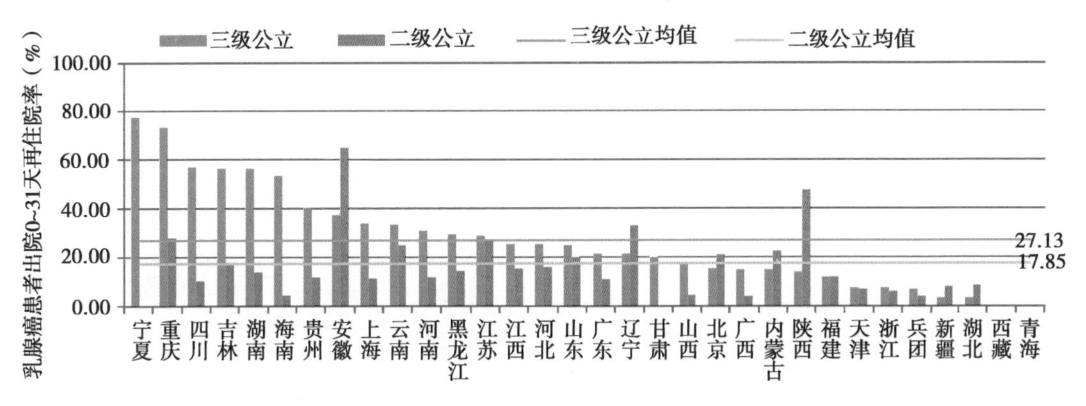

图 3-1-2-301　全国各省各级公立医院乳腺癌患者出院 0~31 天再住院率（住院非手术治疗）

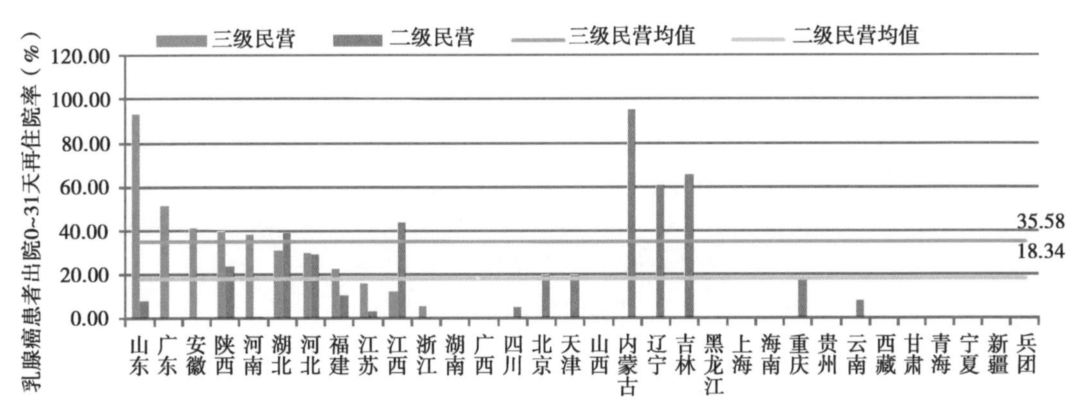

图 3-1-2-302　全国各省各级民营医院乳腺癌患者出院 0~31 天再住院率（住院非手术治疗）

三级公立医院乳腺癌患者手术后 48 小时以内非计划重返手术室再次手术率（住院手术治疗）平均 0.93%（其中 9 省为 0），2 省超均值，最大值为河北 9.74%；二级公立医院平均 1.24%（30 省反馈，其中 22 省为 0），2 省超均值，最大值为山东 5.55%（图 3-1-2-303）。三级民营医院、二级民营医院分别有 11 省、23 省反馈均为 0。

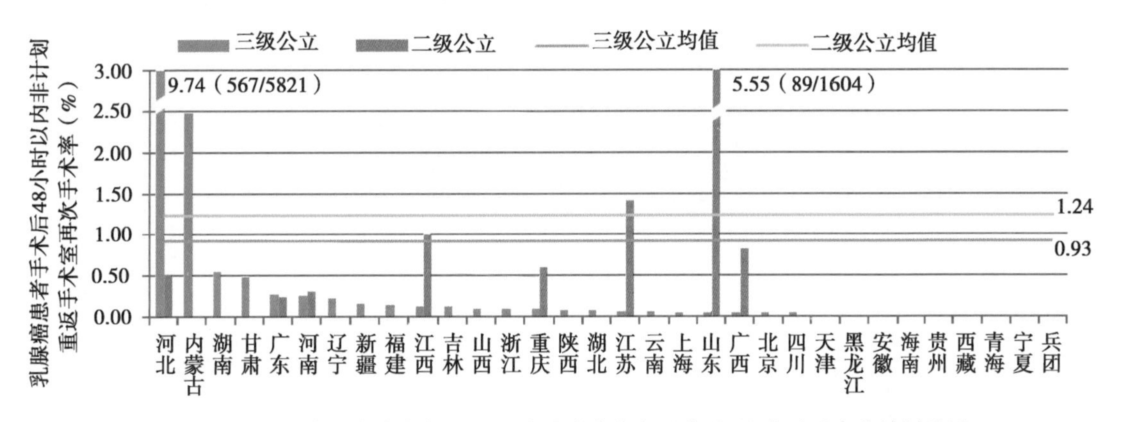

图 3-1-2-303　全国各省各级公立医院乳腺癌患者手术后 48 小时以内非计划重返手术室再次手术率（住院手术治疗）

三级公立医院乳腺癌患者手术后 30 天以内非计划重返手术室再次手术率（住院手术治疗）平均 0.68%（其中 9 省为 0），7 省超均值，最大值为四川 2.52%；二级公立医院平均 1.95%（30 省反馈，其中 14 省为 0），6 省超均值，最大值为新疆兵团 14.29%（图 3-1-2-304）。三级民营医院平均 2.32%［11 省反馈，安徽 10.53%（26/247）、江西 6.67%（4/60），其余 9 省均为 0］；二级民营医院平均

0.33%［23省反馈，浙江20.69%（6/29），其余22省均为0］。

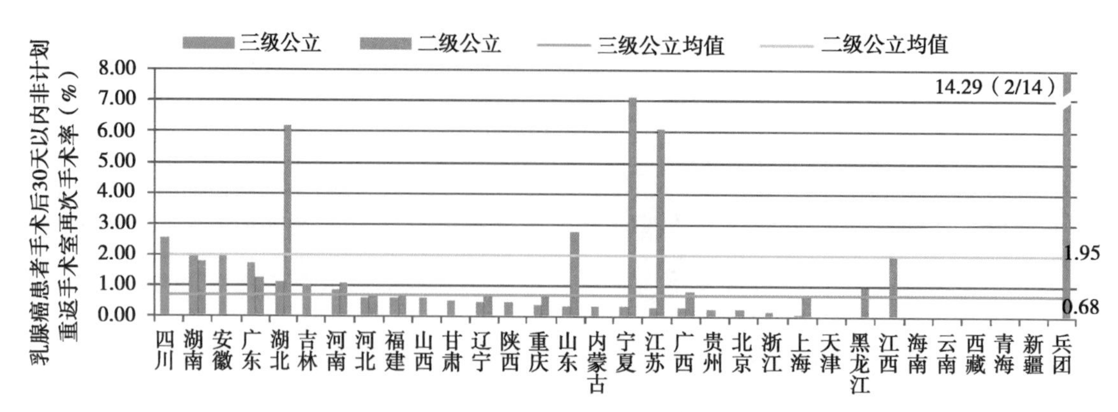

图3-1-2-304 全国各省各级公立医院乳腺癌患者手术后30天以内非计划重返手术室再次手术率（住院手术治疗）

（3）患者平均住院日：三级公立医院乳腺癌患者平均住院日（住院非手术治疗）6.51天，22省超均值，最大值为西藏12.74天，最小值为上海3.35天；二级公立医院平均8.95天（31省反馈），12省超均值，最大值为福建20.84天，最小值为海南5.63天（图3-1-2-305）。三级民营医院平均9.78天（18省反馈），11省超均值，最大值为湖北22.94天，最小值为福建4.69天；二级民营医院平均10.07天（26省反馈），10省超均值，最大值为广东15.77天，最小值为福建5.67天（图3-1-2-306）。

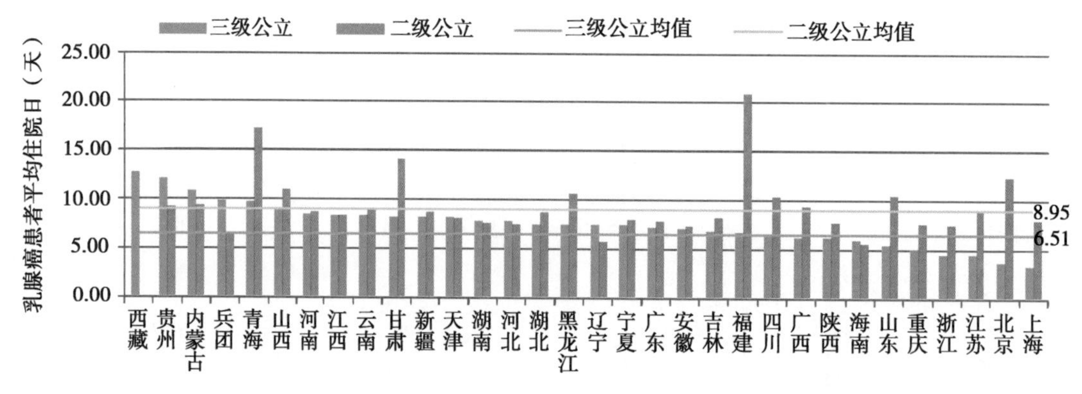

图3-1-2-305 全国各省各级公立医院乳腺癌患者平均住院日（住院非手术治疗）

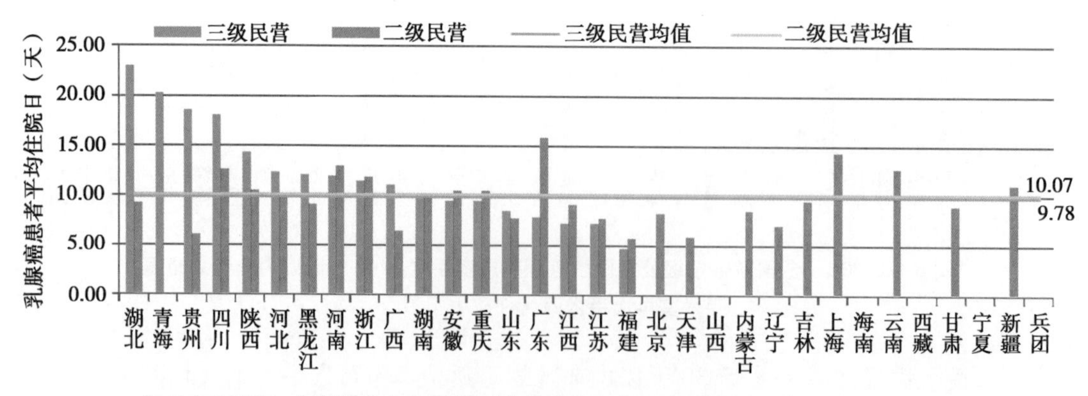

图3-1-2-306 全国各省各级民营医院乳腺癌患者平均住院日（住院非手术治疗）

三级公立医院乳腺癌患者平均住院日（住院手术治疗）15.16天，20省超均值，最大值为西藏

27.80 天，最小值为上海 11.00 天；二级公立医院平均 13.61 天（31 省反馈），21 省超均值，最大值为北京 25.62 天，最小值为贵州 8.89 天（图 3-1-2-307）。三级民营医院平均 15.51 天（16 省反馈），10 省超均值，最大值为陕西 27.77 天，最小值为广西 8.00 天；二级民营医院平均 15.85 天（25 省反馈），8 省超均值，最大值为天津 21.25 天，最小值为上海 6.00 天（图 3-1-2-308）。

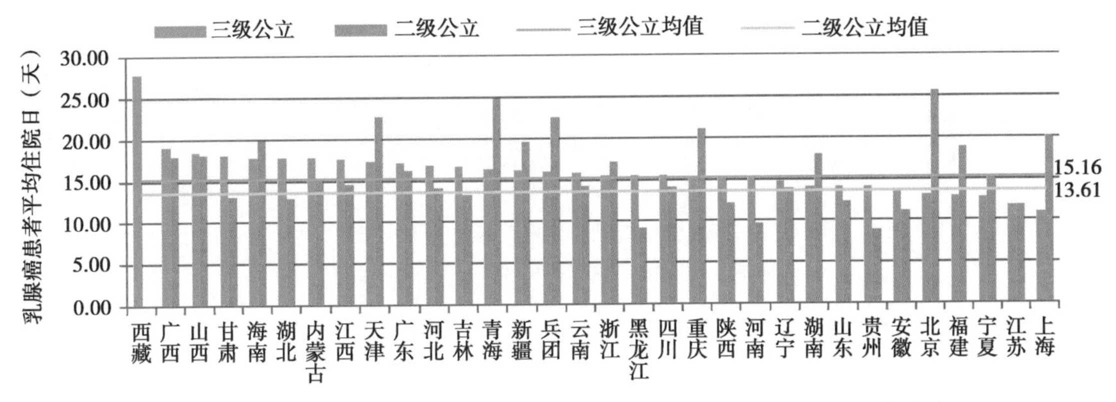

图 3-1-2-307 全国各省各级公立医院乳腺癌患者平均住院日（住院手术治疗）

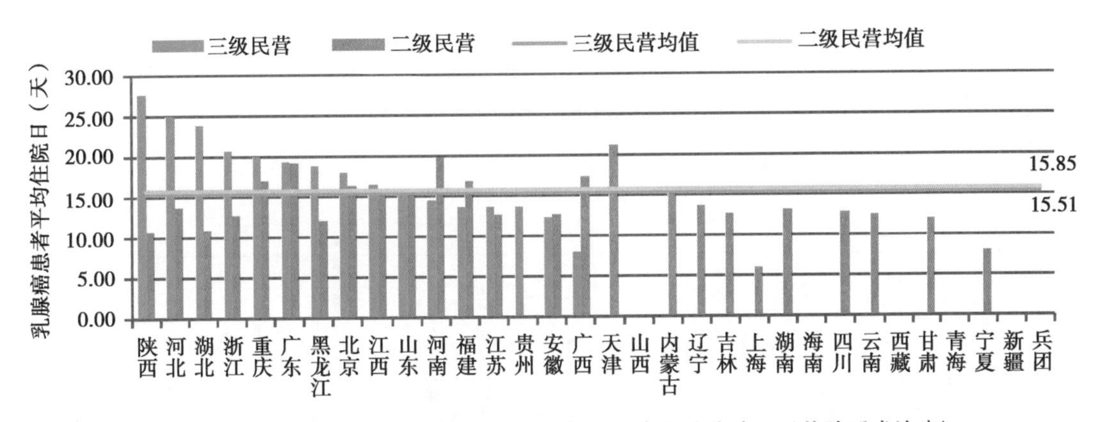

图 3-1-2-308 全国各省各级民营医院乳腺癌患者平均住院日（住院手术治疗）

（4）平均住院费用：三级公立医院乳腺癌患者每住院人次费用（住院非手术治疗）平均 9459.90 元，17 省超均值，最大值为青海 22 477.93 元，最小值为安徽 6810.91 元；二级公立医院平均 8037.28 元（31 省反馈），6 省超均值，最大值为山东 12 953.09 元，最小值为宁夏 3981.97 元（图 3-1-2-309）。三级民营医院平均 9535.47 元（16 省反馈），9 省超均值，最大值为贵州 23 265.70 元，最小值为浙江 4734.45 元；二级民营医院平均 8297.57 元（26 省反馈），9 省超均值，最大值为广东 18 530.11 元，最小值为湖南 3766.97 元（图 3-1-2-310）。

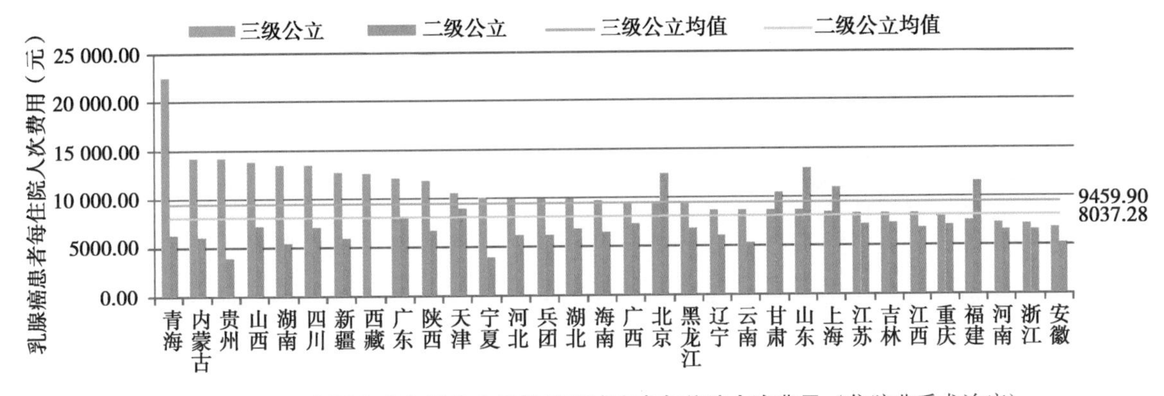

图 3-1-2-309 全国各省各级公立医院乳腺癌患者每住院人次费用（住院非手术治疗）

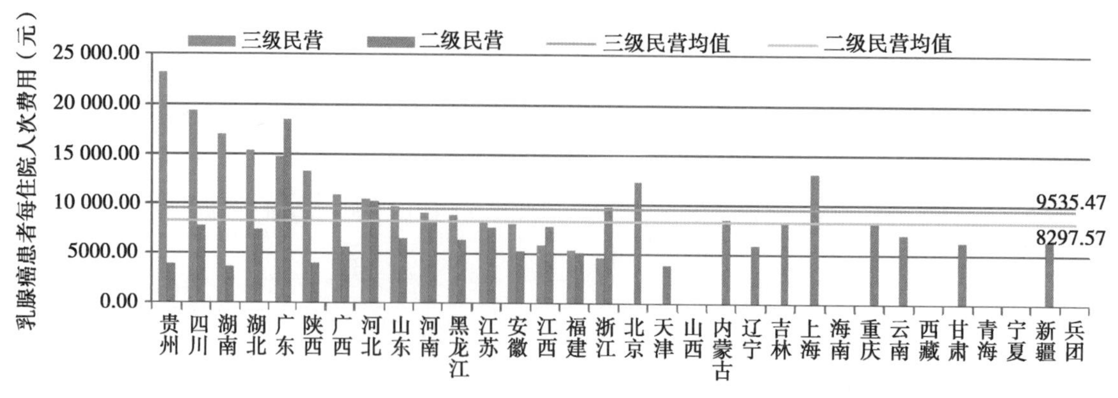

图 3-1-2-310 全国各省各级民营医院乳腺癌患者每住院人次费用（住院非手术治疗）

三级公立医院乳腺癌每住院人次费用（住院手术治疗）平均 23 064. 29 元，17 省超均值，最大值为天津 31 757. 87 元，最小值为安徽 15 785. 61 元；二级公立医院平均 12 993. 94 元（31 省反馈），17 省超均值，最大值为上海 36 243. 89 元，最小值为河南 6911. 16 元（图 3-1-2-311）。三级民营医院平均 16 071. 96元（14 省反馈），7 省超均值，最大值为北京 33 986. 00 元，最小值为广西 7529. 60 元；二级民营医院平均 13 008. 87 元（24 省反馈），12 省超均值，最大值为北京 30 217. 20 元，最小值为山东 3780. 80 元（图 3-1-2-312）。

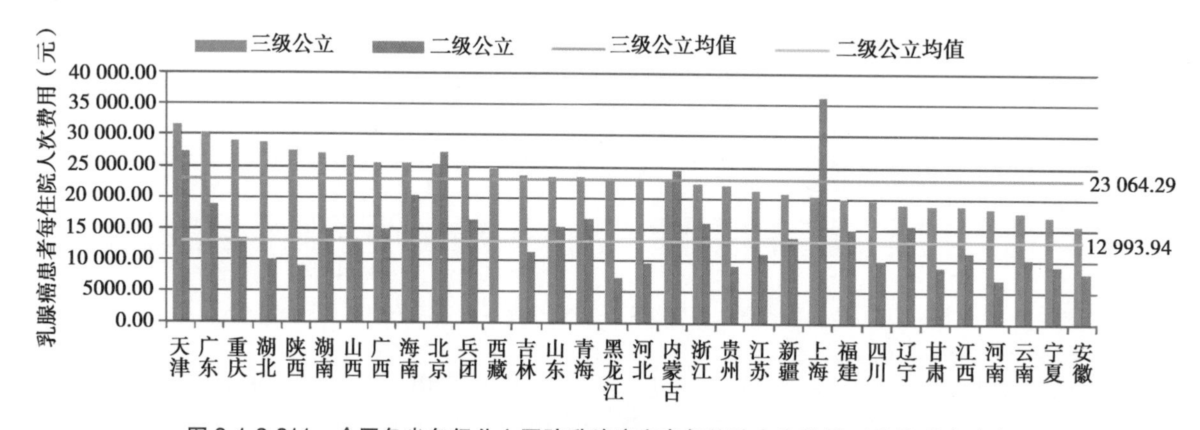

图 3-1-2-311 全国各省各级公立医院乳腺癌患者每住院人次费用（住院手术治疗）

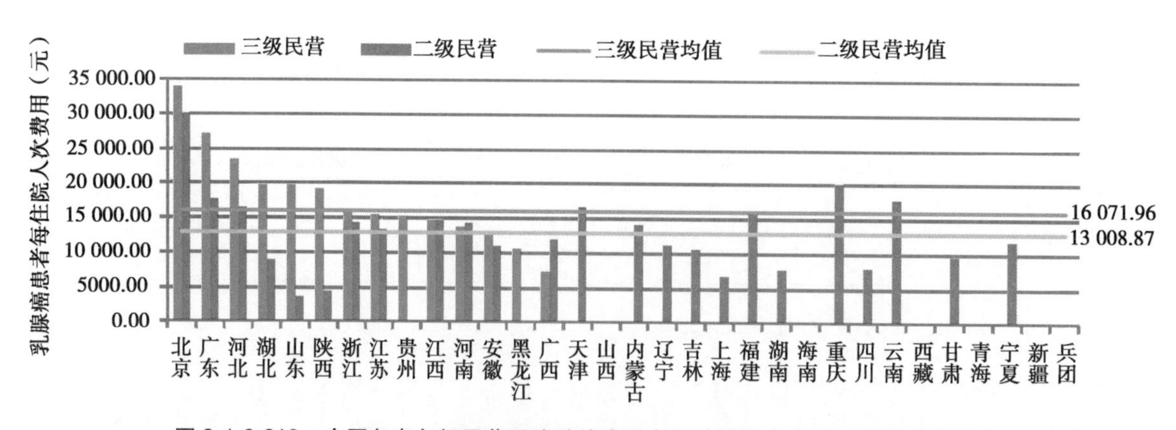

图 3-1-2-312 全国各省各级民营医院乳腺癌患者每住院人次费用（住院手术治疗）

3. 乳腺癌手术治疗过程质量相关指标（首次全国调查）

指标 1. T1-2，N0 M0 乳腺癌术前接受乳房前哨淋巴结活检的比例（图 3-1-2-313 至图 3-1-2-316）

[分子] 同期，乳腺癌术前接受乳房前哨淋巴结活检的例数

[分母] 同期，T1-2，N0 M0 住院乳腺癌手术出院患者的例数

注释：主要诊断 ICD-10："C50" 乳腺癌，伴 ICD-9-CM-3 "85.4" 的病例总数

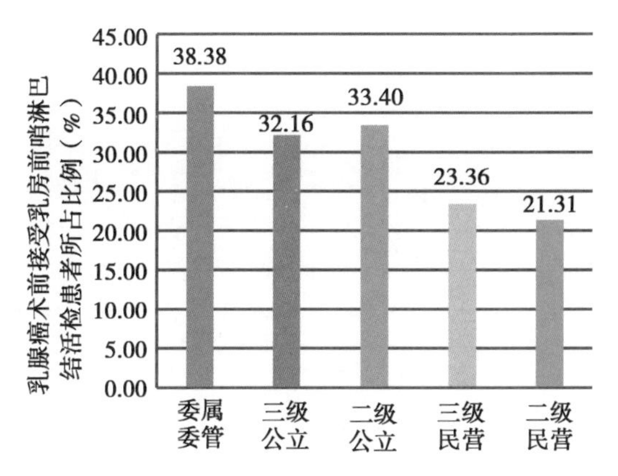

图 3-1-2-313 乳腺癌术前接受乳房前哨淋巴结活检患者所占比例

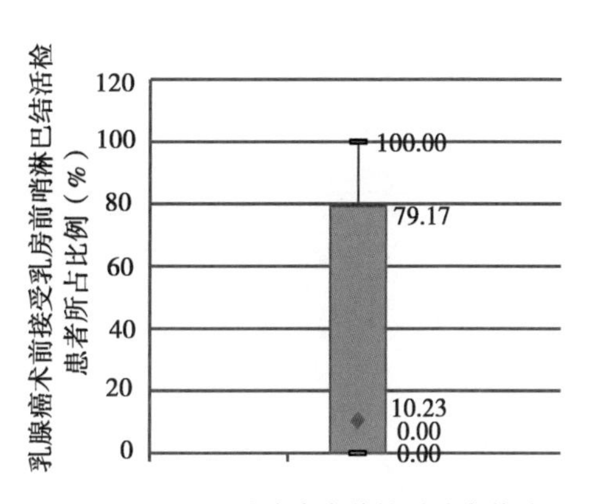

图 3-1-2-314 乳腺癌术前接受乳房前哨淋巴结活检患者所占比例四分位图

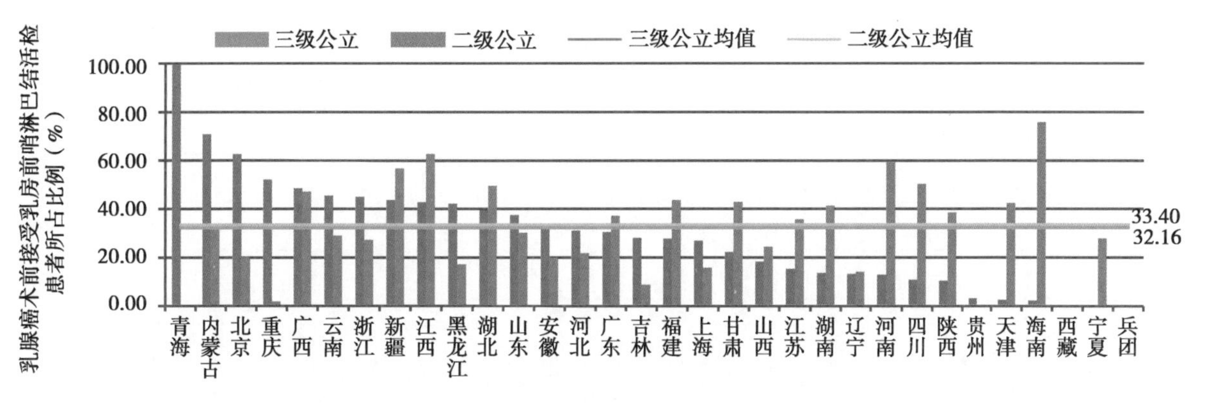

图 3-1-2-315 全国各省各级公立医院乳腺癌术前接受乳房前哨淋巴结活检患者所占比例

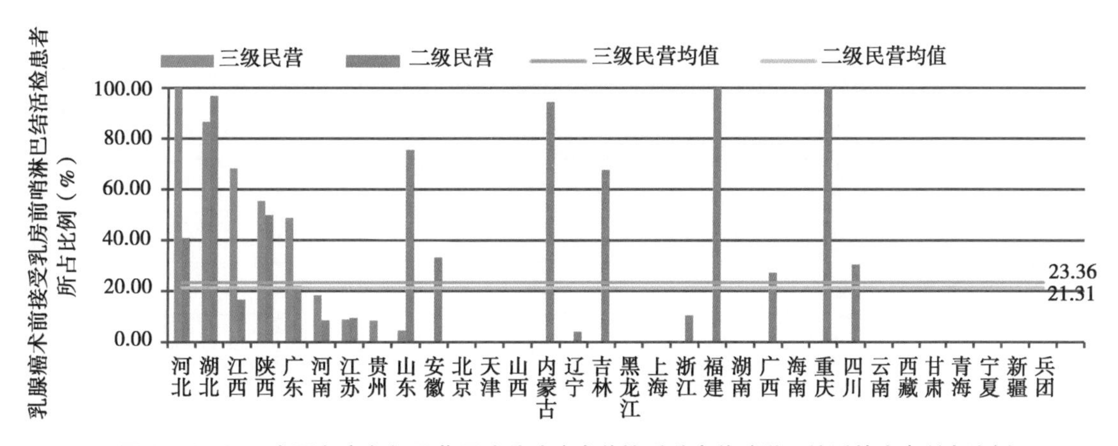

图 3-1-2-316 全国各省各级民营医院乳腺癌术前接受乳房前哨淋巴结活检患者所占比例

临床意义：循证医学Ⅰ级证据，证实乳腺癌前哨淋巴结活检（SLNB）是一项腋窝准确分期的微创活检技术。SLNB 可准确确定腋淋巴结状况，其替代腋淋巴结清扫术（ALND）可使患者并发症显著降低。前哨淋巴结（SLN）阴性患者，行 SLNB 替代 ALND，其腋窝复发率低，故 SLN 阴性患者可以免除 ALND 或腋窝放疗。

指标 2. T1-2，N0 M0 乳腺癌术中接受腋窝淋巴结清扫的比例（图 3-1-2-317 至图 3-1-2-320）

［分子］同期，乳腺癌术中接受腋窝淋巴结清扫的例数

［分母］同期，T1-2，N0 M0 乳腺癌住院手术出院患者的例数

注释：主要诊断 ICD-10：“C50”乳腺癌，伴 ICD-9-CM-3“85.4”的病例总数

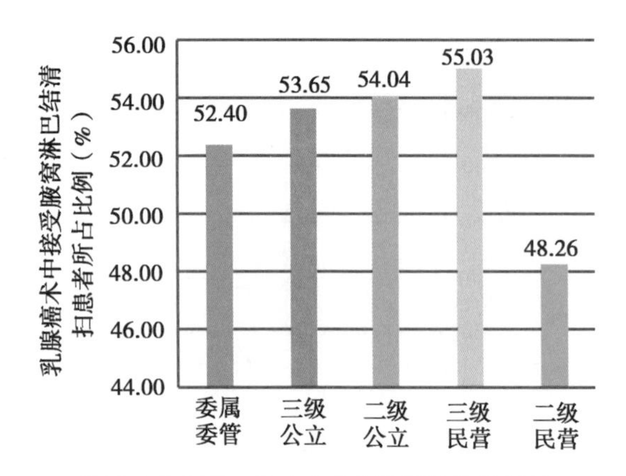

图 3-1-2-317 乳腺癌术中接受腋窝淋巴结清扫患者所占比例

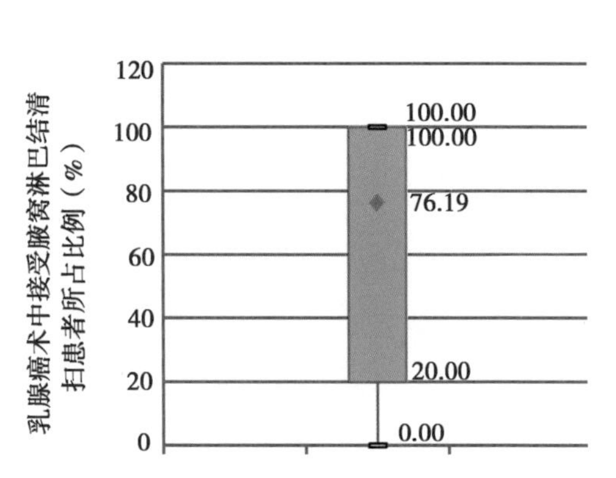

图 3-1-2-318 乳腺癌术中接受腋窝淋巴结清扫患者所占比例四分位图

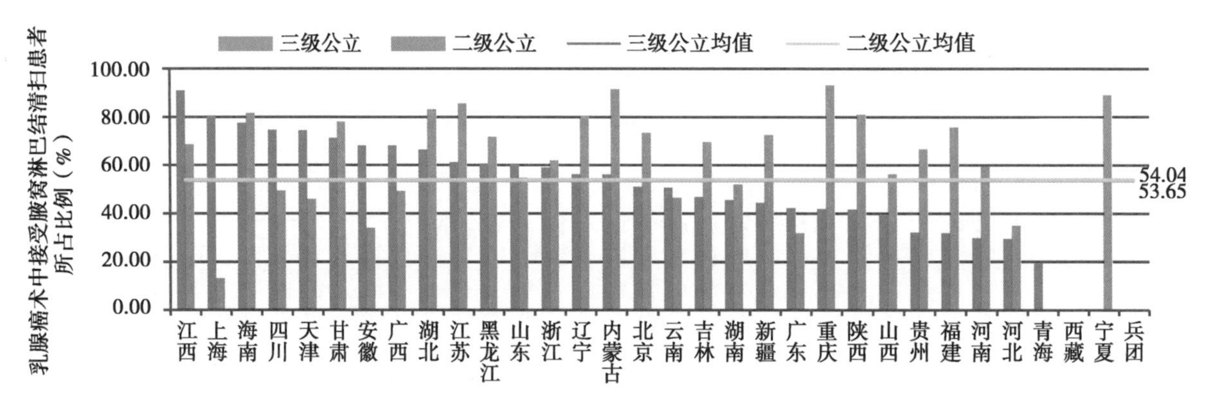

图 3-1-2-319 全国各省各级公立医院乳腺癌术中接受腋窝淋巴结清扫患者所占比例

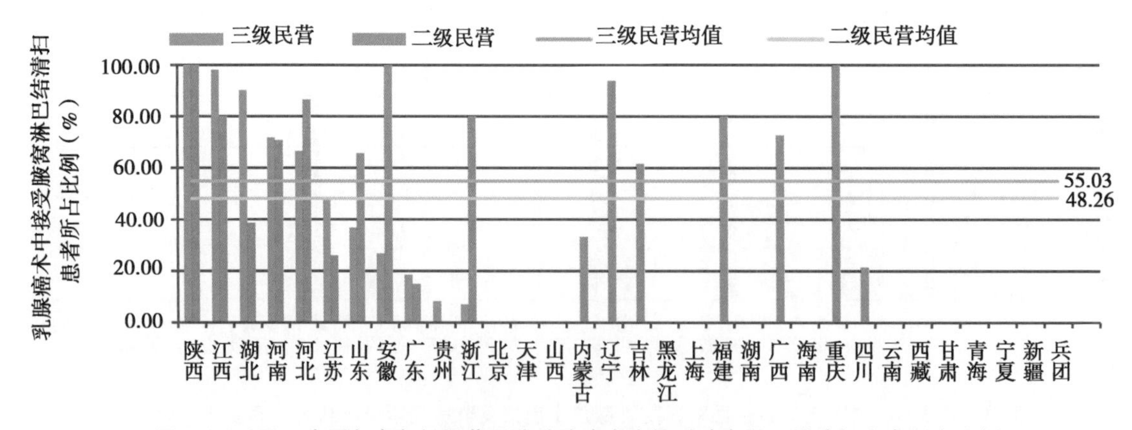

图 3-1-2-320 全国各省各级民营医院乳腺癌术中接受腋窝淋巴结清扫患者所占比例

临床意义：乳腺癌手术无论经典根治术，还是改良根治术、保留乳房的手术，均可能涉及清扫腋窝淋巴结。术后的病理决定相应的分期，以确定术后是否需要采取放疗治疗或化疗及内分泌治疗。

指标 3. 乳腺癌肿瘤直径≤2cm，实施保乳根治术根治的比例（图 3-1-2-321 至图 3-1-2-324）

［分子］同期，乳腺癌实施保乳根治术根治的例数

［分母］同期，乳腺癌（直径≤2cm）住院手术出院患者的例数

注释：主要诊断 ICD-10："C50"乳腺癌，伴 ICD-9-CM-3"85.4"的病例总数

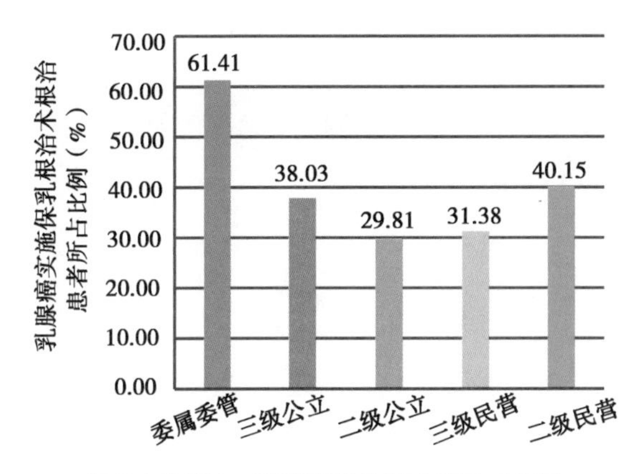

图 3-1-2-321 乳腺癌实施保乳根治术根治患者所占比例

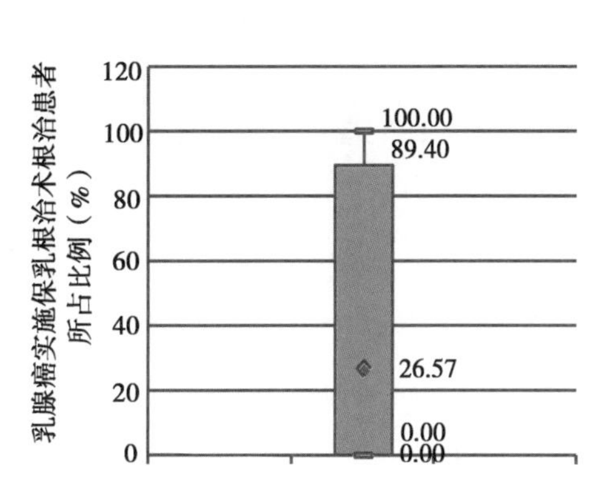

图 3-1-2-322 乳腺癌实施保乳根治术根治患者所占比例四分位图

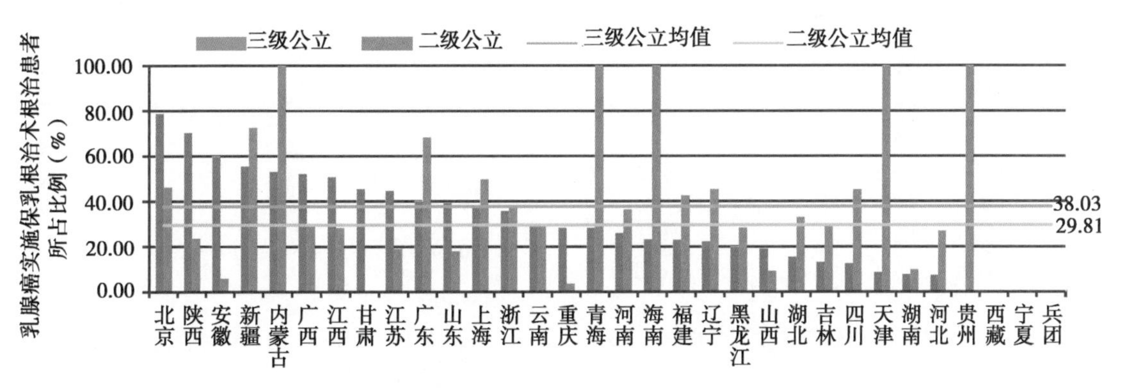

图 3-1-2-323 全国各省各级公立医院乳腺癌实施保乳根治术根治患者所占比例

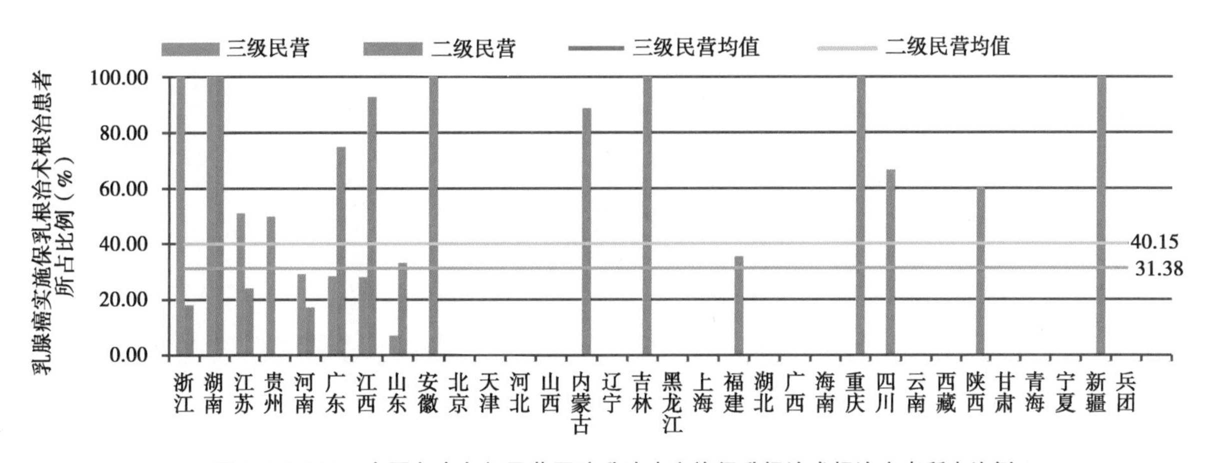

图 3-1-2-324 全国各省各级民营医院乳腺癌实施保乳根治术根治患者所占比例

临床意义：早期乳腺癌保乳术和放疗、化疗的综合治疗无论在局部和区域控制率方面，还是在长期生存率方面，均与根治术或改良根治术相同，保乳术及术后综合治疗已成为治疗早期乳腺癌的主要方法之一。

（五）肝癌

1. 全国情况（图 3-1-2-325 至图 3-1-2-333）

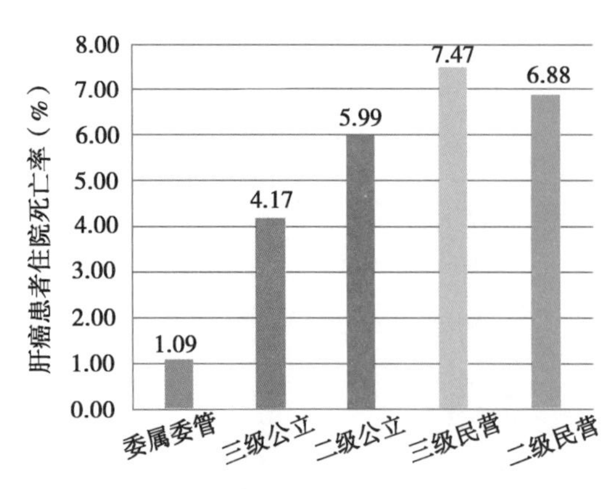

图 3-1-2-325 全国各级综合医院肝癌患者住院死亡率（住院非手术治疗）

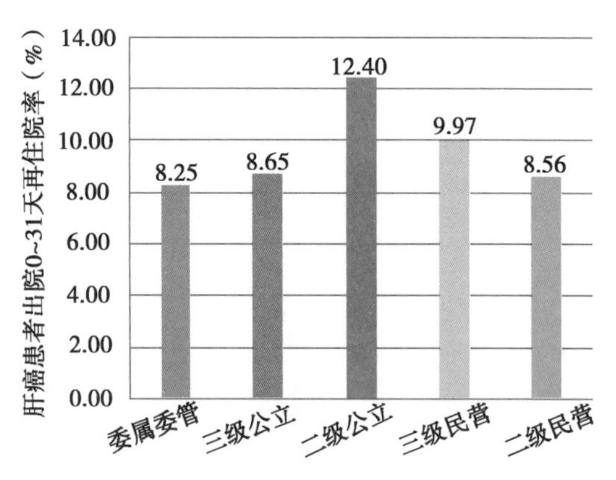

图 3-1-2-326 全国各级综合医院肝癌患者出院 0~31 天再住院率（住院非手术治疗）

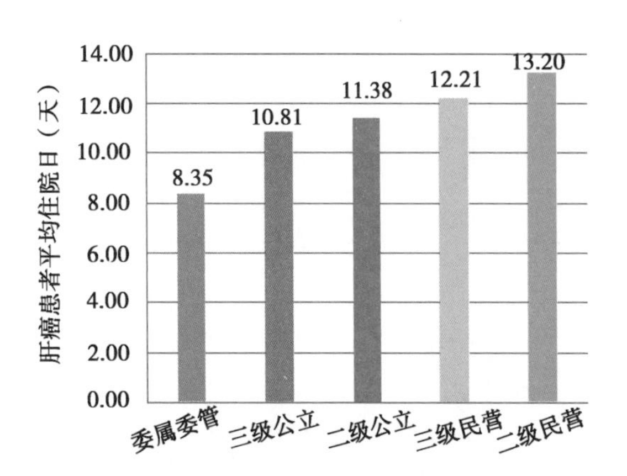

图 3-1-2-327 全国各级综合医院肝癌患者平均住院日（住院非手术治疗）

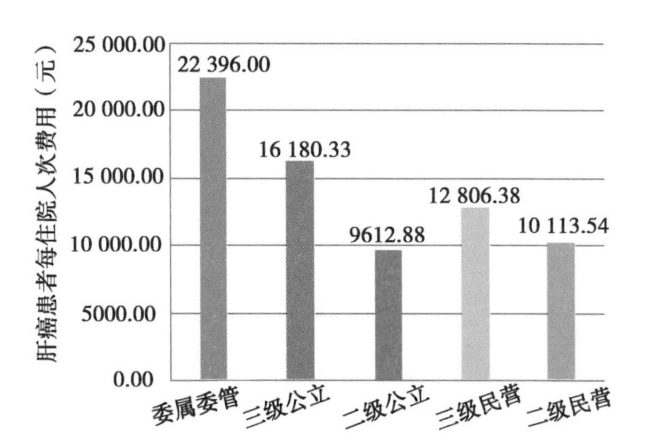

图 3-1-2-328 全国各级综合医院肝癌每住院人次费用（住院非手术治疗）

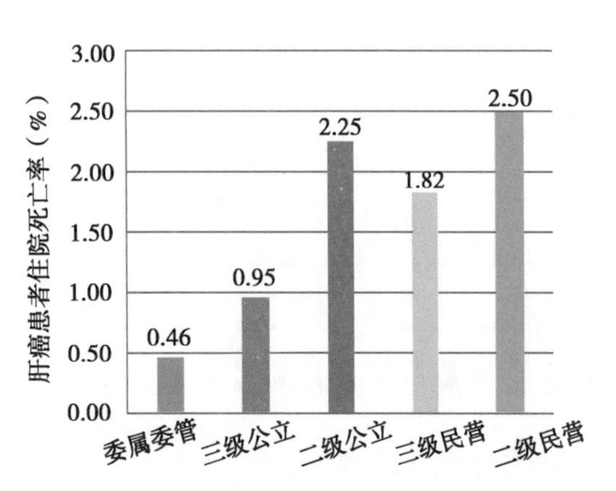

图 3-1-2-329 全国各级综合医院肝癌患者住院死亡率（住院手术治疗）

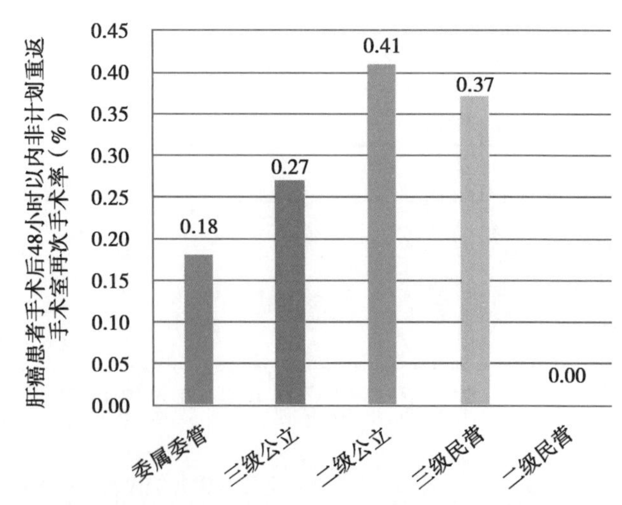

图 3-1-2-330 全国各级综合医院肝癌患者手术后 48 小时以内非计划重返手术室再次手术率（住院手术治疗）

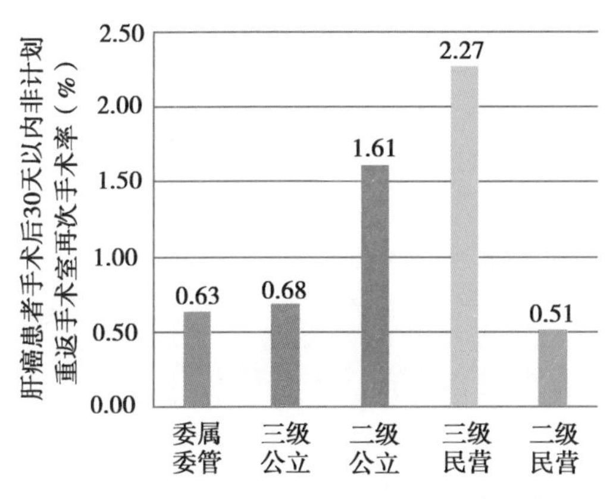

图 3-1-2-331 全国各级综合医院肝癌患者手术后 30 天以内非计划重返手术室再次手术率（住院手术治疗）

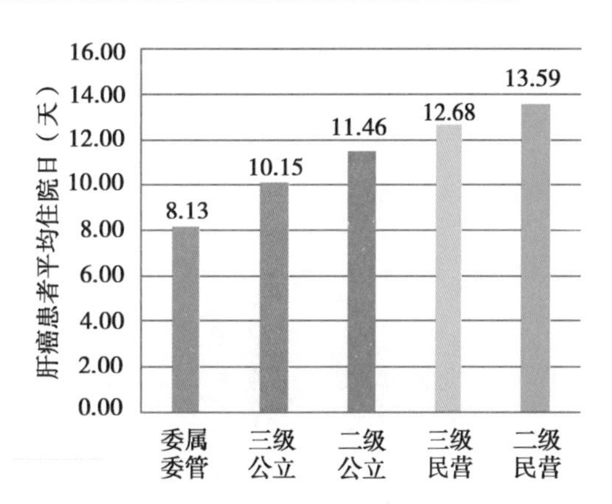

图 3-1-2-332 全国各级综合医院肝癌患者平均住院日（住院手术治疗）

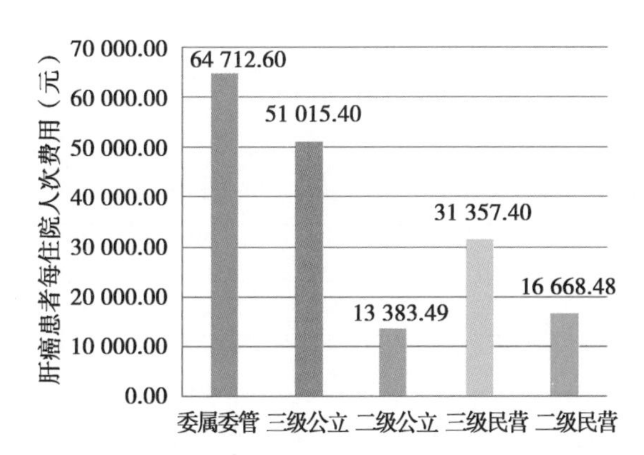

注：二级公立、二级民营医院肝癌每住院人次费用数据偏离常态，部分县级医院上报数额较小，不排除数据填报错误可能。

图 3-1-2-333 全国各级综合医院肝癌患者每住院人次费用（住院手术治疗）

2. 各省情况

（1）住院死亡率：三级公立医院肝癌患者死亡率（住院非手术治疗）平均 4. 17%，16 省超均值，最大值为黑龙江 10. 41%，最小值为湖南 0. 44%；二级公立医院平均 5. 99%（31 省反馈），13 省超均值，最大值为辽宁 28. 63%，最小值为甘肃 0. 65%（图 3-1-2-334）三级民营医院平均 7. 47%（17 省反馈），8 省超均值，最大值为北京 33. 33%；二级民营医院平均 6. 88%（25 省反馈），13 省超均值，最大值为吉林 33. 33%（图 3-1-2-335）。

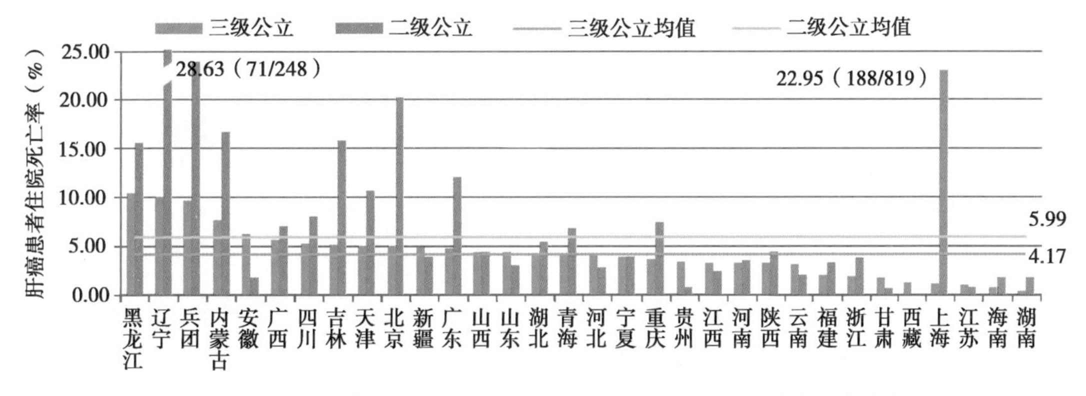

图 3-1-2-334 全国各省各级公立医院肝癌患者死亡率（住院非手术治疗）

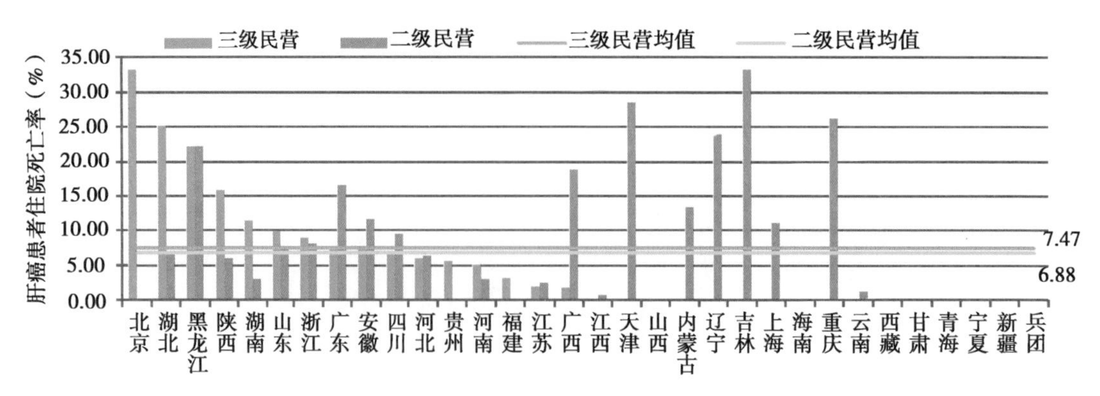

图 3-1-2-335　全国各省各级民营医院肝癌患者死亡率（住院非手术治疗）

三级公立医院肝癌患者住院死亡率（住院手术治疗）平均 0.95%（其中 3 省为 0），11 省超均值，最大值为黑龙江 5.96%；二级公立医院平均 2.25%（29 省反馈，其中 10 省为 0），14 省超均值，最大值为重庆 29.87%（图 3-1-2-336）。三级民营医院平均 1.82%（15 省反馈，其中 11 省为 0），2 省超均值，最大值为贵州 5.50%；二级民营医院平均 2.50%（17 省反馈，其中 10 省为 0），4 省超均值，最大值为安徽 35.00%（图 3-1-2-337）。

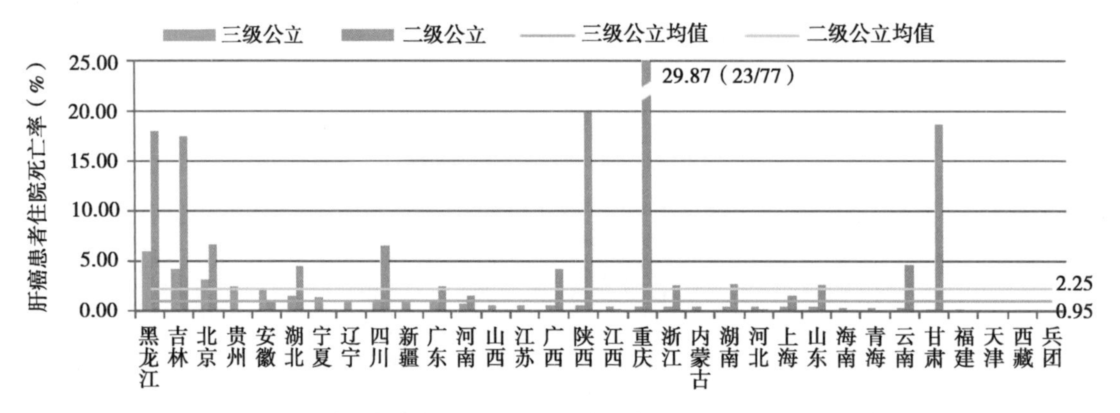

图 3-1-2-336　全国各省各级公立医院肝癌患者住院死亡率（住院手术治疗）

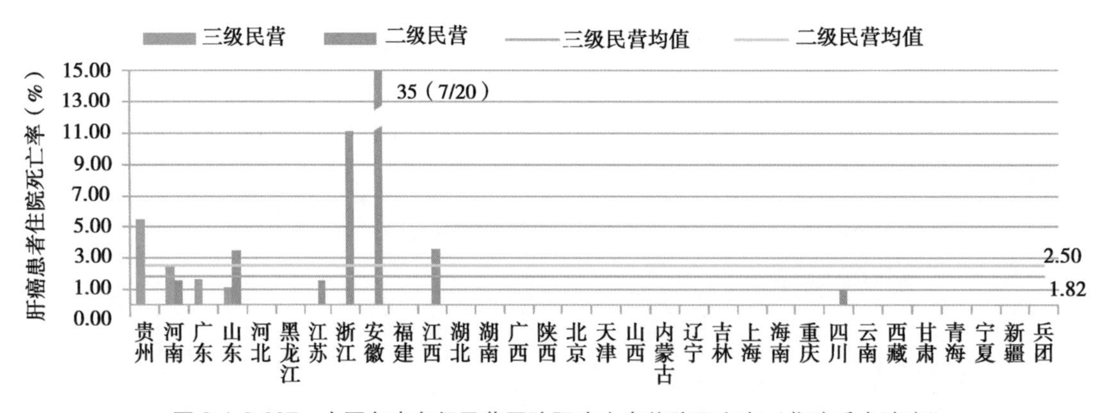

图 3-1-2-337　全国各省各级民营医院肝癌患者住院死亡率（住院手术治疗）

（2）重返类指标：三级公立医院肝癌患者出院 0~31 天再住院率（住院非手术治疗）平均 8.65%（其中 2 省为 0），11 省超均值，最大值为江西 18.61%；二级公立医院平均 12.40%（31 省反馈，其中 1 省为 0），11 省超均值，最大值为安徽 58.75%（图 3-1-2-338）。三级民营医院平均 9.97%（14 省反馈），6 省超均值，最大值为安徽 24.62%；二级民营医院平均 8.56%（26 省反馈），9 省超均值，最大值为重庆 75.34%（图 3-1-2-339）。

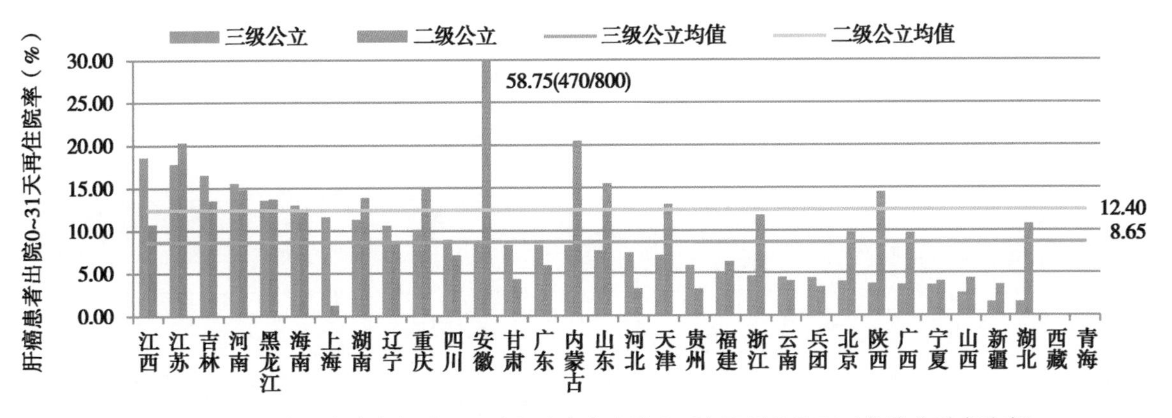

图 3-1-2-338　全国各省各级公立医院肝癌患者出院 0~31 天再住院率（住院非手术治疗）

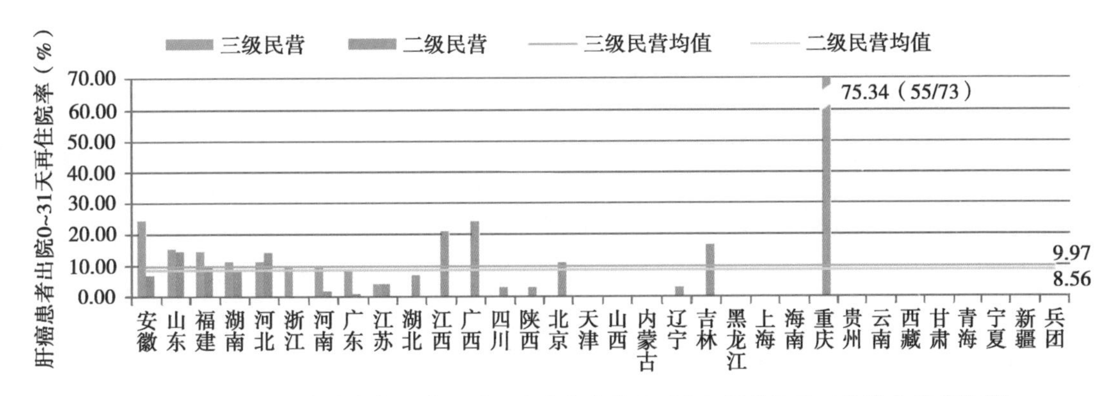

图 3-1-2-339　全国各省各级民营医院肝癌患者出院 0~31 天再住院率（住院非手术治疗）

三级公立医院肝癌患者手术后 48 小时以内非计划重返手术室再次手术率（住院手术治疗）平均 0.27%（其中 15 省为 0），11 省超均值，最大值为吉林 1.36%；二级公立医院平均 0.41%（28 省反馈，其中 23 省为 0），4 省超均值，最大值为广东 3.13%（图 3-1-2-340）。三级民营医院平均 0.37%（13 省反馈，河南 2.63%，其余 12 省均为 0）；二级民营医院 17 省反馈均为 0。

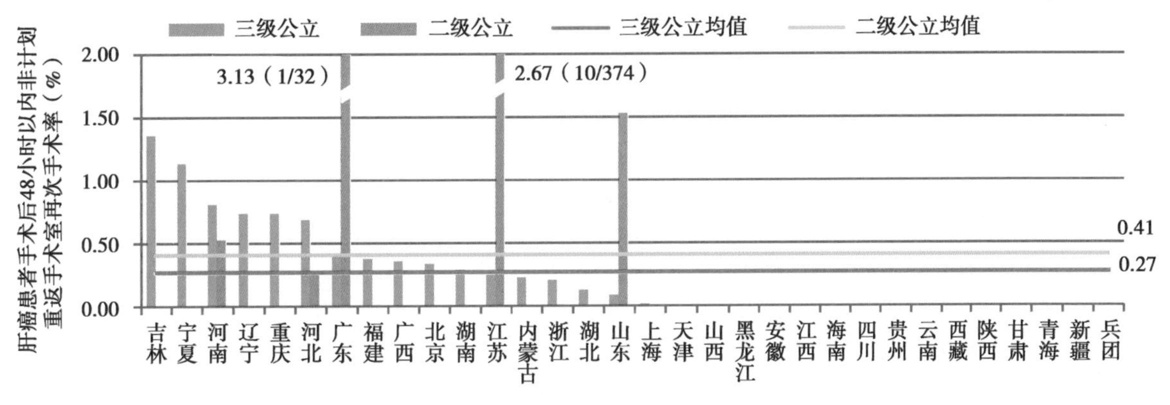

图 3-1-2-340　全国各省各级公立医院肝癌患者手术后 48 小时以内非计划重返手术室再次手术率（住院手术治疗）

三级公立医院肝癌患者手术后 30 天以内非计划重返手术室再次手术率（住院手术治疗）平均 0.68%（其中 14 省为 0），7 省超均值，最大值为宁夏 3.41%；二级公立医院平均 1.61%（28 省反馈，其中 19 省为 0），4 省超均值，最大值为江苏 10.43%（图 3-1-2-341）。三级民营医院平均 2.27%（12 省反馈，安徽9.86%，其余11省均为0）；二级民营医院平均0.51%（12省反馈，浙江18.18%，其余11省均为0）。

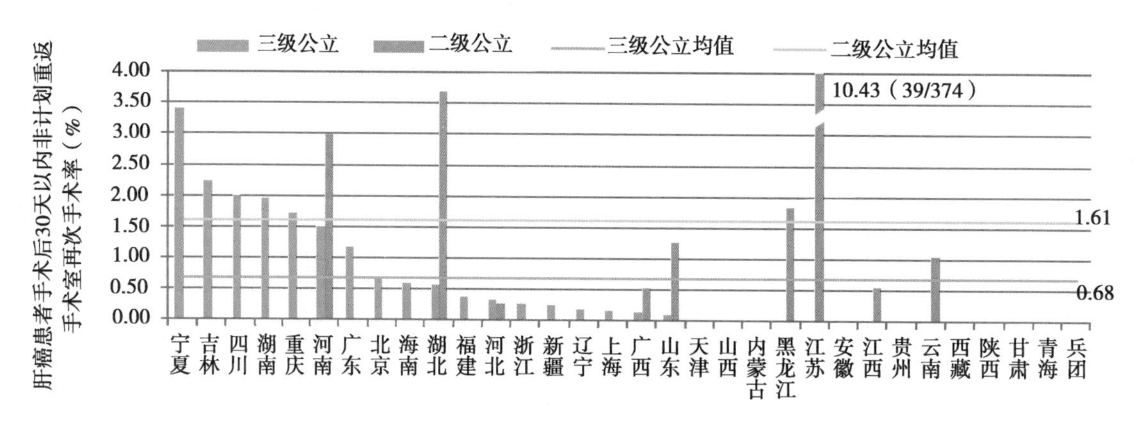

图3-1-2-341 全国各省各级公立医院肝癌患者手术后30天以内非计划重返手术室再次手术率（住院手术治疗）

（3）患者平均住院日：三级公立医院肝癌患者平均住院日（住院非手术治疗）10.81天，20省超均值，最大值为贵州13.59天，最小值为上海6.41天；二级公立医院平均11.38天（31省反馈），14省超均值，最大值为青海23.17天，最小值为新疆兵团7.74天（图3-1-2-342）。三级民营医院平均12.21天（19省反馈），10省超均值，最大值为重庆22.90天，最小值为广西7.00天；二级民营医院平均13.20天（25省反馈），12省超均值，最大值为浙江18.76天，最小值为贵州8.20天（图3-1-2-343）。

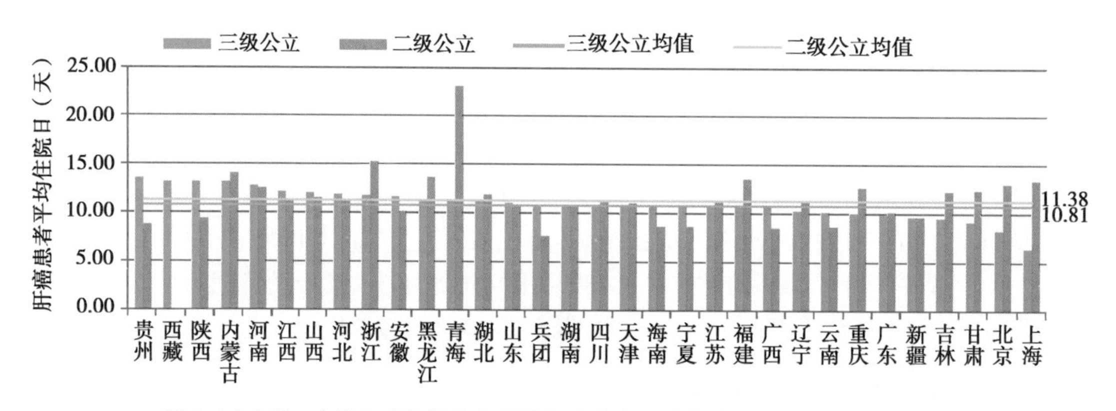

图3-1-2-342 全国各省各级公立医院肝癌患者平均住院日（住院非手术治疗）

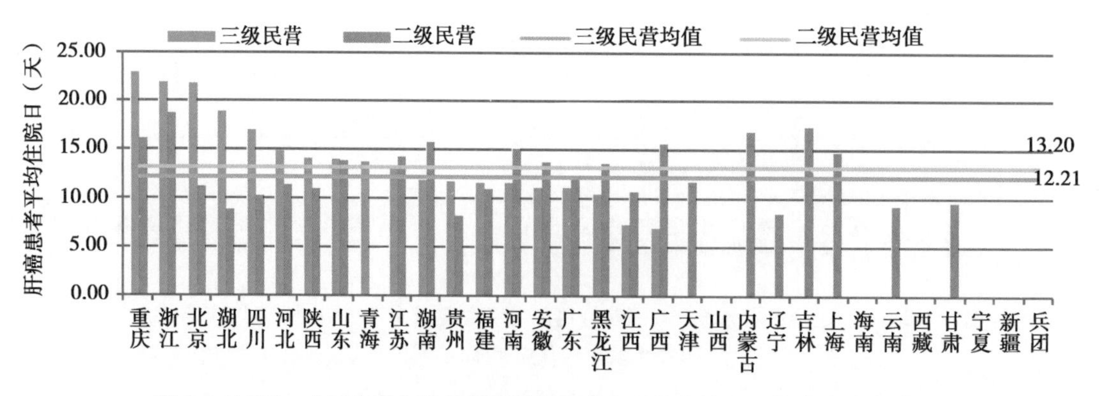

图3-1-2-343 全国各省各级民营医院肝癌患者平均住院日（住院非手术治疗）

三级公立医院肝癌患者平均住院日（住院手术治疗）10.15天，22省超均值，最大值为河南16.30天，最小值为上海6.67天；二级公立医院平均11.46天（28省反馈），14省超均值，最大值为重庆

33.55 天，最小值为河北 7.74 天（图 3-1-2-344）。三级民营医院平均 12.68 天（15 省反馈），6 省超均值，最大值为湖北 22.50 天，最小值为广西 7.00 天；二级民营医院平均 13.59 天（19 省反馈），9 省超均值，最大值为内蒙古 20.00 天，最小值为河北 6.25 天（图 3-1-2-345）。

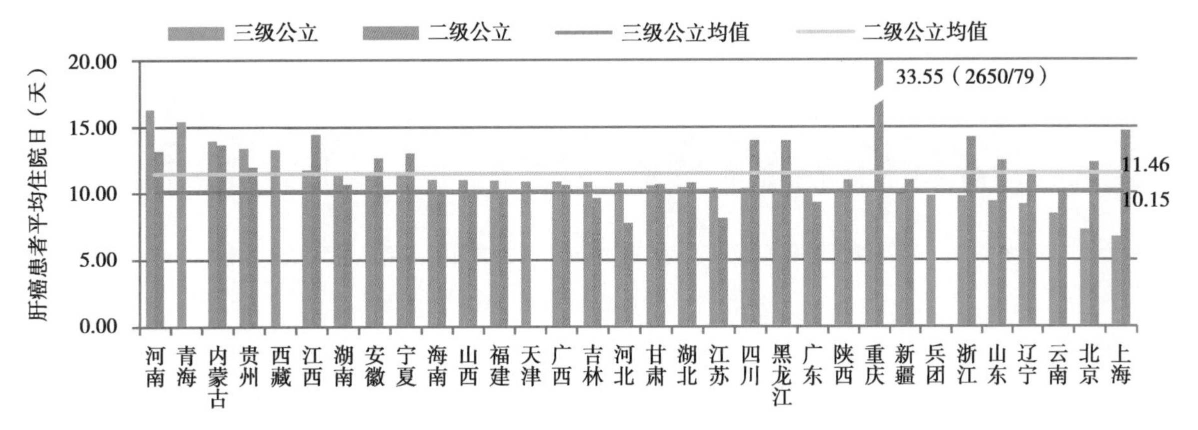

图 3-1-2-344 全国各省各级公立医院肝癌患者平均住院日（住院手术治疗）

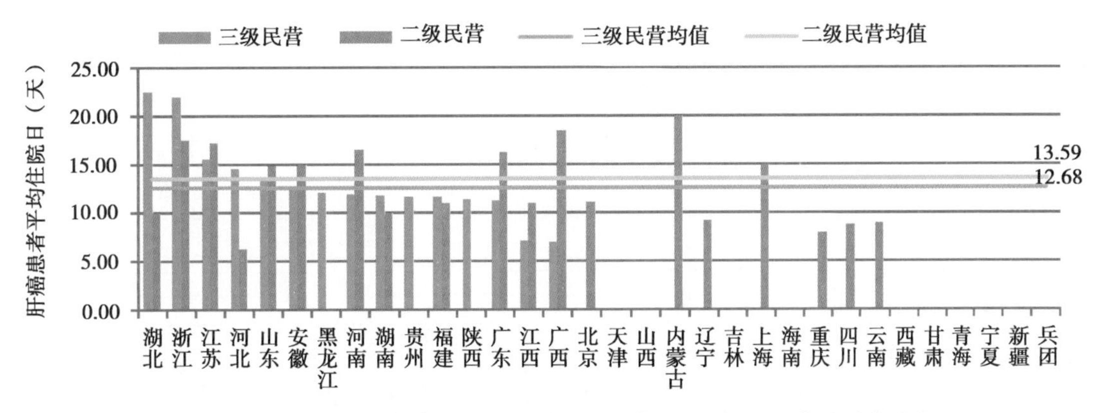

图 3-1-2-345 全国各省各级民营医院肝癌患者平均住院日（住院手术治疗）

（4）平均住院费用：三级公立医院肝癌患者每住院人次费用（住院非手术治疗）平均 16 180.33 元，11 省超均值，最大值为北京 25 929.94 元，最小值为四川 10 779.87 元；二级公立医院平均 9612.88 元（31 省反馈），10 省超均值，最大值为辽宁 20 010.65 元，最小值为宁夏 4384.58 元（图 3-1-2-346）。三级民营医院平均 12 806.38 元（17 省反馈），9 省超均值，最大值为北京 58 960.00 元，最小值为黑龙江 5935.54 元；二级民营医院平均 10 113.54 元（25 省反馈），7 省超均值，最大值为北京 22 513.60 元，最小值为黑龙江 3027.48 元（图 3-1-2-347）。

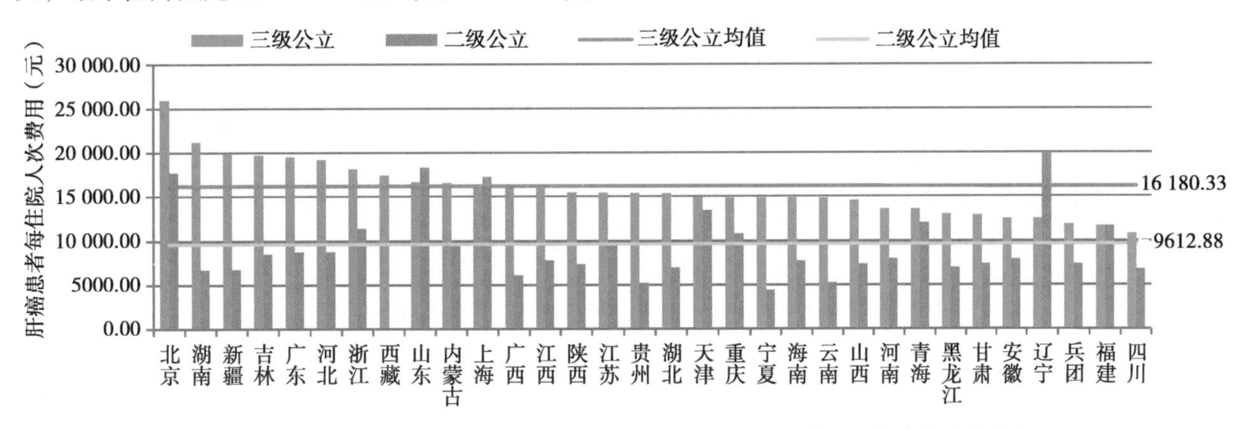

图 3-1-2-346 全国各省各级公立医院肝癌患者每住院人次费用（住院非手术治疗）

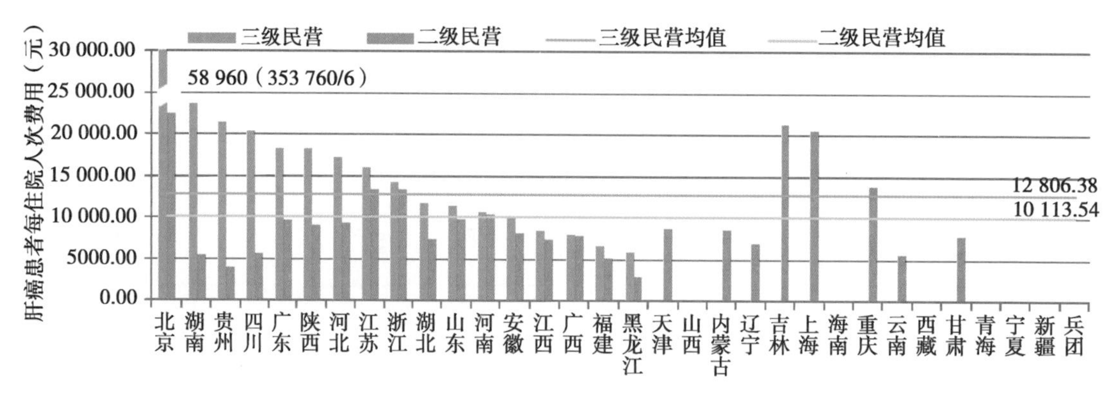

图 3-1-2-347 全国各省各级民营医院肝癌患者每住院人次费用（住院非手术治疗）

三级公立医院肝癌患者每住院人次费用（住院手术治疗）平均 51 015. 40 元，13 省超均值，最大值为北京 90 014. 27 元，最小值为云南 21 152. 25 元；二级公立医院平均 13 383. 49 元（28 省反馈），16 省超均值，最大值为上海 42 843. 55 元，最小值为河北 5508. 54 元（图 3-1-2-348）。三级民营医院平均 31 357. 40元（15 省反馈），7 省超均值，最大值为广东 61 247. 23 元，最小值为贵州 22 221. 75 元；二级民营医院平均 16 668. 48 元（16 省反馈），7 省超均值，最大值为北京 78 517. 90 元，最小值为湖南 7200. 00 元（图 3-1-2-349）。

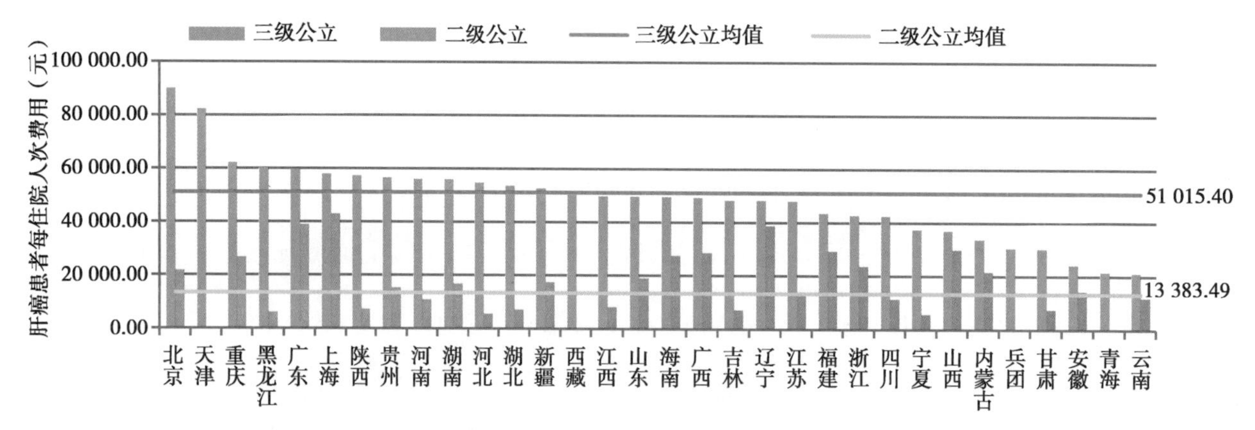

图 3-1-2-348 全国各省各级公立医院肝癌患者每住院人次费用（住院手术治疗）

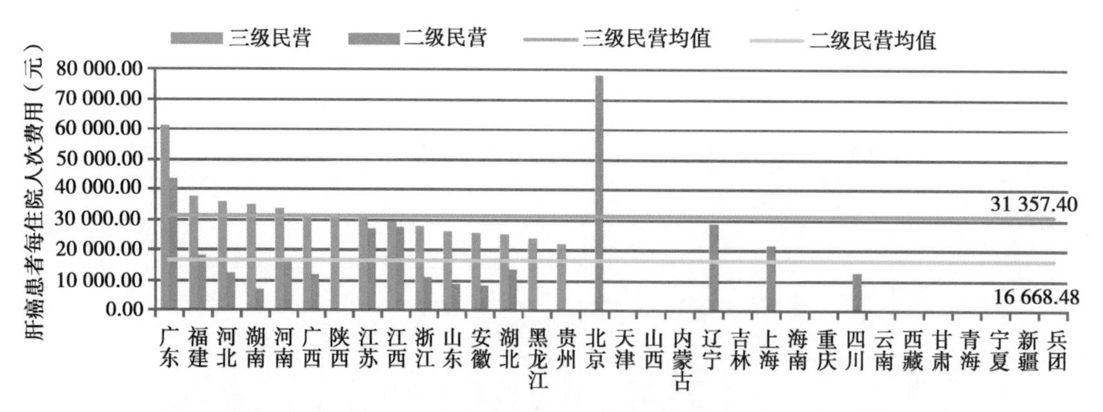

图 3-1-2-349 全国各省各级民营医院肝癌患者每住院人次费用（住院手术治疗）

八、医院运行管理类指标

（一）资源配置

1. 实际开放床位数

（1）全国各级综合医院实际开放床位数（图 3-1-2-350 至图 3-1-2-352）

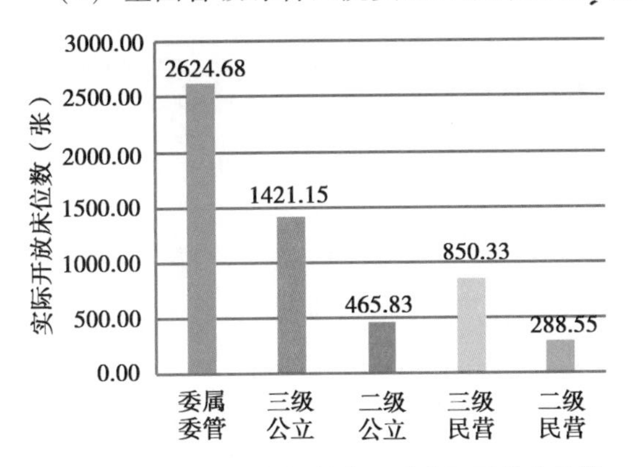

图 3-1-2-350　全国各级综合医院实际开放床位数

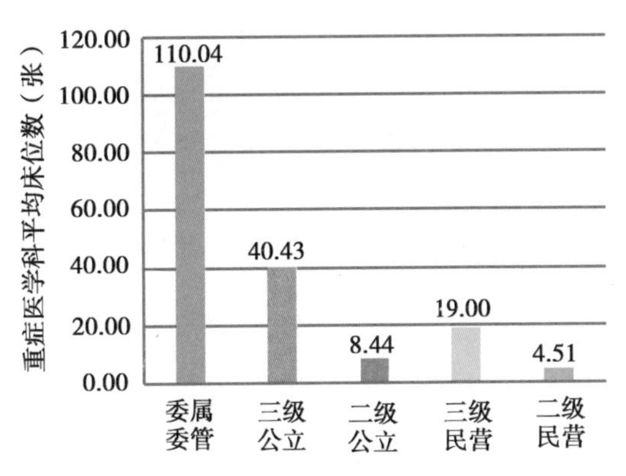

图 3-1-2-351　全国各级综合医院重症医学科平均床位数

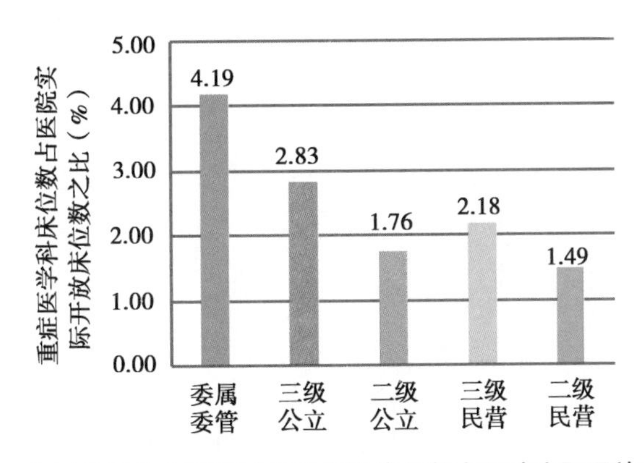

图 3-1-2-352　全国各级综合医院重症医学科床位数占医院实际开放床位数的比例

（2）全国各省各级综合医院实际开放床位数：三级公立医院实际开放床位数均值为 1421. 15 张，12 省超均值，最大值为江苏 1861. 70 张，最小值为西藏 424. 75 张；二级公立医院平均 465. 83 张（31 省反馈），12 省超均值，最大值为河南 739. 54 张，最小值为青海 272. 46 张（图 3-1-2-353）。三级民营医院平均 850. 33 张（20 省反馈），7 省超均值，最大值为河南 1356. 67 张，最小值为云南 335. 00 张；二级民营医院平均 288. 55 张（28 省反馈），7 省超均值，最大值为河南 589. 30 张，最小值为新疆 120. 00 张（图 3-1-2-354）。

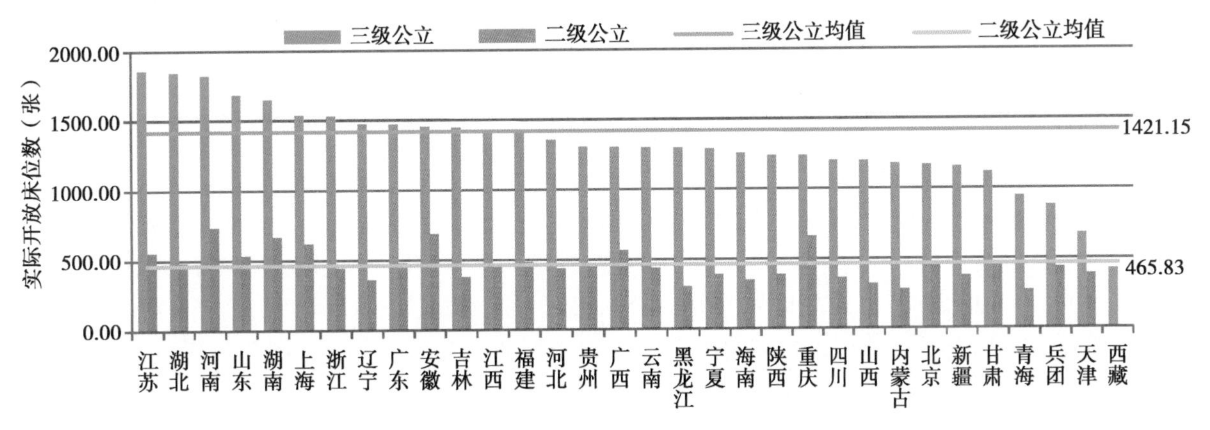

图 3-1-2-353　全国各省各级公立医院实际开放床位数

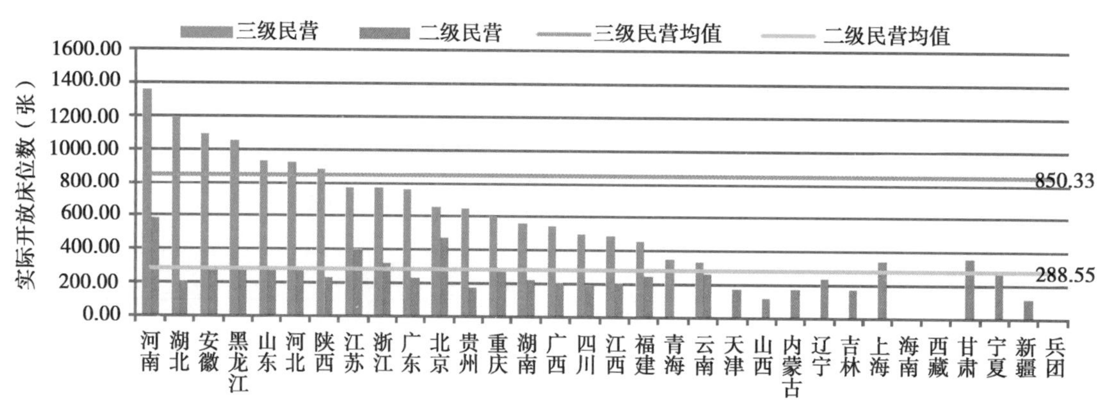

图 3-1-2-354　全国各省各级民营医院实际开放床位数

三级公立医院重症医学科平均床位数为 40. 43 张，12 省超均值，最大值为河南 74. 41 张，最小值为西藏 7. 67 张；二级公立医院平均 8. 44 张（31 省反馈），15 省超均值，最大值为河南 15. 59 张，最小值为黑龙江 2. 18 张（图 3-1-2-355）。三级民营医院平均 19. 00 张（20 省反馈），5 省超均值，最大值为河南 48. 20 张，最小值为青海 6. 00 张；二级民营医院平均 4. 51 张（28 省反馈，7 省为 0），9 省超均值，最大值为北京 32. 50 张（图 3-1-2-356）。

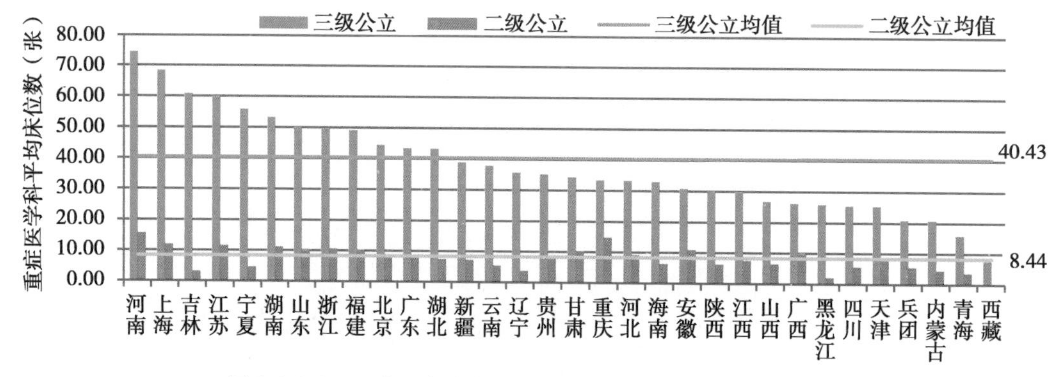

图 3-1-2-355　全国各省各级公立医院重症医学科平均床位数

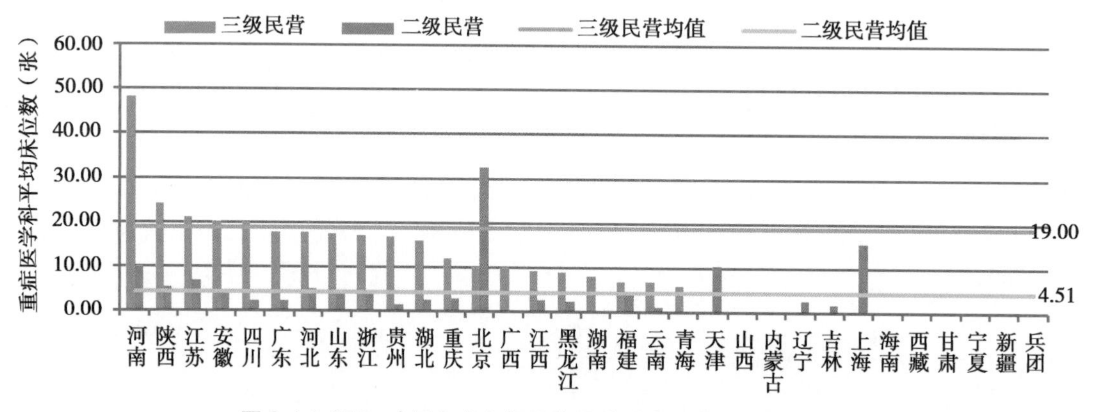

图 3-1-2-356　全国各省各级民营医院重症医学科平均床位数

重症医学科作为医院运行管理的重点部门，其设置规模和质量安全也是衡量医院管理水平和急危重症患者救治能力的重要指标。《三级综合医院评审标准实施细则（2011 年版）》要求重症医学科床位数应当占医院总床位数 2%以上。此次抽样调查，三级公立医院重症医学科占医院实际开放床位数的比例均值为 2. 83%，15 省超均值，最大值为上海 4. 44%，最小值为西藏 1. 60%；二级公立医院平均 1. 76%（31 省反馈），16 省超均值，最大值为浙江 2. 24%，最小值为黑龙江 0. 76%（图 3-1-2-357）。三级民营医院平均 2. 18%（20 省反馈），7 省超均值，最大值为四川 4. 00%，最小值为黑龙江 0. 86%；二级民营医院平均 1. 49%（28 省反馈），9 省超均值，最大值为天津 6. 36%（图 3-1-2-358）。

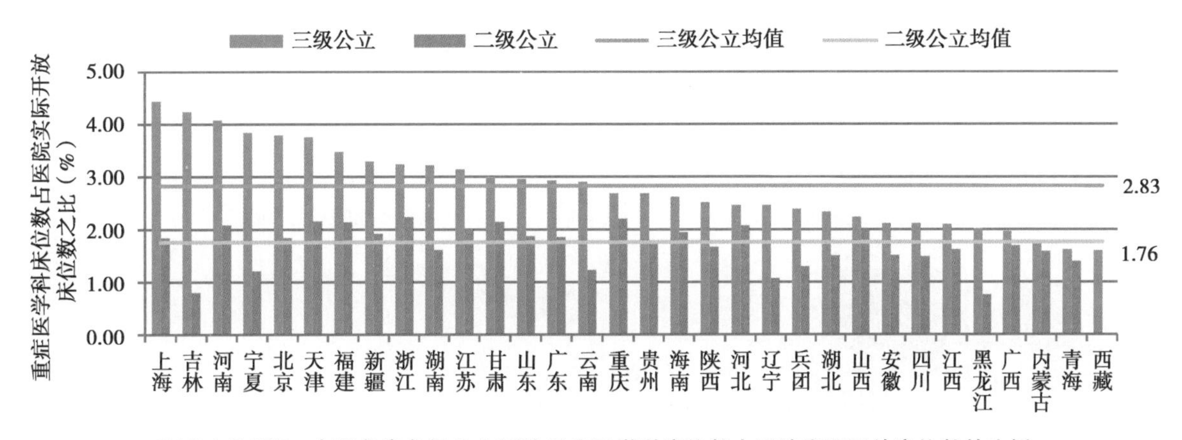

图 3-1-2-357 全国各省各级公立医院重症医学科床位数占医院实际开放床位数的比例

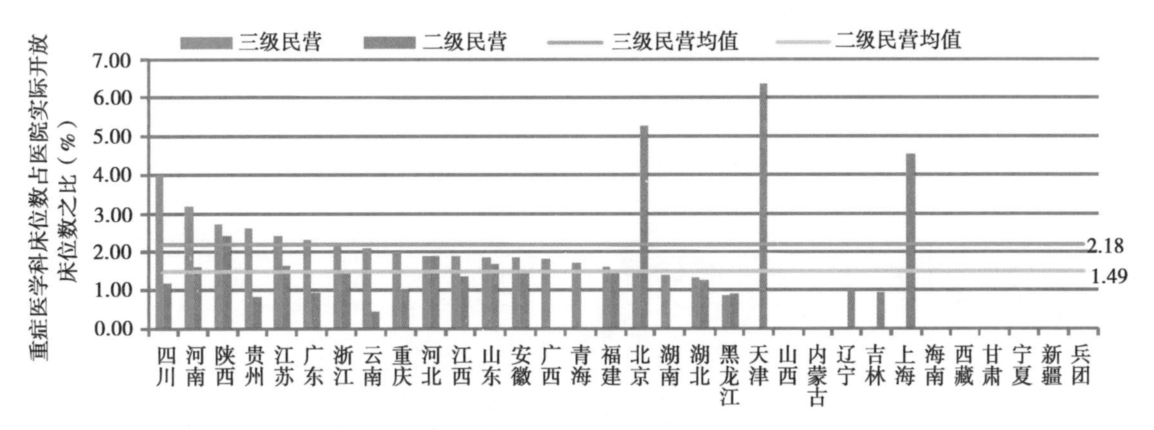

图 3-1-2-358 全国各省各级民营医院重症医学科床位数占医院实际开放床位数的比例

2. **医疗质量管理部门配备的专职人员**（图 3-1-2-359）

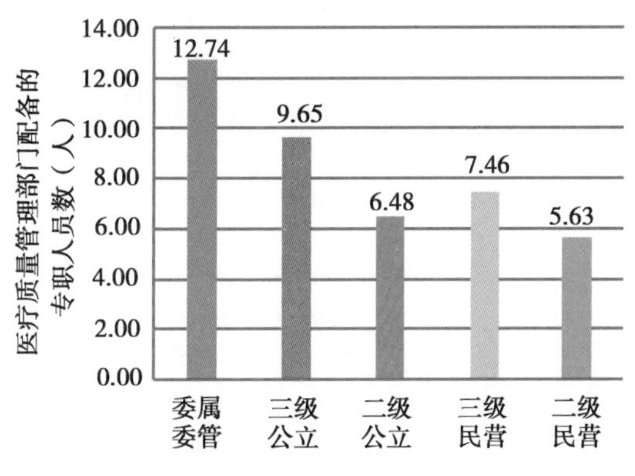

图 3-1-2-359 全国各级综合医院医疗质量管理部门配备的专职人员数

医疗质量管理部门配备的专职人员指医疗机构为医疗质量管理而设置的专职部门和（或）医务部、护理部中指定负责医疗质量管理工作的专职人员（图 3-1-2-360），非通常的医务处、护理部等部门的全部人员，不包括临床科室质量控制员、医疗质量管理委员会成员。

2016 年，三级公立医院医疗质量管理部门配备的专职人员数为 9. 65 人，11 省超均值，最大值为云南 16. 00 人，最小值为西藏 0. 50 人；二级公立医院平均 6. 48 人（31 省反馈），13 省超均值，最大值为上海 12. 63 人，最小值为新疆兵团 2. 25 人（图 3-1-2-361）。三级民营医院平均 7. 46 人（18 省反馈，其中广西为 0），8 省超均值，最大值为湖南 16. 00 人；二级民营医院平均 5. 63 人（28 省反馈），10 省超均值，最大值为宁夏 11. 00 人（图 3-1-2-362）。

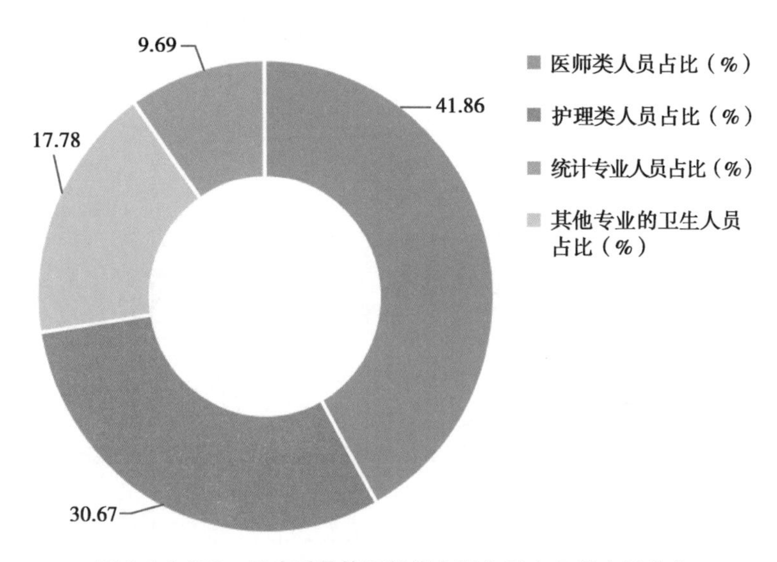

图 3-1-2-360　医疗质量管理部门专职人员中各类人员分布

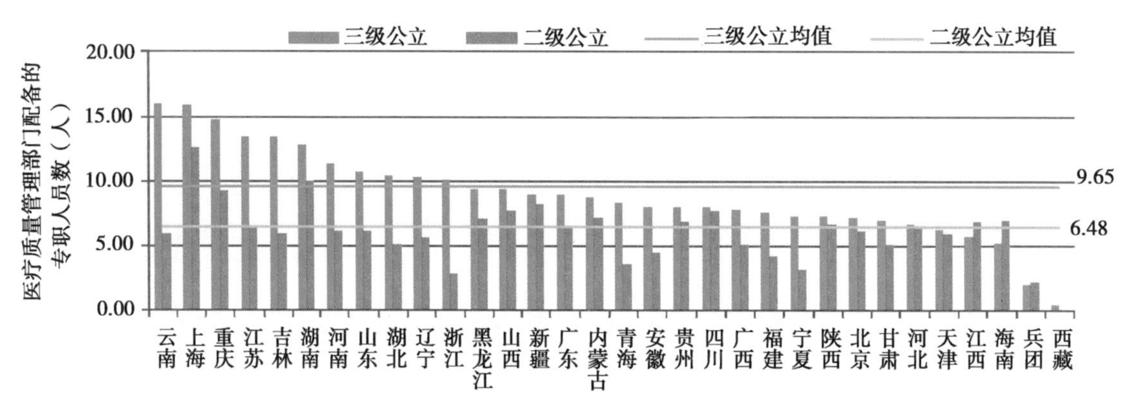

图 3-1-2-361　全国各省各级公立医院医疗质量管理部门配备的专职人员数

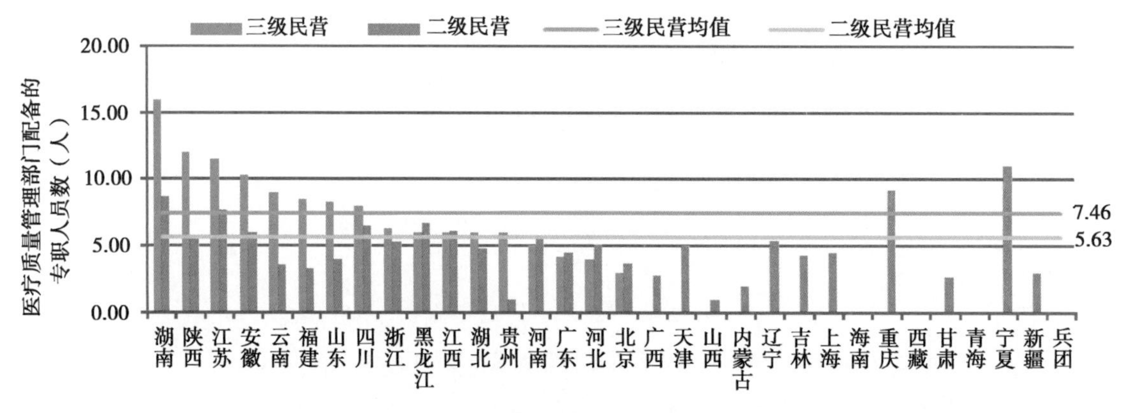

图 3-1-2-362　全国各省各级民营医院医疗质量管理部门配备的专职人员数

可见，各省份对国家卫生计生委《医疗质量管理办法》（以下简称《办法》）的执行力度有所不同，鉴于《办法》已发布 1 年，各地应依据《办法》要求，结合工作需要，尽快配备医疗质量管理专职人员着手开展医疗质量管理专职工作。

（二）工作负荷

1. 年门诊人次、年急诊人次、年留观人次

（1）全国情况（图 3-1-2-363 至图 3-1-2-365）

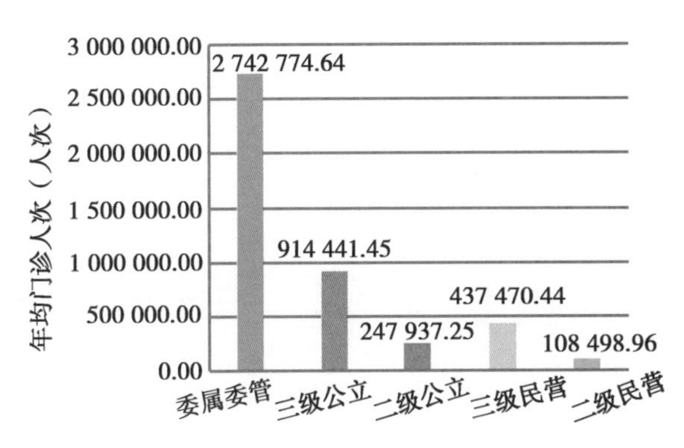

图 3-1-2-363 全国各级综合医院年均门诊人次

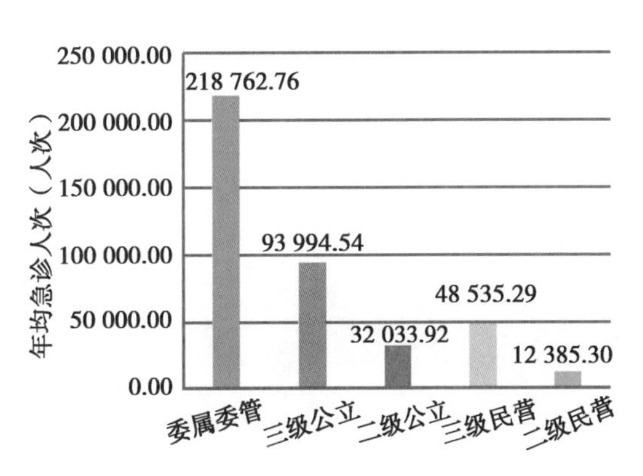

图 3-1-2-364 全国各级综合医院年均急诊人次

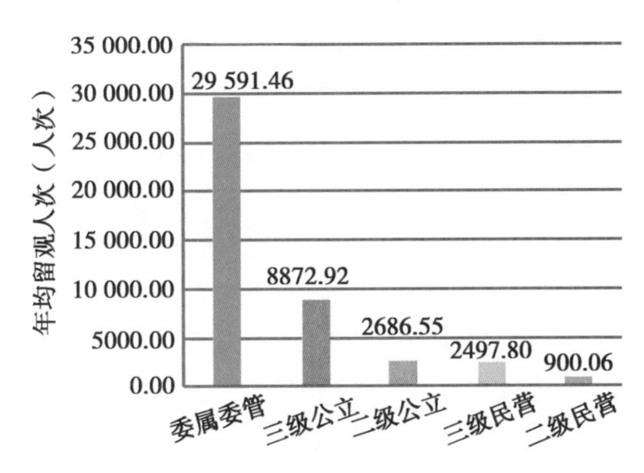

图 3-1-2-365 全国各级综合医院年均留观人次

（2）各省情况：三级公立医院年均门诊服务量为 914 441.45 人次，8 省超均值，最大值为上海 2 399 028.82人次，最小值为西藏 263 965.75 人次；二级公立医院平均 247 937.25 人次（31 省反馈），11 省超均值，最大值为上海 876 433.56 人次，最小值为黑龙江 84 416.19 人次（图 3-1-2-366）。三级民营医院平均 437 470.44 人次（20 省反馈），6 省超均值，最大值为北京 914 085.00 人次，最小值为云南 30 315.00 人次；二级民营医院平均 108 498.96 人次（27 省反馈），9 省超均值，最大值为北京 316 353.33人次，最小值为山西 18 062.00 人次（图 3-1-2-367）。

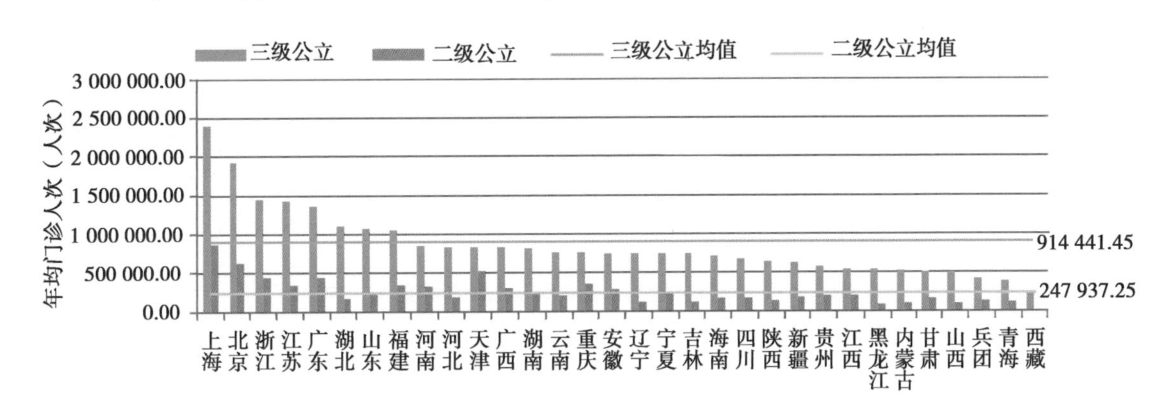

图 3-1-2-366 全国各省各级公立医院年均门诊人次

三级公立医院年均急诊服务量为 93 994.54 人次，12 省超均值，最大值为上海 317 312.55 人次，最小值为山西 28 924.84 人次；二级公立医院平均 32 033.92 人次（31 省反馈），10 省超均值，最大值为上海 149 745.56 人次，最小值为黑龙江 9053.24 人次（图 3-1-2-368）。三级民营医院平均 48 535.29 人

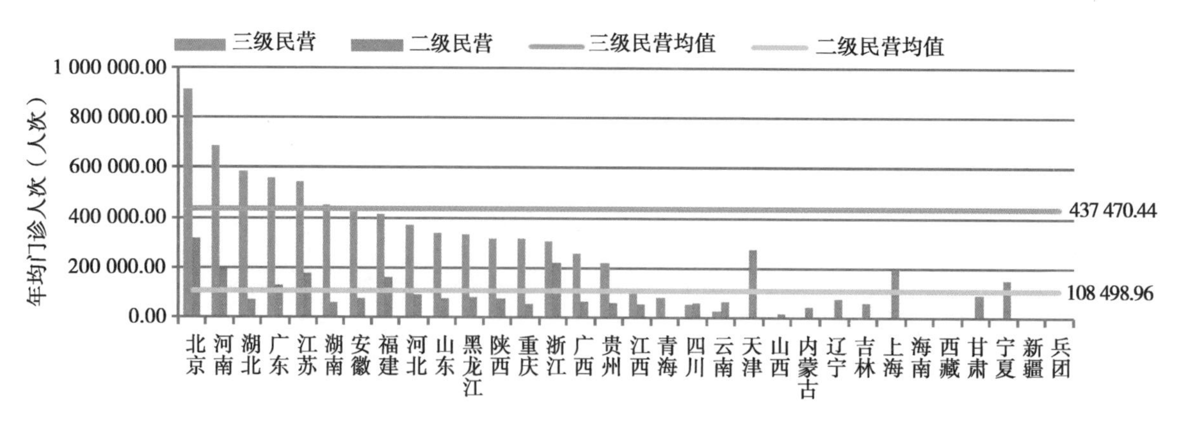

图 3-1-2-367　全国各省各级民营医院年均门诊人次

次（20 省反馈），7 省超均值，最大值为湖南 107 957. 00 人次，最小值为重庆 1656. 00 人次；二级民营医院平均 12 385. 30 人次（27 省反馈），9 省超均值，最大值为宁夏 30 465. 00 人次，最小值为山西 675. 00 人次（图 3-1-2-369）。

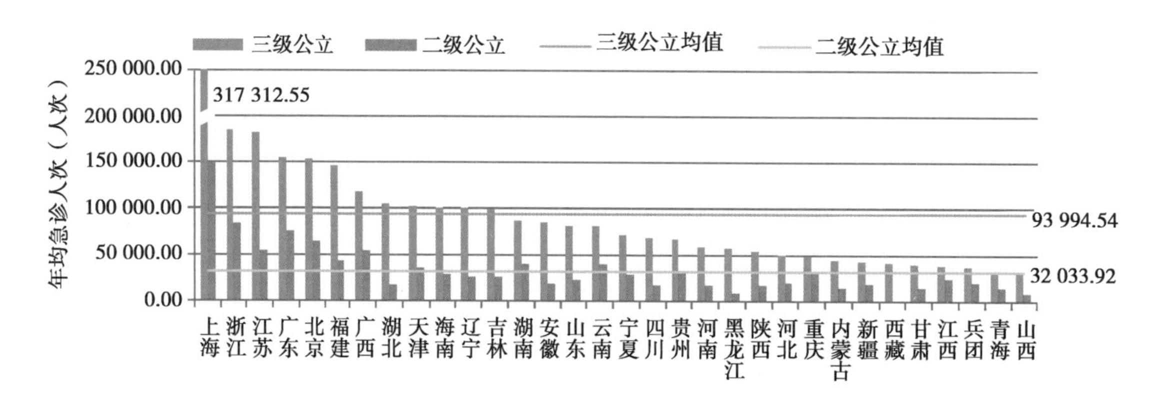

图 3-1-2-368　全国各省各级公立医院年均急诊人次

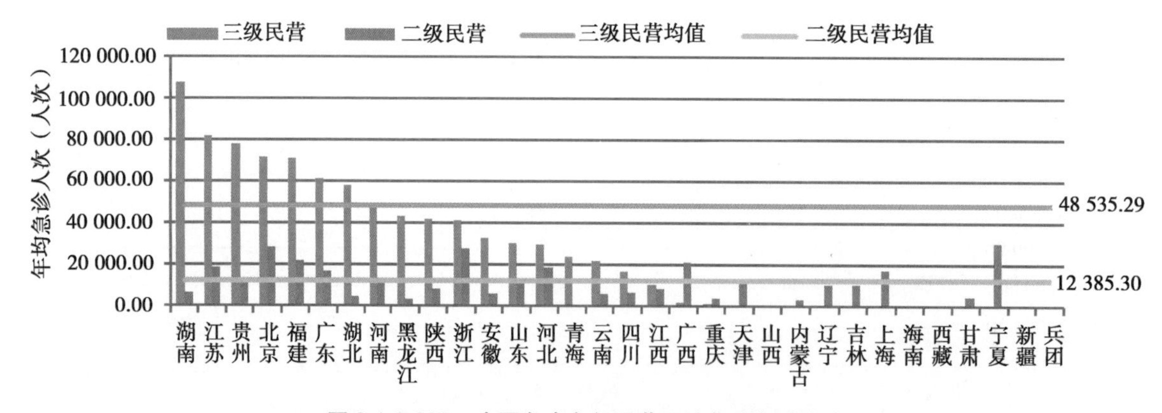

图 3-1-2-369　全国各省各级民营医院年均急诊人次

三级公立医院年均留观 8872. 92 人次，10 省超均值，最大值为湖南 24 539. 10 人次，最小值为天津 584. 00 人次；二级公立医院平均 2686. 55 人次（31 省反馈），13 省超均值，最大值为重庆10 344. 47人次，最小值为新疆兵团 139. 00 人次（图 3-1-2-370）。三级民营医院平均 2497. 80 人次（18 省反馈，其中 3 省为 0），4 省超均值，最大值为陕西 10 003. 75 人次；二级民营医院平均 900. 06 人次（27 省反馈，其中山西省为 0），9 省超均值，最大值为广西 7478. 33 人次（图 3-1-2-371）。

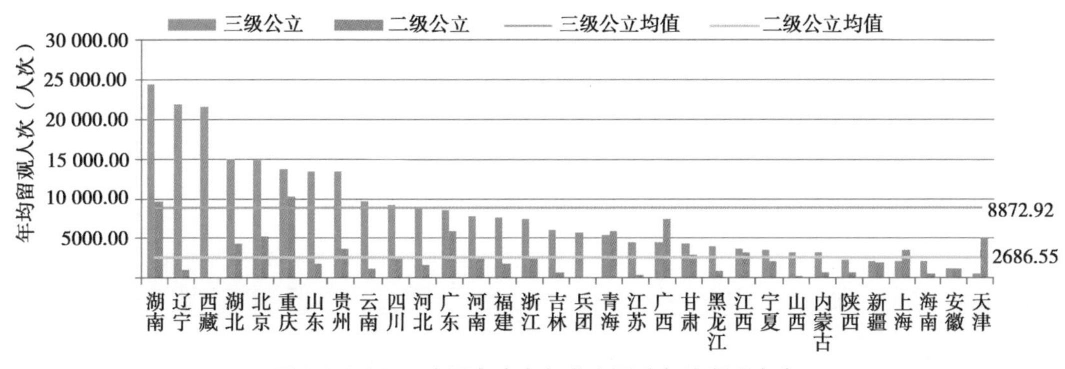

图 3-1-2-370　全国各省各级公立医院年均留观人次

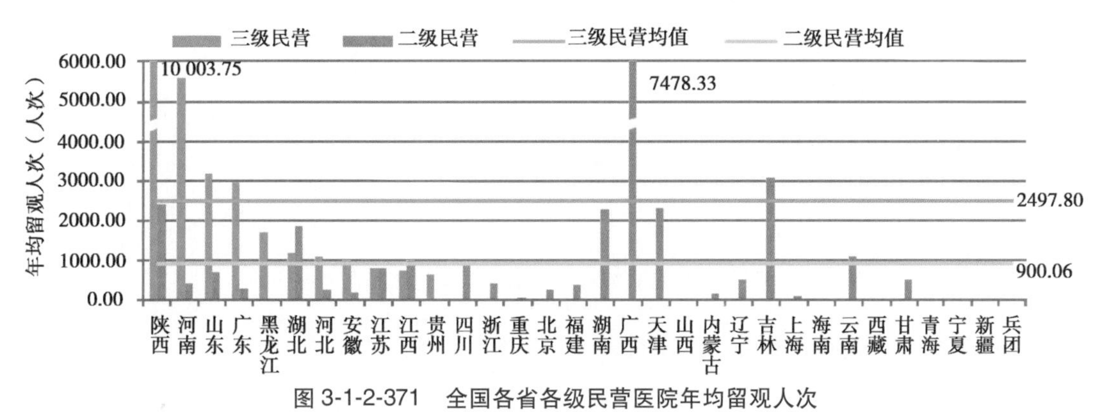

图 3-1-2-371　全国各省各级民营医院年均留观人次

2. 年住院患者入院例数、住院患者出院例数、转往基层医疗机构患者数

（1）全国情况（图 3-1-2-372 至图 3-1-2-374）

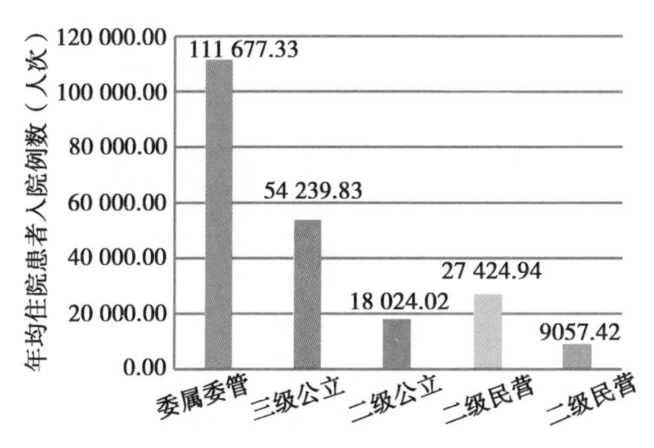

图 3-1-2-372　全国各级综合医院
年均住院患者入院例数

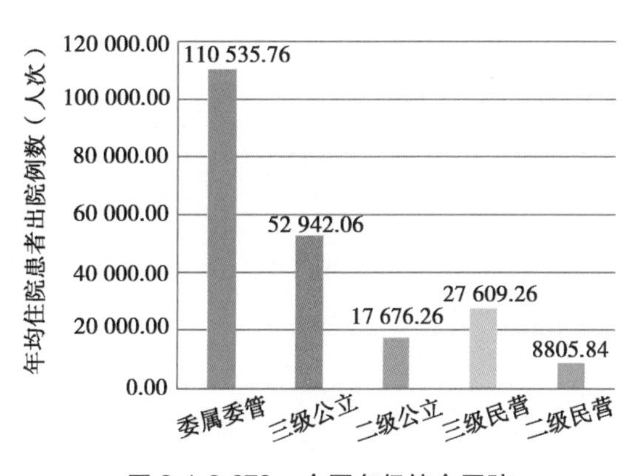

图 3-1-2-373　全国各级综合医院
年均住院患者出院例数

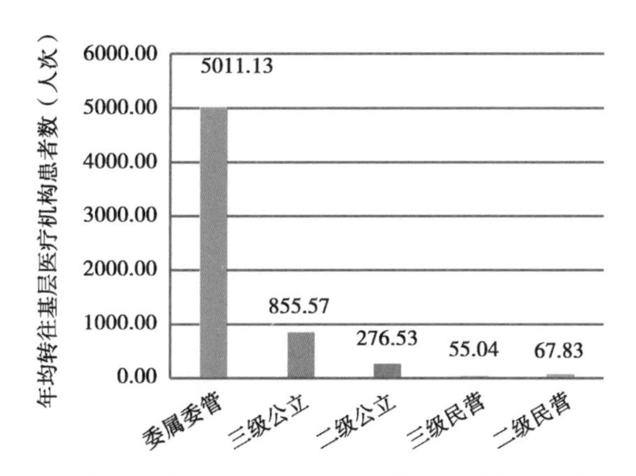

图 3-1-2-374　全国各级综合医院年均转往基层医疗机构患者数

（2）各省情况：三级公立医院年均住院患者入院例数为54 239.83人次，10省超均值，最大值为浙江78 771.86人次，最小值为西藏11 348.50人次；二级公立医院平均18 024.02人次（31省反馈），15省超均值，最大值为河南29 803.69人次，最小值为黑龙江7798.27人次（图3-1-2-375）。三级民营医院平均27 424.94人次（20省反馈），6省超均值，最大值为河南45 196.33人次，最小值为云南9516.00人次；二级民营医院平均9057.42人次（27省反馈），6省超均值，最大值为河南20 624.03人次，最小值为内蒙古3540.00人次（图3-1-2-376）。

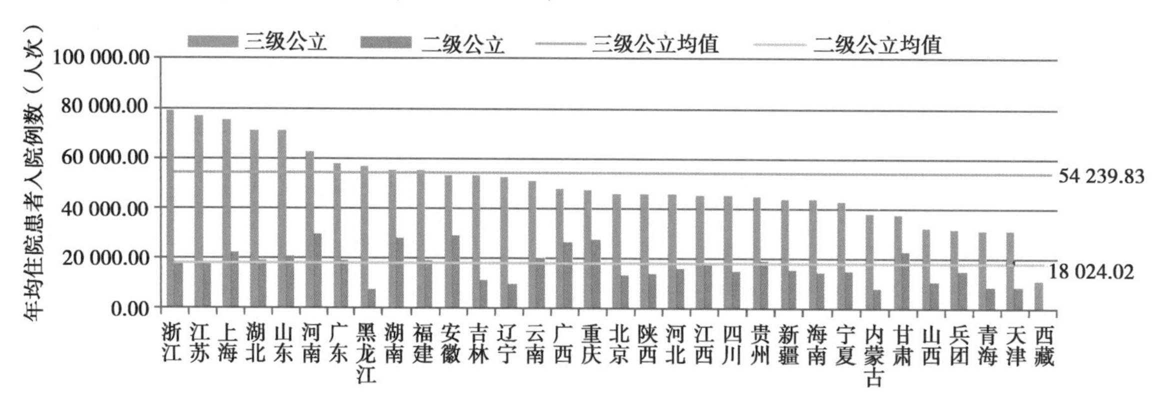

图3-1-2-375　全国各省各级公立医院年均住院患者入院例数

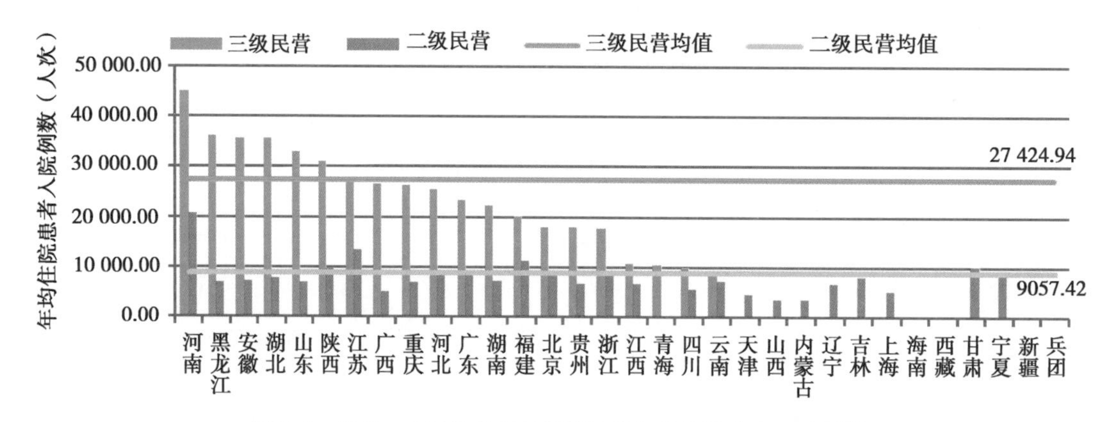

图3-1-2-376　全国各省各级民营医院年均住院患者入院例数

三级公立医院年均住院患者出院例数为52 942.06人次，12省超均值，最大值为江苏76 755.03人次，最小值为西藏11 351.00人次；二级公立医院平均17 676.26人次（31省反馈），14省超均值，最大值为河南29 334.15人次，最小值为黑龙江7818.49人次（图3-1-2-377）。三级民营医院平均27 609.26人次（20省反馈），6省超均值，最大值为河南45 013.00人次，最小值为云南9077.00人次；二级民营医院平均8805.84人次（28省反馈），7省超均值，最大值为河南19 985.00人次，最小值为山西3524.50人次（图3-1-2-378）。

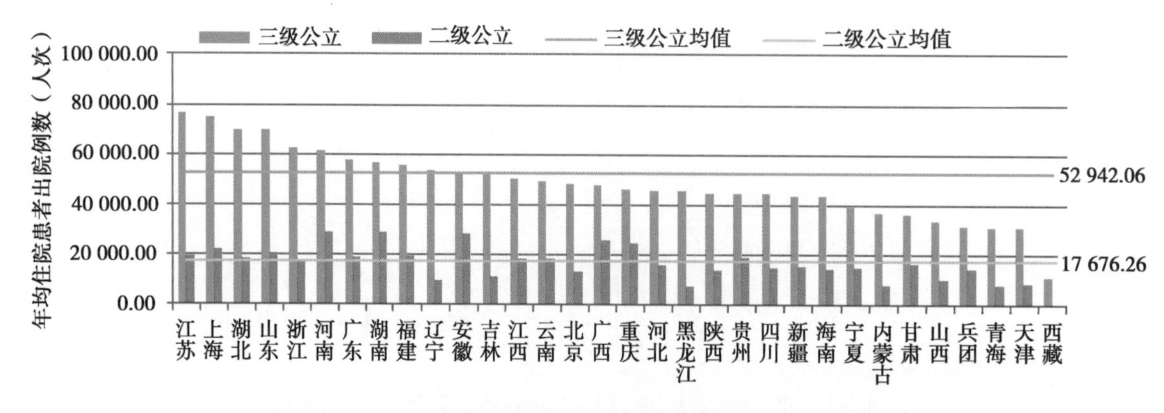

图3-1-2-377　全国各省各级公立医院年均住院患者出院例数

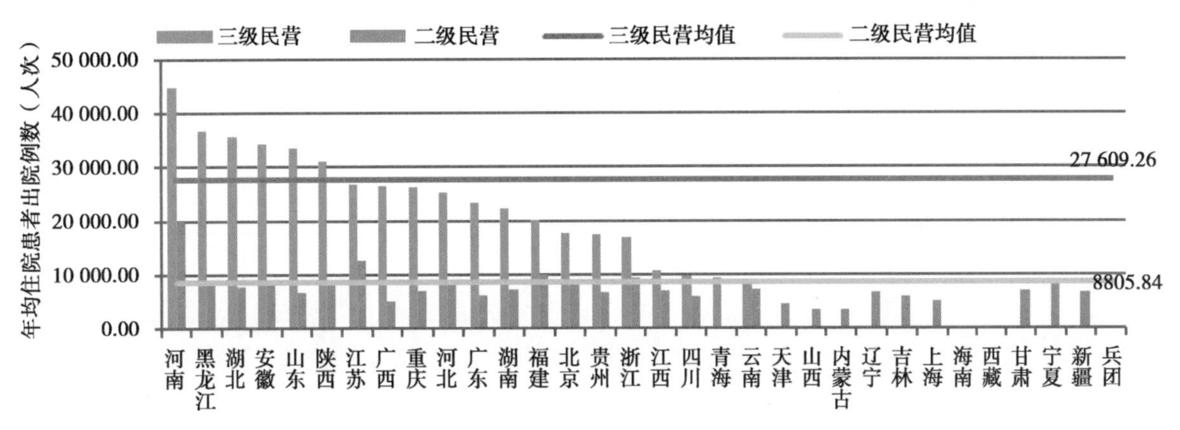

图 3-1-2-378　全国各省各级民营医院年均住院患者出院例数

三级公立医院年均转往基层医疗机构患者数平均为 855. 57 人次（其中西藏为 0），9 省超均值，最大值为江西 6045. 50 人次；二级公立医院平均 276. 53 人次（31 省反馈），11 省超均值，最大值为江西 855. 14 人次，最小值为北京 2. 13 人次（图 3-1-2-379）。三级民营医院平均 55. 04 人次（15 省反馈，6 省为 0），3 省超均值，最大值为江西 357. 67 人次；二级民营医院平均 67. 83 人次（27 省反馈，10 省为 0），6 省超均值，最大值为河南 344. 48 人次（图 3-1-2-380）。

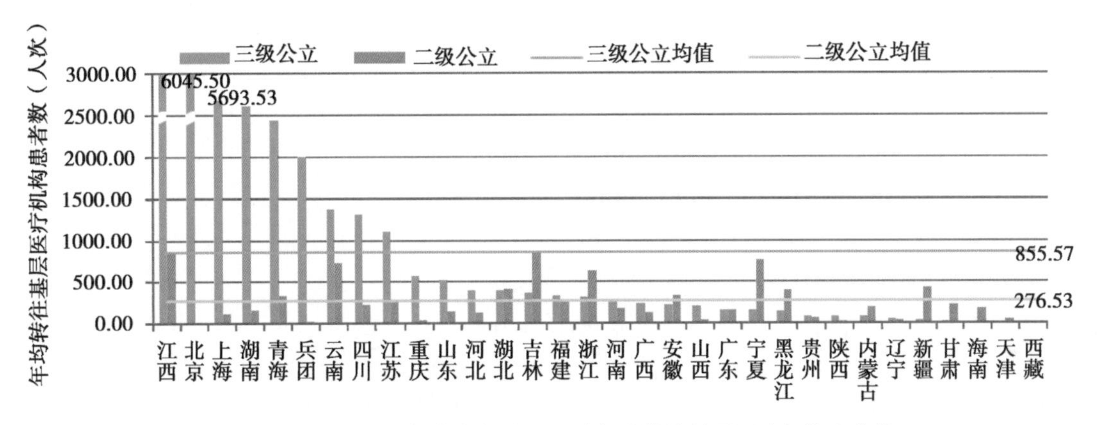

图 3-1-2-379　全国各省各级公立医院年均转往基层医疗机构患者数

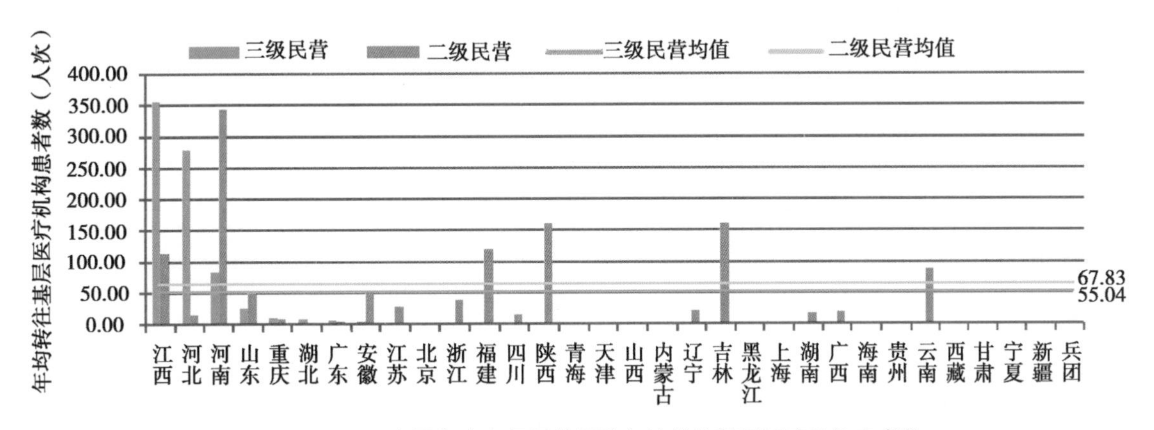

图 3-1-2-380　全国各省各级民营医院年均转往基层医疗机构患者数

北京二级医院转往基层人数少，考虑因为北京二级医院已基本覆盖到社区，且高级别医院较多，大医院汇集影响较大，致使二级医院收治疑难重症患者的比例较少。

3. 年住院患者手术例数、开展“日间手术”的术种数、完成“日间手术”例数

（1）全国情况（图 3-1-2-381 至图 3-1-2-383）

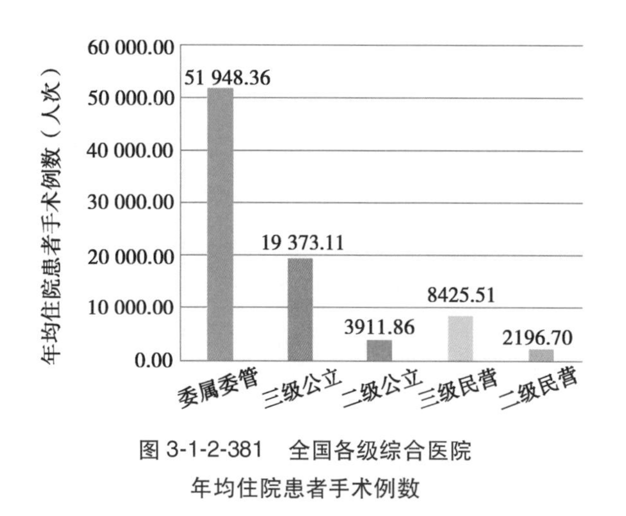

图 3-1-2-381　全国各级综合医院年均住院患者手术例数

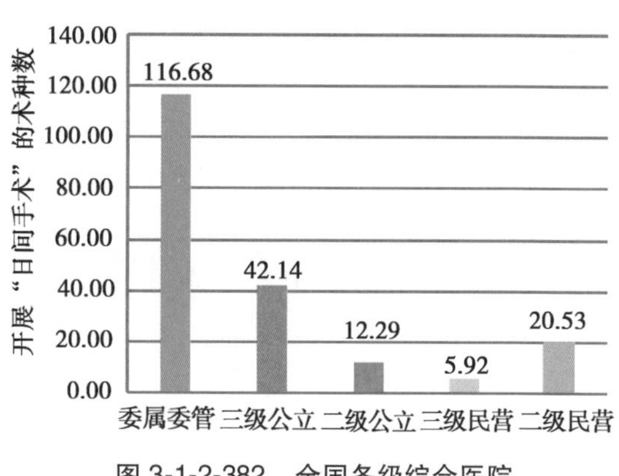

图 3-1-2-382　全国各级综合医院开展“日间手术”术种数

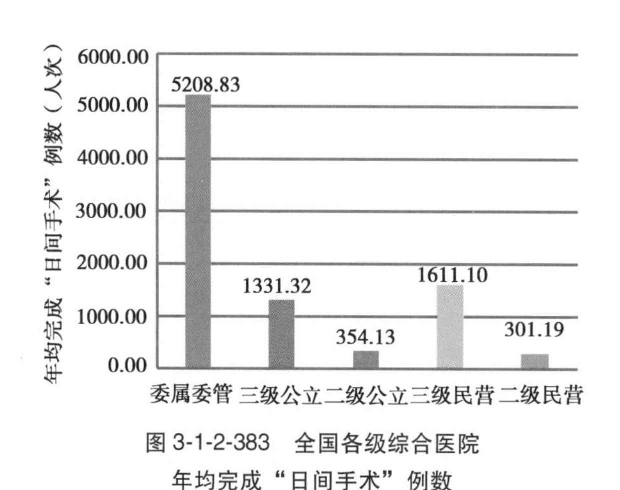

图 3-1-2-383　全国各级综合医院年均完成“日间手术”例数

（2）各省情况：三级公立医院年均住院患者手术例数 19 373. 11 人次，11 省超均值，最大值为上海 44 895. 09 人次，最小值为西藏 2949. 75 人次；二级公立医院平均 3911. 86 人次（31 省反馈），15 省超均值，最大值为上海 10 234. 89 人次，最小值为青海 1294. 54 人次（图 3-1-2-384）。三级民营医院平均 8425. 51 人次（20 省反馈），9 省超均值，最大值为湖北 15 536. 00 人次，最小值为四川 2386. 00 人次；二级民营医院平均 2196. 70 人次（28 省反馈），8 省超均值，最大值为江苏 4085. 00 人次，最小值为天津 591. 67 人次（图 3-1-2-385）。

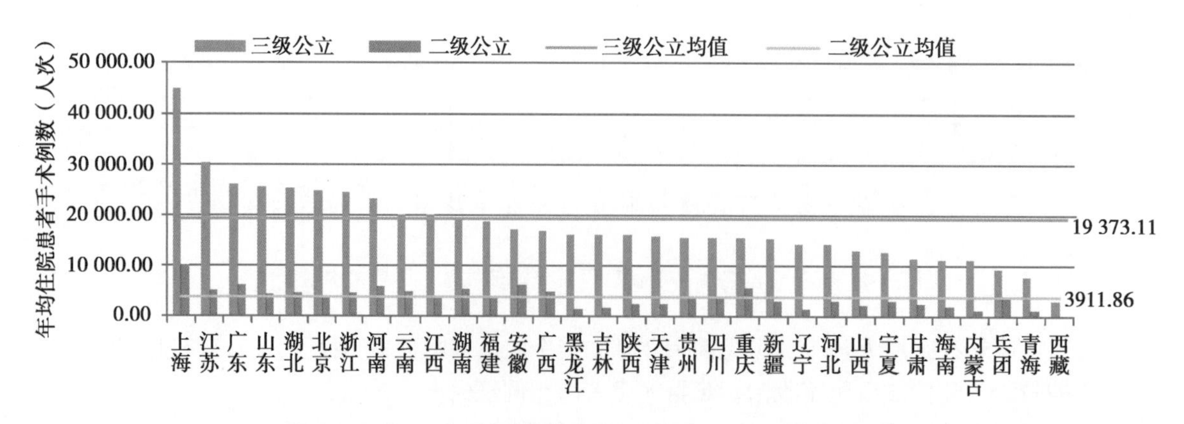

图 3-1-2-384　全国各省各级公立医院年均住院患者手术例数

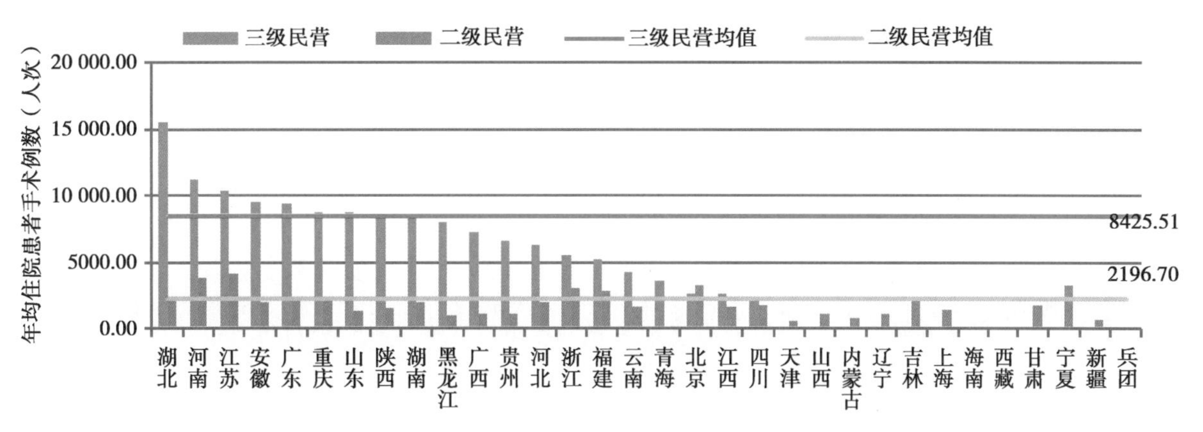

图 3-1-2-385 全国各省各级民营医院年均住院患者手术例数

三级公立医院开展“日间手术”的术种数为 42. 14 种（31 省反馈），8 省超均值，最大值为上海 204. 90 种，最小值为青海 2. 40 种；二级公立医院平均 12. 29 种（31 省反馈，其中新疆兵团为 0），7 省超均值，最大值为山西 106. 08 种（图 3-1-2-386）。三级民营医院平均 5. 92 种（13 省反馈，其中 6 省为 0），3 省超均值，最大值为河北 41. 50 种；二级民营医院平均 20. 53 种（25 省反馈，其中 6 省为 0），8 省超均值，最大值为陕西 83. 29 种（图 3-1-2-387）。

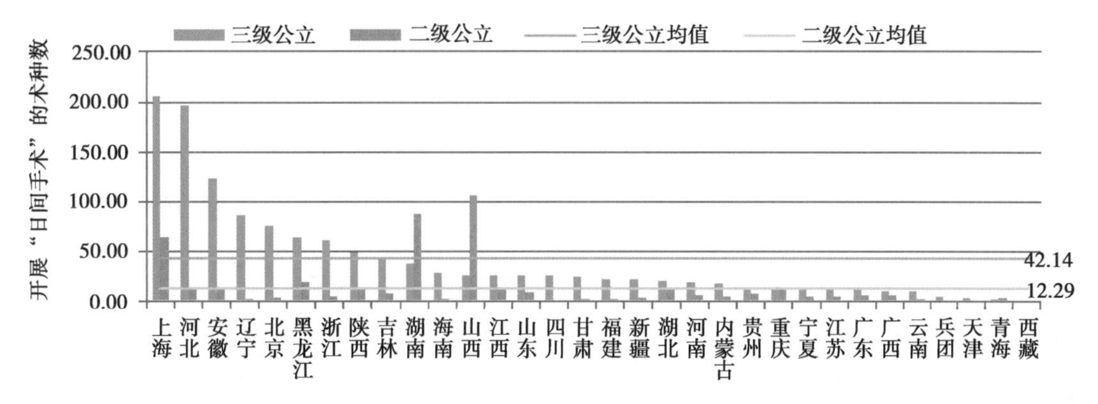

图 3-1-2-386 全国各省各级公立医院开展“日间手术”的术种数

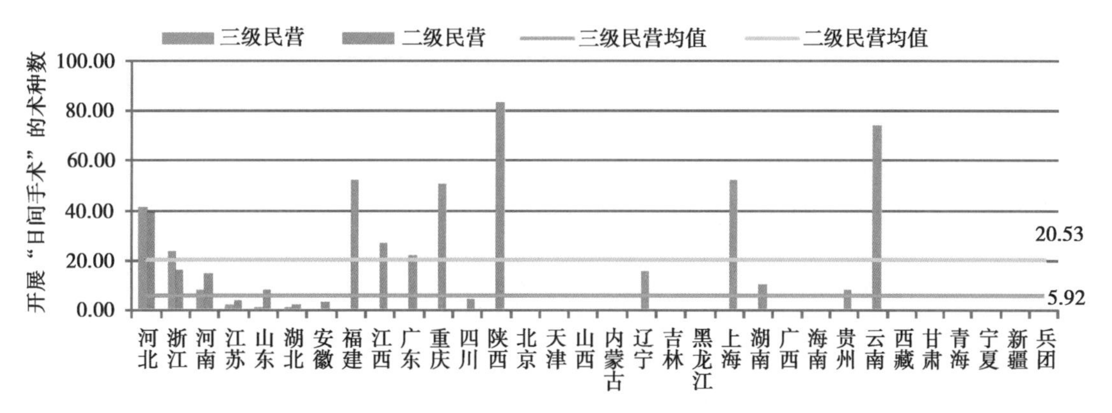

图 3-1-2-387 全国各省各级民营医院开展“日间手术”的术种数

三级公立医院年均完成“日间手术”患者例数为 1331. 32 人次（31 省反馈），9 省超均值，最大值为上海 5922. 30 人次，最小值为天津 15. 67 人次；二级公立医院平均 354. 13 人次（31 省反馈，其中新疆兵团为 0），11 省超均值，最大值为河南 1179. 50 人次（图 3-1-2-388）。三级民营医院平均 1611. 10 人次（13 省反馈，其中 3 省为 0），3 省超均值，最大值为福建 6377. 00 人次；二级民营医院平均 301. 19 人次（25 省反馈，其中 5 省为 0），7 省超均值，最大值为重庆 1602. 00 人次（图 3-1-2-389）。

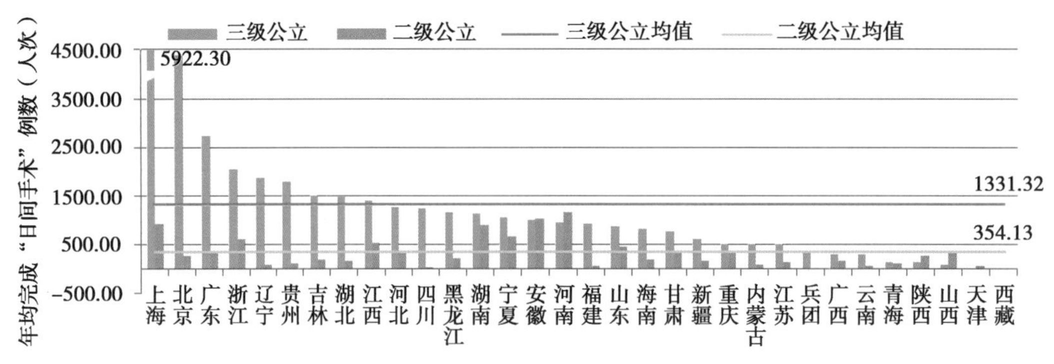

图 3-1-2-388 全国各省各级公立医院年均完成"日间手术"患者例数

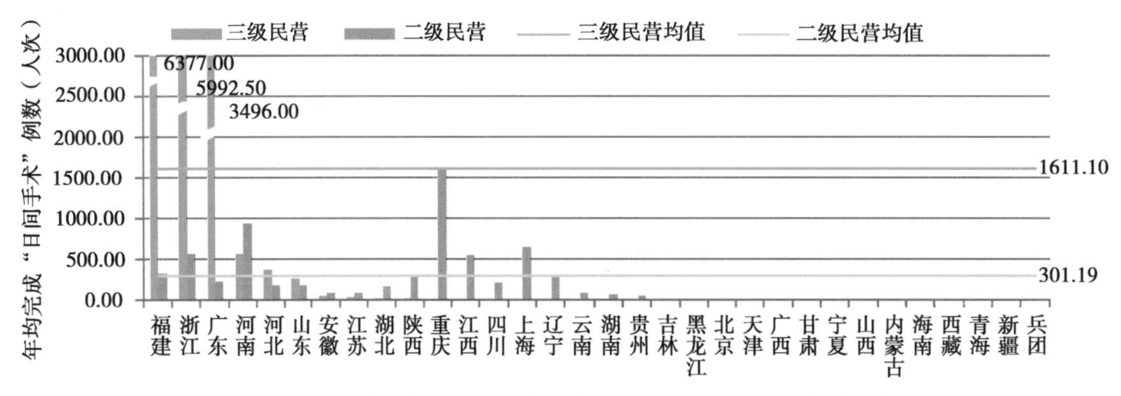

图 3-1-2-389 全国各省各级民营医院年均完成"日间手术"患者例数

在本次"日间手术"数据填报咨询过程中，部分医院对"日间手术"定义不清，将门诊手术转入"日间手术"；部分医院尚无"日间手术"专职科室/部门；部分医院尚未建立完善的"日间手术"的手术种类范围、管理制度、管理流程以及质量监控等管理体系等。各级卫生计生行政部门要加强对医院"日间手术"的监管，各级医院要以"病人为中心"建立切实可行的"日间手术"医疗质量和患者安全管理体系，保障每一位接受"日间手术"的患者安全，这才能使患者从这项重要的医改措施中受益，增加群众"获得感"。

（三）治疗质量

1. 住院患者非医嘱离院率

注：非医嘱离院定义，指患者未按照医嘱要求而自动离院。如：患者疾病需要住院治疗，但患者出于个人原因要求出院，此种出院并非由医务人员根据患者病情决定，属于非医嘱离院。（引自：国家卫生计生委"住院病案首页填写说明"）

（1）全国情况（图 3-1-2-390 至图 3-1-2-391）

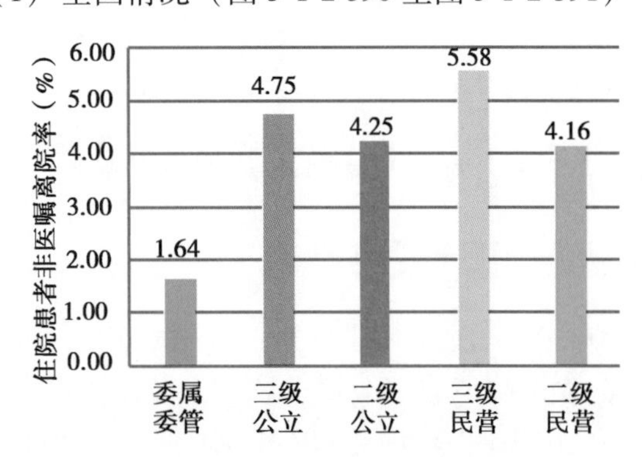

图 3-1-2-390 全国各级综合医院住院患者非医嘱离院率

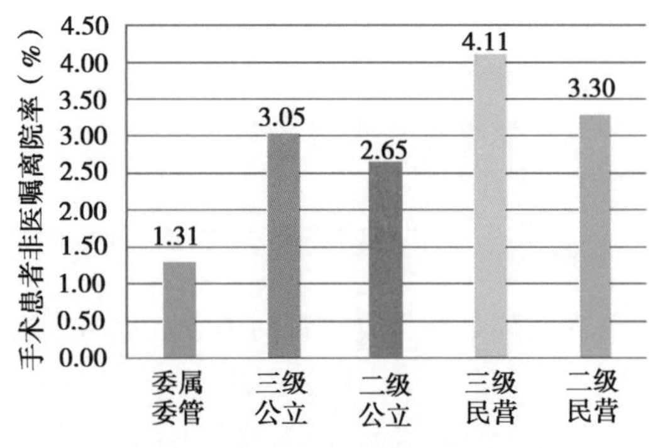

图 3-1-2-391 全国各级综合医院手术患者非医嘱离院率

（2）各省情况：非医嘱离院主要包括患者放弃治疗、主动要求转院等情况。2016 年，三级公立医院住院患者非医嘱离院率平均为 4.75%，13 省超均值，最大值为天津 40.81%，最小值为上海 0.66%；二级公立医院平均 4.25%（31 省反馈），9 省超均值，最大值为广东 10.66%，最小值为宁夏 0.19%（图 3-1-2-392）。三级民营医院平均 5.58%（17 省反馈，其中广西为 0），5 省超均值，最大值为河北 23.37%；二级民营医院平均 4.16%（28 省反馈，其中 4 省为 0），7 省超均值，最大值为河北 16.96%（图 3-1-2-393）。

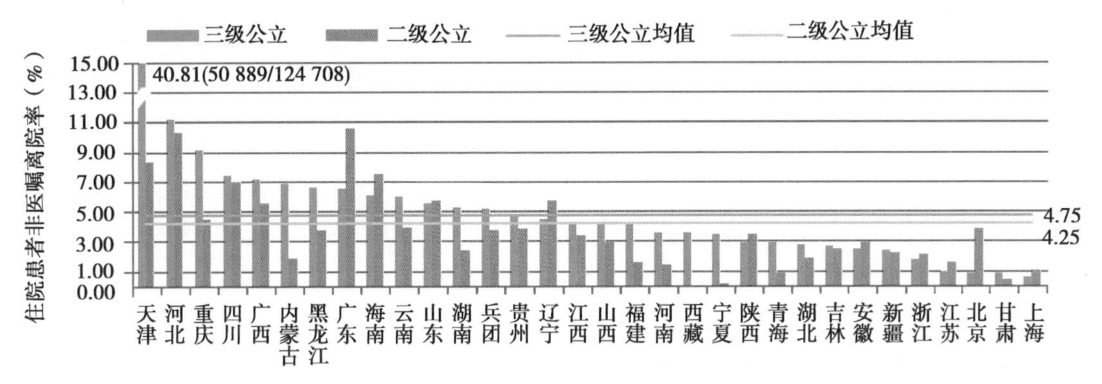

图 3-1-2-392　全国各省各级公立医院住院患者非医嘱离院率

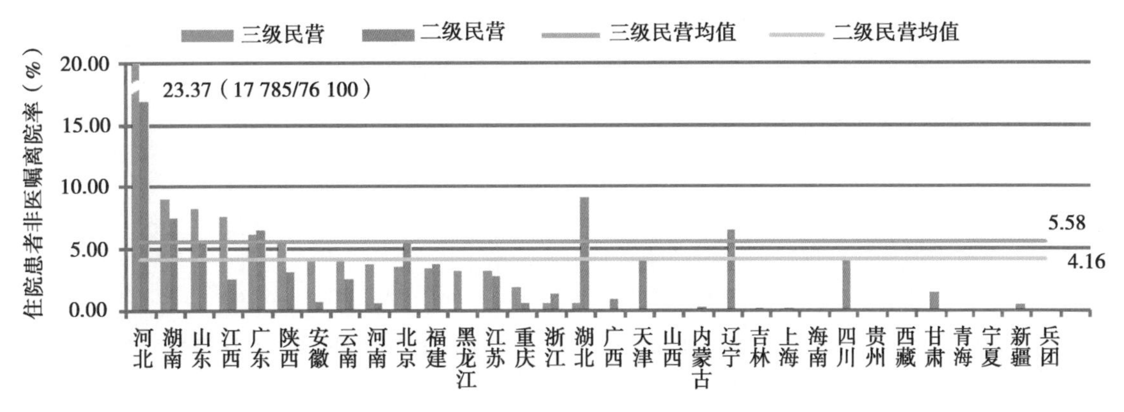

图 3-1-2-393　全国各省各级民营医院住院患者非医嘱离院率

三级公立医院手术患者非医嘱离院率平均为 3.05%，16 省超均值，最大值为天津 23.23%，最小值为上海 0.26%；二级公立医院平均 2.65%（31 省反馈），9 省超均值，最大值为河北 9.26%，最小值为甘肃 0.05%（图 3-1-2-394）。三级民营医院平均 4.19%（17 省反馈，其中 2 省为 0），6 省超均值，最大值为河北 34.20%；二级民营医院平均 3.31%（28 省反馈，其中 5 省为 0），7 省超均值，最大值为河北 15.32%（图 3-1-2-395）。

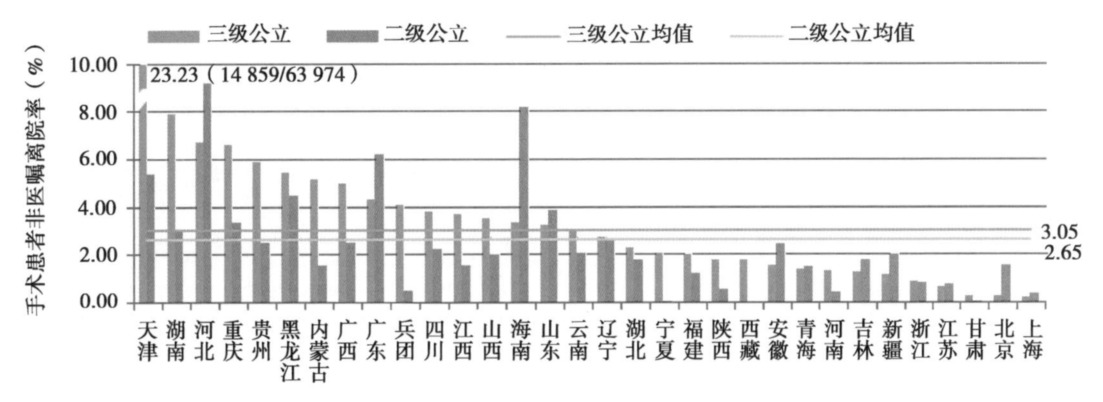

图 3-1-2-394　全国各省各级公立医院手术患者非医嘱离院率

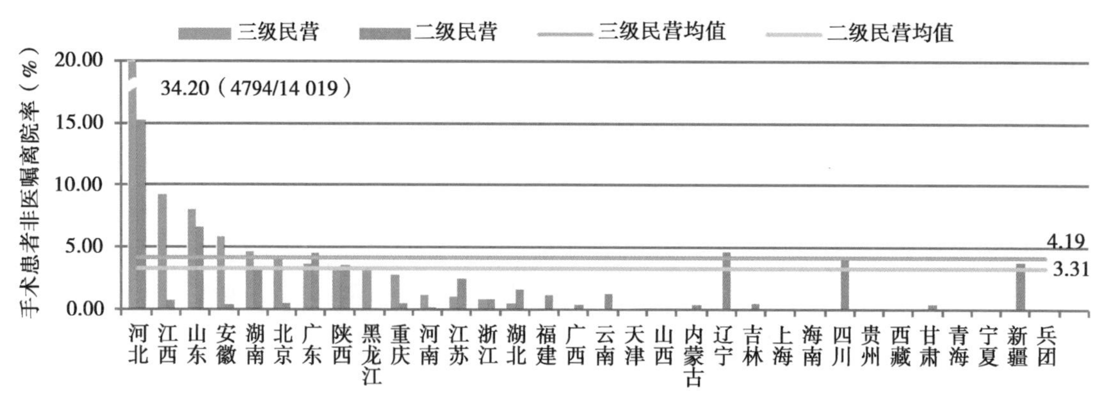

图 3-1-2-395 全国各省各级民营医院手术患者非医嘱离院率

住院患者非医嘱离院率的高低，在一定程度上反映医院医疗服务能力不能满足患方的需求，各级医院需要进一步提高医疗服务能力，加强医疗质量管理，保障患者安全。

2. 急诊患者、留观患者死亡率

（1）全国情况（图 3-1-2-396、图 3-1-2-397）

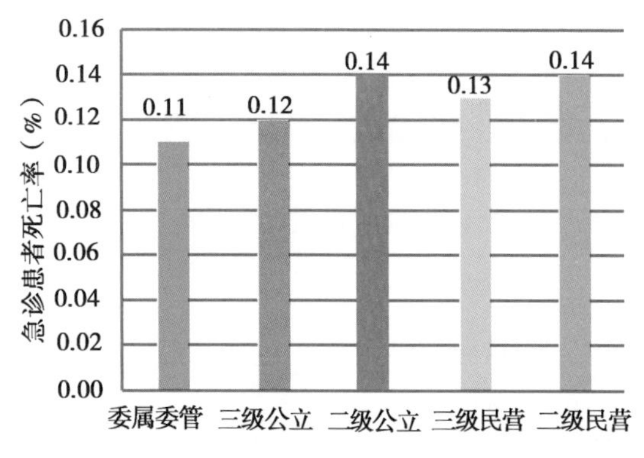

图 3-1-2-396 全国各级综合医院急诊患者死亡率

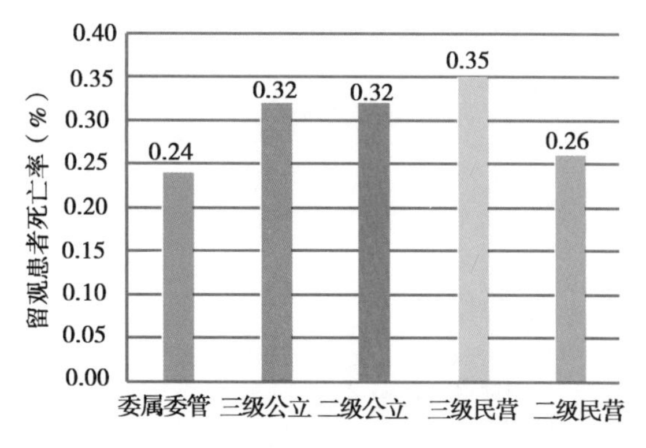

图 3-1-2-397 全国各级综合医院留观患者死亡率

（2）各省情况：三级公立医院急诊患者死亡率平均 0.12%，18 省超均值，最大值为新疆兵团 0.57%，最小值为福建 0.03%；二级公立医院平均 0.14%（31 省反馈），15 省超均值，最大值为黑龙江 0.71%，最小值为湖南 0.03%（图 3-1-2-398）。三级民营医院平均 0.13%（20 省反馈），11 省超均值，最大值为河北 0.73%，最小值为福建 0.03%；二级民营医院平均 0.14%（27 省反馈），11 省超均值，最大值为山西 1.26%，最小值为吉林 0.01%（图 3-1-2-399）。

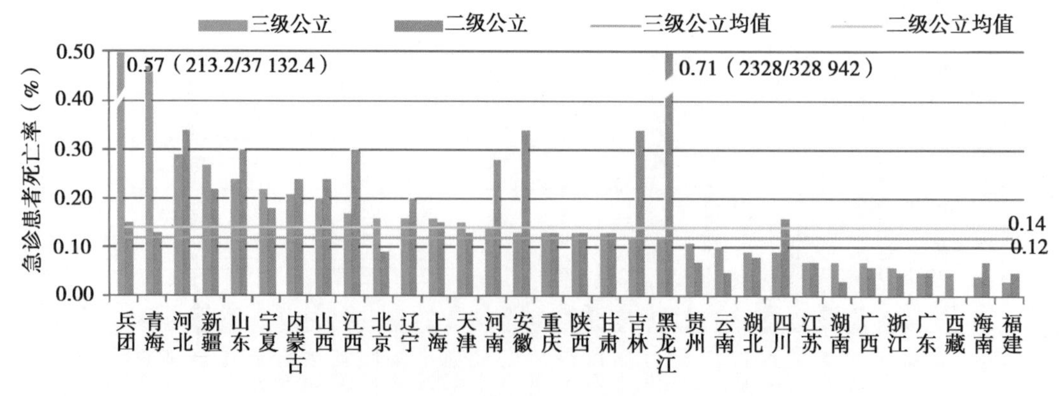

图 3-1-2-398 全国各省各级公立医院急诊患者死亡率

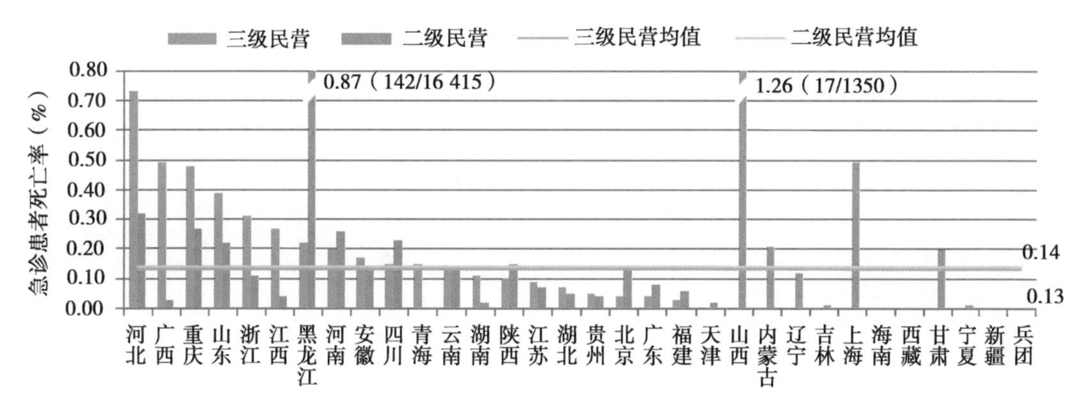

图 3-1-2-399　全国各省各级民营医院急诊患者死亡率

三级公立医院留观患者死亡率平均 0.32%（32 省反馈，其中西藏为 0），13 省超均值，最大值为上海 6.78%；二级公立医院平均 0.32%（31 省反馈，其中 2 省为 0），12 省超均值，最大值为新疆兵团 4.46%（图 3-1-2-400）。三级民营医院平均 0.35%（14 省反馈，其中 7 省为 0），4 省超均值，最大值为四川 12.50%；二级民营医院平均 0.26%（25 省反馈，其中 8 省为 0），8 省超均值，最大值为北京 22.87%（图 3-1-2-401）。

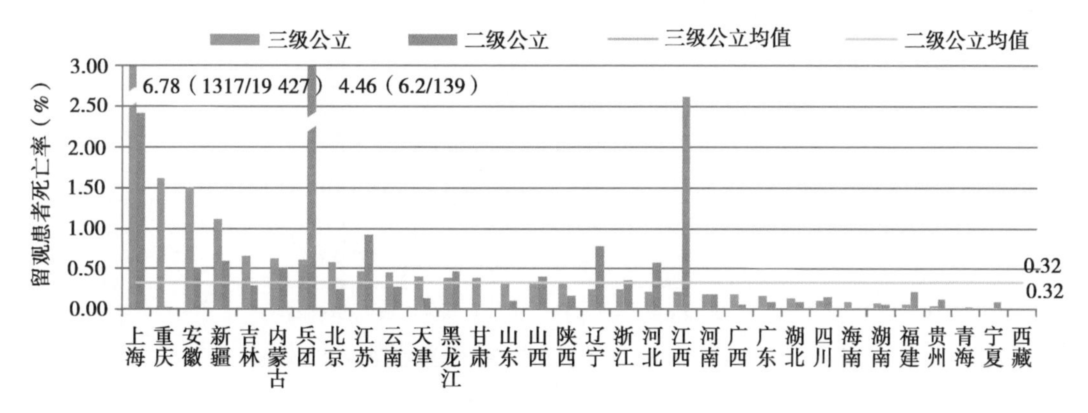

图 3-1-2-400　全国各省各级公立医院留观患者死亡率

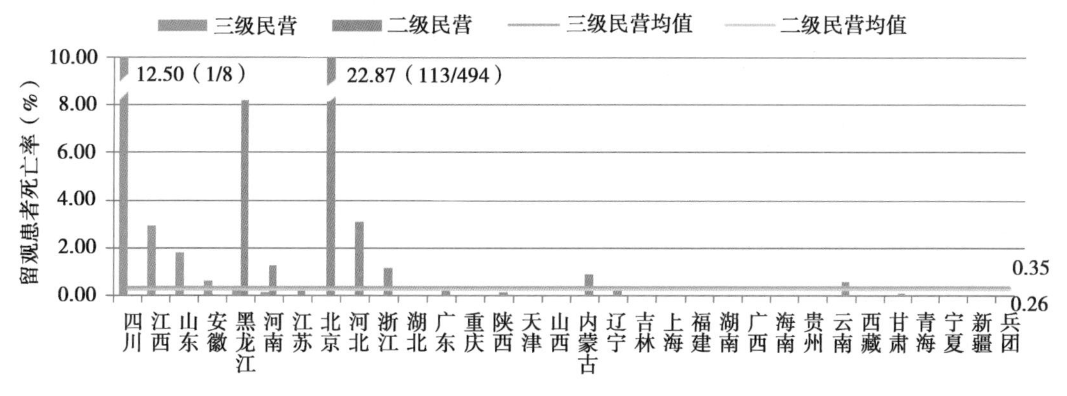

图 3-1-2-401　全国各省各级民营医院留观患者死亡率

3. 临床路径执行情况

（1）全国情况（图 3-1-2-402 至图 3-1-2-404）

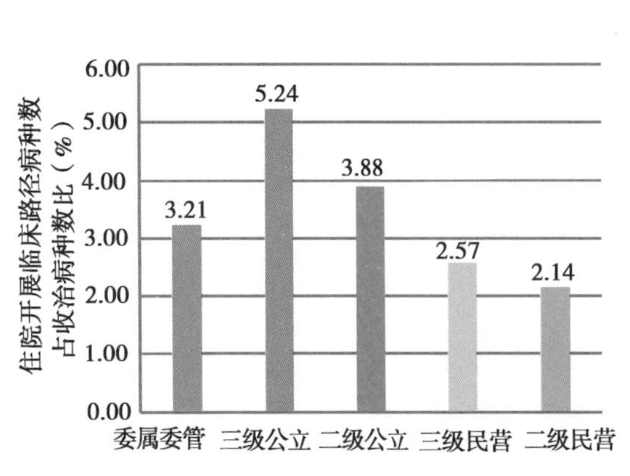

图 3-1-2-402 全国各级综合医院住院开展临床路径病种数占收治病种数比

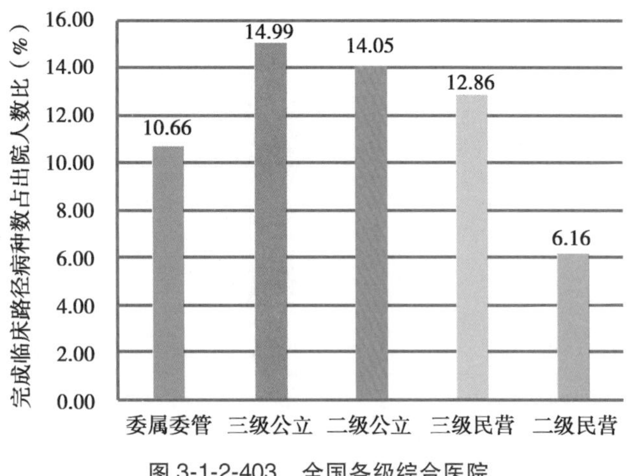

图 3-1-2-403 全国各级综合医院完成临床路径病种数占出院人数比

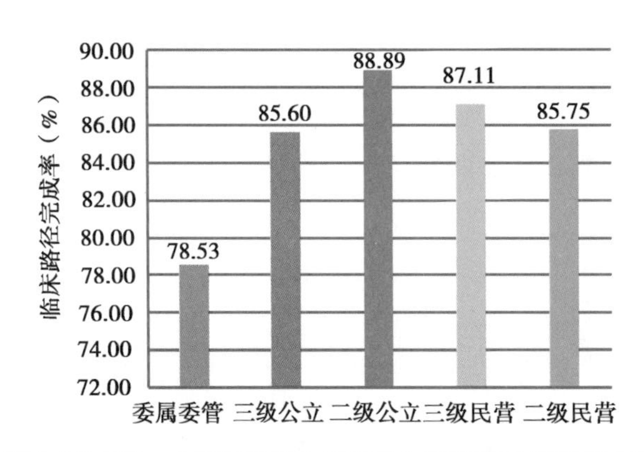

图 3-1-2-404 全国各级综合医院进入临床路径病例完成率

（2）各省情况：三级公立医院开展临床路径数占收治病种数比均值为 5. 24%，14 省超均值，最大值为江西 39. 93%，最小值为天津 0. 90%；二级公立医院平均 3. 88%（31 省反馈），14 省超均值，最大值为江西 14. 62%，最小值为新疆 0. 67%（图 3-1-2-405）。三级民营医院平均 2. 57%（16 省反馈），11 省超均值，最大值为北京 77. 53%，最小值为江西 0. 08%；二级民营医院平均 2. 14%（24 省反馈，其中黑龙江为 0），14 省超均值，最大值为贵州 47. 06%（图 3-1-2-406）。

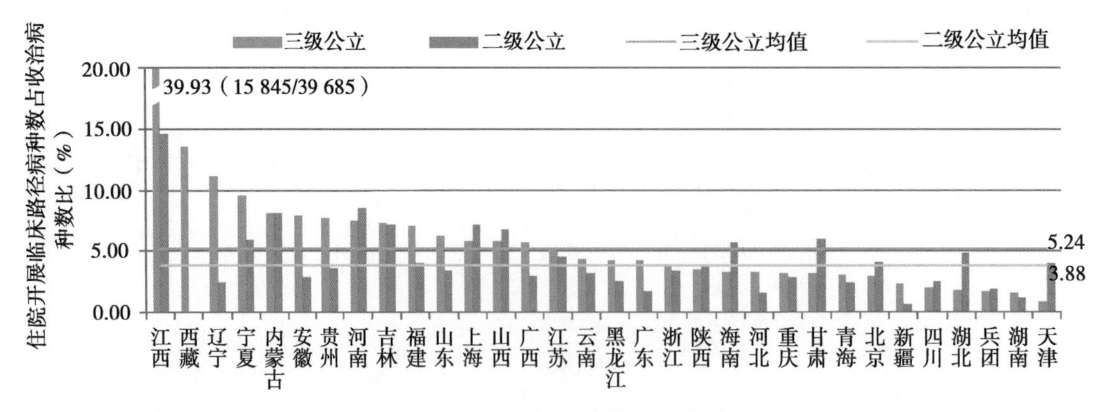

图 3-1-2-405 全国各省各级公立医院住院开展临床路径病种数占收治病种数比

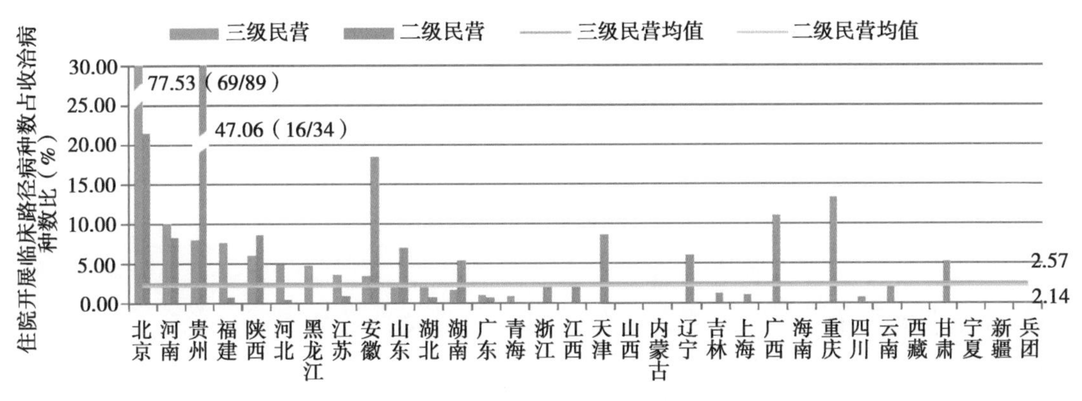

图 3-1-2-406 全国各省各级民营医院住院开展临床路径病种数占收治病种数比

三级公立医院完成临床路径数占出院人数比均值为 14.99%，15 省超均值，最大值为贵州 34.09%，最小值为新疆兵团 4.25%；二级公立医院平均 14.05%（31 省反馈），9 省超均值，最大值为安徽 33.06%，最小值为黑龙江 2.66%（图 3-1-2-407）。三级民营医院平均 12.86%（19 省反馈），4 省超均值，最大值为贵州 51.95%，最小值为四川 0.71%；二级民营医院平均 6.16%（27 省反馈，其中 2 省为 0），5 省超均值，最大值为北京 35.87%（图 3-1-2-408）。

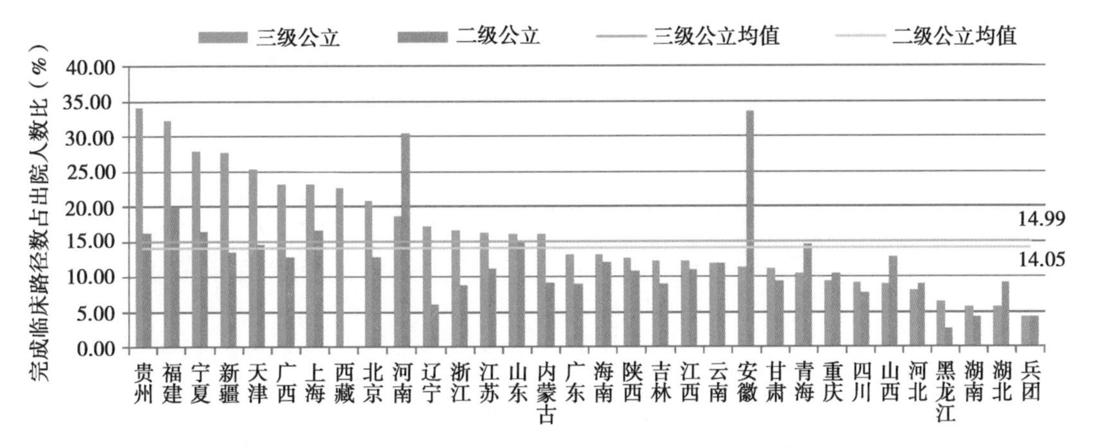

图 3-1-2-407 全国各省各级公立医院完成临床路径数占出院人数比

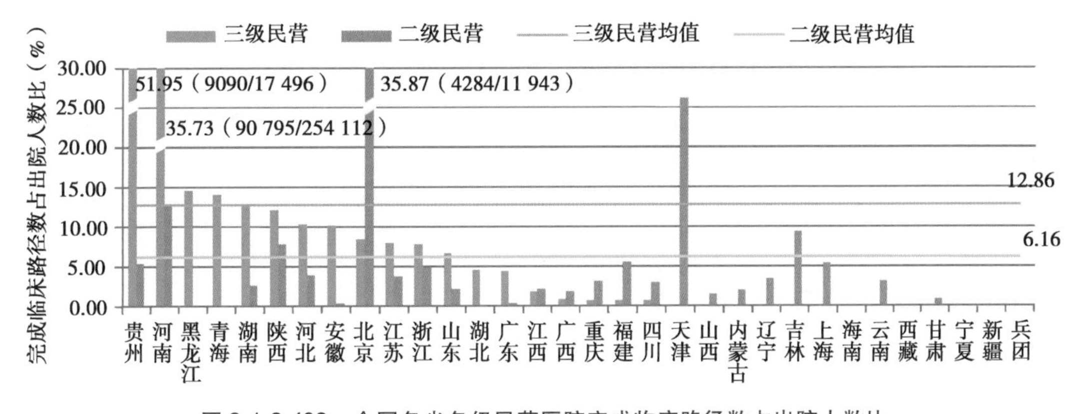

图 3-1-2-408 全国各省各级民营医院完成临床路径数占出院人数比

三级公立医院进入临床路径病例完成率均值为 85.60%，17 省超均值，最大值为天津 95.45%，最小值为内蒙古 68.50%；二级公立医院平均 88.89%（31 省反馈），13 省超均值，最大值为天津 95.86%，最小值为黑龙江 67.03%（图 3-1-2-409）。三级民营医院平均 87.11%（19 省反馈），11 省超均值，最大值为青海 100.00%，最小值为江西 67.74%；二级民营医院平均 85.75%（25 省反馈），17 省超均值，最大值为广西 100.00%，最小值为广东 24.19%（图 3-1-2-410）。

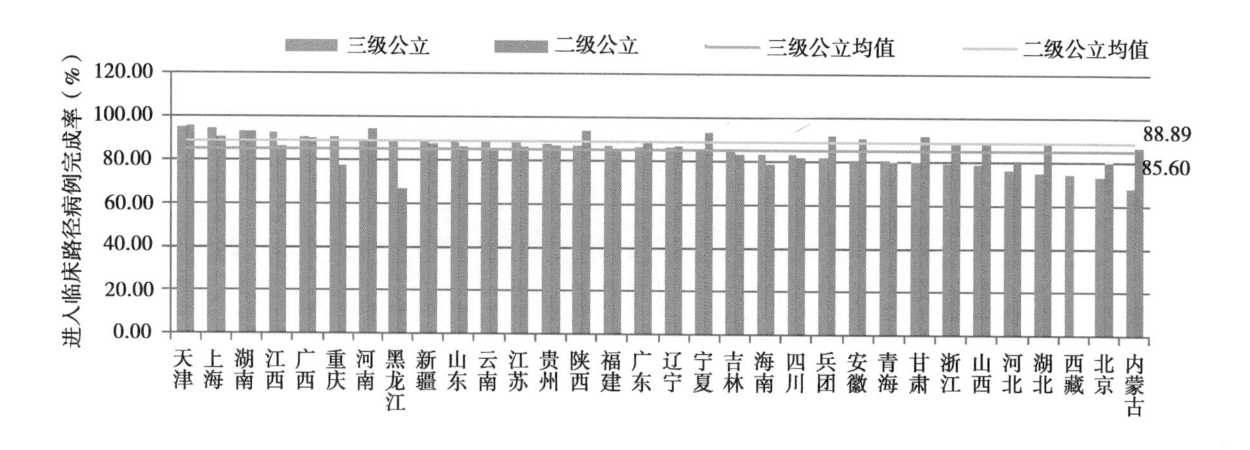

图 3-1-2-409 全国各省各级公立医院进入临床路径病例完成率

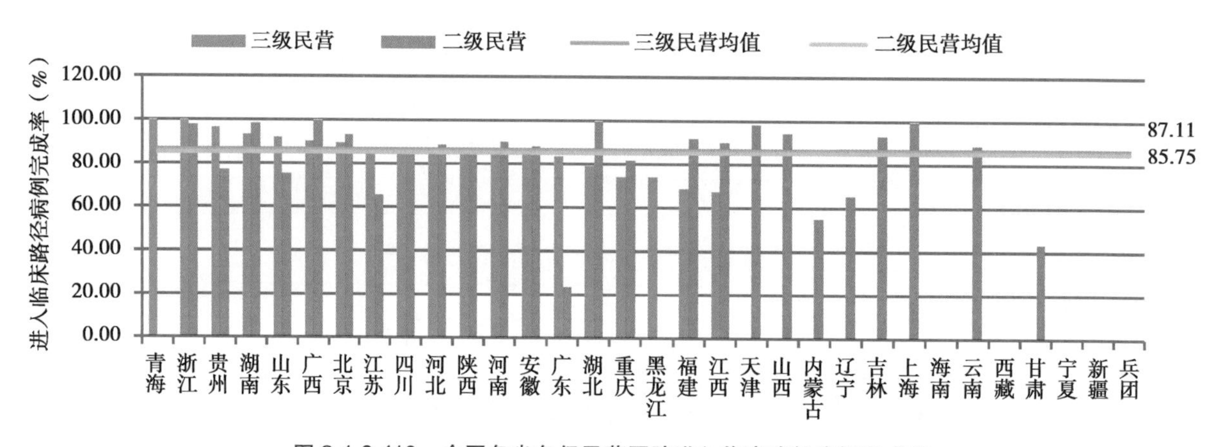

图 3-1-2-410 全国各省各级民营医院进入临床路径病例完成率

公立医院（西藏除外）进入临床路径病例完成率（即完成临床路径人数占进入临床路径人数比例）普遍较高，但临床路径病种占医院收治病种比例及进入临床路径的患者比例有待进一步提高。

国家卫计委发布的 2015 年、2017 年《进一步改善医疗服务行动计划》中明确要求，“推进临床路径管理，进一步提高临床路径管理覆盖面，充分发挥临床路径作为医疗质量控制与管理工具的作用”。上述数据显示，各级医院实施临床路径的情况与文件要求仍存在较大的改进空间。各级医院应当采取有力措施，使患者从这项医改的重要措施中受益。

4. 三四级手术占住院患者手术比例

（1）全国情况（图 3-1-2-411）

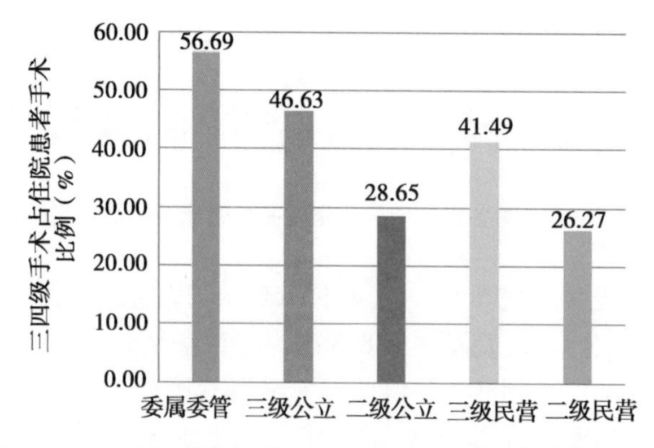

图 3-1-2-411 全国各级综合医院三四级手术占住院患者手术比例

（2）各省情况：三级公立医院三四级手术占住院患者手术比例均值为 46.63%，14 省超均值，最大值为江苏 59.64%，最小值为西藏 13.02%；二级公立医院平均 28.65%（31 省反馈），12 省超均值，最大值为浙江 42.95%，最小值为海南 8.18%（图 3-1-2-412）。三级民营医院平均 41.49%（18 省反馈），6 省超均值，最大值为福建 55.78%，最小值为云南 4.68%；二级民营医院平均 26.27%（26 省反馈，其中贵州为 0），11 省超均值，最大值为北京 63.86%（图 3-1-2-413）。

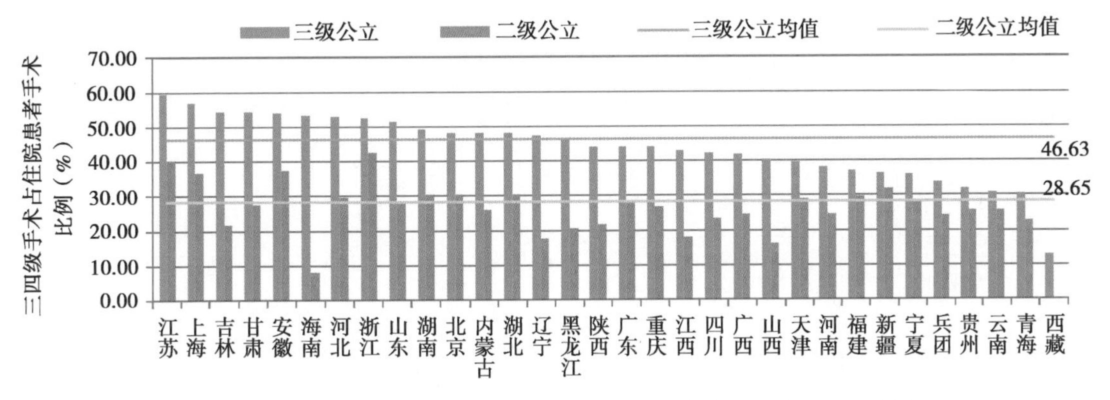

图 3-1-2-412　全国各省各级公立医院三四级手术占住院患者手术比例

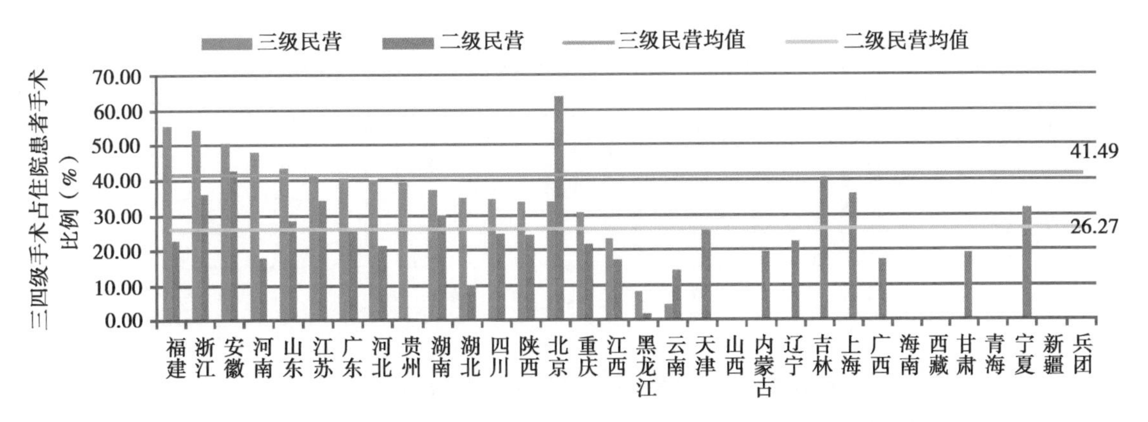

图 3-1-2-413　全国各省各级民营医院三四级手术占住院患者手术比例

（四）工作效率

1. 出院患者平均住院日

（1）全国情况（图 3-1-2-414）

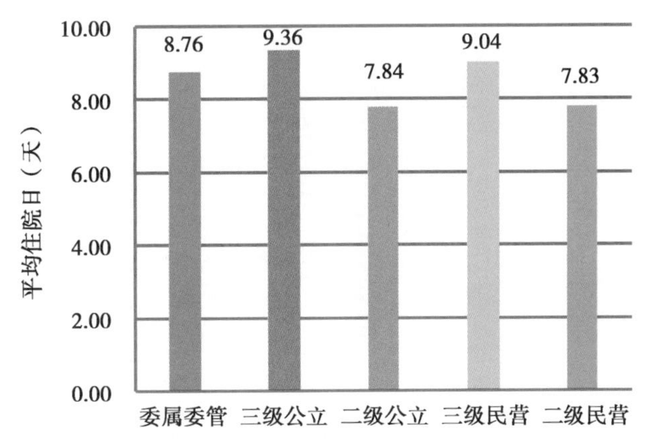

图 3-1-2-414　全国各级综合医院出院患者平均住院日情况

（2）各省情况：三级公立医院出院患者平均住院日为 9.36 天，18 省超均值，最大值为西藏 12.96 天，最小值为上海 6.58 天；二级公立医院平均 7.84 天（其中西藏为 0），18 省超均值，最大值为北京

10.33天（图3-1-2-415）。三级民营医院平均9.04天（20省反馈），13省超均值，最大值为江西14.76天，最小值为陕西4.51天；二级民营医院平均7.83天（27省反馈），18省超均值，最大值为北京13.39天，最小值为湖南5.58天（图3-1-2-416）。

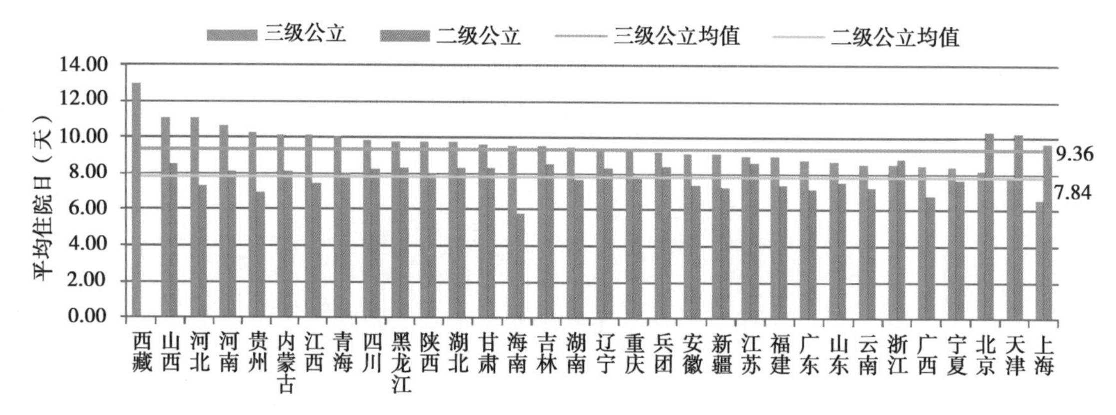

图3-1-2-415 全国各省各级公立医院出院患者平均住院日

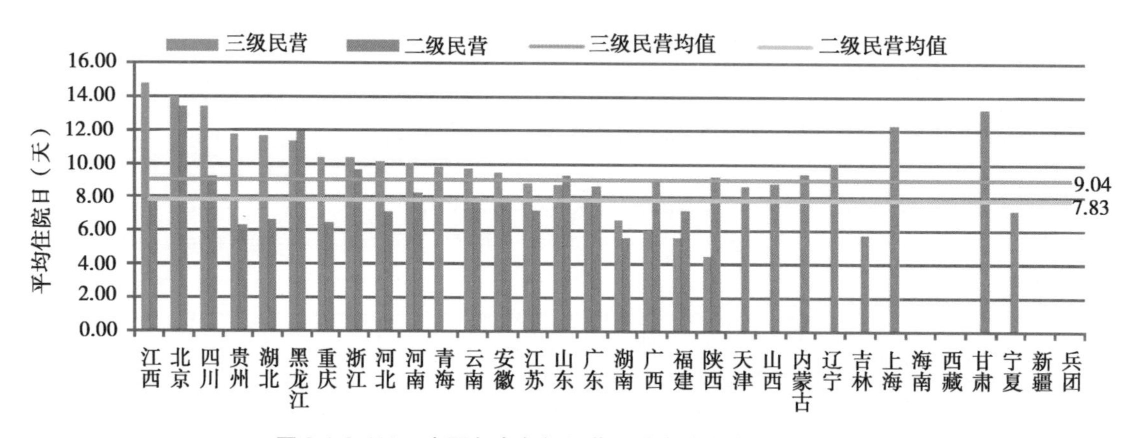

图3-1-2-416 全国各省各级民营医院出院患者平均住院日

三级综合医院的出院患者平均住院日长于二级综合医院，考虑与三级综合医院收治疑难危重患者较多致住院时间长有关。

2. 床位使用率 本年度未直接抽样调查床位使用率，床位使用率按实际占用总床日数和实际开放总床日数计算。

（1）全国情况（图3-1-2-417）

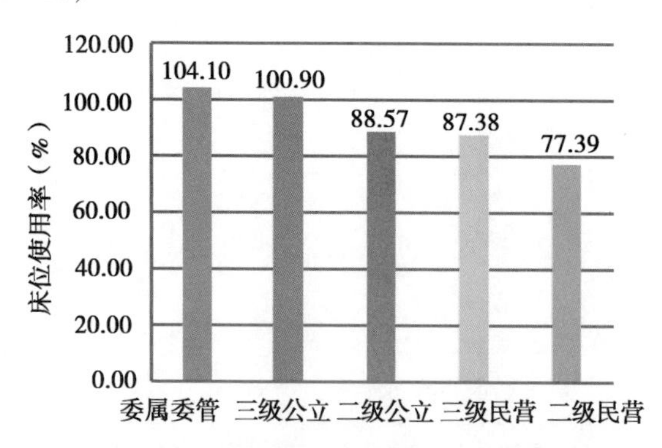

图3-1-2-417 全国各级综合医院床位使用率情况

（2）各省情况：三级公立医院床位使用率均值为100.90%，11省超均值，最大值为贵州113.83%，最小值为山西88.86%；二级公立医院平均88.57%（31省反馈），14省超均值，最大值为湖南100.92%，最小值为天津66.18%（图3-1-2-418）。三级民营医院平均87.38%（20省反馈），8省超均值，最大值为重庆 143.00%，最小值为福建 66.02%；二级民营医院平均 77.39%（28 省反馈），11 省超均值，最大值为黑龙江 110.74%，最小值为上海 44.03%（图 3-1-2-419）。

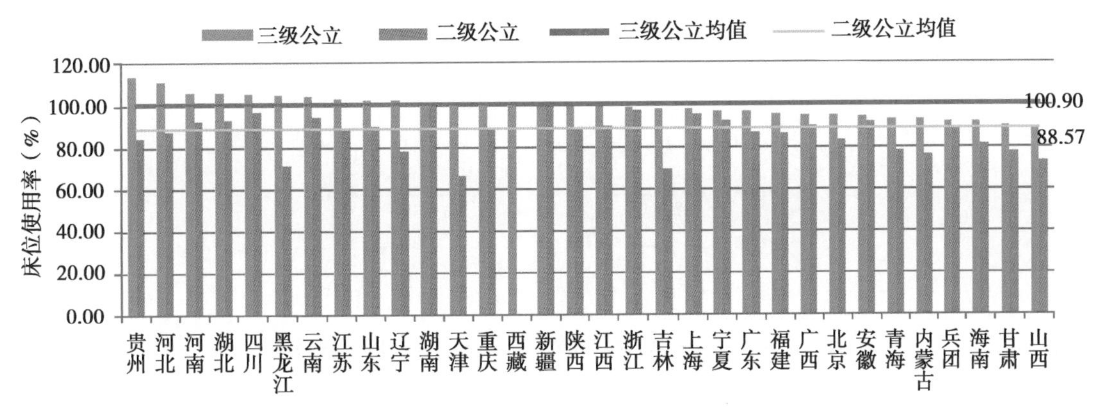

图 3-1-2-418　全国各省各级公立医院床位使用率

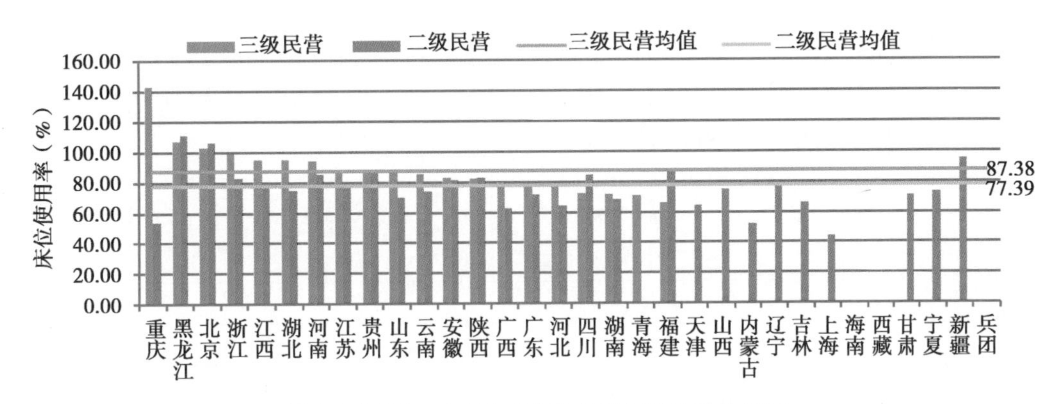

图 3-1-2-419　全国各省各级民营医院床位使用率

（五）患者负担

对各地患者负担相关指标之间差异的分析与理解，应当充分考虑到地区间人均可支配收入和物价水平的差异。

1. 每门诊（含急诊）人次费用以及其中的药品费用

（1）全国情况（图 3-1-2-420 至图 3-1-2-422）

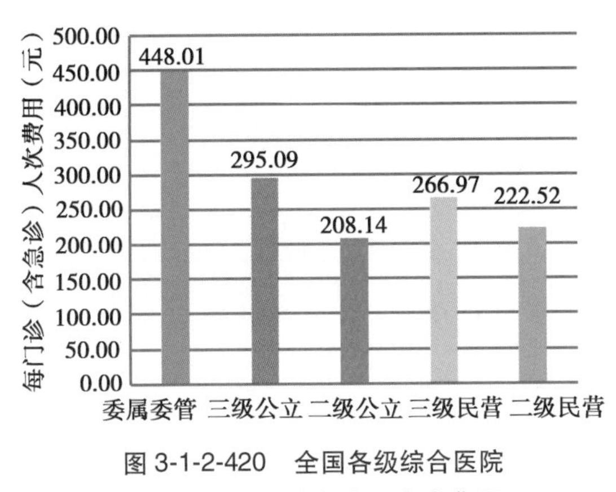

图 3-1-2-420　全国各级综合医院患者每门诊（含急诊）人次费用

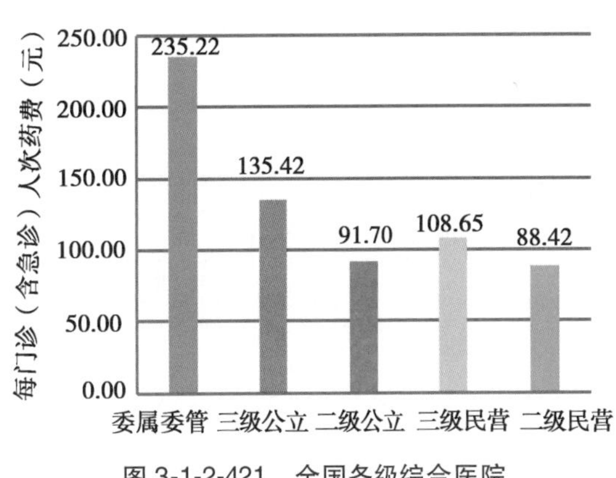

图 3-1-2-421　全国各级综合医院患者每门诊（含急诊）人次药费

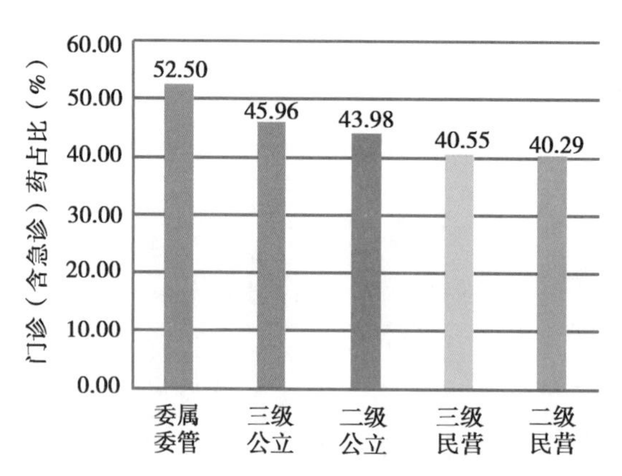

图 3-1-2-422　全国各级综合医院门诊（含急诊）药占比

（2）各省情况：三级公立医院患者每门诊（含急诊）人次费用平均为 295.09 元，12 省超均值，最大值为北京 522.72 元，最小值为青海 224.43 元；二级公立医院平均 208.14 元（31 省反馈），18 省超均值，最大值为北京 366.69 元，最小值为甘肃 138.85 元（图 3-1-2-423）。三级民营医院平均 266.97 元（20 省反馈），11 省超均值，最大值为四川 836.00 元，最小值为重庆 154.50 元；二级民营医院平均 222.52 元（27 省反馈），14 省超均值，最大值为贵州 441.84 元，最小值为广西 112.81 元（图 3-1-2-424）。

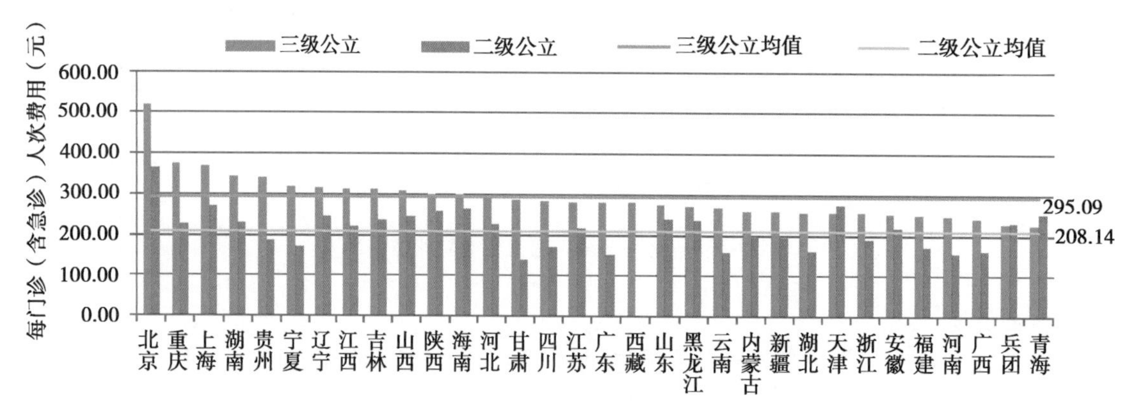

图 3-1-2-423　全国各省各级公立医院患者每门诊（含急诊）人次费用

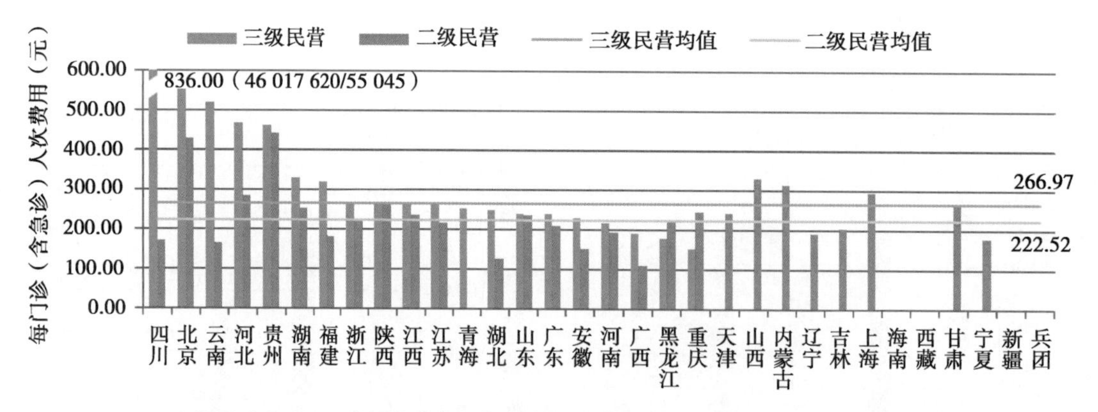

图 3-1-2-424　全国各省各级民营医院患者每门诊（含急诊）人次费用

三级公立医院患者每门诊（含急诊）人次药费平均 135.42 元，8 省超均值，最大值为北京 284.48 元，最小值为青海 89.92 元；二级公立医院平均 91.70 元（31 省反馈），14 省超均值，最大值为北京 222.62 元，最小值为贵州 45.40 元（图 3-1-2-425）。三级民营医院平均 108.65 元（20 省反馈），10 省超均值，最大值为北京 368. 86 元，最小值为黑龙江 45. 74 元；二级民营医院平均 88. 42 元（26 省反馈），13 省超均值，最大值为北京 239. 24 元，最小值为湖北 35. 97 元（图 3-1-2-426）。

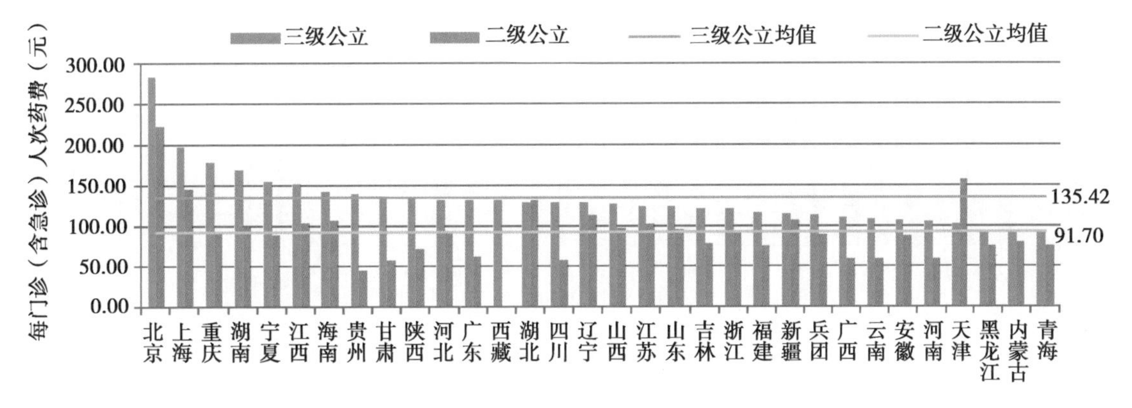

图 3-1-2-425 全国各省各级公立医院患者每门诊（含急诊）人次药费

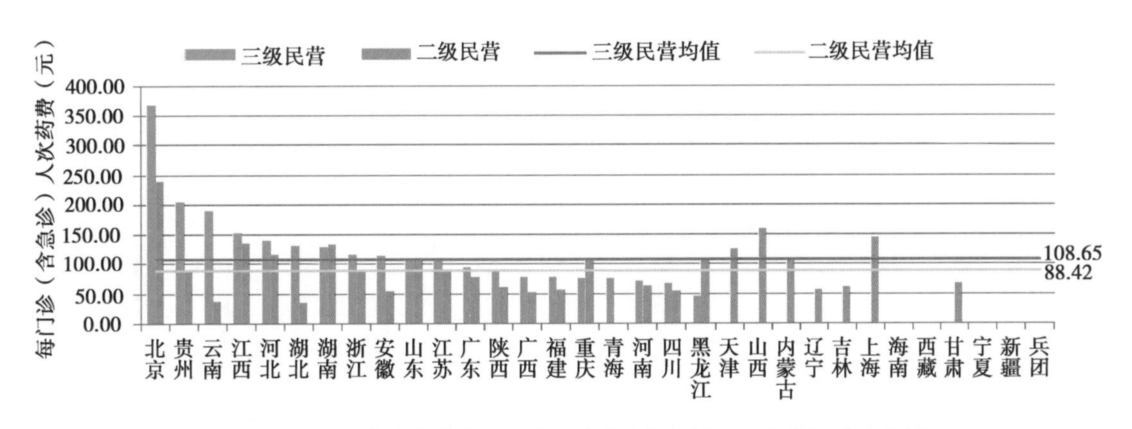

图 3-1-2-426 全国各省各级民营医院患者每门诊（含急诊）人次药费

三级公立医院门诊（含急诊）药占比平均为 45. 96%，13 省超均值，最大值为北京 54. 42%，最小值为黑龙江 31. 22%；二级公立医院平均 43. 98%（31 省反馈），10 省超均值，最大值为湖北 81. 81%，最小值为贵州 24. 11%（图 3-1-2-427）。三级民营医院平均 40. 55%（20 省反馈），9 省超均值，最大值为北京 66. 90%，最小值为四川 8. 01%；二级民营医院平均 40. 29%（26 省反馈），12 省超均值，最大值为江西 57. 79%，最小值为贵州 19. 62%（图 3-1-2-428）。

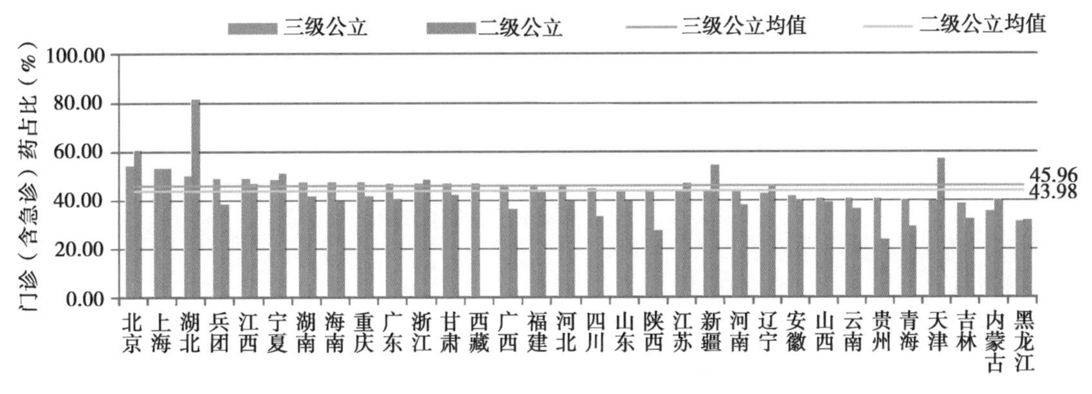

图 3-1-2-427 全国各省各级公立医院门诊（含急诊）药占比

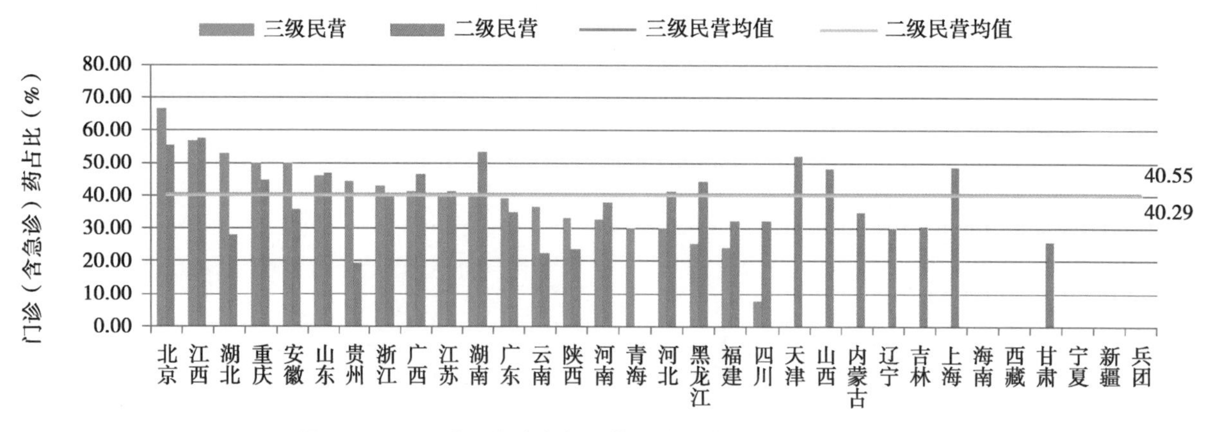

图 3-1-2-428　全国各省各级民营医院门诊（含急诊）药占比

2. 平均住院费用以及其中的药品费用

（1）全国情况（图 3-1-2-429 至图 3-1-2-431）

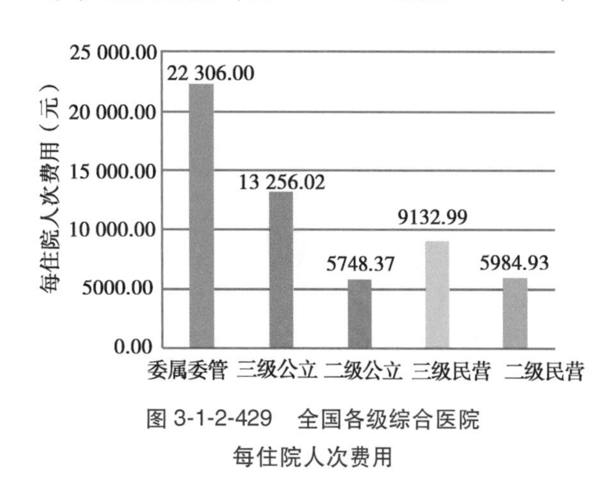

图 3-1-2-429　全国各级综合医院每住院人次费用

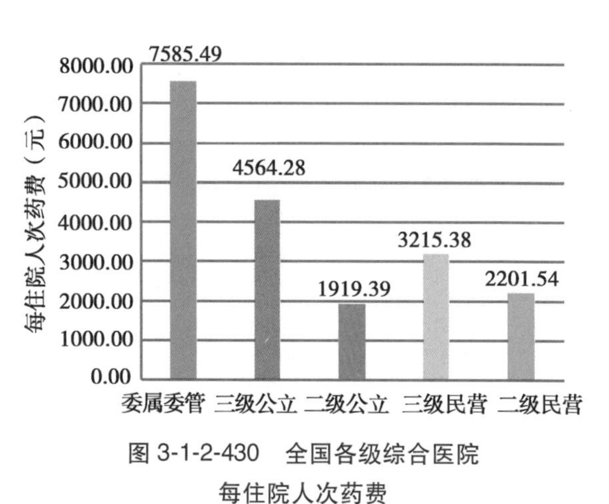

图 3-1-2-430　全国各级综合医院每住院人次药费

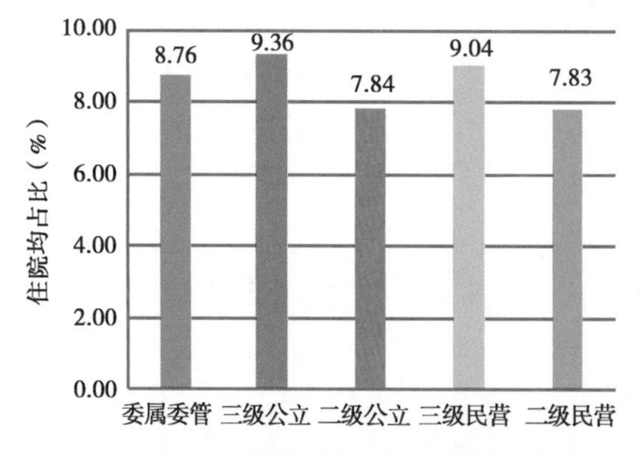

图 3-1-2-431　全国各级综合医院住院药占比

（2）各省情况：三级公立医院每住院人次费用为 13 256. 02 元，12 省超均值，最大值为北京 22 778. 55元，最小值为新疆兵团 9201. 40 元；二级公立医院平均 5748. 37 元（31 省反馈），12 省超均值，最大值为北京 14 130. 03 元，最小值为甘肃 3461. 65 元（图 3-1-2-432）。三级民营医院平均 9132. 99 元（20 省反馈），10 省超均值，最大值为北京 16 883. 30 元，最小值为福建 5802. 61 元；二级民营医院平均 5984. 93 元（28 省反馈），14 省超均值，最大值为北京 20 185. 33 元，最小值为新疆 2900. 00 元（图 3-1-2-433）。

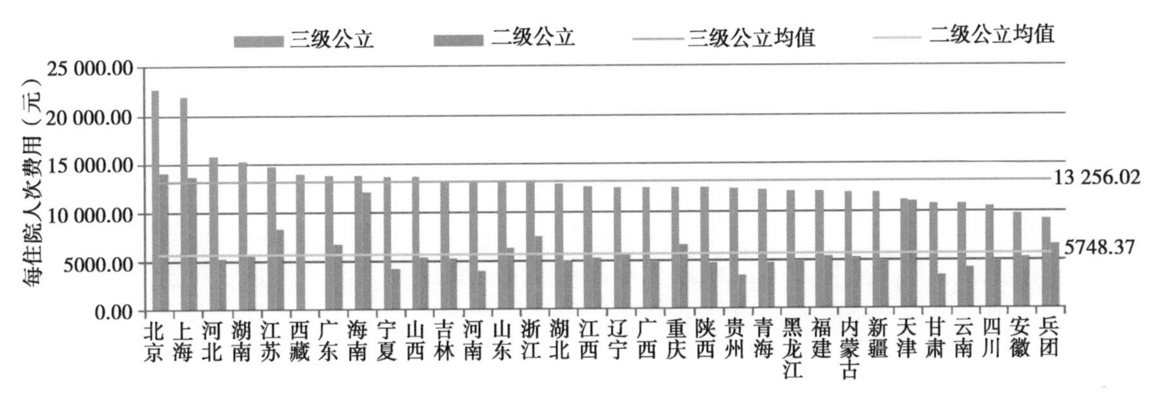

图 3-1-2-432 全国各省各级公立医院每住院人次费用

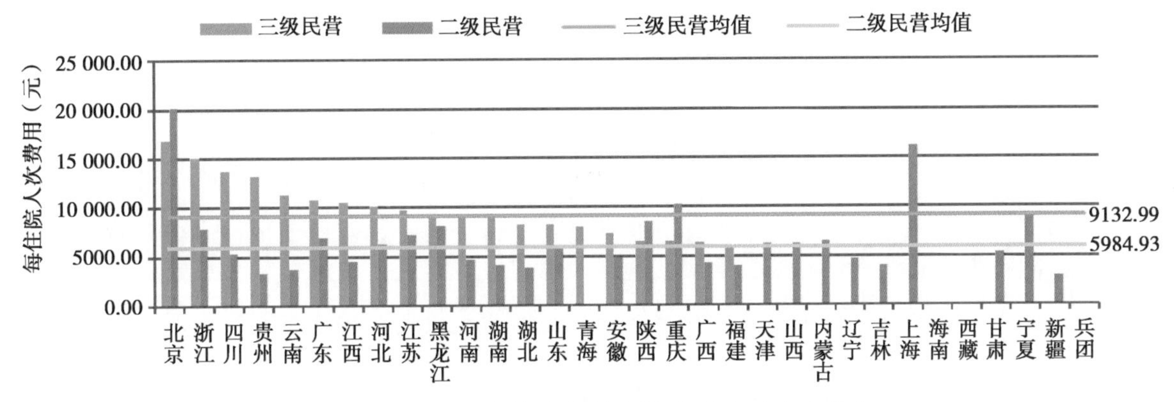

图 3-1-2-433 全国各省各级民营医院每住院人次费用

三级公立医院每住院人次药费为 4564. 28 元，15 省超均值，最大值为河北 6833. 87 元，最小值为新疆兵团 2974. 74 元；二级公立医院平均 1919. 39 元（31 省反馈），18 省超均值，最大值为北京 5124. 71 元，最小值为贵州 976. 64 元（图 3-1-2-434）。三级民营医院平均 3215. 38 元（20 省反馈），10 省超均值，最大值为北京 7226. 86 元，最小值为福建 1210. 50 元；二级民营医院平均 2201. 54 元（27 省反馈），10 省超均值，最大值为上海 8134. 46 元，最小值为福建 1014. 82 元（图 3-1-2-435）。

三级公立医院住院药占比均值为 34. 41%，14 省超均值，最大值为黑龙江 45. 03%，最小值为北京 26. 81%；二级公立医院平均 33. 22%（31 省反馈），18 省超均值，最大值为黑龙江 44. 77%，最小值为海南 17. 09%（图 3-1-2-436）。三级民营医院平均 35. 21%（20 省反馈），12 省超均值，最大值为河北 49. 18%，最小值为福建 20. 86%；二级民营医院平均 37. 03%（27 省反馈），13 省超均值，最大值为黑龙江 56. 82%，最小值为陕西 18. 69%（图 3-1-2-437）。

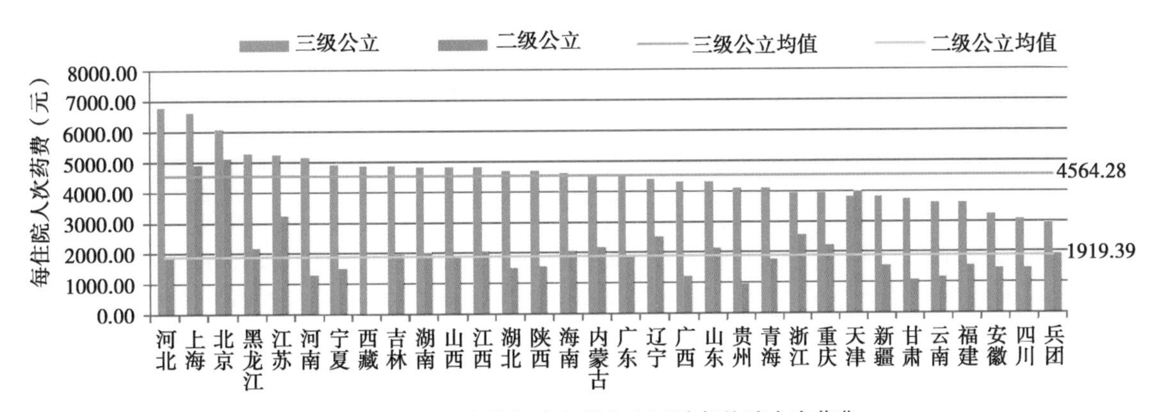

图 3-1-2-434 全国各省各级公立医院每住院人次药费

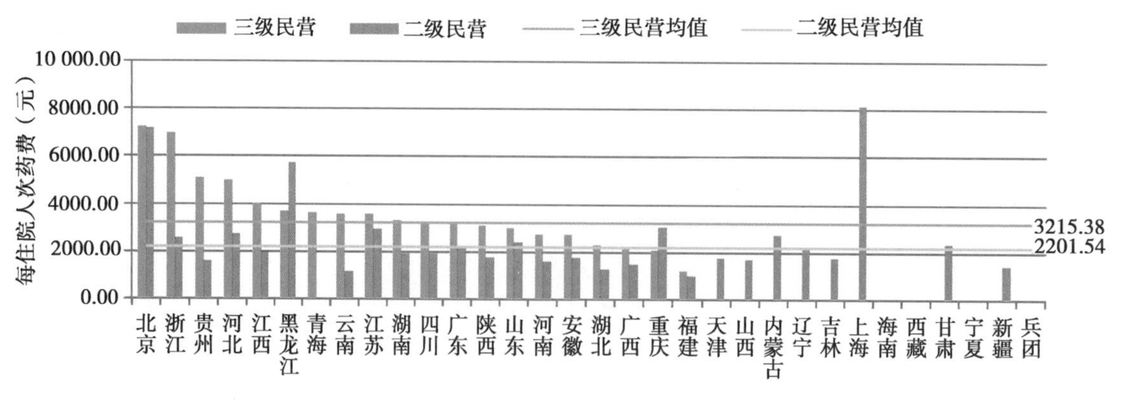

图 3-1-2-435 全国各省各级民营医院每住院人次药费

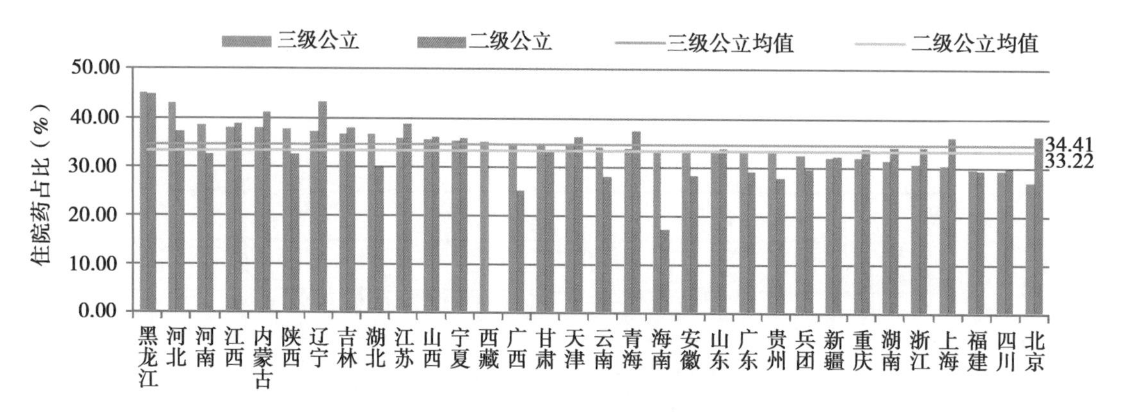

图 3-1-2-436 全国各省各级公立医院住院药占比

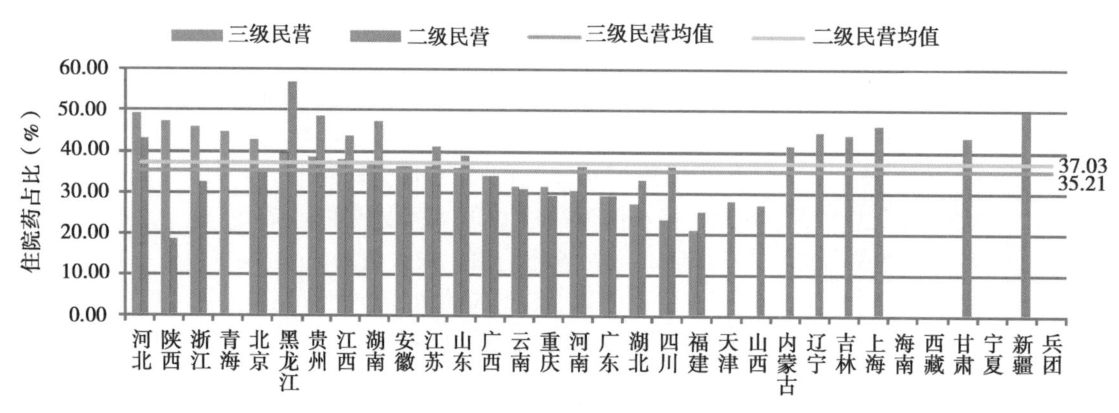

图 3-1-2-437 全国各省各级民营医院住院药占比

第三节 专科医院医疗质量分析

一、肿瘤专科医院

对全国参加调查的 92 家肿瘤专科医院 2016 年 1 月 1 日至 12 月 31 日的相关数据进行分析，按医院级别统计，其中 50 家三级肿瘤医院，42 家二级肿瘤医院；按医院所属制关系统计，64 家公立肿瘤医院，28 家民营肿瘤医院。其中三级公立肿瘤专科医院 45 家（以下简称为三级公立），二级公立肿瘤专科医院 19 家（以下简称为二级公立）；三级民营肿瘤专科医院 5 家，二级民营肿瘤专科医院 23 家（因民营肿瘤专科医院数量较少，不做分级分析，以下简称为民营）。全国各省份参加调研的肿瘤医院分布情况见图 3-1-3-1。

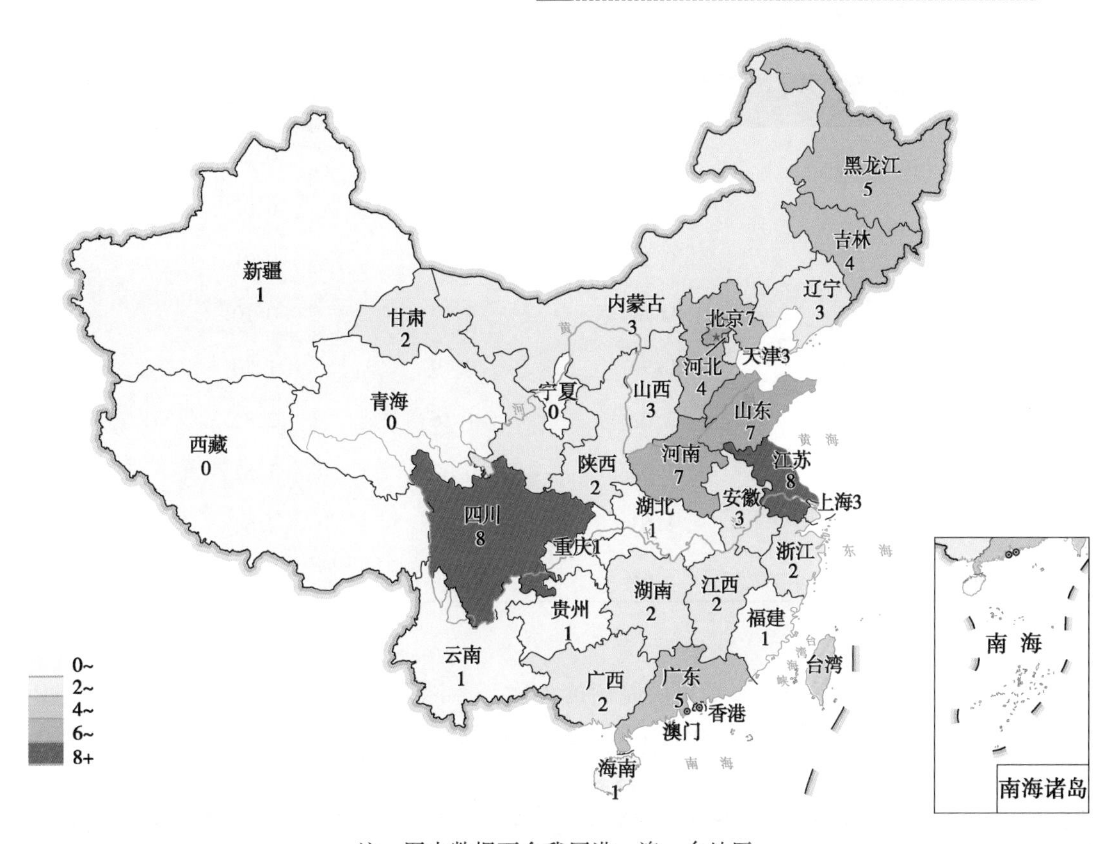

注：图中数据不含我国港、澳、台地区。

图 3-1-3-1　2017 年全国各省份参加抽样调查的肿瘤专科医院分布情况

（一）运行基本情况

1. 资源配置类

（1）床位设置（表 3-1-3-1）

表 3-1-3-1　2016 年全国肿瘤专科医院床位设置情况（张）

机构类别	实际开放床位数	ICU 开放床位数	特需开放床位数	负压开放床位数
全国均值	723.74	9.27	15.23	1.36
二级公立	280.74	2.56	2.00	3.06
三级公立	1193.09	14.02	27.66	1.06
民营	270.04	4.86	4.28	0.19

（2）人员配置情况：2016 年全国肿瘤专科医院卫生技术人员平均值为 683.25 人，卫生技术人员占全院在岗职工比例为 85.81%。其中二级公立医院为 252.63 人，占 81.48%；三级公立医院为 1140.67 人，占 83.41%；民营医院为 223.93 人，占 75.47%。

（3）放射治疗设备数量情况（表 3-1-3-2）：2016 年肿瘤专科医院平均拥有放射治疗设备 8.48 台，其中三级公立医院平均拥有 12.86 台，二级公立医院平均拥有 5.26 台，民营医院平均拥有 2.68 台。

表 3-1-3-2　2016 年全国肿瘤专科医院放射治疗设备配置情况

放射治疗设备	全国均值	二级公立	三级公立	民营
放射治疗设备（台）	8.48	5.26	12.86	2.68
直线加速器（台）	2.62	1.21	3.91	1.05
^{60}Co 远距离治疗机（台）	0.18	0.22	0.12	0.29

续表

放射治疗设备	全国均值	二级公立	三级公立	民营
X 刀（台）	0.60	0.28	0.85	0.33
R 刀（台）	0.09	0.00	0.07	0.21
近距离治疗机-Ir 源（台）	0.58	0.26	0.91	0.16
近距离治疗机-^{60}Co 源（台）	0.14	0.17	0.10	0.22
X 线模拟定位仪（台）	0.94	0.79	1.20	0.52
CT（台）	2.02	1.16	2.82	1.30
MRI（台）	1.02	0.33	1.52	0.63
多叶准直器（套）	1.63	0.56	2.64	0.45
放射治疗计划系统（套）	3.68	0.94	6.16	0.95

2. 工作负荷

（1）诊疗人次：2016 年全国肿瘤专科医院门诊人次、急诊人次、出院人次、健康体检人次和留观人次较 2015 年均呈下降趋势，可能与 2016 年调查医院中民营医院较多有关，见表 3-1-3-3、表 3-1-3-4。

表 3-1-3-3　2016 年全国肿瘤专科医院工作量

机构类别	年门诊人次	年急诊人次	年留观人次	年体检人次	年出院人次
全国	159 382.25	5688.15	388.67	10 596.77	24 139.03
二级公立	42 451.79	1793.32	181.12	6211.83	6627.63
三级公立	284 973.66	9658.36	542.08	15 945.23	43 337.98
民营	32 292.12	1492.83	283.68	3149.00	5166.32

表 3-1-3-4　2014—2016 年全国肿瘤专科医院工作量比较

年份	年门诊人次	年急诊人次	年出院人次	年体检人次	年留观人次
2014 年	244 160.75	8991.23	40 494.93	12 087.81	580.65
2015 年	258 222.62	9359.13	39 821.76	14 335.15	588.30
2016 年	159 382.25	5688.15	24 139.03	10 596.77	388.67

（2）门急诊人次数与出院人次数之比：2016 年门急诊人次数与出院人次数之比为 6.94∶1，其中，二级公立医院为 6.95∶1，三级公立医院为 6.89∶1，民营医院为 6.64∶1。高于综合医院 3∶1 的设置比例，表明肿瘤医院的门诊诊疗工作量较重。

（3）床位使用率：2016 年全国肿瘤专科医院平均床位使用率为 109.58%；其中二级公立医院为 85.02%；三级公立医院为 115.70%；民营医院为 79.00%。

（4）临床路径：2016 年全国肿瘤专科医院开展临床路径病种平均值为 22.04 个，占住院收治病种数的 4.29%，其中二级公立医院为 12.13 个，占 1.83%；三级公立医院为 29.82 个，占 5.04%；民营医院为 10.65 个，占 5.84%。

2016 年全国肿瘤专科医院临床路径平均完成率为 84.35%；其中二级公立医院平均为 66.87%，三级公立医院平均为 85.69%，民营医院平均为 70.34%。

3. 患者就诊费用　2016 年全国肿瘤专科医院平均每门诊人次费用为 1330.07 元，其中药品费用 277.85 元，门诊药品费用占比 20.78%；年平均每住院人次费用为 15 175.00 元，其中药品费用为

6854.71 元，住院药品费用占比 45.08%（表 3-1-3-5）。

表 3-1-3-5 2016 年肿瘤专科医院患者就诊费用

机构类别	每门诊人次费用（元）	药品费用（元）	门诊药品费用占比（%）	每住院人次费用（元）	药品费用（元）	住院药品费用占比（%）
全国均值	1330.07	277.85	20.78	15 175.00	6854.71	45.08
二级公立	388.80	147.01	37.81	11 311.60	5418.28	47.90
三级公立	2045.08	289.74	14.17	17 156.50	7801.87	45.47
民营	800.76	352.90	43.79	14 591.18	6265.10	42.71

4. **手术量** 2016 年全国肿瘤专科医院住院患者手术年均 5928.67 例次，其中三级手术占比为 34.96%，四级手术占比为 29.27%（表 3-1-3-6）。

表 3-1-3-6 2016 年肿瘤专科医院住院患者手术量情况

机构类别	住院患者手术例数	三级手术例数	四级手术例数	三级手术占比（%）	四级手术占比（%）
全国均值	5928.67	2252.72	1913.78	34.96	29.27
二级公立	997.21	392.14	98.50	32.55	8.18
三级公立	10391.91	3986.03	3451.78	36.81	31.87
民营	1270.04	136.94	61.29	9.09	3.85

（二）医疗质量基本情况

1. 死亡类指标

（1）住院患者死亡率，手术患者住院死亡率。2016 年肿瘤专科医院住院患者平均死亡率为 0.60%，较 2015 年升高 0.11 个百分点，其中二级公立医院为 1.86%，三级公立医院为 0.49%，民营医院为 1.09%。

2016 年肿瘤专科医院手术患者住院平均死亡率为 0.23%，较 2015 年升高 0.08 个百分点，其中二级公立医院手术患者住院死亡率为 0.11%，三级公立医院手术患者住院死亡率为 0.21%，民营医院为 0.81%。

（2）住院患者非医嘱离院率，手术患者非医嘱离院率。2016 年肿瘤专科医院住院患者非医嘱离院率平均为 2.22%，其中二级公立医院为 0.99%，三级公立医院为 2.21%，民营医院为 4.17%。

2016 年肿瘤专科医院手术患者非医嘱离院率平均为 1.51%，其中二级公立医院为 0.30%，三级公立医院为 1.45%，民营医院为 4.22%。

2. 重返类指标

（1）住院患者出院后 0~31 天非预期再住院率：2016 年肿瘤专科医院出院后 0~31 天非预期再住院率平均为 5.30%，其中二级公立医院为 4.77%，三级公立医院为 5.46%，民营医院为 3.32%。

（2）手术患者非计划重返手术室再次手术率：2016 年肿瘤专科医院手术患者非计划重返手术室再次手术率平均为 0.60%，其中二级公立医院为 0.22%，三级公立医院为 0.64%，民营医院为 0.06%。

3. **医院获得性指标** 2016 年肿瘤专科医院共上报 18 类住院患者医院获得性指标 10 034 例，出院患者 2 220 791 人次，住院患者医院获得性指标发生率为 0.45%。发生例数占比中前 5 位的是（图 3-1-3-2）：手术患者并发症发生 2889 例，占 28.79%；与手术/操作相关感染发生 1217 例，占 12.13%；压疮发生 1034 例，占 10.30%；各系统术后并发症发生 947 例，占 9.44%；手术患者手术后生理/代谢紊乱发生 717 例，占 7.15%。

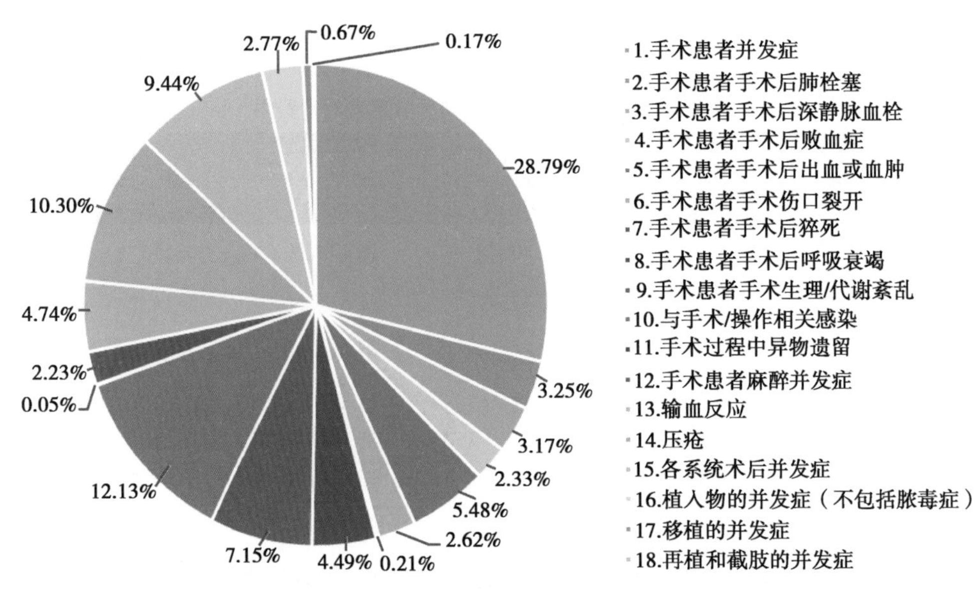

图 3-1-3-2　2016 年肿瘤专科医院住院患者医院获得性指标发生例数的总体分布情况

4. 16 种非手术治疗恶性肿瘤住院相关指标

（1）非手术治疗恶性肿瘤住院死亡率：2016 年肿瘤专科医院共收治 16 种非手术治疗恶性肿瘤患者 1 005 047 例，16 种非手术治疗恶性肿瘤患者平均住院死亡率为 0.73%。前 5 位的是：胰腺癌、肝癌、肾癌、肺癌、膀胱癌（图 3-1-3-3）。

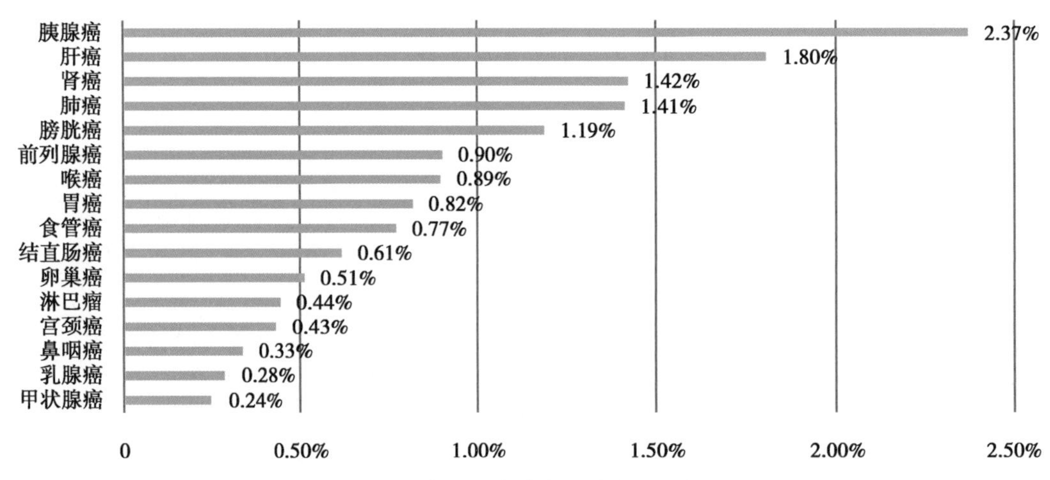

图 3-1-3-3　2016 年非手术治疗恶性肿瘤患者住院死亡率

（2）恶性肿瘤非手术治疗患者平均住院日与平均住院费用：2016 年恶性肿瘤非手术治疗患者中，除喉癌外，15 种恶性肿瘤平均住院日较 2015 年降低，13 种恶性肿瘤平均住院费用较 2015 年降低，见表 3-1-3-7。

表 3-1-3-7　2014—2016 年恶性肿瘤非手术治疗患者平均住院日及平均住院费用比较

恶性肿瘤病种	平均住院日（天）			d*	平均住院费用（元）			c*
	2014	2015	2016		2014	2015	2016	
卵巢癌	12. 22	13. 94	8. 04	-5. 90	19 534. 56	25 034. 29	14 350. 31	-10 683. 98
肾癌	15. 22	16. 25	11. 98	-4. 27	22 198. 02	25 095. 90	15 709. 97	-9385. 93
胃癌	14. 01	14. 76	8. 85	-5. 91	25 720. 45	27 950. 98	15 164. 11	-12 786. 87
乳腺癌	13. 55	14. 28	8. 70	-5. 58	15 662. 09	17 846. 36	11 741. 67	-6104. 69

续表

恶性肿瘤病种	平均住院日（天）			d*	平均住院费用（元）			c*
	2014	2015	2016		2014	2015	2016	
肺癌	14.80	15.52	12.09	-3.43	22 142.35	26 039.15	18 185.96	-7853.19
胰腺癌	15.19	15.68	9.31	-6.37	24 936.18	30 472.48	19 865.72	-10 606.76
甲状腺癌	11.76	12.23	9.80	-2.43	18 868.28	18 568.36	16 072.57	-2495.79
肝癌	13.08	13.36	10.35	-3.01	21 641.12	23 127.25	20 939.14	-2188.11
宫颈癌	19.00	19.22	16.83	-2.39	22 642.34	27 044.15	23 670.11	-3374.04
鼻咽癌	24.74	24.93	18.40	-6.53	29 306.41	31 863.49	33 353.45	1489.96
淋巴瘤	13.75	13.92	10.13	-3.79	18 373.50	18 926.05	19 713.43	787.38
结直肠癌	14.90	14.88	9.04	-5.84	26 237.53	28 487.61	16 894.14	-11 593.47
膀胱癌	15.47	15.41	11.96	-3.45	21 965.12	23 102.34	17 699.30	-5403.04
前列腺癌	14.52	14.13	9.49	-4.64	19 914.91	21 201.74	15 228.31	-5973.43
食管癌	20.78	19.67	16.57	-3.10	31 948.96	32 615.73	22 365.54	-10 250.19
喉癌	22.53	20.64	21.22	0.58	25 703.54	26 233.48	27 822.80	1589.32

注：d* 表示2016年恶性肿瘤平均住院日与2015年平均水平差值。
c* 表示2016年恶性肿瘤平均住院费用与2015年平均水平差值。

（3）不同类型肿瘤专科医院住院恶性肿瘤平均住院日与平均住院费用情况：2016年恶性肿瘤非手术治疗患者中，15种恶性肿瘤平均住院日民营医院均高于三级公立医院，16种恶性肿瘤平均住院费用民营医院均高于三级公立医院，见表3-1-3-8。

表3-1-3-8 2016年非手术治疗恶性肿瘤平均住院日及平均住院费用比较

恶性肿瘤病种	平均住院日（天）			平均住院费用（元）		
	二级公立	三级公立	民营	二级公立	三级公立	民营
卵巢癌	11.47	7.74	12.59	11 000.11	14 222.91	20 735.47
肾癌	14.36	11.74	13.56	13 449.54	15 713.79	16 798.63
胃癌	10.87	8.38	13.28	11 643.89	14 856.99	21 611.15
乳腺癌	14.14	8.20	13.47	12 354.51	11 339.41	18 487.90
肺癌	15.19	11.65	15.24	13 716.65	17 784.23	23 919.84
胰腺癌	15.73	8.66	14.42	17 428.66	18 678.86	35 483.54
甲状腺癌	11.90	9.72	11.16	11 060.90	15 972.80	19 198.31
肝癌	11.64	9.90	15.59	12 996.91	20 780.64	27 485.92
宫颈癌	19.98	16.58	19.12	19 510.01	23 817.08	23 936.48
鼻咽癌	17.04	18.30	20.39	14 745.86	33 889.08	32 663.12
淋巴瘤	10.91	9.42	21.18	9976.88	18 877.89	37 612.55
结直肠癌	12.28	8.38	14.27	12 721.16	16 157.40	26 089.68
膀胱癌	15.71	11.94	11.09	14 739.09	17 689.61	18 536.29
前列腺癌	11.87	8.85	14.44	12 220.27	14 505.61	24 078.82
食管癌	22.78	15.89	19.37	16 895.43	22 402.61	28 401.99
喉癌	23.08	21.01	22.43	19 437.72	27 847.69	30 352.60

5. 14 种恶性肿瘤手术治疗相关指标

（1）恶性肿瘤手术治疗患者死亡率：2016 年肿瘤专科医院共收治 14 种恶性肿瘤手术治疗患者 148 257例，14 种恶性肿瘤手术治疗患者死亡率为 0. 14%。前 5 位的是：胰腺癌、前列腺癌、肺癌、肝癌、卵巢，见图 3-1-3-4。

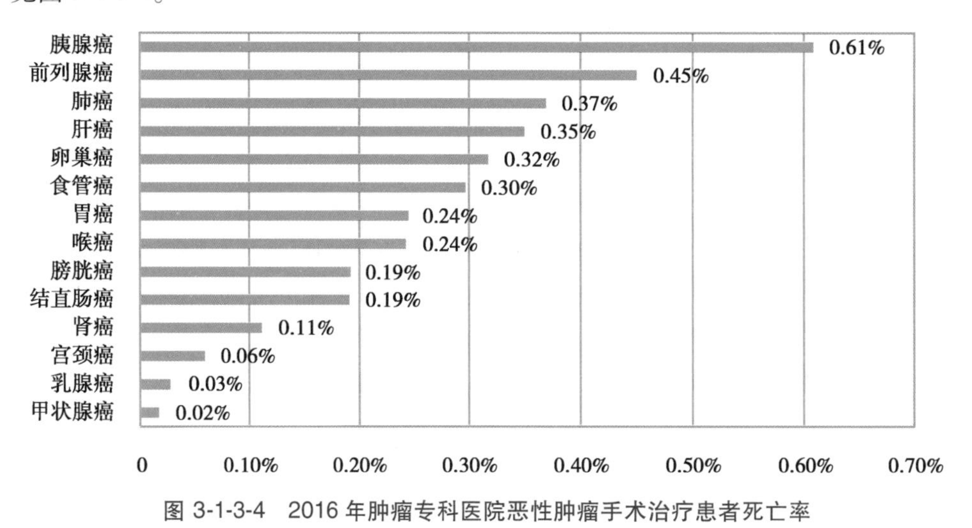

图 3-1-3-4 2016 年肿瘤专科医院恶性肿瘤手术治疗患者死亡率

（2）恶性肿瘤手术治疗患者非计划重返手术室再次手术情况：2016 年肿瘤专科医院恶性肿瘤手术治疗患者术后 48 小时以内非计划重返手术室再次手术发生率排名前 3 位的病种是喉癌、食管癌和胰腺癌，见表 3-1-3-9。

表 3-1-3-9 2016 年肿瘤专科医院恶性肿瘤术后非计划重返手术室再次手术率

恶性肿瘤病种	术后 48 小时以内非计划重返手术室再次手术发生率（%）	术后 30 天以内非计划重返手术室再次手术发生率（%）
喉癌	0. 62	1. 61
食管癌	0. 59	1. 36
结直肠癌	0. 32	1. 31
胃癌	0. 36	0. 87
膀胱癌	0. 48	0. 77
前列腺癌	0. 45	0. 68
胰腺癌	0. 55	0. 63
乳腺癌	0. 18	0. 45
卵巢癌	0. 19	0. 44
宫颈癌	0. 11	0. 37
肾癌	0. 24	0. 35
肺癌	0. 37	0. 30
肝癌	0. 16	0. 30
甲状腺癌	0. 34	0. 12

（3）不同类型肿瘤专科医院恶性肿瘤手术治疗患者平均住院日与平均住院费用情况：2016 年肿瘤专科医院恶性肿瘤手术治疗患者中，10 种恶性肿瘤平均住院日民营医院均高于三级公立医院，11 种恶性肿瘤平均住院费用三级公立医院均高于民营医院，见表 3-1-3-10。

表 3-1-3-10 2016 年手术治疗恶性肿瘤平均住院日及平均住院费用比较

恶性肿瘤病种	平均住院日（天）			平均住院费用（元）		
	二级公立	三级公立	民营	二级公立	三级公立	民营
肺癌	18.31	17.78	18.60	39 446.29	66 074.35	38 637.12
结直肠癌	16.70	19.24	20.02	31 013.51	66 453.33	57 835.58
胃癌	18.73	20.94	20.43	27 790.85	74 035.83	65 389.76
乳腺癌	14.89	15.10	17.64	14 792.04	24 200.35	21 533.06
肝癌	11.90	16.74	17.54	18 729.65	55 004.68	45 564.75
食管癌	20.32	25.88	21.38	21 365.39	84 369.86	46 932.97
胰腺癌	15.94	22.28	24.57	19 632.27	89 704.13	63 438.83
膀胱癌	16.63	19.76	14.03	19 192.31	46 494.69	30 786.60
肾癌	16.71	16.33	19.37	18 316.91	44 602.81	52 329.58
宫颈癌	17.18	16.12	15.33	19 463.80	33 019.77	22 749.87
甲状腺癌	10.98	9.61	9.68	13 010.28	22 824.03	24 188.77
喉癌	15.82	22.55	26.50	17 719.62	42 901.44	37 033.00
卵巢癌	15.28	16.40	19.60	19 935.54	41 175.97	46 545.17
前列腺癌	9.58	18.17	23.18	9685.10	66 897.59	39 642.72

二、儿童专科医院

2017 年抽取全国 50 家儿童专科医院 2016 年 1 月 1 日至 12 月 31 日的数据进行分析，医院分布于全国 24 个省、自治区、直辖市。按医院属性分，公立医院 42 家，民营医院 8 家；按医院等级分，三级医院 35 家，二级医院 15 家（图 3-1-3-5）。

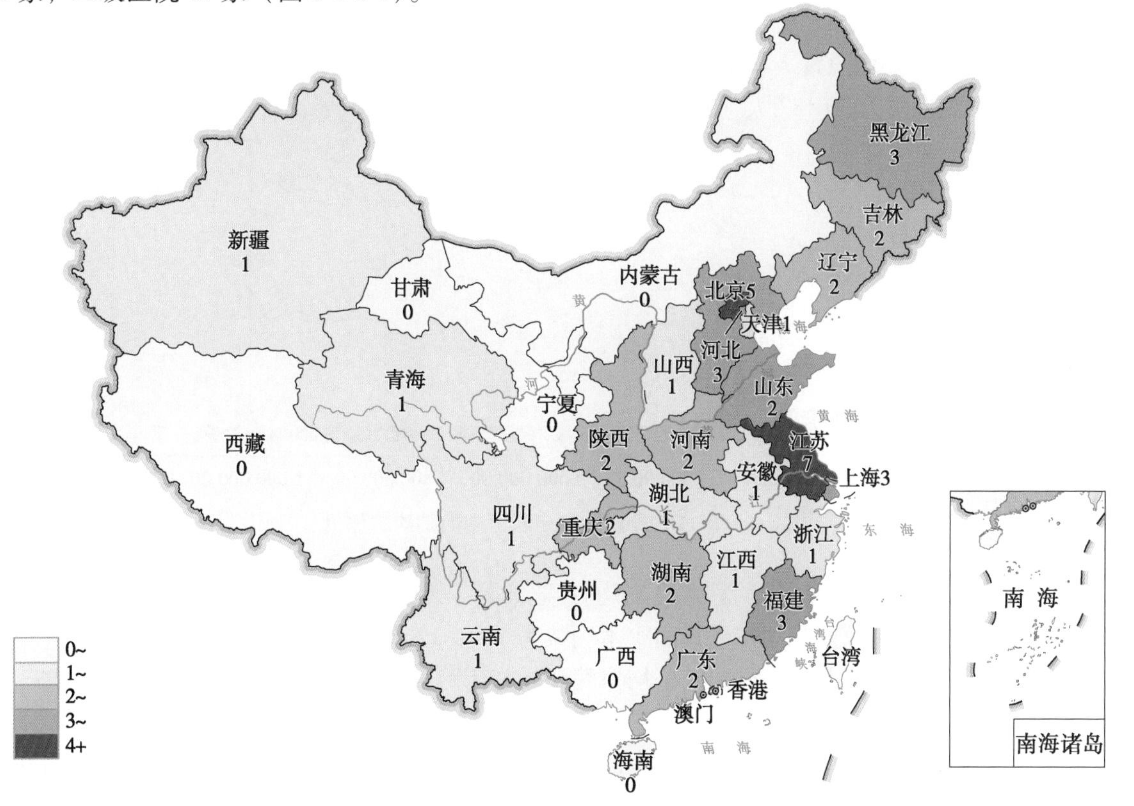

注：图中数据不含我国港、澳、台地区。

图 3-1-3-5 全国各省份参加抽样调查的儿童专科医院分布情况

（一）运行基本情况

1. 资源配置

（1）床位设置：2016 年儿童专科医院平均实有床位数为 689.28 张，ICU 平均实有床位数为 54.87 张，平均观察床位数为 27.65 张，平均特需床位数为 10.58 张，见表 3-1-3-11。

表 3-1-3-11　2015—2016 年儿童专科医院实有床位数情况

年份	实有床位数（张）	ICU 实有床位数（张）	观察床位数（张）	特需床位数（张）
2014	606.53	50.13	—	—
2015	750.06	60.13	18.37	—
2016	689.28	54.87	27.65	10.58

（2）人员设置情况：2016 年儿童专科医院在岗职工的均值为 1139.86 人，卫生技术人员占在岗职工 83.46%。其中，医师占 30.87%；注册护士占 51.32%；检验技师（士）占 4.36%；影像技师（士）占 1.65%；药师（士）占 4.57%，见表 3-1-3-12。

表 3-1-3-12　2015—2016 年儿童专科医院卫生技术人员与床位数比例情况

年份	卫生技术人员数与床位数比例	医师数与床位数比例	注册护士数与床位数比例	医技人员数与床位数比例	药师（士）数与床位数比例
2014	1：0.62	1：1.87	1：1.20	—	—
2015	1：0.67	1：2.28	1：1.29	1：7.12	1：12.28
2016	1：0.74	1：2.40	1：1.44	1：6.99	1：16.19

2. 工作负荷

（1）门诊人次、急诊人次、出院人次、健康体检人次和留观人次：2016 年儿童专科医院的院均门诊人次为 817 485 人，院均急诊人次为 162 847 人，院均出院人次为 31 948 人，院均健康体检人次为 19 205人，院均留观人次为 30 182 人（图 3-1-3-6）。

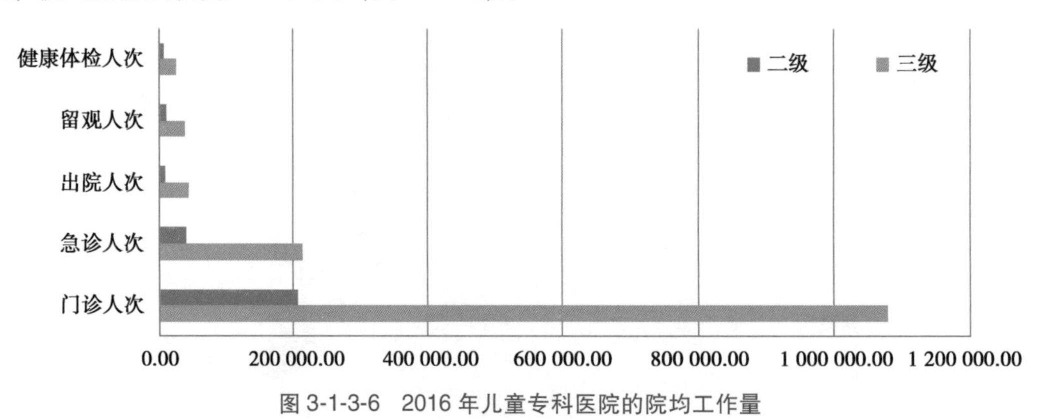

图 3-1-3-6　2016 年儿童专科医院的院均工作量

（2）手术量：2016 年儿童专科医院的院均住院患者手术例数为 9484.22 例，其中三级手术占 25.5%，四级手术占 11.86%。院均接受日间手术例数为 1151.12 例（图 3-1-3-7、图 3-1-3-8）。

（3）临床路径：2016 年儿童专科医院平均住院开展临床路径病种数较 2015 年减少了 6.45%，可能与 2016 年增加 11 家二级医院参与调查分析有关。2016 年临床路径病种平均收治住院例数较 2015 年增加，见表 3-1-3-13。2016 年儿童专科医院临床路径完成率为 93.08%，临床路径完成比例占出院患者的比例为 17.53%。

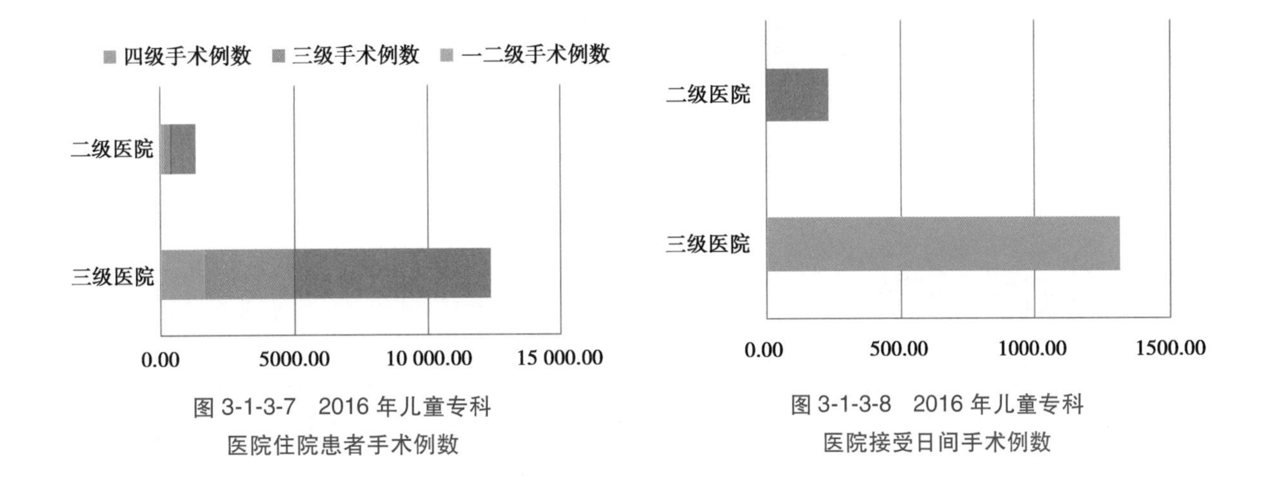

图 3-1-3-7 2016 年儿童专科医院住院患者手术例数

图 3-1-3-8 2016 年儿童专科医院接受日间手术例数

表 3-1-3-13 2014—2016 年儿童专科医院开展临床路径病种情况

年份	开展临床路径病种（个）	临床路径病种平均收治例数	完成路径平均出院例数
2014	42. 18	1639. 12	—
2015	33. 80	1175. 37	—
2016	31. 62	6863. 60	6544. 49

3. 工作效率　2016 年儿童专科医院的年平均每张床位工作日为 346. 21 天，高于 2015 年的平均水平，见表 3-1-3-14。出院患者平均住院日为 7. 35 天，低于 2015 年的平均水平，平均病床使用率为 100. 63%，见表 3-1-3-14。

表 3-1-3-14 2014—2016 年儿童专科医院工作效率指标比较

年份	出院患者平均住院日	平均每张床位工作日
2014	7. 17	365. 91
2015	7. 47	336. 19
2016	7. 35	346. 21

4. 患者负担　2016 年儿童专科医院平均每门急诊人次费用为 237. 22 元，其中药费为 113. 88 元；2016 年儿童专科医院每住院人次费用为 8731. 24 元，其中药费为 2478. 00 元；与 2014 年和 2015 年相比，均呈现上升的趋势，见表 3-1-3-15。

表 3-1-3-15 2014—2016 年儿童专科医院患者负担指标比较

年份	每门急诊人次费用（元）	药费占比（%）	每住院人次费用（元）	药费占比（%）
2014	197	45. 32	6643	30. 83
2015	227	44. 89	7660	29. 29
2016	237	46. 22	8731	27. 82

（二）住院患者死亡类指标

1. 住院患者相关死亡率　2016 年儿童专科医院住院患者死亡率为 0. 12%，均低于 2014 年和 2015 年；手术患者住院死亡率为 0. 17%，高于 2014 年和 2015 年；新生儿住院死亡率较 2015 年略有升高但低于 2014 年，见表 3-1-3-16。

表 3-1-3-16 2014—2016 年儿童专科医院住院死亡类指标比较

年份	住院患者死亡率（%）	手术患者住院死亡率（%）	新生儿住院死亡率（%）
2014	0.18	0.15	0.44
2015	0.14	0.09	0.29
2016	0.12	0.17	0.30

2. **重点病种死亡率指标** 2016 年儿童专科医院重点病种死亡率排名前 3 位的是新生儿呼吸窘迫，脓毒血症和先天性心脏病，见表 3-1-3-17。

表 3-1-3-17 2016 年儿童专科医院重点病种死亡率指标

住院重点病种	年均住院总例数（人次）	年均死亡例数	死亡率（%）
新生儿呼吸窘迫 P22	130.72	1.53	1.09
脓毒血症 A41.9	404.56	3.41	0.80
先天性心脏病 Q21.0-9-Q25.0-9	832.33	6.57	0.79
低出生体重儿 P05，P07	352.51	2.38	0.63
中枢神经系统感染 G04.9	124.55	0.44	0.32
急性淋巴细胞白血病 C91.0	351.00	1.10	0.30
泌尿系统感染 N39.0	161.00	0.16	0.10
新生儿高胆红素血症 P59.9	840.74	0.49	0.06
癫痫 G40.0-9	743.36	0.32	0.04
原发性肾病综合征 N04	256.93	0.07	0.03
小儿腹泻病 K52.9	583.52	0.14	0.02
支气管肺炎 J18.0	4301.83	0.98	0.02
急性阑尾炎 K35	360.77	0.02	0.01
特发性血小板减少性紫癜 D69.3	63.89	1.68	0.00
川崎病 M30.3	273.05	0.00	0.00

3. **重点手术及操作死亡率指标** 2016 年儿童专科医院重点手术及操作中，先天性心脏病相关手术、神经外科相关手术的死亡率较 2014 年和 2015 年有所下降；小儿先天性疾病的死亡率较 2014 年和 2015 年有所上升；消化系统相关手术、骨科相关手术和泌尿系统相关手术的死亡率 2016 年高于 2015 年，但低于 2014 年的平均水平，见表 3-1-3-18。

表 3-1-3-18 2014—2016 年儿童专科医院住院重点手术及操作死亡率比较（%）

住院重点手术及操作	2014 年	2015 年	2016 年
先天性心脏病相关手术 35.71，35.72，38.85 001，38.85 003	1.13	0.79	0.68
小儿先天性疾病*	0.37	0.37	0.40
神经外科相关手术 02.34	0.52	1.61	0.39
消化系统相关手术 43.3，45.76，45.79，47.0-9，46.81，46.82	0.14	0.04	0.07
骨科相关手术 9.31，79.32，81.62，81.63，81.64，83.85，83.86	0.07	0.00	0.02

续表

住院重点手术及操作	2014 年	2015 年	2016 年
泌尿系统相关手术 55.87，58.45，58.46	0.07	0.00	0.01
咽喉部相关手术 28.6，29.4（G47.301）	0.01	0.00	0.01
腹股沟相关手术 53.0，53.1，62.5	0.00	0.01	0.01

注：* 小儿先天性疾病包括先天性膈疝、食管裂孔疝、气管食管瘘、胆道闭锁、各类型肠闭锁、肛门闭锁等。

4. **患者非医嘱离院指标** 2016 年儿童专科医院住院患者非医嘱离院率为 4.96%，其中二级医院为 3.08%，三级医院为 5.11%；住院手术患者非医嘱离院率为 1.52%，其中二级医院为 3.02%，三级医院为 1.46%。2016 年儿童专科医院住院患者非医嘱离院率和住院手术患者非医嘱离院率均低于 2015 年的平均水平（图 3-1-3-9、图 3-1-3-10）。

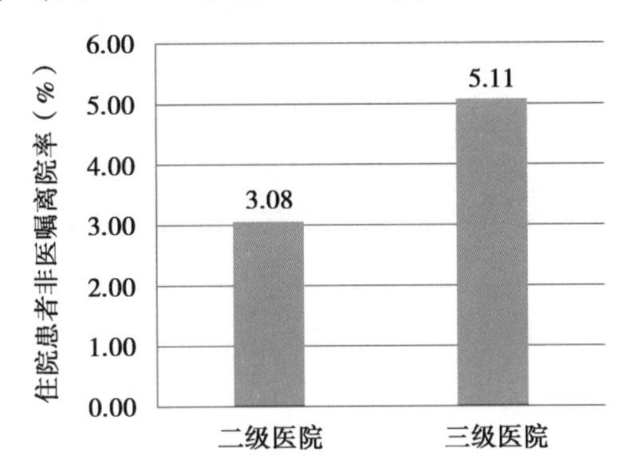

图 3-1-3-9 2016 年儿童专科医院住院患者非医嘱离院率情况

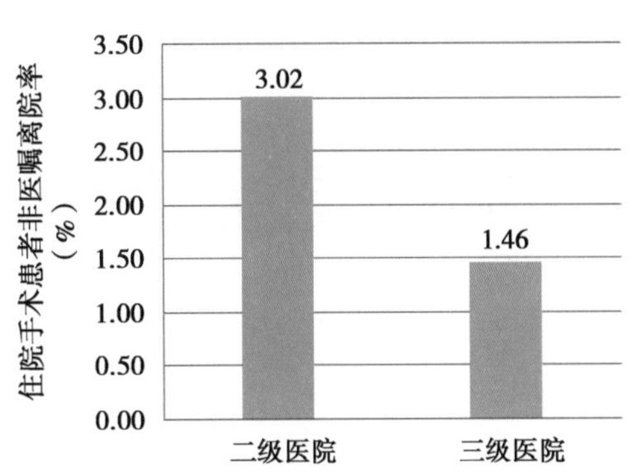

图 3-1-3-10 2016 年儿童专科医院手术患者非医嘱离院率情况

（三）重返类指标

1. **儿童专科医院相关重返类指标**

（1）住院患者出院后非预期再住院率：2016 年儿童专科医院住院患者出院 0~31 天非预期再住院率为 2.90%。其中，出院当天非预期再住院率为 0.13%，出院 2~15 天非预期再住院率为 1.85%，出院 16~31天非预期再住院率为 0.93%（图 3-1-3-11）。

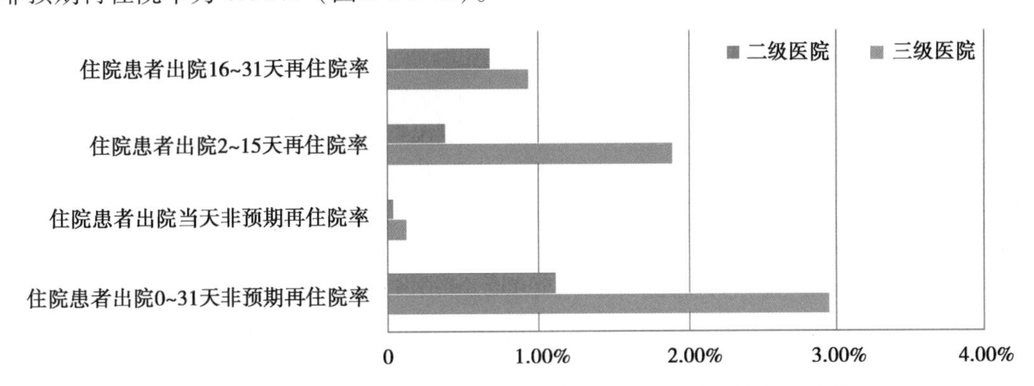

图 3-1-3-11 2016 年儿童专科医院住院患者 0~31 天非预期再住院情况

（2）住院手术患儿非计划重返手术室再次手术率：2016 年儿童专科医院术后非计划重返手术室再次手术率为 0.27%，其中，术后 48 小时内非计划重返手术室再次手术率为 0.06%（图 3-1-3-12）。

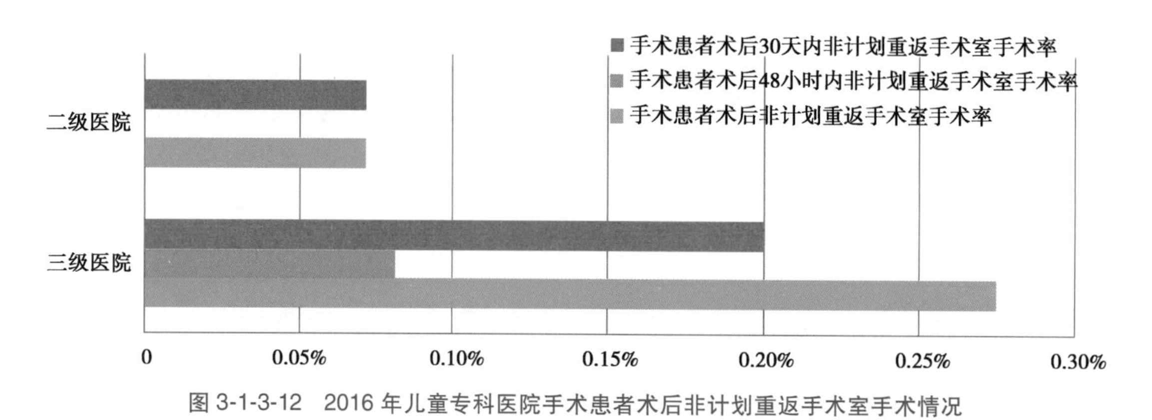

图 3-1-3-12　2016 年儿童专科医院手术患者术后非计划重返手术室手术情况

2. 儿童专科医院重点病种出院 0~31 天非预期再住院率　2016 年儿童专科医院重点病种 0~31 天再住院率排在前三位的是急性淋巴细胞白血病、原发性肾病综合征和特发性血小板减少性紫癜，见表 3-1-3-19。

表 3-1-3-19　2016 年儿童专科医院重点病种 0~31 天再住院情况

重点病种名称	年住院总例数（人次）	出院 0~31 天非预期再住院人数（人次）	再住院率（%）
急性淋巴细胞白血病 C91. 0	14 265	1535	10. 76
原发性肾病综合征 N04	9365	967	10. 33
特发性血小板减少性紫癜 D69. 3	2235	101	4. 52
脓毒血症 A41. 9	11 536	438	3. 80
泌尿系统感染 N39. 0	5128	160	3. 12
癫痫 G40. 0-9	24 935	746	2. 99
川崎病 M30. 3	10 107	285	2. 82
支气管肺炎 J18. 0	145 497	3080	2. 12
先天性心脏病 Q21. 0-9-Q25. 0-9	26 684	538	2. 02
小儿腹泻病 K52. 9	19 756	310	1. 57
低出生体重儿 P05，P07	12 642	176	1. 39
急性阑尾炎 K35	12 112	107	0. 88
新生儿高胆红素血症 P59. 9	27 579	190	0. 69
中枢神经系统感染 G04. 9	2999	13	0. 43
新生儿呼吸窘迫 P22	4467	15	0. 34

3. 儿童专科医院非计划重返手术室再次手术情况　2016 年儿童专科医院术后 48 小时以内非计划重返手术室再次手术率排在前三位的是神经外科相关手术、先天性心脏病相关手术和小儿先天性疾病。术后 30 天以内非计划重返手术室再次手术率排在前三位的为神经外科相关手术、小儿先天性疾病和消化系统相关手术，见表 3-1-3-20。

表 3-1-3-20　2016 年儿童专科医院非计划重返手术室情况

重点手术及操作	手术总例数（人次）	术后 48 小时以内非计划重返手术室再次手术例数（人次）	发生率（%）	术后 30 天以内非计划重返手术室再次手术例数（人次）	发生率（%）
神经外科相关手术 02. 34	1334	3	0. 22	8	0. 66
先天性心脏病相关手术	6591	10	0. 15	24	0. 36

续表

重点手术及操作	手术总例数（人次）	术后48小时以内非计划重返手术室再次手术例数（人次）	发生率（%）	术后30天以内非计划重返手术室再次手术例数（人次）	发生率（%）
小儿先天性疾病	10 496	13	0.12	49	0.47
咽喉部相关手术	8608	10	0.12	1	0.01
泌尿系统相关手术	5628	4	0.07	5	0.09
消化系统相关手术	17 820	11	0.06	84	0.47
骨科相关手术	8132	5	0.06	7	0.09
腹股沟相关手术	53 546	6	0.01	8	0.01

（四）平均住院日及平均住院费用

1. **重点病种平均住院日及平均住院费用** 2016年与2015年相比，重点病种平均住院日增长幅度排在前3位的是低出生体重儿、新生儿呼吸窘迫和中枢神经系统感染；重点病种平均住院日下降幅度排在前3位的是急性淋巴细胞性白血病、癫痫和川崎病。重点病种平均住院费用增长幅度排在前3位的是低出生体重儿、新生儿呼吸窘迫和急性淋巴细胞白血病，见表3-1-3-21。

表3-1-3-21 儿童专科医院重点病种平均住院日和平均住院费用比较（2014—2016）

住院重点病种	平均住院日（天）			d*（%）	平均住院费用（元）			c*（%）
	2016	2015	2014		2016	2015	2014	
急性淋巴细胞白血病	11.11	17.20	10.78	−35.41	15 650.43	23 350.74	14 879.02	32.98
先天性心脏病	12.37	10.98	9.32	12.66	31 083.38	27 481.75	19 849.31	13.11
癫痫	5.45	6.50	5.03	−16.15	5506.26	5695.51	3772.82	−3.32
新生儿呼吸窘迫	24.45	17.33	16.14	41.08	42 570.53	30 402.70	24 799.56	40.02
脓毒血症	9.38	10.36	9.25	−9.46	13 862.82	16 306.18	15 197.43	−14.98
原发性肾病综合征	9.66	9.63	8.58	0.31	8730.19	7391.63	5728.68	18.11
中枢神经系统感染	11.47	8.32	7.32	37.86	15 288.52	11 032.30	9670.84	38.58
泌尿系统感染	8.55	8.19	7.22	4.40	8470.84	8277.00	5033.24	2.34
急性阑尾炎	9.15	7.66	6.83	19.45	13 645.74	10 956.26	8640.25	24.55
川崎病	7.92	9.03	8.33	−12.29	13 730.65	11 657.16	9249.42	17.79
小儿腹泻病	6.22	6.06	5.86	2.64	5392.12	5686.28	4596.76	−5.17
新生儿高胆红素血症	7.43	6.31	6.38	17.75	9585.11	7048.92	6219.21	35.98
特发性血小板减少性紫癜	7.46	6.05	6.23	23.31	9823.99	8076.12	7676.42	5.21
支气管肺炎	7.11	6.91	7.52	2.89	6296.26	6953.50	5602.57	24.10
低出生体重儿	17.42	12.15	13.05	43.37	24 404.06	14 733.55	14 140.55	65.64

注：d* 表示2016年儿童专科医院重点病种平均住院日与2015年平均水平相比增长（或下降）的幅度；
c* 表示2016年儿童专科医院重点病种平均住院费用与2015年平均水平相比增长（或下降）的幅度。

2. **重点手术及操作平均住院日及平均住院费用** 2016年与2015年相比，重点手术及操作平均住院日增长幅度排在前3位的是先天性心脏病相关手术、神经外科相关手术和骨科相关手术；重点手术及操作平均住院日下降的有腹股沟相关手术和小儿先天性疾病。重点手术及操作平均住院费用增长幅度排在前3位的是神经外科相关手术、骨科相关手术和小儿先天性疾病，见表3-1-3-22。

表 3-1-3-22 儿童专科医院住院重点手术及操作平均住院日和平均住院费用比较（2014—2016）

住院重点手术及操作	平均住院日（天）			d*（%）	平均住院费用（元）			c*（%）
	2016	2015	2014		2016	2015	2014	
神经外科相关手术	19.86	16.21	8.45	22.52	57 152.65	37 666.43	17 936.95	51.73
先天性心脏病相关手术	16.17	12.66	9.71	27.73	47 716.82	35 835.59	27 198.16	33.15
泌尿系统相关手术	13.71	13.09	10.90	4.74	15 006.58	12 945.64	9392.20	15.92
骨科相关手术	9.48	7.81	6.33	21.38	18 664.72	13 382.97	8928.52	39.46
消化系统相关手术	9.65	9.43	8.87	2.33	17 236.98	13 721.12	11 942.02	25.62
咽喉部相关手术	5.15	5.15	4.97	0.00	10 946.48	8079.28	6985.34	35.49
腹股沟相关手术	3.94	4.14	4.34	-4.83	6506.74	6005.40	4884.66	8.35
小儿先天性疾病$^{\Delta}$	12.65	13.00	13.21	-2.69	24 598.54	18 073.10	19 548.49	36.11

注：d* 表示 2016 年重点术种平均住院日与 2015 年平均水平相比增长（或下降）的幅度；
c* 表示 2016 年重点术种疾病平均住院费用与 2015 年平均水平相比增长（或下降）的幅度；
Δ 同表 3-1-3-18 注解。

（五）医院获得性指标

抽取 2016 年公立三级儿童专科医院中填报“医院获得性指标”数据较完整的 37 家，“出院诊断”栏中“医院获得性指标”诊断条目总数为 8305，同期出院总数为 1 377 525 人次，“医院获得性指标”诊断条目发生比例为 0.60%（图 3-1-3-13）。

发生比例中前 5 位的是：手术患者手术后败血症（37.39%）；手术患者手术后呼吸衰竭（15.50%）；各系统术后并发症（11.13%）；手术患者并发症（10.74%）；新生儿产伤（7.27%）。

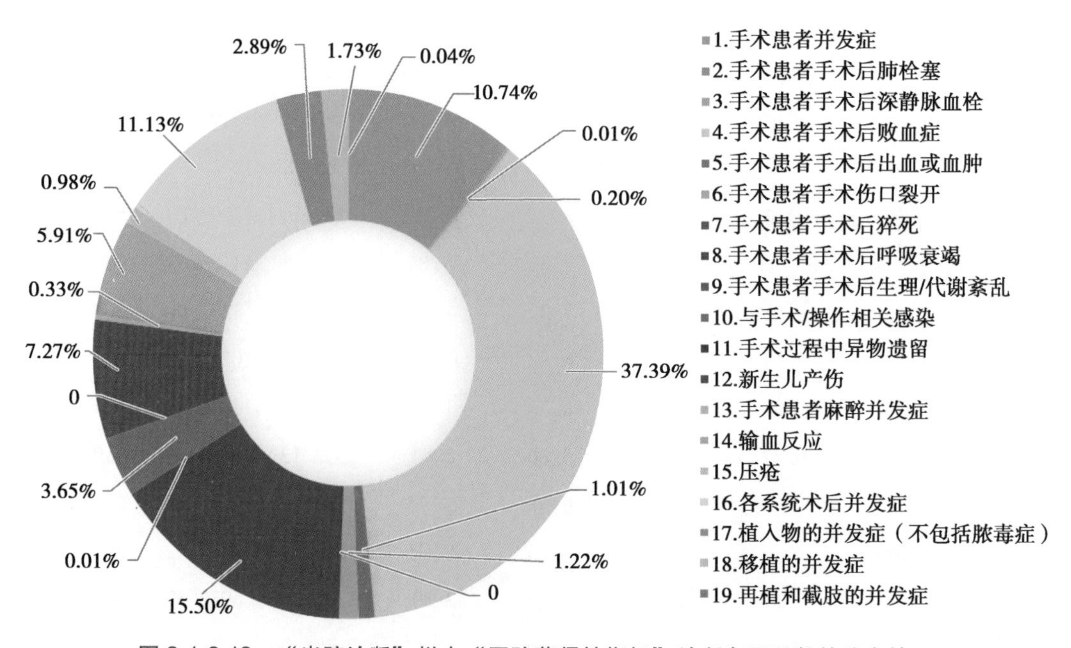

图 3-1-3-13 “出院诊断”栏中“医院获得性指标”诊断条目总数的分布情况

三、精神病专科医院

2017 年抽取全国 356 家精神病专科医院 2016 年 1 月 1 日至 12 月 31 日相关质量与安全数据进行分析（图 3-1-3-14，表 3-1-3-23）。

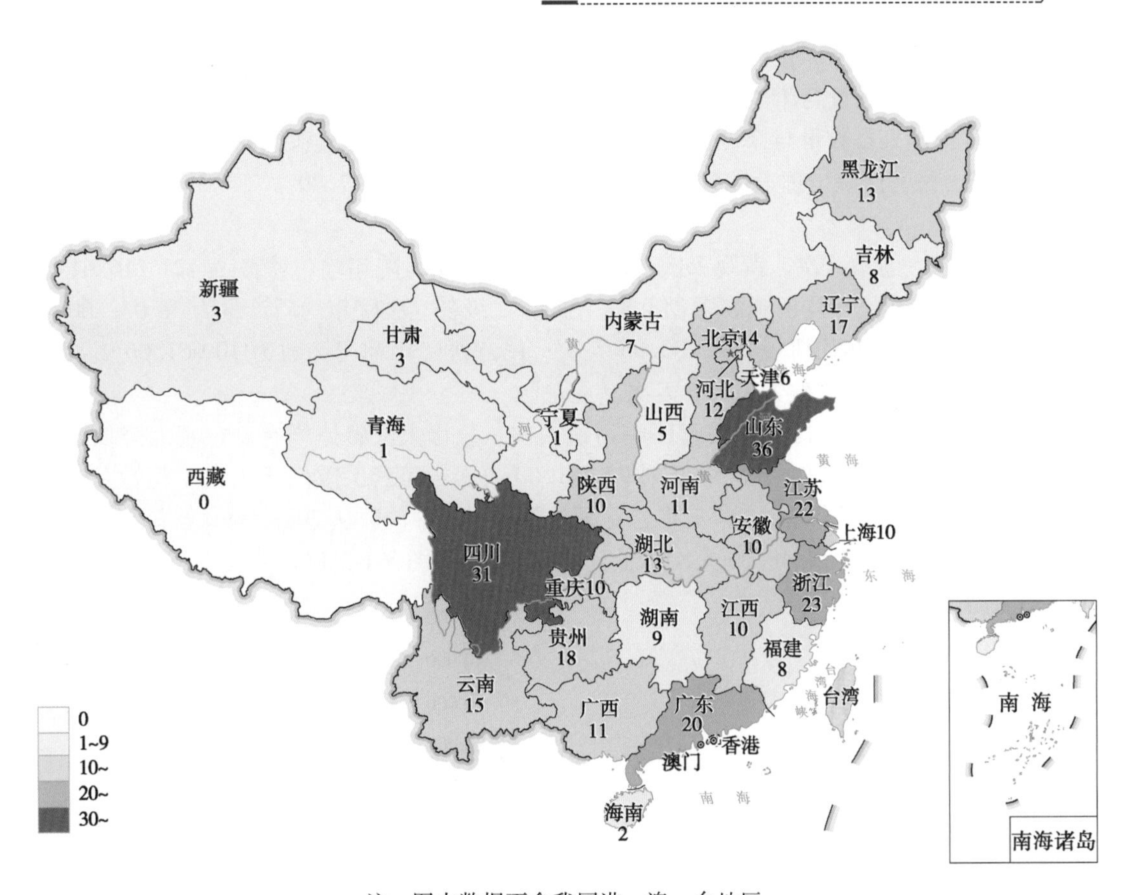

注：图中数据不含我国港、澳、台地区。

图 3-1-3-14 全国各省份参加数据调查的精神病专科医院分布情况

表 3-1-3-23 2015 年与 2016 年各省份参与调查的精神病专科医院级别与所有制性质构成

级别/所有制/年份	公立医院		民营医院		总计	
	2015	2016	2015	2016	2015	2016
二级	8	187	21	54	29	241
三级	83	114	2	1	85	115
合计	92	301	23	55	114	356

（一）运行基本情况

1. 资源配置

（1）床位配备情况：2016 年三级公立医院实际开放床位数均值 775.76 张，二级公立医院为 411.31 张，民营医院为 321.55 张。

（2）人员配备情况：三级公立医院在岗职工数平均为 542.06 人，卫生技术人员占 78.34% ；二级公立医院在岗职工数平均为 210.66 人，卫生技术人员占 74.88%；民营医院在岗职工数平均为 128.87 人，卫生技术人员占 64.74%（图 3-1-3-15）。

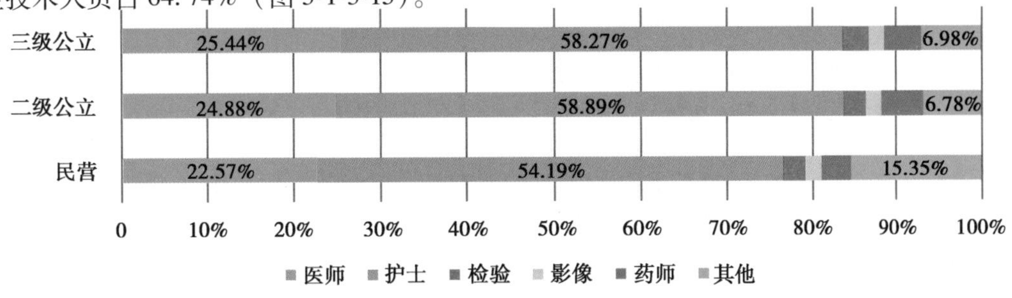

图 3-1-3-15 各类精神病专科医院各类卫生技术人员构成情况

三级公立医院医师数量与床位的比例平均为 1∶7.41，二级公立医院医师数量与床位的比例平均为 1∶10.45，民营医院医师数量与床位数的比例平均为 1∶17.02。

三级公立医院护理人员数量与床位的比例平均为1∶3.28，二级公立医院护理人员数量与床位的比例均值为 1∶4.56，民营医院护理人员数量与床位数的比例平均为 1∶7.49。

2. 工作负荷

（1）年门诊人次、急诊人次、留观人次：2016 年三级公立医院年均门诊数为 121 116.61 人次，年均急诊数为 4863.85 人次，年均留观数为 213.87 人次；二级公立医院年均门诊量为 38 042.60 人次，年均急诊数为 821.70 人次，年均留观数为 233.05 人次；民营医院年均门诊数为 10 661.06 人次，年均急诊数为 440.95 人次，年均留观数为 12.15 人次。

与 2015 年相比，三级公立医院和民营医院门诊人次、急诊人次整体均有一定程度降低，三级公立医院门诊人次中位数从 96 123.00 人次降低到 92 681.00 人次，民营医院门诊人次中位数从 7784.00 人次降低到 3917.00 人次（图 3-1-3-16）；三级公立医院急诊人次中位数从 2008.00 人次降低到 1155.00 人次，民营医院急诊人次中位数从 48.00 人次降低到 0.00 人次（图 3-1-3-17）。

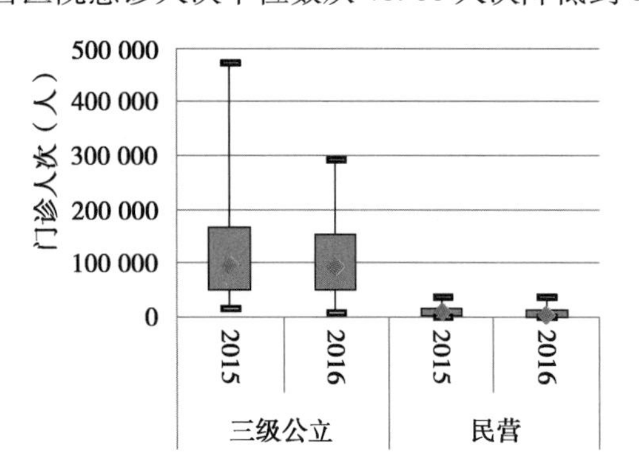

图 3-1-3-16　2015 年、2016 年各类精神病专科医院年门诊人次情况

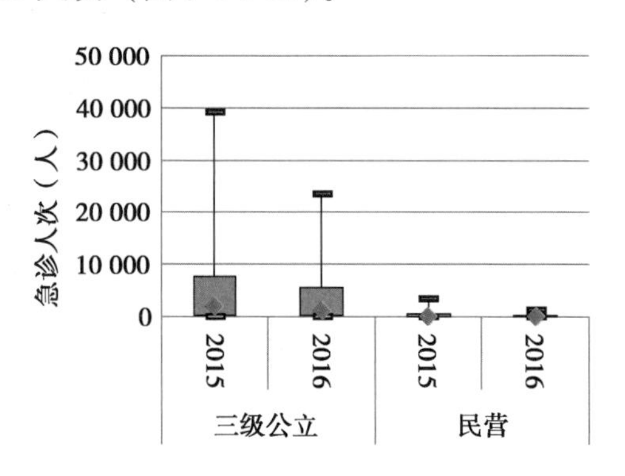

图 3-1-3-17　2015 年、2016 年各类精神病专科医院年急诊人次情况

（2）年住院患者入院、出院人次：三级公立医院年均住院患者入院数为 5571.43 人次，二级公立医院为 1820.57 人次，民营医院为 1147.57 人次。三级公立医院患者年均出院数为 5178.30 人次，二级公立医院为 1746.27 人次，民营医院为 1070.04 人次。

同 2015 年相比，三级公立医院入院和出院人次都有所升高，而民营医院都有所降低（图 3-1-3-18、图 3-1-3-19）。

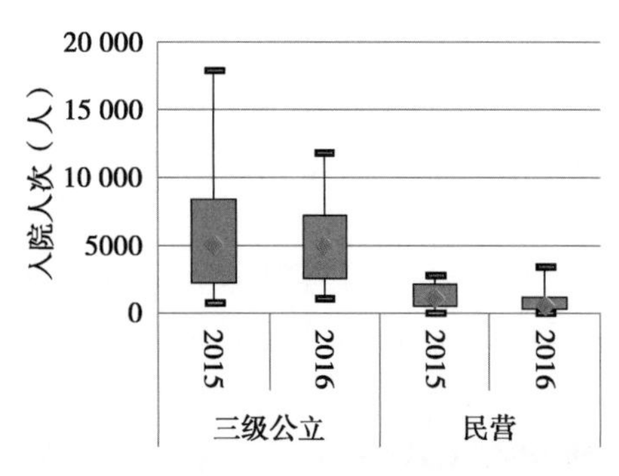

图 3-1-3-18　2015 年、2016 年各类精神病专科医院年入院人次情况

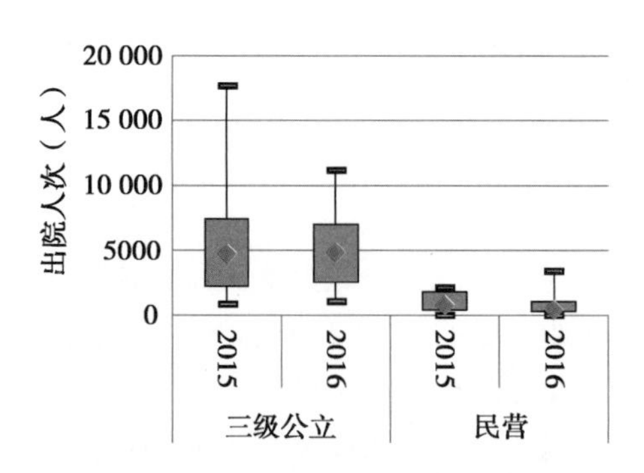

图 3-1-3-19　2015 年、2016 年各类精神病专科医院年出院人次情况

3. 工作效率　2016 年三级公立医院平均住院日为 51.22 天，二级公立医院为 69.42 天，民营医院为 55.05 天。三级公立医院床位使用率为 102.26%，二级公立医院为 84.52%；民营医院为 93.98%。

4. 患者负担

（1）每门诊人次费用以及其中的药品费用：三级公立医院每门诊人次费用平均为 299.52 元，药费占比 79. 11%；二级公立医院为 268. 20 元，药费占比 87. 64%；民营医院为 291. 16 元，其中药费占比 83. 18%。

同 2015 年相比，三级公立医院每门诊人次费用有所降低，但其中的药品费用比例有所升高，民营医院每门诊人次费用和其中的药品费用比例有所升高（图 3-1-3-20、图 3-1-3-21）。

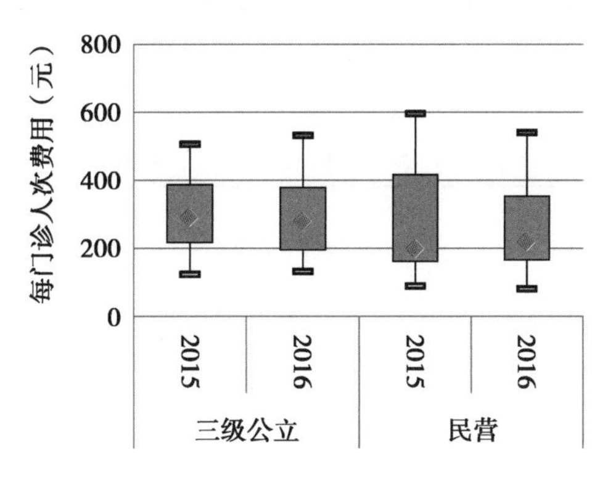

图 3-1-3-20　2015 年、2016 年各类精神病专科医院每门诊人次费用情况

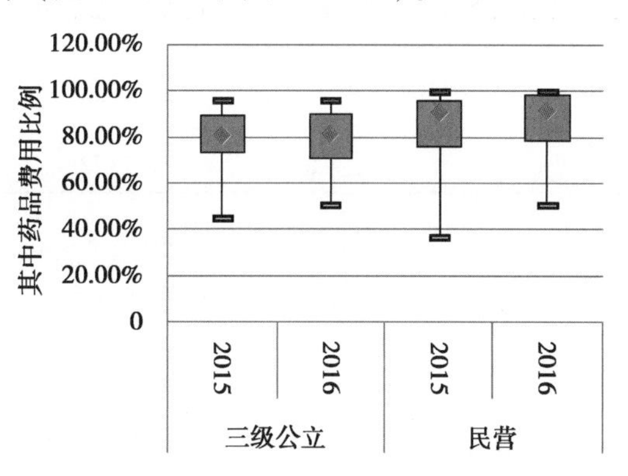

图 3-1-3-21　2015 年、2016 年各类精神病专科医院每门诊人次费用中药品费用情况

（2）每住院人次费用以及其中的药品费用：三级公立医院每住院人次费用平均为 15 383. 40 元，药费占 14. 08%；二级公立医院为 16 146. 56 元，药费占 15. 62%；民营医院为 8684. 25 元，其中药费占比 18. 27%。

同 2015 年相比，三级公立医院每住院人次费用有所升高，但其中的药品费用比例有所降低。民营医院每住院人次费用有所降低，但其中的药品费用比例有所升高（图 3-1-3-22、图 3-1-3-23）。

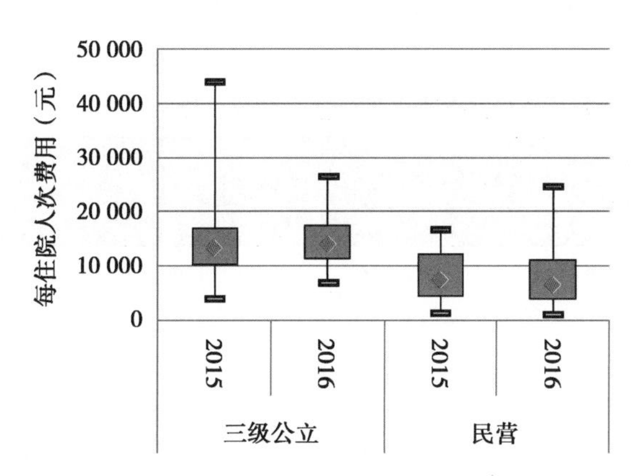

图 3-1-3-22　2015 年、2016 年各类精神病专科医院每住院人次费用情况

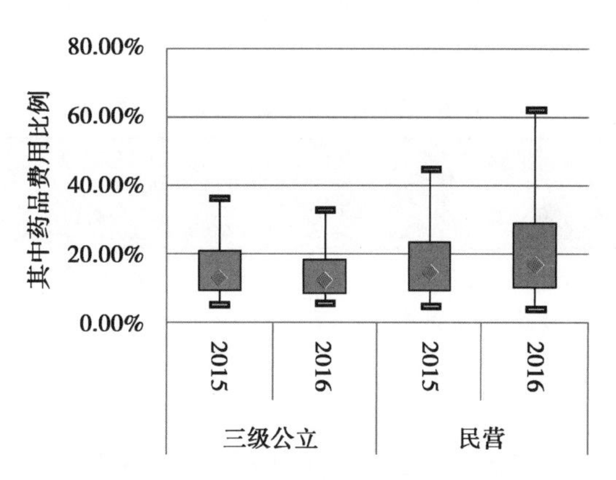

图 3-1-3-23　2015 年、2016 年各类精神病专科医院每住院人次费用中药品费用情况

（二）精神专科医院质量安全情况分析

指标 1：住院死亡类指标

指标 2：重返类指标

指标 3：住院患者安全和权益保障类指标

指标 4：重点病种相关指标

1. 住院死亡类指标分析　在住院死亡率方面，三级公立医院均值为 0. 19%，二级公立医院为 0. 34%，民营医院为 0. 15%。非医嘱离院方面，三级公立医院均值为 2. 22%，二级公立医院为 3. 46%，民营医院为 2. 66%（表 3-1-3-24）。

表 3-1-3-24 精神病专科医院住院死亡类指标

项目	住院死亡指标			非医嘱离院指标		
	医院数	出院人数	死亡率（%）	医院数	出院人数	非医嘱离院率（%）
三级公立	107	4993	0.19	159	1623	2.21
二级公立	177	1682	0.34	47	5183	3.45
民营	51	1122	0.15	100	926	2.66

2. 重返类指标　2016 年三级公立医院住院患者出院后 0~31 天非预期再住院率平均为 15.47%，二级公立为 10.72%，民营为 19.09%（图 3-1-3-24）。

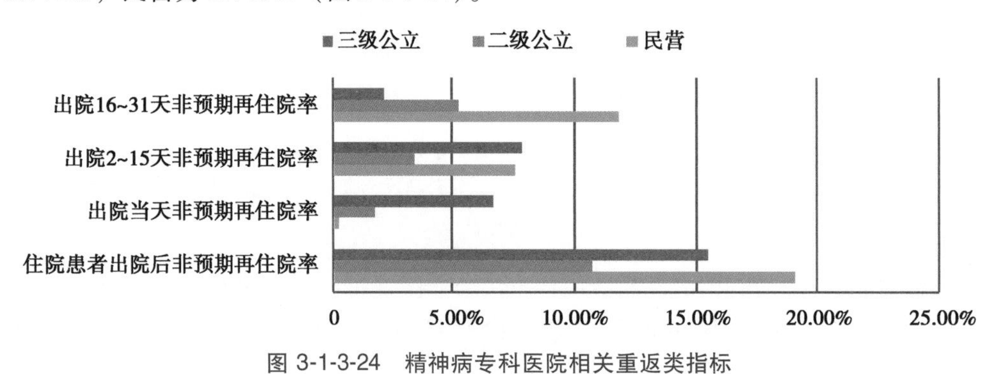

图 3-1-3-24 精神病专科医院相关重返类指标

3. 住院患者安全和权益保障类指标　2016 年全国医疗质量数据抽样调查显示，我国三级公立医院住院患者诊疗过程中发生安全负性事件的平均次数为 0.01 次，二级公立医院为 0.03 次，民营医院为 0.04 次（表 3-1-3-25）。

表 3-1-3-25 2015 年、2016 年精神病住院患者安全和权益保障类指标基本情况比较

指标/年份/医院类型	2015 年			2016 年		
	三级公立医院	二级公立医院	民营医院	三级公立医院	二级公立医院	民营医院
1. 入院时完成攻击、自伤和自杀风险、物质滥用、不良生活事件等评估比例	88.32%	98.32%	72.92%	83.35%	79.32%	81.73%
2. 出院前完成社会功能评估比例	80.54%	93.30%	82.77%	72.16%	73.76%	79.07%
3. 制订出院后持续服务计划比例	92.43%	98.85%	70.82%	77.25%	64.88%	74.64%
4. 出院时多种抗精神病药物联合使用比例	17.64%	—	25.18%	11.45%	32.86%	30.73%
5. 发生压疮比例	0.07%	0.05%	0.09%	0.04%	0.07%	0.12%
6. 发生跌倒坠床比例	0.31%	0.41%	0.34%	0.37%	0.49%	0.31%
7. 发生烫伤比例	0.03%	0	0.08%	0.02%	0.02%	0.04%
8. 发生噎食窒息比例	0.03%	0.03%	0.03%	0.02%	0.04%	0.03%
9. 发生自杀、自伤比例	0.16%	0.13%	0.22%	0.14%	0.35%	0.46%
10. 发生伤人、毁物比例	0.86%	1.10%	2.70%	0.72%	2.07%	1.97%

续表

指标/年份/医院类型	2015年			2016年		
	三级公立医院	二级公立医院	民营医院	三级公立医院	二级公立医院	民营医院
11. 发生擅自离院比例	0.13%	0.45%	0.14%	0.12%	0.13%	0.08%
12. 住院期间实施约束措施比例	21.04%	12.53%	20.34%	28.81%	21.90%	18.43%
13. 实施约束措施的小时数	11.01	3.46	3.56	10.05	5.83	4.50
14. 住院期间实施隔离措施比例	4.37%	9.71%	15.98%	7.00%	6.39%	9.76%
15. 实施隔离措施的小时数	12.54	31.98	2.57	13.26	42.20	13.01

（1）诊疗过程质量指标：诊疗过程质量有4项指标。

指标1：入院时完成攻击、自伤和自杀风险、物质滥用、不良生活事件等评估的比例。2016年三级公立医院这一指标均值为83.35%，较2015年的88.32%有所降低，按照“临床路径”落实到每一位患者的要求，仍有较大改进空间。

指标2、指标3：出院前完成社会功能评估比例（2016年三级公立医院为72.16%，较2015年的80.54%有所降低）与制订出院后持续服务计划比例（2016年三级公立医院为77.25%，较2015年的92.43%有所降低）相比，两者存在差异及关联性不相称，可见部分医院患者未经社会功能评估，就进行了出院后持续服务计划。

指标4：出院时多种抗精神病药物联合使用的比例。三级公立精神病医院这一指标的均值为11.45%，较2015年的17.64%有所降低。表明出院时多种抗精神病药物的联合使用趋于合理。

（2）患者权益指标：患者权益有2项指标，分别为住院期间实施约束措施比例和住院期间实施隔离措施比例。

全国医疗质量抽样调查数据显示，2016年三级公立医院住院期间实施约束措施比例为28.81%，比2015年的21.04%有所提高，但每例实施约束措施小时数2016年（2.45小时）较2015年（11.01小时）有所降低。

住院期间实施隔离措施的比例2016年为7.00%，比2015年的4.37%提高2.63%个百分点，每例实施隔离措施小时数2016年为0.58小时，较2015年的12.54小时有较大幅度下降。

（3）患者安全类指标：在患者安全类指标中，三级公立医院住院患者发生压疮、烫伤、噎食窒息、自杀自伤、伤人毁物、擅自离院的比例相较2015年有所降低，但2016年（0.37%）三级公立医院跌倒坠床的发生率较2015年（0.31%）升高了0.06个百分点（图3-1-3-25）。

三级公立医院发生伤人毁物的比例相较其他指标较高，但2016年（0.72%）三级公立医院该指标较2015年（0.86%）降低了0.14个百分点。

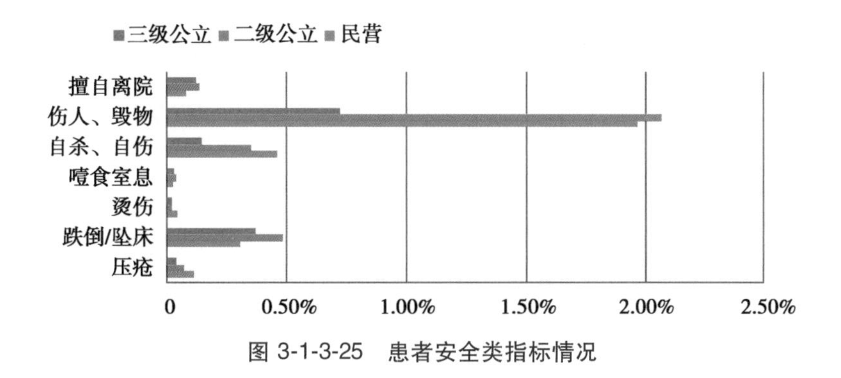

图3-1-3-25　患者安全类指标情况

4. 重点病种相关指标　精神病专科医院重点病种（主要诊断 ICD-10 四位亚目码）相关指标：总例数、死亡率、出院 0~31 天非预期再住院率、平均住院日、平均住院费用（表 3-1-3-26）。

表 3-1-3-26　精神病专科医院住院重点病种情况

住院重点疾病	平均住院例数（例）	死亡率（%）	0~31 天非预期再住院率（%）	平均住院日（天）	平均住院费用（元）
分裂情感性障碍	16.02	0.54	9.11	43.47	10 407.50
残留型精神分裂症	56.54	0.36	35.99	91.31	16 300.28
癫痫所致精神障碍	30.44	0.25	12.37	75.08	10 819.76
精神发育迟滞（伴发精神障碍）	29.96	0.24	11.39	73.08	11 278.14
精神分裂症后抑郁	12.77	0.21	11.60	63.89	11 286.67
精神分裂症	1069.09	0.14	16.28	81.11	16 305.41
精神分裂症，未定型	278.66	0.14	19.17	69.41	16 378.54
缓解状态双相情感障碍	3.16	0.13	13.96	65.67	19 527.08
紧张型精神分裂症	6.39	0.12	15.59	62.38	10 252.65
轻度或中度抑郁发作双相情感障碍	24.13	0.11	9.66	41.38	11 432.40
其他精神分裂症	20.23	0.10	9.11	70.98	10 679.00
其他躁狂发作	7.71	0.10	9.13	47.39	8455.58
双相情感障碍伴有精神病性症状的重度抑郁发作	16.13	0.10	7.31	48.09	12 725.84
混合性发作双相情感障碍	11.44	0.10	8.40	39.69	13 203.77
偏执性精神病	20.35	0.09	32.33	56.04	16 053.76
抑郁型分裂情感性障碍	4.62	0.09	6.77	38.19	8317.62
躁狂发作	36.44	0.09	9.63	50.90	8923.62
偏执型精神分裂症	369.62	0.08	12.93	94.53	15 383.28
非分化型精神分裂症	278.02	0.07	14.35	69.54	18 185.62
单纯型精神分裂症	10.80	0.07	5.24	67.45	10 891.21
躁狂型分裂情感性障碍	5.60	0.07	8.99	43.64	9525.87
双相情感障碍 F31.0 或 31.1	23.85	0.07	11.07	47.98	10 764.42
青春型精神分裂症	12.46	0.06	11.19	71.22	11 317.10
双相情感障碍不伴有精神病性症状的重度抑郁发作	20.87	0.06	7.38	38.43	12 433.01
躁狂发作，未特定	7.41	0.05	4.43	34.48	9550.32
双相情感障碍不伴有精神病性症状的躁狂发作	70.05	0.05	10.12	44.73	12 919.99
双相情感障碍 F31 或 31	178.85	0.04	8.86	44.12	12 962.58
双相情感障碍伴有精神病性症状的躁狂发作	51.00	0.04	9.31	57.25	13 008.92
躁狂，不伴有精神病性症状	16.29	0.03	11.91	45.07	10 143.18
躁狂，伴有精神病性症状	14.36	0.03	8.78	48.23	10 158.32

续表

住院重点疾病	平均住院例数（例）	死亡率（%）	0~31 天非预期再住院率（%）	平均住院日（天）	平均住院费用（元）
双相情感障碍，未特定	14.02	0.03	12.39	48.26	13 725.11
混合型躁狂抑郁症	2.56	0.00	5.13	45.35	9494.02
其他分裂情感性障碍	1.06	0.00	7.53	33.15	7254.92
分裂情感性障碍，未特定	5.96	0.00	4.96	36.11	12 170.01
其他双相情感障碍	5.55	0.00	9.17	38.15	13 550.51

公立精神病专科医院重点病种死亡率排名前 3 位的病种是分裂情感性障碍、残留型精神分裂症和癫痫所致精神障碍，分别为 0.54%、0.36%和 0.25%。其中，三级公立医院排名前 3 位的病种是分裂情感性障碍（1.06%）、残留型精神分裂症（0.75%）和精神分裂症后抑郁（0.31%）；二级公立医院排名前 3 位的病种是癫痫所致精神障碍（0.41%）、偏执性精神病（0.33%）和精神发育迟滞（伴发精神障碍）（0.30%）；民营医院排名前 3 位的病种为精神发育迟滞（伴发精神障碍）（0.28%）、精神分裂症后抑郁（0.24%）和紧张型精神分裂症（0.23%）（图 3-1-3-26）。

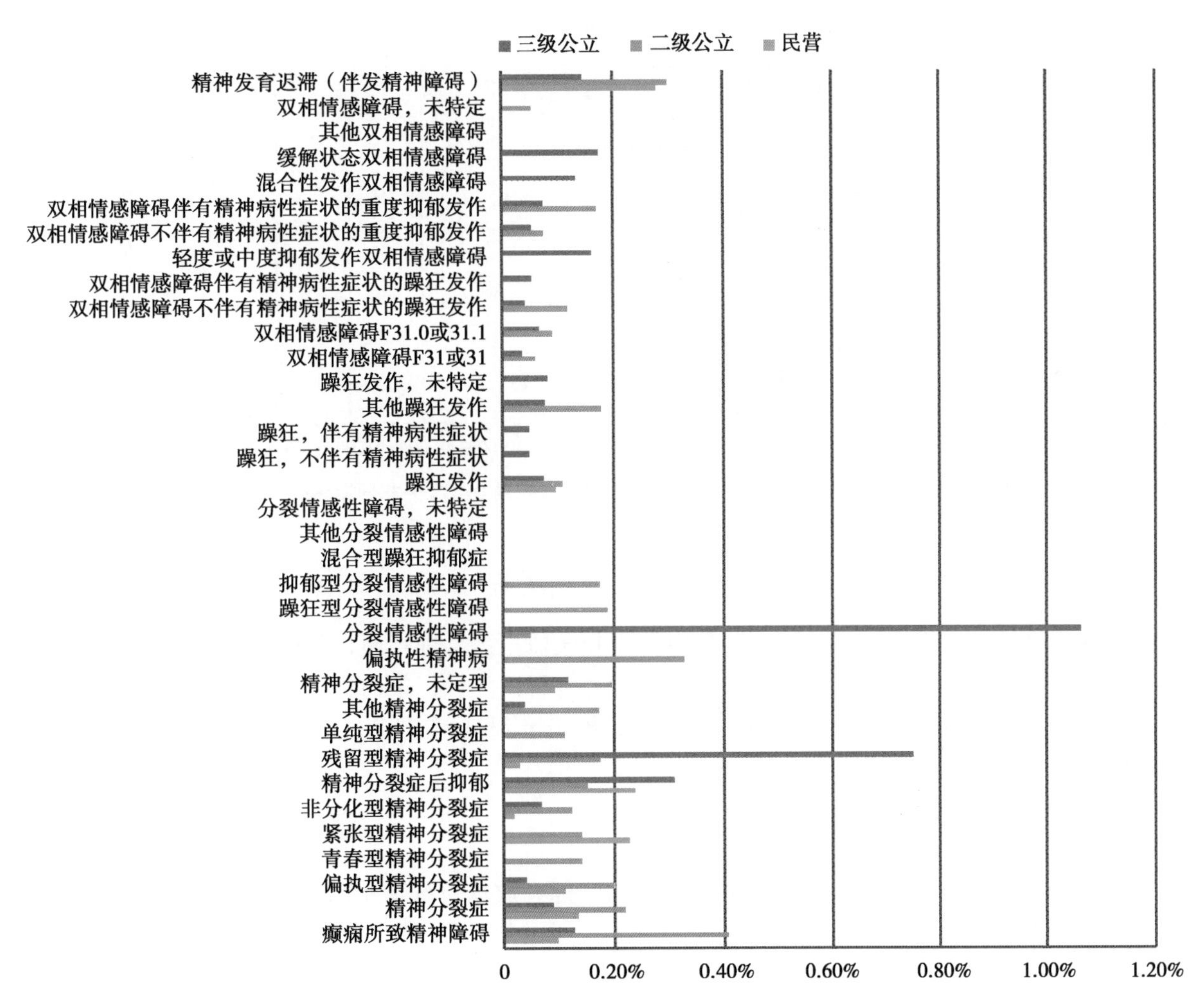

图 3-1-3-26　精神病专科医院住院患者重点病种平均死亡率

三级公立医院重点病种平均 0~31 天非预期再住院率排名前 3 位的病种是偏执性精神病（57.20%）、残留型精神分裂症（28.24%）和精神分裂症（18.67%）；二级公立医院是其他双相情感障碍（23.91%）、躁狂，不伴有精神病性症状（23.41%）和紧张型精神分裂症（22.97%）；民营医院为残留型精神分裂症、双相情感障碍，未特定和非分化型精神分裂症，分别为 80.35%、46.97%和 33.64%（图 3-1-3-27）。

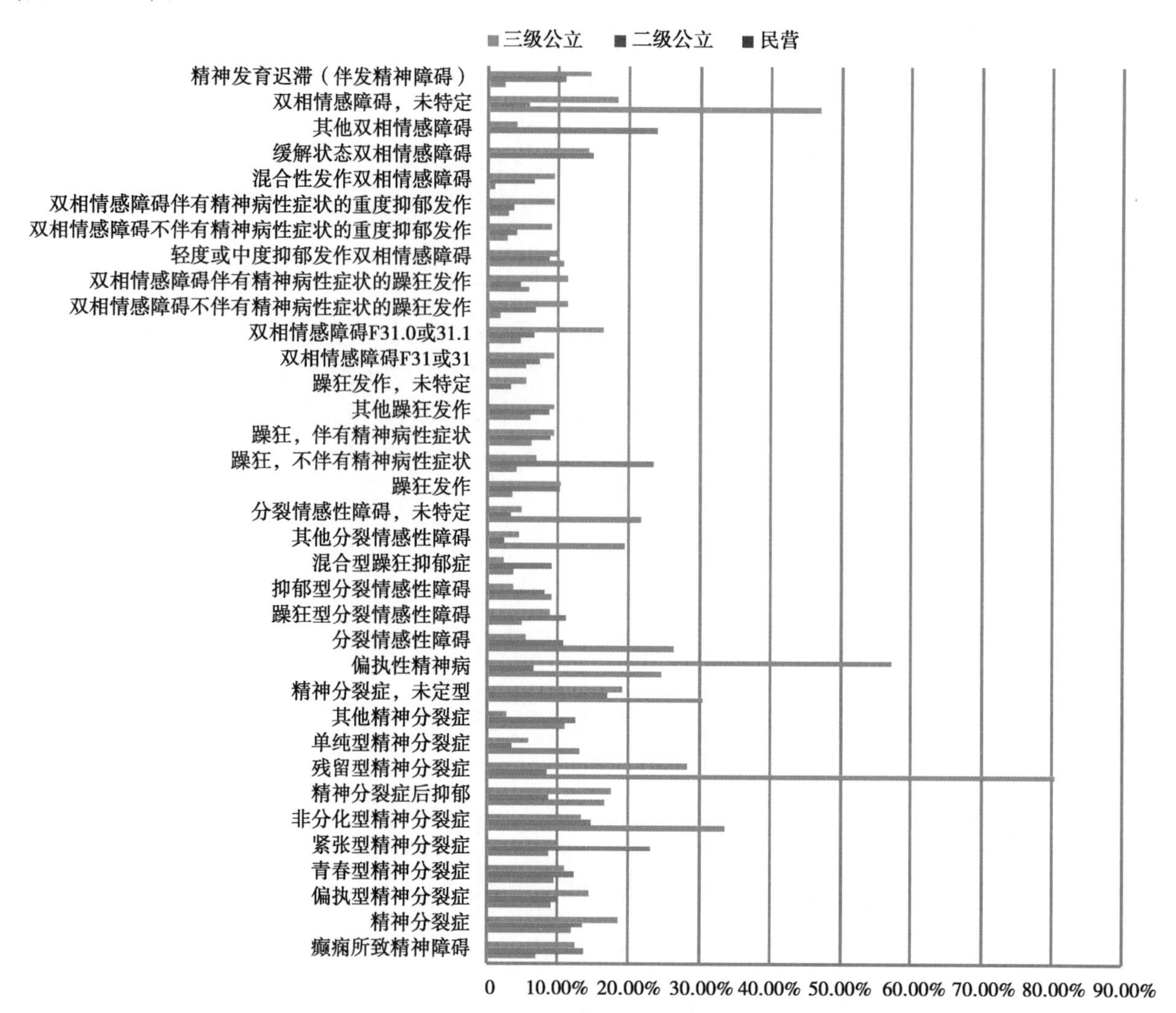

图 3-1-3-27 精神病专科医院住院患者重点病种 0~31 天非预期再住院率

四、妇产专科医院

2017 年收集全国 193 家妇产专科医院 2016 年度相关数据信息进行调查分析。其中，三级公立妇产专科医院（以下简称三级公立）17 家，三级民营妇产专科医院（以下简称三级民营）9 家，二级公立妇产专科医院（以下简称二级公立）16 家，二级民营妇产专科医院（以下简称二级民营）151 家（图 3-1-3-28）。

（一）管理运行类指标

1. 资源配置

（1）床位配备情况：2016 年妇产专科医院平均实际开放床位数为 132.16 张。三级公立为 600.71 张，三级民营为 194.70 张，二级公立为 149.00 张，二级民营为 72.69 张（图 3-1-3-29）。

特需病房床位占实际床位比例全国平均水平为 4.21%。三级公立为 6.25%，三级民营为 1.54%，二级公立为 1.26%，二级民营为 3.41%。

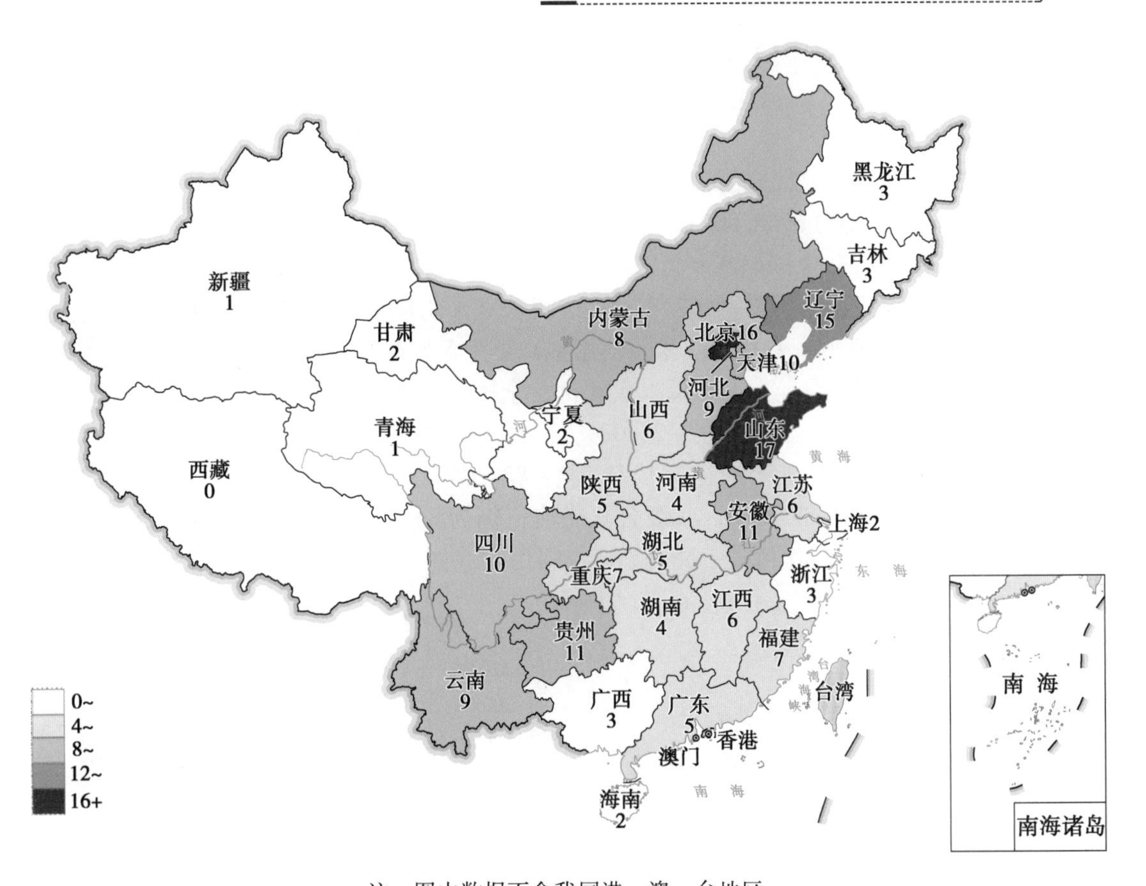

注：图中数据不含我国港、澳、台地区。

图 3-1-3-28　全国各省份参加抽样调查的妇产专科医院分布情况

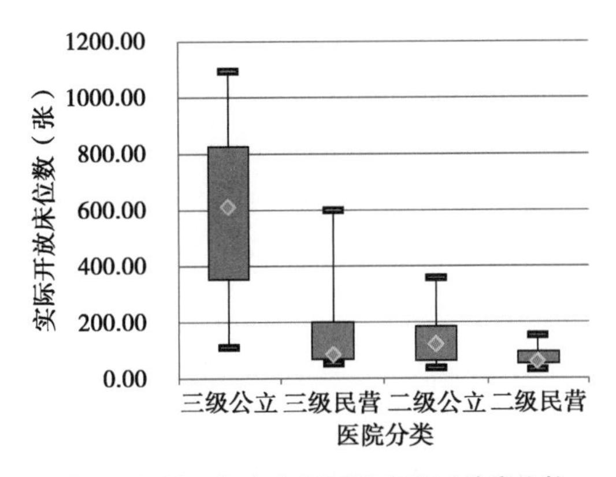

图 3-1-3-29　妇产专科医院实际开放床位数

（2）人员配备情况：2016 年妇产专科医院卫生技术人员占全院员工比例为 74.04%。三级公立占比为 82.48%，三级民营占比为 69.87%，二级公立占比为 82.70%，二级民营为 65.59%。医师占卫生技术人员比例全国平均水平为 31.10%，其中三级公立占比为 31.87%，三级民营占比为 26.68%，二级公立占比为 35.54%，二级民营占比为 29.94%。

护理人员配备方面，2016 年注册护士占卫生技术人员全国平均比例为 52.20%。三级公立占比为 51.50%，三级民营占比为 52.69%，二级公立占比为 49.21%，二级民营占比为 53.68%；助产士占注册护士全国平均水平为 10.66%，其中三级公立为 6.37%，三级民营为 8.20%，二级公立为 19.07%，二级民营为 13.60%。

2. 工作负荷

（1）诊疗人次：2016 年三级公立妇产专科医院年门诊数平均为 979 325.94 人次，三级民营平均为 140 298.90 人次，二级公立平均为 152 949.81 人次，二级民营平均为 34 056.77 人次。三级公立年门诊人次显著高于其他级别医院。

2016年三级公立妇产专科医院平均急诊数为122 299.31人次，三级民营平均为9477.70人次，二级公立平均为12 546.47人次，二级民营平均为998.09人次。公立妇产专科医院年急诊人次高于民营妇产专科医院。

（2）出院人次：2016年三级公立妇产专科医院年均出院数为36 925.47人次，三级民营平均为6263.40人次，二级公立平均为6768.00人次，二级民营平均为1732.86人次。

（3）床位使用率：2016年全国妇产专科医院平均床位使用率为73.20%。三级公立平均床位使用率为97.09%，三级民营平均床位使用率为62.83%，二级公立平均床位使用率为78.41%，二级民营平均床位使用率为45.22%；公立妇产专科医院床位使用率高于民营妇产专科医院。

（4）临床路径：完成临床路径数占出院人次比例，全国平均水平为21.06%。三级公立平均占比为25.05%，三级民营为37.62%，二级公立为24.07%，二级民营为6.19%（图3-1-3-30）。

2016年全国妇产专科医院临床路径完成比例为87.29%。其中三级公立临床路径完成比例为86.63%，三级民营完成比例为87.89%，二级公立完成比例为86.16%，二级民营完成比例为95.46%，民营妇产专科医院临床路径完成比例高于公立妇产专科医院（图3-1-3-31）。

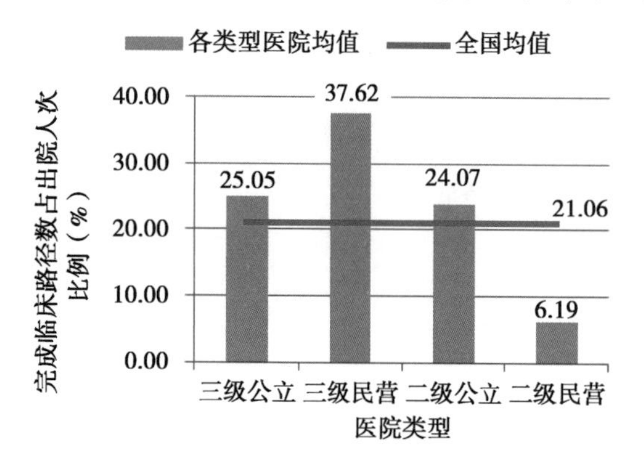

图3-1-3-30 妇产专科医院完成临床路径数占出院人次情况

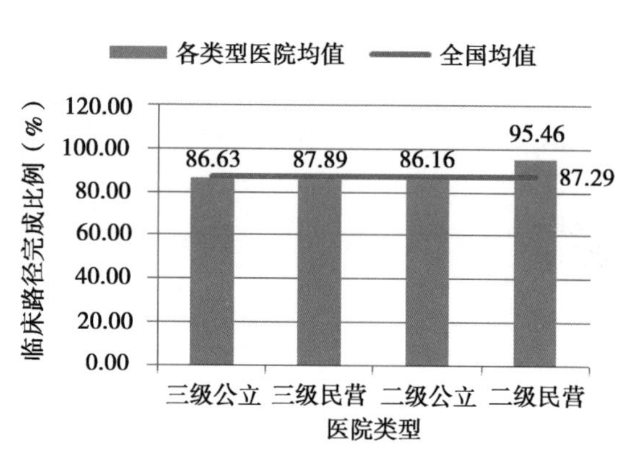

图3-1-3-31 妇产专科医院临床路径完成情况

（5）手术量：手术量方面，三级公立三级、四级手术量占总手术量的比例显著高于其他级别医院（图3-1-3-32、图3-1-3-33）。

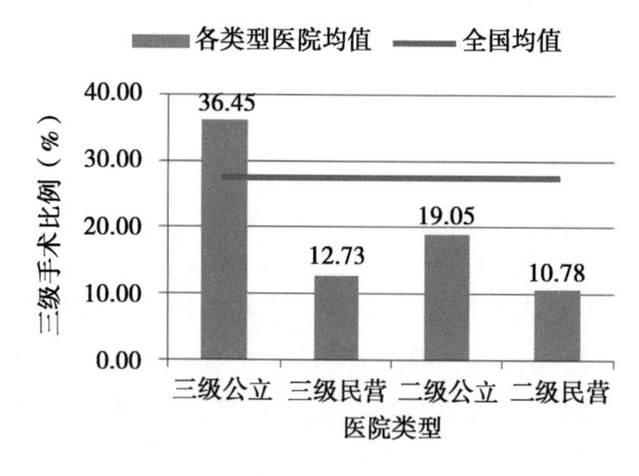

图3-1-3-32 妇产专科医院三级手术完成比例

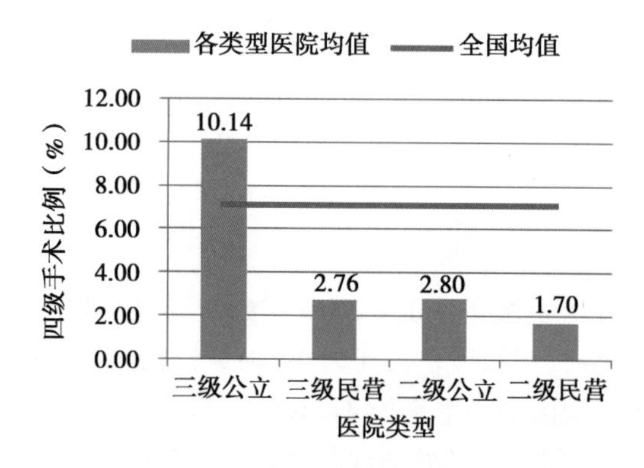

图3-1-3-33 妇产专科医院四级手术完成比例

3. 工作效率

出院患者平均住院日：2016年全国妇产专科医院出院患者平均住院日的均值为5.63天。三级公立为6.03天，三级民营为5.79天，二级公立均为5.19天，二级民营为5.62天。民营妇产专科医院平均住院日变异度高于公立妇产专科医院（图3-1-3-34）。

4. 患者负担

（1）每门诊（含急诊）人次费用：2016 年妇产专科医院次均门诊费用为 460.82 元。三级公立为 297.11 元，三级民营为 555.25 元，二级公立为 215.72 元，二级民营为 504.79 元。民营医院高于公立医院，且变异度较大（图 3-1-3-35）。

（2）每住院人次费用：2016 年妇产专科医院次均住院费用为 7635.04 元。三级公立为 6929.30 元，三级民营为 11 582.66 元，二级公立为 4199.70 元，二级民营为 7840.17 元。民营医院次均住院费用高于公立医院（图 3-1-3-36）。

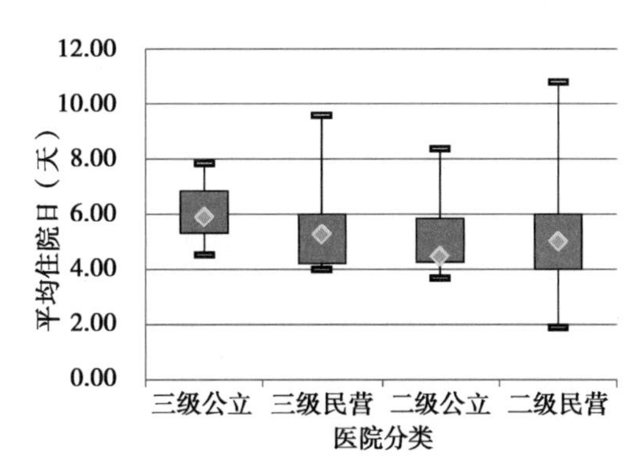

图 3-1-3-34 妇产专科医院平均住院日情况

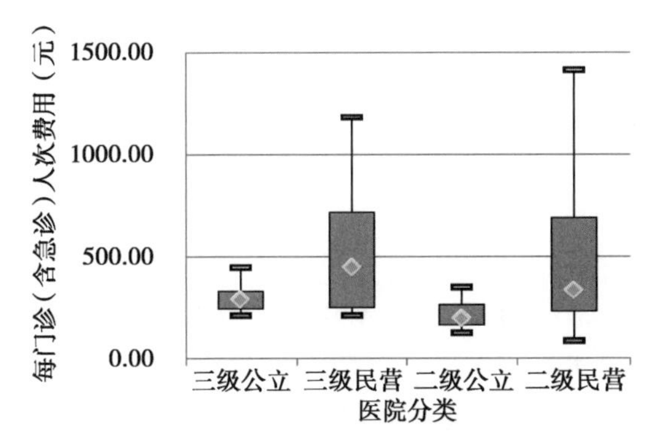

图 3-1-3-35 妇产专科医院每门诊人次费用

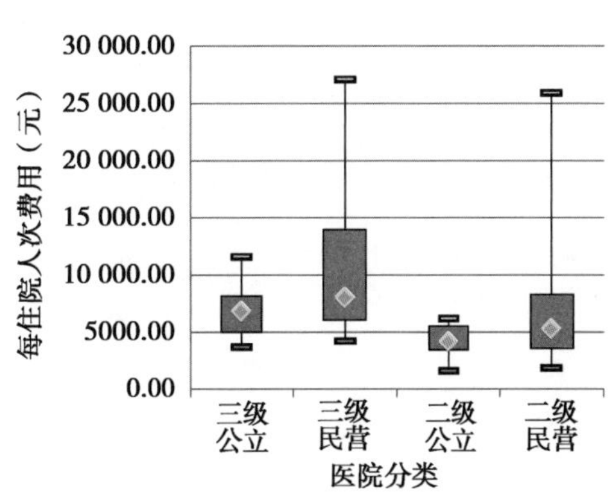

图 3-1-3-36 妇产专科医院每住院人次费用

（二）医疗质量

1. 死亡类指标 2016 年全国妇产专科医院患者住院死亡率平均为 0.06%。三级公立为 0.08%，三级民营为 0.03%，二级公立为 0.01%，二级民营为 0.04%。

新生儿住院死亡率 2016 年全国平均水平为 0.24%。三级公立为 0.48%，三级民营为 0.06%，二级公立为 0.17%，二级民营为 0.04%。

2. 重返类指标

（1）住院患者出院 0~31 天非预期再住院率：2016 年全国妇产专科医院住院患者出院后 0~31 天非预期再住院率平均为 0.76%。三级公立为 1.09%，三级民营为 0.19%，二级公立为 0.08%，二级民营为 0.37%（图 3-1-3-37）。

（2）术后非计划重返手术室再次手术率：2016 年手术患者非计划重返手术室再次手术率全国平均水平为 0.05%。三级公立为 0.06%，三级民营为 0.01%，二级公立为 0.02%，二级民营为 0.02%（图 3-1-3-38）。

3. 获得性指标 本指标仅针对住院患者医院获得性问题中的医源性问题进行分析，其与医疗质量和患者安全有直接关系。用于为医院开展医疗质量与患者安全管理持续改进活动提供数据依据。

“医院获得性指标”：对其中数据质量较好的 175 家妇产专科医院进行数据分析，按出院患者总人次计算的发生率为 3.72%，按手术患者总人次计算的发生率为 7.14%。发生比例中前 5 位的是：手术患者并发症（90.34%），新生儿产伤（2.67%），植入物的并发症（不包括脓毒症，2.52%），手术患者手术后出血或血肿（1.92%），与手术/操作相关感染（0.91%）。

4. 抗菌药物使用情况 使用抗菌药物处方数占门诊处方总数的比例方面，2016 年全国妇产专科医院平均为 15.39%。三级公立为 11.60%，三级民营为 18.46%，二级公立为 16.75%，二级民营为 24.14%。民营妇产专科医院抗菌药门诊使用率高于公立妇产专科医院。

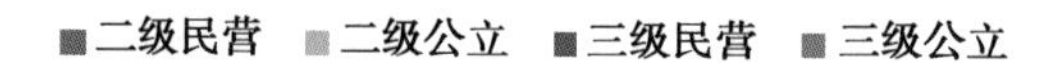

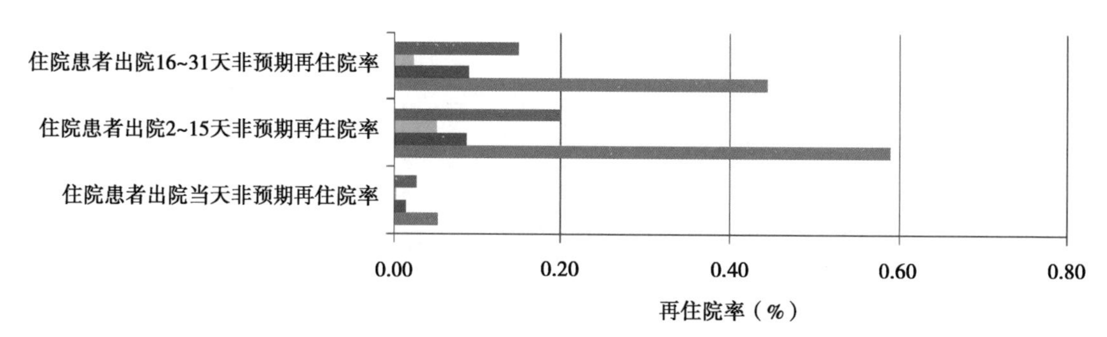

图 3-1-3-37　各级别妇产专科医院住院患者出院后非预期再住院情况

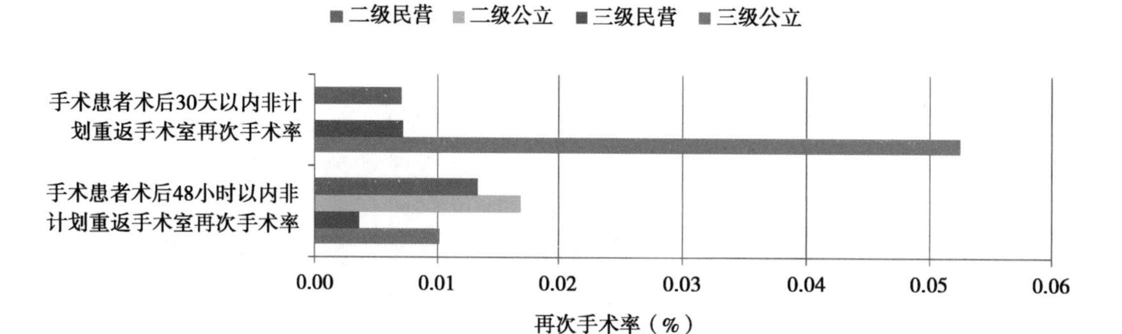

图 3-1-3-38　各级别妇产专科医院手术患者非计划重返手术室再次手术情况

（三）重点病种相关指标

2016 年妇产专科医院共统计 25 个重点病种

1. 住院患者死亡率　25 个重点病种中，17 个重点病种死亡率平均为 0。住院患者死亡率排名前 3 位的重点疾病为：新生儿窒息、新生儿呼吸窘迫综合征和低出生体重儿；全国平均死亡率分别为 1.78%、1.41%和 0.82%。

2. 住院患者出院后 0~31 天非预期再住院率　住院患者出院后 0~31 天非预期再住院方面，排名前 5 位的重点病种有：卵巢恶性肿瘤、前置胎盘、产后出血、多胎妊娠和累及女性生殖道的瘘（图 3-1-3-39）。

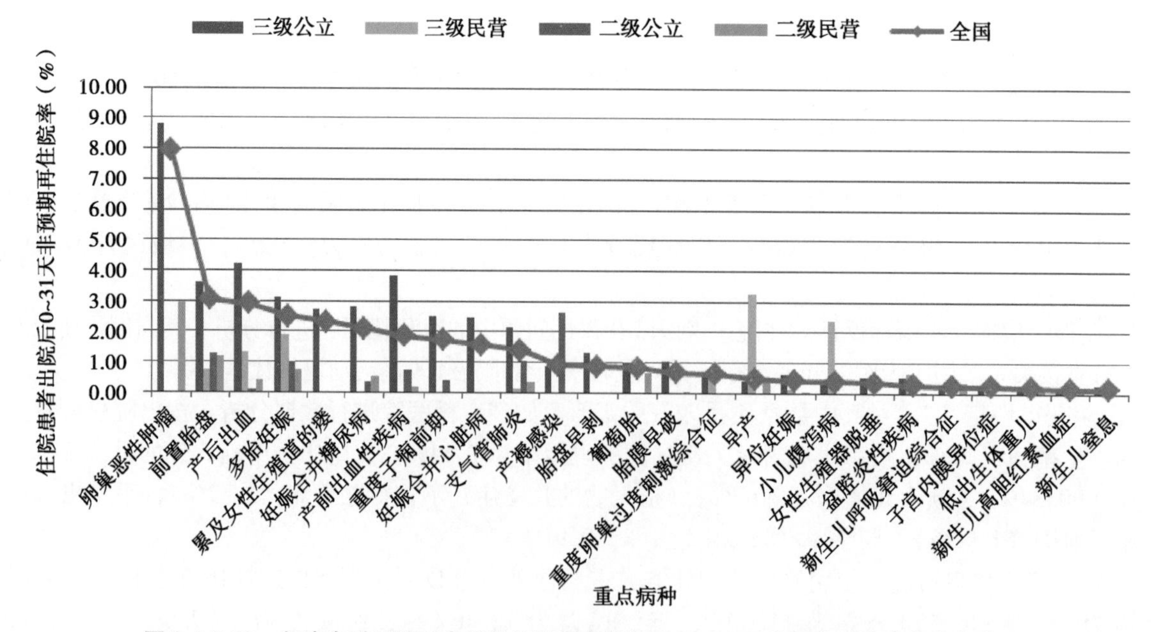

图 3-1-3-39　妇产专科医院重点病种住院患者出院后 0~31 天非预期再住院率分布情况

3. **重点病种住院患者占出院患者的比例** 2016 年住院患者占出院患者比例较高的重点病种有胎膜早破、妊娠合并糖尿病、支气管肺炎、异位妊娠和新生儿高胆红素血症（图 3-1-3-40）。

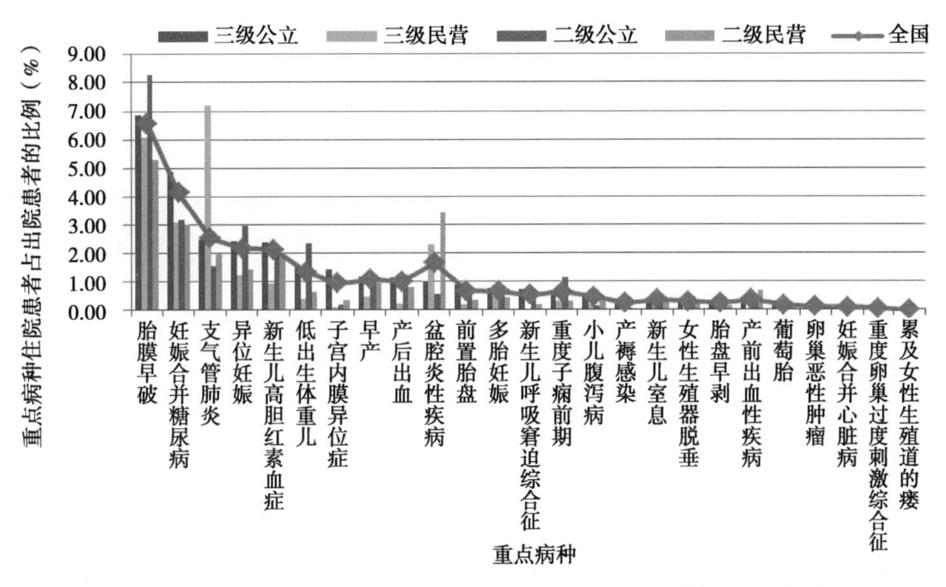

图 3-1-3-40 妇产专科医院重点病种住院患者占出院患者的比例分布情况

4. **平均住院日** 平均住院日方面，排名前 5 位的疾病有新生儿呼吸窘迫综合征、低出生体重儿、累及女性生殖道的瘘、卵巢恶性肿瘤与新生儿窒息。排名前 4 位的疾病平均住院日均在 10 天以上。三级公立平均住院日高于其他级别医院，可能与其收治疾病复杂程度有关（表 3-1-3-27）。

表 3-1-3-27 2016 年妇产专科医院重点病种平均住院日

重点病种名称	全国	三级公立	三级民营	二级公立	二级民营
新生儿呼吸窘迫综合征	16.45	18.65	19.36	7.24	8.02
低出生体重儿	12.57	15.02	9.66	7.36	6.12
累及女性生殖道的瘘	12.82	12.78	—	11.22	17.25
卵巢恶性肿瘤	12.41	12.65	15.16	10.43	8.06
新生儿窒息	9.32	10.81	9.96	7.54	5.65
女性生殖器脱垂	8.49	9.18	6.65	7.23	7.15
重度卵巢过度刺激综合征	8.46	8.42	9.08	6.57	6.20
支气管肺炎	7.47	7.66	6.40	9.73	7.03
前置胎盘	7.03	7.35	6.53	6.26	5.69
葡萄胎	7.04	7.22	6.14	7.65	5.01
重度子痫前期	6.70	7.12	6.18	5.74	5.91
多胎妊娠	6.84	7.11	6.08	6.45	6.03
产前出血性疾病	6.53	7.09	3.79	5.89	6.09
子宫内膜异位症	6.59	6.71	4.06	6.29	5.64
早产	6.14	6.61	6.02	5.31	4.97
新生儿高胆红素血症	5.97	6.40	3.69	6.25	4.70

续表

重点病种名称	全国	三级公立	三级民营	二级公立	二级民营
异位妊娠	6.15	6.39	5.59	6.25	5.12
盆腔炎性疾病	6.20	6.30	6.10	6.89	6.09
胎盘早剥	5.68	5.92	5.38	5.36	5.05
产后出血	5.46	5.72	5.94	4.55	5.02
妊娠合并糖尿病	5.14	5.32	4.74	4.91	4.56
产褥感染	5.04	4.98	5.60	6.55	6.04
妊娠合并心脏病	5.01	4.95	4.75	5.32	4.90
小儿腹泻病	4.62	4.52	4.78	5.12	5.04
胎膜早破	4.52	4.47	4.78	4.80	4.42

5. 平均住院费用　2016 年妇产专科医院平均住院费用排名前 5 位的疾病有：卵巢恶性肿瘤、新生儿呼吸窘迫综合征、低出生体重儿、女性生殖器脱垂和子宫内膜异位症。二级民营住院费用变异度较大，部分重点疾病平均费用较高，高于其他级别医院（表 3-1-3-28）。

表 3-1-3-28　2016 年妇产专科医院重点病种平均住院费用（元）

重点病种名称	全国平均	三级公立	三级民营	二级公立	二级民营
卵巢恶性肿瘤	26 617.69	28 129.05	11 564.53	4841.26	6400.51
新生儿呼吸窘迫综合征	22 146.83	25 817.03	20 249.28	3434.46	12 483.49
低出生体重儿	15 714.30	18 716.79	12 061.20	2999.70	15 836.16
女性生殖器脱垂	12 805.53	16 321.45	6967.99	4787.98	6713.53
子宫内膜异位症	12 746.22	13 329.60	11 927.68	5784.21	8211.99
新生儿窒息	10 250.52	12 759.95	8426.79	3351.22	7903.88
前置胎盘	12 719.55	11 977.14	15 917.48	3900.84	24 742.91
产前出血性疾病	11 684.62	11 945.48	11 625.58	4137.46	16 327.96
盆腔炎性疾病	9031.94	11 393.88	17 667.51	5296.26	5821.62
重度子痫前期	9892.81	10 816.18	10 223.31	4930.76	12 384.13
重度卵巢过度刺激综合征	10 396.84	10 074.90	11 627.79	3557.90	12 680.31
产后出血	11 813.21	10 055.04	14 922.11	4876.21	23 165.67
多胎妊娠	11 058.27	10 040.39	8725.07	5643.17	19 044.21
胎盘早剥	10 479.51	9715.97	12 857.66	4618.72	18 890.28
早产	9570.41	9158.53	7349.15	4854.92	13 492.29
妊娠合并心脏病	10 660.43	9122.31	8284.46	3023.11	30 061.30
累及女性生殖道的瘘	9296.72	8881.74	—	3529.52	28 197.07
产褥感染	8642.85	8636.21	5269.66	4207.77	17 189.33
异位妊娠	7965.58	8448.38	10 513.06	4463.17	8630.20

续表

重点病种名称	全国平均	三级公立	三级民营	二级公立	二级民营
妊娠合并糖尿病	10 291. 24	7463. 05	7883. 07	4646. 32	26 904. 80
胎膜早破	8849. 04	7257. 02	8094. 55	4359. 57	16 883. 66
新生儿高胆红素血症	6237. 19	6414. 48	3563. 56	2551. 47	7556. 04
葡萄胎	4957. 50	5028. 93	4977. 96	3774. 83	5865. 83
支气管肺炎	4342. 25	4960. 40	4753. 32	2278. 94	2847. 47
小儿腹泻病	2864. 93	3043. 49	2275. 08	2209. 94	1883. 07

（四）重点手术相关指标

2016 年妇产专科医院共统计 12 个重点手术。

1. 住院患者死亡率　12 个重点手术中，盆底重建术、宫腔镜下宫腔粘连切除术和子宫切除术，全国平均死亡率较高，分别为 0. 16%、0. 01%和 0. 01%。

2. 手术患者非计划重返手术室再次手术率　12 个重点手术中，盆底重建术、乳腺癌根治术、产钳助产术、宫腔镜下宫腔粘连切除术和腹腔镜下子宫全切除术的非计划重返手术室再次手术率较高，全国平均水平分别为 0. 32%、0. 10%、0. 03%、0. 03%和 0. 02%。

3. 重点手术住院患者占出院患者的比例　12 个重点手术中，剖宫产占出院患者比例最高，全国平均值为 35. 47%，其余手术患者占出院患者比例较低，不足 5%。

4. 平均住院日　2016 年妇产医院重点手术平均住院日排名前 5 位的有：乳腺癌根治术、根治性子宫切除术、子宫颈根治性切除术、子宫切除术和盆底重建术，全国平均水平分别为 14. 14 天、12. 59 天、9. 99 天、9. 70 天和 8. 28 天。三级公立平均住院日略高于其他级别医院，可能与其收治的疾病复杂程度有关（表 3-1-3-29）。

表 3-1-3-29　2016 年妇产专科医院重点手术平均住院日（天）

重点手术名称	全国	三级公立	三级民营	二级公立	二级民营
乳腺癌根治术	14. 14	13. 97	12. 45	15. 58	9. 96
根治性子宫切除术	12. 59	13. 08	7. 24	14. 23	6. 55
子宫颈根治性切除术	9. 99	12. 76	4. 16	5. 00	8. 04
子宫切除术	9. 70	10. 08	8. 49	8. 71	6. 97
盆底重建术	8. 28	9. 09	—	8. 14	5. 50
女性盆腔廓清术	6. 80	8. 66	3. 00	—	4. 10
腹腔镜下子宫全切除术	8. 00	8. 03	9. 82	8. 55	6. 05
腹腔镜下子宫次全切除术	7. 50	7. 77	6. 57	—	6. 36
腹腔镜下子宫病损或组织切除术	6. 54	6. 69	5. 58	7. 01	4. 89
剖宫产	5. 69	5. 89	5. 65	5. 38	5. 52
产钳助产术	4. 96	5. 22	3. 92	4. 20	3. 54
宫腔镜下宫腔粘连切除术	4. 27	4. 18	4. 86	5. 28	4. 55

5. 平均住院费用　平均住院费用方面，9 个手术平均住院费用在 1 万元以上，根治性子宫切除术平均住院费用最高，其中以三级公立平均住院费用最高。三级民营平均住院费用基本与三级公立持平，二级民营平均住院费用普遍高于二级公立（表 3-1-3-30）。

表 3-1-3-30　2016 年妇产专科医院重点手术平均住院费用（元）

重点手术名称	全国	三级公立	三级民营	二级公立	二级民营
根治性子宫切除术	28 123.24	29 496.16	5700.00	6788.97	7055.48
子宫颈根治性切除术	14 407.86	21 195.00	12 512.00	6000.00	5260.33
子宫切除术	18 511.62	20 850.79	9648.06	6186.00	7499.87
乳腺癌根治术	18 633.01	20 521.64	18 153.00	9881.41	7074.50
盆底重建术	15 286.89	18 826.03	—	8999.64	5111.13
女性盆腔廓清术	9508.28	18 180.04	—	—	3361.21
腹腔镜下子宫全切除术	16 829.60	17 667.63	17 651.13	7477.02	8008.81
腹腔镜下子宫次全切除术	11 443.66	14 369.15	15 367.32	9389.09	8223.60
腹腔镜下子宫病损或组织切除术	11 285.56	11 188.32	11 574.98	6444.15	15 279.21
剖宫产	10 527.38	10 688.97	11 009.78	5360.28	12 340.81
产钳助产术	9111.71	8077.68	6909.23	4029.15	19 745.36
宫腔镜下宫腔粘连切除术	7135.56	7122.60	7478.91	3261.57	7243.32

（五）癌症相关指标

2016 年妇产专科医院共统计 3 个癌症病种，分别为乳腺癌、宫颈癌和卵巢癌。

1. 住院患者死亡率　2016 年全国妇产专科医院 3 种癌症住院患者死亡率平均为 0。

2. 患者非计划重返手术室再次手术率　2016 年全国妇产专科医院 3 种癌症患者非计划重返手术室再次手术率均低于 0.2%，其中卵巢癌非计划重返手术室再次手术率最高，为 0.17%，

3. 平均住院日　2016 年妇产专科医院卵巢癌、宫颈癌和乳腺癌全国平均住院日分别为 4.43 天、3.97 天和 3.50 天，二级妇产专科医院平均住院日普遍高于三级妇产专科医院（表 3-1-3-31）。

表 3-1-3-31　2016 年妇产专科医院重点癌症平均住院日（天）

重点病种名称	全国	三级公立	三级民营	二级公立	二级民营
卵巢癌	4.43	4.17	—	10.59	9.67
宫颈癌	3.97	3.45	5.67	12.82	6.74
乳腺癌	3.50	3.17	2.73	6.58	6.53

4. 平均住院费用　2016 年妇产专科医院卵巢癌全国平均费用为 10 721.25 元，宫颈癌平均费用为 9347.69 元，乳腺癌平均费用为 6236.17 元（表 3-1-3-32）。

表 3-1-3-32　2016 年妇产专科医院重点手术平均住院费用（元）

重点病种名称	全国	三级公立	三级民营	二级公立	二级民营
卵巢癌	10 721.25	10 761.59	—	5271.95	10 241.56
宫颈癌	9347.69	9394.56	2761.20	6303.68	11 177.01
乳腺癌	6236.17	6240.03	3860.50	6723.85	3360.87

五、妇幼保健院

对全国各省参加抽样调查的 668 家妇幼保健院 2016 年度医疗服务与质量安全数据进行横断面分析，其中三级公立妇幼保健院（以下简称三级公立）151 家，比 2015 年同期抽样调查的 108 家医院范围扩大了 39.81%；二级公立妇幼保健院（以下简称二级公立）517 家，2015 年同期未抽样调查；无民营妇幼保健院（图 3-1-3-41、图 3-1-3-42）。

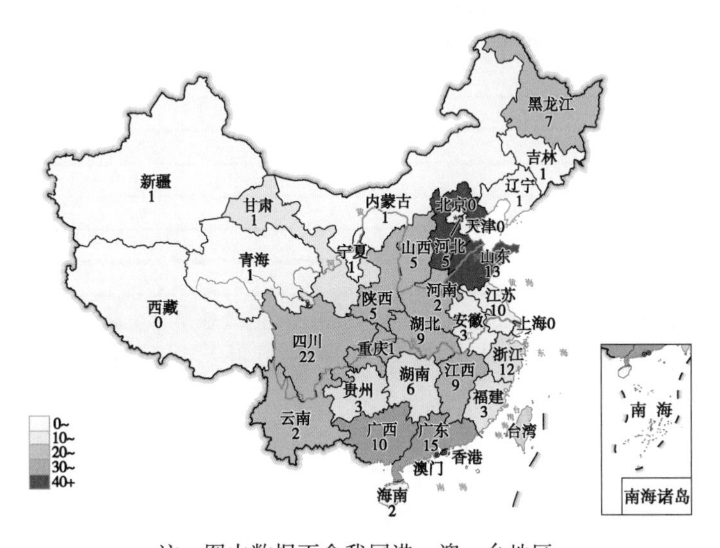

注：图中数据不含我国港、澳、台地区。

图 3-1-3-41　全国各省参加抽样调查的三级妇幼保健院分布情况

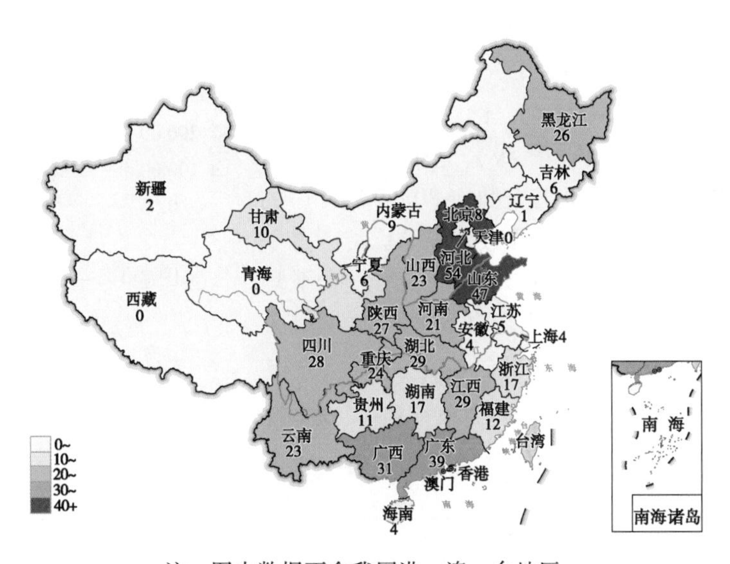

注：图中数据不含我国港、澳、台地区。

图 3-1-3-42　全国各省参加抽样调查的二级妇幼保健院分布情况

（一）管理运行类指标

1. 资源配置

（1）实有床位数（图 3-1-3-43、图 3-1-3-44）

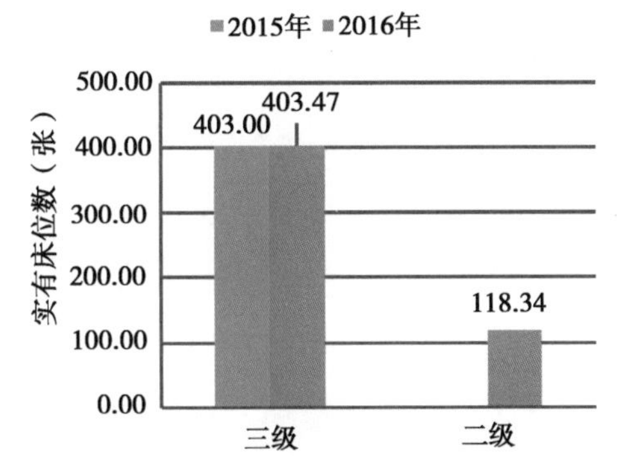

注：图中三级公立、二级公立简称为三级、二级，下同。

图 3-1-3-43　全国各级妇幼保健院实有床位数

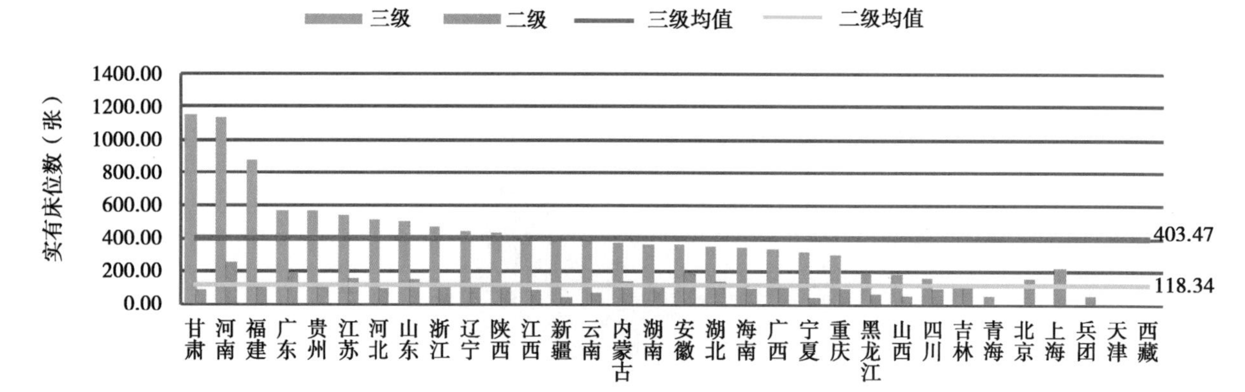

图 3-1-3-44 全国各省各级妇幼保健院实有床位数

三级公立平均实有床位 403.47 张，二级公立平均 118.34 张。三级公立平均实有床位与 2015 年相比，同比上升 0.12%，三级公立实有床位是二级公立的 3.41 倍。三级公立平均床医比 1∶0.53，二级公立床医比 1∶0.55。三级公立床护比 1∶0.83，二级公立床护比 1∶0.76。

（2）卫生技术人员数（图 3-1-3-45、图 3-1-3-46）

1）卫生技术人员数平均水平。三级公立平均卫生技术人员数 659.38 人，占平均在岗职工人数（803.72 人）的 82.04%，二级公立平均卫生技术人员数 189.31 人，占平均在岗职工人数（236.54 人）的 80.03%。三级公立平均卫生技术人员数与 2015 年相比，同比上升 3.84%，三级公立卫生技术人员数是二级公立的 3.48 倍。

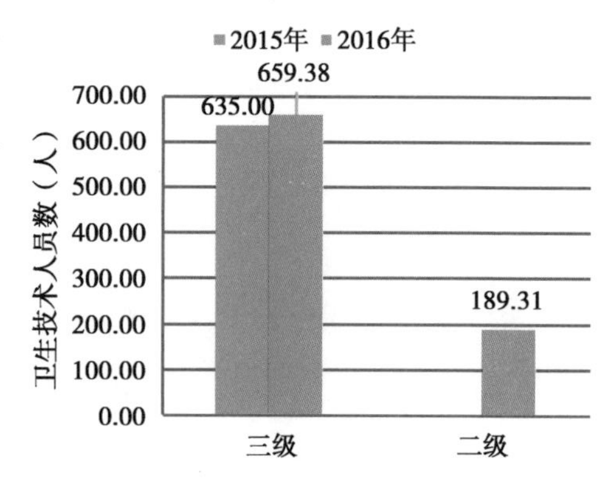

图 3-1-3-45 全国各级妇幼保健院卫生技术人员数

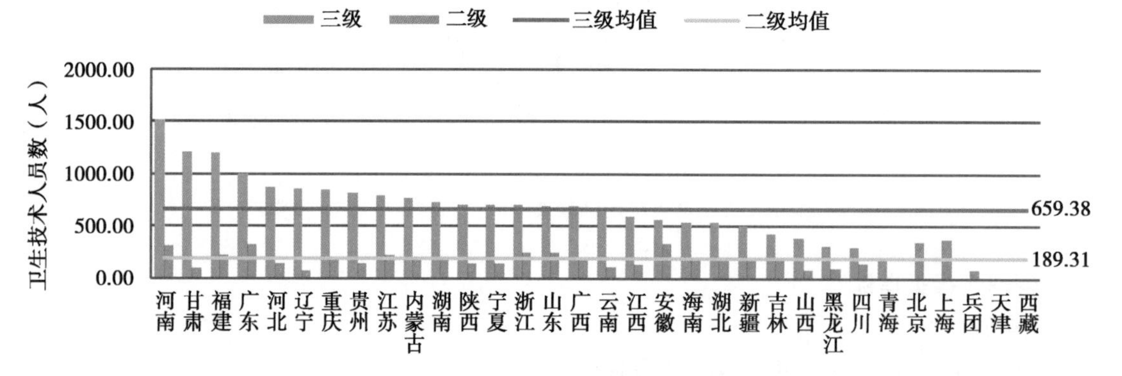

图 3-1-3-46 全国各省各级妇幼保健院卫生技术人员数

2）卫生技术人员平均分布（图 3-1-3-47）

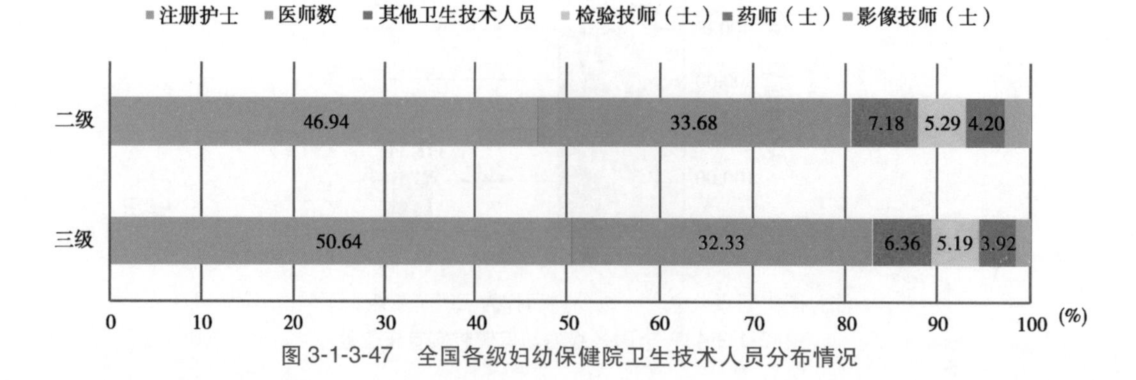

图 3-1-3-47 全国各级妇幼保健院卫生技术人员分布情况

2. 工作负荷

（1）年门诊人次、年急诊人次、年留观人次、健康体检人次（图 3-1-3-48 至图 3-1-3-51）。三级公立平均门诊人次数 573 276. 17 人次，二级公立平均 137 957. 65 人次。

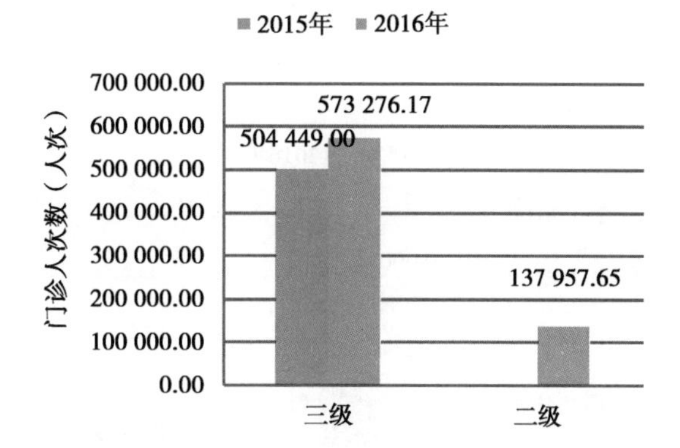

图 3-1-3-48 全国各级妇幼保健院年门诊人次数

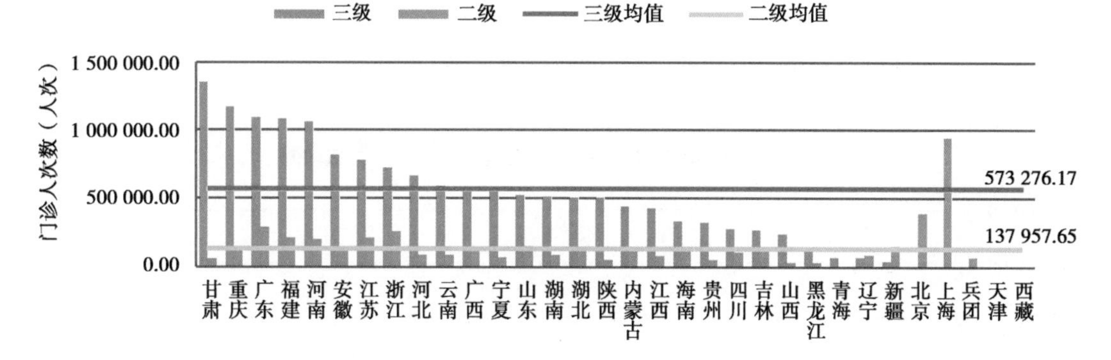

图 3-1-3-49 全国各省各级妇幼保健院年门诊人次数

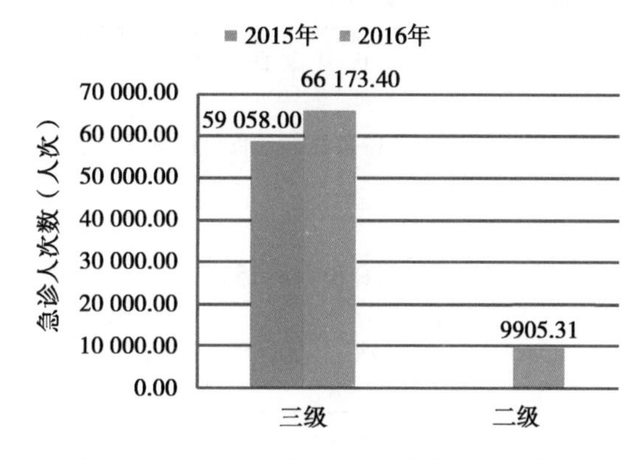

图 3-1-3-50 全国各级妇幼保健院年急诊人次数

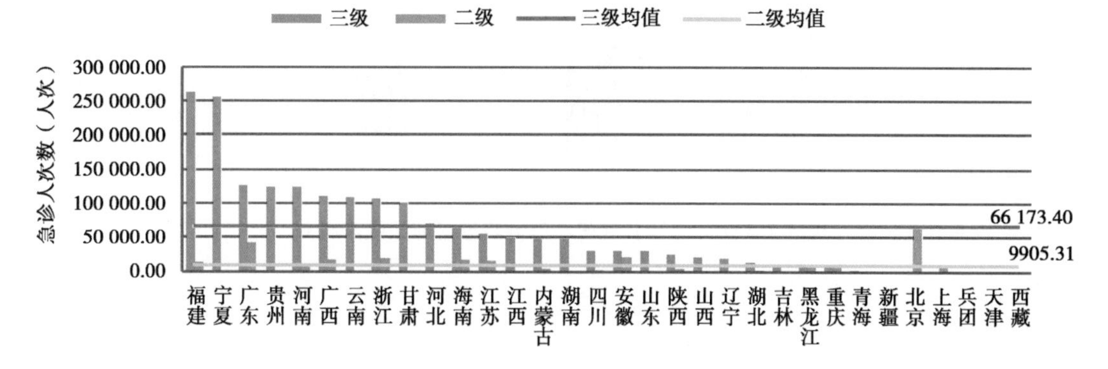

图 3-1-3-51 全国各省各级妇幼保健院年急诊人次数

三级公立平均年急诊人次数66 173. 40人次，二级公立平均9905. 31人次。

（2）年入院人次、出院人次（图3-1-3-52、图3-1-3-53）：三级公立平均年入院数22 186. 94人次，二级公立平均5905. 96人次，三级公立平均年入院人次是二级公立的3. 76倍。

三级公立平均年出院数22 381. 49人次，二级公立平均5924. 97人次，三级公立年平均出院人次是二级公立的3. 78倍。

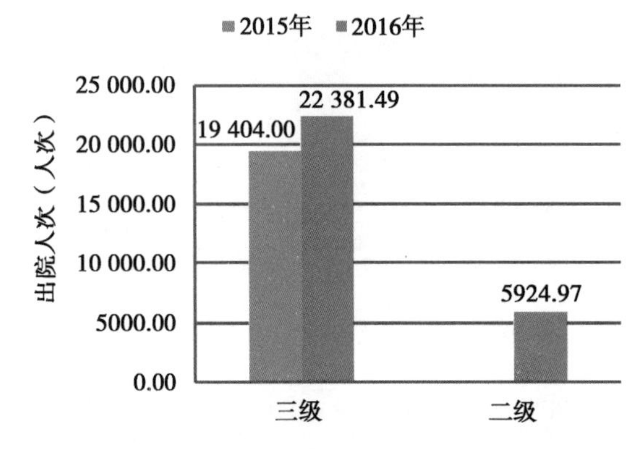

图3-1-3-52 全国各级妇幼保健院年出院人次

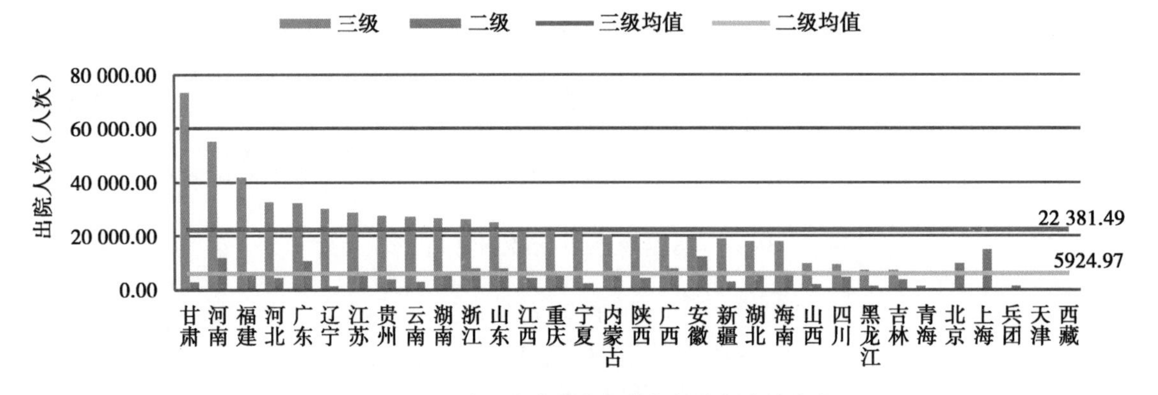

图3-1-3-53 全国各省各级妇幼保健院年出院人次

3. 治疗质量

（1）住院患者非医嘱离院率（图3-1-3-54、图3-1-3-55）

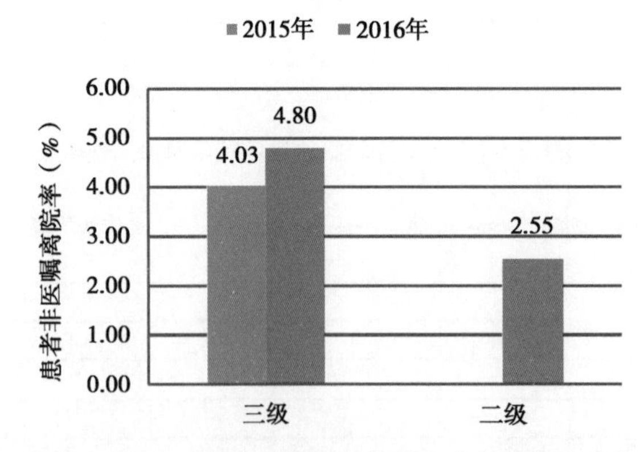

图3-1-3-54 全国各级妇幼保健院患者非医嘱离院率

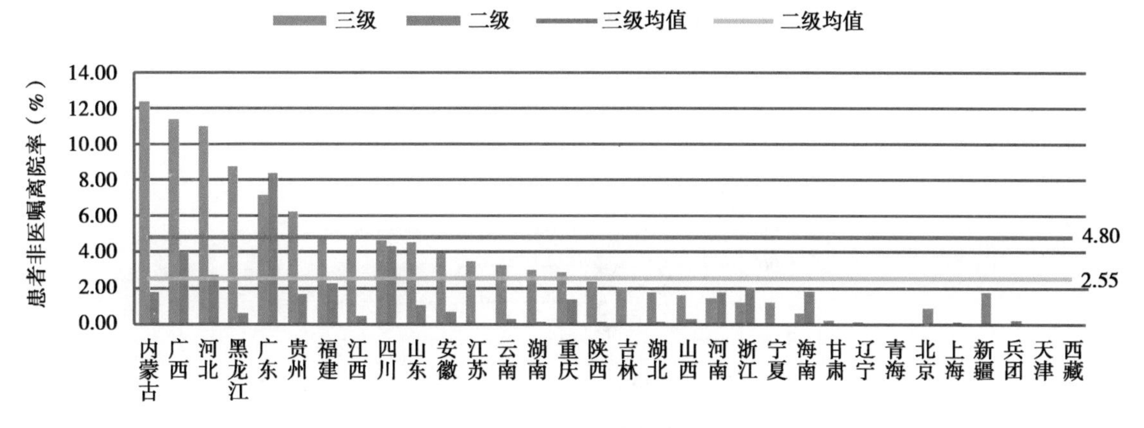

图 3-1-3-55　全国各省各级妇幼保健院患者非医嘱离院率

三级公立平均患者非医嘱离院率 4. 80%，二级公立平均 2. 55%（5 省为 0 报告）。

（2）住院手术患者非医嘱离院率（图 3-1-3-56、图 3-1-3-57）

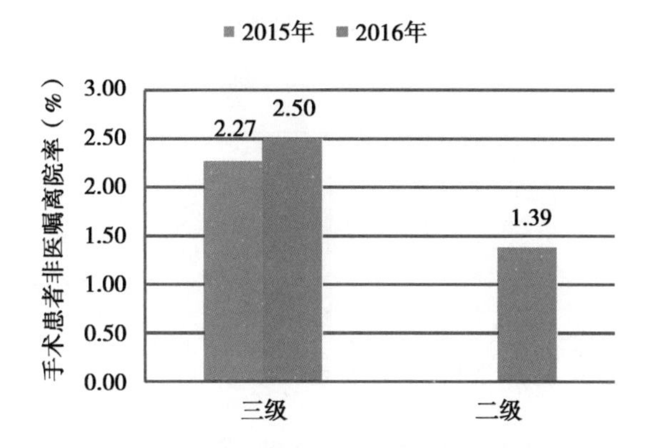

图 3-1-3-56　全国各级妇幼保健院手术患者非医嘱离院率

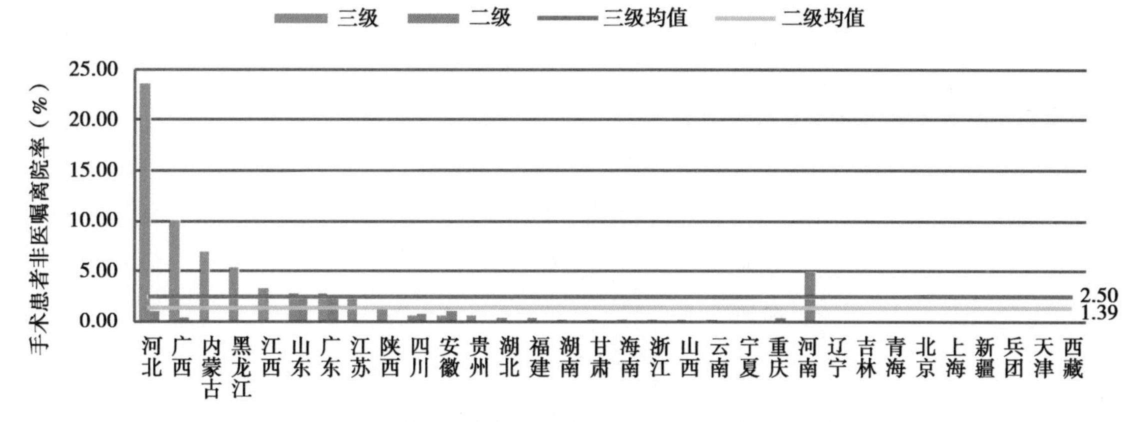

图 3-1-3-57　全国各省各级妇幼保健院手术患者非医嘱离院率

三级公立平均手术患者非医嘱离院率 2. 50%，二级公立平均 1. 39%（9 省为 0 报告）。

4. 工作效率

（1）出院患者平均住院日（图 3-1-3-58、图 3-1-3-59）

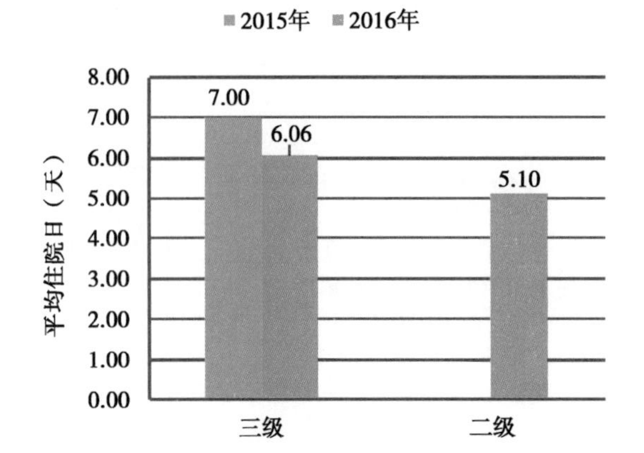

图 3-1-3-58 全国各级妇幼保健院平均住院日

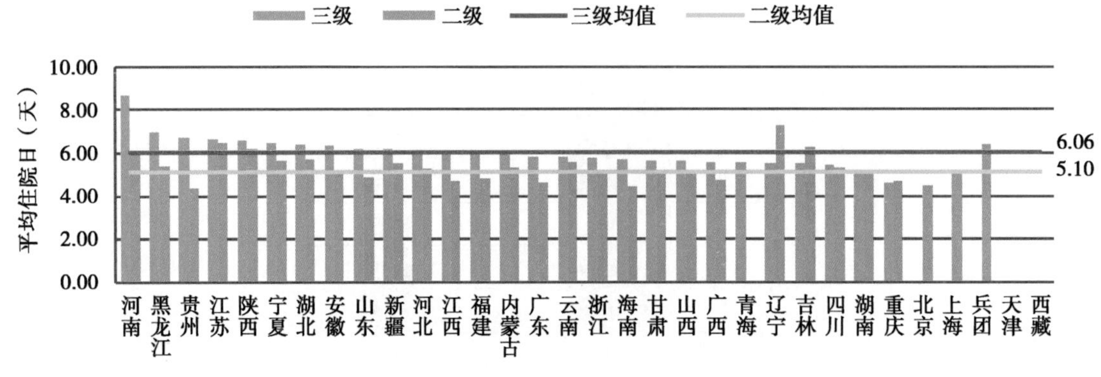

图 3-1-3-59 全国各省各级妇幼保健院平均住院日

三级公立平均住院日 6.06 天，二级公立平均 5.10 天。

（2）床位使用率（图 3-1-3-60、图 3-1-3-61）

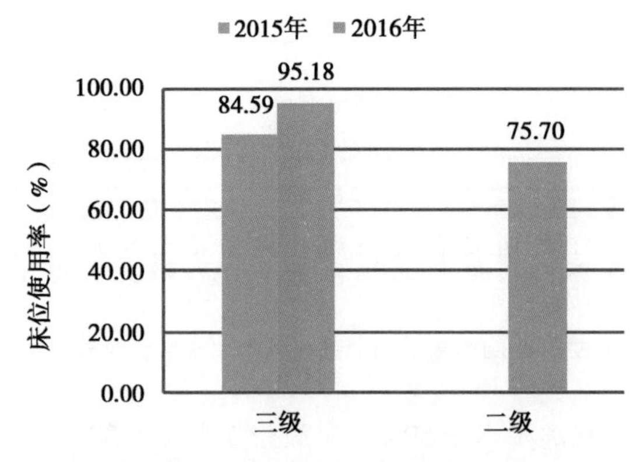

图 3-1-3-60 全国各级妇幼保健院床位使用率

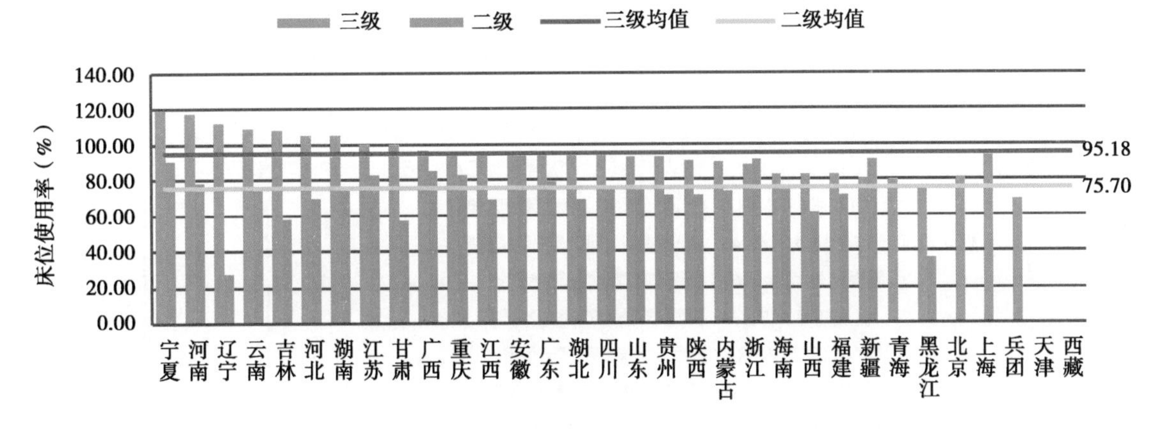

图 3-1-3-61 全国各省各级妇幼保健院床位使用率

三级公立平均床位使用率 95.18%，二级公立平均 75.70%，三级公立床位使用率是二级公立的 1.26 倍。

（3）重点病种平均住院日（图 3-1-3-62）

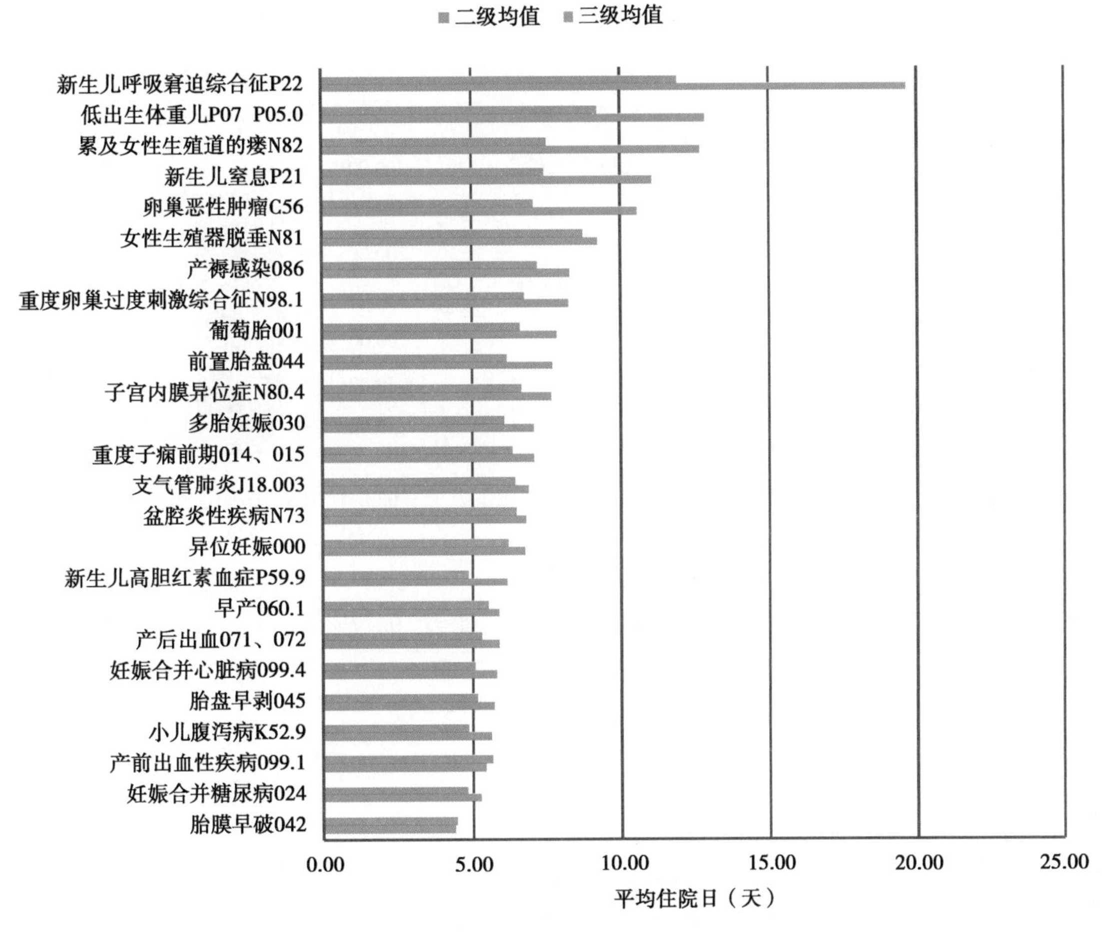

图 3-1-3-62 全国各级妇幼保健院重点病种患者平均住院日

参与此次调查的三级公立重点病种中新生儿呼吸窘迫综合征患者平均住院日较高，平均为 19.65 天，二级公立平均为 11.89 天。

（4）重点手术平均住院日（图 3-1-3-63）

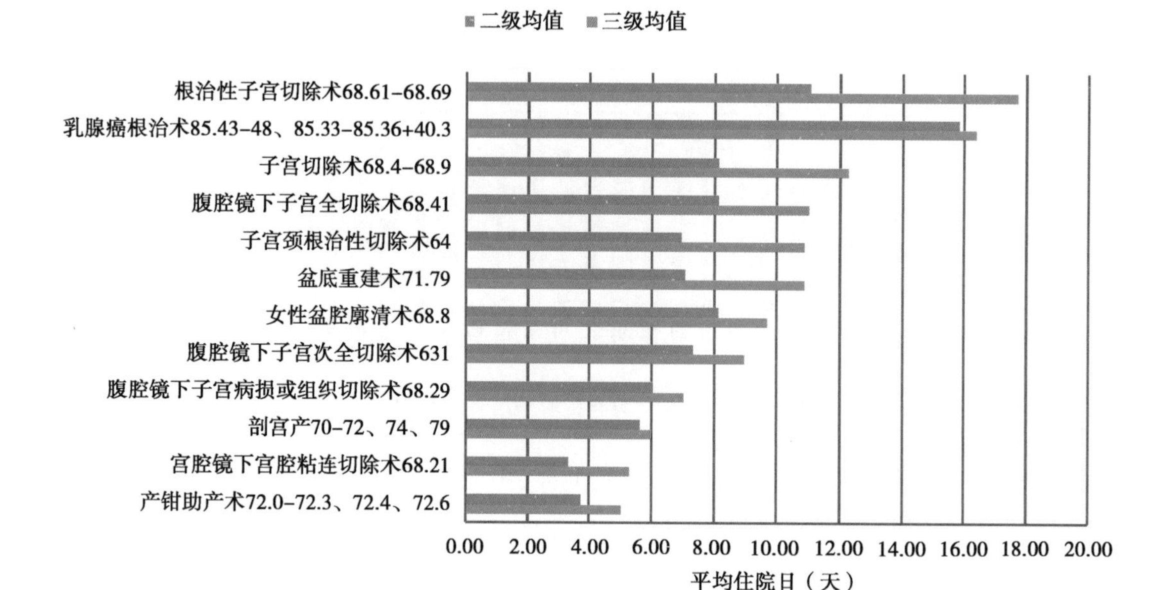

图 3-1-3-63　全国各级妇幼保健院重点手术患者平均住院日

三级公立重点手术中根治性子宫切除术手术患者平均住院日为 17.68 天，二级公立重点手术中乳腺癌根治术手术患者平均住院日平均为 15.82 天。

5. 患者负担

（1）每门诊人次费用以及其中的药品费用（图 3-1-3-64、图 3-1-3-65）

三级公立平均每门诊（含急诊）人次费用 244.73 元，药占比为 27.22%（26 省反馈），二级公立平均 176.99 元，药占比为 28.02%。

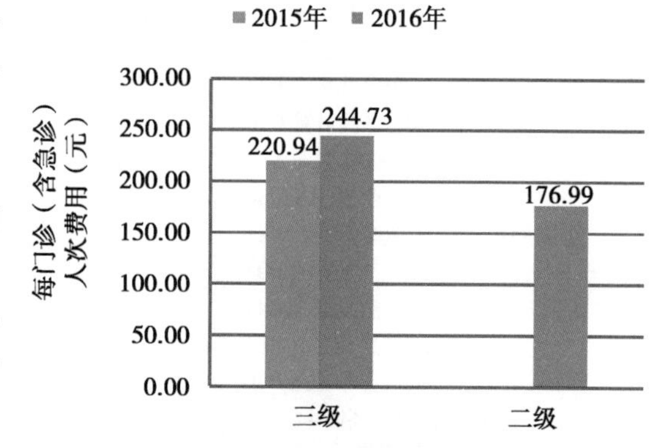

图 3-1-3-64　全国各级妇幼保健院每门诊（含急诊）人次费用

（2）每住院人次费用以及其中的药品费用（图 3-1-3-66、图 3-1-3-67）

三级公立平均每住院人次费用 6415.48 元，药占比为 20.78%（26 省反馈）；二级公立平均 3378.32 元，药占比为 20.77%。

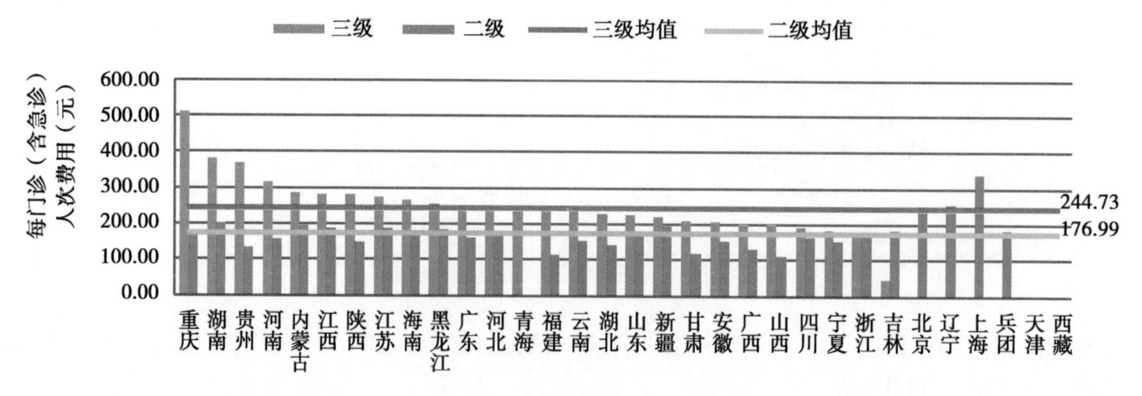

图 3-1-3-65　全国各省各级妇幼保健院每门诊（含急诊）人次费用

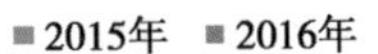

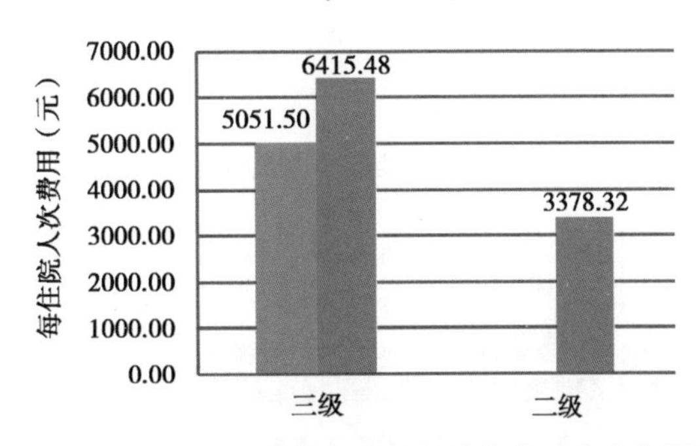

图 3-1-3-66　全国各级妇幼保健院每住院人次费用

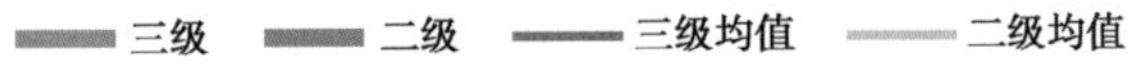

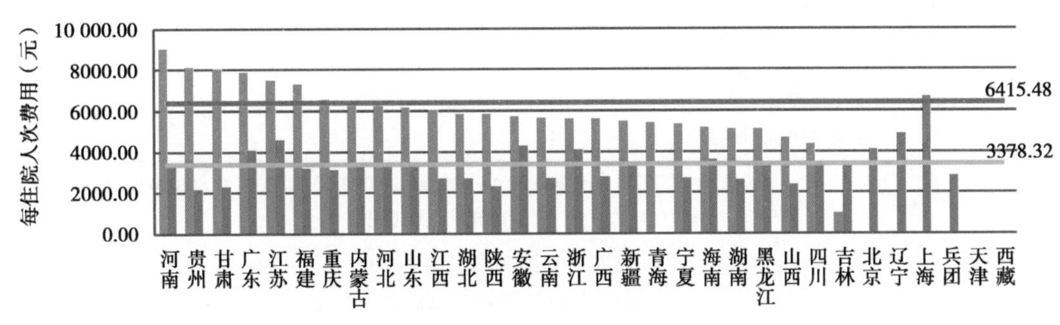

图 3-1-3-67　全国各省各级妇幼保健院每住院人次费用

（3）重点病种患者每住院人次费用（图 3-1-3-68）

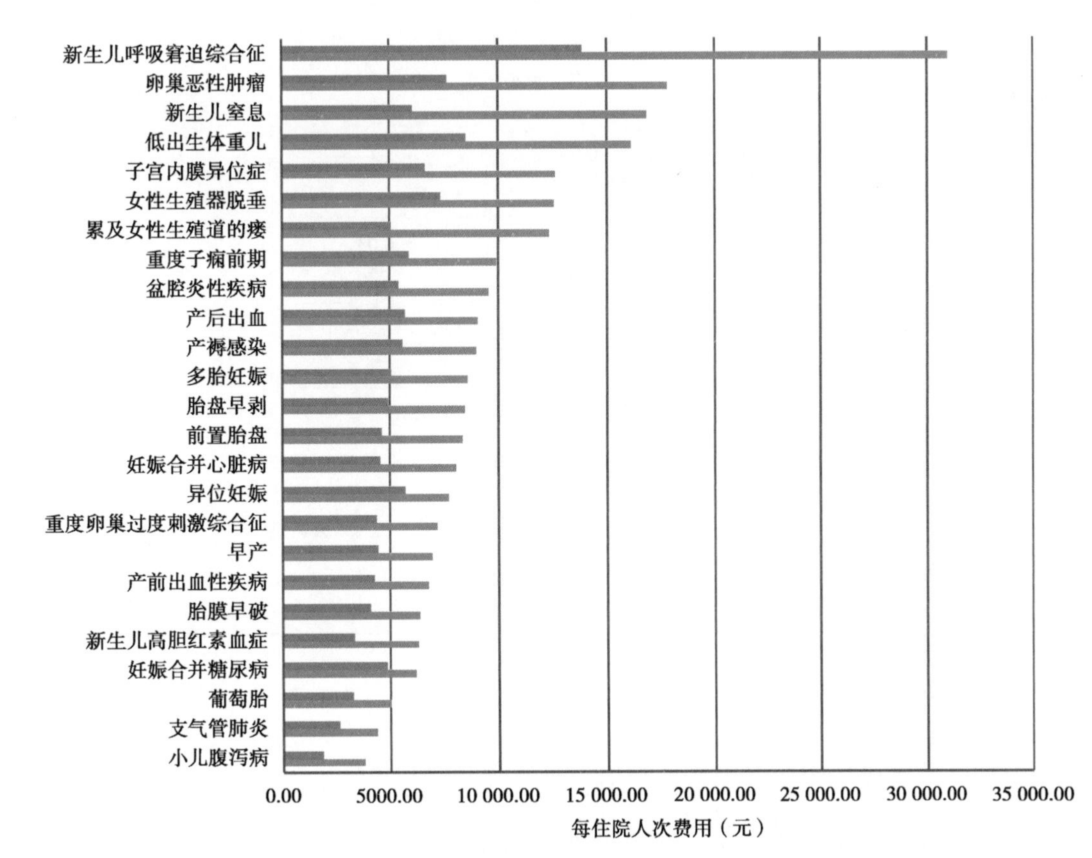

注：重点病种 ICD-10 编码参见图 3-1-3-62。

图 3-1-3-68　全国各级妇幼保健院重点病种患者每住院人次费用

三级公立重点病种中新生儿呼吸窘迫综合征患者每住院人次费用较高，平均为 310 66. 61 元，二级公立为 13 887. 17 元。

（4）重点手术每住院人次费用（图 3-1-3-69）

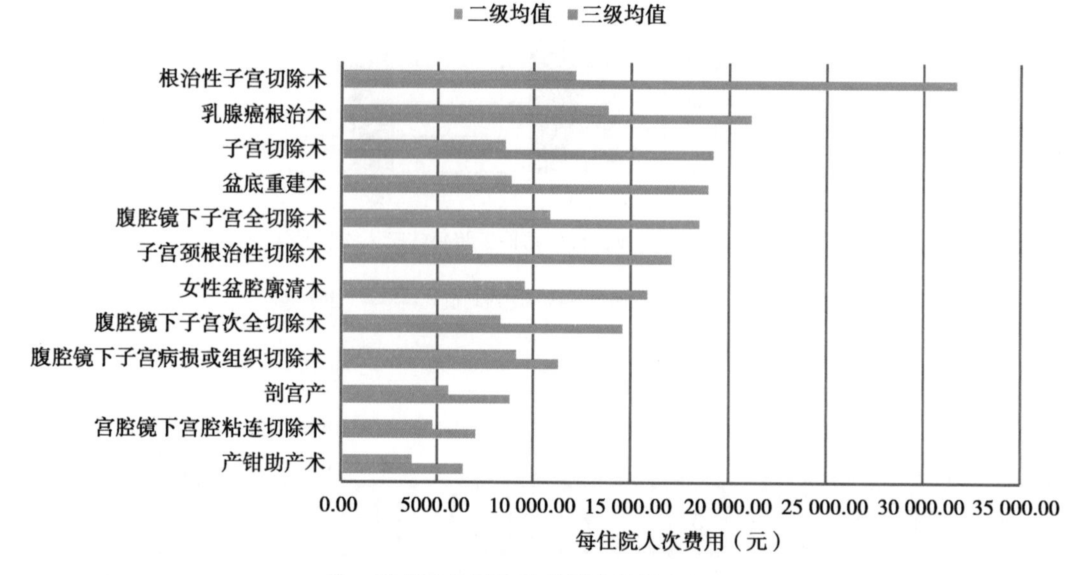

注：重点手术 ICD-10 编码参见图 3-1-3-63。

图 3-1-3-69　全国各级妇幼保健院重点手术患者每住院人次费用

三级公立重点手术中根治性子宫切除术手术患者每住院人次费用较高，平均为 31 624. 32 元；二级公立重点手术中乳腺癌根治术手术患者每住院人次费用较高，平均为 13 752. 39 元。

（二）住院死亡类指标

1. 住院患者相关死亡率（图 3-1-3-70 至图 3-1-3-75）

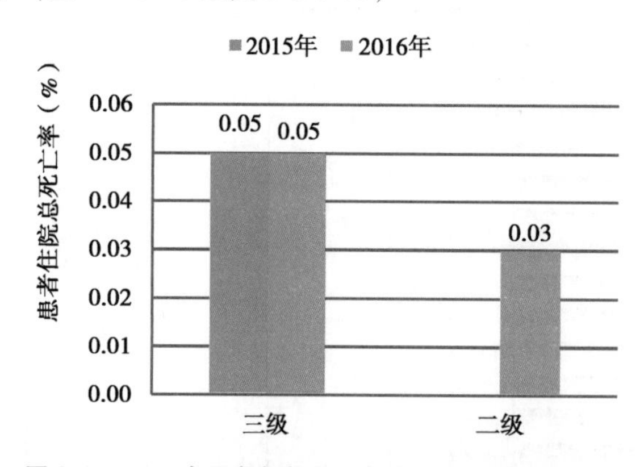

图 3-1-3-70　全国各级妇幼保健院患者住院总死亡率

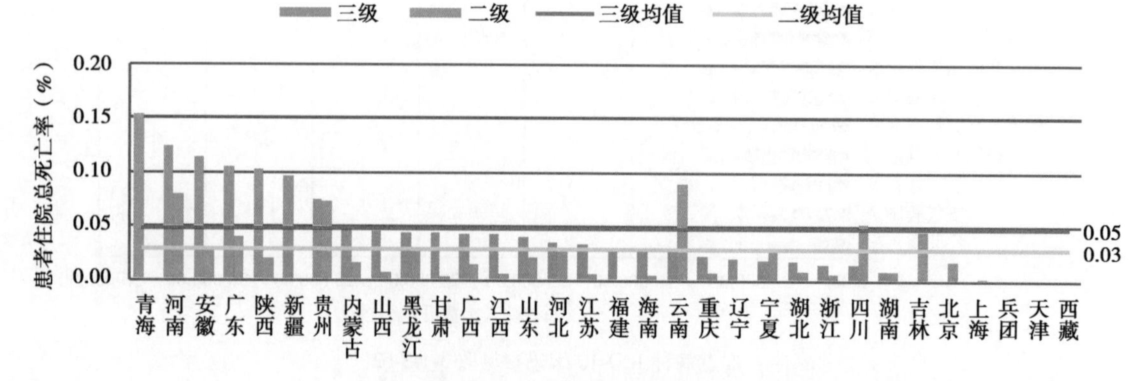

图 3-1-3-71　全国各省各级妇幼保健院患者住院总死亡率

三级公立平均患者住院总死亡率0.05%（1省为0报告）；二级公立平均0.03%（3省为0报告）。

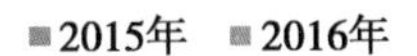

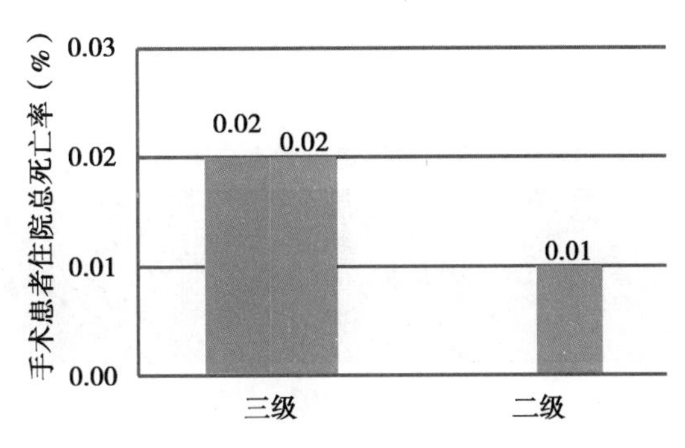

图 3-1-3-72　全国各级妇幼保健院手术患者住院总死亡率

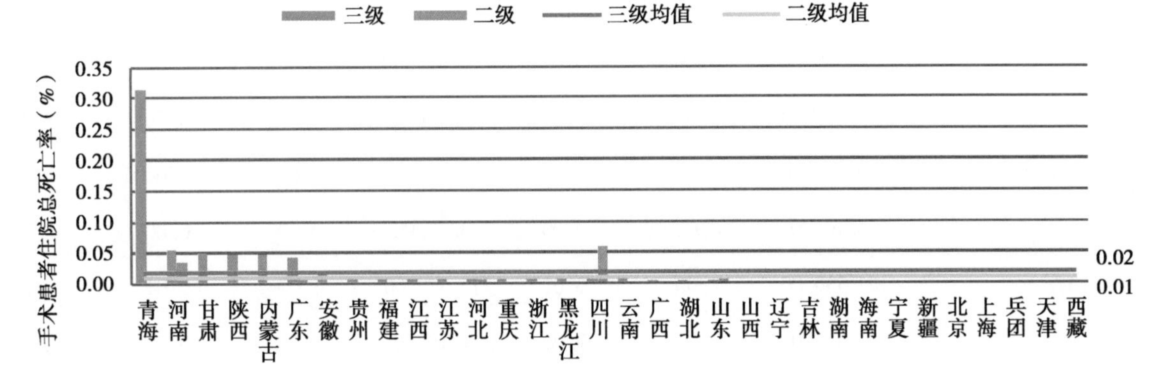

图 3-1-3-73　全国各省各级妇幼保健院手术患者住院总死亡率

三级公立平均手术患者住院总死亡率0.02%（7省为0报告）；二级公立平均0.01%（24省为0报告）。

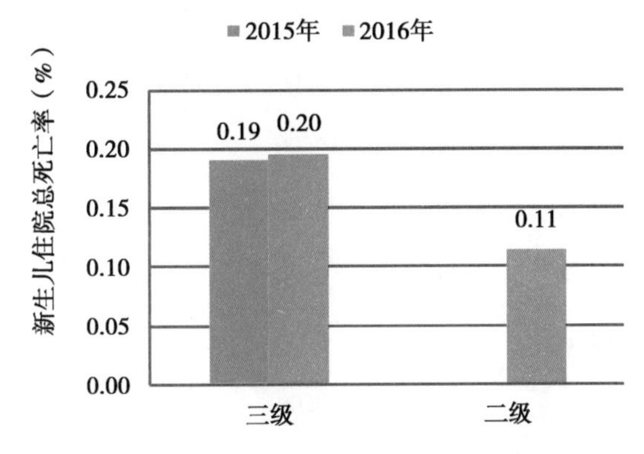

图 3-1-3-74　全国各级妇幼保健院新生儿住院总死亡率

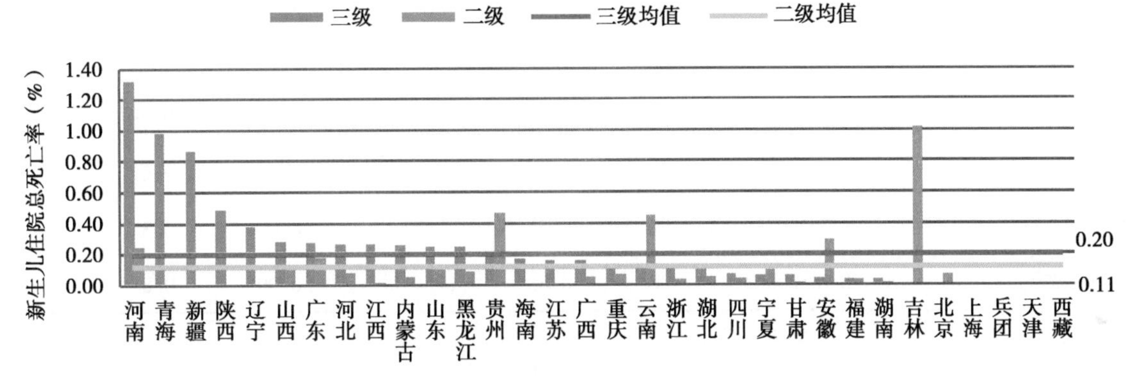

图 3-1-3-75　全国各省各级妇幼保健院新生儿住院总死亡率

三级公立新生儿住院总死亡率0.20%（1省为0报告）；二级公立平均0.11%（4省为0报告）。

2. 住院患者重点病种死亡率 重点病种中，三级公立重点病种中新生儿呼吸窘迫综合征住院总死亡率较高，平均为0.68%（10省为0报告）；二级公立新生儿呼吸窘迫综合征住院总死亡率较高，平均为0.83%（14省为0报告）（表3-1-3-33）。

表3-1-3-33 全国各级妇幼保健院重点病种患者住院总死亡率

重点病种名称	三级公立			二级公立			合计
	出院患者人次	死亡人数	住院总死亡率（%）	出院患者人次	死亡人数	住院总死亡率（%）	住院总死亡率（%）
产前出血性疾病	10 904.00	2.00	0.02	7451.00	1.00	0.01	0.02
产后出血	26 781.00	5.00	0.02	22 385.00	4.00	0.02	0.02
早产	47 401.00	4.00	0.01	36 511.00	36.00	0.10	0.05
多胎妊娠	26 390.00	4.00	0.02	15 617.00	5.00	0.03	0.02
胎膜早破	204 592.00	2.00	0.00	135 802.00	4.00	0.00	0.00
前置胎盘	27 778.00	3.00	0.01	11 684.00	0.00	0.00	0.01
胎盘早剥	8516.00	0.00	0.00	5272.00	0.00	0.00	0.00
重度子痫前期	21 530.00	4.00	0.02	12 679.00	1.00	0.01	0.01
产褥感染	3245.00	2.00	0.06	1419.00	0.00	0.00	0.04
异位妊娠	64 015.00	0.00	0.00	26 628.00	0.00	0.00	0.00
妊娠合并糖尿病	132 525.00	2.00	0.00	60 534.00	0.00	0.00	0.00
妊娠合并心脏病	3899.00	2.00	0.05	4079.00	0.00	0.00	0.03
盆腔炎性疾病	65 491.00	0.00	0.00	17 375.00	0.00	0.00	0.00
女性生殖器脱垂	7651.00	0.00	0.00	3725.00	0.00	0.00	0.00
子宫内膜异位症	12 303.00	0.00	0.00	3221.00	0.00	0.00	0.00
葡萄胎	4178.00	0.00	0.00	1717.00	0.00	0.00	0.00
累及女性生殖道的瘘	186.00	0.00	0.00	90.00	0.00	0.00	0.00
重度卵巢过度刺激综合征	2030.00	0.00	0.00	382.00	0.00	0.00	0.00
卵巢恶性肿瘤	2677.00	8.00	0.30	512.00	0.00	0.00	0.25
支气管肺炎	206 622.00	28.00	0.01	221 862.00	11.00	0.00	0.01
小儿腹泻病	32 970.00	19.00	0.06	47 334.00	3.00	0.01	0.03
低出生体重儿	85 730.00	124.00	0.14	28 231.00	75.00	0.27	0.17
新生儿高胆红素血症	130 006.00	37.00	0.03	103 859.00	7.00	0.01	0.02
新生儿窒息	22 760.00	114.00	0.50	18 552.00	68.00	0.37	0.44
新生儿呼吸窘迫综合征	20 785.00	141.00	0.68	6760.00	56.00	0.83	0.72

注：重点病种ICD-10编码参见图3-1-3-62。

3. 住院患者重点手术死亡率

参与此次调查的三级公立重点手术中根治性子宫切除术住院总死亡率较高，平均为0.05%；二级公立的子宫颈根治性切除术住院总死亡率较高，平均为0.21%（表3-1-3-34）。

表3-1-3-34 全国各级妇幼保健院重点手术患者住院总死亡率

重点手术名称	三级公立			二级公立			合计
	出院患者人次	死亡人数	住院总死亡率（%）	出院患者人次	死亡人数	住院总死亡率（%）	住院总死亡率（%）
子宫切除术	25 324.00	9.00	0.04	9425.00	1.00	0.01	0.03
宫腔镜下宫腔粘连切除术	11 748.00	1.00	0.01	3038.00	0.00	0.00	0.01
盆底重建术	1746.00	0.00	0.00	599.00	0.00	0.00	0.00
剖宫产	453 133.00	6.00	0.00	461 133.00	9.00	0.00	0.00
产钳助产术	12 034.00	0.00	0.00	8183.00	0.00	0.00	0.00
女性盆腔廓清术	551.00	0.00	0.00	247.00	0.00	0.00	0.00
子宫颈根治性切除术	600.00	0.00	0.00	473.00	1.00	0.21	0.09
腹腔镜下子宫次全切除术	2671.00	1.00	0.04	781.00	0.00	0.00	0.03
腹腔镜下子宫全切除术	14 887.00	2.00	0.01	2894.00	0.00	0.00	0.01
腹腔镜下子宫病损或组织切除术	42 095.00	0.00	0.00	6850.00	0.00	0.00	0.00
根治性子宫切除术	1926.00	1.00	0.05	603.00	0.00	0.00	0.04
乳腺癌根治术	2990.00	0.00	0.00	917.00	0.00	0.00	0.00

注：重点手术ICD-10编码参见图3-1-3-63。

（三）重返类指标分析

1. 住院患者非预期再住院率（图3-1-3-76、图3-1-3-77）

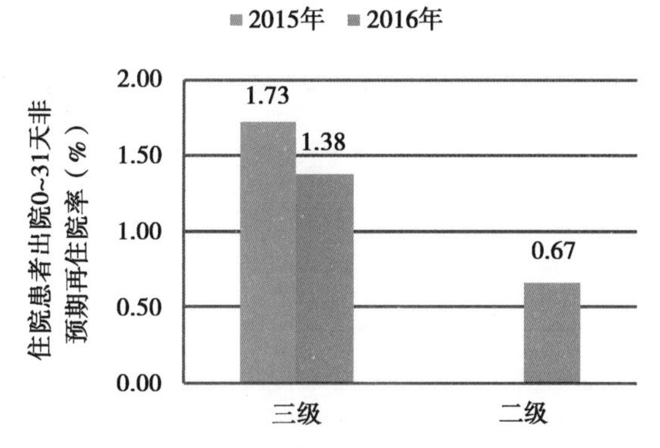

图3-1-3-76 全国各级妇幼保健院住院患者出院0~31天非预期再住院率

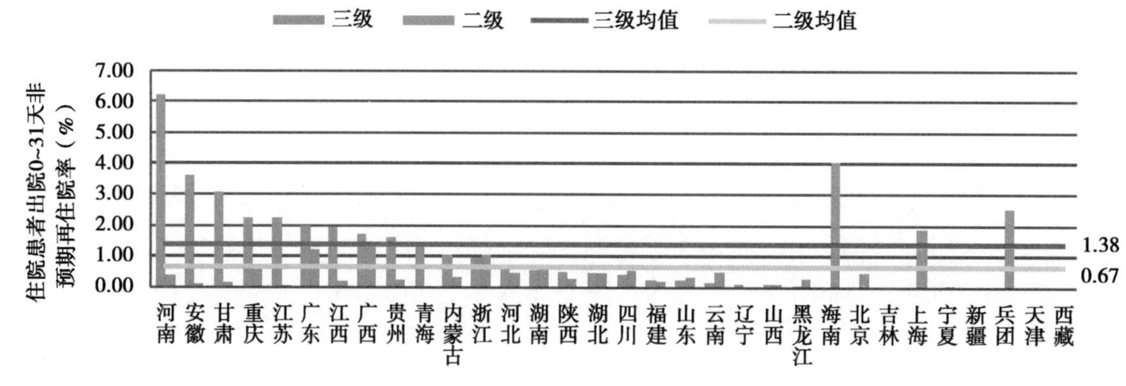

图 3-1-3-77 全国各省各级妇幼保健院住院患者出院 0~31 天非预期再住院率

三级公立平均住院患者出院 0~31 天非预期再住院率 1.38%；二级公立平均 0.67%（2 省为 0 报告）。

三级公立平均住院患者出院当天非预期再住院率 0.14%（4 省为 0 报告）；二级公立平均 0.05%（5 省为 0 报告）。

三级公立平均住院患者出院 2~15 天非预期再住院率 0.72%；二级公立平均 0.28%（2 省为 0 报告）。

三级公立平均住院患者出院 16~31 天非预期再住院率 0.54%（2 省为 0 报告）；二级公立平均 0.31%（3 省为 0 报告）。

2. 住院手术患者非计划再次手术率（图 3-1-3-78、图 3-1-3-79）

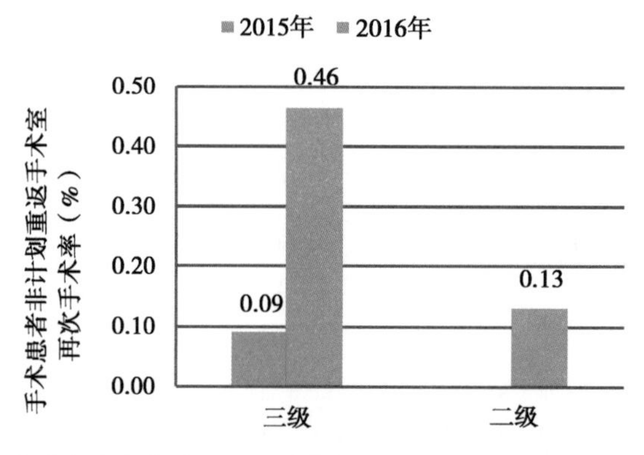

注：此部分手术患者非计划重返手术指手术后 0~30 天非计划再次手术。

图 3-1-3-78 全国各级妇幼保健院手术患者非计划重返手术室再次手术率

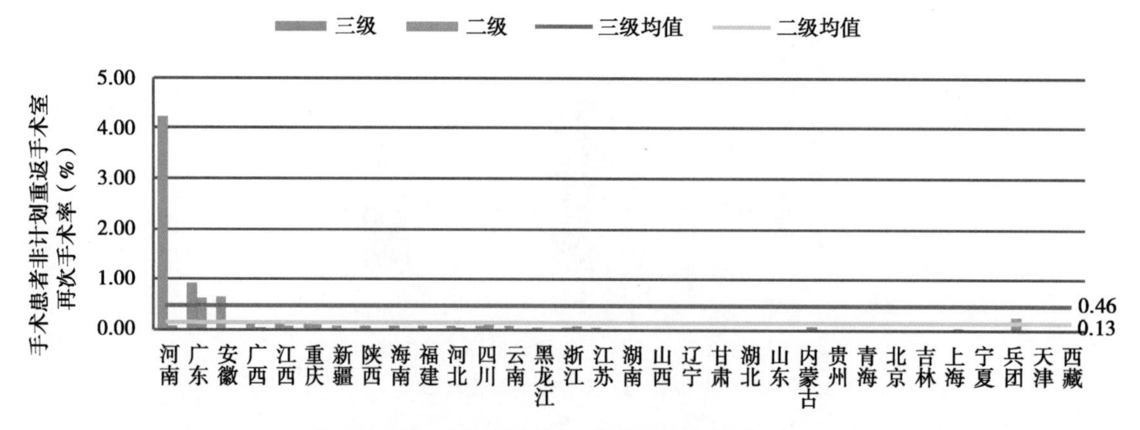

图 3-1-3-79 全国各省各级妇幼保健院手术患者非计划重返手术室再次手术率

三级公立平均手术患者非计划重返手术室再次手术率 0.46%（3 省为 0 报告）；二级公立平均 0.13%（11 省为 0 报告）。

3. 住院重点病种患者出院 0~31 天非预期再住院率（图 3-1-3-80）

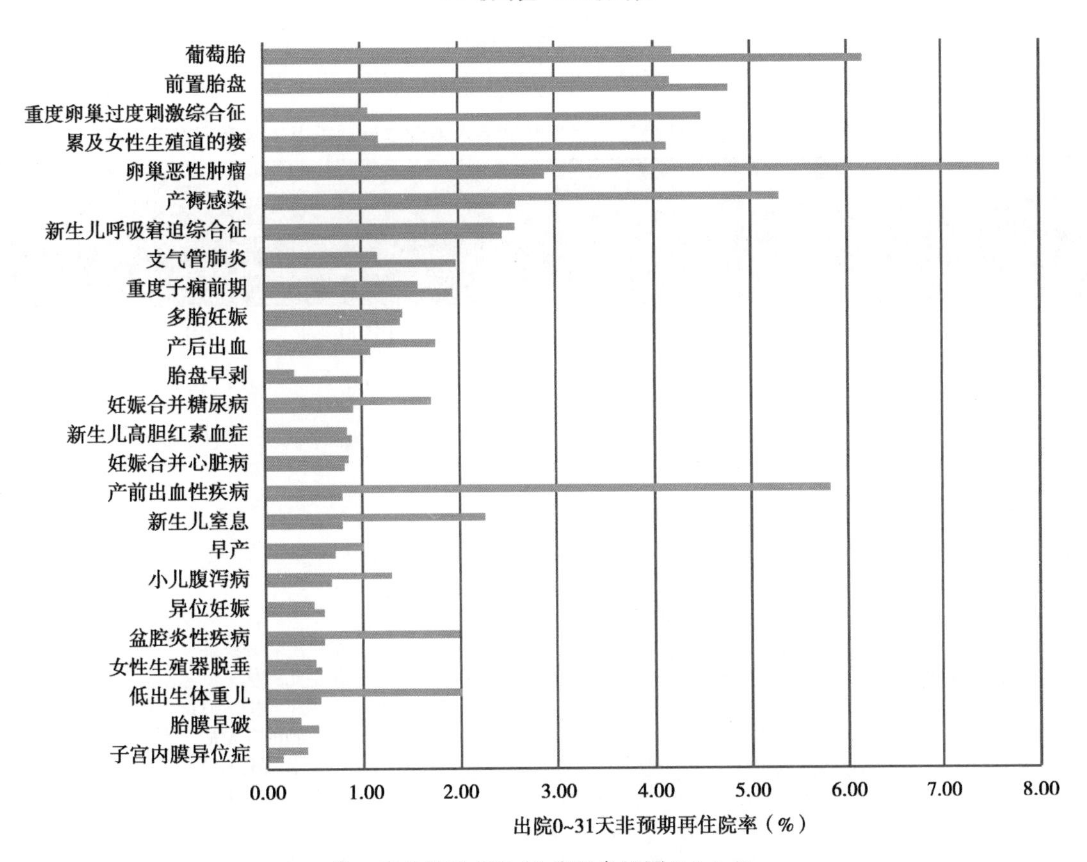

注：重点病种 ICD-10 编码参见图 3-1-3-62。

图 3-1-3-80 全国各级妇幼保健院重点病种患者出院 0~31 天非预期再住院率

三级公立重点病种中葡萄胎患者出院 0~31 天非预期再住院率较高，平均为 6.16%；二级公立卵巢恶性肿瘤患者出院 0~31 天非预期再住院率较高，平均为 7.60%。

4. 住院手术患者重点手术非计划再次手术率（图 3-1-3-81）

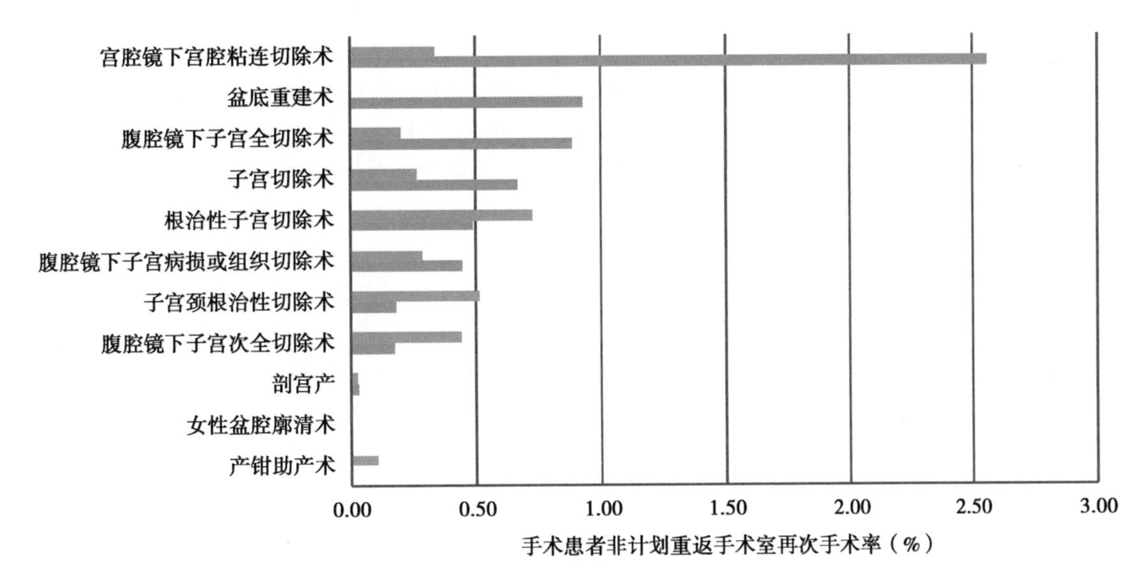

注：重点手术 ICD-10 编码参见图 3-1-3-63。

图 3-1-3-81 全国各级妇幼保健院重点手术患者非计划重返手术室再次手术率

三级公立重点手术中宫腔镜下宫腔粘连切除术手术患者非计划重返手术室再次手术率较高，平均为2.56%。

5. 住院患者重点恶性肿瘤重返率指标 重点恶性肿瘤中，三级公立乳腺癌手术患者非计划重返手术室再次手术率较高，平均为0.51%；二级公立平均为1.50%（表3-1-3-35）。

表3-1-3-35 全国各级妇幼保健院重点恶性肿瘤手术患者非计划重返手术室再次手术率

重点手术名称	三级公立			二级公立			合计
	手术患者人次	非计划再次手术人数	非计划再次手术人数率（%）	手术患者人次	非计划再次手术人数	非计划再次手术人数率（%）	非计划再次手术人数率（%）
乳腺癌	2744.00	14.00	0.51	666.00	10.00	1.50	0.70
宫颈癌	5930.00	14.00	0.24	616.00	1.00	0.16	0.23
卵巢癌	824.00	3.00	0.36	125.00	0.00	0.00	0.32

（四）医院获得性指标

全国各级妇幼保健院医院获得性指标ICD-10编码条目分布（图3-1-3-82）

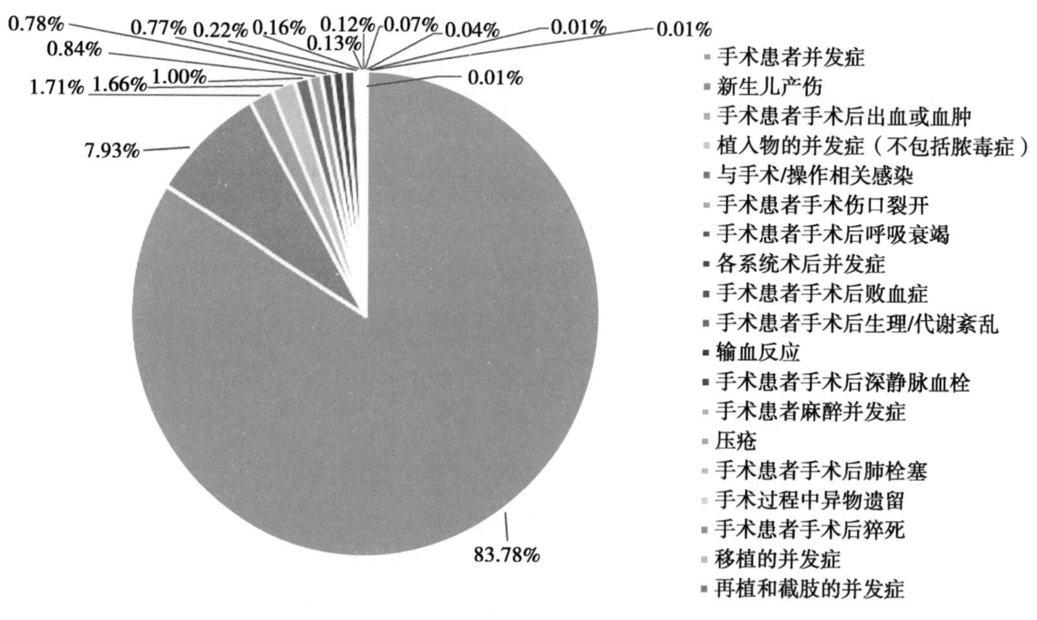

注：选择参加调研的妇幼保健院中获得性指标数据上报填写完整的378家医院进行分析（下同）。

图3-1-3-82 全国各级妇幼保健院医院获得性指标ICD-10编码条目的总体分布情况

参与此次调查的19项获得性指标中手术患者并发症占比最大，为83.78%，其次是新生儿产伤（7.93%）、手术患者手术后出血或血肿（1.71%）和植入物的并发症（不包括脓毒症，1.66%）。

在三级公立中医院获得性指标ICD-10编码条目发生比例排名前3位的分别是手术患者并发症（83.98%）、新生儿产伤（9.00%）和植入物的并发症（不包括脓毒症，2.05%）；二级公立医院获得性指标ICD-10编码条目发生比例排名前3位的依次是手术患者并发症（83.29%）、新生儿产伤（5.40%）和手术患者手术后出血或血肿（4.11%），在分布上略有差异，可能与不同等级妇幼保健院接诊的患者病种分布及其医疗水平有关。

六、传染病专科医院

全国各省参加抽样调查的125家传染病专科医院（含结核病专科医院），对2016年度医疗服务与质量安全数据进行横断面分析，其中三级公立医院 64 家（以下简称为“三级医院”），二级公立医院 60 家，二级民营医院 1 家，统一作为二级医院进行分析（以下简称为“二级医院”）；传染病医院的省际分布见图 3-1-3-83。

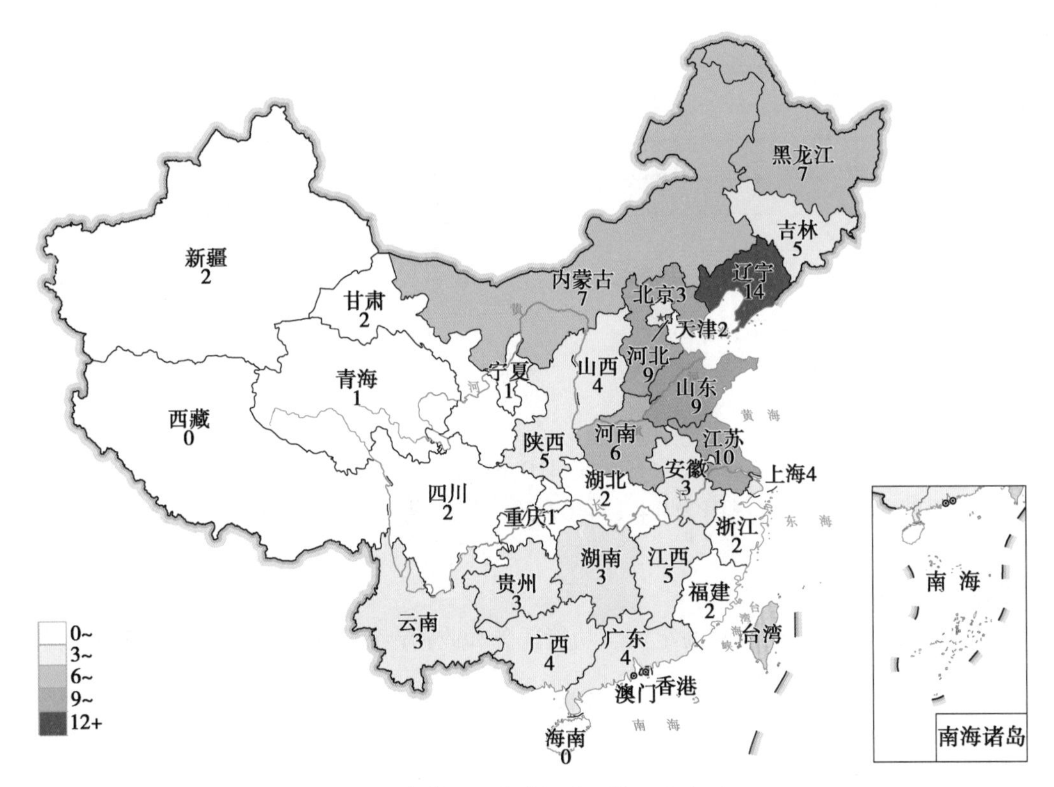

注：图中数据不含我国港、澳、台地区。

图 3-1-3-83 样本传染病医院省际分布情况

（一）基本情况

1. 资源配置

（1）实际开放床位：2016 年三级医院平均实际开放床位数为 596. 36 张，二级医院为 255. 84 张。负压病房是传染病医院的特色单元，其床位数占医院实有数的 3. 47%；重症医学科床位数占传染病医院总床位数的 1. 28%。

（2）卫生技术人员数：2016 年三级医院卫生技术人员数的均数为 552. 19 人，二级医院为 195. 46 人。三级医院医师数的均数为 165. 84 人，二级医院为 58. 51 人。三级医院注册护士数的均数为 293. 50 人，二级医院为 101. 74 人。

三级医院和二级医院的床护比分别为 1∶0. 49 和 1∶0. 40。

2. 工作负荷

2016 年三级医院门诊人次的均值为 196 640. 80 人次，二级医院为 39 134. 02 人次。

2016 年三级医院急诊人次的均值为 16 082. 05 人次，二级医院为 3393. 53 人次。

2016 年三级医院出院总人次的均值为 12 149. 84 人次，二级医院为 4120. 98 人次。

2016 年三级医院住院手术例数的均值为 1984. 89 例，二级医院为 217. 21 例。

3. 医疗质量 2016 年三级医院和二级医院的非医嘱离院率分别为 4. 71%和 2. 95%；三级医院和二级医院手术患者非医嘱离院率分别为 1. 37%和 0. 49%。

三级医院门诊抗菌药物处方率为 11. 34%，二级医院为 6. 18%。

三级医院开展临床路径病种数的中位数为 14. 00 个，二级医院为 5. 00 个。

4. 工作效率

2016 年三级医院平均住院日为 16. 15 天，二级医院为 17. 70 天（图 3-1-3-84）。

2016 年三级医院床位使用率为 95.70%，二级医院为 84.85%（图 3-1-3-85）。

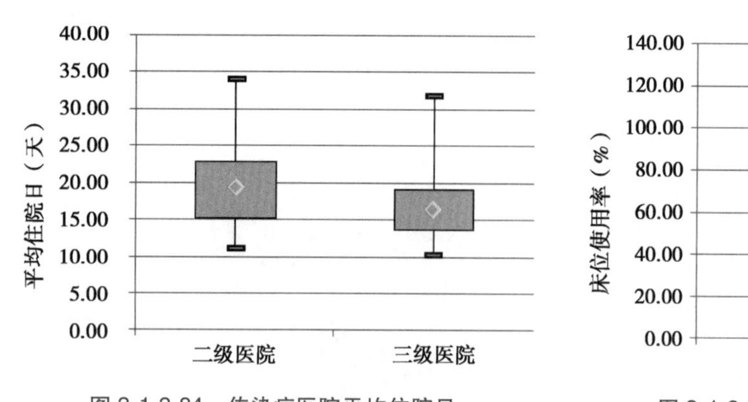

图 3-1-3-84　传染病医院平均住院日

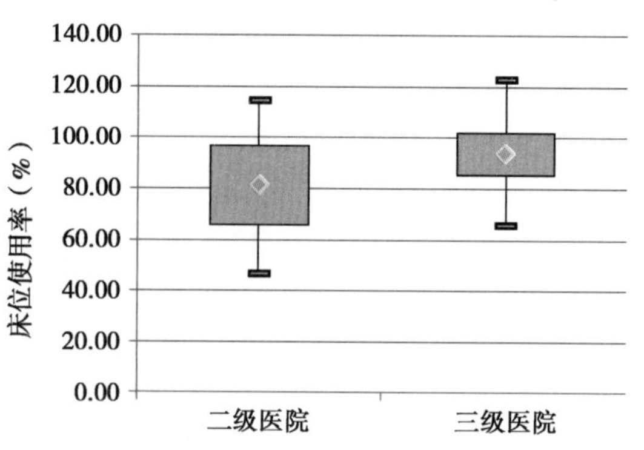

图 3-1-3-85　传染病医院床位使用率

5. 患者负担

2016 年三级医院每门诊(含急诊)人次费用为 410.64 元，二级医院为 393.10 元。

2016 年三级医院每住院人次费用为 14 134.07 元，其中药费占 44.80%；二级医院为 8805.30 元，其中药费占 47.55%。

（二）住院死亡类指标分析

1. 住院患者死亡率　传染病医院的定位、功能任务和收治范围差别较大（图 3-1-3-86）。

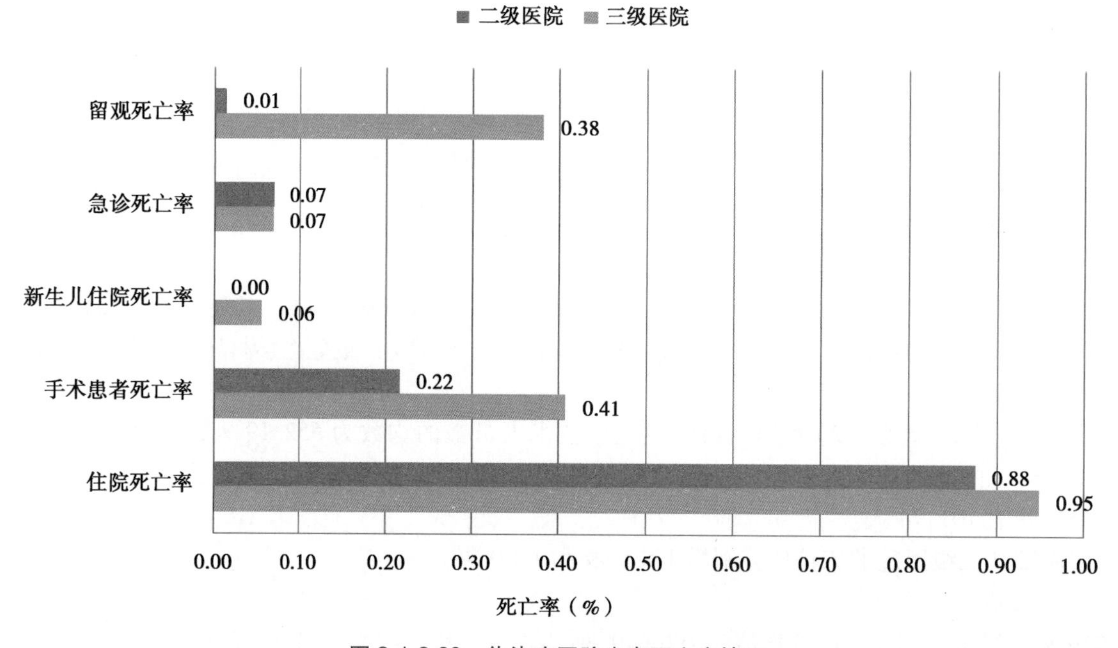

图 3-1-3-86　传染病医院患者死亡率情况

2. 住院患者重点病种死亡率　传染病医院重点病种死亡率排名前 5 位分别为急性重型肝炎（肝衰竭，9.53%）、骨髓灰质炎（4.85%）、肝硬化合并食管胃静脉曲张出血（内科治疗，4.74%）、肝硬化并发肝性脑病（4.51%）和艾滋病（3.24%），死亡率均在 3.00%以上（图 3-1-3-87）。

3. 重点手术死亡率　传染病医院重点手术死亡率排名前 5 位的分别为肝叶切除术（0.83%）、胃底食管静脉断流+脾切除术（0.57%）、肺叶切除术（0.32%）、腰椎结核病灶清除术（0.29%）和经胸椎结核病灶清除术（0.16%），死亡率均超过 0.15%（图 3-1-3-88）。

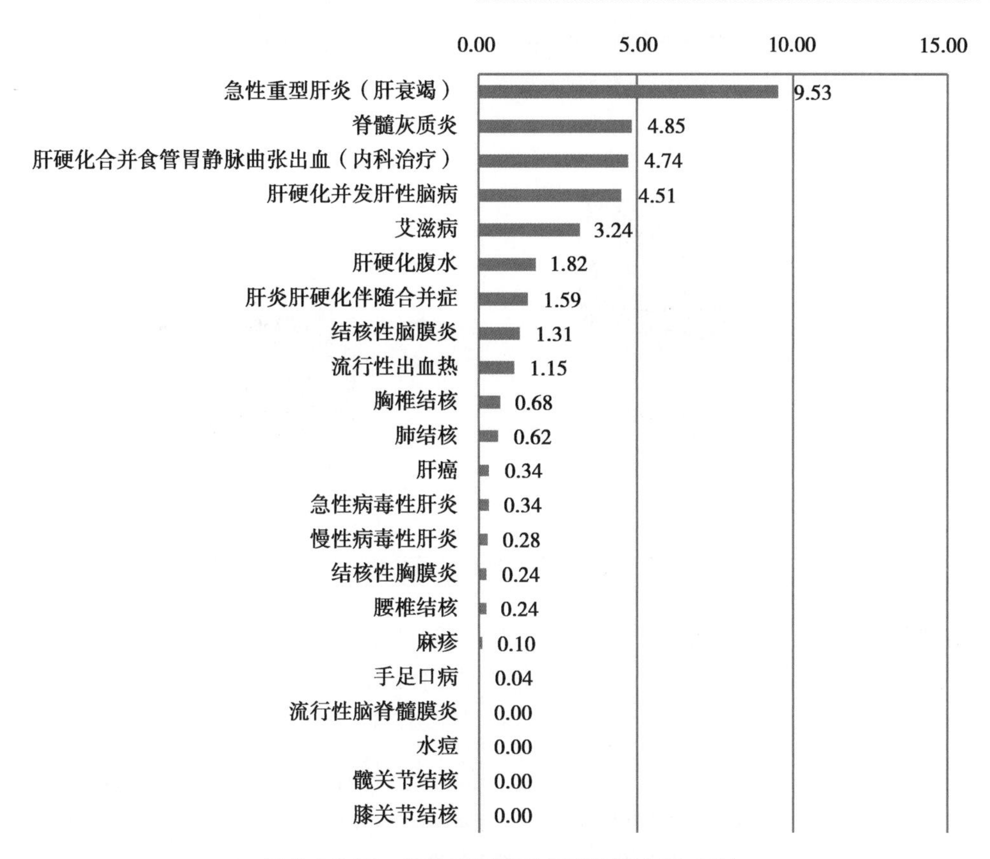

图 3-1-3-87　传染病医院重点病种死亡率（%）

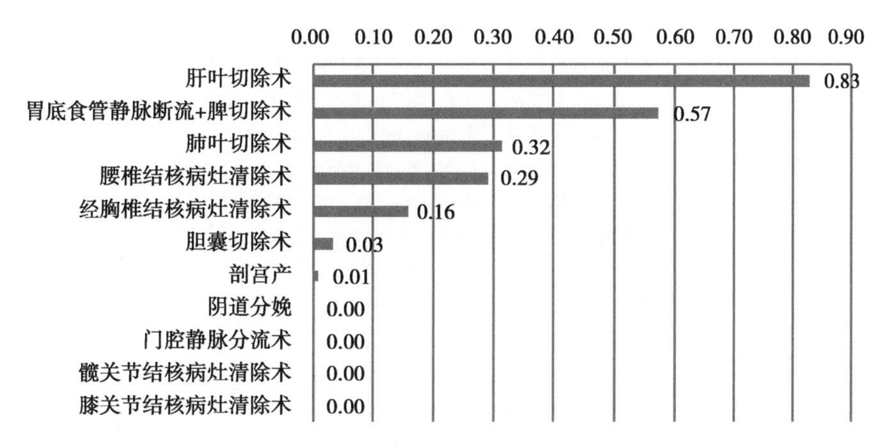

图 3-1-3-88　传染病医院重点手术死亡率（%）

（三）重返类指标分析

1. 0~31 天非预期再住院率　三级医院 0~31 天非预期再住院率为 3.62%，二级医院为 5.01%（图 3-1-3-89、图 3-1-3-90）。

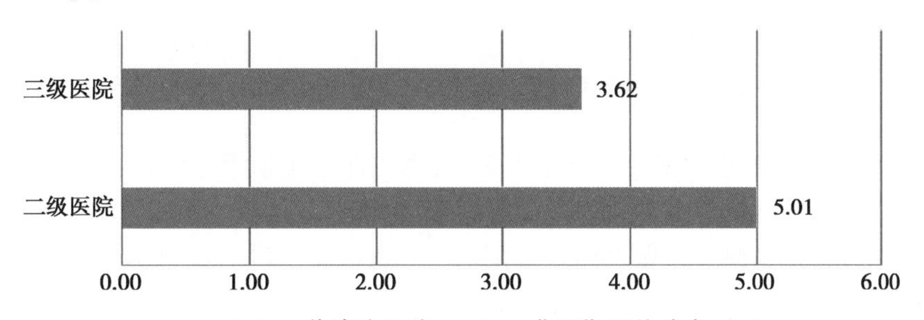

图 3-1-3-89　传染病医院 0~31 天非预期再住院率（%）

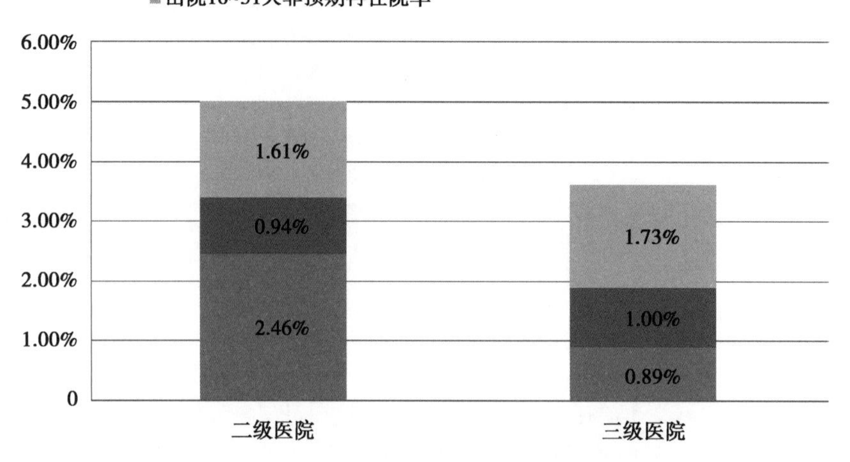

图 3-1-3-90 传染病医院非预期再住院率构成情况

2. **重点病种 0~31 天非预期再住院率** 0~31 天非预期再住院率从高到低的 5 位病种均与肝脏疾病有关，分别为急性重型肝炎（肝衰竭，14.75%）、肝炎肝硬化伴随合并症（13.71%）、肝硬化合并食管胃静脉曲张出血（内科治疗，11.10%）、肝癌（9.93%）和慢性病毒性肝炎（7.70%）（图 3-1-3-91）。

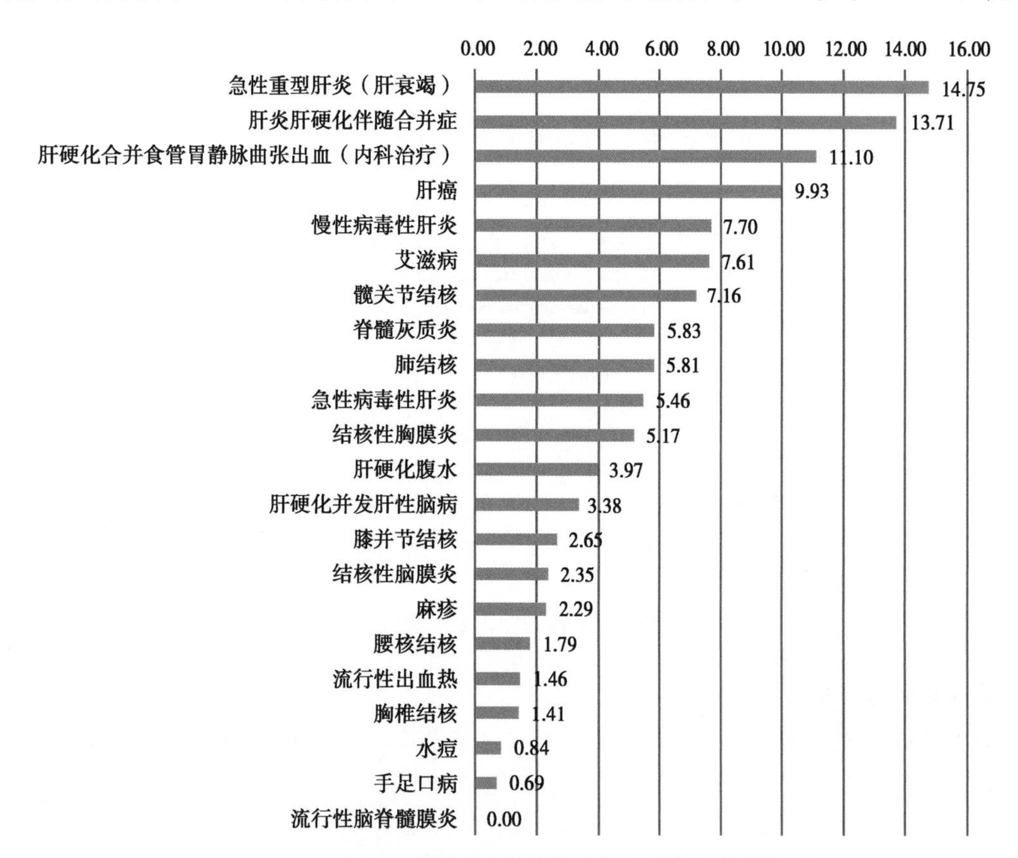

图 3-1-3-91 传染病医院重点病种 0~31 天非预期再住院率（%）

3. **非计划重返手术室再次手术率** 重点手术 30 天内非计划重返手术室再次手术率从高到低的前 5 位手术分别为肝叶切除术（4.70%）、胃底食管静脉断流+脾切除术（2.29%）、门腔静脉分流术（1.74%）、膝关节结核病灶清除术（0.75%）和剖宫产（0.67%）（图 3-1-3-92）。

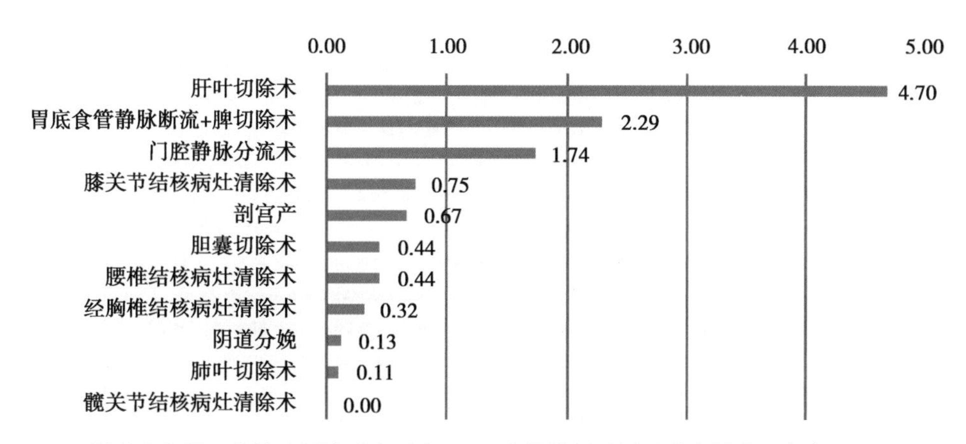

图 3-1-3-92 传染病医院重点手术 30 天内非计划重返手术室再次手术率（%）

（四）医院获得性指标

住院患者医院获得性指标中医源性问题由手术并发症类指标和患者安全类指标两部分组成。19 项指标中，手术患者并发症的占比最高（22.49%），压疮和各系统术后并发症的占比也较高，分别为 14.67%、11.88%（图 3-1-3-93）。

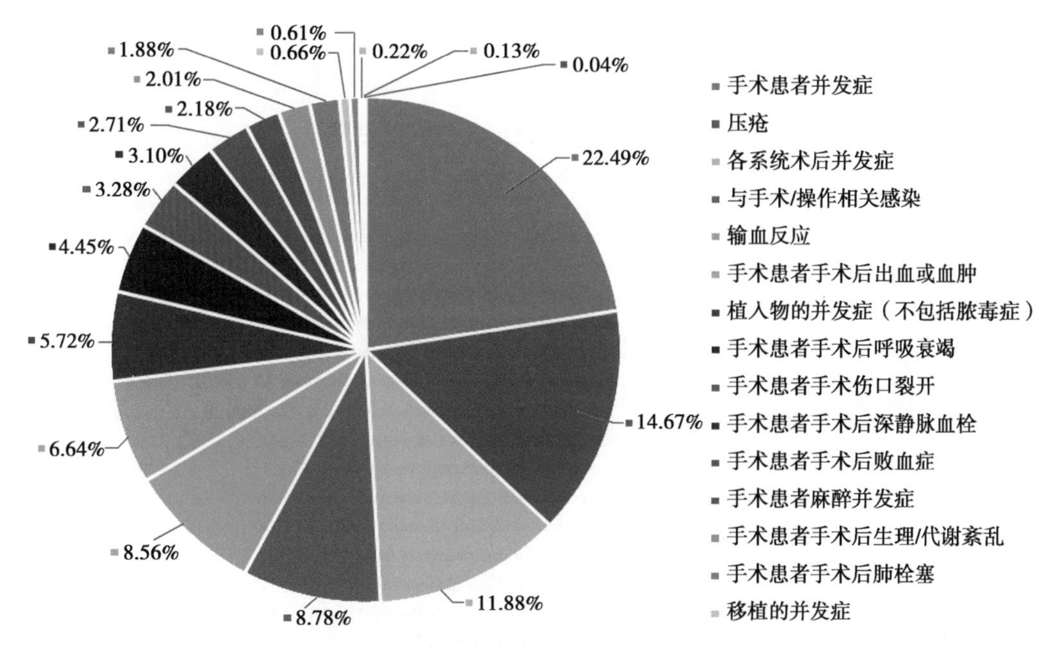

图 3-1-3-93 传染病医院获得性指标发生例数的构成比

各系统术后并发症中，消化系统的构成比（42.88%）最高，其次为循环系统（27.21%）和泌尿生殖系统（15.07%），均超过了 10%。

（五）传染病医院重点病种、重点手术平均住院日及次均住院费用

1. 重点病种平均住院日 传染病医院重点病种平均住院日从高到低的前 5 位是：膝关节结核（27.39 天）、腰椎结核（24.16 天）、胸椎结核（23.99 天）、髋关节结核（23.59 天）和结核性脑膜炎（23.08 天）（图 3-1-3-94）。

2. 重点病种次均住院费用 传染病医院重点病种次均住院费用从高到低的前 5 位是急性重型肝炎（肝衰竭，36 838.79 元）、脊髓灰质炎（32 691.75 元）、胸椎结核（27 413.22 元）、腰椎结核（27 110.47元）和肝硬化并发肝性脑病（26 431.36 元），均超过了 26 000 元（图 3-1-3-95）。

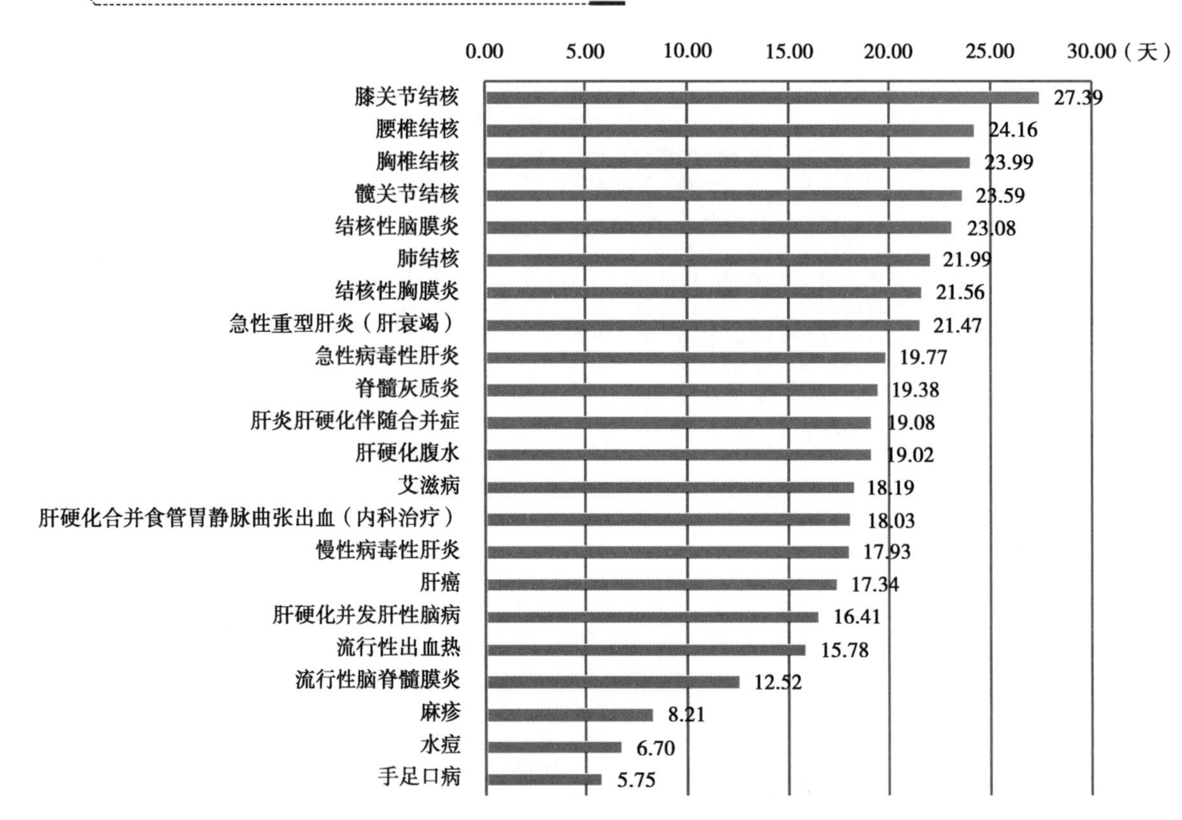

图 3-1-3-94 传染病医院重点病种平均住院日

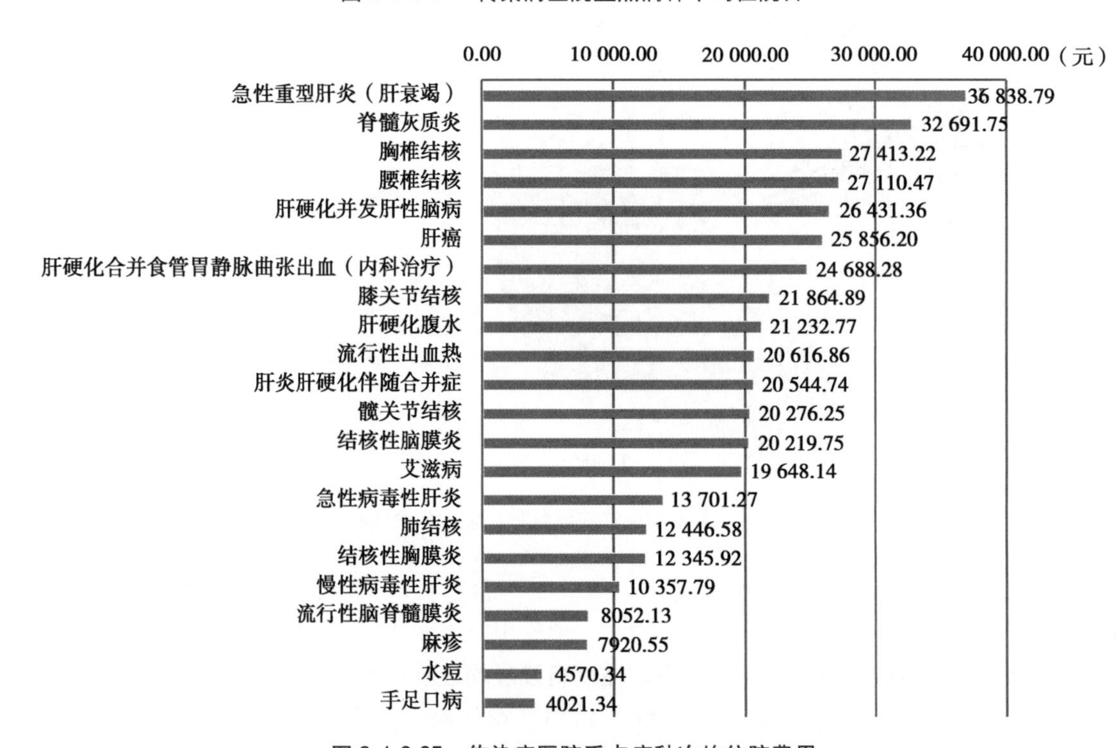

图 3-1-3-95 传染病医院重点病种次均住院费用

3. 重点手术平均住院日 传染病医院重点手术平均住院日从高到低的前 5 位是腰椎结核病灶清除术（40.47 天）、膝关节结核病灶清除术（37.85 天）、经胸椎结核病灶清除术（36.33 天）、髋关节结核病灶清除术（35.21 天）和胃底食管静脉断流+脾切除术（27.40 天）（图 3-1-3-96）。

4. 重点手术次均住院费用 传染病医院重点手术次均住院费用从高到低的前 5 位是门腔静脉分流术（90 620.30 元）、经胸椎结核病灶清除术（68 681.37 元）、腰椎结核病灶清除术（62 257.86 元）、肝叶切除术（61 911.37 元）和肺叶切除术（56 886.05 元）（图 3-1-3-97）。

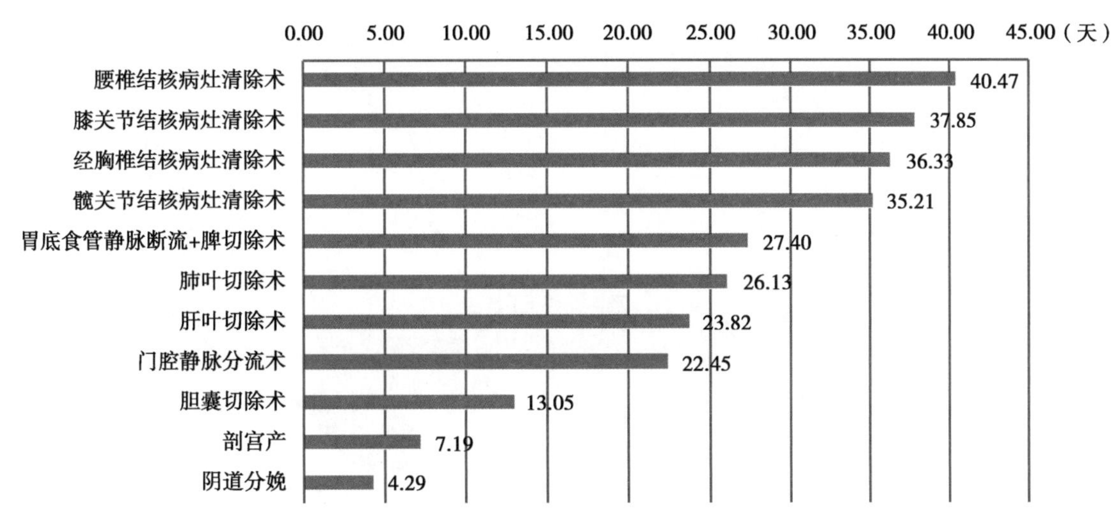

图 3-1-3-96 传染病医院重点手术平均住院日

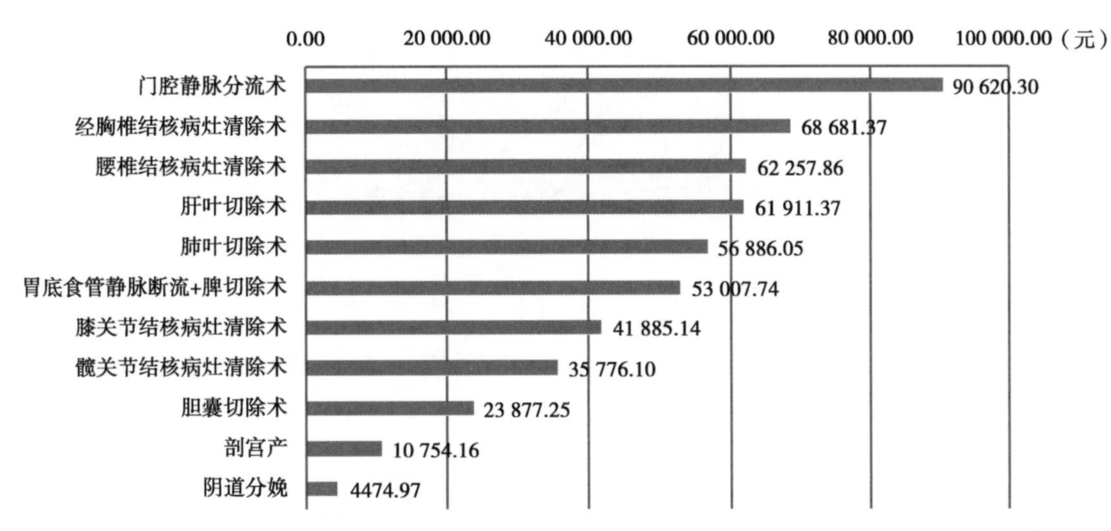

图 3-1-3-97 传染病医院重点手术次均住院费用

七、心血管病专科医院

2017 年在全国调取 29 家心血管病专科医院的医疗服务与质量安全数据进行横向分析，其中三级公立心血管病医院 14 家，三级民营心血管病医院 7 家，二级民营心血管病医院 8 家，没有二级公立心血管病医院参与上报（图 3-1-3-98）。

（一）运行基本情况

1. 资源配置

（1）实际开放床位情况：2016 年心血管病医院平均实际开放床位数 406. 28 张。其中，公立为 588. 29 张，民营为 236. 40 张。

ICU 病房平均床位数为 26. 54 张，平均占比为 6. 33%。10 家医院开设特需病房床位，最高床位数为 77 张。

（2）医院配置卫生技术人员数及比例：2016 年心血管病医院在岗职工均数为 644. 72 人，其中卫生技术人员均数为 528. 76 人（82. 01%），其他技术人员均数为 27. 28 人（4. 23%）（图 3-1-3-99）。

卫生技术人员中，医师均数为 151. 17 人（28. 59%），护理人员均数为 282. 93 人（53. 51%），检验人员均数为 16. 21 人（3. 07%），影像人员均数为 13. 72 人（2. 60%），药学人员均数为 18. 41 人（3. 48%）（图 3-1-3-100）。

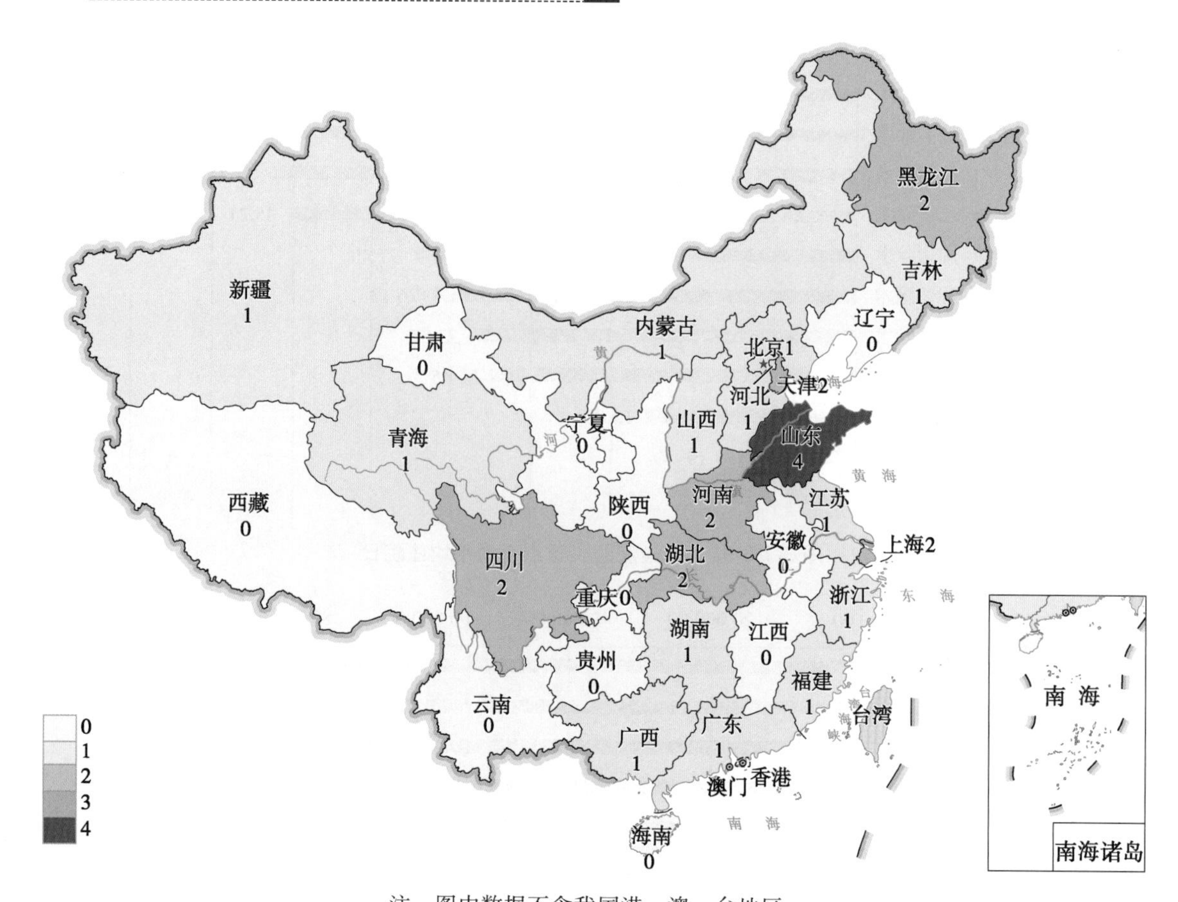

注：图中数据不含我国港、澳、台地区。

图 3-1-3-98　各省份参与抽样调查的心血管病医院分布情况

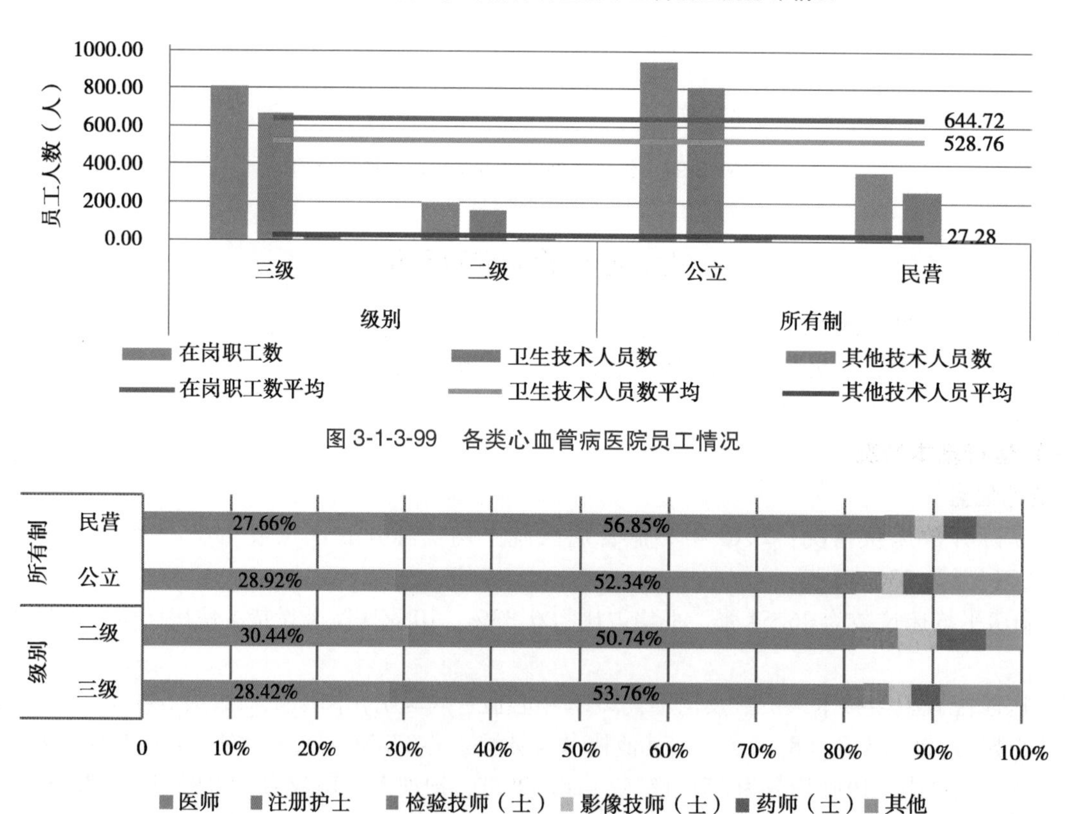

图 3-1-3-99　各类心血管病医院员工情况

图 3-1-3-100　各类心血管病医院卫生技术人员构成情况

总体护理人员与实际开放床位之比为1∶1.44。三级为1∶1.34，二级为1∶2.58，公立为1∶1.39，民营为1∶1.57。

（3）心血管专业设备情况：2016年心血管病医院800mA、120kV以上的心血管造影机平均3.11台，主动脉内球囊反搏器平均3.11台，八导联以上（含八导联）的多导电生理仪平均2.29台，心血管超声系统平均6.97台，64排以上（含64排）CT平均1.18台（图3-1-3-101）。

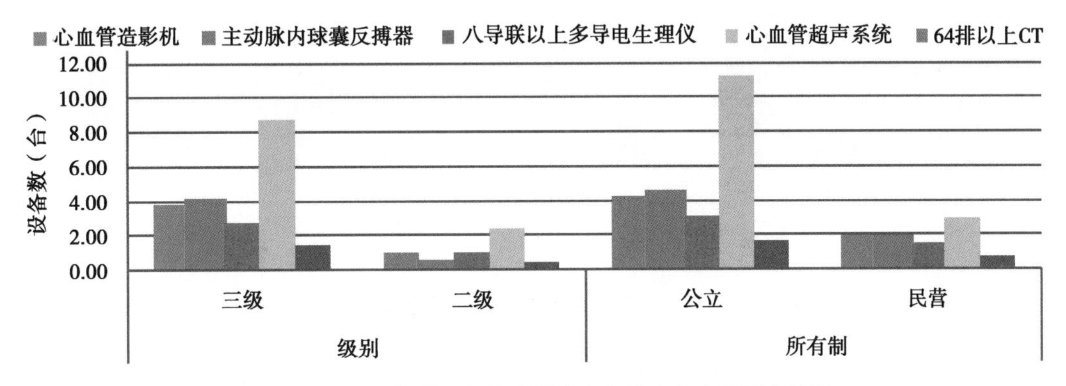

图3-1-3-101　各类心血管病医院心血管专业主要设备情况

2. 工作负荷

（1）年门诊人次、年急诊人次（图3-1-3-102）

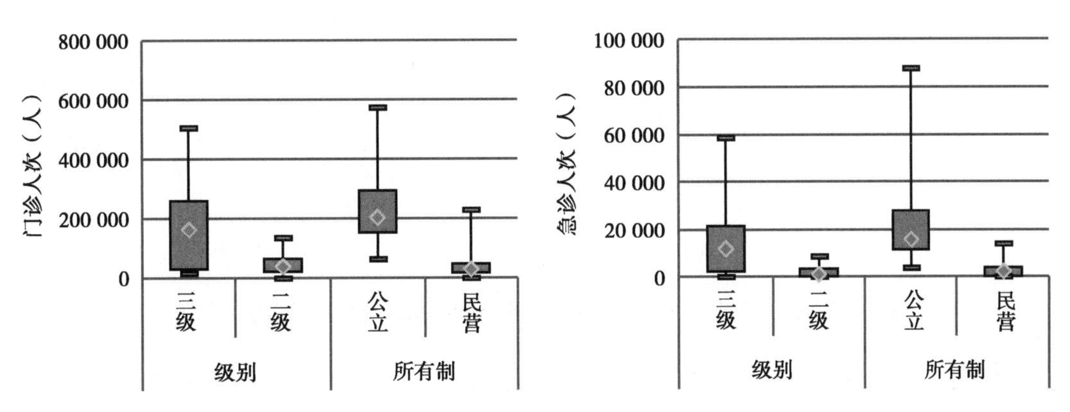

图3-1-3-102　各类心血管病医院年门诊人次和年急诊人次情况

（2）年住院患者入院、出院人次：2016年心血管病医院住院患者出院数平均为13 124人次（中位数8169人次），入院数平均为13 094人次（中位数18 461人次）（图3-1-3-103）。

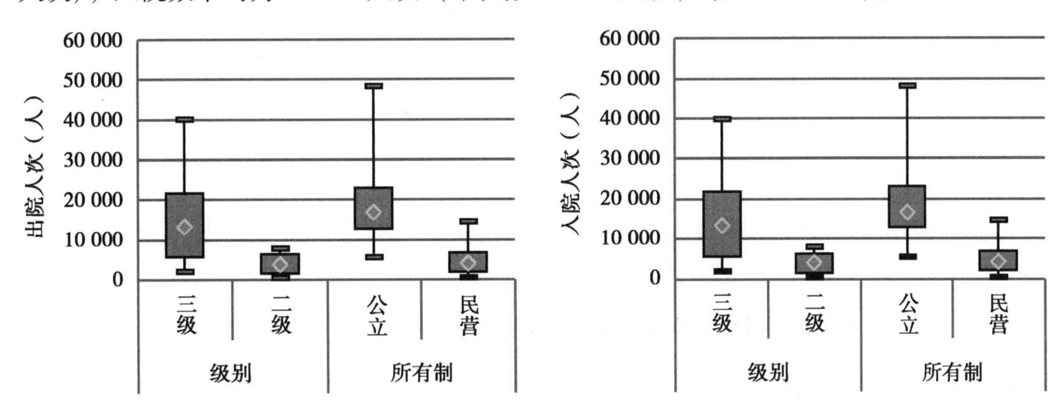

图3-1-3-103　各类心血管病医院年出院人次和入院人次情况

（3）临床路径完成情况：2016年心血管病医院开展临床路径病种数平均为64.41种，开展临床路径病种比例平均为3.57%。临床路径完成率平均为91.34%，临床路径完成病例与出院患者比例为19.50%（图3-1-3-104）。

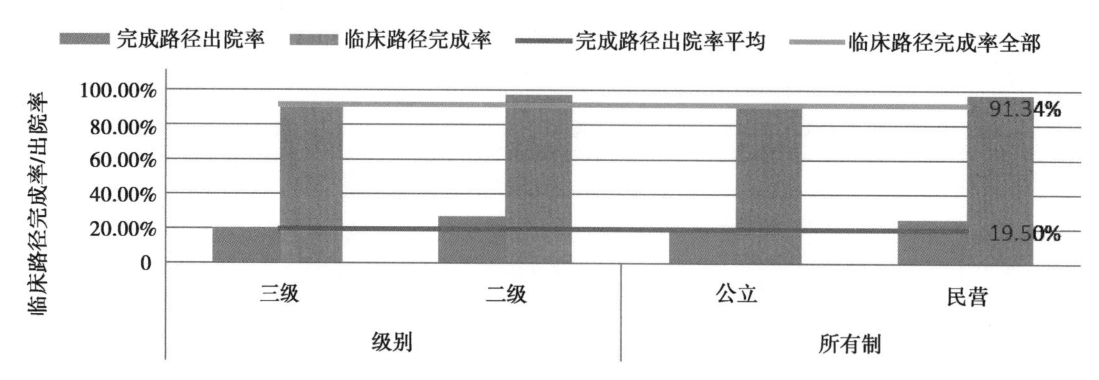

图3-1-3-104 各类心血管病医院住院患者临床路径完成率与完成临床路径出院率

3. **治疗质量** 2016年心血管病医院住院患者非医嘱离院率为1.42%，手术患者非医嘱离院率平均为0.69%（图3-1-3-105）。

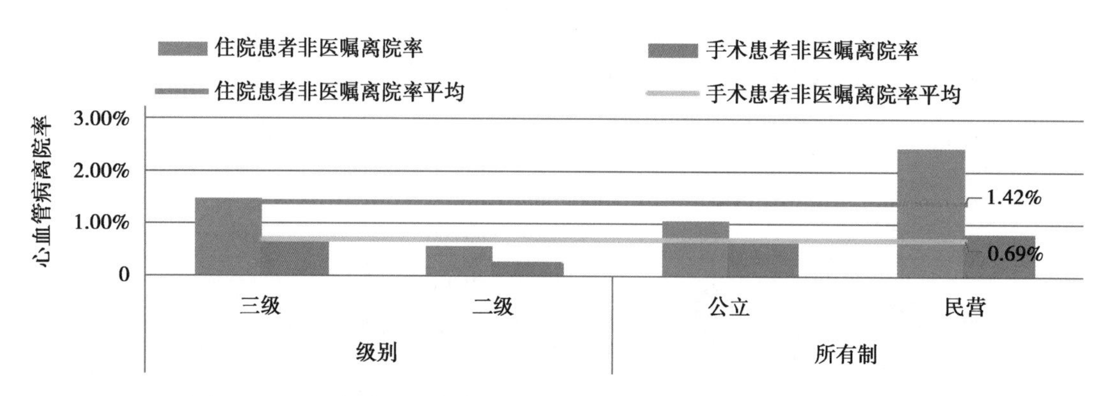

图3-1-3-105 各类心血管病医院住院患者和手术患者非医嘱离院率情况

4. **工作效率** 2016年心血管病医院住院患者平均住院日为7.35天（中位数9.50天），床位使用率平均为79.43%（中位数77.49%）（图3-1-3-106）。

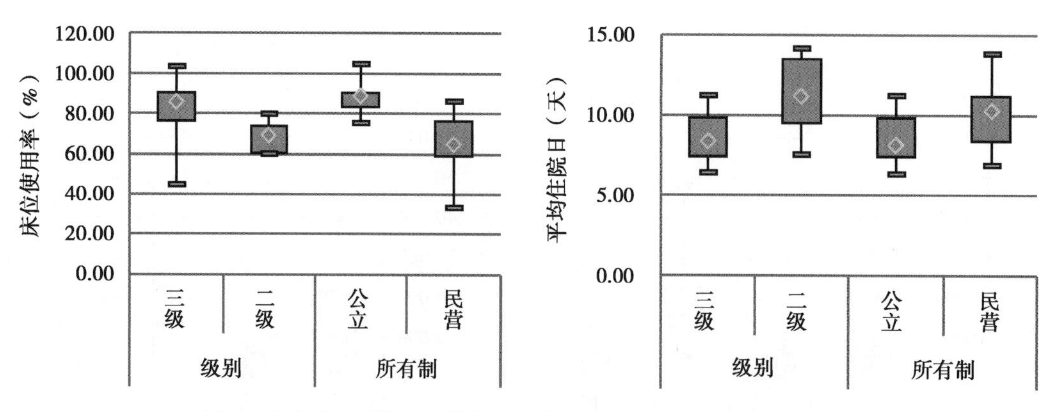

图3-1-3-106 各类心血管病医院床位使用率和平均住院日情况

5. **患者负担** 2016年心血管病医院门（急）诊患者人均费用为284.93元（中位数265.00元）。住院患者人均费用为17 800.66元（中位数13 595.60元）（图3-1-3-107）。

2016年心血管病医院门（急）诊药费平均占比为51.34%，住院药费平均占比为20.69%（图3-1-3-108）。

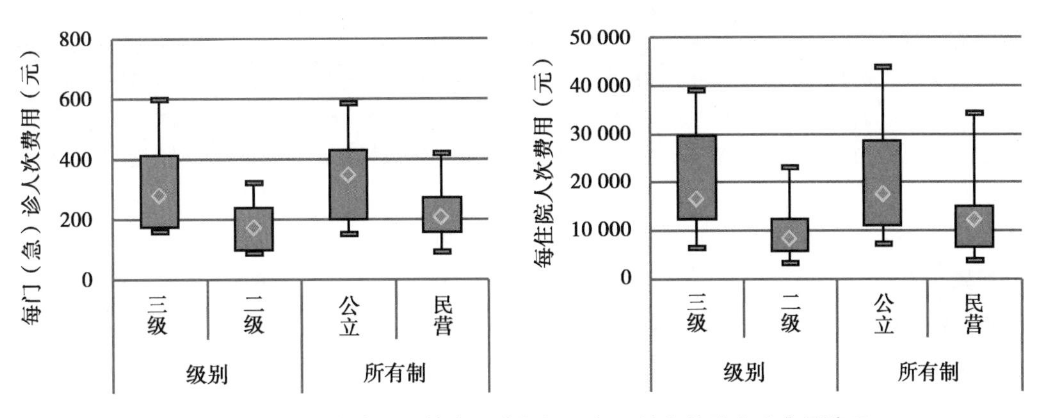

图 3-1-3-107　各类心血管病医院每门（急）诊和住院人次费用情况

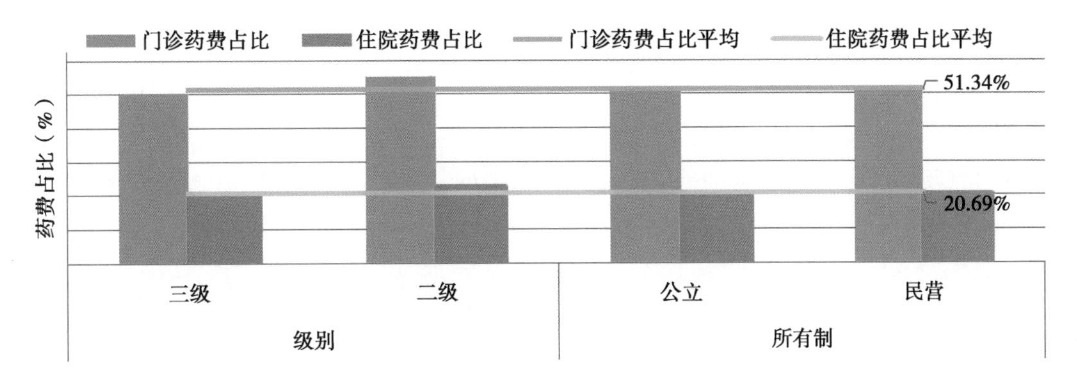

图 3-1-3-108　各类心血管病医院每门诊和住院人次药费占比情况

（二）重点病种相关指标

10 个重点病种的相关指标数据结果如表 3-1-3-36 所示。

表 3-1-3-36　2016 年度心血管病医院重点病种相关指标

重点病种名称	年住院总例数（人次）	死亡率（%）	出院 0~31 天非预期再住院率（%）	平均住院日（天）	平均住院费用（元）
1. 急性心肌梗死	17 100	1. 50	1. 21	9. 35	49 404. 81
2. 心力衰竭	23 725	0. 53	1. 52	10. 40	84 385. 85
3. 心绞痛	66 880	0. 08	1. 56	6. 83	34 223. 95
4. 高血压病（成人）	23 411	0. 08	0. 57	7. 96	7277. 00
5. 阵发性室上性心动过速	5590	0. 00	0. 52	3. 99	28 383. 38
6. 心房纤颤	7184	0. 06	2. 59	7. 66	46 727. 02
7. 预激综合征	886	0. 11	1. 35	4. 33	33 333. 93
8. 病态窦房结综合征	1742	0. 12	0. 63	8. 50	57 181. 96
9. 风湿性瓣膜病	4398	0. 97	1. 51	14. 89	80 726. 83
10. 主动脉夹层动脉瘤	2195	3. 17	0. 76	14. 29	131 795. 16

（三）重点手术及操作相关指标

21 个重点手术相关指标数据结果如表 3-1-3-37 所示。

表 3-1-3-37　2016 年度心血管病医院重点手术相关指标

重点手术及操作	年住院总例数（人次）	死亡率（%）	术后 48 小时内非计划重返手术室再次手术率（%）	术后 30 天非计划重返手术室再次手术率（%）	平均住院日（天）	平均住院费用（元）
1. 冠状动脉旁路移植术	9849	0.65	1.70	1.63	17.77	98 362.79
2. 主动脉瓣瓣膜置换术	2959	0.51	2.06	2.20	18.21	121 726.43
3. 二尖瓣瓣膜置换术	3539	0.66	2.25	2.07	18.59	119 000.52
4. 肺动脉瓣瓣膜置换术	23	0.00	0.00	0.00	19.22	143 985.52
5. 三尖瓣瓣膜置换术	111	1.80	4.00	2.00	22.56	127 217.90
6. 室间隔缺损修补术	3660	0.28	0.34	0.31	13.82	38 871.57
7. 法洛氏四联征根治术	655	1.38	0.94	0.47	19.50	71 706.85
8. 大动脉转位矫治术	108	5.56	4.67	2.80	28.91	137 421.88
9. 主动脉部分切除伴人工血管置换术	1127	3.28	4.39	3.93	18.67	171 173.34
10. 新生儿/婴儿（年龄≤1 岁，入院日期-出生日期）心脏手术	2438	1.27	0.76	0.89	17.86	66 273.31
11. 心血管造影术	101 630	0.09	0.03	0.10	6.33	33 240.77
12. 永久起搏器植入术	5300	0.10	0.10	0.24	9.49	72 933.17
13. ICD 植入术	338	0.30	0.00	0.00	11.86	124 547.63
14. 射频消融术	13 368	0.02	0.06	0.05	5.70	49 241.13
15. 颈动脉支架植入术	369	0.00	0.28	0.56	10.47	83 680.45
16. 房间隔缺损封堵术	1887	0.00	0.12	0.17	6.44	29 329.85
17. 室间隔缺损封堵术	969	0.10	0.53	0.74	12.57	49 669.31
18. 结扎术/封堵术/栓塞术	1659	0.49	0.59	0.65	12.79	50 536.76
19. 血管介入治疗，包括颈动脉、肾动脉、髂动脉、主动脉介入治疗	2393	0.56	0.43	0.48	10.95	103 669.81
20. 左、右心导管检查	5284	0.17	0.17	0.40	8.45	47 441.14
21. 经皮冠状动脉介入治疗	46 419	0.16	0.04	0.06	6.81	54 748.98

（四）住院死亡类指标

2016 年心血管病医院住院患者总死亡率为 0.52%，手术患者总死亡率为 0.29%（图 3-1-3-109）。

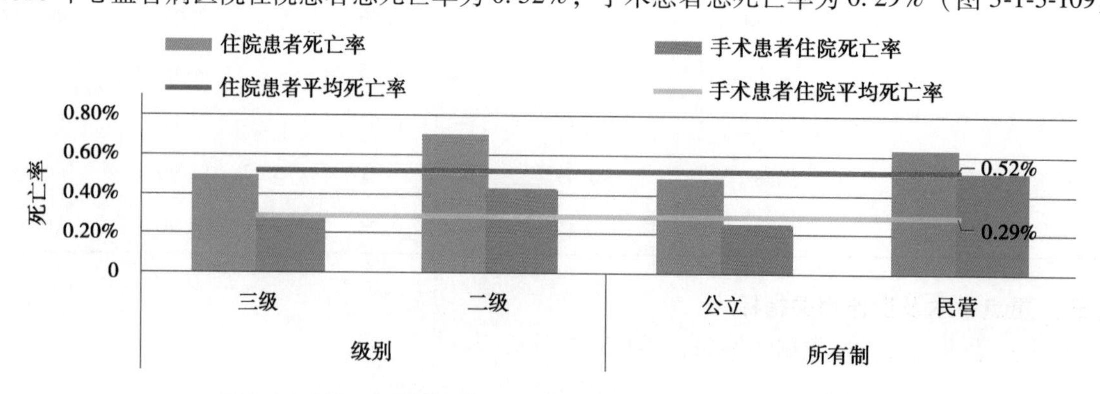

图 3-1-3-109　各类心血管病医院住院患者和手术患者死亡率情况

（五）重返类指标

1. 住院患者出院 0~31 天非预期再住院比例　2016 年心血管病医院出院患者 0~31 天非预期再住院比例总体为 1.27%（图 3-1-3-110）。

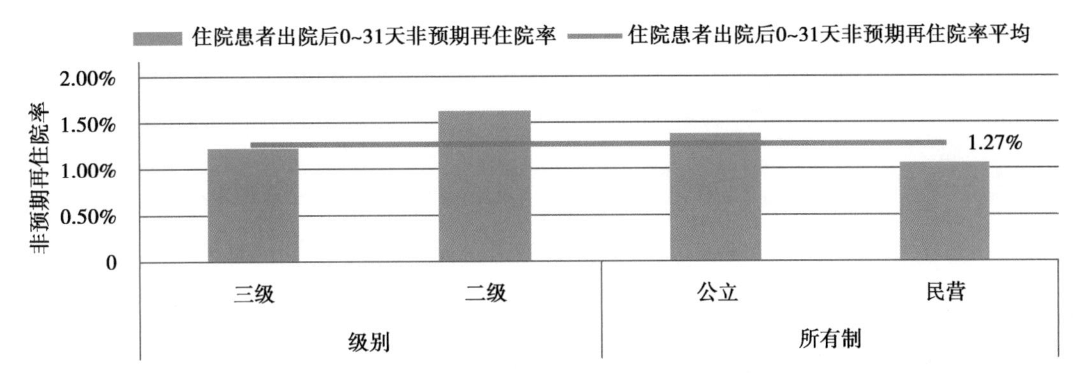

图 3-1-3-110　各类心血管病医院住院患者出院后非预期再住院率情况

其中，出院当天非预期再住院比例为 0.06%，出院 2~15 天非预期再住院比例为 0.63%，出院16~31 天非预期再住院比例为 0.58%（图 3-1-3-111）。

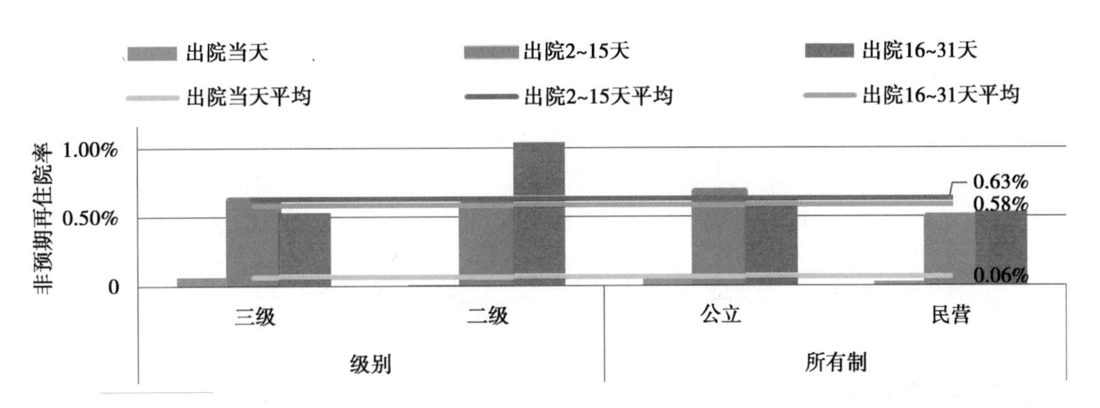

图 3-1-3-111　各类心血管病医院住院患者出院当天、出院 2~15 天和 16~31 天非预期再住院率情况

2. 住院手术患者非计划重返手术室再次手术比例　2016 年三级心血管病医院住院手术患者非计划重返手术室再次手术比例为 0.48%（图 3-1-3-112）。

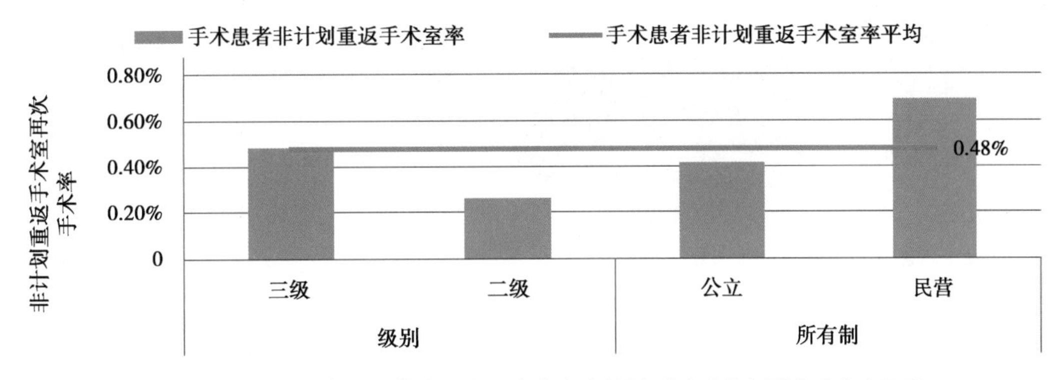

图 3-1-3-112　各类心血管病医院手术患者非计划重返手术室再次手术率情况

术后 48 小时内非计划重返手术室再次手术比例为 0.33%，术后 30 天内非计划重返手术室再次手术比例为 0.15%（图 3-1-3-113）。

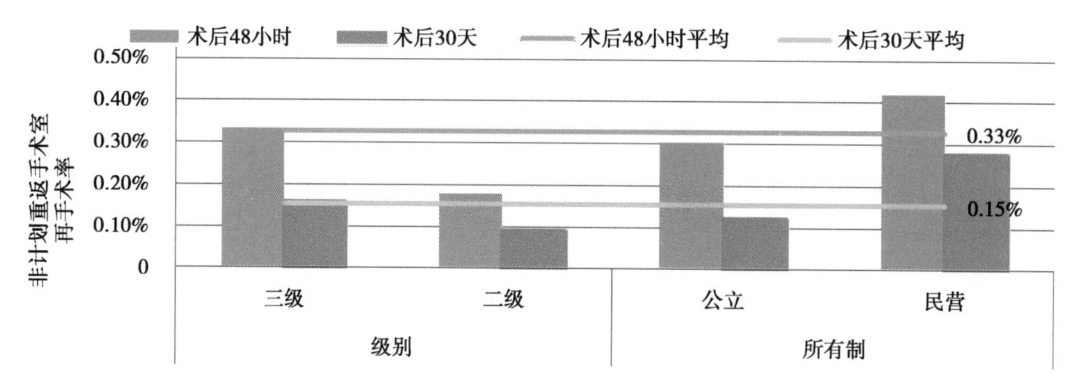

图 3-1-3-113 各类医院手术患者非计划重返手术室再次手术率情况

（六）医院获得性指标

本次调查针对心血管病专科医院设定了 18 项住院患者并发症指标。2016 年三级心血管病医院住院病例总体并发症发生比例为 0.41%。

“医院获得性指标”中除各系统术后并发症外，发生比例中前 5 位的是（图 3-1-3-114）：①心血管系统术后并发症占全部指标数目的 16.29%。②植入物的并发症（不包括脓毒症）占全部指标数目的 12.69%。③手术患者手术后出血或血肿占全部指标数目的 12.33%。④手术患者压疮占全部指标数目的 8.51%。⑤与手术/操作相关感染占全部指标数目的 7.21%。

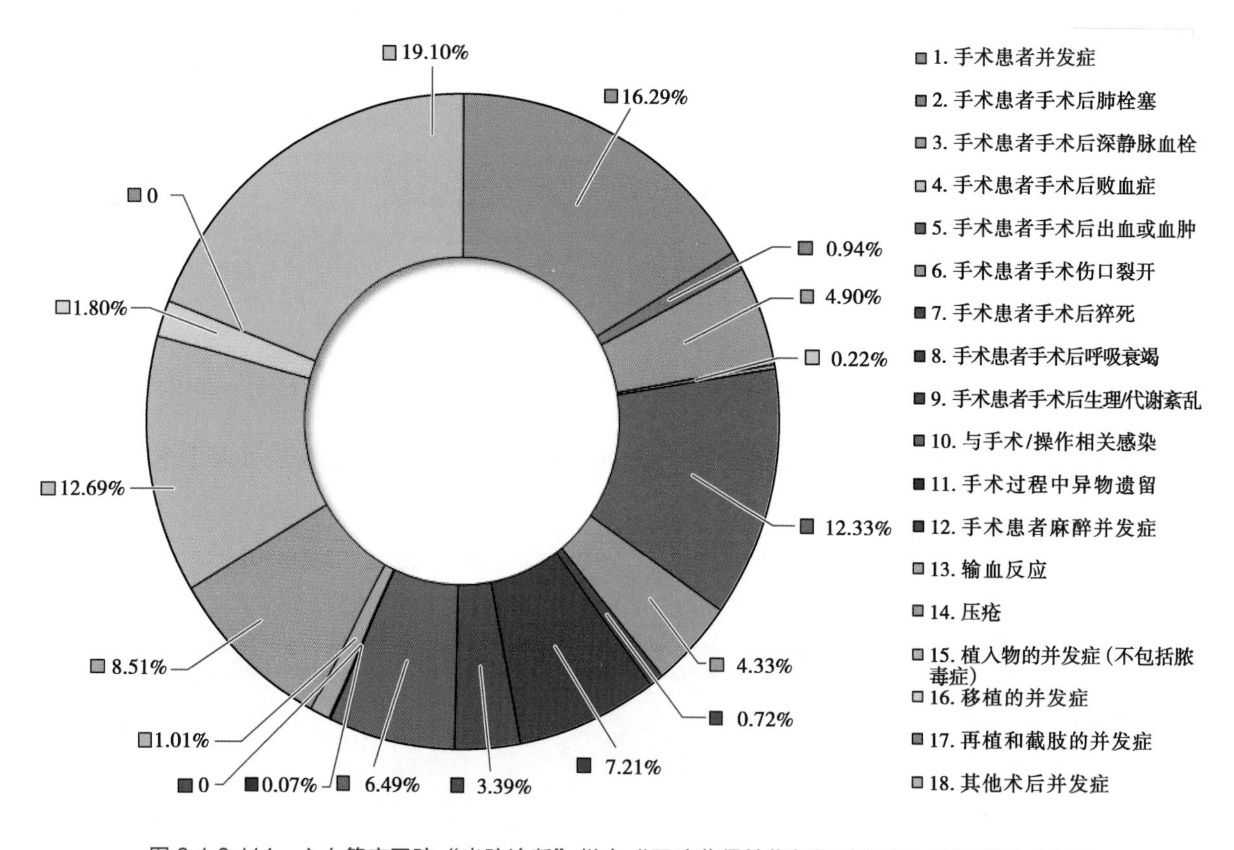

图 3-1-3-114 心血管病医院“出院诊断”栏中“医院获得性指标”诊断条目总数的分布情况

八、口腔专科医院

全国抽样纳入 62 家口腔专科医院 2016 年的医疗服务与质量安全数据进行口腔住院相关质控指标分析，其中三级公立 41 家，二级公立 13 家，二级民营 8 家；纳入口腔门诊相关质控指标分析的有 30 个省份的 197 家医院数据（表 3-1-3-38、表 3-1-3-39，图 3-1-3-115、图 3-1-3-116）。

表 3-1-3-38　口腔门诊数据纳入医院分类及数量

医院级别/所有制形式	公立	民营	合计
三级	47	1*	48
二级	43	106	149
合计	90	107	197

*注：经与医院核实，吉林的一家口腔医院是目前纳入统计的唯一民营三级口腔医院。

表 3-1-3-39　口腔住院数据纳入医院分类及数量

医院级别/所有制形式	公立	民营	合计
三级	41	—	41
二级	13	8	21
合计	54	8	62

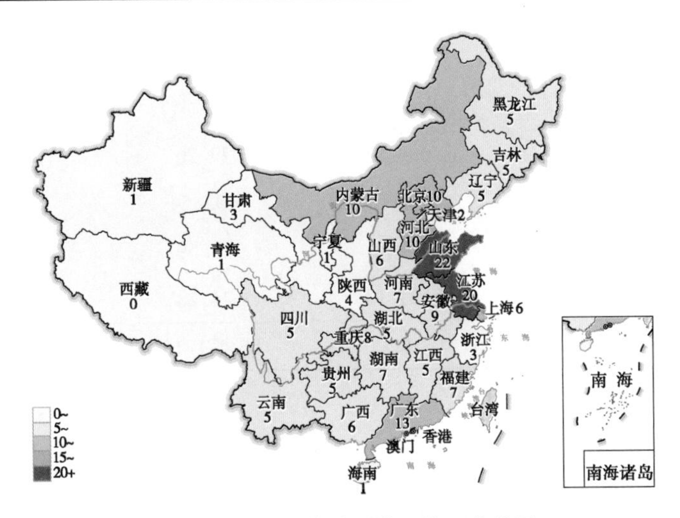

注：图中数据不含我国港、澳、台地区。

图 3-1-3-115　各省份纳入口腔门诊相关质控指标统计医院数量

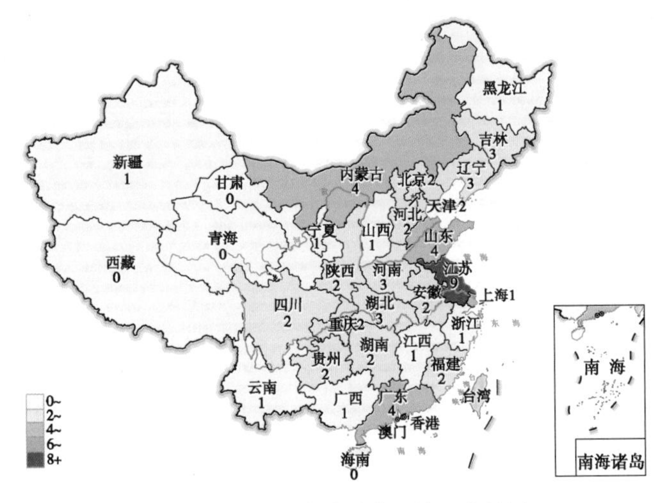

注：图中数据不含我国港、澳、台地区。

图 3-1-3-116　各省份纳入口腔住院相关质控指标统计医院数量

（一）口腔医院质量安全情况分析

1. 口腔门诊医疗质量数据统计

（1）重点病种工作量统计：在 28 个省份的 144 家医院中，2016 年门诊共治疗 10 个重点病种患者 5 644 116人次，按门诊就诊人次排序，排名前 5 位的病种依次为错颌畸形、慢性牙周炎、慢性根尖周炎、牙列缺损、下颌阻生第三磨牙（表 3-1-3-40，图 3-1-3-117）。

表 3-1-3-40 口腔门诊 10 个重点病种患者平均就诊人次比较

重点病种	医院级别		所有制形式		平均值
	三级	二级	公立	民营	
错颌畸形	25 516. 76	1837. 37	16 101. 95	965. 31	8743. 86
慢性牙周炎	22 266. 07	2169. 83	14 234. 86	1473. 11	8031. 24
慢性根尖周炎	13 606. 79	2534. 70	9960. 43	1327. 89	5764. 06
牙列缺损	14 580. 57	2088. 44	9959. 07	1263. 34	5731. 98
下颌阻生第三磨牙	13 901. 90	1698. 31	9284. 76	1000. 51	5257. 69
急性牙髓炎	4917. 93	2575. 35	5139. 41	1270. 33	3258. 60
牙列缺失	1322. 64	654. 63	972. 26	719. 66	849. 47
口腔扁平苔藓	2330. 52	166. 04	1492. 54	62. 43	797. 35
颞下颌关节紊乱病	1136. 62	77. 92	701. 59	53. 83	386. 71
年轻恒牙牙外伤	984. 29	123. 13	624. 28	110. 03	374. 30
合计	100 564. 10	13 925. 73	68 471. 15	8246. 44	39 195. 25

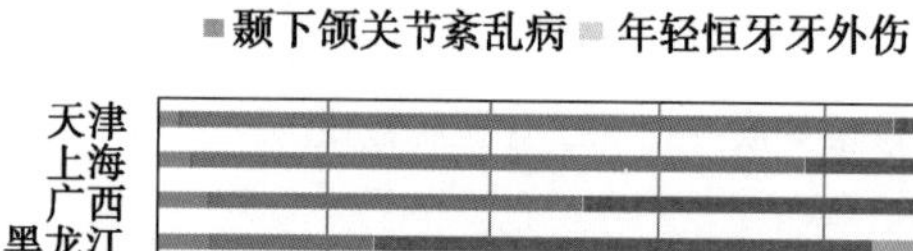
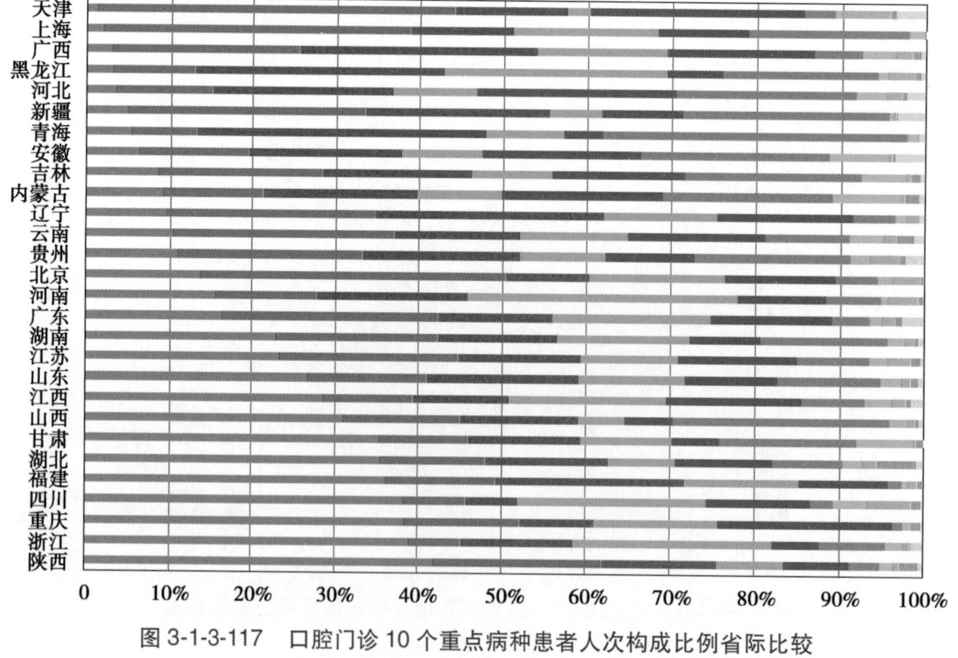

图 3-1-3-117 口腔门诊 10 个重点病种患者人次构成比例省际比较

（2）重点技术工作量统计：在 29 个省份的 170 家医院中，2016 年门诊 9 个重点技术患者服务总量 6 884 942人次，按门诊就诊人次排序，排名前 5 位的技术依次为牙周洁治术、根管治疗术、错颌畸形矫治术、阻生牙拔除术、慢性牙周炎系统治疗（表 3-1-3-41，图 3-1-3-118）。

表 3-1-3-41 口腔门诊 9 个重点技术患者平均就诊人次比较

重点技术	医院级别		所有制形式		平均值
	三级	二级	公立	民营	
牙周洁治术	33 654.93	2296.57	20 333.90	1800.08	10 412.85
根管治疗术	25 415.75	4193.33	18 644.39	1909.30	9686.19
错颌畸形矫治术	18 598.95	992.37	11 254.97	596.14	5549.36
阻生牙拔除术	14 383.41	1867.49	9720.33	1101.85	5106.91
慢性牙周炎系统治疗	13 433.39	904.90	8225.76	607.16	4147.57
烤瓷冠修复技术	5583.43	1775.81	4570.59	1190.62	2761.31
可摘局部义齿修复技术	4311.34	895.26	2974.97	741.53	1779.42
种植体植入术	2028.98	248.69	1204.25	279.93	709.47
全口义齿修复技术	591.25	261.12	470.15	239.27	346.56
合计	118 001.43	13 435.55	77 399.33	8465.88	40 499.66

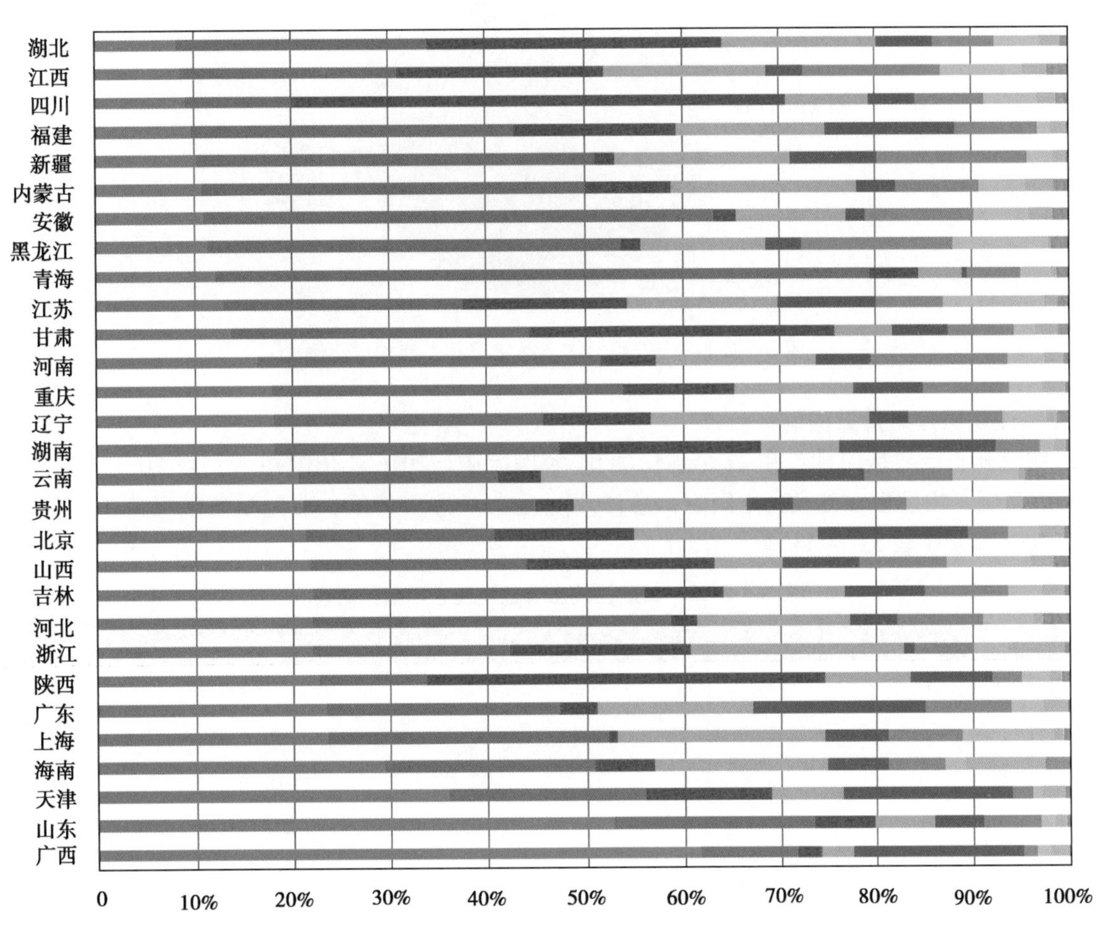

图 3-1-3-118 口腔门诊 9 个重点技术患者人次构成比例省际比较

（3）患者安全类数据统计：在 28 个省份的 154 家医院中，2016 年门诊 7 类常见并发症共发生 11 328例次，发生数量排名前 5 位的并发症依次为：门诊手术并发症、口腔软组织损伤、根管治疗断针、种植体脱落、误吞或误吸异物（表 3-1-3-42，图 3-1-3-119）。

表 3-1-3-42 口腔门诊 7 类常见并发症平均发生人次比较

常见并发症	医院级别		所有制形式		平均值
	三级	二级	公立	民营	
门诊手术并发症	35.43	27.54	24.85	34.08	29.58
口腔软组织损伤	8.33	21.68	5.92	29.87	18.21
根管治疗断针	19.25	14.70	23.67	8.49	15.88
种植体脱落	27.93	2.78	16.09	2.87	9.31
误吞或误吸异物	0.95	0.15	0.72	0.01	0.36
拔牙错误	0.38	0.05	0.24	0.04	0.14
治疗牙位错误	0.20	0.04	0.13	0.03	0.08
合计	92.45	66.93	71.63	75.39	73.56

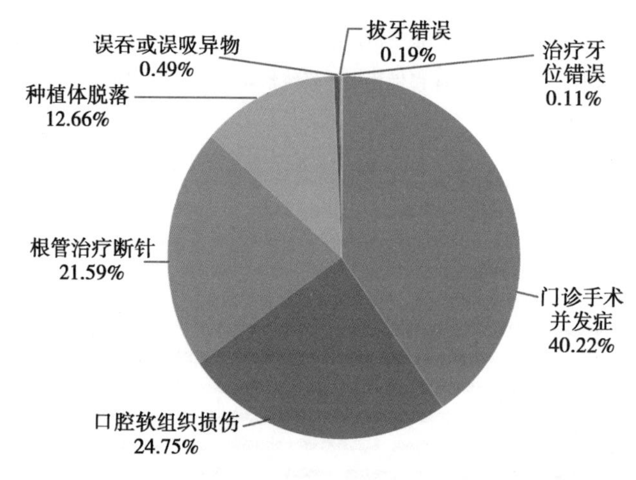

图 3-1-3-119 口腔门诊 7 类常见并发症构成比例

2. 口腔住院医疗质量数据统计

（1）住院死亡类数据统计：在 27 个省份的 62 家医院中，2016 年出院患者总数 70 333 例，其中住院患者死亡 5 例，均发生在三级公立医院，总体住院死亡率为 0.07‰；非医嘱离院患者 1230 例，非医嘱离院率为 1.75%（表 3-1-3-43）。

表 3-1-3-43 口腔住院患者住院死亡类指标简表

质控指标	三级公立	二级公立	二级民营	合计
平均出院患者例数	1522.63	324.46	460.88	1134.40
住院死亡率（‰）	0.08	0.00	0.00	0.07
非医嘱离院率（%）	1.86	1.02	0.73	1.75
平均出院患者手术例数	1358.17	283.23	418.38	1011.52
手术患者住院死亡率（‰）	0.09	0.00	0.00	0.08
手术患者非医嘱出院率（%）	1.71	0.24	0.75	1.57
住院择期手术患者死亡率（‰）	0.10	0.00	0.00	0.09

（2）住院重返类数据统计：在27个省份的62家医院中，2016年出院患者总数70 333例，其中住院患者出院当天非预期再住院患者37例，出院当天非预期再住院率0.53‰；出院手术患者总数62 714例，其中非计划重返手术室再次手术患者331例，非计划重返手术室再次手术率5.28‰。

（3）患者安全类数据统计：在26个省份的53家医院51 317例出院手术患者中，2016年住院患者围手术期17类常见并发症共发生370例，总体发生率为0.72%，发生数量排名前5位的并发症依次为：与手术操作相关感染、手术术中并发症、手术患者手术后出血或血肿、手术患者手术后呼吸道并发症、各系统术后并发症（图3-1-3-120）。

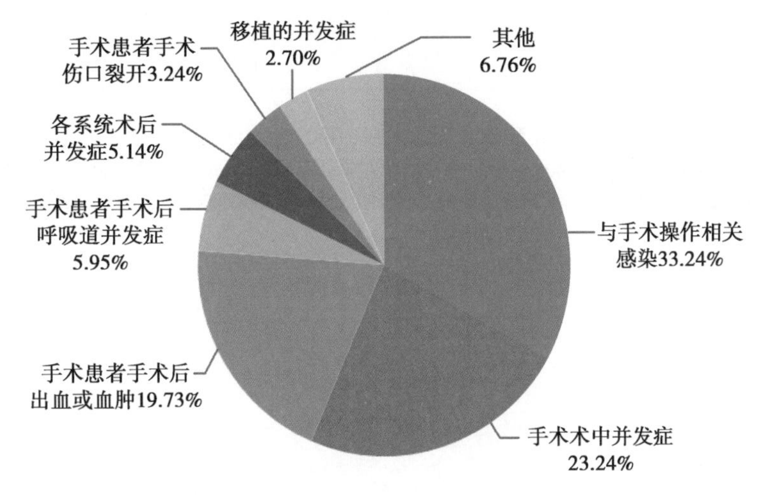

图3-1-3-120 口腔住院患者围手术期常见并发症构成比例

（4）重点病种数据统计：在26个省份的55家医院中，2016年住院共治疗6个重点病种患者13 497例。按照平均出院患者例数排序，排名前3位的病种依次为腮腺良性肿瘤、先天性唇裂、牙颌面畸形（图3-1-3-121，表3-1-3-44至表3-1-3-46）。

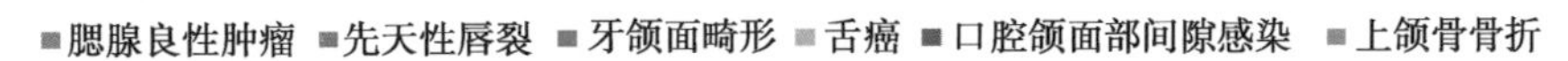

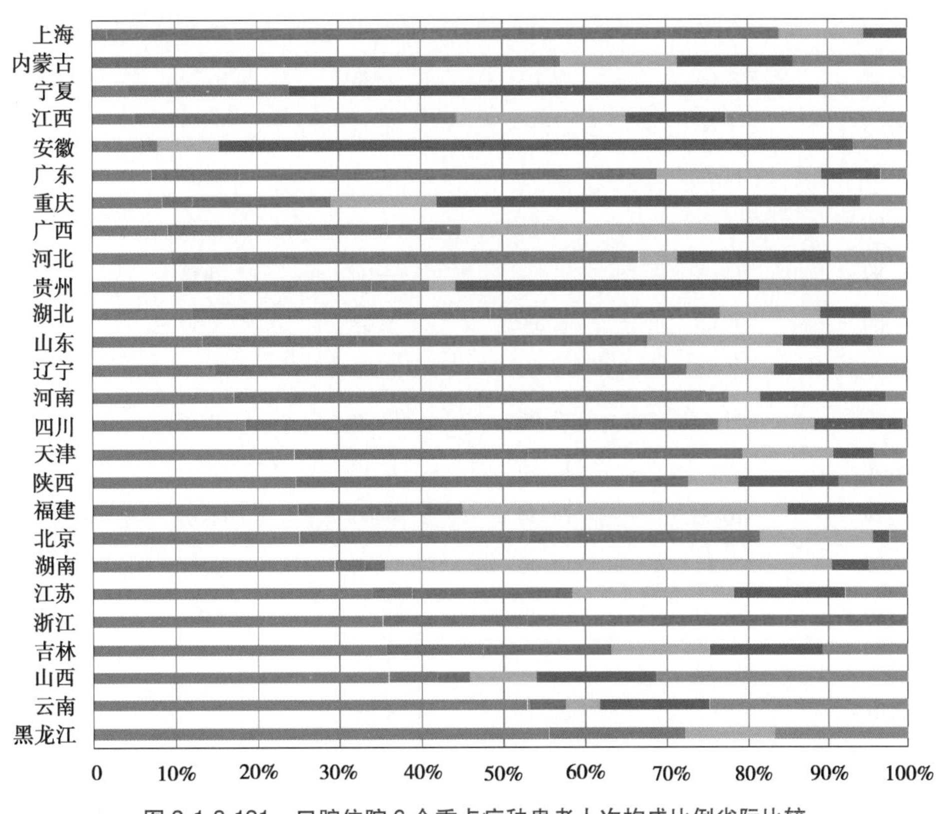

图3-1-3-121 口腔住院6个重点病种患者人次构成比例省际比较

表 3-1-3-44 口腔住院 6 个重点病种相关指标比较

重点病种	平均出院患者例数	平均住院日（天）	平均住院费用（元）
腮腺良性肿瘤	53. 16	8. 72	8891. 11
先天性唇裂	52. 42	8. 28	6416. 87
牙颌面畸形	51. 53	10. 22	29 886. 66
舌癌	38. 18	13. 65	21 529. 02
口腔颌面部间隙感染	31. 56	8. 69	6050. 50
上颌骨骨折	18. 55	9. 93	17 184. 27

表 3-1-3-45 口腔住院 6 个重点病种平均住院日省际比较（天）

省份	先天性唇裂	腮腺良性肿瘤	舌癌	牙颌面畸形	上颌骨骨折	口腔颌面部间隙感染
安徽	7. 00	6. 50	14. 00	—	7. 00	7. 50
北京	8. 70	7. 06	14. 52	11. 32	7. 48	9. 20
福建	—	9. 33	13. 00	11. 25	—	5. 00
广东	9. 74	8. 52	14. 83	7. 95	7. 25	7. 73
广西	5. 86	12. 36	21. 44	20. 98	11. 37	12. 83
贵州	9. 66	6. 64	9. 78	10. 49	10. 85	8. 41
河北	9. 00	11. 50	9. 00	—	9. 00	15. 00
河南	8. 00	10. 60	10. 00	12. 00	20. 00	7. 70
黑龙江	9. 00	11. 00	15. 00	—	13. 00	—
湖北	7. 18	7. 88	14. 60	9. 55	10. 24	8. 51
湖南	3. 10	5. 75	8. 90	10. 65	6. 00	4. 90
吉林	5. 28	7. 85	13. 77	8. 98	12. 66	6. 25
江苏	8. 48	8. 02	17. 03	8. 88	10. 35	8. 41
江西	8. 95	7. 60	11. 10	8. 78	8. 82	6. 08
辽宁	9. 57	11. 82	18. 72	13. 30	8. 07	13. 06
内蒙古	7. 00	—	8. 00	—	10. 00	5. 00
宁夏	9. 89	11. 00	—	—	15. 00	7. 03
山东	7. 00	8. 63	8. 67	8. 68	8. 50	10. 00
山西	6. 13	8. 34	13. 64	8. 90	8. 80	13. 80
陕西	12. 40	11. 95	17. 06	14. 36	10. 08	13. 22
上海	8. 00	—	12. 50	8. 50	—	4. 00
四川	8. 79	10. 65	14. 34	9. 50	11. 09	8. 83
天津	9. 05	9. 35	14. 90	11. 40	12. 60	11. 80
云南	6. 20	7. 20	10. 20	10. 30	9. 80	9. 80
浙江	7. 70	6. 70	—	9. 75	—	—
重庆	9. 01	9. 91	14. 65	8. 09	11. 32	7. 38

表 3-1-3-46 口腔住院 6 个重点病种平均住院费用省际比较（元）

省份	先天性唇裂	腮腺良性肿瘤	舌癌	牙颌面畸形	上颌骨骨折	口腔颌面部间隙感染
安徽	5200.00	4600.00	18 000.00	—	14 100.00	4450.00
北京	7745.85	8983.14	27 876.25	37 921.50	19 632.10	5939.81
福建	—	10 188.50	15 303.73	41 734.50	—	2414.15
广东	6449.12	11 170.76	29 247.57	26 449.91	15 472.25	6074.87
广西	5784.97	1236.98	27 679.50	24 266.10	15 089.90	10 442.50
贵州	6128.45	8004.46	8080.08	13 074.60	13 811.95	5585.36
河北	5268.20	6432.50	5379.00	—	8879.00	4246.50
河南	3154.00	6256.00	7499.00	25 378.00	23 051.00	3115.80
黑龙江	4500.00	8000.00	15 000.00	—	12 000.00	—
湖北	7263.35	9193.60	44 143.40	27 149.40	17 901.15	6167.15
湖南	8934.00	13 835.70	75 875.00	39 688.60	22 039.15	8860.30
吉林	5508.65	6567.86	19 071.00	19 890.45	29 255.30	4852.59
江苏	7797.05	9246.56	33 130.28	33 518.53	14 022.01	5381.13
江西	5039.62	11 799.80	16 294.10	26 688.90	20 956.10	3904.40
辽宁	4485.31	10 072.65	27 028.55	23 839.93	15 803.57	6613.71
内蒙古	5098.35	—	5394.73	—	5065.59	1471.38
宁夏	3175.82	5076.23	—	—	11 157.00	1927.56
山东	6407.31	8873.48	10 234.22	34 937.35	27 249.55	8889.46
山西	12 732.00	11 627.00	23 431.00	18 117.00	26 030.00	11 250.00
陕西	7340.45	11 604.00	14 725.45	43 059.10	21 377.20	13 372.10
上海	7666.88	—	13 746.00	27 087.50	—	3659.49
四川	5899.98	9396.50	17 072.65	43 295.90	17 611.05	8589.03
天津	6255.62	10 567.98	23 907.00	32 302.60	19 596.00	8202.40
云南	7596.00	8546.00	12 455.00	13 654.00	12 658.00	8659.00
浙江	9050.60	5167.50	—	24 639.70	—	—
重庆	7655.86	10 560.50	17 559.20	39 441.60	11 973.70	4019.95

（5）重点手术及操作数据统计：在 26 个省份的 51 家医院中，2016 年住院共治疗 7 个重点手术及操作患者 12 032 例。按照平均手术例数排序，排名前 3 位的重点手术及操作依次为腮腺肿块切除+面神经解剖术、唇裂修复术、口腔颌面部肿瘤切除整复术。其中游离腓骨复合组织瓣移植术平均住院日最长，唇裂修复术平均住院日最短；游离腓骨复合组织瓣移植术平均住院费用最高，唇裂修复术平均住院费用最低（表 3-1-3-47 至表 3-1-3-49，图 3-1-3-122）。

表 3-1-3-47 口腔住院 7 个重点手术及操作相关指标比较

重点手术及操作	平均手术例数	平均住院日（天）	平均住院费用（元）
腮腺肿块切除+面神经解剖术	60.78	9.46	10 233.83
唇裂修复术	57.63	8.29	6732.24
口腔颌面部肿瘤切除整复术	46.57	16.47	31 997.69
舌癌扩大切除术+颈淋巴	27.94	17.35	32 396.68
牙颌面畸形矫正术：上颌 Le Fort Ⅰ型截骨术+双侧下颌升支劈开截骨术	23.25	12.61	43 696.11
游离腓骨复合组织瓣移植术	15.18	19.45	49 219.07
放射性粒子组织间植入术	4.57	12.65	37 349.53

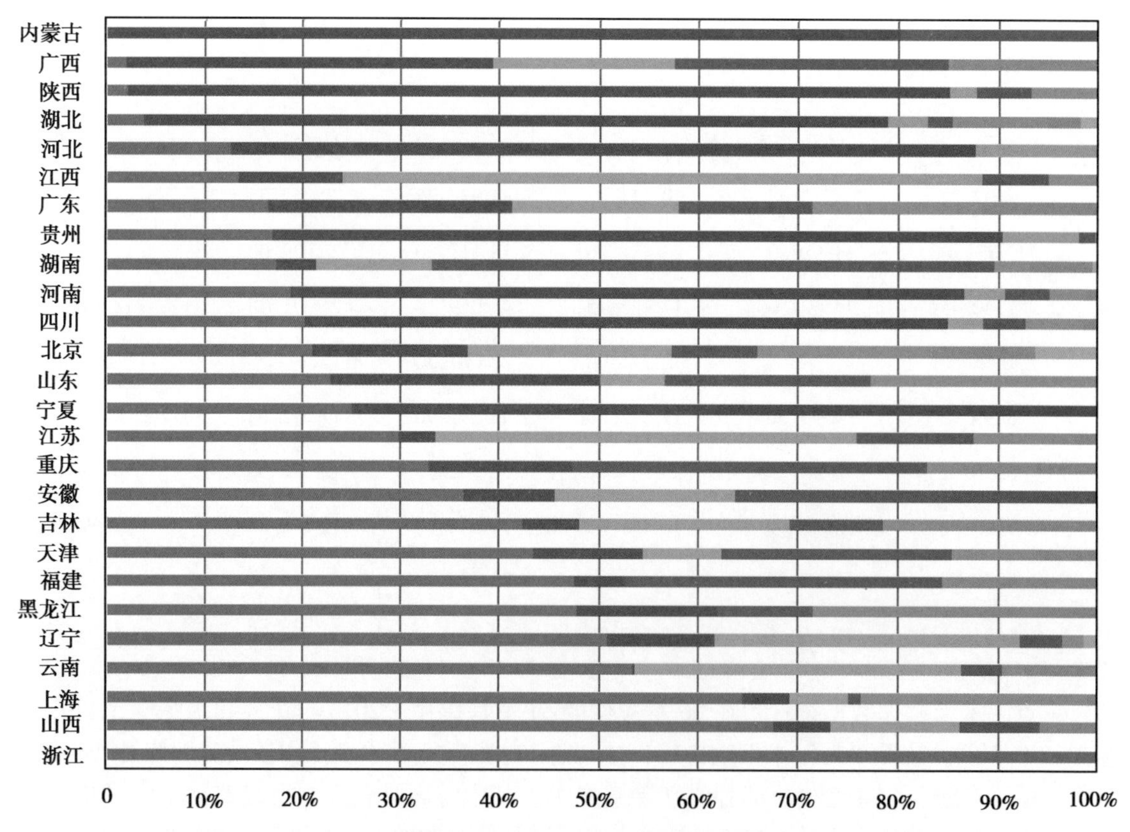

图 3-1-3-122 口腔住院 7 个重点手术及操作患者人次构成比例省际比较

表 3-1-3-48 口腔住院 7 个重点手术及操作平均住院日省际比较（天）

省份	唇裂修复术	腮腺肿块切除+面神经解剖术	舌癌扩大切除术+颈淋巴	口腔颌面部肿瘤切除整复术	牙颌面畸形矫正术：上颌 LeFort Ⅰ型截骨术+双侧下颌升支劈开截骨术	放射性粒子组织间植入术	游离腓骨复合组织瓣移植术
安徽	7.00	9.00	14.00	12.00	—	—	—
北京	8.86	7.37	17.74	18.42	11.71	6.00	19.02
福建	2.00	11.19	14.38	—	—	—	27.33
广东	9.37	8.58	18.92	13.46	10.71	—	22.95
广西	6.40	13.14	27.19	26.06	38.00	—	30.58
贵州	8.82	8.26	24.00	17.88	12.00	—	—
河北	9.00	11.00	—	13.50	—	—	—
河南	6.50	11.00	28.60	12.67	12.00	—	32.00
黑龙江	9.00	11.00	15.00	—	—	—	18.00
湖北	7.44	9.00	18.88	14.44	11.22	12.75	21.46
湖南	3.10	5.20	9.70	11.18	9.85	7.10	11.00
吉林	6.89	8.56	21.87	19.55	9.74	—	12.88
江苏	8.75	9.43	16.81	15.49	12.34	—	19.91
江西	8.62	8.50	16.08	11.60	11.20	—	—
辽宁	9.70	13.21	19.57	18.85	17.00	24.75	—
内蒙古	7.00	—	8.00	—	—	—	6.00
宁夏	9.89	10.33	—	—	—	—	—
山东	7.10	8.79	13.26	13.00	11.34	—	—
山西	6.50	8.20	13.60	14.84	—	—	11.30
陕西	12.40	13.67	25.87	29.50	15.00	—	—
上海	10.00	7.37	11.00	16.76	11.73	—	12.00
四川	9.12	11.05	17.05	16.37	10.28	—	17.49
天津	10.00	11.00	12.00	32.86	12.00	—	29.00
云南	6.20	7.20	10.20	10.25	10.60	—	13.10
浙江	—	6.70	—	—	—	—	—
重庆	9.94	10.86	17.80	—	9.17	—	25.00

表 3-1-3-49 口腔住院 7 个重点手术及操作平均住院费用省际比较（元）

省份	唇裂修复术	腮腺肿块切除+面神经解剖术	舌癌扩大切除术+颈淋巴	口腔颌面部肿瘤切除整复术	牙颌面畸形矫正术：上颌 Le Fort Ⅰ型截骨术+双侧下颌升支劈开截骨术	放射性粒子组织间植入术	游离腓骨复合组织瓣移植术
安徽	5200.00	7300.00	18 000.00	18 500.00	—	—	—
北京	7516.02	9600.10	37 280.25	45 346.94	43 826.75	31 177.10	52 222.30
福建	8189.74	11 797.25	16 824.00	—	—	—	75 628.10
广东	7679.01	10 258.62	47 014.60	27 610.48	50 369.37	—	68 691.40

续表

省份	唇裂修复术	腮腺肿块切除+面神经解剖术	舌癌扩大切除术+颈淋巴	口腔颌面部肿瘤切除整复术	牙颌面畸形矫正术：上颌 Le Fort Ⅰ型截骨术+双侧下颌升支劈开截骨术	放射性粒子组织间植入术	游离腓骨复合组织瓣移植术
广西	6534.65	13 272.20	40 958.40	37 571.16	3666.55	—	47 091.00
贵州	7493.22	8831.18	36 610.80	21 520.48	30 184.50	—	—
河北	5268.20	4804.50	—	25 282.50	—	—	—
河南	2252.50	6556.00	30 450.00	13 976.67	25 378.00	—	34 784.00
黑龙江	4500.00	8000.00	15 000.00	—	—	—	23 000.00
湖北	7544.50	9156.70	74 429.60	23 348.94	51 340.00	48 929.90	100 402.00
湖南	8934.00	11 785.85	82 174.00	60 886.62	40 517.55	41 034.00	100 647.00
吉林	6686.90	9369.85	37 157.60	40 846.91	25 466.80	—	16 225.70
江苏	8312.23	13 048.89	32 143.03	33 228.05	60 210.60	—	64 488.45
江西	4963.18	12 047.70	30 958.90	19 521.15	42 281.10	—	—
辽宁	4970.25	8350.65	37 646.25	24 071.06	34 392.50	28 257.10	—
内蒙古	5098.35	—	5394.73	—	—	—	—
宁夏	3175.82	4428.71	—	—	—	—	—
山东	7382.73	9710.90	18 970.50	24 529.25	55 470.07	—	—
山西	7164.00	16 117.00	28 764.00	47 287.09	—	—	28 174.00
陕西	7340.45	13 696.80	38 184.50	40 059.70	57 331.80	—	—
上海	7983.11	7775.66	13 895.40	25 715.70	45 241.30	—	9383.07
四川	6634.57	10 361.85	27 441.50	33 111.60	66 604.20	—	39 668.35
天津	7001.20	11 322.83	18 512.20	60 461.27	36 376.80	—	48 197.70
云南	7596.00	8546.00	12 455.00	12 558.48	13 695.00	—	13 658.00
浙江	—	5167.50	—	—	—	—	—
重庆	9863.44	11 576.60	22 564.00	—	64 834.40	—	37 049.90

（6）口腔住院临床路径数据统计在 26 个省份的 52 家医院 67 101 例出院患者中，2016 年口腔住院完成路径比例 83.53%，完成路径出院比例 13.15%（表 3-1-3-50）。

表 3-1-3-50 口腔住院临床路径实施情况比较

质控指标	三级公立	二级公立	二级民营	合计
完成路径比例（%）	84.75	94.90	71.55	83.53
完成路径出院比例（%）	11.15	23.28	38.63	13.15

3. 口腔专科医院运行管理类指标

（1）资源配置

1）医院开放床位数：在 27 个省份的 62 家医院中，2016 年口腔住院实际开放床位（包括加床）平均 39.66 张。其中三级公立为 50.10 张，二级公立为 20.69 张，二级民营为 17.00 张。

2）医院实际开放牙椅数：在 30 个省份的 195 家医院中，2016 年口腔门诊实际开放牙椅总数平均 67.46 台。其中三级公立为 171.28 台，三级民营为 80.00 台，二级公立为 57.79 台，二级民营为

24.41 台。

3）人力配置：在30个省份的193家医院中，卫生技术人员占全院员工总数的77.27%（表3-1-3-51）。

表3-1-3-51 不同医院员工数量情况

质控指标	三级公立	三级民营	二级公立	二级民营	合计
全院员工数平均值	480.36	185.00	130.21	59.24	178.25
卫生技术人员数平均值	389.02	117.00	92.77	41.10	137.73
卫生技术人员占全院员工比（%）	80.99	63.24	71.24	69.38	77.27

4）优质护理单元数：在29个省份的154家医院中，2016年全院护理单元总数1182个，全院优质护理单元总数919个，占全院护理单元总数的77.75%。

（2）工作负荷

1）门（急）诊人次：在30个省份的194家医院中，2016年门急诊总人次2282.94万，平均11.77万人次，其中年急诊人次占门急诊人次的2.11%，年门诊手术例数占门诊人次的5.46%（表3-1-3-52）。

表3-1-3-52 不同医院门（急）诊诊疗情况

质控指标	医院级别		所有制形式		合计
	三级	二级	公立	民营	
年门诊人次平均值	350 272.65	37 907.97	225 048.78	20 127.50	115 194.07
年急诊人次平均值	7073.83	974.16	5092.21	225.70	2483.36
年门（急）诊人次平均值	357 346.48	38 882.13	230 140.99	20 353.20	117 677.43
年急诊人次占门（急）诊人次比例（%）	1.98	2.51	2.21	1.11	2.11
年门诊手术例数平均值	21 578.10	1258.21	12 749.74	692.03	6285.81
年门诊手术例数占门诊人次比例（%）	6.16	3.32	5.67	3.44	5.46

2）入院人次：在27个省份的62家医院中，2016年入院患者总数70 827人次，平均1142.37人次，占门急诊总人次的0.40%（表3-1-3-53）。

表3-1-3-53 不同医院门（急）诊患者入院情况

质控指标	三级公立	二级公立	二级民营	合计
年入院人次平均值	1529.34	327.46	483.38	1142.37
年入院人次占门急诊人次比例（%）	0.39	0.32	1.20	0.40

（3）工作效率：在28个省份的156家医院中，每椅位日均接诊5.50人次。在27个省份的62家医院中，出院患者平均住院日7.05天，床位使用率51.17%，床位周转次数23.70次。在26个省份的59家医院中，平均每张床位工作日151.35天（表3-1-3-54，图3-1-3-123、图3-1-3-124）。

表3-1-3-54 不同医院工作效率类指标简表

质控指标	三级公立	二级公立	二级民营	合计
每椅位日均接诊人次	6.72	6.33	4.52	5.50
出院患者平均住院日（天）	7.59	6.76	4.78	7.05
床位使用率（%）	62.32	26.13	34.69	51.17
床位周转次数	28.35	15.98	12.42	23.70
平均每张床位工作日（天）	189.89	81.21	82.26	151.35

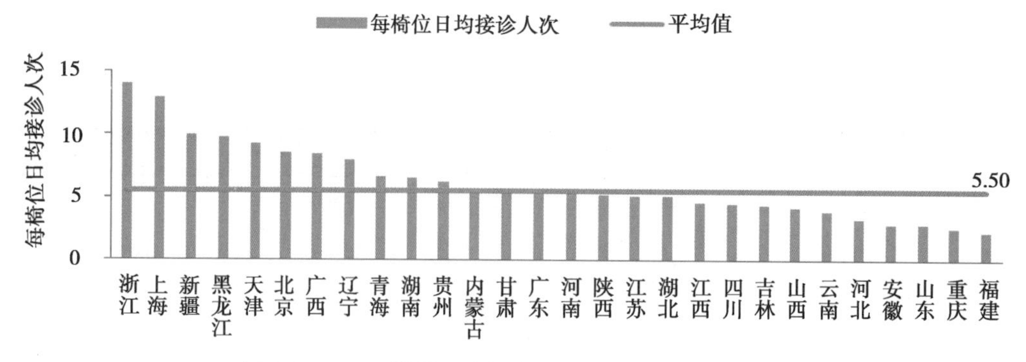

图 3-1-3-123 抽样医院每椅位日均接诊人次省际比较

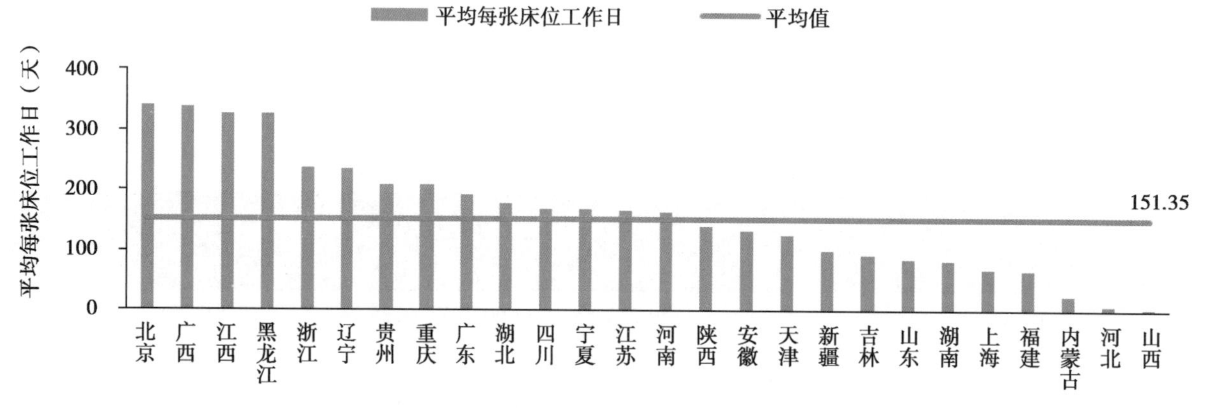

图 3-1-3-124 抽样医院平均每张床位工作日省际比较

（4）患者负担：在 30 个省份的 191 家医院中，每门诊（含急诊）人次费用 469.74 元，其中药费 17.87 元。在 27 个省份的 61 家医院中，每住院人次费用 8382.20 元，其中药费 1321.66 元（表 3-1-3-55，图 3-1-3-125、图 3-1-3-126）。

表 3-1-3-55 不同医院患者负担类指标简表（元）

质控指标	三级公立	二级公立	二级民营	合计
每门诊（含急诊）人次费用	441.03	253.33	575.31	469.74
其中的药费	12.18	9.63	25.93	17.87
每住院人次费用	10 210.51	5044.32	3872.43	8382.20
其中的药费	1620.27	815.14	441.00	1321.66

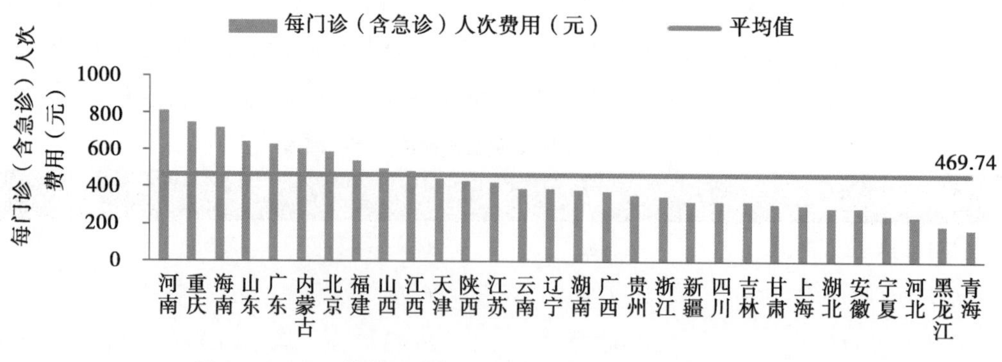

图 3-1-3-125 抽样医院每门诊（含急诊）人次费用省际比较

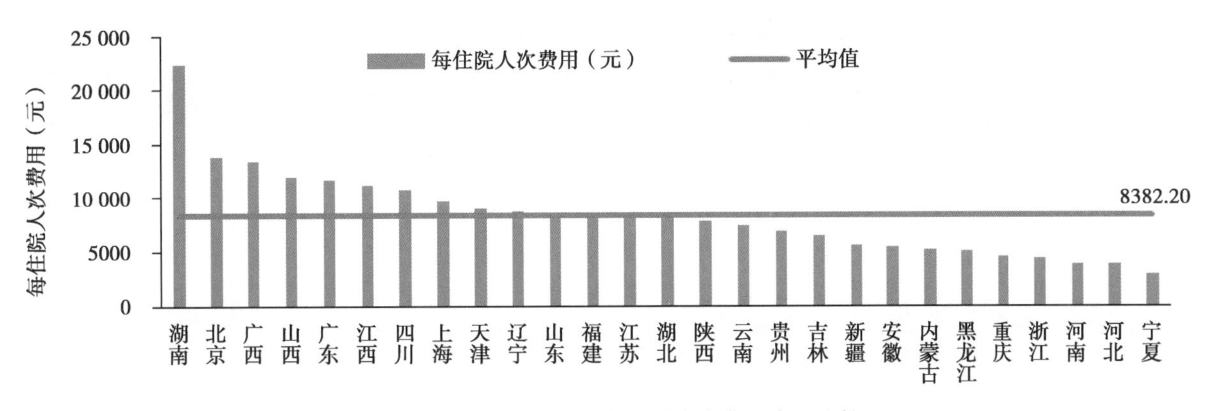

图 3-1-3-126 抽样医院每住院人次费用省际比较

4. 2015 年与 2016 年数据比较研究 鉴于 2015 年 41 家医院纳入门诊和住院统计，2016 年 197 家纳入门诊，62 家纳入住院统计，为了增强 2 年的数据可比性，对 2 年数据进行筛选，保留同一医院数据，2 年均纳入统计的医院共 36 家，另由于 1 家医院 2016 年仅纳入门诊统计，未纳入住院统计，为保证门诊和住院统计医院范围的一致性，予以剔除，最终保留 2015 年和 2016 年都纳入统计的 35 家医院数据。

（1）口腔门诊治疗相关指标比较

1）口腔门诊重点病种、重点技术指标比较（表 3-1-3-56、表 3-1-3-57）

表 3-1-3-56 2015—2016 年 35 家医院口腔门诊重点病种、重点技术就诊人次平均值比较

分类	质控指标	2016 年	2015 年	增幅	增长比例（%）	变化趋势
门诊重点病种	错颌畸形	26 983.46	18 267.46	8716.00	47.70	↑
	慢性牙周炎	25 264.31	22 746.63	2517.69	11.10	↑
	牙列缺损	17 563.34	13 419.91	4143.43	30.90	↑
	慢性根尖周炎	15 594.46	13 368.23	2226.23	16.70	↑
	下颌阻生第三磨牙	15 522.66	25 197.11	-9674.46	-38.40	↓
	急性牙髓炎	4775.20	5599.14	-823.94	-14.70	↓
	口腔扁平苔藓	2723.77	2421.26	302.51	12.50	↑
	牙列缺失	1505.57	5439.29	-3933.71	-72.30	↓
	颞下颌关节紊乱病	1197.37	1347.06	-149.69	-11.10	↓
	年轻恒牙牙外伤	1117.71	790.03	327.69	41.50	↑
	小计	112 247.86	108 596.11	3651.74	3.40	↑
门诊重点技术	牙周洁治术	40 999.91	40 459.43	540.49	1.30	↑
	根管治疗术	28 612.69	19 899.00	8713.69	43.80	↑
	错颌畸形矫治术	18 981.14	16 531.86	2449.29	14.80	↑
	慢性牙周炎系统治疗	17 420.86	17 218.26	202.60	1.20	↑
	阻生牙拔除术	15 998.31	14 781.80	1216.51	8.20	↑
	烤瓷冠修复技术	5542.63	4871.00	671.63	13.80	↑
	可摘局部义齿修复技术	3926.46	3265.51	660.94	20.20	↑
	种植体植入术	2345.66	1727.91	617.74	35.80	↑
	全口义齿修复技术	730.89	449.17	281.71	62.70	↑
	合计	134 558.54	119 203.94	15 354.60	12.90	↑

表 3-1-3-57 2015—2016 年 35 家医院口腔门诊重点病种、重点技术服务量占比比较（%）

分类	质控指标	2016 年	2015 年	增幅	变化趋势
门诊重点病种	错颌畸形	24.04	16.82	7.22	↑
	慢性牙周炎	22.51	20.95	1.56	↑
	牙列缺损	15.65	12.36	3.29	↑
	慢性根尖周炎	13.89	12.31	1.58	↑
	下颌阻生第三磨牙	13.83	23.20	-9.37	↓
	急性牙髓炎	4.25	5.16	-0.90	↓
	口腔扁平苔藓	2.43	2.23	0.20	↑
	牙列缺失	1.34	5.01	-3.67	↓
	颞下颌关节紊乱病	1.07	1.24	-0.17	↓
	年轻恒牙牙外伤	1.00	0.73	0.27	↑
门诊重点技术	牙周洁治术	30.47	33.94	-3.47	↓
	根管治疗术	21.26	16.69	4.57	↑
	错颌畸形矫治术	14.11	13.87	0.24	↑
	慢性牙周炎系统治疗	12.95	14.44	-1.50	↓
	阻生牙拔除术	11.89	12.40	-0.51	↓
	烤瓷冠修复技术	4.12	4.09	0.03	↑
	可摘局部义齿修复技术	2.92	2.74	0.18	↑
	种植体植入术	1.74	1.45	0.29	↑
	全口义齿修复技术	0.54	0.38	0.17	↑

2）口腔门诊患者安全类指标比较（表 3-1-3-58）

表 3-1-3-58 2015—2016 年 35 家医院口腔门诊常见并发症平均发生人次比较

分类	质控指标	2016 年	2015 年	增幅	增长比例（%）	变化趋势
门诊患者安全类指标	门诊手术并发症	36.40	28.63	7.77	27.15	↑
	种植体脱落	31.66	22.17	9.49	42.78	↑
	根管治疗断针	31.09	41.49	-10.40	-25.07	↓
	口腔软组织损伤	11.09	11.63	-0.54	-4.67	↓
	误吞或误吸异物	1.00	0.89	0.11	12.9	↑
	拔牙错误	0.43	0.37	0.06	15.38	↑
	治疗牙位错误	0.11	0.31	-0.20	-63.64	↓
	合计	111.77	105.49	6.29	5.96	↑

（2）口腔住院诊疗数据比较

1）住院死亡类、重返类指标比较（表 3-1-3-59）

表 3-1-3-59 2015—2016 年 35 家医院住院死亡类、重返类指标比较

分类	质控指标	2016 年	2015 年	增幅	增长比例(%)	变化趋势
住院死亡类指标	年出院患者人数平均值	1589.71	1529.17	60.54	3.96	↑
	住院死亡率（‰）	0.05	0.07	-0.02	—	↓
	非医嘱离院率（%）	2.08	2.43	-0.35	—	↓
	出院手术患者人数平均值	1411.94	1341.54	70.40	5.25	↑
	手术患者住院死亡率（‰）	0.04	0.06	-0.02	—	↓
	手术患者非医嘱出院率（%）	1.92	2.12	-0.20	—	↓
	住院择期手术患者死亡率（‰）	0.07	0.08	-0.01	—	↓
重返类指标	住院患者出院当天非预期再住院率（‰）	0.54	0.37	0.17	—	↑
	住院患者出院 2～15 天再住院率（‰）	5.07	11.53	-6.46	—	↓
	住院患者出院 16～31 天再住院率（‰）	6.13	15.34	-9.21	—	↓
	非计划重返手术室再次手术率（‰）	5.63	4.26	1.37	—	↑
	术后 48 小时内非计划重返手术室再次手术率（‰）	2.53	2.19	0.34	—	↑
	术后 30 天内非计划重返手术室再次手术率（‰）	2.29	2.53	-0.25	—	↓

2）口腔住院患者安全类指标比较（表 3-1-3-60）

表 3-1-3-60 2015—2016 年 35 家医院口腔住院常见并发症平均发生人次比较

分类	质控指标	2016 年	2015 年	增幅	增长比例(%)	变化趋势
患者安全类指标	与手术操作相关感染	4.69	3.37	1.31	38.98	↑
	手术术中并发症	2.60	2.29	0.31	13.75	↑
	手术患者手术后出血或血肿	2.03	1.57	0.46	29.09	↑
	手术患者手术后呼吸道并发症	0.60	1.00	-0.40	-40.00	↓
	各系统术后并发症	0.51	0.74	-0.23	-30.77	↓
	手术患者手术伤口裂开	0.31	1.00	-0.69	-68.57	↓
	移植的并发症	0.29	0.06	0.23	400.00	↑
	手术患者手术后生理代谢紊乱	0.20	0.86	-0.66	-76.67	↓
	输注、输血反应	0.20	0.60	-0.40	-66.67	↓
	植入物的并发症（不包括脓毒症）	0.14	0.91	-0.77	-84.38	↓
	住院患者发生压疮	0.09	0.09	0.00	0.00	
	手术过程中异物遗留	0.06	0.03	0.03	100.00	↑
	麻醉并发症	0.03	1.43	-1.40	-98.00	↓
	手术患者手术后肺栓塞	0.00	0.06	-0.06	-100.00	↓

续表

分类	质控指标	2016 年	2015 年	增幅	增长比例(%)	变化趋势
	手术患者手术后深静脉血栓	0.00	0.14	-0.14	-100.00	↓
	手术患者手术后败血症	0.00	0.23	-0.23	-100.00	↓
	手术患者猝死（手术后 24 小时内死亡）	0.00	0.03	-0.03	-100.00	↓
	合计	11.74	14.40	-2.66	-18.45	↓

3）住院重点病种、重点手术及操作相关指标比较（表 3-1-3-61 至表 3-1-3-63）

表 3-1-3-61　2015—2016 年 35 家医院 6 种住院重点病种相关指标比较

质控指标	重点病种	2016 年	2015 年	增幅	增长比例（%）	变化趋势
平均例数	先天性唇裂	74.31	73.03	1.29	1.76	↑
	腮腺良性肿瘤	68.83	66.00	2.83	4.29	↑
	舌癌	44.43	43.83	0.60	1.37	↑
	牙颌面畸形	76.37	66.46	9.91	14.92	↑
	上颌骨骨折	22.00	20.26	1.74	8.60	↑
	口腔颌面部间隙感染	33.51	33.03	0.49	1.47	↑
平均住院日（天）	先天性唇裂	8.59	7.85	0.74	9.40	↑
	腮腺良性肿瘤	8.64	9.23	-0.59	-6.40	↓
	舌癌	14.02	14.09	-0.07	-0.52	↓
	牙颌面畸形	11.01	10.85	0.16	1.51	↑
	上颌骨骨折	9.73	9.67	0.06	0.58	↑
	口腔颌面部间隙感染	9.15	9.24	-0.09	-0.94	↓
平均住院费用（元）	先天性唇裂	6668.34	5801.43	866.91	14.94	↑
	腮腺良性肿瘤	9398.90	9233.41	165.49	1.79	↑
	舌癌	20 572.26	19 613.55	958.71	4.89	↑
	牙颌面畸形	32 659.76	27 728.92	4930.84	17.78	↑
	上颌骨骨折	18 720.87	18 581.36	139.51	0.75	↑
	口腔颌面部间隙感染	6634.27	5541.54	1092.73	19.72	↑

表 3-1-3-62　2015—2016 年 35 家医院 7 类住院重点手术及操作相关指标比较

质控指标	重点手术及操作	2016 年	2015 年	增幅	增长比例(%)	变化趋势
平均例数	唇裂修复术	76.66	64.91	11.74	18.09	↑
	腮腺肿块切除+面神经解剖术	72.09	85.66	-13.57	-15.84	↓
	舌癌扩大切除术+颈淋巴	25.31	26.63	-1.31	-4.94	↓
	口腔颌面部肿瘤切除整复术	51.46	53.09	-1.63	-3.07	↓
	牙颌面畸形矫正术：上颌 Le Fort Ⅰ型截骨术+双侧下颌升支劈开截骨术	29.03	21.54	7.49	34.75	↑

续表

质控指标	重点手术及操作	2016 年	2015 年	增幅	增长比例(%)	变化趋势
	放射性粒子组织间植入术	6.54	6.80	-0.26	-3.78	↓
	游离腓骨复合组织瓣移植术	19.71	26.63	-6.91	-25.97	↓
平均住院日（天）	唇裂修复术	8.61	8.14	0.47	5.77	↑
	腮腺肿块切除+面神经解剖术	9.49	9.74	-0.25	-2.56	↓
	舌癌扩大切除术+颈淋巴	18.37	17.39	0.98	5.63	↑
	口腔颌面部肿瘤切除整复术	18.53	17.33	1.20	6.93	↑
	牙颌面畸形矫正术：上颌 Le Fort Ⅰ型截骨术+双侧下颌升支劈开截骨术	13.32	13.73	-0.41	-2.95	↓
	放射性粒子组织间植入术	14.50	7.29	7.21	98.90	↑
	游离腓骨复合组织瓣移植术	21.50	19.84	1.65	8.34	↑
平均住院费用（元）	唇裂修复术	7277.60	6358.55	919.05	14.45	↑
	腮腺肿块切除+面神经解剖术	10 589.30	9915.18	674.12	6.80	↑
	舌癌扩大切除术+颈淋巴	33 927.53	26 578.11	7349.42	27.65	↑
	口腔颌面部肿瘤切除整复术	34 920.45	32 720.64	2199.81	6.72	↑
	牙颌面畸形矫正术：上颌 Le Fort Ⅰ型截骨术+双侧下颌升支劈开截骨术	45 878.51	39 414.93	6463.58	16.40	↑
	放射性粒子组织间植入术	36 121.37	25 445.00	10 676.37	41.96	↑
	游离腓骨复合组织瓣移植术	51 329.34	36 848.94	14 480.41	39.30	↑

表 3-1-3-63　2015—2016 年 35 家医院住院重点病种、重点手术及操作服务量占比比较（%）

分类指标	质控指标	2016 年	2015 年	增幅	变化趋势
重点病种	先天性唇裂	23.26	24.13	-0.87	↓
	腮腺良性肿瘤	21.55	21.81	-0.27	↓
	舌癌	13.91	14.48	-0.58	↓
	牙颌面畸形	23.91	21.96	1.94	↑
	上颌骨骨折	6.89	6.69	0.19	↑
	口腔颌面部间隙感染	10.49	10.91	-0.42	↓
重点手术及操作	唇裂修复术	27.30	22.76	4.54	↑
	腮腺肿块切除+面神经解剖术	25.67	30.03	-4.36	↓
	舌癌扩大切除术+颈淋巴	9.02	9.33	-0.32	↓
	口腔颌面部肿瘤切除整复术	18.33	18.61	-0.28	↓
	牙颌面畸形矫正术：上颌 Le Fort Ⅰ型截骨术+双侧下颌升支劈开截骨术	10.34	7.55	2.79	↑
	放射性粒子组织间植入术	2.33	2.38	-0.05	↓
	游离腓骨复合组织瓣移植术	7.02	9.33	-2.31	↓

（3）医院运行管理类指标比较（表 3-1-3-64）

表 3-1-3-64　2015—2016 年 35 家医院运行管理类指标比较

分类	质控指标	2016 年	2015 年	增幅	增长比例(%)	变化趋势
资源配置	实际开放床位（包括加床数据）平均值	52.77	57.94	-5.17	-8.93	↓
	重症监护室（ICU）或麻醉复苏室实际开放床位平均值	2.80	2.46	0.34	13.95	↑
	外科开放床位平均值	52.83	53.57	-0.74	-1.39	↓
	实际开放牙椅（口腔综合治疗台）数平均值	195.11	190.86	4.26	2.23	↑
	全院员工总数平均值	561.03	526.14	34.89	6.63	↑
	卫生技术人员数平均值	455.54	426.97	28.57	6.69	↑
	其中：医师数平均值	203.94	193.40	10.54	5.45	↑
	其中：护理人员数平均值	193.23	182.83	10.40	5.69	↑
	其中：医技人数平均值	62.66	76.54	-13.89	-18.14	↓
	其中：药学人数平均值	6.37	5.97	0.40	6.70	↑
	其中：口腔技工人数平均值	28.60	24.37	4.23	17.35	↑
	医院医用建筑面积（平方米）平均值	20 357.60	20 397.00	-39.40	-0.19	↓
	全院护理单元设置个数平均值	12.51	12.06	0.46	3.79	↑
	全院开展优质护理单元个数平均值	11.74	10.83	0.91	8.44	↑
工作负荷	年门诊人次平均值	414 712.69	389 435.49	25 277.20	6.49	↑
	年急诊人次平均值	9233.31	9148.66	84.66	0.93	↑
	年入院人次平均值	1591.31	1532.77	58.54	3.82	↑
	年出院患者实际占用总床日数平均值	13 585.80	13 584.97	0.83	0.01	↑
	年门诊手术例数平均值	28 734.00	24 470.71	4263.29	17.42	↑
	同期接受了输血的出院患者例数平均值	20.94	20.03	0.91	4.56	↑
	同期接受了输液的出院患者例数平均值	1382.63	1389.60	-6.97	-0.50	↓
	同期门诊、急诊、住院接受 CT 检查例数平均值	776.97	971.06	-194.09	-19.99	↓
	同期门诊、急诊、住院接受 CBCT 检查例数平均值	7362.51	5736.37	1626.14	28.35	↑
工作效率	每椅位日均接诊人次	104.91	123.78	-18.88	-15.25	↓
	出院患者平均住院日（天）	7.75	8.05	-0.30	-3.69	↓
	床位使用率（%）	59.98	—			—
	床位周转次数	29.96	26.26	3.69	14.07	↑
	平均每张床位工作日（天）	208.86	200.94	7.91	3.94	↑

续表

分类	质控指标	2016 年	2015 年	增幅	增长比例(%)	变化趋势
患者负担	每门诊（含急诊）人次费用（元）	445.30	411.77	33.53	8.14	↑
	其中的药费（元）	12.30	10.36	1.94	18.76	↑
	每住院人次费用（元）	9635.64	8683.08	952.55	10.97	↑
	其中的药费（元）	1523.52	1539.57	-16.06	-1.04	↓

（二）问题分析及工作重点

本次抽样调查覆盖了全国范围内的 271 家口腔专科医院，是目前我国开展口腔医学专业医疗质量控制指标调查范围最为广泛的一次，且第 1 次收集到大量民营口腔医院数据。根据口腔医学“大门诊、小病房”的特点，将门诊数据和住院数据按照不同医院总量分别统计分析，获得了更为接近客观实际的数据结果。

但是，从抽样调查的过程、填报数据情况和反映的问题来看，仍有几个问题，需要今后进一步改进。

1. 一些抽查医院对自身临床数据（包括质控指标数据）的收集、整理缺乏经验。271 家抽样医院中，门诊数据可供采用的仅 197 家，一些医院因为无数据而无法填报。开展住院病房的口腔专科医院仅 62 家，如前所述无数据填报的情况同样存在。因此对抽样点医院相关人员的培训、指导，应是我们今后工作的一个重点。

2. 目前所抽样医院均为口腔专科医院，一些综合医院内设置的口腔专科/口腔中心，实力雄厚，尚未纳入此次调查。

3. 口腔医学在我国医学科学中属于Ⅰ级学科，所涉及的亚专业较为丰富。目前我们所用的质控指标，包括口腔门诊类、住院类、管理运行类三方面指标共 191 项，还不能对具体的口腔亚专业的医疗质量能力和水平做出更加细致的评价。提出并完善口腔亚专业的质控指标和体系建设，也将是我们今后工作的重点内容。

第二章

临床专科医疗质量管理与控制

第一节 急诊专业

一、急诊专业质量安全情况分析

全国各省本次抽样调查共有4635家综合医院填报了急诊专业数据，按照结构化样本抽样方法，共有1565家医院纳入本年度统计分析，包括公立综合医院（以下简称公立医院）1474家，其中三级公立医院（以下简称三级公立）597家（包括委属委管25家），二级公立医院（以下简称二级公立）873家，民营综合医院（以下简称民营医院）95家，其中三级民营19家，二级民营76家。医院省际分布情况，见图3-2-1-1。

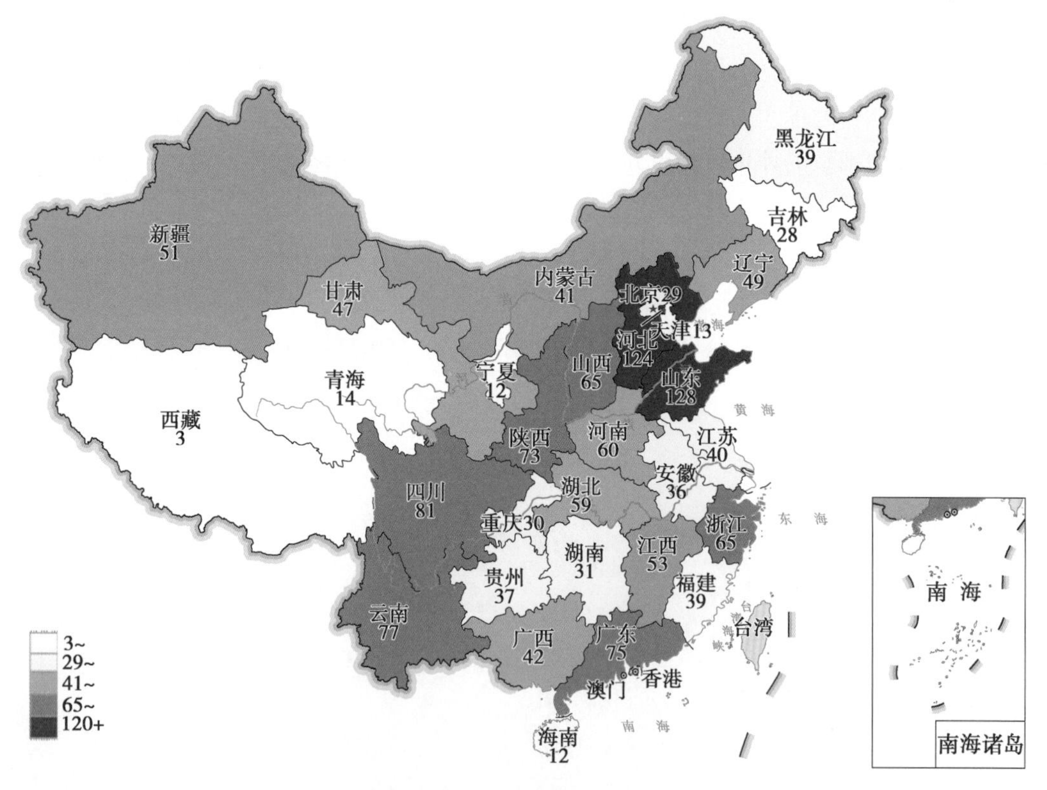

注：图中数据不含我国港、澳、台地区。

图3-2-1-1 各省（自治区、直辖市）抽查医院分布情况

本次分析将主要围绕以下内容进行：

结构质量分析

急诊医患比

急诊护患比

急诊危重患者监护床患比

环节质量分析

急诊患者分级比例

抢救室滞留时间平均值

急性 ST 段抬高性心肌梗死相关指标

上呼吸道感染患者抗生素使用率

结果质量分析

抢救室死亡率

自主呼吸循环恢复（ROSC）成功率

急诊非留观患者单人次就诊费用（挂号费、诊疗费、检验检查费用、药品费用）

（一）结构质量分析

1. 急诊医患比 本次抽样医院数据显示，2016 年急诊患者就诊仍有倾向公立医院的趋势（图 3-2-1-2）。其中委属委管医院最高，民营医院最低。

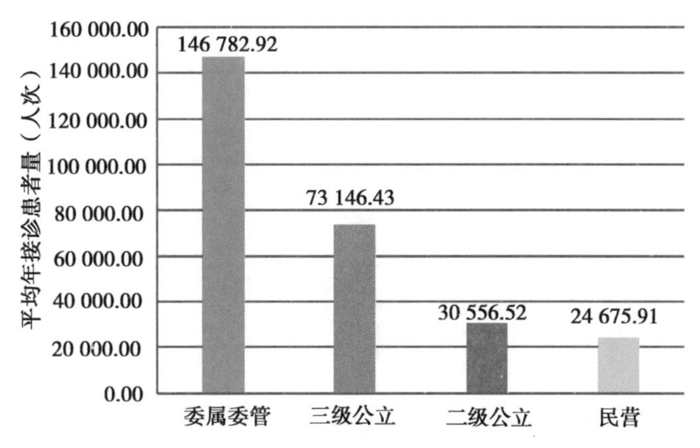

图 3-2-1-2 不同级别医院急诊平均年接诊患者量

三级公立平均年接诊量位于前 3 位的省份为上海、广东、江苏。二级公立位于前 3 位的省份为上海、广东、浙江（图 3-2-1-3）。

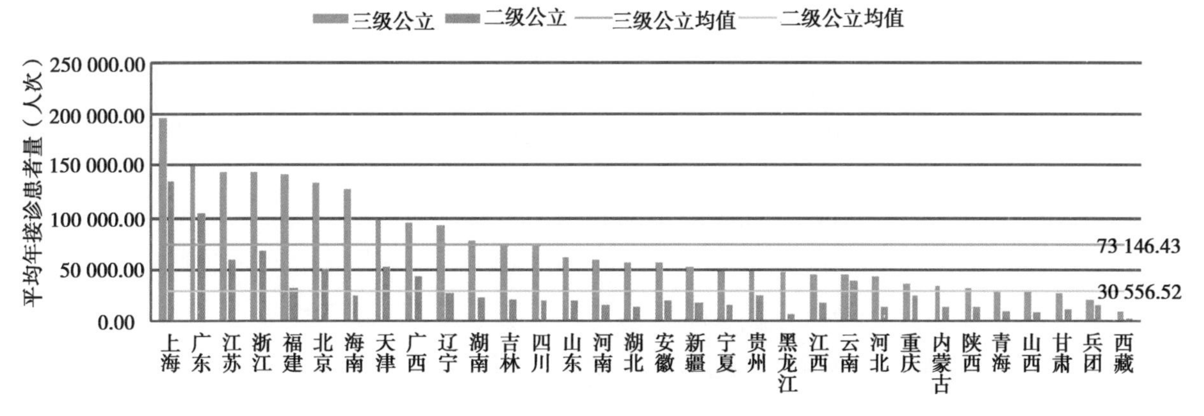

注：三级公立数据中包含委属委管医院，下同。

图 3-2-1-3 各省急诊平均年接诊患者量

每万名患者拥有的急诊专业医生数，委属委管医院明显低于三级公立、二级公立，属于医疗人力资源相对最紧张的区域。二级公立和民营医院的接诊能力仍有提升空间（图 3-2-1-4）。

三级公立医患比位于后 3 位的省份为天津、广东、海南。二级公立位于后 3 位的省份为上海、天津、广西（图 3-2-1-5）。

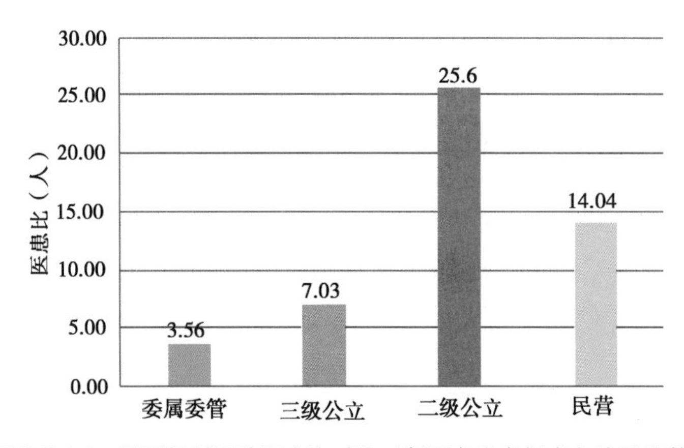

图 3-2-1-4 不同级别医院医患比对比（每万名患者拥有急诊医生数）

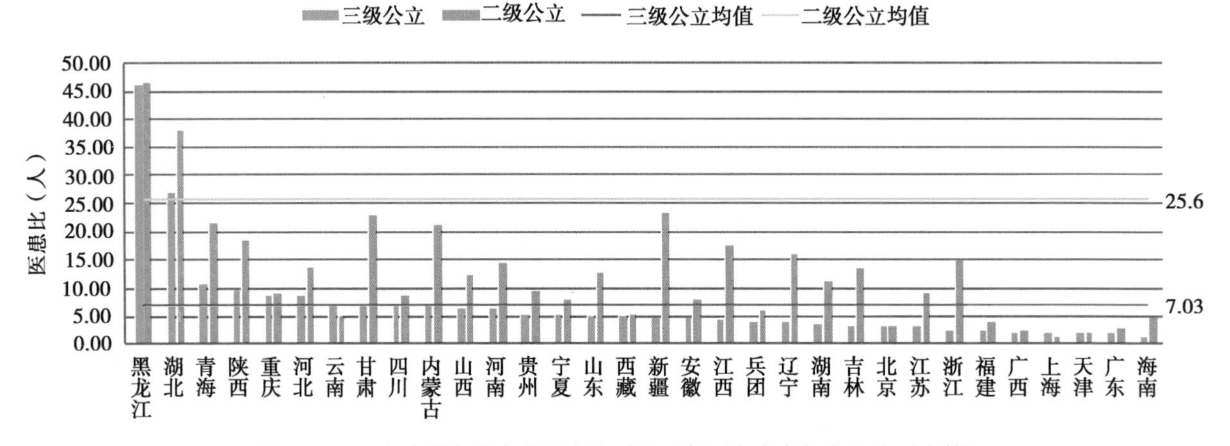

图 3-2-1-5 各省份急诊专业医患比对比（每万名患者拥有急诊医生数）

2. 急诊护患比 全国抽样医院数据显示，护患比同医患比相同，反映出三级公立，特别是委属委管医院是医护人员资源相对最紧张的区域。二级公立和民营医院的接诊能力仍有提升空间（图 3-2-1-6）。

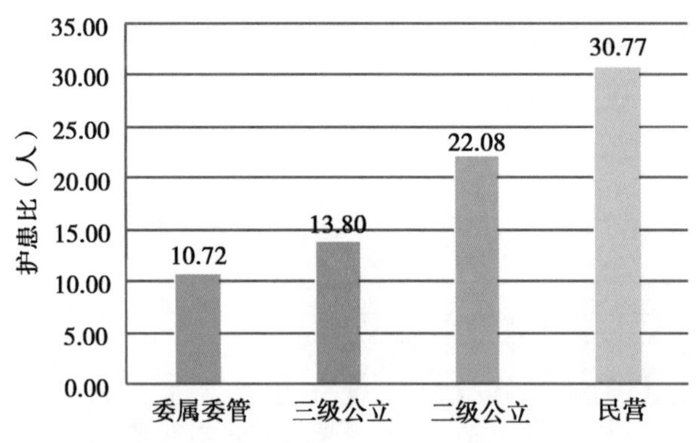

图 3-2-1-6 不同级别医院急诊护患比情况（每万名患者拥有的急诊护士数）

三级公立护士不足较为严重的省份前 3 位为广东、天津、海南。二级公立前 3 位为上海、天津、广西（图 3-2-1-7）。

3. 急诊科监护床患比 2016 年每万名危重患者（以急诊 I 级患者数为危重患者数）拥有的急诊监护床位数委属委管医院及三级公立均远低于二级公立，反映出二级医院收治危重症患者的硬件利用率还可有进一步提高的空间（图 3-2-1-8）。

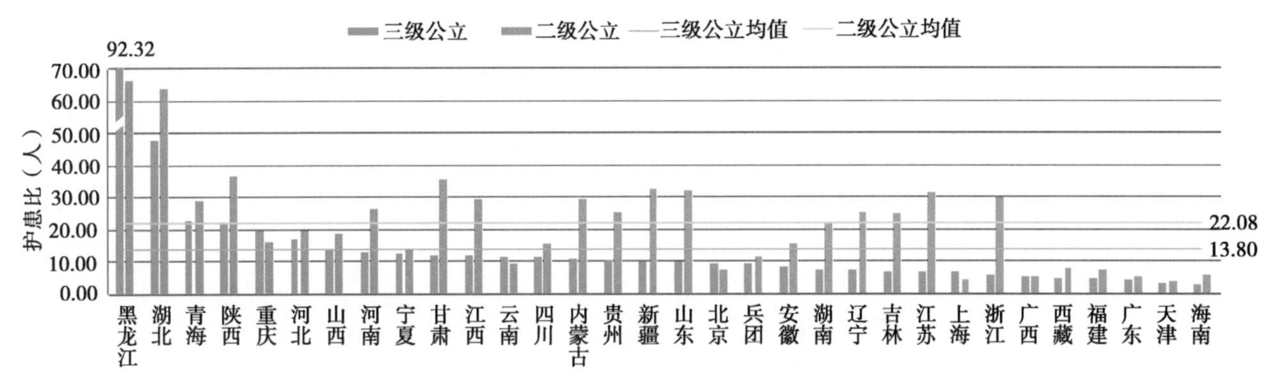

图 3-2-1-7 各省份急诊护患比情况（每万名患者拥有的急诊护士数）

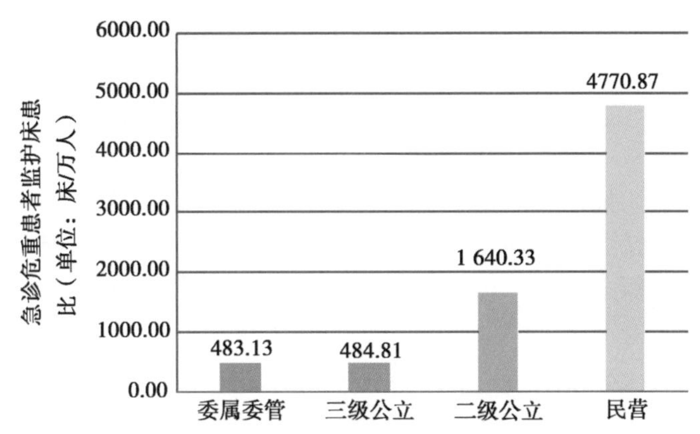

图 3-2-1-8 不同级别医院危重患者拥有监护床位数情况
（每万名危重患者拥有的床位数）

各省数据显示，三级公立监护床位病患比位于后三位的省份为上海、海南、江苏，前三位省份为黑龙江、内蒙古、陕西。二级公立位于后三位的为上海、天津、江苏，前三位省份为四川、青海、山东（图 3-2-1-9）。

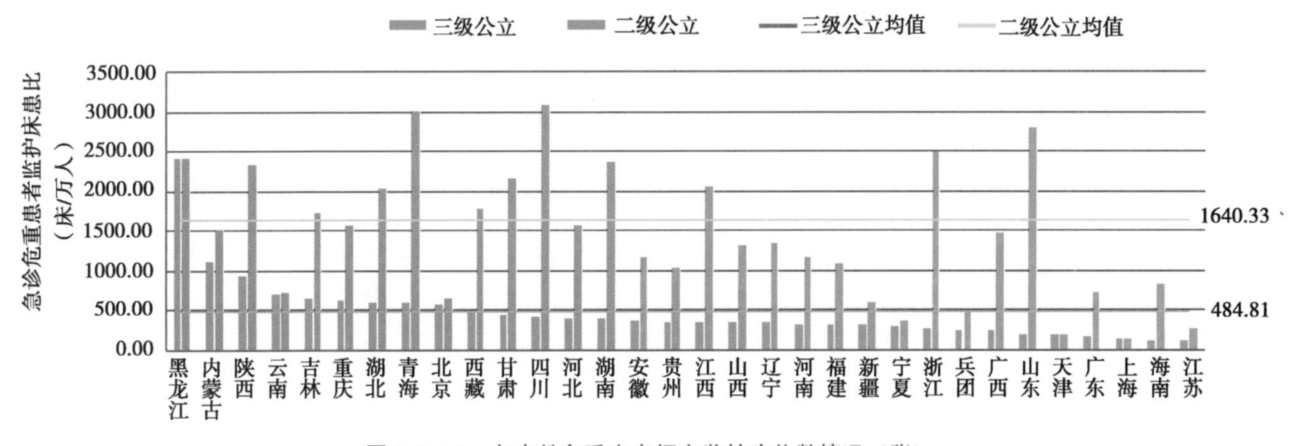

图 3-2-1-9 各省份危重患者拥有监护床位数情况（张）

（二）环节质量分析

由于急诊工作具有病种多、病情急、病情复杂且多危重等特点，急诊环节质量控制难度较大。结合 2015 年及 2016 年的数据调查结果，本年度数据采集在过程质量这一部分仍围绕急诊患者分级比例、抢救室滞留时间和急性 ST 段抬高性心肌梗死的心电图时间和给予血小板药物时间等相关数据指标展开。此外，本年度首次尝试采集了部分急诊单病种数据。

1. **急诊患者分级比例** 本次纳入统计分析的抽样医院中，有 84 家二级公立及 51 家三级公立的急诊患者分级比例无法得到或者未开展，分别占到二级公立的9.4%和三级公立的8.8%。在填报了急诊患者分级比例数据的1336家公立医院中，平均Ⅰ级患者比例为2.83%，Ⅱ级患者比例为7.41%，Ⅲ级患者比例为35.56%，Ⅳ级患者比例为53.57%。在各级别医院中，Ⅳ级即非急症患者仍然占到急诊患者的50%左右，占用了大量的急诊资源（图3-2-1-10）。

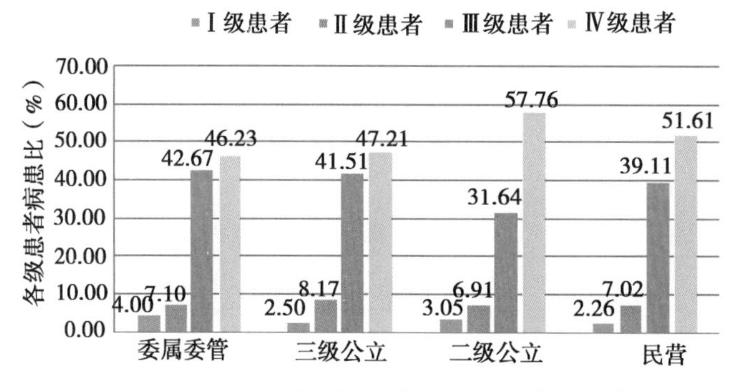

图3-2-1-10 不同级别医院急诊患者病情分级情况

2. **急诊抢救室滞留时间** 抽样医院数据显示，急诊抢救室滞留时间委属委管医院明显高于其他公立医院。在急诊滞留问题方面，委属委管医院滞留问题仍较重，这可能与委属委管医院承担危、急重患者比例较大有关。三级公立、二级公立以及民营医院的滞留时间均值基本可在6小时及以内（图3-2-1-11、图3-2-1-12）。

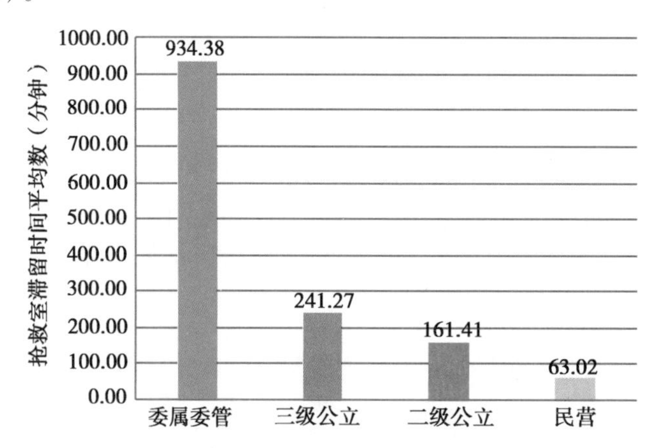

图3-2-1-11 不同级别医院抢救室滞留时间均值情况

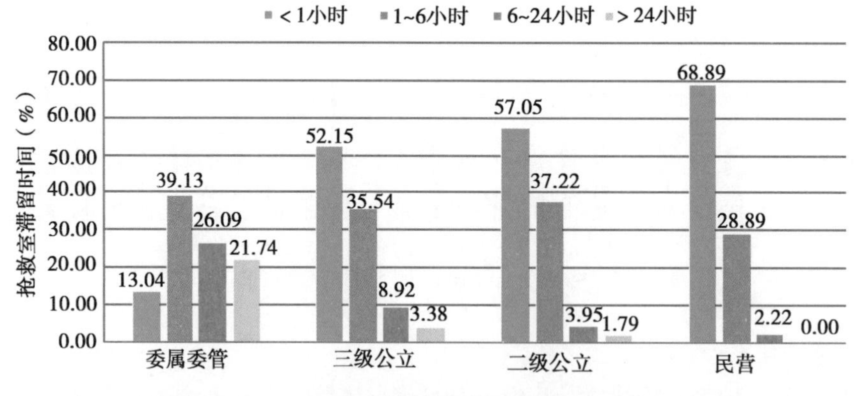

图3-2-1-12 不同级别医院抢救室滞留时间分布情况

医疗绿色通道要求患者在急诊滞留时间不应超过6小时，急诊留观时间不超过72小时。这一数据与2015年相比，已经有所改善。滞留时间在6小时以上的比例从15%下降到9%，特别是滞留24小时以上医院，从7%下降至2.87%。近3年来急诊的滞留现象有所改善，急诊医疗质量安全控制措施得到有效实施。

三级公立滞留问题较严重的前 3 个省份为上海、北京、天津，二级公立较严重的前 3 个省份为西藏、上海、北京（图 3-2-1-13）。

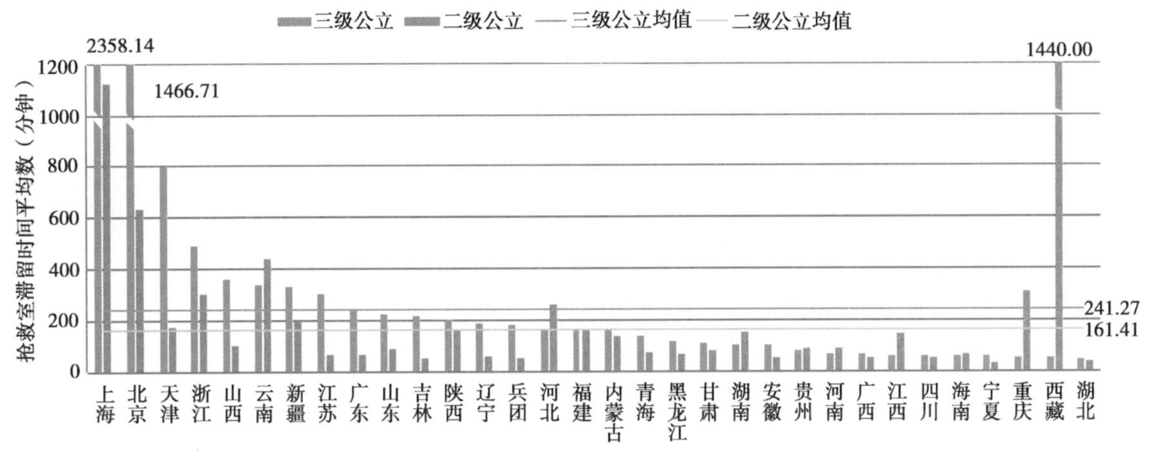

图 3-2-1-13　各省份抢救室滞留时间情况

3. 急性 ST 段抬高性心肌梗死急诊指标　急性 ST 段抬高性心肌梗死患者急诊质量评价指标包括首次完成心电图时间和首次给予抗血小板药物时间。其中，首次完成心电图时间全国各级医院均值均在 5 分钟左右，各级医院无明显差别（图 3-2-1-14）。

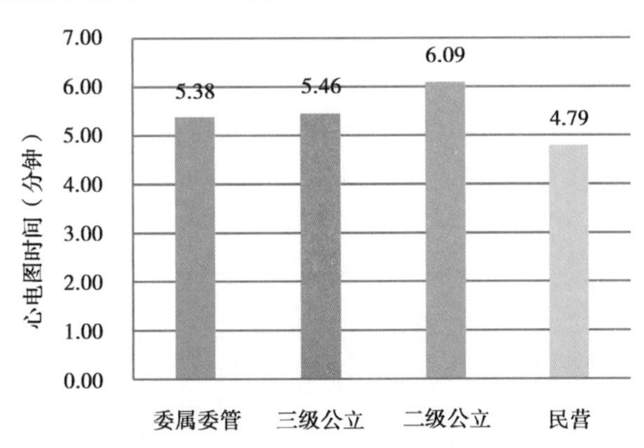

图 3-2-1-14　急性 ST 段抬高性心肌梗死患者在不同级别医院完成首次心电图平均时间

各省数据显示，全国各省份均值都可控制在 10 分钟之内，各省二级公立与三级公立间无明显差别（图 3-2-1-15）。

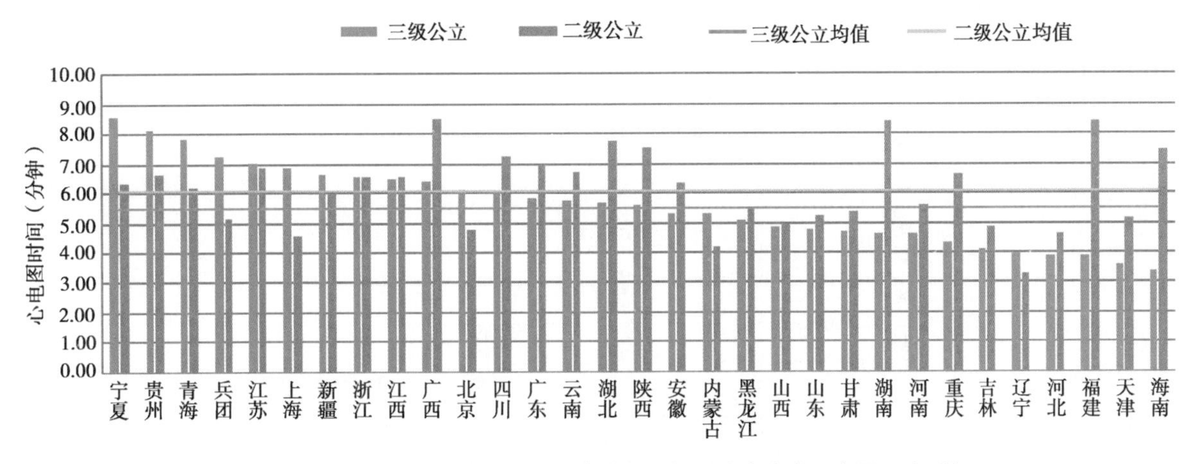

图 3-2-1-15　各省份急性 ST 段抬高性心肌梗死患者完成心电图平均时间

首次给予抗血小板药物时间各级医院均值为 15 分钟左右，二级公立和三级公立无明显差异（图 3-2-1-16）。

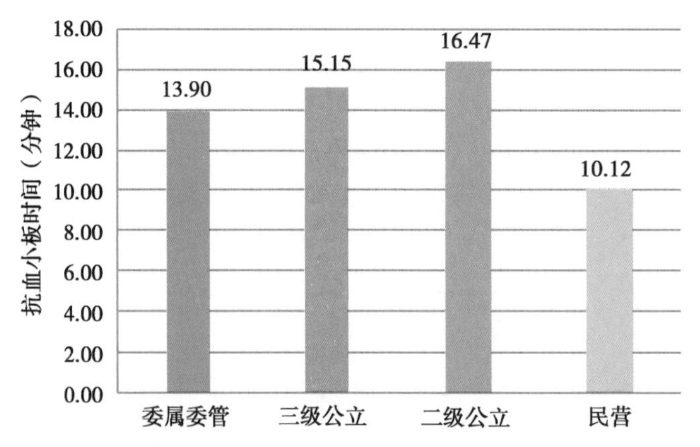

图 3-2-1-16 急性 ST 段抬高性心肌梗死患者在不同级别医院给予抗血小板药物时间

除宁夏与青海外，全国各省份二级、三级公立均值都可控制在 30 分钟之内，各省二级公立与三级公立间无明显差别，急性心肌梗死的绿色通道救治理念已普遍得到重视和落实，基本可满足患者急诊溶栓或 PCI 的时间窗要求（图 3-2-1-17）。

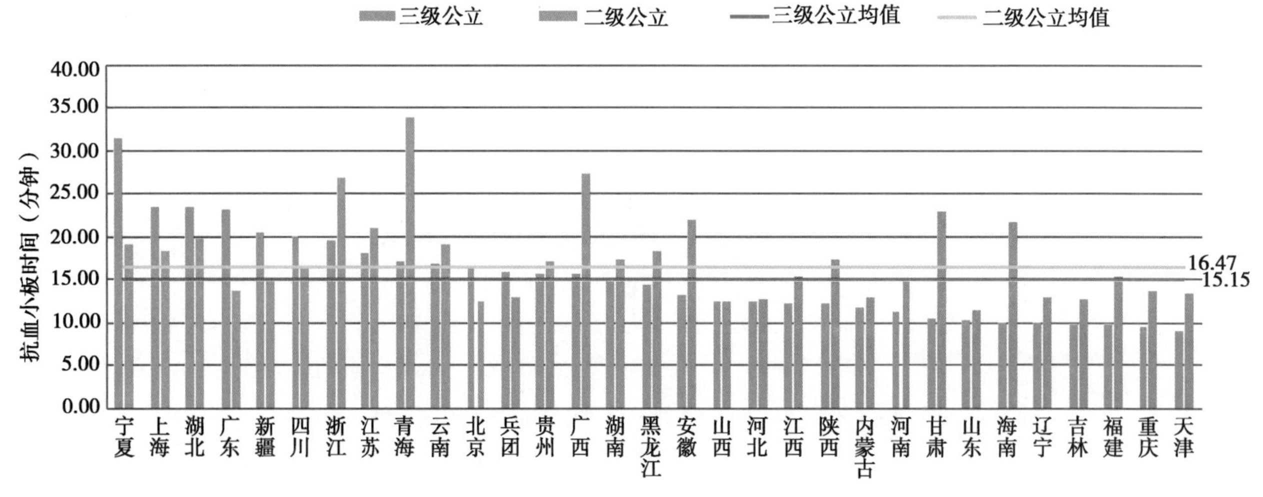

图 3-2-1-17 各省平均给予抗血小板药物时间分布情况

4. 急诊科上呼吸道感染患者抗生素使用率 上呼吸道感染是急诊科最常见病之一，病因多为病毒感染，如何使用抗生素是上呼吸道感染规范化治疗的考核指标之一（图 3-2-1-18、图 3-2-1-19）。

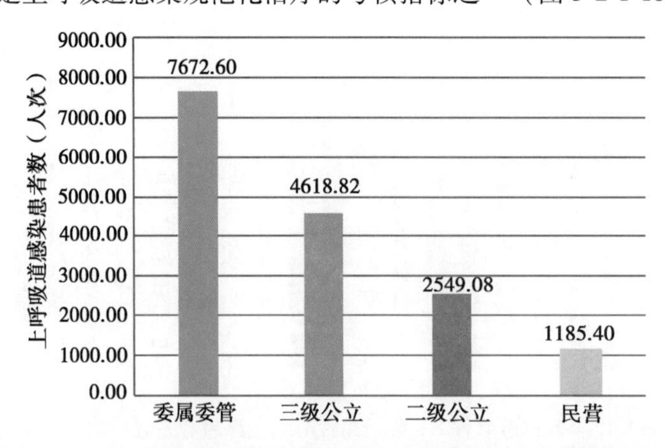

图 3-2-1-18 不同级别医院急诊年接诊上呼吸道感染患者均数情况

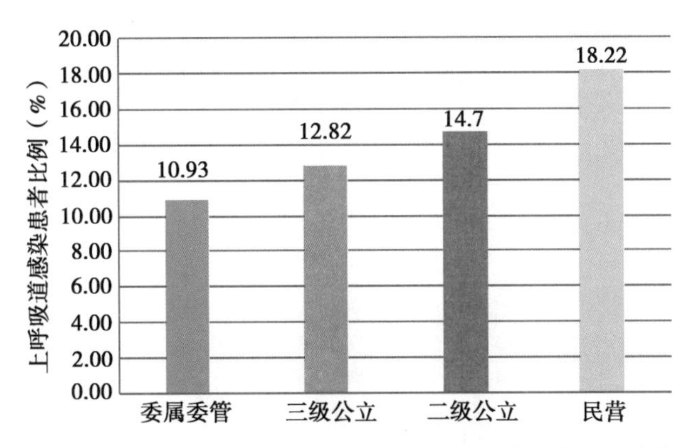

图 3-2-1-19 不同级别医院急诊上呼吸道感染患者占比分布

在各省抽样医院的数据中，三级公立急诊科上呼吸道感染抗生素使用平均值为 38. 84%，二级公立为 42. 49%，均值接近（图 3-2-1-20）。

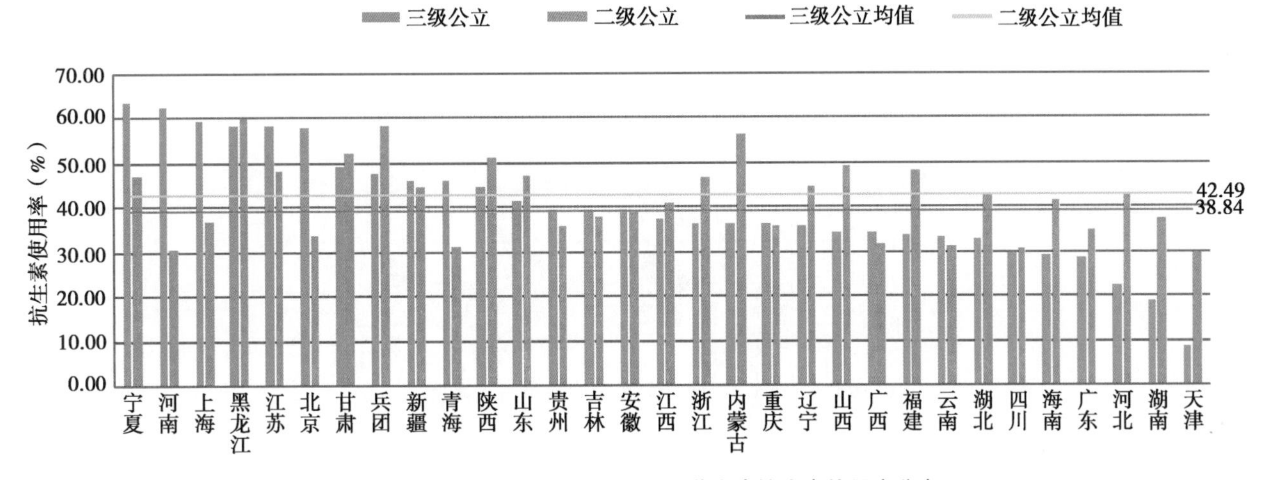

图 3-2-1-20 各省份急诊科上呼吸道感染抗生素使用率分布

委属委管医院急诊科上呼吸道感染抗生素使用率平均为 44. 19%，民营医院平均为 39. 16%（图 3-2-1-21）。

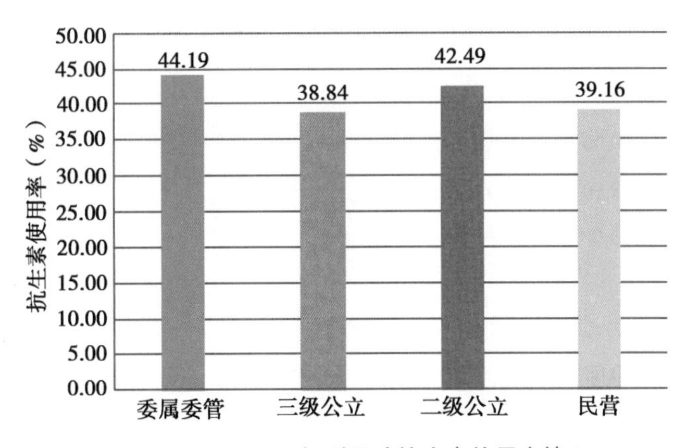

图 3-2-1-21 不同级别医院抗生素使用率情况

（三）结果质量分析

1. 急诊抢救室死亡率 2016 年抽样医院数据显示，委属委管医院抢救室患者数均值高于其他公立医院，三级公立高于二级公立，反映出急危重症患者仍集中在委属委管及三级公立医院就诊（图 3-2-1-22、图 3-2-1-23）。

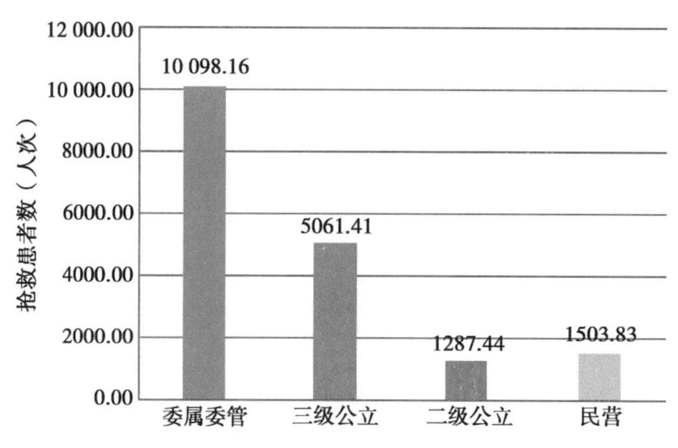

图 3-2-1-22　不同级别医院抢救患者均数情况

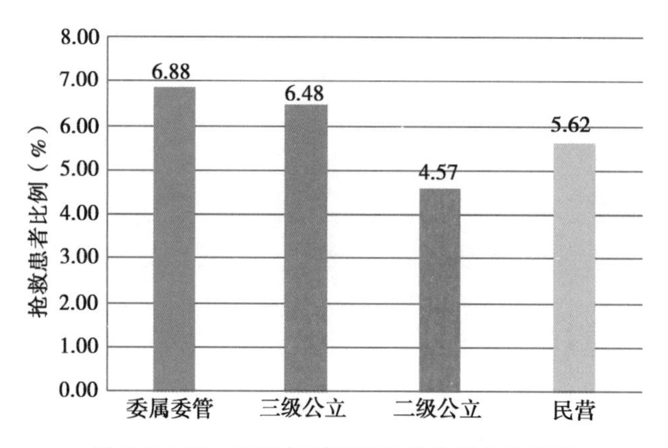

图 3-2-1-23　不同级别医院抢救患者占比情况

2016 年急诊抢救室死亡率平均为 10. 87%，其中二级公立为 14. 05%，三级公立为 6. 31%，委属委管医院为 3. 43%。结合前文抢救室患者数目及占比，二级公立抢救时患者数量及占比低，死亡率较高，反映出在危重症患者救治能力方面，二级公立仍需要进一步加强能力（图 3-2-1-24）。

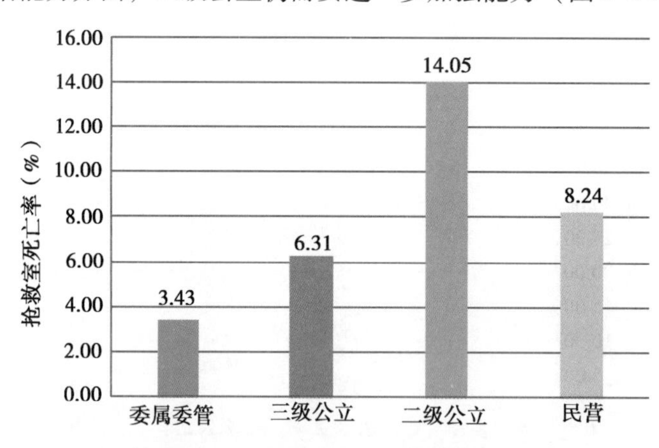

图 3-2-1-24　不同级别医院急诊抢救室死亡率情况

三级公立抢救室死亡率较高的省份为西藏、黑龙江、内蒙古、陕西、新疆兵团、河北。二级公立死亡率较高的省份为黑龙江、青海、新疆兵团、河北、新疆（图 3-2-1-25）。

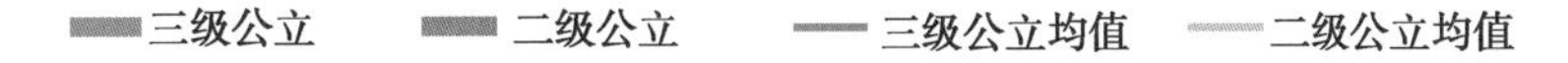

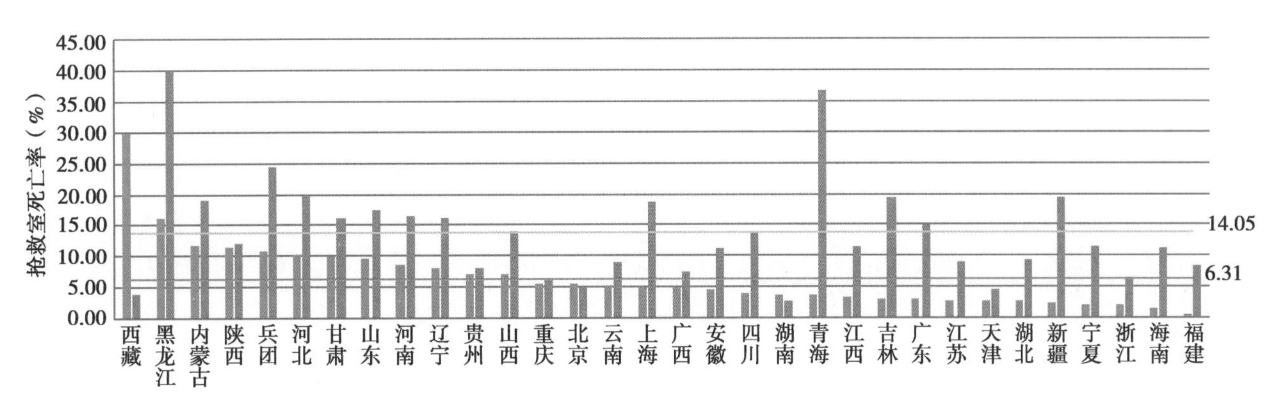

图 3-2-1-25　各省份急诊抢救室死亡率

2. 自主呼吸循环恢复（ROSC）成功率　本次抽样医院数据显示，年复苏患者数平均为 173.97 例/年，其中委属委管医院为 330.34 例/年，二级公立为 94.83 例/年，三级公立为 245.78 例/年，民营医院为 60.76 例/年。复苏患者占急诊患者总数的百分比，公立医院均值为 0.95%，二级公立为 1.10%，三级公立为 0.52%。复苏患者代表了急诊最危重的病患群，是医疗安全质控工作关注的重中之重。这类患者的年均接诊量在 40~400 例/年，在急诊患者的占比仅 1%左右，反映出各医院急诊对这部分患者的复苏进行更细致化、精准化的质量管理，从而来提高心肺复苏成功率，是存在能力提升空间的（图 3-2-1-26、图 3-2-1-27）。

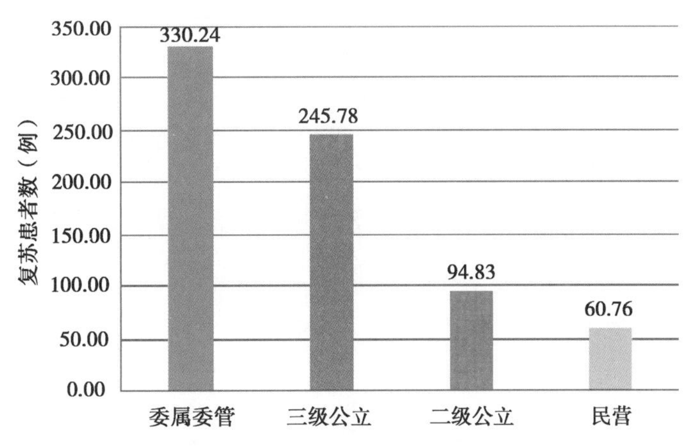

图 3-2-1-26　不同级别医院复苏患者数情况

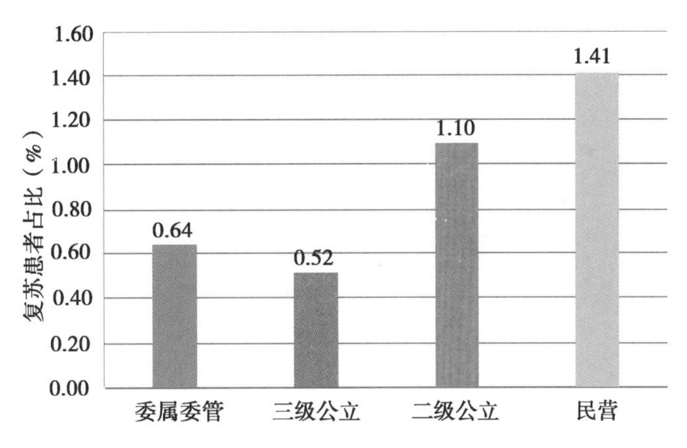

图 3-2-1-27　不同级别医院复苏患者占比情况

ROSC 成功率是反映急诊质量安全的指标之一，在近 3 年的数据统计中，各医院数据填报量和填报数据的可靠性、准确性都在逐年提高，说明将该指标纳入质控体系管理能够正向引导急诊医务人员加强对此项数据的重视，保证了关键信息的记录，进而也促进了急诊复苏质量的提高。

本调查数据显示，我国急诊 ROSC 成功率平均值为 25. 5%，各级别医院略有差别（图3-2-1-28）。国际上这一指标不同文献报道的数值为 10%~30%。特别需要关注的是，本次抽样的民营医院 ROSC 成功率为 32. 48%，与其他抽样公立医院接近，并与国际上关于心肺复苏成功率的报道数值无明显差异，可从一个方面反映出部分民营医院的复苏和抢救工作的质量水平和医疗安全已有一定保障。结合前文的患者就诊分析以及监护床位病患比，并考虑到民营医院硬件利用率相对较低，这些数据可以让我们增加对进一步推动民营医院发展，做好急诊患者向民营医院导向分流工作的信心。

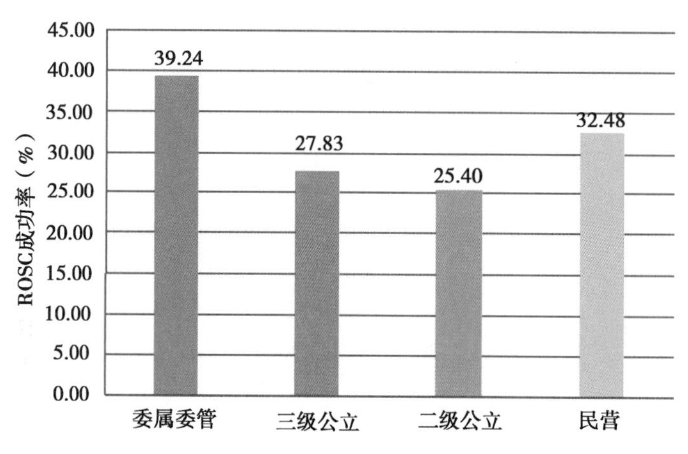

图 3-2-1-28 不同级别医院 ROSC 成功率情况

3. **非留观患者费用情况** 急诊留观患者多数是病情较重、有住院需求的患者，这部分患者的诊疗费用大部分为住院费用，大于实际急诊费用。因此我们选取非留观病例进行费用统计，主要采集挂号费、诊疗费、检验检查费、药费等。

急诊患者的次均总费用为 263. 83 元，其中三级公立略高于二级公立，委属委管医院略低于三级公立（图 3-2-1-29）。

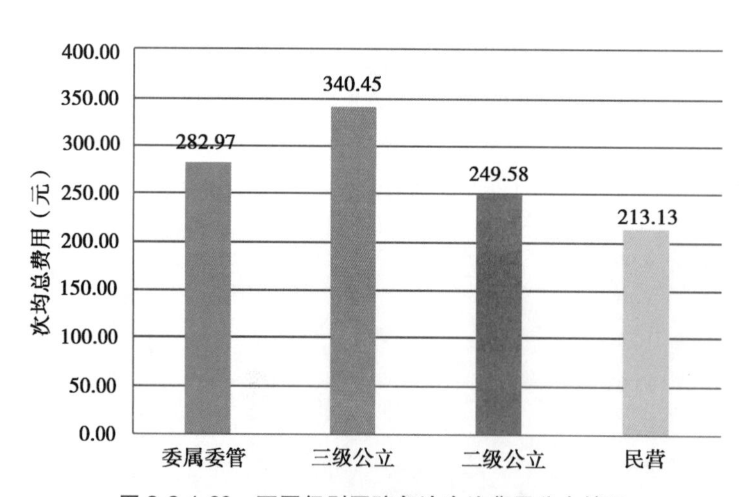

图 3-2-1-29 不同级别医院急诊次均费用分布情况

三级公立费用较高的前 3 个省份为北京、山西、宁夏，二级公立费用较高的前 3 个省份为北京、内蒙古、宁夏（图 3-2-1-30）。

（1）非留观患者次均诊疗费用：2016 年，全国公立医院急诊非留观患者的次均诊疗费用 30. 73 元。其中，二级公立诊疗费用为 28. 47 元，三级公立为 34. 05 元，委属委管为 18. 35 元，民营为 23. 52 元，

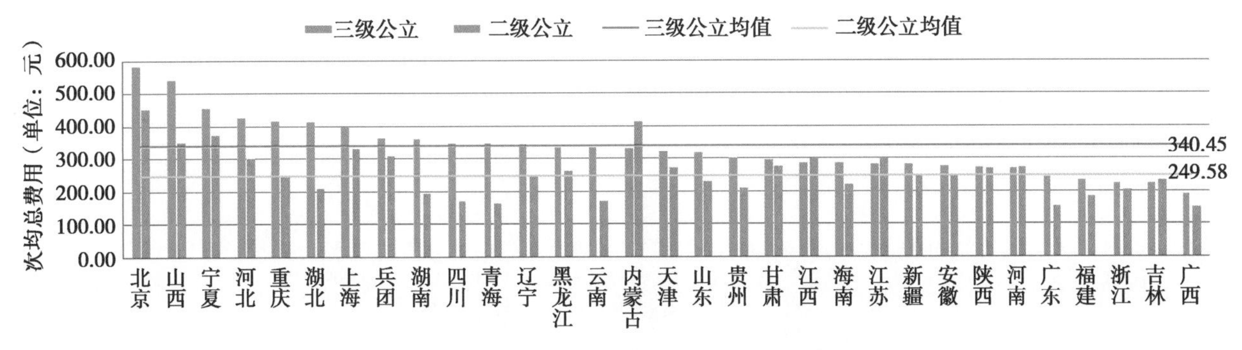

图 3-2-1-30 急诊次均总费用各省份情况

无较大差距。

（2）非留观患者次均药品费用：抽样公立医院急诊非留观患者的次均药品费用为 87. 85 元，委属委管医院略高于三级公立、二级公立。抽样民营医院的次均药费低于二级公立（图 3-2-1-31）。

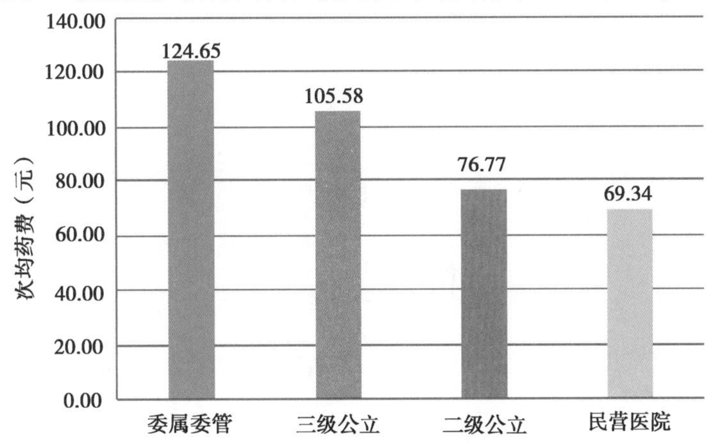

图 3-2-1-31 不同级别医院急诊次均药费情况

次均药费各省差异不大，三级公立最高的省份为北京、上海、新疆，二级公立最高的省份为北京、上海、内蒙古（图 3-2-1-32）。

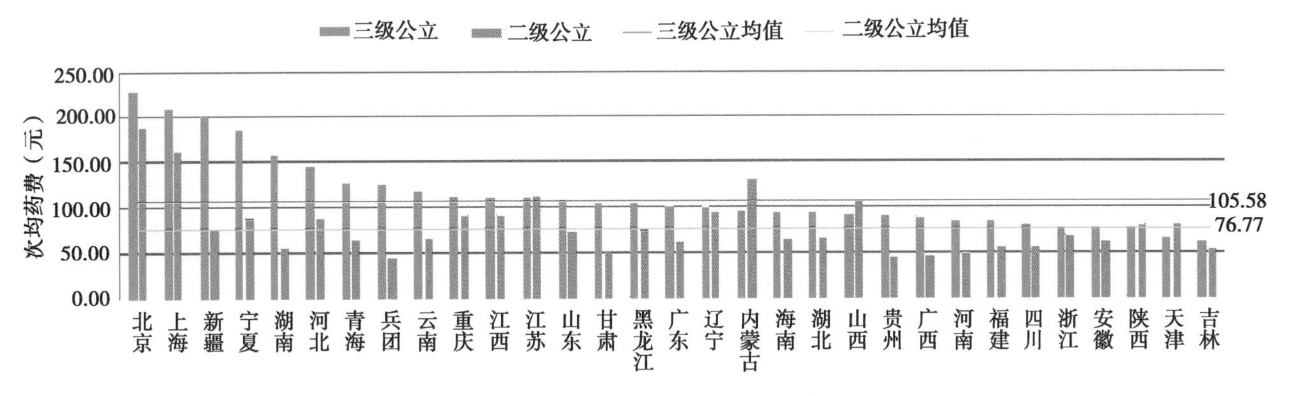

图 3-2-1-32 各省非留观患者次均药品费用对比

（3）非留观患者次均检验检查费用：全国急诊非留观患者的次均检验检查费用为 116. 96 元，三级公立略高于二级公立（图 3-2-1-33）。

次均检验检查费各省差异不大，三级公立最高的为北京、兵团、河北，二级公立最高的省份为宁夏、山西、内蒙古（图 3-2-1-34）。

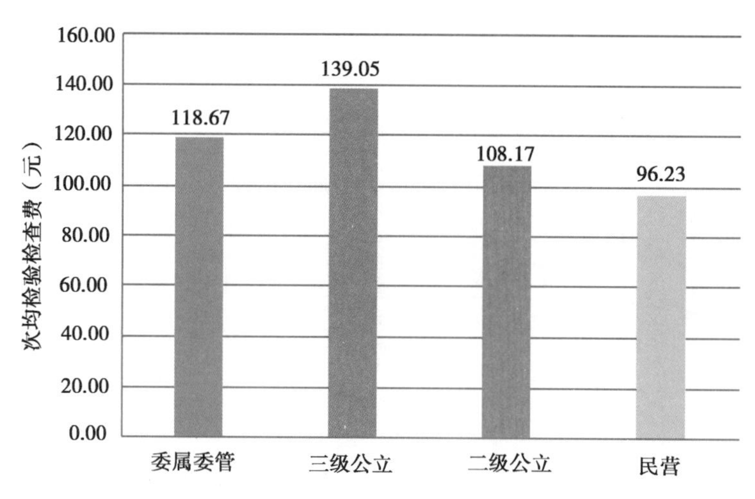

图 3-2-1-33　不同级别医院非留观患者次均检验检查费分布情况

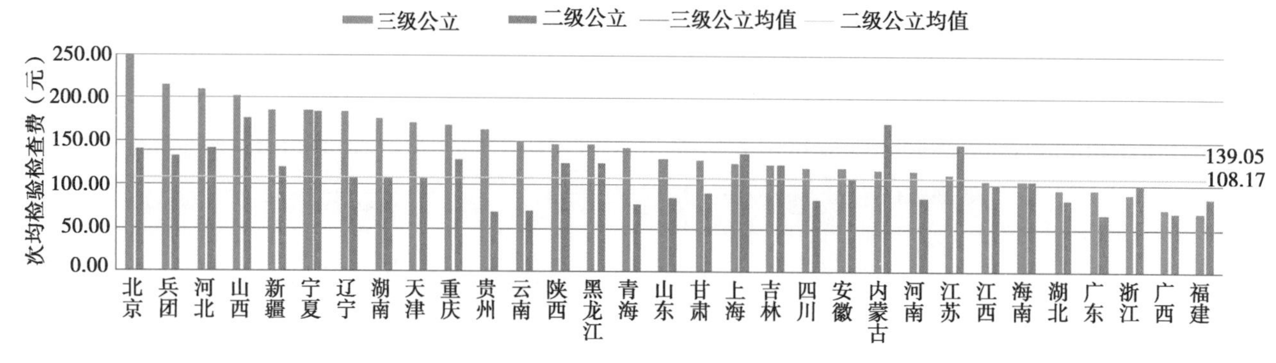

图 3-2-1-34　各省份医院非留观患者次均检验检查费分布情况

二、问题分析及工作重点

根据本次调查分析，我国急诊专业医疗质量重点需要从以下几方面持续改进：

1. 进一步推动急诊分级工作的全面普及。急诊分级是急诊质量安全的基础，统一分级标准，保障急诊质量安全，是我们需要进一步夯实的基础工作。在统一标准的基础上进一步推动电子化分级系统，努力形成全国统一的急诊电子分级系统，质控指标可统一抓取，将更有利于急诊数据的获取，从而制定出更适合急诊病情的科学决策体系。

2. 完成指标数据的纵向比较工作以及发展趋势展望。在本次调查中，首次建立结构化抽样医院样本库，以此为基础，在未来的3~5 年，进行抽样医院数据比较，从而分析急诊医疗质量的变化情况以及发展趋势。

3. 进行急诊就诊病种调查。依托病案首页或医院信息系统，建立急诊就诊疾病谱，从而了解我国急诊就诊的患者类型、疾病类型，进一步指导急诊建设的工作重点，保障急诊医疗质量安全。

4. 选取部分急诊绿色通道疾病，实现统一格式和结构化的急诊表格病历/电子病历建设。急性心肌梗死作为急诊绿色通道中最重要的疾病，通过近 3 年的数据调查，该疾病绿色通道相关的检查治疗时间窗质控安全已得到一定保证，下一步我们希望以表格病例为抓手，对于绿色通道疾病在急诊诊疗环节的各个细节都有所把握，从而保障各环节的医疗安全。

5. 提高心肺复苏质量，在全国推广细致化的精准复苏概念，加强复苏抢救工作的细节化管理、精准化管理，进一步保障复苏患者的生命安全，提高我国整体的心肺复苏成功率。

6. 继续加强对民营医疗机构急诊能力建设。近年来，设置急诊科的民营医院在抢救能力和硬件设备方面都有较大提高，接诊方面还有较大提升。但目前急诊领域民营医院的医疗资源未得到充分利用，患者对民营医院急诊诊疗水平的信任度还有待提高。建议进一步整合医疗资源，切实加强民营医院质量监管，将更多民营医院急诊科纳入质量管理体系，稳步提高民营医院急救诊疗水平和服务能力。

第二节　麻醉专业

本次调查中，共有3775家综合医院有效填报了2016年17项麻醉专业医疗质量控制指标相关数据。参与本次调查的综合医院包括委属委管综合医院、三级公立综合医院（委属委管综合医院除外，下文中本节提及的三级公立综合医院，如未加特殊说明，均指除委属委管综合医院外的三级公立综合医院）、三级民营综合医院、二级公立综合医院、二级民营综合医院共5大类。近3年填报数据的各类医院构成见图3-2-2-1。参照公立综合医院二次抽样方案（见本部分第一章第二节），依据地区代表性、数据完整度等对公立综合医院进行了二次抽样，纳入公立综合医院共1960家（图3-2-2-2），与全部710家民营综合医院共同构成包含2670家综合医院的分析样本。在省际比较时，因各省份填报数据的民营综合医院数量差异较大，故仅对公立综合医院进行比较。本报告将主要通过2016年全国这5大类综合医院之间和各省份之间麻醉质控指标的横向对比，以及与2014年、2015年调查数据的纵向比较，反映目前我国麻醉专业质控现状及存在的问题。

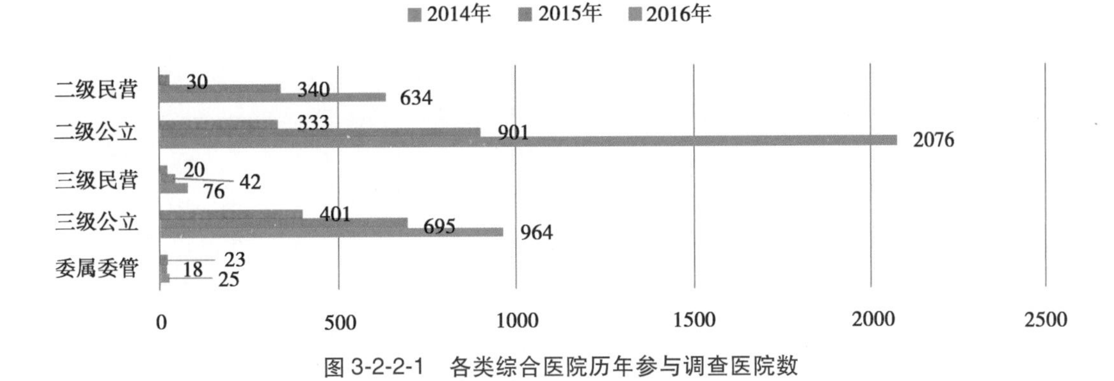

图3-2-2-1　各类综合医院历年参与调查医院数

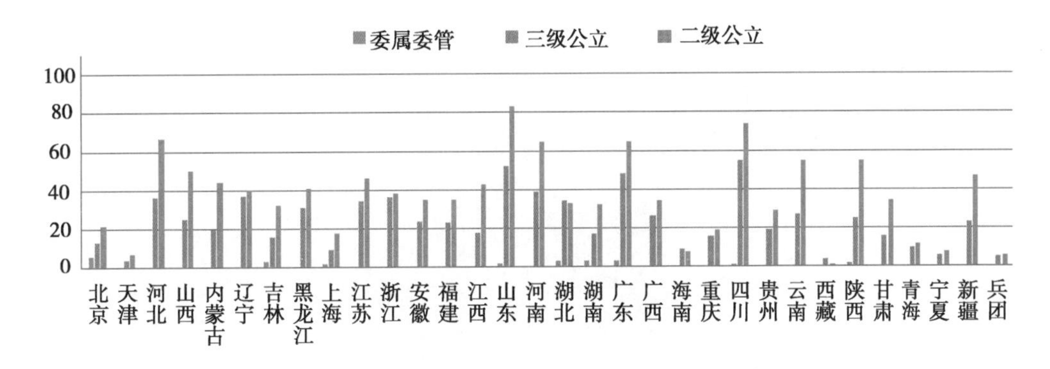

图3-2-2-2　二次抽样样本中各省份各类公立综合医院数

一、麻醉专业质量安全情况分析

国家卫生计生委发布麻醉专业医疗质量控制指标（2015年版）共17项，依次分析如下。

（一）结构质量（5项）分析

指标1. 麻醉科医患比。

本次调查中，使用人均年麻醉例次数来反映麻醉科医患比。各类医院麻醉科固定在岗本院医师总数、人均年麻醉例数分布及其均数情况见图3-2-2-3、图3-2-2-4。各省份公立综合医院人均年麻醉例次见图3-2-2-5（使用地图展示各省份数据时，新疆数据为新疆维吾尔自治区及新疆生产建设兵团纳入二次抽样样本的综合结果）。

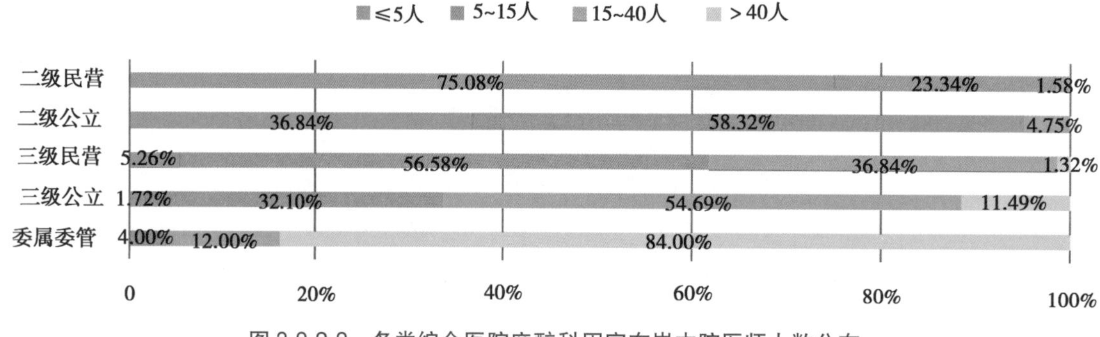

图 3-2-2-3 各类综合医院麻醉科固定在岗本院医师人数分布

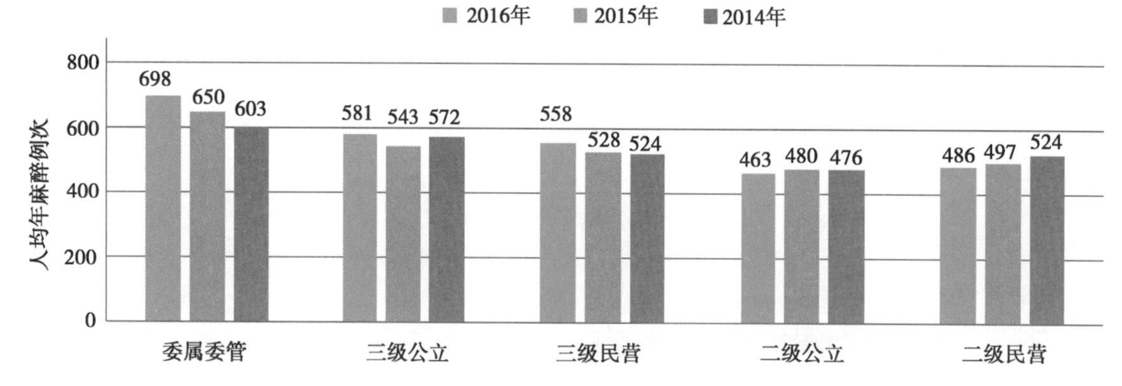

图 3-2-2-4 各类综合医院麻醉科人均年麻醉例次

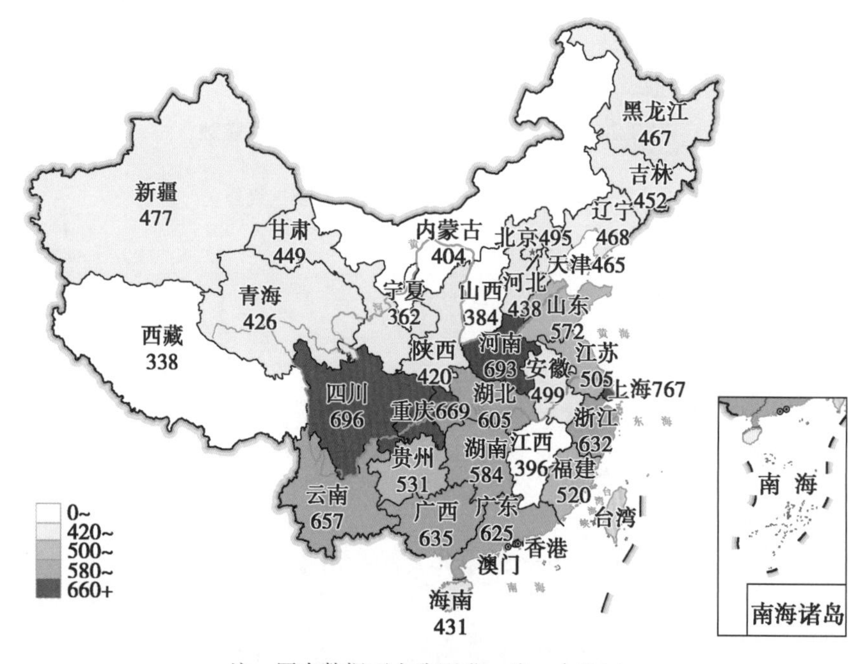

注：图中数据不含我国港、澳、台地区。

图 3-2-2-5 各省份公立综合医院麻醉科人均年麻醉例次

与 2014 年和 2015 年数据显示的情况类似，从二级民营综合医院、二级公立综合医院、三级民营综合医院、三级公立综合医院到委属委管综合医院，麻醉科规模逐渐扩大，相应人均年麻醉例次也逐渐增加。尤其是委属委管综合医院人均年麻醉例数逐年增高，而二级公立综合医院 2016 年人均年麻醉例数较 2014 年和 2015 年均有所下降。可见近 3 年，患者接受手术治疗时仍明显向大医院集中，进一步加重了大医院麻醉专业人员短缺和职业倦怠等情况。人均年麻醉例数最多的 3 个省份依次为上海、四川和河南，最少的 3 个省份依次为西藏、宁夏和山西。

指标 2. 各美国麻醉医师协会（ASA）分级麻醉患者比例。

在本次调查中，仍然将 ASA 分级 3~5 级的患者定义为危重患者。各类医院危重患者比例分布及平均比例见图 3-2-2-6、图 3-2-2-7，各省份公立综合医院平均危重患者比例见图 3-2-2-8。

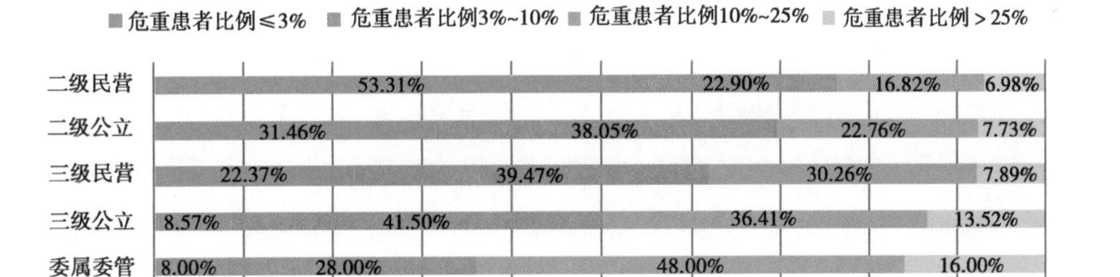

图 3-2-2-6　各类综合医院麻醉科危重症患者比例分布

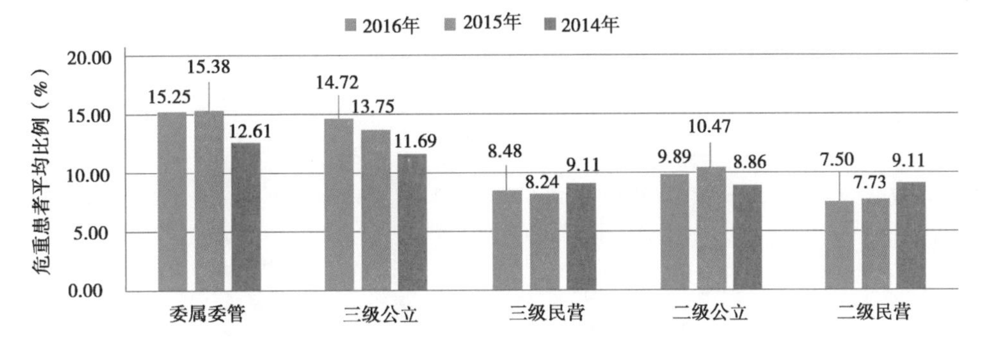

图 3-2-2-7　各类综合医院麻醉科危重患者平均比例

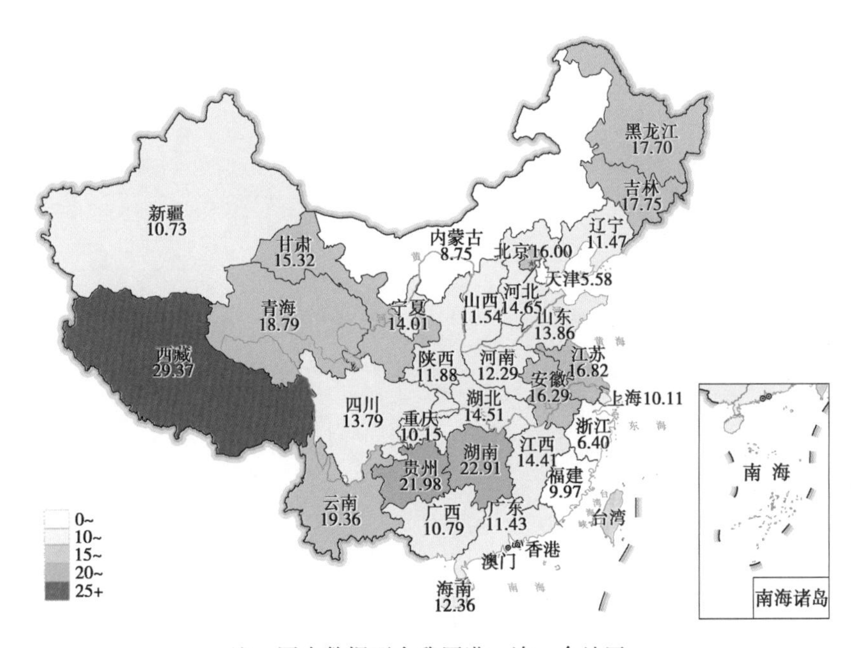

注：图中数据不含我国港、澳、台地区。

图 3-2-2-8　各省份公立综合医院麻醉科危重患者平均比例（%）

各类医院的危重患者平均比例与 2014 年和 2015 年相比变化不大，仍提示公立综合医院收治了更多接受手术与麻醉的危重症患者，尤其是委属委管综合医院和三级公立医院。各省之间仍存在较大差异，在各省收治危重患者数量不同的现实基础上，同时也提示各地医院在临床应用 ASA 分级来对患者进行评估时，对 ASA 分级理解不一致也会产生一定的影响。

指标 3. 急诊非择期麻醉比例。

各类医院急诊非择期麻醉平均占比及占比分布见图 3-2-2-9、图 3-2-2-10，各省份公立综合医院平均急诊非择期麻醉比例见图 3-2-2-11。

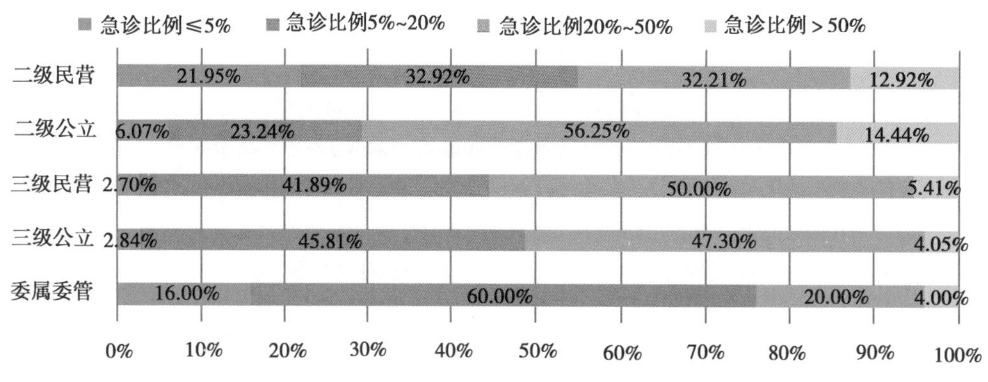

图 3-2-2-9 各类综合医院急诊非择期麻醉比例分布

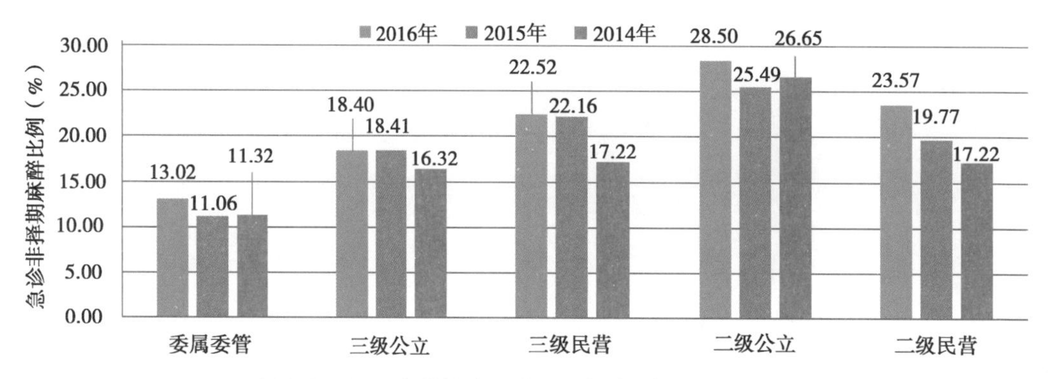

图 3-2-2-10 各类综合医院平均急诊非择期麻醉比例

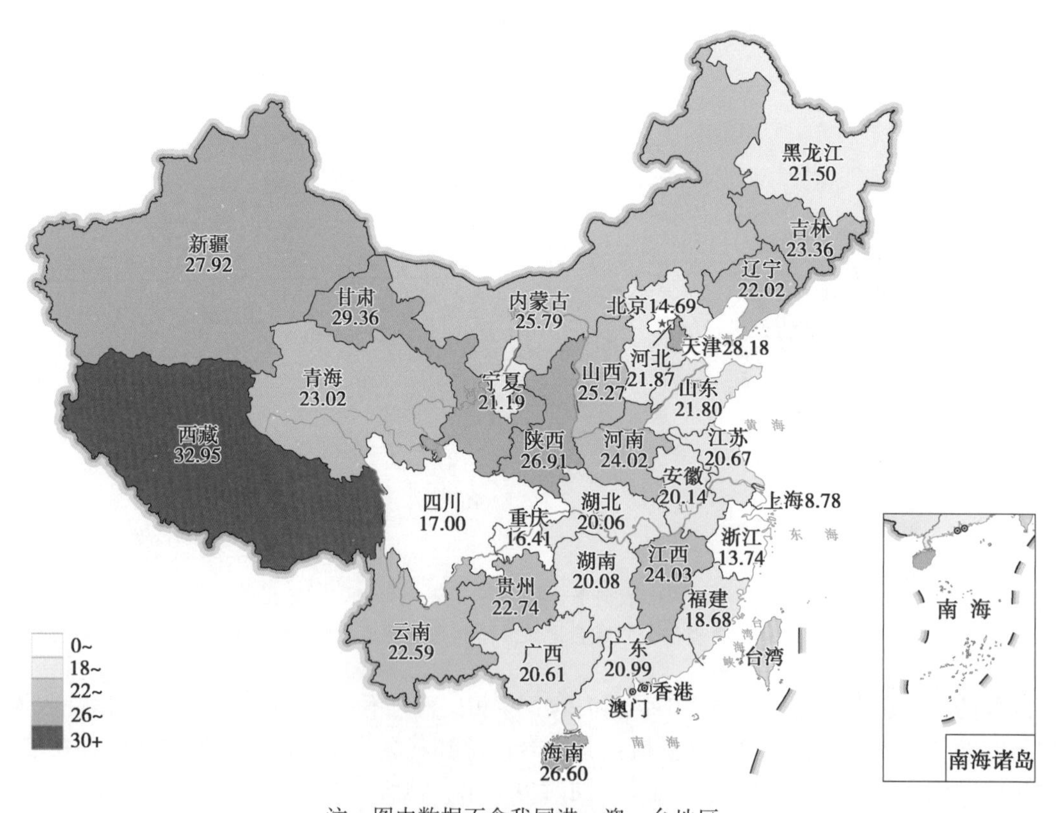

注：图中数据不含我国港、澳、台地区。

图 3-2-2-11 各省份公立综合医院平均急诊非择期麻醉比例（%）

各类医院急诊非择期麻醉平均比例与 2014 年和 2015 年相比变化不大，仍表现为随着医院等级下降，急诊非择期麻醉比例逐渐升高，二级民营医院的急诊非择期麻醉比例较前增加明显。急诊非择期麻醉比例较高的省份多分布于西部内陆地区和北方地区，较低的省份多分布于东部沿海地区与南方地区。

指标 4. 各类麻醉方式比例。

各类医院麻醉方式平均比例见图 3-2-2-12，各类麻醉方式各省（自治区、直辖市）公立综合医院平均比例见图 3-2-2-13 至图 3-2-2-16。

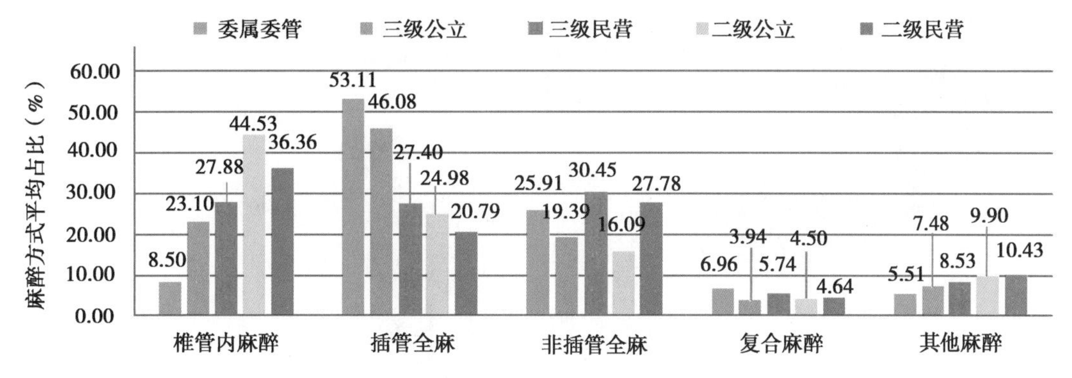

图 3-2-2-12　各类综合医院各麻醉方式平均占比

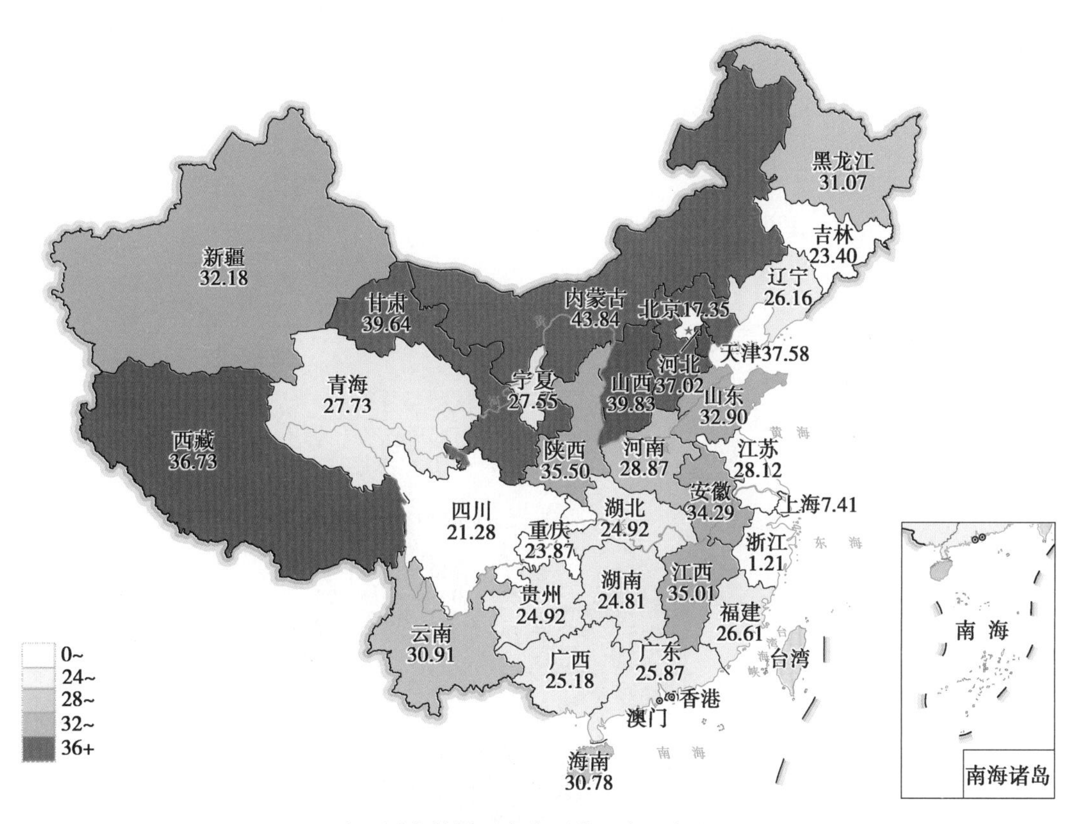

注：图中数据不含我国港、澳、台地区。

图 3-2-2-13　各省份公立综合医院椎管内麻醉平均占比（%）

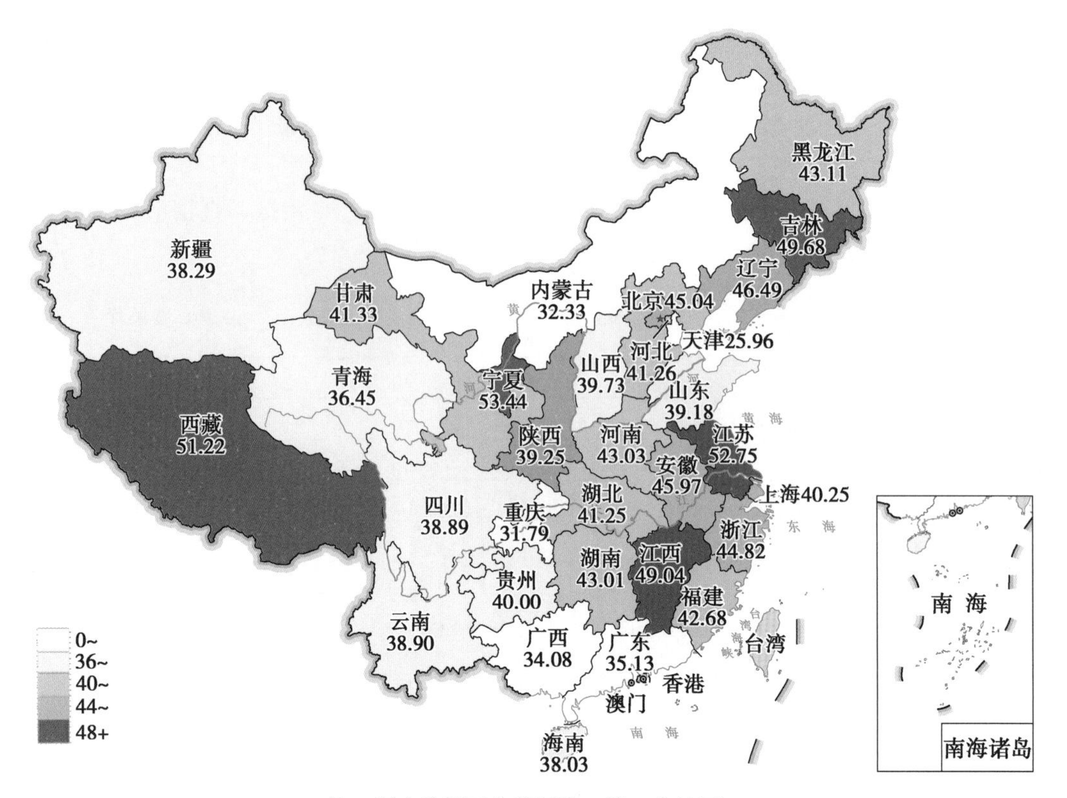

注：图中数据不含我国港、澳、台地区。

图 3-2-2-14 各省份公立综合医院插管全麻平均占比（%）

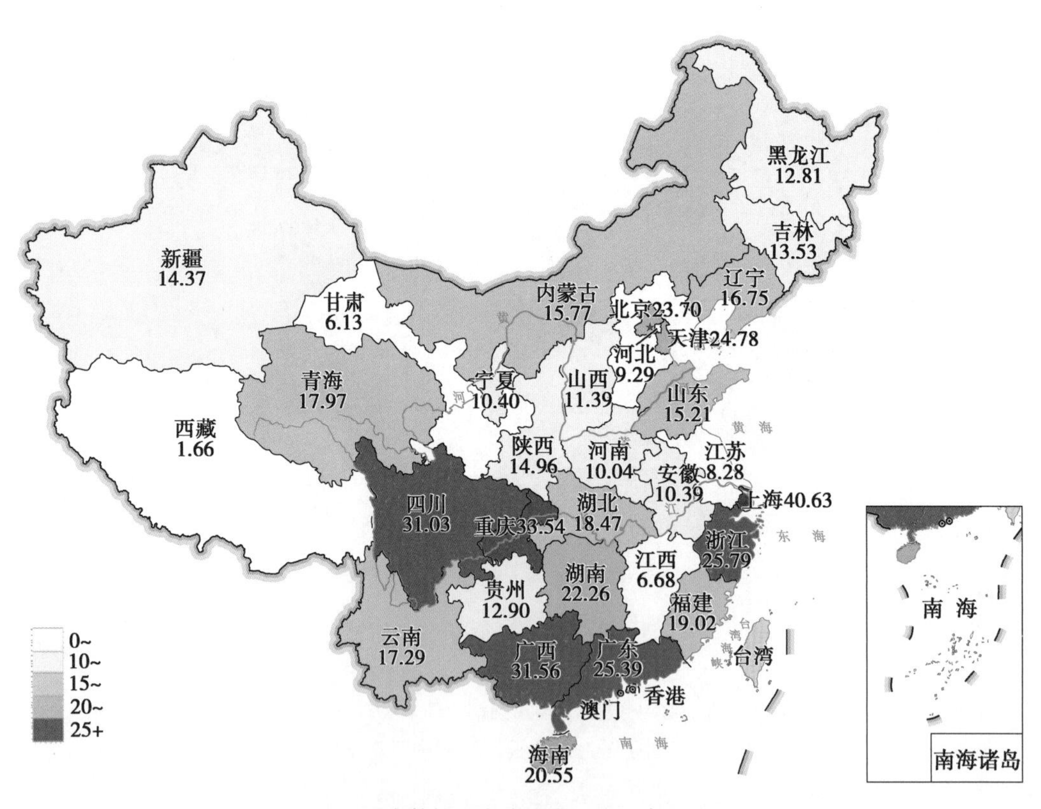

注：图中数据不含我国港、澳、台地区。

图 3-2-2-15 各省份公立综合医院非插管全麻平均占比（%）

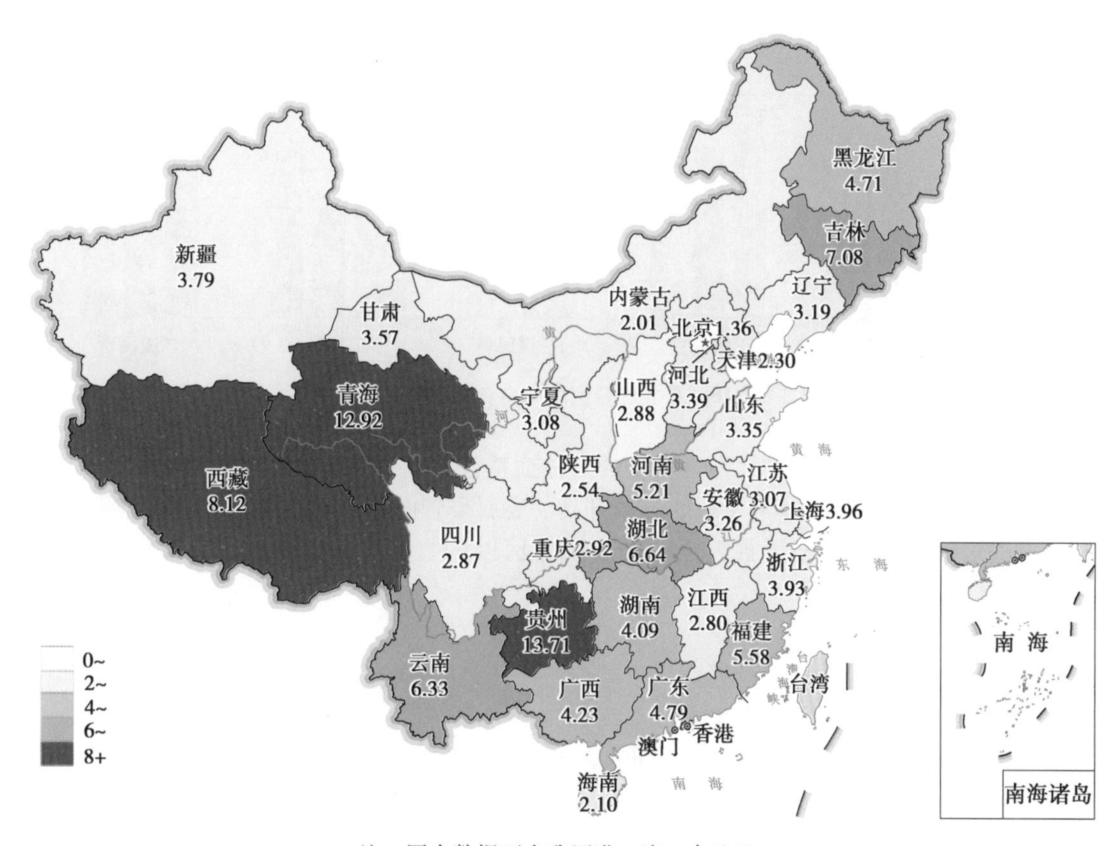

注：图中数据不含我国港、澳、台地区。

图 3-2-2-16 各省份公立综合医院复合麻醉平均占比（%）

各类医院的情况与 2014 年和 2015 年所反映的情况类似，椎管内麻醉、插管全麻和非插管全麻仍然是排在前三位的麻醉方式。随着医院级别的提高，椎管内麻醉比例逐渐下降，插管全麻比例逐渐升高；同级别民营医院与公立医院相比较，非插管全麻比例明显偏高；委属委管医院非插管全麻也占有较高比例，提示在委属委管医院，无痛内镜检查等舒适化麻醉比例升高。在地区差异上，与急诊非择期麻醉比例类似，椎管内麻醉比例最高的 3 个省份为内蒙古、新疆兵团和山西，最低的 3 个省份为上海、北京和浙江。较高的省份多分布于西部内陆地区和北方，较低的省份多分布于东部沿海地区与南方。非插管全麻占比超过 30%的 4 个省份由多到少依次为上海、重庆、广西和四川。

指标 5. 术中自体血输注率。

各类综合医院术中自体血输注率分布情况及各类医院术中自体血平均输注率见图 3-2-2-17、图 3-2-2-18。因公立综合医院有 480 家医院未填报该数据，故不进行各省份之间的比较。

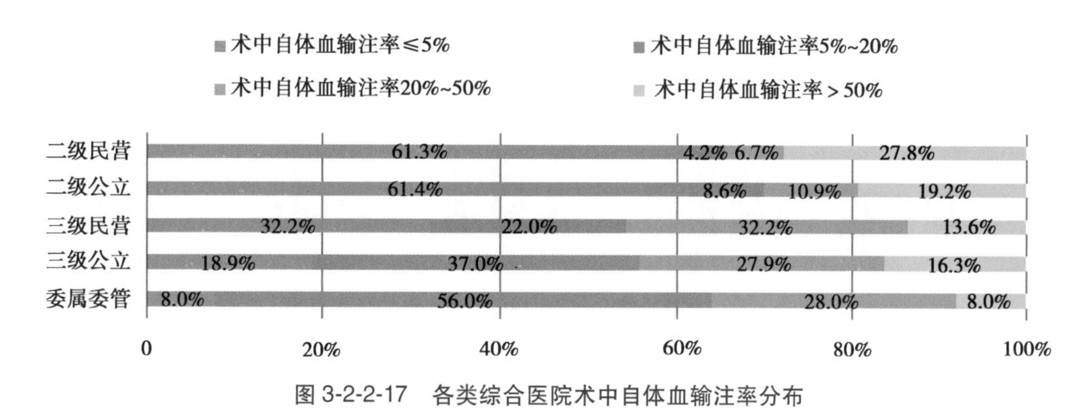

图 3-2-2-17 各类综合医院术中自体血输注率分布

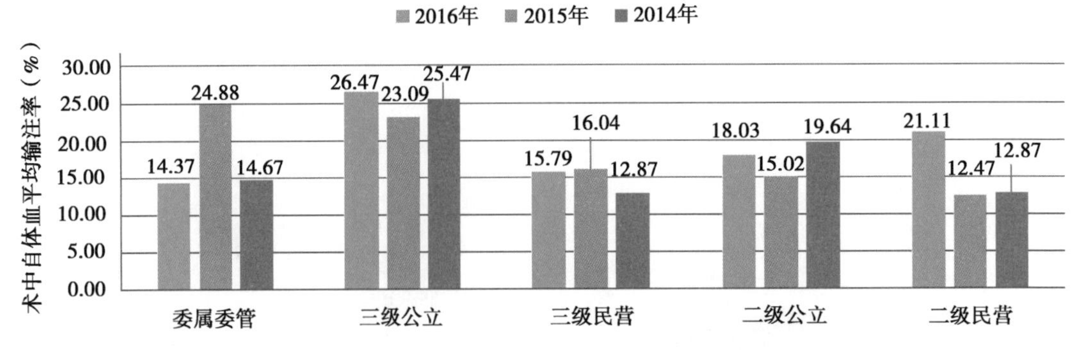

图 3-2-2-18 各类综合医院术中自体血平均输注率

与2015年反映的情况相比，委属委管医院的自体血输注率出现了较大程度的下降，而二级公立医院和二级民营医院的自体血输注率有了较明显的升高。委属委管医院自体血输注率明显下降，但与2014年数据类似，提示可能是今年新填报数据的委属委管医院的自体血输注率较低，对结果造成了一定影响。

（二）过程质量分析

指标6. 麻醉后监测治疗室转出延迟率。

指标7. 麻醉后监测治疗室低体温率。

麻醉后检测治疗室（post-anesthesia care unit，PACU）转出延迟率与入室低体温率见图3-2-2-19、图3-2-2-20。因公立综合医院未填报相关数据的医院较多（>800家），故不进行各省份之间的比较。

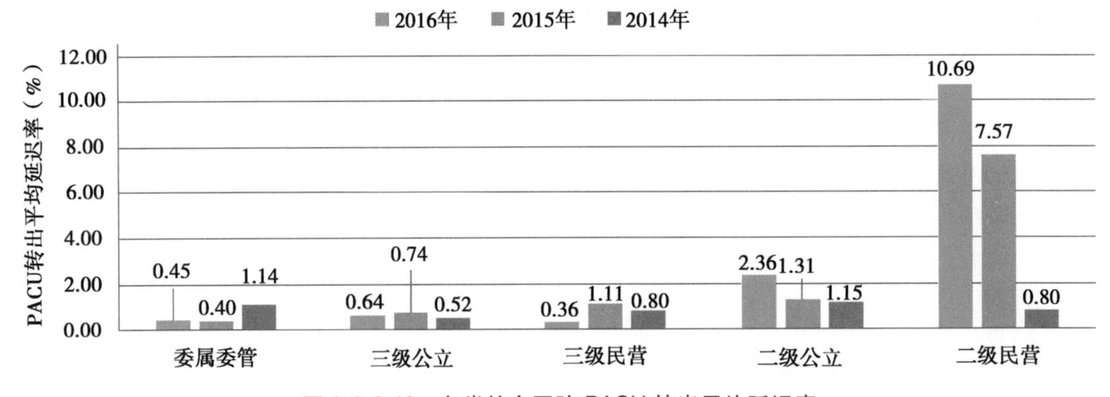

图 3-2-2-19 各类综合医院 PACU 转出平均延迟率

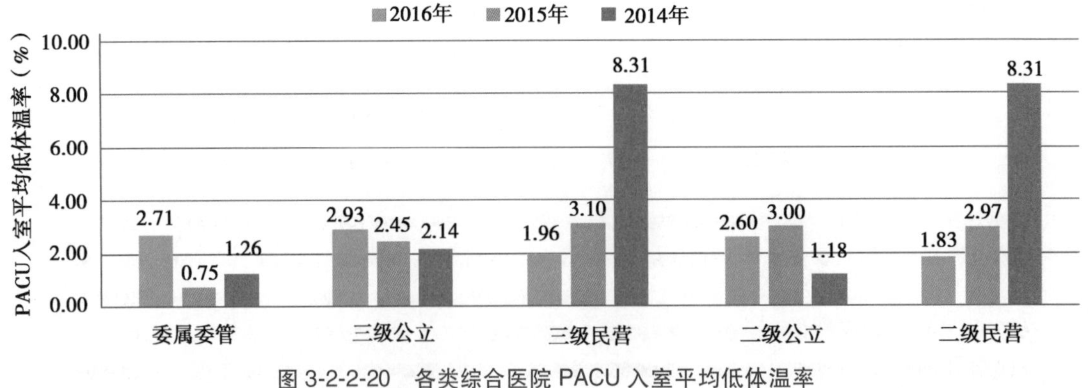

图 3-2-2-20 各类综合医院 PACU 入室平均低体温率

对于PACU转出延迟率，二级公立医院和二级民营医院较2015年均有较大程度升高，与2016年样本中的二级医院明显增多有关。在大部分的二级民营医院，规定需要在PACU停留足够长时间，导致该指标较其他类型医院明显偏高。

2016 年 PACU 入室低体温率的填报情况仍不容乐观。在所有填报数据的 3775 家综合医院中，2198 家医院（包括 4 家委属委管综合医院）未填报该指标，为公布的 17 项麻醉质控指标中填报率最低的指标。在填报数据的 1577 家医院中，有 850 家医院（包括 5 家委属委管综合医院）填报该指标为 0，而北京地区医院围术期低体温总发生率高达近 40%，提示填报的医院数据质量需进一步提高。

指标 8. 麻醉开始后手术取消率。

指标 9. 非计划转入 ICU 率。

指标 10. 非计划二次气管插管率。

各类综合医院平均麻醉开始后手术取消率、平均非计划转入 ICU 率、平均非计划二次插管率见图3-2-2-21 至图 3-2-2-23。各省份公立综合医院平均麻醉开始后手术取消率、平均非计划二次插管率见图 3-2-2-24、图 3-2-2-25。因公立综合医院有 480 家医院未填报平均非计划转入 ICU 率数据，故不进行各省份之间的比较。

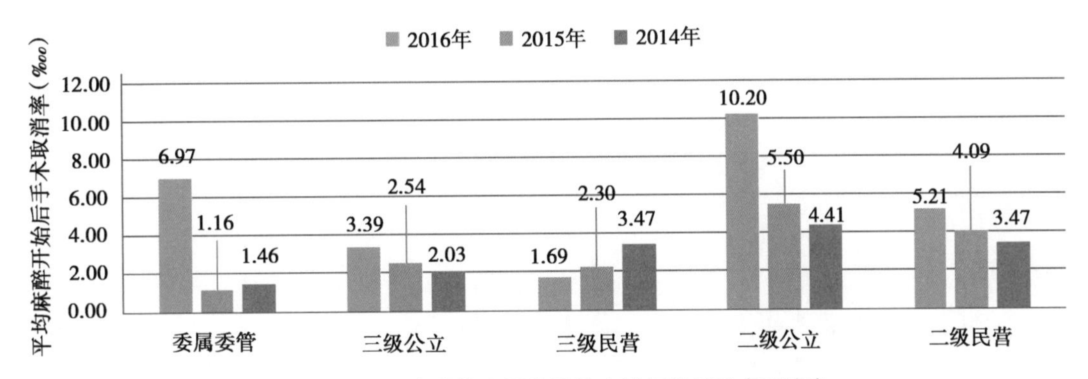

图 3-2-2-21 各类综合医院平均麻醉开始后手术取消率

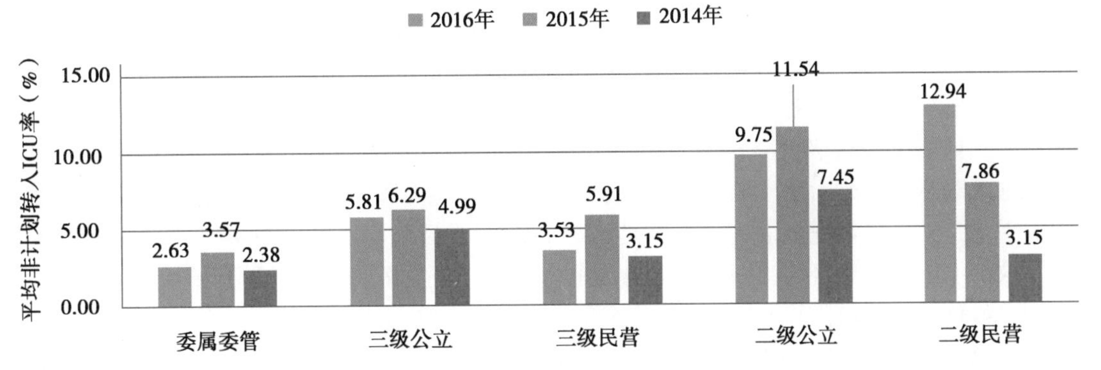

图 3-2-2-22 各类综合医院平均非计划转入 ICU 率

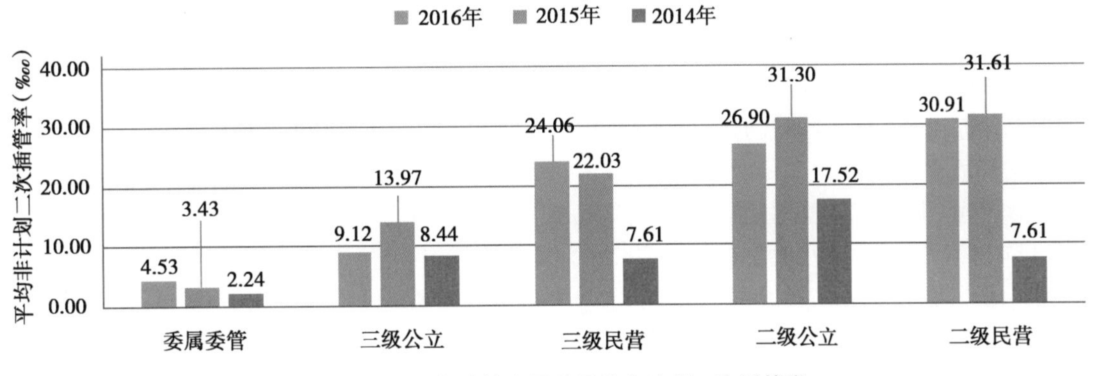

图 3-2-2-23 各类综合医院平均非计划二次插管率

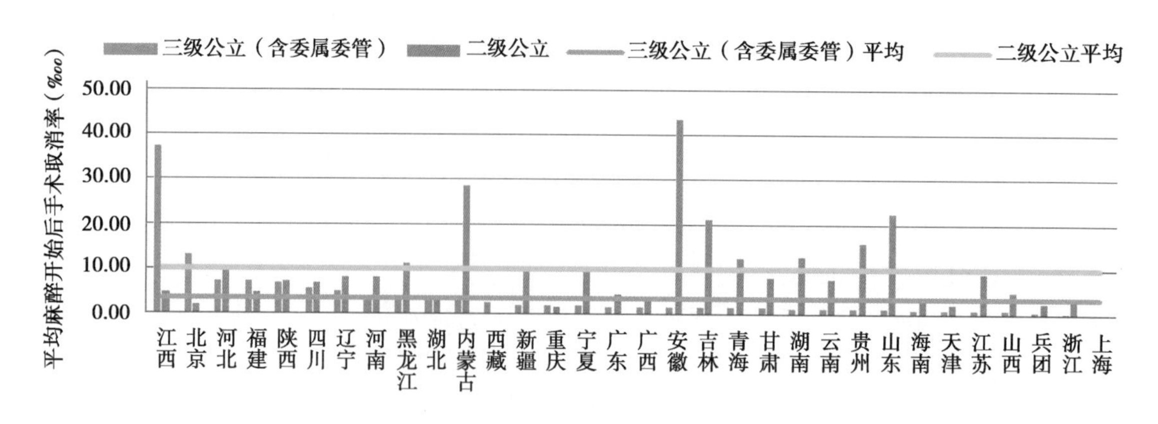

图 3-2-2-24 各省份平均麻醉开始后手术取消率

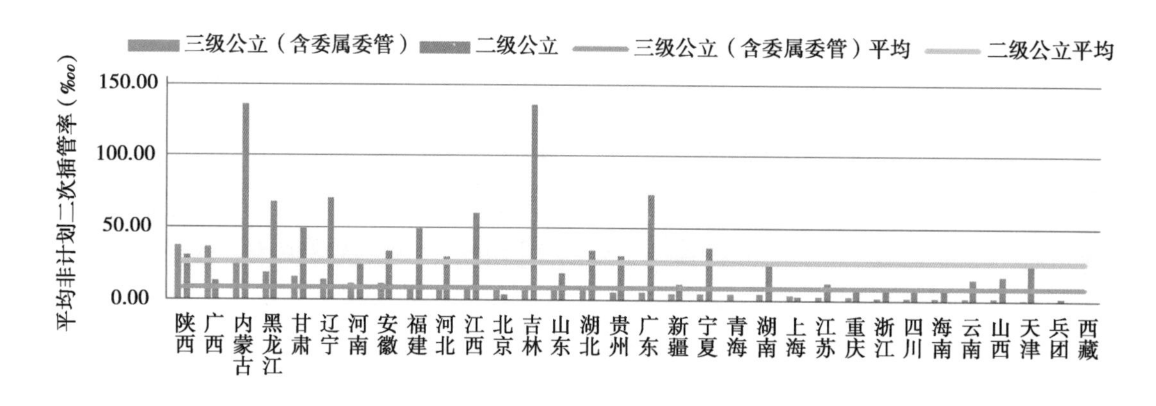

图 3-2-2-25 各省份平均非计划二次插管率

除三级民营医院外，其余各类医院麻醉开始后手术取消率较 2015 年数据均有不同程度的增长。按医院类型从高到低依次为二级公立医院、委属委管医院、二级民营医院、三级公立医院、三级民营医院。委属委管医院麻醉开始后手术取消率高的原因可能与委属委管医院收治危重患者基数高，麻醉过程中出现影响手术正常开展情况较多有关。在地区分布上，三级公立医院（含委属委管医院）平均麻醉开始后手术取消率最高的地区为江西，最低的为上海；二级公立医院平均麻醉开始后手术取消率最高的地区为安徽，最低的为上海。

与 2015 年数据相比，各类医院非计划转入 ICU 率及非计划二次插管率均保持相对稳定。非计划转入 ICU 率按医院类型从低到高依次为委属委管医院、三级民营医院、三级公立医院、二级公立医院和二级民营医院。而非计划二次插管率按医院类型从低到高依次为委属委管医院、三级公立医院、二级公立医院和二级民营医院。提示越基层的医院，越要重视非计划事件的管理。在地区分布上，三级公立医院（含委属委管医院）平均非计划二次插管率最高的地区为陕西，最低的为西藏；二级公立医院平均非计划二次插管率最高的地区为吉林，最低的为西藏。

（三）结局质量分析

指标 11. 麻醉开始后 24 小时内死亡率。

指标 12. 麻醉开始后 24 小时心搏骤停率。

各类综合医院麻醉开始后 24 小时内平均死亡率和麻醉开始后 24 小时内平均心搏骤停率见图 3-2-2-26、图 3-2-2-27；各省市区公立综合医院麻醉开始后 24 小时内平均死亡率和麻醉开始后 24 小时内平均心搏骤停率见图 3-2-2-28、图 3-2-2-29。

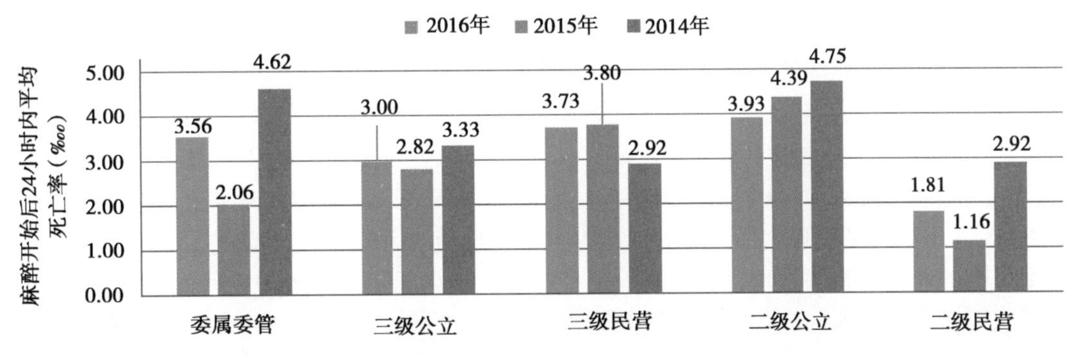

图 3-2-2-26 各类综合医院麻醉开始后 24 小时内平均死亡率

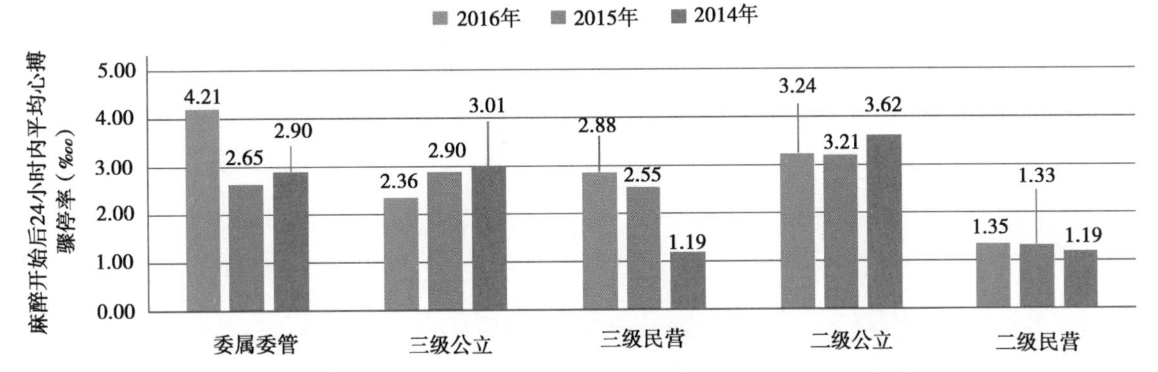

图 3-2-2-27 各类综合医院麻醉开始后 24 小时内平均心搏骤停率

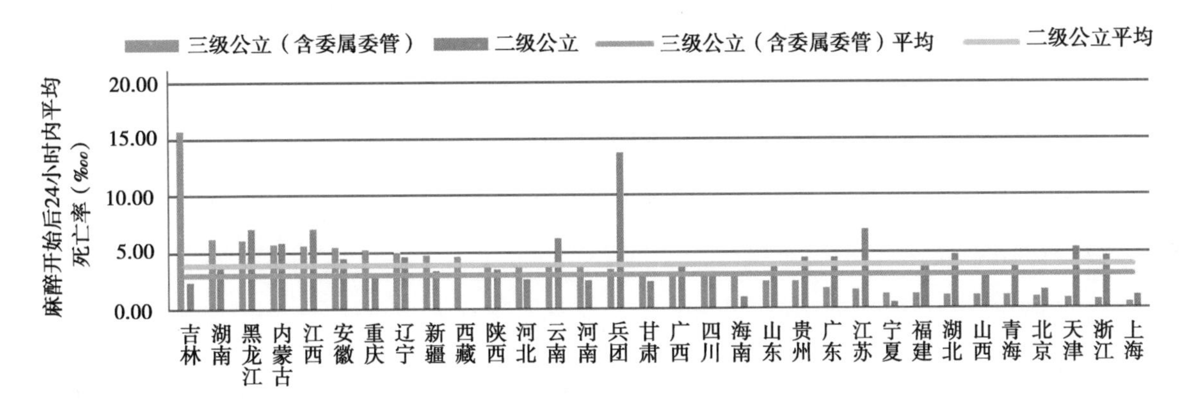

图 3-2-2-28 各省份麻醉开始后 24 小时内平均死亡率

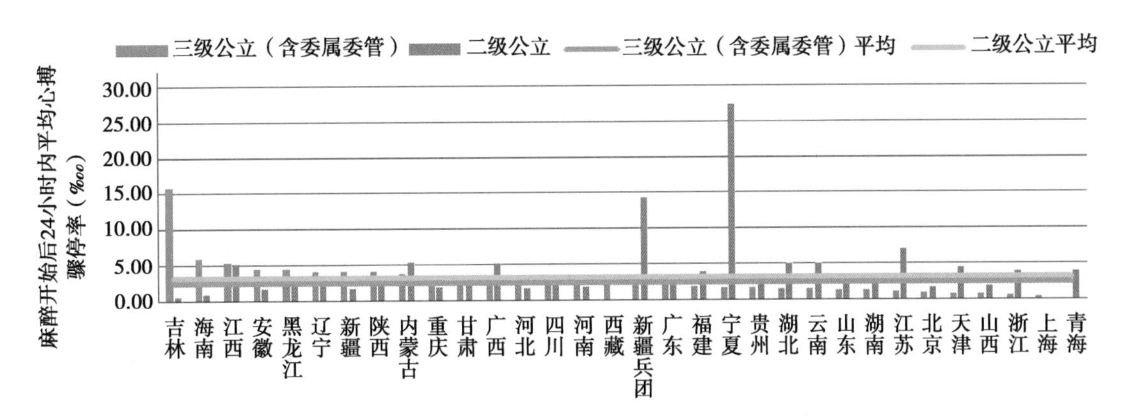

图 3-2-2-29 各省份麻醉开始后 24 小时内平均心搏骤停率

与2015年数据相比，委属委管医院的死亡率和心搏骤停率均有较大幅度上升。按分类，除了二级民营医院明显偏低外，委属委管医院、三级公立医院、三级民营医院和二级公立医院的麻醉开始后24小时内死亡率差异不大。麻醉开始后24小时心搏骤停率从低到高依次为二级民营医院、三级公立医院、三级民营医院、二级公立医院和委属委管医院。两者均提示委属委管医院和二级公立医院在麻醉开始24小时内死亡和麻醉开始后24小时内心搏骤停风险较高。在地区分布上，三级公立医院（含委属委管医院）麻醉后24小时内平均死亡率最高的地区为吉林，最低的为上海；二级公立医院麻醉后24小时内平均死亡率最高的地区为新疆兵团，最低的为宁夏；三级公立医院（含委属委管医院）麻醉后24小时内平均心搏骤停率最高的地区为吉林，最低的为青海；二级公立医院麻醉后24小时内平均心搏骤停率最高的地区为宁夏，最低的为西藏。

指标13. 麻醉期间严重过敏反应发生率。

各类综合医院麻醉期间严重过敏反应发生率见图3-2-2-30，各省份公立综合医院麻醉期间严重过敏反应发生率见图3-2-2-31。

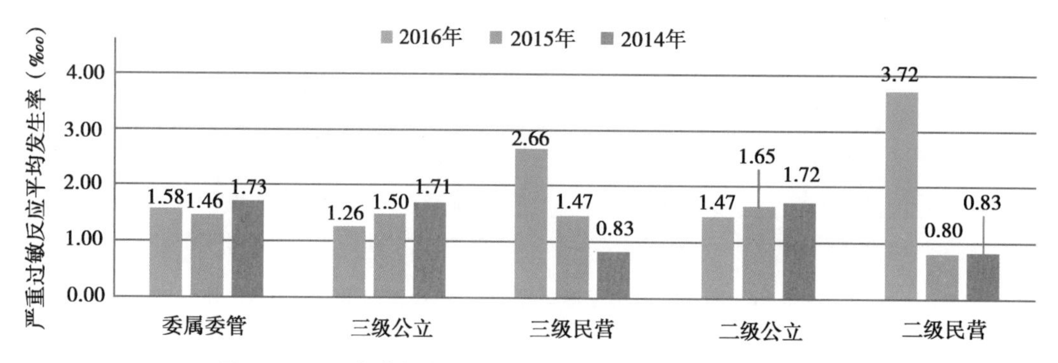

图3-2-2-30　各类综合医院麻醉期间严重过敏反应平均发生率

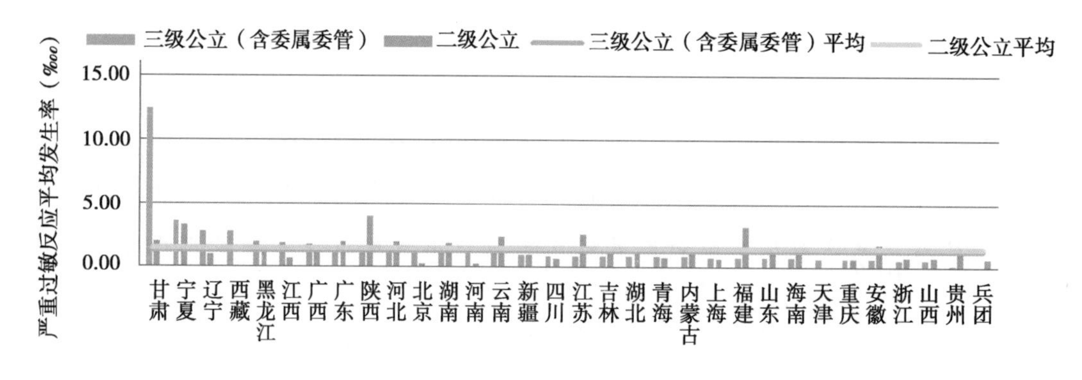

图3-2-2-31　各省份公立综合医院麻醉期间严重过敏反应平均发生率

与2014年和2015年的结果不同的是，2016年三级民营医院和二级民营医院的严重过敏反应发生率均明显升高。而委属委管医院和二级公立医院的麻醉期间严重过敏反应发生率与2014年和2015年持平，三级公立医院较前略有下降。在地区分布上，三级公立医院（含委属委管医院）麻醉期间严重过敏反应平均发生率最高的地区为甘肃，最低的为新疆兵团；二级公立医院麻醉期间严重过敏反应平均发生率最高的地区为陕西，最低的为天津与西藏（均为0）。

指标14. 椎管内麻醉后严重神经并发症发生率。

各类综合医院椎管内麻醉后严重神经并发症发生率见图3-2-2-32，各省份公立综合医院椎管内麻醉后严重神经并发症发生率见图3-2-2-33。

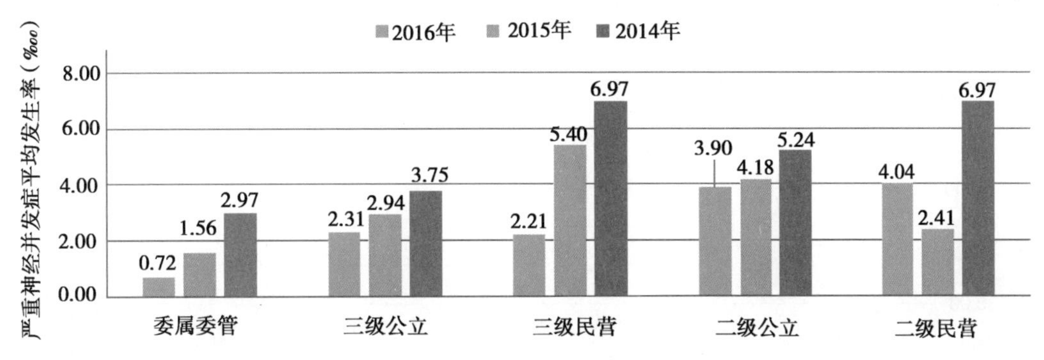

图 3-2-2-32 各类综合医院椎管内麻醉后严重神经并发症平均发生率

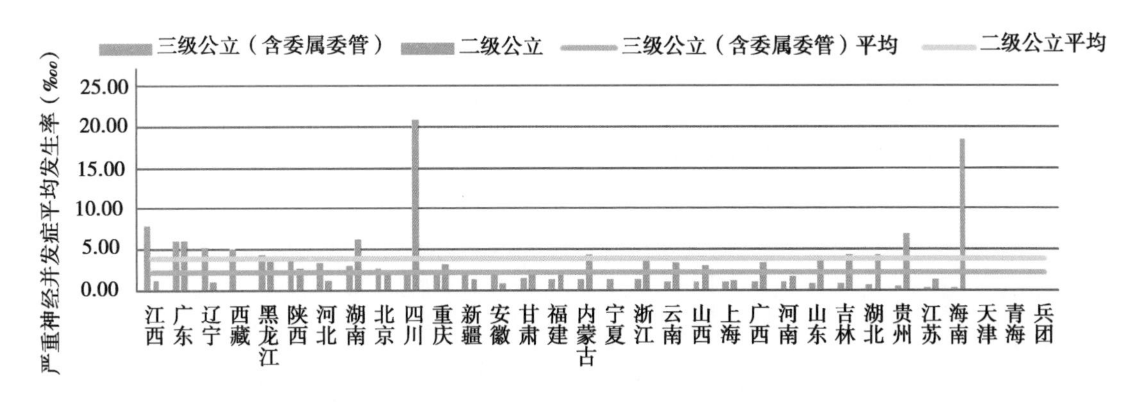

图 3-2-2-33 各省份公立综合医院椎管内麻醉后严重神经并发症平均发生率

与 2014 年和 2015 年的数据相比，2016 年委属委管医院、三级公立医院和三级民营医院的椎管内麻醉后严重神经并发症发生率有不同程度的下降，二级公立医院略有升高，二级民营医院明显升高。在各类医院之间，呈现从委属委管医院、三级医院到二级医院的发生率逐渐升高的趋势。在地区分布上，三级公立医院（含委属委管医院）椎管内麻醉后严重神经并发症发生率最高的地区为江西，最低的为天津、青海及新疆兵团（均为 0）；二级公立医院椎管内麻醉后严重神经并发症发生率最高的地区为四川，最低的为天津、青海及新疆兵团（均为 0）。

指标 15. 中心静脉穿刺严重并发症发生率。

各类综合医院中心静脉穿刺严重并发症发生率见图 3-2-2-34，因二次抽样医院中有 509 家医院未填报该数据，故不进行各省份之间的比较。

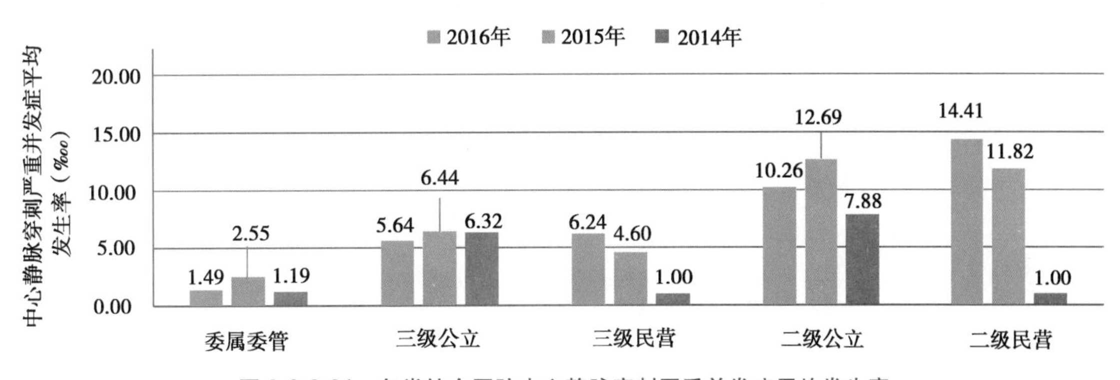

图 3-2-2-34 各类综合医院中心静脉穿刺严重并发症平均发生率

从委属委管医院、三级公立医院、三级民营医院、二级公立医院到二级民营医院，中心静脉穿刺严重并发症发生率逐渐升高。与 2015 年数据相比，公立医院均有所下降，而民营医院均有所升高。

指标 16. 全麻气管插管拔管后声音嘶哑发生率。

各类综合医院全麻气管插管拔管后声音嘶哑发生率见图 3-2-2-35，各省（自治区、直辖市）公立综合医院全麻气管插管拔管后声音嘶哑发生率见图 3-2-2-36。

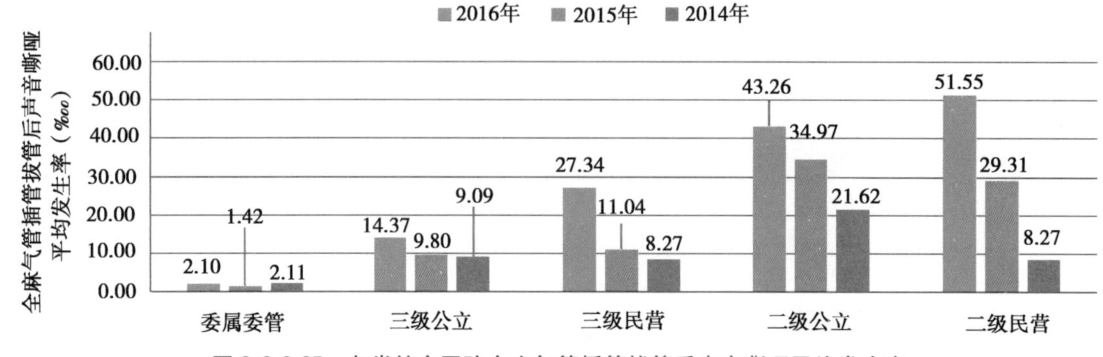

图 3-2-2-35 各类综合医院全麻气管插管拔管后声音嘶哑平均发生率

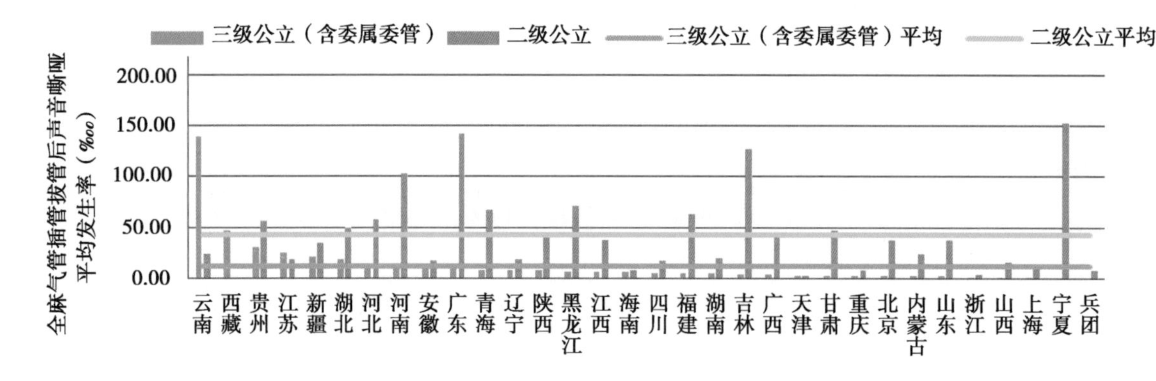

图 3-2-2-36 各省份公立综合医院全麻气管插管拔管后声音嘶哑平均发生率

从委属委管医院、三级公立医院、三级民营医院、二级公立医院到二级民营医院，全麻气管插管拔管后声音嘶哑发生率逐渐升高。与 2014 年和 2015 年数据相比，除委属委管医院变化不大外，三级公立医院、三级民营医院、二级公立医院和二级民营医院均呈现逐年升高的表现。原因可能是在质控指标公布后，各医院加强了相关随访，有更多的全麻气管插管拔管后声音嘶哑被发现。在地区分布上，三级公立医院（含委属委管医院）全麻气管插管拔管后声音嘶哑平均发生率最高的地区为云南，最低的为宁夏及新疆兵团（均为 0）；二级公立医院全麻气管插管拔管后声音嘶哑平均发生率最高的地区为宁夏，最低的为西藏。由于各省份间存在巨大差异，在排除各省份全麻气管插管拔管后声音嘶哑发生率不同的基础上，也提示应加强对声音嘶哑程度的判断标准化的统一。

指标 17. 麻醉后新发昏迷发生率。

各类综合医院麻醉后新发昏迷发生率见图 3-2-2-37，各省份公立综合医院麻醉后新发昏迷发生率见图 3-2-2-38。

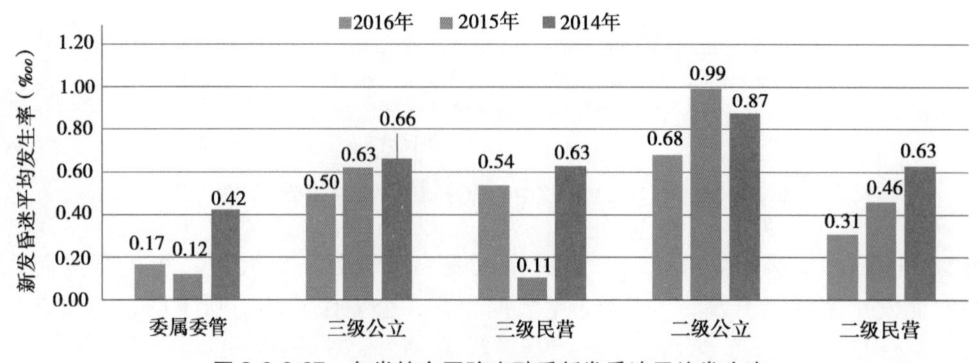

图 3-2-2-37 各类综合医院麻醉后新发昏迷平均发生率

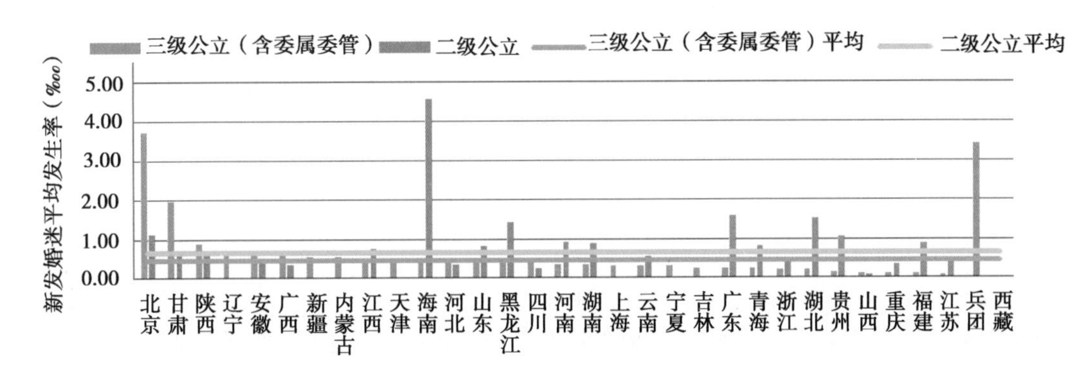

图 3-2-2-38 各省份综合医院麻醉后新发昏迷平均发生率

从委属委管医院、二级民营医院、三级公立医院、三级民营医院到二级公立医院，麻醉后新发昏迷发生率逐渐升高。从地区分布上，三级公立医院（含委属委管医院）麻醉后新发昏迷平均发生率最高的地区为北京，最低的为新疆兵团及西藏（均为0）；二级公立医院麻醉后新发昏迷平均发生率最高的地区为海南，最低的为辽宁、新疆、内蒙古、天津、上海、宁夏、吉林和西藏（均为0）。而三级公立医院（含委属委管医院）中发生率最高的为北京，可能与北京部分医院神经外科手术比例较大，术后新发昏迷患者较多有关，导致整体水平偏高。

二、问题分析及工作重点

（一）问题分析

1. 麻醉质控认知水平逐步提升 麻醉专业质量控制中心（以下简称国家麻醉质控中心）自2011年成立以来，颁布了《麻醉记录单》（WS 329—2011）标准，形成了“麻醉科质量控制专家共识”，公布了《麻醉专业医疗质量控制指标》。

为加强基层医院临床麻醉质控管理，2017年5月组织了“临床麻醉质量管理”专题网络会议，共有2203个终端线上参会，总受众群体超过1万人次，让质控工作更加贴近基层。

2. 麻醉专业结构质控指标反映的问题及分析 2016年调查的综合医院数量较2015年明显增加，除了三级民营医院、二级公立医院和二级民营医院的被抽样数量翻倍增加外，还首次完成了对25所委属委管综合医院的麻醉质控指标采集。2016年结构指标填报信息显示：

（1）综合医院级别越高，麻醉科规模越大，PACU/ICU等术后监护单元体系越完整，自体血回输装置等设备的装备率越高。提示在我国现行的医疗体制下，优质麻醉资源集中于委属委管和三级综合医院，而二级公立综合医院和民营综合医院的麻醉专业技术力量亟待加强。

（2）综合医院级别越高，麻醉医师的人均年麻醉例次数越高，同时疑难危重患者的比例也越高。在优质麻醉资源向高级别综合医院集中的背景下，不可避免地出现了患者更多选择前往委属委管综合医院就医，从而导致了委属委管综合医院的麻醉医师普遍处于超负荷劳动状态，麻醉质量安全存在隐患。从3年数据变化情况看，这种情况并未改善，甚至有加剧的趋势。

（3）我国幅员辽阔，各省份的麻醉工作质量参差不齐，故各省级质控中心的工作重点应各有侧重，在开展工作的过程中应当加以注意。

3. 麻醉专业过程质控指标反映的问题及分析 与2014年和2015年相比，过程质控指标填报率明显上升，提示通过《麻醉专业医疗质量控制指标》的宣贯，越来越多的医院和麻醉医师开始关注过程指标。2016年过程质控指标主要反映出以下几方面情况：

（1）麻醉开始后手术取消率、非计划转入ICU率及非计划二次插管率3个过程指标在各类综合医院的分布趋势与2015年大致一致。

（2）PACU相关的两个过程指标填报率在连续3年的调查指标中最低，提示相当数量的医院仍未将PACU工作纳入麻醉专业质控工作范畴，各级各类医院尤其是基层医院应注意加强PACU质控数据的搜集。

麻醉质控工作中对于过程质控指标的关注，不应当止步于指标本身。在获取过程指标后，下一步应当研究导致该事件发生的相关因素，从而在制度或流程上有所预防。通过 Plan（计划）、Do（执行）、Check（检查）和 Act（行动）的质控循环，实现麻醉质量的持续改进。

4. 麻醉专业结局质控指标反映的问题及分析 与2014年和2015年调查结果相比，结局指标整体水平大致相当。总体结局指标呈现出从大型中心医院向基层医院逐步升高的趋势，主要存在以下几个方面的问题：

（1）对于如麻醉后24小时死亡率、麻醉后24小时心搏骤停率、麻醉后新发昏迷率等指标，除了要关注统计指标本身外，还需要进一步研究导致该事件发生的原因，通过PDCA的质控循环，在制度和流程上加以预防。

（2）建立规范的术后随访制度也是保证结局质控指标能够真实规范收集的关键。

（3）与麻醉管理相关性更强的麻醉期间严重过敏反应发生率、椎管内麻醉后严重神经并发症发生率、中心静脉穿刺严重并发症发生率、全麻气管插管拔管后声音嘶哑发生率等指标，应注意指标采集是否严格遵循了相关定义标准。

（二）工作重点

1. 继续推动麻醉质控数据的收集，并有针对性地开展质控指标的修订工作。下一步应当注意加强《麻醉专业医疗质量控制指标》在二级综合医院、民营综合医院的宣贯工作。

2. 规范质控指标采集过程，推动信息化质控指标采集填报。要加强国家与省级麻醉质控中心对基层麻醉质控工作的指导，完善不良事件上报和麻醉术后随访机制，规范各基层综合医院的ASA分级、麻醉方式分类方法，提高麻醉质控指标填写的准确性。基层综合医院手术麻醉信息系统要留下便于统计质控指标的输出端口，以提高质控数据的准确性、连续性和可溯源性。

3. 继续加强二级综合医院、民营综合医院的麻醉质量管理工作。本次调查结果提示，大多数质控结局指标二级综合医院弱于三级综合医院，民营综合医院弱于公立综合医院。各省级质控中心应将质控管理工作向辖区内二级医院、民营医院推进。

第三节 呼吸内科专业

一、呼吸内科专业质量安全情况分析

本次调查以呼吸专业质控指标为基础，采用网络调查的形式（www. ncis. cn 网站）。共收集4653家医院数据，根据纳入标准及数据质量最终共采纳覆盖全国30个省份1483家医院数据。数据纳入标准为：所有符合条件的委属委管医院、大学附属医院及民营医院全部纳入；各省级三级、二级非委属委管和大学附属医院分别纳入1~5家医院；各地市级三级、二级非委属委管和大学附属医院分别纳入1~2家医院；各县、县级市三级医院按照地市级和县级比例各纳入1~3家医院；各县、县级市二级医院纳入1~4家医院。数据排除标准为：一级医院，整体数据填报完整度低于10%的医院，呼吸科床位数、出院人数、死亡人数为零或未填的医院，呼吸科质控调查数据填报完整度低于80%的医院。最终纳入抽样的1483家医院中：委属委管医院25家，三级公立医院667家（不包括委属委管医院），三级民营医院48家，二级公立医院626家，二级民营医院117家（图3-2-3-1）。此次调查覆盖面广，医院类型全面，能较为充分地反映我国呼吸内科专业的基本医疗质量情况。

（一）医院运行管理类指标

1. 呼吸专业设置床位数 本次纳入抽样的医院平均每家医院呼吸科床位数53. 94张（图3-2-3-2），较2015年（50. 80张）略有增加。

其中855家医院（57. 65%）设有呼吸科监护室床位数共5065张，平均床位数仅5. 92张（图3-2-3-3），较2015年（6. 25张）略有下降。

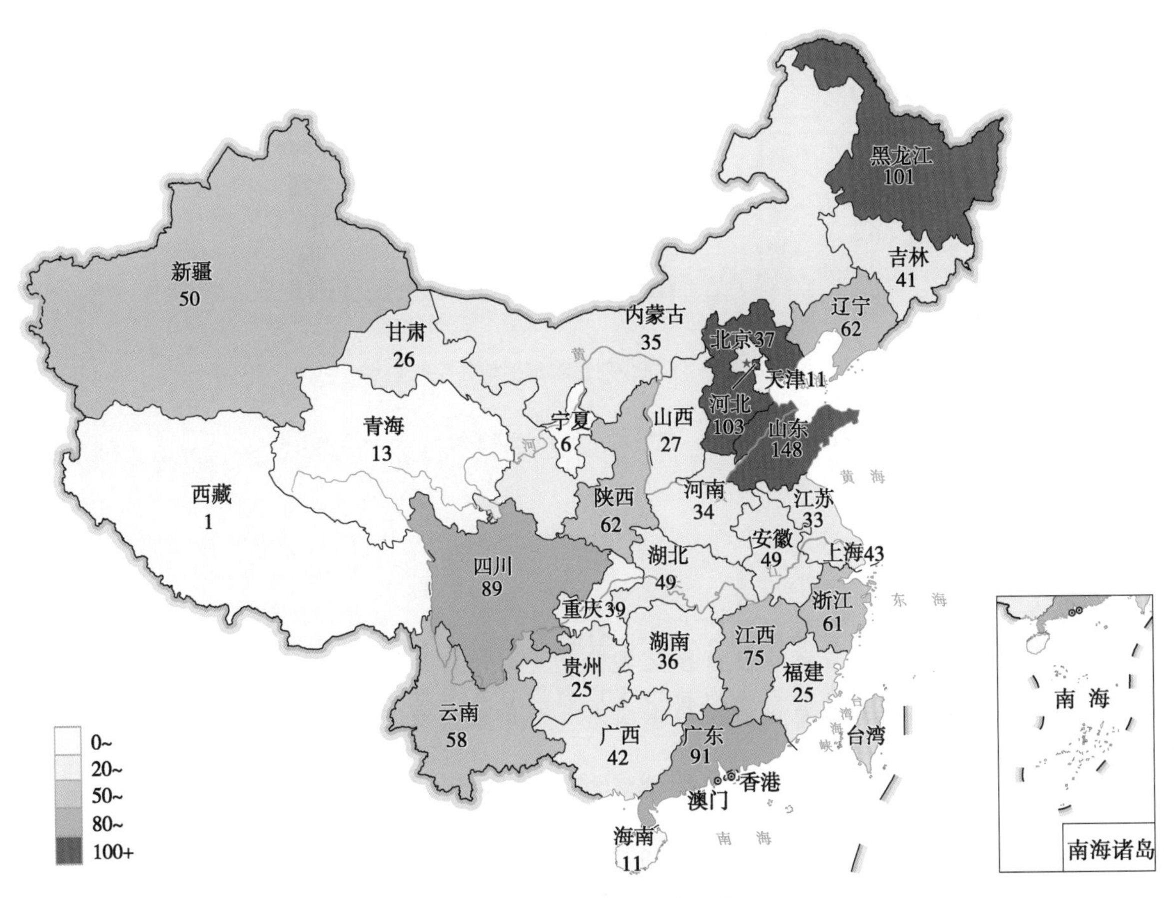

注：图中数据不含我国港、澳、台地区。

图 3-2-3-1　各省份参与调查医院分布图

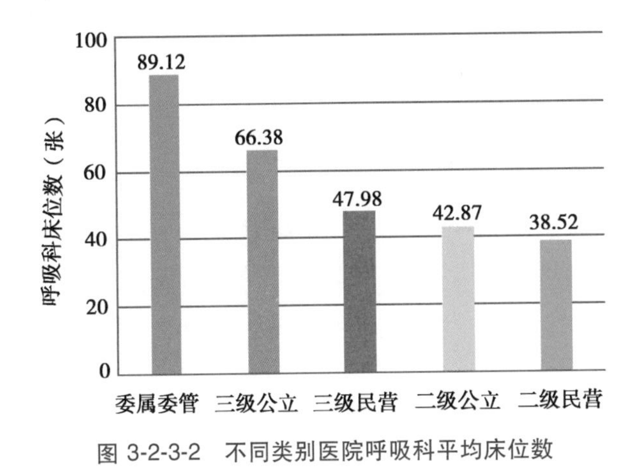

图 3-2-3-2　不同类别医院呼吸科平均床位数

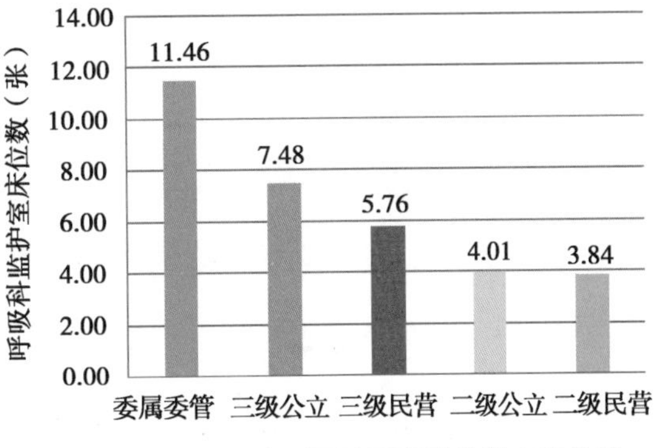

图 3-2-3-3　不同类别医院呼吸科监护室床位数

2. 治疗质量

（1）住院死亡率（图 3-2-3-4、图 3-2-3-5）：本次调查的 2016 年度呼吸内科住院患者 2 932 307 人，总死亡人数35 041人，平均住院患者死亡率为 1. 20%，较 2015 年略有增长（1. 10%）。

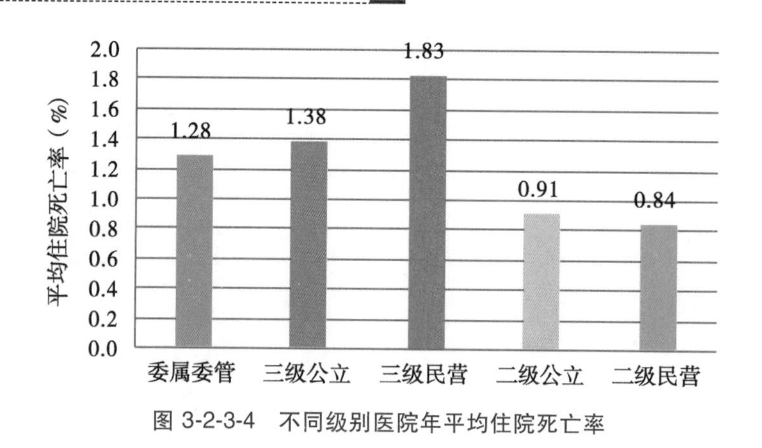

图 3-2-3-4 不同级别医院年平均住院死亡率

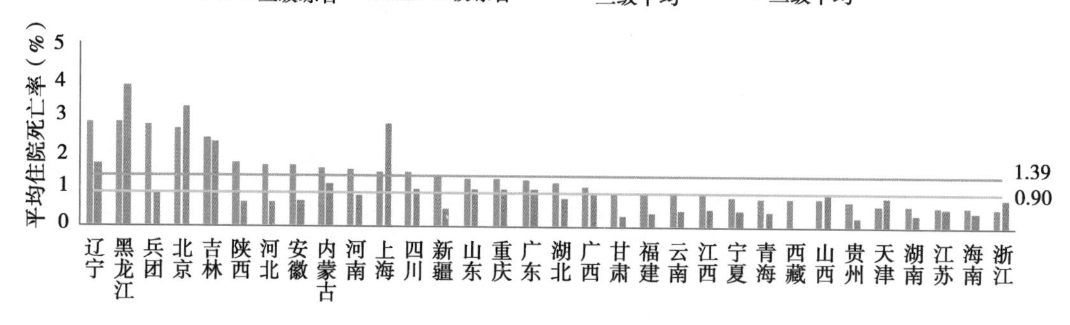

图 3-2-3-5 各省份年平均住院死亡率

（2）平均住院日（图 3-2-3-6 至图 3-2-3-8）：本次调查数据显示呼吸内科患者平均住院日中位数为 9.80 天，较 2015 年（10.00 天）略有下降。

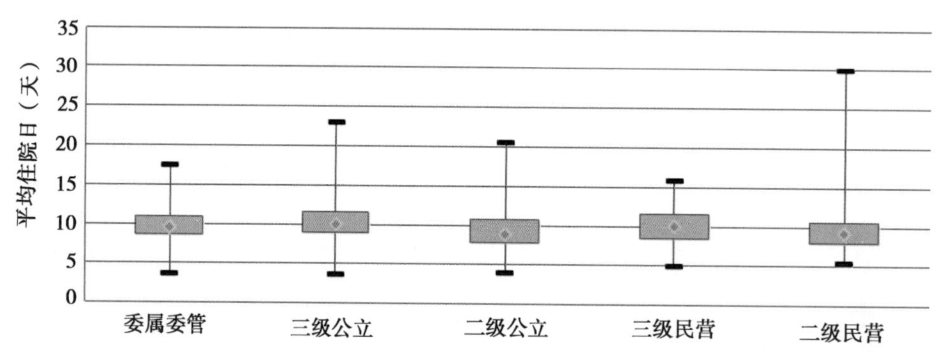

图 3-2-3-6 不同级别医院平均住院日

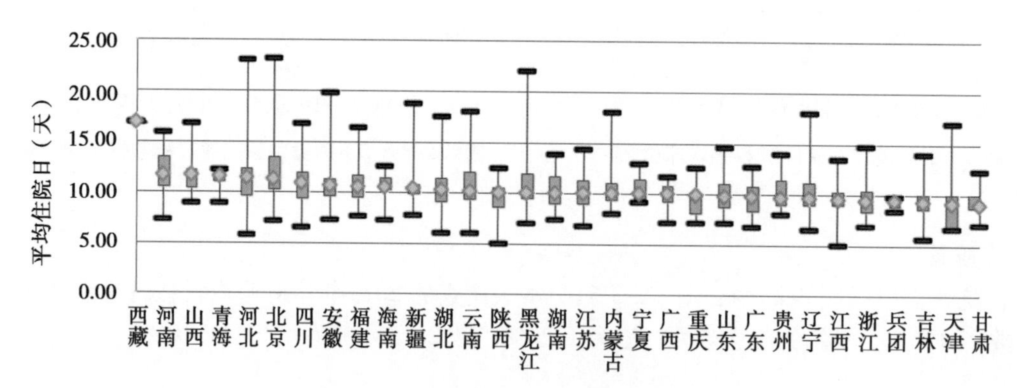

图 3-2-3-7 不同省份三级综合医院平均住院日

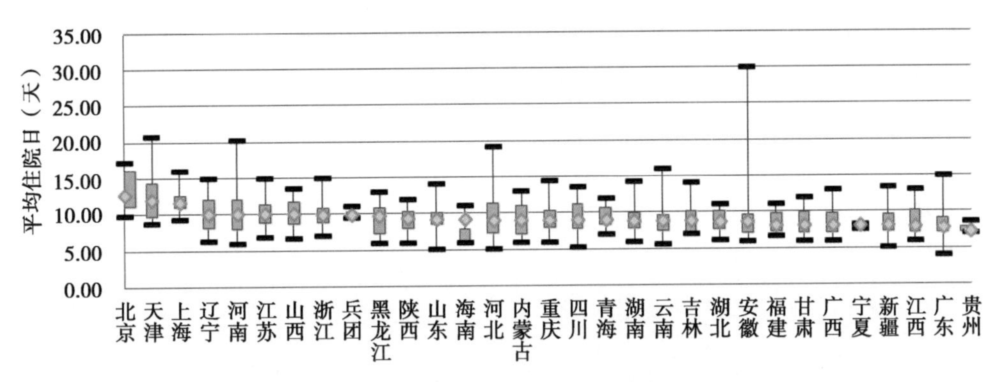

图 3-2-3-8 不同省份二级综合医院平均住院日

（二）呼吸专业常见技术的年度工作量

1. 不同类别医院呼吸专业五项诊疗技术院均年度工作量（表 3-2-3-1）

表 3-2-3-1 不同类别医院呼吸专业五项诊疗技术院均年度工作量

医院等级	肺功能	支气管镜	多导睡眠监测	有创机械通气	无创机械通气
委属委管	18 000	2334	643	88	241
三级公立	3788	669	182	57	260
二级公立	881	125	64	32	106
三级民营	1535	199	23	38	92
二级民营	1042	138	25	32	134

2. 各省份三级、二级综合医院呼吸专业五项诊疗技术院均年度工作量

（1）年平均肺功能检查例次（图 3-2-3-9、图 3-2-3-10）：1483 家医院中有 1252 家医院上报年度肺功能检查例次。

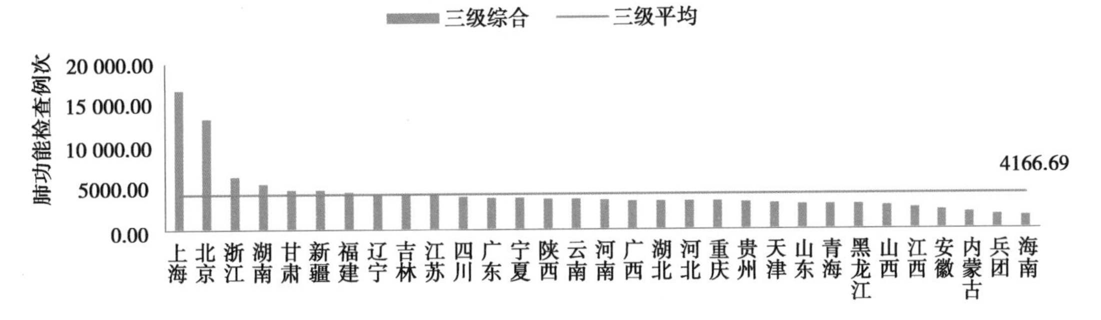

图 3-2-3-9 各省份三级综合医院肺功能检查例次

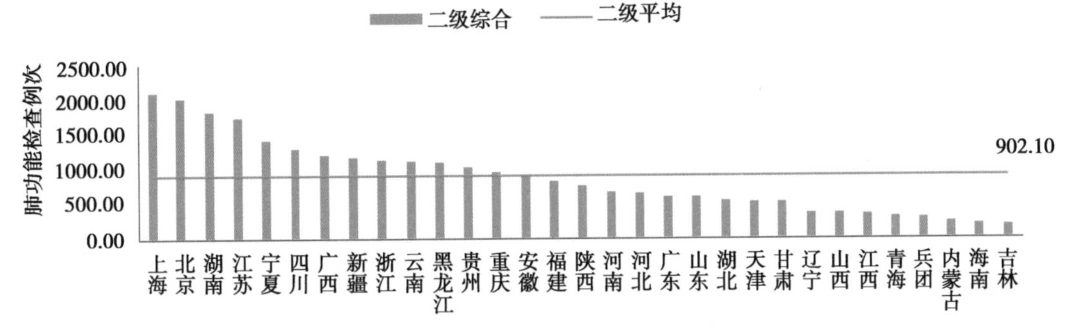

图 3-2-3-10 各省份二级综合医院肺功能检查例次

（2）年平均支气管镜检查及治疗例次（图 3-2-3-11、图 3-2-3-12）：1483 家医院中有 1115 家医院上报年度支气管镜检查及治疗例次。

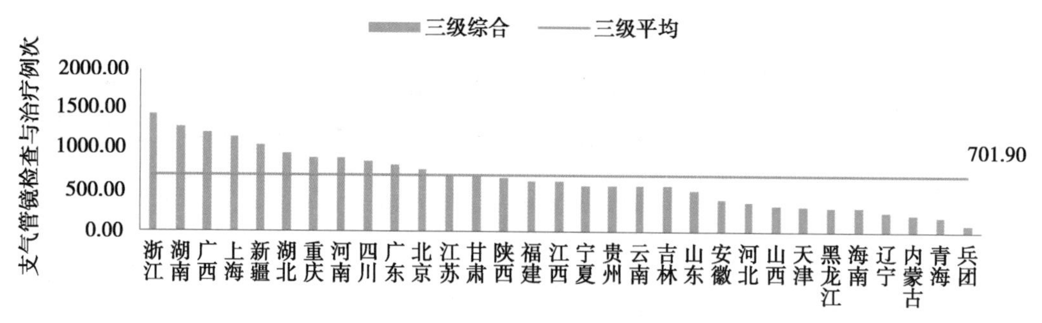

图 3-2-3-11　各省份三级综合医院支气管镜检查及治疗例次

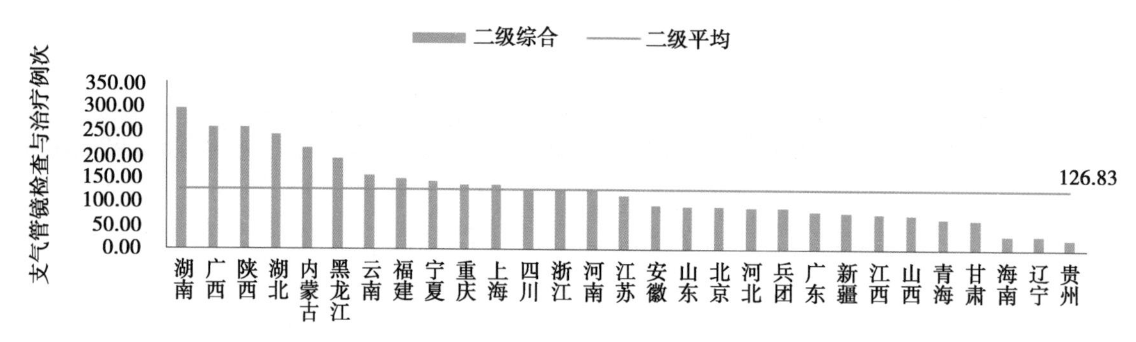

图 3-2-3-12　各省份二级综合医院支气管镜检查及治疗例次

（3）年平均多导睡眠图监测检查例次（图 3-2-3-13、图 3-2-3-14）：1483 家医院中有 624 家医院上报年度多导睡眠图监测检查例次。

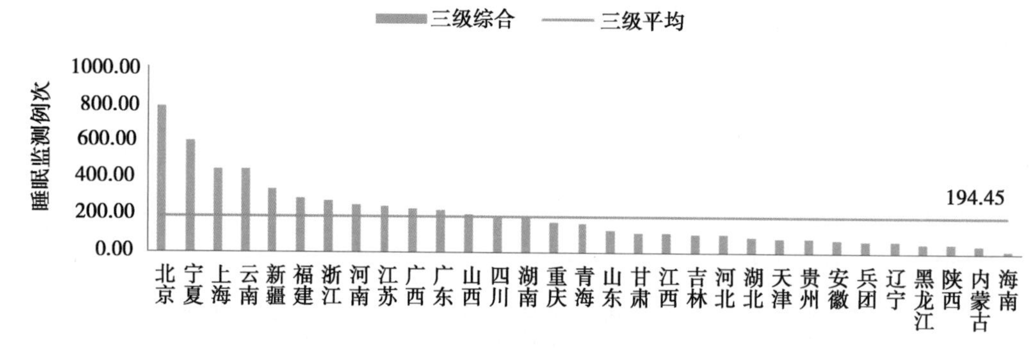

图 3-2-3-13　各省份三级综合医院多导睡眠图监测例次

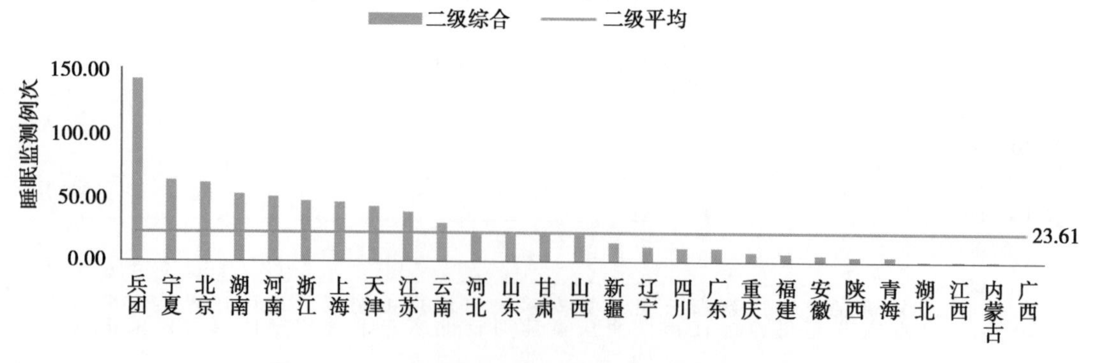

图 3-2-3-14　各省份二级综合医院多导睡眠图监测例次

（4）年平均有创机械通气治疗例次（图 3-2-3-15、图 3-2-3-16）：1483 家医院中有 857 家医院上报年度有创机械通气治疗例次。

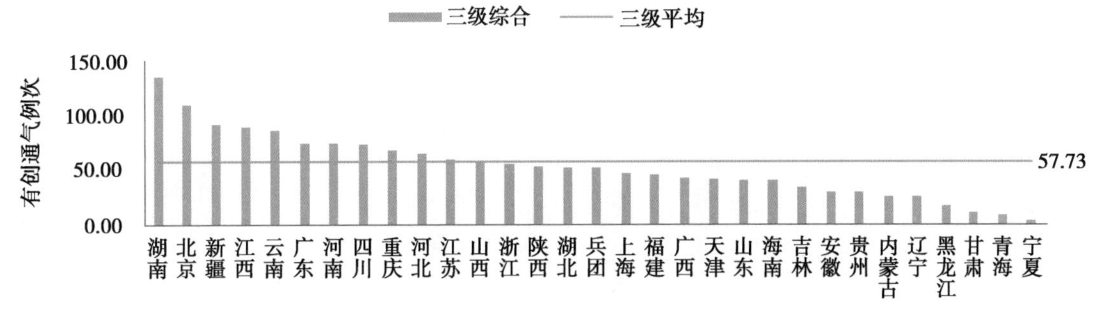

图 3-2-3-15 各省份三级综合医院有创机械通气治疗例次

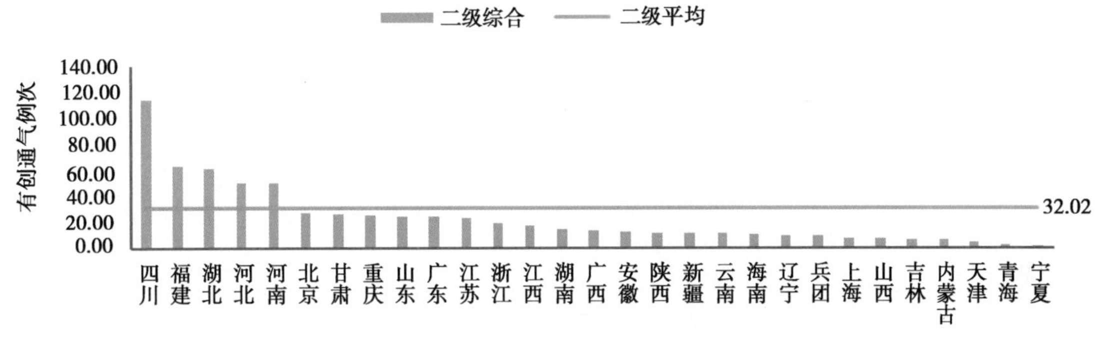

图 3-2-3-16 各省份二级综合医院有创机械通气治疗例次

（5）年平均无创机械通气治疗例次（图 3-2-3-17、图 3-2-3-18）：1483 家医院中有 1220 家医院上报年度无创机械通气治疗例次。

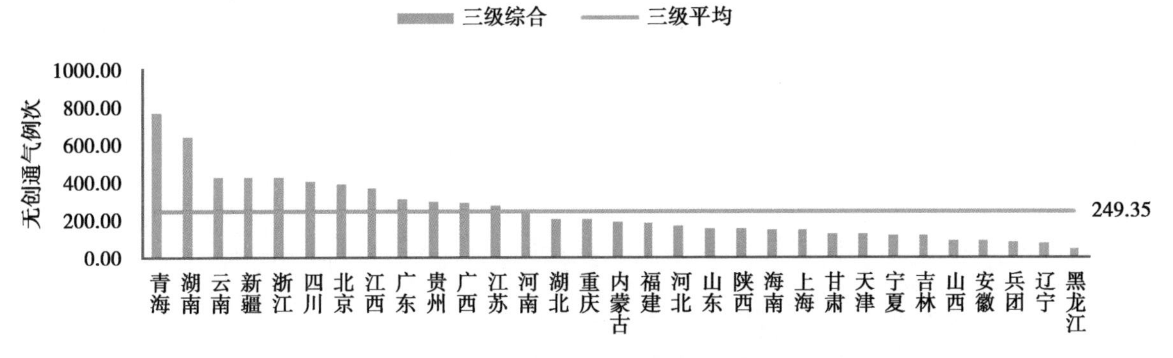

图 3-2-3-17 各省份三级综合医院无创机械通气治疗例次

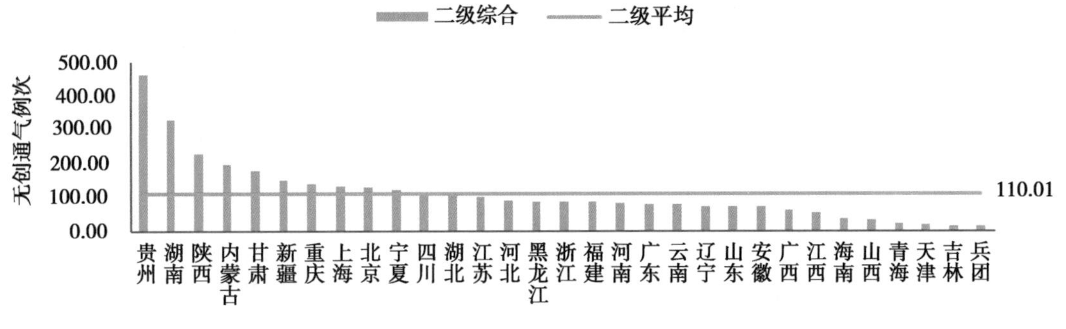

图 3-2-3-18 各省份二级综合医院无创机械通气治疗例次

（三）呼吸专业常见病种的医疗质量现状分析

1. 社区获得性肺炎（CAP）医疗质量指标评估　对全国 892 家医院 2016 年收治的共 284 715 例住院 CAP 患者进行统计。

（1）住院期间留取血或呼吸道标本进行病原学检查情况（图 3-2-3-19 至图 3-2-3-21）：2016 年全国医院 CAP 住院期间留取血或呼吸道标本进行病原学检查率平均 85. 27%，比 2015 年 82. 59%有所提高。

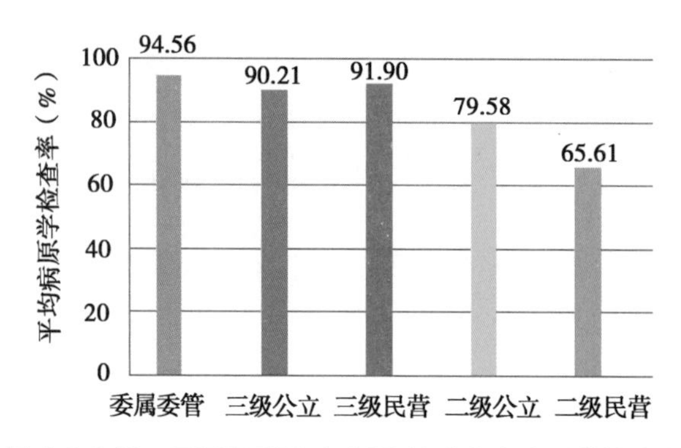

图 3-2-3-19　不同级别医院 CAP 住院患者病原学检查率

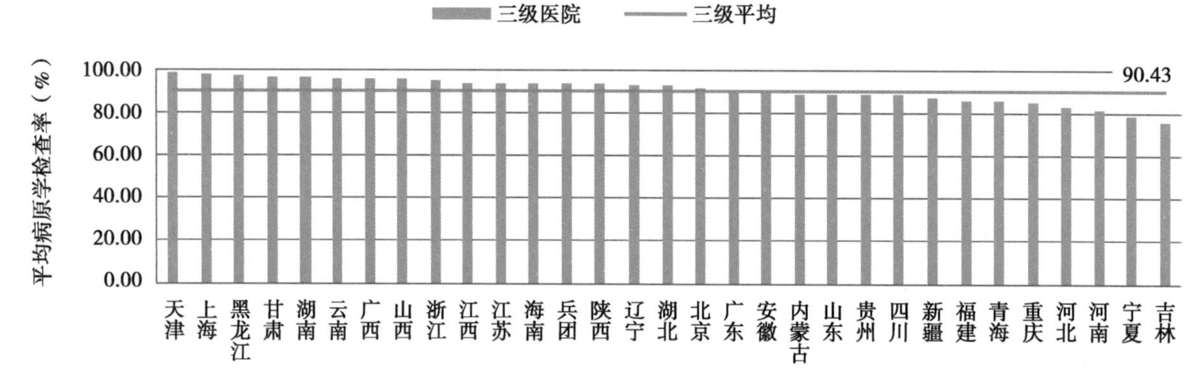

图 3-2-3-20　各省份三级医院 CAP 住院患者病原学检查率

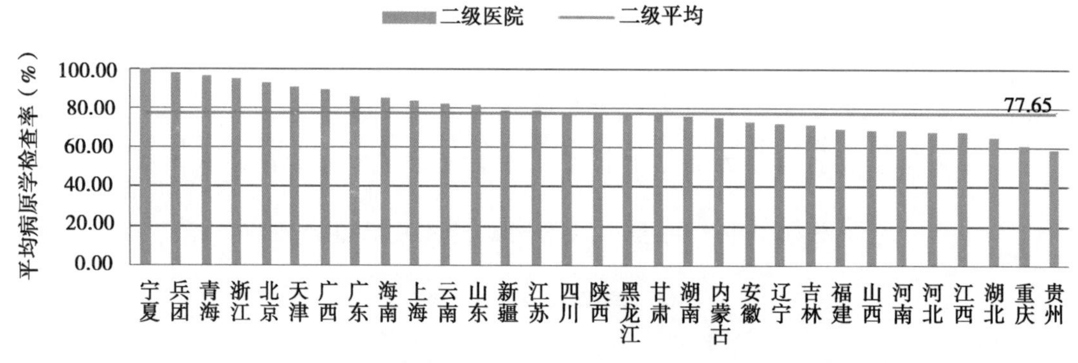

图 3-2-3-21　各省份二级医院 CAP 住院患者病原学检查率

（2）CAP 住院患者平均 ICU 入住率（图 3-2-3-22 至图 3-2-3-24）：调查范围中，设置了 ICU 的医院共 804 家。2016 年全国 CAP 住院患者平均 ICU 入住率为 3. 82%，低于 2015 年 CAP 住院患者平均 ICU 入住率（4. 38%）。二级综合医院平均 ICU 入住率明显低于三级综合医院的趋势与 2015 年一致，三级综合医院收治了更多的重症 CAP 患者。

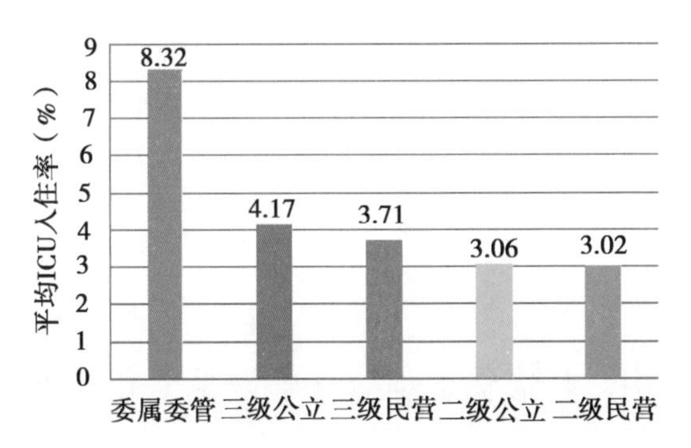

图 3-2-3-22　不同级别医院 CAP 住院患者 ICU 入住率

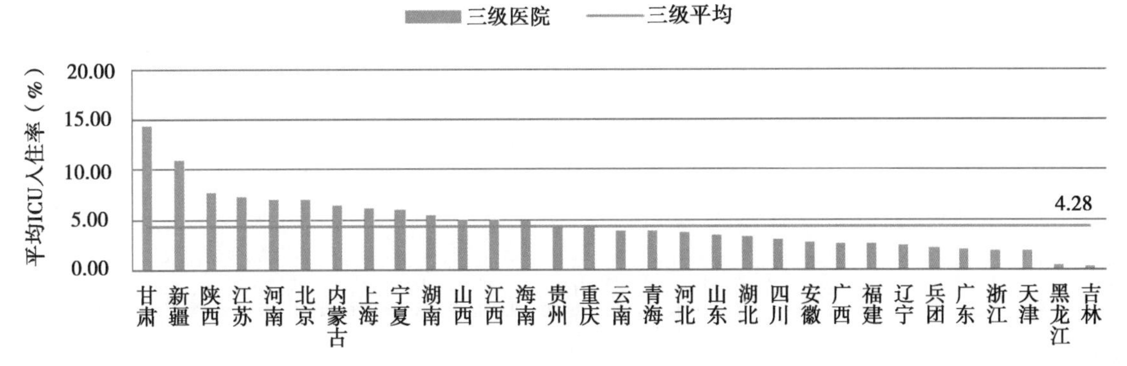

图 3-2-3-23　各省份三级医院 CAP 住院患者平均 ICU 入住率

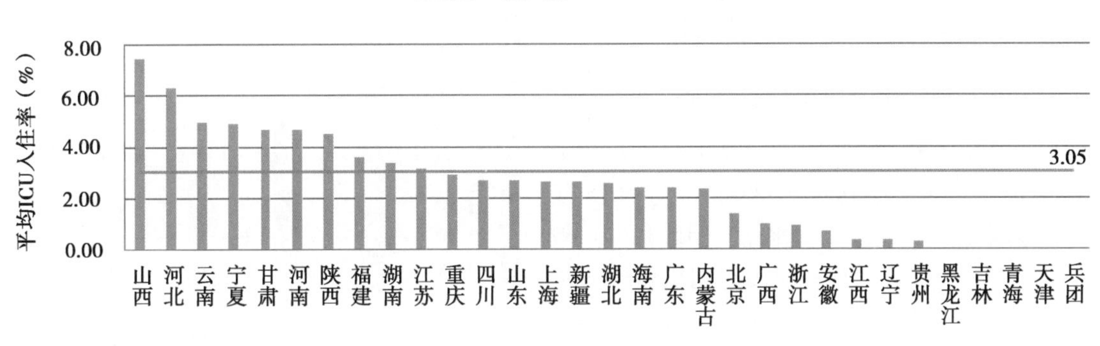

图 3-2-3-24　各省份二级医院 CAP 住院患者平均 ICU 入住率

（3）CAP 患者平均住院死亡率（图 3-2-3-25 至图 3-2-3-27）：2016 年全国住院 CAP 患者平均住院死亡率为 1.26%，低于 2015 年全国住院 CAP 患者平均住院死亡率（1.31%）。

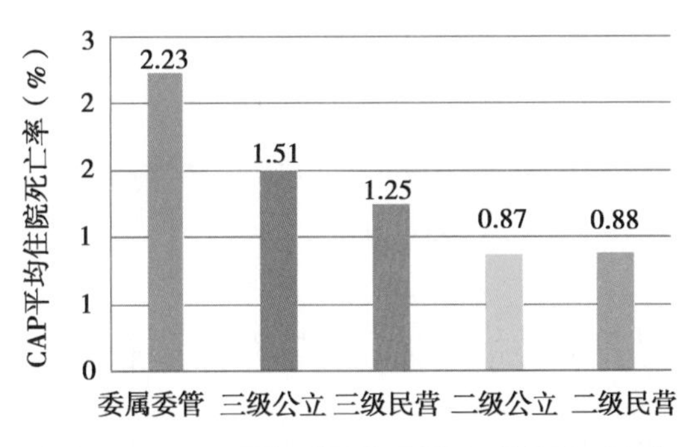

图 3-2-3-25　不同级别医院 CAP 平均住院死亡率

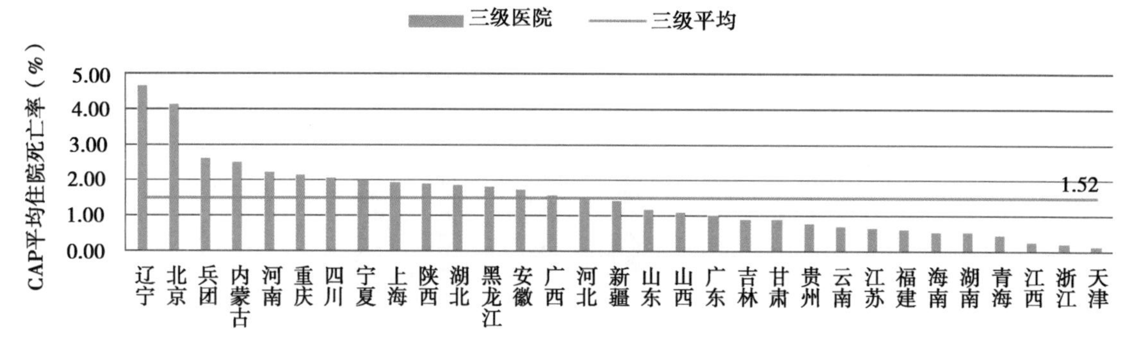

图 3-2-3-26 各省份三级医院 CAP 平均住院死亡率

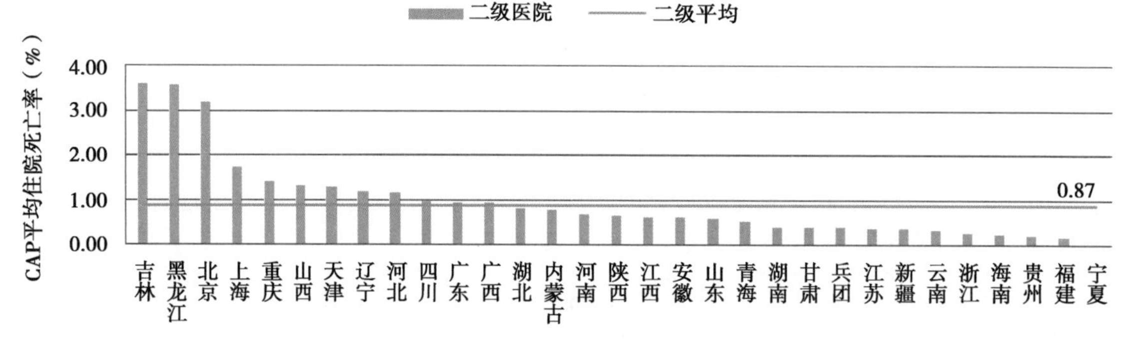

图 3-2-3-27 各省份二级医院 CAP 平均住院死亡率

2. 慢性阻塞性肺疾病医疗质量指标评估

（1）住院慢性阻塞性肺疾病患者机械通气治疗率（图 3-2-3-28 至图 3-2-3-36）：2016 年抽样医院慢性阻塞性肺疾病住院患者应用机械通气平均治疗率全国三级医院为 27. 13%；二级医院为 19. 15%。应用无创呼吸机治疗率全国三级医院为 22. 15%与 2015 年（21. 21%）基本保持一致；二级医院（15. 12%）较 2015 年（13. 79%）有所增加；应用有创机械通气治疗率三级医院（4. 79%）与 2015 年（4. 12%）基本一致。三级公立医院较 2015 年（4. 06%）一致，无明显变化；民营医院较 2015 年（5. 87%）下降明显。二级医院（3. 82%），其中公立医院 3. 53%，民营医院（5. 98%）较 2015 年（2. 54%）有所增加。

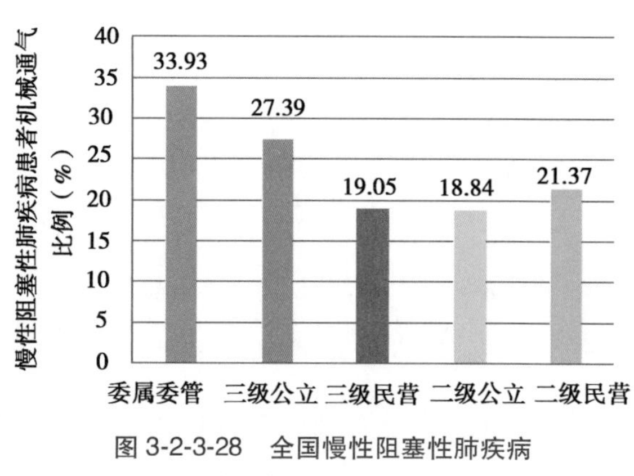

图 3-2-3-28 全国慢性阻塞性肺疾病住院患者机械通气使用率

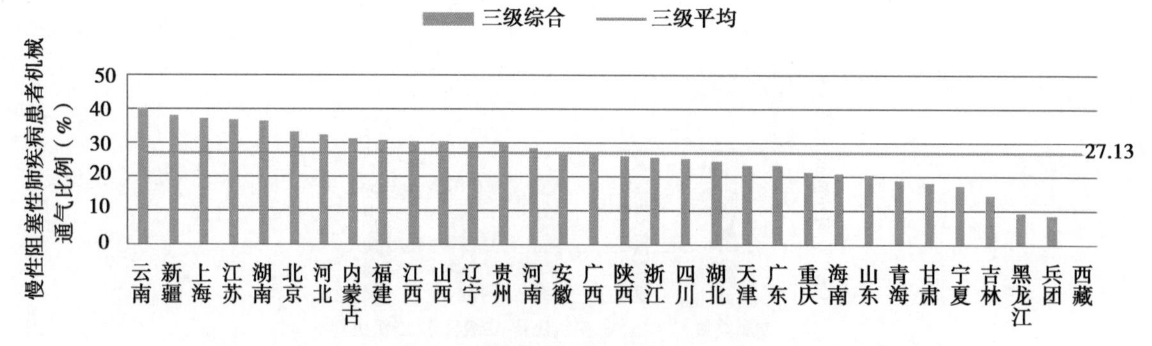

图 3-2-3-29 各省份三级医院慢性阻塞性肺疾病住院患者机械通气使用率

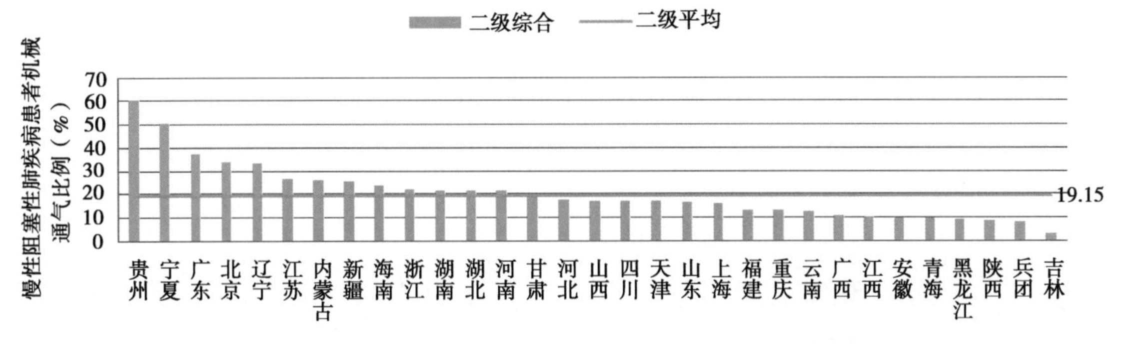

图 3-2-3-30　各省份二级医院慢性阻塞性肺疾病住院患者机械通气使用率

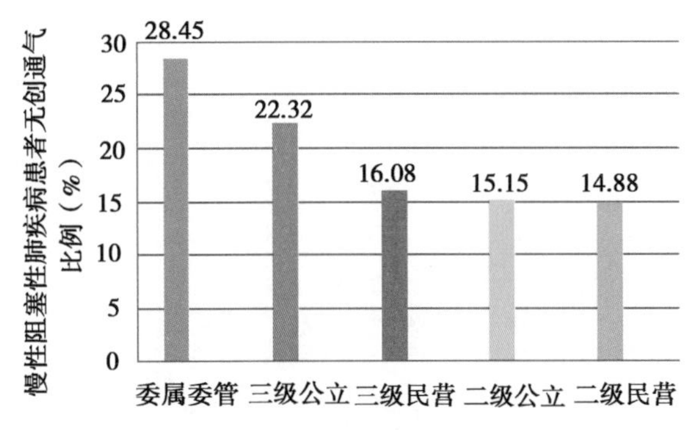

图 3-2-3-31　全国慢性阻塞性肺疾病住院患者无创呼吸机使用率

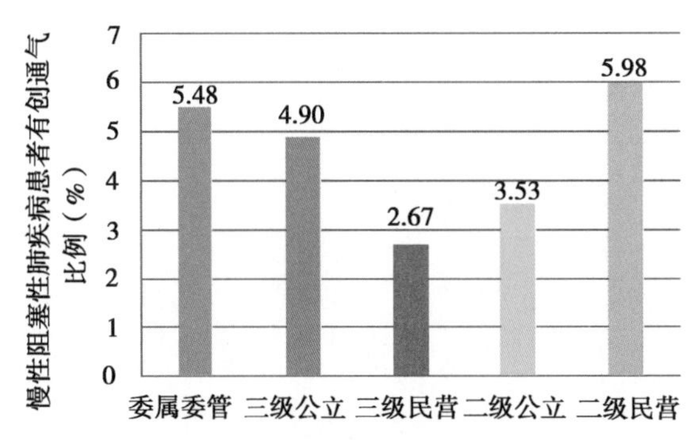

图 3-2-3-32　全国慢性阻塞性肺疾病住院患者有创呼吸机使用率

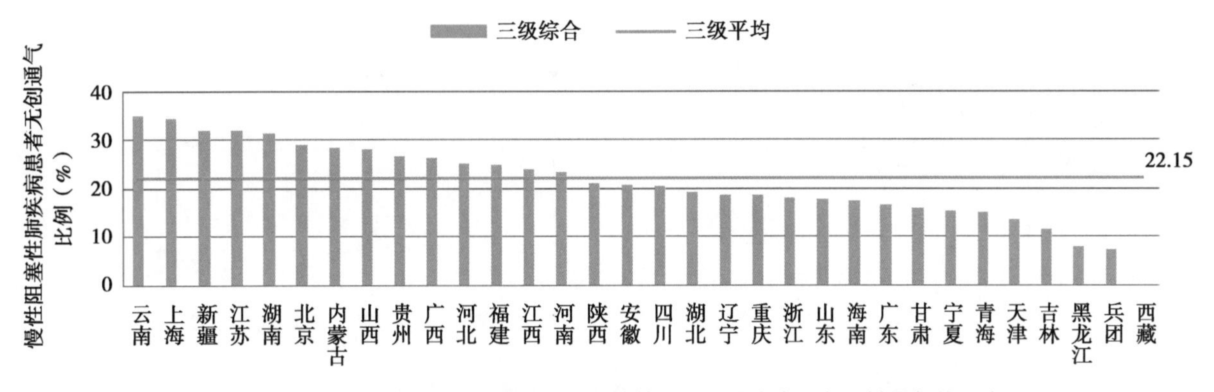

图 3-2-3-33　各省份三级医院慢性阻塞性肺疾病住院患者无创机械通气使用率

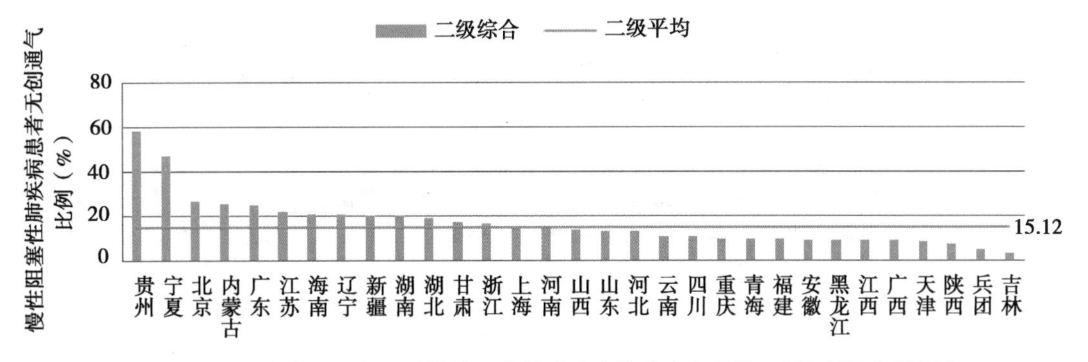

图 3-2-3-34　各省份二级医院慢性阻塞性肺疾病住院患者使用无创机械通气使用率

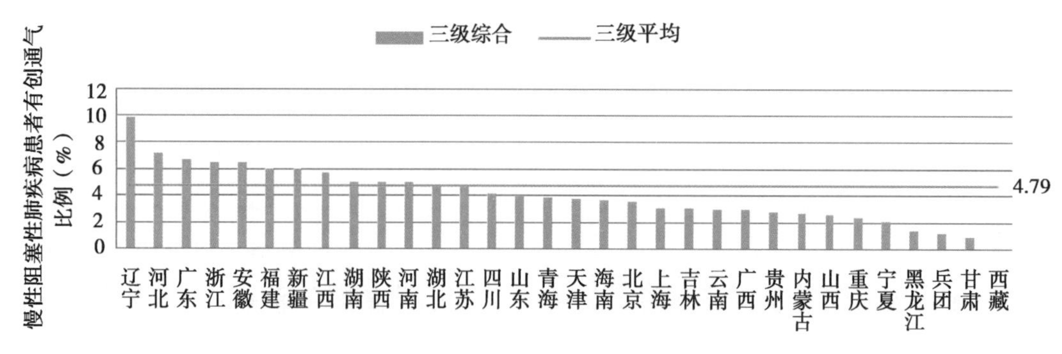

图 3-2-3-35 各省份三级医院慢性阻塞性肺疾病住院患者使用有创机械通气情况

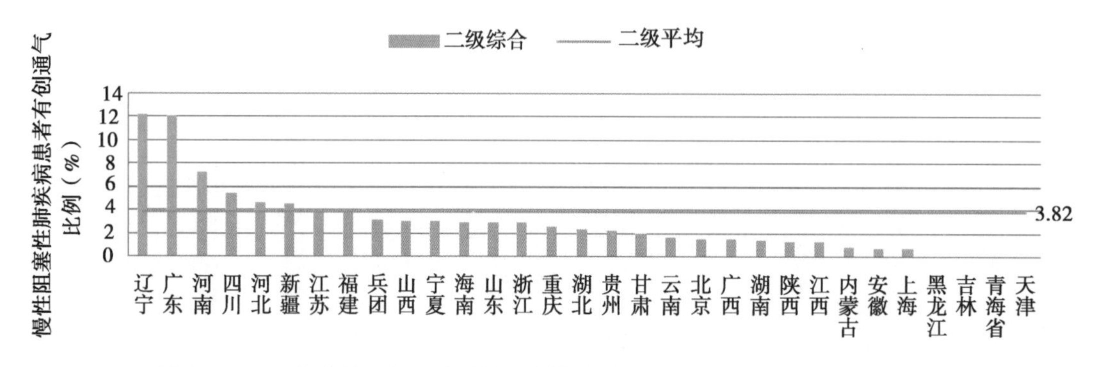

图 3-2-3-36 各省份二级医院慢性阻塞性肺疾病住院患者有创机械通气使用率

（2）平均住院费用（图 3-2-3-37 至图 3-2-3-39）：本年度全国住院慢性阻塞性肺疾病患者平均住院费用中位数 8431. 31 元，低于 2015 年（10 928. 12 元）。

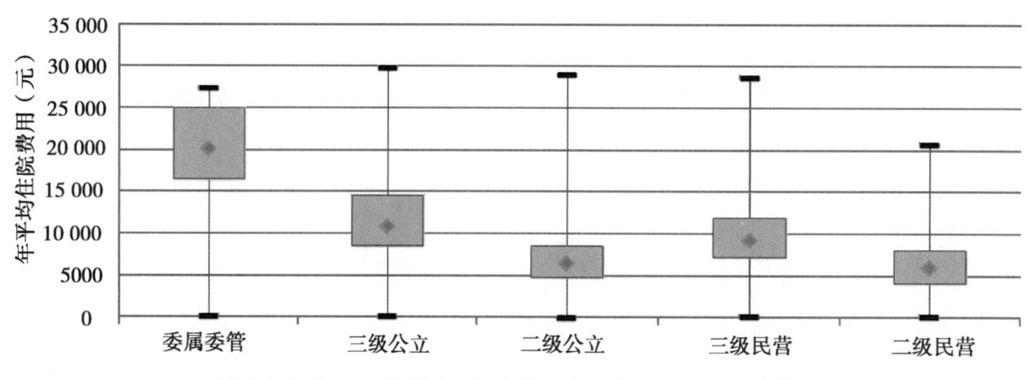

图 3-2-3-37 全国慢性阻塞性肺疾病住院患者平均住院费用

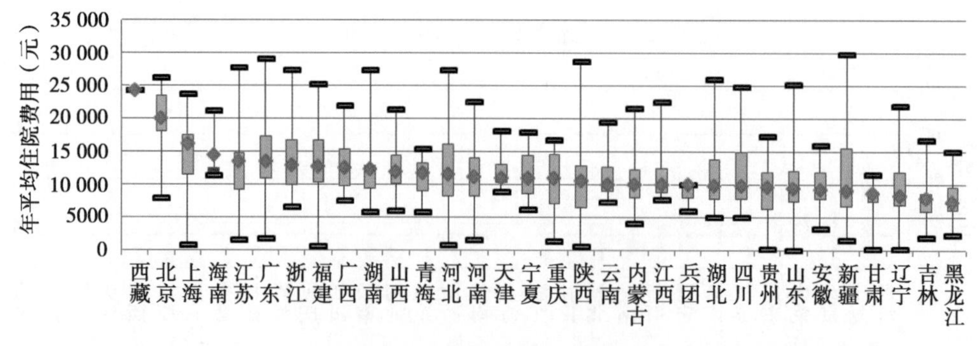

图 3-2-3-38 各省份三级医院慢性阻塞性肺疾病住院患者平均住院费用

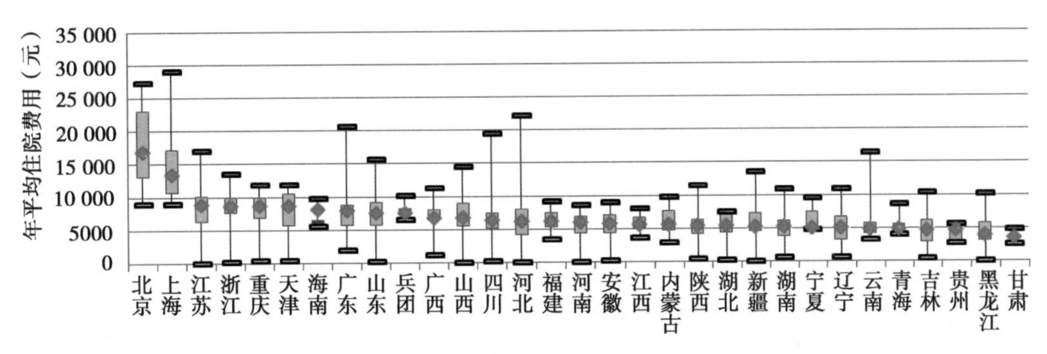

图 3-2-3-39　各省份二级医院慢性阻塞性肺疾病住院患者平均住院费用

（3）平均住院死亡率（图 3-2-3-40 至图 3-2-3-42）：本次全国范围抽样 1252 家医院数据显示，全国住院慢性阻塞性肺疾病患者平均住院死亡率为 1.29%，其中三级医院 1.41%，较 2015 年无明显变化。

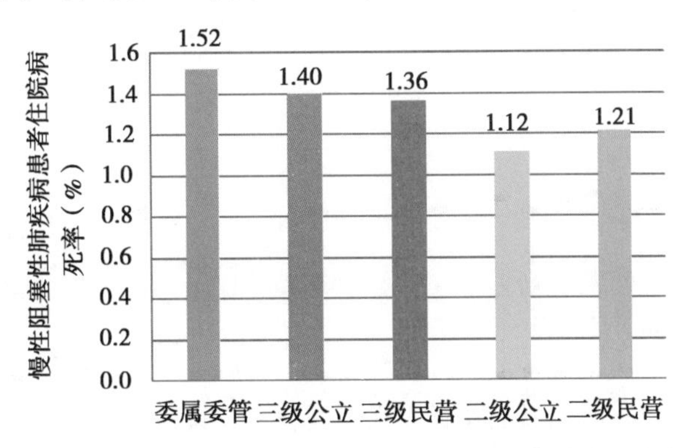

图 3-2-3-40　各级医院慢性阻塞性肺疾病患者住院死亡率

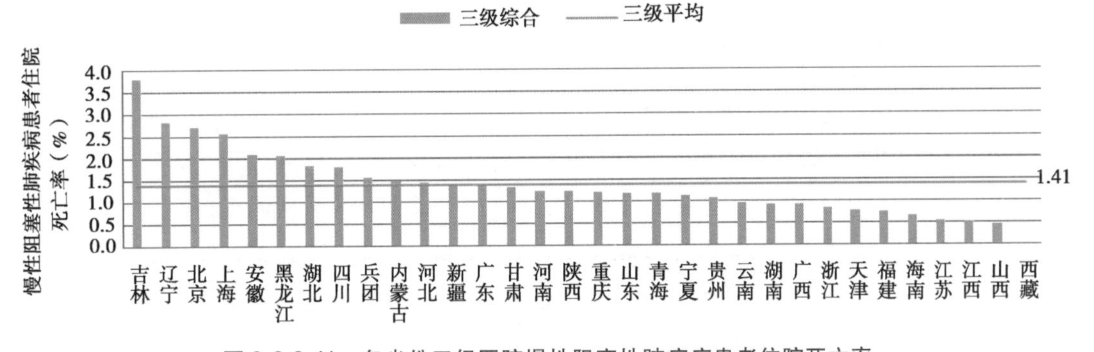

图 3-2-3-41　各省份三级医院慢性阻塞性肺疾病患者住院死亡率

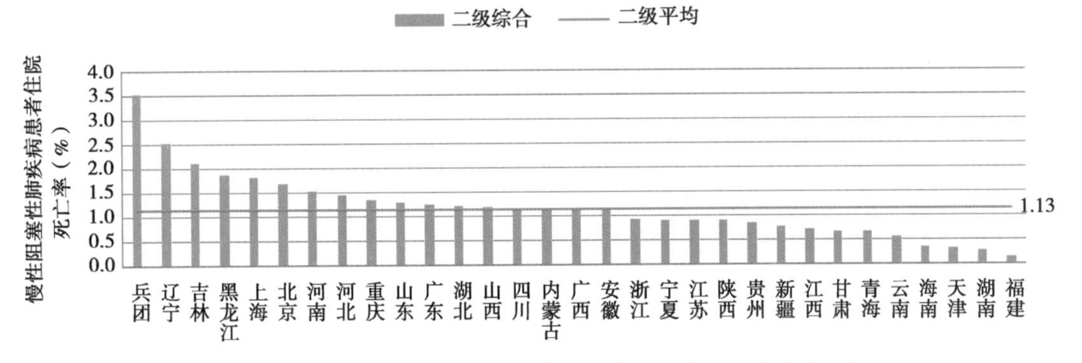

图 3-2-3-42　各省份二级医院慢性阻塞性肺疾病患者住院死亡率

3. 支气管哮喘医疗质量指标评估

（1）平均住院费用（图 3-2-3-43 至图 3-2-3-45）：全国支气管哮喘住院患者平均住院费用中位数5682.44 元，较 2015 年（5617.27 元）无明显变化。三级医院 7069.06 元，略低于 2015 年（7218.98 元）；二级医院 4337.68 元，略高于 2015 年（4203.41 元）。

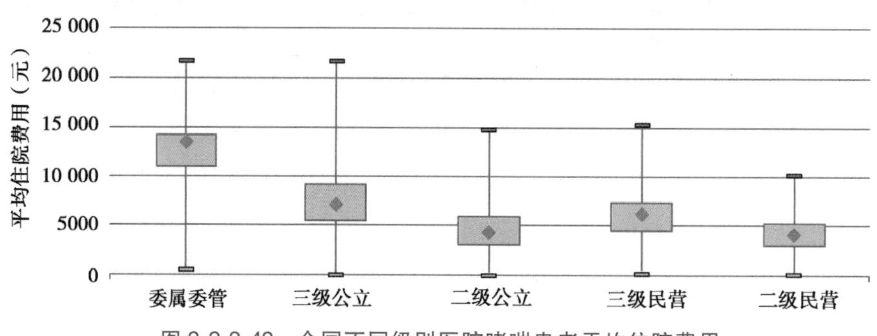

图 3-2-3-43　全国不同级别医院哮喘患者平均住院费用

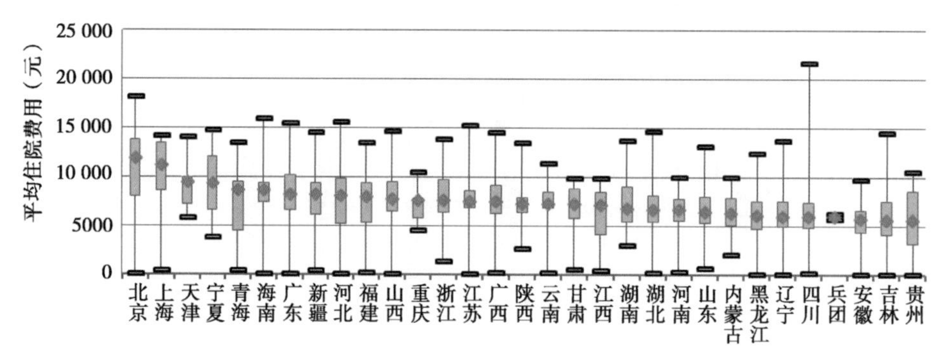

图 3-2-3-44　各省份三级医院哮喘患者平均住院费用

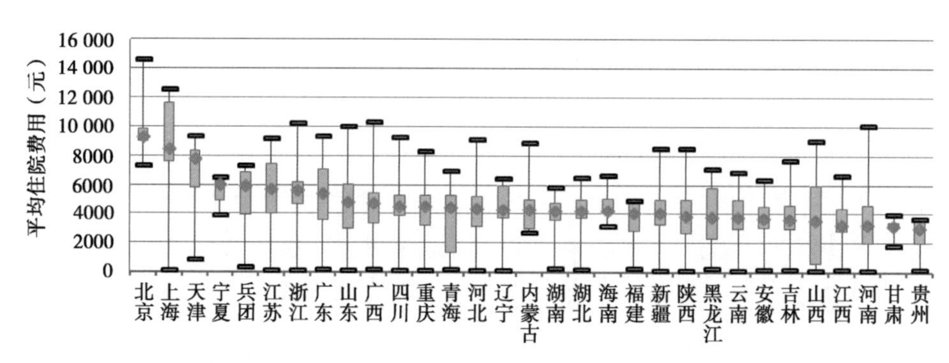

图 3-2-3-45　各省份二级医院哮喘患者平均住院费用

（2）平均住院死亡率（图 3-2-3-46）：三级医院（0.34%）较 2015 年（0.41%）降低，二级医院（0.32%）较 2015 年（0.47%）降低。

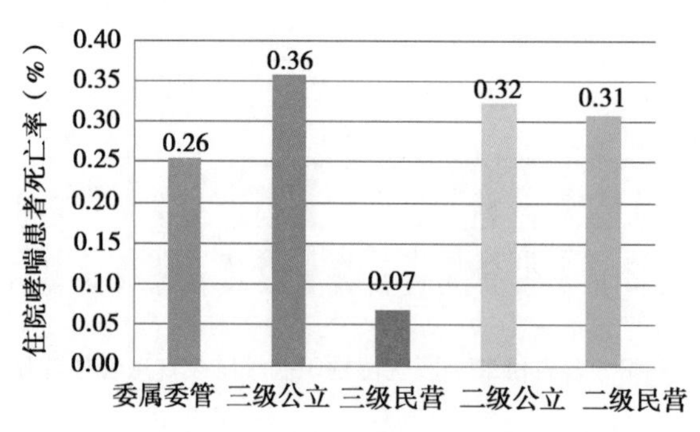

图 3-2-3-46　全国各级医院哮喘平均住院死亡率

4. 肺血栓栓塞症医疗质量指标评估　本次调查选取全国部分医院登记的住院肺血栓栓塞症（以下简称肺栓塞）患者数据进行分析，范围覆盖中国大陆 30 个省份 837 家二级、三级综合性医院（表 3-2-3-2）。

表 3-2-3-2　全国各级医院住院肺栓塞患者例数

医院级别	医院个数	全年住院肺栓塞患者总数（例）	平均每家医院住院肺栓塞患者数（例）
全国	837	18 363	21.94
二级综合	305	3466	11.36
二级公立	265	3187	12.03
二级民营	40	279	6.98
三级综合	532	14 897	28.00
委属委管	16	916	57.25
三级公立	482	13 663	28.35
三级民营	34	318	9.35

（1）螺旋 CT 肺动脉造影（CT pulmonary angiography，CTPA）检查比例（图 3-2-3-47 至图 3-2-3-49）：CTPA 能清楚显示亚段以上肺动脉分支内血栓的部位、形态、范围及与管壁的关系，诊断的敏感性（90%）和特异性（92%）均很高，并具有无创、扫描速度快，图像后处理功能强大等优点，对临床诊断及治疗方案的选择有重要指导意义，尤适用于急诊危重患者，可作为其检查诊断的首选方法，并可用于肺栓塞（PTE）溶栓治疗后动态观察病情变化的重要方法。

数据显示，全国住院肺栓塞患者行 CTPA 检查的平均比例为 80.62%，较 2015 年（76.57%）略有增加。

（2）溶栓治疗比例：全国住院肺栓塞患者溶栓治疗的平均比例为 12.72%，略低于 2015 年（14.38%）。不同地区、不同级别医院的溶栓比例有较大差别（图 3-2-3-50）。

（3）住院期间抗凝治疗比例：全国住院肺栓塞患者抗凝治疗的平均比例为 89.66%，三级综合医院（91.08%）高于二级综合医院（83.71%）（图 3-2-3-51）。

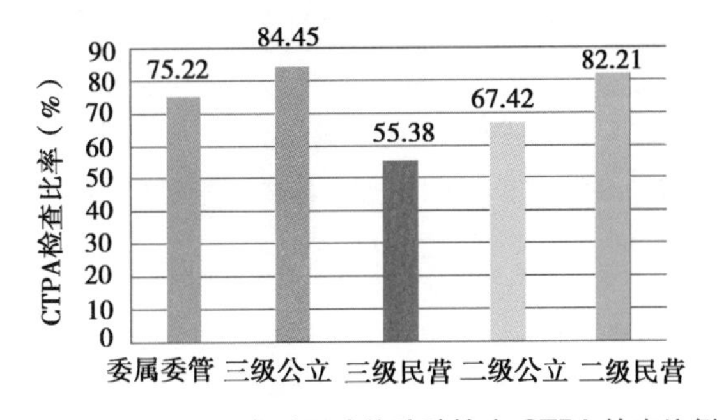

图 3-2-3-47　不同类别医院住院肺栓塞 CTPA 检查比例

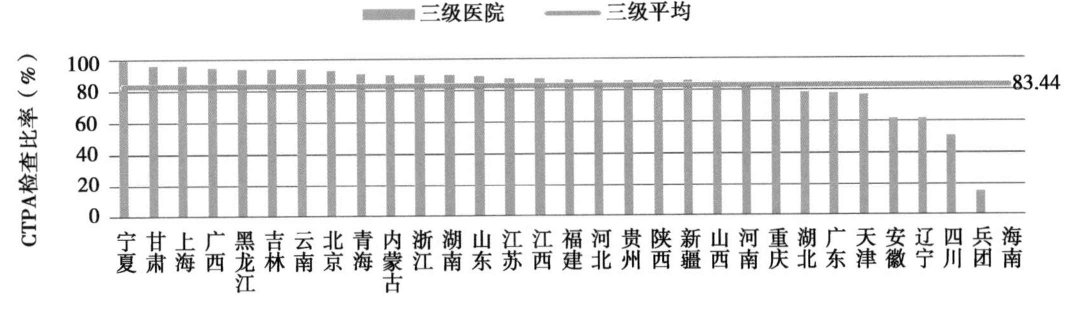

图 3-2-3-48　各省份三级医院住院肺栓塞 CTPA 检查比例

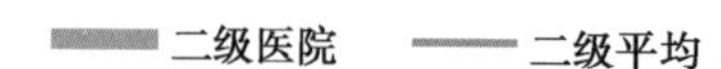

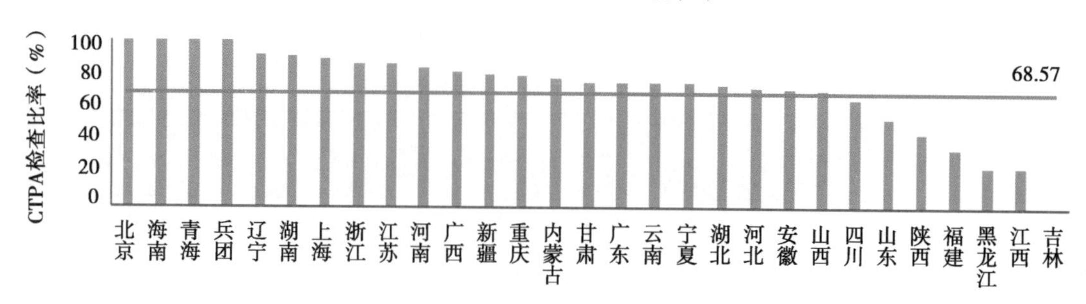

图 3-2-3-49 各省份二级医院住院肺栓塞 CTPA 检查比例

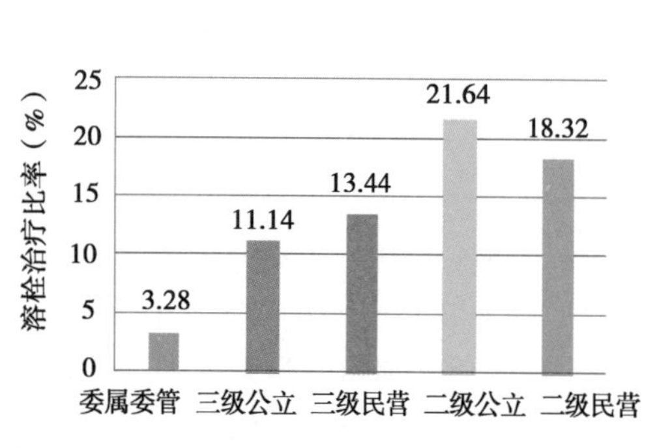

图 3-2-3-50 不同类别医院住院肺栓塞溶栓比例

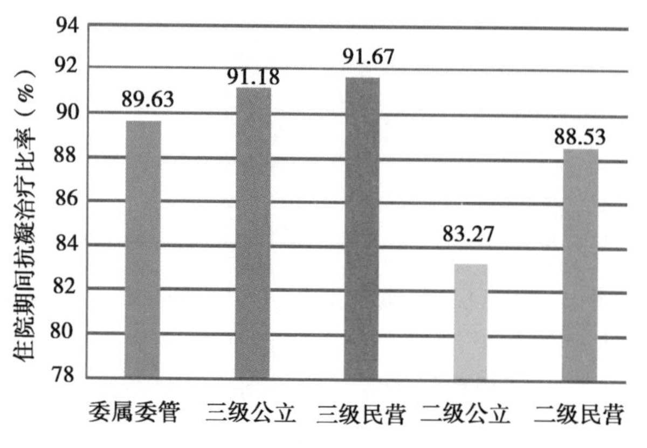

图 3-2-3-51 不同类别医院住院肺栓塞抗凝比例

（4）肺栓塞平均住院日（图 3-2-3-52 至图 3-2-3-54）：全国住院肺栓塞患者平均住院日中位数为 12.28 天，比去年（12.00 天）略高。

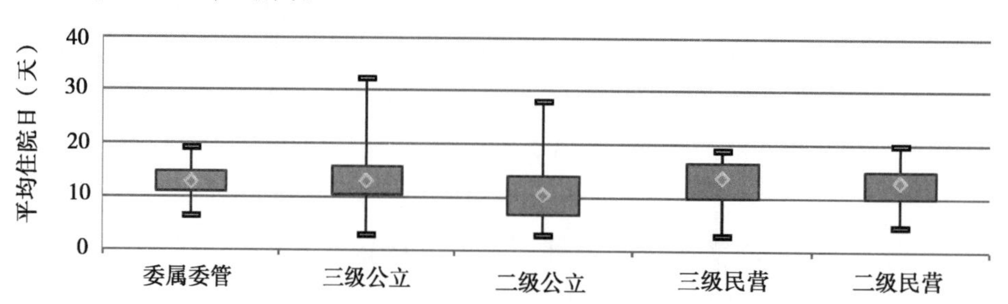

图 3-2-3-52 不同类别医院肺栓塞平均住院日箱式图

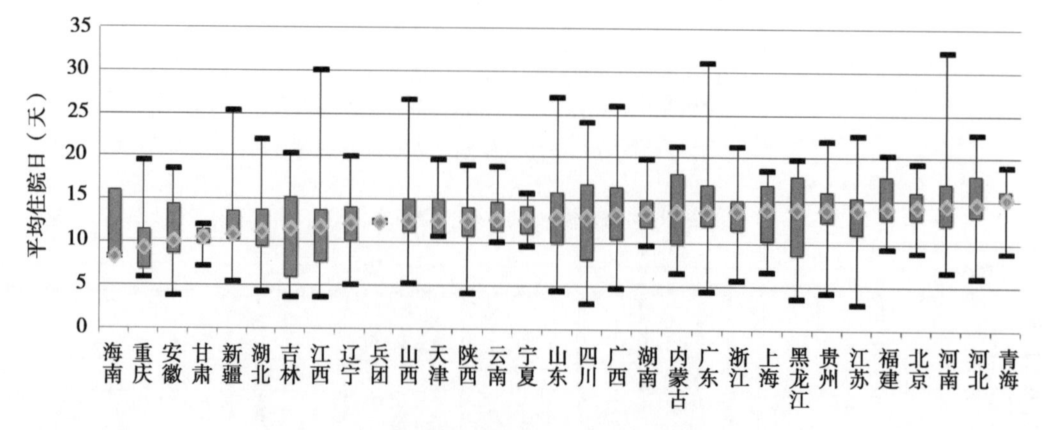

图 3-2-3-53 各省份三级医院肺栓塞平均住院日箱式图

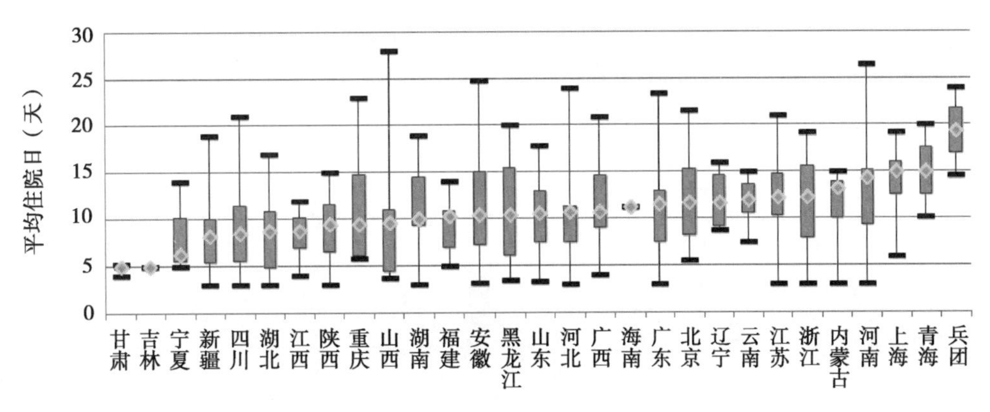

图 3-2-3-54　各省份二级医院肺栓塞平均住院日箱式图

（5）肺栓塞平均住院费用（图 3-2-3-55 至图 3-2-3-57）：全国肺栓塞患者平均住院费用中位数为 11 031.00元，委属委管医院平均为 23 446.60 元，三级公立医院和三级民营医院平均分别为 13 321.46 元、12 245.50 元，高于二级公立医院（7422.63 元）及二级民营医院（8825.00 元）。

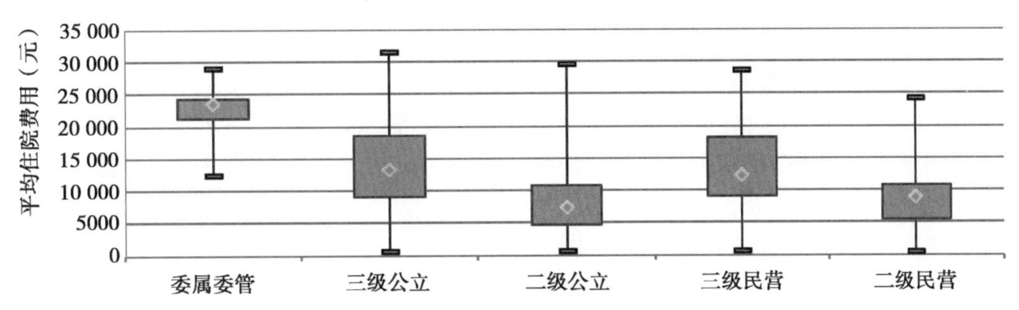

图 3-2-3-55　不同类别医院肺栓塞平均住院费用箱式图

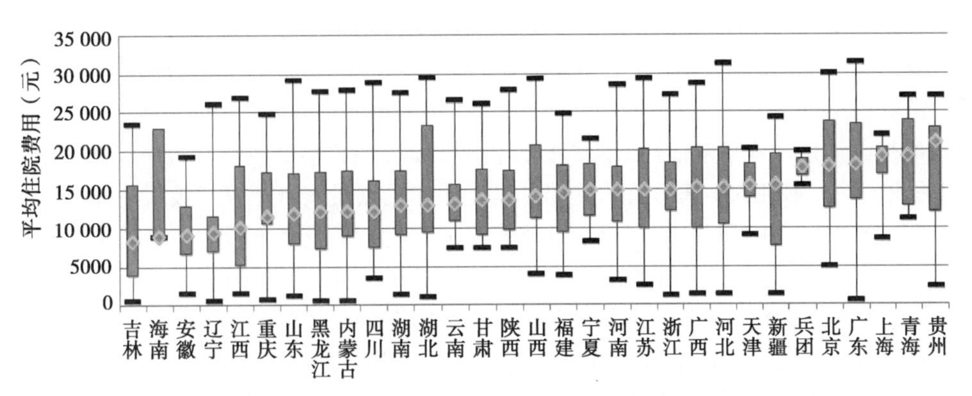

图 3-2-3-56　各省份三级医院肺栓塞平均住院费用箱式图

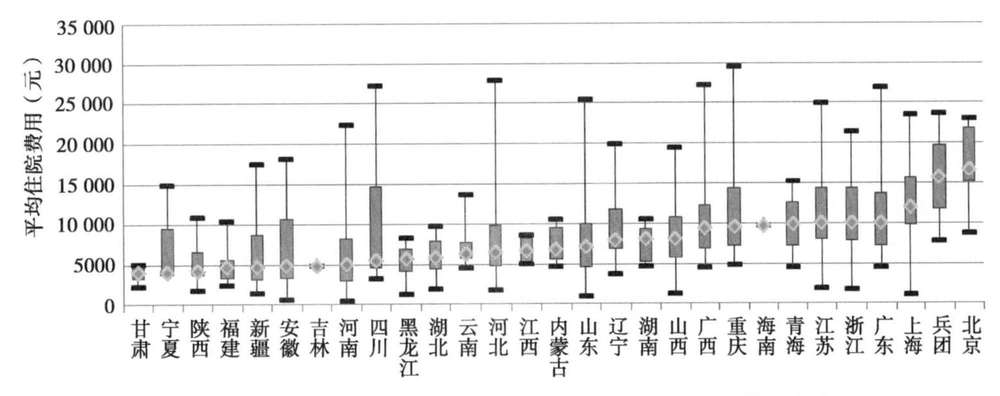

图 3-2-3-57　各省份二级医院肺栓塞平均住院费用中位数箱式图

（6）肺栓塞平均住院病死率（图 3-2-3-58）：全国住院肺栓塞患者平均住院病死率为 3.69%，较 2015 年（3.88%）略有下降。三级综合医院平均为 3.54%，较 2015 年（3.31%）略有上升；二级综合医院平均为 4.33%，较 2015 年（6.02%）明显下降。

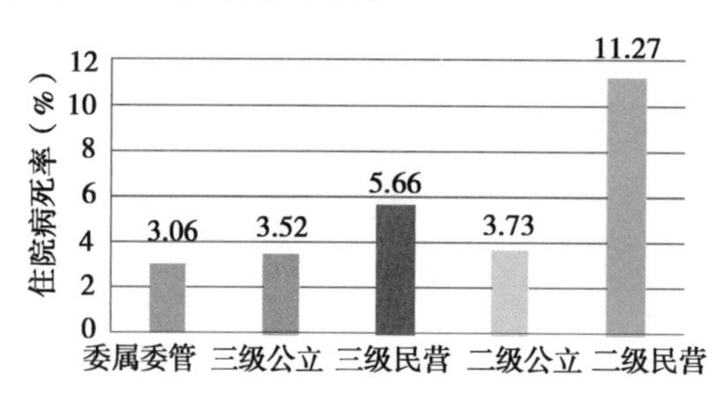

图 3-2-3-58 不同级别医院肺栓塞平均住院病死率

二、问题分析及工作重点

（一）细化质控指标，分层分级管理

本次质控数据采用结构化数据采集，通过分析发现优质资源明显集中于三级医院，尤其是委属委管医院优势突出。患者选择倾向于委属委管医院，导致高级别医院医护人员压力大，人员相对不足问题突出。

进一步提高二级医院呼吸系统医疗水平，通过转诊分流等手段，减轻三级医院压力。

民营医疗机构诊疗质量管理系统建设有待加强，民营医院在慢性呼吸系统疾病接诊诊治方面还有较大提升空间。

（二）各疾病相关医疗质量问题及工作重点

1. 社区获得性肺炎 2016 年全国三级综合医院尤其是委属委管医院住院 CAP 病原检查率普遍较高，二级医院较低且地区差异大，提示三级医院尤其是委属委管医院病原学检查技术较完善，临床医师相对更能掌握 CAP 规范的诊疗常规，相应的三级综合医院也承担着收治病情较重或较复杂的 CAP 患者的任务。下一步工作重点仍需制定切实可行的二级医院病原学检查技术标准并加强二级医院临床医师对 CAP 规范诊疗常规的培训。

2. 慢性阻塞性肺疾病 本年度抽样医院数据分析将委属委管医院数据单独分析，西藏地区今年首次纳入分析。可以看出慢性阻塞性肺疾病诊治的关键过程指标如机械通气治疗率三级医院高于二级医院，委属委管医院高于其他公立医院和民营医院。提示委属委管医院收治了更多更重的患者，虽然目前慢性阻塞性肺疾病诊治更加规范，但是各地区差异性也很大。下一步工作重点需要加强对慢性呼吸系统疾病防治体系建设，加大对慢性呼吸系统疾病，特别是慢性阻塞性肺疾病规范诊疗的培训力度，特别是针对基层医生，切实推动基层慢性阻塞性肺疾病防治体系和能力建设，结合分级诊疗的政策，建立流畅的转诊机制。

3. 支气管哮喘 本次调查数据显示，支气管哮喘的结局指标如平均住院费用、住院死亡率等均较 2015 年有所改善。下一步工作重点为通过信息化建设及住院医师规范化培训实现不同区域及不同层级医院对支气管哮喘的规范诊治。

4. 肺栓塞 本次调查数据显示，2016 年平均肺栓塞住院人数委属委管医院明显多于其他医院，三级公立医院也明显多于三级民营和二级医院，显示肺栓塞患者就医时均趋向于选择委属委管和三级公立医院，同时也提示这两个层级医院的医生对肺栓塞的认知和诊断水平更高。各级医院 CTPA 检查率较 2015 年均有所增加，尤以二级民营医院明显，提示各级医院诊断手段更加完善，医生对 CTPA 检查重视程度更高。各级医院抗凝治疗率均高于 2015 年，二级医院溶栓治疗率明显高于三级医院，提示二级医院可能存在溶栓指征掌握的问题，亟待更进一步的质控指标明确相关诊治是否规范。肺栓塞患者住院死亡率方面，委属委管医院低于其他公立医院，明显低于民营医院，提示民营医院对肺栓塞的诊治能力有待提高。下一步工作重点及建议：针对二级医院及民营医院，我们需制定切实可行的肺栓塞诊治流程，并加强临床医师对肺栓塞规范诊疗常规的培训，同时进一步落实转诊制度，更好地发挥委属委管医院和三级医院在收治病情较重或较复杂肺栓塞患者方面的优势。

第四节 神经内科专业

以《医疗质量管理办法》为基本原则，国家和省级神经内科质控中心的组织建设逐渐向纵深发展。

深入脑血管病质控指标体系建设，从宏观到精准化质控管理。针对脑血管病预防，发布《高危非致残性缺血性脑血管事件诊疗指南》(《中国卒中杂志》)，对指导临床提前脑血管病高危人群预防关口、降低致死率和致残率具有重大意义。针对卒中后吞咽障碍管理的短板，撰写《卒中后吞咽与营养障碍管理指南》(《中国卒中杂志》)，并对卒中后吞咽障碍目前尚未明确的临床问题，开展中国卒中吞咽障碍登记研究（Post Stroke Dysphagia Registration，PSDR）。

建设癫痫医疗质量控制指标体系，在全国范围内逐渐推进癫痫质控管理，规范各级医疗机构对癫痫患者的诊断、治疗、全面评估、随访监测以及教育咨询，以提升我国癫痫疾患的整体诊疗水平，改善癫痫人群的生活质量及整体预后。

初步分析全国运动神经元病医疗服务质量整体情况，关注神经内科致死性少见病。

增加全国癫痫医疗质量数据采集平台，为分析全国癫痫质控情况数据奠定基础。增加国家级、省级和医疗机构三级质控信息管理平台：国家神经内科质控中心可以通过信息平台监测全国脑血管病、癫痫等神经内科重点疾病医疗质量动态，管理省级质控中心信息；省级神经内科质控中心可对本省区域内疾病医疗质量指标变化、质控医院信息进行综合监测和管理；各质控医院通过管理平台可动态获得本院神经内科医疗质量反馈结果，为院、科二级医疗服务质量改进提供决策依据。

与美国卒中协会（American Stroke Association，ASA）、杜克大学临床研究中心等机构开展合作，签署中美医疗质量合作备忘录。

一、神经内科专业医疗质量安全情况分析

以国家卫生健康委员会医政医管局医院质量监测系统（简称 HQMS）、国家神经内科质控信息平台的病种医疗质量监测数据等为来源，按照结构、过程和结局维度对全国神经内科专业医疗质量现状进行描述和呈现。

（一）全国三级医院神经内科住院患者概况

本部分数据来源于 HQMS，包括 2013—2016 年全国 2200 多家 455 余万人次的三级医院神经内科病案首页数据信息。

1. 全国三级医院神经内科住院患者的总体特征 表 3-2-4-1 展示了 2016 年三级医院神经内科出院患者基本特点，患者年龄中位数为 63 岁，住院患者中男性患者占比较高。住院费用支出使用国家基本医疗保险（包括城镇职工医疗保险、城镇居民医疗保险和新型农村合作医疗保险）的比例达 74.4%，且人均住院费用中自付金额低于住院总费用的 50%。

2. 全国三级医院神经内科医疗服务量及服务能力 2013—2016 年全国三级医院每月神经内科平均出院人次为 138 人次、191 人次、204 人次和 210 人次，呈逐年增长趋势（图 3-2-4-1 所示）。

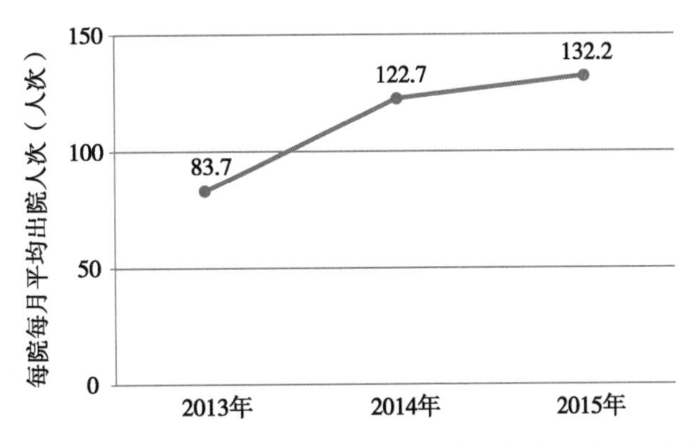

图 3-2-4-1 2013—2016 年度全国三级医院神经内科月均出院人次趋势

表 3-2-4-1 2016 年全国三级医院神经内科出院患者的总体特征

指标	结果	指标	结果
人口学基本特征		管理运行类指标	
男性（N，%）	709 555（54.6）	年出院病例数（人次，N）	1 311 318
年龄（岁）P50（P25，P75）	63（52，73）	出院患者占用总床日数（天，N）	14 078 392
医保类型（N,%）		平均住院日（天，N）	10.7
城镇职工医保	527 412（40.2）	住院患者负担类指标［元，P50（P25，P75）］	
城镇居民医保	176 635（13.5）	住院人均费用	8744（5672，13 570）
新型农村合作医疗	297 276（22.7）	住院总费用其中自付金额	3959（1901，8134）
商业医疗保险	3278（0.3）	西药费	3239（1538，5995）
全公费	26 620（2.0）	抗菌药物费用	837（219，2163）
全自费	152 375（11.6）	中成药费	439（125，1178）
其他	3095（9.7）	中草药费	238（88，670）

注：P50：中位数，P25：下四分位数，P75：上四分位数。

3. 全国三级医院神经内科住院患者结局评价 2013—2016 年全国三级医院神经内科出院患者的平均住院日和住院死亡率均呈下降趋势，疾病治疗效果呈上升趋势，重返类指标变化不大（表 3-2-4-2）。

表 3-2-4-2 2013—2016 年全国三级医院神经内科患者住院期间结局指标情况

指标	2013 年	2014 年	2015 年	2016 年
平均住院日（天）	11.5	11.3	11.0	10.7
住院死亡率（‰）	6.29	6.06	5.76	5.40
治愈率（%）	58.07	58.29	60.31	60.78
有效率（%）	40.24	41.06	44.00	45.02
出院当天再住院率（%）	2.01	1.82	1.89	2.12
出院 2~15 天再住院率（%）	1.80	1.66	1.67	1.86
出院 16~31 天再住院率（%）	1.17	1.11	1.16	1.21
出院 31 天非计划重返率（%）	4.98	4.59	4.72	5.19

（二）脑卒中医疗质量与安全情况分析

1. 结构评价 全国参与脑卒中医疗资源调查的医院共计 1541 家，医院脑卒中人力、设备及空间资源配置如表 3-2-4-3。三级医院资源整体占优势，尤其在神经内科医师人数、能独立进行静脉溶栓医师人数、神经介入专业医师和康复医学专业医师等人力资源指标，二级医院显著低于三级医院，提示人才培养、优质医疗资源下沉是提高基层医院脑卒中救治能力的关键。

根据《中国卒中中心建设指南》要求，表 3-2-4-4 反映出卒中中心医院的资源配置在神经介入和神经外科临床治疗技术及提供服务能力、心源性卒中筛查能力、神经和心理康复能力以及明确的书面规程文件等方面需求提高。

表 3-2-4-3　不同等级医院的脑卒中人力资源及设备资源基本情况

	二级医院 P50（P25，P75）	三级医院 P50（P25，P75）		二级医院 P50（P25，P75）	三级医院 P50（P25，P75）
人力资源			神经内科		
神经内科医师人数	8（6，12）	16（10，24）	专用急诊诊位数	1（0，2）	1（0，2）
能独立静脉溶栓医师人数	5（3，8）	10（6，15）	脑血管病门诊诊位数	1（1，2）	1（1，2）
神经介入医师人数	2（2，4）	4（3，6）	固定床位数	55（44，78）	80（54，120）
康复医学医师人数	5（3，8）	8（5，15）	脑血管病床位数	40（30，57）	48（30，75）
设备资源			神经外科		
CT 机数	2（1，2）	2（2，3）	固定床位数	40（25，50）	50（39，80）
MRI 机数	1（1，1）	1（1，2）	脑血管病床位数	20（10，30）	24（16，40）
DSA 机数	1（0，1）	1（1，2）	神经介入科		
空间资源			固定床位数	40（25，50）	50（39，40）
急诊科			脑血管病床位数	20（10，30）	24（16，40）
抢救室床位数	4（2，6）	6（4，10）	康复医学科		
留观室床位数	10（6，15）	12（8，20）	固定床位数	20（9，36）	30（20，50）
病房床位数	10（5，20）	16（8，29）	脑血管病床位数	15（5，20）	20（10，30）
脑血管病手术室	1（1，2）	2（1，2）			
脑血管病导管室	1（0，1）	1（1，2）			

注：CT：电子计算机断层扫描；MRI：磁共振成像；DSA：数字减影血管造影。
P50、P25、P75 同表 3-2-4-1。

表 3-2-4-4　符合卒中中心资源配置主要指标医院所占比重［N（%）］

评定指标	卒中中心	评定指标	卒中中心
单位级别：二级医院	651（42.2）	快速凝血试验（24h×7d）	1480（96.0）
单位级别：三级医院	890（57.8）	心电图（24h×7d）	1517（98.4）
具有独立的神经内科	1516（98.4）	胸部 X 射线（24h×7d）	1447（93.9）
神经内科固定床位 40 张以上	1407（91.3）	静脉 rt-PA/尿激酶溶栓（24h×7d）	1250（81.1）
神经内科急诊卒中小组 24h×7d 值班	1222（79.3）	动脉溶栓（24h×7d）	521（33.8）
神经外科医师 24h×7d 值班	1227（79.6）	动脉瘤外科夹闭手术	863（56.0）
神经介入医师 24h×7d 值班	703（45.6）	颈动脉内膜剥脱术	530（34.4）
神经放射诊断医师	1493（96.9）	脑室引流术	1452（94.2）
专业康复医师或技师	1494（97.0）	颅内血肿清除术	1465（95.1）
头颅 CT 平扫（24h×7d）	1481（96.1）	卒中单元	1027（66.7）
经胸超声心动检查	1332（86.4）	卒中预防门诊	1290（83.7）
经胸超声心动检查（24h×7d）	655（42.5）	康复门诊	1084（70.3）
经食管超声心动检查	687（44.6）	心理辅导门诊	787（51.1）
经食管超声心动检查（24h×7d）	256（16.6）	明确的书面规程文件	1114（72.3）
血常规（24h×7d）	1476（95.8）	卒中小组人员继续医学教育≥8 小时/年	1518（98.5）
血生化（24h×7d）	1474（95.7）	卒中小组相关人员继续教育培训≥2 次/年	1505（97.7）

在上述资源配置中，提高卒中急性期救治能力是降低卒中致残率的关键，因此脑卒中相关技术绿色通道建设至关重要。三级医院在其卒中绿色通道的技术检查设备及提供24h×7d的服务能力方面与二级医院差别不大，但在开展多模式CT、MR影像学检查方面较二级医院有优势（图3-2-4-2）。

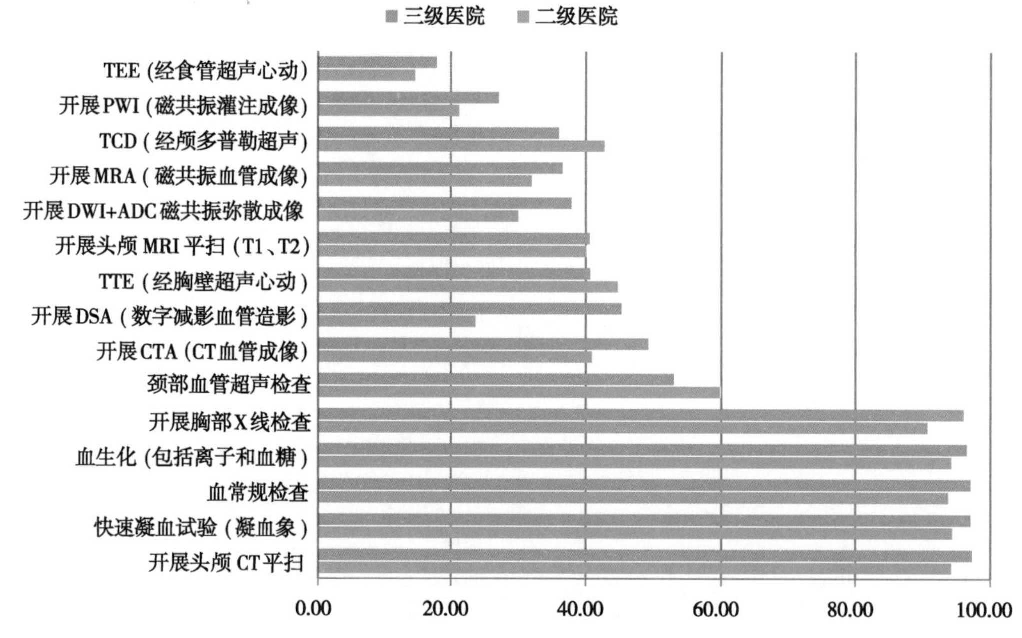

图3-2-4-2　不同等级医院的脑卒中相关技术急诊绿色通道情况（24h×7d急诊值班）

2. 过程评价

（1）急性缺血性卒中住院患者人口学特征：针对急性缺血性卒中单病种，根据国家卫生计生委发布的单病种质控指标内容，统计2016年全年来自全国质控调查医院的222 960例急性期缺血性卒中住院患者的医疗质量相关数据进行分析。

急性缺血性卒中患者人口学信息和发病特征见表3-2-4-5。

表3-2-4-5　急性缺血性卒中患者特征

指标	%（N1/N2）
年龄［岁，P50（P25，P75）］	67（58，75）
民族，汉族	96.5（215 180/222 978）
性别，男性	62.6（139 579/222 978）
保险类型	
城镇职工医疗保险	30.7（68 407/222 978）
城镇居民医疗保险	14.0（31 302/222 978）
农村合作医疗保险	44.8（99 986/222 978）
商业保险	0.3（558/222 978）
公费医疗	0.7（1664/222 978）
自费医疗	7.3（16 175/222 978）
其他	2.8（6210/222 978）
入院时美国国立卫生研究院卒中量表评分［P50（P25，P75）］	4（2，7）

（2）急性缺血性卒中危险因素分析（图 3-2-4-3）：高血压仍是缺血性卒中的最主要危险因素，吸烟作为可干预危险因素也不容忽视，高血压、卒中、冠心病及心房颤动、糖尿病等慢性疾病的干预任重而道远。

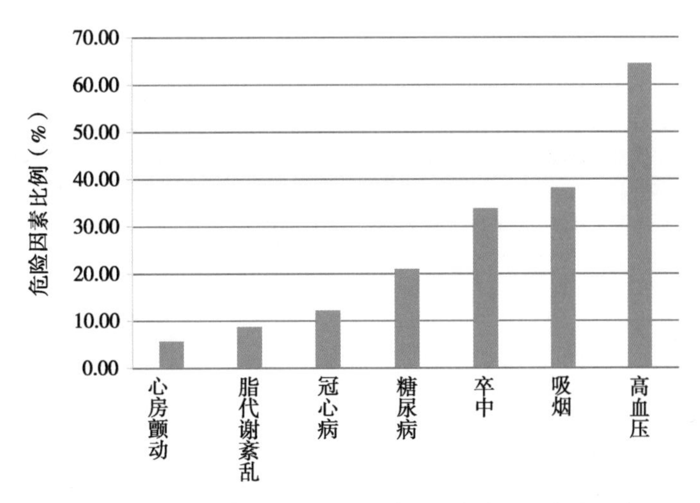

图 3-2-4-3　全国质控调查医院缺血性卒中常见危险因素

（3）急性缺血性卒中关键绩效指标分析：缺血性卒中医疗服务过程关键绩效指标（Key Performance Indicator，KPI）包括：①重组组织型纤溶酶原激活剂（Recombinant Tissue Plasminogen Activator，rt-PA）静脉溶栓治疗比例；②入院 48 小时内阿司匹林或其他抗血小板药物抗栓治疗的比例；③入院 48 小时内不能下床活动缺血性卒中患者预防深静脉血栓比例；④吞咽困难筛查的比例；⑤康复评价和康复锻炼的比例；⑥出院时给予抗栓治疗的比例；⑦合并心房颤动的缺血性卒中患者给予抗凝治疗比例；⑧出院时给予他汀类药物治疗比例；⑨合并高血压的缺血性卒中患者降压治疗比例；⑩合并糖尿病的缺血性卒中患者使用降糖药物比例；⑪戒烟宣教比例。为体现以上 11 项 KPI 总体执行率，利用统计学方法计算 KPI 复合指数，该复合指数取值范围为 0~1，越接近 1 表示 KPI 总体执行率越高。复合指数便于比较医院之间、地区之间的缺血性卒中医疗服务质量总体情况，对质控改进具有指导意义。

全国质控调查医院缺血性卒中 KPI 总体执行率复合指数为 0. 69，各省复合指数范围 0. 59~0. 79，其中近一半省份复合指数低于全国平均值（图 3-2-4-4）。

表 3-2-4-6 详细显示全国质控调查医院缺血性卒中各项 KPI 执行率情况，与《2016 年国家医疗服务与质量安全报告》中相对应指标比较，静脉溶栓治疗仍然是质量短板，有很大改进空间。

表 3-2-4-6　缺血性卒中医疗服务过程指标执行情况

医疗服务关键绩效指标	执行率［%（N_1/N_2）］*
急性期医疗服务关键绩效指标	
静脉 rt-PA 溶栓#	4. 2（9044/217 476）
早期抗栓	86. 5（187 850/217 120）
深静脉血栓预防	49. 0（34 048/69 530）
吞咽困难筛查	76. 5（168 376/220 164）
康复评价或锻炼	71. 3（158 647/222 606）
出院时医疗服务关键绩效指标	
出院时抗栓	89. 5（192 129/214 660）
合并心房颤动抗凝	43. 0（5803/13 484）
他汀类药物治疗	90. 9（199 026/218 900）

续表

医疗服务关键绩效指标	执行率［% (N_1/N_2)］*
合并高血压降压	79.6（105 441/132 439）
合并糖尿病降糖	87.1（46 809/53 737）
戒烟	66.5（147 291/221 330）

* N1 表示适合缺血性卒中医疗服务关键绩效指标的患者数量；N2 表示适合缺血性卒中医疗服务关键绩效指标并给予执行的患者数量。

#注：本次调查静脉 rt-PA 溶栓率为未考虑禁忌证，计算公式为：静脉 rt-PA 溶栓率例数/急性缺血性卒中患者总例数×100%。

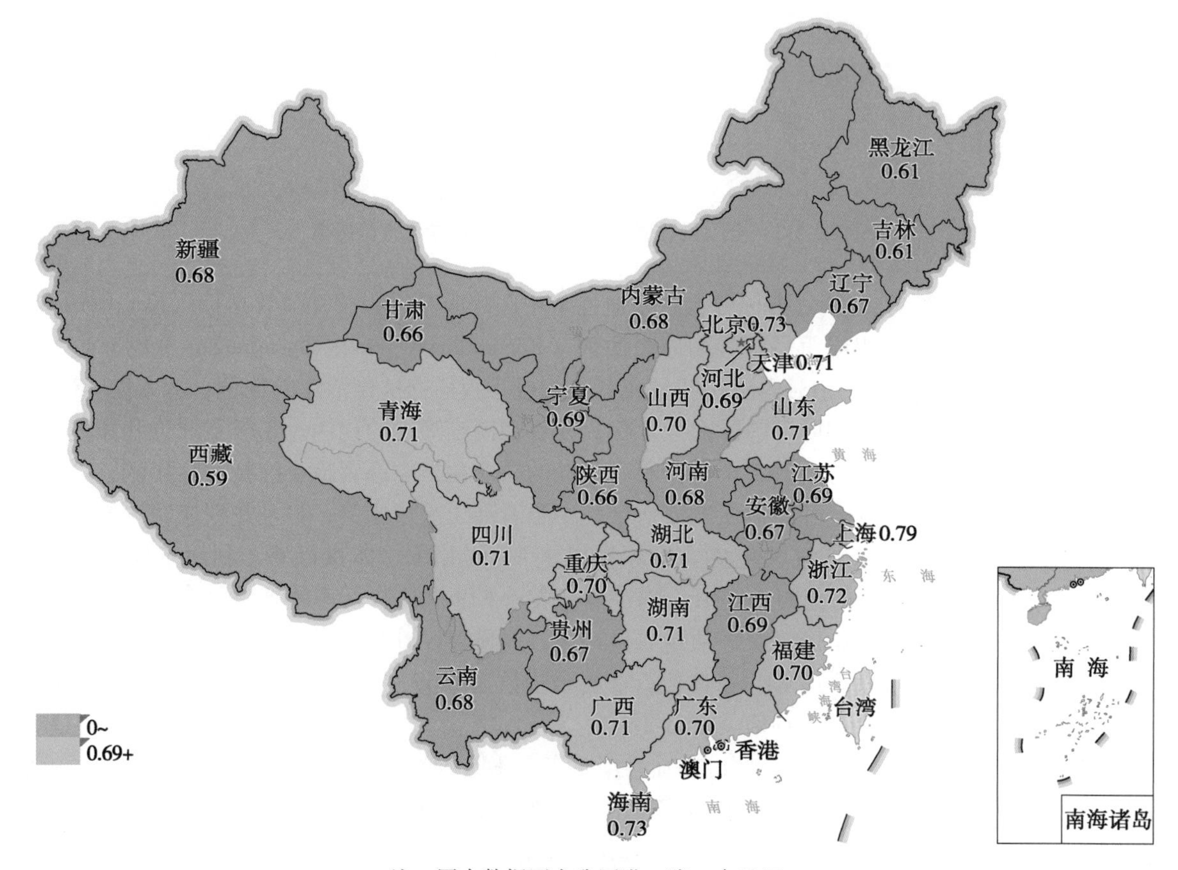

注：图中数据不含我国港、澳、台地区。

图 3-2-4-4 全国各省份缺血性卒中 KPI 复合指数情况

进一步比较不同级别医院缺血性卒中关键绩效指标的执行率（图 3-2-4-5），二级医院在缺血性卒中患者急性期治疗，尤其是静脉 rt-PA 溶栓治疗比率为 2.7%，显著低于三级医院的 4.8%。提示加强二级医院静脉 rt-PA 溶栓治疗规范是质控工作的重点。

（4）急性缺血性卒中静脉溶栓治疗：根据卫生计生委发布的《缺血性脑卒中诊断和诊疗质量控制》（WS/T 398-2012）标准和中华医学会神经病学分会脑血管病组制订的《中国急性缺血性脑卒中诊治指南 2014》推荐，缺血性卒中患者急性期最有效的治疗手段是静脉溶栓。指南推荐，对缺血性脑卒中发病 3 小时内（Ⅰ级推荐，A 级证据）和 3~4.5 小时（Ⅰ级推荐，B 级证据）的患者，应按照适应证和禁忌证严格筛选患者，尽快静脉给予 rt-PA 溶栓治疗。与欧美相关指南比较，《中国急性缺血性脑卒中诊治指南 2014》在缺血性卒中急性期静脉溶栓治疗方案中，对没有条件使用 rt-PA，且发病在 6 小时内的缺血性脑卒中患者，增加推荐尿激酶应用，但证据级别较低（Ⅱ级推荐，B 级证据）。

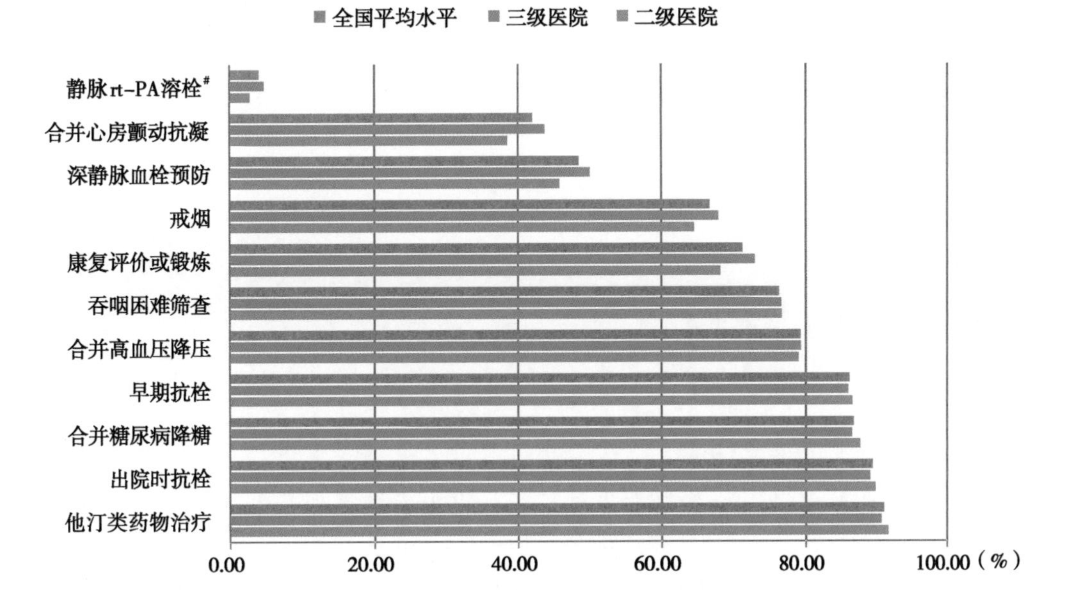

#：本次调查静脉 rt-PA 溶栓率未考虑禁忌证，

计算公式为：静脉 rt-PA 溶栓率例数/急性缺血性卒中患者总例数×100%。

图 3-2-4-5　二、三级医院缺血性卒中医疗服务质量执行情况比较

全国各省份 2016 年静脉 rt-PA 溶栓治疗情况分析（图 3-2-4-6），结果显示各省份静脉溶栓执行率极其不平衡，这与各地区静脉溶栓治疗规范化程度、经济水平、医保政策等因素相关。提示各省份应针对本地区实际情况进行调研分析，开展精准质控改进与管理。

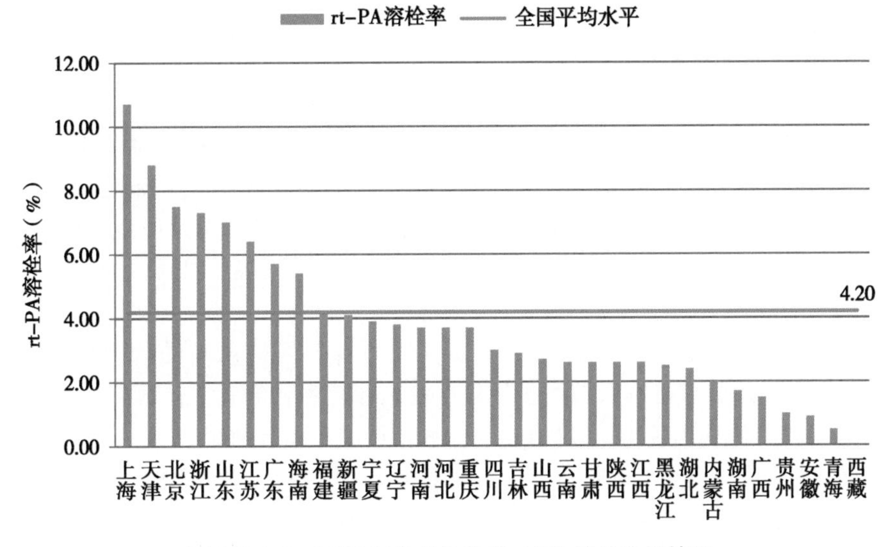

图 3-2-4-6　2016 年各省份静脉 rt-PA 溶栓应用情况

全国急性期缺血性卒中患者的静脉溶栓治疗总体情况显示，应用 rt-PA 溶栓比例（4.2%）显著高于应用尿激酶比例（1.2%），提示医疗机构能较好地执行缺血性卒中急性期 KPI 要求，尤其是上海比较严格按照国家卫生计生委质控标准，基本全部应用 rt-PA 静脉溶栓，而非尿激酶静脉溶栓治疗。

各省份使用尿激酶情况（图 3-2-4-7）提示各省份应当加强本地区医疗机构培训，改善医保政策等，对符合静脉 rt-PA 溶栓适应证的患者尽量采用 rt-PA 溶栓治疗方案，对提高静脉 rt-PA 溶栓这项 KPI 执行情况有重要意义。

3. 结局评价　表 3-2-4-7 显示三级医院在平均住院日、住院病死率、住院总费用和住院药物费用方面均略高于二级医院，这与三级医院承担疑难急危重患者的服务定位有关。

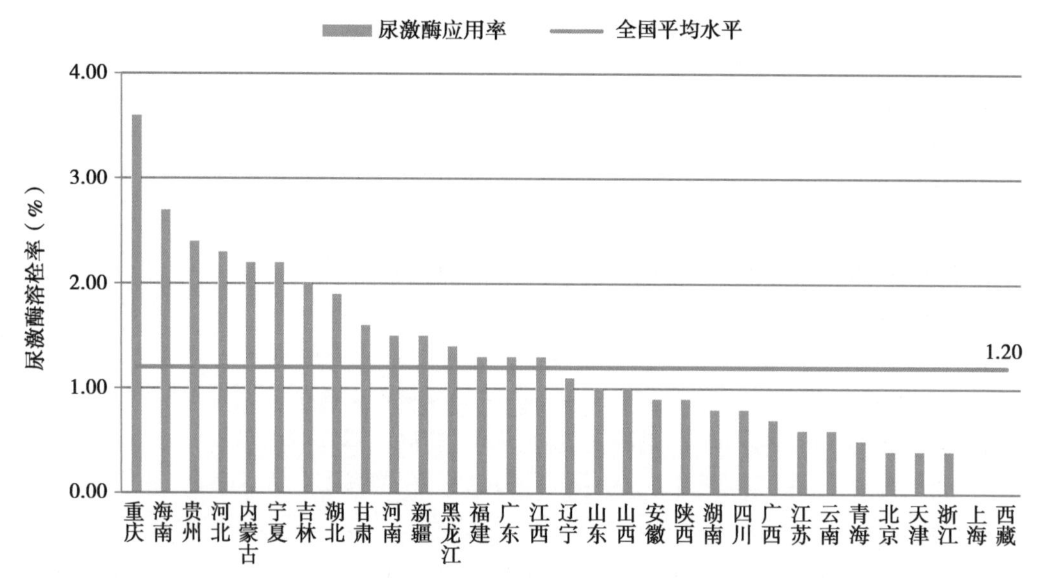

图 3-2-4-7　2016 年各省份静脉尿激酶应用情况

表 3-2-4-7　2016 年全国质控医院急性期缺血性卒中住院患者结局情况

住院期间结局事件	二级医院	三级医院	全部
平均住院日［天，P50（P25，P75）］	11（8，14）	12（8，15）	11（8，14）
住院病死率［N（%）］	319（0.4）	1002（0.7）	1321（0.6）
住院总费用［元，P50（P25，P75）］	6987（4775，10 280）	11 930（8151，17 573）	10 078（6558，15 452）
药物费用［元，P50（P25，P75）］	3000（1787，4965）	5559.0（3388，8920）	4588（2604，7754）

（三）癫痫医疗质量与安全情况分析

我国癫痫患病率 7.2%，其中约 60%为活动性癫痫，30%为难治性癫痫，年经济负担超过 200 亿人民币。癫痫患者社会功能长久缺失，生育能力及生活质量受损严重，早死风险为普通人群的 5～10 倍，而公众对癫痫缺乏正确认识，因此约 40%的患者未经治疗，约 50%未接受规范化治疗，约 70%的患者未进行抑郁、焦虑等共病筛查，更有高达 80%的育龄期女性癫痫患者未得到规范全程的妊娠管理。这些诊疗和管理的缺口在广大的经济不发达地区则更为显著，成为我国癫痫人群及其家庭“因病致贫，因病返贫”的重要原因。

1. 全国三级医院神经内科癫痫及癫痫持续状态住院患者基线信息与结构评价　本部分对 2013—2016 年 HQMS 平台中癫痫、癫痫持续状态两类发作性疾病住院患者的病案首页信息进行了统计分析。

全国三级医院神经内科癫痫出院 110 914 人次，癫痫持续状态出院 9665 人次（图 3-2-4-8、图 3-2-4-9）。其中癫痫出院患者最多的省份是江苏、四川、广东；癫痫持续状态出院患者最多的省份是四川、江苏、湖北。

癫痫患者人口学信息见表 3-2-4-8。2013—2016 年癫痫出院患者的年龄中位数变化不明显，男性患者占比略高。

表 3-2-4-8　神经内科癫痫出院患者的人口学特征纵向变化趋势

指标	2013 年	2014 年	2015 年	2016 年
总出院人数	20 737	28 258	31 277	30 642
男性［N（%）］	12 728（61.3）	17 592（62.2）	19 370（61.9）	18 839（61.5）
年龄（岁，P50）	40	46	45	46

癫痫出院患者的医保类型构成如表 3-2-4-9 所示，包含城镇职工保险、城镇居民保险和新型农村合作医疗保险的基本医疗保险支付方式占比，在 2013—2016 年呈现升高趋势。

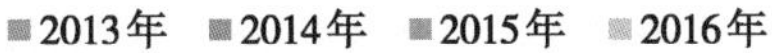
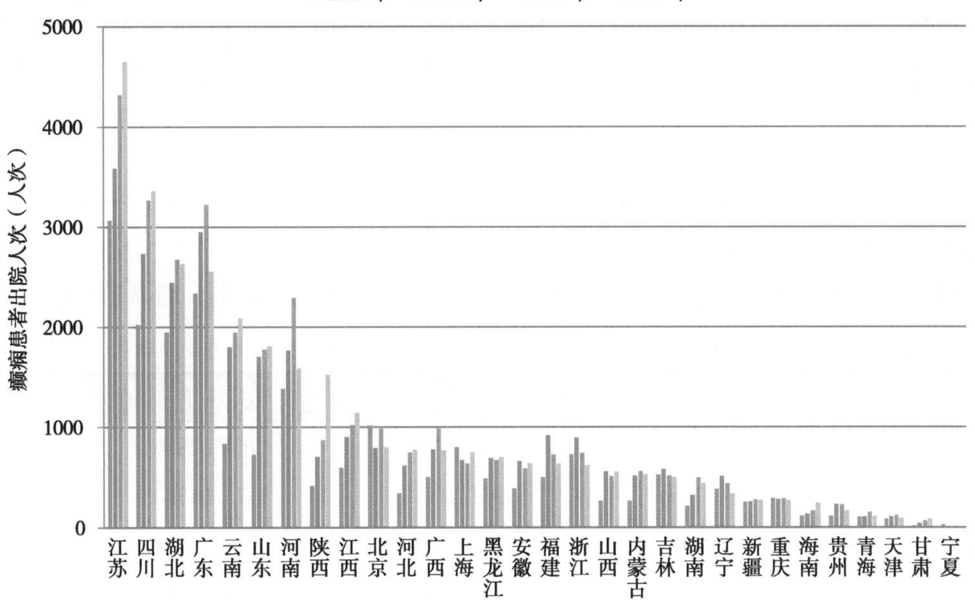

图 3-2-4-8　各省份神经内科癫痫出院患者人次变化趋势（2013—2016 年）

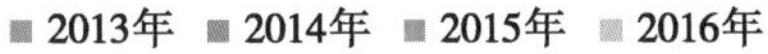
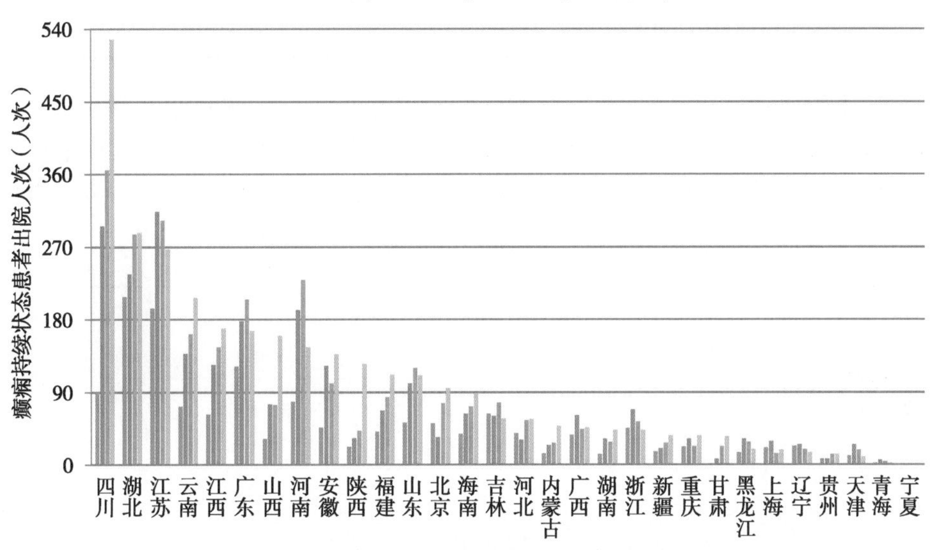

图 3-2-4-9　各省份神经内科癫痫持续状态出院患者人次变化趋势（2013—2016 年）

表 3-2-4-9　2013—2016 年全国三级医院神经内科癫痫出院患者的医保类型纵向变化趋势［N（%）］

指标	2013 年	2014 年	2015 年	2016 年
新型农村合作医疗	4031（19.4）	6860（24.3）	6871（22.0）	7188（23.4）
城镇居民基本医疗保险	1634（7.9）	2479（8.8）	3461（11.1）	4036（13.2）
城镇职工基本医疗保险	5517（26.6）	7650（27.1）	8314（26.6）	7952（26.0）
商业医疗保险	126（0.6）	135（0.5）	77（0.2）	69（0.2）
全公费	1941（9.4）	1621（5.7）	1928（6.2）	1767（5.8）
全自费	4566（22.0）	5794（20.5）	5858（18.7）	5164（16.9）
其他	2922（14.1）	3719（13.3）	4768（15.2）	4466（14.6）

癫痫持续状态患者人口学信息见表 3-2-4-10。2013—2016 年以癫痫持续状态为诊断的出院患者年龄中位数变化不明显，略高于癫痫出院患者年龄中位数。男性患者占比略高于女性。

表 3-2-4-10　2013—2016 年神经内科癫痫持续状态出院患者的人口学特征纵向变化趋势

指标	2013 年	2014 年	2015 年	2016 年
总出院人数	1438	2433	2718	3076
男性［N（%）］	900（62.5）	1534（63.0）	1709（62.8）	1917（62.3）
年龄（岁，P50）	50	51	52	52

与癫痫类似，基本医疗保险亦是癫痫持续状态患者的主要支付方式（表 3-2-4-11），其在 2013—2016 年期间的覆盖水平呈现升高趋势，为 67.1%、69.7%、69.3%、69.8%，略高于癫痫。

表 3-2-4-11　2013—2016 年全国三级医院神经内科癫痫持续状态出院患者的医保类型纵向变化趋势［N（%）］

指标	2013 年	2014 年	2015 年	2016 年
新型农村合作医疗	379（26.3）	678（27.8）	763（28.0）	950（30.8）
城镇居民基本医疗保险	167（11.6）	319（13.1）	376（13.8）	447（14.5）
城镇职工基本医疗保险	419（29.1）	700（28.7）	744（27.3）	751（24.4）
商业医疗保险	10（0.7）	11（0.4）	11（0.4）	4（0.1）
全公费	51（3.5）	75（3.0）	67（2.5）	91（2.9）
全自费	265（18.4）	440（18.0）	439（16.1）	458（14.9）
其他	147（10.2）	210（8.6）	318（11.7）	375（12.2）

2. 全国三级医院神经内科癫痫及癫痫持续状态住院患者卫生经济和结局评价（图 3-2-4-10）

2013—2016 年癫痫患者平均住院费用为 6959.5～8214.8 元，呈逐年上升趋势。其中平均住院费用较低的省份为甘肃、陕西、天津等，平均住院总费用降低较快的有重庆、湖南、辽宁等 6 个省份。

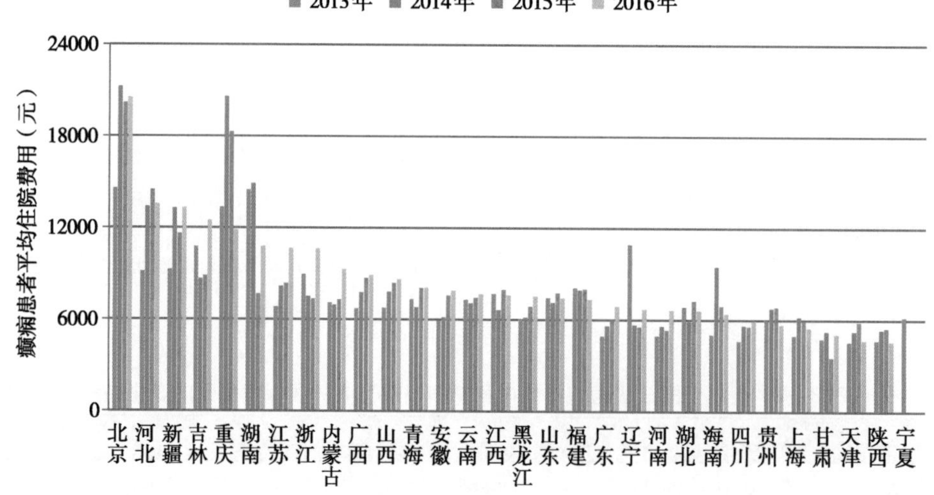

图 3-2-4-10　各省份癫痫患者平均住院费用变化趋势（2013—2016 年）

2013—2016 年癫痫持续状态出院患者平均住院费用为 14 449.3～15 210.1 元，总体有逐年上升趋势（图 3-2-4-11）。其中患者平均住院费用较低的地区为贵州、天津、甘肃等省份，平均住院总费用降低较快的省份有湖南、辽宁和吉林等。

2013—2016 年各省癫痫患者平均住院日（图 3-2-4-12）较低的地区有天津、陕西和海南等，平均住院日下降较快的省份为湖南、山东、福建和重庆。

2013—2016 年各省癫痫持续状态患者平均住院日（图 3-2-4-13）较低的地区有天津、甘肃、陕西等。

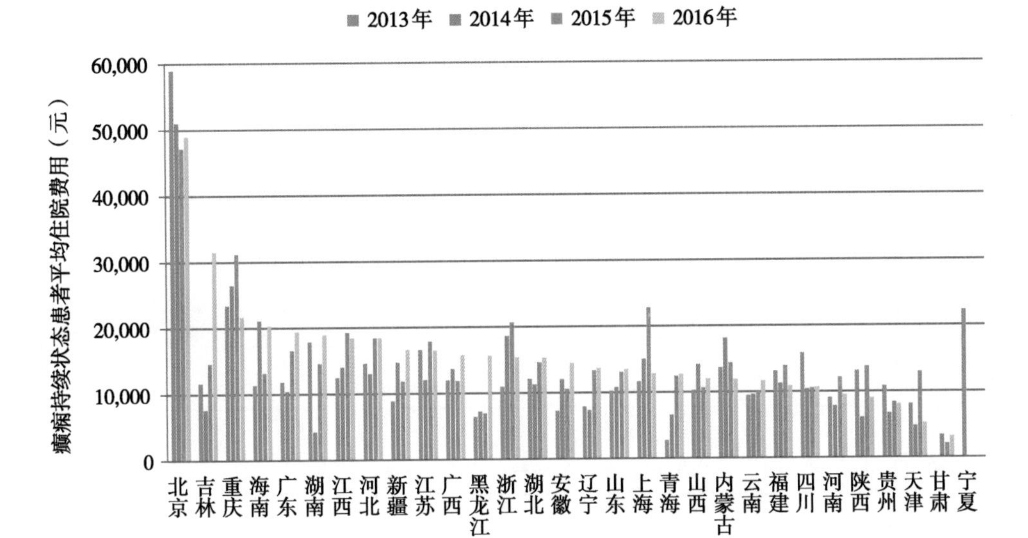

图 3-2-4-11　各省份癫痫持续状态患者平均住院费用变化趋势（2013—2016 年）

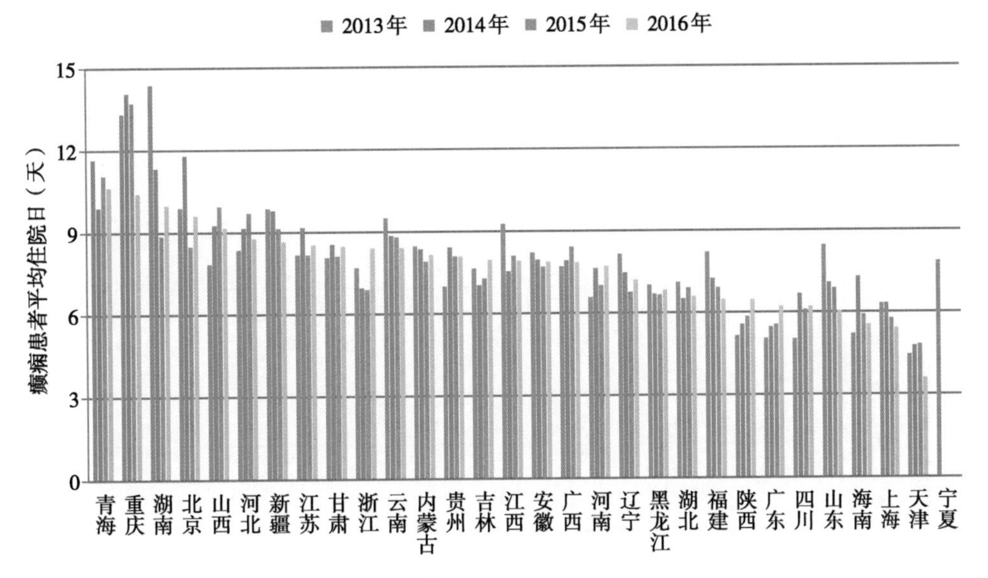

图 3-2-4-12　各省份神经内科癫痫患者平均住院日变化趋势（2013—2016 年）

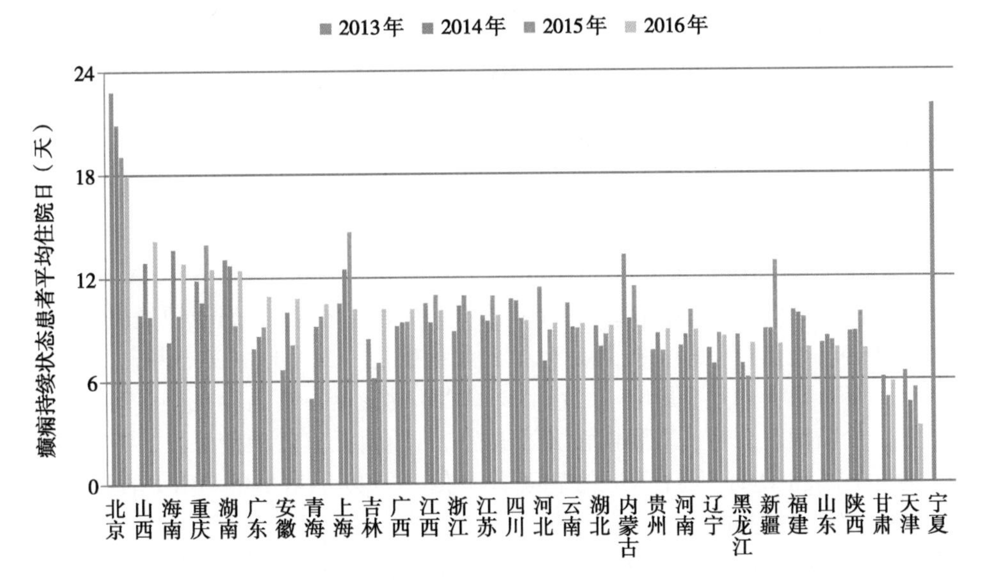

图 3-2-4-13　各省份神经内科癫痫持续状态患者平均住院日变化趋势（2013—2016 年）

2016 年，全国三级医院神经内科癫痫住院患者死亡率为 0.19%，各省癫痫患者住院死亡率见图3-2-4-14。

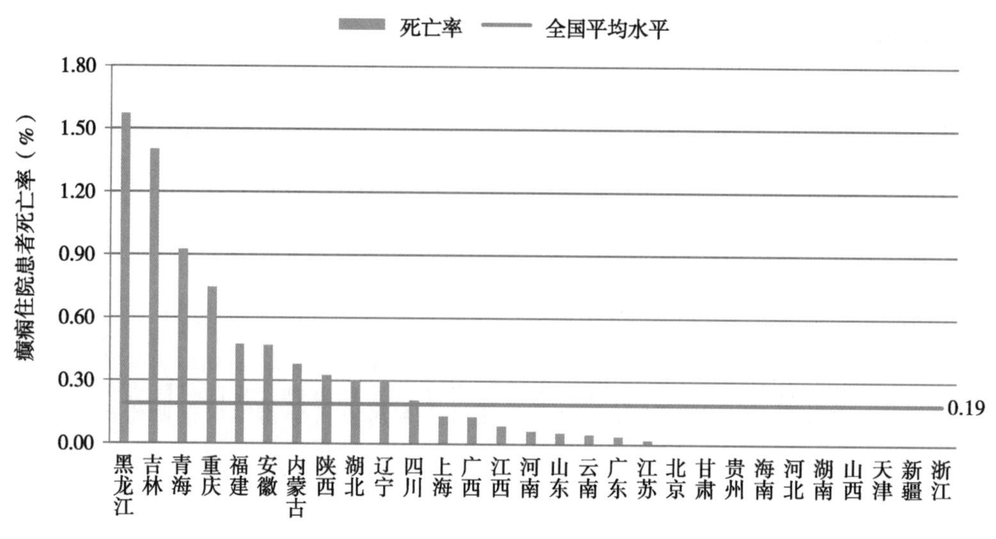

图 3-2-4-14 各省份神经内科癫痫住院患者死亡率比较（2016 年）

2016 年，全国三级医院神经内科癫痫持续状态住院患者死亡率为 1.33%，各省癫痫持续状态患者住院死亡率见图 3-2-4-15。

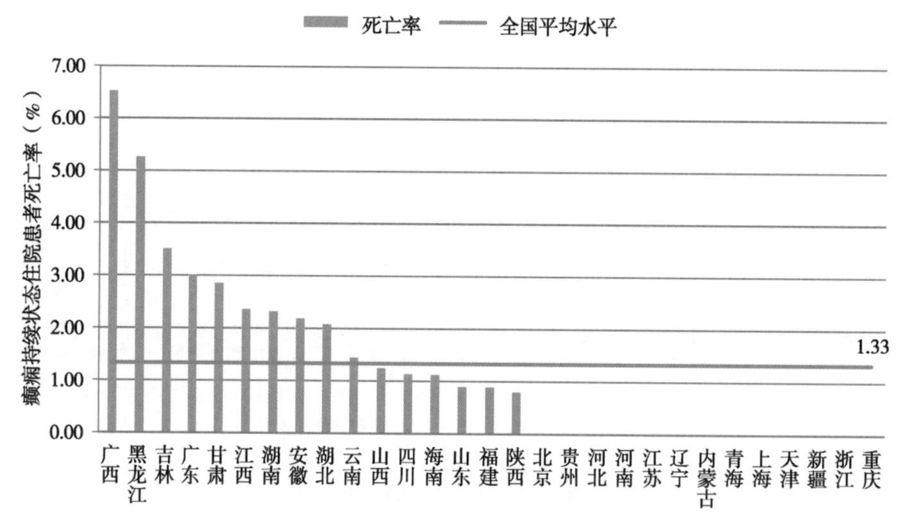

图 3-2-4-15 各省份神经内科癫痫持续状态住院患者死亡率比较（2016 年）

（四）运动神经元病医疗质量与安全情况分析

运动神经元病（Motor Neuron Disease，MND）是一组病因未明的选择性侵犯脊髓前角细胞、脑干后组运动神经元、皮质椎体细胞及锥体束的慢性进行性神经变性疾病。肌萎缩侧索硬化（Amyotrophic Lateral Sclerosis，ALS）是运动神经元病的主要类型，占 90%以上。国际上一般以 ALS/MND 来代指这一类疾病谱。ALS/MND 发病率低，约为（0.4~2.6）人/（10 万人·年），属于神经内科少见病，但由于该病发病年龄相对年轻、无治疗手段，被纳为世界五大绝症之一，全球“冰桶挑战”等活动后更是引起了全社会的关注，具有很大的社会影响。目前 ALS/MND 的诊治方面还存在很多问题，包括：缺乏全国性流行病学数据；诊断困难，患者需要辗转多处求医；目前暂无有效治疗手段，不规范的诊治加重患者的经济负担。通过国家 HQMS 平台登记的病案首页信息可以了解 ALS/MND 的诊治现状，为规范 ALS/MND 的诊治提供努力的方向。

在 HQMS 平台中，各省上报的出院首页包含 ALS/MND 的医院数量（图 3-2-4-16）。其中，湖北、广东等省医院数量较多，总体与各省经济水平和人口总数有一定的关系。

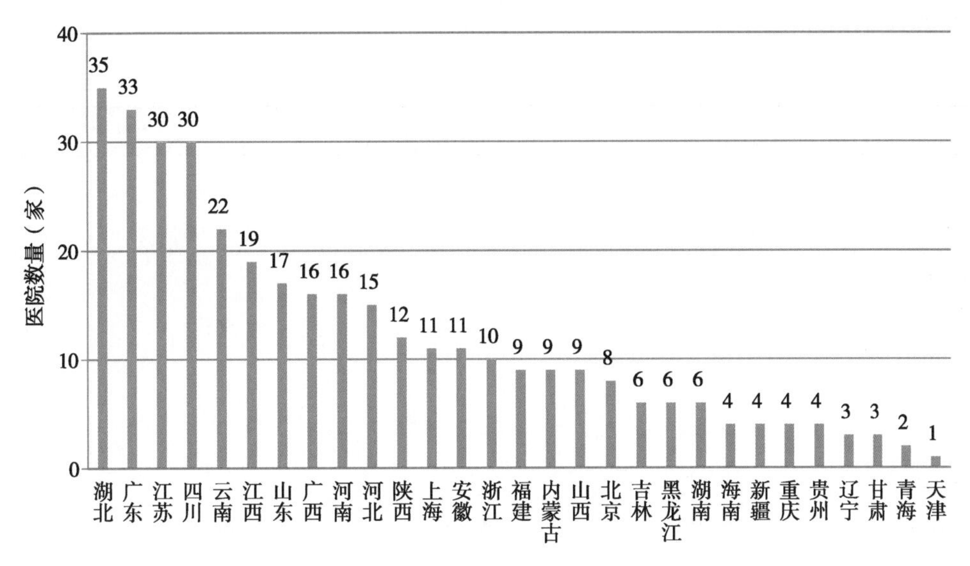

图 3-2-4-16 各省份拥有 ALS/MND 住院患者的医院数量

接收外埠 ALS/MND 患者住院最多省份和选择外省就医主要省份见图 3-2-4-17。异地就医可能与诊治水平、医保政策、交通便捷程度等相关。

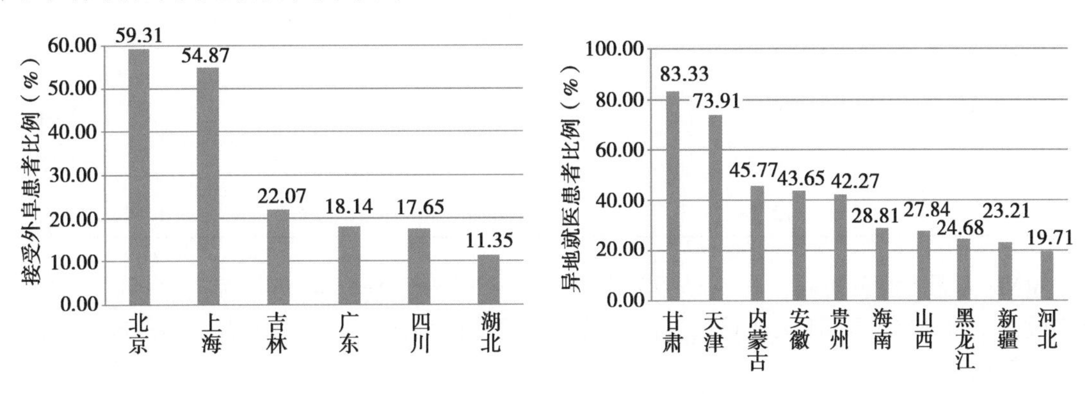

图 3-2-4-17 ALS/MND 患者就诊地分析

2013—2016 年各省 ALS/MND 出院总人次显示，四川 ALS/MND 住院患者最多，其次是广东，可能同这些地区参与质控的医院数量多以及人口基数大等有关（图 3-2-4-18）。

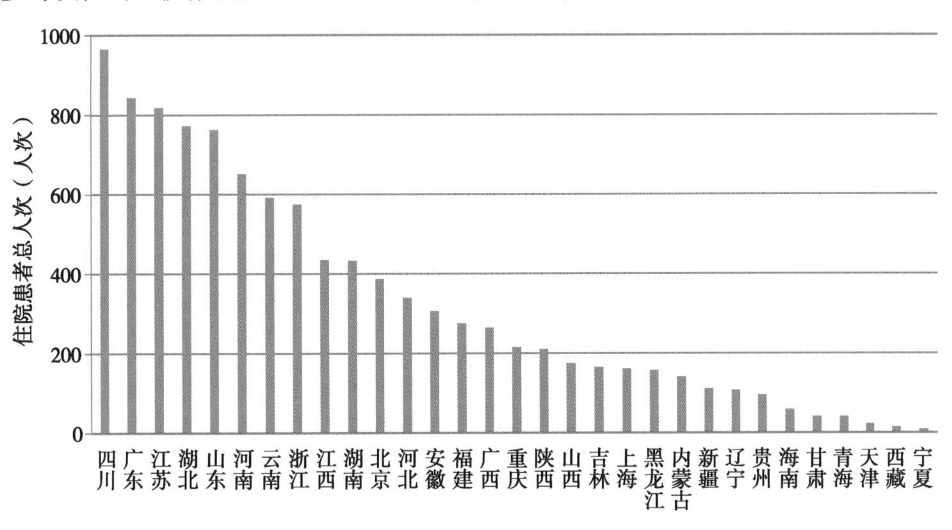

图 3-2-4-18 各省 ALS/MND 住院患者总人次

2013—2016 年 ALS/MND 患者性别比例变化不大，住院费用增加，医保支付比例逐渐增加，自费支付比例逐渐降低（表 3-2-4-12）。

表 3-2-4-12　2013—2016 年 ALS/MND 出院患者的总体特征纵向变化趋势

指标	2013 年	2014 年	2015 年	2016 年
性别				
男性［N（%）］	1489（63.47）	1657（64.60）	1853（64.05）	1834（63.48）
住院患者负担（元）				
住院人均费用	11 905	12 998	13 740	14 026
医保类型（%）				
城镇职工基本医疗保险	26.20	28.23	29.78	31.51
城镇居民基本医疗保险	6.85	8.95	9.70	10.95
新型农村合作医疗	19.95	23.39	23.67	23.17
商业医疗保险	0.21	0.23	0.03	0.03
全公费	1.49	3.95	3.49	3.06
全自费	20.46	17.04	15.73	13.15
其他	24.80	18.21	17.60	18.11
管理运行类指标				
年出院人次（N）	2351	2582	2898	2904
占用总床日数（天，N）	28 627	31 382	33 899	34 420
平均住院日（天，N）	12.18	12.15	11.7	11.85

ALS/MND 为无法治愈疾病，表 3-2-4-13 显示 2013—2016 年 ALS/MND 住院期间死亡率低，提示患者可能多数死于院外。出院 31 天非计划入院率较高，可能因为部分中晚期患者疾病进展、肺部感染控制不良等反复住院。

表 3-2-4-13　2013—2016 年 ALS/MND 出院患者结局指标纵向变化趋势

指标	2013 年	2014 年	2015 年	2016 年
住院期间病死率（‰）	8.08	5.81	9.66	6.54
出院 31 天非计划重返率（%）	17.07	17.73	13.55	17.60

二、问题分析及工作重点

（一）问题分析

1. 神经内科常见病种的质控指标逐步完善　神经内科医疗质量控制中心（以下简称国家神经内科质控中心）于 2010 年以来，颁布了《缺血性脑卒中诊断和诊疗质量控制（WS/T 398—2012）》和《成人自发性脑出血诊断标准（WS 320—2010）》卫生行业标准，制定了《缺血性卒中的质控指标》，并逐步完善了癫痫、脑出血、多发性硬化、帕金森病常见病种和缺血性卒中血管内介入治疗技术指标制定，但尚未形成规范的质控指标标准和覆盖所有神经内科常见的病种，影响神经内科常见病种质控指标的宣教、推广和实施，制约全国神经内科质控工作的进一步深入开展。

2. 神经内科各专业质控专家组逐步健全　神经内科作为独立的二级学科，覆盖脑血管病、神经感染与免疫、周围神经与肌肉病、癫痫、运动障碍疾病和神经康复等神经系统疾病和专业组，需要组建和完善相应专业背景的全国质控专家组，开展病种质控指标和规范的制定，质控评价和改进等专业工作。目前国家神经内科质控中心已形成相对完善的脑血管病质控体系和专家组，并在2017年逐步建立全国癫痫病种的质控体系和专家组，需要逐步完善帕金森病、神经感染与免疫等神经内科病种的质控专家组工作。

3. 神经内科各专业质控工作逐步开展 如上所述，神经内科是临床二级学科，覆盖众多神经内科病种，目前国家神经内科质控中心已建成脑血管病的质控指标、专家组、质控网络、信息平台等成熟模式和质控工作经验，充分发挥脑血管病病种质控取得的良好经验，2017年在癫痫病种开展质控工作，需要逐步开展帕金森、神经感染与免疫等神经内科病种的质控工作。

4. 神经内科质控网络需要优化 目前国家神经内科质控中心已建成覆盖全国大陆地区31个省、直辖市和自治区，1800余家脑血管病病种评价的质控网络，如何配合国家神经内科质控中心其他常见病种质控工作的开展，优化质控组织架构和网络医院，需进一步探讨。

5. 神经内科质控信息化平台需要完善 目前国家神经内科质控中心已建成脑血管病病种的基于网络或者手机平台的数据采集、分析和自动反馈，国家、省级质控中心和各质控医院分级管理的系统，可实时查看和比较国家、省级质控中心和各质控医院纵向和横向的脑血管病质控情况。但如何保证质控数据的持续性、完整性，如何充分发挥国家包括病案首页在内的行政数据库的作用，如何促进神经内科其他常见病种的质控数据采集是目前面临的质控工作落实过程的核心问题之一。

6. 神经内科脑血管病病种的质控数据利用度有待进一步加强 目前已形成全国的脑血管病质控网络、信息采集和反馈平台，并采集了超过50万的数据，并把医疗质量实时反馈给国家、省级质控中心和质控医院，但如何高效地利用这些数据，指导质控工作和科学研究工作的开展，提升质控水平，亟须进一步加强。

7. 脑血管病病种质控需要向精细化发展 缺血性脑卒中急性发病时间窗内应用静脉rt-PA溶栓治疗在国内外治疗指南中都是ⅠA级证据，也是我国卫生行业标准对缺血性脑卒中单病种医疗质量评价指标。目前我们全国质控网络医院的适合静脉溶栓患者给予溶栓的比例约20%，与国家指南推荐的水平差距较大。需要结合存在的短板，开展针对性的改进措施，促进质控工作向精细化发展。静脉溶栓治疗，同时急性期血管内治疗需要医疗机构内部多个科室、学科和团队在治疗时间窗内协同完成，这就需要医疗机构第一负责人牵头的相关医院质控委员会，重视并落实协调管理工作。

（二）工作重点

针对国家神经内科质控中心存在的上述问题，确定未来一段时间的质控工作的重点。

1. 契合国家卫生计生委建立全国各国家级质控中心的质控专家委员会，健全国家神经内科质控中心各质控专业组 以国家卫生计生委要求遴选新一届国家级质控中心的质控专家委员会为契机，根据国家卫生计生委的要求和部署，进一步遴选新一届的国家神经内科质控中心全国专家委员会委员，覆盖脑血管病、神经遗传、神经感染、神经免疫、周围神经、抑郁症和神经系统病毒感染性疾病、神经肌肉病、神经变性、癫痫帕金森运动障碍、神经康复等专业的全国质控和专业方面专家。依托国家神经内科质控中心全国专家委员会成立上述病种和专业的全国质控专家工作组和执行工作组，结合各省级质控中心，为国家神经内科质控中心工作的开展奠定坚实的组织架构。

2. 完善神经内科常见病种的质控指标和规范的制定 遵循国家卫生计生委医政医管局质控指标制定的相应流程，制定国家神经内科质控中心病种的质控指标和规范的制定流程及规范，比如指标初步撰写，专家咨询、函审、公开征求意见、上报等流程，根据国家卫生计生委医政医管局的统一部署，确定覆盖的神经内科常见病种，由国家神经内科质控中心的全国质控专家工作组和执行工作组具体负责质控指标工作的开展，为相关病种在全国开展质控工作奠定坚实的指标基础。

3. 继续推进脑血管病和癫痫病种的质控工作，有序开展新病种的质控工作 针对脑血管病质控过程的短板，与脑血管病相关的学会组织比如中国卒中学会，依托国家、省级质控中心和质控网络，开展精细化的改进工作，促进缺血性卒中急性期再灌注治疗的医疗服务水平的提升，开展出血性脑血管病质控指标的制定工作。完善癫痫质控的网络医院、数据平台和采集工作，完善癫痫医疗服务和质量安全的评价，发现存在的短板，逐步开展改进工作。结合脑血管病和癫痫质控过程的经验，逐步选择新的危害人民群众生命健康的、常见的神经内科病种，比如帕金森病开展质控的新的病种试点工作。

4. **完善神经内科质控信息化平台工作** 在目前国家神经内科质控中心已建成脑血管病病种的基于网络或者手机平台的数据采集、分析和自动反馈，国家、省级质控中心和各质控医院分级管理的系统基础上，结合相应神经内科病种的特点，采用模块式的方法，便捷地建立相应的信息化平台。同时充分挖掘国家卫生计生委全国病案首页现有数据，分析以出院诊断、费用、住院日、死亡等结局指标为主的病种数据特点。积极参加国家卫生计生委的信息化平台建设，争取将脑血管病病种作为试点，成为国家卫生计生委的信息化平台的应用示范。

5. **加强脑血管病病种的质控数据利用** 针对目前已形成的超过50万的脑血管病数据，通过国家质控报告形式，为国家质控工作提供政策数据和建议，通过实时反馈指导质控医院工作的开展。同时逐步向各省级质控中心、质控医院开放，用科学的方法加强质控科学研究的开展，传递我们国家质控工作的科学研究结果和进展的声音，形成良好的质控工作和研究氛围，促进质控工作的开展。

第五节 心血管病专业

2016年我国心血管外科手术数目超过21万例，心脏介入手术近60万例，数量的快速增加要求进一步加强质量控制工作。由国家级心血管病专业质控中心提供心血管专业质量安全数据分析结果，报告如下：

我国现在已有国家级心血管病专业相关质控中心5个，各类省级心血管病相关质控中心共50个，已经成为国家级质控工作开展的重要依托力量。区域（省级）心血管疾病质控中心数目逐年增长情况见图3-2-5-1、图3-2-5-2。

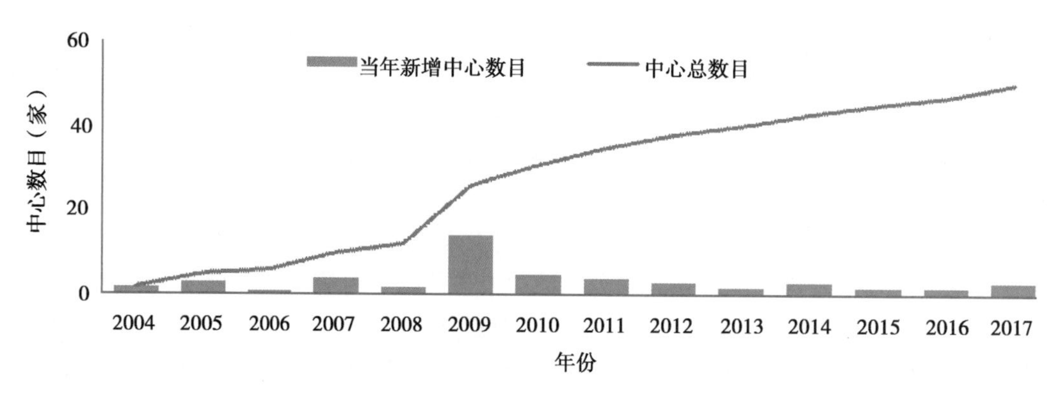

图3-2-5-1 区域（省级）心血管疾病质控中心数目逐年增长情况

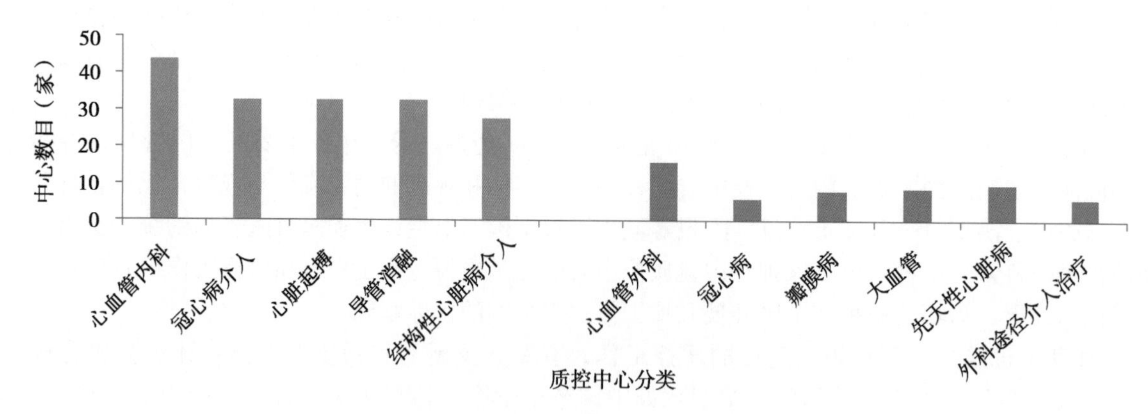

图3-2-5-2 针对各类心血管疾病的质控中心数目

一、心血管病专业质量安全情况分析

（一）我国心血管疾病内科诊疗现状

我国正面临疾病流行特征的快速转变，其中，心血管疾病的增长尤为突出。我国每年心血管疾病治疗总花费高达3000亿元，给社会和家庭造成沉重的经济负担。随着我国医疗卫生体制改革的不断深入和政府相关投入持续加大，医疗服务可及性有了显著提高，然而心血管疾病的诊疗质量仍亟待改善。改善患者预后，减少资源浪费，不仅是医改取得成功的关键保障，也是关系到“健康中国”国家战略的重要举措。

1. 持续监测 China PEACE 研究揭示了2001—2011年我国急性心肌梗死（Acute Myocardial Infarction，AMI）诊疗中再灌注治疗等不规范环节。在此基础上，国家心血管病中心牵头中国 AMI 注册（CAMI）等全国性医疗质量评价研究对这一重点疾病的医疗质量开展了持续的监测。

CAMI 是一项前瞻性、多中心、全国性注册研究，涵盖中国大陆地区3类行政级别（省、地、县）的108家医院。该研究观察了2013年1月至2014年9月 AMI 患者30天内及6个月的预后，AMI 后的死亡率及再住院率。对 AMI 后30天的19 562例患者和6个月的16 260例患者分析发现，30天和6个月的总死亡率分别为3.1%和5.4%，再住院率分别为4.7%和11.2%。

CAMI 研究中发现，2013—2014年县级医院急诊再灌注治疗以溶栓为主，溶栓比例高于市级医院和省级医院（分别为26.0%、10.1%和3.1%，$P<0.001$）。省级医院和市级医院的急诊再灌注治疗以急诊 PCI 为主（三个级别医院分别为58.7%、39.0%和17.2%，$P<0.001$）。省级医院再灌注治疗率明显高于地市级医院和县级医院（61.8%、49.1%和43.2%，$P<0.001$）。在发病12小时内到达医院的12 502例（66.7%）患者中，8856例（70.8%）患者接受再灌注治疗，其中7089例（56.7%）接受了急诊 PCI、1746例（14.1%）接受了溶栓。省级医院患者有3537例（80.0%）、市级医院4274例（67.5%）、县级医院1045例（59.8%）接受再灌注治疗，三个级别的医院再灌注治疗差别依然明显（$P<0.001$）。在发病12小时后到达医院的6242例（33.3%）患者中，仍有1029例（16.5%）接受了再灌注治疗。省级医院504例（23.8%）、市级医院454例（13.8%）、县级医院71例（8.5%）。

此外，China PEACE 研究正在其全国代表性临床注册登记网络中收集2015年 AMI 住院病历，开展持续评价，并逐步纳入了心脏瓣膜病、心力衰竭等其他心血管重大疾病的评价，初步结果已于2018年初公布。

2. 深入分析 针对 AMI 等心血管疾病诊疗中的核心质量指标，国家心血管病中心开展了一系列国内外对比研究，深入分析其中有待改善的干预靶点。

（1）城乡差异：基于 China PEACE 研究，我国城市和农村代表性医院网络中8330例和5485例心肌梗死住院患者的分析，研究结果显示：

1）2001—2011年农村医院适宜患者的再灌注治疗率由47%升高至57%，城市医院由59%降低至54%；在所有 ST 段抬高型心肌梗死（STEMI）患者中的总体再灌注治疗率农村医院由22%升高至31%，城市医院由27%降低至24%。

2）2001—2011年阿司匹林、氯吡格雷和他汀类药物应用率逐渐升高，且城市医院始终高于乡村。然而城市医院β受体阻滞剂、ACEI/ARB 的应用率低位徘徊，但农村医院大幅升高，到2011年已后来居上。

3）调整患者人口学和临床特征后，2001—2011年城乡医院患者院内死亡和主要并发症发生率之间的差异并无统计学意义。

（2）中美对比：利用 China PEACE 研究与美国国家心血管注册登记（NCDR）同期数据进行对比，发现我国冠心病危险因素控制情况与美国相比差距明显：

1）三高危险因素。我国心肌梗死患者的平均血压高于美国受试者，严重高血压的发生率比美国高出2.5倍，而知晓率、治疗率、控制率均远低于美国，同时高血脂和糖尿病的治疗率和控制率与美国相比也存在差距。

2）我国医院阿司匹林、ACEI/ARB、β受体阻滞剂复合治疗率与美国相比仍有待提升。

3）我国高水平医院的诊疗技术可与美国大多数医院持平，但总体医院间的诊疗差异大。

（3）中英对比：基于 China PEACE 回顾性 AMI 研究和英国心肌梗死国家监测项目（MINAP）同期数据的比较研究发现，我国 STEMI 患者接受再灌注治疗的比例不到英国的一半，且接受阿司匹林治疗的患者比例也显著低于英国。两个国家 ACEI/ARB 和 β 受体阻滞剂治疗的使用比例相近，2011 年中国有 63.7%患者使用 ACEI/ARB，而英国为 63.3%；中国有 73.6%患者使用 β 受体阻滞剂，而英国有 79.8%。我国进行溶栓治疗与未治疗患者的死亡率差异较小，而英国进行再灌注治疗的患者死亡率更低，两国进行直接经皮冠状动脉介入治疗患者的死亡率差异不大。

3. 针对性改善　针对既往研究中明确的 STEMI 患者的再灌注治疗等干预靶点，国家心血管病中心开展了“冠心病医疗质量改善研究”，开发质量改善策略和相关工具，通过医院水平的整群随机对照临床试验，评估其有效性。研究基于 China PEACE 回顾性研究建立的超过 100 家医院的全国代表性协作医院网络，按照 1∶1 的比例随机分成 2 组，其中干预组将实施研究中的质量改善策略（建立质量管理团队和目标，定期反馈质量评价结果并组织讨论会议等），而对照组维持其原有的诊疗模式不变。所有医院采用与基线期同样的标准继续连续入选合格患者。

研究发现：进入干预期后，干预组在多数的月份都呈现出比对照组更高的再灌注率(图 3-2-5-3)。总体来看，干预期干预组再灌注率 87.7%，对照组再灌注率 82.9%，均较基线显著上升，且干预组明显高于对照组（图 3-2-5-4）。这提示相关措施有望在全国范围内提高诊疗的规范性和同质性发挥作用。

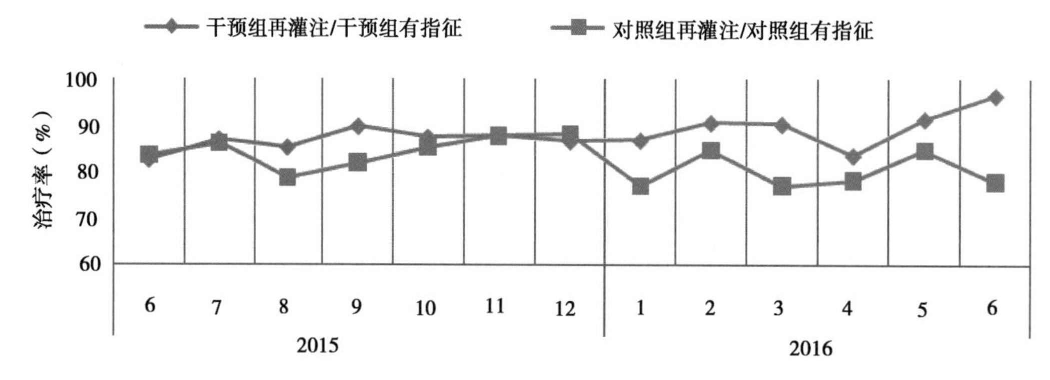

图 3-2-5-3　干预组和对照组适宜患者中再灌注治疗率（逐月）

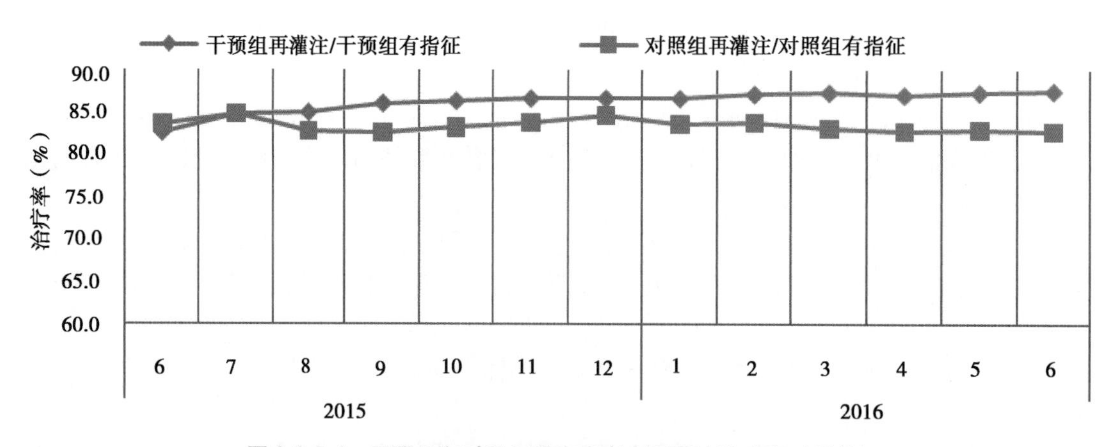

图 3-2-5-4　干预组和对照组适宜患者中再灌注治疗率（累计）

（二）我国心血管疾病外科诊疗现状

心血管外科专业的医疗质量安全评价与分析将重点针对冠状动脉旁路移植术和瓣膜手术。同时，随着经外科途径心血管疾病介入技术快速发展，该种术式也是本次报告所关注的技术。本次报告的主要数据来源于国家心血管病中心的中国心血管外科注册登记系统（China Cardiovascular Surgery Registry，CCSR）。

1. 冠状动脉旁路移植术　冠状动脉旁路移植术（Coronary Artery Bypass Grafting，CABG）是我国心血管外科最重要的术式之一，2016 年 CCSR 数据库中登记的手术例数接近 1.3 万例。由于人口老龄化进程加剧，以及各类危险因素的发展和叠加，冠状动脉旁路移植术在我国年心外科手术总量中的占比逐年递增，未来可能成为我国心脏外科最为主要的术式。

（1）CABG 患者中女性占比以及 CABG 术前左心室射血分数（LVEF）低于 35%的患者比例：CCSR 数据显示，我国 CABG 患者中女性占比逐年增加，并趋于稳定（图 3-2-5-5）。我国患者中女性、合并 LVEF<35%患者占比明显低于美国胸外科医师协会（STS）或欧洲胸心外科协会（EACTS）等欧美国家数据（图 3-2-5-6）。我国患者的术前危险因素较少，但显示了逐步上升的趋势。随着人口老龄化和冠心病一级、二级预防的进步，心血管外科将面临更多高危、重症、复杂患者。

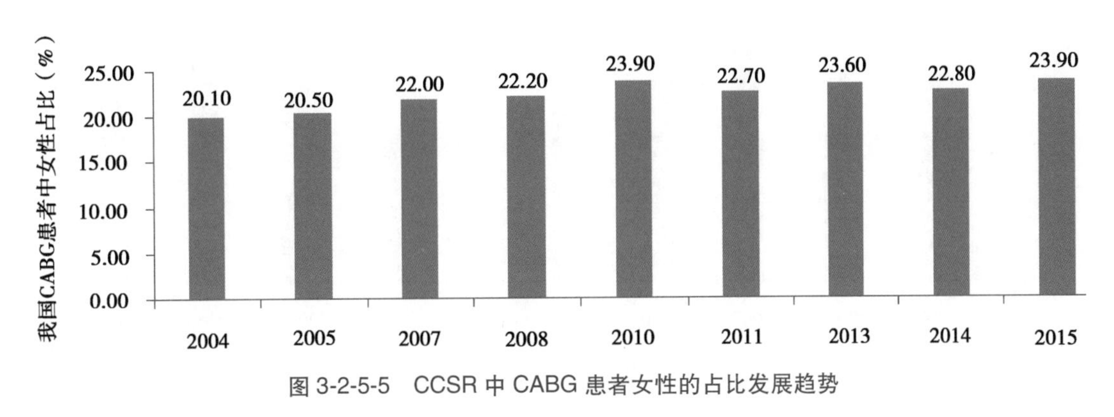

图 3-2-5-5　CCSR 中 CABG 患者女性的占比发展趋势

术前 LVEF<35%的患者比例略有波动，总体趋于平稳，低于美国 4.80%（图 3-2-5-6）。

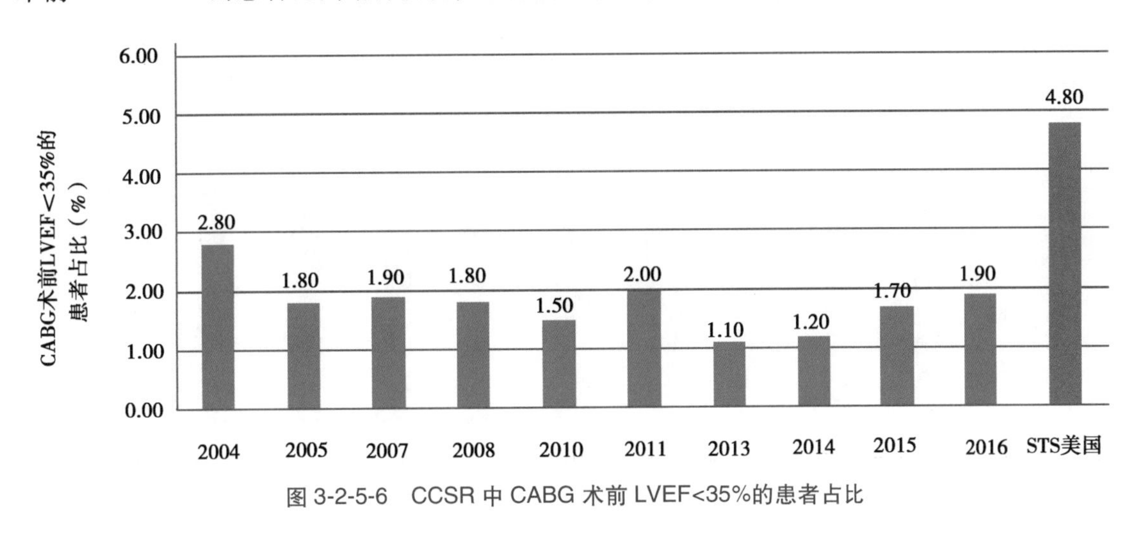

图 3-2-5-6　CCSR 中 CABG 术前 LVEF<35%的患者占比

（2）非体外循环 CABG 比例：2016 年我国 CABG 手术中，有 67.2%是在非体外循环支持下进行的，并且非体外循环 CABG 比例近年有逐步提高的趋势，明显高于西方国家（21.20%左右）（图 3-2-5-7）。

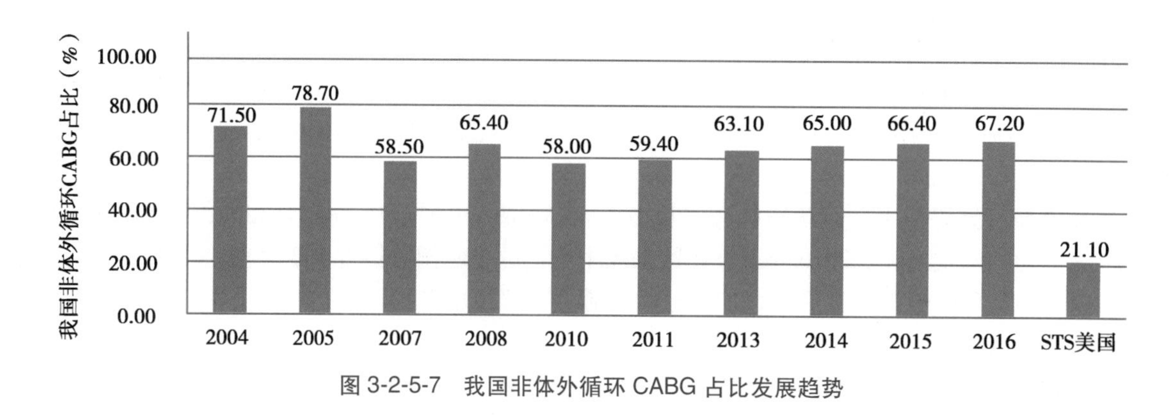

图 3-2-5-7　我国非体外循环 CABG 占比发展趋势

（3）CABG 手术远端吻合口数量：CABG 手术远端吻合口数量在一定程度上体现了完全血运重建的程度，是一个重要的过程指标。自 2013 年开始，我国 CABG 手术远端吻合口数量稳定在 3.2 个左右，与欧美国家类似（图 3-2-5-8）。

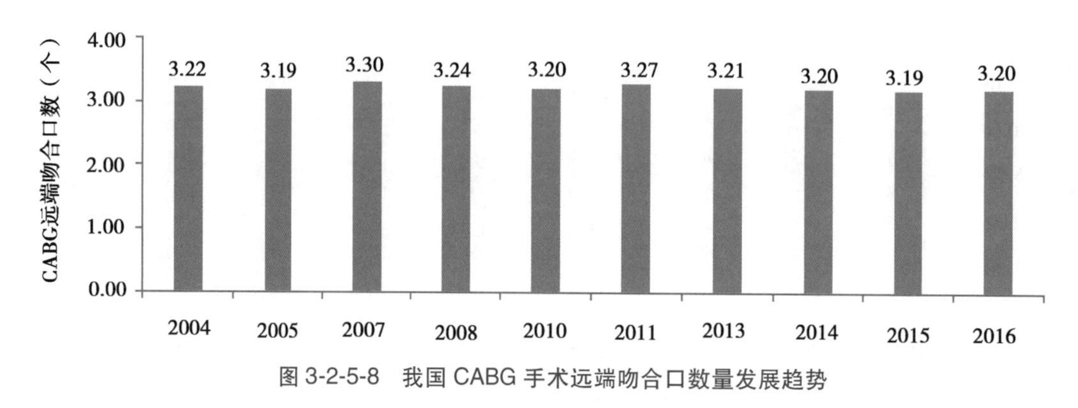

图 3-2-5-8　我国 CABG 手术远端吻合口数量发展趋势

（4）CABG 患者中至少有一支动脉桥的患者占比：对于接受 CABG 的患者，除非明显的禁忌证，否则应当至少使用一支动脉桥，保证前降支吻合口的远期通畅。目前有大约 90% 的患者使用至少一支动脉桥，该数据略低于欧美国家数据库（图 3-2-5-9），提示这仍是一个值得注意和改进的质量问题。

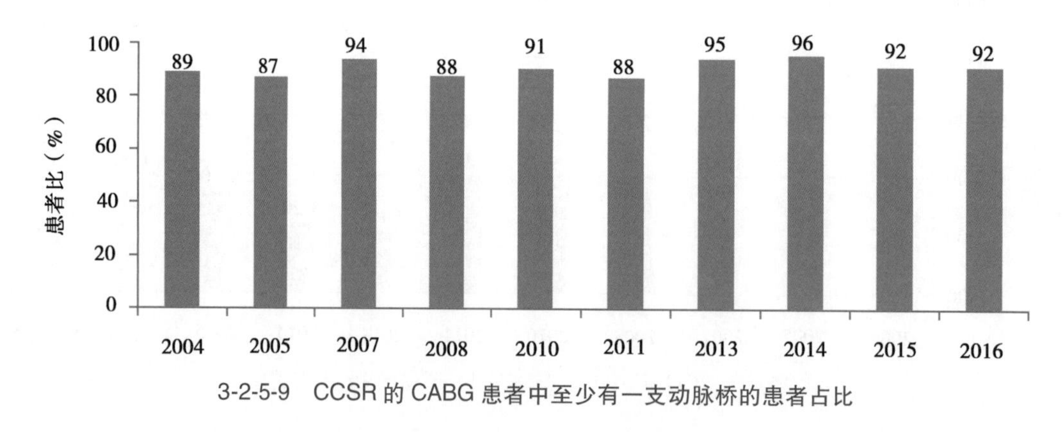

3-2-5-9　CCSR 的 CABG 患者中至少有一支动脉桥的患者占比

（5）CABG 患者出院带药中主要二级预防药物的开药率（图 3-2-5-10、图 3-2-5-11）：2015 年、2016 年我国阿司匹林、β 受体阻滞剂、ACEI/ARB、他汀类药物的使用率都明显高于往年，他汀类药物的使用率已经达到欧美国家平均水平。

（6）结局指标：尽管接受单纯搭桥手术的患者年龄逐年上升，手术危险因素增加，院内死亡率、主要并发症（再次手术，心包填塞、术后心肌梗死、手术切口感染、新发脑卒中、肺栓塞、新发肾功能衰竭、新发房颤、多系统衰竭等）发生率正在逐渐降低，结局指标稳步改善（图 3-2-5-12）。

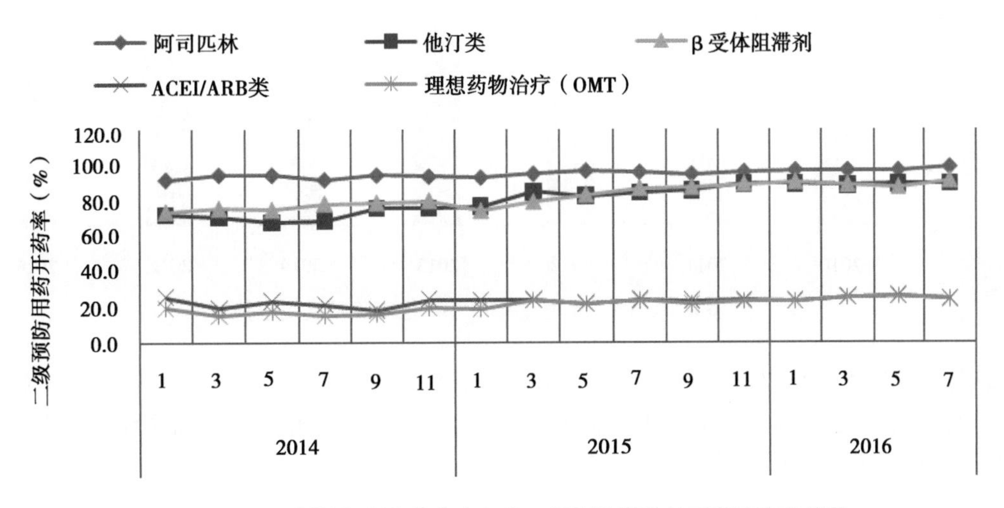

图 3-2-5-10 CABG 出院带药中各类二级预防药物的开药率变化趋势

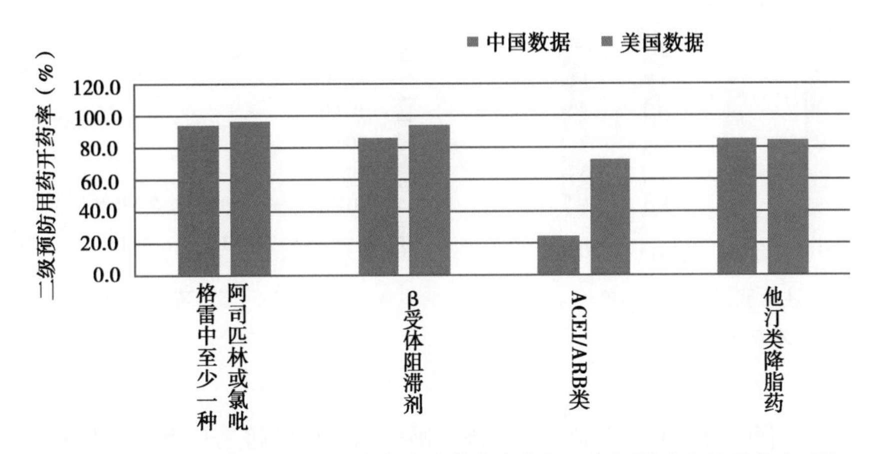

图 3-2-5-11 中美两国 CABG 患者出院带药中主要二级预防药物的开药率对比

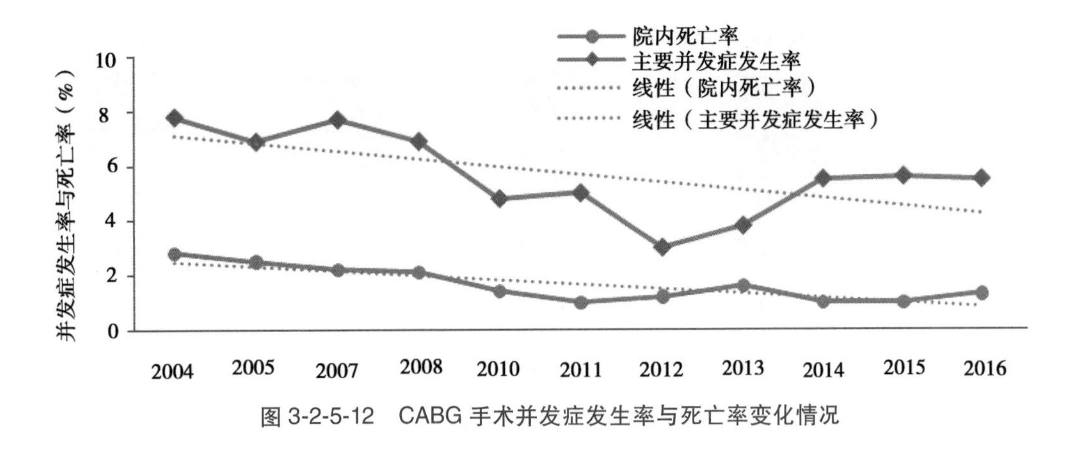

图 3-2-5-12 CABG 手术并发症发生率与死亡率变化情况

数据显示自 2004 年至今，接受 CABG 手术的患者院内死亡率、并发症发生率逐年降低，结局指标得到改善。

（7）CABG 手术的住院天数超过 30 天的患者比例：CABG 手术的住院天数呈现稳步下降的趋势，住院天数超过 30 天的患者比例总体呈现下降趋势，目前维持在 15%左右（图 3-2-5-13）。

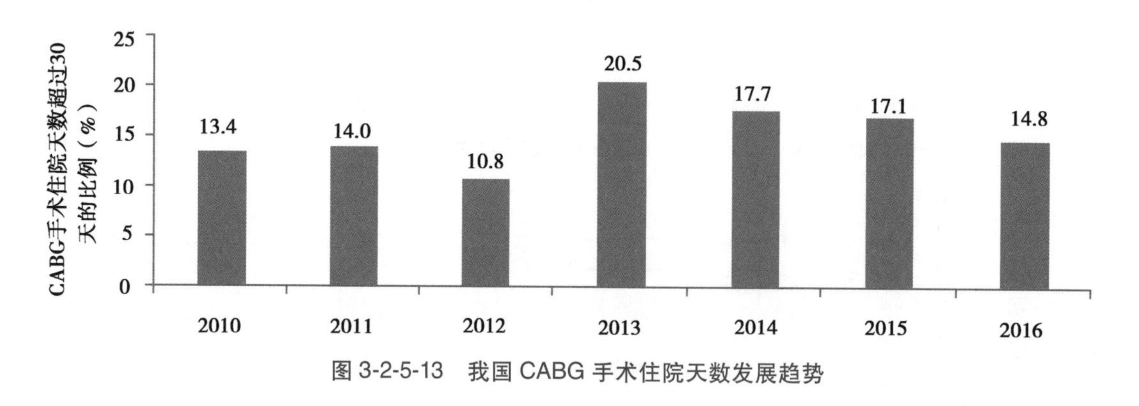

图 3-2-5-13 我国 CABG 手术住院天数发展趋势

2. 心脏瓣膜手术 自 2013 年至今，我国各类心脏瓣膜手术比例尚无显著波动（图 3-2-5-14），二尖瓣手术一直占据首位，其次是双瓣手术，但上述两类手术占比均逐年降低；而主动脉瓣手术量占比逐年稳步增长，其他手术占比基本不变（图 3-2-5-15）。

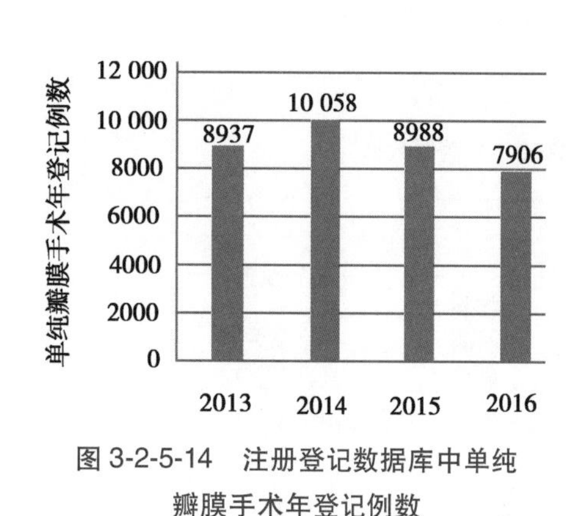

图 3-2-5-14 注册登记数据库中单纯瓣膜手术年登记例数

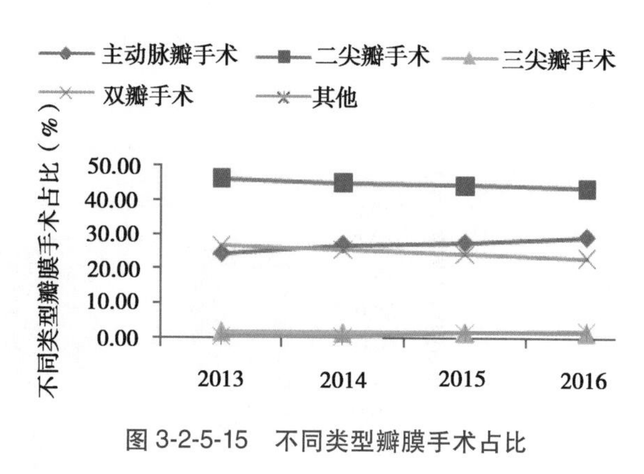

图 3-2-5-15 不同类型瓣膜手术占比

我国瓣膜手术患者年龄以 40~70 岁为主，该年龄段患者比例超过总患者人数的 70%，且 60 岁以上高龄患者比例逐年增加（图 3-2-5-16）。

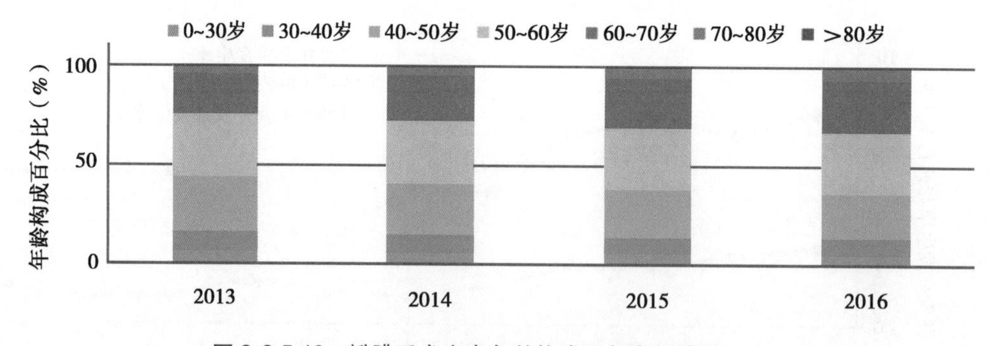

图 3-2-5-16 瓣膜手术患者年龄构成逐年变化情况

（1）瓣膜疾病病理类型构成比例：近年来，我国因单纯瓣膜疾病进行手术的患者中，主动脉瓣与二尖瓣疾病的病因仍以风湿性病变为主，其次为退行性病变和先天性瓣膜病变（图 3-2-5-17、图 3-2-5-18）。

（2）瓣膜置换手术中人工瓣的选择：针对不同种类的人工瓣的选择，目前仍存在争议，机械瓣的使用高峰年龄分布在 40~60 岁，而生物瓣的使用高峰年龄段明显后移，以 60 岁以上患者居多（图 3-2-5-19、图 3-2-5-20）。

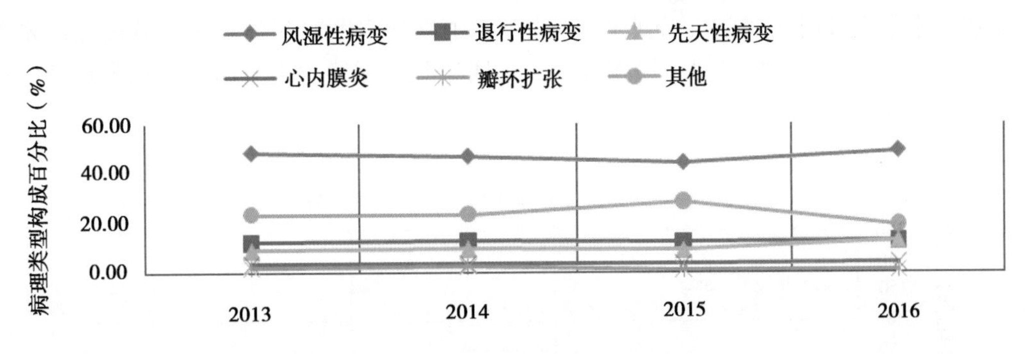

图 3-2-5-17 主动脉瓣病理类型构成

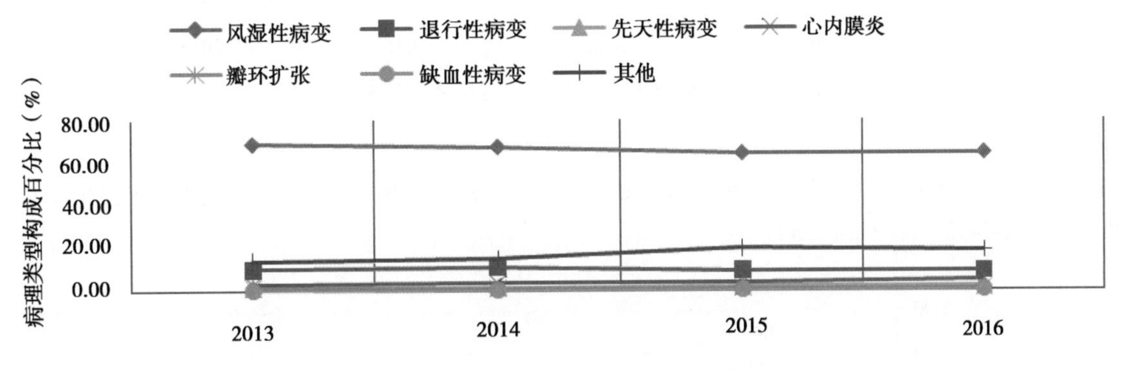

图 3-2-5-18 二尖瓣病理类型构成

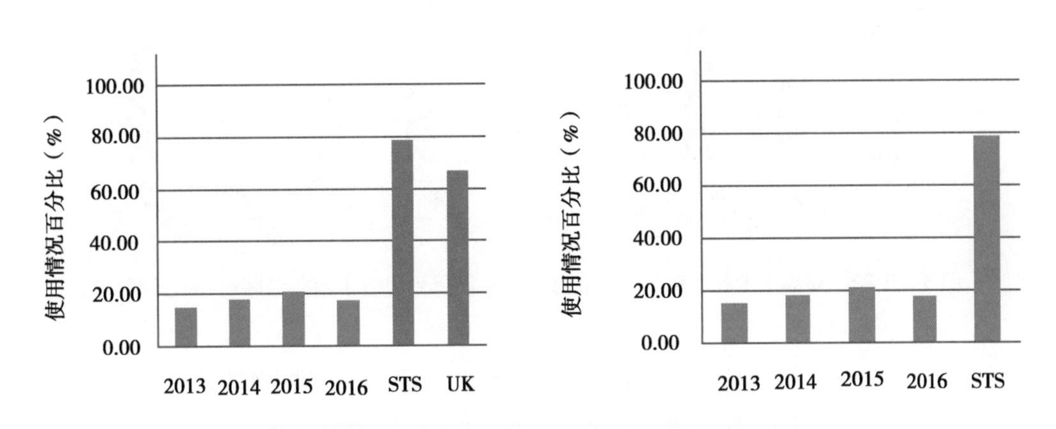

注：左图为主动脉瓣手术，右图为二尖瓣手术。

图 3-2-5-19 瓣膜置换手术中生物瓣膜使用情况

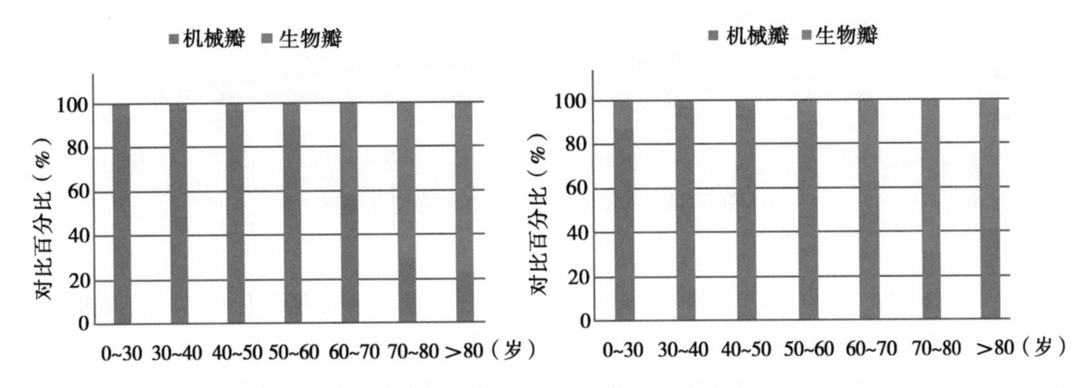

注：左图为主动脉瓣手术，右图为二尖瓣手术。

图 3-2-5-20 各年龄段生物瓣对比机械瓣的比例

（3）瓣膜手术中累计阻断时间（分钟）：瓣膜手术中累计阻断时间的长短一方面显示术者熟练程度，另一方面也显示了心脏缺血时间和损伤程度。近四年我国瓣膜手术阻断时间稳定在70分钟以内，无显著改变（图3-2-5-21）。

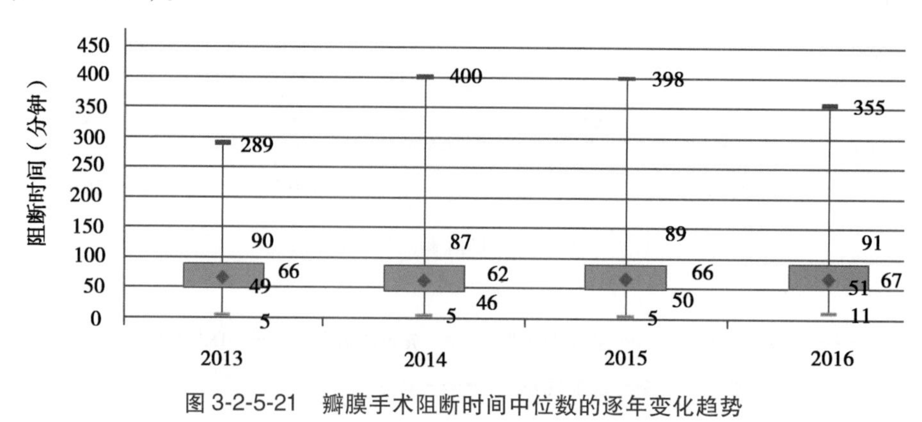

图3-2-5-21 瓣膜手术阻断时间中位数的逐年变化趋势

（4）死亡率：全国瓣膜手术死亡率维持在0.7%水平，各大型医院间瓣膜手术总体死亡率呈逐年下降趋势（图3-2-5-22、图3-2-5-23）。

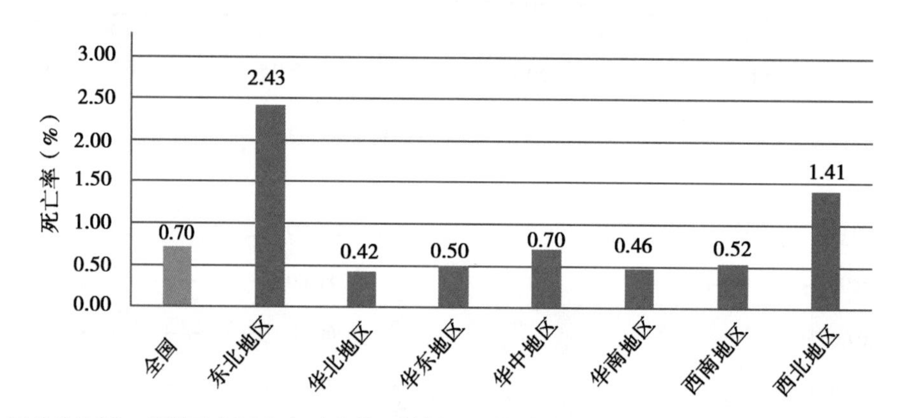

图3-2-5-22 瓣膜手术死亡率（未校正数据、可能受到患者术前危险因素、术式等影响）

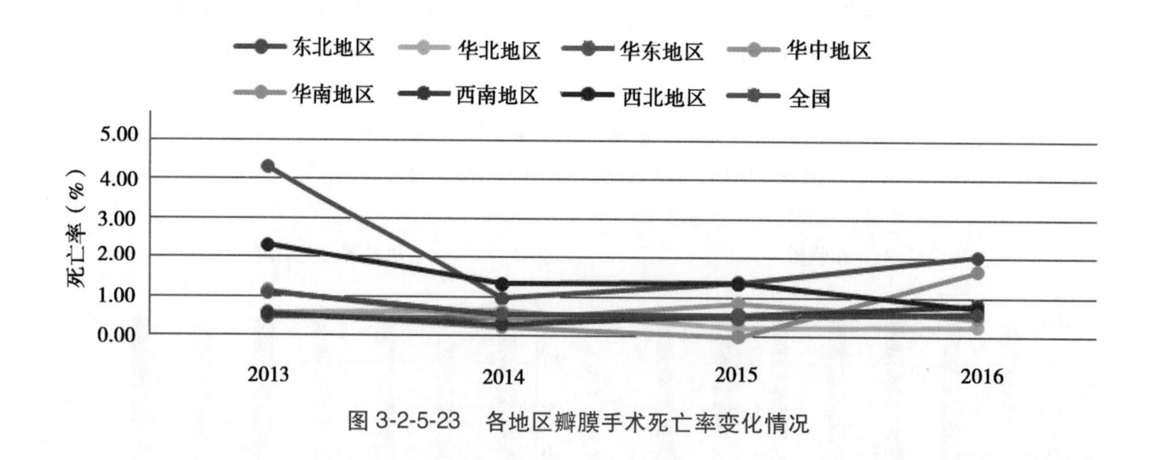

图3-2-5-23 各地区瓣膜手术死亡率变化情况

（5）并发症发生率（图3-2-5-24、图3-2-5-25）：主要的并发症包括再次手术、多器官功能衰竭、新发肾功能衰竭、胸部切口感染和新发脑卒中。其中，再次手术是最常见的并发症，会严重影响医疗费用和术后住院时长，同样影响患者的远期预后。瓣膜手术后住院期间主要并发症发生率为4.66%，各地区间差异显著。

（6）住院天数（图 3-2-5-26）：2013—2016 年我国瓣膜手术住院时间均有轻微的减少趋势，但仍均远高于欧美国家。不过值得注意的是，少数单位的总住院天数可以低至 11 天，这需要较高的院内周转效率和院外康复机构支持，这类技术经验值得在全国范围内推广。

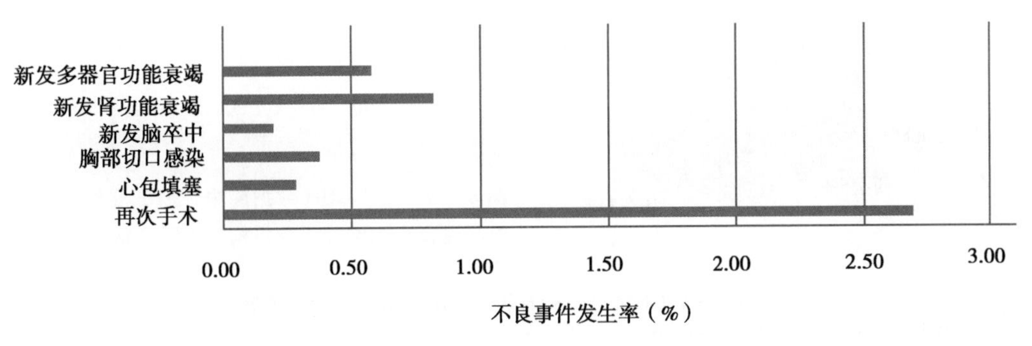

图 3-2-5-24　主要不良事件发生率

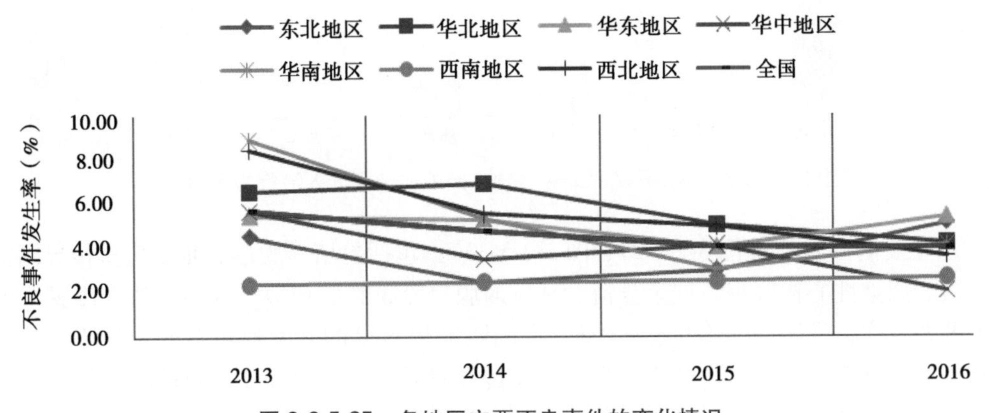

图 3-2-5-25　各地区主要不良事件的变化情况

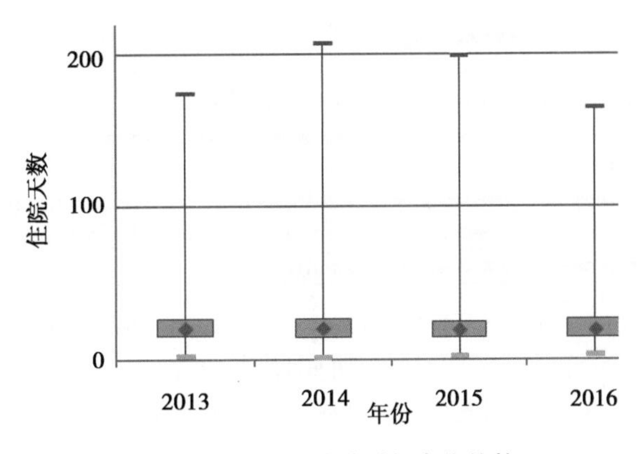

图 3-2-5-26　总住院时间变化趋势

3. 经外科途径心血管疾病介入诊疗技术

（1）经外科途径心血管疾病介入诊疗技术质控现状：目前，我国经外科途径心血管疾病介入诊疗技术注册登记自 2013 年开始，目前 CCSR 数据库平台登记医院数量一共有 36 家，登记病例数 7623 例（图 3-2-5-27、图 3-2-5-28）。各区域发展极不平衡，手术主要集中于心外科专业实力比较雄厚的医院和地区，同时，虽然《经外科途径心血管疾病介入诊疗技术专家共识》已经发布，但在执行层面仍存在困难。

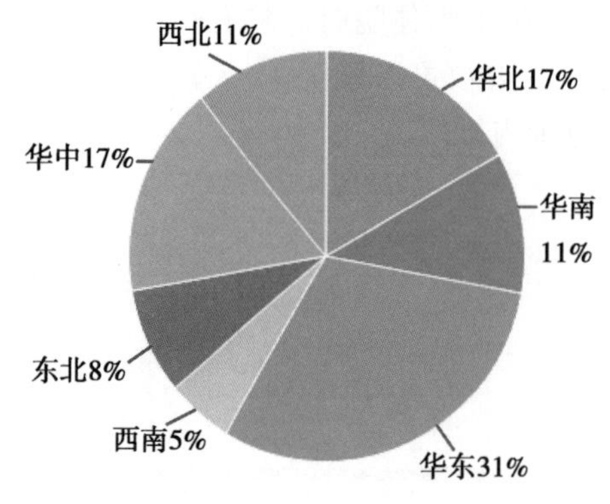

图 3-2-5-27　CCSR 数据库中注册开展经外科途径介入治疗医疗机构的地区分布

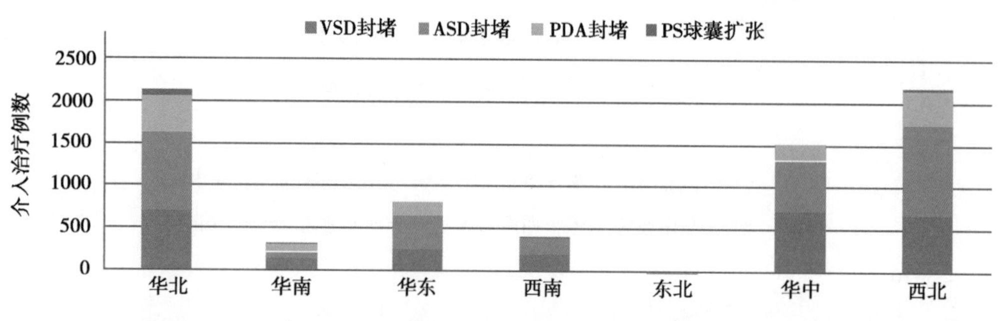

图 3-2-5-28　CCSR 数据库中各地区经外科途径介入治疗的病种分布

（2）术后主要的并发症（图 3-2-5-29、图 3-2-5-30）：包括封堵器脱落、Ⅲ度房室传导阻滞、二次开胸、心包积液、感染性心内膜炎、残余分流、新发瓣膜反流、胸腔积液。其中，新发瓣膜反流和心包积液是最常见的并发症，发生率均不超过 0.1%。室间隔缺损封堵的并发症包括残余分流、心包积液、胸腔积液、新发主动脉瓣反流、二次开胸、Ⅲ度房室传导阻滞等；房间隔缺损封堵的并发症包括新发三尖瓣反流、残余分流、胸腔积液、封堵器脱落、二次开胸以及感染性心内膜炎；动脉导管未闭封堵以及肺动脉瓣球囊扩张术后出现并发症的概率较低。

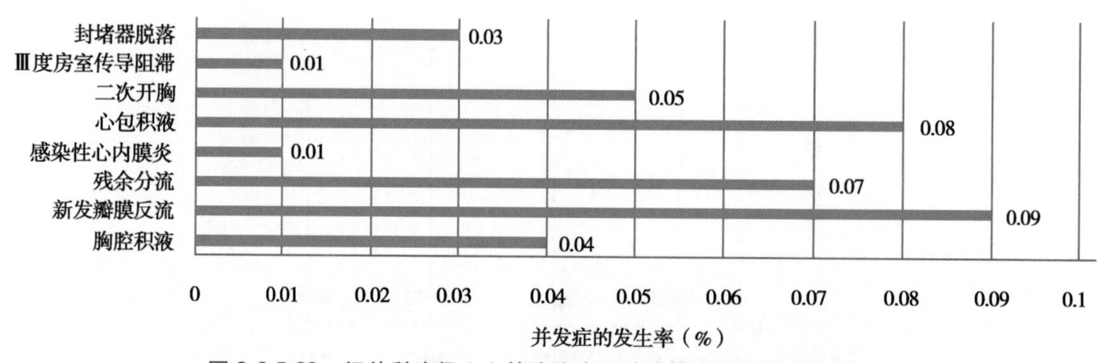

图 3-2-5-29　经外科途径心血管疾病介入诊疗技术后并发症的发生率

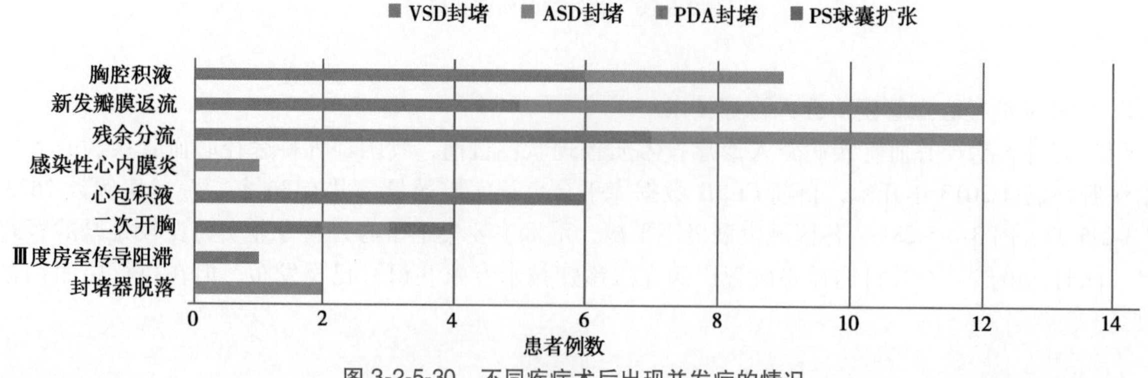

图 3-2-5-30　不同疾病术后出现并发症的情况

二、问题分析及工作重点

（一）问题分析

2016年我国心血管疾病控制工作持续进行，较2015年各过程指标与结局指标均有所改善，医疗质量缓步提升。但同时，和欧美发达国家相比，我国心血管疾病治疗循指南情况仍有待于进一步改善，患者结局仍然存在提升空间。

1. 医疗可及性有待改善

近年来，尽管我国心血管疾病患者以及医疗操作数量逐年攀升，但各地区心血管疾病诊疗能力发展并不均衡，整体诊疗规模仍有待提升。我国心血管病患者数目快速增长，心血管疾病防治压力日益严重，但2016年较2015年心血管外科诊疗单位数目并未增加。快速增长的医疗服务需求与心血管外科诊疗能力的发展并不均衡，有待未来进一步改善。

2. 循指南医疗服务

心血管疾病循指南诊疗行为与意识仍有待进一步建立。对比临床研究证据与临床实践指南推荐，我国急性心肌梗死再灌注及时性及规范性仍需进一步提升，如：危险因素控制情况仍有待改善；阿司匹林、ACEI/ARB、β受体阻滞剂复合治疗率相对不足；医院间诊疗技术质量差异较大。我国心血管外科诊疗策略选择循指南情况不佳，冠状动脉旁路移植术后二级预防最佳质量方案使用不足，术后预防意识有待强化；心脏瓣膜修复手术使用率显著低于欧美国家，瓣膜置换术使用率过高。整体医疗服务规范性仍有待提升。

3. 医疗质量差异显著

2016年我国心血管病患者预后持续改善，心血管内科与外科诊疗患者死亡率及并发症发生率均持续下降，但值得注意的是，不同地区的患者结局差异仍然十分显著，医疗质量均一性有待改善。

（二）下一步工作计划

随着心血管病国家质控中心的建立和全国质控网络的进一步完善及强化，未来心血管疾病质控工作将进一步深入。

1. 进行医疗质量监测，建立关键质量评价指标体系，对各单位医疗质量进行全面准确评价，鼓励循证医学诊疗。进一步发展实践科学，更好地进行医疗质量监测，并制定相关的政策来奖励高质量医疗服务，使每一位患者获益。

2. 建立学习型医疗系统，促进临床研究证据产出。建立完善的临床研究及证据转化体系，促使研究结果快速转化为临床实践，以利于医疗技术手段的精准化使用，指导不同患者人群的医疗实践，使患者获得最适治疗方案。

第六节 肿瘤专业

一、肿瘤专业质量安全情况分析

（一）我国恶性肿瘤发病死亡趋势

本部分数据主要来源于全国肿瘤登记中心收集到全国上报的符合全国肿瘤登记中心数据质量要求的255个登记处（其中地级以上城市88个，县和县级市167个）2013年的数据。覆盖人口达到226 494 490人，其中男性114 860 339人，女性111 634 151人，占全国2013年年末人口数的16.65%。

从城乡结构看，城市人口111 595 772人，占全国肿瘤登记地区人口的49.27%；农村114 898 718人，占50.73%。从年龄结构看，≥60岁人群覆盖37 407 728人，其中男性18 056 966人，女性19 350 762人，占2013年底≥60岁全国老年人群的17.73%；城市老年人19 579 766人，占52.34%；农村老年人17 827 962人，占47.66%。

1. 全人群恶性肿瘤发病死亡趋势（图 3-2-6-1、图 3-2-6-2）

根据 2017 年发布的全国肿瘤登记及死因监测结果显示，2013 年我国恶性肿瘤发病率为 270. 59/10 万（男性 293. 79/10 万，女性 246. 21/10 万），发病率排名前 5 位的恶性肿瘤依次是肺癌、胃癌、肝癌、结直肠癌和女性乳腺癌。

城市地区恶性肿瘤发病率为 283. 79/10 万（男性 299. 49/10 万，女性 267. 43/10 万），排名首位的是肺癌，第 2~5 位依次为结直肠癌、胃癌、女性乳腺癌和肝癌；城市男性恶性肿瘤发病率排名首位的是肺癌，第 2~5 位依次为胃癌、肝癌、结直肠癌和食管癌；城市女性发病率排名首位的是乳腺癌，第 2~5 位依次为肺癌、结直肠癌、甲状腺癌和胃癌和食管癌。

农村恶性肿瘤发病率为 255. 27/10 万（男性 287. 24/10 万，女性 221. 34/10 万），排名首位无论男女均都是肺癌，第 2~5 位依次为胃癌、肝癌、食管癌、结直肠癌；农村男性发病率排名前 5 位的依次为肺癌、胃癌、肝癌、食管癌、结直肠癌；农村女性发病率排名前 5 位的依次为肺癌、乳腺癌、胃癌、食管癌和结直肠癌。

2013 年我国恶性肿瘤死亡率为 163. 83/10 万（男性 201. 67/10 万，女性 124. 06/10 万），死亡率排名前 5 位的依次是肺癌、肝癌、胃癌、食管癌和结直肠癌。城市地区死亡率为 161. 48/10 万（男性 197. 16/10 万，女性 124. 28/10 万）；农村地区死亡率为 166. 57/10 万（男性 206. 86/10 万，女性 123. 81/10 万），农村地区恶性肿瘤死亡率高于城市地区。

2013 年全国恶性肿瘤发病例数排名第 1 位的是肺癌，每年新发病例数约为 73. 3 万，第 2~5 位依次为胃癌、肝癌、结直肠癌和女性乳腺癌；男性发病例数排名第 1 位的是肺癌，其次为胃癌、肝癌、结直肠癌和食管癌；女性发病例数排名第 1 位的是乳腺癌，其次为肺癌、结直肠癌、胃癌和甲状腺癌。2013 年全国恶性肿瘤死亡例数排名第 1 位的是肺癌，每年死亡病例数约 59. 1 万，其次为肝癌、胃癌、食管癌和结直肠癌。男性死亡例数排名第 1 位的是肺癌，其次为肝癌、胃癌、食管癌和结直肠癌；女性死亡例数排名第 1 位的是肺癌，其次为胃癌、肝癌、结直肠癌和乳腺癌。

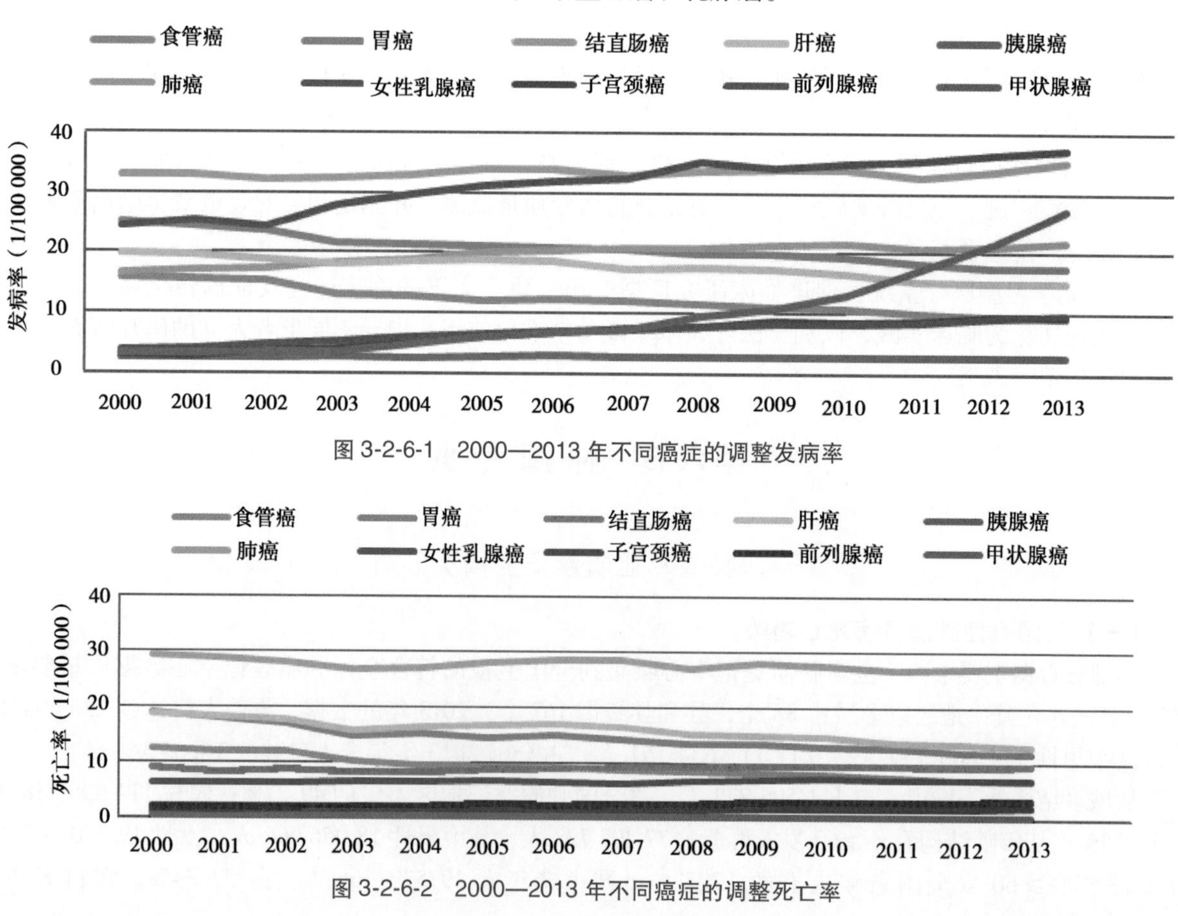

图 3-2-6-1 2000—2013 年不同癌症的调整发病率

图 3-2-6-2 2000—2013 年不同癌症的调整死亡率

分析不同癌症 10 年来的发病和死亡率趋势。发病率的结果显示，上消化道癌症，包括胃癌、食管癌，作为发展中国家高发癌症类型，目前在我国呈下降趋势，但仍然是发病率比较高的癌症。而肺癌、乳腺癌、结直肠癌，作为发达国家的主要癌症类型，目前发病率呈上升趋势。2000—2013 年总死亡率的结果显示，我国主要的癌症死亡依次为肺癌、肝癌、胃癌、结直肠癌和乳腺癌，调整年龄结构后，近 10 年来上消化道癌症的死亡率逐渐降低，其他癌症的死亡率基本保持平稳。

2. 老年人群恶性肿瘤发病死亡趋势

恶性肿瘤是老年人群高发性疾病，发病率在人群中随年龄上升而逐渐升高。根据 2017 年发布的全国肿瘤登记及死因监测结果显示，2013 年全国 60 岁以上老年人（本节以下所称老年人、老年或老年人群都指 60 岁以上老年人）恶性肿瘤发病率为 1029. 16/10 万（男性 1297. 96/10 万，女性 777. 18/10 万），发病例数约占全部人群的 58. 96%。

在全国老年人群中，肺癌位居恶性肿瘤发病例数第 1 位，年新发病例数约为 53. 08 万，第 2~5 位依次为胃癌、结直肠癌、食管癌和肝癌。男性发病例数排名第 1 位的是肺癌，年新发病例数约为 35. 68 万，第 2~5 位依次为胃癌、食管癌、肝癌和结直肠癌；女性发病例数第 1 位也是肺癌，年新发病例数约为 17. 40 万，其次为结直肠癌、胃癌、乳腺癌和食管癌。城市地区老年人恶性肿瘤发病率为 1040. 33/10 万（男性 1291. 06/10 万，女性 806. 93/10 万），发病例数占全部恶性肿瘤的 57. 08%。

在城市地区老年人群中，肺癌位居男女性恶性肿瘤发病例数第 1 位，年发病例数约为 28. 72 万，其中男性约为 19. 10 万，女性约为 9. 62 万。按发病例数排序，老年人群恶性肿瘤排名前 5 位的依次为肺癌、结直肠癌、肝癌和食管癌；老年男性恶性肿瘤排名前 5 位的依次为肺癌、胃癌、结直肠癌、肝癌和食管癌；老年女性恶性肿瘤排名前 5 位的依次为肺癌、结直肠癌、乳腺癌、胃癌和肝癌。

农村地区老年人恶性肿瘤发病率为 1016. 07/10 万（男性 1305. 99/10 万，女性 742. 06/10 万），发病例数占全部恶性肿瘤患者的 61. 39%。农村地区老年人恶性肿瘤发病例数排名前 5 位的依次为肺癌、胃癌、食管癌、肝癌和结直肠癌。肺癌年发病例数约为 24. 37 万，其中老年男性人群发病人数约为 16. 59 万，老年女性人群发病人数约为 7. 78 万。

2013 年全国老年人群恶性肿瘤死亡率为 758. 72/10 万（男性 988. 37/10 万，女性 543. 44/10 万）。肺癌位居全国老年人群恶性肿瘤死亡人数第 1 位，年死亡病例约 46. 03 万，其中老年男性约 31. 21 万，老年女性约 14. 82 万。按死亡人数排序，排名前 5 位的恶性肿瘤依次为肺癌、胃癌、肝癌、食管癌和结直肠癌。城市地区老年人群恶性肿瘤死亡率为 742. 09/10 万（男性 955. 24/10 万，女性 543. 67/10 万）。

肺癌位居城市地区老年男女性恶性肿瘤死亡人数第 1 位，年死亡人数约为 25. 35 万，其中老年男性约为 17. 05 万，老年女性约为 8. 30 万；老年男性恶性肿瘤死亡人数前 5 位依次为肺癌、胃癌、肝癌、结直肠癌和食管癌；老年女性恶性肿瘤死亡人数前 5 位依次为肺癌、结直肠癌、胃癌、肝癌和乳腺癌。

农村地区老年人群恶性肿瘤死亡率为 778. 22/10 万（男性 1026. 91/10 万，女性 543. 18/10 万）；肺癌位居恶性肿瘤死亡人数第 1 位，年死亡人数约为 20. 68 万，第 2~5 位为胃癌、食管癌、肝癌和结直肠癌。

（二）2014—2016 年重点肿瘤病种各项指标变化趋势

本部分数据主要来源于国家医疗质量管理与控制信息网上的全国医疗质量抽样调查系统，主要分析全国 23 家省级肿瘤专科医院 2014—2016 年的重点肿瘤病种住院患者数据（表 3-2-6-1）。

1. 重点肿瘤病种住院死亡率

按重点疾病统计，2016 年肺癌患者住院死亡率最高，甲状腺癌患者住院死亡率最低（表 3-2-6-2，图 3-2-6-3）。2014—2016 年住院死亡率呈上升趋势的重点肿瘤病种为肺癌、食管癌、胃癌、卵巢癌、子宫内膜癌、肾癌；住院死亡率呈降低趋势的病种为胰腺癌、膀胱癌、前列腺癌，其中，胰腺癌患者住院死亡率降幅最为明显，住院死亡率排名也由原先的首位下降为第 4 位。

表 3-2-6-1 2014—2016 年肿瘤专科医院住院重点病种病例数（例）

重点病种	2014 年	2015 年	2016 年	合计
肺癌	56 323	58 801	46 727	161 851
乳腺癌	48 816	54 076	45 185	148 077
宫颈癌	29 310	31 421	25 357	86 088
甲状腺癌	20 908	23 960	23 204	68 072
胃癌	23 984	25 617	21 607	71 208
肝癌	21 308	21 557	18 370	61 235
结直肠癌	16 952	17 410	15 749	50 111
食管癌	18 320	17 437	14 449	50 206
淋巴瘤	11 299	11 526	9165	31 990
胰腺癌	5168	6189	8752	20 109
鼻咽癌	10 211	11 719	8625	30 555
卵巢癌	9763	10 001	7272	27 036
子宫内膜癌	5497	6030	4949	16 476
膀胱癌	3621	4346	3998	11 965
肾癌	3545	4295	3665	11 505
前列腺癌	2847	3576	3254	9677
喉癌	2076	1986	1966	6028
合计	289 948	309 947	262 294	862 189

表 3-2-6-2 2014—2016 年肿瘤专科医院住院患者重点病种死亡率（%）

重点病种	2014 年	2015 年	2016 年
甲状腺癌	0. 08	0. 03	0. 03
宫颈癌	0. 19	0. 21	0. 18
乳腺癌	0. 30	0. 28	0. 34
子宫内膜癌	0. 18	0. 25	0. 34
鼻咽癌	0. 43	0. 36	0. 39
喉癌	0. 58	0. 50	0. 51
膀胱癌	0. 80	0. 71	0. 53
结直肠癌	0. 63	0. 62	0. 65
前列腺癌	1. 26	1. 06	0. 74
肾癌	0. 73	0. 75	0. 82
卵巢癌	0. 62	0. 78	0. 91
食管癌	0. 92	1. 03	1. 07
胃癌	1. 03	1. 06	1. 17
胰腺癌	2. 07	2. 44	1. 37
淋巴瘤	1. 33	1. 07	1. 41
肝癌	1. 56	1. 35	1. 50
肺癌	1. 51	1. 57	1. 86

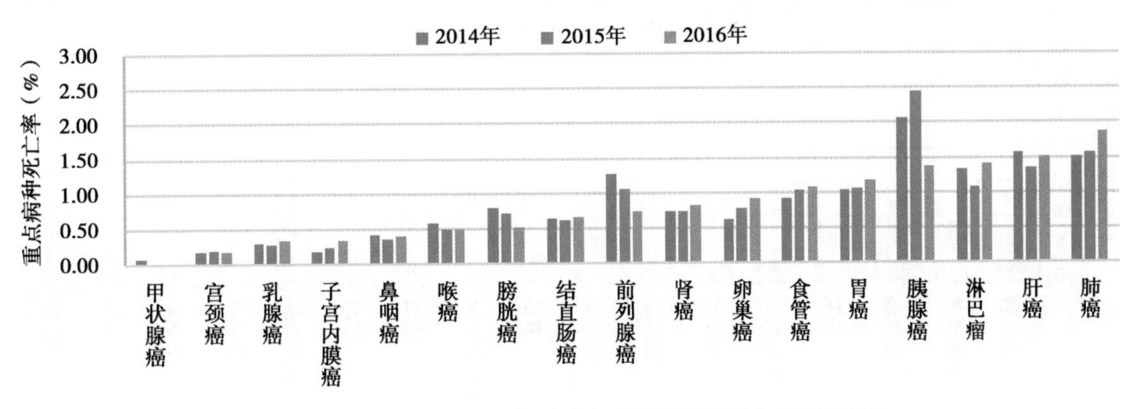

图 3-2-6-3　2014—2016 年肿瘤专科医院住院重点病种死亡率

2. 平均住院日

平均住院日是衡量医疗资源配置和卫生服务效率的重要指标。近 3 年肿瘤专科医院重点疾病患者的平均住院日总体上呈下降趋势，其中平均住院日较高的前 3 位依次为鼻咽癌、喉癌、食管癌（表 3-2-6-3，图 3-2-6-4）。

表 3-2-6-3　2014—2016 年肿瘤专科医院住院重点病种患者平均住院日（天）

重点病种	2014 年	2015 年	2016 年
胰腺癌	13. 30	13. 04	8. 75
甲状腺癌	9. 37	9. 31	9. 08
乳腺癌	12. 82	12. 41	11. 22
肝癌	12. 65	12. 74	11. 98
前列腺癌	14. 62	13. 96	12. 62
卵巢癌	12. 61	12. 42	12. 86
膀胱癌	15. 93	14. 23	13. 44
淋巴瘤	15. 05	14. 60	14. 23
肺癌	15. 62	15. 10	14. 40
子宫内膜癌	14. 93	15. 09	14. 87
胃癌	15. 70	15. 38	14. 98
肾癌	16. 42	15. 45	15. 12
结直肠癌	17. 45	16. 84	16. 27
宫颈癌	18. 56	18. 42	18. 23
食管癌	22. 99	22. 01	21. 88
喉癌	25. 77	24. 98	23. 46
鼻咽癌	29. 00	24. 76	23. 66

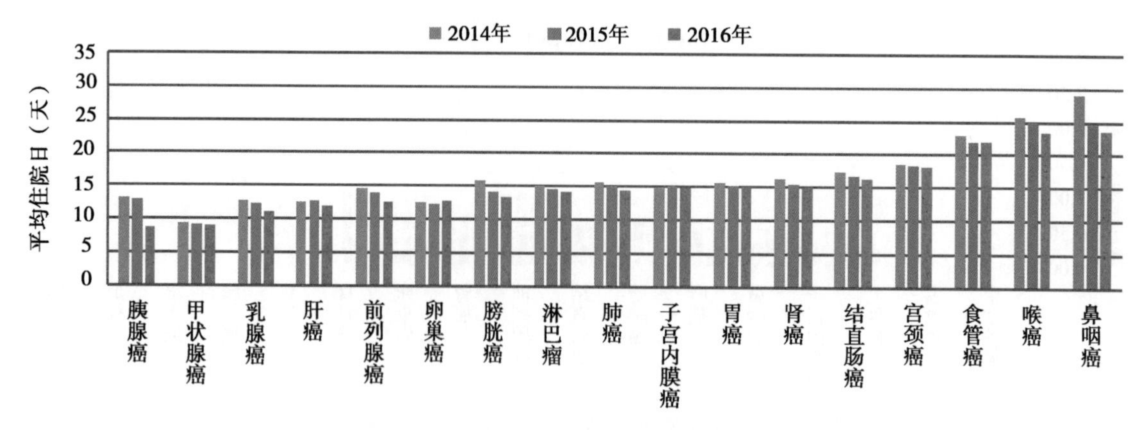

图 3-2-6-4　2014—2016 年肿瘤专科医院住院重点病种患者平均住院日

3. 肿瘤重点病种各项指标变化趋势

2014—2016 年重点疾病各项指标的变化趋势情况见图 3-2-6-5，大部分病种出院人次、平均住院日呈现下降趋势，而人均住院费用则呈上升趋势。

重点病种	出院人次	死亡率	平均住院日	再入院率	人均住院费用
肺癌					
乳腺癌					
食管癌					
胃癌					
结直肠癌					
肝癌					
胰腺癌					
宫颈癌					
卵巢癌					
子宫内膜癌					
甲状腺癌					
鼻咽癌					
喉癌					
肾癌					
膀胱癌					
前列腺癌					
淋巴瘤					

注：绿色为最低值，红色为最高值。

图 3-2-6-5　2014—2016 年重点病种各项指标变化趋势

（三）肿瘤单病种质控分析

本部分数据主要来源于国家肿瘤质控中心对 26 家省级肿瘤专科医院 2016 年 5 个肿瘤单病种（肺癌、胃癌、肝癌、结直肠癌、乳腺癌）相关诊疗信息的调查。填报数据的省级肿瘤专科医院包括：安徽省肿瘤医院、重庆市肿瘤医院、福建省肿瘤医院、复旦大学附属肿瘤医院、甘肃省肿瘤医院、广西医科大学附属肿瘤医院、贵州省肿瘤医院、哈尔滨医科大学附属肿瘤医院、河北医科大学第四医院、河南省肿瘤医院、湖北省肿瘤医院、湖南省肿瘤医院、吉林省肿瘤医院、江苏省肿瘤医院、辽宁省肿瘤医院、内蒙古自治区肿瘤医院、青海省肿瘤医院、山东省肿瘤医院、山西省肿瘤医院、陕西省肿瘤医院、四川省肿瘤医院、天津市肿瘤医院、新疆医科大学附属肿瘤医院、云南省肿瘤医院、浙江省肿瘤医院、中国医学科学院肿瘤医院。为方便分析，以下图中所涉及医院均用代码表示。

1. 全院手术患者中主要诊断为恶性肿瘤患者的比例

省级肿瘤专科医院的全院手术患者中主要诊断为恶性肿瘤患者的平均比例为 65%，有 14 家超过平均比例（图 3-2-6-6）。

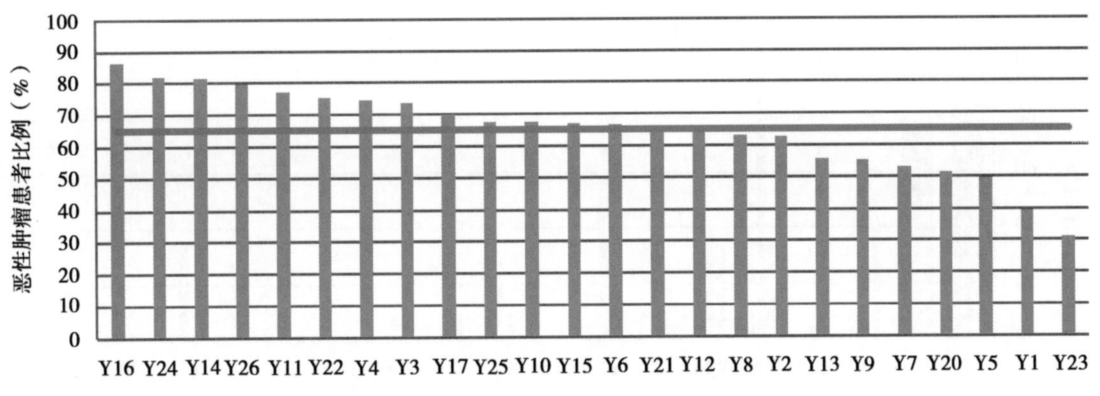

图 3-2-6-6　手术患者主要诊断为恶性肿瘤患者的比例

2. 5 个肿瘤单病种所占比例情况

25 家省级肿瘤专科医院中，乳腺癌住院患者人数在 5 个肿瘤单病种中所占比例最高的有 14 家，肺癌住院患者人数在 5 个肿瘤单病种中所占比例最高的有 10 家；同时，肺癌住院患者人数在 5 个肿瘤单病种中所占比例排名第 2 的有 10 家，乳腺癌住院患者在 5 个肿瘤单病种中所占比例排名第 2 的有 7 家（图 3-2-6-7）。

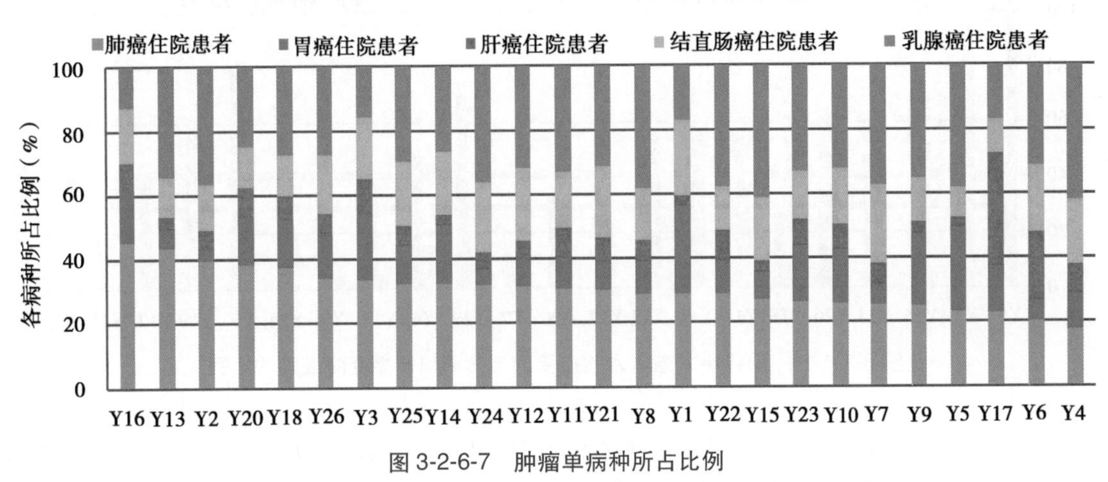

图 3-2-6-7　肿瘤单病种所占比例

3. 肺癌

（1）不同治疗方式的肺癌患者比例。图 3-2-6-8 可见，以化疗为治疗方式的肺癌患者占比最高。

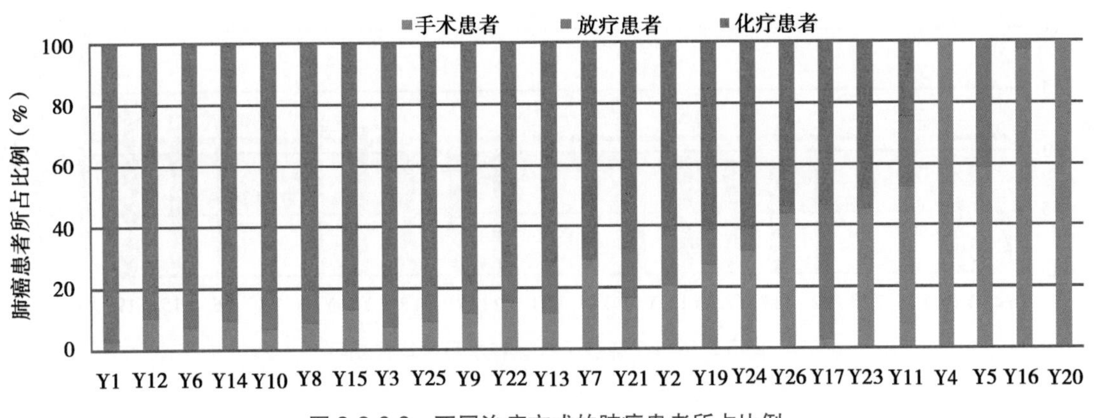

图 3-2-6-8　不同治疗方式的肺癌患者所占比例

（2）不同治疗方式的肺癌患者治疗前接受 MDT（多学科协作诊疗，下同）比例。以化疗为治疗方式的肺癌患者治疗前接受 MDT 占比居多（图 3-2-6-9）。不同治疗方式的肺癌患者治疗前接受 MDT 人数差距比较明显，反映出当前在省级肿瘤专科医院中 MDT 形式仍未得到广泛开展。

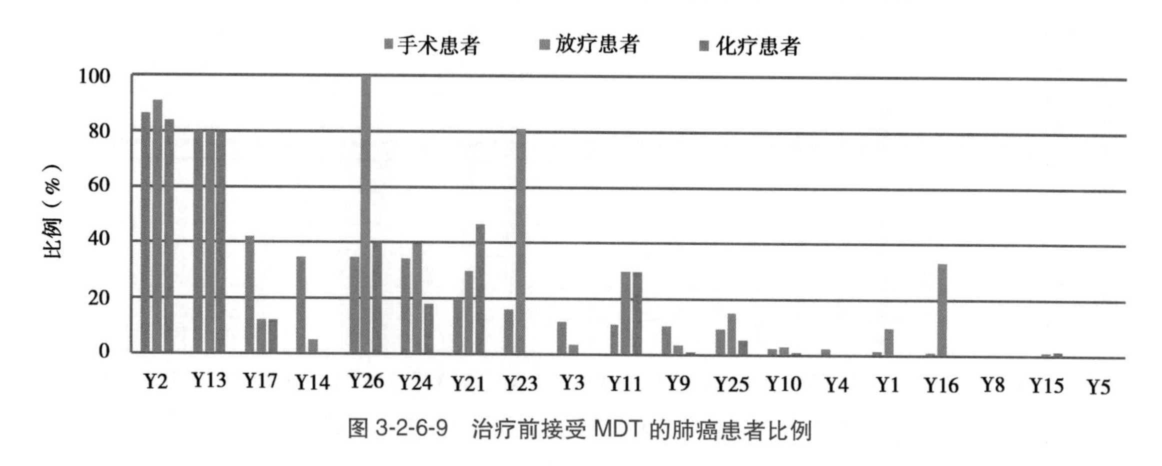

图 3-2-6-9 治疗前接受 MDT 的肺癌患者比例

（3）以手术为治疗方式的肺癌患者术前接受病理诊断比例以及接受胸腔镜比例。以手术为治疗方式的肺癌患者术前接受病理诊断的平均比例为 29.2%，接受胸腔镜的平均比例为 41.5%（图 3-2-6-10）。

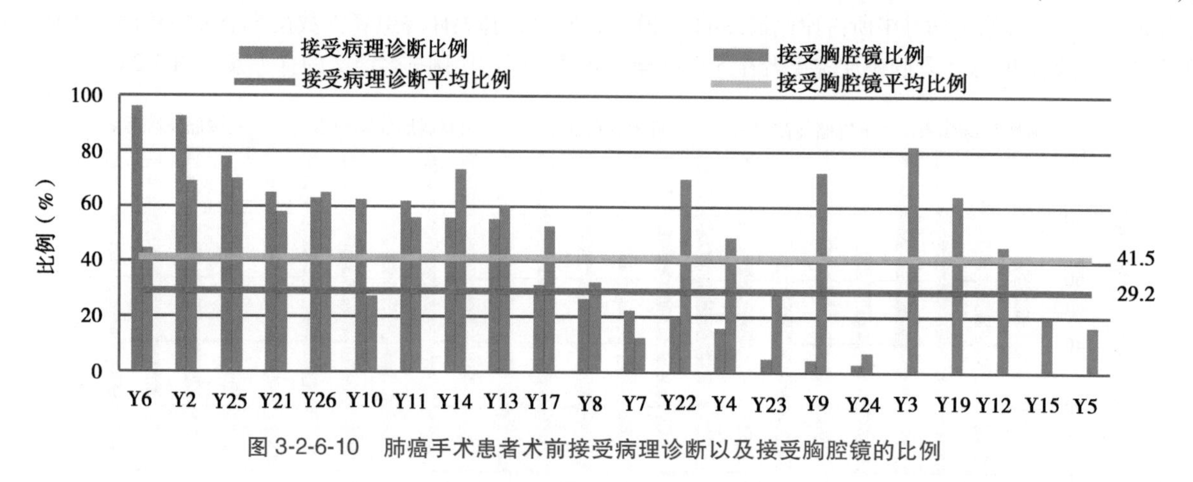

图 3-2-6-10 肺癌手术患者术前接受病理诊断以及接受胸腔镜的比例

（4）以手术为治疗方式的肺癌患者术后平均住院日。以手术为治疗方式的肺癌术后平均住院日平均值约为 11.1 天，有 14 家医院低于平均值（图 3-2-6-11）。

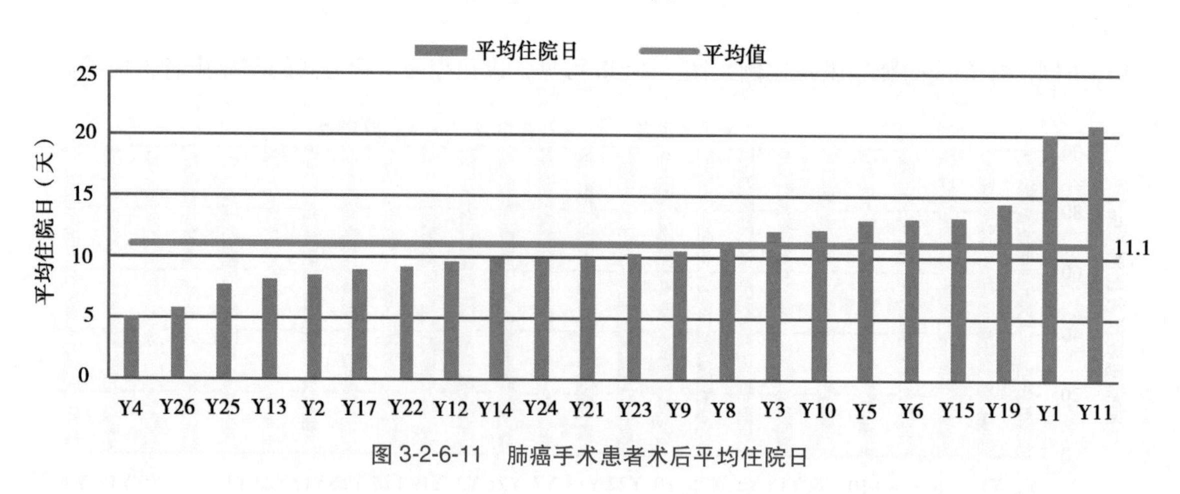

图 3-2-6-11 肺癌手术患者术后平均住院日

（5）以化疗为治疗方式的肺癌患者分子病理检测比例以及开展靶向治疗患者比例。以化疗为治疗方式的肺癌患者进行分子病理检测平均比例为 35%，开展靶向治疗患者人数相对偏少，平均比例仅为 14%（图 3-2-6-12）。

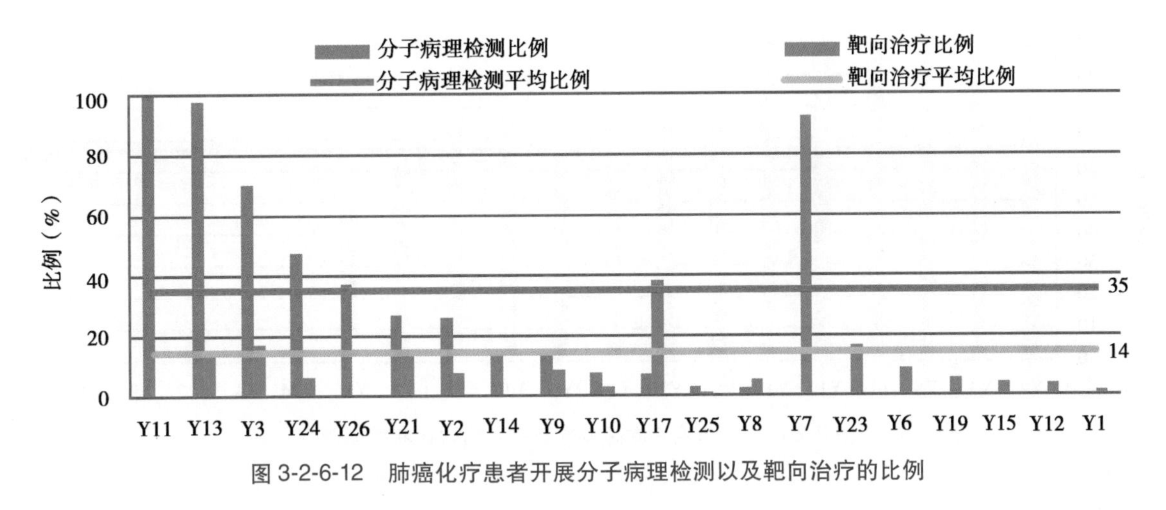

图 3-2-6-12 肺癌化疗患者开展分子病理检测以及靶向治疗的比例

4. 胃癌

（1）不同治疗方式的胃癌患者比例，以化疗为治疗方式的胃癌患者占比最多（图 3-2-6-13）。

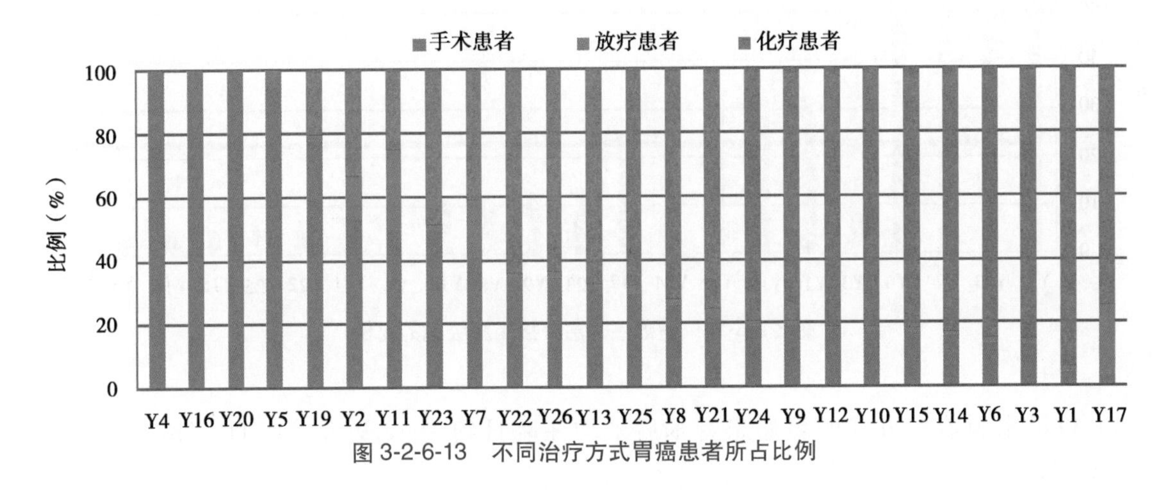

图 3-2-6-13 不同治疗方式胃癌患者所占比例

（2）不同治疗方式的胃癌患者治疗前接受 MDT 比例有所差异，以放疗为治疗方式的胃癌患者开展 MDT 占比相对较多（图 3-2-6-14）。

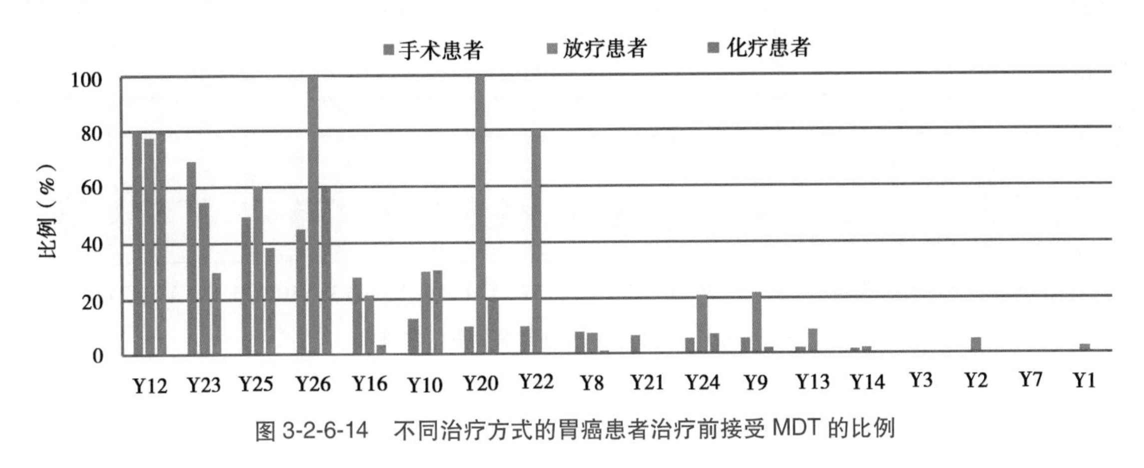

图 3-2-6-14 不同治疗方式的胃癌患者治疗前接受 MDT 的比例

（3）以手术为治疗方式的胃癌患者术前接受病理诊断比例以及接受腹腔镜比例。胃癌患者术前接受病理诊断比例相对较多，平均比例为 66.9%，接受腹腔镜平均比例仅为 22.7%（图 3-2-6-15、图 3-2-6-16）。

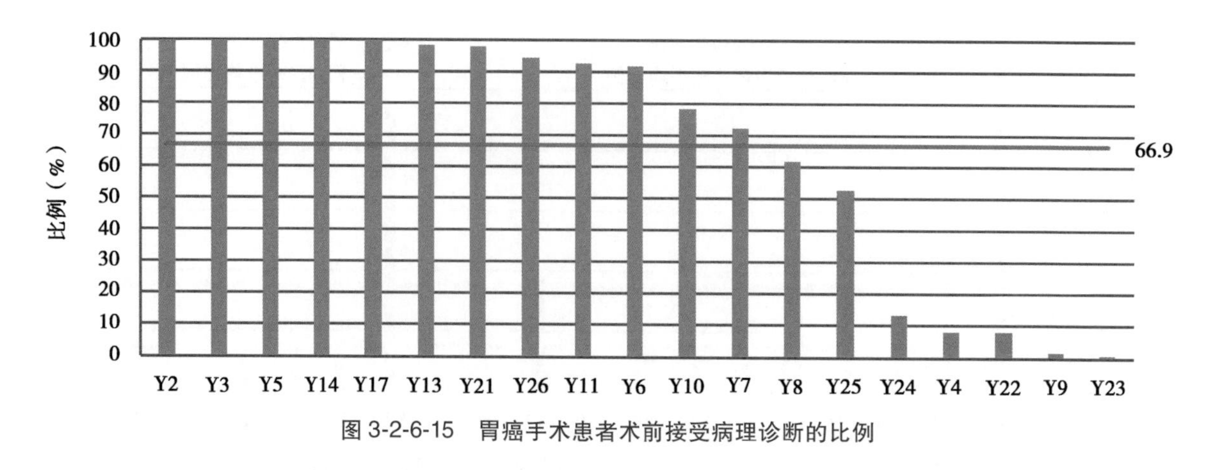

图 3-2-6-15　胃癌手术患者术前接受病理诊断的比例

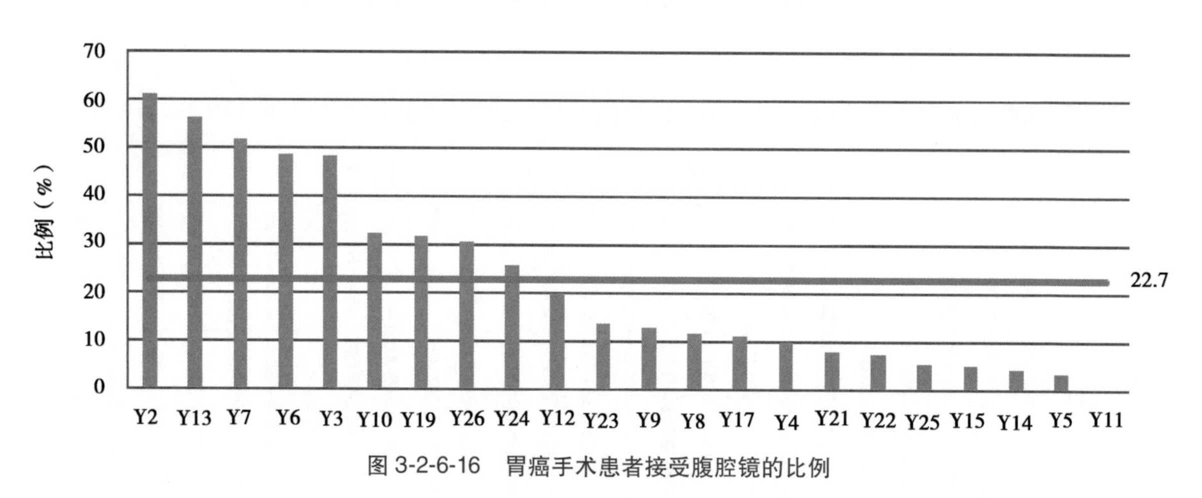

图 3-2-6-16　胃癌手术患者接受腹腔镜的比例

（4）以手术为治疗方式的胃癌患者术后平均住院日约为 12.9 天，有 11 家医院低于平均值（图 3-2-6-17）。

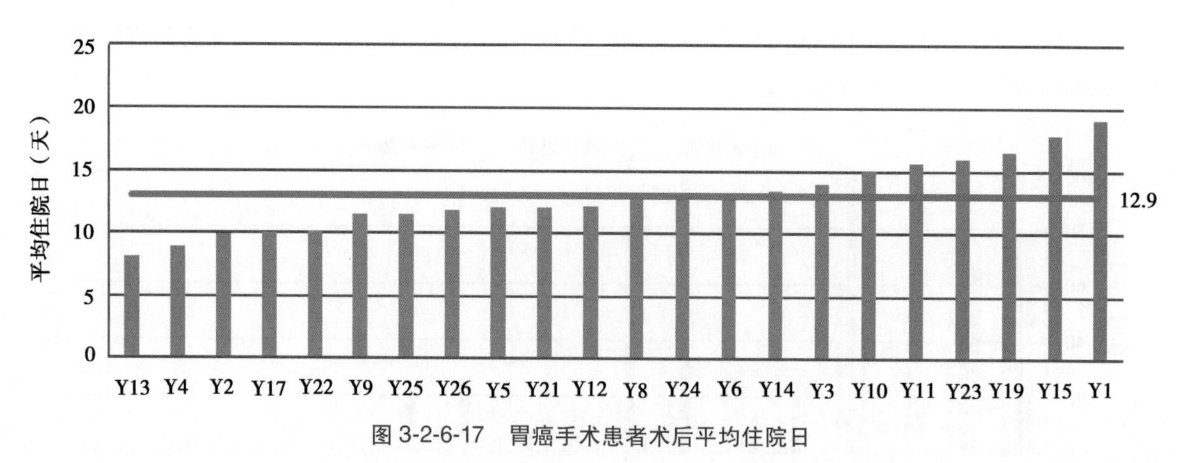

图 3-2-6-17　胃癌手术患者术后平均住院日

5. 肝癌

(1) 不同治疗方式的肝癌患者，以手术为治疗方式肝癌患者占比最多（图 3-2-6-18）。

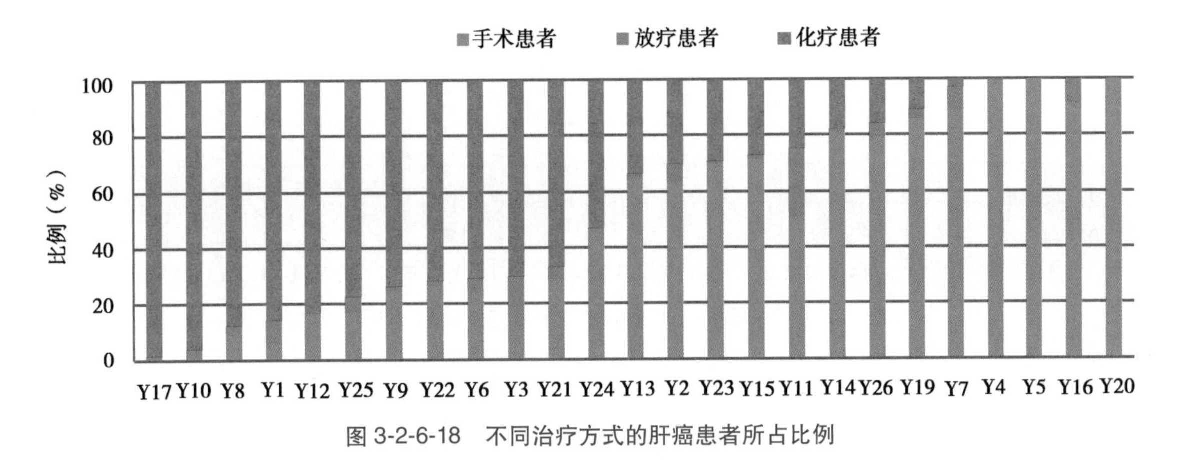

图 3-2-6-18　不同治疗方式的肝癌患者所占比例

(2) 不同治疗方式的肝癌患者治疗前接受 MDT 比例以放疗为治疗方式相对较多（图 3-2-6-19）。

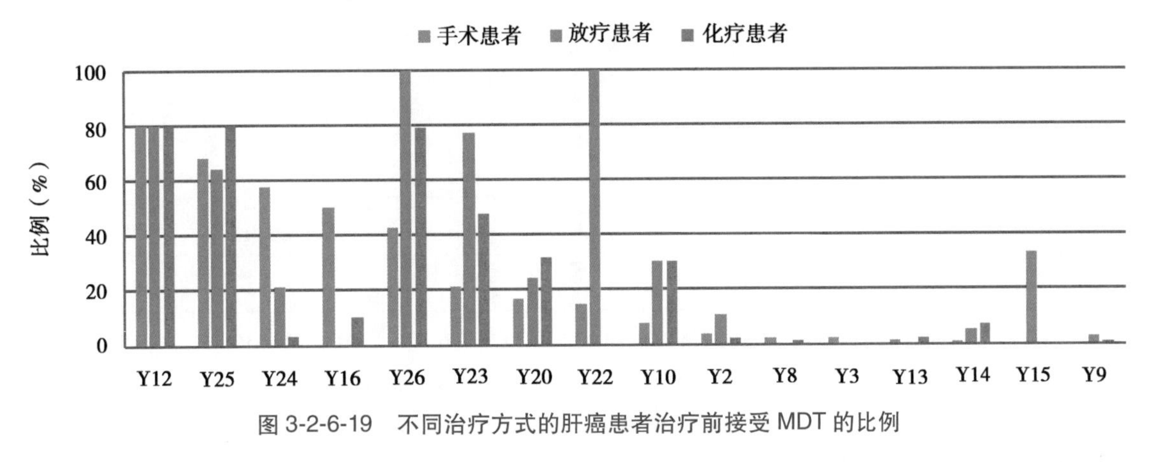

图 3-2-6-19　不同治疗方式的肝癌患者治疗前接受 MDT 的比例

(3) 以手术为治疗方式的肝癌患者术前接受病理诊断比例以及术前肝储备比例。以手术为治疗方式的肝癌患者术前接受病理诊断平均比例为 30.9%，术前肝储备平均比例为 28.0%（图 3-2-6-20）。

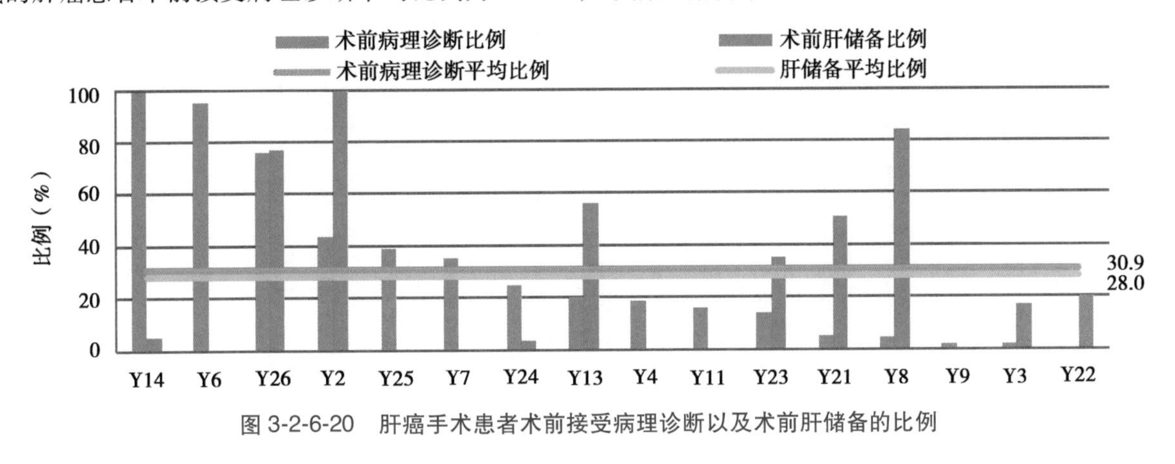

图 3-2-6-20　肝癌手术患者术前接受病理诊断以及术前肝储备的比例

(4) 以手术为治疗方式的肝癌患者术后平均住院日约为 9.9 天，有 10 家医院低于平均值（图 3-2-6-21）。

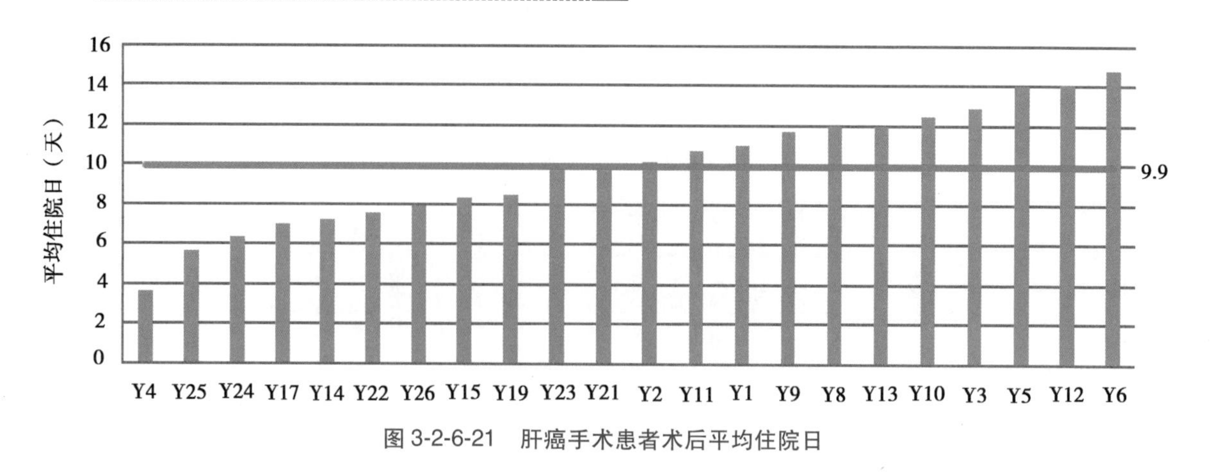

图 3-2-6-21　肝癌手术患者术后平均住院日

6. 结直肠癌

（1）不同治疗方式的结直肠癌患者，以化疗为治疗方式的结直肠癌患者占比最多（图 3-2-6-22）。

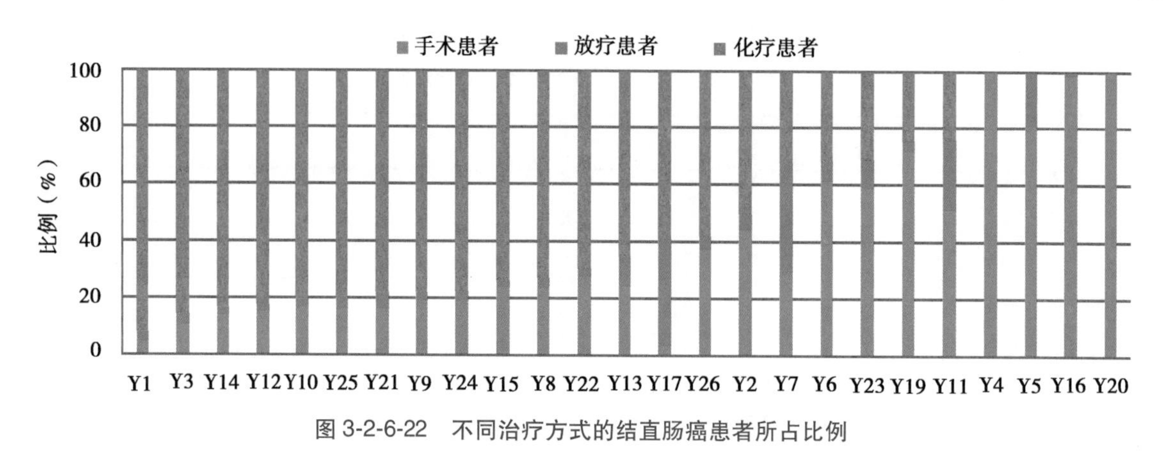

图 3-2-6-22　不同治疗方式的结直肠癌患者所占比例

（2）不同治疗方式的结直肠癌患者治疗前接受 MDT 人数相对较少，仅有几家医院开展例数较多（图 3-2-6-23）。

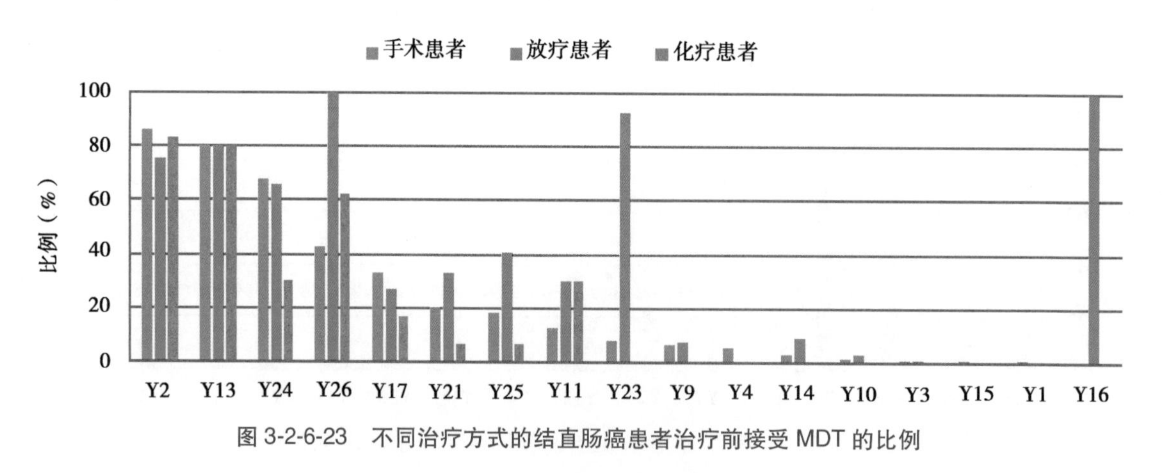

图 3-2-6-23　不同治疗方式的结直肠癌患者治疗前接受 MDT 的比例

（3）以手术为治疗方式的结直肠癌患者术前接受病理诊断比例、术前放疗比例以及腹腔镜比例。以手术为治疗方式的结直肠癌患者术前接受病理诊断平均比例为 72.7%，腹腔镜平均比例为 44.03%；术前放疗平均比例为 8.08%，人数相对较少（图 3-2-6-24）。

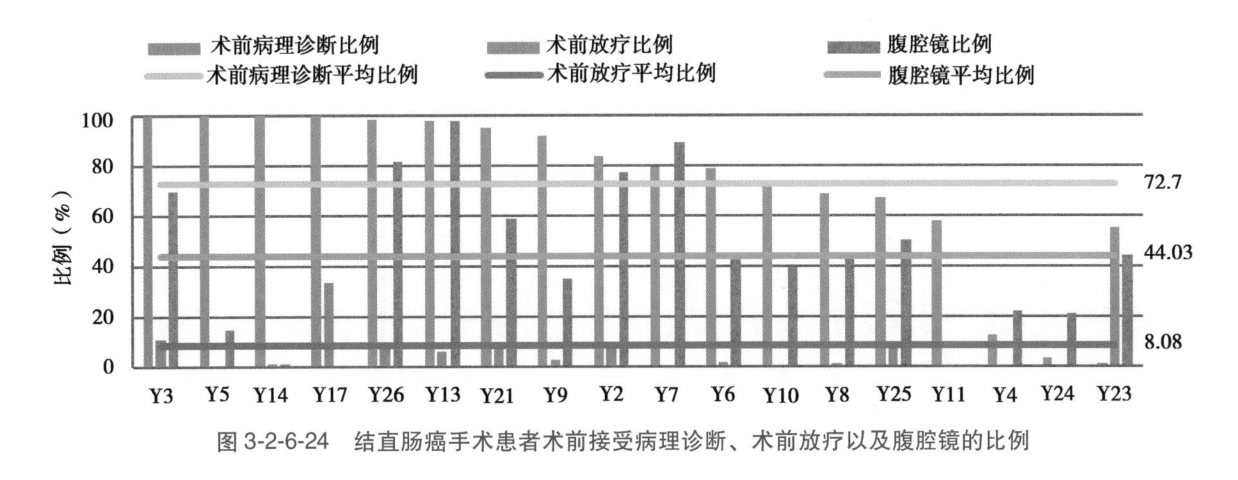

图 3-2-6-24　结直肠癌手术患者术前接受病理诊断、术前放疗以及腹腔镜的比例

（4）以手术为治疗方式的结直肠癌患者术后平均住院日约为 11.7 天，有 13 家医院低于平均值（图 3-2-6-25）。

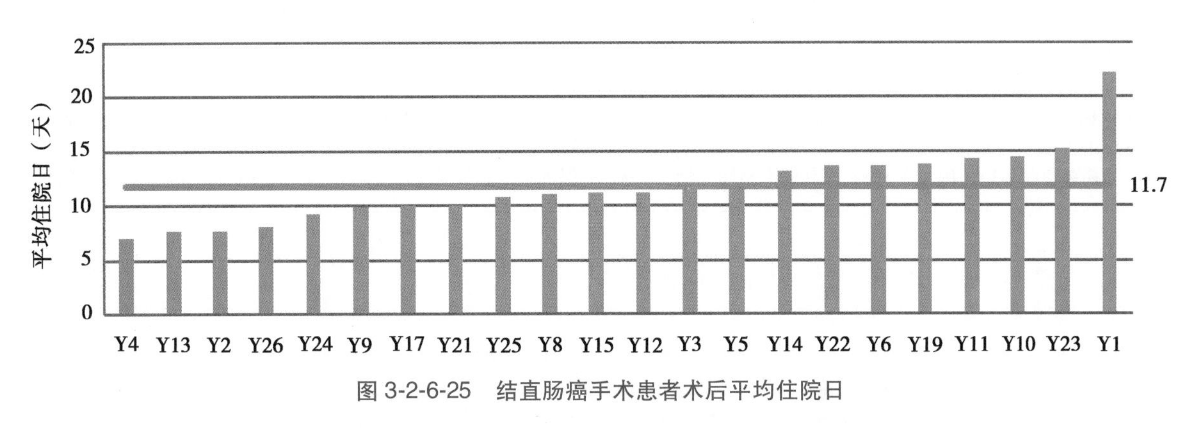

图 3-2-6-25　结直肠癌手术患者术后平均住院日

7. 乳腺癌

（1）不同治疗方式的乳腺癌患者，以化疗为治疗方式的乳腺癌患者占比最多（图 3-2-6-26）。

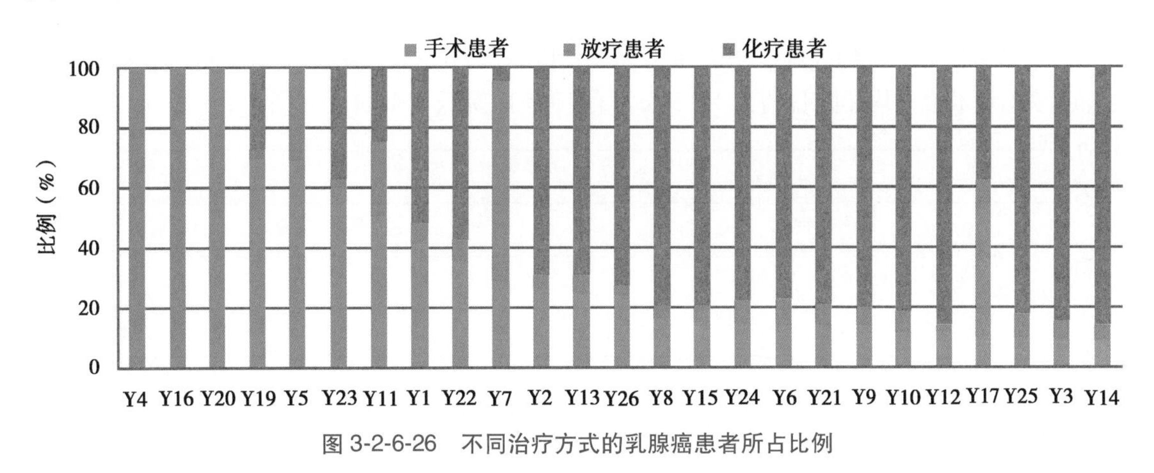

图 3-2-6-26　不同治疗方式的乳腺癌患者所占比例

（2）不同治疗方式的乳腺癌患者治疗前接受 MDT 人数相对较少，仅有 4 家医院开展的例数相对较多，占比相对较高（图 3-2-6-27）。

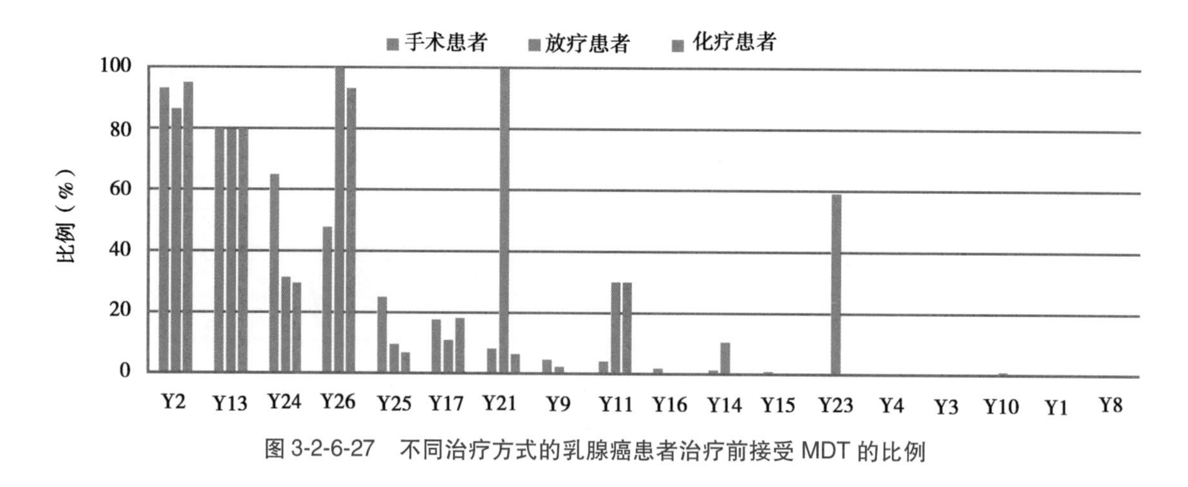

图 3-2-6-27　不同治疗方式的乳腺癌患者治疗前接受 MDT 的比例

（3）以手术为治疗方式的乳腺癌患者术前接受病理诊断比例、保乳手术比例、保乳手术后接受放疗比例以及前哨淋巴结活检比例。以手术为治疗方式的乳腺癌患者术前接受病理诊断平均比例为41.5%；前哨淋巴结活检平均比例为25.9%；开展保乳手术平均比例为13.5%；保乳手术后接受放疗人数相对较少，平均比例为6.7%（图 3-2-6-28）。

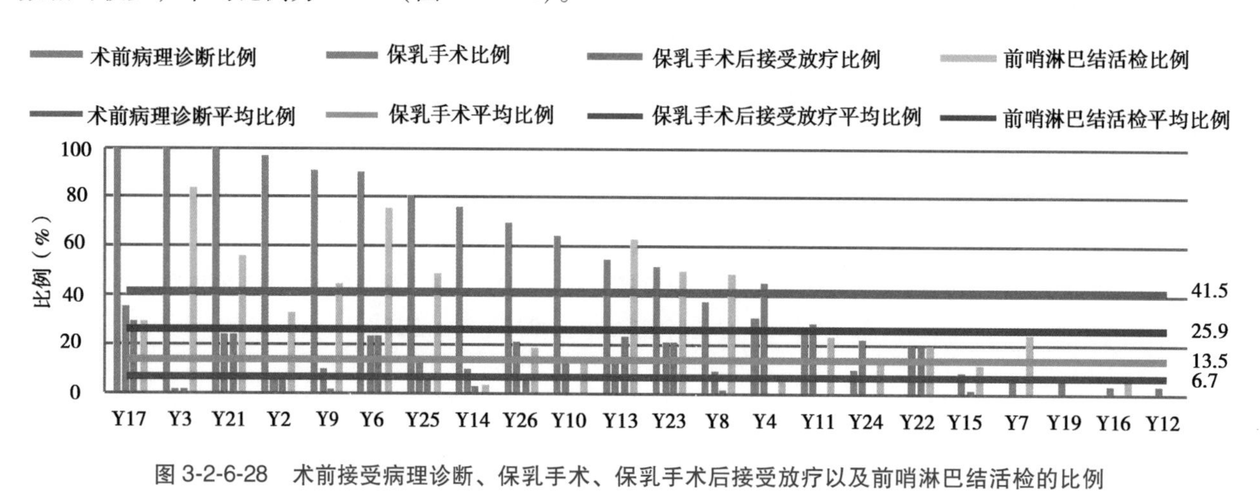

图 3-2-6-28　术前接受病理诊断、保乳手术、保乳手术后接受放疗以及前哨淋巴结活检的比例

（4）以手术为治疗方式的乳腺癌患者术后平均住院日。21 家省级肿瘤专科医院中，以手术为治疗方式的乳腺癌患者术后平均住院日约为10.5天，有13家医院低于平均值（图 3-2-6-29）。

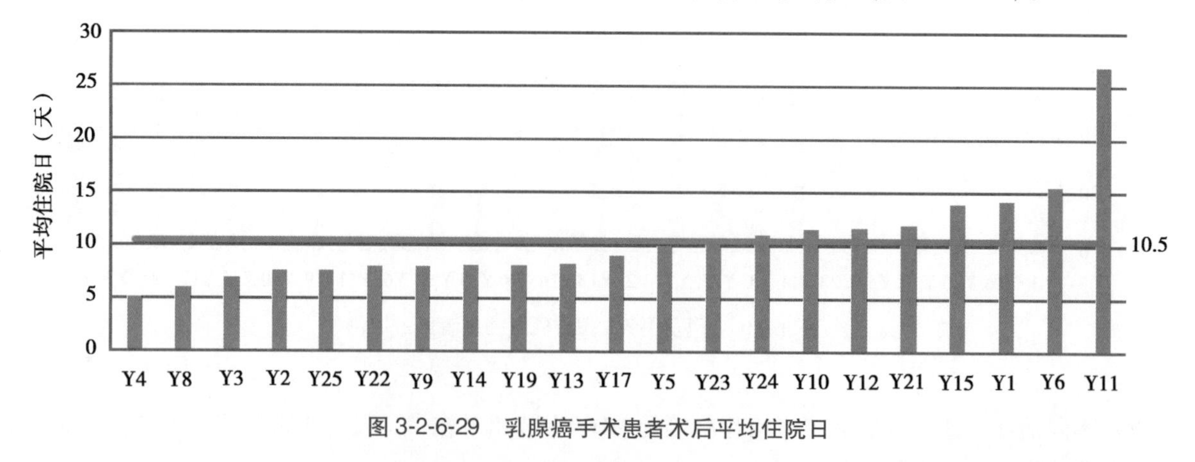

图 3-2-6-29　乳腺癌手术患者术后平均住院日

（5）以化疗为治疗方式的乳腺癌患者分子病理检测平均比例为35.6%（图 3-2-6-30）。

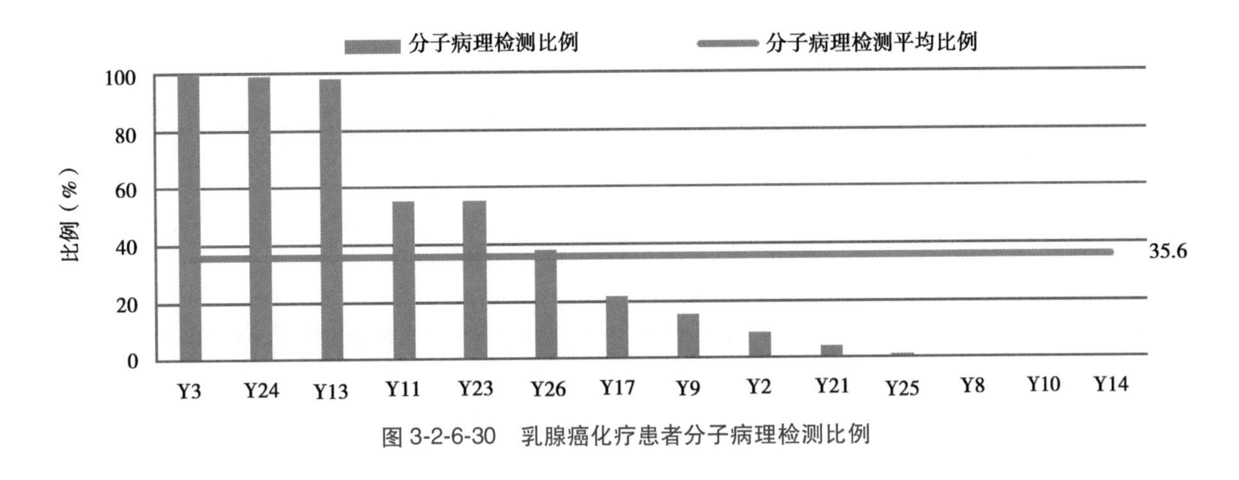

图 3-2-6-30 乳腺癌化疗患者分子病理检测比例

二、问题分析及重点工作

（一）问题及分析

1. 肿瘤单病种质控信息收集困难

由于恶性肿瘤治疗手段多，治疗方式多样，治疗过程很难有统一量化的衡量标准，目前在国际上也没有统一可量化的质控标准，所以肿瘤单病种的质控信息收集比较困难。目前主要依靠手工填报质控信息，数据准确性低、质量难以保证，而单个病例质控信息的填报又需要较大工作量，难以全面推广，所以急需利用信息化手段收集和分析质控信息。

2. 质控工作应更偏重基层医院

从部分省级中心质控结果看，医院等级越高，其肿瘤治疗整体规范性和质控水平也越高，一方面由于国家对不同等级医院的医疗服务能力要求有差异，医院等级越高，其质控水平和硬件配置条件相对更好；另一方面，等级越高的医院人才聚集水平和接触前沿学科的能力更强，这就提示日后的肿瘤质控工作应更偏重于基层医院。

3. 重视肿瘤化疗质控工作

在欧美等国家，要从事肿瘤内科工作，必须先经过普通内科住院医师培训，再经过 3 年左右的肿瘤内科专科培训才能执业。但在我国，由于国情和现有条件的限制，还没有建立专门的肿瘤内科医生准入制度，各科医生都能开具化疗方案并对肿瘤患者实施化疗，因此造成的不规范问题已日渐凸显，部分不具备肿瘤内科专科资质的医生从事肿瘤内科治疗工作。山东省、北京市等地质控检查结果也显示肿瘤专科的化疗质控结果明显优于非肿瘤专科。所以必须认识到肿瘤专业化、行业准入制度化是肿瘤治疗规范化的前提和条件。

4. 肿瘤专科临床药师配备不足

肿瘤临床药师在抗肿瘤辅助用药管理、处方点评、医嘱审核等方面发挥越来越重要的作用，但是目前肿瘤专科临床药师极其缺乏，从而导致肿瘤的药物治疗方面不规范的情况时有发生，质控结果也显示。配备肿瘤专科临床药师的医院在化疗质控方面要明显优于没有专科临床药师的医院，即使在医疗资源最为集中的北京地区，配备肿瘤专科临床药师的比例也只有 60%，即使配备了专职人员，数量上也严重不足。这就提醒开展肿瘤治疗的医院在今后的工作中要加强肿瘤专科临床药师的配备和培训，进一步增强抗肿瘤药物和辅助用药的审方、点评、调剂能力，指导临床用药。

（二）下一步重点工作

1. 推动肿瘤多学科诊疗（MDT）在肿瘤单病种质控中的作用，MDT 是以患者为中心“多对一”的多学科整体诊疗模式，内科、外科、放疗、病理、诊断等不同科室医生在协作中讨论诊断和治疗方法，将不同学科间的诊疗方法融合，有助于新技术的发展和诊疗方式的优化，进一步提高相关疾病的综合诊疗水平，从而推进各个学科的共同发展。

2. 以肿瘤放疗质控为切入点，制定并发布肿瘤放射治疗质控标准和质控指标，加强对肿瘤放疗质量控制的管理和监督，探索建立国家级、省级、市/县级远程放疗质控平台，开展远程质控工作，收集和分析全国肿瘤放射治疗质控信息。

3. 以国家肿瘤大数据平台为基础，继续收集和分析相关质控信息，改进质控信息收集方式，探索各省级肿瘤质控中心建立统一、连续的肿瘤单病种质控数据收集方式，促进质控信息收集和共享。

第七节 感染性疾病专业

感染性疾病科是对感染性疾病（含传染性疾病）开展诊疗工作的临床医学专业学科。感染性疾病科的业务范围包括传染病筛查隔离治疗、院内外感染性疾病会诊、对抗菌药物临床合理应用和细菌耐药进行指导等。与其他专业相比，感染性疾病专业具有病种多、感染（传染）性、传播性、突发性和未知性等特点。

一、感染性疾病专业医疗质量安全情况分析

本次调查工作覆盖全国31个省、自治区、直辖市（含新疆生产建设兵团，不含港澳台地区）。采集2016年1月1日至2016年12月31日期间医院感染性疾病科的医疗质量相关数据。本次上报的医院中有感染性疾病科的有2312家，剔除填报数据完整度小于70%的医院115家后，最终2197家医院的数据纳入分析。其中委属委管医院24家，其他三级公立医院931家（包括大学附属医院169家，省级医院97家，地市医院478家，县级医院187家），二级公立医院1101家，三级民营医院71家，二级民营医院70家。各地纳入分析的医院数量情况见图3-2-7-1，纳入分析的医院级别构成情况见图3-2-7-2。

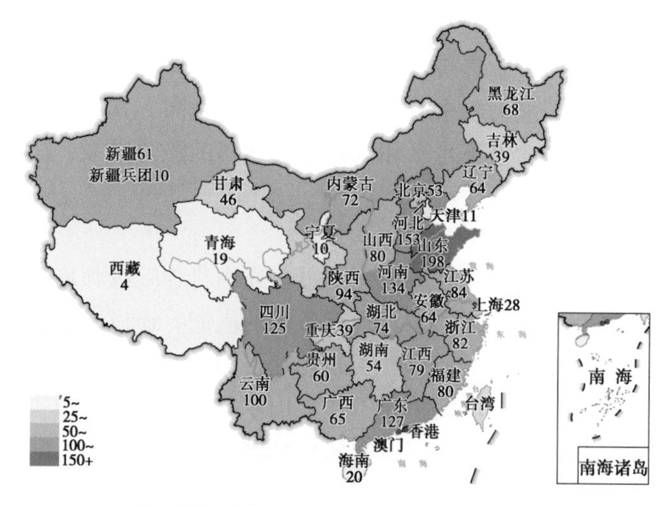

注：图中数据不含我国港、澳、台地区。

图3-2-7-1 纳入分析的医院分布情况

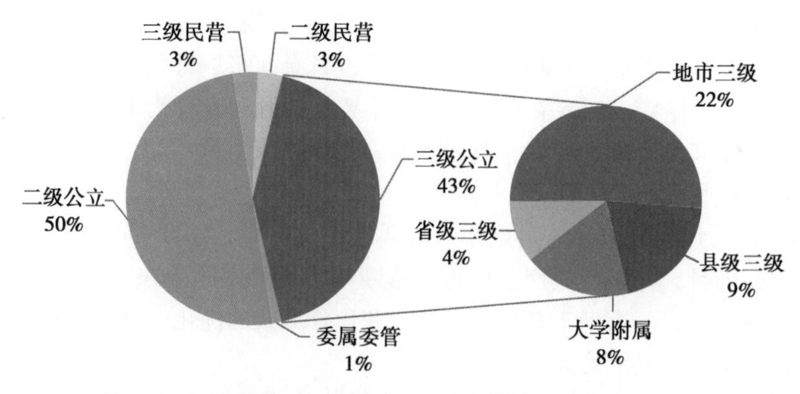

图3-2-7-2 纳入分析的医院构成情况

本次分析涉及的感染性疾病质控指标主要包括：

感染性疾病科运行指标：出院患者平均住院日、住院患者治愈人数、住院患者死亡人数。

感染性疾病诊断及治疗指标：感染科收治前5位疾病种类/数量、感染科医师参与感染性疾病诊断和抗菌药物合理应用情况、住院患者抗菌药物使用率、抗菌药物使用DDDs值、抗菌药物使用前微生物检验标本送检率。

单病种质量指标：发热待查病例、流感病例、病毒性肝炎和结核病等。

（一）感染性疾病科运行指标

1. 出院患者平均住院日 委属委管、三级公立、二级公立、三级民营、二级民营医院平均住院日分别为12.79天、11.68天、10.27天、14.5天和9.21天（图3-2-7-3）。

三级公立医院中大学附属、省级三级、地市三级和县级三级公立医院出院患者平均住院日分别为11.84天、13.05天、11.79天和10.02天，省级三级出院患者平均住院日最长（图3-2-7-4）。

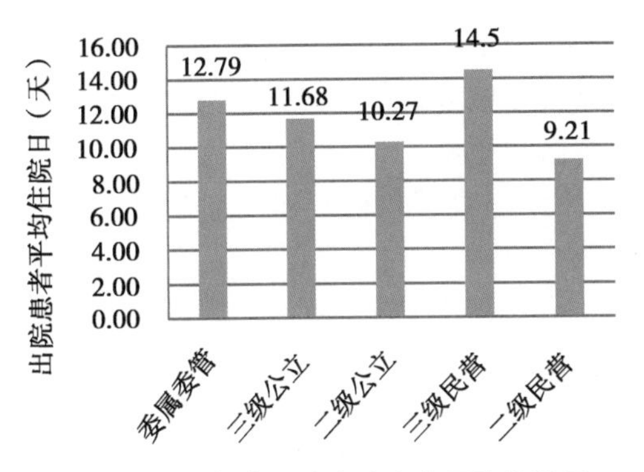

图3-2-7-3 各类医院出院患者平均住院日

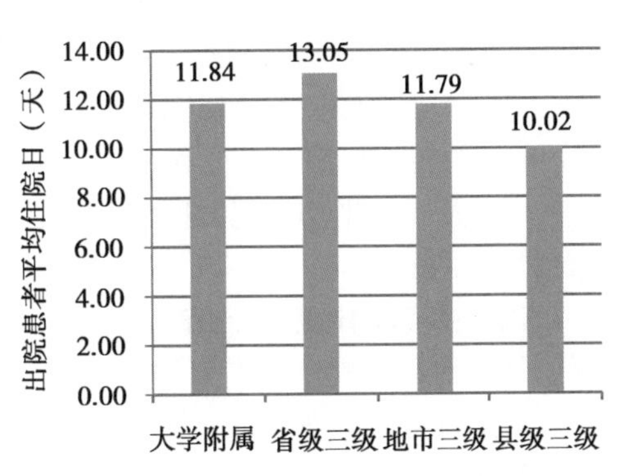

图3-2-7-4 各类三级公立医院出院患者平均住院日

2. 住院患者治愈率 委属委管、三级公立、二级公立、三级民营、二级民营医院院均治愈人次分别为3729人次、1478人次、595人次、459人次和592人次；治愈率分别为2.44%、1.63%、2.03%、0.78%和2.80%（图3-2-7-5）。

三级公立医院中大学附属、省级三级、地市三级和县级三级公立院均出院患者治愈人次分别为1192人次、989人次、1780人次和1242人次，地市三级公立医院院均出院患者治愈人次最多（图3-2-7-6）。

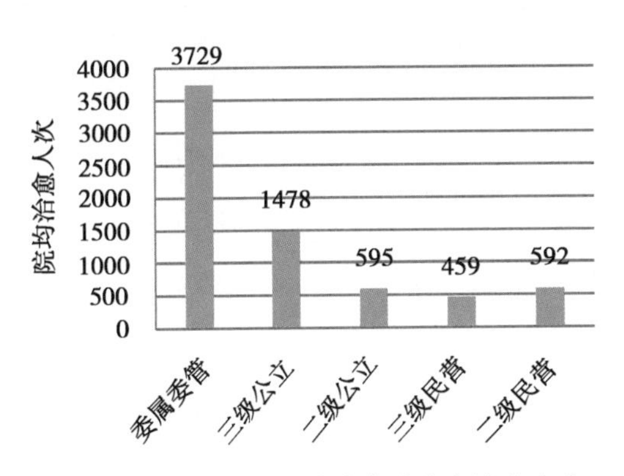

图3-2-7-5 各类医院院均出院患者治愈人次

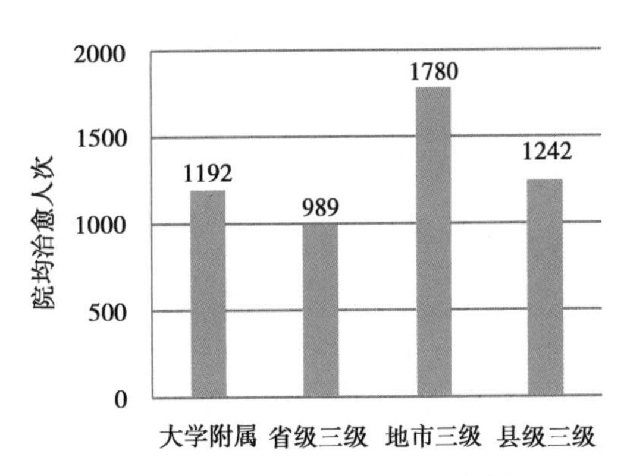

图3-2-7-6 各类三级公立医院院均出院患者治愈人次

3. 住院患者死亡率 委属委管、三级公立、二级公立、三级民营、二级民营医院住院患者死亡率分别为0.52%、0.69%、0.61%、0.92%和0.47%（图3-2-7-7）。

三级公立医院住院患者平均死亡率为0.69%，其中省级三级住院患者死亡率最高，为0.85%；大学附属、地市三级和县级三级公立医院住院死亡率分别为0.65%、0.75%、0.50%（图3-2-7-8）。

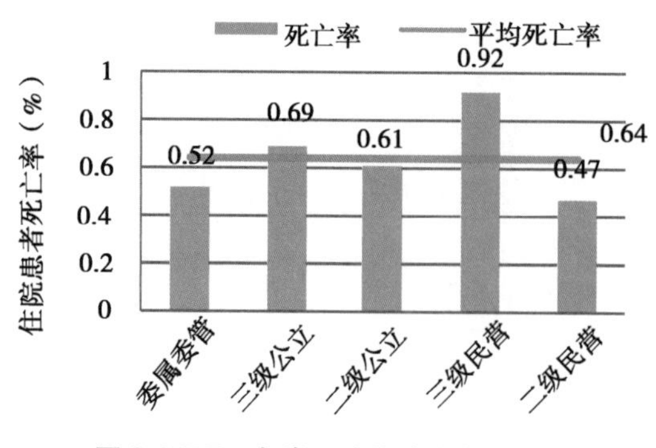

图 3-2-7-7 各类医院住院患者死亡率

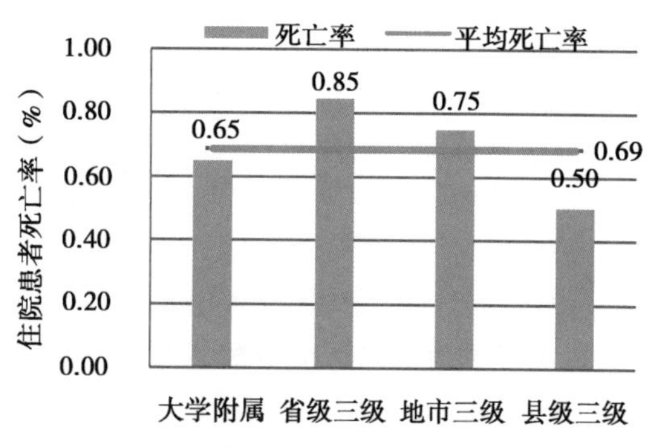

图 3-2-7-8 各类三级公立医院住院患者死亡率

4. 结论及建议

（1）委属委管医院住院患者死亡率低于平均值，救治成功的优势明显；委属委管及三级公立医院平均住院日较长，可能与收治疑难危重症患者为主有关。建议委属委管、三级公立与二级公立、民营医院之间建立良好的转诊机制，充分利用现有医疗资源，提高医疗质量。

（2）三级民营医院平均住院时间较长，住院患者死亡率明显高于均值。建议加强对三级民营医院的临床救治能力建设。

（二）感染性疾病的诊断及治疗

1. 感染性疾病科住院重点疾病分析

（1）不同类别医院感染科收治前5位的病种：肝病仍为感染性疾病科收治人数最多的疾病，五类医院主要收治病种排名中，均排名第1位。其中病毒性肝炎占绝大多数，占肝病患者的77.84%，其余依次为肝硬化、肝衰竭、肝癌、遗传代谢性肝病等。委属委管医院收治病种排名第2位的为发热待查相关疾病，而三级公立、二级公立医院则为结核病和手足口病。此外，感染性疾病科还收治呼吸道感染和其他感染疾病。值得注意的是，委属委管医院感染科收治疾病中排名第5位的是上呼吸道感染（2846例，其中急性化脓性扁桃体炎1144例）。民营医院收治的肝病中大部分为病毒性肝炎，同时也收治了手足口病和结核病等国家法定报告传染病（表3-2-7-1）。

表 3-2-7-1 不同级别医院感染科收治前5位的疾病种类及院均数量

医院分类	病种1	院均例数	病种2	院均例数	病种3	院均例数	病种4	院均例数	病种5	院均例数
委属委管	肝病	1366	发热待查	1260	肺部感染	143	其他感染*	137	上呼吸道感染	129
三级公立	肝病	392	结核病	102	手足口病	99	其他感染	88	肺部感染	36
二级公立	肝病	147	结核病	124	手足口病	96	其他感染	81	肺部感染	32
三级民营	肝病	62	手足口病	21	其他感染	15	结核病	13	发热待查	13
二级民营	肝病	63	其他感染	15	结核病	9	肺部感染	8	手足口病	8

注：* “其他感染”包括的疾病是除外肝病、发热待诊、呼吸系统感染、结核病、手足口病、艾滋病以外的感染性疾病，按病原学分类分布的情况见图3-2-7-9至图3-2-7-13。

（2）不同类型医院收治的其他感染性疾病：在“其他感染性疾病”中，委属委管医院收治的病原体类别和其他三级公立、三级民营医院接近，以细菌、病毒、真菌感染为主。二级公立医院收治的病原体类别与委属委管、三级公立医院明显不同，排在第1位的是病毒，其次为细菌、立克次体、螺旋体等。

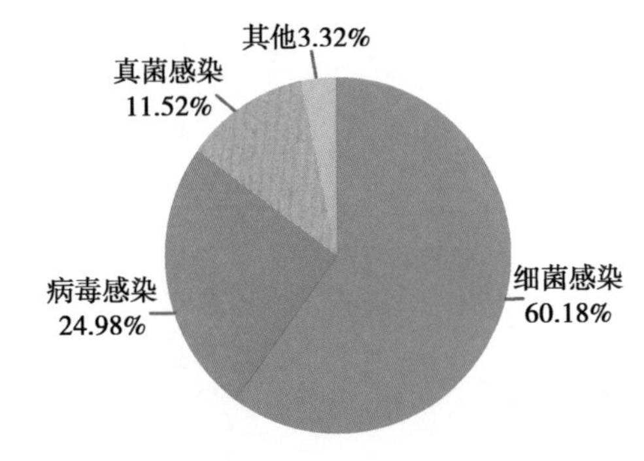

图 3-2-7-9 委属委管医院收治的其他感染性疾病种类

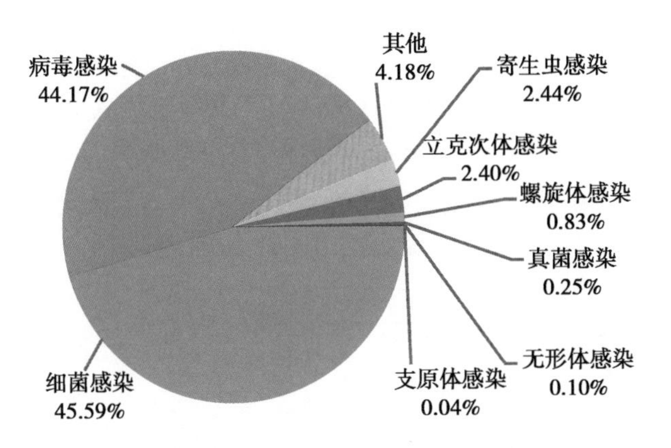

图 3-2-7-10 三级公立医院收治的其他感染性疾病种类

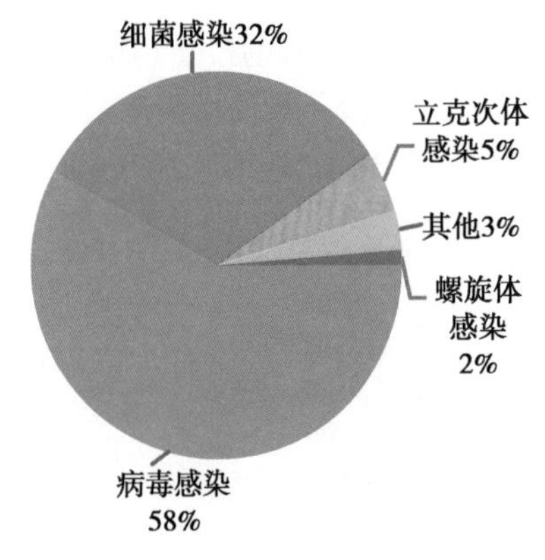

图 3-2-7-11 二级公立医院收治的其他感染性疾病种类

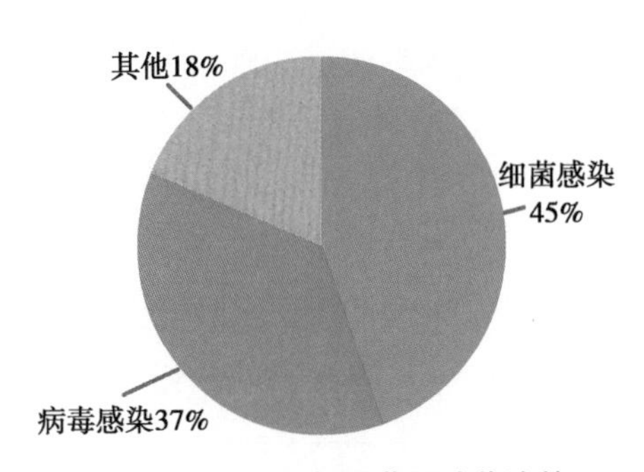

图 3-2-7-12 三级民营医院收治的其他感染性疾病种类

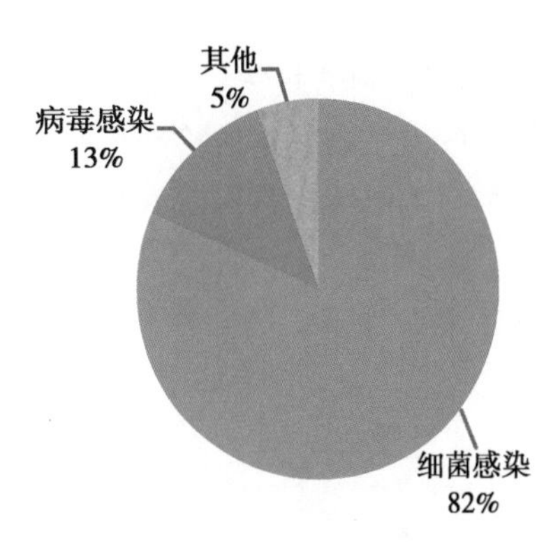

图 3-2-7-13 二级民营医院收治的其他感染性疾病种类

2. 感染科医师院内抗菌药物会诊情况　委属委管医院感染科院内抗菌药物会诊次数最多，院均4169 次，显著高于其他类别医院；三级公立院均 518 次；二级公立院均 170 次；三级民营院均 92 次；二级民营院均 36 次（图 3-2-7-14）。

3. 感染科抗菌药物使用情况

（1）感染科抗菌药物使用率：各个类型医院感染科抗菌药物使用率均在 60%以下（图 3-2-7-15），其中委属委管医院感染科抗菌药物使用率为 59. 79%、三级公立医院为 50. 53%、二级公立医院为 52. 19%、三级民营医院为 35. 78%、二级民营医院为 36. 93%。

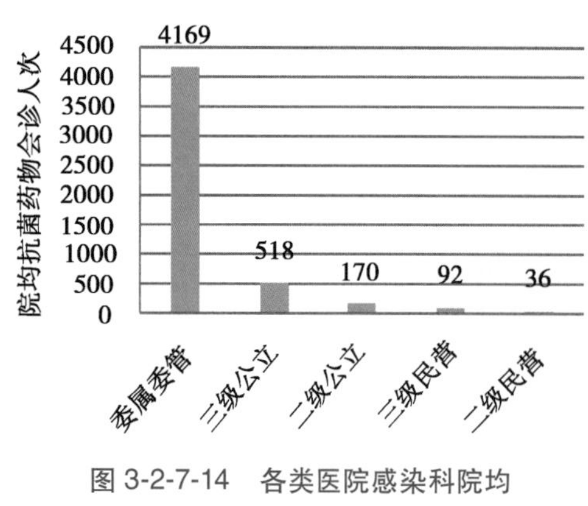

图 3-2-7-14 各类医院感染科院均院内抗菌药物会诊人次

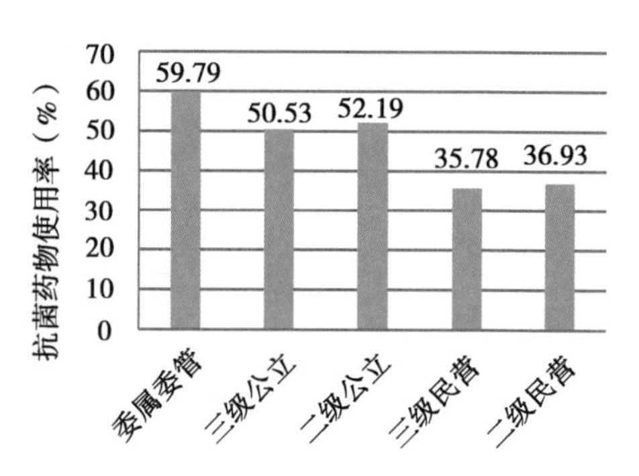

图 3-2-7-15 各类医院感染科住院患者抗菌药物使用率

（2）抗菌药物使用强度（DDDs）

三级民营抗菌药物使用强度最高，为109.60，其次为委属委管医院（80.90）、县级三级（69.17）、大学附属（64.39）、地市三级（60.38）、省级三级（59.08）、二级公立（55.99）、二级民营（54.31）（图3-2-7-16）。

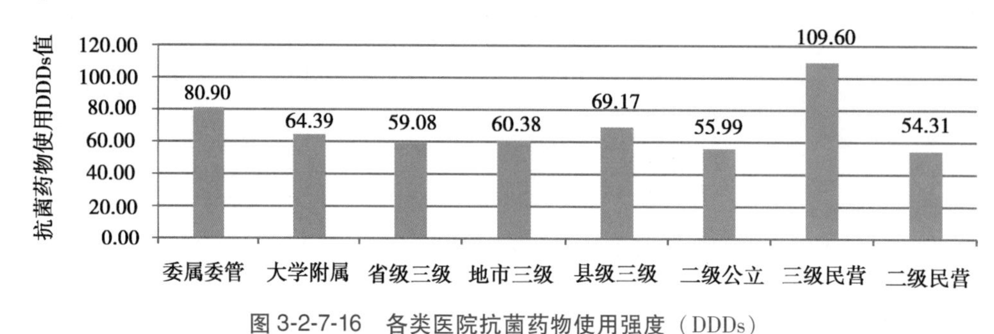

图 3-2-7-16 各类医院抗菌药物使用强度（DDDs）

4. 使用抗菌药物前微生物标本送检率

委属委管医院微生物标本送检率最高，为81.06%，其他依次为三级公立医院（69.40%）、二级公立医院（62.55%）、三级民营医院（55.94%）、二级民营医院（37.13%）（图3-2-7-17）。

三级公立、二级公立、三级民营和二级民营医院中分别有15.41%、28.34%、15.63%和55.26%的医院标本送检率不足30%，而委属委管医院全部在30%以上（图3-2-7-18）。

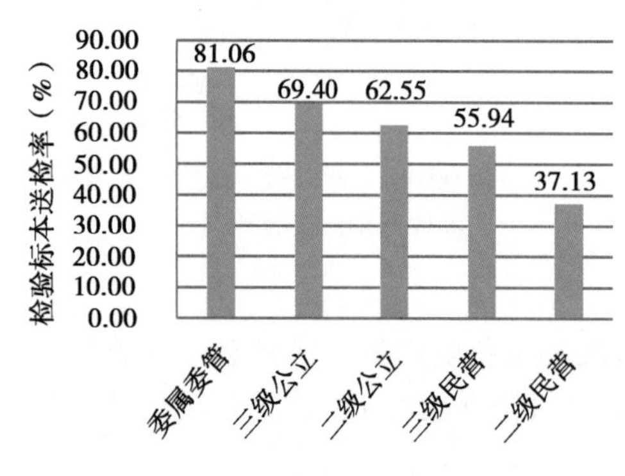

图 3-2-7-17 各类医院抗菌药物使用前标本送检率

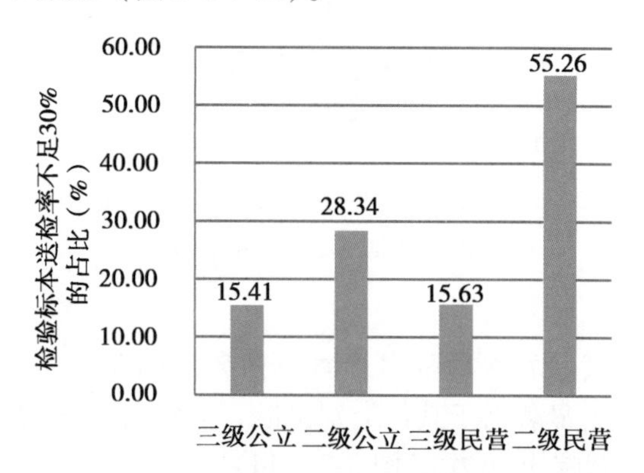

图 3-2-7-18 各类医院抗菌药物使用前标本送检率低于30%的医院比例

5. 各级医院感染科医生参加抗菌药物管理委员会的情况

委属委管医院感染科医师参与抗菌药物管理委员的比例最高，为91.2%，其他依次为三级公立医院（81.26%）、二级公立医院（78.71%）、三级民营医院（59.68%）、二级民营医院（70%）（图3-2-7-19）。

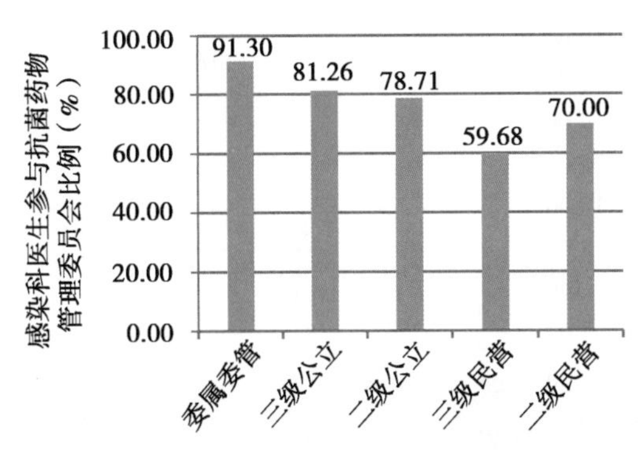

图 3-2-7-19　2016 年各类医院感染科医师参加抗菌药物管理委员会的比例

6. 结论及建议

（1）委属委管医院在感染性疾病诊断治疗以及抗菌药物使用及管理、会诊等方面的质量指标比较突出，但在委属委管医院收治的病种中，上呼吸道感染排名位列前 5 位，建议通过建立合理的分级诊疗体系，将上呼吸道感染等轻症疾病尽可能分流在二级医院以及基层医疗机构。

（2）委属委管医院、三级公立和三级民营医院感染科抗菌药物使用强度高于 80，显著高于国家抗菌药物专项整治要求 40 的水平，今后需加强对三级医院感染科抗菌药物使用合理性的督查。

（三）单病种质量分析

1. 肝病

（1）各级医院肝病收治情况

三级公立医院收治肝病患者最多（68.84%），其次为二级公立医院（20.06%），民营医院也收治了一定比例的肝病（3.34%）。

三级公立医院肝病收治患者高于其他类别医院，其中委属委管院均病毒性肝炎收治人数（6434 人次）与其他三级公立医院（6548 人次）接近，但委属委管院均肝硬化（1327 人次）、重型肝炎（153 人次）收治人数均明显超过其他三级公立医院（分别为 551 人次和 37 人次）。三级民营院均收治病毒性肝炎人次（1388 人次），虽然少于三级公立医院，但多于二级公立医院（384 人次），而且三级民营院均收治肝硬化人次（498 人次）接近三级公立医院（551 人次），见表 3-2-7-2。

表 3-2-7-2　不同等级医院收治肝病情况

	病毒性肝炎			肝炎后肝硬化			重型肝炎		
	总人次	医院数量	院均收治人次	总人次	医院数量	院均收治人次	总人次	医院数量	院均收治人次
委属委管	135 104	21	6434	25 220	19	1327	2915	19	153
三级公立	1 084 859	656	6548	344 474	625	551	19 188	513	37
二级公立	326 181	850	384	89 537	765	117	6388	571	11
三级民营	43 023	31	1388	14 221	31	459	498	31	16
二级民营	9091	38	239	3255	38	86	177	38	5
合计	1 598 258	1596	14 993	476 707	1478	2540	29 166	1172	222

（2）重型肝炎病死率

重型肝炎病死率以三级民营医院为最高（16.06%），委属委管医院最低（3.98%）（图 3-2-7-20）。

（3）结论及建议

三级民营医院收治了一定数量的肝病，但重型肝炎病死率最高，约是委属委管医院的 4 倍。为提高重型肝炎的治疗成功率，建议加强对民营医院疑难重症肝病治疗质量的监督和管理。

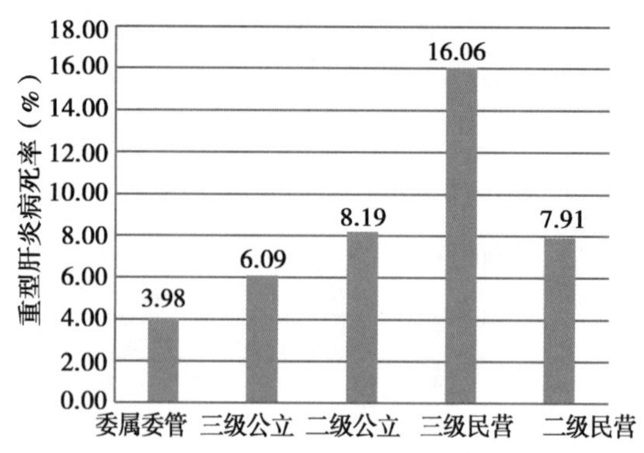

图 3-2-7-20　不同等级医院重型肝炎病死率比较

2. 发热待查　发热待查相关的质量指标包括：门诊发热待查病例人次、病房发热待查人次、发热待查住院患者明确诊断率、发热待查住院患者平均住院日。

（1）不同等级医院住院发热待查患者诊断率和平均住院日：不同等级医院住院发热待查患者明确诊断率均超过 70%，委属委管医院（86.76%）高于三级公立（77.58%）和二级公立医院（77.14%）（图 3-2-7-21）。

委属委管医院发热待查患者平均住院日最长（13.85 天），其次为三级民营（12.49 天），三级公立、二级公立和二级民营医院发热待查患者平均住院日均不足 10 天（图 3-2-7-22）。

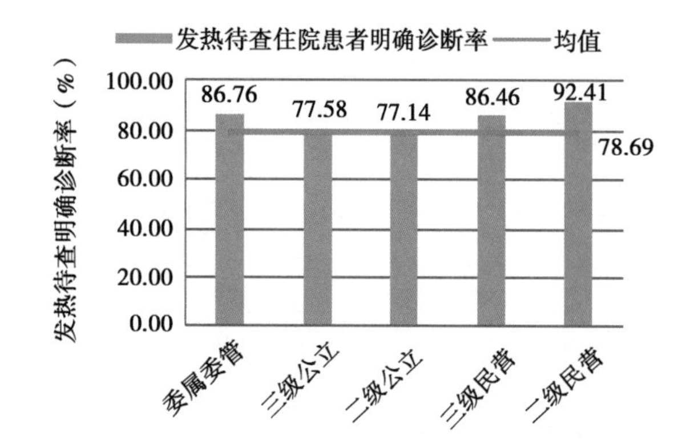

图 3-2-7-21　不同等级医院发热待查住院患者明确诊断率

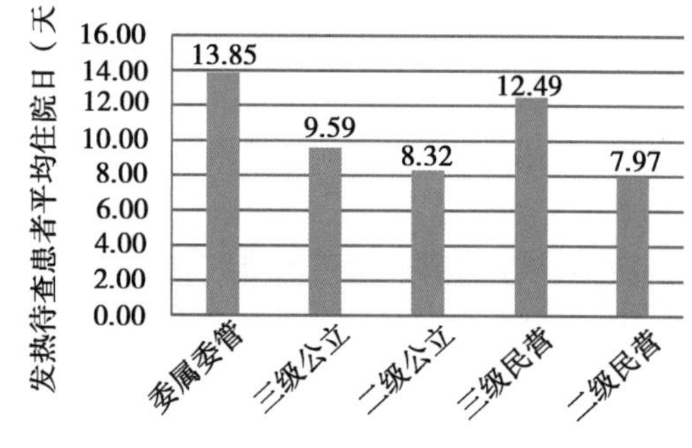

图 3-2-7-22　各类医院发热待查住院患者平均住院日

（2）结论及建议：委属委管医院院均收治发热待查人次最多，住院发热待查患者明确诊断率最高，明显高于三级、二级公立医院，建议加强三级及二级公立医院发热待查相关感染性疾病的诊疗能力建设。

3. 流感　流感相关质量指标包括：门诊流感样病例人次、门诊流感样病例病原学诊断人数、门诊流感样病例病原学诊断率。

（1）门诊流感样病例：2016 年 849 家医院共接诊门诊流感样病例 754 130 人次。其中委属委管接诊门诊流感患者 33 772 人次，院均 2598 人次；三级公立 360 179 人次，院均 862 人次；二级公立 345 977 人次，院均 908 人次；三级民营 8869 人次，院均 554 人次；二级民营 5333 人次，院均 254 人次（表 3-2-7-3）。

表 3-2-7-3　2016 年不同等级医院接诊门诊流感患者人次比较

医院分类	纳入分析的医院数［N（%）］	门诊流感患者人次	院均门诊流感样患者人次
委属委管	13（1.53）	33 772	2598
三级公立	418（49.23）	360 179	862
二级公立	381（44.88）	345 977	908
三级民营	16（1.88）	8869	554
二级民营	21（2.47）	5333	254
合　计	849	754 130	888

（2）门诊流感样病例病原学诊断：委属委管医院门诊流感病原学诊断率最高，为 48.23%，其次为三级民营，为 46.70%。而三级公立和二级公立医院分别为 17.17%、16.76%（图 3-2-7-23）。

（3）结论及建议：门诊流感样病例病原学诊断率以委属委管医院最高，三级公立及二级公立医院门诊流感样病例病原学诊断率普遍偏低，建议加强三级及二级医院对流感样病例的实验室检测能力建设，提高病原学诊断率。

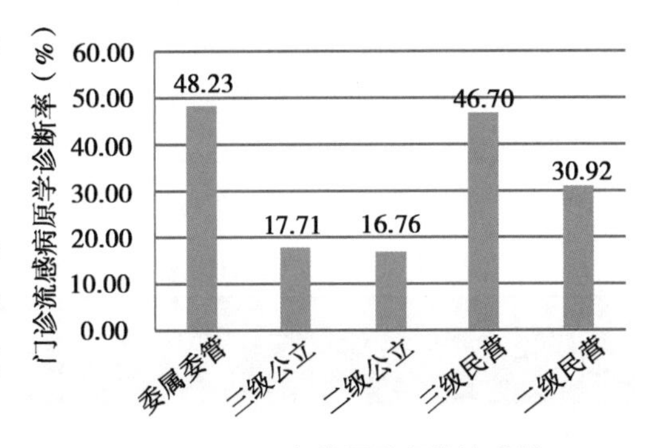

图 3-2-7-23 各类医院门诊流感样病例病原学诊断率

4. 结核病

（1）结核病患者出院人次：委属委管结核病患者院均出院人次为 128.83 人次；三级公立院均出院人次为 259.44 人次；三级民营院均出院人次为 126.06 人次；二级公立院均出院人次为 177.48 人次；二级民营院均出院人次为 51.75 人次。三级公立医院院均出院人次最高（表 3-2-7-4）。

表 3-2-7-4 各级各类医疗机构结核病患者年出院人次比较

		出院人次［N（%）］	医院数量［N（%）］	院均出院人次
委属委管		2319（0.89）	18（1.43）	128.83
三级公立	院校三级	23 229（8.93）	83（6.58）	279.87
	省级三级	7033（2.70）	47（3.73）	149.64
	地市三级	68 746（26.22）	232（18.40）	296.32
	县级三级	30 710（11.81）	138（10.94）	222.54
三级民营		2143（0.82）	17（1.35）	126.06
二级公立		124 593（47.92）	702（55.67）	177.48
二级民营		1242（0.48）	24（1.90）	51.75
合计		260 015（100.00）	1261（100.00）	1432.49

（2）经组织学和（或）细菌学证实的肺结核患者人次与确诊率：肺结核的病原学诊断率是衡量结核病诊断水平高低的重要指标。18 家委属委管医院肺结核病原学诊断为 638 人次，病原学确诊率 27.51%；院校附属类、省级、市级、县级三级医院病原学诊断人次分别为 6929 人次、1546 人次、17 785 人次、7435 人次，病原学确诊率分别为 29.83%、21.98%、25.87%、24.21%；三级民营医院为 582 人次，病原学确诊率分别为 27.16%（图 3-2-7-24）。二级公立、二级民营医院肺结核病原学诊断人次分别为 30 420 人次、525 人次，病原学确诊率分别为 24.42%、42.27%。二级民营医院肺结核病原学确诊率最高。

除民营二级医院肺结核的病原学确诊率（42.27%）明显高出其他医院平均水平外（需对二级民营医院的数据进行核查），委属委管三级医院、院校附属三级医院、省市县级三级医院、民营三级医院肺结核病原学确诊率均在 20%~30%，院校附属三级医院、委属委管三级医院、公立二级医院分别为 29.83%、27.51%、27.16%，略高于其他医院。与 2015 年平均确诊率 22.17%相比有所提高，但与国家结核病防控规划中要求的 30%仍有一定差距。

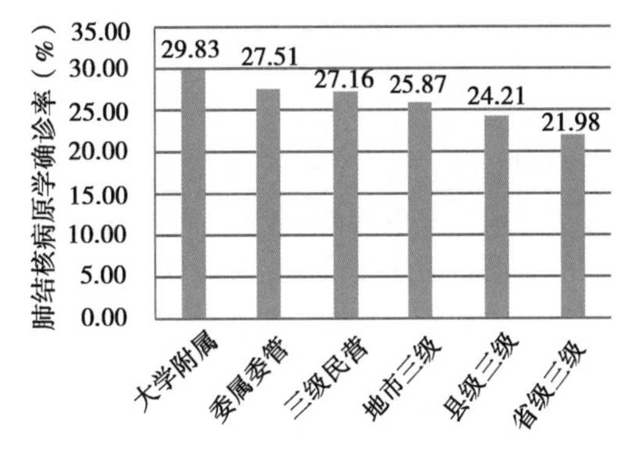

图 3-2-7-24 各类三级医院住院肺结核患者病原学确诊率比较

（3）未经组织学和细菌学证实的肺结核患者人次与临床诊断率：未经组织学和细菌学证实肺结核患者的临床诊断率（以下简称临床诊断率）也是评估肺结核诊疗水平的重要医疗质量指标之一。委属委管、三级公立、三级民营、二级公立医院肺结核临床诊断率分别为41.83%、57.74%、19.37%、58.49%，三级民营医院最低（表3-2-7-5）。

表3-2-7-5 各级各类医疗机构未经组织学和细菌学证实的肺结核患者人次与临床诊断率

		未经组织学和细菌学证实的肺结核患者人次	医院数量（家）	临床诊断率（%）
委属委管		970	18	41.83
三级公立	院校三级	13 807	71	59.44
	省级三级	3879	42	55.15
	地市三级	42 327	276	61.57
	县级三级	16 829	130	54.80
三级民营		415	17	19.37
二级公立		72 877	561	58.49
二级民营		725	24	58.37
合计		151 829	1139	—

（4）结论及建议：各级各类医院均收治了一定数量的肺结核患者，但肺结核的病原学确诊率低于国家结核病防控规划要求（30%），且50%左右为临床诊断，建议加强对肺结核病原学诊断的能力建设，提高肺结核的病原学诊断率。

二、问题分析及工作重点

（一）问题分析

2016年1月1日至2016年12月31日期间医院感染性疾病科的医疗质量相关数据上报情况较上一年度有明显改善。本次上报的医院中有感染性疾病科的有2312家，剔除填报数据完整度小于70%的医院115家后，最终2197家医院的数据纳入分析，比上年度上报的1479家医院多1.5倍。

1. 民营医院住院患者死亡率较高，住院时间长　本次质量数据显示，委属委管医院住院患者死亡率低于平均值，救治成功的优势明显，而三级民营医院不仅住院患者死亡率明显高于均值，而且平均住院时间长。应加强对三级民营医院临床救治能力的建设。在委属委管、三级公立医院与二级公立、民营医院之间建立良好的转诊机制，充分利用现有的医疗资源，提高医疗质量。

2. 部分委属委管医院收治大量上呼吸道感染患者　收治的病种方面，肝病仍为现阶段综合医院感染性疾病科收治人数最多的疾病，与此同时，个别委属委管医院收治了大量上呼吸道感染患者。应通过建立合理的分级诊疗体系，将上呼吸道感染等轻症疾病尽可能分流在二级医院以及基层医疗机构。

3. 除委属委管医院外，其他类别医院感染科在抗菌药物管理工作中的作用较为薄弱　抗菌药物应用及管理方面，委属委管医院感染科医师参与抗菌药物管理委员的比例最高（91.2%），院内抗菌药物会诊次数最多（院均4169次），微生物标本送检率最高（81.06%），显著高于其他类别医院。其他类别医院的感染科需加强抗菌药物合理应用及管理等方面的能力建设，尤其是民营医院，要承担起医院抗菌药物管理的职责，发挥感染科医生在医院抗菌药物管理工作中的作用。

4. 综合医院感染科在常见感染性疾病病原学诊断能力方面需要加强　跟上一年度一样，本次质量数据选取了发热待查、流感、肝病和结核病作为单病种质量分析。

肝病：三级民营医院收治了一定数量的肝病患者，但重症肝炎病死率最高，约是委属委管医院的4倍。为提高重症肝炎的治疗成功率，建议加强对民营医院疑难重症肝病治疗质量的监督管理。

发热待查：委属委管医院院均收治发热待查人次最多，住院发热待查患者明确诊断率最高，明显高于三级、二级公立医院，建议加强三级及二级公立医院发热待查相关感染性疾病的诊疗能力建设。

流感：门诊流感样病例病原学诊断率以委属委管医院最高，三级及二级医院门诊流感样病例病原学诊断率普遍偏低，建议加强三级及二级医院对流感样病例的实验室检测能力建设，提高病原学诊断率。

结核病：各级各类医院均收治了一定数量的肺结核患者，但肺结核的病原学确诊率低于国家结核病防控规划要求（30%），且 50%左右为临床诊断，建议加强对肺结核病原学诊断的能力建设，提高肺结核的病原学诊断率。

这 4 个单病种在病原学诊断方面均普遍偏低，应进一步加强感染性疾病科在病原学诊断方面的建设，提高病原学诊断阳性率。

（二）工作重点

1. 进一步完善全国感染性疾病医疗质量管理与控制体系建设，根据疾病谱的变化对指标进行调整，加强对常见感染性疾病、新发和突发感染性疾病的质量管理。

2. 在医疗机构诊疗科目设置中，增加“感染性疾病科”科目，进一步明确专业范围，加强感染性疾病病原学诊断能力建设。感染性疾病科要积极承担院内外各类疑难感染性疾病，特别是细菌真菌感染及发热待查患者的会诊工作；参与医院感染预防与控制；参与抗菌药物临床应用管理；开展感染疾病诊疗和抗菌药物合理应用的培训和科普宣传。

3. 加强委属委管、省市三级以及院校三级医院对地市、县三级以及二级公立、民营医院感染科的业务指导，建立良好的转诊机制。

4. 加强对民营医院感染性疾病科的临床救治能力建设，同时加强对其治疗质量的监督检查。

第八节 重症医学专业

2016 年全国参与重症医学专业调查的医院有 2419 家，包括了三级公立综合医院 978 家（40. 43%），二级公立综合医院 1194 家（49. 36%），民营医院 247 家（10. 21%）（图 3-2-8-1、图 3-2-8-2）。

为保持省际数据的可比性，本次调查报告首次采用结构化抽样的方法标化数据。结构化抽样过程中，首先确保该省全部委属委管医院、省级医院全部入组，而后各省按照二级、三级医院 1∶1 的比例抽样，共抽取 1020 家医院的数据进一步分析和比较。结构化抽样方法标化数据后，使不同省市、不同区域间比较更加科学，有利于更加准确地了解不同地区医疗质量现状，从而更加有针对性地发现和解决质量问题。

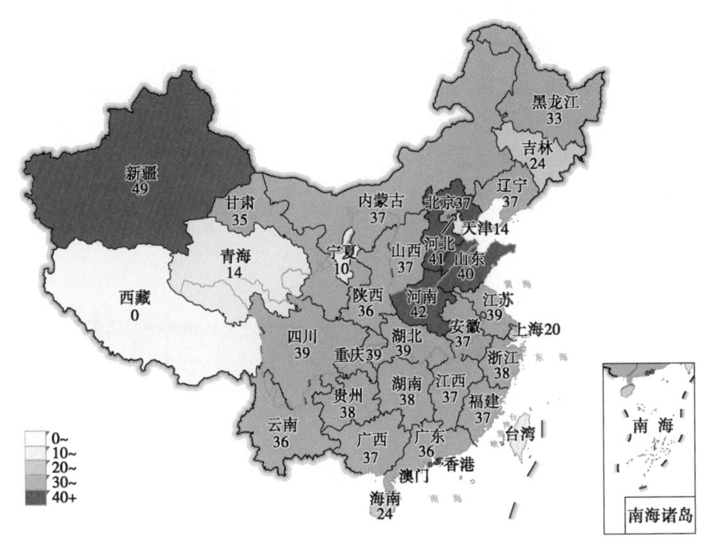

注：图中数据不含我国港、澳、台地区。

图 3-2-8-1 结构化样本全国各省份抽样医院

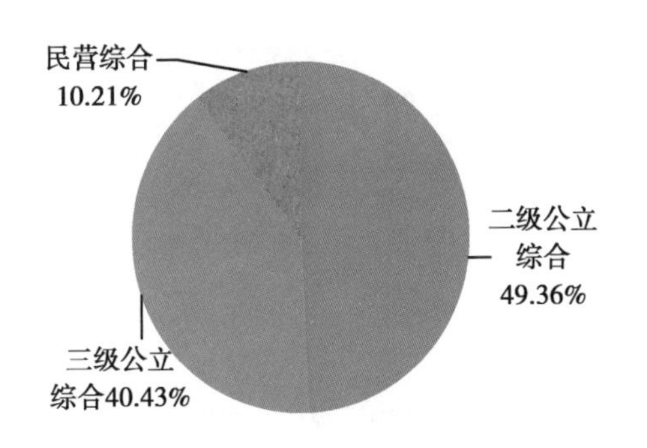

图 3-2-8-2 不同等级医院所占比例

一、重症医学专业质量安全情况分析

（一）全国重症医学专业医疗质量与服务结构指标现状

本次调查的2419家综合医院共计有床位2 152 914张，其中重症医学科床位95 876张，占医院总床位平均比例为4. 45%，符合2006年卫生部颁发的《中国重症加强治疗病房（ICU）建设与管理指南》（以下简称《指南》）中期望的重症医学科应占医院病床总数2%~8%的要求。

从全国调查数据看（图3-2-8-3、图3-2-8-4），4个直辖市京、津、沪、渝和经济相对发达的华东省份，重症医学科床位配置的平均水平基本达到或超过《指南》的要求，而我国其他区域重症医学还有非常大的发展空间（图3-2-8-6）。

从医护人员配置来看，平均全国重症医学科医师人数/重症医学科床位数和重症医学科专科护士人数/重症医学科床位数均偏低，未达《指南》的要求（图3-2-8-6、图3-2-8-7）。委属委管医院重症医学科医师人数/重症医学科床位数也未达到《指南》希望的0. 8~1. 0的要求；重症医学科专科护士人数/重症医学科床位数为2. 45，接近《指南》希望的2. 5~3. 0的要求。

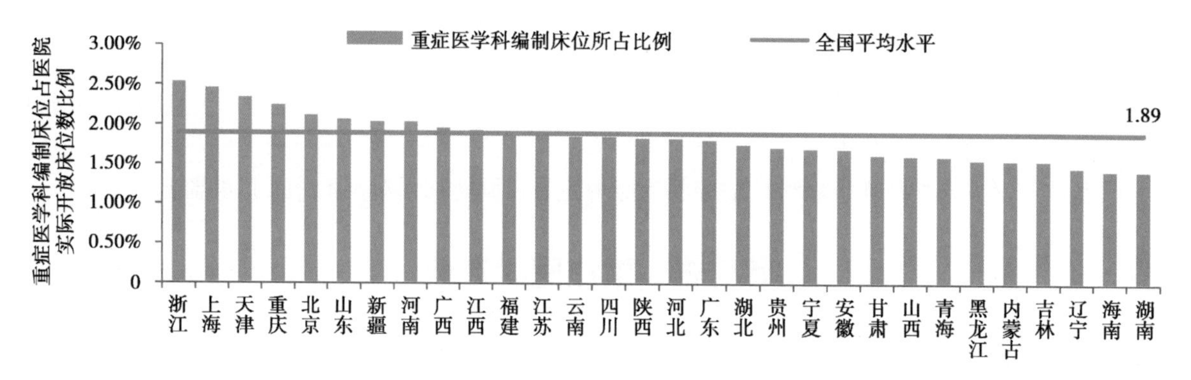

图3-2-8-3　各省重症医学科编制床位占医院实际开放床位数比例

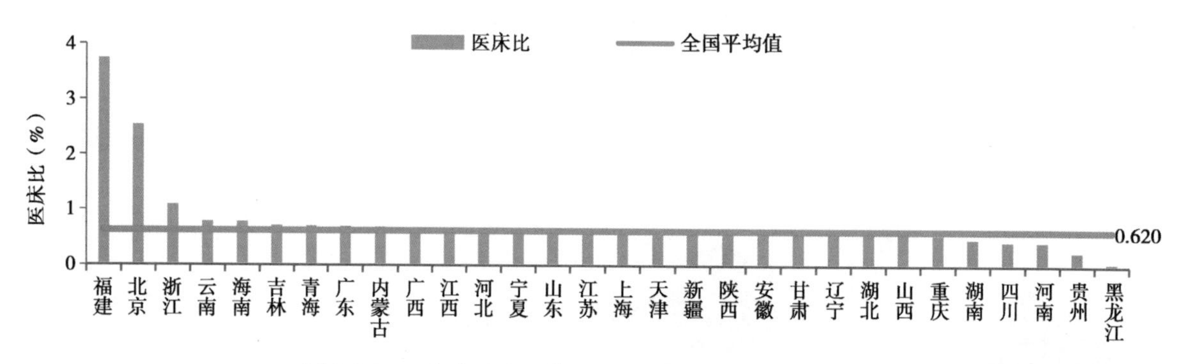

图3-2-8-4　各省重症医学科医师人数/重症医学科床位数

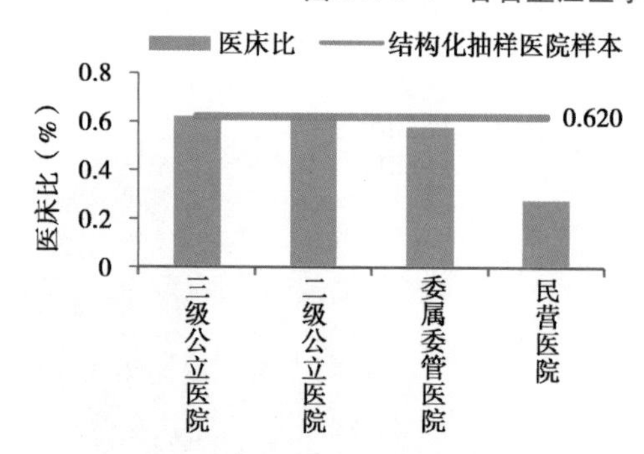

注：图中三级公立医院包括委属委管医院，下同。

图3-2-8-5　不同等级医院重症医学科医师人数/重症医学科床位数

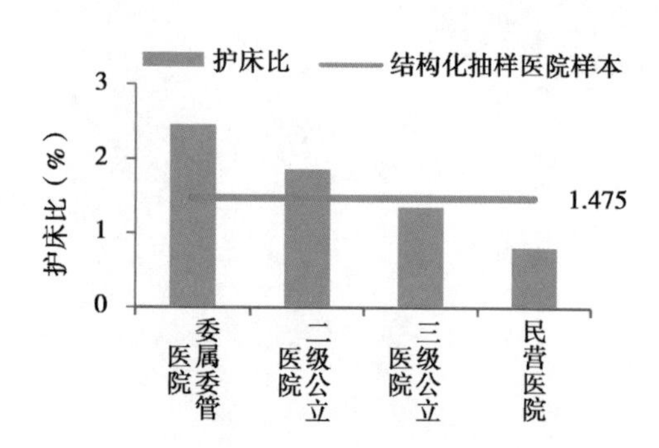

图3-2-8-6　不同等级医院重症医学科专科护士人数/重症医学科床位数

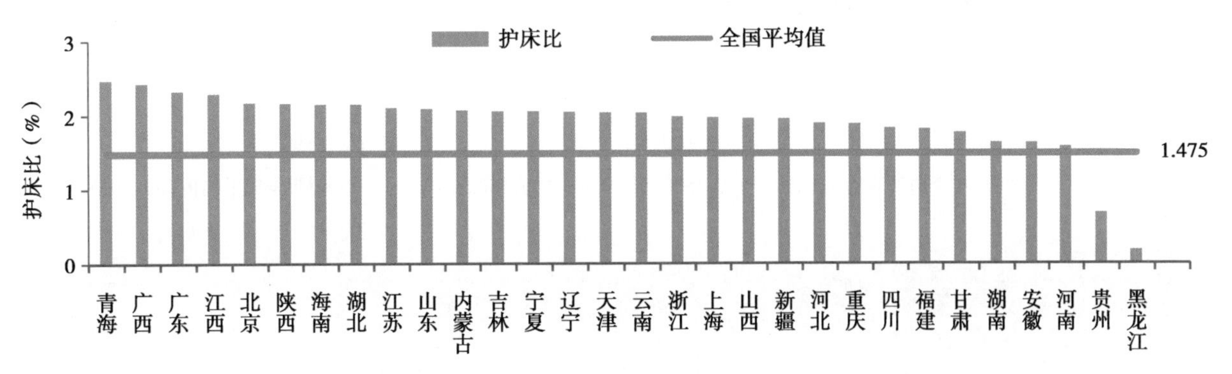

图 3-2-8-7 各省重症医学科专科护士人数/重症医学科床位数

（二）2016 年全国重症医学专业医疗质量控制指标的总体情况

现将 2016 年全国重症医学医疗质量与服务抽样调查数据汇总如下（表 3-2-8-1）：

表 3-2-8-1 2016 年全国质控数据总体结果

指标项目	2016 年数据
一、ICU 患者收治率	1.87%
二、ICU 患者收治床日率	1.31%
三、APACHEⅡ评分≥15 分患者收治率	50.05%
四、ICU 感染性休克诊断率	8.59%
五、3 小时集束化治疗（bundle）完成率	79.39%
六、6 小时集束化治疗（bundle）完成率	68.52%
七、ICU 抗菌药物治疗前病原学送检率	72.10%
八、ICU 深静脉血栓（DVT）预防率	58.79%
九、ICU 患者病死率	8.71%
十、ICU 非计划气管插管拔管率	2.22%
十一、ICU 气管插管拔管后 48 小时内再插管率	2.58%
十二、非计划转入 ICU 率	6.64%
十三、转出 ICU 后 48 小时内重返率	1.27%
十四、ICU 呼吸机相关性肺炎（VAP）发病率	15.23 例/千机械通气日
十五、ICU 血管内导管相关血流感染（CRBSI）发病率	3.10 例/千导管日
十六、ICU 导尿管相关泌尿系感染（CAUTI）发病率	4.06 例/千导尿管日

（三）2014—2016 年全国重症医学专业主要医疗质量控制指标的完成情况分析

1. 2014—2016 年 APACHE Ⅱ 评分≥15 分患者收治率（图 3-2-8-8、图 3-2-8-9）

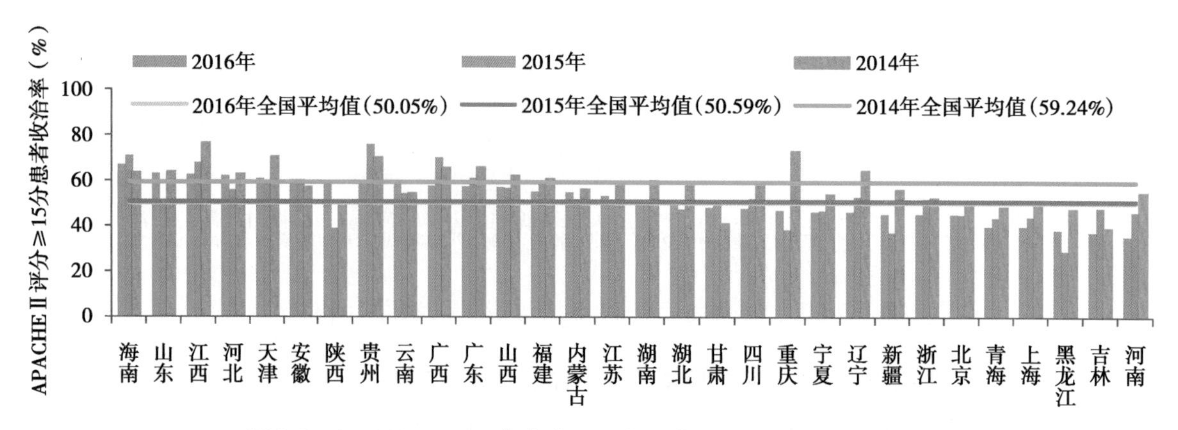

图 3-2-8-8　2014—2016 年各省 APACHE Ⅱ 评分≥15 分患者收治率

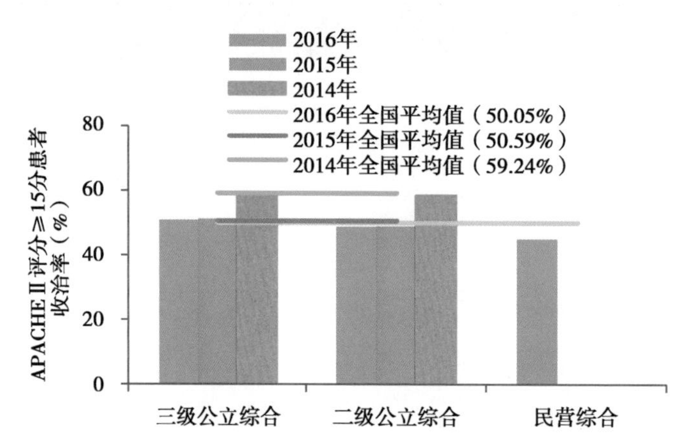

图 3-2-8-9　2014—2016 年不同等级医院 APACHE Ⅱ 评分≥15 分患者收治率

从调查数据看，在全国范围不同省份 APACHE Ⅱ 评分≥15 分患者收治率指标比较接近，2016 年数据与 2015 年数据基本重叠，公立医院患者的疾病严重程度即 APACHE Ⅱ 评分大于民营医院。

2. 2014—2016 年 3 小时集束化治疗（bundle）完成率（图 3-2-8-10、图 3-2-8-11）

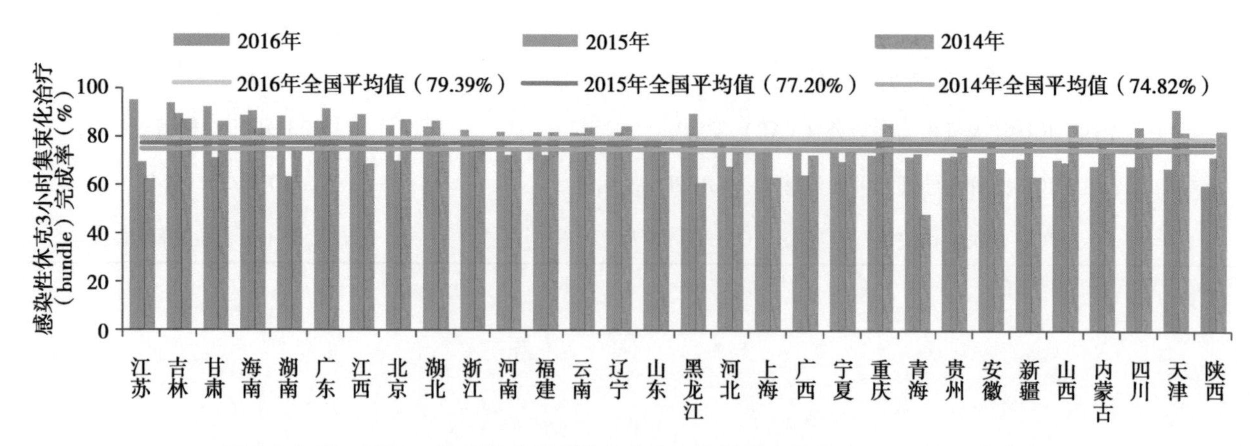

图 3-2-8-10　2014—2016 年各省感染性休克 3 小时集束化治疗（bundle）完成率

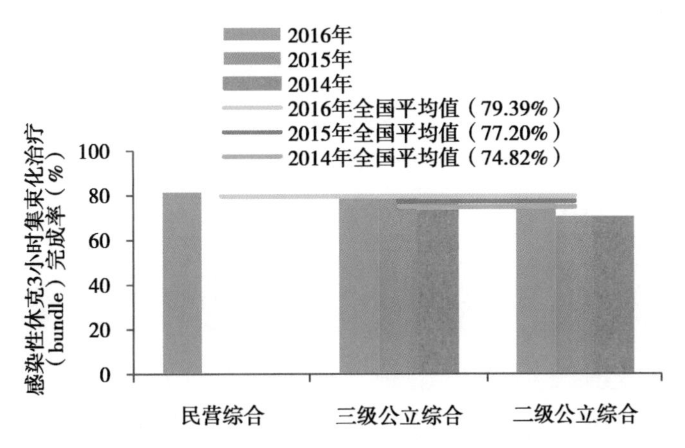

图 3-2-8-11　2014—2016 年不同等级医院感染性休克 3 小时集束化治疗（bundle）完成率对比

3. 2014—2016 年 6 小时集束化治疗（bundle）完成率（图 3-2-8-12、图 3-2-8-13）

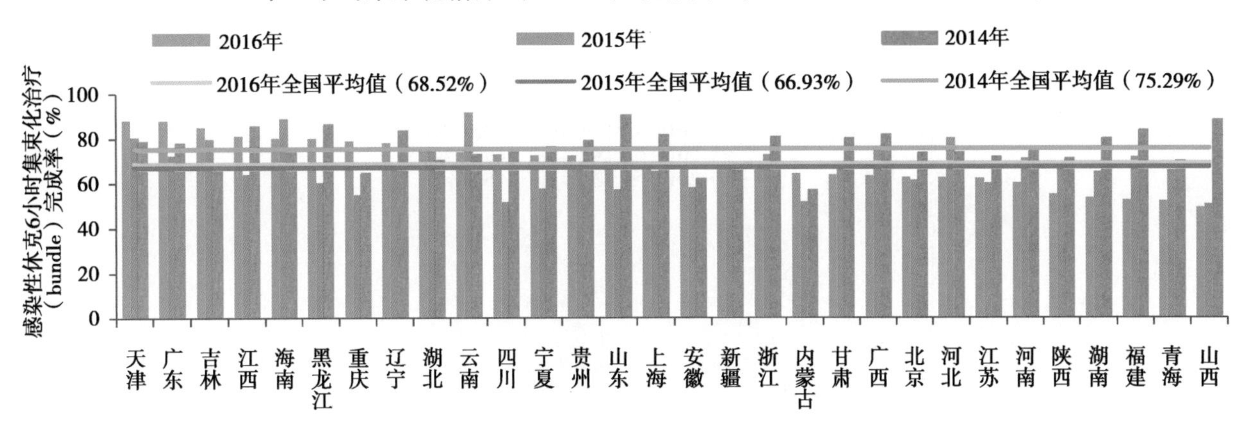

图 3-2-8-12　2014—2016 年各省感染性休克 6 小时集束化治疗（bundle）完成率

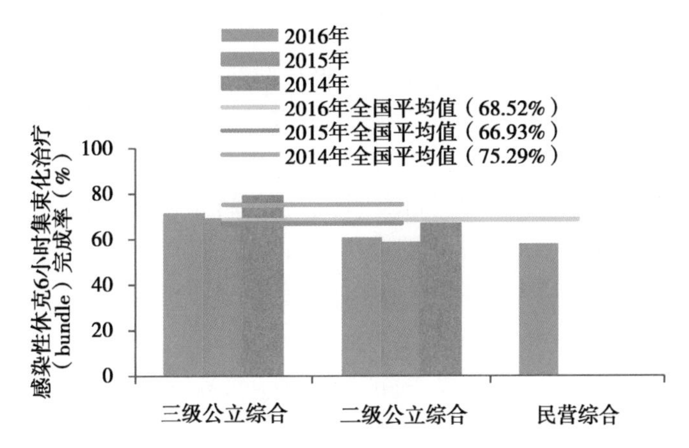

图 3-2-8-13　2014—2016 年不同等级医院感染性休克 6 小时集束化治疗（bundle）完成率

2016 年调查数据与 2014 年、2015 年调查数据基本一致，感染性休克 3 小时、6 小时集束化治疗完成率全国平均水平分别高达 79.39%和 68.52%，且不同省份和不同经济发展区域及不同水平医院独立报告的这一数据均接近该项水平，高于目前国际报道的水平。

从感染性休克收治情况看，三级公立医院仍然是感染性休克患者收治的主力，其收治感染性休克患者总数占全部报告感染性休克患者的 76%。且三级公立医院 3 小时、6 小时集束化治疗完成率均高于二级公立医院，尤其是 6 小时集束化治疗完成率更高。委属委管医院 3 小时、6 小时集束化治疗完成率最高，民营医院最低。

4. 2014—2016 年 ICU 抗菌药物治疗前病原学送检率（图 3-2-8-14、图 3-2-8-15）

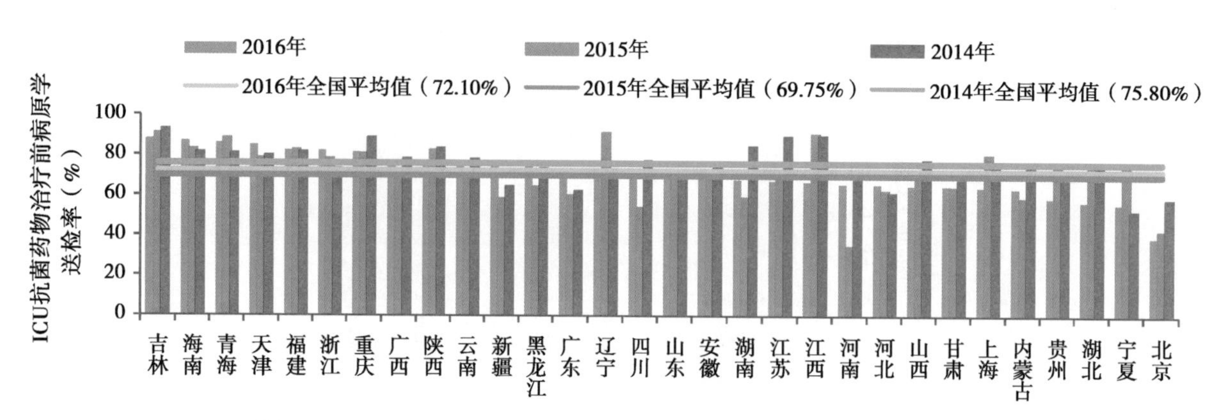

图 3-2-8-14　2014—2016 年各省份 ICU 抗菌药物治疗前病原学送检率

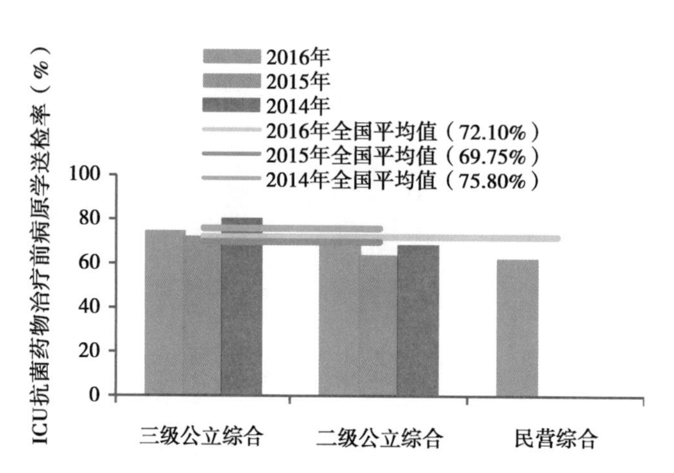

图 3-2-8-15　2014—2016 年不同等级医院 ICU 抗菌药物治疗前病原学送检率

ICU 抗菌药物治疗前病原学送检率反映了 ICU 患者抗菌药物使用的规范性，从 2016 年数据看全国平均水平仅 72. 10%，2014—2016 年指标水平基本持平。从不同等级医院看，三级公立综合医院、二级公立综合医院及民营医院 ICU 抗菌药物治疗前病原学送检率分别为 74. 36%、67. 92%、61. 90%，各级医院均有很大提升空间。委属委管医院 ICU 抗菌药物治疗前病原学送检率最高，民营医院相对要差一些。这也是民营医院下一步需要进行质量干预的重要节点。

5. 2014—2016 年 ICU 深静脉血栓预防率（图 3-2-8-16、图 3-2-8-17）

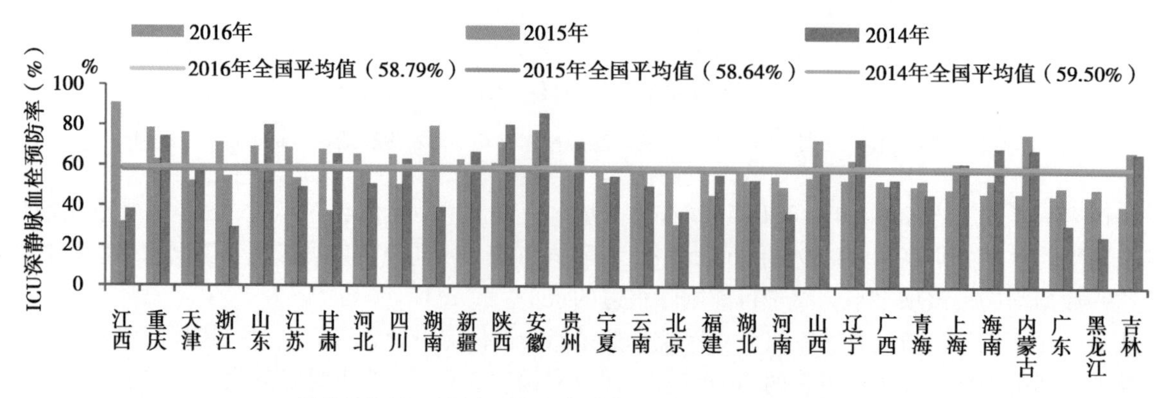

图 3-2-8-16　2014—2016 各省份 ICU 深静脉血栓预防率

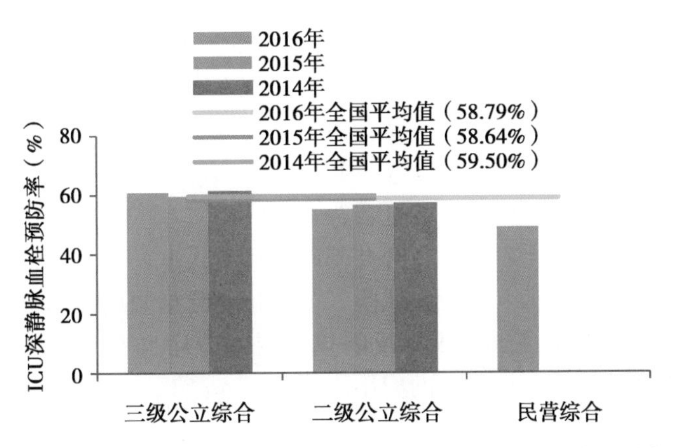

图 3-2-8-17　2014—2016 不同等级医院 ICU 深静脉血栓预防率

不同基础疾病的 ICU 患者发生 DVT 的风险不尽相同，2017 年 CENTER-TBI 研究结果发表，在欧洲 20 个国家 68 个 ICU 进行的一项对创伤性颅脑损伤患者 DVT 预防情况的调查显示，DVT 预防率达到 94%，目前国内情况还有很大提升空间。2016 年调查数据显示，从全国范围看，委属委管医院 ICU DVT 预防率最高，三级公立综合医院略好于二级公立综合医院和民营医院，但差异不大，DVT 预防率分别为 60. 88%、55. 07%和 49. 10%。ICU 患者 DVT 预防率仍需加强培训，进一步强化这一质控指标的应用方面仍存在很大的提升空间。

6. 2014—2016 年 ICU 患者实际病死率（图 3-2-8-18、图 3-2-8-19）

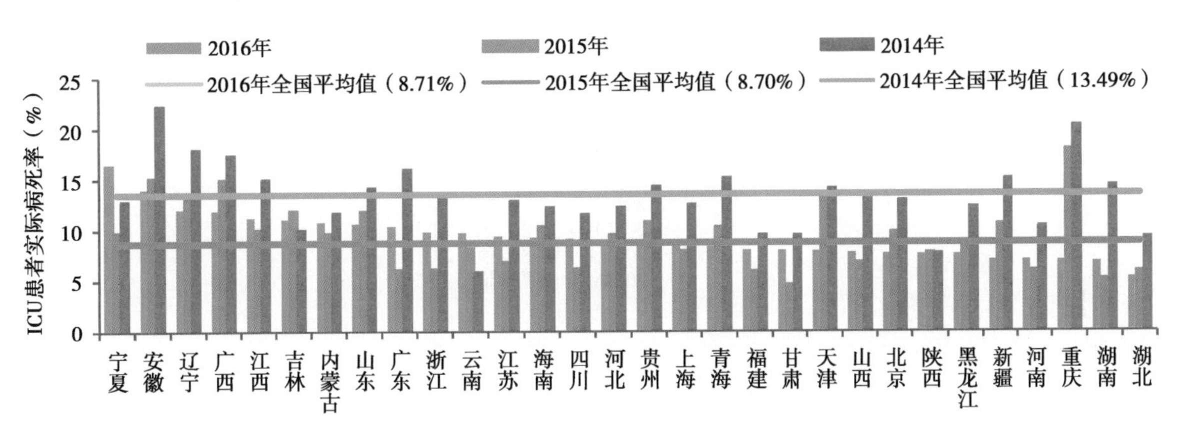

图 3-2-8-18　2014—2016 年各省份 ICU 患者实际病死率

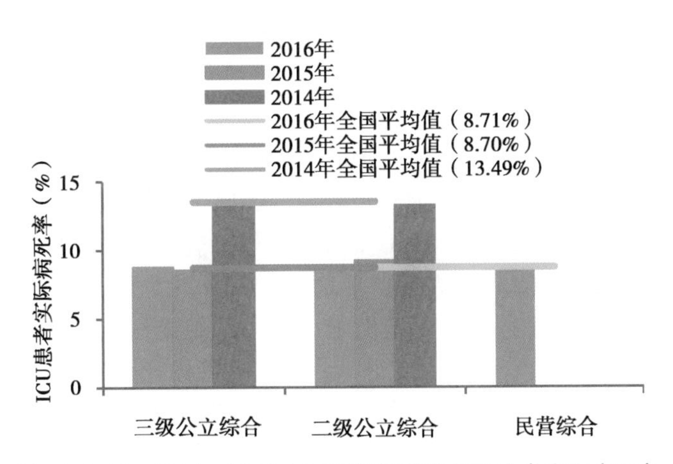

图 3-2-8-19　2014—2016 年不同等级医院 ICU 患者实际病死率

2016 年调查数据显示，全国平均 ICU 患者实际病死率在 8.71%，整体上与 2015 年持平。三级公立综合医院患者病死率高于二级公立综合医院，委属委管医院 ICU 实际病死率最低。

但仅从 ICU 患者实际年病死率很难判断各医院 ICU 医疗水平。事实上，越是区域或国家中心的高水平医院和 ICU，常常收治更多更重患者，所以这些 ICU 患者实际年病死率可能高于其他医院或 ICU。甚至在单个 ICU，年度之间 ICU 患者的严重程度也会存在差别。

预计死亡率充分考虑患者疾病严重程度、合并基础疾病及入 ICU 前医疗活动中接受的治疗方式和并发症等因素，能够更加客观地反映患者的死亡风险。而标化病死指数则将本单位治疗水平同平均治疗水平（预计死亡率）进行对比，能够更加客观地反映该单位的诊疗水平。国家重症医学质控中心将进一步推动标化病死指数在重症医学质量控制中的应用。

7. 2014—2016 年 ICU 非计划气管插管拔管率（图 3-2-8-20、图 3-2-8-21）

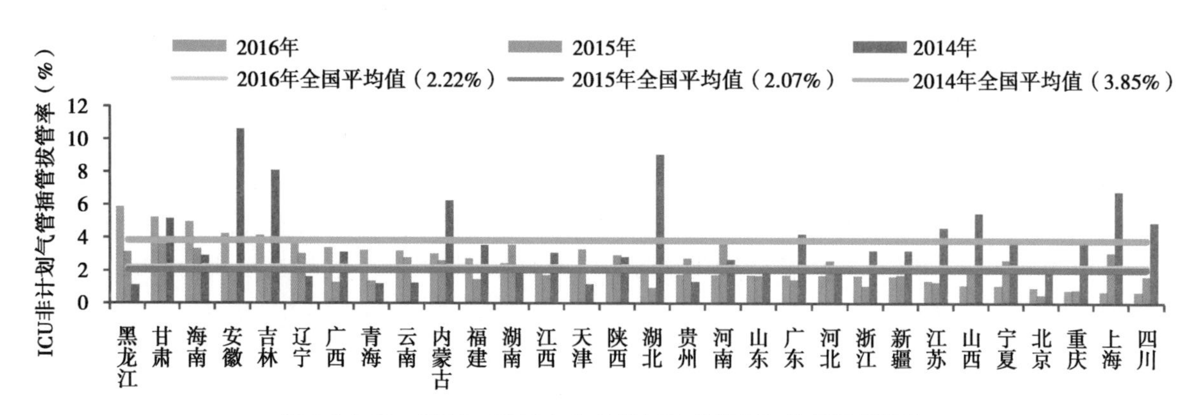

图 3-2-8-20 2014—2016 年各省份 ICU 非计划气管插管拔管率

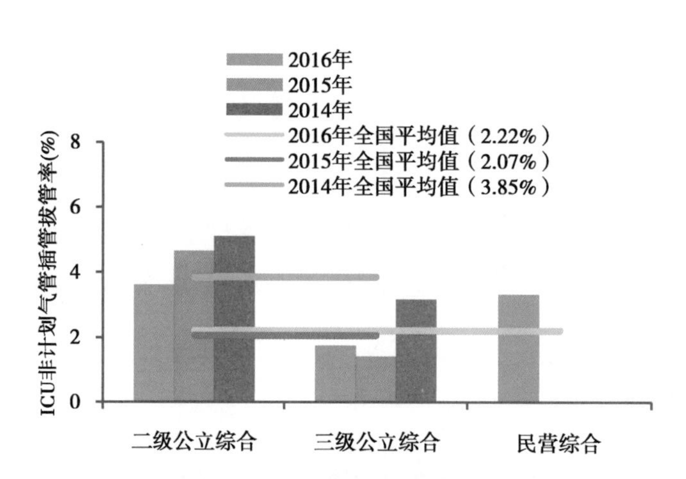

图 3-2-8-21 2014—2016 年不同等级医院 ICU 非计划气管插管拔管率

ICU 非计划气管插管拔管率是 ICU 医疗护理质量的重要评价指标，涉及 ICU 患者镇静镇痛、谵妄管理及心理护理和保护性约束等多个 ICU 亚专业管理领域。2016 年调查数据显示，在 2015 年 ICU 非计划气管插管拔管率较 2014 年度下降的基础上，ICU 非计划气管插管拔管率能够基本保持在 2015 年的水平。全国各省份 ICU 非计划气管插管拔管率（成人）平均在 2.22%。委属委管医院 ICU 非计划气管插管拔管率最低，仅为 0.3%，三级公立综合医院明显优于二级公立综合医院和民营医院（1.76% *vs*. 3.61% *vs*. 3.33%）。民营医院和二级公立综合医院 ICU 非计划气管插管拔管率则相对较高。

最新国际上的报道 ICU 非计划气管插管拔管率在 0.7%~15.9%，我国目前在这一指标上基本能处在国际上较为先进的水平，尤其是三级公立综合医院对这方面的管理，在质控工作不断强化中，进步明显，处于国际先进水平。

8. 2014—2016 年 ICU 气管插管拔管后 48 小时内再插管率（图 3-2-8-22、图 3-2-8-23）

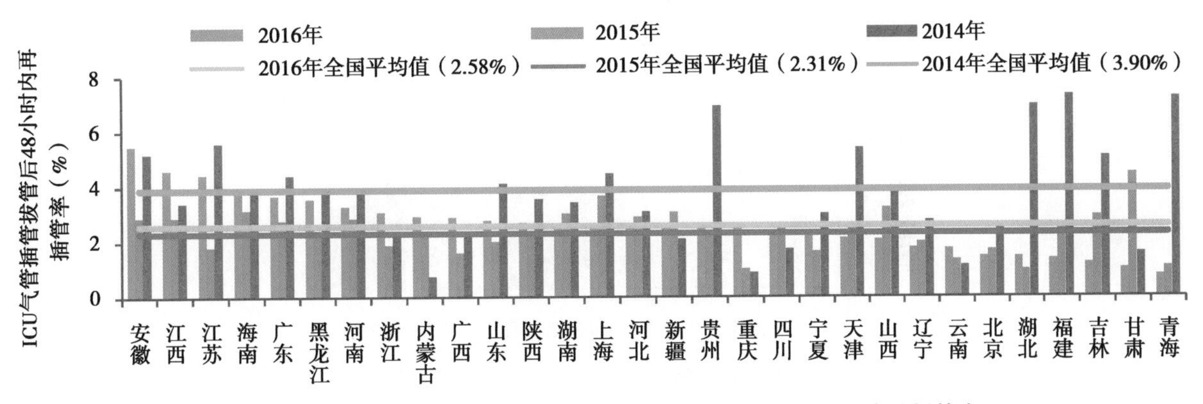

图 3-2-8-22 2014—2016 年各省 ICU 气管插管拔管后 48 小时内再插管率

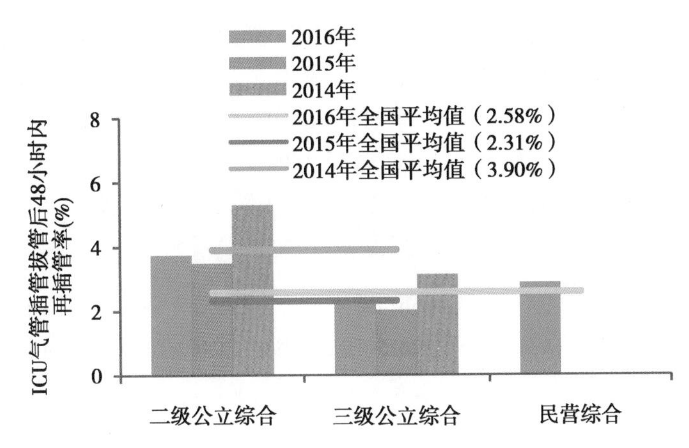

图 3-2-8-23 2014—2016 年不同等级医院 ICU 气管插管拔管后 48 小时内再插管率

2016 年 ICU 气管插管拔管后 48 小时内再插管率较 2015 年度基本一致。全国范围内 ICU 气管插管拔管后 48 小时内再插管率平均水平在 2.58%，其中，委属委管医院 ICU 气管插管拔管后 48 小时内再插管率最低，仅为 1.84%，三级公立综合医院也明显优于二级公立综合医院和民营医院（1.76% *vs.* 3.61% *vs.* 3.33%）。

2017 年 CCM 发表了美国 IMPACT 数据库的资料，包含了 185 个 ICU 的 98 367 例机械通气患者，48 小时内再插管率为 10%。发表在 2017 年 9 月 *ICM* 的西班牙一项随机对照研究显示，自主呼吸试验后再次带机能够将 48 小时再插管率从 14%降至 5%。总体国际上 ICU 气管插管拔管后再插管率在 5%~25%。我国重症医学在这一指标上总体看能够达到国际先进水平。

9. 2014—2016 年非计划转入 ICU 率（图 3-2-8-24、图 3-2-8-25）

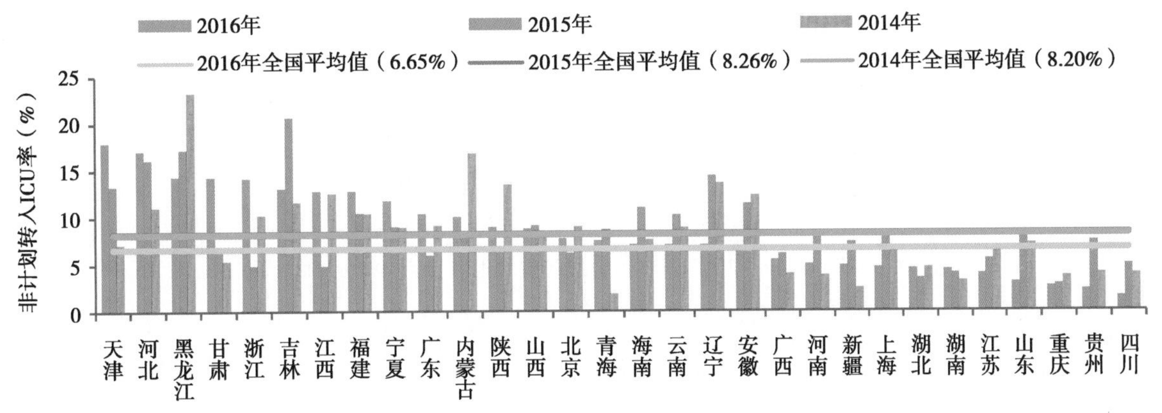

图 3-2-8-24 2014—2016 年各省份非计划转入 ICU 率

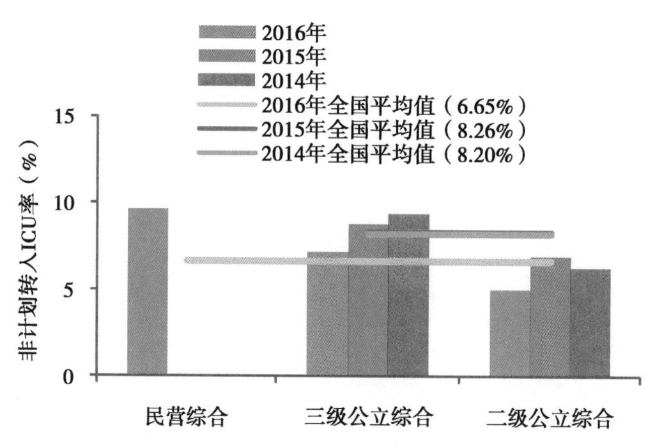

图 3-2-8-25　2014—2016 年不同等级医院非计划转入 ICU 率

非计划转入 ICU 率可体现医疗机构是否合理配置 ICU 资源，以及急危重症患者管理流程是否合理等。2016 年非计划转入 ICU 率较前两年有一定程度下降。全国平均为 6.65%。委属委管医院非计划转入 ICU 率相对较低，仅为 5.36%。民营医院非计划转入 ICU 率最高（9.62%），三级公立综合医院非计划转入 ICU 率也高于二级公立综合医院（7.17% *vs.* 5.02%），这可能与三级公立综合医院手术较二级公立综合医院更为复杂，非 ICU 科室患者较二级公立综合医院也更重有关。

10. 2014—2016 年转出 ICU 后 48 小时内重返率（图 3-2-8-26、图 3-2-8-27）

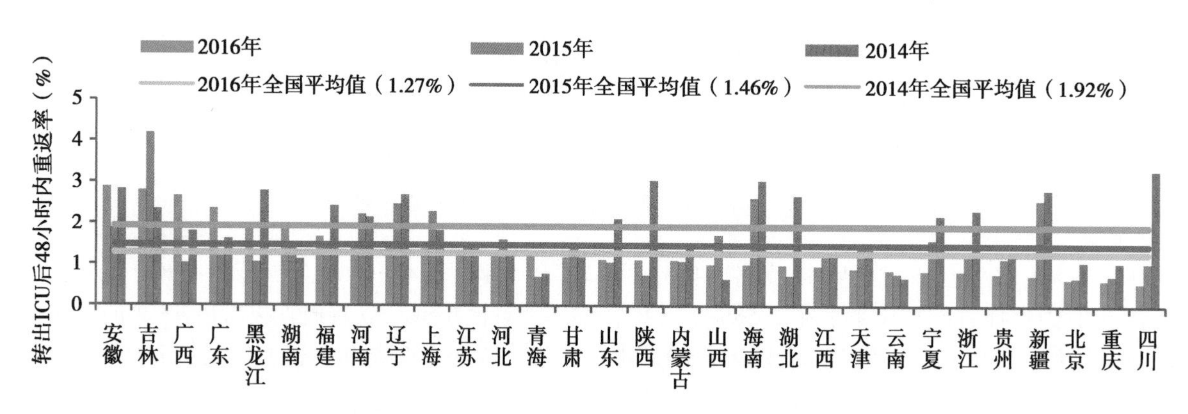

图 3-2-8-26　2014—2016 年各省份转出 ICU 后 48 小时内重返率

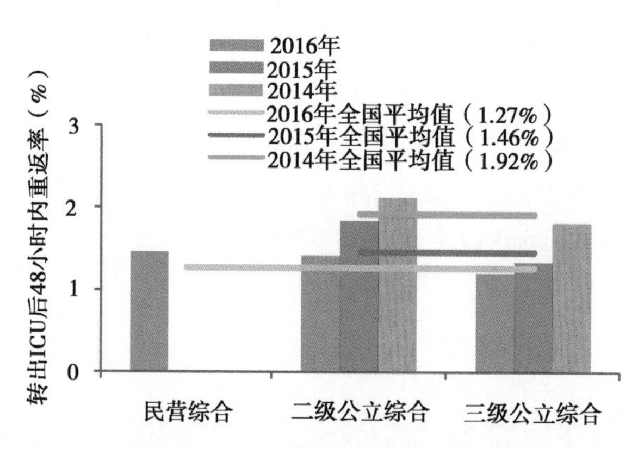

图 3-2-8-27　2014—2016 年不同等级医院转出 ICU 后 48 小时内重返率

2016 年转出 ICU 后 48 小时内重返率较前两年度均有显著下降。全国转出 ICU 后 48 小时内重返率平均水平在 1.27%。其中，委属委管医院转出 ICU 后 48 小时内重返率平均水平最低，仅为 0.83%，三级公立综合医院略优于二级公立综合医院和民营医院（1.21% *vs.* 1.41% *vs.* 1.46%）。

11. 2014—2016 年 ICU 呼吸机相关性肺炎发病率（图 3-2-8-28、图 3-2-8-29）

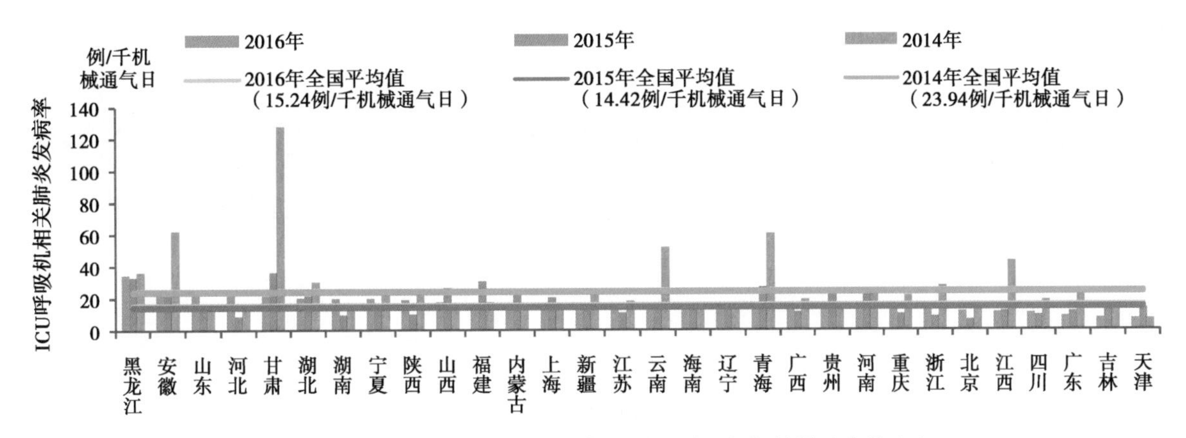

图 3-2-8-28　2014—2016 年各省份 ICU 呼吸机相关性肺炎发病率

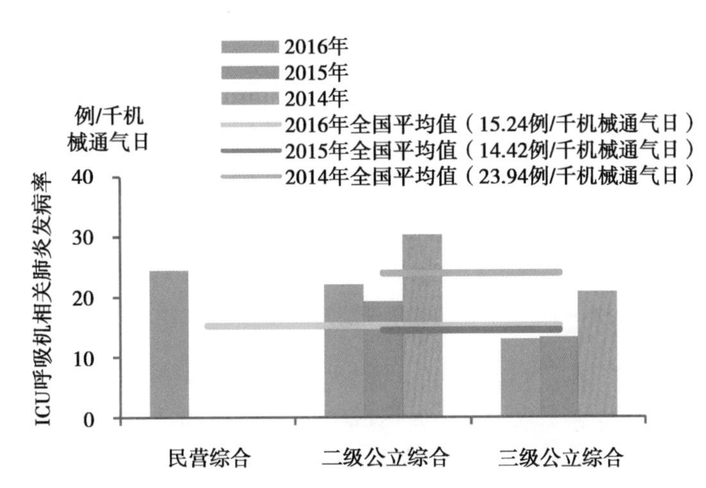

图 3-2-8-29　2014—2016 年不同等级医院 ICU 呼吸机相关性肺炎发病率

呼吸机相关性肺炎是 ICU 获得性感染，反映 ICU 感控、有创机械通气及管理能力。患者一旦罹患 VAP，其预后明显恶化，同时导致抗生素大量使用（占 ICU 抗生素 50%），并诱导耐药菌的产生，进而导致医疗费用大幅上升。

从 2016 年调查数据看，全国 ICU 的 VAP 发病率平均在 15.24 例/千机械通气日，与 2015 年度基本一致，较 2014 年有显著下降，并能较为稳定保持在这一水平。其中，委属委管医院 ICU 的 VAP 发病率平均水平最低，仅为 5.73 例/千机械通气日，三级公立综合医院显著优于二级公立综合医院和民营医院（12.91 例/千机械通气日 *vs.* 22.05 例/千机械通气日 *vs.* 24.38 例/千机械通气日）。

2017 年刚刚发布的《欧洲 HAP 与 VAP 防治指南》报告 VAP 的发生率在 2～16 例/千机械通气日，并有报道随着机械通气时间的延长，VAP 的发生率还会增加。我国 ICU 的 VAP 发生率在 2014 年普遍高于这一水平，特别是在二级医院更加显著。但在 2015 年基本达到国际先进水平，2016 年能够保持在这一水平。

12. 2014—2016 年 ICU 血管内导管相关血流感染发病率（图 3-2-8-30、图 3-2-8-31）

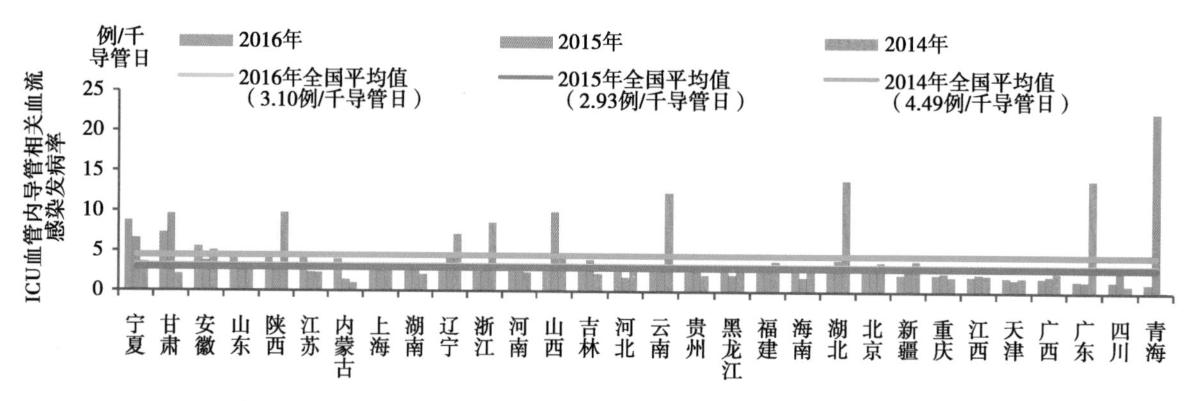

图 3-2-8-30　2014—2016 年各省 ICU 血管内导管相关血流感染发病率

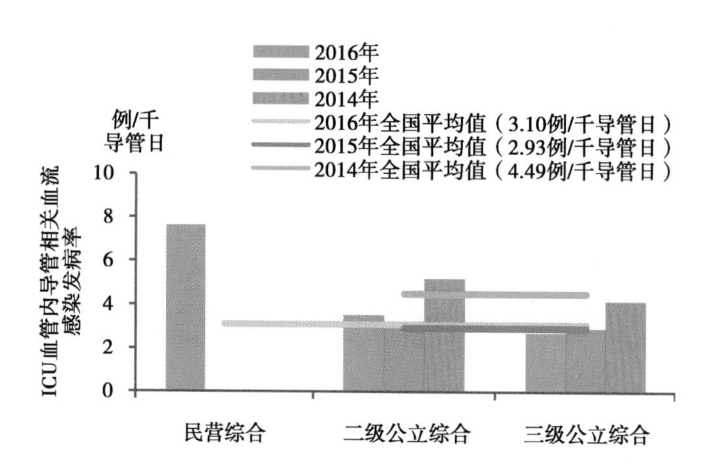

图 3-2-8-31　2014—2016 年不同等级医院 ICU 血管内导管相关血流感染发病率

2016 年全国平均水平及二级、三级公立综合医院平均水平和 2015 年基本一致，较 2014 年有显著下降。与 2015 年调查类似的是西北地区 CRBSI 控制形势依然较为严峻，宁夏、甘肃排在全国 CRBSI 发病率的前 2 位，其中宁夏 CRBSI 发病率超过 8 例/千导管日，为全国 CRBSI 最为严重的省份，而去年排在第 1 位的青海，CRBSI 发病率明显下降。全国平均水平为 3. 10 例/千导管日。其中，委属委管医院 ICU 的 CRBSI 发病率平均水平最低，仅为 1. 46 例/千导管日，三级公立综合医院优于二级公立综合医院和民营医院（2. 72 例/千导管日 *vs*. 3. 52 例/千导管日 *vs*. 7. 62 例/千导管日）。可以看到，民营医院仍是需要管控的重点对象。

目前国际上 ICU 的 CRBSI 发病率在 1~4. 2 例/千导管日，虽然我国总体的发病率似乎与国际水平接近，但需要特别注意的是部分省份的发病率还是远高于国际水平，在加强 ICU 感染控制，预防和减少 CRBSI 方面仍有大量工作要做。这也是下一步国家质控中心和各省市质控中心需要结合不同省市的现状，进行针对性质量干预的关键节点之一。

13. 2014—2016 年 ICU 导尿管相关泌尿系感染发病率（图 3-2-8-32、图 3-2-8-33）

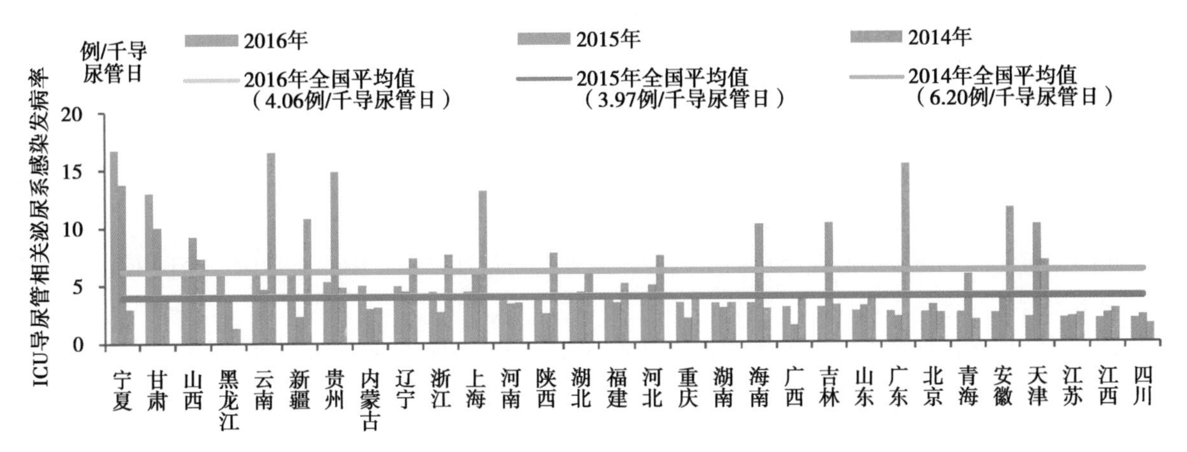

图 3-2-8-32　2014—2016 年各省 ICU 导尿管相关泌尿系感染发病率

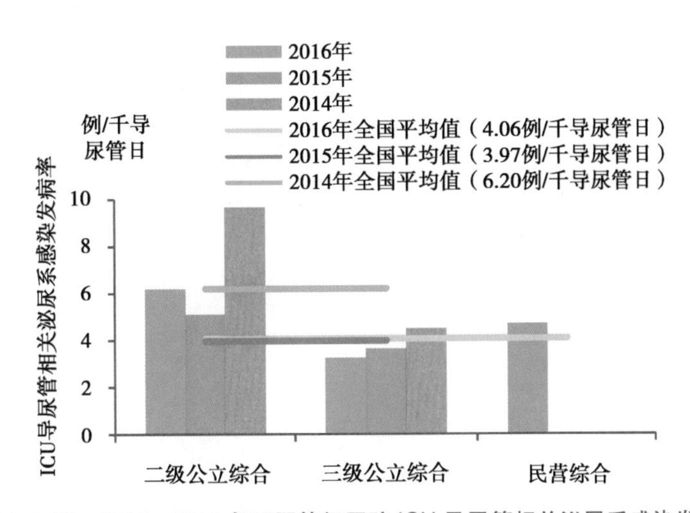

图 3-2-8-33　2014—2016 年不同等级医院 ICU 导尿管相关泌尿系感染发病率

从 2016 年调查数据看，CAUTI 发病率和 2015 年基本一致，较 2014 年均有显著下降。2016 年全国平均 CAUTI 发病率在 4.06 例/千导管日。其中，委属委管医院 CAUTI 发病率平均水平最低，仅为 1.72 例/千导管日。三级公立综合医院显著优于二级公立综合医院和民营医院（3.24 例/千导管日 *vs*. 6.19 例/千导管日 *vs*. 4.67 例/千导管日）。

西北地区 CAUTI 防控形势依然较为严峻，宁夏、甘肃排在全国 CAUTI 发病率的前 2 位，其中宁夏 CRBSI 发病率超过 16 例/千导管日，为全国 CRBSI 最为严重的省份。

2016 年报告的美国一个包含了 11 117 例 ICU 患者的 CAUTI 发病率约为 3.9 例/千导管日，经过干预最终降至 1.2 例/千导管日。我国目前 ICU 的 CAUTI 发病率水平与干预前美国水平相近，但是美国同行在尝试努力改进过程中已经能够将其降低 66%以上。这样的进步表明在我国努力降低 ICU 的 CAUTI 发病率还是有很大空间的。

（四）ICU 院内感染微生物流行病学现状

院内感染是影响重症医学医疗质量的重要节点，无论何种形式的院内感染一旦发生，不仅严重影响患者预后，而且会带来医疗费用的明显增加。而院内感染的发生率是可以通过严格的质量把控努力降低的。

了解我国目前ICU院内感染微生物学流行现状，对于促进我国重症医学质量提高至关重要，一是可以根据不同微生物特点，制定合理的院感防控措施；二是有助于临床治疗中经验性抗生素的选择，这对于赢得抢救时间，提高抢救成功率十分关键。

从管理上说，了解微生物学流行现状，一是从国家层面，为卫生计生行政部门制定院感防控针对性的法规、标准和规范，提供重要的基础；二是有助于国家质控中心及时发现全国范围及不同地区的院感微生物流行状况的变化，从而指导不同地区根据不同流行病学状况，制定相应的院感控制及质量改进措施；三是有助于各医院根据自身特点制定合理的院感防控措施。

为此国家重症医学质控中心在今年的全国医疗服务与质量抽样调查中，对现阶段全国ICU院内感染的微生物学流行状况进行了调查。

本部分以结构化抽样样本的情况来代表全国平均的水平，抽样的方法和抽样的医院与本节第二部分质控指标完全相同。

1. 血流感染微生物学流行状况

（1）结构化抽样医院样本血流感染致病菌构成情况（图3-2-8-34至图3-2-8-36）

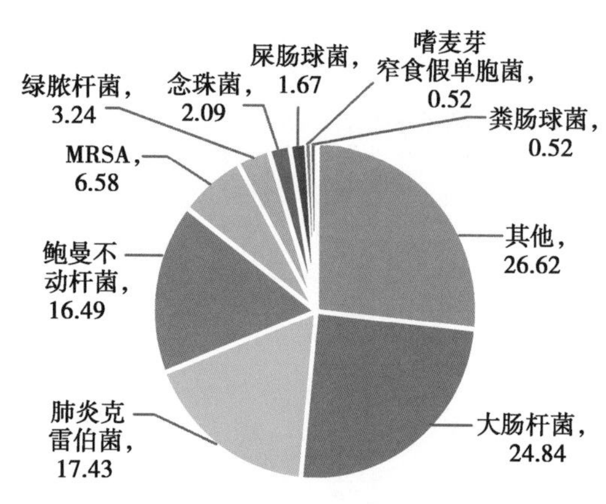

图3-2-8-34　结构化抽样医院样本中血流感染患者中排名第1的致病菌构成情况（%）

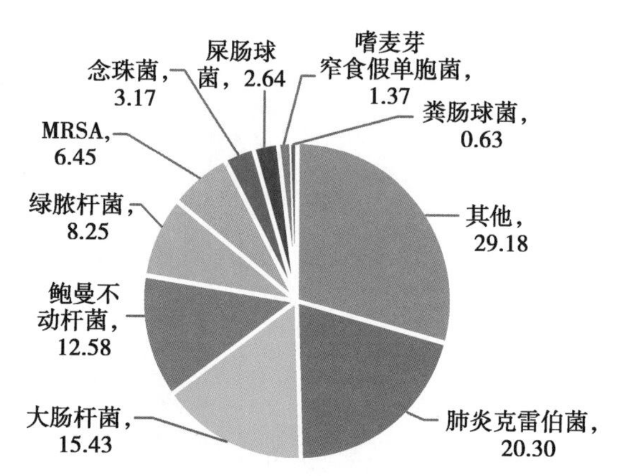

图3-2-8-35　结构化抽样医院样本中血流感染患者中排名第2的致病菌构成情况（%）

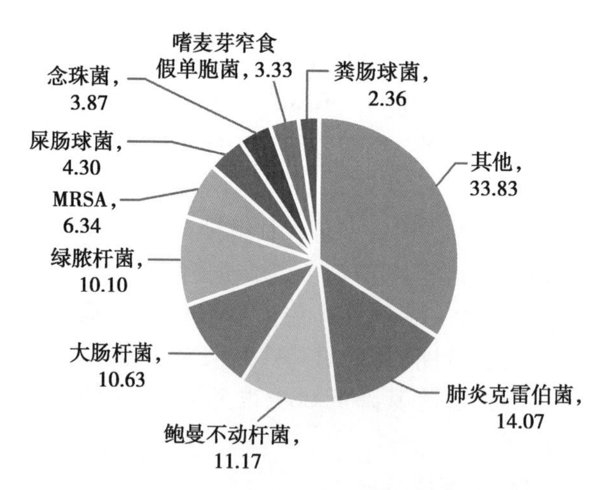

图3-2-8-36　结构化抽样医院样本中血流感染患者中排名第3的致病菌构成情况（%）

（2）委属委管医院血流感染致病菌构成情况（图 3-2-8-37 至图 3-2-8-39）

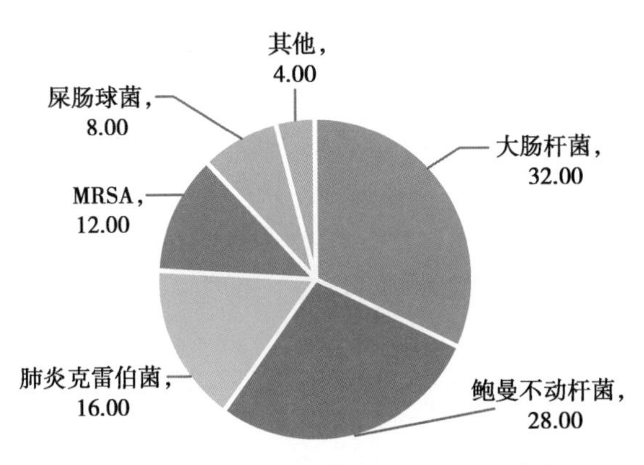

图 3-2-8-37　委属委管医院 ICU 血流感染患者中排名第 1 的致病菌构成情况（%）

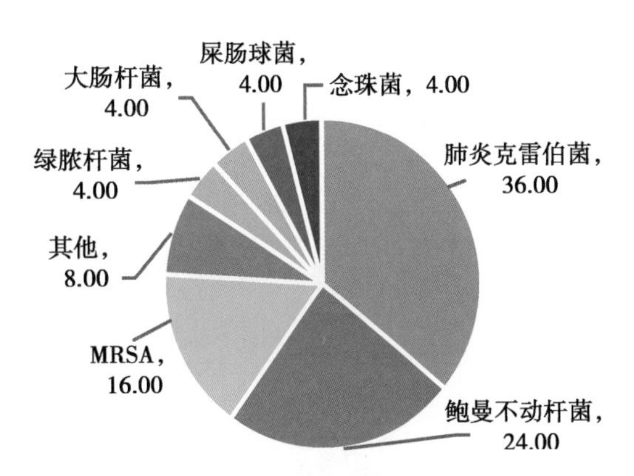

图 3-2-8-38　委属委管医院 ICU 血流感染患者中排名第 2 的致病菌构成情况（%）

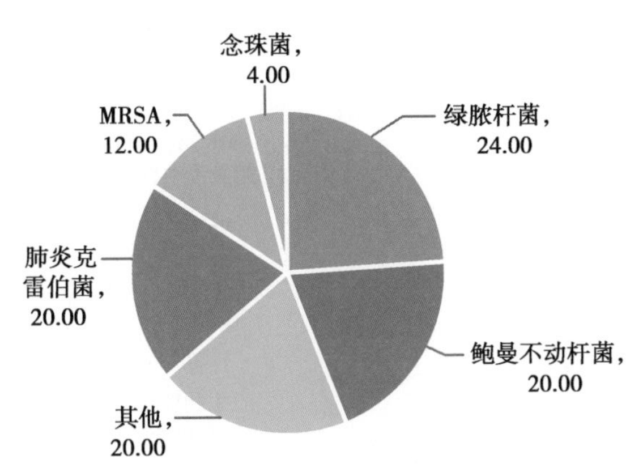

图 3-2-8-39　委属委管医院 ICU 血流感染患者中排名第 3 的致病菌构成情况（%）

（3）省级医院（含非委属委管的大学附属医院）血流感染致病菌构成情况（图 3-2-8-40 至图 3-2-8-42）

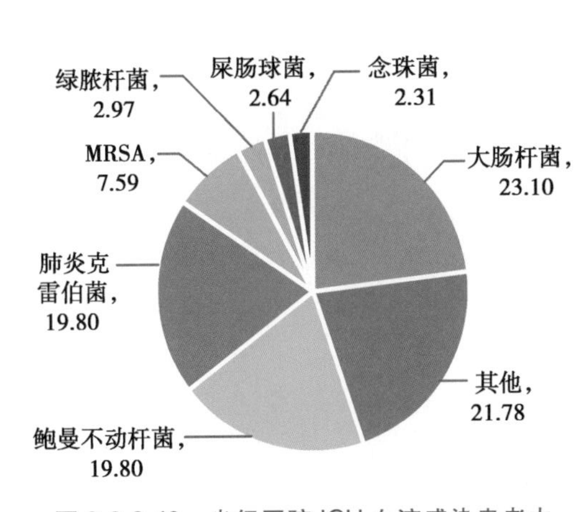

图 3-2-8-40　省级医院 ICU 血流感染患者中排名第 1 的致病菌构成情况（%）

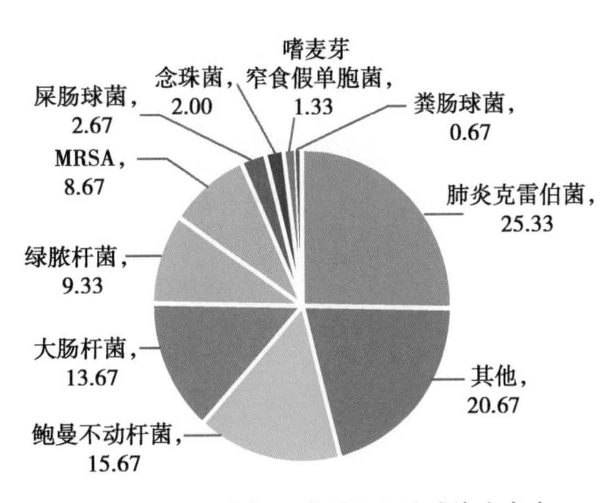

图 3-2-8-41　省级医院 ICU 血流感染患者中排名第 2 的致病菌构成情况（%）

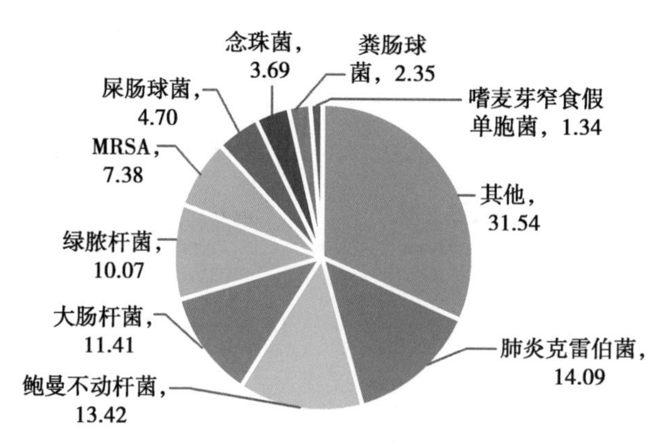

图 3-2-8-42　省级医院 ICU 血流感染患者中排名第 3 的致病菌构成情况（%）

（4）民营医院血流感染致病菌构成情况（图 3-2-8-43 至图 3-2-8-45）

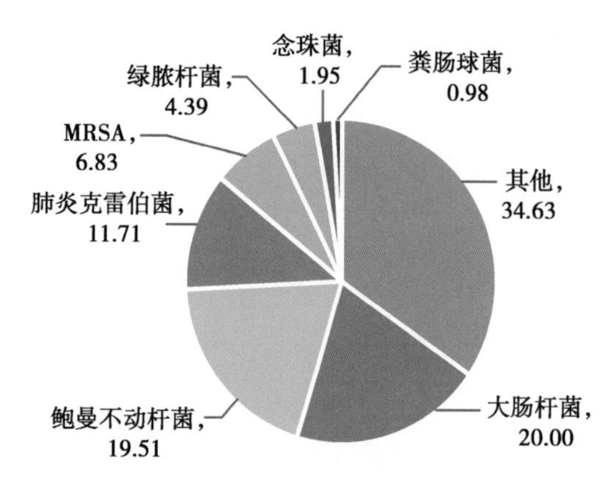

图 3-2-8-43　民营医院 ICU 血流感染患者中排名第 1 的致病菌构成情况（%）

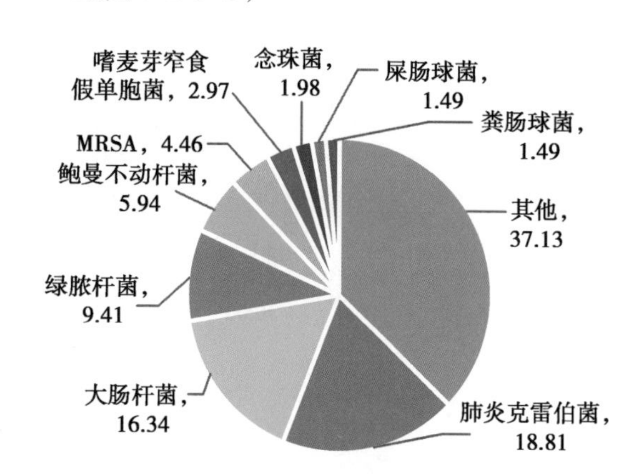

图 3-2-8-44　民营医院 ICU 血流感染患者中排名第 2 的致病菌构成情况（%）

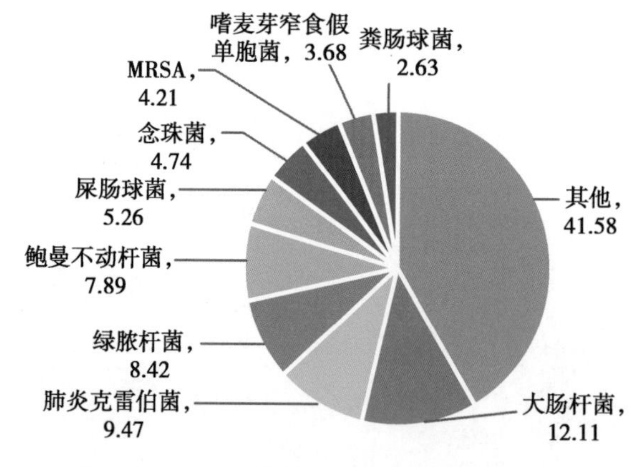

图 3-2-8-45　民营医院 ICU 血流感染患者中排名第 3 的致病菌构成情况（%）

从 ICU 患者血流感染致病菌的构成来看，大肠杆菌、鲍曼不动杆菌和肺炎克雷伯菌是最常见的致病菌。这是一个非常严峻的问题。从结构化抽样样本医院数据看，58.76%的医院这 3 种细菌构成排名第 1，而 76%的委属委管医院，62.6%的省级医院这 3 种细菌排名第 1。这意味着耐碳青霉烯肠杆菌（Carbapenem Resistant Enterobacteriaceae，CRE）发生的风险已经处在非常高的境地。这种情况在省级以上医学中心尤为突出。

2. CRBSI 致病菌构成情况

（1）结构化抽样医院样本 CRBSI 血流感染致病菌构成情况（图 3-2-8-46 至图 3-2-8-48）

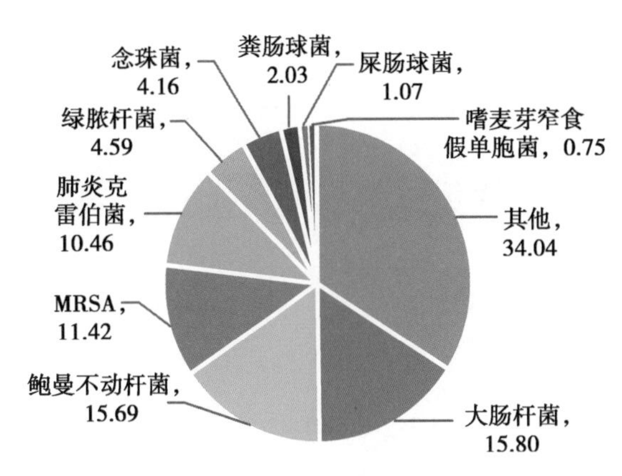

图 3-2-8-46 结构化抽样医院样本 CRBSI 患者中排名第 1 的致病菌构成情况（%）

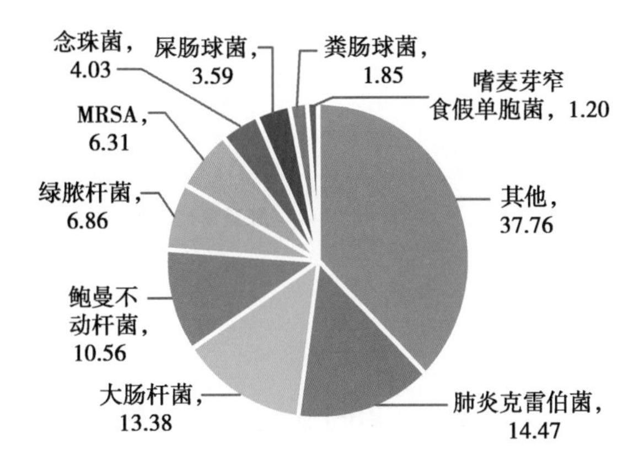

图 3-2-8-47 结构化抽样医院样本 CRBSI 患者中排名第 2 的致病菌构成情况（%）

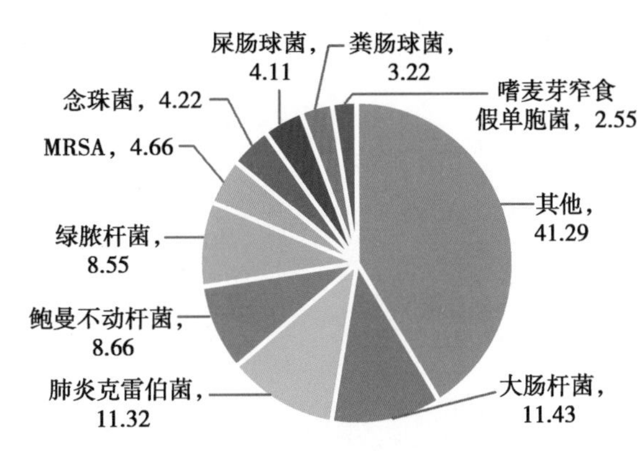

图 3-2-8-48 结构化抽样医院样本 CRBSI 患者中排名第 3 的致病菌构成情况（%）

（2）委属委管医院 CRBSI 血流感染致病菌构成情况（图 3-2-8-49 至图 3-2-8-51）

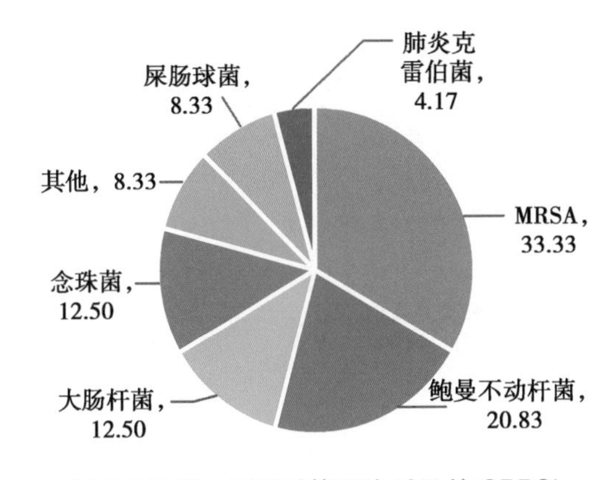

图 3-2-8-49 委属委管医院 ICU 的 CRBSI 患者中排名第 1 的致病菌构成情况（%）

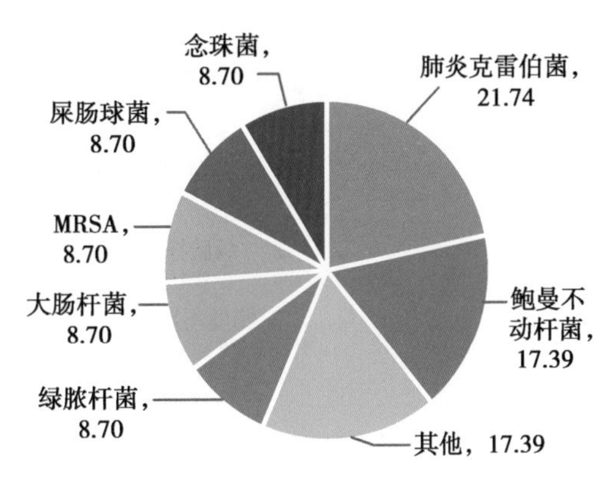

图 3-2-8-50 委属委管医院 ICU 的 CRBSI 患者中排名第 2 的致病菌构成情况（%）

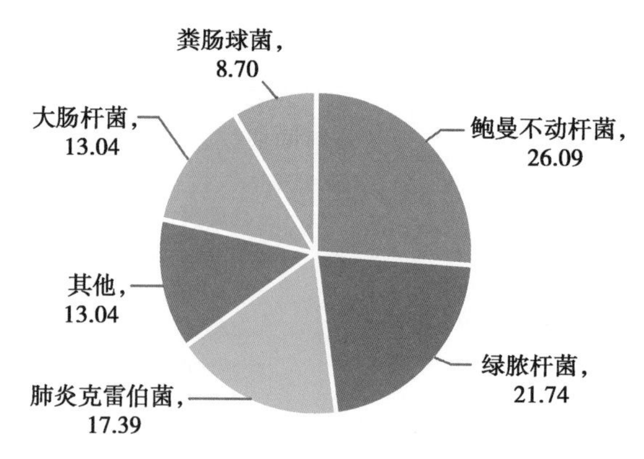

图 3-2-8-51 委属委管医院 ICU 的 CRBSI 患者中排名第 3 的致病菌构成情况（%）

（3）省级医院 CRBSI 血流感染致病菌构成情况（图 3-2-8-52 至图 3-2-8-54）

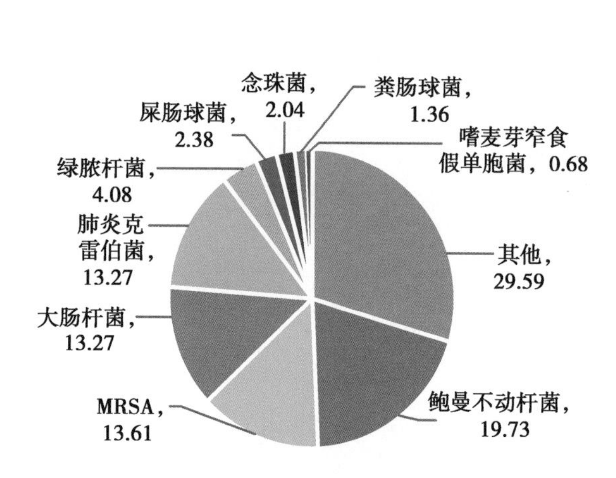

图 3-2-8-52 省级医院 ICU 的 CRBSI 患者中排名第 1 的致病菌构成情况（%）

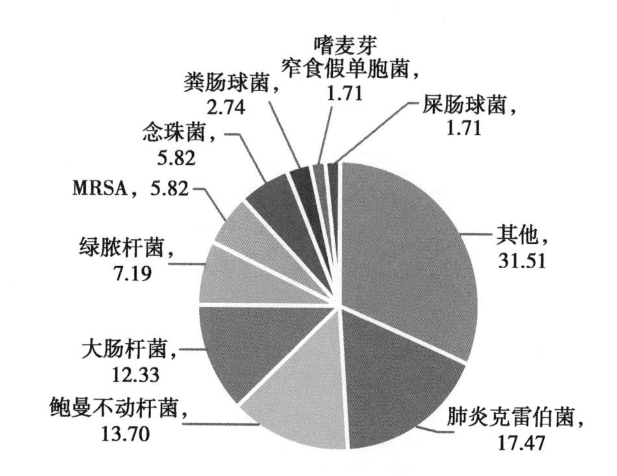

图 3-2-8-53 省级医院 ICU 的 CRBSI 患者中排名第 2 的致病菌构成情况（%）

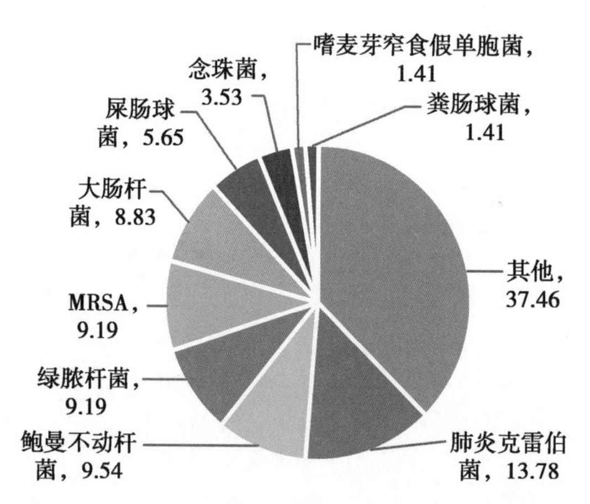

图 3-2-8-54 省级医院 ICU 的 CRBSI 患者中排名第 3 的致病菌构成情况（%）

（4）民营医院 ICU 的 CRBSI 致病菌构成情况（图 3-2-8-55 至图 3-2-8-57）

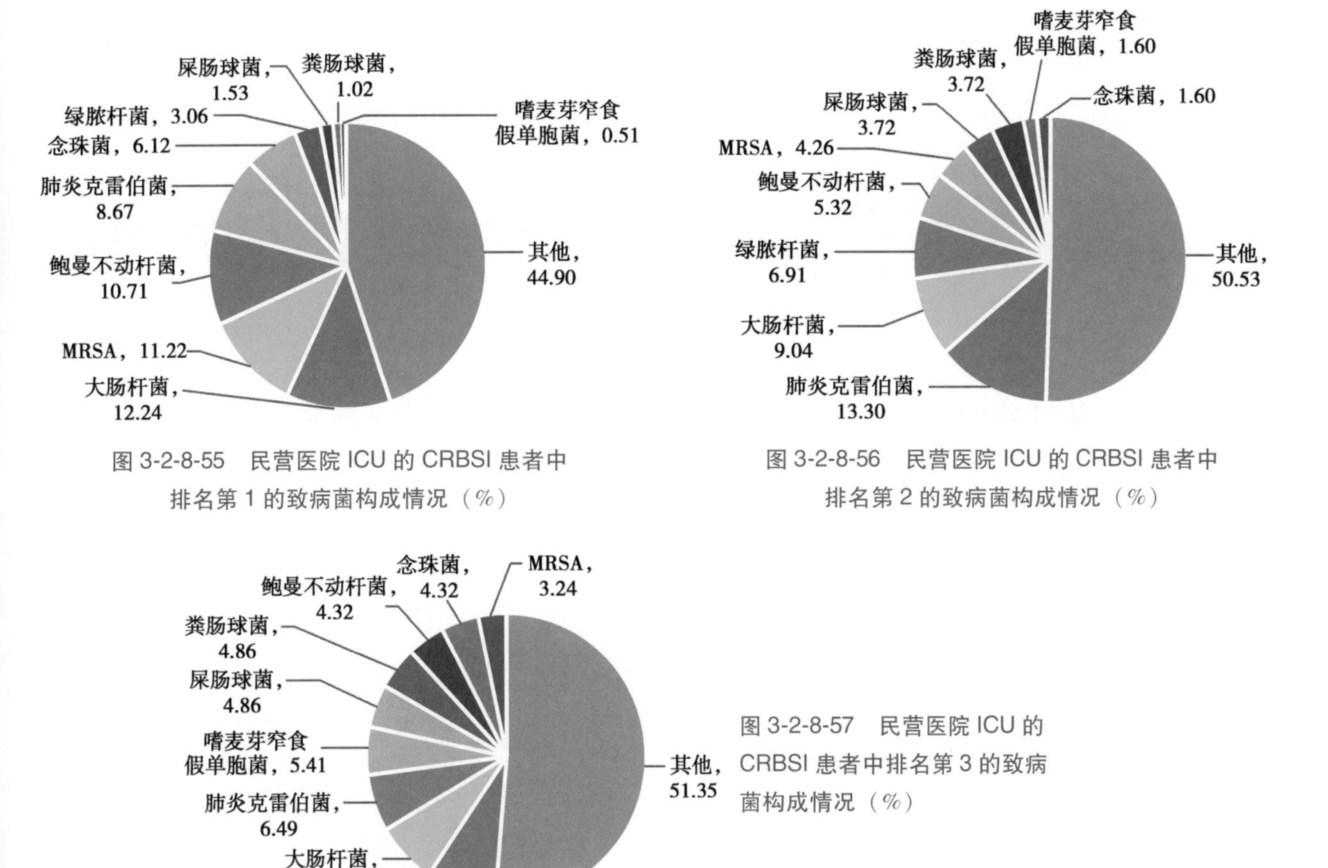

图 3-2-8-55　民营医院 ICU 的 CRBSI 患者中排名第 1 的致病菌构成情况（%）

图 3-2-8-56　民营医院 ICU 的 CRBSI 患者中排名第 2 的致病菌构成情况（%）

图 3-2-8-57　民营医院 ICU 的 CRBSI 患者中排名第 3 的致病菌构成情况（%）

从 CRBSI 致病菌构成看，大肠杆菌/鲍曼不动杆菌和耐甲氧西林金黄色葡萄球菌（Methicillin Resistant Staphylococcus Aureus，MRSA）是构成比排在前 3 位的致病菌，但需要注意的是，不同层级的医院表现出一定的差异。在委属委管医院，MRSA 是排名第 1 的致病菌，约占构成比的 33. 33%，但念珠菌以 12. 50%的构成比排在第 4，远高于全国平均水平（4. 16%）、省级医院（2. 04%）和民营医院（6. 12%），值得注意。在 CRBSI 中革兰氏阴性杆菌的占比略高于革兰氏阳性球菌。在革兰氏阴性杆菌中，大肠杆菌、鲍曼不动杆菌和肺炎克雷伯菌是构成比排在前 3 位的细菌。

3. 院内获得性肺炎（Hospital Acquired Pneumonia，HAP）致病菌构成情况

（1）结构化抽样医院样本 HAP 致病菌构成情况（图 3-2-8-58 至图 3-2-8-60）

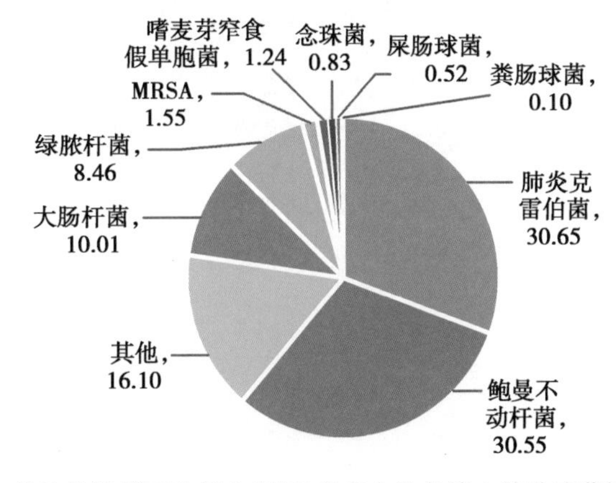

图 3-2-8-58　结构化抽样医院样本 HAP 患者中排名第 1 的致病菌构成情况（%）

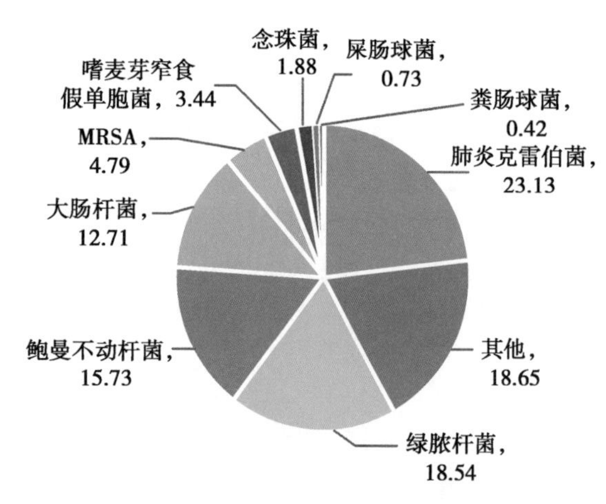

图 3-2-8-59 结构化抽样医院样本 HAP 患者中排名第 2 的致病菌构成情况（%）

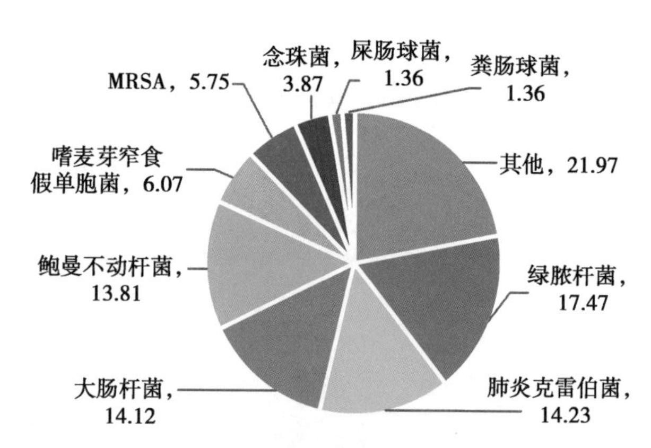

图 3-2-8-60 结构化抽样医院样本 HAP 患者中排名第 3 的致病菌构成情况（%）

（2）委属委管医院 ICU 的 HAP 致病菌构成情况（图 3-2-8-61 至图 3-2-8-63）

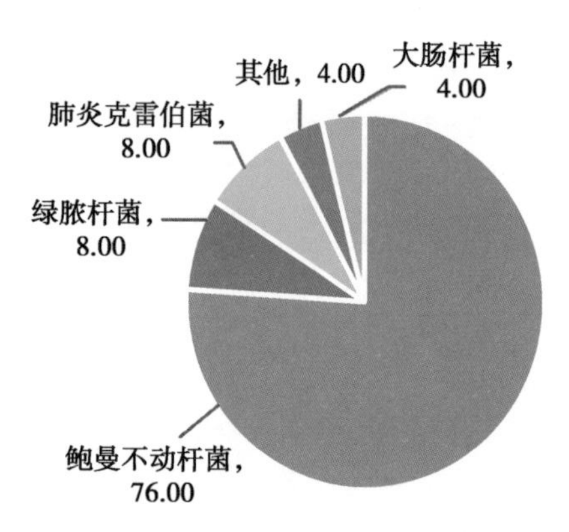

图 3-2-8-61 委属委管医院 ICU 的 HAP 患者中排名第 1 的致病菌构成情况（%）

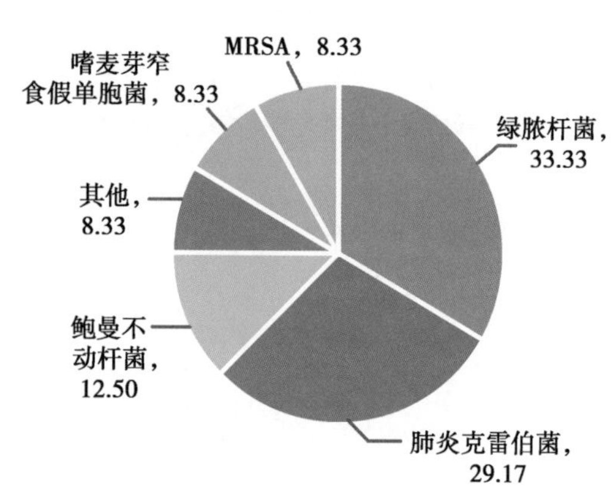

图 3-2-8-62 委属委管医院 ICU 的 HAP 患者中排名第 2 的致病菌构成情况（%）

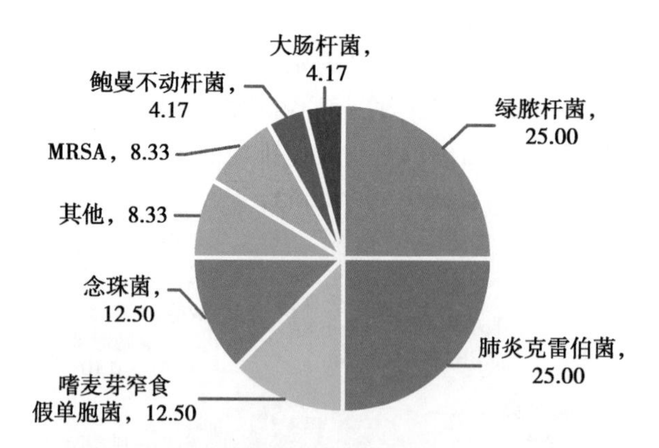

图 3-2-8-63 委属委管医院 ICU 的 HAP 患者中排名第 3 的致病菌构成情况（%）

（3）省级医院 ICU 的 HAP 致病菌构成情况（图 3-2-8-64 至图 3-2-8-66）

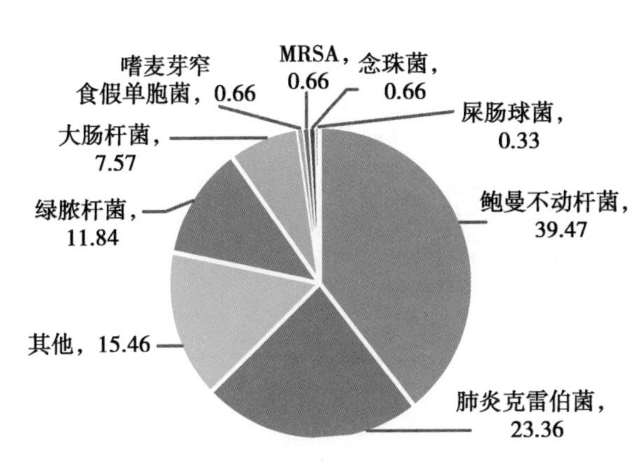

图 3-2-8-64　省级医院 ICU 的 HAP 患者中排名第 1 的致病菌构成情况（%）

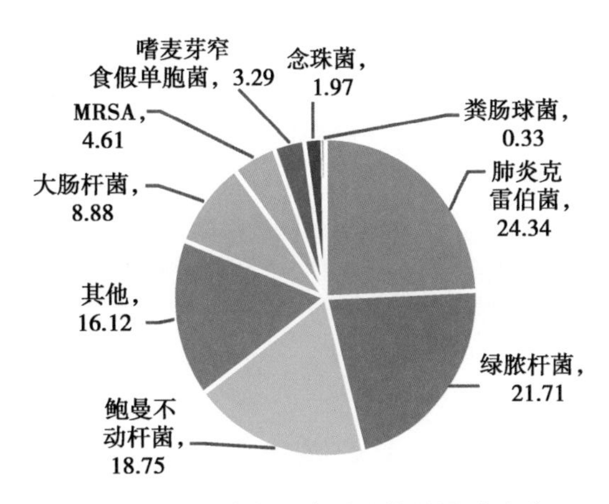

图 3-2-8-65　省级医院 ICU 的 HAP 患者中排名第 2 的致病菌构成情况（%）

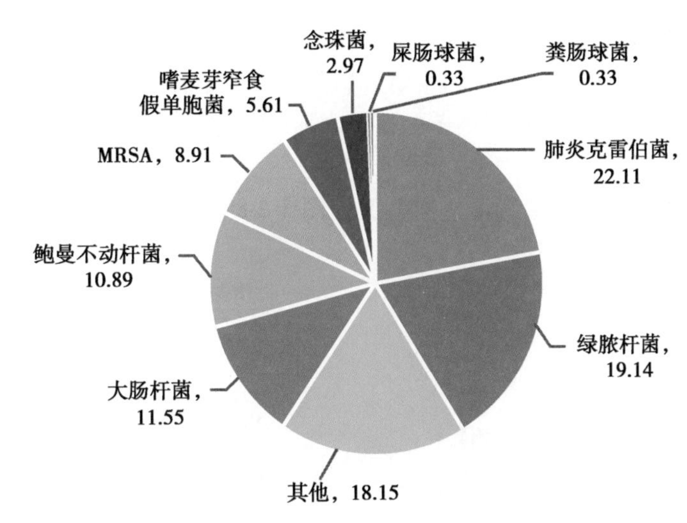

图 3-2-8-66　省级医院 ICU 的 HAP 患者中排名第 3 的致病菌构成情况（%）

（4）民营医院 ICU 的 HAP 致病菌构成情况（图 3-2-8-67 至图 3-2-8-69）

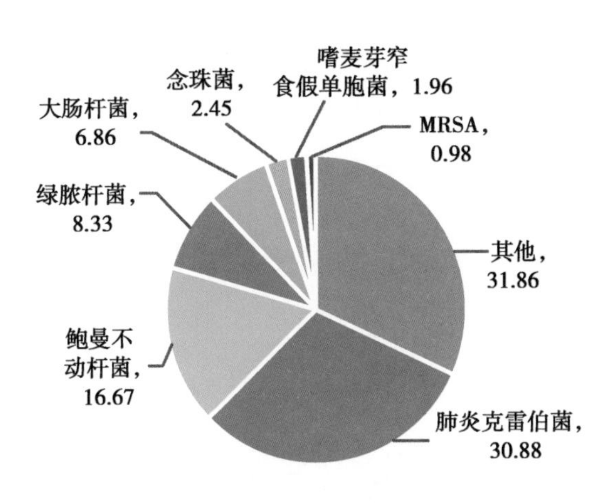

图 3-2-8-67　民营医院 ICU 的 HAP 患者中排名第 1 的致病菌构成情况（%）

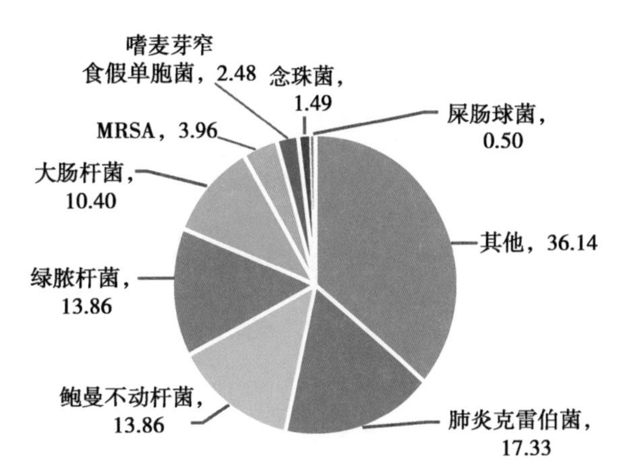

图 3-2-8-68　民营医院 ICU 的 HAP 患者中排名第 2 的致病菌构成情况（%）

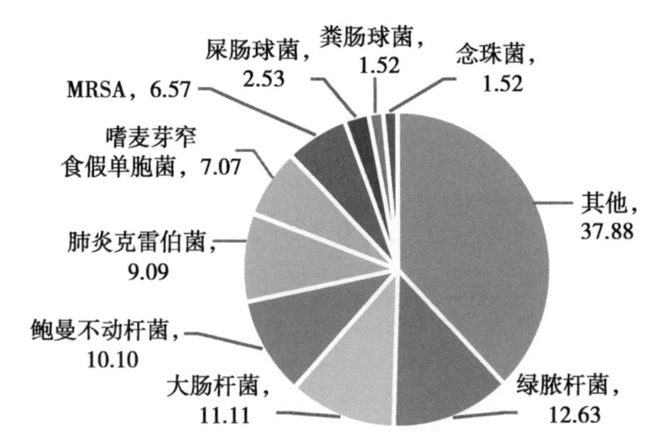

图 3-2-8-69 民营医院 ICU 的 HAP 患者中
排名第 3 的致病菌构成情况（%）

从全国范围看，HAP 致病菌里排名第 1 的致病菌构成比前 3 位的致病菌依次为肺炎克雷伯菌、绿脓杆菌、鲍曼不动杆菌，但不同水平的医院差异十分明显。委属委管医院排名第 1 致病菌的构成比中，鲍曼不动杆菌占比达到 76%，但省级医院中绿脓杆菌和肺炎克雷伯菌占比明显更多，分别为（33. 33%和 29. 17%），而民营医院中肺炎克雷伯菌占比更是排在第 1，达到 30. 88%。可以看到，革兰氏阴性杆菌，尤其是多重耐药的革兰氏阴性杆菌是 HAP 的主要致病菌。虽然委属委管医院中鲍曼不动杆菌仍是 HAP 最常见的致病菌，但在全国范围肺炎克雷伯菌的快速增加已成为一个十分严峻的问题。

4. VAP 致病菌构成情况

（1）结构化抽样医院样本 VAP 致病菌构成情况（图 3-2-8-70 至图 3-2-8-72）

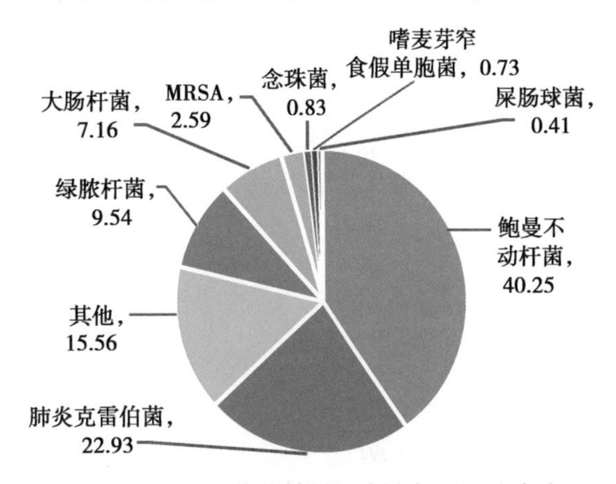

图 3-2-8-70 结构化抽样医院样本 VAP 患者中
排名第 1 的致病菌构成情况（%）

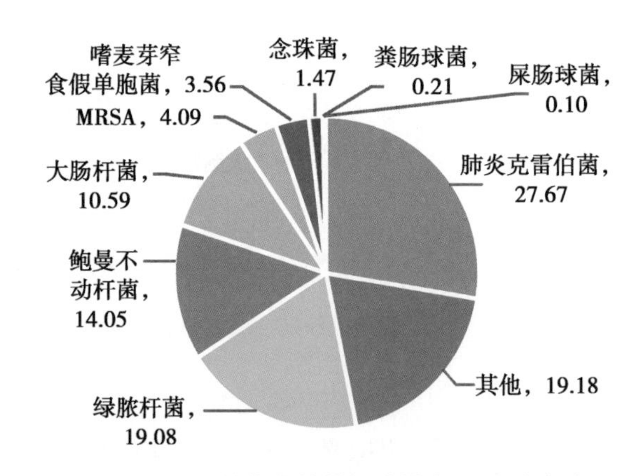

图 3-2-8-71 结构化抽样医院样本 VAP 患者中
排名第 2 的致病菌构成情况（%）

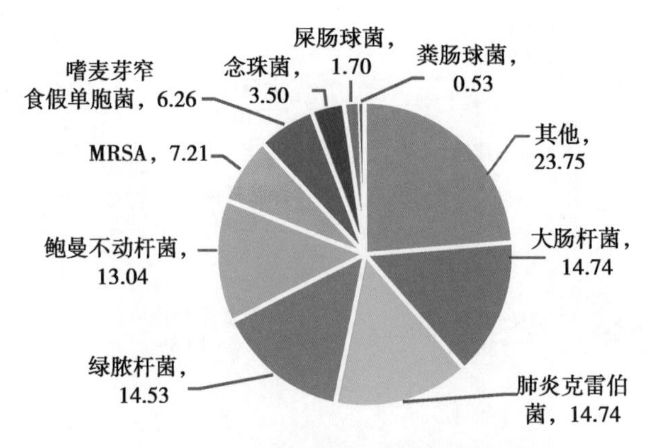

图 3-2-8-72 结构化抽样医院样本 VAP 患者中
排名第 3 的致病菌构成情况（%）

（2）委属委管医院 ICU 的 VAP 致病菌构成情况（图 3-2-8-73 至图 3-2-8-75）

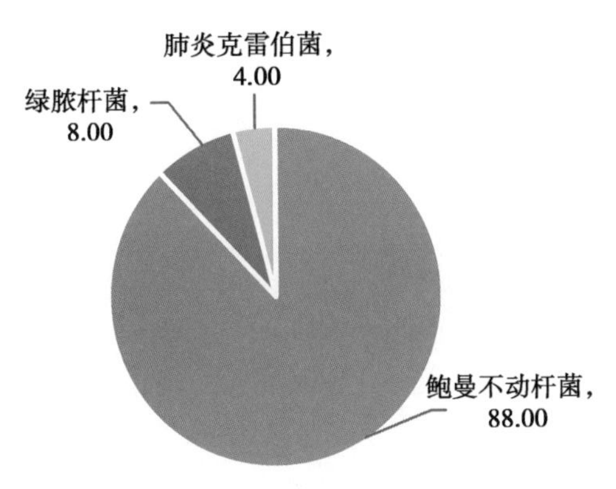

图 3-2-8-73 委属委管医院 ICU 的 VAP 患者中排名第 1 的致病菌构成情况（%）

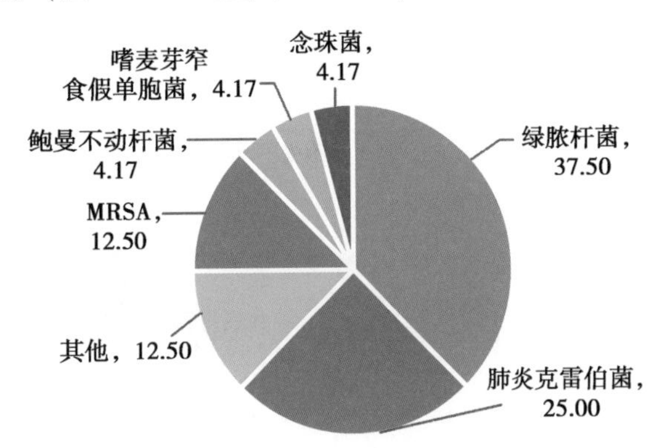

图 3-2-8-74 委属委管医院 ICU 的 VAP 患者中排名第 2 的致病菌构成情况（%）

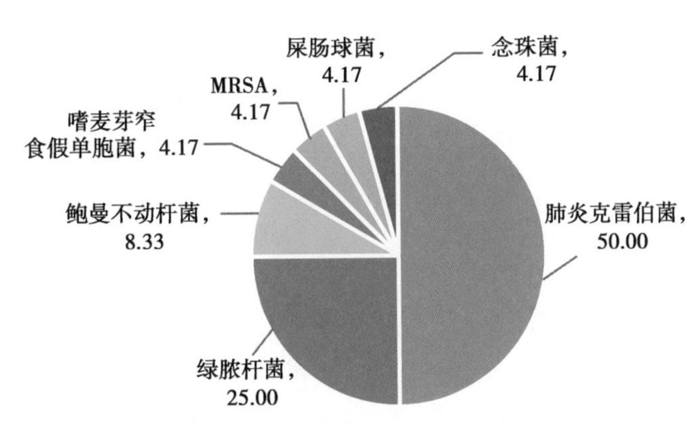

图 3-2-8-75 委属委管医院 ICU 的 VAP 患者中排名第 3 的致病菌构成情况（%）

（3）省级医院 ICU 的 VAP 致病菌构成情况（图 3-2-8-76 至图 3-2-8-78）

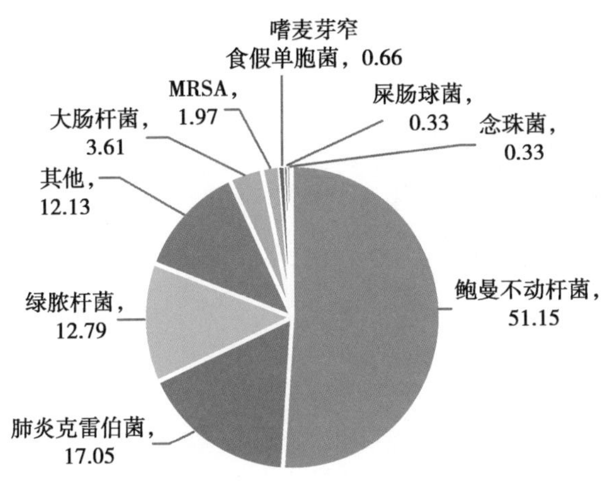

图 3-2-8-76 省级医院 ICU 的 VAP 患者中排名第 1 的致病菌构成情况（%）

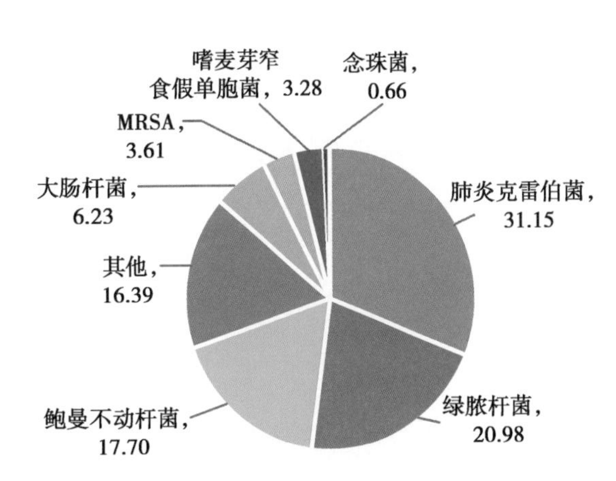

图 3-2-8-77 省级医院 ICU 的 VAP 患者中排名第 2 的致病菌构成情况（%）

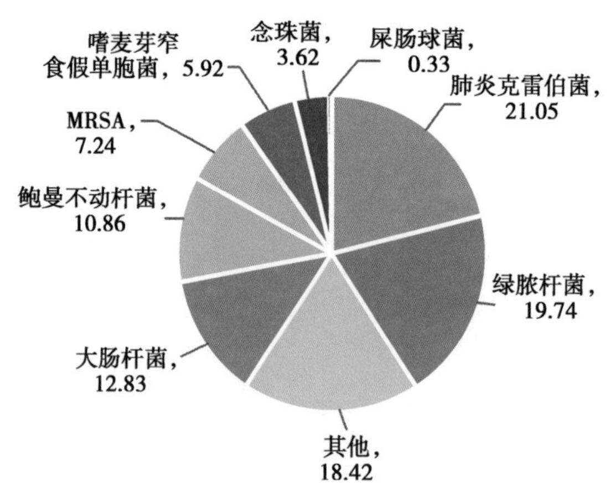

图 3-2-8-78　省级医院 ICU 的 VAP 患者中排名第 3 的致病菌构成情况（%）

（4）民营医院 ICU 的 VAP 致病菌构成情况（图 3-2-8-79 至图 3-2-8-81）

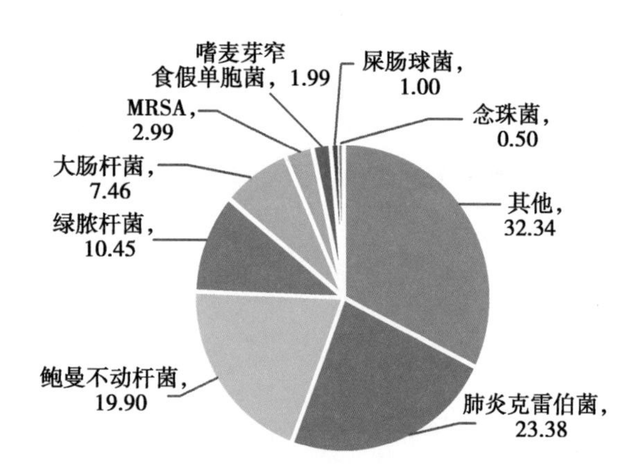

图 3-2-8-79　民营医院 ICU 的 VAP 患者中排名第 1 的致病菌构成情况（%）

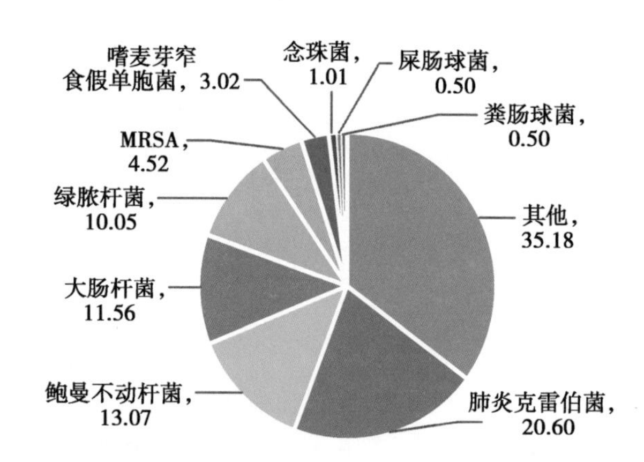

图 3-2-8-80　民营医院 ICU 的 VAP 患者中排名第 2 的致病菌构成情况（%）

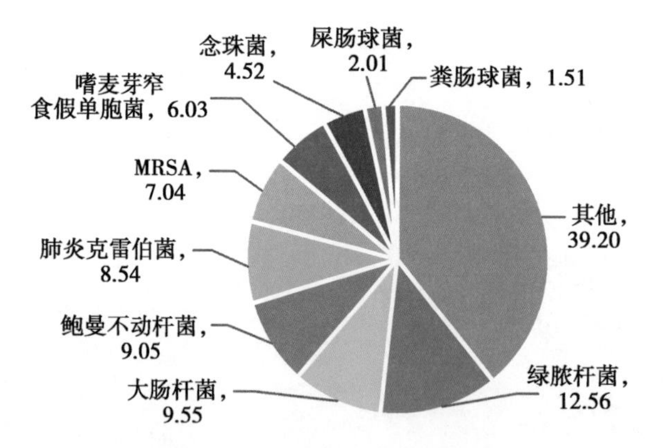

图 3-2-8-81　民营医院 ICU 的 VAP 患者中排名第 3 的致病菌构成情况（%）

调查数据显示，VAP 的致病菌流行情况也不容乐观。从全国范围看，VAP 致病菌里排名第 1 的致病菌构成比前 3 位的致病菌依次为鲍曼不动杆菌、肺炎克雷伯菌和绿脓杆菌，但不同水平的医院差异十分明显。委属委管医院排名第 1 致病菌的构成比中，鲍曼不动杆菌占比达到 88%，省级医院鲍曼不动杆菌占比达到 51. 15%，肺炎克雷伯菌占比排在第 2，达到 17. 05%，而民营医院却是肺炎克雷伯菌占比排在第 1，达到 23. 38%。数据显示，医院级别越低，肺炎克雷伯菌占比越高；同 HAP 一样，全国范围内肺炎克雷伯菌的快速增加已经成为一个十分严峻的问题。

5. CAUTI 致病菌构成情况

（1）结构化抽样医院样本 CAUTI 致病菌构成情况（图 3-2-8-82 至图 3-2-8-84）

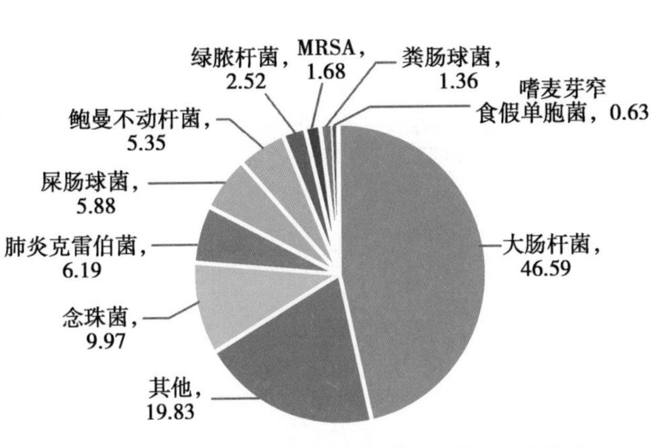

图 3-2-8-82 结构化抽样医院样本 CAUTI 患者中排名第 1 的致病菌构成情况（%）

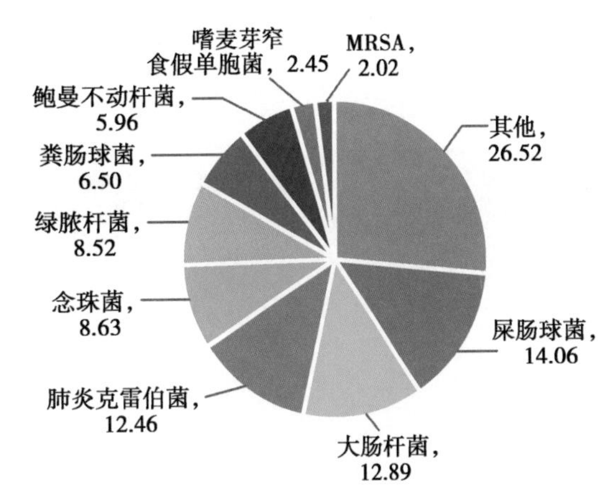

图 3-2-8-83 结构化抽样医院样本 CAUTI 患者中排名第 2 的致病菌构成情况（%）

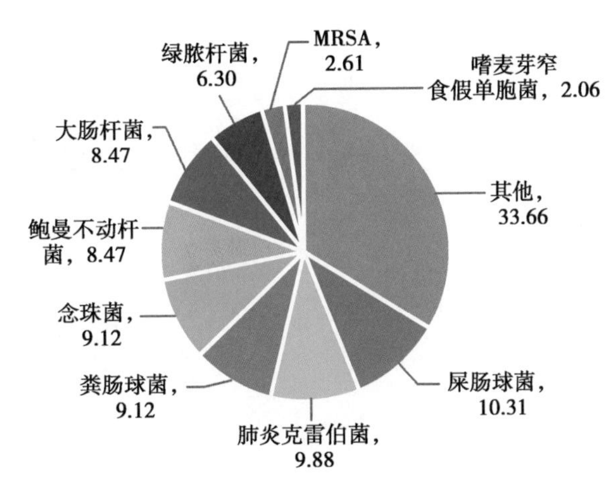

图 3-2-8-84 结构化抽样医院样本 CAUTI 患者中排名第 3 的致病菌构成情况（%）

（2）委属委管医院 ICU 的 CAUTI 致病菌构成情况（图 3-2-8-85 至图 3-2-8-87）

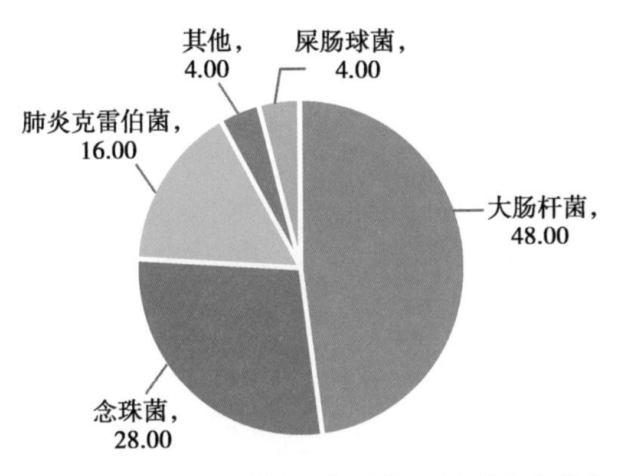

图 3-2-8-85 委属委管医院 ICU 的 CAUTI 患者中排名第 1 的致病菌构成情况（%）

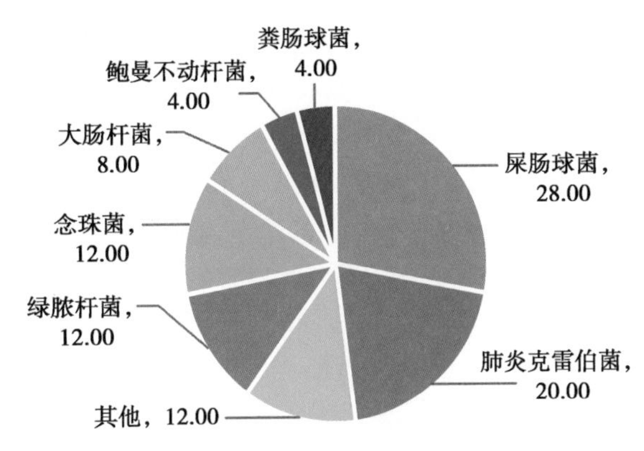

图 3-2-8-86 委属委管医院 ICU 的 CAUTI 患者中排名第 2 的致病菌构成情况（%）

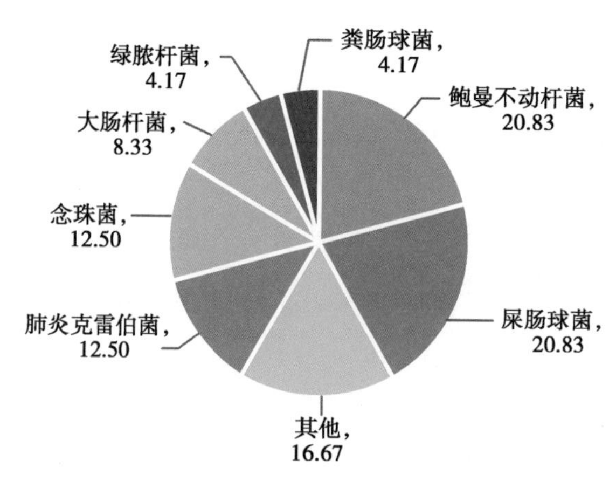

图 3-2-8-87 委属委管医院 ICU 的 CAUTI 患者中排名第 3 的致病菌构成情况（%）

（3）省级医院 ICU 的 CAUTI 致病菌构成情况（图 3-2-8-88 至图 3-2-8-90）

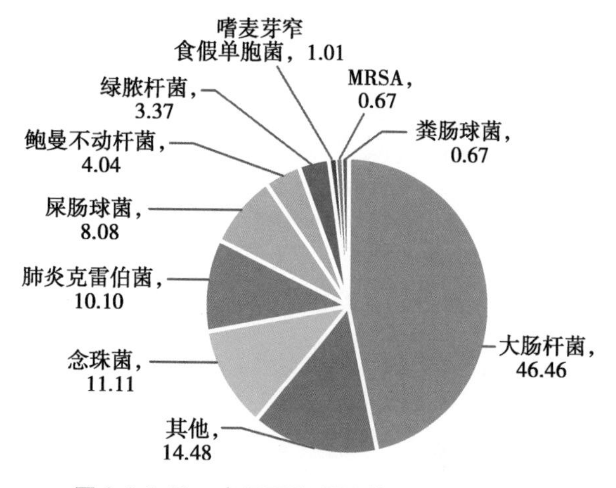

图 3-2-8-88 省级医院 ICU 的 CAUTI 患者中排名第 1 的致病菌构成情况（%）

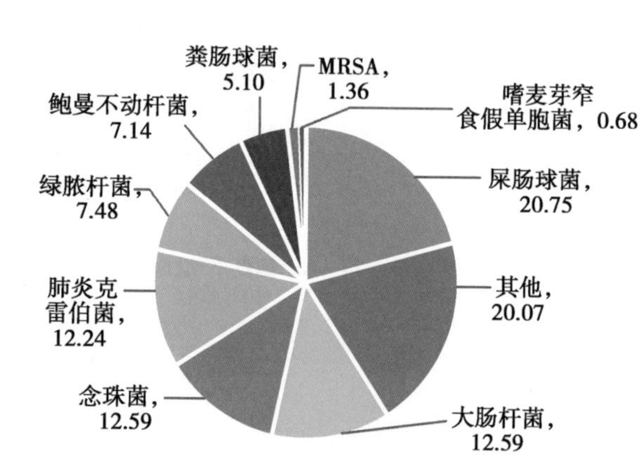

图 3-2-8-89 省级医院 ICU 的 CAUTI 患者中排名第 2 的致病菌构成情况（%）

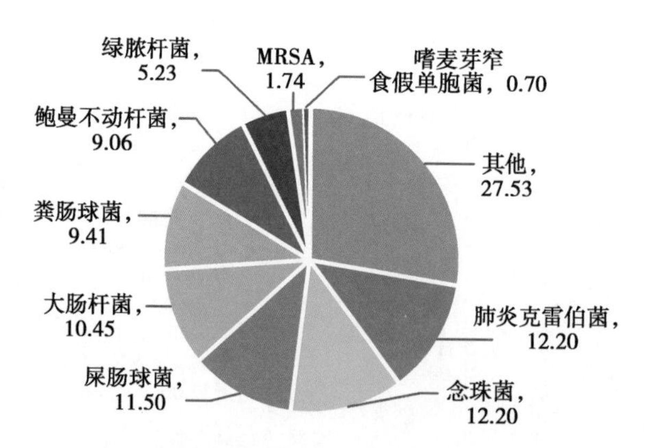

图 3-2-8-90 省级医院 ICU 的 CAUTI 患者中排名第 3 的致病菌构成情况（%）

（4）民营医院 ICU 的 CAUTI 致病菌构成情况（图 3-2-8-91 至图 3-2-8-93）

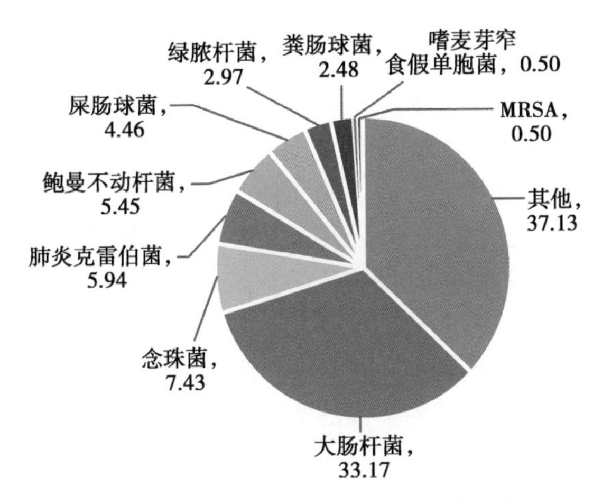

图 3-2-8-91 民营医院 ICU 的 CAUTI 患者中排名第 1 的致病菌构成情况（%）

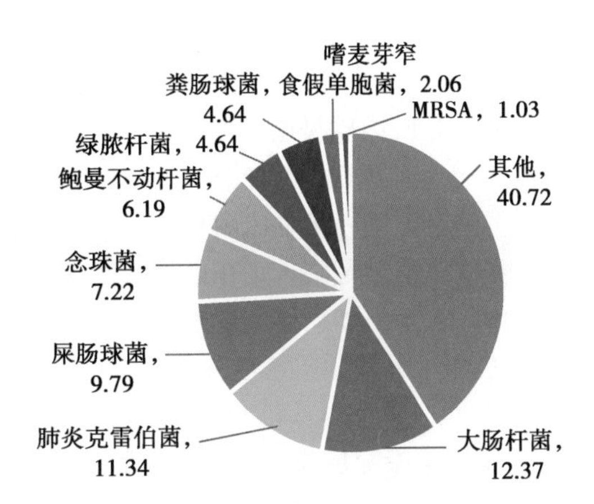

图 3-2-8-92 民营医院 ICU 的 CAUTI 患者中排名第 2 的致病菌构成情况（%）

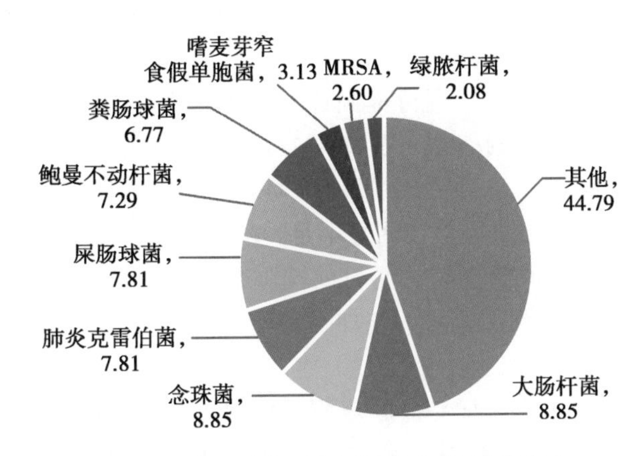

图 3-2-8-93 民营医院 ICU 的 CAUTI 患者中排名第 3 的致病菌构成情况（%）

调查数据显示，CAUTI 致病菌中排名第 1 致病菌的构成比排在前 3 位的依次为大肠杆菌、念珠菌和肺炎克雷伯菌。念珠菌和肺炎克雷伯菌占比达到了较高的水平，需要引起注意。

二、问题分析及工作重点

（一）我国目前重症医学专业质量安全问题及分析

1. 不同层级医院的重症医学质量现状值得关注 本次调查数据分析中首次在公立二级、三级综合医院外，增加分析了委属委管医院、省级医院及大学附属医院、民营医院的重症医学质量现状。反映出以下特点：

（1）委属委管医院：作为国家队，重症医疗质量在几乎全部指标系中处在目前国内领先地位，发挥了领头羊作用。但是在资源配置、资源利用等方面仍有较大提升空间。未来，随着分级诊疗制度的完全建立和实施，这部分医院作为疑难重症患者治疗中心，必将承担更加繁重的疑难重症患者的救治任务，因此进一步夯实和提高委属委管医院重症医学建设，使之能够承担与之匹配的任务是迫在眉睫的重任。

（2）省级医院和大学附属医院（不含委属委管医院）：这部分也可统称为省级医院，在几乎全部指标系中处在仅次于委属委管医院的国内先进水平。表明这部分医院重症患者的诊疗相对比较规范，质量也得到保障，发挥了其作为区域中心的作用。

（3）民营医院：今年重症医学专业首次分析了民营医院的数据，是一个巨大的进步。数据显示，民营医院在重症医学专业质量控制的几乎全部指标系，目前确实还处在需要重点管控的状态，特别是在院感的三大指标方面，应当是各省市重症医学质控需要高度关注的对象。

2. 院内感染微生物流行现状形势严峻　今年国家重症质控中心在全国医疗服务与质量调查中，还进行了全国 ICU 院内感染微生物流行现状调查。从调查数据来看，目前全国范围内院内感染微生物流行现状形势严峻。在 ICU 的血流感染、CRBSI、HAP、VAP 中鲍曼不动杆菌、大肠杆菌、肺炎克雷伯菌居于前三位。鲍曼不动杆菌临床耐药已经十分突出，而快速增长的 CRE 包括耐碳青霉烯大肠杆菌和耐碳青霉烯肺炎克雷伯菌是临床正在面临的巨大挑战与困难。CAUTI 中念珠菌占比的升高，也令人担心。应对这一局面，需要更加严格抗生素管控，更为严格地加强质量管理和院感控制。

3. 重症医学科资源配置存在不足　从全国范围看，无论是重症医学科床位占比，还是重症医学科专科医生/床位、重症医学科专科护士/床位，大部分地区依然未能达到指南的要求。

4. 重症医学指标反映国内重症医学专业质量安全问题

（1）目前国内 ICU 在感染性休克治疗上比较规范，达到国际先进水平：全国各省份，不同经济发展区域及不同等级医院感染性休克 3 小时、6 小时集束化治疗（bundle）完成率分别在 79.39% 和 68.52%。这已经达到甚至领先于国际上感染性休克 3 小时、6 小时集束化治疗（bundle）完成率。

（2）合理应用抗生素存在明显不足，亟待提高：全国各省份，不同经济发展区域及不同等级医院 ICU 抗菌药物治疗前病原学送检率比较接近，仅 70%左右。合理应用抗生素重要前提是判断患者是否存在感染，因此对于治疗性应用抗生素，病原学的筛查应是必须完成的临床步骤。

（3）ICU 深静脉血栓（DVT）预防也存在明显不足，亟待提高：全国各省份，不同经济发展区域及不同等级医院预防率比较接近，仅 60%左右。而目前国际上大规模数据研究提示 ICU 患者都应当接受 DVT 的预防治疗，因此对于 DVT 的预防应进一步加强。

（二）下一步工作重点

1. 进一步推动和促进国家《重症医学专业医疗质量控制指标（2015 年版）》的临床应用，建立基于数据的持续监测和质量改进机制。国家重症医学质控中心协调并会同各省级重症医学质控中心将有序、切实开展如下工作：一是继续组织培训等，对国家《重症医学专业医疗质量控制指标（2015 年版）》进行宣教、推广和普及；二是逐步完善并建立覆盖全国的分级质量监测体系，以动态监测评估医疗质量，并在此基础上获得持续质量改进；三是根据全国医疗质量与服务抽样调查的结果反馈并指导改进重症医学医疗质量。

2. 改善重症医学资源配置，进一步提高重症医学医疗质量。合理的资源配置是医疗质量的重要保证，要进一步增加重症医学科床位占医院床位比例，增加重症医学科医护人员的配置以及必要的设备配置。

3. 继续强化 ICU 院感防控。从本次调查数据看，我国 ICU 院感防控形势较 2014 年有一定改善，但是继续强化院感防控仍应是下一阶段 ICU 质控的重点。国家重症医学质控中心将继续在全国范围内，会同各省级重症医学质控中心进行专项质控，重点就 VAP、CRBSI 及 CAUTI 进行干预、监测与评估。

4. 针对不良事件高发省份制定针对性质控干预。从本次调查数据反映的不良事件高发省份，国家重症医学质控中心会同相应省级重症医学质控中心进行针对性反馈及开展针对性专项质控，以达到持续质量改进的目的。

第九节　医院感染管理专业

2016 年医院感染管理质量控制工作开展进步较快：

1. 2016 年 8 月和 12 月国家卫生计生委先后发布 12 项医院感染管理相关卫生行业标准。

2. 2017 年 6 月，以西藏自治区医院感染管理质量控制中心正式成立为标志，除港澳台地区外，全国 31 个省级行政区划全部成立了本级医院感染质量管理与控制机构，医院感染质量管理与控制组织网络体系在省级层面上实现全覆盖。

3. 持续推动“清洁的手，呵护健康”和“阻断院感注射传播，让注射更安全（2015—2018 年）”两项国家医院感染管理专项工作。

4. 积极配合国家卫生计生委推进医院感染质量管理与控制信息化建设，在 14 个省市推进医院感染区域化、信息化监测试点工作。

5. 发布《医院感染监测基本数据集及质量控制指标集实施指南（2016 版）》，并完成国家卫生标准《医院感染监测基本数据集》送审稿报送工作。

6. 在进一步完善和创新工作思路、内容和形式的基础上，启动第二轮全国医院感染质量管理与控制现场“飞行”质控调研。

7. 进一步推动医疗机构规范医疗废物管理。

一、医院感染管理专业质量安全情况分析

（一）基本情况

2016 年全国抽样调查共有 3518 家医院参与医院感染管理专业数据填报，较 2015 年 1908 家增加 84.38%，涵盖 31 个省份和新疆生产建设兵团的医疗机构（图 3-2-9-1）。其中，新疆 96 家医院中包括新疆生产建设兵团 9 家。

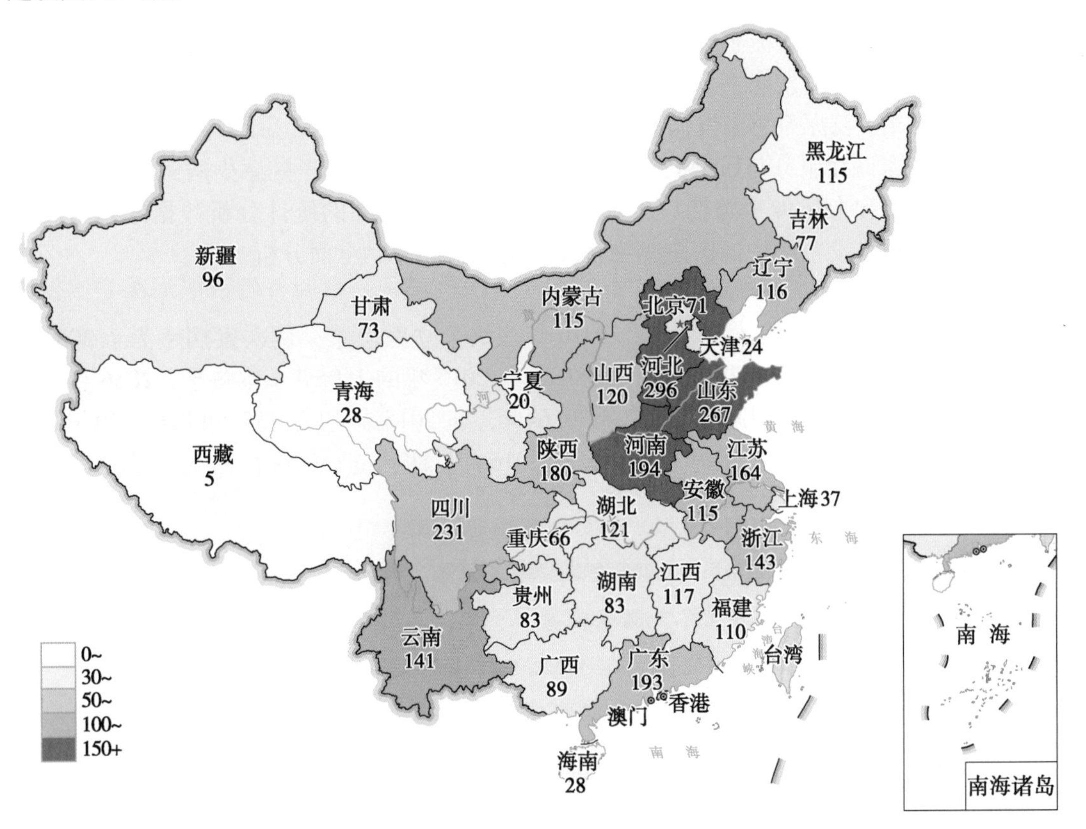

注：图中数据不含我国港、澳、台地区。

图 3-2-9-1　全国各省份报送数据的医疗机构数量

经数据清洗后有 3417 家综合医院合格，可进行数据分析，按实际开放床位数的数量分布见表 3-2-9-1。同时，对 25 所隶属于国家卫生计生委管理的三级公立医院（以下简称“委属委管”）进行了单独分析，将其分析数据与其他各类医院进行医院感染管理指标的比较。

表 3-2-9-1 各类医院按实际开放床位数分布结果（所）

医院类型	<500 张	500 张～	1000 张～	1500 张～	2000 张～	2500 张～	合计
二级公立	1174	618	86	9	0	0	1887
二级民营	432	45	5	1	0	0	483
三级公立	31	345	273	173	74	78	974
三级民营	10	38	17	6	1	1	73
委属委管	0	1	2	7	5	10	25

医院感染管理质量控制指标（2015 年版）共 13 项，本年度选择其中 10 项，由国家医院感染质量控制中心提供数据分析结果，现报告如下：

指标 1. 医院感染例次发病率。

指标 2. 医院感染例次现患率。

指标 4. 多重耐药菌感染例次发生率。

指标 5. 多重耐药菌感染检出率。

指标 6. 医务人员手卫生依从率。

指标 8. 住院患者抗菌药物治疗前病原学送检率。

指标 10. Ⅰ类切口手术部位感染率。

指标 11. 血管内导管相关血流感染发病率。

指标 12. 呼吸机相关肺炎发病率。

指标 13. 导尿管相关泌尿系感染发病率。

说明：由于《国家医疗服务与质量安全报告》篇幅所限，指标 3. 医院感染病例漏报率、指标 7. 住院患者抗菌药物使用率和指标 9. Ⅰ类切口手术抗菌药物预防使用率的统计分析数据未列出，国家医院感染管理质量控制中心将发布《中国医院感染管理质量控制报告》全面分析。

（二）数据分析

1. 医院感染例次发病率（图 3-2-9-2） 2016 年三级公立医院感染例次发病率为 1. 30%，较 2015 年的 1. 61%下降了 0. 31%；三级民营医院为 1. 08%，与 2015 年的 1. 05%基本持平；2016 年二级公立和二级民营医院感染例次发病率分别为 0. 77%和 0. 64%，与 2015 年的 0. 73%和 0. 64%相比基本持平；2016 年委属委管医院感染例次发病率为 1. 42%，较 2016 年三级公立、三级民营及二级医院高。

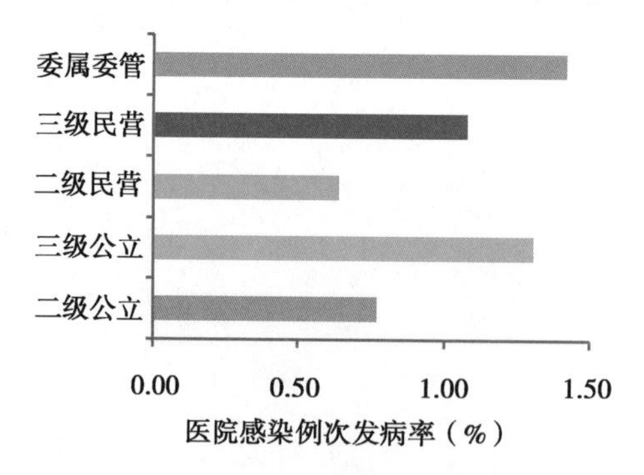

图 3-2-9-2 各类医院医院感染例次发病率

2016 年各省份抽查数据显示，各类医院医院感染例次发病率均未超过 2. 0%（图 3-2-9-3）。而 2015 年福建、海南、重庆、青海和江苏等 5 个省份的三级公立的医院感染例次发病率均超过 2. 0%。2016 年在民营医院中，只有浙江三级民营医院感染例次发病率超过 4%，其余均在 2%以下（图 3-2-9-4）。

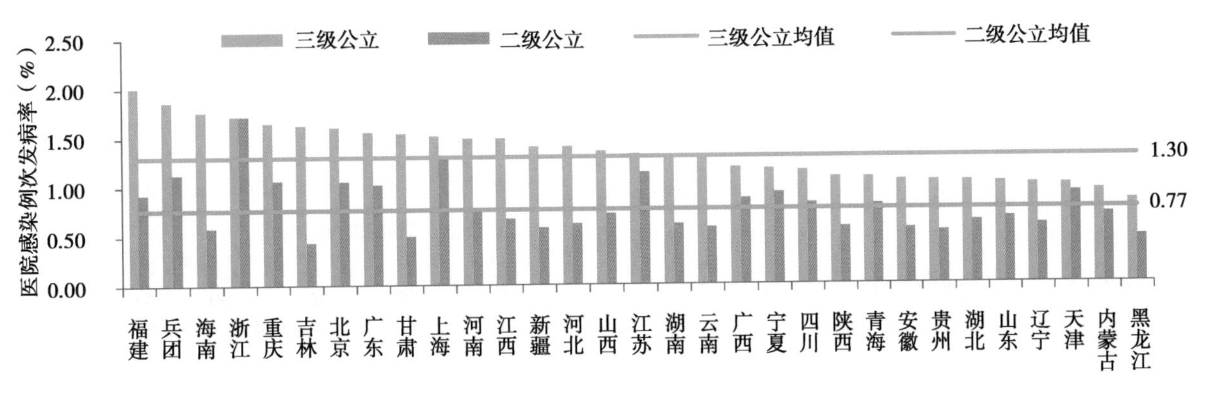

图 3-2-9-3 各省各级公立医院感染例次发病率

根据国家医院感染质量管理与控制中心实施的为期 3 年，覆盖全国 31 个省份和新疆生产建设兵团的首轮“飞行”质控调研获取的医院感染高风险病例例次漏报率 49.81%的结果来看，虽然本次调查报告的医院感染例次发病率相对较低，但不能排除因漏报率较高而使该率被拉低的可能性。

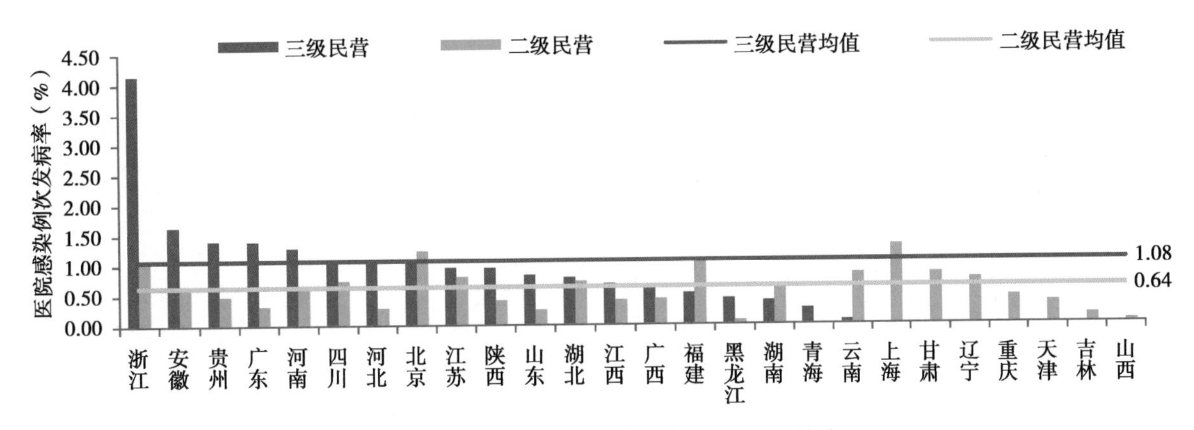

图 3-2-9-4 各省各级民营医院感染例次发病率

各医院实际开放床位数与医院感染例次发病率相关性分析结果显示，随着医院实际开放床位数的增加，医院感染例次发病率相应增加（图 3-2-9-5）。

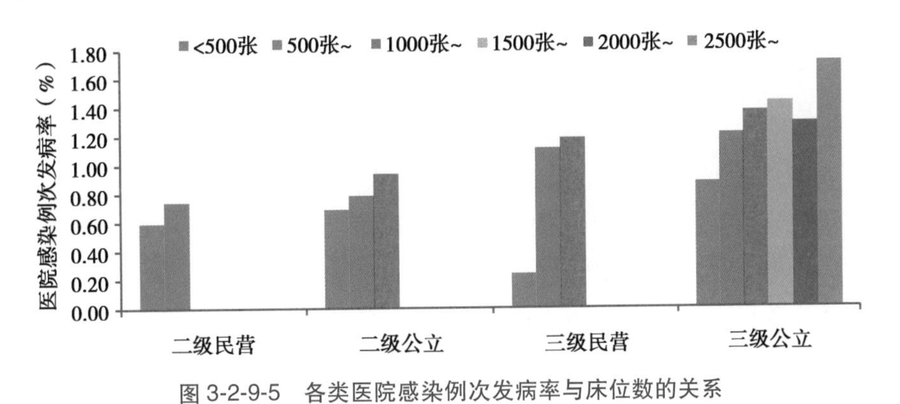

图 3-2-9-5 各类医院感染例次发病率与床位数的关系

2. 医院感染例次现患率

2016 年医院感染例次现患率抽查结果，委属委管医院最高（3.64%），三级医院明显高于二级医院。三级公立医院感染例次现患率为 3.27%，较 2015 年的 2.00%有明显上升（图 3-2-9-6）。

按省份分析，2016 年各省份三级公立医院感染例次现患率为 1.75%～7.65%，北京最低，青海最高。医院感染例次现患率超过 4%的有青海、辽宁、福建、广东和河北 5 个省份，天津、西藏和新疆生产建设兵团等无数据。2016 年各省份二级公立医院感染例次平均现患率为 0.28%～3.72%，广西最高，青海最低（图 3-2-9-7）。民营医院数据对比见图 3-2-9-8。

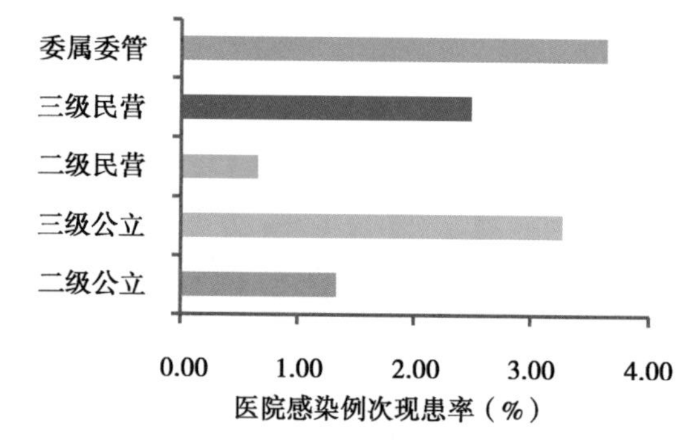

图 3-2-9-6　各类医院感染例次现患率

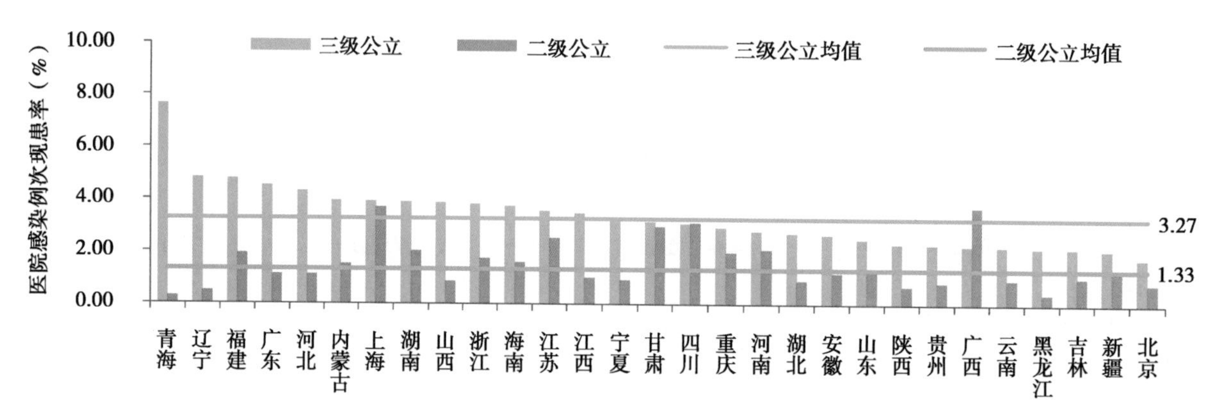

图 3-2-9-7　各省各级公立医院感染例次平均现患率

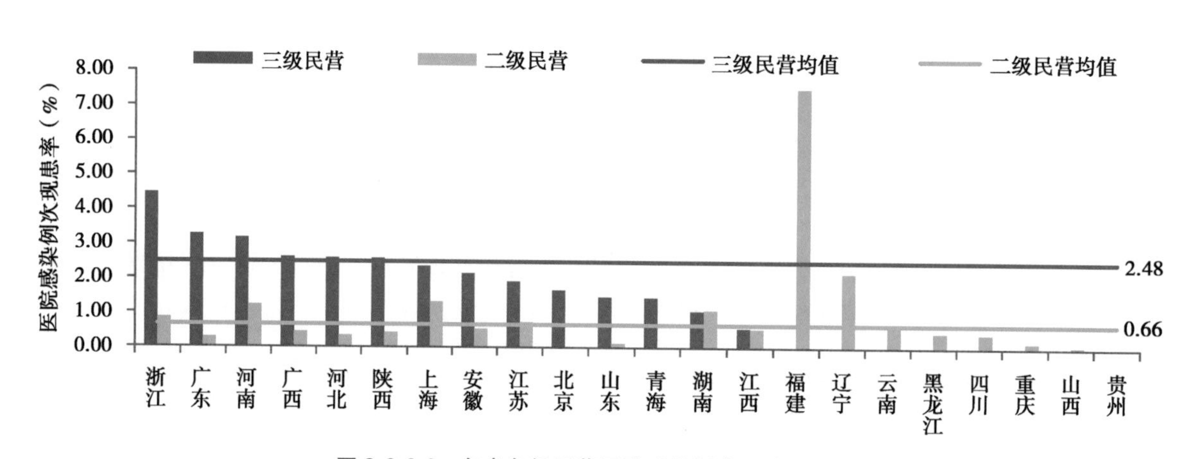

图 3-2-9-8　各省各级民营医院感染例次平均现患率

按实际开放床位数分析（图 3-2-9-9），2016 年三级民营（<1500 张床）和二级民营（<1000 张床）均呈现出医院感染例次现患率随医院实际开放床位数增加而增加的态势。

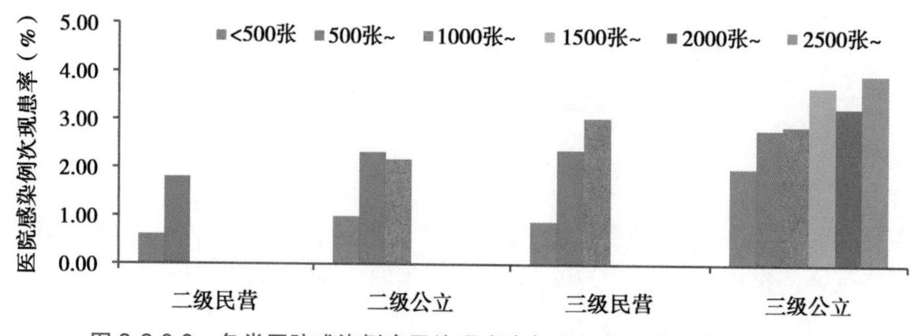

图 3-2-9-9　各类医院感染例次平均现患率与实际开放床位数的相关性

3. 多重耐药菌（MDROs）感染发生率 2016年将鲍曼不动杆菌、金黄色葡萄球菌、铜绿假单胞菌、肺炎克雷伯菌、大肠埃希菌和粪肠球菌、屎肠球菌等5类7种MDROs纳入本次统计。

2016年抽查结果显示，委属委管MDROs感染平均发生率最高（0.28%），三级公立医院为0.22%，二级公立医院为0.13%，与2015年的0.12%基本持平。三级民营医院为0.17%，二级民营医院为0.14%。2016年MDROs感染发生率总体上低于2014年，与2015年基本持平（0.24%、0.12%、0.18%和0.14%）（图3-2-9-10）。

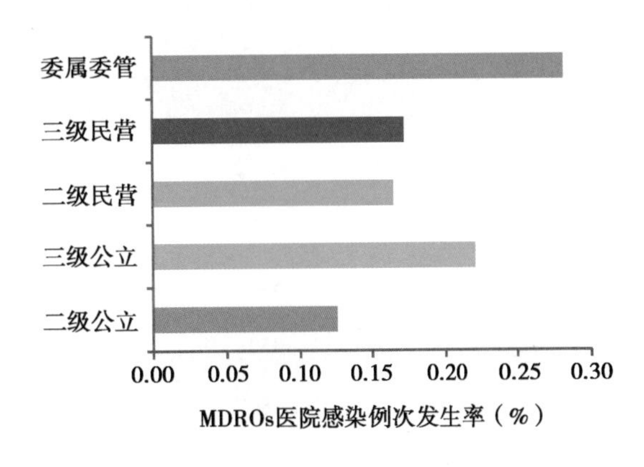

图3-2-9-10 各类医院MDROs感染发生率

2016年各省份三级公立医院MDROs感染例次平均发生率在0.08%~0.40%，海南和上海最高（0.40%），其后依次是江苏、安徽、山西和北京；二级公立综合医院MDROs感染例次平均发生率在0.03%~0.49%，以上海最高（0.49%，与2015上海的0.64%比较有所降低）（图3-2-9-11）。西藏没有数据。

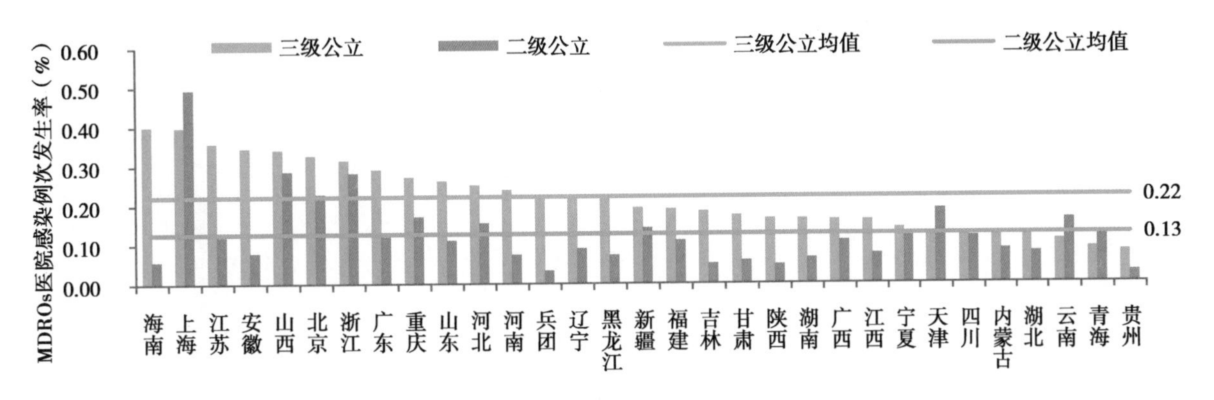

图3-2-9-11 各省各级公立医院MDROs感染例次平均发生率

2016年各省份三级民营医院MDROs感染例次平均发生率在0.01%（北京）~0.76%（河北）；二级民营医院上报MDROs感染例次平均发生率在0.01%（吉林）~0.79%（安徽）（图3-2-9-12）。

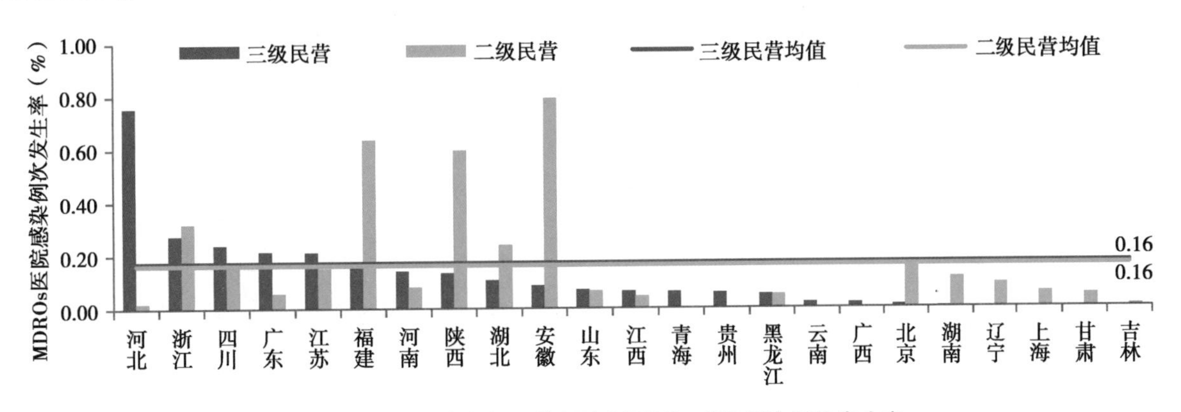

图3-2-9-12 各省各级民营医院MDROs感染例次平均发生率

MDROs感染发生风险分析显示，金黄色葡萄球菌感染例数报告最多，其后依次为鲍曼不动杆菌、大肠埃希菌、铜绿假单胞菌、肺炎克雷伯菌、屎肠球菌和粪肠球菌引发的感染（表3-2-9-2）。公立医院报告的MDROs感染的例数远大于民营医院，主要原因可能是由于公立医院数量大，另一个原因可能与公立医院微生物检验设备好，技术能力强，检测出的MDROs较多有关。

表 3-2-9-2 不同类型医院 MDROs 感染发生总数统计（例次）

种类	二级公立	三级公立	二级民营	三级民营	小计
金黄色葡萄球菌	4752	17 401	622	462	23 237
鲍曼不动杆菌	5029	10 727	310	668	16 734
大肠埃希菌	5403	3127	511	180	9221
铜绿假单胞菌	3544	5076	225	275	9120
肺炎克雷伯菌	3827	3883	274	236	8220
屎肠球菌	488	221	37	14	760
粪肠球菌	239	194	37	4	474
合计	23 282	40 629	2016	1839	67 766

按照不同种类 MDROs 感染例次发生率分析结果显示，鲍曼不动杆菌发生率最高，其后依次为大肠埃希菌、金黄色葡萄球菌、铜绿假单胞菌、肺炎克雷伯菌、粪肠球菌和屎肠球菌（图 3-2-9-13）。三级公立综合和委属委管医院 MDROs 感染发生率，前三位致病菌从高到低，依次为鲍曼不动杆菌、铜绿假单胞菌、金黄色葡萄球菌。

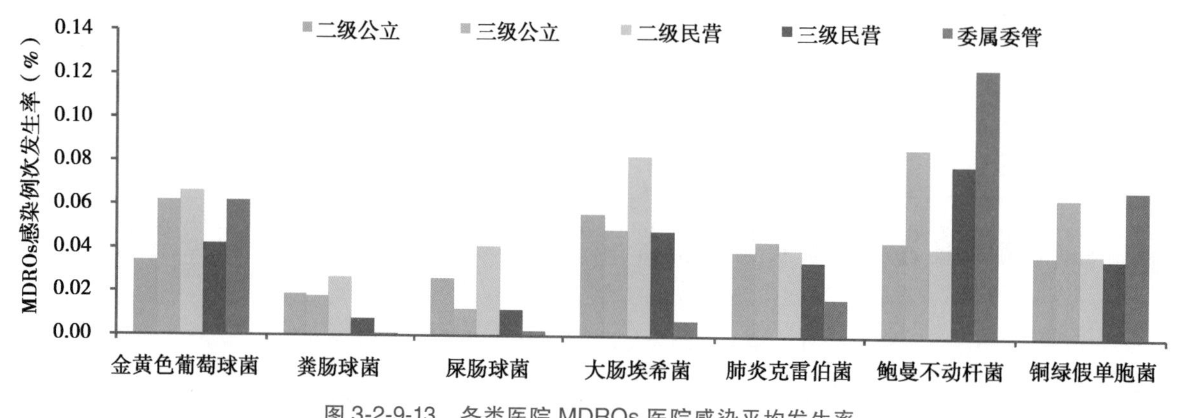

图 3-2-9-13 各类医院 MDROs 医院感染平均发生率

2016 年 MDROs 感染发生率与实际开放床位数的相关性分析显示，三级民营医院（<1500 张床）MDROs 感染发生率与实际开放床位数呈正相关性，二级民营（<1000 张床）和二级公立医院（<1500 张床）呈负相关性，三级公立医院的相关性不明显或呈弱正相关性（图 3-2-9-14）。

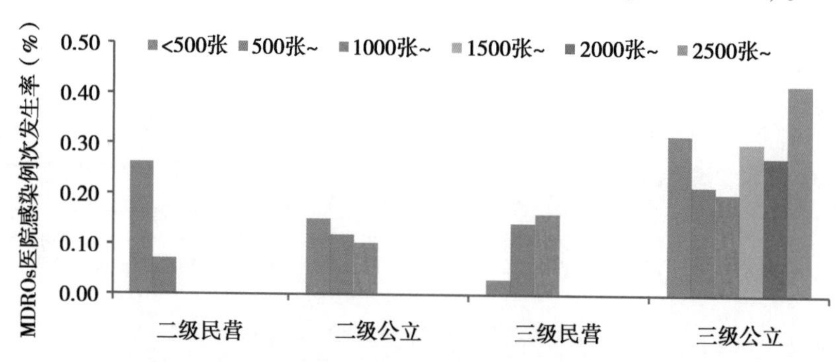

图 3-2-9-14 各类医院 MDROs 医院感染平均发生率与实际开放床位数的相关性

4. 多重耐药菌（MDROs）感染检出率　2016 年抽查结果显示，三级民营医院最高，平均为 17.06%，二级民营医院平均 17.04%，三级公立医院 16.71%，二级公立医院 13.78%（图 3-2-9-15）。与 2015 年相比，除二级公立医院 MDROs 检出率基本持平外（2015 年为 13.77%），其他均有明显下降，下降幅度在 1. 89%~5. 62%（2015 年数据：19. 82%、22. 68%、21. 35%）。

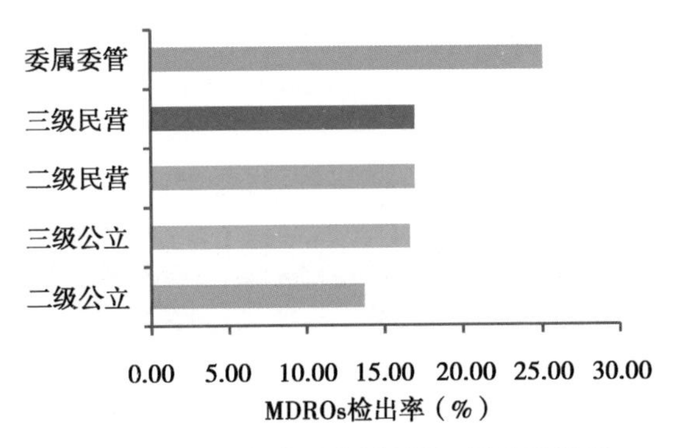

图 3-2-9-15 各类医院 MDROs 平均检出率

2016 年各省三级公立医院 MDROs 平均检出率在 8. 22%~24. 07%。以北京最高，依次是河南、新疆生产建设兵团、浙江、云南、江苏和安徽，检出率均大于 20%。检出率小于 10%的是天津和青海，西藏无数据。2016 年各省二级公立医院 MDROs 平均检出率在 4. 67%~27. 63%，检出率大于 20%的是北京（27. 63%）和上海（21. 82%）。检出率小于 10%的省有：甘肃、陕西、内蒙古、新疆、海南、贵州、吉林、宁夏、天津和青海等，新疆生产建设兵团和西藏没有数据（图 3-2-9-16）。

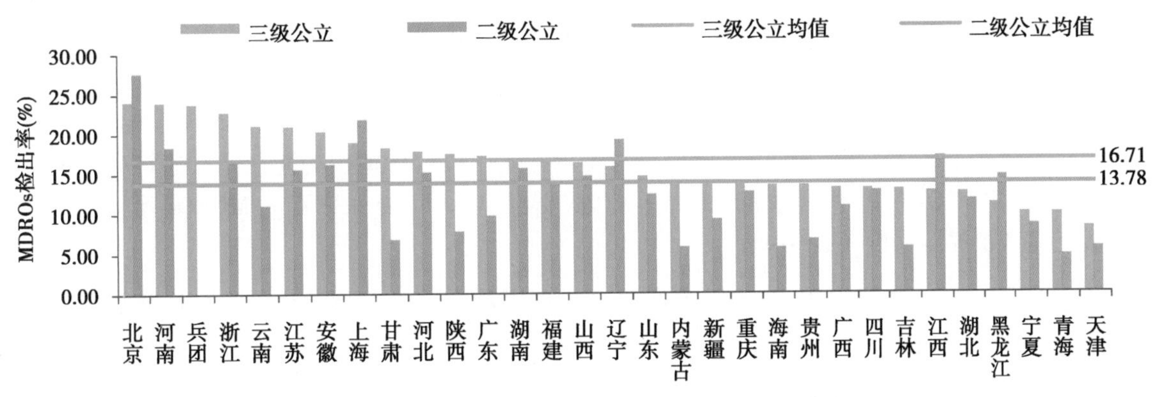

图 3-2-9-16 各省各级公立医院 MDROs 平均检出率

2016 年各省份三级民营医院上报 MDROs 平均检出率在 3. 12%~28. 60%。以安徽最高，依次是内蒙古、黑龙江、北京、江苏和广东，检出率均大于 20%。检出率小于 10%的是湖北、浙江、贵州、广西和湖南。2016 年各省份二级民营医院上报 MDROs 平均检出率在 0. 43%~57. 89%。检出率大于 20%的是安徽、北京、四川、河南、山东、湖北、甘肃和重庆等 8 省份。检出率小于 10%的有：广东、陕西、天津和云南等 4 省份（图 3-2-9-17）。

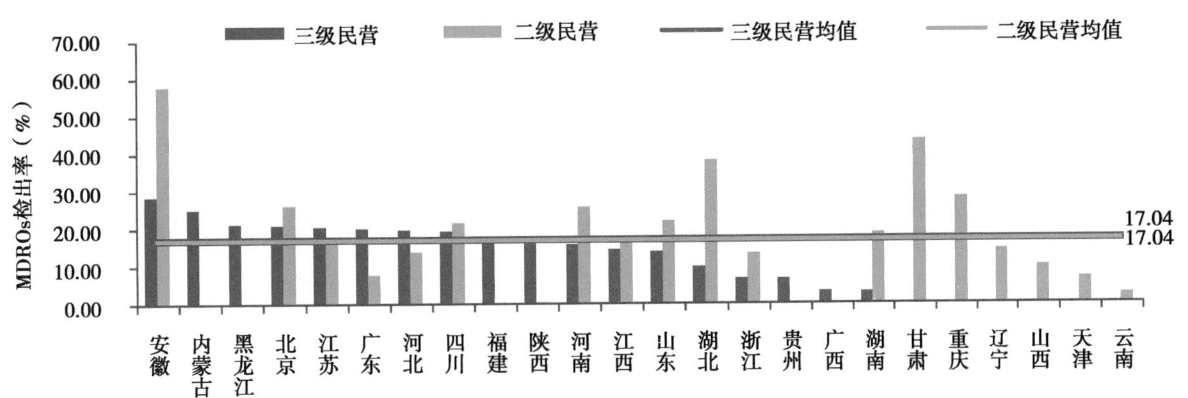

图 3-2-9-17 各省各级民营医院 MDROs 平均检出率

2016 年 MDROs 检出例数上报数据中，多重耐药的鲍曼不动杆菌检出例数最高，达 65 128（例次），其后依次为多重耐药的金黄色葡萄球菌、铜绿假单胞菌、大肠埃希菌、肺炎克雷伯菌、屎肠球菌和粪肠球菌（表 3-2-9-3）。三级公立医院报告的 MDROs 感染的例数达 126 776（例次），是二级公立医院的 2.17 倍、三级民营医院的 20.31 倍、二级民营医院的 28.37 倍。

表 3-2-9-3 不同类型医院 MDROs 检出总数统计（例次）

种类	二级公立	三级公立	二级民营	三级民营	合计
鲍曼不动杆菌	14 395	47 442	860	2431	65 128
金黄色葡萄球菌	15 553	30 798	1254	1422	49 027
铜绿假单胞菌	9081	22 990	798	851	33 720
大肠埃希菌	10 597	11 227	948	719	23 491
肺炎克雷伯菌	7958	13 358	526	792	22 634
屎肠球菌	395	640	41	17	1093
粪肠球菌	310	321	42	10	683
合计	58 289	126 776	4469	6242	195 778

按照不同种类 MDROs 检出占比分布分析结果显示，鲍曼不动杆菌发生率最高，其后依次为金黄色葡萄球菌、铜绿假单胞菌、肺炎克雷伯菌、大肠埃希菌、屎肠球菌和粪肠球菌（图 3-2-9-18）。

2016 年 MDROs 检出率与实际开放床位数的相关性分析显示，二级公立（<1500 张床）、三级公立和三级民营医院（<1500 张床）MDROs 检出率与实际开放床位数呈正相关性，提示随着医院实际开放床位数的增加，MDROs 检出率升高可能性大。二级民营医院（<1000 张床）的 MDROs 检出率与实际开放床位数无显著相关性（图 3-2-9-19）。

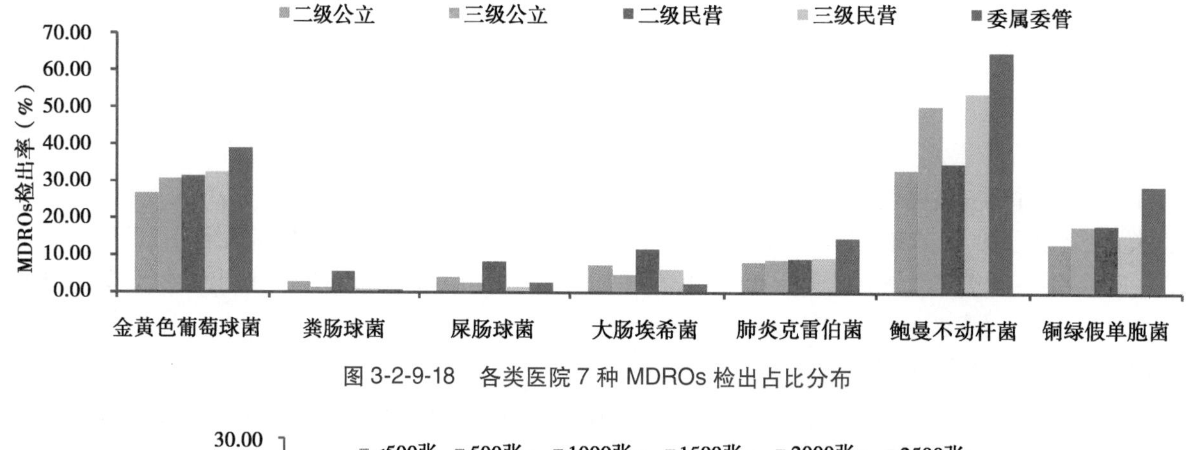

图 3-2-9-18 各类医院 7 种 MDROs 检出占比分布

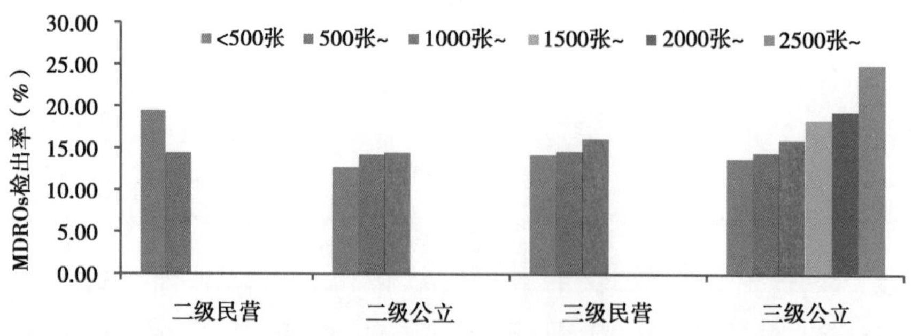

图 3-2-9-19 各类医院 MDROs 平均检出率与实际开放床位数的相关性

数据显示，随着床位使用率的增加，三级公立医院中，实际开放床位数为 500～1000 张床、1000～1500 张床、1500～2000 张床和大于 2500 张床的医院，多重耐药菌检出也随之增加。只有 2000～2500 张床的医院无此规律（图 3-2-9-20）。

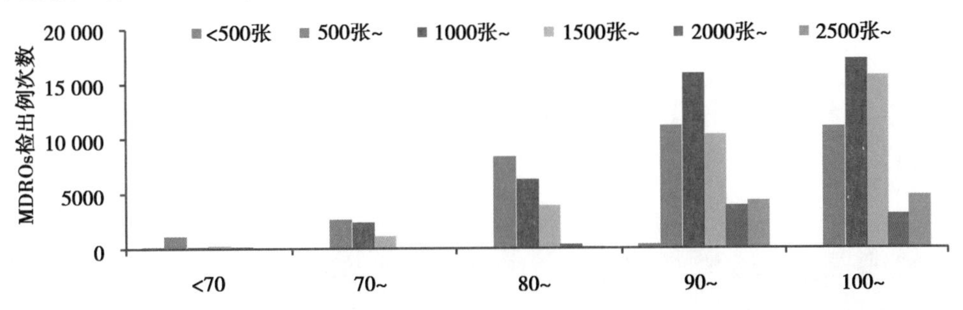

图 3-2-9-20　三级公立医院 MDROs 平均检出率与实际开放床位数和床位使用率的相关性

5. 医务人员手卫生依从率　2016 年各类医院报告的医务人员手卫生依从率（简称为手卫生依从率）在 65. 56%～71. 31%，与 2015 的手卫生依从率（64. 00%～71. 85%）基本持平，委属委管医院为 78. 05%（图 3-2-9-21）。

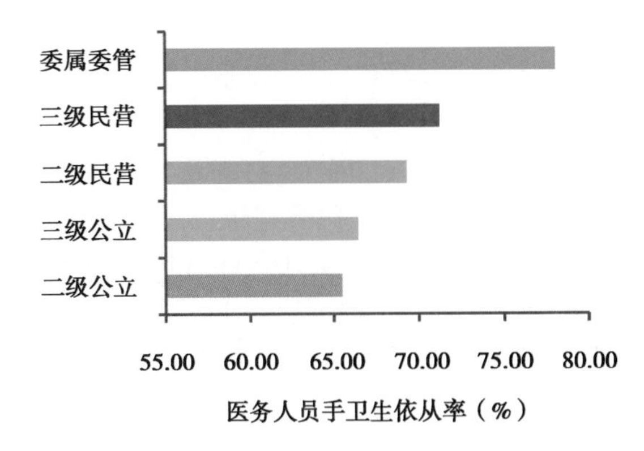

图 3-2-9-21　各类医院医务人员手卫生依从率

2016 年各省三级公立医院手卫生依从率在 46. 36%～89. 36%，全国均值为 66. 48%，较 2015 年下降了 2. 09%。2016 年二级公立医院手卫生依从率在 51. 91%～78. 85%，全国均值为 65. 56%，较 2015 年提高了 1. 56%。西藏无数据（图 3-2-9-22）。

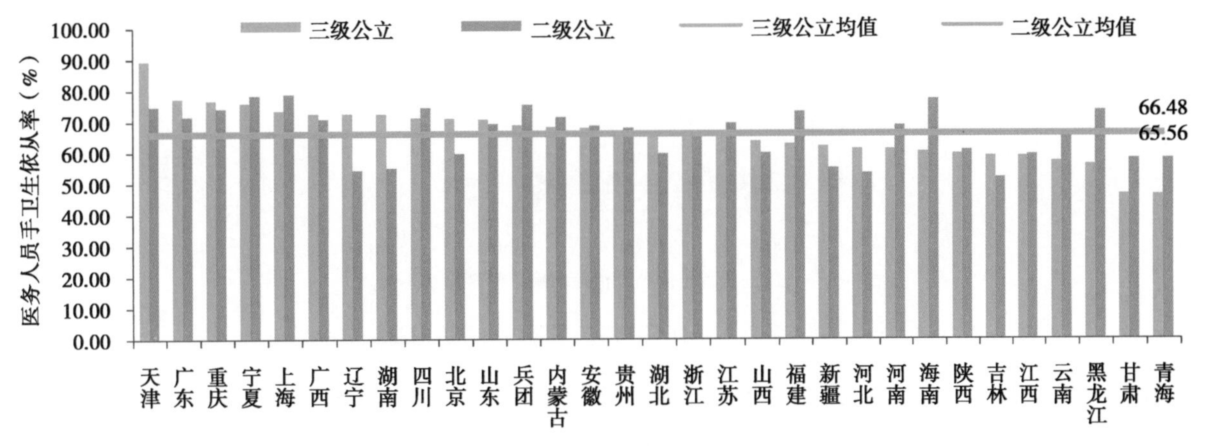

图 3-2-9-22　各省各级公立医院医务人员手卫生依从率

2016 年各省三级民营医院手卫生依从率在 51. 93%（河南）～95. 30%（湖南），全国均值为 71. 31%，比 2015 年的 67. 74%上升了 3. 57%。2016 年各省二级民营医院手卫生依从率相差较大，在 4. 35%（湖北）～98. 88%（甘肃），全国均值为 69. 33%，比 2015 年的 71. 85%下降了 2. 52%。海南、宁夏、青海、新疆、上海、西藏、新疆生产建设兵团等无数据（图 3-2-9-23）。

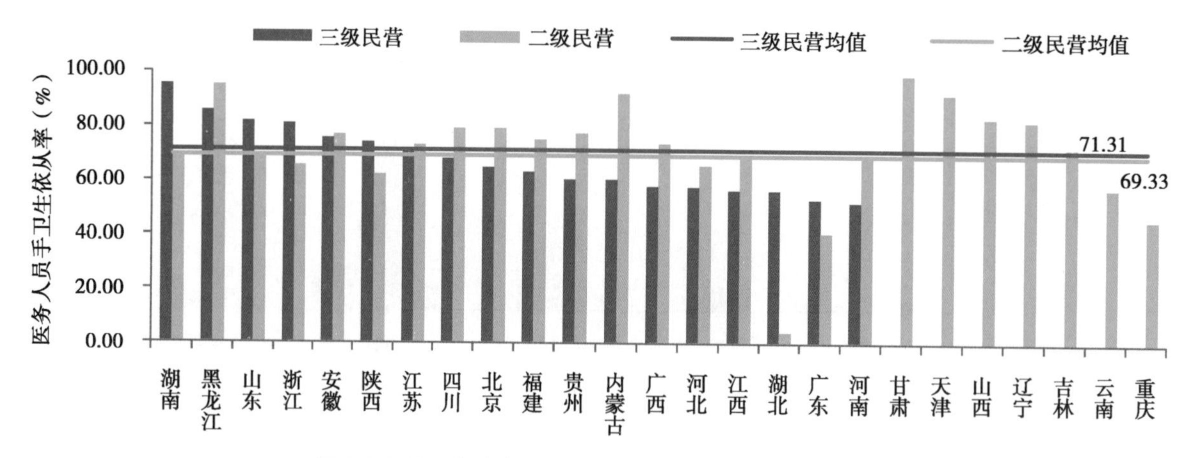

图 3-2-9-23 各省各级民营医院医务人员手卫生依从率

由于对手卫生依从性的监督方式主要采取检查者抽检，检查结果受检查方案制定、检查时机及检查中的霍桑效应影响较大，导致不同类型医院医务人员手卫生依从率抽查结果普遍偏高。因此，目前宜将医务人员手卫生依从率作为引导性指标进行监测，目的在于引导各医疗机构和医务人员不断进行自我改进。

6. 住院患者抗菌药物治疗前病原学送检率　2016 年各省份医疗机构抗菌药物治疗前病原学送检率呈现三级医院高于二级医院，同级医院比较，公立医院好于民营医院。与 2015 年抗菌药物治疗前病原学送检率比较，二级公立（37.58%）、三级公立（48.07%）和二级民营医院（32.49%）均高于 2015 年（34.01%、46.95%、27.51%），均有提高的趋势。只有三级民营医院治疗前病原学送检率（37.85%）明显低于 2015 年的 47.63%。委属委管医院的抗菌药物治疗前病原学送检率为 47.30%，低于三级公立医院（图 3-2-9-24）。

2016 年各省份三级公立医院的住院患者抗菌药物治疗前病原学送检率在 32.07%（辽宁）~67.77%（天津），均值为 48.07%，与 2015 年（46.95%）相比提高了 1.12%。所有三级公立报送数据值均达到国家要求（≥30%），西藏因无数据而除外。

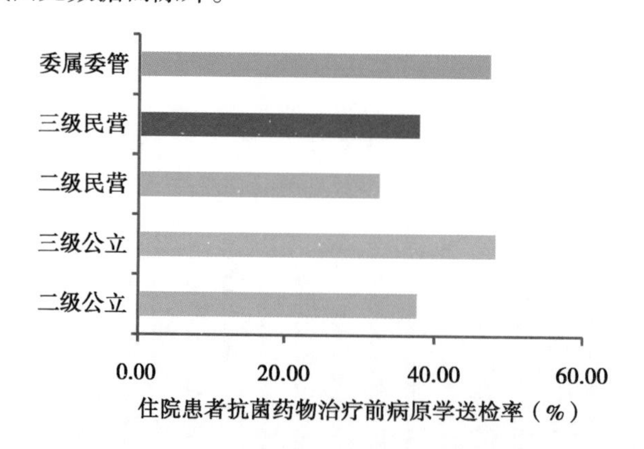

图 3-2-9-24 各类医院住院患者抗菌药物治疗前病原学送检率

2016 年各省份二级公立的住院患者抗菌药物治疗前病原学送检率在 12.84%（吉林）~55.68%（上海），均值为 37.58%，与 2015 年（34.01%）相比提高了 3.57%。未达到 30%要求的地方包括甘肃、安徽、吉林、贵州、内蒙古、河北和辽宁等 7 个省份，较 2015 年减少了 3 个省。其中，安徽、甘肃等 2 个省份报告值连续 3 年未达到 30%（图 3-2-9-25）。西藏无数据。

2016 年贵州、浙江、陕西、四川、北京、青海、广西、河南、江苏、河北、云南、安徽、湖北、山东、广东、黑龙江、江西和重庆 18 个省份填报了三级民营医院住院患者抗菌药物治疗前病原学送检率，比 2015 年增加了 7 个省份。报送的数据在 2.85%（重庆）~82.46%（贵州），均值为 37.85%，较 2015 年的 47.63%下降了 9.78%。低于 30% 的省有黑龙江、江西和重庆，较 2015 年增加了 2 个省份

（图 3-2-9-26）。

2016 年浙江、陕西、四川、北京、广西、河南、江苏、河北、云南、安徽、湖北、山东、广东、黑龙江、江西、重庆、天津、辽宁、福建、湖南和甘肃 21 个省份报送了二级民营医院住院患者抗菌药物治疗前病原学送检率，报告数据为 0.55%～79.92%，均值为 32.49%，较 2015 年（27.51%）提升了 4.98%，其中，甘肃（0.55%）、湖北（5.71%）、河北（7.52%）、湖南（24.44%）、江苏（27.20%）和福建（29.82%）6 个省份报告值未达到 30%（图 3-2-9-26）。

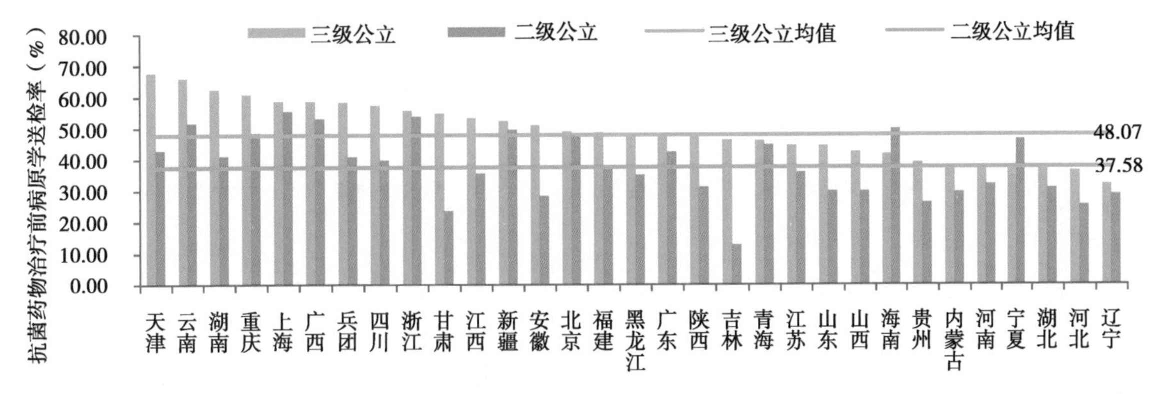

图 3-2-9-25　各省各级公立医院住院患者抗菌药物治疗前病原学送检率

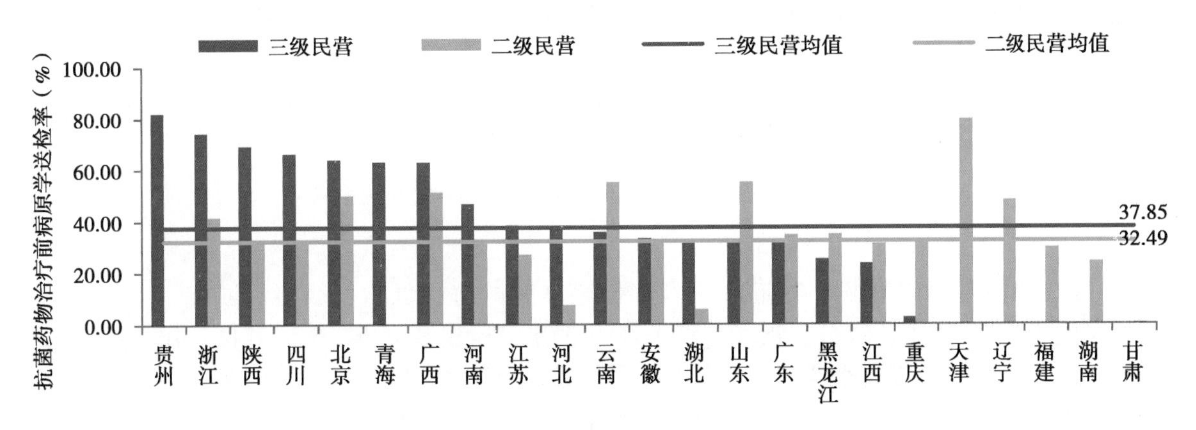

图 3-2-9-26　各省各级民营医院住院患者抗菌药物治疗前病原学送检率

需要提醒注意，一是此项指标的监测关注的是抗菌药物治疗前的病原学率，针对的是治疗性使用的抗菌药物，强调使用前送检微生物标本，检验致病菌。因此，需要区别预防性使用和治疗性使用抗菌药物，前者不需要进行微生物检验。二是关于病原菌检验项目，本抽查要求，只报告指向特定病原体的病原学检验项目（指向某一种或某一类病原体的病原学检验）。包括：细菌培养、真菌培养等，军团菌、肺炎支原体、肺炎衣原体、核酸的检测、抗血清检测、链球菌抗原、链球菌、隐球菌、涂片抗酸染色等。不包括不指向特定病原体的病原学检验项目，如：降钙素原、白介素-6 等感染相关标记物检验项目。

7. **Ⅰ类切口手术部位感染率**　2016 年各类医院Ⅰ类切口手术部位感染率在 0.28%～0.40%。委属委管医院的Ⅰ类切口手术部位感染率（0.27%）最低，其次是三级民营医院（0.28%），二级公立医院（0.32%），三级公立医院（0.38%）和二级民营医院（0.40%）。与 2015 年数据相比，二级公立医院持平，三级公立医院（增加 0.07%）略有上升，二级民营医院（增加 0.20%）较大，而三级民营医院（降低 0.04%）稍有下降（图 3-2-9-27）。

2016 年各省份三级公立医院的Ⅰ类切口手术部位感染率在 0.15%（北京）～0.70%（福建），均值为 0.38%。与 2015 年相比，均值上升了 0.08%。2016 年各省份二级公立医院的Ⅰ类切口手术部位感染率在 0.15%（辽宁）～0.64%（青海），均值为 0.32%，与 2015 年的Ⅰ类切口手术部位感染率 0.31%基本持平（图 3-2-9-28）。西藏无数据。

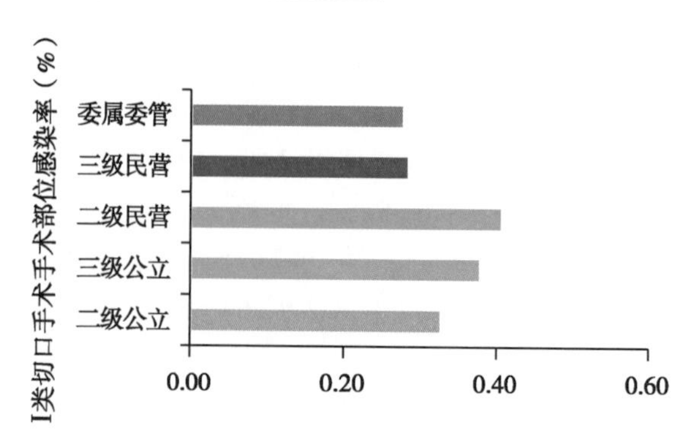

图 3-2-9-27 各类医院Ⅰ类切口手术部位感染率

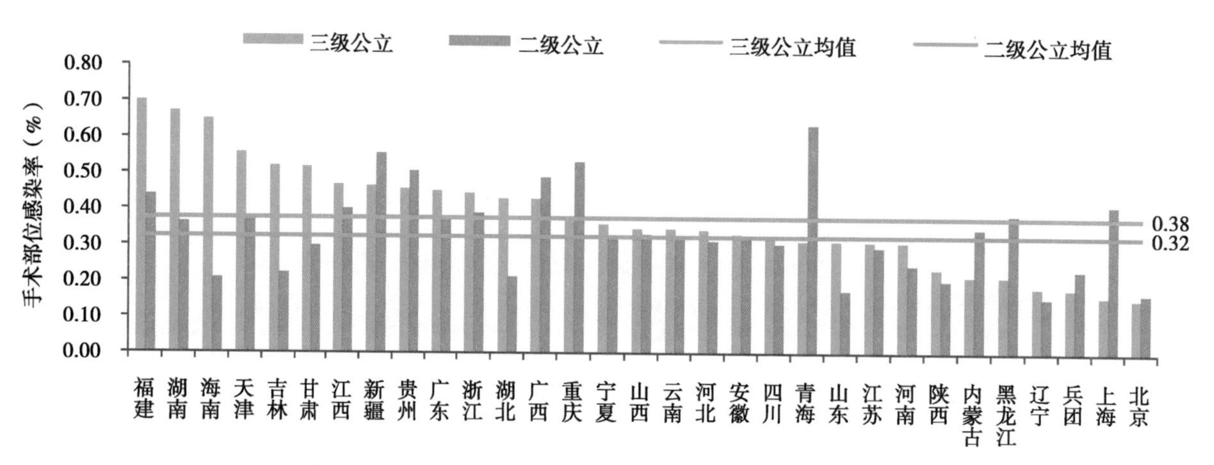

图 3-2-9-28 各省各级公立医院Ⅰ类切口手术部位感染率

2016年三级民营医院填报Ⅰ类切口手术部位感染率的有：贵州、四川、浙江、河南、河北、广东、广西、陕西、安徽、山东、北京、黑龙江、江苏、福建和湖北15个省份。比2015年增加了3个省份。2016年三级民营医院Ⅰ类切口手术部位感染率报告值在0.09%（湖北）~0.87%（贵州），均值为0.28%（图3-2-9-29）。与2015年均值比较，下降了0.04%。2016年二级民营医院填报数据的有：四川、浙江、河南、河北、广东、广西、陕西、安徽、山东、北京、江苏、福建、湖北、辽宁、江西、吉林、重庆、甘肃、湖南和云南20个省份。比2015年增加了2个省份。各省二级民营医院的Ⅰ类切口手术部位感染率报告值在0.04%（湖北）~1.65%（山东），均值为0.40%（图3-2-9-29）。

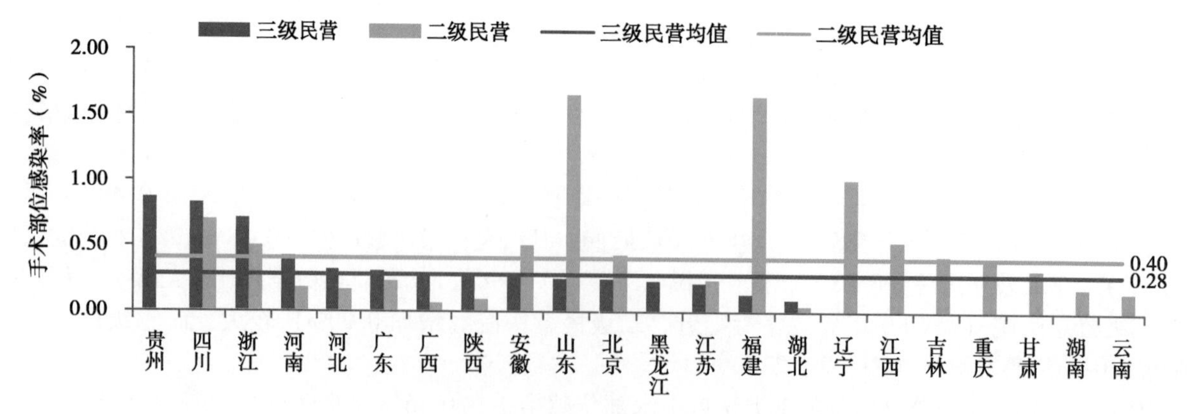

图 3-2-9-29 各省各级民营医院Ⅰ类切口手术部位感染率

2016 年按实际开放床位数划分分析结果显示，二级民营医院（<1000 张床）Ⅰ类切口手术部位感染率与医院实际开放床位数呈负相关，不同实际开放床位数的二级公立医院（<1500 张床）的Ⅰ类切口手术部位感染率报告值在 0.31%~0.36%，差别不大。三级公立医院Ⅰ类切口手术部位感染率与医院实际开放床位数在小于 500 张床至 2000~2500 张床之间呈正相关，大于 2500 张床的医院Ⅰ类切口手术部位感染率与 1000~2000 张床的医院相近（图 3-2-9-30）。三级民营医院在 500~1000 张床位和 1000~1500 张床位级别医院呈现负相关性，其他级别因填报的医院数较少，未进行统计分析。

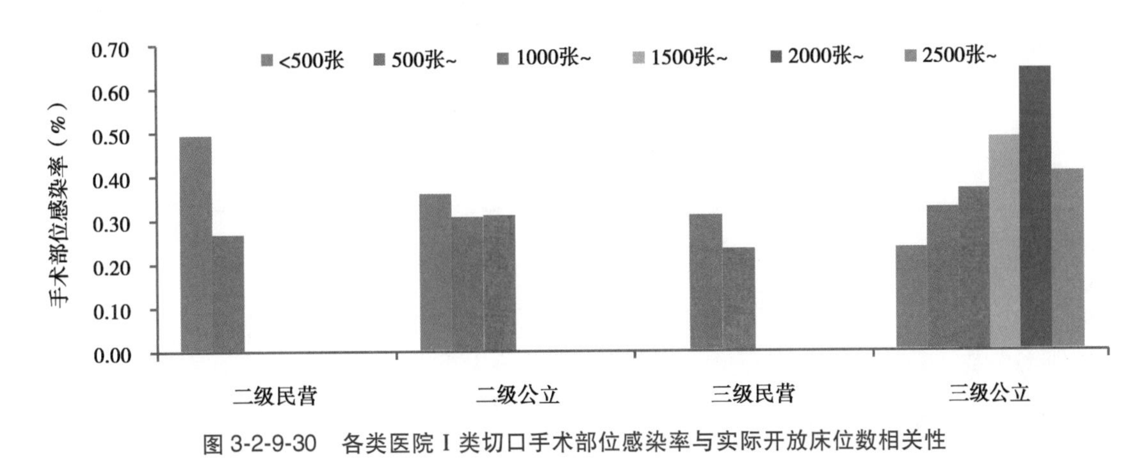

图 3-2-9-30 各类医院Ⅰ类切口手术部位感染率与实际开放床位数相关性

8. **血管内导管相关血流感染发病率** 2016 年抽查数据显示，三级公立医院中央血管内导管相关血流感染（CLABSI）平均发病率最高，为 1.57‰，其他依次为三级民营（1.30‰）、二级公立（1.11‰）和二级民营医院（0.80‰）。其中，三级民营医院 CLABSI 平均发病率低于 2015 年的 1.36‰，其他类型医院 CLABSI 平均发病率均高于 2015 年（图 3-2-9-31）。

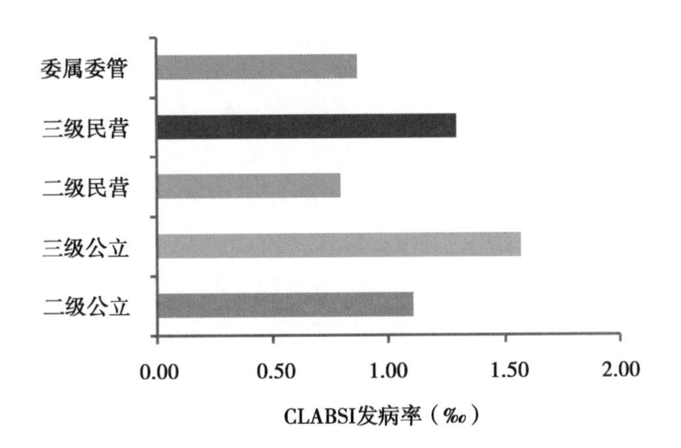

图 3-2-9-31 各类医院 CLABSI 平均发病率

2016 年数据显示，各省份三级公立医院 CLABSI 平均发病率在 0.50‰（新疆生产建设兵团）~5.47‰（上海）。西藏无数据。2016 年各省份二级公立医院 CLABSI 平均发病率在 0.08‰（甘肃）~5.66‰（宁夏）。内蒙古、青海、黑龙江、吉林和西藏 5 省份无数据（图 3-2-9-32）。

2016 年 14 个省份的三级民营医院填报了 CLABSI 发病率，各省份均值在 0.24‰（湖北）~6.97‰（贵州）。2016 年 14 个省份的二级民营医院填报了 CLABSI 发病率，各省份均值在 0.12‰（四川）~4.88‰（重庆）（图 3-2-9-33）。

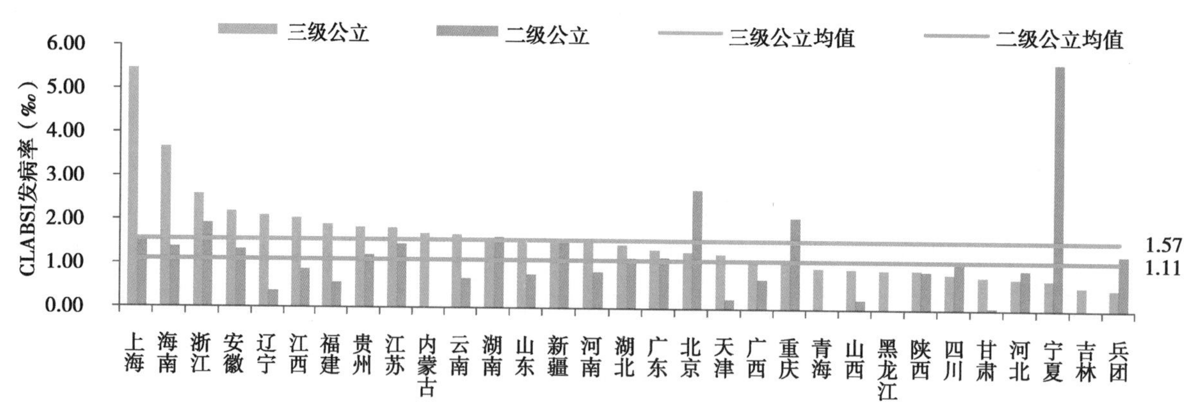

图 3-2-9-32　各省各级公立医院 CLABSI 平均发病率

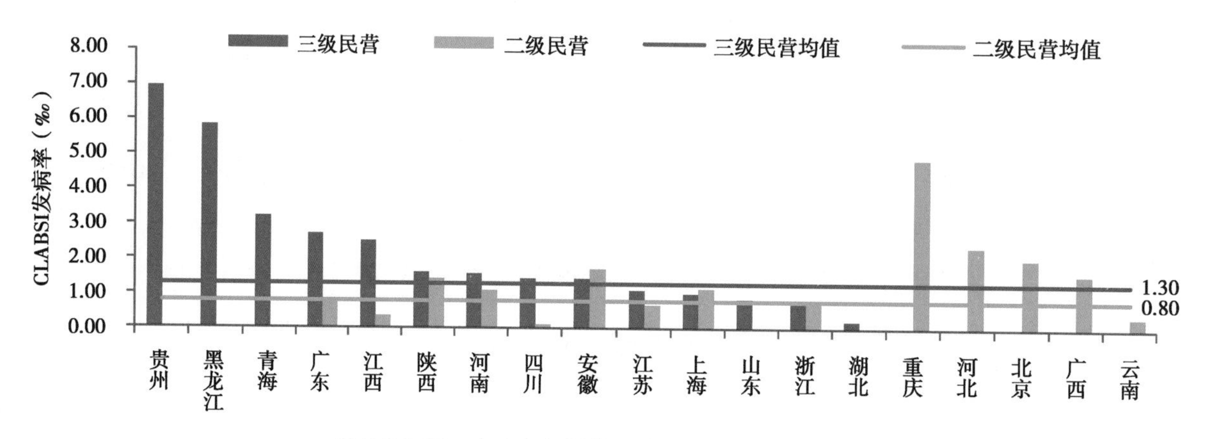

图 3-2-9-33　各省各级民营医院 CLABSI 平均发病率

调查结果显示，无论是二级还是三级民营医院填报 CLABSI 发病率的省份不到一半，即使有数据的省份，无论是二级还是三级民营医院填报的医院也较少。由此可以看出，大部分民营医院没有开展此项指标的监测，因此，建议各地区应加强对民营医疗机构的监管，各级民营医院应重视 CLABSI 发病率监测。另外，确实不具备全院监测的二级民营医院，可进行重点科室 CLABSI 发病率监测。同时，应严格落实 CLABSI 综合防控措施，预防 CLABSI 的发生，降低其引起感染的风险。

9. 呼吸机相关性肺炎（VAP）发病率　2016 年各类医院呼吸机相关性肺炎（VAP）发病率抽查结果显示，二级公立医院平均发病率最高（10. 66‰），较 2015 年上升了 4. 70‰。三级公立医院平均发病率为 10. 37‰，较 2015 年上升了 3. 69‰。二级民营医院平均发病率（9. 51‰）与 2015 年（9. 59‰）基本持平。而三级民营医院平均发病率为 9. 99‰，较 2015 年下降了 2. 51‰（图 3-2-9-34）。

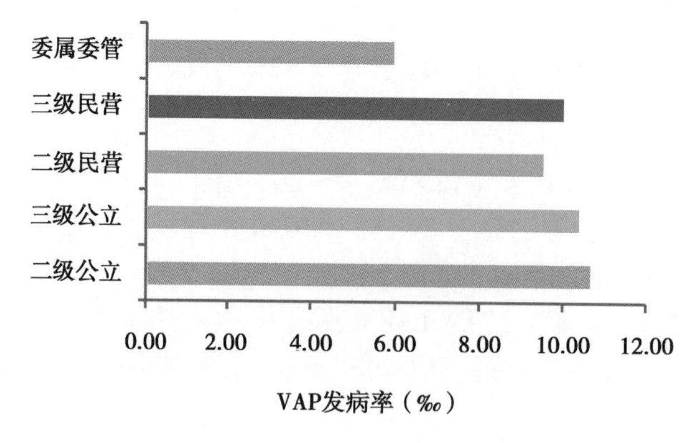

图 3-2-9-34　各类医院 VAP 平均发病率

2016 年数据显示，各省份三级公立医院 VAP 平均发病率在 4. 65‰（宁夏）~18. 24‰（青海）。西藏无数据。2016 年各省份二级公立医院 VAP 平均发病率在 1. 50‰（吉林）~19. 82‰（湖北）。西藏无数据（图 3-2-9-35）。

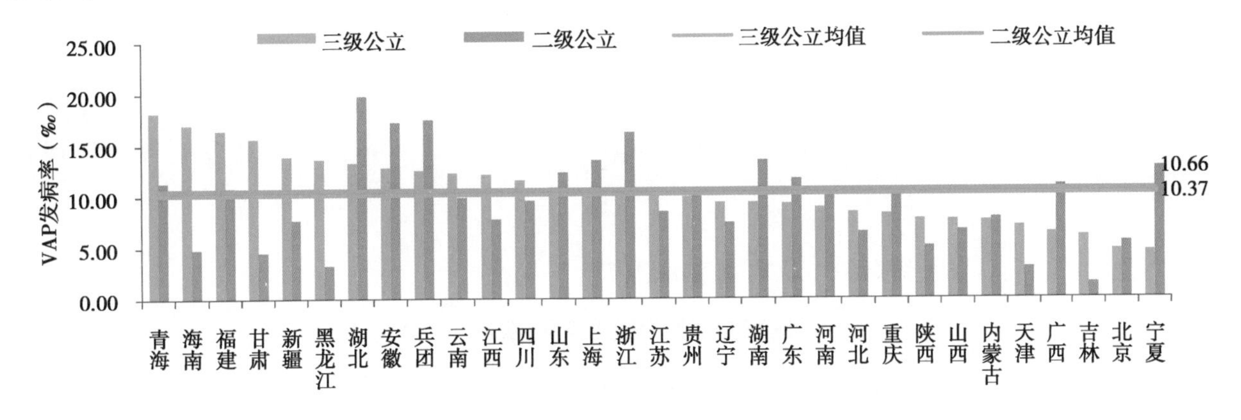

图 3-2-9-35　各省各级公立医院 VAP 平均发病率

2016 年 18 个省份的三级民营医院填报了 VAP 发病率，填报省份数量较 2015 年增加了 6 个。各省三级民营医院 VAP 发病率在 1. 82‰（上海）~27. 09‰（四川）（图 3-2-9-36）。按实际开放床位数分析显示，二级民营医院（<1000 张床）、二级公立医院（<1500 张床）和三级民营医院（<1500 张床）的 VAP 发病率与医院实际开放床位数呈正相关。三级公立医院 VAP 发病率与医院实际开放床位数也呈现正相关态势，只是在小于 500 张床的医院高于 500~1000 张床的医院，且 2000~2500 张床医院发病率低于 1000~1500 张床医院（图 3-2-9-37）。

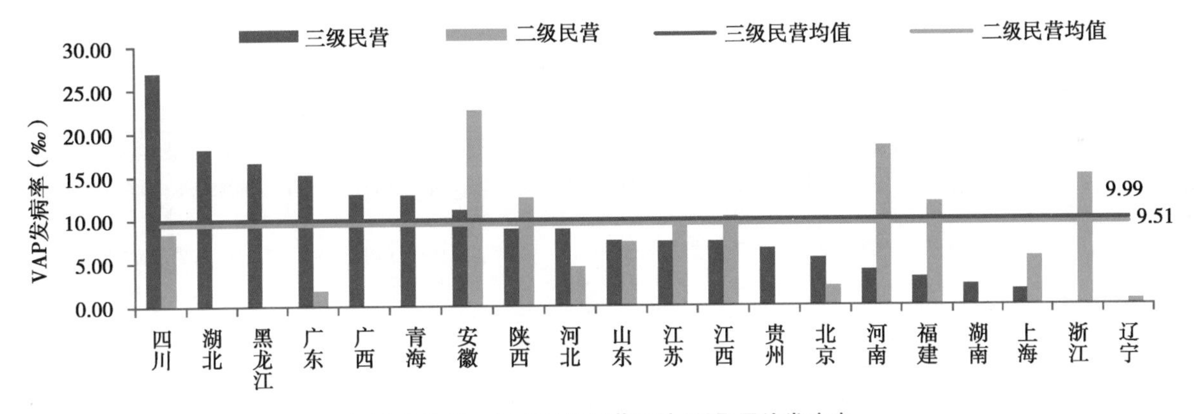

图 3-2-9-36　各省各级民营医院 VAP 平均发病率

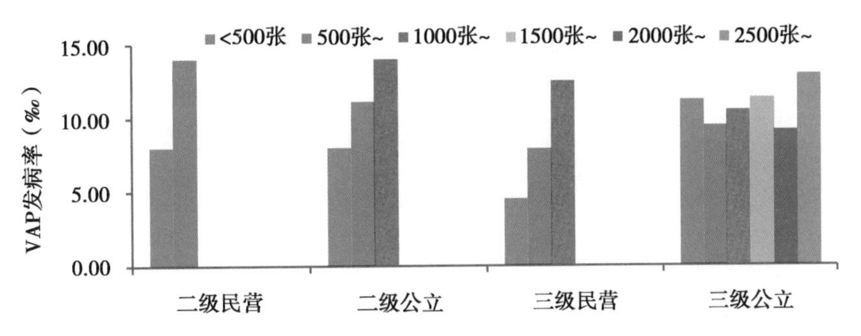

图 3-2-9-37　各类医院 VAP 平均发病率与实际开放床位数的相关性

调查结果显示，二级、三级民营医院填报 VAP 发病率的省市均有增加，相对公立医院来看，还是较少，可能是大部分民营医院没有开展此项指标的监测。因此，建议各地区民营医院应重视 VAP 发病率监测，若确实不具备全院监测医院，可进行重点科室的 VAP 发病率监测。同时，提倡实施 VAP 综合防治措施，如开展监测、医务人员落实手卫生、优先实施无创通气、每日评估尽快拔管、员工培训等，降低 VAP 发生风险。

10. **导尿管相关尿路感染（CAUTI）发病率** 2016 年各类医院 CAUTI 发病率抽查结果显示，二级、三级公立和二级民营医院 CAUTI 发病率分别为 2. 06‰、2. 12‰和 1. 83‰，较 2015 年分别上升了 0. 48‰、0. 69‰和 0. 06‰。而三级民营医院 CAUTI 发病率为 1. 76‰，较 2015 年下降了 0. 19‰（图 3-2-9-38）。

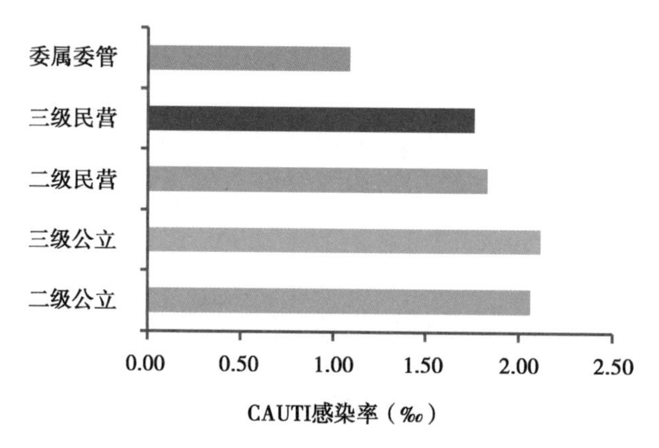

图 3-2-9-38 各类医院 CAUTI 平均发病率

2016 年数据显示，各省份三级公立医院的 CAUTI 平均发病率在 1. 07‰（安徽）~4. 09‰（福建），CAUTI 平均发病率超过 3. 00‰的有福建、重庆、海南、云南、新疆和浙江等省份，较 2015 年增加了 2 个省份，海南 2015 年和 2016 年 CAUTI 发病率均超过 3. 00‰。西藏无数据（图 3-2-9-39）。2016 年二级公立医院的 CAUTI 平均发病率在 0. 50‰（宁夏）~4. 55‰（青海）。CAUTI 发病率超过 3. 00‰的有重庆、浙江、青海和江西 4 省份，较 2015 年超过 3. 00‰有 6 个省份和 2014 年 4. 0‰的 9 个省份的情况改进明显。其中，重庆和浙江 2015 年和 2016 年 CAUTI 发病率均超过 3. 00‰。西藏无数据（图 3-2-9-39）。

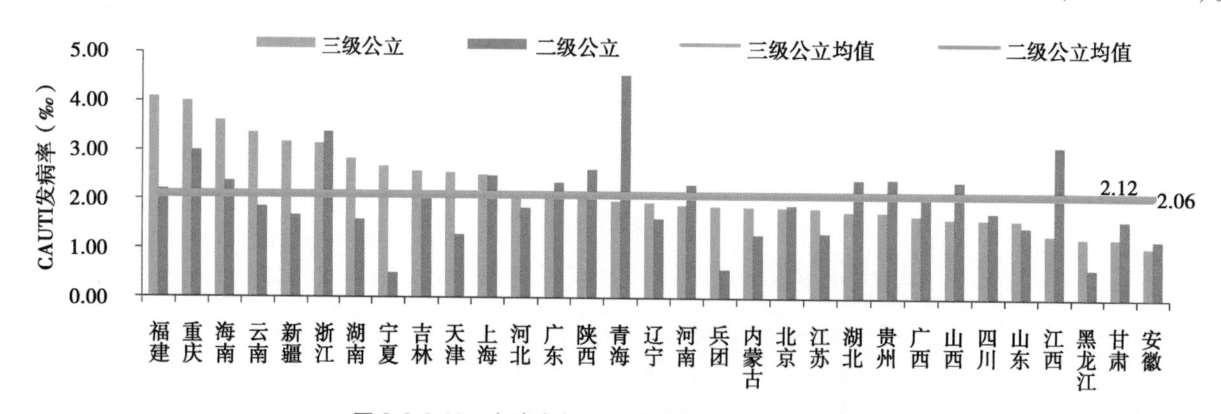

图 3-2-9-39 各省各级公立医院 CAUTI 平均发病率

2016 年有 14 个省份的三级民营医院填报了 CAUTI 发病率，较 2015 年增加 1 个省份。三级民营医院 CAUTI 发病率在 0. 18‰（福建）~4. 44‰（陕西）。2016 年有 20 个省份的二级民营医院填报了 CAUTI 发病率，较 2015 年增加了 10 个省份。二级民营医院 CAUTI 发病率在 0. 33‰（上海）~4. 68‰（陕西），超过 4. 00‰只有陕西省，较 2015 年的 6 个省份有明显减少（图 3-2-9-40）。

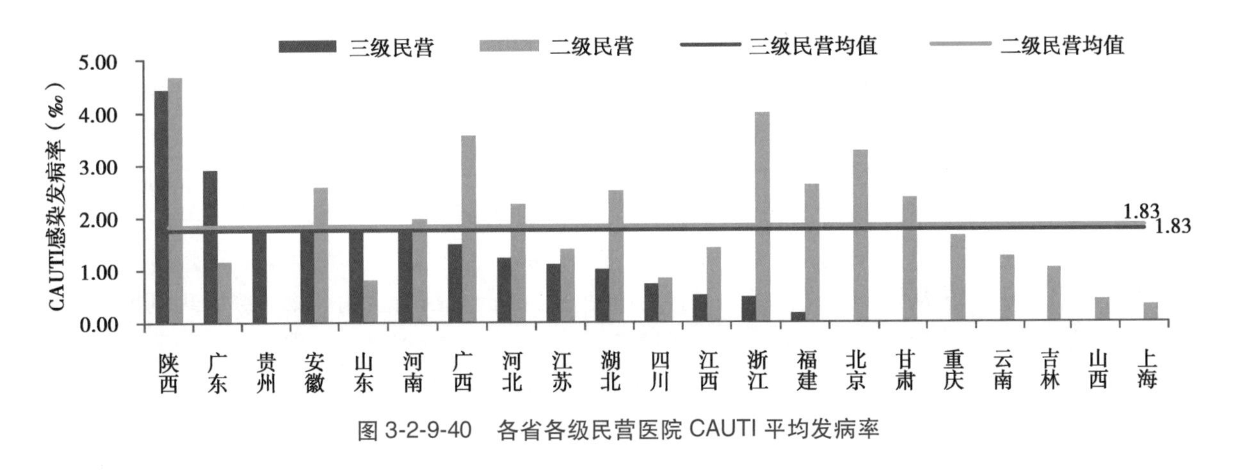

图 3-2-9-40 各省各级民营医院 CAUTI 平均发病率

二、问题分析与工作重点

（一）存在的主要问题

1. 部分医院填报人员对指标理解不准确，填报数据存在偏差 本次调查数据分析发现，部分医疗机构填报抽查数据时，不能准确把握和理解医院感染监测指标的含义，出现填报数据逻辑关系和极端偏差数据等问题，造成近百所医院数据被清洗（3417/3518），特别是二级和民营医院。

2. 医院感染信息化监测水平有待提高 在二级公立综合医院和民营医院中，大部分不能实现全年医院感染病例监测，对感染病例的发现（诊断和报告）尚停留在手工监测和单因素信息化监测阶段，未实现医院感染病例智能化全过程实时监测，不能每天有监测结果，不能实时了解医疗机构医院感染风险。

3. 部分医院管理者和临床医务人员医院感染防控意识缺失 一些医疗机构的各级管理者、执业者和其他诊疗活动参与者，没有将切实落实医院感染防控和医院感染质量管理与控制要求纳入自身依法管理、依法执业的实践活动之中，是造成当前医院感染发病率偏低、漏报率偏高和一些目标性监测指标“失真”的基础性原因。

4. 综合监测和目标监测的能力有待提高 主要表现在许多医疗机构未开展全年的综合监测，造成填报数据不完整。更有甚者，重点部门、重点环节和重点人群的目标性监测也未全面进行，表现在 VAP、CAUTI 及 CLABSI 发病率和多重耐药菌发生率的监测未进行全年监测，只有部分科室或部分时段的数据。

5. 多重耐药菌的监测和防控有待强化 在多重耐药菌防控中存在的主要问题：一是部分医院不具备检测 MDROs 的能力，二级民营综合医院最为突出。二是病原学检测标本送检率低，很多 MDROs 感染不能及时发现。三是专业人员对 MDROs 的定义认识不一致，MDROs 医院感染判定标准不统一。四是医务人员落实 MDROs 防控措施的依从性不高。由于我国大多数二级、三级医疗机构单间病房数量有限，对 MDROs 感染患者难以实施单间隔离，或对同类病原体感染患者进行同室隔离。五是医疗机构缺乏 MDROs 监测能力，未采用信息化监测技术，难以提供准确的监测数据。

（二）工作建议及安排

1. 加强医院感染实时监测和区域监测平台建设 构建全国医院感染监测与控制平台和各省医院感染监控信息平台，建立《医院感染监测基本数据集》国家标准，宣传和推广《医院感染监测基本数据集及质量控制指标集实施指南（2016 版）》在医疗机构的落实，促进医院感染监测信息标准化、同质化和可比性。

2. 加强基层医疗机构医院感染管理能力 二级医院和民营医院普遍存在的医院感染防控能力弱的实际情况，积极开展针对基层医院感染管理人员的培训工作，充分发挥各级医院感染质量管理与控制中心的作用，利用专项行动、信息化建设、督导调研等重点工作内容，结合实际情况，以提升对重点部门和重点环节的医院感染管理。

3. **加强医院感染重点部门、重点环节的防控工作** 根据目前医院感染多发、高发科室或病区的发生特点，开展针对重点部门：ICU、血液透析室、手术室、内镜室、新生儿室、消毒供应中心等医院感染高风险监控，同时，着重开展 VAP、CAUTI 及 CLABSI 发病率和多重耐药菌发生率的监测和控制工作，落实综合防治措施，结合医院感染信息化监测数据分析结果，开展医院感染飞行质控和调研工作。

4. **高度重视多重耐药菌的防控工作** 各级医院应加强多重耐药菌防控措施干预，一是医院管理者要保证行政支持，如安装信息系统、提供手卫生设施和产品、加强监督检查等。二是开展教育培训工作，提高手卫生意识和依从性，促进医务人员行为改变。三是严格执行抗菌药物分级管理制度，准确掌握适应证，及时进行合格微生物标本的检验，了解本医院耐药菌流行规律，合理使用抗菌药物。四是做好多重耐药菌的监测，实施 MDROs 危急值管理，及时发现或判断新发病原菌、感染率和流行趋势，及时反馈给诊治医师。五是对所有患者实施标准预防，对感染或定植多重耐药菌患者实施接触隔离，包括单间或同种病原体集中隔离，手套、隔离衣、医疗物品专人专用、加强清洁消毒等。六是保持环境卫生。

第十节 护理专业

数据来源于国家护理质量数据平台 2016 年收集的全国 30 个省、直辖市、自治区（未包含西藏与港澳台数据）633 家三级甲等综合医院（以下简称三甲医院）上报的护理质量指标原始数据集（参与 2016 年数据上报的三甲医院共 733 家，其中 4 个季度均上报数据的有 633 家，上报医院完整率为 86.4%）及 2017 年 8 月 437 家三甲医院护士填写的护士执业环境测评问卷。各省参与数据上报的医院数量情况及各指标数据完整率见图 3-2-10-1、图 3-2-10-2。

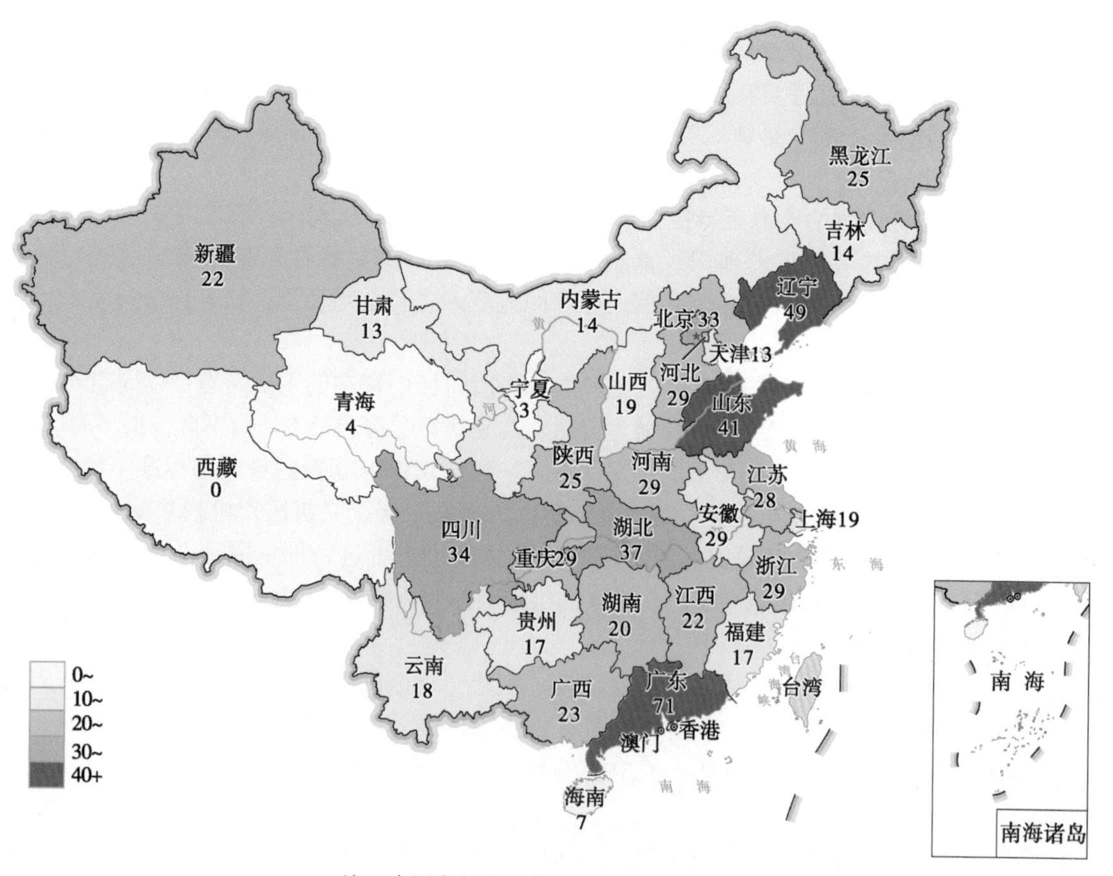

注：本图未包含西藏、港、澳、台数据。

图 3-2-10-1 各省份参与上报数据的医院数目

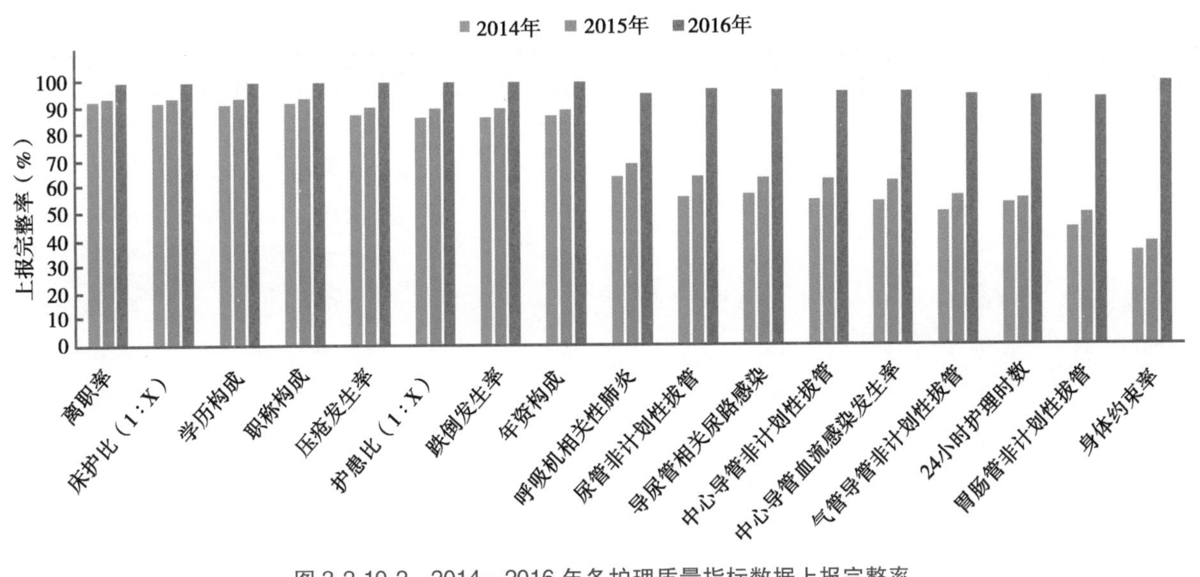

图 3-2-10-2　2014—2016 年各护理质量指标数据上报完整率

一、护理专业质量安全情况分析

《护理质量指标》共有 13 项，2016 年度选择其中 11 项指标，由国家护理质量控制中心提供数据分析结果（表 3-2-10-1、表 3-2-10-2），报告如下：

表 3-2-10-1　2016 年全国及各省（市、自治区）三甲医院结构类护理敏感指标得分情况

区域	床护比（1∶X）	护患比（1∶X）	24 小时护理时数	护士离职率（%）	护士执业环境得分（分）
全国	0.61	10.40	2.36	1.80	73.19
安徽	0.59	10.66	—	1.56	70.73
北京	0.90	6.61	—	2.88	73.12
福建	0.64	10.61	—	2.68	76.88
甘肃	0.51	10.22	—	0.97	68.13
广东	0.62	9.68	—	3.47	70.02
广西	0.66	9.68	—	2.04	72.11
贵州	0.63	10.87	—	2.29	73.01
海南	0.62	8.66	—	2.05	69.30
河北	0.63	10.45	—	0.64	69.83
河南	0.55	12.00	—	1.18	71.83
黑龙江	0.49	12.27	—	1.55	71.95
湖北	0.57	12.03	—	2.20	73.94
湖南	0.59	11.44	—	1.00	72.25
吉林	0.62	9.41	—	1.36	73.79
江苏	0.63	10.20	—	1.60	77.13
江西	0.61	10.38	—	1.75	73.01
辽宁	0.54	12.09	—	1.13	74.62
内蒙古	0.58	9.46	—	0.60	77.02
宁夏	0.67	9.91	—	3.24	68.92

续表

区域	床护比（1∶X）	护患比（1∶X）	24小时护理时数	护士离职率（%）	护士执业环境得分（分）
青海	0.62	9.95	—	0.69	74.13
山东	0.60	10.71	—	1.52	75.27
山西	0.68	8.79	—	1.03	67.91
陕西	0.62	8.96	—	2.71	73.61
上海	0.68	9.36	—	2.63	75.19
四川	0.51	13.72	—	1.30	78.62
天津	0.78	8.12	—	1.54	78.82
新疆	0.60	10.44	—	1.82	73.98
云南	0.62	10.36	—	1.31	68.10
浙江	0.61	10.82	—	2.28	74.56
重庆	0.58	11.08	—	3.42	74.38

表3-2-10-2 2016年全国及各省（直辖市、自治区）三甲医院过程及结果性指标情况

区域	约束率（%）	跌倒率（‰）	尿管非计划性拔管（‰）	胃肠管非计划性拔管（‰）	中心导管非计划性拔管（‰）	气管导管非计划性拔管（‰）	导尿管相关尿路感染（‰）	中心导管相关血流感染（‰）	呼吸机相关性肺炎（‰）
全国	0.90	0.05	0.19	0.75	0.17	0.29	0.52	0.29	5.86
安徽	0.70	0.07	0.32	1.09	0.83	0.95	0.07	0.33	6.28
北京	1.35	0.07	0.07	0.40	0.13	0.40	0.15	0.18	1.06
福建	1.09	0.05	0.04	0.60	0.19	0.37	0.99	0.47	7.65
甘肃	0.49	0.01	0.62	4.66	0.97	0.77	0.38	0.34	4.60
广东	0.82	0.06	0.14	0.66	0.18	0.73	0.44	0.24	7.21
广西	1.26	0.06	0.06	0.22	0.22	0.13	0.59	0.35	4.33
贵州	1.53	0.03	0.19	0.44	0.23	0.40	0.39	0.54	6.73
海南	0.32	0.09	0.10	0.55	0.16	0.13	0.58	0.63	11.50
河北	1.72	0.05	0.18	0.87	0.15	0.35	0.78	0.20	5.26
河南	1.21	0.05	0.27	0.79	0.24	0.65	1.13	0.43	3.61
黑龙江	0.33	0.01	0.51	2.20	0.03	0.00	0.07	0.00	2.17
湖北	0.78	0.05	0.30	0.89	0.18	0.42	0.46	0.26	6.19
湖南	0.93	0.06	0.13	0.70	0.19	0.17	0.24	0.42	4.23
吉林	0.82	0.02	0.06	0.80	0.05	0.00	0.34	0.21	2.84
江苏	1.73	0.07	0.08	0.44	0.11	0.32	0.62	0.29	4.56
江西	1.27	0.09	0.43	1.30	0.33	0.89	0.30	0.25	6.17
辽宁	0.69	0.03	0.32	1.35	0.09	0.00	0.29	0.12	1.24
内蒙古	0.78	0.04	0.27	0.73	0.11	0.00	0.48	0.23	8.09
宁夏	1.25	0.01	0.73	2.31	0.44	0.00	0.31	0.00	1.21

续表

区域	约束率（%）	跌倒率（‰）	尿管非计划性拔管（‰）	胃肠管非计划性拔管（‰）	中心导管非计划性拔管（‰）	气管导管非计划性拔管（‰）	导尿管相关尿路感染（‰）	中心导管相关血流感染（‰）	呼吸机相关性肺炎（‰）
青海	0.44	0.05	0.28	1.04	0.37	0.23	0.90	0.85	9.24
山东	1.22	0.04	0.16	0.60	0.10	0.29	0.36	0.17	7.11
山西	0.61	0.02	0.15	0.85	0.15	0.33	0.58	0.11	5.52
陕西	0.35	0.06	0.23	1.40	0.35	1.12	0.60	0.66	2.56
上海	1.72	0.03	0.00	0.03	0.00	0.00	0.24	0.13	5.27
四川	0.97	0.05	0.17	0.30	0.22	0.28	0.51	0.39	7.91
天津	1.04	0.02	0.06	0.16	0.05	0.00	1.09	0.25	3.82
新疆	0.59	0.05	0.40	0.94	0.16	0.32	0.53	0.71	7.75
云南	1.10	0.06	0.21	0.94	0.25	0.25	1.28	0.57	9.74
浙江	0.99	0.09	0.08	0.63	0.23	0.28	1.22	0.48	6.40
重庆	0.70	0.07	0.43	2.35	0.57	0.40	0.92	0.25	7.57

1. **床护比** 2016年三甲医院床护比（1∶X）中位数为1∶0.61，与2015年持平（图3-2-10-3、图3-2-10-4）。未达到《中国护理事业发展规划纲要（2016—2020年）》提出的到2020年全国三级综合医院的床护比不低于1∶0.8的约束性要求。

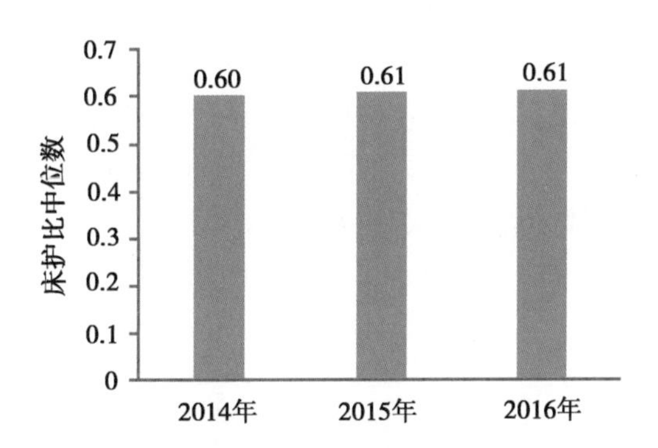

图3-2-10-3 2014—2016年度三甲医院床护比（1∶X）情况

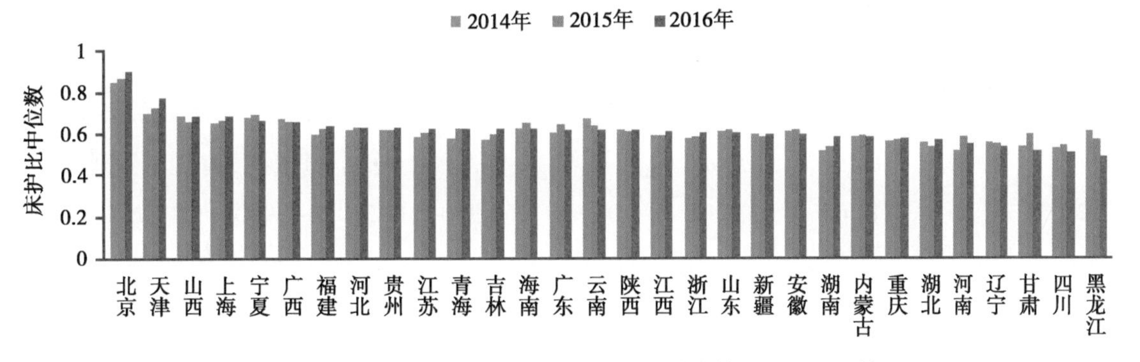

图3-2-10-4 2014—2016年各省份三甲医院床护比（1∶X）情况

2. 护患比　2016 年全国三甲医院护患比（1∶X）中位数为 1∶10.40，2015 年为 1∶10.81，2014 年为 1∶11.24（图 3-2-10-5）。我国三甲医院的护患比呈下降趋势。同样，各省份的三甲医院护患比大多数都呈下降趋势（图 3-2-10-6）。

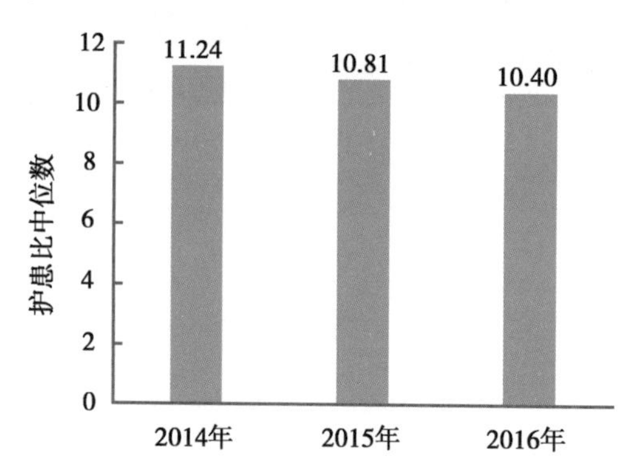

图 3-2-10-5　2014—2016 年度三甲医院护患比（1∶X）情况

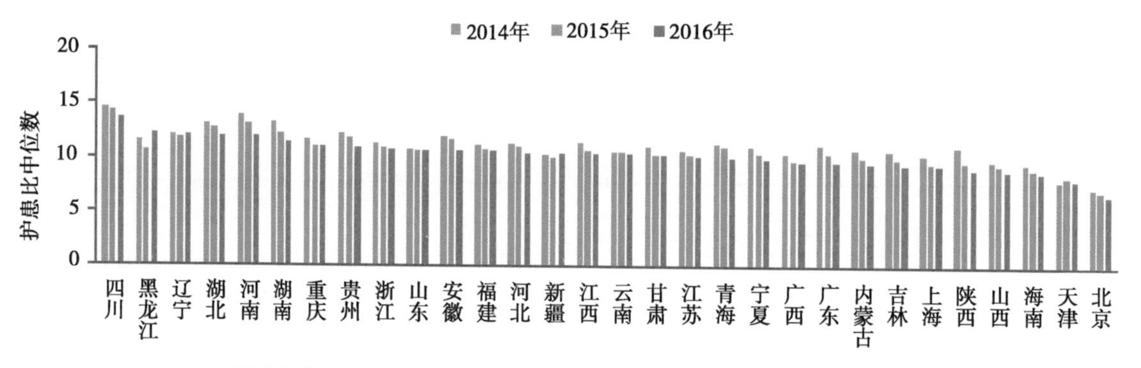

图 3-2-10-6　2014—2016 年各省份三甲医院护患比（1∶X）情况

3. 每住院患者 24 小时护理时数　2016 年我国三甲医院每住院患者 24 小时护理时数中位数为 2.36 小时（图 3-2-10-7）。美国国家护理质量数据库（National Database of Nursing Quality Indicators，NDNQI）统计美国的 24 小时护理时数为 3.36~6.72，我国与美国相比还有一定的差距。

由于此指标稳定性较差，本报告暂不给出省份数据，给出区域数据供参考（图 3-2-10-8）。

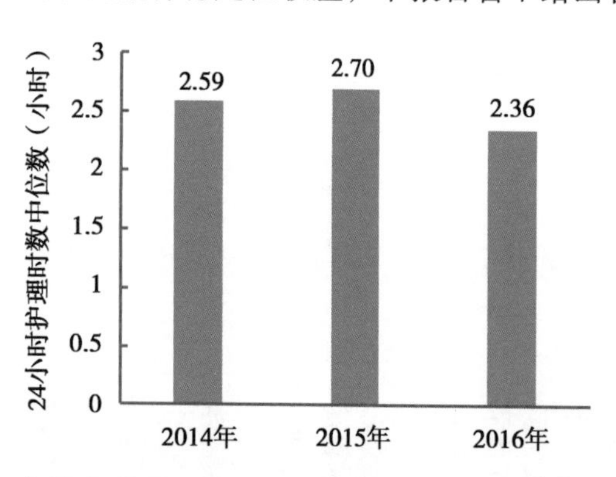

图 3-2-10-7　2014—2016 年三甲医院 24 小时护理时数情况

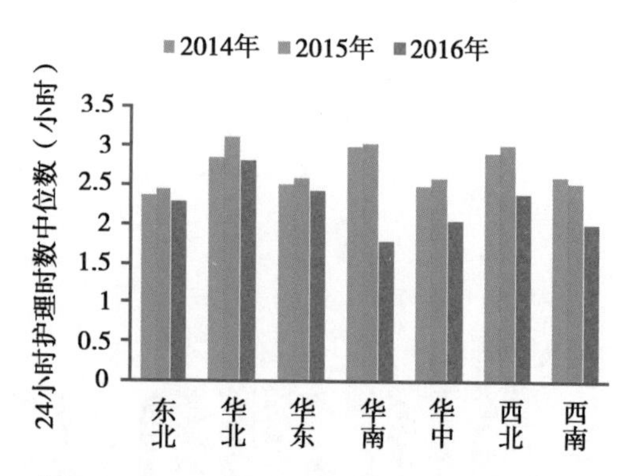

图 3-2-10-8　2014—2016 年各区域三甲医院 24 小时护理时数情况

4. 护士离职率　2016 年我国三甲医院护士离职率（自愿离职，不包含辞退、退休、因工作需要转岗以及死亡）中位数为 1.80%（图 3-2-10-9）。从变化趋势上看，我国三甲医院护士离职率呈下降趋势。从省级层面看，广东省三级医院护士离职率中位数相对较高，2016 年为 3.47%；大部分省份均呈下降趋势（图 3-2-10-10）。

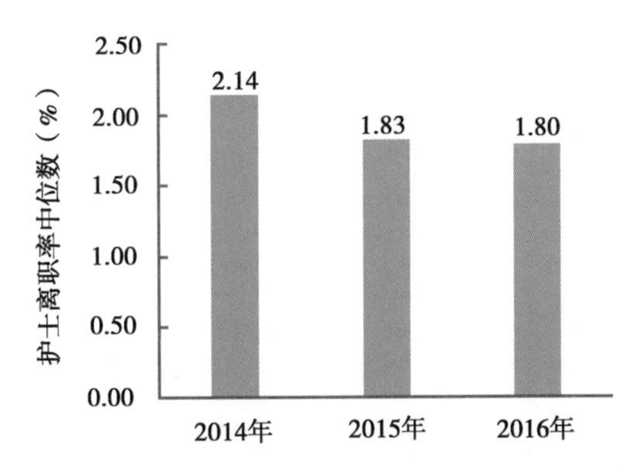

图 3-2-10-9　2014—2016 年三甲医院护士离职率情况

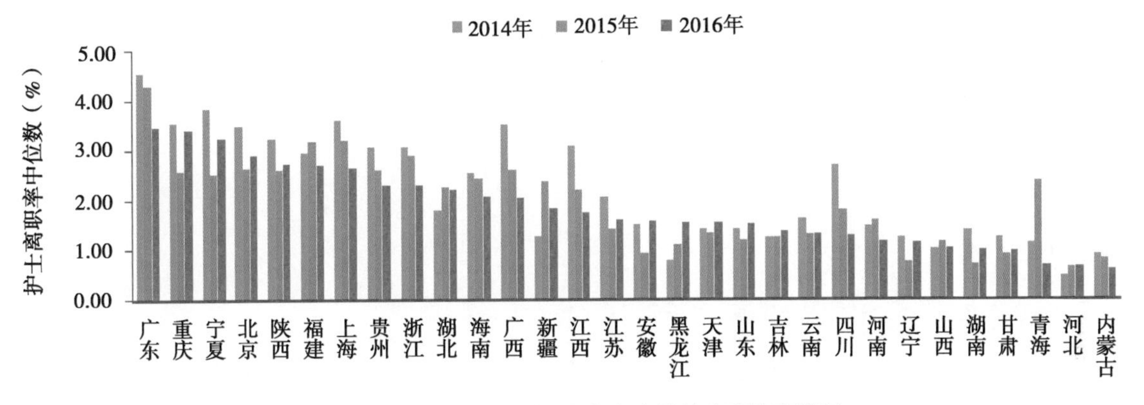

图 3-2-10-10　2014—2016 年各省份护士离职率情况

5. 住院患者身体约束率　2016 年我国三甲医院住院患者身体约束率中位数为 0. 90%（图 3-2-10-11），而美国 NDNQI 公布的美国医院身体约束使用率在 0. 51%~0. 94%。从省级层面看，江苏省三甲医院住院患者身体约束率中位数相对较高，2016 年为 1. 73%；海南省三甲医院住院患者身体约束率中位数相对较低，2016 年为 0. 32%（图 3-2-10-12）。

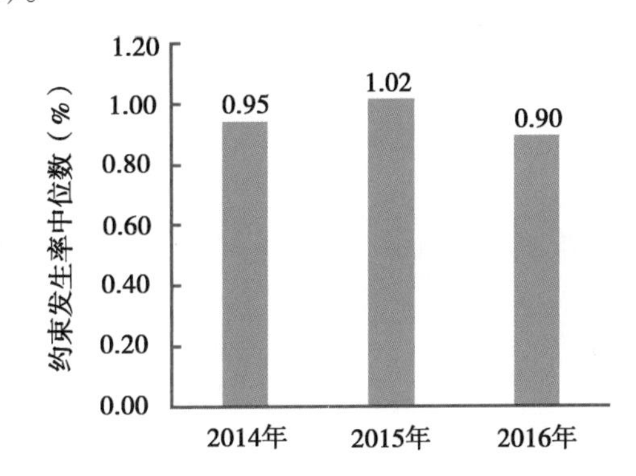

图 3-2-10-11　2014—2016 年三甲医院约束发生率情况

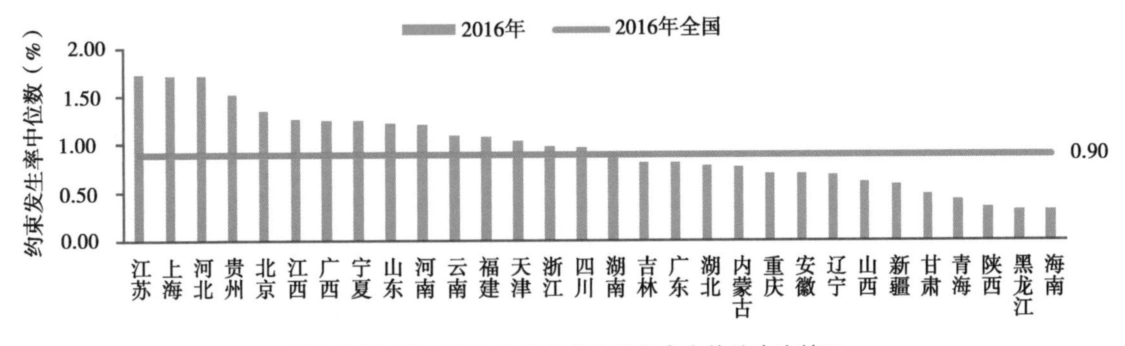

图 3-2-10-12　2016 年各省份住院患者身体约束率情况

6. 跌倒发生率　2016 年我国三甲医院住院患者跌倒发生率中位数为 0. 05‰（图 3-2-10-13），而美国 NDNQI 公布的美国医院患者跌倒发生率中位数为 2. 78‰~3. 27‰。从发展趋势上看，跌倒发生率呈增长趋势。从省级层面看，海南省三甲医院住院患者跌倒发生率中位数相对较高，2016 年为 0. 09‰；黑龙江省三甲医院住院患者跌倒发生率中位数相对较低，2016 年为 0. 01‰（图 3-2-10-14）。

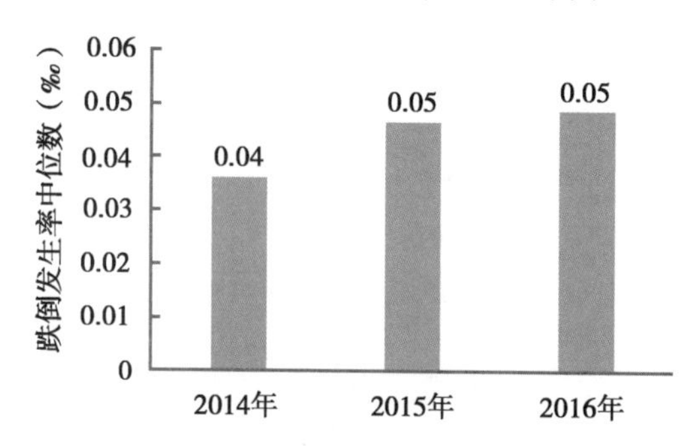

图 3-2-10-13　2014—2016 年三甲医院跌倒发生率情况

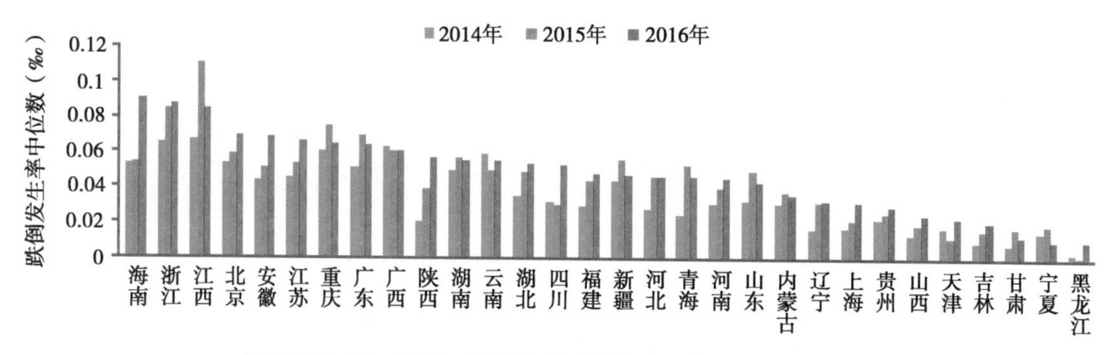

图 3-2-10-14　2014—2016 年各省份住院患者跌倒发生率情况

7. 非计划性拔管发生率　非计划性拔管发生率指标的分析具体分为导尿管非计划性拔管发生率、胃肠管非计划性拔管发生率、中心导管非计划性拔管发生率及气管导管非计划性拔管发生率 4 类。

（1）导尿管非计划性拔管发生率：2016 年我国三甲医院住院患者此项中位数为 0. 19‰（图 3-2-10-15）。从省级层面看，宁夏回族自治区三甲医院住院患者的中位数相对较高，为 0. 73‰（图 3-2-10-16）。

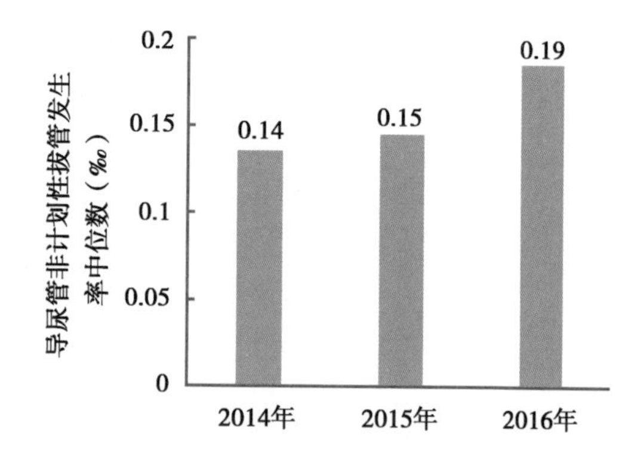

图 3-2-10-15　2014—2016 年三甲医院导尿管非计划性拔管发生率情况

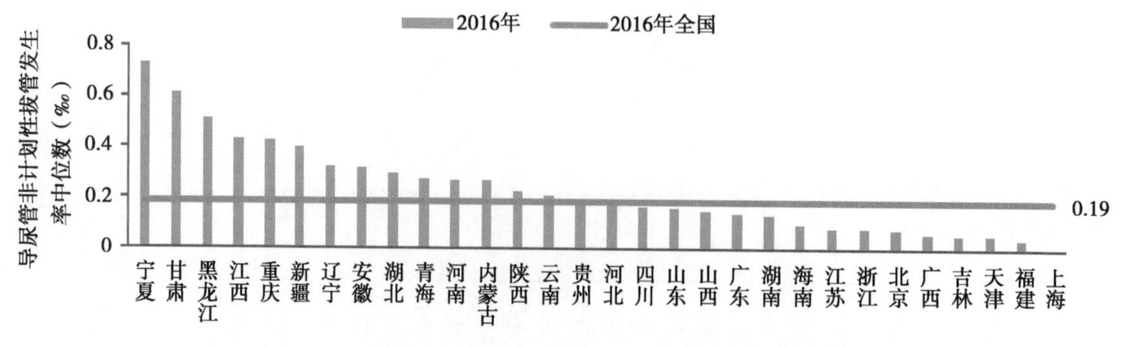

图 3-2-10-16　2016 年各省份三甲医院导尿管非计划性拔管发生率情况

（2）胃肠管非计划性拔管发生率：2016 年我国三甲医院住院患者此项中位数为 0. 75‰（图 3-2-10-17）。从省级层面看，甘肃省三甲医院住院患者的中位数相对较高，为 4. 66‰（图 3-2-10-18）。

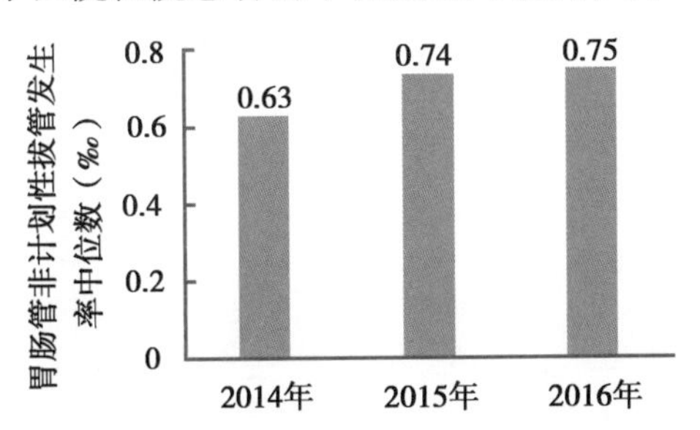

图 3-2-10-17 2014—2016 年三甲医院胃肠管非计划性拔管发生率情况

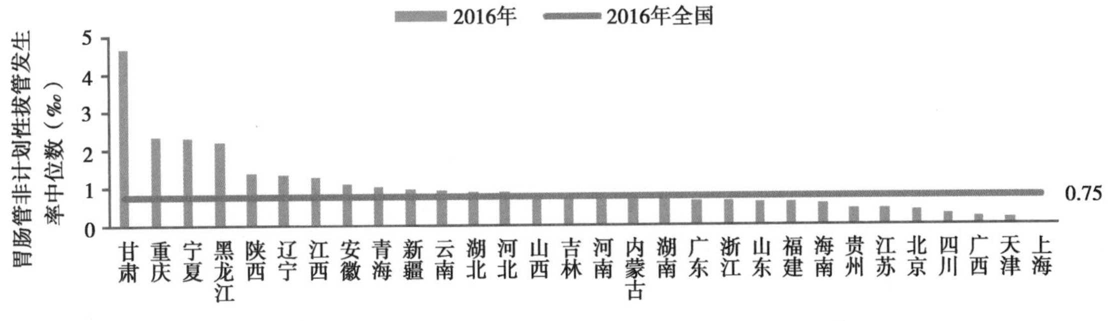

图 3-2-10-18 2016 年各省份胃肠管非计划性拔管发生率情况

（3）中心导管非计划性拔管发生率：2016 年我国三甲医院住院患者此项中位数为 0. 17‰（图 3-2-10-19）。从省级层面看，甘肃省三甲医院住院患者的中位数相对较高，为 0. 97‰（图 3-2-10-20）。

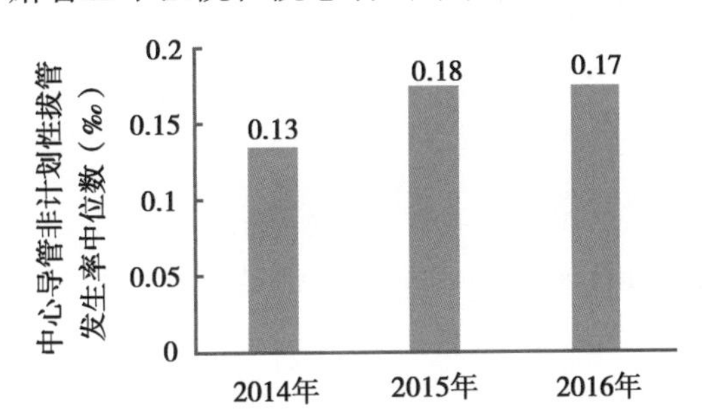

图 3-2-10-19 2014—2016 年三甲医院中心导管非计划性拔管发生率情况

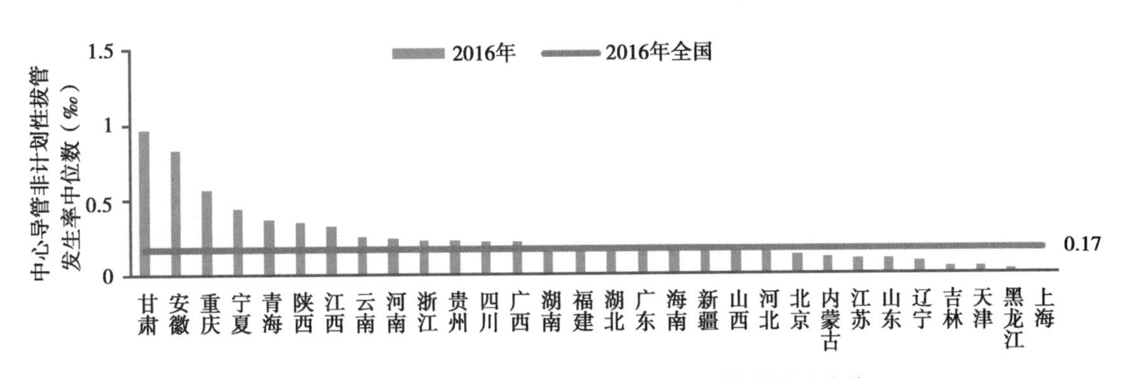

图 3-2-10-20 2016 年各省份中心导管非计划性拔管发生率情况

（4）气管导管非计划性拔管发生率：2016 年我国三甲医院住院患者此项中位数为 0.29‰（图 3-2-10-21）。从省级层面看，陕西省三甲医院住院患者的中位数相对较高，为 1.12‰；内蒙古、黑龙江、吉林、辽宁、上海、天津、宁夏等省份三甲医院住院患者中位数为 0（图 3-2-10-22）。

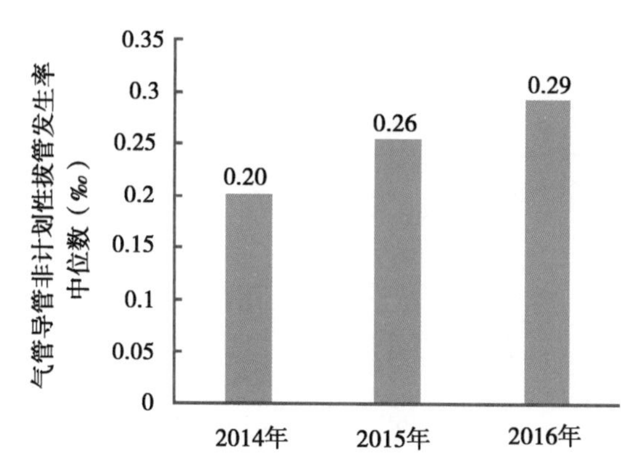

图 3-2-10-21　2014—2016 年三甲医院气管导管非计划性拔管发生率情况

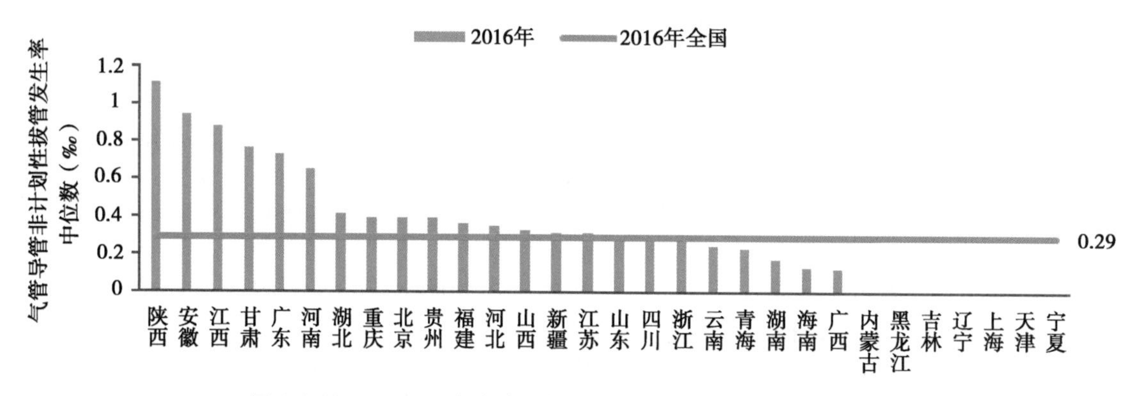

图 3-2-10-22　2016 年各省份气管导管非计划性拔管发生率情况

8. 导尿管相关尿路感染发生率　2016 年我国三甲医院住院患者此项中位数为 0.52‰（图 3-2-10-23）。美国国家医疗保健安全网（National Healthcare Safety Network，NHSN）公布的 2014 年导尿管相关尿路感染发生率范围是 0 ~ 1.84‰。从省级层面看，云南省三甲医院住院患者此项中位数相对较高（图 3-2-10-24）。

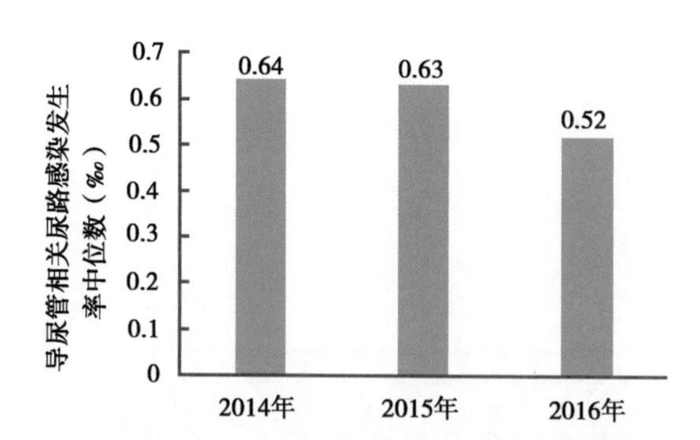

图 3-2-10-23　2014—2016 年三甲医院导尿管相关尿路感染发生率情况

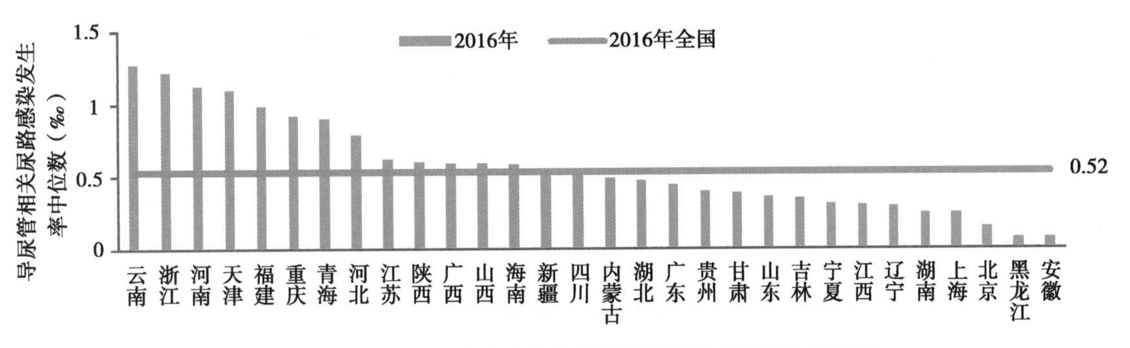

图 3-2-10-24　2016 年各省份导尿管相关尿路感染发生率情况

9. 中心导管相关血流感染发生率　2016 年我国三甲医院住院患者此项中位数为 0.29‰（图 3-2-10-25）。美国 NHSN 公布的 2014 年美国医院的范围是 0~1.03‰。从省级层面看，青海省三甲医院住院患者的中位数相对较高，2016 年为 0.85‰（图 3-2-10-26）。

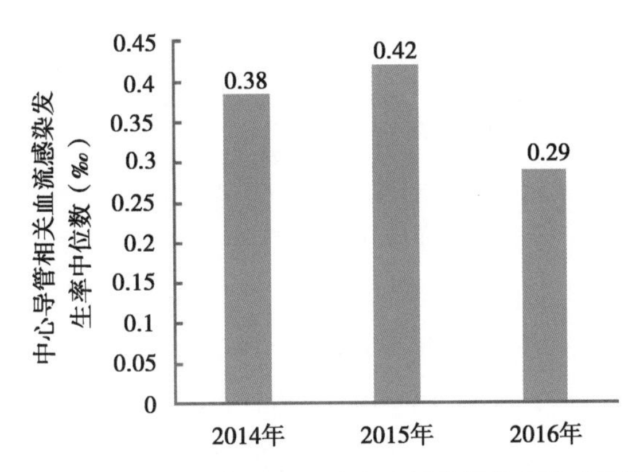

图 3-2-10-25　2014—2016 年三甲医院中心导管相关血流感染发生率情况

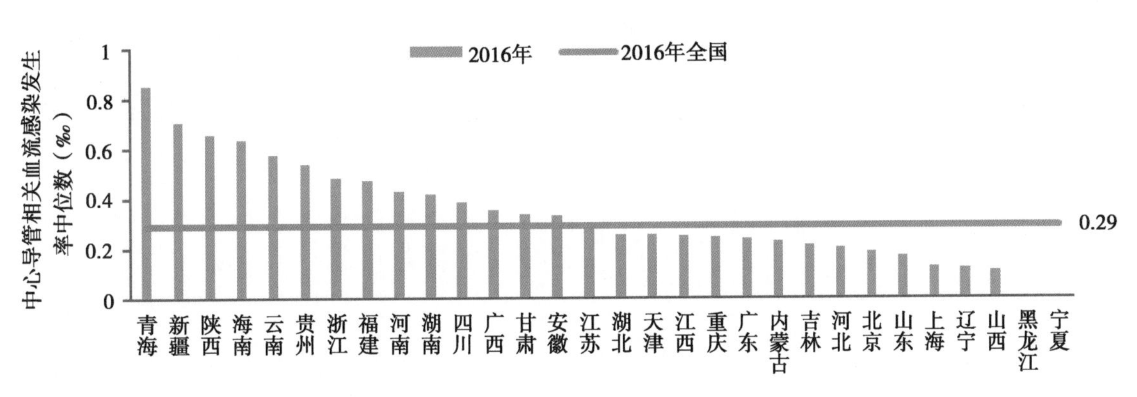

图 3-2-10-26　2016 年各省份中心导管相关血流感染发生率情况

10. 呼吸机相关性肺炎发生率　2016 年我国三甲医院住院患者此项中位数为 5.86‰（图 3-2-10-27）。美国 NHSN 公布的 2013 年美国医院的范围是 0~4.8‰。从省级层面看，海南省三甲医院住院患者的中位数相对较高，2016 年为 11.50‰（图 3-2-10-28）。

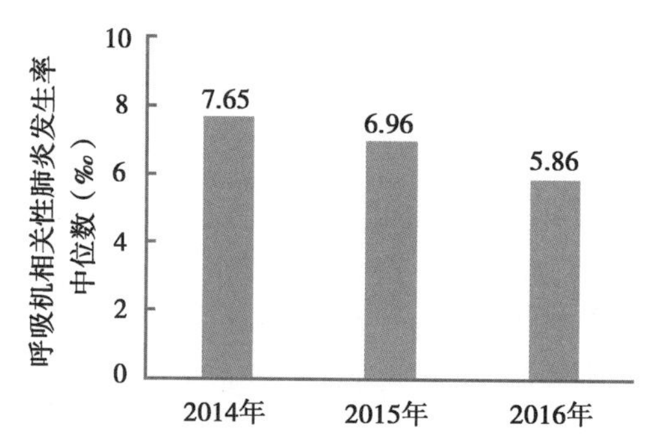

图 3-2-10-27　2014—2016 年三甲医院呼吸机相关性肺炎发生率情况

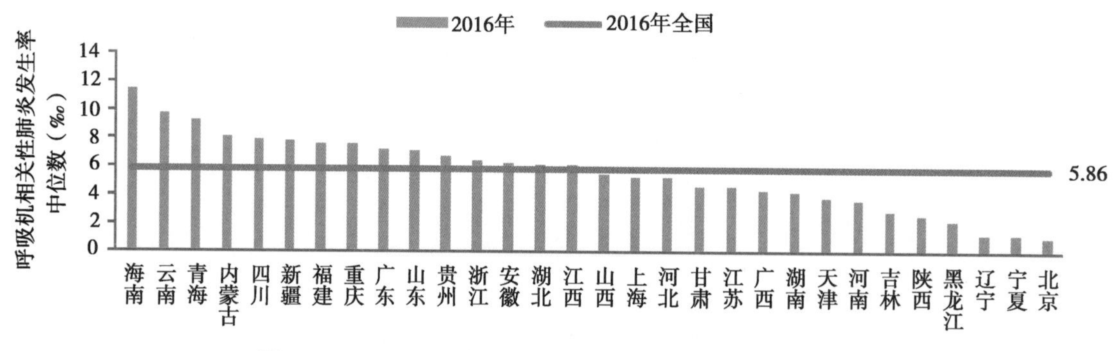

图 3-2-10-28　2016 年各省份呼吸机相关性肺炎发生率情况

11. **护士执业环境**　2017 年使用的护士执业环境测评问卷在 2016 年测评问卷和数据的基础上进行了修订，共包含 1 个总体评分及 36 个具体条目评分。2017 年我国三甲医院护士执业环境总体评价得分平均数为 73. 19 分。从省级层面看，天津市得分平均数最高，为 78. 82 分；山西省得分平均数最低，为 67. 91 分（图 3-2-10-29）。

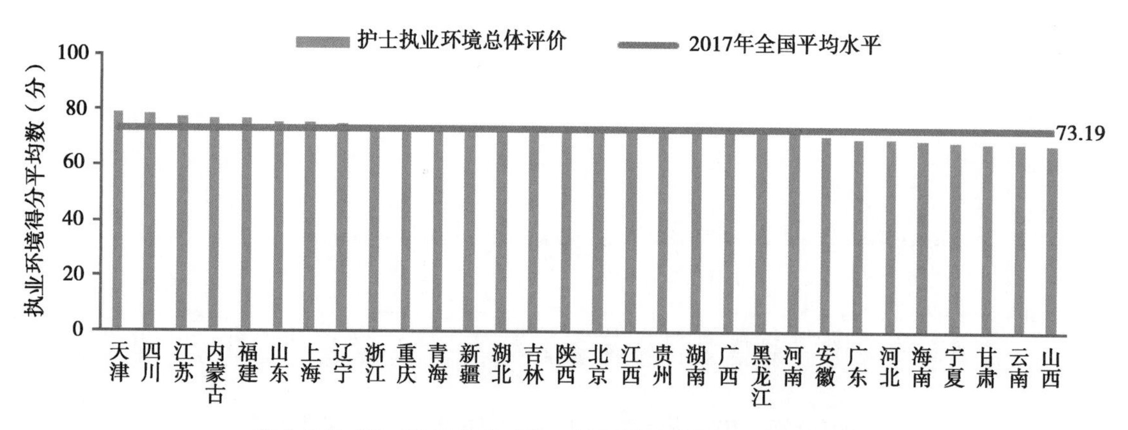

图 3-2-10-29　2017 年各省份三甲医院护士执业环境得分情况

36 个条目的得分情况排序如图 3-2-10-30 所示。“医院对新入职护士有系统培训”得分平均数最高，为 88. 52 分。得分平均数低于 60 分的条目有“护士有机会决定医院事务”（49. 76 分），“护士有机会参与医院内部管理”（58. 31 分），“护士有机会成为医院管理相关委员会的一员”（57. 04）分。此外，第 34 条目“医院薪酬分配制度合理”（62. 39）分和第 35 条目“护士薪酬在社会各行业所处水平合理”（60. 84 分）得分平均数相对较低。可见，护士普遍对参与医院管理及薪酬待遇方面的满意度较低。

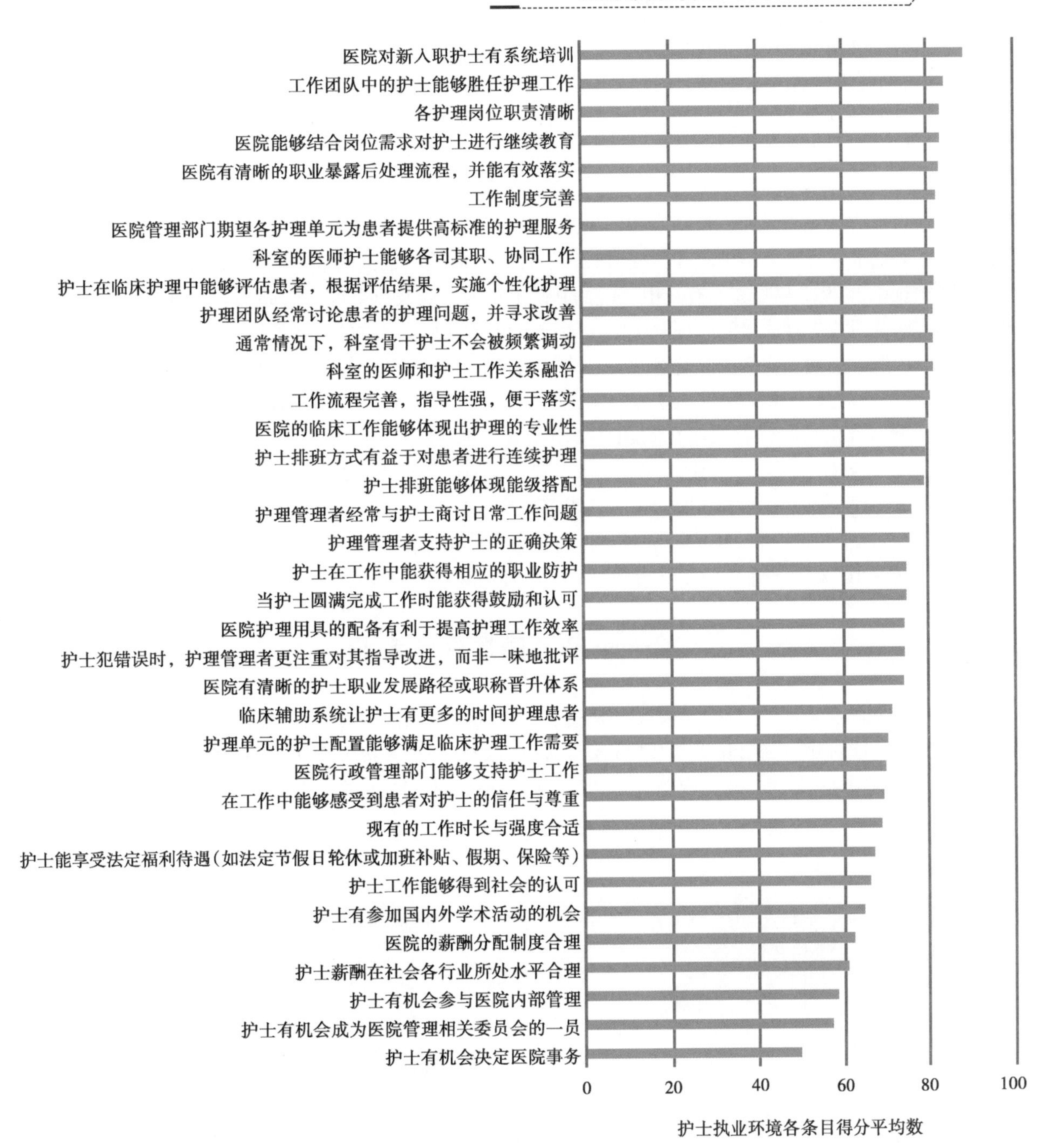

图 3-2-10-30 2017 年护士执业环境各条目得分情况

二、问题分析及工作重点

（一）主要问题及分析

1. 数据的完整性与可靠性有所改善，但仍需进一步提升 随着上报工作的持续进行和一年来护理敏感质量指标培训工作的开展，越来越多的医院开始了解、收集并使用指标，与 2014 年和 2015 年调查结果相比，2016 年指标数据填报的完整性有明显的提升；各省份的指标值也更加稳定，变异度较前两年有所降低，说明数据的可靠性有所提升。但是由于各省质控中心成立时间不一，质控侧重及质量不尽相同，在工作开展中应区别帮扶。

2. 风险识别有待加强，上报率有待提高 过程及结果指标显示，非计划性拔管发生率和跌倒发生率在数据上均呈现上升趋势，与医院更加重视敏感指标，提高各种不良事件的上报率有关。但值得注意的是我国压疮发生率、跌倒发生率等指标仍旧明显低于国外，与这几类指标的上报率偏低有关联，医院管理者应鼓励和加强质控数据的收集。

3. 数据的利用需进一步挖掘 护理质控数据的上报工作刚刚启动2年，多数医院仅能完成数据的上报工作，未能充分利用起已获得的数据，分析质量问题或潜在问题来引导质量改善。

（二）下一步工作重点

1. 持续推动质控数据的收集，进一步提升护理质控数据的质量 针对目前质控数据不完整及可靠性差等问题，通过修改和完善质控工作制度和信息采集流程等，提高上报数据的质量。进一步明确新申请加入数据上报医院的准入标准和培训制度，提升临床护理人员对质控数据的理解和数据上报的技术能力。国家护理质量数据平台2017年将在已有三甲医院的基础上纳入二级及以上综合医院参与护理数据的上报工作，加强对基层医疗机构护理质量的管理。下一步通过出版《护理敏感质量指标数据集使用指南》及开展配套培训，在三甲医院加强、在基层医院普及护理质控信息的正确收集与使用，促进同质化。

2. 改善护理质量 通过培训、经验介绍的方法，引导先行医院正确利用护理质量指标监测已获得的数据，探测存在的质量问题或潜在问题来科学指导护理质量改善。

3. 完善护理质控指标体系建设，开展重点专科护理敏感质量指标的标化研究，并逐步开展相关数据的收集 已确定在通科指标基础上新增：患者转出ICU科室后24小时/48小时内重返率、ICU气管导管非计划拔管后24小时内再插管率、ICU科室ICU专科护士资质认证占比、ICU科室护士ICU科室工作年限分布占比、APACHE Ⅱ评分情况等ICU专科指标。下一步将在有条件的医院中开展ICU专科指标的探索收集。

第十一节　康复医学专业

本年度全国共有4657家综合医院参与康复医学专业数据填报，剔除无康复医学科病房及数据可信度不高的数据，实际纳入统计医院为1420家。按医院级别分，三级公立医院760家，二级公立医院564家；三级民营医院48家，二级民营医院48家。样本涵盖全国31个省、自治区、直辖市（图3-2-11-1）。

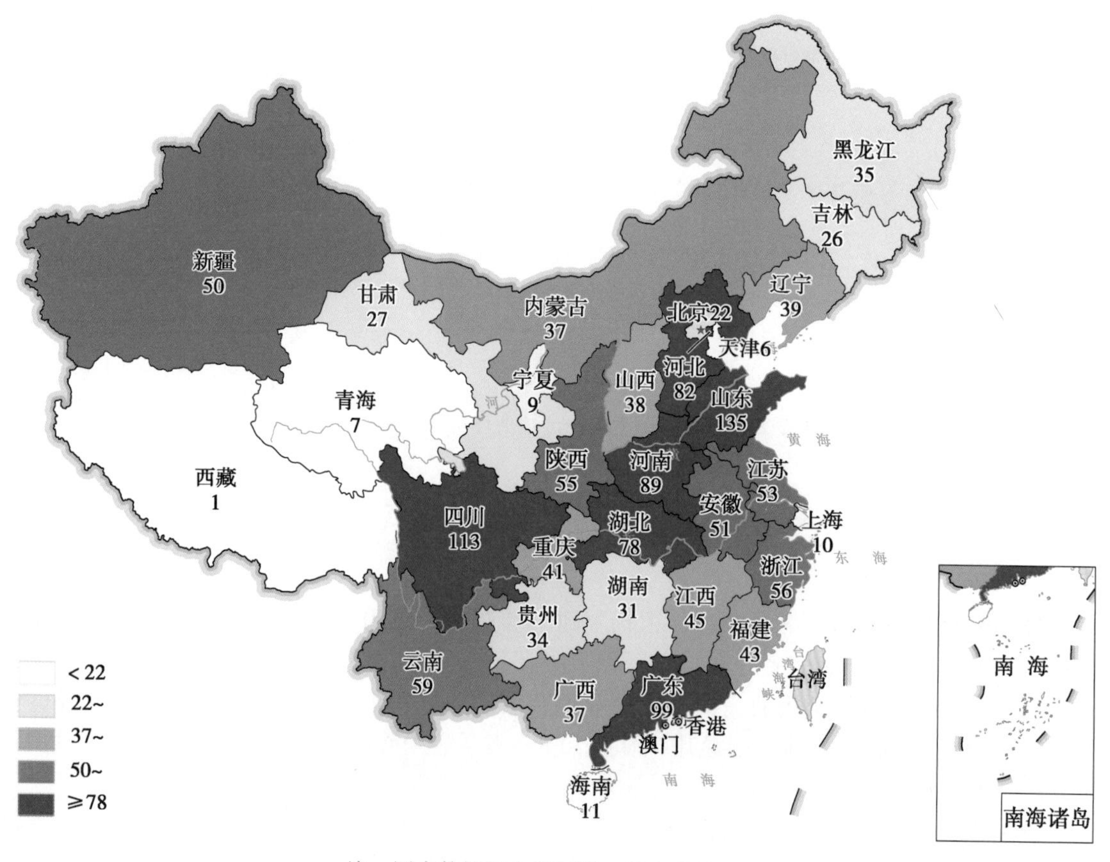

注：图中数据不含我国港、澳、台地区。

图3-2-11-1　各省份参与2016年数据抽查医院分布情况

一、康复专业质量安全情况分析

（一）结构质量分析

1. **科室面积** 《综合医院康复医学科基本标准（试行）》（以下简称《标准》）要求，三级综合医院康复医学科建筑面积不应少于1000m²，二级综合医院不应少于500m²。本次调查显示30.03%的三级综合医院（包括民营）康复医学科不足1000m²，24.24%的二级综合医院（包括民营）康复医学科不足500m²（见图3-2-11-2）。

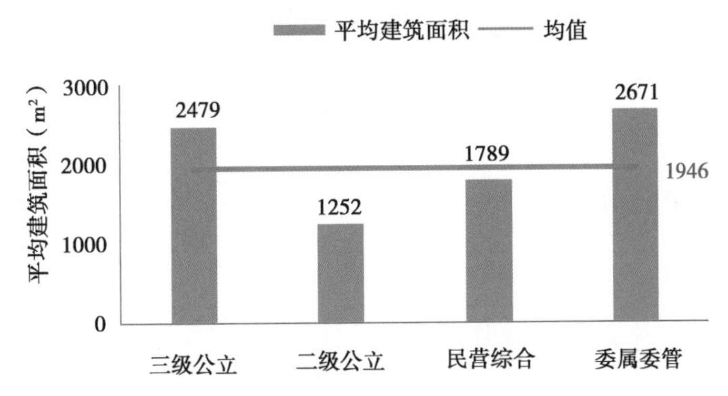

图3-2-11-2 不同级别类别医院康复医学科平均建筑面积的比较

2. **床位数** 《标准》要求，三级综合医院康复医学科床位数应为医院总床位数的2%~5%，二级医院应高于2.5%。本次调查中康复医学科平均床位数为38.33张，占全院床位数的3.62%，其中三级公立医院为43.60张，占比为3.01%；二级公立医院为31.02张，占比为5.30%；民营综合医院为40.21张，占比为5.65%；委属委管医院为58.24张，占比为3.46%（图3-2-11-3）。

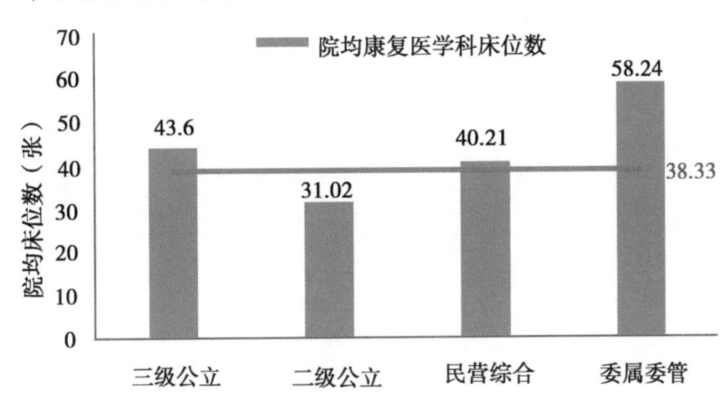

图3-2-11-3 不同级别类别医院院均康复医学科床位数的比较

3. **康复设备配置** 本次调查中，80.91%的康复医学科有10万元以上康复设备，29.18%的康复医学科有50万元以上的设备，11.2%的康复医学科有100万元以上的康复设备。

4. **专业人员构成** 本次调查中，康复医学科平均执业医师9.02名，康复治疗师10.6名，注册护士10.76名。执业医师中执业注册为康复医学专业的约占25%，注册为中医类别的约占51%。

三级公立医院康复医学科执业注册为康复医学专业的占全部执业医师的28.92%，二级公立医院占17.24%，民营综合医院占23.98%，委属委管医院占48.84%（图3-2-11-4）。被调查医院中，81.42%的康复医学科有至少1名副高级职称以上的医师。

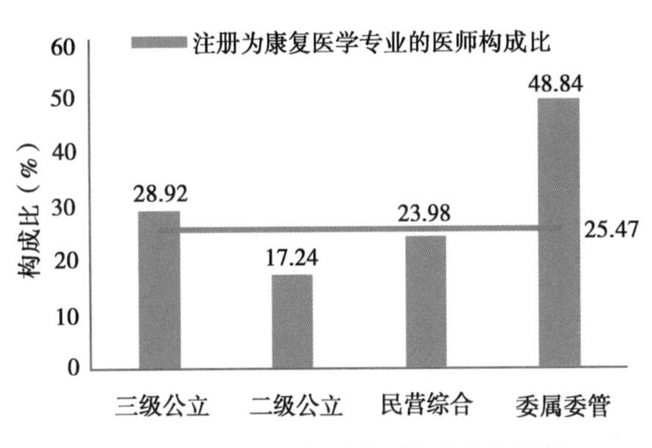

图3-2-11-4 不同级别类别医院康复医师注册范围构成比情况比较

康复治疗师中毕业于康复治疗专业的占治疗师

的67%。其中三级公立医院占69.77%，二级公立医院占56.91%，民营综合医院占72.32%，委属委管医院占77.36%。

5. **康复医师与康复治疗师** 工作负荷《标准》要求，综合医院康复医学科每床至少配备0.25名医师，0.5名康复治疗师及0.3名护士。

本次调查的康复医学科中，平均每床配置医师0.23名，17个省份的三级公立医院和5个省份的二级公立医院达到《标准》要求。平均每床配置康复治疗师0.28名，除天津市三级公立医院外，其他省份均未达到《标准》要求。平均每床配置护士0.28名，21个省份的三级公立医院和10个省份的二级公立医院达到《标准》要求（图3-2-11-5至图3-2-11-7）。

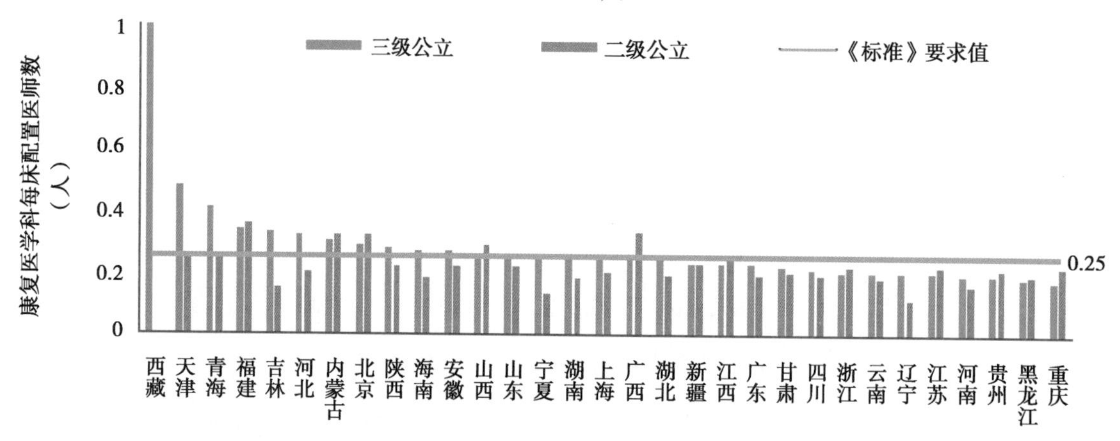

图3-2-11-5 各省份公立综合医院康复医学科平均每床配置医师数的比较

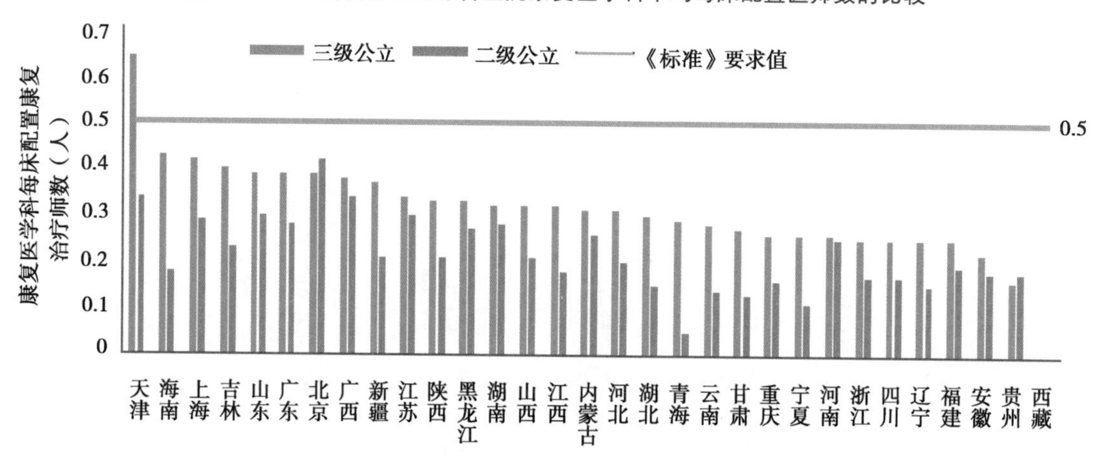

图3-2-11-6 各省份公立综合医院康复医学科平均每床配置康复治疗师数的比较

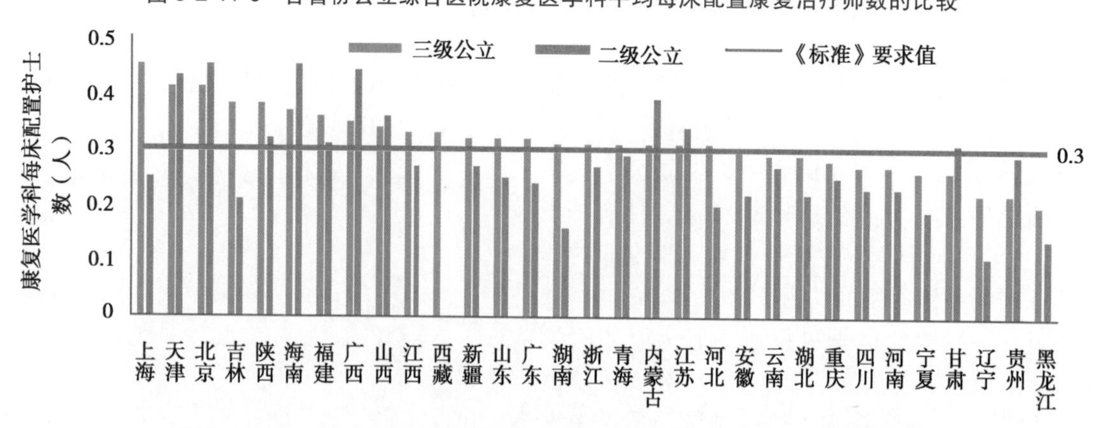

图3-2-11-7 各省份公立综合医院康复医学科平均每床配置护士数的比较

康复医师年人均承担住院患者73.30人次，门诊患者1081.60人次；康复治疗师年人均承担住院患者62.30人次，门诊患者913.63人次。

（二）环节质量分析

1. 康复病房住院患者人次及主要收治病种　本次调查显示，2016 年康复医学科平均住院患者 659. 47 人次，其中三级公立医院为 712. 87 人次，二级公立医院为 605. 04 人次，民营综合医院为 568. 52 人次，委属委管医院为 885. 7 人次。各省年平均住院人次见图 3-2-11-8。

主要收治病种中，骨折及运动损伤术后患者 2016 年平均住院 55. 5 人次，脊髓损伤患者 104. 89 人次，脑卒中患者 267. 23 人次，人工关节置换术后患者 8. 92 人次，脑外伤患者 8. 21 人次（图 3-2-11-9）。

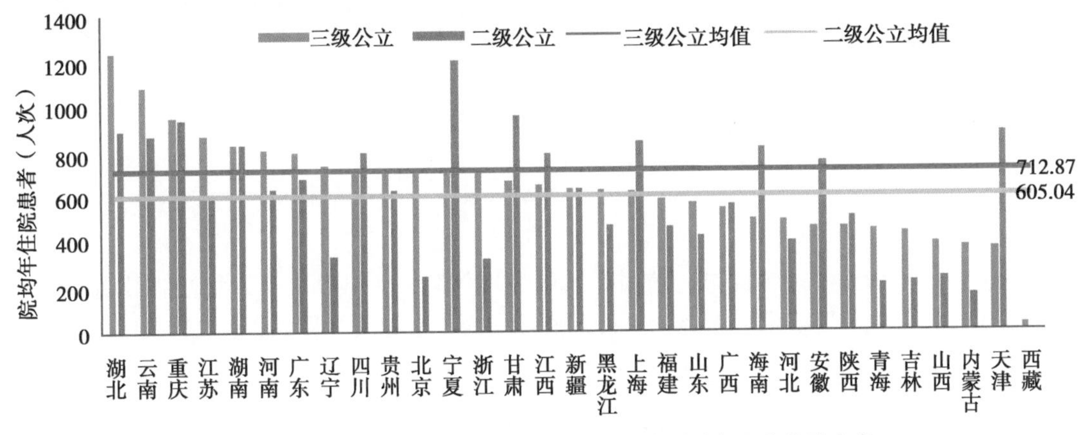

图 3-2-11-8　各省份公立综合医院康复医学科院年平均住院患者

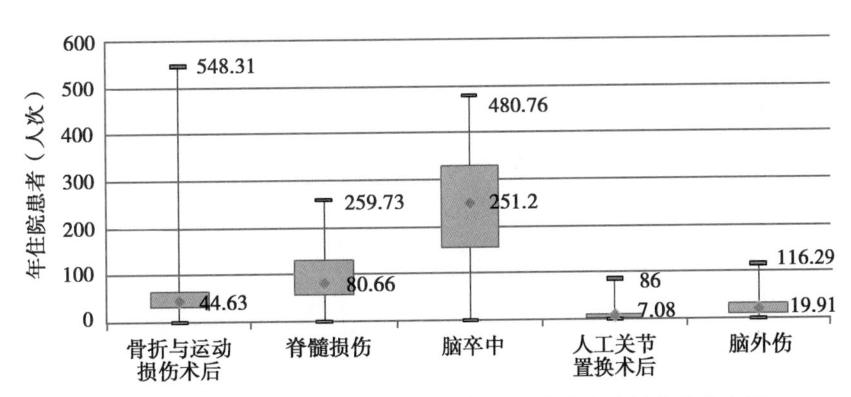

图 3-2-11-9　康复病房主要收治病种年住院患者人次四分位分布图

2. 住院重点康复评定及操作项目　本次调查的康复医学科中 2016 年院均进行肉毒毒素注射 6. 58 次，院均进行关节穿刺术 67. 68 次，院均进行生物反馈治疗 627. 6 次，院均进行语言障碍治疗 360. 2 次，院均进行尿路压力测定 15. 52 次，院均进行尿流量测定 80. 19 次；院均进行脑电图检查 208. 07 次，院均进行肌电图检查 204. 65 次。

（三）结果质量指标分析

1. 平均住院日　本次调查的康复医学科中 2016 年住院患者的平均住院日为 20. 1 天，其中三级公立为 21. 88 天，二级公立为 15. 52 天，民营综合为 20. 52 天，委属委管为 23. 13 天（图 3-2-11-10、图 3-2-11-11）。

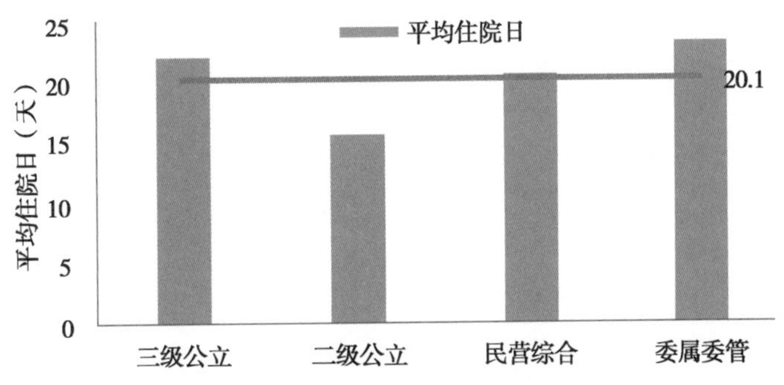

图 3-2-11-10　不同级别类别医院康复医学科平均住院日比较

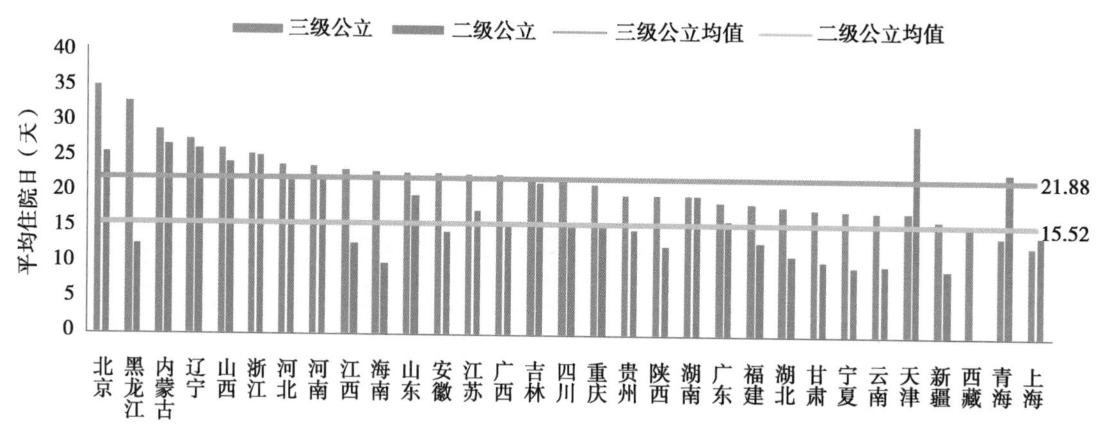

图 3-2-11-11　各省份康复医学科平均住院日比较

康复病房主要收治病种中，骨折与运动损伤术后平均住院日为 24.88 天，脊髓损伤为 22.3 天，脑卒中为 25.22 天，人工关节置换术后为 20.56 天，脑外伤为 31.42 天（图 3-2-11-12）。

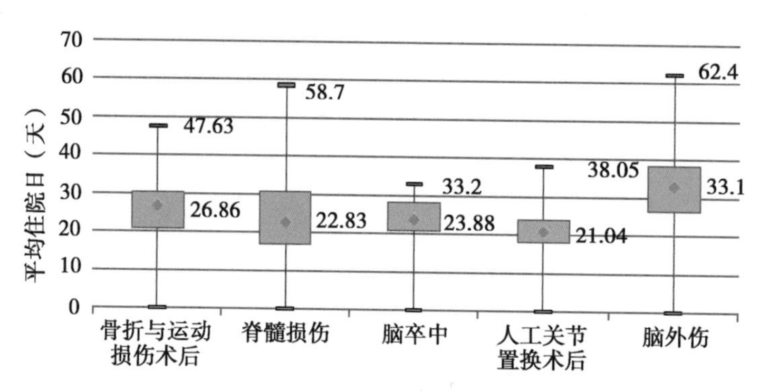

图 3-2-11-12　康复医学科主要病种平均住院日四分位分布图

2. **床位使用率**　本次调查的康复医学科 2016 年床位使用率均值为 94.6%，其中三级公立医院为 98.2%，二级公立医院为 82.57%，民营综合医院为 79.2%，委属委管医院为 96.39%（图 3-2-11-13）。

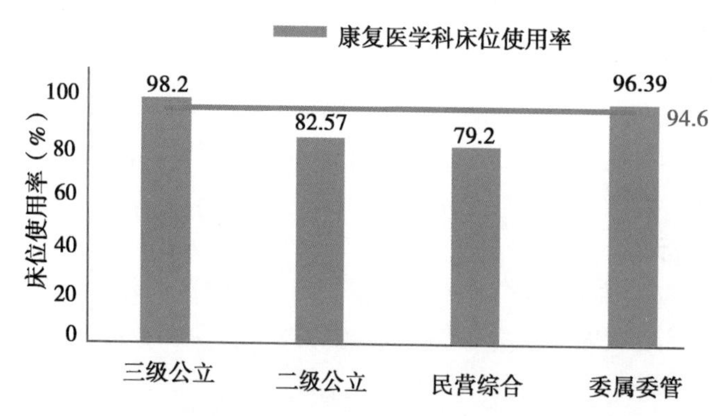

图 3-2-11-13　不同级别类别医院康复医学科床位使用率比较

3. **住院费用**　本次调查医院康复医学科 2016 年患者人均住院费为 11 417.8 元，药占比为 26.15%。其中三级公立医院为 15 487.35 元，二级公立医院为 5981.47 元，民营综合医院为 9946.74 元，委属委管医院为 15 138.34 元（图 3-2-11-14）。

4. **死亡患者人数**　2016 年调查的 1420 家医院的康复医学科（其中 84 家未登记死亡患者数）中有 369 家出现患者死亡，共计 1304 人，其中 197 家医院年死亡患者 1 人以上。康复医学科年院均死亡患者 0.98 人，其中三级综合医院为 1.30 人，二级综合医院为 0.54 人，委属委管医院为 0.73 人。

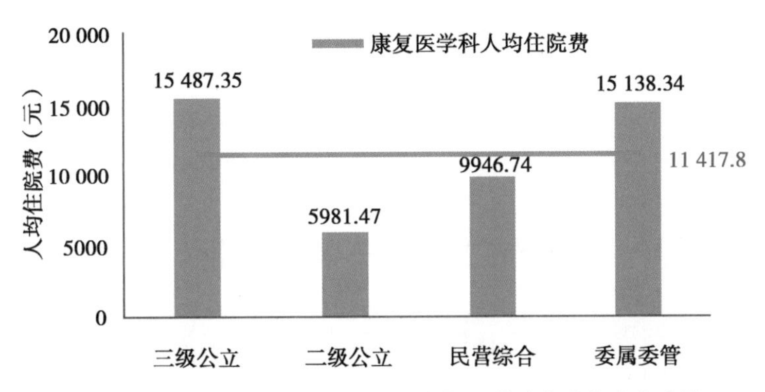

图 3-2-11-14 不同级别类别医院康复医学科人均住院费比较

5. 并发症发生率 本次调查的康复医学科 2016 年住院患者并发症发生率中呼吸道并发症为 2.54%，泌尿系感染为 1.98%，下肢静脉血栓为 0.57%，肺栓塞为 0.04%，压疮为 0.31%，肩手综合征为 2.47%（图 3-2-11-15）。

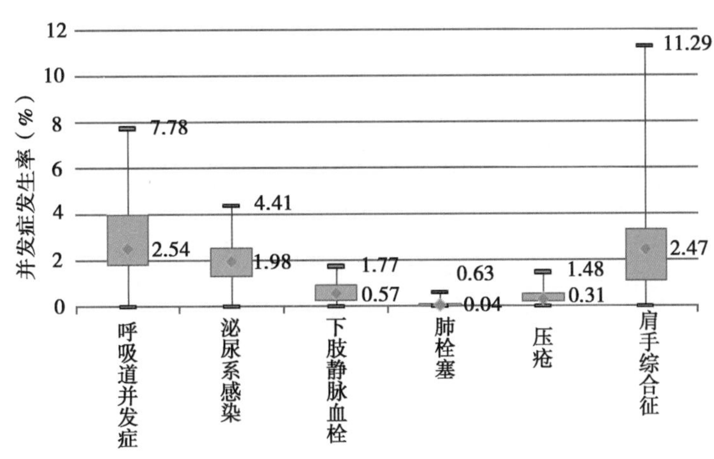

图 3-2-11-15 康复医学科主要并发症发生率

二、问题分析及工作重点

（一）问题分析

1. 康复医学专业人才不足 本次调查发现超过半数省份中的每床配备医师数、护士数未达标，康复治疗师数各省份均未达标，注册为康复医学专业的执业医师仅为全部执业医师的 1/4。

2. 康复医学科室建设亟待改善 2011 年《标准》中明确指出，三级和二级综合医院康复医学科均应独立设置门诊和病房。本次调查中，部分医院未设立康复医学科病房，25 家委属委管综合医院中有 4 家医院未设立康复医学科病房。

3. 康复医疗优质医疗资源分布不均 在本次调查中发现，三级医院在病种收治种类、重点操作例数均高于二级医院，委属委管医院康复医学科的优势更加明显。

4. 康复医学信息系统不完善 在本次调查中，多项质控指标数据信息难以从住院病案首页中提取，存在康复病历书写不规范、术语名称不统一、数据记录不准确等问题，尤其在单病种、重点操作及并发症等方面的统计上问题较为突出。

（二）下一步工作重点

1. 完善全国康复医学专业质控网络，加快出台康复医疗质量控制相关制度和技术文件 ①出台康复病历书写规范；②针对综合医院中的骨折与运动损伤术后、脊髓损伤、脑卒中、人工关节置换术后、脑外伤等住院重点病种，制定早期康复诊疗规范和过程质量控制指标；③发挥省级质控中心的质量控制及辐射引领作用。

2. 各级医院应加强康复医学科建设 规范并加快康复人才梯队建设，增加康复治疗专业设备投入，以适应康复医学医疗工作的需求。

3. 保持优势，继续拓展 康复医学专业整体药占比低，平均治疗费用低，此特点迎合我国医改需要，有利于广大患者获得康复医疗资源。应继续保持这一优势，在“健康中国2030”规划中发挥更大作用。

第十二节 产科专业

截至2016年底，全国已有21个省（自治区、直辖市）相继成立了省级产科质量控制中心，开展产科专业质量控制工作，具体分布见图3-2-12-1。

自2016年全面实施二孩政策后，分娩人群的年龄构成、病种构成都发生了一系列的变化，此次统计分析通过抽样数据反映当前产科专业质量现状，有针对性地开展后续的质控工作。

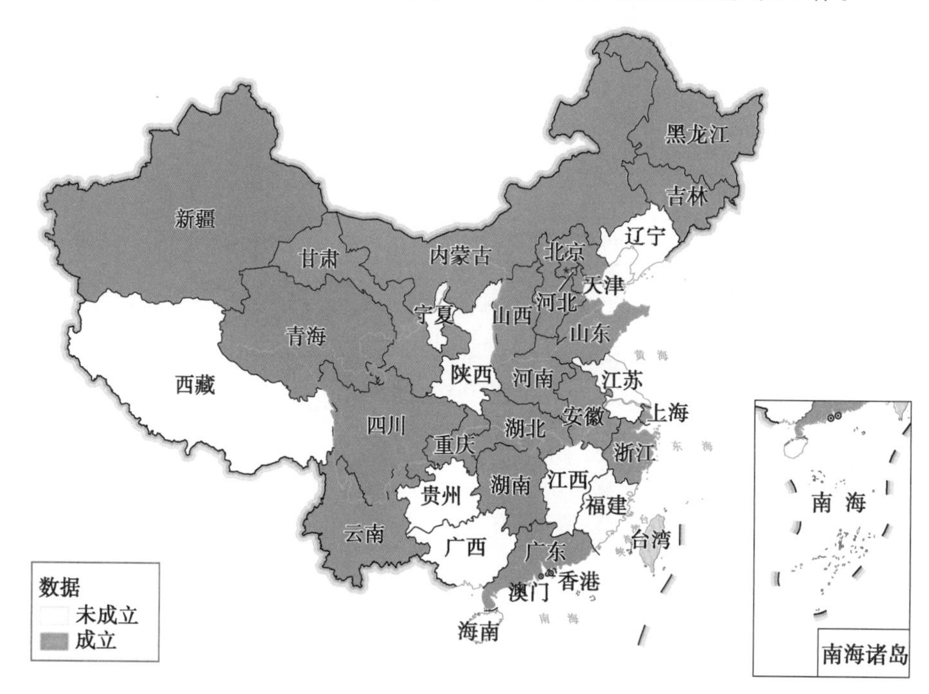

注：图中数据不含我国港、澳、台地区。

图3-2-12-1 全国各省份产科质控中心分布图

一、产科专业质量安全情况分析

本次调查采集了2016年全国31个省份共4483家医院的产科专业医疗质量控制指标相关数据，并对各省数据进行结构化抽样。具体抽样方法如下：删除指标“/”或空项或0的比率>70%、活产数为0或“/”、只上报结构指标但其余数据缺失的数据，对可疑的数据依次进行合理性判断，排除609家医院。在剩余3874家医院中，将符合纳入标准的专科医院（包括妇幼保健院及妇产专科医院）全部纳入，其余按所有制形式、医院隶属关系、医院等级共三级标准进行结构化抽样（表3-2-12-1），以保持各省间抽样分析样本相对均衡，其中西藏上报医院较少，符合标准的5家医院全部纳入。最终纳入3226家医院进行数据分析，包含共7 197 817例活产数，各省份抽样分布见图3-2-12-2。

本报告将参与本次调查的医院分为委属委管医院、三级公立综合医院、二级公立综合医院、民营综合医院、妇产专科医院（包括公立及民营）及妇幼保健院6类，分析9类指标反映目前我国产科质控现状及存在问题，包括：

1. 调查对象人口学特征 分娩人群特点：高龄产妇，经产妇，双胎产妇等。

2. 结构指标 平均住院日及床位使用率。

3. **过程指标**　剖宫产比例，剖宫产指征（在其他章节另有阐述），会阴切开率。

4. **结局指标**　早产率，新生儿窒息及死胎率，巨大儿及低出生体重儿的发生率，产后出血率。

表 3-2-12-1　全国各级综合医院按省份抽样情况

第一级分类：所有制形式	第二级分类：医院隶属关系	第三级分类	纳入标准	三级医院抽样分析样本量	二级医院抽样分析样本量	抽样分析总样本量
公立医院	委属委管医院	—	全部纳入	25	0	25
	省级医院	—	大学附属医院全部纳入、非大学附属医院各省 1~5 家	207	55	262
	地市级医院	—	各市 1~2 家	418	159	577
	县级医院	三级医院	以各省实有地市级和县级医院数量为依据，根据抽样调查数据中地市级抽样分析样本量等比测算县级抽样分析样本量	125	—	1072
		二级医院	各市 3~4 家	—	947	
	抽样分析样本合计			775	1161	1936
民营医院	抽样分析样本合计		全部纳入	64	380	444

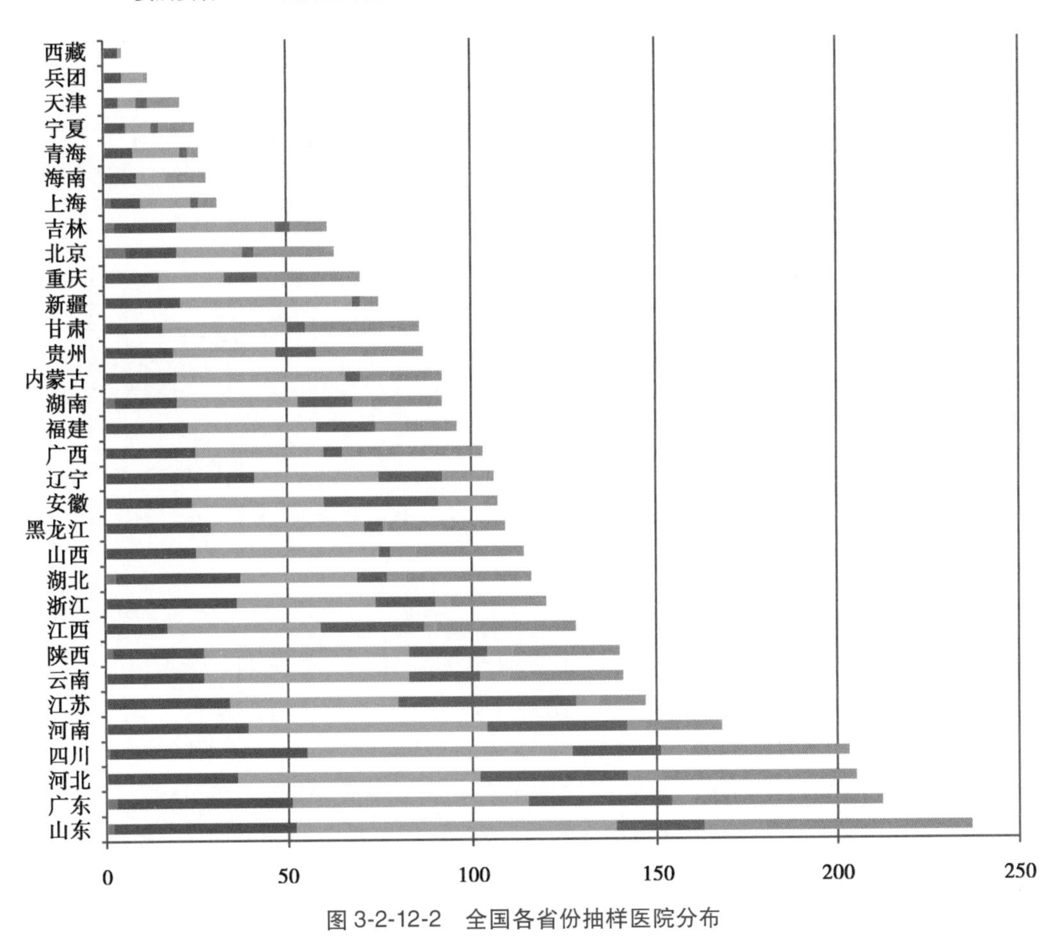

图 3-2-12-2　全国各省份抽样医院分布

（一）结构指标

1. 数据原因分析 此次抽样调查统计的医师、护士及床位数，存在上报数据不准确的情况，例如没有将病房护士与门诊护士或助产士进行区分上报，故因数据质量问题，未行分析。

2. 平均住院日和床位使用率 平均住院日指一定时期内每一出院患者平均住院时间的长短，床位使用率则反映每天使用床位与实有床位的比例。上述指标反映医疗资源利用情况，是评价医疗效率和医疗质量的指标。通过分析，各类医院平均住院日差异不大，其均值为 4.60~5.05 天（表 3-2-12-2，图 3-2-12-3）；床位使用率均值在委属委管及三级公立综合医院均超过了 93%，二级公立综合医院、民营综合医院及妇产专科医院均在 80%以下（图 3-2-12-4），显示医疗资源使用不均衡。民众在选择医院时，为保障分娩安全，更多考虑医院的综合实力，导致综合大型医院病患集中，床位高负荷使用，而专科民营医院相对不饱和。过高的床位使用率对综合大型医院是一个潜在的安全隐患。近年来，民营及专科医院的兴起，能有效分流低危分娩人群，但相应的技术保障、优质的服务、合理的收费标准、通畅的高危转诊渠道才能真正落实产科分级诊疗。

表 3-2-12-2 各类医院平均住院日及床位使用率

类别	平均住院日（天）	床位使用率（%）
委属委管	4.81	111.91
三级公立综合	5.05	97.90
二级公立综合	4.80	78.69
民营综合	5.00	60.65
妇幼保健院	4.60	75.97
妇产专科	4.76	50.15

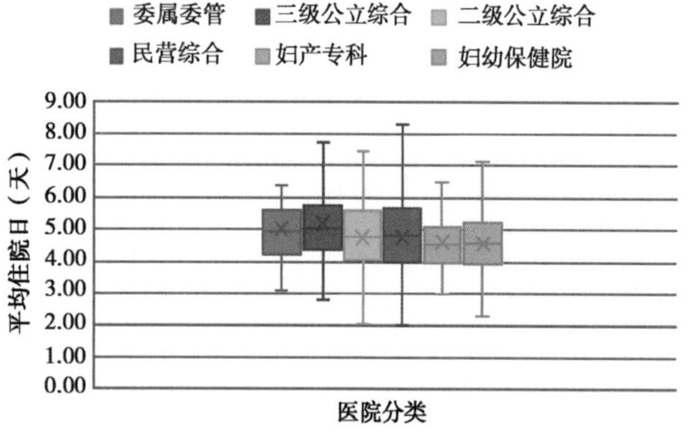

图 3-2-12-3 各类医院产科年平均住院日

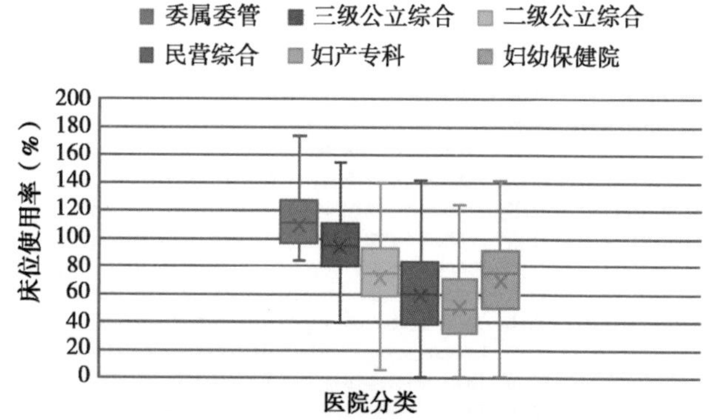

图 3-2-12-4 各类医院产科床位使用率

（二）分娩人群的年龄构成、病种变化

1. 高龄产妇（分娩年龄≥35 岁） 随着生育政策的变化，分娩人群的年龄变化明显，2014—2016 年 HQMS 提取的三级综合医院数据显示，高龄产妇比例呈逐年上升的趋势（图 3-2-12-5）。2016 年全国抽样调查中高龄产妇的比例为 11.40%，各省（自治区、直辖市）及不同类别医院的高龄产妇比例如图 3-2-12-6、图 3-2-12-7 所示，高龄产妇比例在委属委管医院高达 16.45%，在民营医院及二级公立综合医院则相对较低。高龄产妇并发症的发生率高于普通人群，通过 HQMS 数据，尤其在急产、产后出血及妊娠期糖尿病（GDM）发生率逐年升高（图 3-2-12-8）。高龄人群妊娠期和分娩期的规范化管理是今后质控的重点。

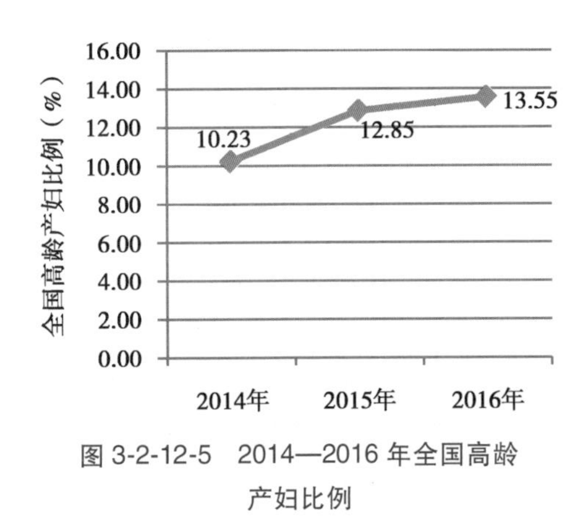

图 3-2-12-5　2014—2016 年全国高龄产妇比例

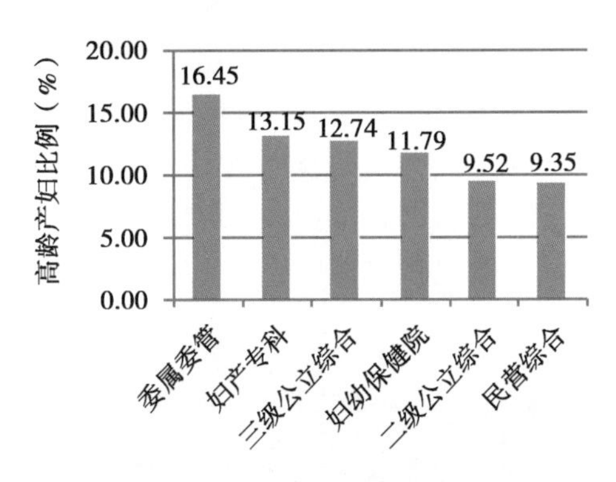

图 3-2-12-6　各类医院高龄产妇比例

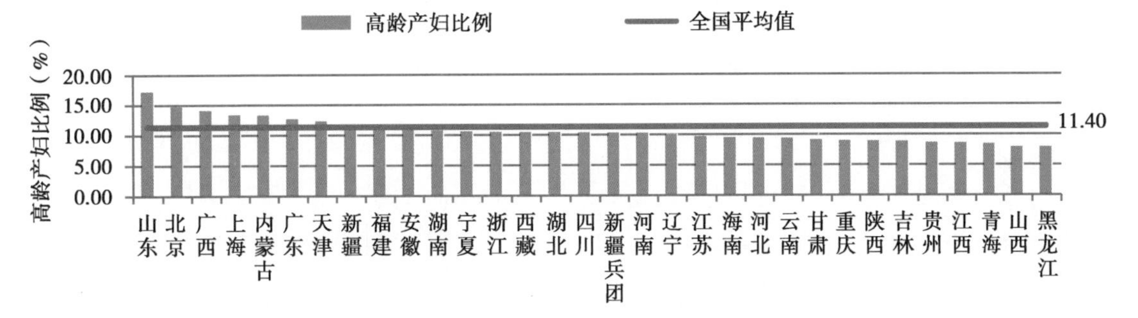

图 3-2-12-7　2016 年各省份高龄产妇比例

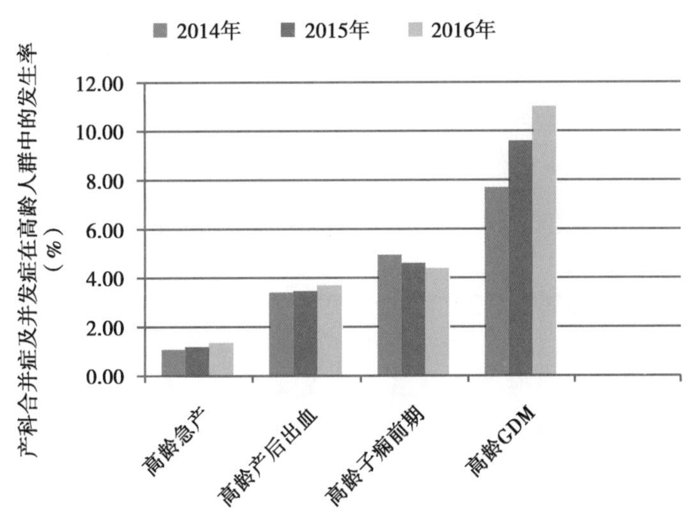

图 3-2-12-8　2014—2016 年产科并发症在高龄人群中的发生率

2. **双胎产妇**　2016 年全国双胎妊娠的产妇占分娩人群比例的 1.60%，全国各省份的双胎产妇比例差异不大（图 3-2-12-9）。不同类别医院中委属委管医院的双胎产妇比例明显高于全国平均水平，其次是三级公立综合医院及妇产专科医院（图 3-2-12-10）。双胎妊娠孕妇属于高危人群，其孕期母体及胎儿并发症发生率均较单胎妊娠高，因此对双胎妊娠围产保健技术水平要求高，基层医院应注意识别双胎妊娠的并发症，并建立通畅的转诊渠道以确保双胎产妇分娩安全。

3. 经产妇比例 在医院类别上，二级公立综合医院、妇幼保健院及民营综合医院的经产妇比例较高（图 3-2-12-11）。全面二孩政策实施后，2016 年全国总体经产妇比例为 48.02%，山东、福建等省份经产妇比例高于 50%，生育政策的刺激效应比较明显（图 3-2-12-12）。我国的经产妇人群存在妊娠年龄偏高、二胎间隔时间长等特点，由于既往有分娩经验，这部分人群在孕期保健的依从性上较初产妇低，是潜在的高危人群，需要产科临床重点关注。

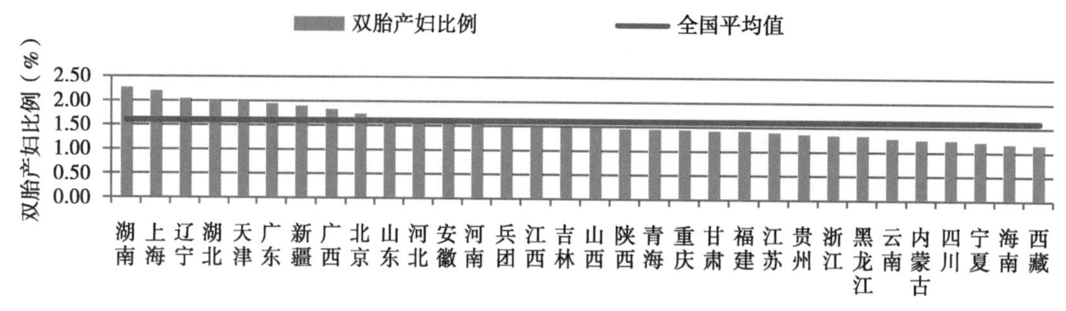

图 3-2-12-9 各省份双胎产妇比例

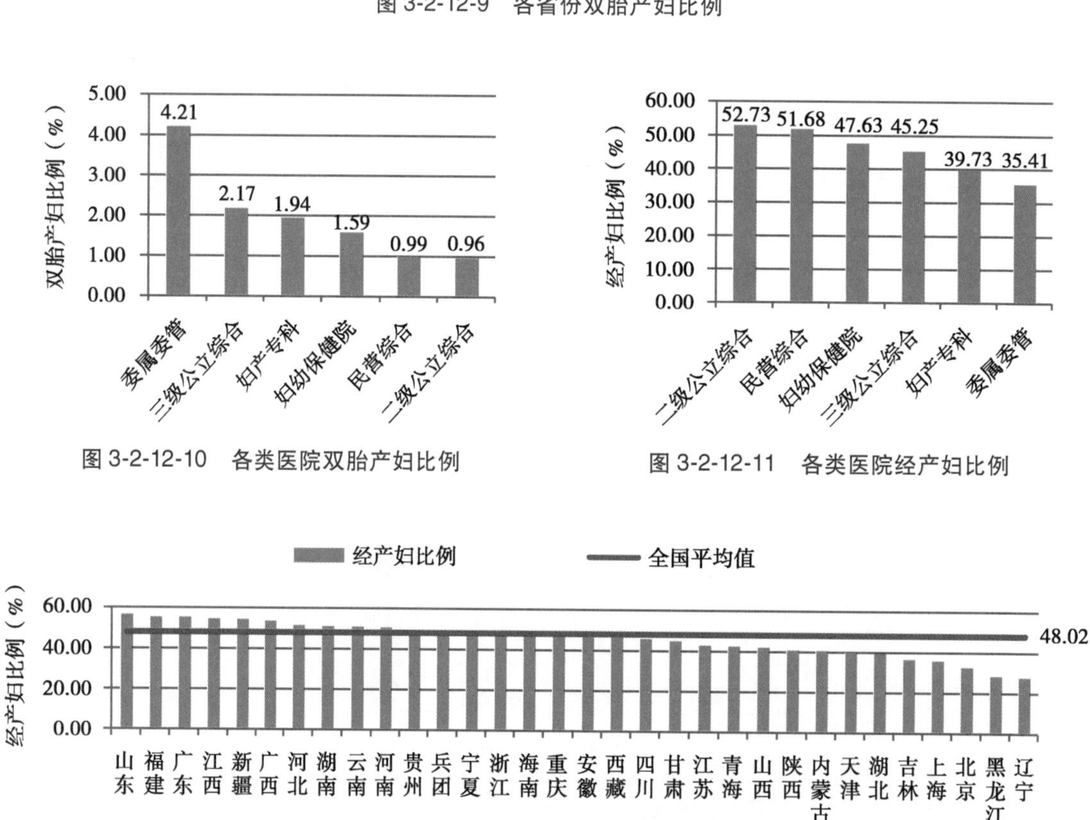

图 3-2-12-10 各类医院双胎产妇比例

图 3-2-12-11 各类医院经产妇比例

图 3-2-12-12 各省份经产妇比例

4. 主要病种 HQMS 数据显示，主要产科并发症（急产、子痫前期、妊娠期糖尿病、产后出血）在人群的发生率见图 3-2-12-13 所示，子痫前期近 3 年相对稳定，而急产、羊水栓塞、产后出血及妊娠期糖尿病发生率则逐渐升高。羊水栓塞作为产科严重致命的并发症，近 3 年发生率缓慢上升（图 3-2-12-14）。在民营综合医院羊水栓塞发生率明显高于其他类别的医院（图 3-2-12-15）。考虑与羊水栓塞的临床诊断困难，不除外各种原因导致的产后出血均被纳入羊水栓塞的诊断中，因此需要加强对于民营医院的管理和考核，切实提高其围产保健水平。

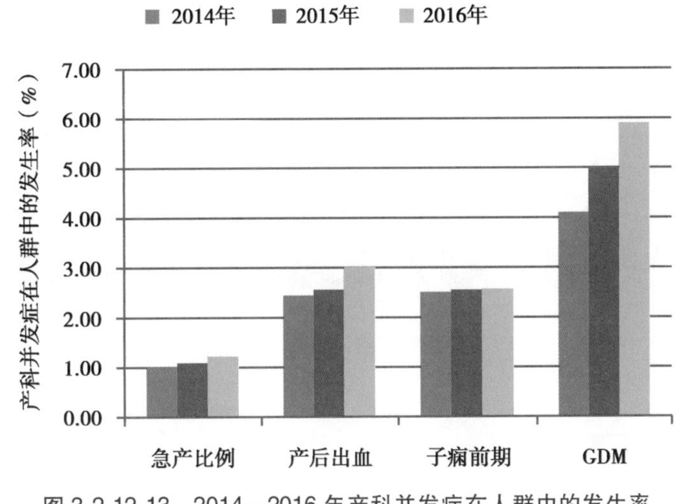

图 3-2-12-13　2014—2016 年产科并发症在人群中的发生率

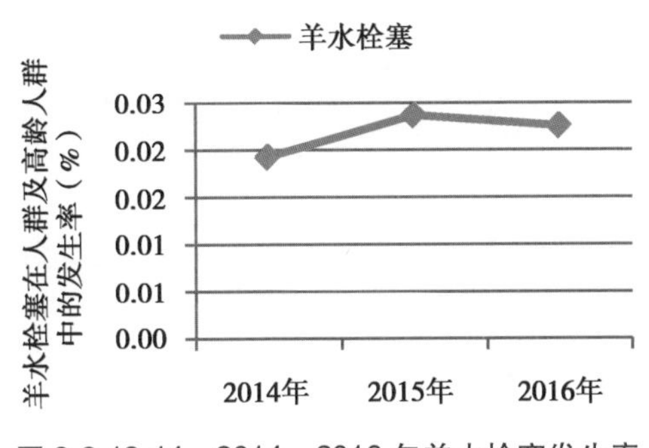

图 3-2-12-14　2014—2016 年羊水栓塞发生率

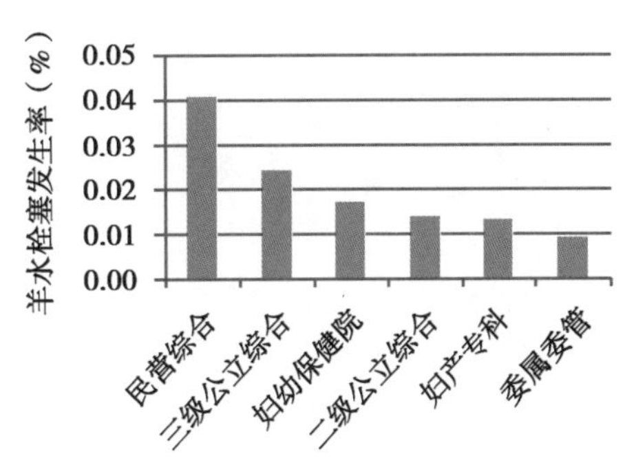

图 3-2-12-15　各类医院羊水栓塞发生率

（三）早产率

早产是影响新生儿死亡率和残疾率的重要因素，也是衡量产科专业质量水平的重要指标。2016 年调查数据显示，我国早产率为 6.02%，各省（自治区、直辖市）及各类医院的早产率如图 3-2-12-16 至图 3-2-12-18 所示。孕 28 周至 33^{+6} 周分娩的称为早期早产儿，而孕 34 周至 36^{+6} 周分娩的为晚期早产儿。晚期早产的发生率为 4.31%，由于早期早产儿其并发症发生及远期预后不良风险较高，故此次调查中，首次分析了早期早产儿指标状况，在各省市及不同类别医院中，早期早产儿的占比如图 3-2-12-19、图 3-2-12-20 所示。

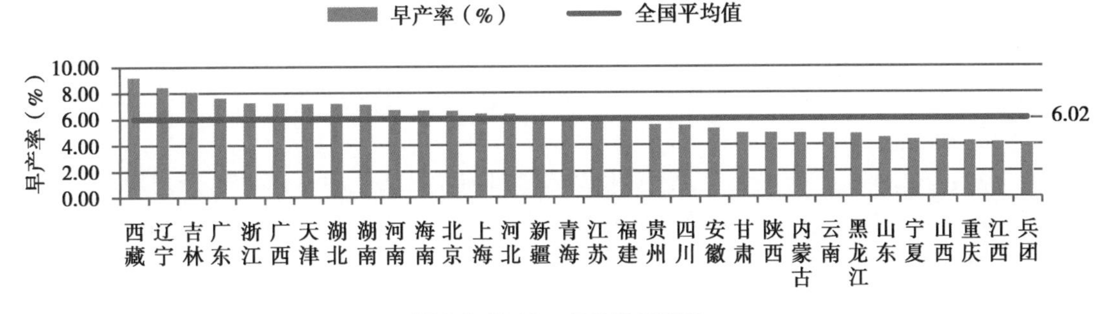

图 3-2-12-16　各省份早产率

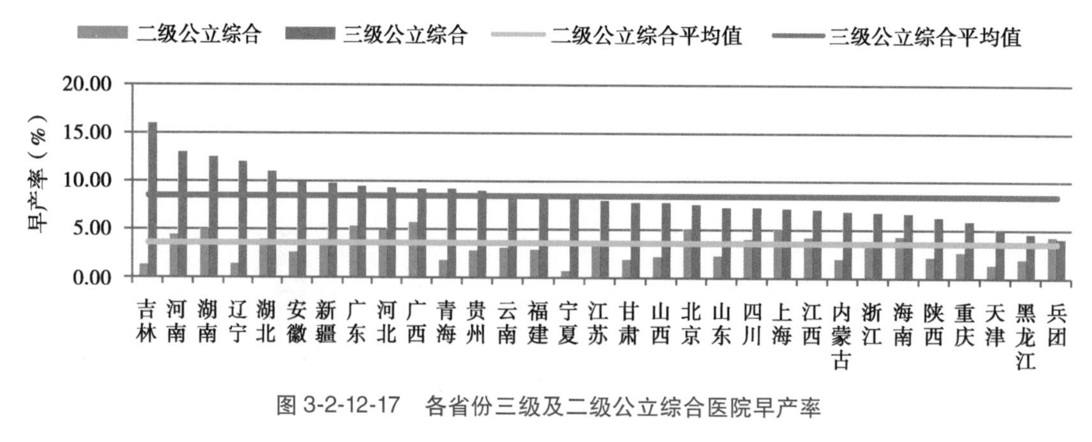

图 3-2-12-17　各省份三级及二级公立综合医院早产率

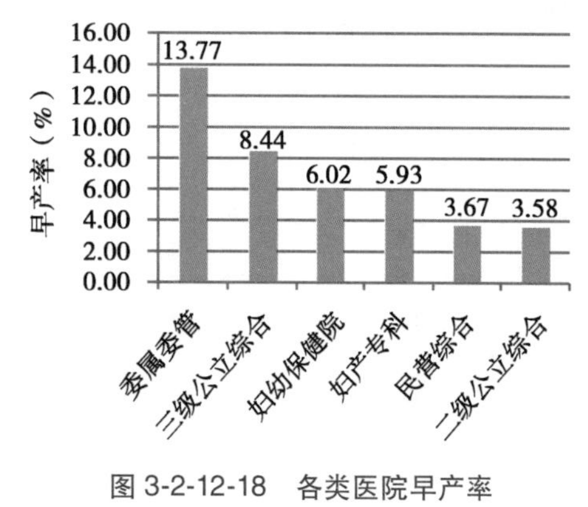

图 3-2-12-18　各类医院早产率

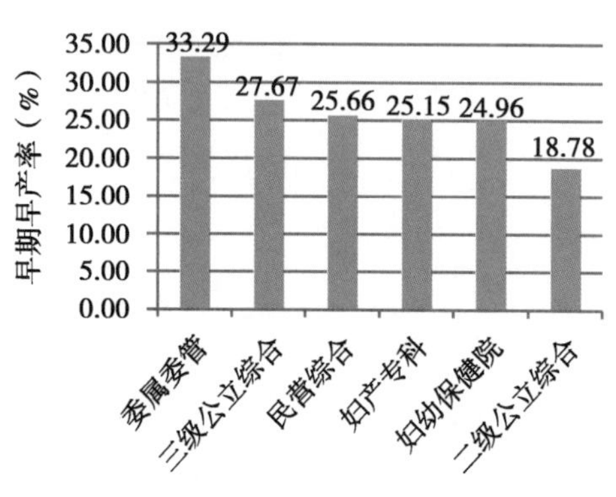

图 3-2-12-19　各类医院早期早产占早产的比例

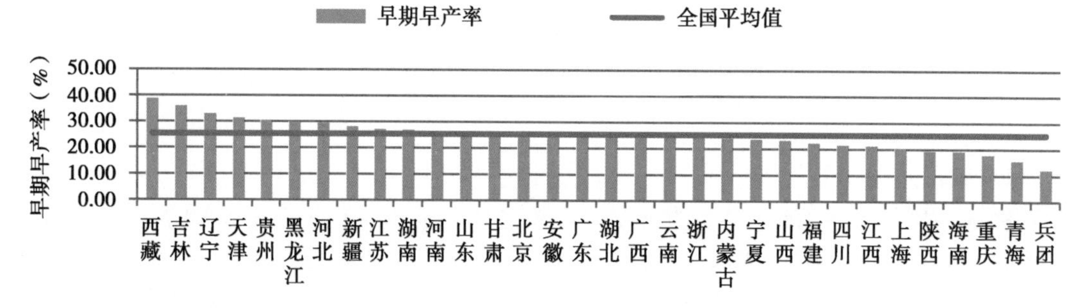

图 3-2-12-20　各省份早期早产占早产的比例

分析填报指标情况，大致表现为以下特点：

1. **从省（自治区、直辖市）的分布看**　西藏、吉林和辽宁的早产率相对较高，同时早期早产儿的占比也偏高，超过30%，分析与地区的经济发展水平、产妇的营养状况及并发症的发生有关。

2. **从医院类别看**　委属委管医院的早产率高达13.77%，早期早产儿占比超过早产儿总数的1/3，明显高于其他类别的医院，与委属委管医院收治的患者中高龄、复杂双胎、妊娠合并症及并发症比例高，NICU救治能力强有关。

3. **早期早产儿孕周小，医疗花费大，预后相对差**　目前在早产儿中总体占比25.37%，如何延长孕周，减少早期早产儿的出生，提高早期早产儿出生后的救治水平，同时关注早期早产儿出生后早期康复对提高远期预后至关重要。早期早产的发生率需要进一步区分为自发性早产和医源性早产，也是下一步质量控制的重点。

（四）新生儿窒息率与死胎率

新生儿窒息会导致新生儿缺血缺氧性脑病、脑瘫等并发症，从而影响下一代人口的素质，对胎儿宫内缺氧的识别以及新生儿窒息复苏技术的应用是降低新生儿窒息率的关键措施。2016年全国新生儿窒息率为2.00%，各省份及不同类别医院的新生儿窒息率见图3-2-12-21至图3-2-12-23，其中西藏、青海、新疆3个省份超过5%，西藏最高为12.16%。在经济欠发达地区，新生儿窒息复苏技术的普及规范尚不完善，进行相应专业技术的培训是改进该指标的重要措施。

在我国围产儿的定义为妊娠≥28周至分娩后7天这一段时间的新生儿或胎儿。由于产科的质控指标不涵盖分娩后7天的新生儿死亡例数，故此次调查仅能呈现死胎（≥28周死亡）的比例。胎儿宫内死亡为死胎，分娩过程中死亡为死产，亦属于死胎的一种。2016年全国死胎在围产儿中占的比例为0.50%，各省份比例见图3-2-12-24、图3-2-12-25。新疆、西藏的死胎率最高，为0.97%和0.96%；上海、北京死胎率较低，为0.22%和0.25%。孕期合并症及并发症的管理与助产技术的水平影响死胎的发生率，与产科质量水平密切相关。经济欠发达地区，除外分娩人群构成和并发症发生的差异，仍存在产科质量控制不完善等问题，孕期保健、助产接产技术方面亟待提升。委属委管医院及三级公立综合医院的死胎率相对较高，考虑不同类别医院接纳产妇人群的构成差异，高死胎率可能与委属委管医院及三级公立综合医院接纳的高龄、有妊娠合并症及双胎产妇多有关（图3-2-12-26）。

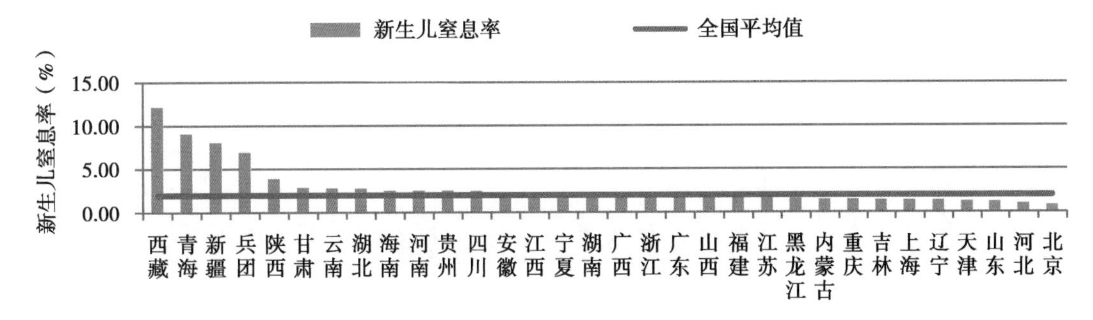

图3-2-12-21 各省份新生儿窒息率

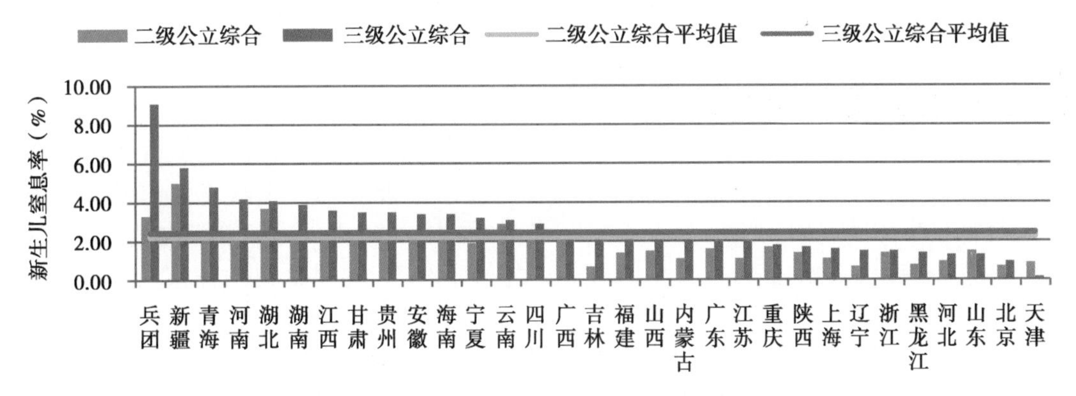

图3-2-12-22 各省份三级及二级公立综合医院新生儿窒息率

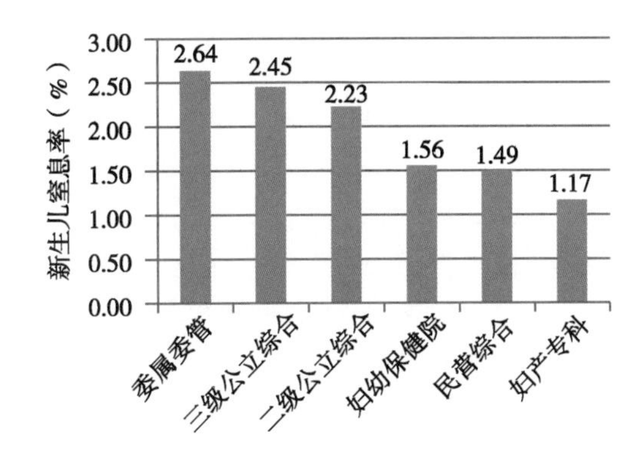

图3-2-12-23 各类医院新生儿窒息率

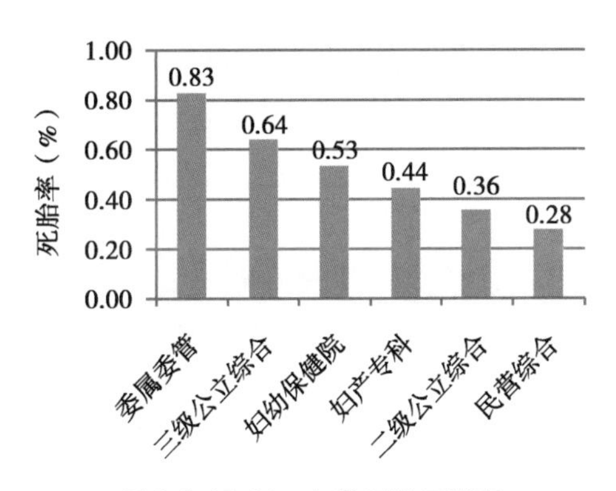

图3-2-12-24 各类医院死胎率

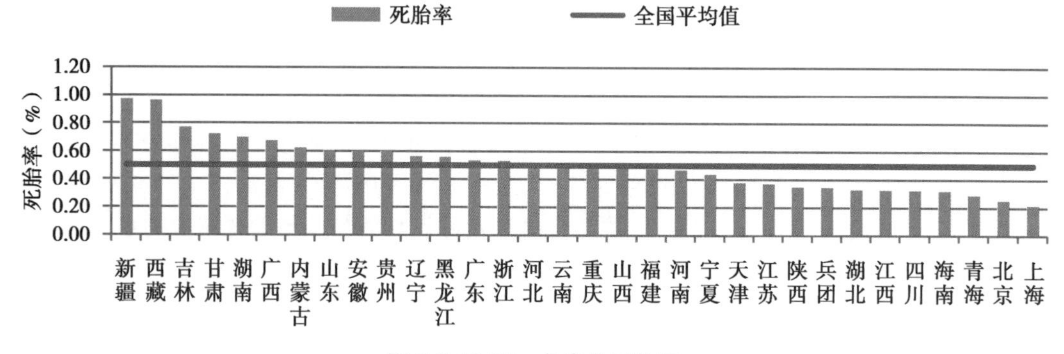

图 3-2-12-25 各省份死胎率

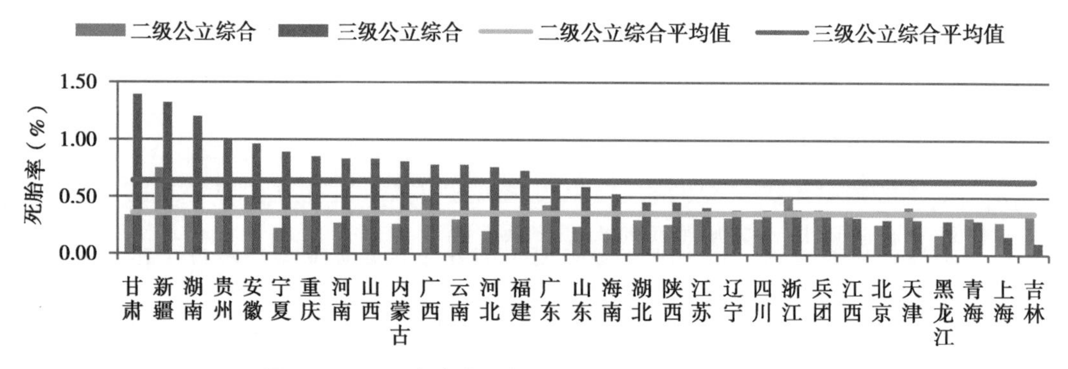

图 3-2-12-26 各省份三级及二级公立综合医院死胎率

（五）巨大儿及足月低出生体重儿

新生儿出生体重过大，导致手术产、器械助产、产伤等发生率升高，成年后代谢性疾病的发生率也升高，是孕期体重管理水平的一个衡量指标。此次调查显示，我国总体的巨大儿发生率为5.93%，足月低出生体重儿的发生率为1.64%。各省份的巨大儿及足月低出生体重儿的发生率中，新疆、青海、黑龙江及吉林的巨大儿发生率较高，超过了9%，足月低出生体重儿在青海、西藏等边远地区发生率明显高于全国总体水平（图 3-2-12-27 至图 3-2-12-29）。按医院类别统计，委属委管医院的巨大儿发生率最低，民营综合医院的发生率最高（图 3-2-12-30）。巨大儿及低出生体重儿的发生需要考虑地域、人口种族的差异，也要考虑在经济水平相对落后的地区，孕期体重管理相对不规范导致其发生率较高。

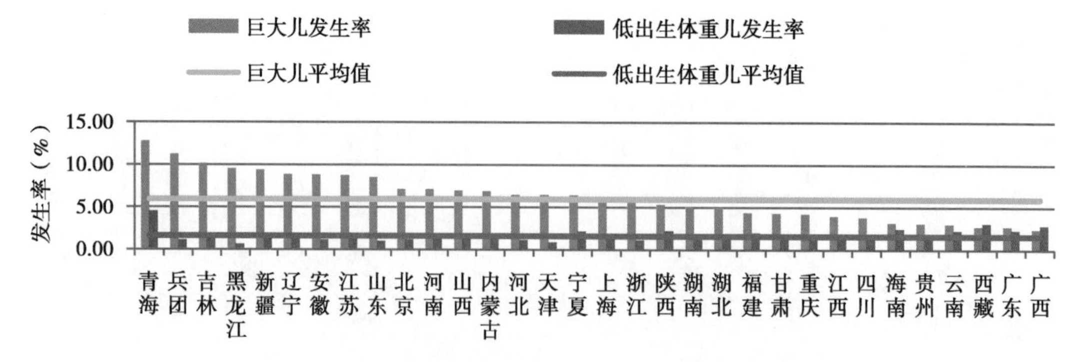

图 3-2-12-27 各省份巨大儿、足月低出生体重儿发生率

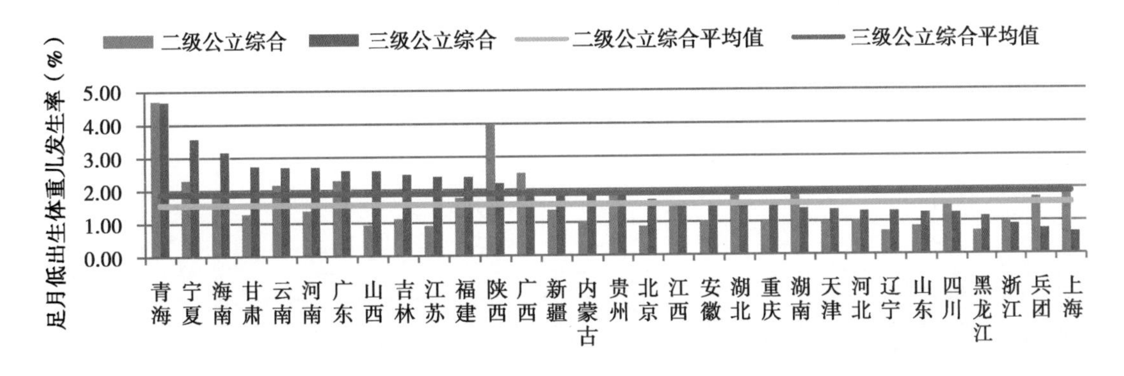

图 3-2-12-28 各省份三级及二级公立综合医院足月低出生体重儿发生率

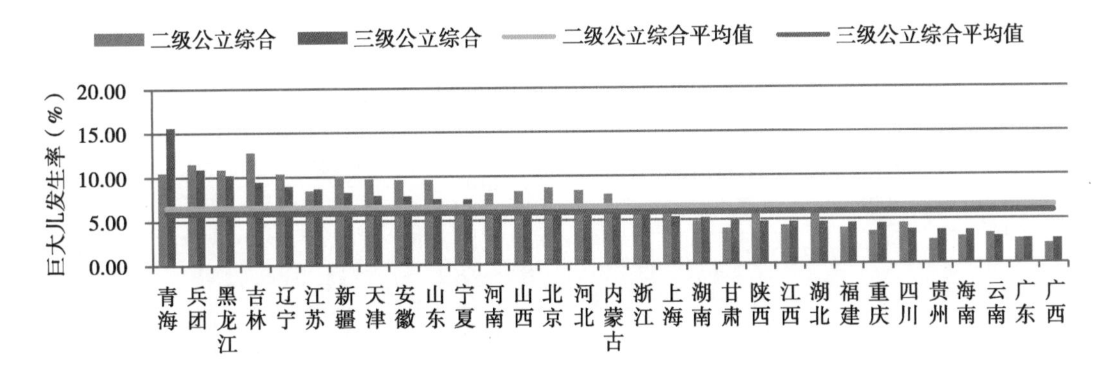

图 3-2-12-29 各省份三级及二级公立综合医院巨大儿发生率

（六）产后出血发生率

产后出血为常见的分娩并发症，通常占分娩总数的 2%～3%，但由于测量和收集血量的主观因素较大，故实际发病率更高。2016 年全国总体的产后出血发生率为 2.77%，从 HQMS 提取的三级医院的数据看出，近 3 年产后出血的发生率波动在 2%～4%，呈逐年上升趋势。各省份的产后出血发生率见图 3-2-12-31、图 3-2-12-32，北京的产后出血率为 11.74%，明显高于其他省份，具体原因待进一步分析。委属委管医院及妇产专科医院的产后出血发生率在 4%左右，高于其余医院（图 3-2-12-33），分析与瘢痕子宫后胎盘植入的产妇数量增加和集中在大型综合医院分娩有关。

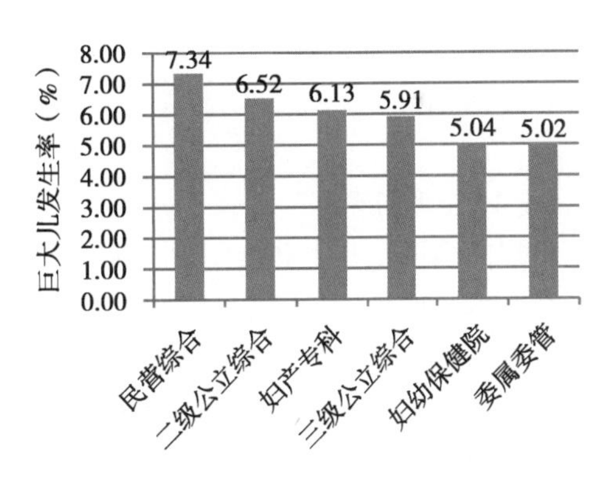

图 3-2-12-30 各类医院巨大儿发生率

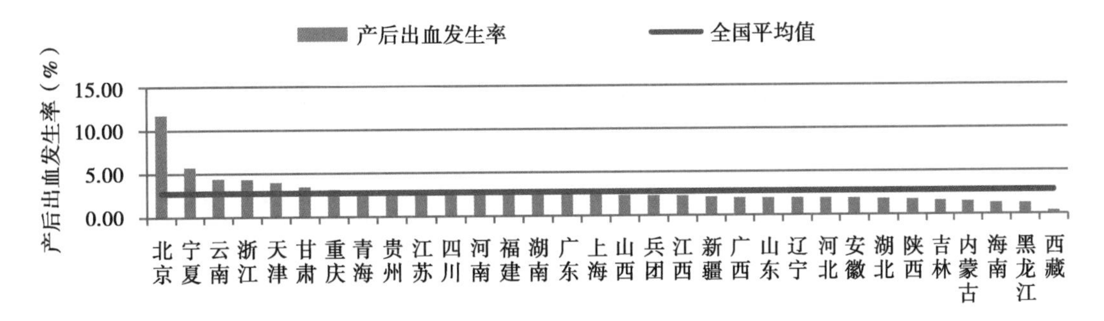

图 3-2-12-31 各省份产后出血发生率

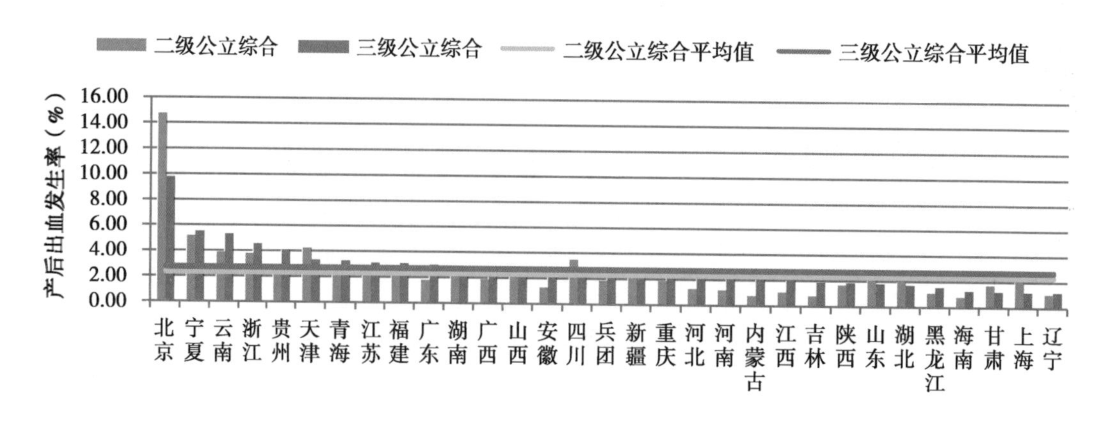

图 3-2-12-32 各省市三级及二级公立综合医院产后出血发生率

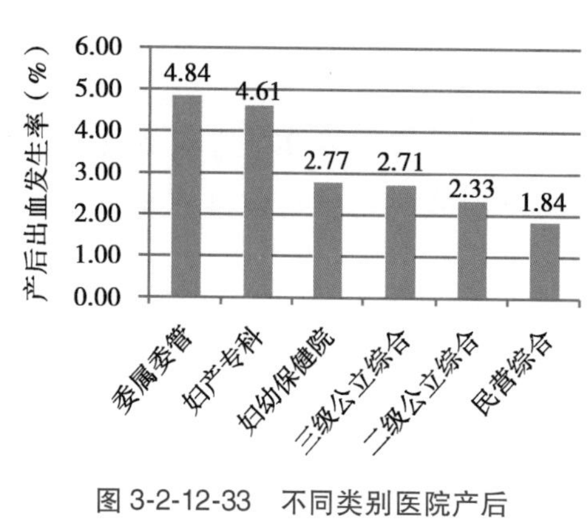

图 3-2-12-33 不同类别医院产后出血发生率

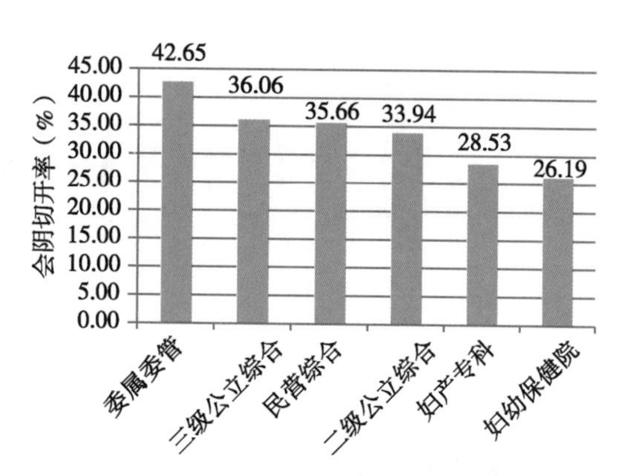

图 3-2-12-34 不同类别医院会阴切开率

（七）会阴切开率

常规的会阴切开术和会阴后部损伤、出血、产后性生活疼痛相关，合理应用助产技术，限制性使用会阴切开术是产科质量评估的一个指标。委属委管医院、三级公立综合医院及民营医院的会阴切开率明显高于专科医院（图 3-2-12-34）。2016 年全国会阴切开率为 32. 17%，高于 WHO 推荐的 10%，各省份会阴切开率见图 3-2-12-35、图 3-2-12-36，均高于 WHO 的推荐，提示助产技术亟待进一步提高。会阴切开率应结合会阴Ⅲ度、Ⅳ度裂伤的例数共同分析，以提示手术操作与结局的关系，从而反映产科助产技术质量控制的情况。

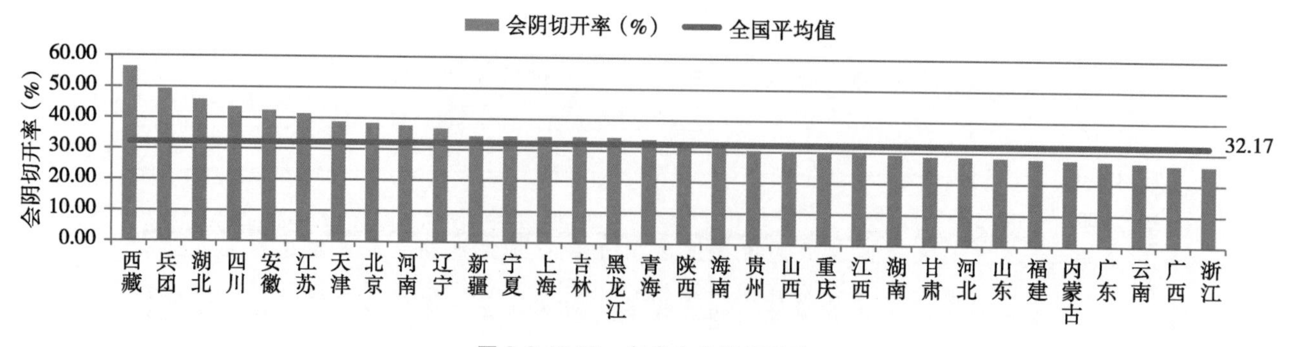

图 3-2-12-35 各省市会阴切开率

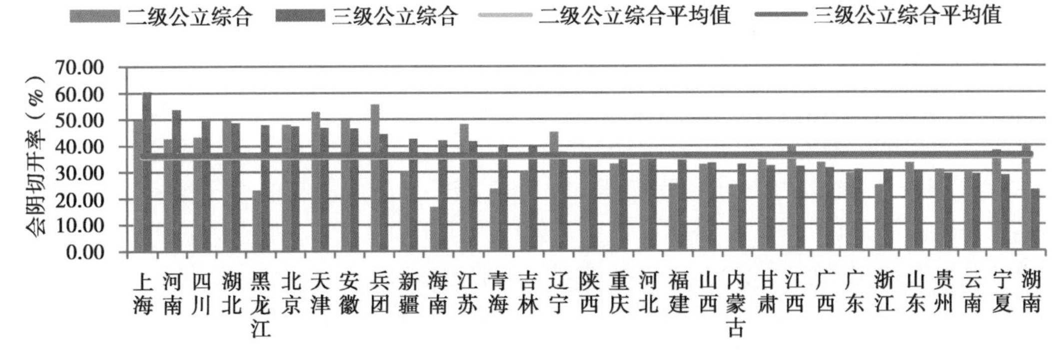

图 3-2-12-36 各省市三级及二级公立综合医院会阴切开率

二、问题分析及工作重点

（一）存在的问题及分析

1. 省级质控中心的建设及工作开展情况 2017 年通过问卷及实地走访的方式对我国各省份的产科质控中心进行了调研，了解到目前成立的 21 个省级质控中心，开展质控工作的过程中主要存在以下 4 个方面的问题：

（1）组织架构不完善，无确切的工作机制及工作制度，无专职人员开展工作。

（2）信息化建设困难，无有效的数据上报系统。

（3）投入不足，上级部门对质控工作无经费支持或支持力度不够。

（4）人力不足，质控人员多为临床医师兼职，质控管理专业培训不足。

目前我国产科的质控工作正在起步，大部分省级质控中心的工作还处于起步和摸索阶段，亟待国家产科质控中心积极探索科学的质控中心运作模式，对质控人员进行专业的质控管理培训，协调各省份质控中心的互相交流学习，促进质控工作的顺利开展。

2. 产科专业指标反映的问题及分析 本次抽样调查的数据填报情况提示，由于对医疗质量控制的认识不到位，部分医院未实时、动态地关注专业医疗质量指标，导致指标无法填报，缺项率过高而无法纳入分析。需要在后续的工作中对质控指标进行切实的宣传和贯彻，促使各级医院通过对质控指标的关注而落实对医疗质量本身的关注。

（1）结构指标存在的问题及分析：部分结构指标上报不准确，床位人员配置情况未分析，各类医院平均住院日控制较好，委属委管医院及三级公立综合医院床位使用率过高，医务人员的工作强度大，存在一定的医疗安全隐患。

（2）结局指标存在的问题及分析：2016 年的质控指标偏重于结局指标的分析，过程指标的设置和采集尚不完善，对孕产妇死亡的个案收集无合适的上报渠道，未能在此次报告中分析。

3. 已反馈的结局指标主要反映以下几方面问题

（1）产科整体的医疗质量地域差异较大，东北地区反馈的产科问题相对集中，整体剖宫产比例偏高，剖宫产指征中胎儿窘迫、头盆不称占比偏高，早产儿及巨大儿的出生率高，通过其上报数据分析，除考虑地域、人口体格的差异，仍需要从提高助产技术、产程管理的水平及规范孕期体重管理等措施入手促进相关质控指标的改善，但对于其整体产科医疗质量的评估需要挖掘原因，进行更深入和客观的分析。而西藏、新疆、青海等偏远地区，优质医疗资源匮乏，低出生体重儿、死胎及新生儿窒息的发生率均较高，需要通过政策的调控积极促进医疗资源的下沉，保障边远地区孕产妇分娩的安全。

（2）委属委管医院的产科医疗质量在全国仍处于领先地位，部分结局指标如剖宫产比例、首次剖宫产比例、早产率等受到收治疾病严重程度的影响仍偏高。床位使用率过高，需要进一步督导双向转诊机制的落实情况，以及各级医院对口援助工作的开展情况，保障医疗安全。25 家设有产科专业的委属委管医院产科医疗质量内部差异较大，部分产科质量存在问题的医院，需要积极探讨深层次的原因，提出质量改进的措施。

（3）民营医院是低危孕产妇重要的分流渠道。民营医院在结构指标上，床位使用率较低，医疗资源未能充分利用。在收治对象及病种上相对低危，经产妇、瘢痕子宫病史的人群占比更高，需要重视这类人群的管理。而巨大儿发生率、羊水栓塞发生率及会阴切开术的实施率均偏高，提示产科基础的助产技术和孕期保健的管理水平需要进一步提高，同时要提高对严重并发症的早期识别能力，积极转诊。

（4）高龄产妇在分娩人群中的占比逐年增加，其急产、产后出血、羊水栓塞等妊娠合并症及并发症都明显高于普通人群。在剖宫产指征中，高龄产妇成为第 2 顺位指征，目前对高龄产妇的孕期及分娩的管理不够规范，需要积极推行高龄产妇孕期管理规范的出台。

（5）早产发生率高，早期早产儿占比 1/4，需要积极关注早产儿的出生复苏、救治康复及远期预后的问题。

（二）下一步工作重点

1. 拟通过 Delphi 法修订完善产科医疗质量质控指标，探讨过程指标的设置 对结局指标也应充分挖掘指标深层次的影响因素，从而使指标能切实反映质量问题，统一产科专业的国家质量指标。在确立指标后需要积极开展宣传贯彻工作，尤其对于二级公立综合医院、民营医院及基层的专科医院，促使各级医院重视质控指标的上报和医疗质量的评估及改进。

2. 加强国家与省级产科质控中心的工作沟通及各省级质控中心之间的经验交流 探索切实有效的工作流程。通过此次质控报告反映出的相关问题，就具体问题进行有针对性的实地调研，了解原因，提出质量改进的措施，并反馈措施实行后的结果。

3. 加强质控工作的信息化建设，建立产科专业质量控制数据收集网络系统 规范并统一产科病历病案首页的填写标准，以增加数据收集的准确性。

4. 完善质控体系中涉及的规范 出台高龄产妇妊娠期规范化管理规范，加强高龄妊娠人群的孕期管理。

5. 积极推进产科分娩安全核查制度和流程 减少由于安全核查问题导致的产科不良事件发生。

6. 在全国范围内的三级医院设立产科质量控制哨点医院 形成第 1 批质控联盟医院，通过对质控指标的数据反馈，对质控指标在质量评估和管理中的作用进行深入的探讨及分析。

第三章

实验室质量管理与控制

第一节　临床检验专业

自从国家卫生计生委临床检验中心成立以后，陆续成立各省级临床检验中心共 31 家。各级临床检验中心主要承担临床检验质量控制工作，其形式就是组织临床检验室间质量评价、室内质量控制活动。调查 2016 年度全国医院共 4657 家，其中公立医院 3587 家，民营医院 1070 家。对各省公立医院进行结构化抽样，得到 1986 家公立医院，其中包含三级公立综合医院 791 家，二级公立综合医院 1195 家。图 3-3-1-1 中数据为最终纳入分析的医院数，三级和二级共 1946 家。

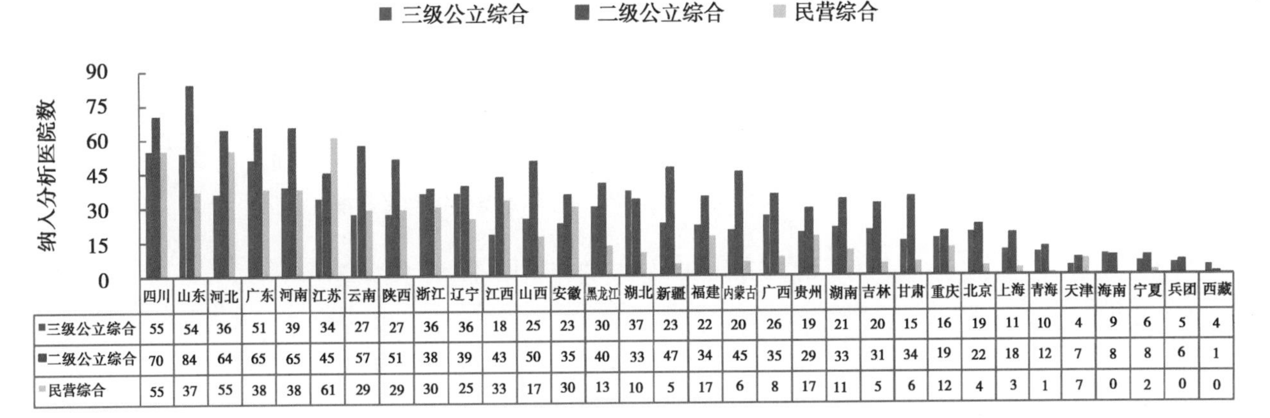

	四川	山东	河北	广东	河南	江苏	云南	陕西	浙江	辽宁	江西	山西	安徽	黑龙江	湖北	新疆	福建	内蒙古	广西	贵州	湖南	吉林	甘肃	重庆	北京	上海	青海	天津	海南	宁夏	兵团	西藏
■三级公立综合	55	54	36	51	39	34	27	27	36	36	18	25	23	30	37	23	22	20	26	19	21	20	15	16	19	11	10	4	9	6	5	4
■二级公立综合	70	84	64	65	65	45	57	51	38	39	43	50	35	40	33	47	34	45	35	29	33	31	34	19	22	18	12	7	8	8	6	1
■民营综合	55	37	55	38	38	61	29	29	30	25	33	17	30	13	10	5	17	6	8	17	11	5	6	12	4	3	1	7	0	2	0	0

图 3-3-1-1　纳入 2016 年度全国检验专业医疗质量控制指标分析的医院分布情况

一、临床检验专业质量安全情况分析

国家卫生计生委发布临床检验专业医疗质量控制指标（2015 年版）共 15 项，2016 年度对该 15 项质量指标进行调查，由国家临床检验专业质量控制中心提供数据分析结果，现报告如下：

指标 1. 标本类型错误率

指标 2. 标本容器错误率

指标 3. 标本采集量错误率

指标 4. 血培养污染率

指标 5. 抗凝标本凝集率

指标 6. 检验前周转时间中位数

指标 7. 实验室内周转时间中位数

指标 8. 室内质控项目开展率

指标 9. 室内质控项目变异系数不合格率

指标 10. 室间质评项目参加率

指标 11. 室间质评项目不合格率

指标 12. 实验室间比对率

指标 13. 检验报告不正确率

指标 14. 危急值通报率

指标 15. 危急值通报及时率

1. 标本类型错误率

（1）全国和各省份纳入分析实验室标本类型错误率：实验室标本类型错误率指类型不符合要求的标本数占同期标本总数的比例，是考察检验前过程质量的重要方面，临床实验室应该制定识别标本类型错误的程序从而对此质量指标进行监测。

本次调查中各个省份参与实验室标本类型错误率分布类似。以生化专业为例，三级公立综合医院的全国标本类型错误率中位数为 0.008%，其中，宁夏和青海中位数较高，北京最低（图 3-3-1-2）。二级公立综合医院全国标本类型错误率中位数为 0.011%，其中，湖南、海南和四川中位数较高，天津、山西、北京、上海、黑龙江、辽宁较低（图 3-3-1-3）。民营综合医院标本类型错误率中位数为 0.006%，但此次调查民营综合医院参与实验室各省份比例不同，可比性较差（图 3-3-1-4）。

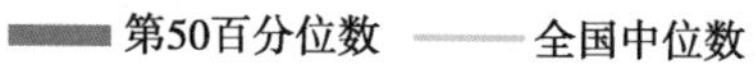

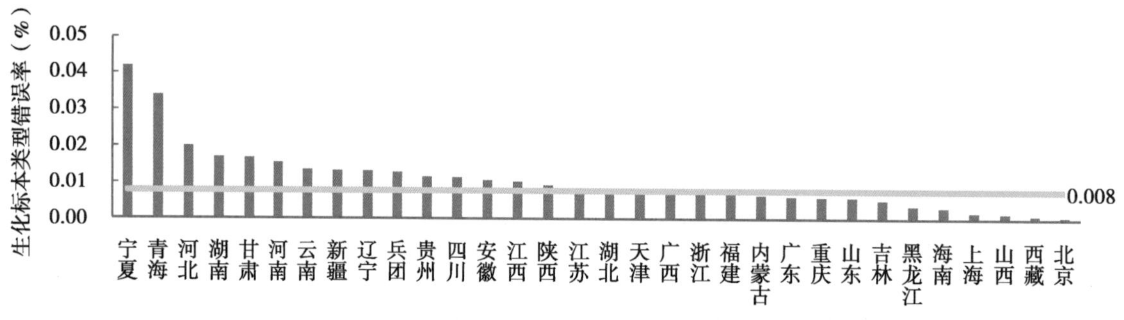

图 3-3-1-2 三级公立综合医院纳入分析实验室标本类型错误率分布（生化）

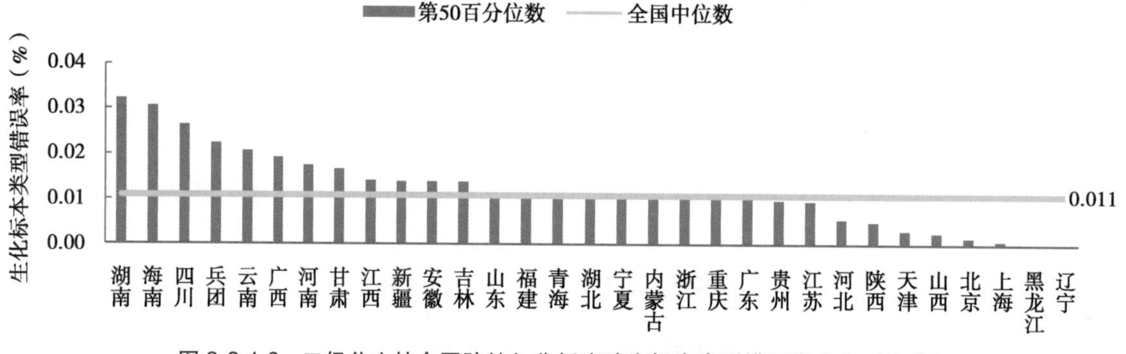

图 3-3-1-3 二级公立综合医院纳入分析实验室标本类型错误率分布（生化）

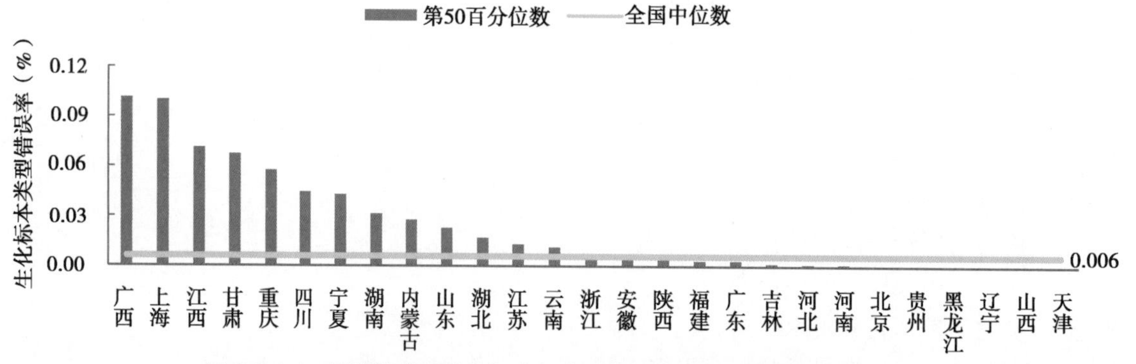

图 3-3-1-4 民营综合医院纳入分析实验室标本类型错误率分布（生化）

（2）不同等级和所有制类型的医院纳入分析实验室标本类型错误率：三级公立综合医院的标本类型错误率低于二级公立综合医院；三级公立综合医院、二级公立综合医院和民营综合医院各百分位数均较去年有所降低（表 3-3-1-1）。

表 3-3-1-1　生化专业实验室标本类型错误率分布情况

医院类别	实验室数	最小值（%）	第 5 百分位数（%）	第 25 百分位数（%）	中位数（%）	第 75 百分位数（%）	第 95 百分位数（%）	最大值（%）
三级公立综合	755	0. 000	0. 000	0. 001	0. 008	0. 028	0. 230	1. 500
二级公立综合	1095	0. 000	0. 000	0. 000	0. 011	0. 059	0. 440	11. 532
民营综合	544	0. 000	0. 000	0. 000	0. 006	0. 086	0. 496	5. 130

2. 标本容器错误率

（1）全国和各省份纳入分析实验室标本容器错误率：标本容器错误率是指采集容器不符合要求的标本数占同期标本总数的比例。标本容器错误指送检标本的容器与要求标本送检容器类型不相同。本次调查中各省份参与实验室标本容器错误率分布类似，仅个别省份出现极值情况。以生化专业为例，三级公立综合医院生化专业全国标本容器错误率中位数为 0. 007%，其中，新疆兵团参与医院的中位数最高，西藏最低（图 3-3-1-5）。二级公立综合医院中位数为 0. 008%，其中，安徽参与医院的中位数最高，黑龙江最低（图 3-3-1-6）。下一步应加强监管力度，加强临床和护理标本采集容器培训。民营综合医院的全国中位数为 0. 001%（图 3-3-1-7）。

（2）不同等级和所有制类型的医院纳入分析实验室标本容器错误率：民营综合医院的标本容器错误率低于三级公立综合医院和二级公立综合医院，三级公立综合医院与二级公立综合医院间的差异不明显（表 3-3-1-2）。

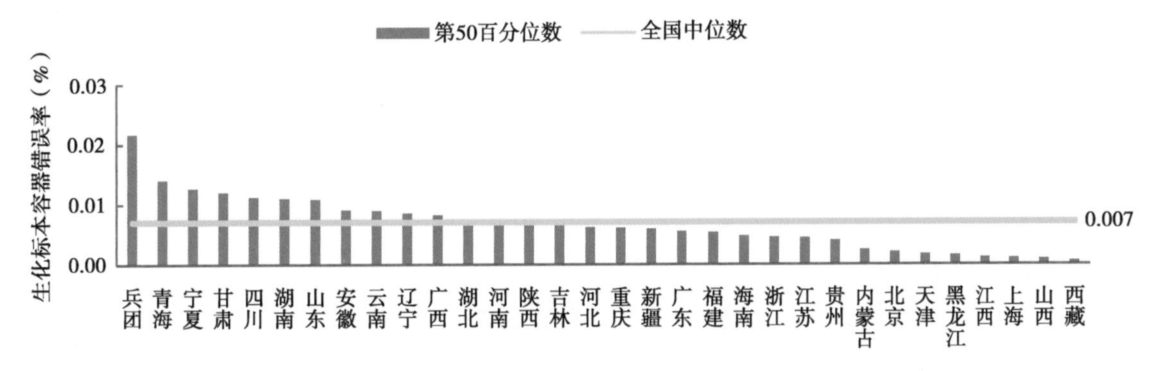

图 3-3-1-5　三级公立综合医院纳入分析实验室标本容器错误率分布（生化）

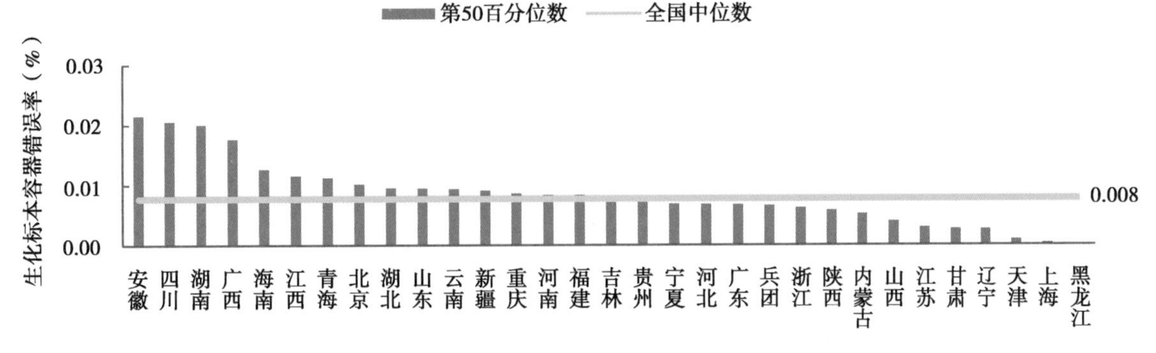

图 3-3-1-6　二级公立综合医院纳入分析实验室标本容器错误率分布（生化）

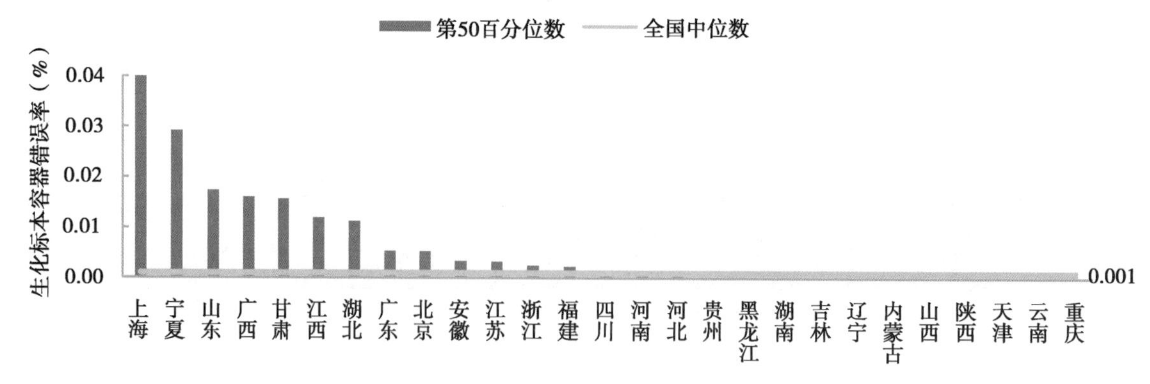

图 3-3-1-7　民营综合医院纳入分析实验室标本容器错误率分布（生化）

表 3-3-1-2　生化专业实验室标本容器错误率分布情况

医院类别	实验室数	最小值（%）	第 5 百分位数（%）	第 25 百分位数（%）	中位数（%）	第 75 百分位数（%）	第 95 百分位数（%）	最大值（%）
三级公立综合	758	0. 000	0. 000	0. 001	0. 007	0. 020	0. 096	0. 894
二级公立综合	1097	0. 000	0. 000	0. 000	0. 008	0. 034	0. 174	6. 000
民营综合	537	0. 000	0. 000	0. 000	0. 001	0. 034	0. 261	7. 391

3. 标本采集量错误率

（1）全国和各省份纳入分析实验室标本采集量错误率：标本采集量错误率指采集量不符合要求的标本数占同期标本总数的比例。标本采集量错误指送检标本的量过多或过少。采集量过低可能无法检出，量过多又可能会导致抗凝剂和标本量比例不当。

以生化专业为例，三级公立综合医院生化专业全国标本采集量错误率中位数为 0. 013%，其中，宁夏中位数最高，内蒙古最低（图 3-3-1-8）。二级公立综合医院全国中位数为 0. 020%，其中，青海中位数最高，黑龙江最低（图 3-3-1-9）。民营综合医院的全国中位数为 0. 014%（图 3-3-1-10）。

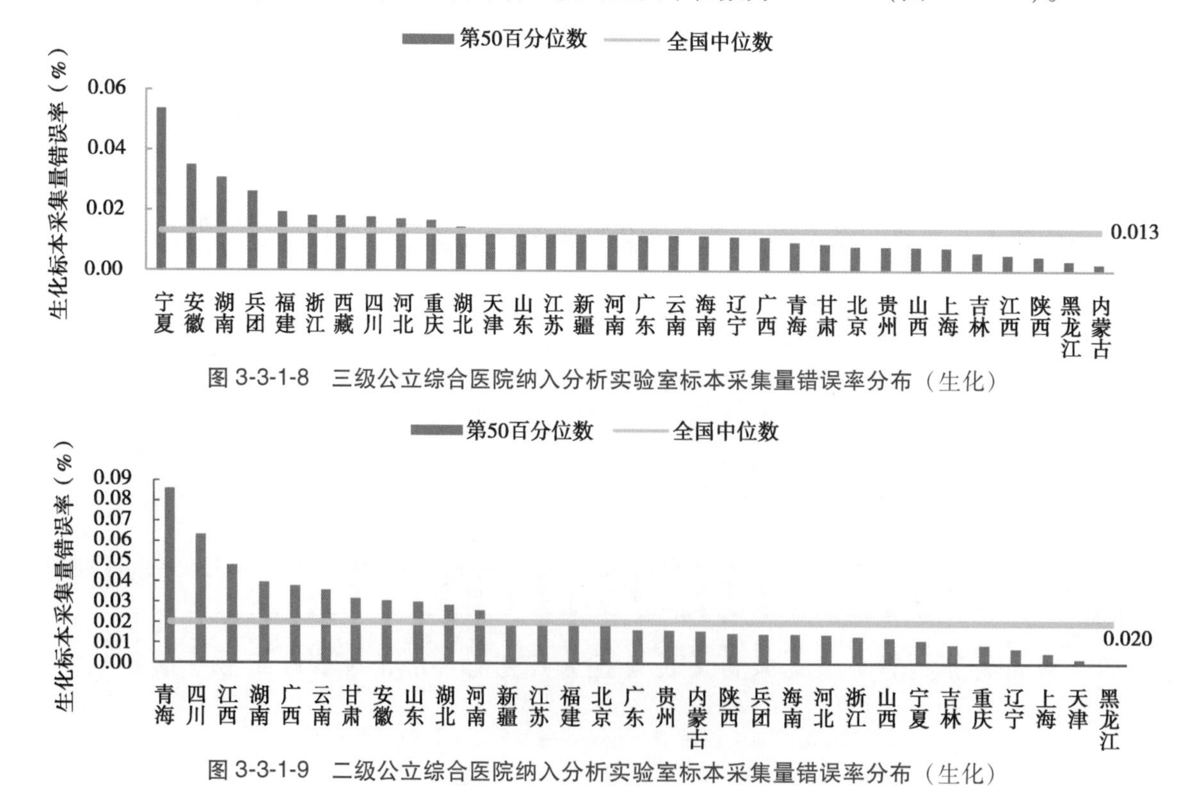

图 3-3-1-8　三级公立综合医院纳入分析实验室标本采集量错误率分布（生化）

图 3-3-1-9　二级公立综合医院纳入分析实验室标本采集量错误率分布（生化）

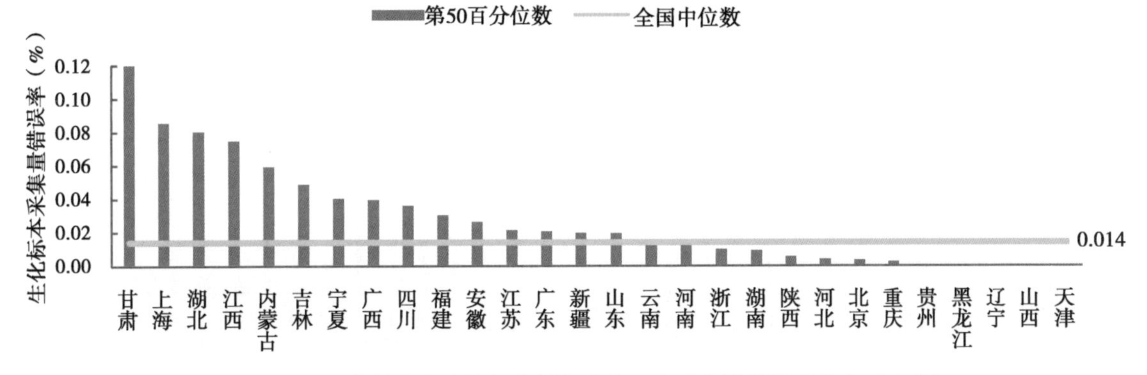

图 3-3-1-10　民营综合医院纳入分析实验室标本采集量错误率分布（生化）

（2）不同等级和所有制类型的医院纳入分析实验室标本采集量错误率：4 个专业的三级公立综合医院的标本采集量错误率整体水平低于二级公立综合医院和民营综合医院（表 3-3-1-3）。

表 3-3-1-3　生化专业实验室标本采集量错误率分布情况

医院类别	实验室数	最小值（%）	第 5 百分位数（%）	第 25 百分位数（%）	中位数（%）	第 75 百分位数（%）	第 95 百分位数（%）	最大值（%）
三级公立综合	764	0. 000	0. 000	0. 004	0. 013	0. 037	0. 209	3. 000
二级公立综合	1102	0. 000	0. 000	0. 002	0. 020	0. 093	0. 549	9. 540
民营综合	548	0. 000	0. 000	0. 000	0. 014	0. 102	0. 839	14. 967

4. 血培养污染率

（1）全国和各省份纳入分析实验室血培养污染率：血培养污染率是指污染的血培养标本数占同期血培养标本总数的比例，是衡量微生物标本质量的重要指标。

本次调查中，三级公立综合医院全国中位数为 1. 071%，其中，宁夏参与实验室的血培养污染率中位数最高，海南最低（图 3-3-1-11）。二级公立综合医院全国中位数为 0. 727%，其中，安徽参与实验室的中位数最高，辽宁最低（图 3-3-1-12）。民营综合医院的全国中位数为 0. 417%（图 3-3-1-13）。

（2）不同等级和所有制类型的医院纳入分析实验室血培养污染率：三级、二级公立综合医院的血培养污染率相比 2015 年的调查结果均有所下降（表 3-3-1-4）。

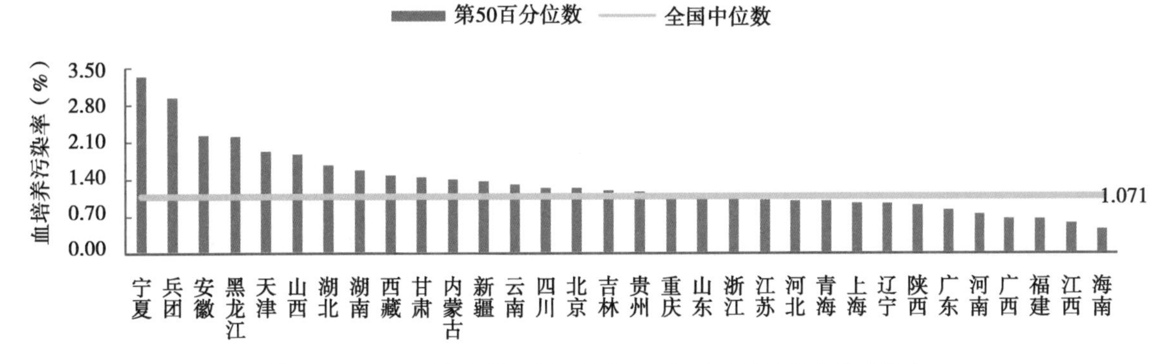

图 3-3-1-11　三级公立综合医院纳入分析实验室血培养污染率分布

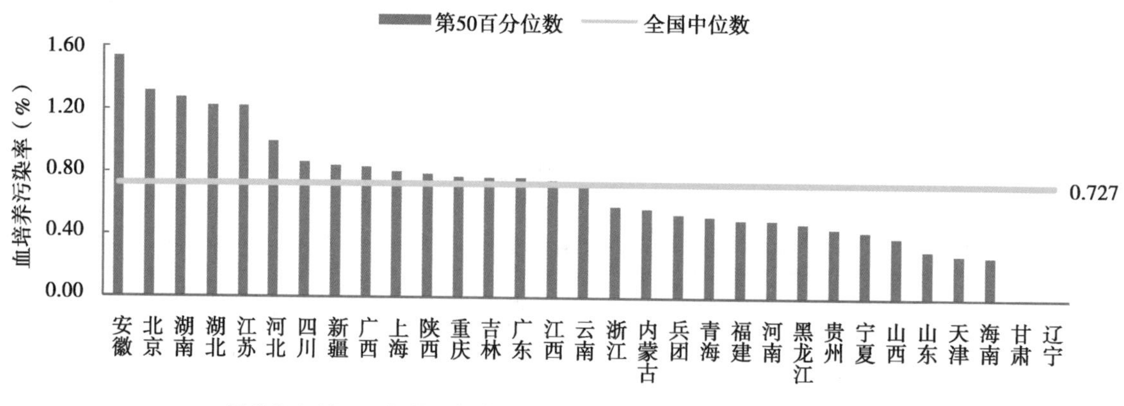

图 3-3-1-12　二级公立综合医院纳入分析实验室血培养污染率分布

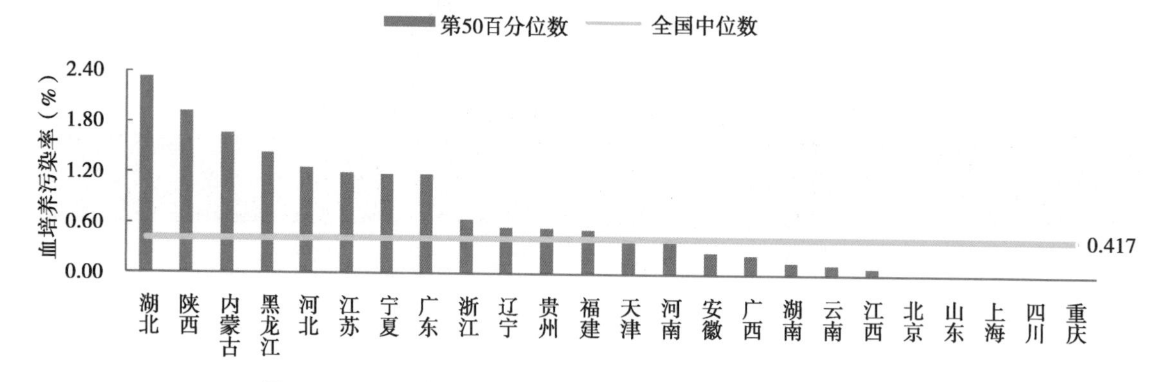

图 3-3-1-13　民营综合医院纳入分析实验室血培养污染率分布

表 3-3-1-4　实验室血培养污染率分布情况

医院类别	实验室数	最小值（%）	第 5 百分位数（%）	第 25 百分位数（%）	中位数（%）	第 75 百分位数（%）	第 95 百分位数（%）	最大值（%）
三级公立综合	755	0.000	0.000	0.404	1.071	2.060	5.732	33.684
二级公立综合	919	0.000	0.000	0.000	0.727	2.120	7.692	25.600
民营综合	311	0.000	0.000	0.000	0.417	2.000	7.632	33.333

5. 抗凝标本凝集率

（1）全国和各省份纳入分析实验室抗凝标本凝集率：抗凝标本凝集率指的是发生凝集的标本数占同期需抗凝的标本总数的比例。抗凝标本凝集大多是由采血不畅或采血后未颠倒混匀等操作问题引起，抗凝标本凝集率较高时，需对相关采血人员进行培训和能力评估。

本次调查中以生化专业为例，三级公立综合医院全国抗凝标本凝集率中位数为0.065%，其中，湖南参与实验室的中位数最高，山西最低（图 3-3-1-14）。二级公立综合医院全国中位数为0.069%，其中，湖南参与实验室的中位数最高，陕西最低（图 3-3-1-15）。民营综合医院全国中位数为0.074%（图 3-3-1-16）。

（2）不同等级和所有制类型的医院纳入分析实验室抗凝标本凝集率：生化专业三级公立综合医院抗凝标本凝集率中位数低于二级公立综合医院和民营医院；免疫专业民营综合医院低于三级公立综合医院和二级公立综合医院，而临检专业三级公立综合医院的中位数反而高于二级公立综合医院和民营医院（表 3-3-1-5）。

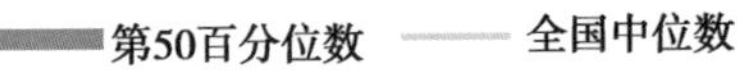

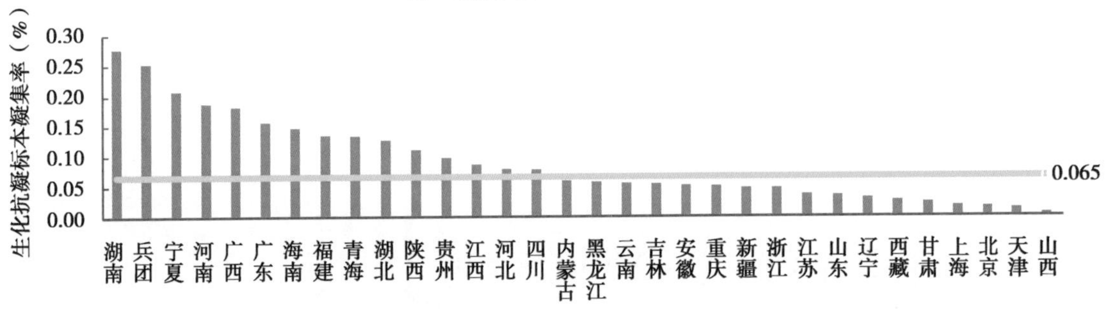

图 3-3-1-14 三级公立综合医院纳入分析实验室抗凝标本凝集率分布（生化）

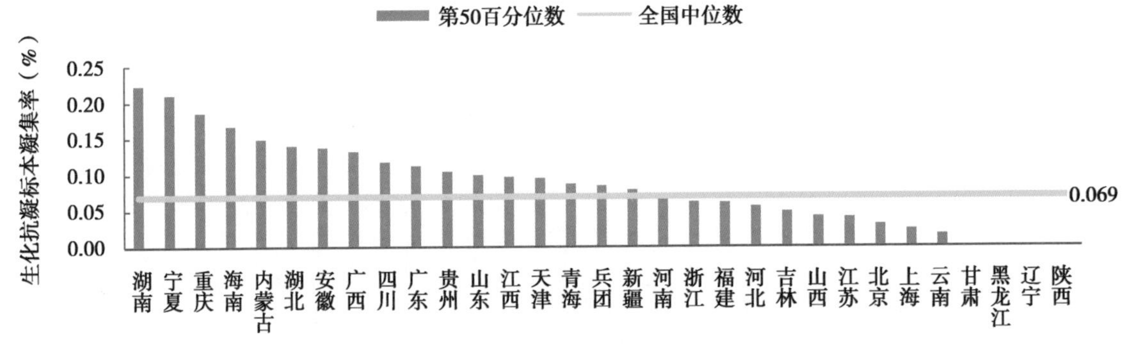

图 3-3-1-15 二级公立综合医院纳入分析实验室抗凝标本凝集率分布（生化）

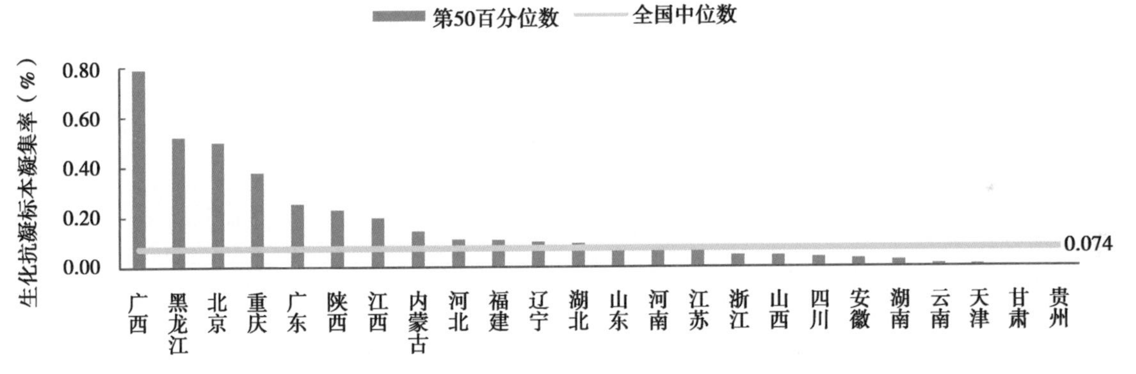

图 3-3-1-16 民营综合医院纳入分析实验室抗凝标本凝集率分布（生化）

表 3-3-1-5 生化专业实验室抗凝标本凝集率分布情况

医院类别	实验室数	最小值（%）	第 5 百分位数（%）	第 25 百分位数（%）	中位数（%）	第 75 百分位数（%）	第 95 百分位数（%）	最大值（%）
三级公立综合	656	0.000	0.000	0.008	0.065	0.272	1.725	30.000
二级公立综合	766	0.000	0.000	0.000	0.069	0.437	2.603	40.000
民营综合	322	0.000	0.000	0.000	0.074	0.369	2.877	18.548

6. 检验前周转时间中位数

（1）全国和各省份纳入分析实验室检验前周转时间中位数：检验前周转时间是从标本采集到实验室接收标本的时间。本次调查分为常规和急诊，并按生化、自动化免疫、三大常规和凝血 4 个专业分别统计。以急诊生化专业为例，三级公立综合医院检验前周转时间中位数的全国中位数为 30 分钟（图3-3-1-17）。其中，新疆兵团的中位数最大，其他省份与全国水平相当。二级公立综合医院中位数为 20 分钟（图 3-3-1-18）。检验前周转时间中位数的分布情况基本一致，个别省份出现极值（图 3-3-1-19），实验室应采取措施降低检验前周转时间，包括：监督采血、利用条码系统和采用气动传输管/带式传送机系统等。

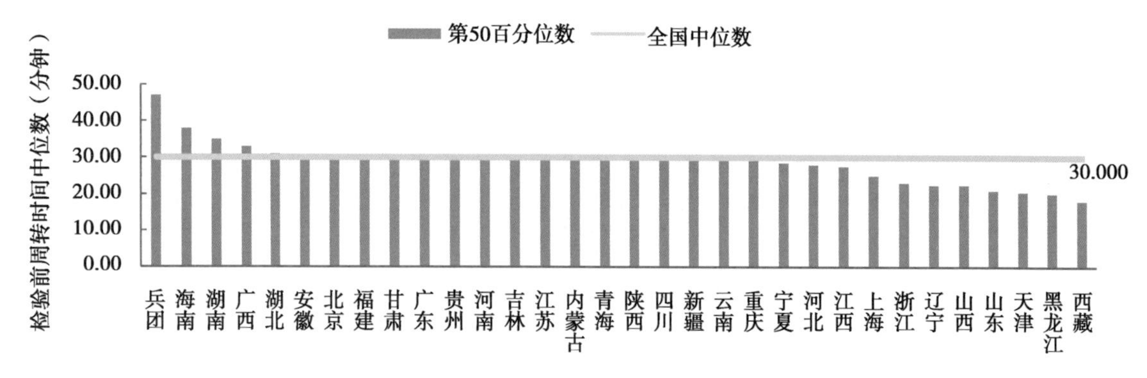

图 3-3-1-17　三级公立综合医院纳入分析实验室急诊生化检验前周转时间中位数

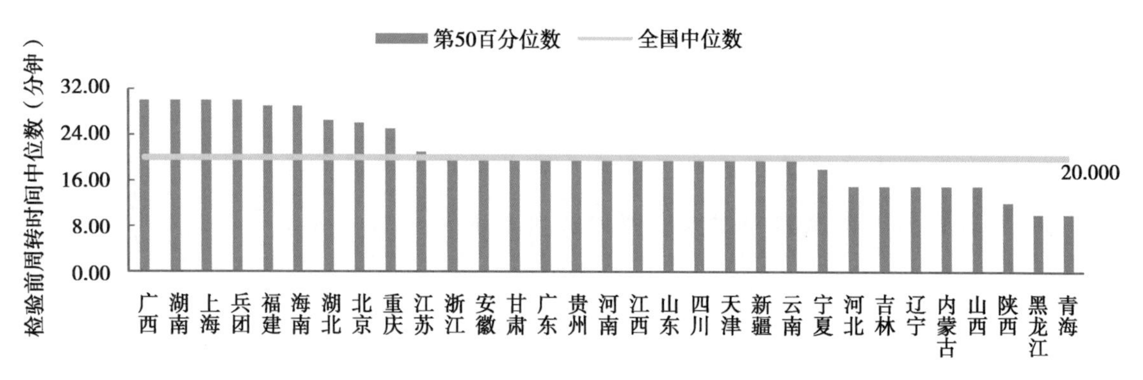

图 3-3-1-18　二级公立综合医院纳入分析实验室急诊生化检验前周转时间中位数

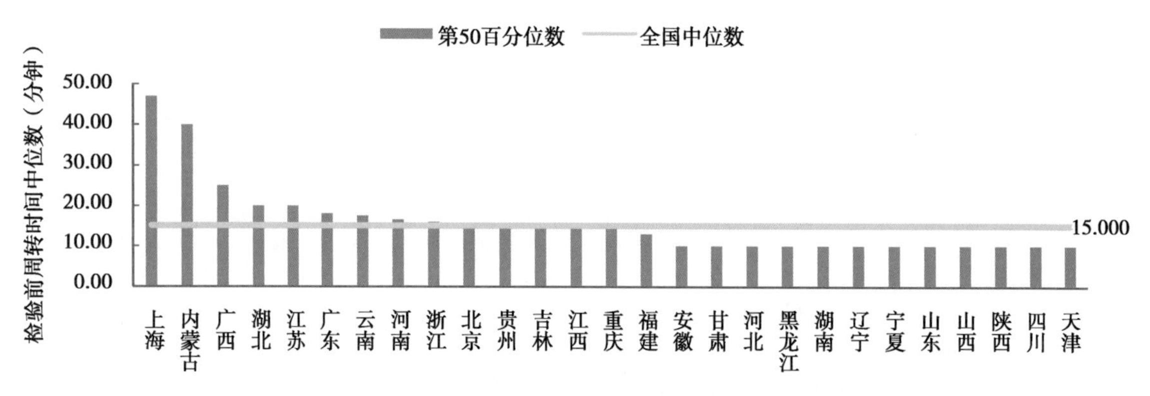

图 3-3-1-19　民营综合医院纳入分析实验室急诊生化检验前周转时间中位数

（2）不同等级和所有制类型的医院纳入分析实验室检验前周转时间中位数：民营综合医院的检验前周转时间最低，其次是二级公立综合医院，最后是三级公立综合医院，与 2015 年的调查结果一致，这可能与三级公立综合医院的标本量较大有关（表 3-3-1-6）。

表 3-3-1-6　实验室急诊生化检验前周转时间中位数

医院类别	实验室数	最小值（分钟）	第 5 百分位数(分钟)	第 25 百分位数(分钟)	中位数（分钟）	第 75 百分位数(分钟)	第 95 百分位数(分钟)	最大值（分钟）
三级公立综合	704	2.00	10.00	20.00	30.00	40.00	64.00	288.00
二级公立综合	1049	2.00	6.00	12.00	20.00	30.00	60.00	787.00
民营综合	481	2.00	5.00	10.00	15.00	23.50	50.00	248.00

7. 实验室内周转时间中位数

（1）全国和各省份实验室内周转时间中位数：实验室内周转时间是从标本接收到结果报告的时间，本次调查分为常规和急诊，并按生化、自动化免疫、三大常规和凝血 4 个专业分别统计。以急诊生化专业为例，三级公立综合医院实验室内周转时间中位数全国中位数为 50 分钟（图 3-3-1-20）；二级公立综合医院中位数为 50 分钟（图 3-3-1-21）；民营综合医院中位数为 45 分钟（图 3-3-1-22）。

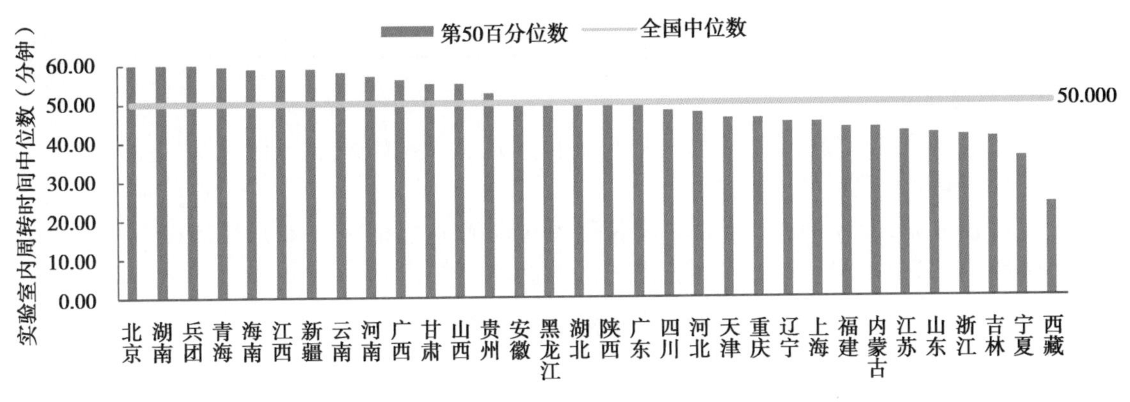

图 3-3-1-20　三级公立综合医院纳入分析实验室急诊生化实验室内周转时间中位数

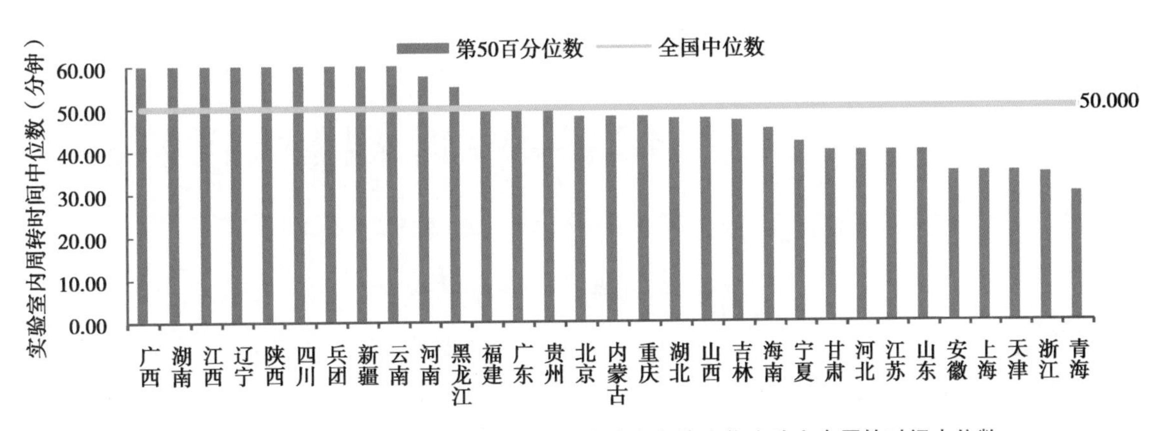

图 3-3-1-21　二级公立综合医院纳入分析实验室急诊生化实验室内周转时间中位数

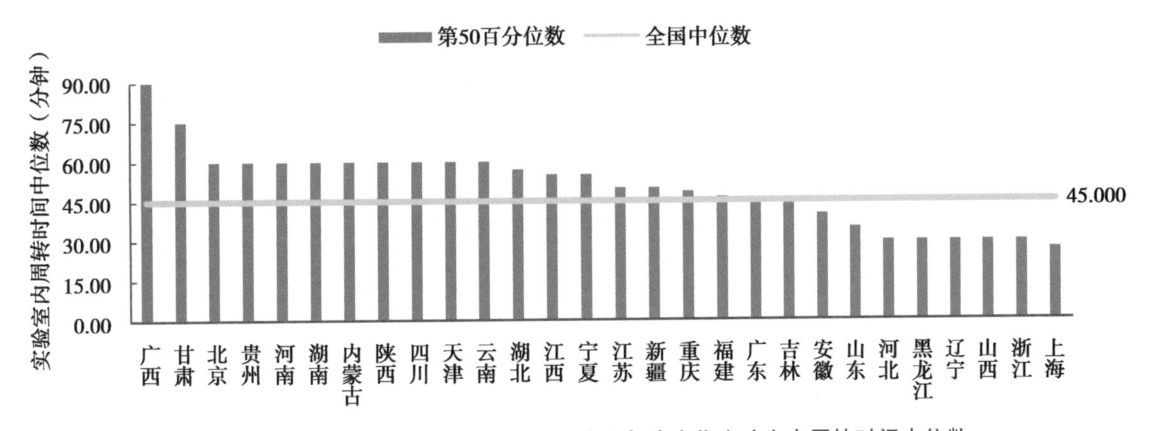

图 3-3-1-22　民营综合医院纳入分析实验室急诊生化实验室内周转时间中位数

（2）不同等级和所有制类型的医院纳入分析实验室内周转时间中位数：不同等级和所有制类型医院常规和急诊 4 个专业的实验室内周转时间中位数相差不大，基本保持一致。其中，急诊项目实验室内周转时间明显小于常规项目实验室内周转时间（表 3-3-1-7）。

表 3-3-1-7 实验室急诊生化实验室内周转时间中位数

医院类别	实验室数	最小值（分钟）	第 5 百分位数（分钟）	第 25 百分位数（分钟）	中位数（分钟）	第 75 百分位数（分钟）	第 95 百分位数（分钟）	最大值（分钟）
三级公立综合	746	8.00	22.00	36.00	50.00	60.00	110.65	720.00
二级公立综合	1057	2.00	20.00	30.00	50.00	60.00	120.00	1440.00
民营综合	488	2.00	10.00	30.00	45.00	60.00	120.00	720.00

8. 室内质控项目开展率

（1）全国和各省份纳入分析实验室室内质控项目开展率：室内质控项目开展率指的是开展室内质控的检验项目数占同期检验项目总数的比例。

三级公立综合医院全国室内质控开展率中位数为 63.860%（图 3-3-1-23）；二级公立综合医院中位数仅有 48.148%（图 3-3-1-24）；民营综合医院中位数为 50.000%（图 3-3-1-25）。

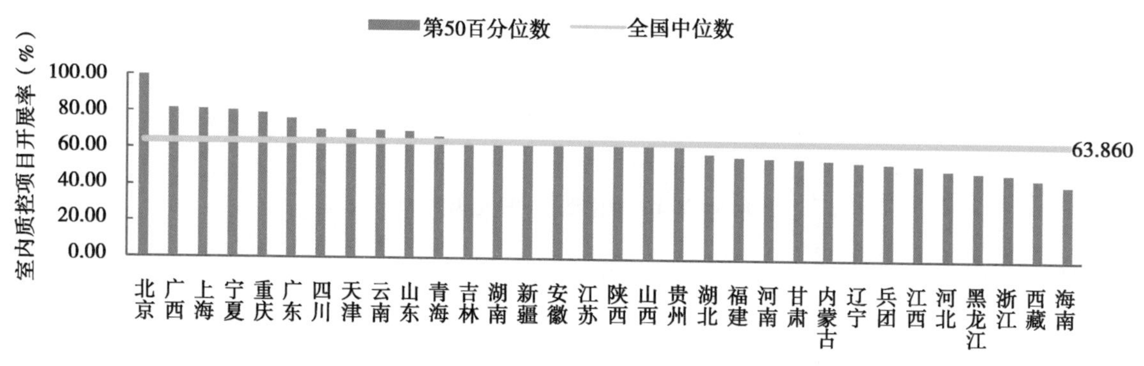

图 3-3-1-23 三级公立综合医院纳入分析实验室室内质控项目开展率

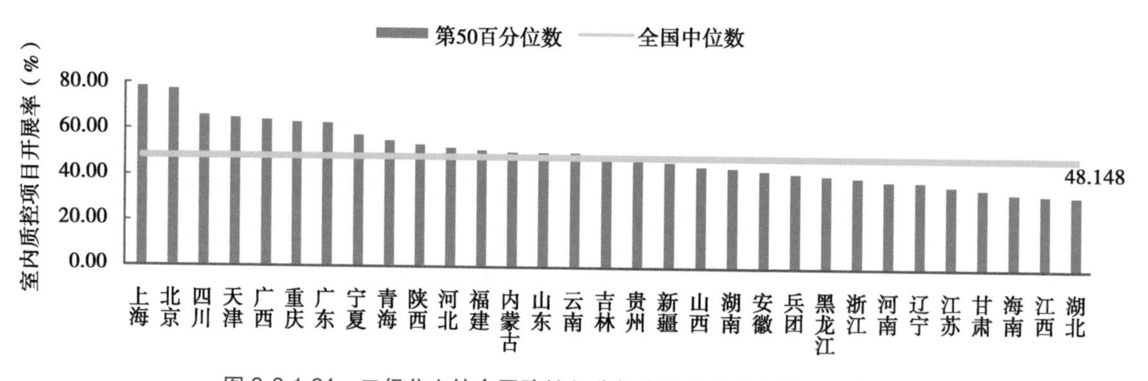

图 3-3-1-24 二级公立综合医院纳入分析实验室室内质控项目开展率

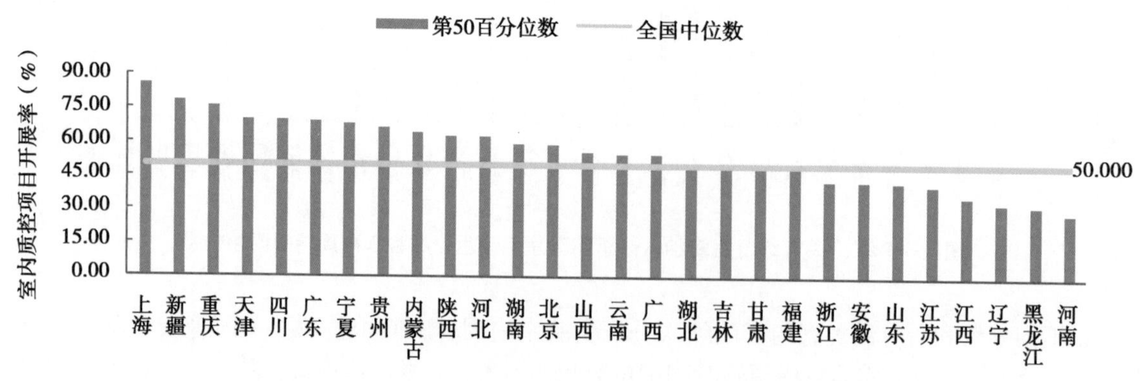

图 3-3-1-25 民营综合医院纳入分析实验室室内质控项目开展率

室内质控开展率不高，可能与很多项目无可获取的质控品有关。但在没有可获得的质控品时，实验室可通过其他方法开展室内质控，例如，患者数据室内质控等。纳入分析的实验室中，上海和北京实验室室内质控项目开展率较高，而浙江、湖北、海南则相对较低，还需进一步加强教育培训，继续提高室内质控项目开展率。

（2）不同等级和所有制类型的医院实验室室内质控项目开展率：三级公立综合医院室内质控项目开展率明显高于二级公立综合医院和民营综合医院（表 3-3-1-8）。

表 3-3-1-8 实验室室内质控项目开展率分布情况

医院类别	实验室数	最小值（%）	第 5 百分位数（%）	第 25 百分位数（%）	中位数（%）	第 75 百分位数（%）	第 95 百分位数（%）	最大值（%）
三级公立综合	768	0.001	20.721	41.453	63.860	84.609	100.000	100.000
二级公立综合	1113	0.003	15.367	32.000	48.148	71.814	100.000	100.000
民营综合	522	0.000	6.649	29.352	50.000	75.000	100.000	100.000

9. 室内质控项目变异系数不合格率

（1）全国和各省份纳入分析实验室室内质控项目变异系数不合格率：室内质控变异系数不合格率指的是室内质控项目变异系数高于要求的检验项目数占同期对室内质控项目变异系数有要求的检验项目总数的比例。此项指标是对实验室检验项目精密度的评估。

纳入分析的实验室中，西藏和海南的三级公立综合医院及海南和广西的二级公立综合医院不合格率较高，上海的三级公立综合医院和二级公立综合医院不合格率均最低（图 3-3-1-26 至图 3-3-1-28）。

由于各个实验室项目不精密度评价标准不同，室内质控变异系数不合格率不具有直接可比性。目前没有可获取的统一允许不精密度质量规范，因此实验室需参考国家及行业标准，根据自身情况制定合适的允许不精密度质量规范，也可基于生物学变异制定。

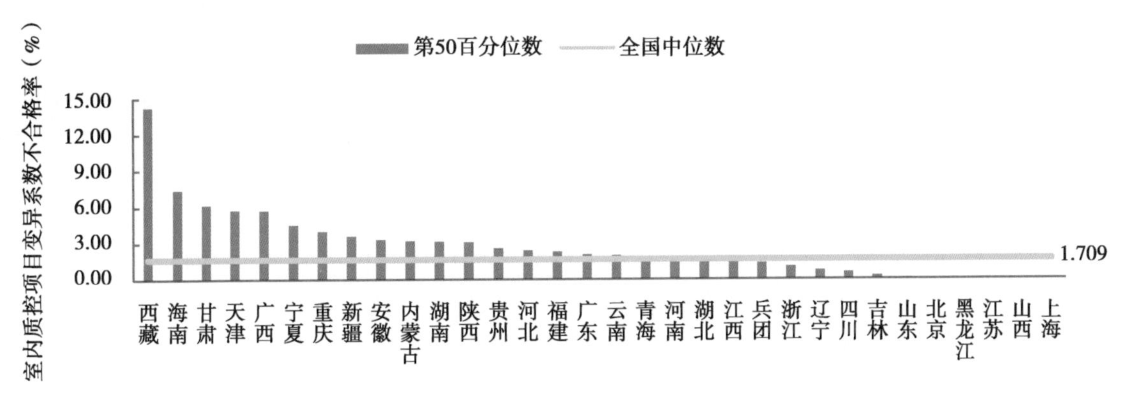

图 3-3-1-26 三级公立综合医院纳入分析实验室室内质控项目变异系数不合格率

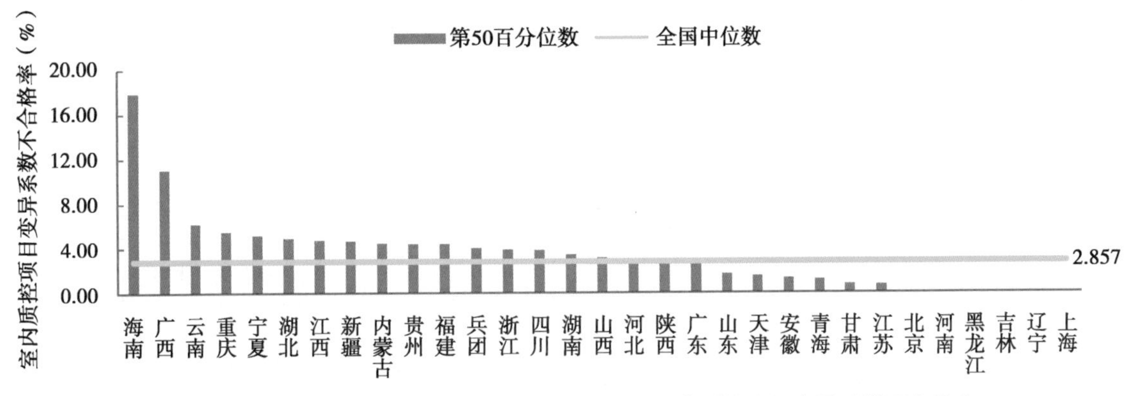

图 3-3-1-27 二级公立综合医院纳入分析实验室室内质控项目变异系数不合格率

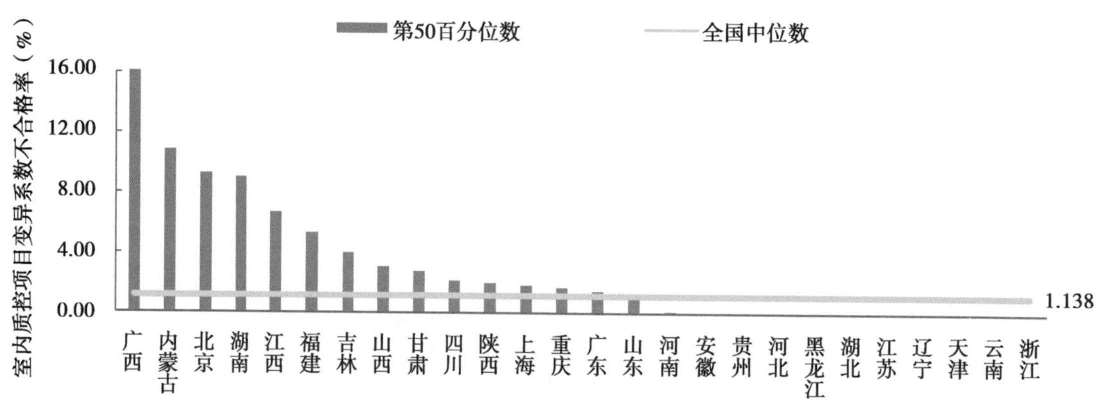

图 3-3-1-28 民营综合医院纳入分析实验室室内质控项目变异系数不合格率

（2）不同等级和所有制类型的医院纳入分析实验室室内质控项目变异系数不合格率：纳入分析的医院中，二级公立综合医院室内质控变异系数不合格率高于三级公立综合医院。检验项目精密度与很多方面相关，包括仪器设备、试剂材料、人员操作和环境等，可从这些方面采取措施进行改进（表 3-3-1-9）。

表 3-3-1-9 实验室室内质控项目变异系数不合格率分布情况

医院类别	实验室数	最小值（%）	第 5 百分位数（%）	第 25 百分位数（%）	中位数（%）	第 75 百分位数（%）	第 95 百分位数（%）	最大值（%）
三级公立综合	703	0. 000	0. 000	0. 000	1. 709	6. 316	20. 000	38. 235
二级公立综合	905	0. 000	0. 000	0. 000	2. 857	8. 798	22. 222	39. 474
民营综合	389	0. 000	0. 000	0. 000	1. 138	7. 143	21. 111	38. 462

10. 室间质评项目参加率

（1）全国和各省份纳入分析实验室室间质评项目参加率：室间质评参加率指的是参加室间质评的检验项目数占同期特定机构（国家、省级等）已开展的室间质评项目总数的比例。参加室间质评项目对实现检验结果互认至关重要，大部分省份室间质评项目参加率的中位数达到 100%（图 3-3-1-29 至图 3-3-1-31）。

（2）不同等级和所有制类型的医院纳入分析实验室室间质评项目参加率：室间质评参加率与实验室开展项目数直接相关，三级医院开展项目数多大于二级医院，因此不能单从室间质评参加率这一方面评估实验室性能（表 3-3-1-10）。

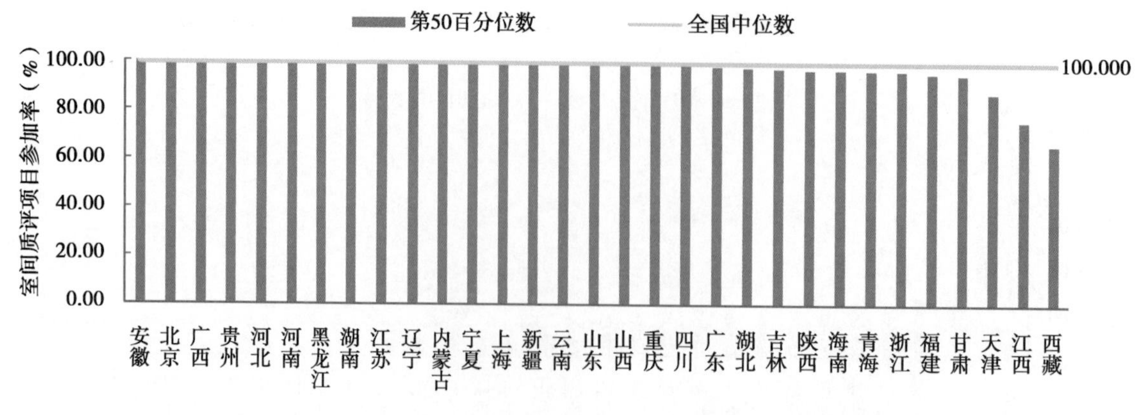

图 3-3-1-29 三级公立综合医院纳入分析实验室室间质评项目参加率

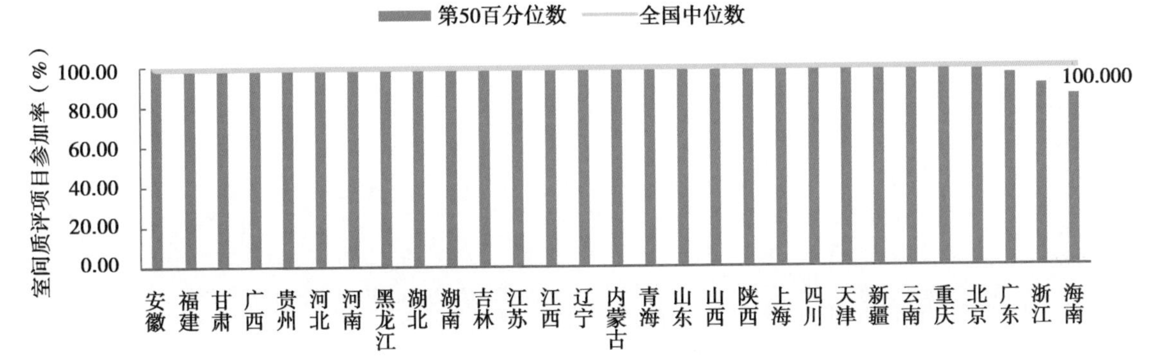

图 3-3-1-30 二级公立综合医院纳入分析实验室室间质评项目参加率

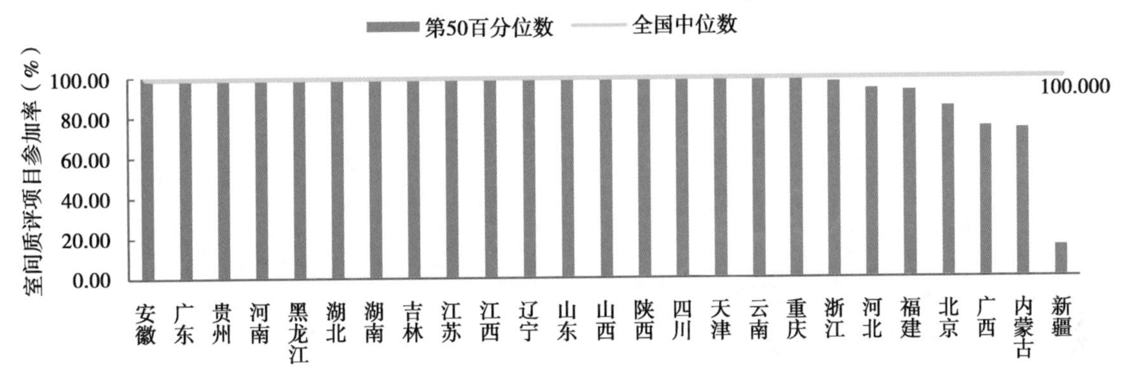

图 3-3-1-31 民营综合医院纳入分析实验室室间质评项目参加率

表 3-3-1-10 实验室室间质评项目参加率分布情况

医院类别	实验室数	最小值（%）	第 5 百分位数（%）	第 25 百分位数（%）	中位数（%）	第 75 百分位数（%）	第 95 百分位数（%）	最大值（%）
三级公立综合	688	0.000	53.681	83.585	100.000	100.000	100.000	100.000
二级公立综合	948	0.000	0.640	86.322	100.000	100.000	100.000	100.000
民营综合	358	0.000	0.000	80.000	100.000	100.000	100.000	100.000

11. 室间质评项目不合格率

（1）全国和各省份纳入分析实验室室间质评项目不合格率：室间质评不合格率指的是室间质评不合格的检验项目数占同期参加室间质评检验项目总数的比例。本次调查各级医院参与实验室室间质评项目不合格率分布见图 3-3-1-32 至图 3-3-1-34。出现不满意的室间质评成绩时，实验室应系统地评价检测过程的每一方面，包括：①书写差错的检查；②质控记录，校准状况及仪器性能的检查；③在可能时，重新分析原来的样品和计算结果；④评价该分析物实验室的历史检测性能。应审核来源于不满意室间质

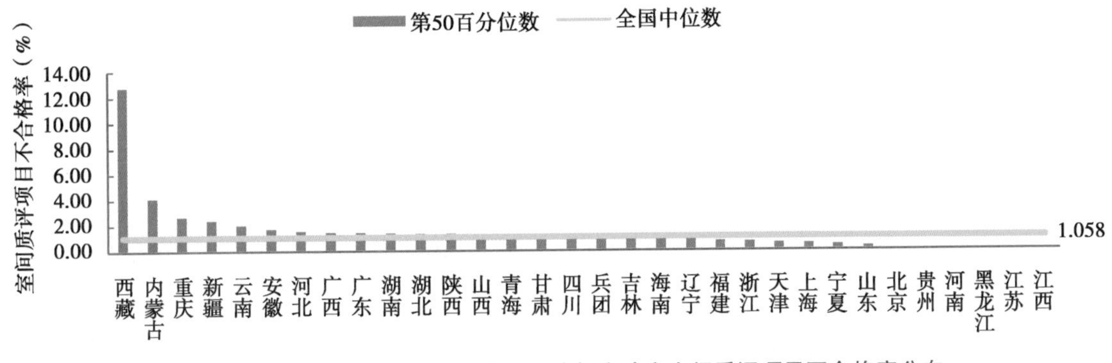

图 3-3-1-32 三级公立综合医院纳入分析实验室室间质评项目不合格率分布

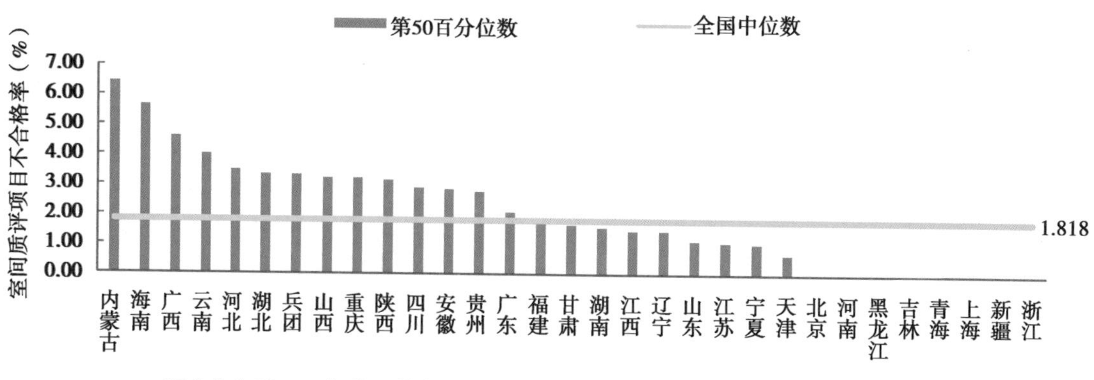

图 3-3-1-33　二级公立综合医院纳入分析实验室室间质评项目不合格率分布

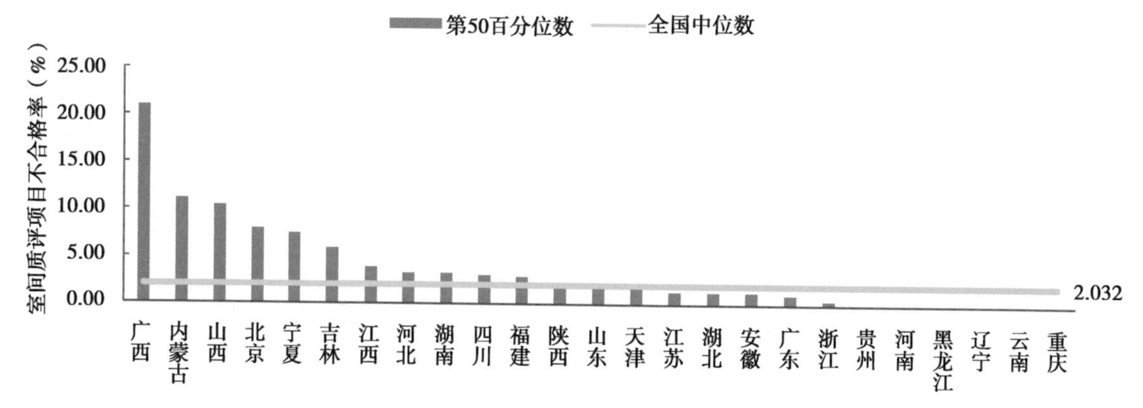

图 3-3-1-34　民营综合医院纳入分析实验室室间质评项目不合格率分布

评成绩的时间内的患者数据，调查是否问题已经影响到患者的临床结果。努力寻找导致不满意室间质评成绩的原因，制定改进实验室质量体系的措施，降低问题再现的风险，从而改进室间质评项目不合格率。

（2）不同等级和所有制类型的医院纳入分析实验室室间质评项目不合格率：三级公立综合医院实验室室间质评项目的不合格率中位数低于二级公立综合医院及民营综合医院（表 3-3-1-11）。

表 3-3-1-11　实验室室间质评项目不合格率分布情况

医院类别	实验室数	最小值（%）	第 5 百分位数（%）	第 25 百分位数（%）	中位数（%）	第 75 百分位数（%）	第 95 百分位数（%）	最大值（%）
三级公立综合	744	0.000	0.000	0.000	1.058	3.438	12.091	31.250
二级公立综合	925	0.000	0.000	0.000	1.818	5.758	15.282	38.532
民营综合	312	0.000	0.000	0.000	2.032	6.093	16.667	36.667

12. 实验室室间比对率（用于无室间质评计划的检验项目）

（1）全国纳入分析实验室室间比对率：实验室室间比对率指的是执行实验室间比对的检验项目数占同期无室间质评计划检验项目总数的比例。实验室室间比对指的是按照预先规定的条件，由两个或多个实验室对相同或类似被测物品进行校准/检测的组织实施和评价活动。纳入分析的实验室中北京和上海比对率较高（图 3-3-1-35 至图 3-3-1-37）。临床实验室应当将尚未开展室间质量评价的临床检验项目与其他临床实验室的同类项目进行比对，或用其他方法验证其结果的可靠性。

（2）不同等级和所有制类型的医院纳入分析实验室室间比对率：三级公立综合医院的实验室室间比对率中位数高于二级公立综合医院和民营综合医院（表 3-3-1-12）。

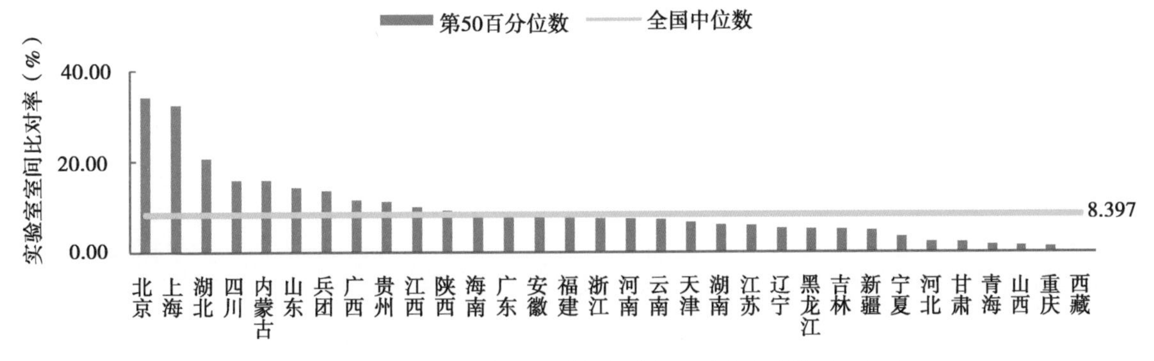

图 3-3-1-35　三级公立综合医院纳入分析实验室室间比对率分布

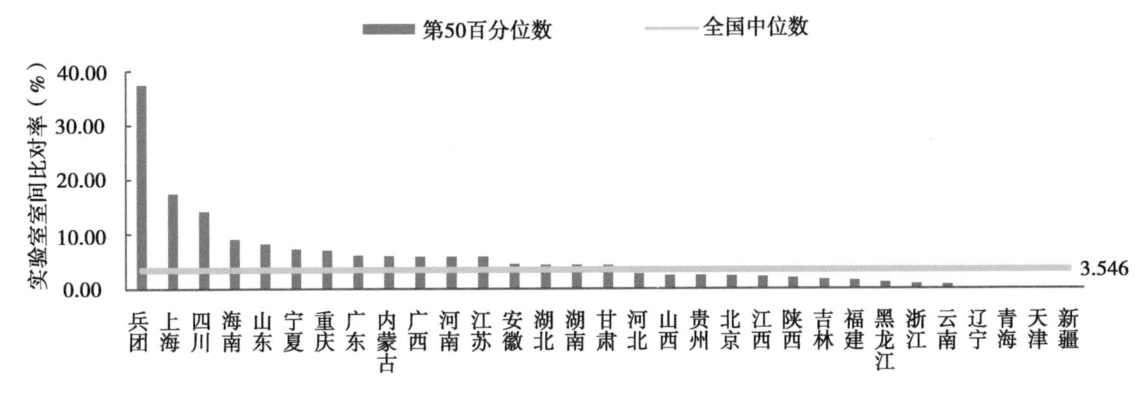

图 3-3-1-36　二级公立综合医院纳入分析实验室室间比对率分布

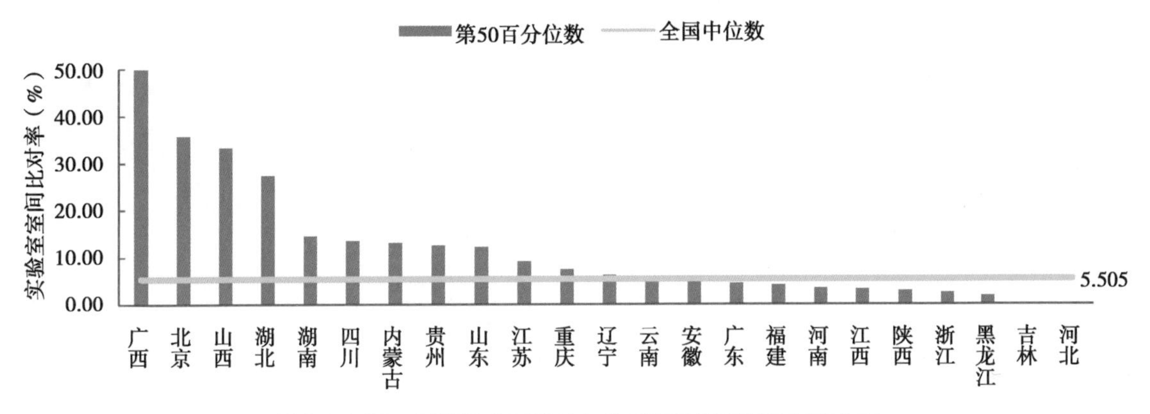

图 3-3-1-37　民营综合医院纳入分析实验室室间比对率分布

表 3-3-1-12　实验室室间比对率分布情况

医院类别	实验室数	最小值（%）	第 5 百分位数（%）	第 25 百分位数（%）	中位数（%）	第 75 百分位数（%）	第 95 百分位数（%）	最大值（%）
三级公立综合	703	0.000	0.000	1.027	8.397	25.203	85.380	100.000
二级公立综合	933	0.000	0.000	0.000	3.546	16.184	66.667	100.000
民营综合	375	0.000	0.000	0.000	5.505	18.868	83.388	100.000

13. 检验报告不正确率

（1）全国和各省份参与调查实验室检验报告不正确率：检验报告不正确是指实验室已发出的报告，其内容与实际情况不相符，包括结果不正确、患者信息不正确、标本信息不正确等。检验报告不正确率是指实验室发出的不正确检验报告数占同期检验报告总数的比例。

以生化专业为例，三级公立综合医院的检验报告不正确率全国中位数为 0.001%，其中宁夏和湖南的中位数最高；二级公立综合医院的全国中位数为 0.002%，其中湖南和海南的中位数最高；民营综合医院的全国中位数为 0（图 3-3-1-38 至图 3-3-1-40）。

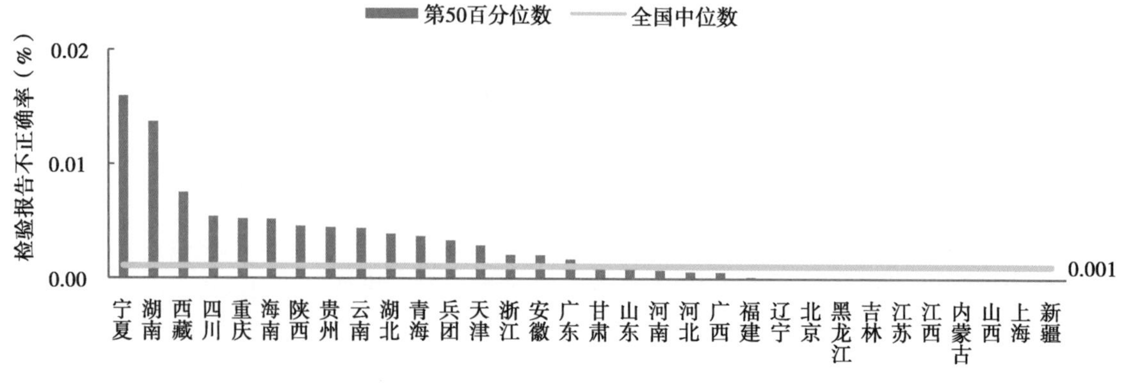

图 3-3-1-38　三级公立综合医院参与调查实验室检验报告不正确率（生化）

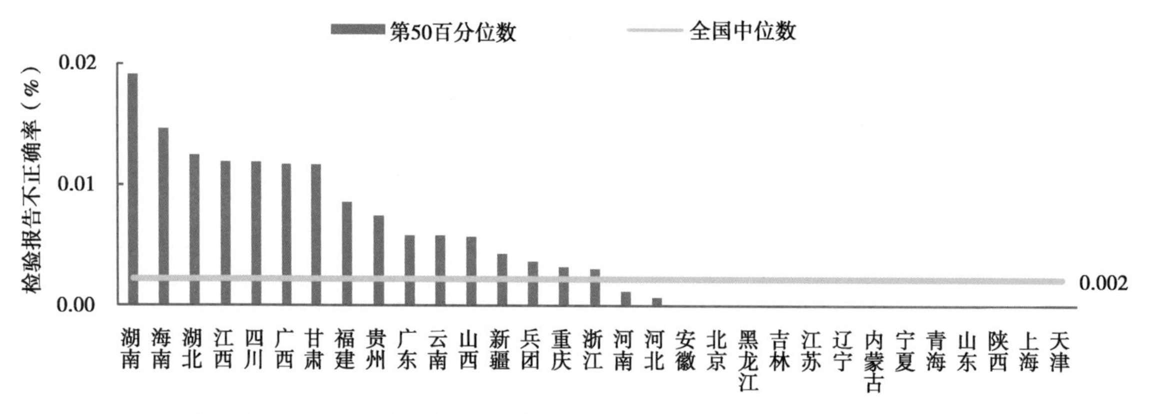

图 3-3-1-39　二级公立综合医院参与调查实验室检验报告不正确率（生化）

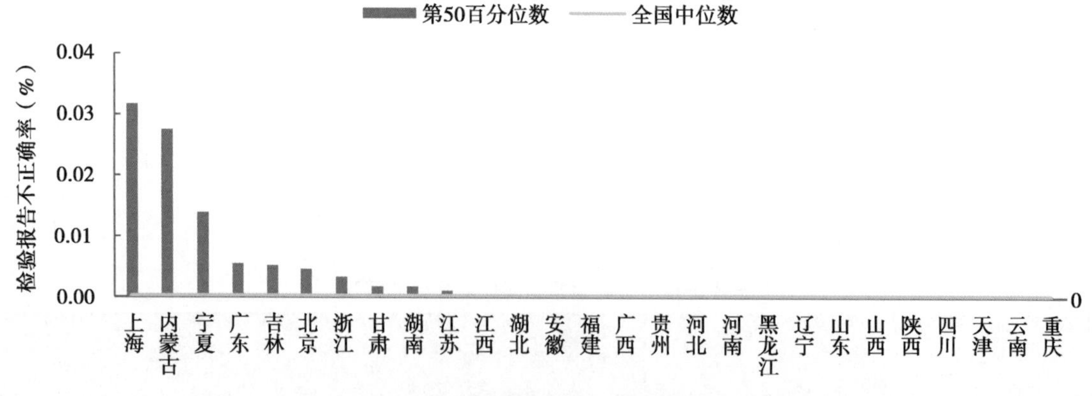

图 3-3-1-40　民营综合医院参与调查实验室检验报告不正确率（生化）

（2）不同等级和所有制类型的医院参与调查实验室检验报告不正确率：生化专业三级公立综合医院检验报告不正确率低于二级公立综合医院（表 3-3-1-13）。

表 3-3-1-13 生化专业实验室检验报告不正确率

医院类别	实验室数	最小值（%）	第 5 百分位数（%）	第 25 百分位数（%）	中位数（%）	第 75 百分位数（%）	第 95 百分位数（%）	最大值（%）
三级公立综合	670	0.000	0.000	0.000	0.001	0.009	0.051	0.099
二级公立综合	898	0.000	0.000	0.000	0.002	0.017	0.067	0.100
民营综合	449	0.000	0.000	0.000	0.000	0.017	0.078	0.100

14. 危急值通报率和危急值通报及时率

（1）全国和各省份纳入分析实验室危急值通报率和危急值通报及时率：生化、免疫、临检和微生物 4 个专业的危急值通报率中位数、第 75 百分位数和全国中位数均为 100%，第 25 百分位数也基本接近 99%。4 个专业的危急值通报及时率中位数、第 75 百分位数和全国中位数均为 100%，第 25 百分位数也基本接近 99%。一方面说明危急值报告受到实验室重视，另一方面也可能是对危急值通报率的监管不够，无法识别出差错。实验室应该加强对危急值报告的监管，增强识别差错的能力。另外，由于各个医院的危急值报告规定时间不同，因此危急值通报及时率无直接可比性。实验室需与临床共同商议，设定适合自身的危急值报告规定时间，并对危急值通报的及时性进行监测。

（2）不同等级和所有制类型的医院纳入分析实验室危急值通报率和危急值通报及时率：三级公立综合医院的通报及时率低于二级公立综合医院和民营综合医院，这与 2015 年度的结果相同（表 3-3-1-14）。其原因一是三级医院可能对危急值报告规定时间设定更加严格，二是三级医院危急值数量较多，工作量较大。

表 3-3-1-14 生化专业实验室危急值通报率和危急值通报及时率

医院类别	危急值通报率			危急值通报及时率		
	实验室数	最小值（%）	第 5 百分位数（%）	实验室数	最小值（%）	第 5 百分位数（%）
三级公立综合	764	43.483	95.060	692	36.000	91.653
二级公立综合	1129	31.507	95.671	1025	30.000	93.380
民营综合	540	37.500	97.398	510	33.333	91.631

二、问题分析及工作重点

（一）问题分析

与室内质控和室间质评相关的 5 项检验阶段质量指标中，我国实验室室间质评项目参加率较高，各类医院的中位数均可达到 100%，但室内质控项目开展率较低，实验室间比对率相当低，相对 2015 年调查数据，整体水平略有升高，但增长幅度较小，说明我国临床实验室在实验室内部质量控制和外部质量评价方面还有着很大的提升空间，尤其需要更加重视室内质控项目的开展。实验室应积极开展内部质控活动，同时积极参加室间质评计划，对无室间质评计划的项目应进行实验室室间比对，这样才能为患者提供更加准确可靠的结果，促进患者安全，提升实验室服务质量。

三级公立综合医院的室内质控项目开展率和实验室室间比对率显著高于二级公立综合医院和民营综合医院，且室内质控变异系数不合格率和室间质评项目不合格率均低于二级公立综合医院，这与 2015 年的调查结果一致，说明三级公立综合医院有较高的质量水平，二级公立综合医院和民营综合医院仍需加强对室内质量控制和室间质量评价的认识，从而进一步保证实验室结果的准确度和精密度。

检验后阶段质量指标：危急值通报率和危急值通报及时率，多数实验室的危急值通报率和危急值通报及时率都达到 100%，说明危急值报告的重要性已引起广泛的关注，实验室应继续保持对检验报告和危急值的监控，使检验结果更加及时、准确、有效地应用于临床。

（二）工作重点

各级临床检验中心广泛地开展临床检验质量指标的宣贯，举办多期临床检验质量指标的培训班。同时各医疗机构临床实验室也加强了实验室信息化建设，特别是实验室信息系统（LIS）与医院信息系统（HIS）的无缝连接。国家卫生计生委临床检验中心协同全国31家省级临床检验中心继续开展15项临床检验质量指标的室间质评活动，同时还研究了其他临床检验质量指标，如标本溶血率、标本丢失率和分析设备故障数等，通过开展临床检验质量指标的室间质量评价活动，推动实验室加强质量指标的内部监控。

第二节　病理专业

对全国4655家医院2016年医疗质量相关数据进行抽样调查，其中约1700家医院无病理科设置或未开展病理业务，约占注册医院的36.52%；因各种原因未完成数据提交，或资料及数据明显错误的医院229家，占总数的4.92%；资料完整、数据可分析的医院共2725家，在有病理科设置的医院中，数据有效率为92.24%。其中三级公立综合医院973家（委属委管医院共24家），二级公立综合医院1490家，民营医院262家。各省有效抽样医院的数量及分布情况见图3-3-2-1。

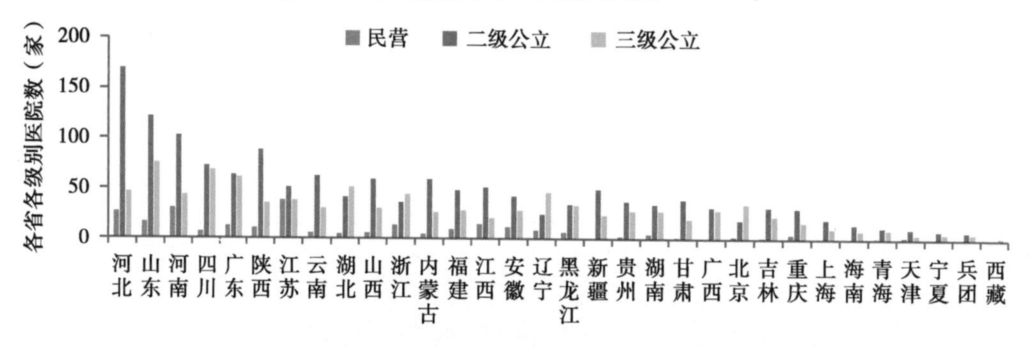

图3-3-2-1　各省份不同级别医院有效数据统计

与2016年资料收集情况相比，今年注册医院的数量明显增多，填报了有效数据的医院数量显著增加，连续3年有效医院数量逐年增加（2014—2016年分别为691家、1448家、2725家），统计结果更具代表性。数据整理中发现，三级医院数据填报质量明显优于二级医院和民营医院；三级公立医院几乎包含全部的省级三级甲等医院。鉴于病理科在肿瘤专科医院中的重要性，2018年会扩大调查医院种类，增加肿瘤专科医院样本。

一、病理专业质量安全情况分析

（一）结构性质量分析

1. 每百张床位病理医师数

（1）各省份统计情况：全国平均每百张病床病理医师数为0.52，大于等于0.6的仅5个省份，依次分别为北京、天津、西藏、上海和山西（图3-3-2-2）。

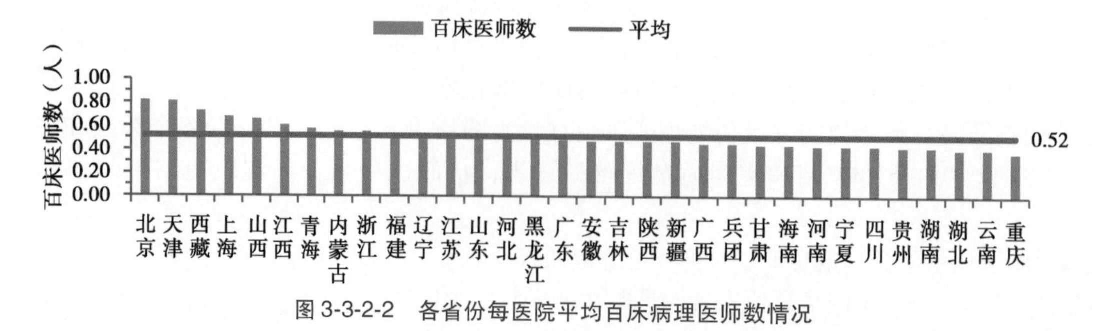

图3-3-2-2　各省份每医院平均百床病理医师数情况

（2）各类医院百张床位病理医师数统计：委属委管医院、三级公立医院、二级公立医院与民营医院百张床位病理医师数见图 3-3-2-3 至图 3-3-2-6。

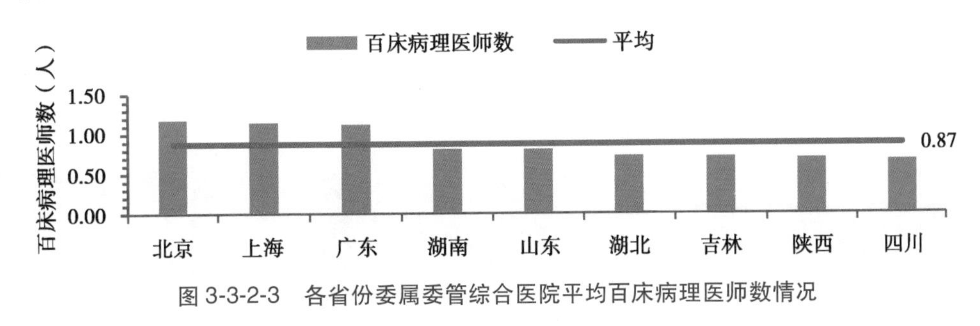

图 3-3-2-3　各省份委属委管综合医院平均百床病理医师数情况

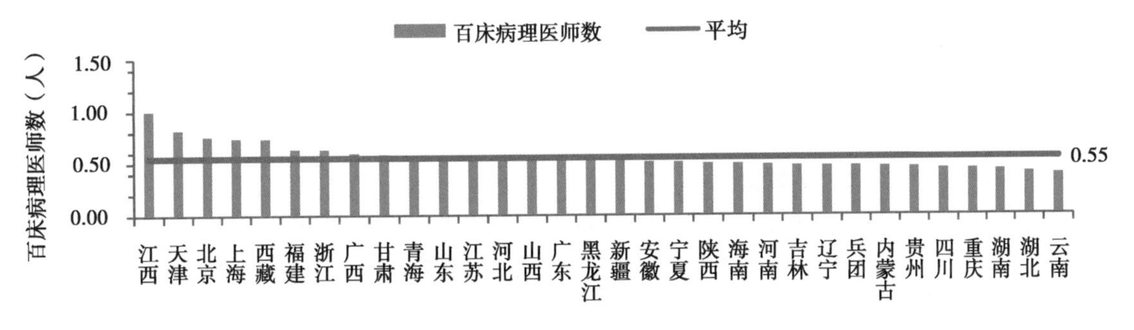

图 3-3-2-4　各省份三级公立医院平均百床病理医师数情况

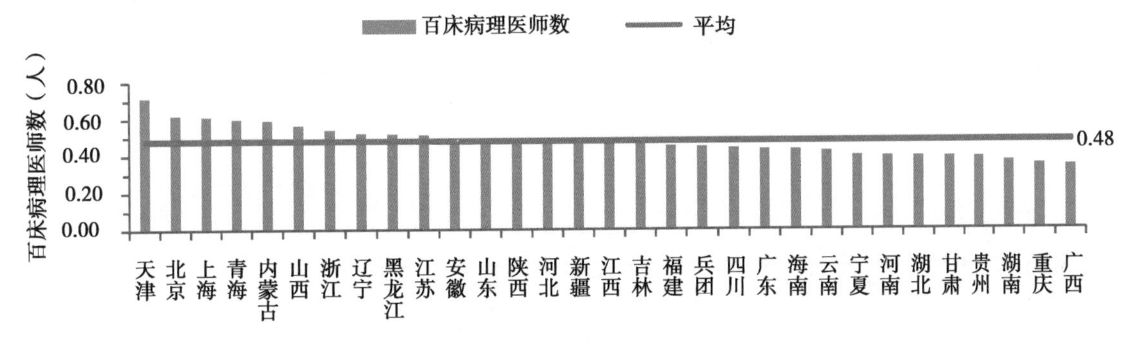

图 3-3-2-5　各省份二级公立医院平均百床病理医师数情况

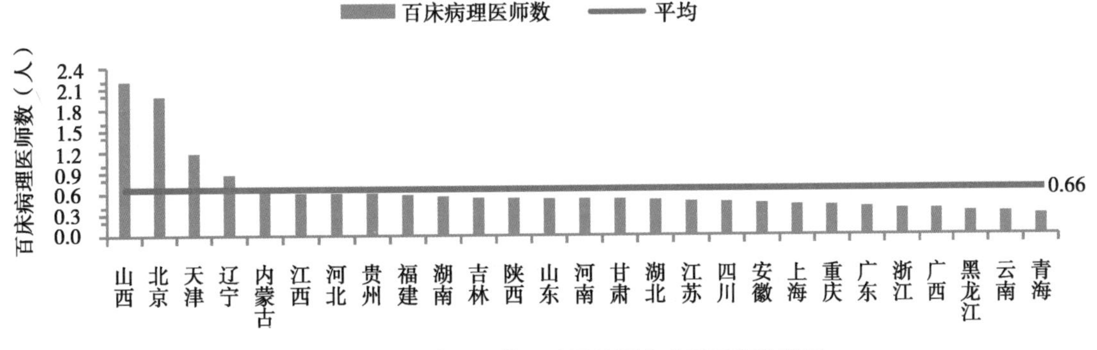

图 3-3-2-6　各省份民营医院平均百床病理医师数情况

（3）各类医院百张床位病理医师数比较：各类医院平均每百张床位病理医师数比较见图 3-3-2-7，委属委管医院百张床位病理医师数量最高，其次为民营医院，可能与民营医院平均床位数较低有关。

（4）2 名及以下医师病理科的比例：调查显示，相当大比例的医院病理科只有 1~2 名病理医师，其中34家医院（1.25%）无病理医师；约1/4病理科只有1名病理医师（685家，25.14%）；近1/2病理科病理医师数为2名及以下。图3-3-2-8展示了仅有2名及以下病理医师的各类医院所占比例。鉴于229家医院因数据质量低未纳入统计，实际上拥有2名及以下病理医师的医院比例可能会更高。

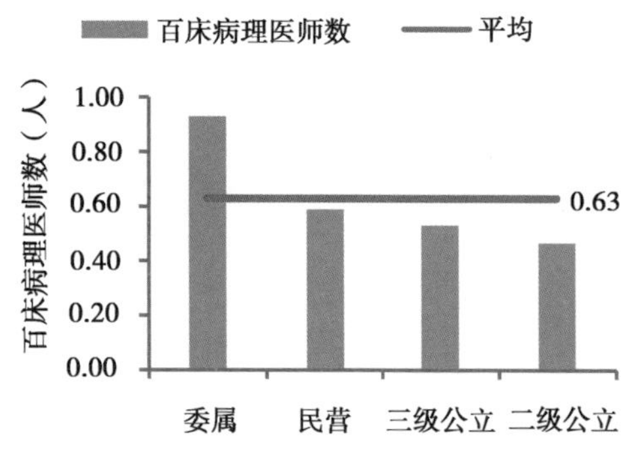

图3-3-2-7 各级医院百张床位病理医师数比较

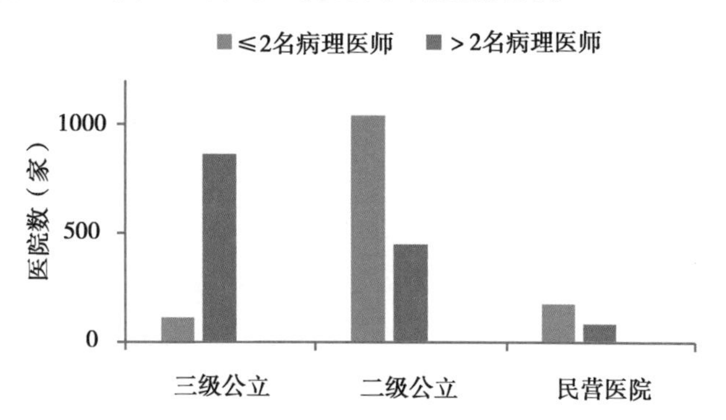

图3-3-2-8 各类医院中2名及以下病理医师数统计

2. 每百张床位病理技术人员数量

（1）各省份统计情况：病理技术员缺乏程度较病理医师情况更为严重，全国平均百张病床病理技术员人数为0.42名，各省均未达到2009年《病理科建设与管理指南（试行）》（以下简称《指南》）的最低要求（图3-3-2-9至图3-3-2-13）。委属委管、三级公立、二级公立医院及民营医院全国平均百张病床分别仅有0.81、0.45、0.38及0.61名技术人员；按《指南》每百张病床1名病理技术人员的最低要求，至少需要再增加2倍以上的病理技术员。

（2）各类医院百张床位技术员数比较：各类医院每百张床病理技术员数以委属委管医院最高，其次为民营医院、三级公立及二级公立医院（图3-3-2-14）。

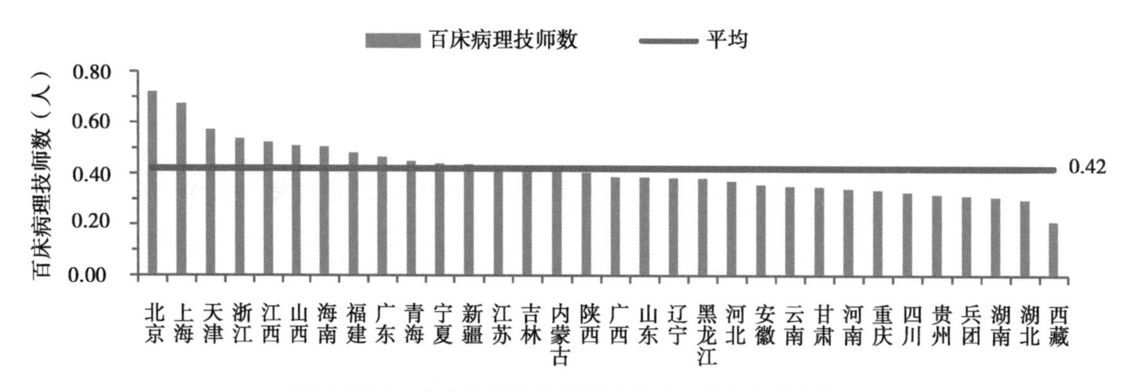

图3-3-2-9 各省份医院每百张病床病理技术人员数量

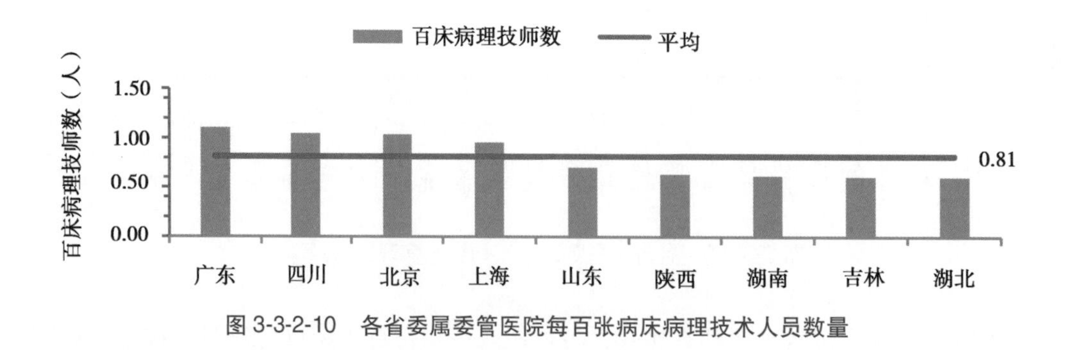

图3-3-2-10 各省委属委管医院每百张病床病理技术人员数量

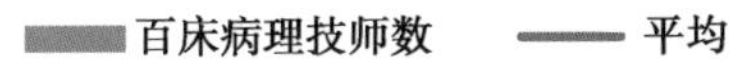

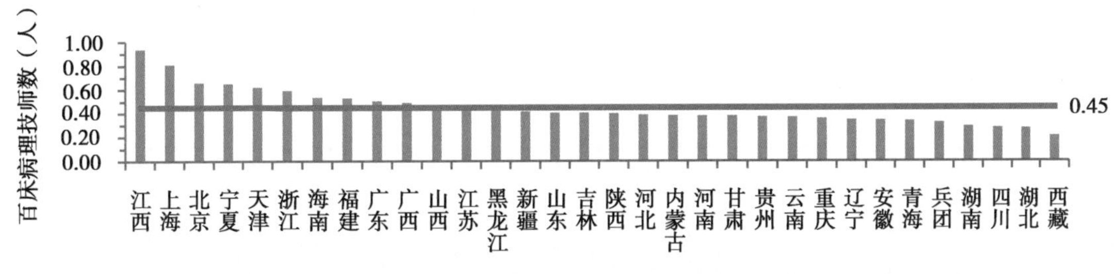

图 3-3-2-11　各省份三级公立医院每百张病床病理技术人员数量

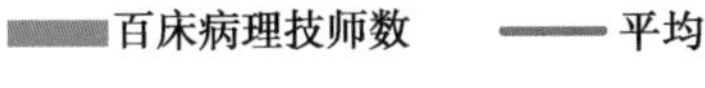

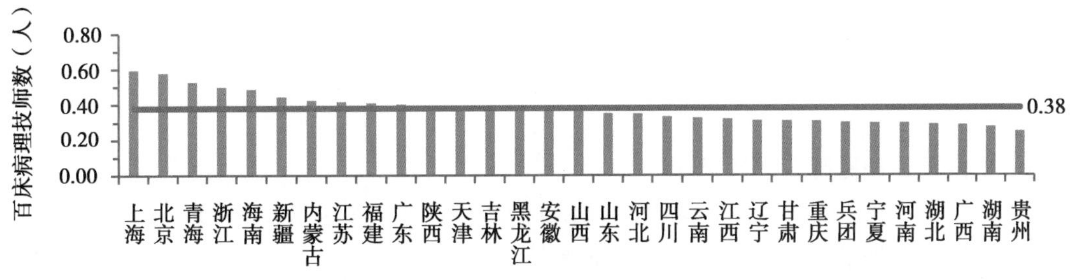

图 3-3-2-12　各省份二级公立医院每百张病床病理技术人员数量

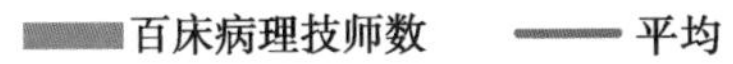

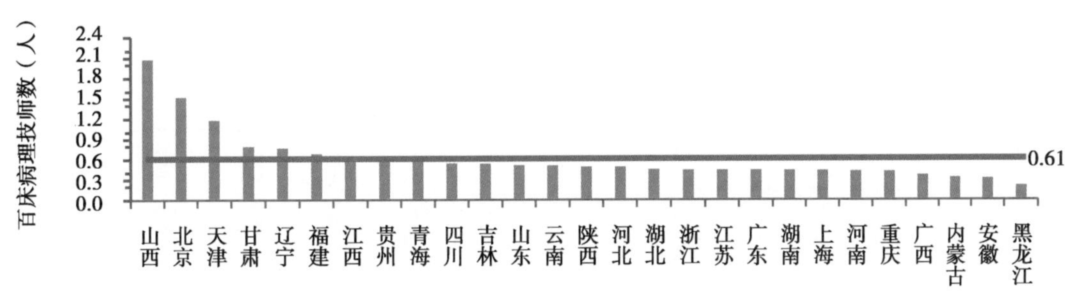

图 3-3-2-13　各省份民营医院每百张病床病理技术人员数量

百床病理技师数　平均

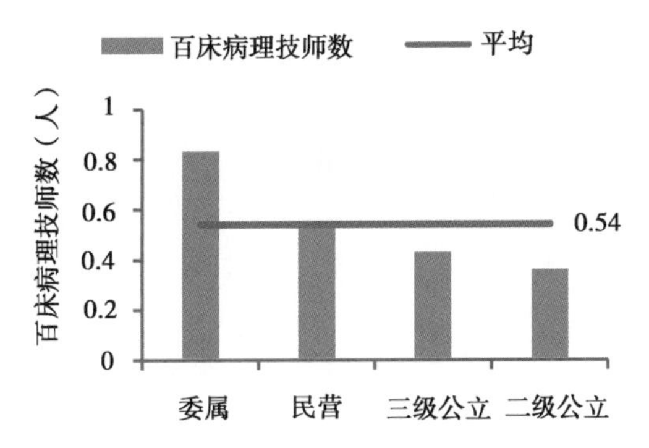

图 3-3-2-14　各类医院百张病床病理技术人员数量比较

（二）过程及结果性质量分析

过程质量控制是病理科质控工作的关键，但目前全国各家医院对于过程质控指标的理解程度、质控标准及统计方法等方面有很大的差异，有些指标的客观性、准确性很难保证，如“标本规范化固定率”、“HE 切片优良率”、“免疫组化切片优良率”和“分子病理检测室内质控合格率”。但上述指标的分母部分相对比较准确，可作为表示各医院不同类别工作量的指标。与其他医院相比，三级公立医院上述指标相对可信，以下各项指标的统计以三级公立医院为主。

1. 标本规范化固定率　标本规范化固定是病理科质量的基础，图 3-3-2-15 示各省三级公立医院标本规范化固定率。

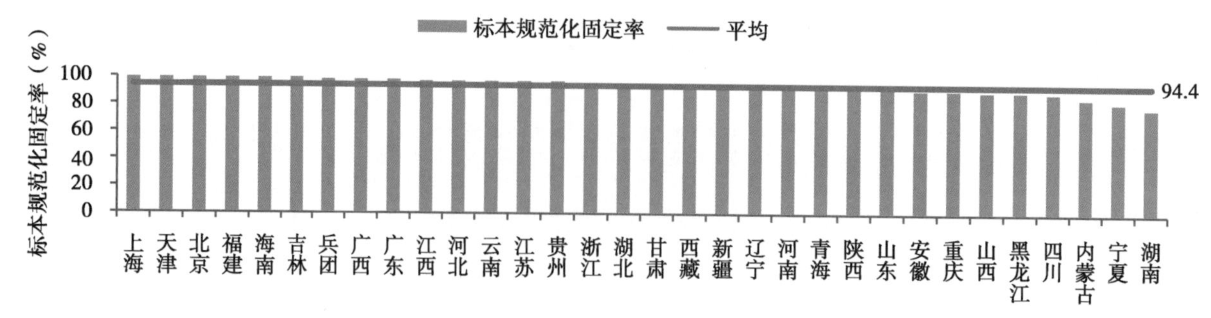

图 3-3-2-15　各省份三级公立医院标本规范化固定率

可见，全国三级医院标本规范化固定率达到了较高的水平，平均 94.4%，其中上海、天津、北京等标本规范化固定率较高。

病理标本数量及病理医师人均诊断量

全国各类医院平均标本量见图 3-3-2-16。全国各类医院医师人均诊断工作量见图 3-3-2-17。数据显示，长三角地区医院的病理标本量及医师工作量较大。内陆及西部地区省份组织标本量及医师诊断工作量则相对较小。组织标本诊断只是病理医师工作的一部分，除此之外还有免疫组化、分子病理诊断等，大学附属医院病理科医师还有大量的教学和科研工作，因此实际工作强度更大。

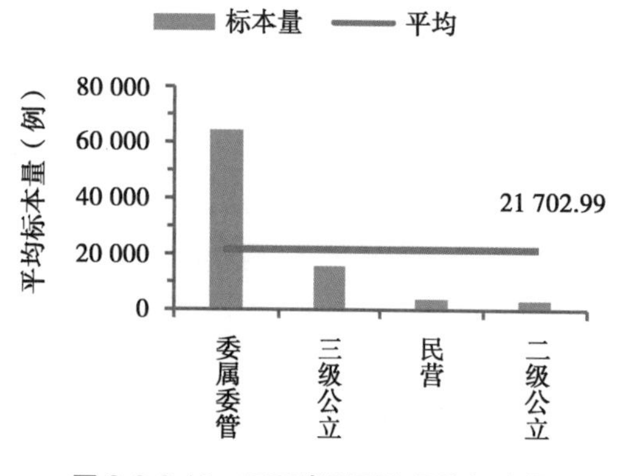

图 3-3-2-16　不同类别医院平均标本量

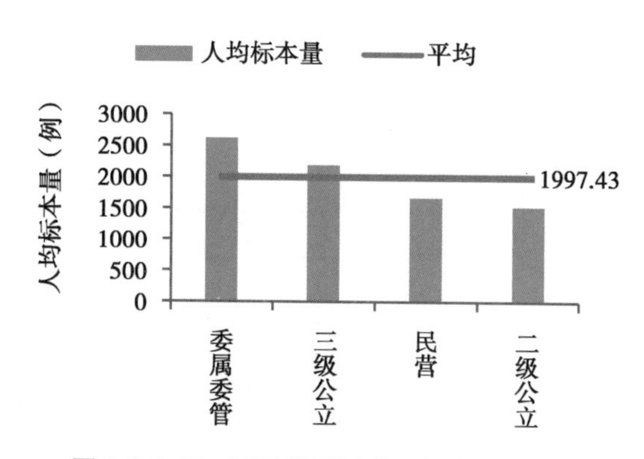

图 3-3-2-17　不同类别医院医师人均标本量

三级公立医院应是今后病理科质量管理和人员培训的重点。

2. HE 染色切片优良率　HE 染色切片是病理形态学诊断的基础，也是病理科常规技术工作的基础。图 3-3-2-18 示各省三级综合医院 HE 染色切片优良率。统计显示各省三级公立医院 HE 染色切片优良率达到了较高的水平，平均为 94.9%。

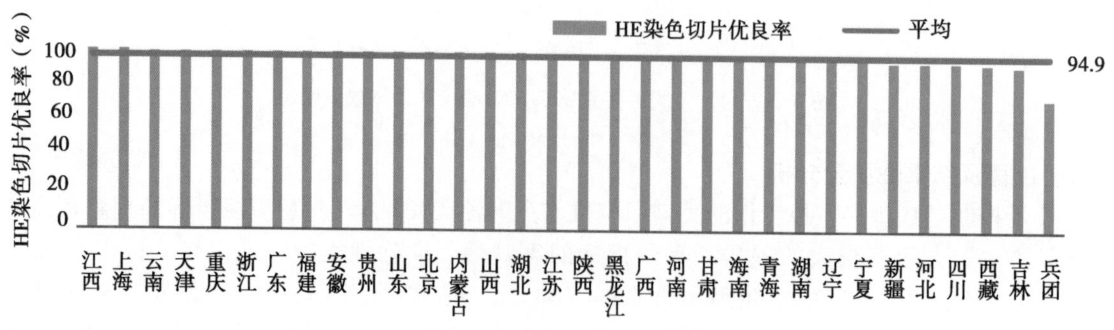

图 3-3-2-18　各省份三级公立医院 HE 染色切片优良率

技术人员人均 HE 染色制片量

通过 HE 染色切片数，可大致计算出病理技术人员的人均标本量，从一个侧面反映技术人员的配置情况；另一方面，平均每例标本 HE 染色切片数量，也能从一定程度上反映出病理科的疾病复杂度和病理科工作的精细程度。各类医院技术员年平均 HE 染色制片数见图 3-3-2-19 至图 3-3-2-22。

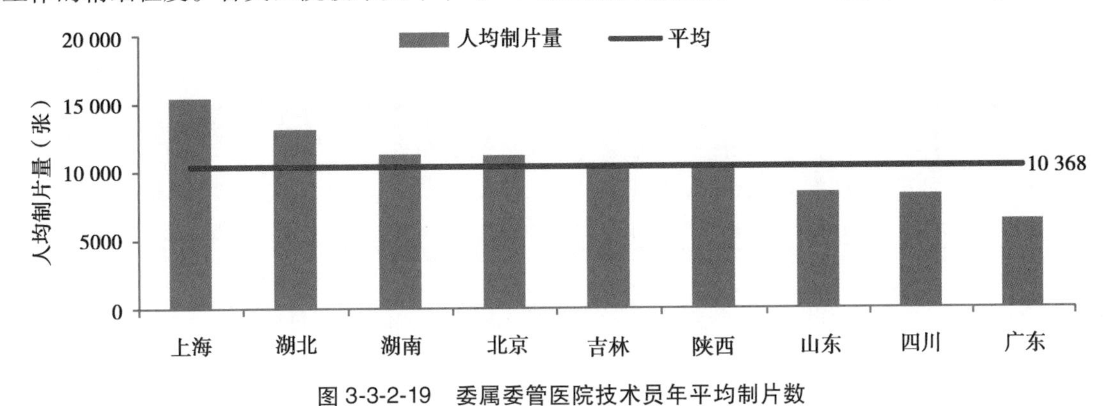

图 3-3-2-19 委属委管医院技术员年平均制片数

人均制片量 平均

人均制片量（张）

12 000 10 000 8000 6000 4000 2000 0

6132

江西 黑龙江 湖北 安徽 四川 福建 江苏 河北 上海 云南 浙江 湖南 广东 西藏 新疆 山东 河南 宁夏 重庆 内蒙古 辽宁 山西 广西 北京 吉林 青海 甘肃 海南 天津 贵州 陕西 兵团

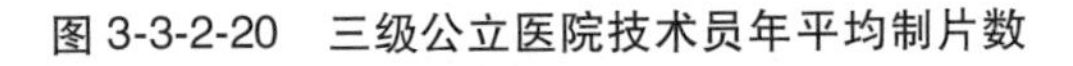

图 3-3-2-20 三级公立医院技术员年平均制片数

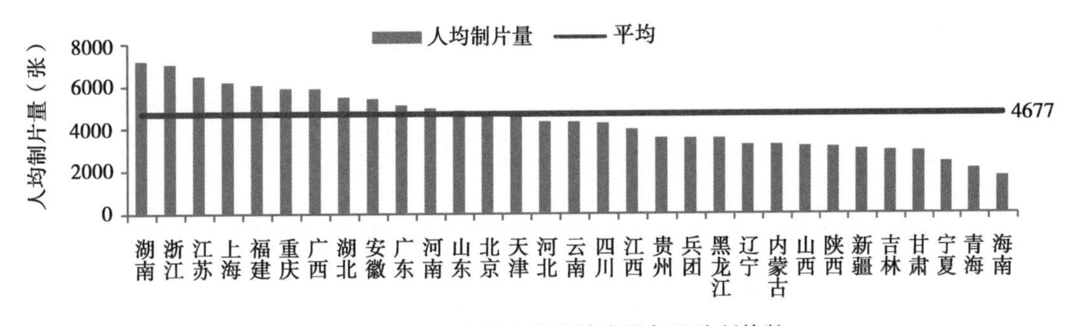

图 3-3-2-21 二级公立医院技术员年平均制片数

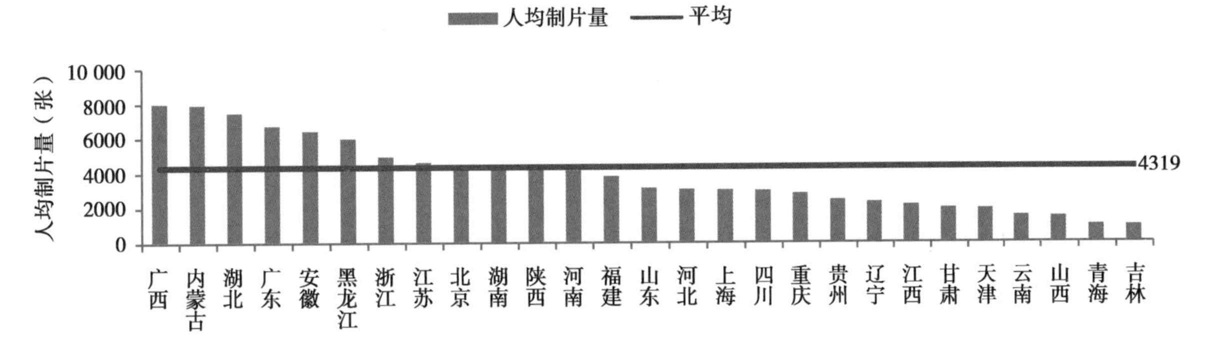

图 3-3-2-22 民营医院技术员年平均制片数

HE 染色切片量及技术人员人均制片量从一定程度上反映了不同省份医院的常规切片工作量。

3. **免疫组化染色切片优良率** 免疫组化染色已经成为现代病理诊断不可或缺的手段，各省三级公立医院免疫组化染色优良率见图 3-3-2-23。统计显示免疫组化染色切片优良率平均为 95.7%。

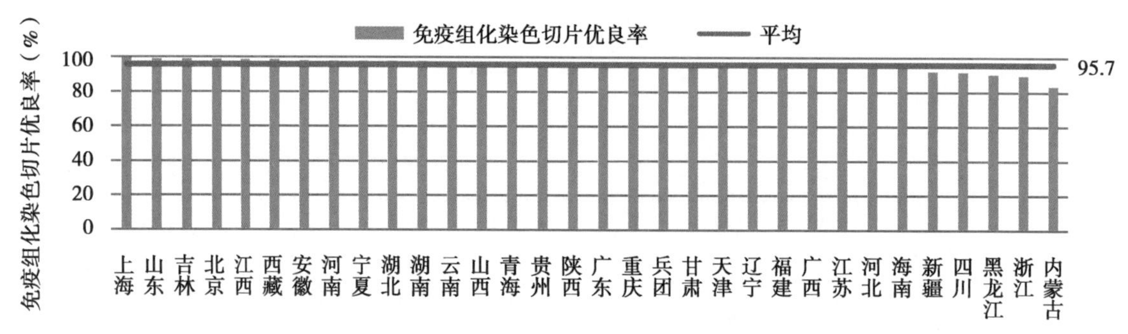

图 3-3-2-23 各省份三级公立医院免疫组化染色切片优良率

免疫组化工作量

免疫组化切片数能够一定程度上反映该医院的病理诊断水平。2016 年各级医院免疫组化切片数较多的医院分布于上海、浙江、北京等地（图 3-3-2-24 至图 3-3-2-27）。

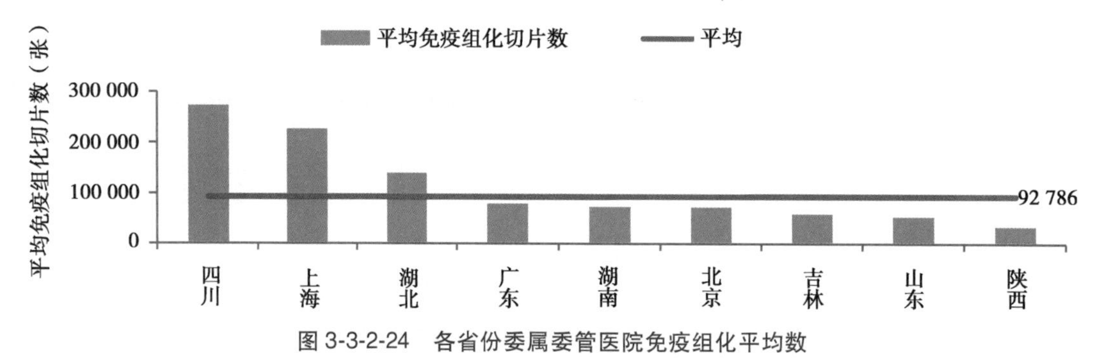

图 3-3-2-24 各省份委属委管医院免疫组化平均数

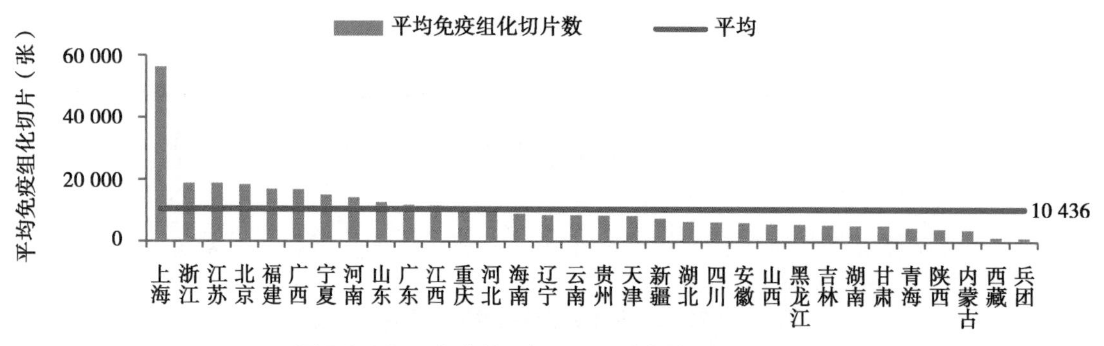

图 3-3-2-25 各省份三级公立医院免疫组化平均数

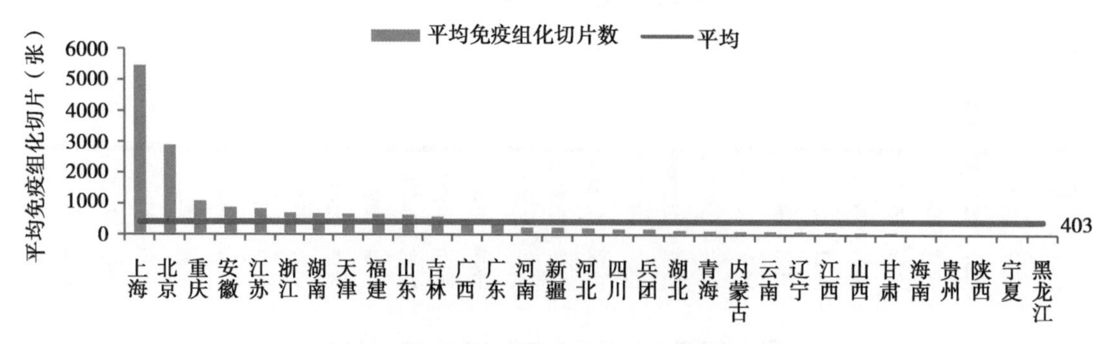

图 3-3-2-26 各省份二级公立医院免疫组化平均数

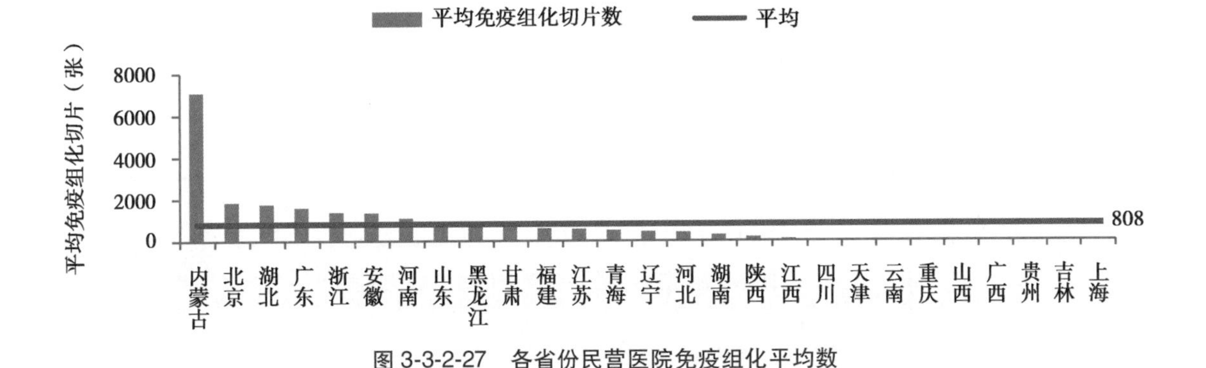

图 3-3-2-27 各省份民营医院免疫组化平均数

影响免疫组化开展的一个重要因素是价格问题，当前免疫组化项目定价低，成本高，一些省份尤其是西部及内陆省份免疫组化开展普遍不足，可能会影响病理诊断质量。平均每例标本免疫组化切片数也可以从一定程度上体现病理科的服务水平，各类医院平均每标本免疫组化切片检测量见图 3-3-2-28 至图 3-3-2-31。

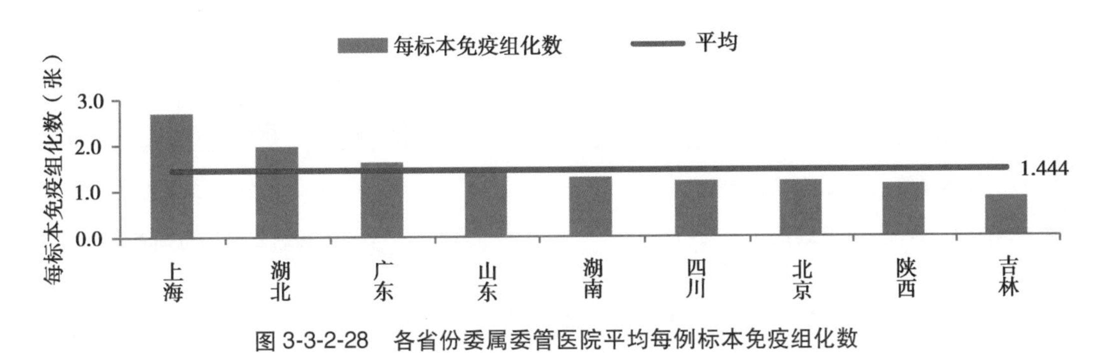

图 3-3-2-28 各省份委属委管医院平均每例标本免疫组化数

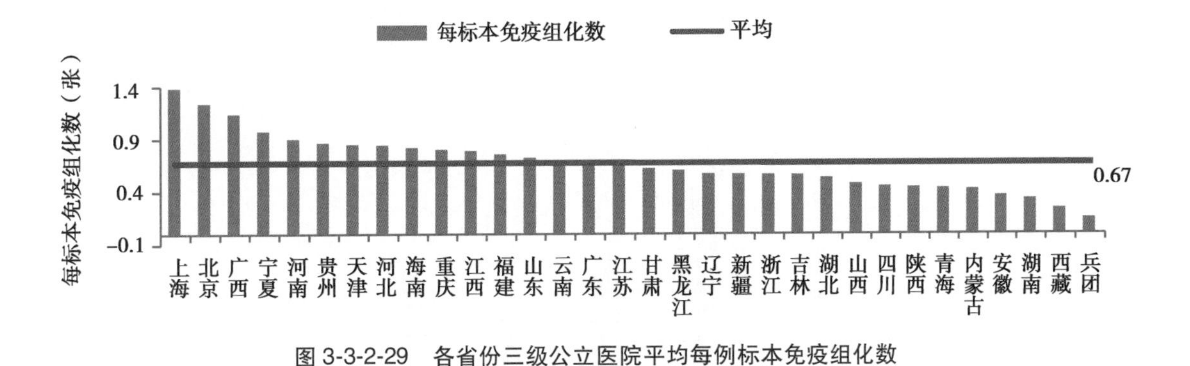

图 3-3-2-29 各省份三级公立医院平均每例标本免疫组化数

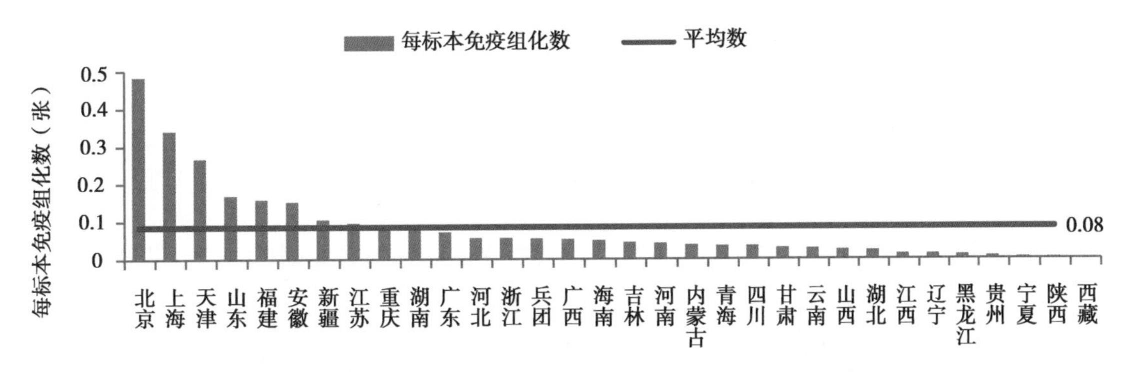

图 3-3-2-30 各省份二级公立医院平均每例标本免疫组化数

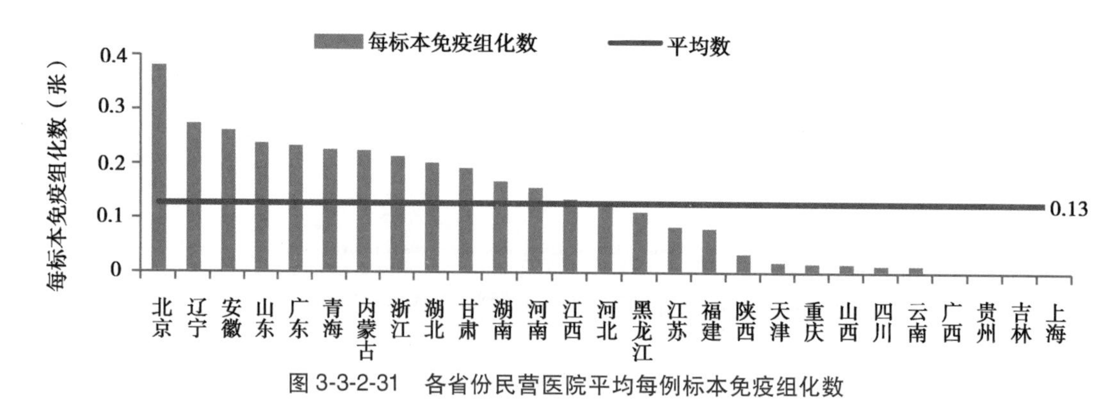

图 3-3-2-31 各省份民营医院平均每例标本免疫组化数

各类医院免疫组化切片数、每标本免疫组化数情况见图 3-3-2-32、图 3-3-2-33。

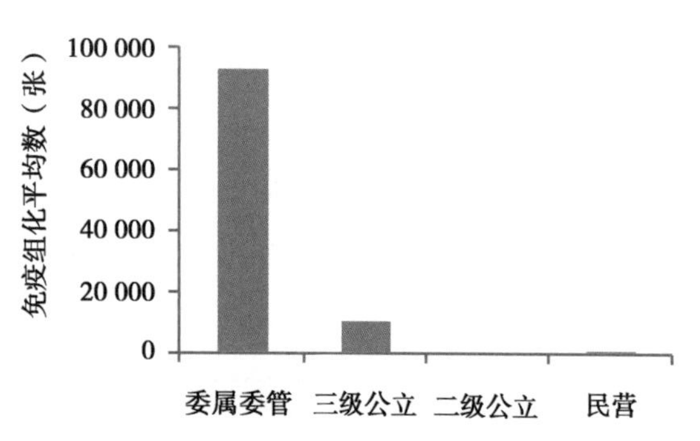

图 3-3-2-32 各级医院免疫组化平均切片数

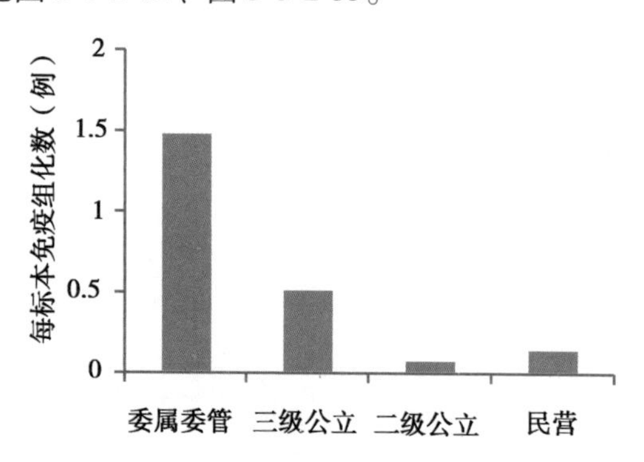

图 3-3-2-33 各级医院平均每标本免疫组化数

由上述数据可见，委属委管医院及三级公立医院在免疫组化均数及每例标本免疫组化数方面均高于其他级别的医院，委属委管医院及三级公立医院是免疫组化质控的重点。

各类医院免疫组化开展率见图 3-3-2-34，仍有 15. 5%的三级公立医院及 78. 4%的二级公立医院尚未开展免疫组化，需要进一步改进。

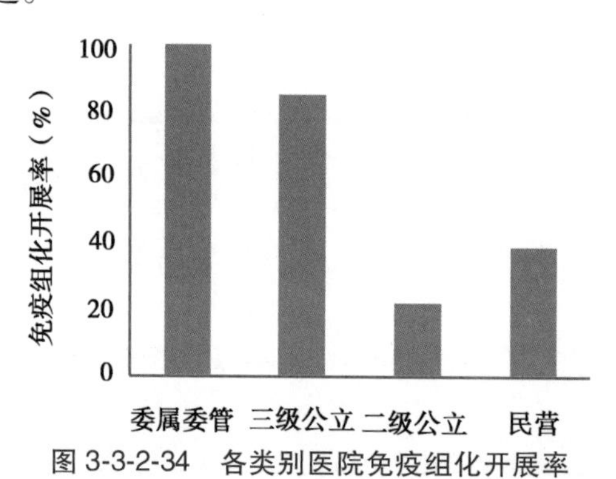

图 3-3-2-34 各类别医院免疫组化开展率

4. 术中快速病理诊断及时率 各省三级公立医院术中快速病理诊断及时率见图 3-3-2-35。统计显示，平均及时率达到 96. 1%。

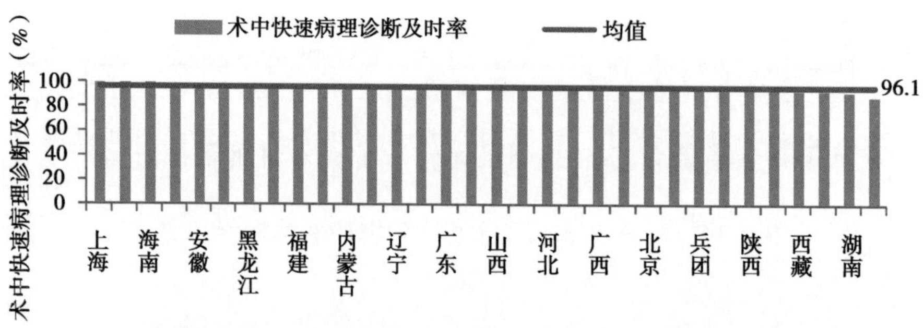

图 3-3-2-35 各省份三级公立医院术中快速病理诊断及时率

5. **组织病理诊断及时率** 小活检标本及其他组织标本诊断及时率见图 3-3-2-36、图 3-3-2-37。两者及时率平均值均为 93.0%。

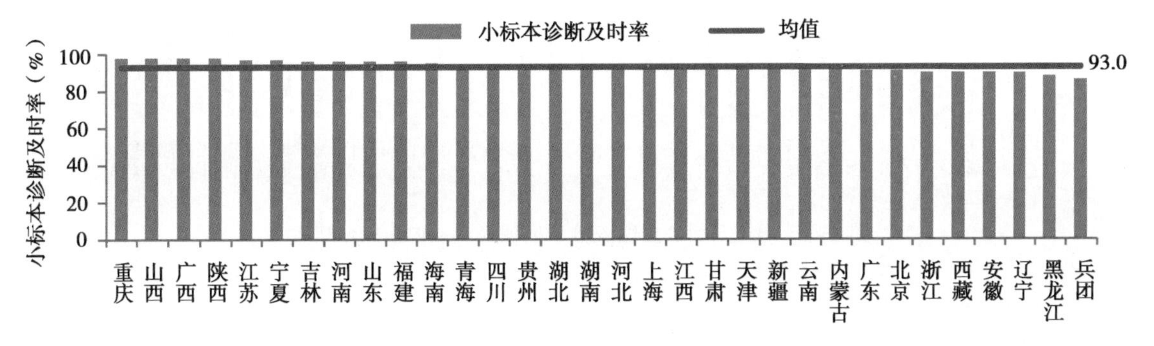

图 3-3-2-36 三级公立医院小活检标本病理诊断及时率

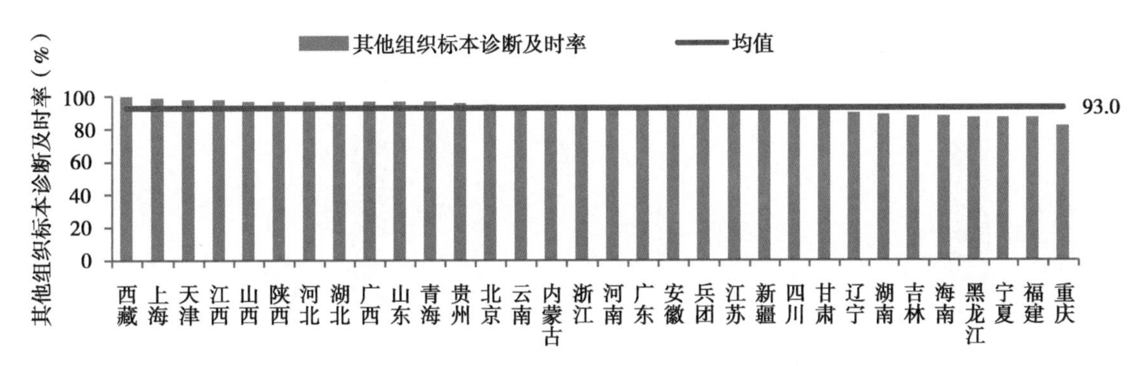

图 3-3-2-37 三级公立医院其他标本病理诊断及时率

6. **细胞病理诊断及时率** 各省三级公立医院细胞病理诊断及时率见图 3-3-2-38。统计显示细胞病理诊断及时率较高，平均达到 97.0%。

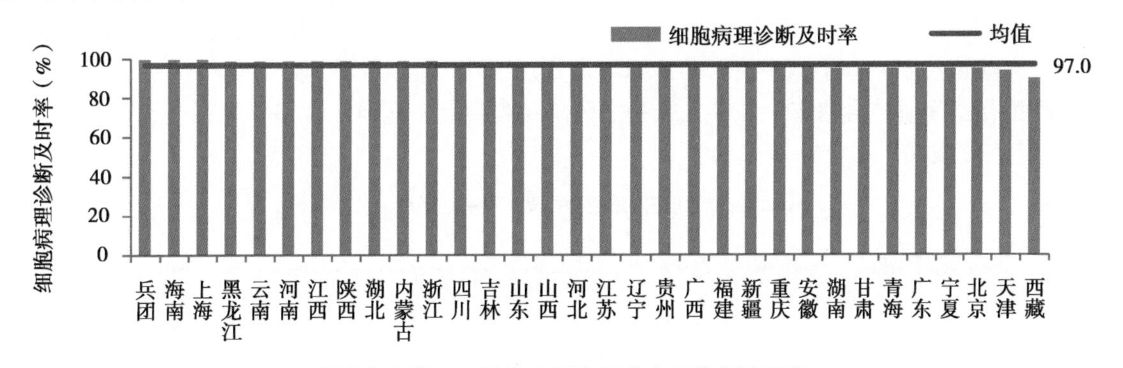

图 3-3-2-38 三级公立医院细胞病理诊断及时率

理想情况下，诊断及时率应从病理信息管理系统中自动计算得出。由于绝大多数病理科的信息系统没有统计功能，而且相当比例二级公立医院病理科没有使用病理信息系统，使得“诊断及时率”指标自动统计比较困难。根据以往经验，规模较小的医院因为术中冰冻诊断量较少，常规诊断较少开展免疫组化、分子病理检测等，诊断及时率反而较高。三级医院由于标本量大、冰冻诊断多且人员相对缺乏，加上收治患者病情复杂及疑难病例较多，工作中需要多次进行免疫组化染色及分子病理检测，可能出现延迟报告的现象。

7. **分子病理检测室内质控合格率** 各省三级公立医院分子病理检测室内质控合格率见图 3-3-2-39。三级公立医院分子病理检测室内质控平均合格率为 95.0%。

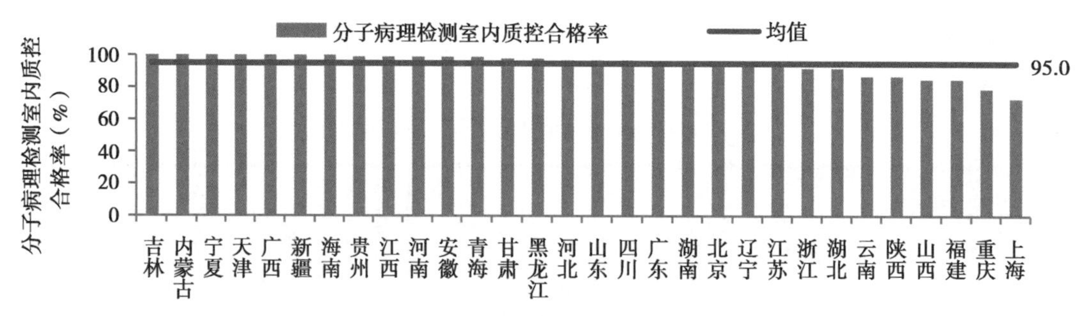

图 3-3-2-39　三级公立医院分子病理检测室内质控合格率

分子病理工作量

不同类别医院分子检测平均数及各类别医院分子病理检测开展率见图 3-3-2-40、图 3-3-2-41。无论是分子病理检测数量还是开展率，从高到低排序依次都是委属委管医院、三级公立医院、民营医院、二级公立医院。

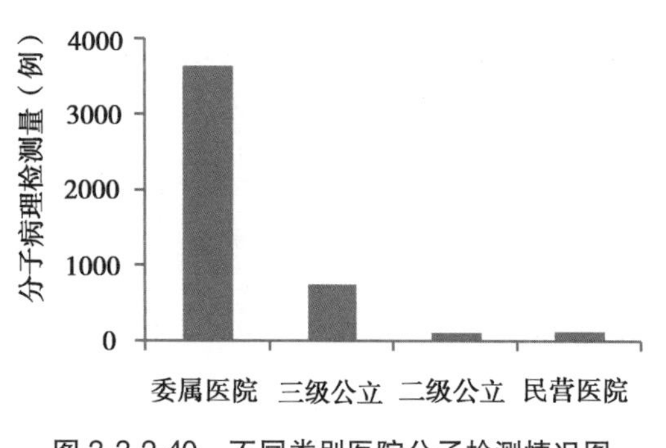

图 3-3-2-40　不同类别医院分子检测情况图

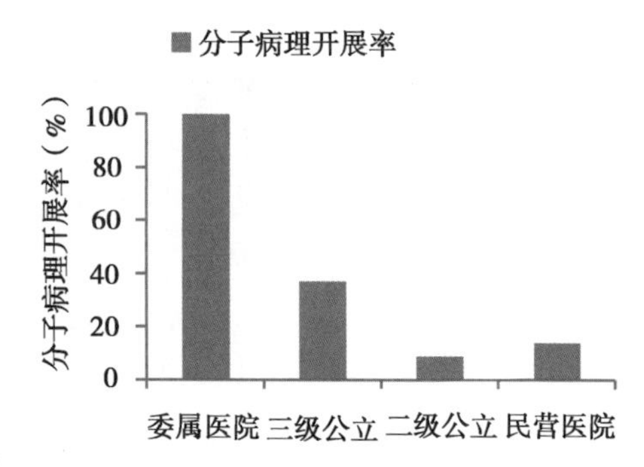

图 3-3-2-41　各类医院分子病理检测开展率

考虑到分子检测的难易程度，目前较高新的分子检测开展数量较少，大部分为原位杂交、基因重排等，因此检测数目统计仅有部分参考价值。下一步考虑专门设计分子病理质量控制指标，如基于原位杂交技术、基于 PCR 技术和基于测序技术的检测项目分别统计可能会更合理。

8. 免疫组化室间质控合格率　各省三级公立医院免疫组化室间质控合格率见图 3-3-2-42。三级公立医院免疫组化室间质控平均合格率 92.0%。

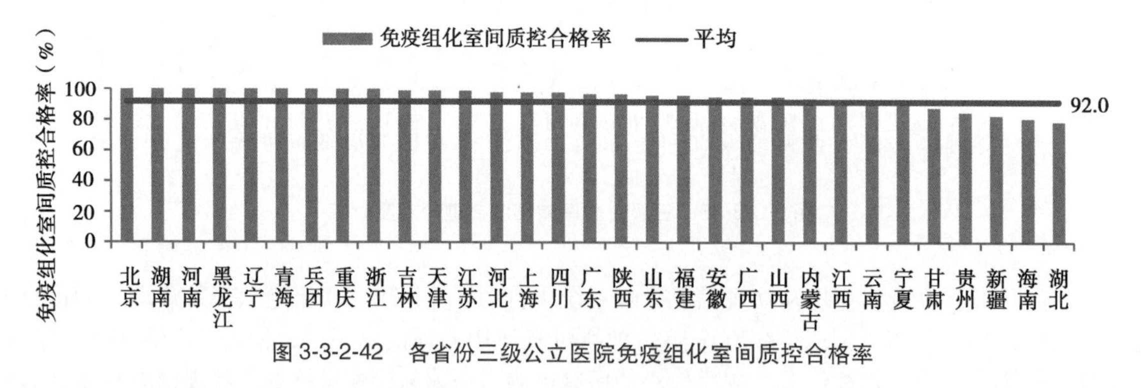

图 3-3-2-42　各省份三级公立医院免疫组化室间质控合格率

9. 分子病理室间质控合格率　各省三级公立医院分子病理室间质控合格率见图 3-3-2-43。统计显示平均合格率为 99.0%。

2016 年全国的省级病理质控中心举办了 100 余次常规技术、免疫组化和分子病理室间质控活动，各类医院病理科对于室间质控项目的可及性得到了提高。已经开展免疫组化工作的医院中，38.0%的病理科未参加过室间质评（图 3-3-2-44）；已经开展分子病理检测的医院中，46.8%的病理科未参加过室间质评（图 3-3-2-45）；与去年相比，参加室间质控的比例略有增高。

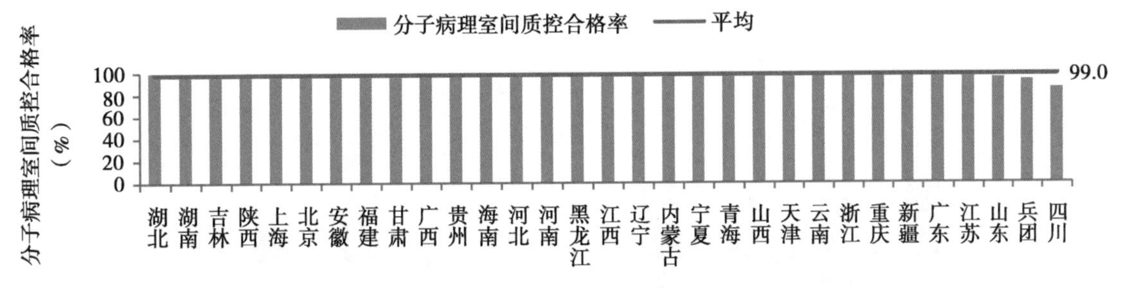

图 3-3-2-43　各省份三级公立医院分子病理室间质评合格率

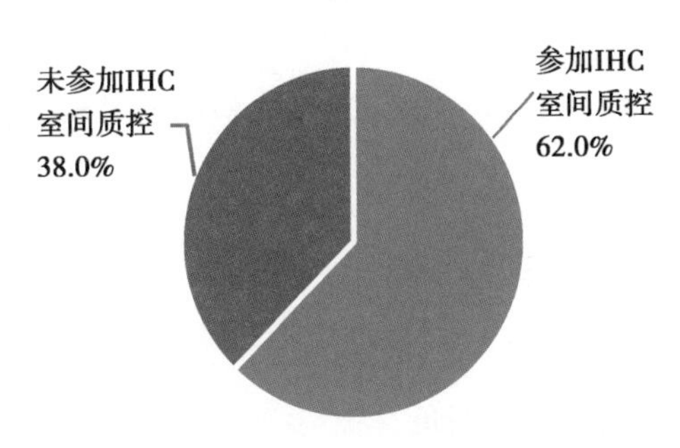

图 3-3-2-44　免疫组化室间质评参加情况

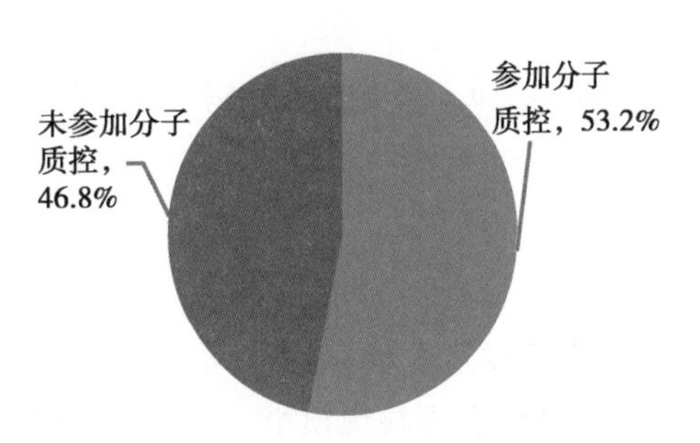

图 3-3-2-45　分子病理室间质评参加情况

10. **细胞病理诊断质控符合率**　各省三级公立医院细胞病理诊断质控符合率见图 3-3-2-46，三级公立医院细胞病理诊断质控符合率平均为 97. 0%。

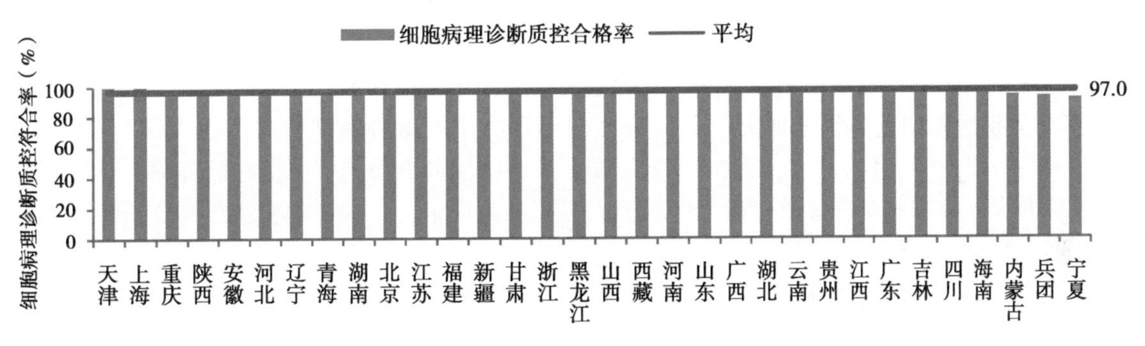

图 3-3-2-46　各省份三级公立医院细胞病理诊断质控符合率

11. **术中快速诊断与石蜡诊断符合率**　各省三级公立医院术中诊断与石蜡诊断符合率见图 3-3-2-47。三级公立医院术中快速诊断与石蜡诊断符合率平均为 98. 0%。

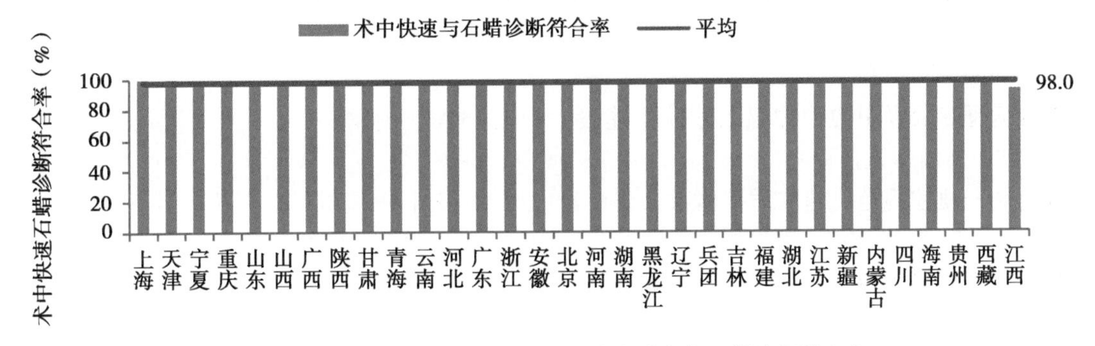

图 3-3-2-47　各省份三级公立医院术中诊断与石蜡诊断符合率

冰冻符合率的分母部分，可了解不同类别医院术中快速诊断的开展情况。统计显示术中冰冻诊断目前在国内开展比较普遍（图 3-3-2-48），各类医院冰冻切片例数见图 3-3-2-49。无论是开展率，还是冰冻诊断数量、术中冰冻量，从高到低排序依次都是委属委管医院、三级公立医院、民营医院、二级公立医院。

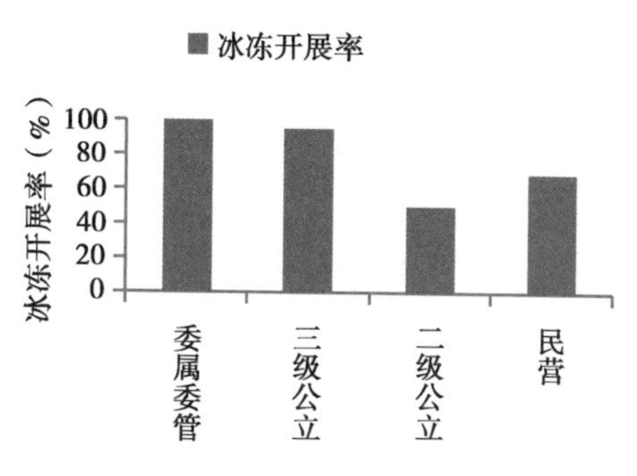

图 3-3-2-48　各类医院术中冰冻开展率

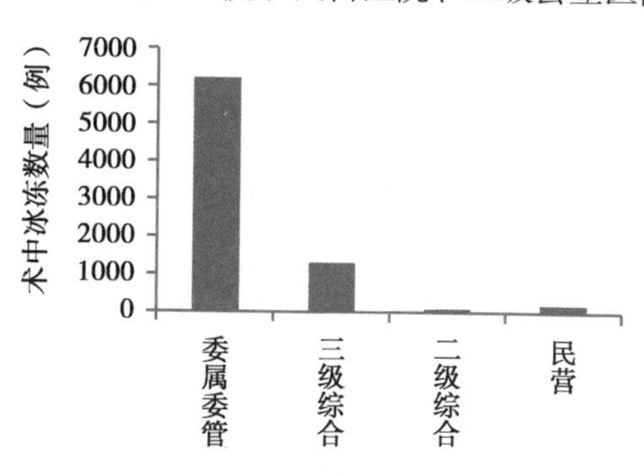

图 3-3-2-49　各类医院术中冰冻数量比较

二、问题分析及工作重点

（一）主要问题及分析

1. 相当比例的病理科规模小、水平低、质控缺乏　本次统计分析的 2725 家医院病理科中，约 1/4 的病理科仅有 1 名病理医师；约 1/2 的病理科病理医师数量为 2 名及以下，在二级医院及民营医院中，2 名及以下病理医师的病理科约占 70%左右。病理科规模小，病例病种少，人员培训不足，病理医师诊断水平不高，加上经济效益差，病理科处于低水平维持状态，质控管理基础薄弱。

2. 病理科从业人员极其短缺　与前 2 年相比，病理从业人员缺乏的现状仍未发生改变。目前我国病理医师和病理技术人员数量严重不足，人才断层、断代，出现明显的病理医师老龄化、职称结构倒金字塔等情况。每年新毕业的医学生极少愿意从事病理工作。即使在北京、上海这样的一线城市，每年均有大量的病理住院医师培训基地名额空缺，有的基地甚至多年来招收不到 1 名住院医师。

3. 不同类别医院的差异程度加大　不同地区与不同类别的医院病理科之间在人员配置、工作量、检测项目和服务能力等方面，存在很大的差异。委属委管医院各方面的质控指标显著优于其他医院；二级公立医院的大部分质量指标显著落后于三级公立医院。免疫组化、术中冰冻诊断及分子病理检测在二级医院开展的数量仍十分有限。

4. 缺乏全国统一的质控体系　良好的病理科质控是准确病理诊断的重要保证，质控水平会影响病理工作质量。虽然已经有一些三级医院建立了较完善的质量体系，但大多数二级医院缺乏规范化的质控管理体系、常效的运行机制和自我完善提高的能力。故本报告仅统计三级公立医院的过程性和结果性质量指标。

（二）下一步重点工作和建议

1. 建议二级医院可不再设置病理科　可与区域医疗中心或其他高层次医院病理科或病理诊断中心共享资源。提倡和鼓励医院、社会力量等建立区域病理诊断中心，集中当地的病材资源和病理人员资源，提供更好的病理服务。

2. 提升病理专业吸引力，加强人才队伍建设　重视病理科的发展，在人力资源配置、个人待遇、进修学习等方面向病理人员倾斜。

3. 制定统一质控规范，建立质控体系　将已经颁布的 13 个病理质量控制指标落实到质控体系中，建立定期的报表制度，推动使用信息技术手段进行质控管理和质控指标的自动收集。

4. 广泛开展室间质评活动　建立国家级、省级室间质控网络，逐步使省级室间质评全覆盖。建立病理科各项技术的负面清单制度，对于室间质评不合格的病理科限期整改。

5. 应用数字病理技术，开展远程病理会诊　促进一线城市和中心地区优质病理医疗资源下沉，增加基层患者对优质专家资源的可及性。应用网络信息技术开展远程读片会、远程教育和远程病理质控活动。

第四章

药事管理与临床药学质量管理与控制

第一节　全国合理用药监测与分析

一、全国合理用药监测网概况

全国合理用药监测网已覆盖了 30 个省份，共 1433 家医院，占全国公立医院总数的 17.76%。其中三级监测点医院 1046 家，占全国三级公立医院总数的 53.26%；二级监测点医院 387 家，占全国二级公立医院总数的 6.34%。包含中央、省、市、区县、行业、军队的综合与专科医院（图 3-4-1-1 至图 3-4-1-3）。

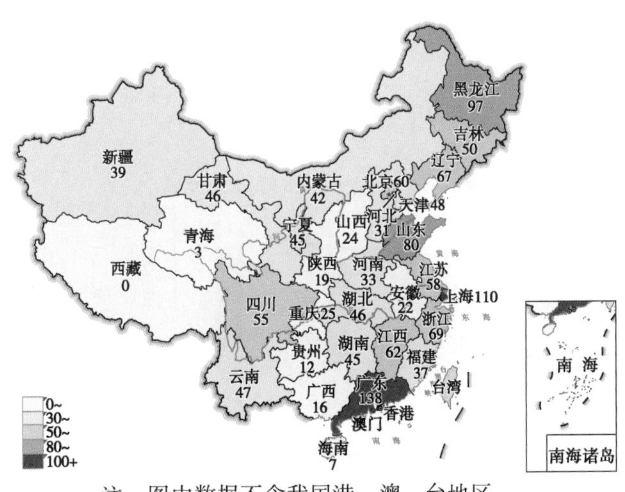

注：图中数据不含我国港、澳、台地区。

图 3-4-1-1　全国监测点医院覆盖与分布

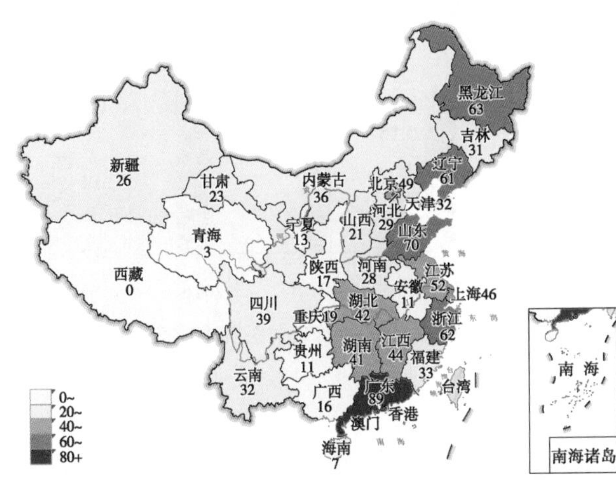

注：图中数据不含我国港、澳、台地区。

图 3-4-1-2　全国三级监测点医院覆盖与分布

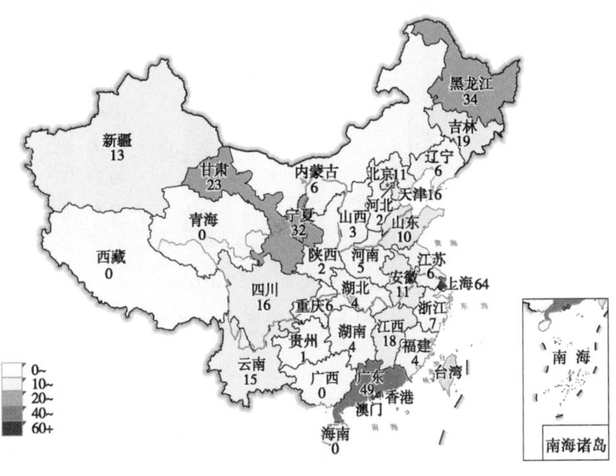

注：图中数据不含我国港、澳、台地区。

图 3-4-1-3　全国二级监测点医院覆盖与分布

二、2014—2016 年相同样本医院临床用药规模与趋势

对 2014—2016 年 1237 家相同样本医院的数据进行分析。

（一）临床用药规模

2014—2016 年 1237 家相同样本医院临床用药金额逐年递增，年均复合增长率为 7.23%。中成药、西药年均复合增长率分别为 3.74%、7.94%（图 3-4-1-4）。

（二）全国三级、二级医院临床用药情况

1. 三级、二级医院中成药、西药临床用药趋势 2014—2016 年全国三级、二级医院中西药临床用药金额均逐年递增，品种数有增有减。三级医院中成药、西药用药金额年均复合增长率分别为 3.18%、7.81%；二级医院中西药分别为 8.89%、9.86%（图 3-4-1-4）。

2. 三级、二级医院中成药、西药份额 三级医院西药用药金额占三级医院用药总金额的 83.37%~84.56%，中成药占 15.44%~16.63%；西药用药金额是中成药的 5.01~5.47 倍。二级医院西药用药金额占二级医院用药总金额的 76.26%~76.79%，中成药占 23.21%~23.74%；西药金额是中成药的 3.21~3.31 倍（图 3-4-1-4）。

3. 三级、二级医院平均每家医院用药金额 三级医院平均每家西药用药金额为 2.67 亿~3.10 亿元，二级医院为 0.53 亿~0.64 亿元。三级医院平均每家中成药用药金额 0.53 亿~0.57 亿元，二级医院 0.16 亿~0.19 亿元（图 3-4-1-5 至图 3-4-1-8）。

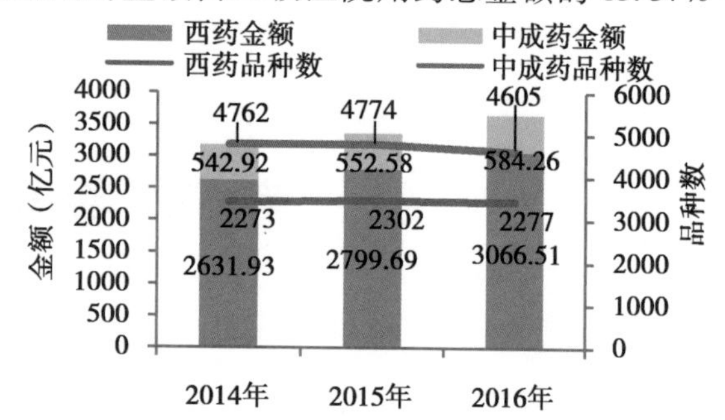

图 3-4-1-4 三年全国相同样本医院中成药、西药用药规模

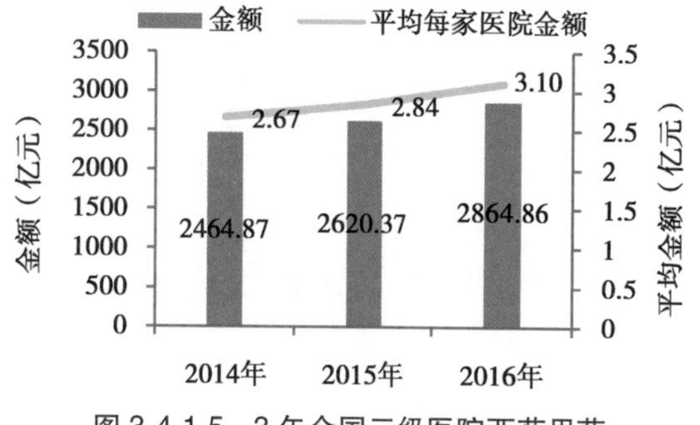

图 3-4-1-5 3 年全国三级医院西药用药

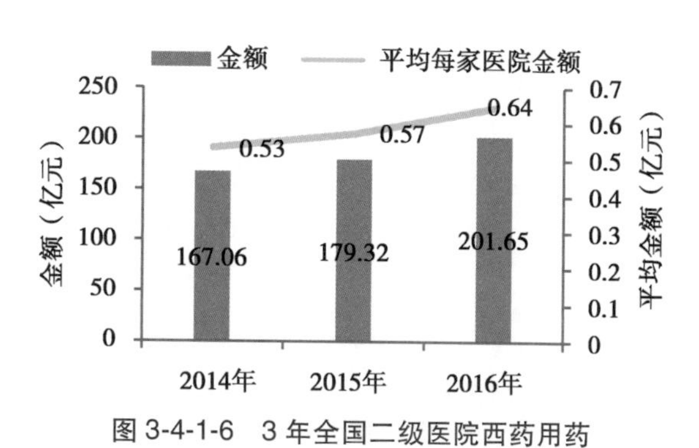

图 3-4-1-6 3 年全国二级医院西药用药

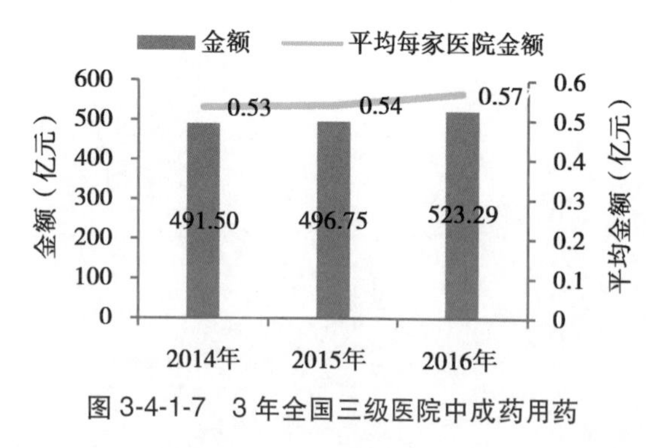

图 3-4-1-7 3 年全国三级医院中成药用药

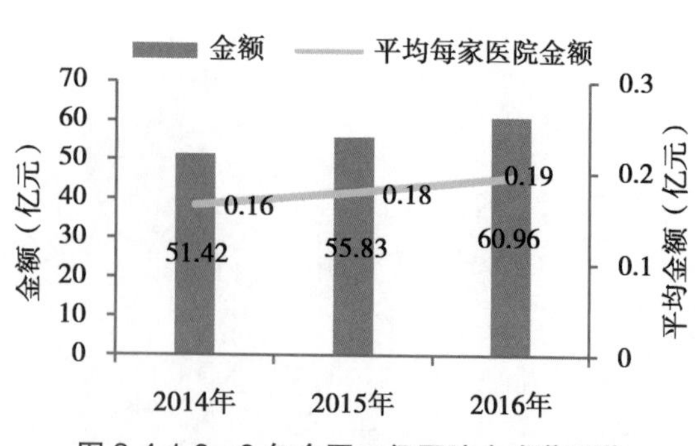

图 3-4-1-8 3 年全国二级医院中成药用药

（三）全国各省份临床用药规模

1. 各省份平均每家医院中西药金额 2016 年西药平均每家医院临床用药金额最高的为北京、湖北、江苏，分别为 44 486.36 万元、41 760.17 万元、39 385.05 万元；最低的甘肃为 8886.99 万元。中成药平均每家医院临床用药金额最高的为北京、重庆，分别为 9742.82 万元、9376.68 万元；最低的甘肃为

1854.90 万元（图 3-4-1-9）。

2. 各省份平均每家三级医院中成药、西药金额 2016 年 30 个省份三级医院，中成药、西药临床用药金额逐年增长。全国西药平均每家医院用药金额为 30 429.45 万元。北京最高 50 619.28 万元；甘肃最低 11 334.64 万元（图 3-4-1-10）。

全国中成药平均每家医院用药金额为 5675.05 万元；重庆最高 12 134.62 万元；其次北京 10 803.34 万元；内蒙古、甘肃最低，分别为 2841.40 万元、2284.71 万元（图 3-4-1-11）。

3. 各省份平均每家二级医院中成药、西药金额 2016 年 30 个省份二级医院，中成药、西药临床用药金额逐年增长。全国西药平均每家医院用药金额 5381.80 万元；北京最高 18 282.05 万元；其次是河北 17 258.97 万元；甘肃最低 1893.73 万元；广西、海南、青海无二级监测点医院（图 3-4-1-12）。

全国中成药平均每家医院用药金额 1586.92 万元；北京最高 5211.52 万元；其次是河北 4966.41 万元；山西、黑龙江、甘肃最低，分别为 644.72 万元、630.93 万元、626.85 万元；广西、海南、青海无二级监测点医院（图 3-4-1-13）。

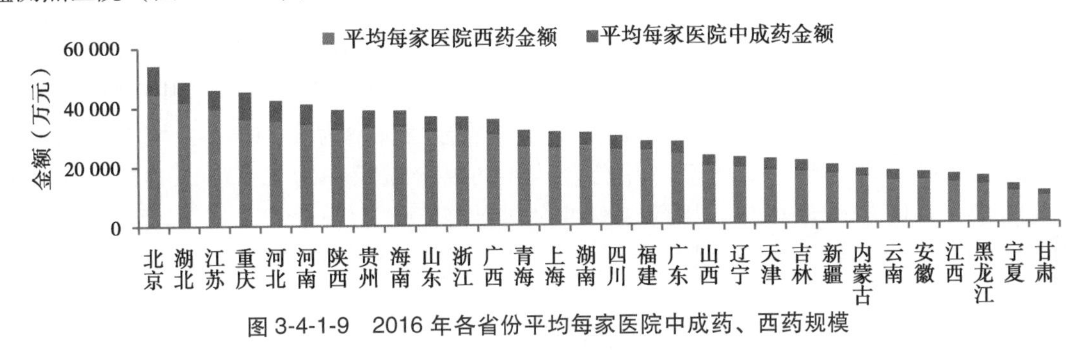

图 3-4-1-9 2016 年各省份平均每家医院中成药、西药规模

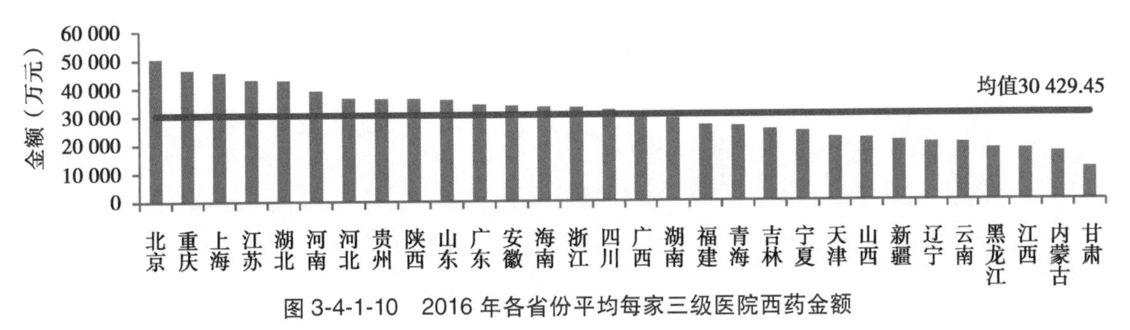

图 3-4-1-10 2016 年各省份平均每家三级医院西药金额

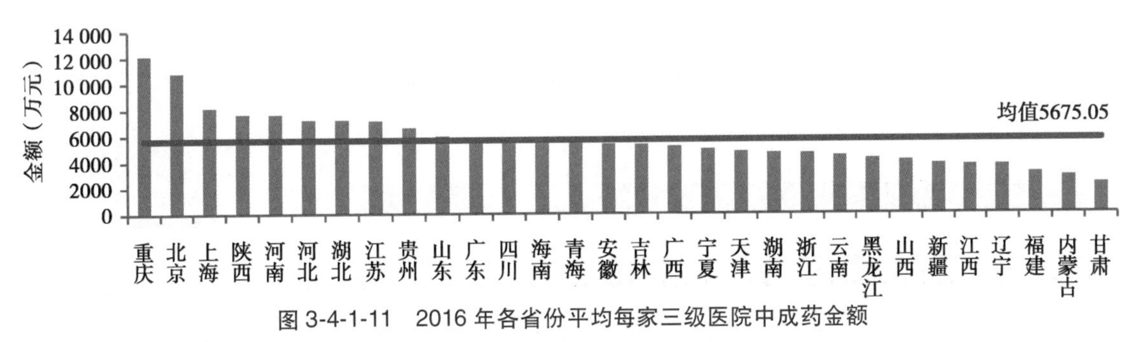

图 3-4-1-11 2016 年各省份平均每家三级医院中成药金额

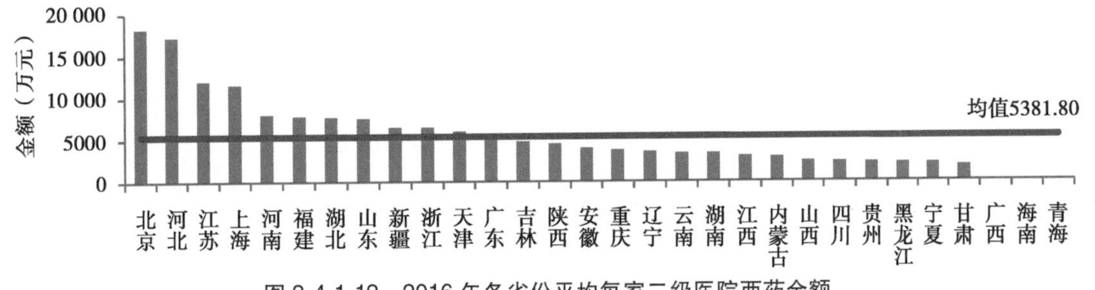

图 3-4-1-12 2016 年各省份平均每家二级医院西药金额

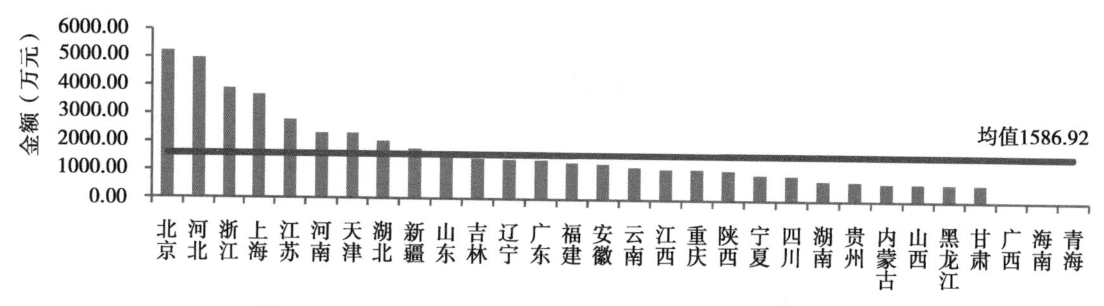

图 3-4-1-13　2016 年各省份平均每家二级医院中成药金额

三、全国各疾病系统临床用药概况

（一）各疾病系统临床用药规模

2014—2016 年根据 WHO-ATC 药物分类，14 大类疾病系统用药金额排序：全身用抗感染药物排序第 1 位，份额为 16.95%~17.55%，用药金额年均复合增长率为 6.06%；消化系统及影响代谢药物排序第 2 位，份额为 15.21%~15.41%，用药金额年均复合增长率为 7.22%；抗肿瘤药及免疫调节剂排序第 3 位，份额为 14.57%~14.78%，用药金额年均复合增长率为 8.71%；血液和造血器官药物排序第 4 位，份额为 13.28%~13.32%，用药金额年均复合增长率为 8.03%；神经系统药物排序第 5 位，份额为 12.07%~12.60%，用药金额年均复合增长率为 10.29%；心血管系统药物排序第 6 位，份额为 11.22%~11.66%，用药金额年均复合增长率为 5.87%；六大疾病系统份额占 84.08%~84.57%。

其余 8 个疾病系统用药金额仅占 15.43%~15.92%，不做详细分析（图 3-4-1-14、图 3-4-1-15）。

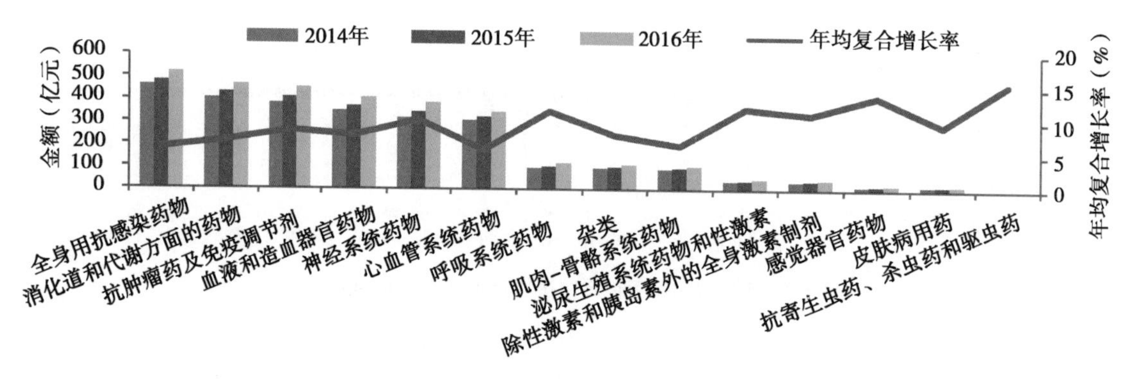

图 3-4-1-14　3 年全国西药各大类用药情况

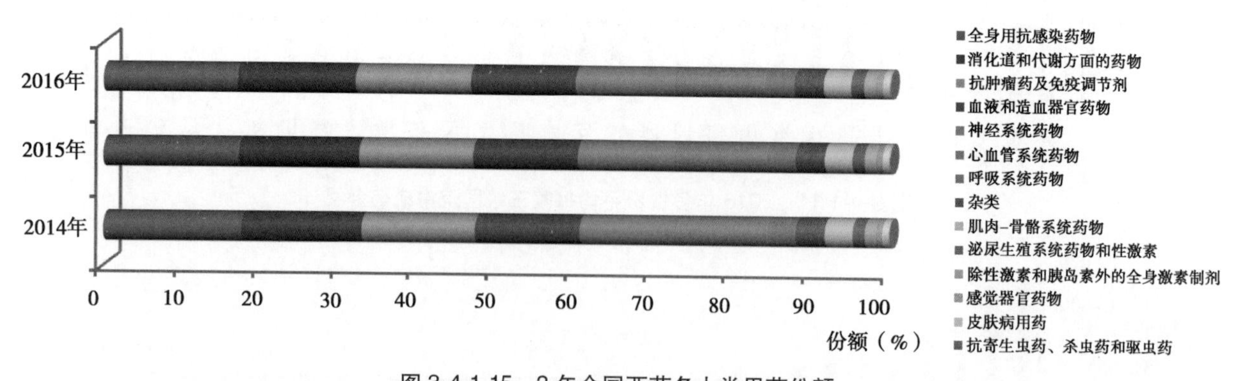

图 3-4-1-15　3 年全国西药各大类用药份额

（二）六大疾病系统三级、二级医院用药情况

2014—2016 年六大疾病系统用药在三级、二级医院仍占主导地位。三级医院用药份额为 84.03%~84.52%，二级医院为 84.85%~85.36%。

三级医院，全身用抗感染药物用药金额排序第 1 位，抗肿瘤药及免疫调节剂、消化道和代谢方面的药物始终排序第 2、第 3 位。二级医院全身用抗感染药物用药金额排序第 1 位，消化道和代谢方面的药物排序第 2 位，抗肿瘤药及免疫调节剂排序第 6 位（图 3-4-1-16、图 3-4-1-17）。

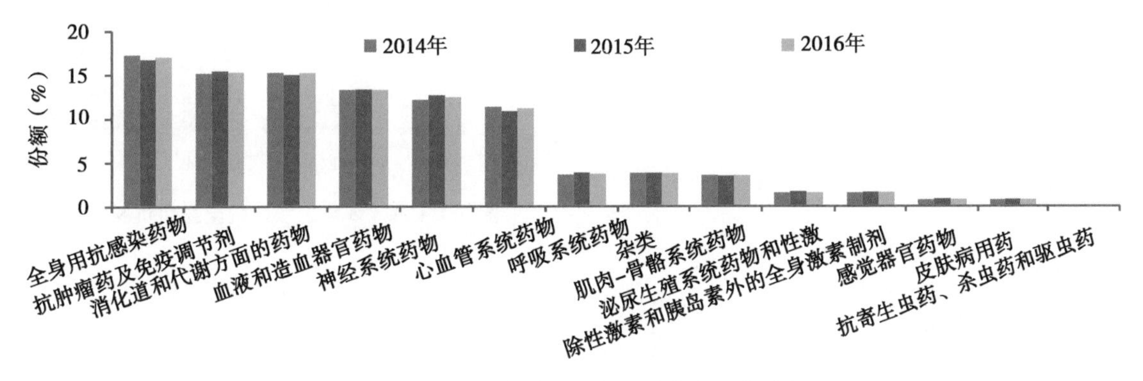

图 3-4-1-16　3 年全国三级医院各类用药份额

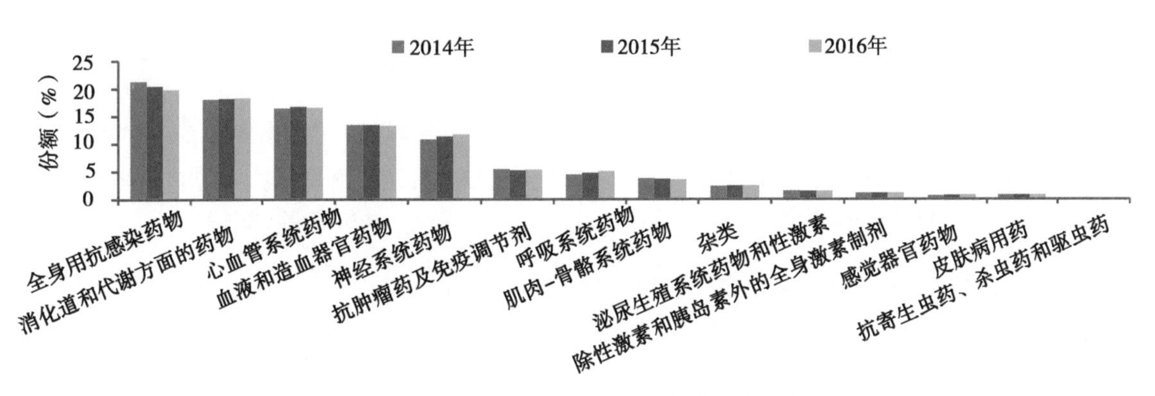

图 3-4-1-17　3 年全国二级医院各类用药份额

四、抗菌药物临床用药监测与分析

对 2014—2016 年、2010—2016 年两个时间段，连续相同的样本医院数据进行汇总与分析。

（一）全身用抗感染药临床用药监测与分析

1. 全身用抗感染药各年度用药　2014—2016 年全身用抗感染药临床用药金额逐年递增，用药份额逐年递减，分别为 17.55%、17.23%、16.95%，3 年下降了 0.60 个百分点，用药金额年均复合增长率为 6.06%。临床用药金额与品种数总量控制较好，份额呈现平稳下降趋势（图 3-4-1-18、图 3-4-1-19）。

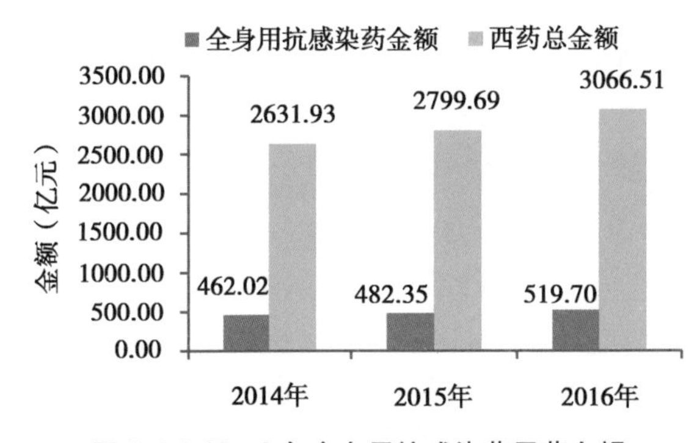

图 3-4-1-18　3 年全身用抗感染药用药金额

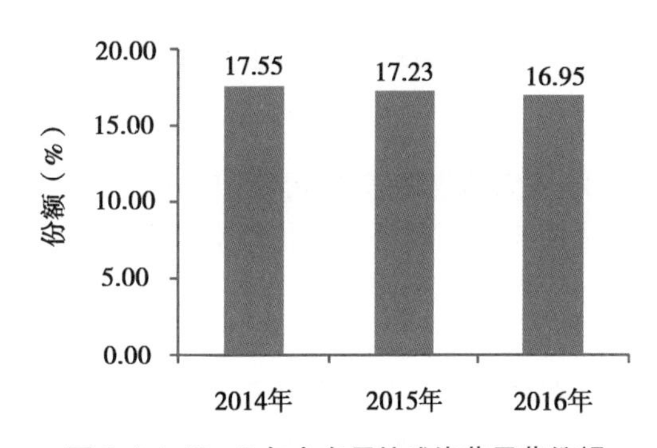

图 3-4-1-19　3 年全身用抗感染药用药份额

2. 三级、二级医院全身用抗感染药各年度用药 2014—2016年三级、二级医院，全身用抗感染药临床用药金额逐年递增，用药份额逐年下降。三级医院从17.30%下降到16.75%，下降0.55个百分点，用药金额年均复合增长率为6.06%。二级医院从21.25%下降到19.81%，下降1.44个百分点，用药金额年均复合增长率为8.68%。用药品种变化不大（图3-4-1-20至图3-4-1-22）。

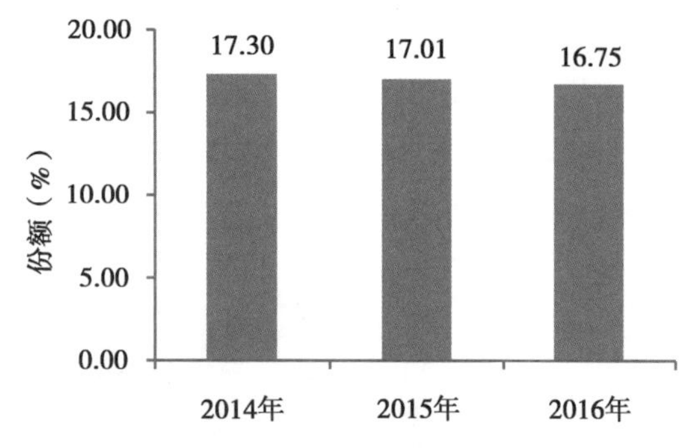

图3-4-1-20 3年三级医院全身用抗感染药份额

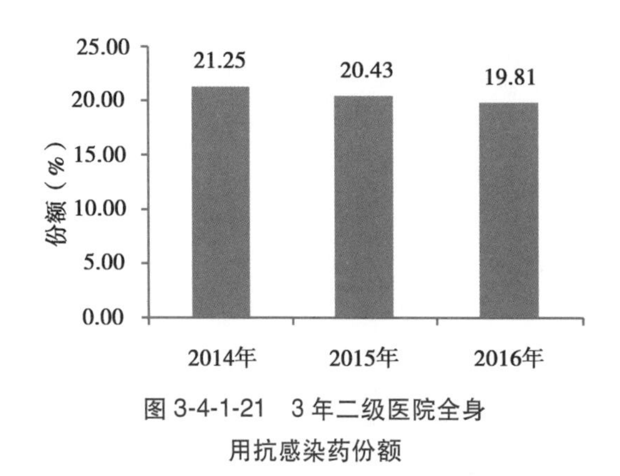

图3-4-1-21 3年二级医院全身用抗感染药份额

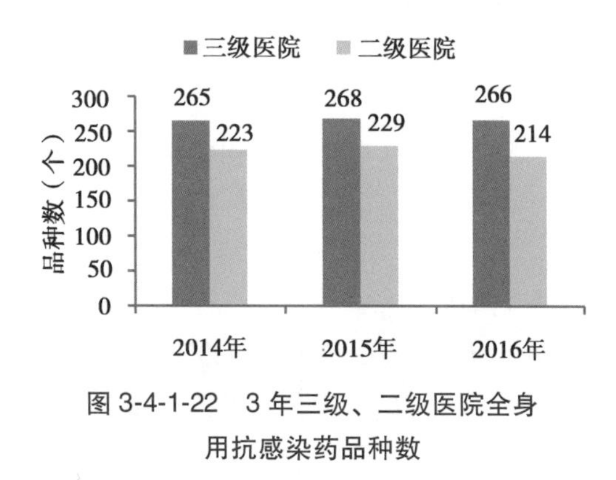

图3-4-1-22 3年三级、二级医院全身用抗感染药品种数

3. 全身用抗感染药各亚类临床用药 2014—2016年全身用抗感染药分为6个亚类，其中抗菌药物临床用药份额总体下降，用药金额年均复合增长率为4.85%，临床使用的品种数量较为稳定；抗真菌药、免疫血清及免疫球蛋白、抗分枝杆菌药用药金额年均复合增长率较高；抗病毒药用药金额增长平稳；疫苗类药物的金额、份额均呈下降趋势（图3-4-1-23、图3-4-1-24）。

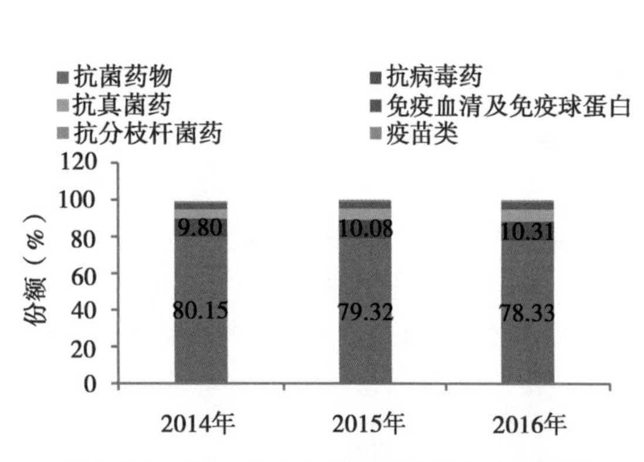

图3-4-1-23 3年全身用抗感染药各亚类用药

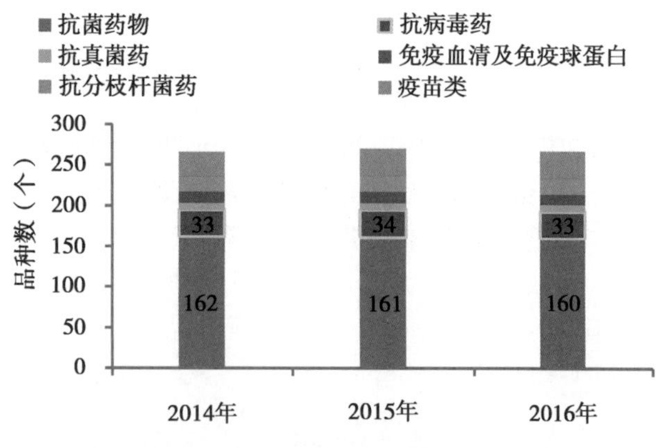

图3-4-1-24 3年全身用抗感染药各亚类用药品种

（二）抗菌药物临床用药监测与分析

1. 抗菌药物临床用药整体趋势变化 2010—2016年相同样本医院数据显示，抗菌药物用药份额逐年下降，由24.50%下降至13.83%，共下降了10.67个百分点。2011—2012年下降幅度较大，贡献率最高，用药金额年均复合增长率为0.98%。品种总量控制较好（图3-4-1-25、图3-4-1-26）。

2. 抗菌药物临床用药集中度高的类别 2014—2016年头孢菌素及其他β-内酰胺类药物（包括头孢菌素、碳青霉烯类和单酰胺类药物）用药金额排序第1位，用药金额年均复合增长率为5.15%；青霉素类药物排序第2位，年均复合增长率为-1.39%；喹诺酮类抗菌药排序第3位，年均复合增长率为10.02%；抗真菌药物排序第4位，年均复合增长率为11.75%。以上4个类别的用药份额占抗菌药物近 90%（图 3-4-1-27）。

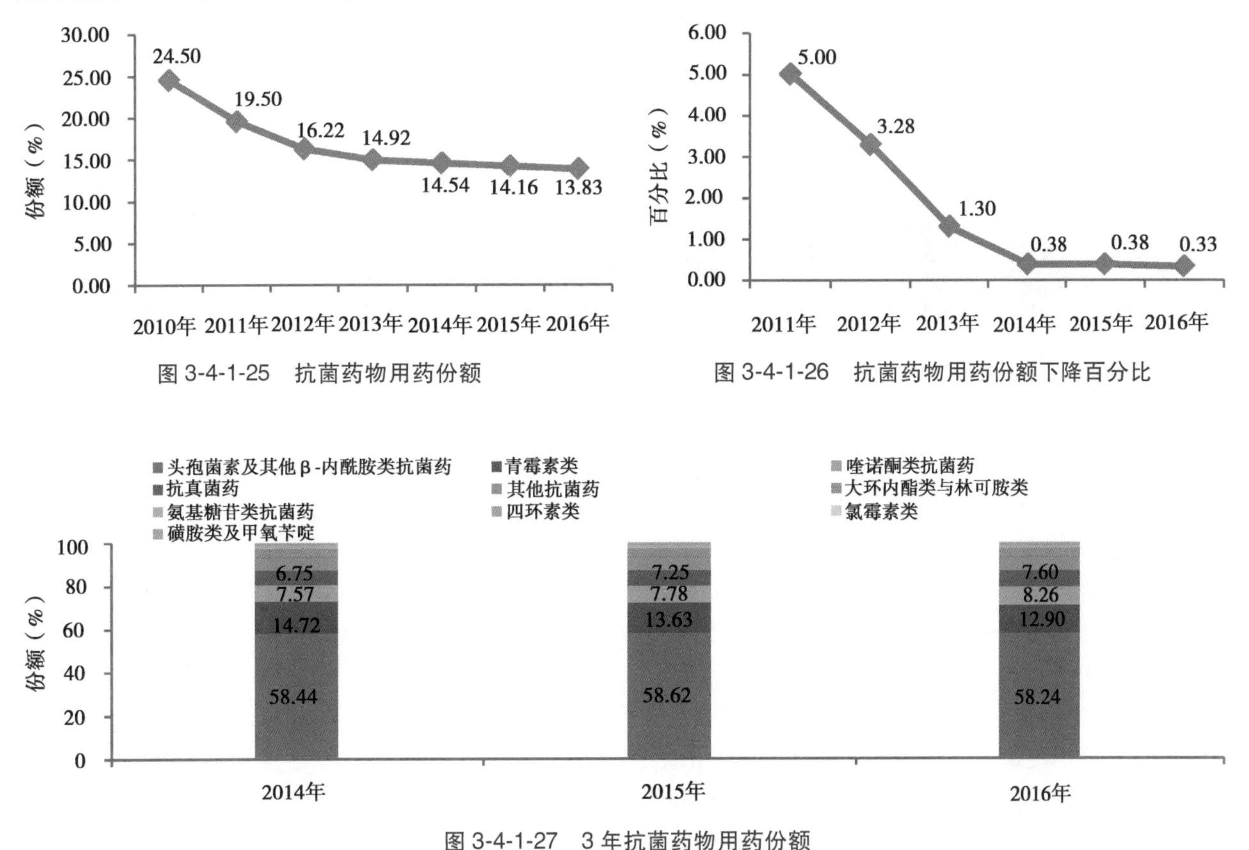

图 3-4-1-25　抗菌药物用药份额

图 3-4-1-26　抗菌药物用药份额下降百分比

图 3-4-1-27　3 年抗菌药物用药份额

3. 抗菌药物临床用药金额排序前 20 位的重点药品　2014—2016 年抗菌药物临床用药金额排序前 20 位的药品，3 年分别占抗菌药物总金额的 59. 69%、59. 50%、60. 41%，作为重点药品进行分析：

（1）头孢菌素及其他 β-内酰胺类药物（包括头孢菌素、碳青霉烯类和单酰胺类药物）临床用药金额排序第 1 位。第一代头孢菌素类有头孢硫脒、头孢唑林。第二代头孢菌素类有头孢呋辛、头孢替安、头孢西丁、头孢美唑、头孢孟多。第三代头孢菌素类有头孢哌酮/舒巴坦、头孢他啶、头孢哌酮/他唑巴坦、头孢唑肟、拉氧头孢、头孢地尼。碳青霉烯类有美罗培南、亚胺培南/西司他丁。

（2）青霉素类复方制剂，临床用药金额排序第 2 位，有哌拉西林/他唑巴坦、哌拉西林/舒巴坦、美洛西林/舒巴坦。

（3）氟喹诺酮类药物，临床用药金额排序第 3 位，有左氧氟沙星、莫西沙星。其中左氧氟沙星 3 年用药金额分别排序第 3、第 3、第 6 位；莫西沙星由第 10 位上升至第 4 位。多年来，该类药物临床使用频度一直较高。

美国 FDA 多次发布警告，该类药物有严重不良反应/事件，如肌腱炎、肌腱断裂、中枢神经系统相关反应、重症肌无力恶化等。特别于 2016 年 7 月 26 日又一次升级警告：修改静脉和口服应用的氟喹诺酮类药品说明书，将氟喹诺酮类药品标签中的黑框警告，更新为【氟喹诺酮类药物可能致残及并发多种永久性严重不良反应】。2017 年 6 月 21 日，国家食品药品监督管理总局（CFDA）发出《关于修订全身用氟喹诺酮类药品说明书的公告》，内容和美国 FDA 发布的警告内容一致。

（4）抗真菌药物，临床用药金额排序第 4 位，伏立康唑用药金额大幅上升，说明临床上侵袭性真菌感染病例增多。侵袭性真菌感染与广谱抗菌药物、类固醇激素与免疫抑制剂的广泛应用、侵袭性操作等治疗手段的广泛应用等多种因素有关。因此如何预防、降低侵袭性真菌感染病例的发生是很重要的问题。

国内外医药学和抗感染专家共识认为，第三代、第四代头孢菌素、碳青霉烯类抗菌药物的无节制使用，是诱导细菌产生超广谱 β-内酰胺酶（ESBL）、金属 β-内酰胺酶的主要因素，可以诱发耐多药菌株的生成。过度使用抗菌药物，虽杀灭了敏感菌株，而耐药菌繁殖生长，使得广泛的耐药菌株在自然环境中传播（图 3-4-1-28）。

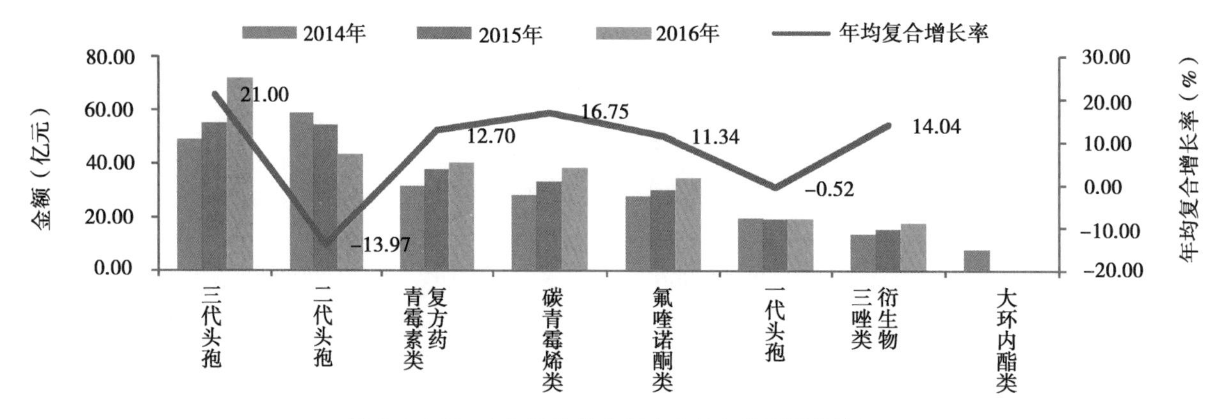

图 3-4-1-28　3 年抗菌药物重点药品各类别用药情况

4. 抗菌药物重点药品临床使用频度分析

（1）重点药品各类别药物使用频度排序：2014—2016 年药物使用频度（DDDs）汇总数据显示，排序前三位的分别为氟喹诺酮类、第二代头孢菌素、第三代头孢菌素；碳青霉烯类及三唑类衍生物最低（图 3-4-1-29）。

（2）重点药品各类别药物使用频度年均复合增长率：2014—2016 年 DDDs 汇总数据显示，年均复合增长率碳青霉烯类最高，为 22.25%；三唑类衍生物排序第 2 位；第三代头孢菌素排序第 3 位；第一、第二代头孢菌素最低，呈负增长状态（图 3-4-1-29）。

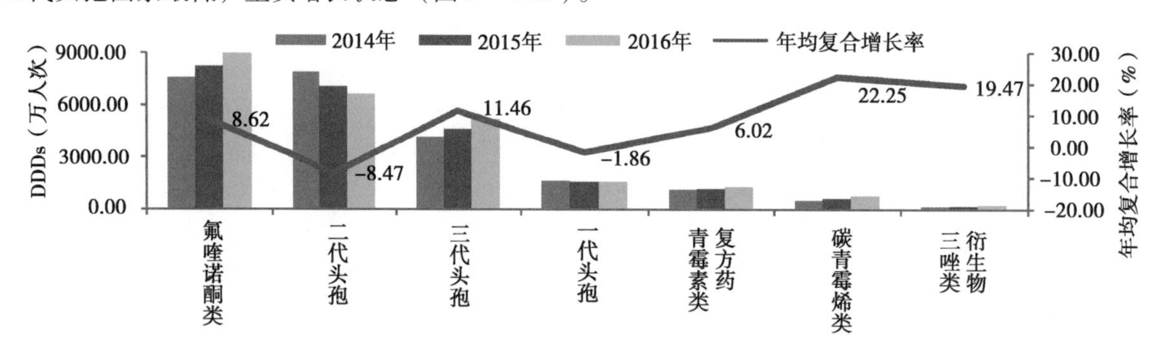

图 3-4-1-29　3 年抗菌药物重点药品类别药物使用频度

（3）重点药品使用频度年均复合增长率：DDDs 年均复合增长率拉氧头孢最高，达 34.54%，美罗培南为 24.90%。头孢呋辛降幅最大，年均复合增长率为-10.94%；头孢西丁、头孢替安、头孢硫脒也处于负增长状态（图 3-4-1-30）。

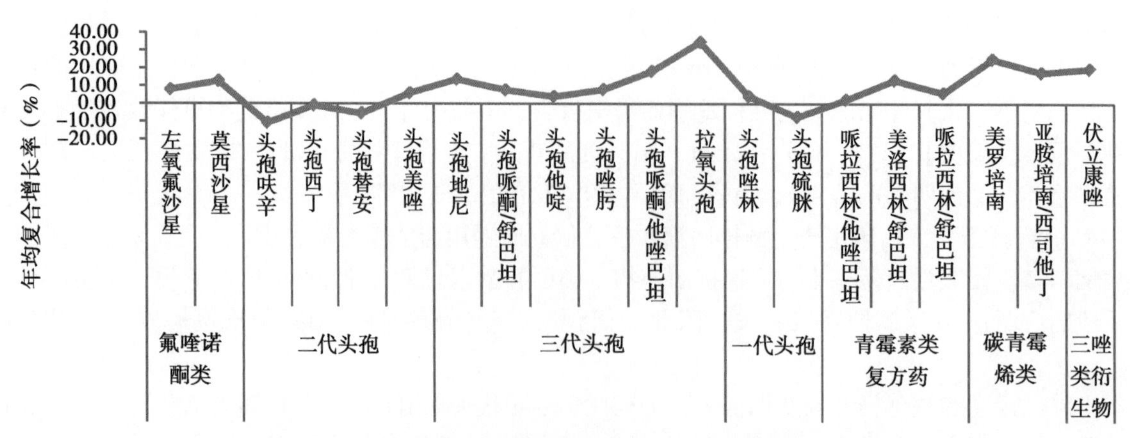

图 3-4-1-30　2016 年抗菌药物重点药品使用频度年均复合增长率

（4）重点药品口服与注射剂药物使用频度分析：2016 年抗菌药物金额排序前 20 位的重点药品中，给药途径既有口服又有注射剂的药品有 4 个品种。DDDs 最高为左氧氟沙星，头孢呋辛为第 2 位，莫西沙星为第 3 位，伏立康唑为第 4 位。

2016 年注射剂有 19 个品种，DDDs 最高的是左氧氟沙星，3 年始终排序第 1 位，头孢呋辛为第 2 位，头孢哌酮/舒巴坦为第 3 位，头孢唑林为第 4 位，头孢他啶为第 5 位，头孢硫脒为第 6 位，DDDs 共计 7233.00 万人次；其他 13 个药品共计 5834.80 万人次。

2016 年口服制剂 DDDs 最高的是左氧氟沙星，头孢呋辛为第 2 位，头孢地尼为第 3 位，莫西沙星为第 4 位，伏立康唑为第 5 位（图 3-4-1-31 至图 3-4-1-33）。

（5）注射与口服生物利用度相似的重点药品用药频度与性价比：左氧氟沙星、莫西沙星口服与注射剂在同等剂量下，生物利用度近似，注射剂单价是口服制剂的 10 倍左右，适合口服治疗的患者，多数情况下，口服制剂治疗可替代注射剂治疗，而有的省份注射剂使用频度较高。

2014—2016 年左氧氟沙星注射剂使用人次占该药品使用人次，3 年分别为 39.80%、36.90%、33.83%；莫西沙星分别为 25.66%、30.49%、37.12%（图 3-4-1-31 至图 3-4-1-33）。

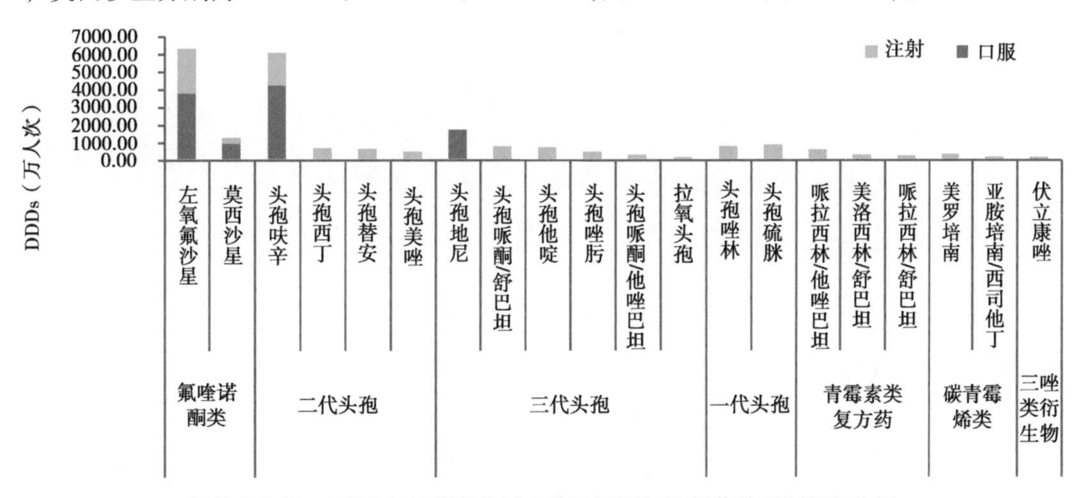

图 3-4-1-31　2014 年抗菌药物重点药品口服与注射药物使用频度分析

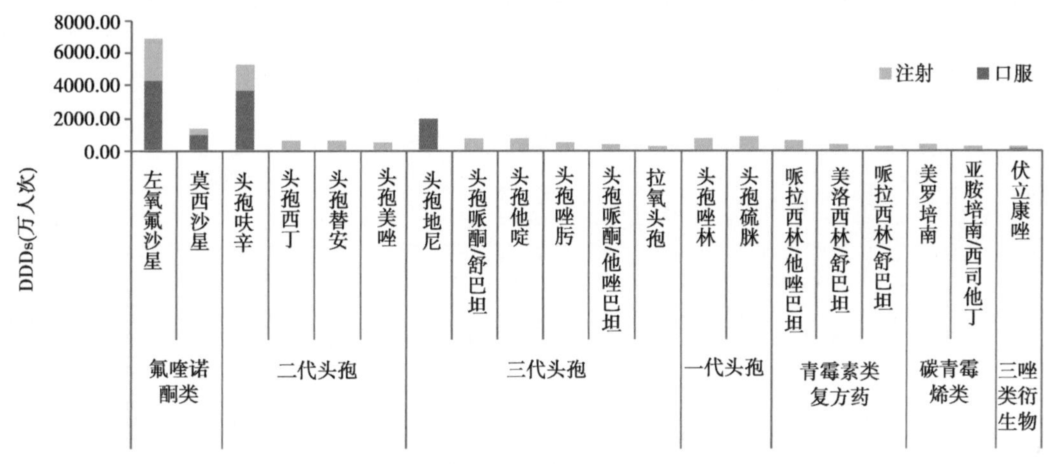

图 3-4-1-32　2015 年抗菌药物重点药品口服与注射药物使用频度分析

（三）全国各省份抗菌药物临床应用分析

1. 各省份抗菌药物占本省份西药总金额份额　2014—2016 年汇总数据显示，用药份额呈逐年下降趋势的 16 个省份：广东、上海、江苏、浙江、湖北、黑龙江、河北、四川、江西、天津、广西、陕西、宁夏、海南、安徽、云南；逐年上升的 2 个省份：重庆、青海；2015 年下降，2016 年有所回升的 10 个省份：北京、湖南、河南、辽宁、福建、吉林、内蒙古、新疆、贵州、甘肃；2015 年上升，2016 年下降的 2 个省份：山东、山西（图 3-4-1-34）。

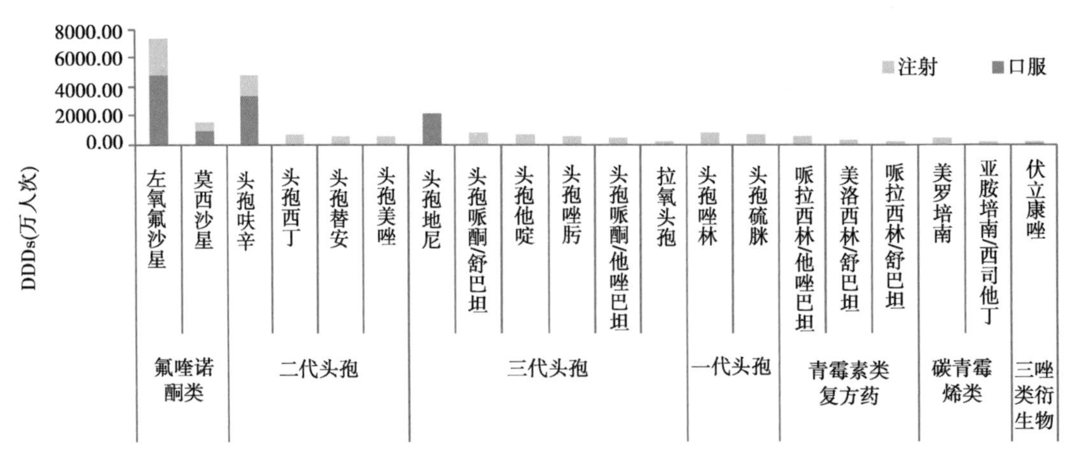

图 3-4-1-33　2016 年抗菌药物重点药品口服与注射药物使用频度分析

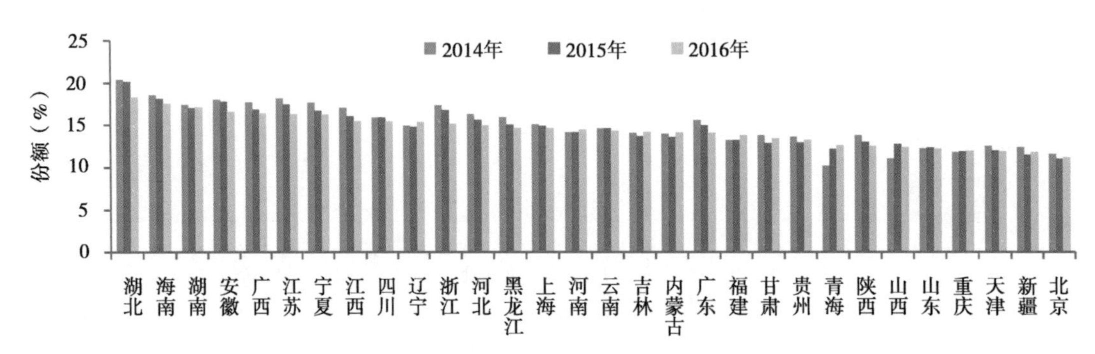

图 3-4-1-34　近 3 年各省份抗菌药物用药情况

2. 全国各省份抗菌药物下降比例情况　2014—2016 年全国有 2 个省份抗菌药物用药份额整体有所下降，8 个省份整体上升，平均下降 0.55 个百分点。

22 个抗菌药物份额整体有所下降的省份中，浙江、湖北分别下降 2.14 个百分点、2.07 个百分点；江苏、江西、广东、安徽、宁夏、河北、广西、黑龙江、陕西、海南 10 个省份下降 1.0~1.8 个百分点；上海、北京、湖南、四川、天津、云南、新疆、贵州、甘肃 9 个省份下降 0.30~0.67 个百分点；山东下降 0.03 个百分点。

8 个抗菌药物份额整体有所上升的省份中，青海、山西分别上升 2.41 个百分点、1.28 个百分点；河南、辽宁、福建、吉林、重庆、内蒙古 6 个省份上升 0.11~0.52 个百分点（图 3-4-1-35）。

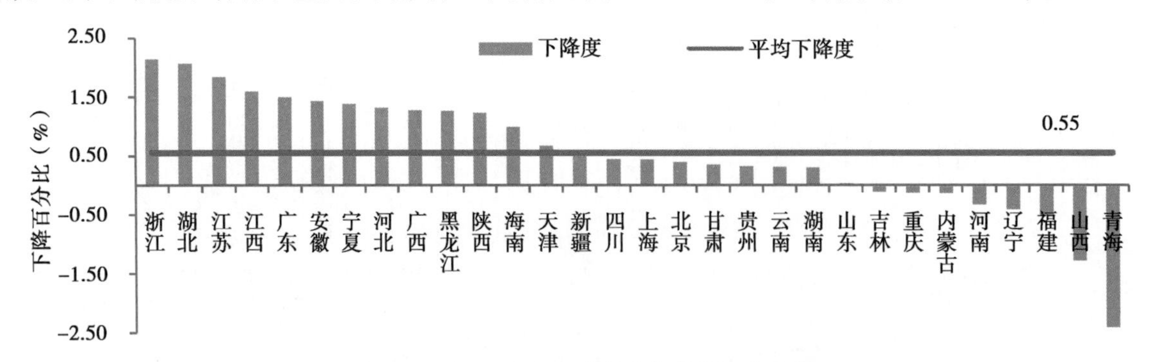

图 3-4-1-35　近 3 年各省份抗菌药物用药趋势

五、抗肿瘤药及免疫调节剂用药监测与分析

（一）抗肿瘤药及免疫调节剂监测与分析

1. 抗肿瘤药及免疫调节剂各年度用药对比　2014—2016 年抗肿瘤药及免疫调节剂用药金额与份额均逐年递增，份额增长了 0.21 个百分点，用药金额年均复合增长率为 8.71%。用药品种数变化不大（图 3-4-1-36）。

2. **三级、二级医院抗肿瘤药及免疫调节剂用药** 三级、二级医院，用药金额均逐年递增，年均复合增长率分别为 8.71%、8.68%。三级医院用药金额是二级医院的 41.11~43.00 倍，用药份额是二级医院的 2.79~2.94 倍（图 3-4-1-37）。

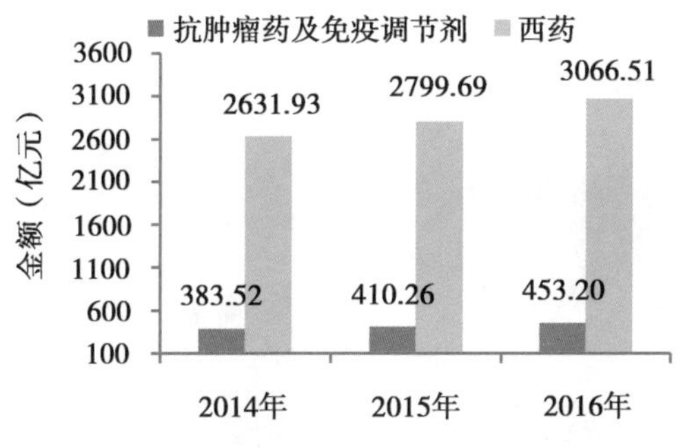

图 3-4-1-36 近 3 年抗肿瘤药及免疫调节剂金额情况

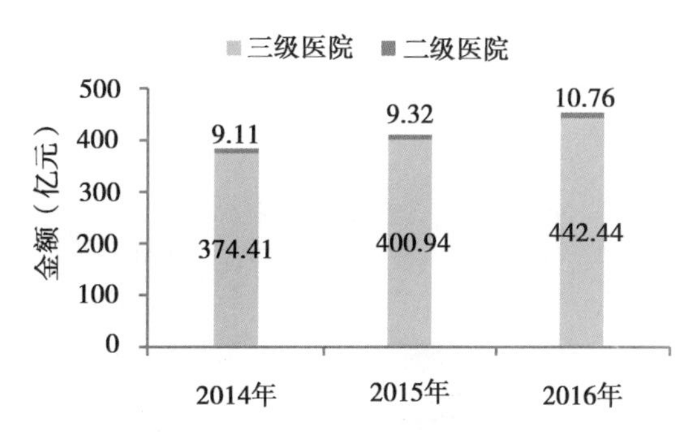

图 3-4-1-37 近 3 年二级、三级医院抗肿瘤药及免疫调节剂金额情况

3. **抗肿瘤药及免疫调节剂亚类药物使用情况** 按 WHO-ATC 药物分类，抗肿瘤药及免疫调节剂为 4 个亚类。2016 年抗肿瘤药、免疫增强剂排序前 2 位的分别为 242.31 亿元、130.13 亿元；用药金额占本系统的份额分别为 53.47%、28.71%；用药金额年均复合增长率分别为 10.87%、2.36%。其他 2 个亚类仅占 17.82%（图 3-4-1-38）。

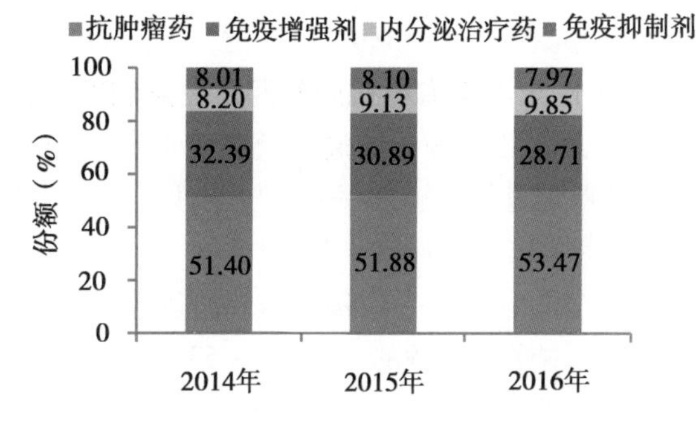

图 3-4-1-38 近 3 年抗肿瘤药及免疫调节剂各亚类药物使用情况

（二）抗肿瘤重点药品使用分析

1. **细胞毒类抗肿瘤药物使用相对稳定** 细胞毒类抗肿瘤药物治疗恶性肿瘤方案成熟，药物疗效确切，在临床上的用量一直较高。其中紫杉醇 3 年分别排序第 2、第 1、第 1 位；多西他赛排序第 3、第 3、第 2 位；替吉奥排序第 7、第 6、第 6 位；吉西他滨排序第 10、第 11、第 12 位；培美曲塞、卡培他滨、奥沙利铂 3 年始终排序第 4、第 8、第 9 位；替莫唑胺 2014 年未进入前 20 位，2015 年、2016 年均排序第 18 位；8 个药品用药金额共占本系统总金额的份额分别为 27.53%、27.09%、27.32%（图 3-4-1-39）。

2. **靶向抗肿瘤药物增长明显** 2014—2016 年靶向抗肿瘤药物中单克隆抗体类的曲妥珠单抗、利妥昔单抗及酪氨酸激酶抑制剂的伊马替尼用药金额较高，且逐年递增，占本系统总金额的 6%左右，年均复合增长率分别为 17.60%、17.40%、11.24%（图 3-4-1-40）。

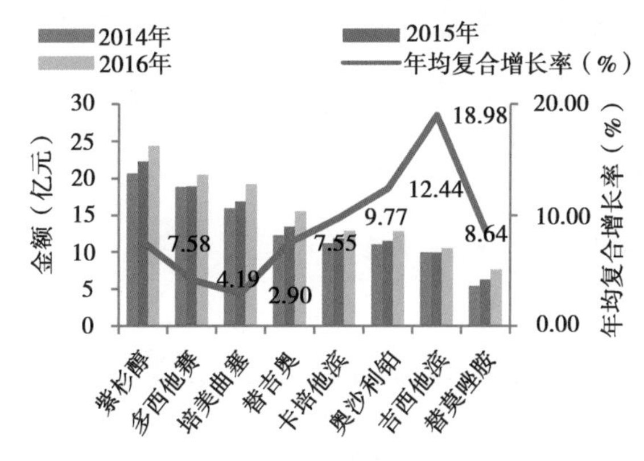

图 3-4-1-39 近 3 年细胞毒类重点药品用药情况

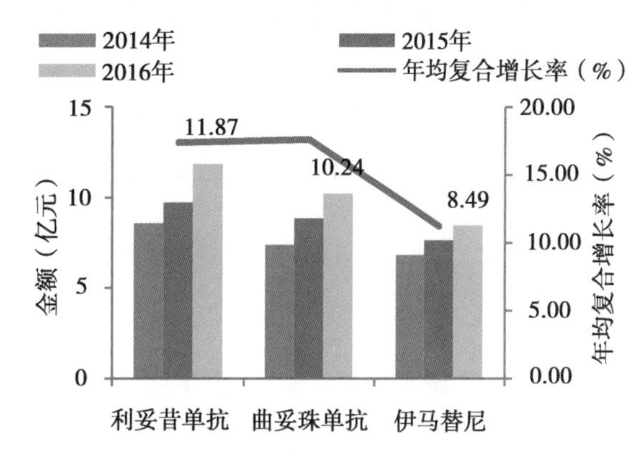

图 3-4-1-40 近 3 年靶向抗肿瘤重点药品用药情况

（三）免疫增强剂使用分析

免疫增强剂是指单独或同时与抗原使用时能增强机体免疫应答的物质，涉及免疫学和药学的内容。

抗肿瘤使用免疫增强剂主要是通过增强机体免疫功能发挥抗肿瘤辅助治疗作用。

免疫增强剂用药金额总体偏高，3年分别占本系统总金额的32.39%、30.89%、28.71%。其中胸腺五肽、胸腺肽α1、重组人粒细胞刺激因子在本系统用药金额一直排序前10位；脾多肽排序15~19位，年均复合增长率最高为21.95%；胸腺五肽呈负增长趋势（图3-4-1-41）。

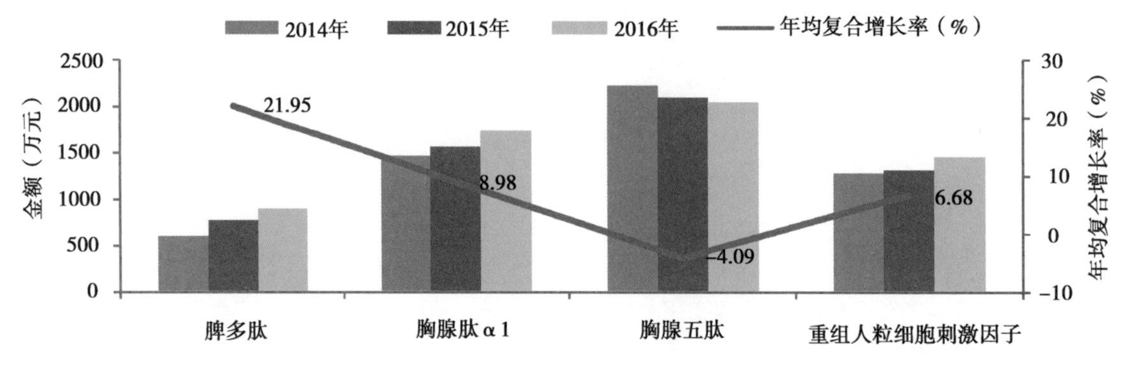

图3-4-1-41 近3年免疫增强剂重点药品用药情况

免疫增强剂制剂成分复杂，药品疗效尚需观察，应当加强对该类药物进行卫生经济学的评估。

（四）全国各省份抗肿瘤药及免疫调节剂使用分析

1. 全国各省份抗肿瘤药及免疫调节剂用药份额 2014—2016年汇总数据显示，各省份抗肿瘤药及免疫调节剂用药份额排序前5位的涉及7个省份：陕西、北京、河南、山东、重庆、广东、福建；最低的为云南、宁夏（图3-4-1-42）。

2. 全国各省份平均每家医院抗肿瘤用药金额 2016年全国30个省份抗肿瘤药物用药金额242.31亿元，占本系统金额的51.40%~53.47%，平均每家医院用药金额1914.14万元。北京平均每家医院用药金额最高4626.19万元，陕西、河南、江苏、山东高于3000万元；9个省份在2000万~3000万元；11个省份在1000万~2000万元；5个省份低于1000万元（图3-4-1-43）。

3. 全国各省份平均每家医院免疫增强剂用药金额 2016年全国30个省份免疫增强剂用药金额130.13亿元，占本系统的份额为28.71%~32.39%，平均每家医院用药金额1142.90万元。陕西、河北平均每家医院用药金额最高达到2000万元，14个省份在1000万~2000万元；14个省份低于1000万元（图3-4-1-44）。

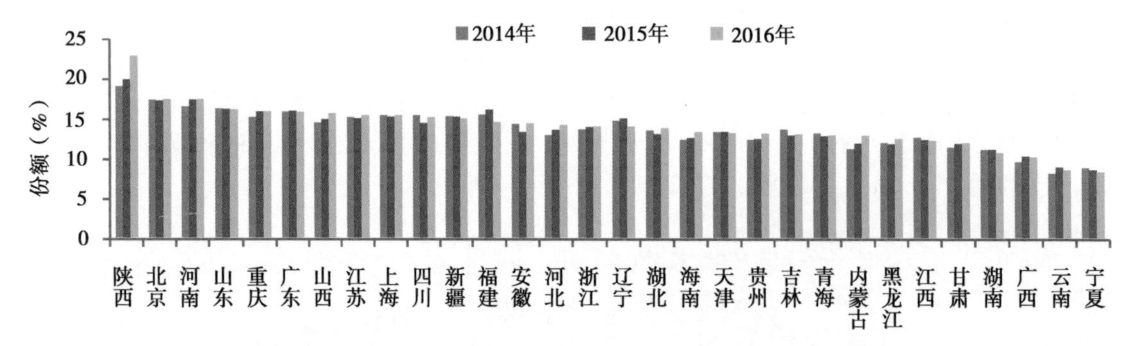

图3-4-1-42 近3年各省份抗肿瘤药及免疫调节剂用药份额

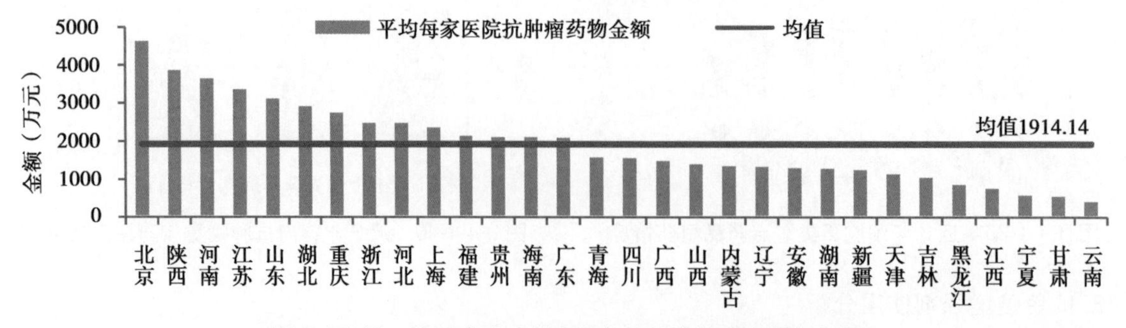

图3-4-1-43 2016年各省份平均每家医院抗肿瘤药物金额

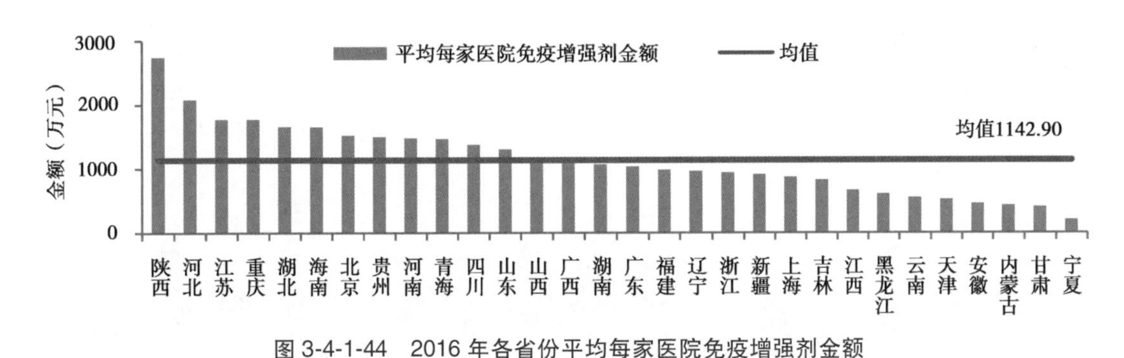

图 3-4-1-44　2016 年各省份平均每家医院免疫增强剂金额

六、消化系统及影响代谢临床用药监测与分析

按 WHO-ATC 药物分类，消化道用药、糖尿病用药、治疗肝胆疾病用药、口服维生素类等药物分类到本系统。3 年来，本系统药物用药金额一直排序第 2 位。

（一）消化系统及影响代谢临床用药监测与分析

1. 消化系统及影响代谢药物各年度用药对比　2014—2016 年消化系统及影响代谢临床用药金额逐年递增，分别为 405.71 亿元、430.88 亿元、466.42 亿元，分别占西药总金额的 15.41%、15.39%、15.21%，年均复合增长率为 7.22%，用药品种基本平稳（图 3-4-1-45）。

全国三级、二级医院，临床用药金额均呈现逐年递增趋势，年均复合增长率分别为 6.94%、10.72%（图 3-4-1-46）。

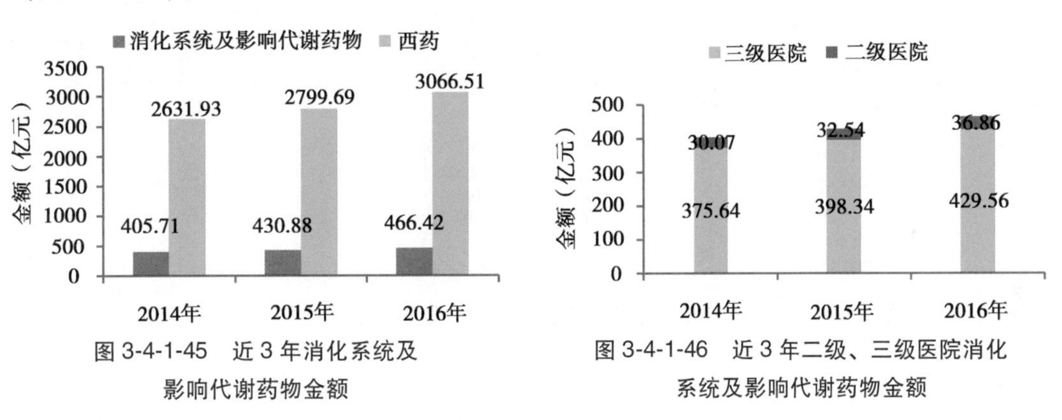

图 3-4-1-45　近 3 年消化系统及影响代谢药物金额

图 3-4-1-46　近 3 年二级、三级医院消化系统及影响代谢药物金额

2. 消化系统及影响代谢亚类药物使用情况　按 WHO-ATC 药物分类，消化系统及影响代谢药物为 14 个亚类。2016 年治疗胃酸相关疾病的药物、糖尿病用药、胆和肝治疗用药金额排序前 3 位分别为 131.91 亿元、89.83 亿元、82.17 亿元，占本系统的 28.28%、19.26%、17.62%，年均复合增长率为 6.27%、7.73%、5.91%；其他 11 个亚类仅占 34.84%（图 3-4-1-47）。

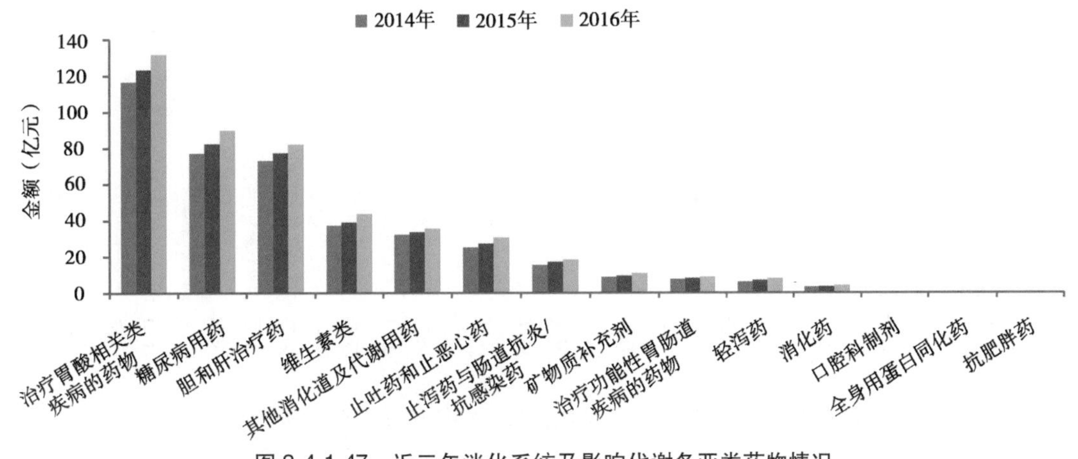

图 3-4-1-47　近三年消化系统及影响代谢各亚类药物情况

3. 质子泵抑制剂使用情况 治疗胃酸相关疾病的主要药物为质子泵抑制剂（PPIs），临床上广泛用于消化道酸相关疾病，如消化性溃疡病、幽门螺杆菌（Hp）感染、胃食管反流病、上消化道出血、应激性溃疡等治疗。主要有5个药物：泮托拉唑、兰索拉唑、奥美拉唑、艾司奥美拉唑、雷贝拉唑（图3-4-1-48）。

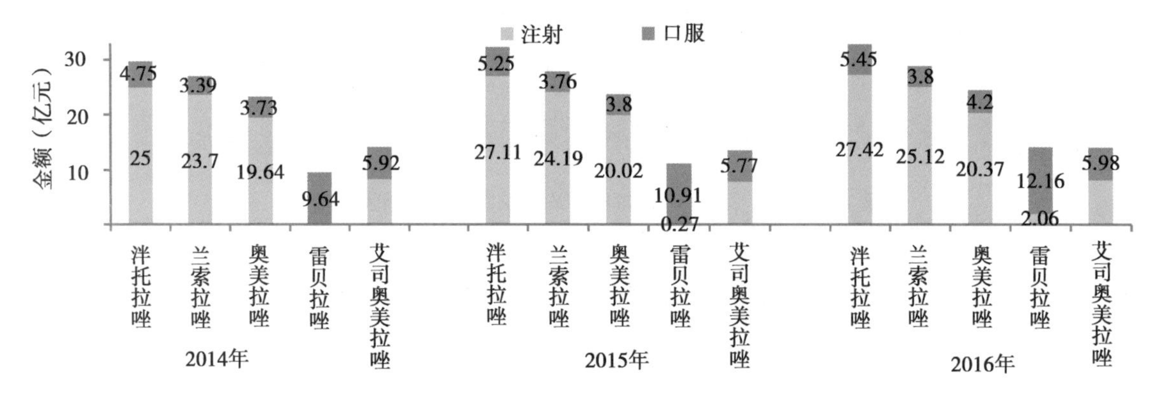

图3-4-1-48 近3年质子泵抑制剂重点药品口服与注射制剂金额

2014—2016年5种PPIs药物用药金额由104.13亿元升至114.74亿元。DDDs均呈现上升趋势，主要集中在外科、急诊、ICU病房用量较大，注射剂用药金额为口服用药的2.63~2.80倍（图3-4-1-49）。

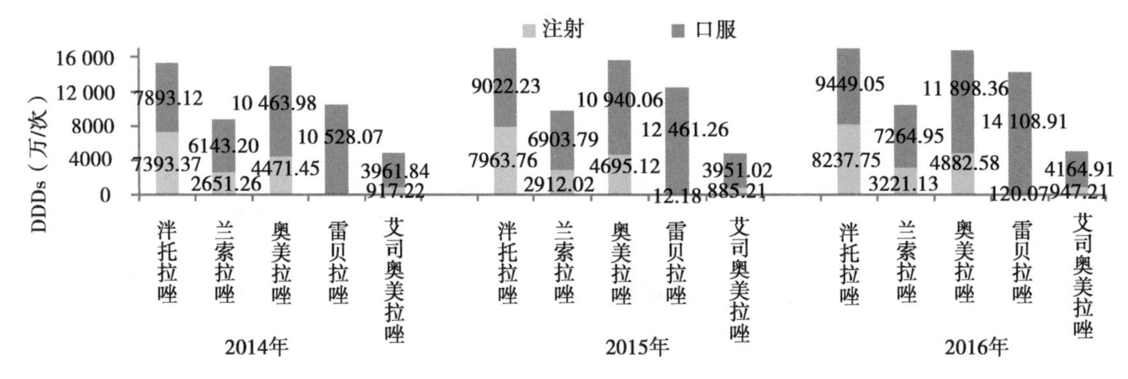

图3-4-1-49 近三年质子泵抑制剂重点药品口服与注射制剂药物使用频度

5种药品有220个生产厂家，288个不同剂型、规格、包装的品种。其中，奥美拉唑有161个厂家，泮托拉唑有79个厂家，增加了此类药品无序竞争、过度使用的局面，其潜在风险与不合理用药问题日益凸显。必须遵循安全、有效、经济、适宜的合理用药原则，控制过度使用与超适应证用药。

（二）全国各省份消化系统及影响代谢药物用药

1. 全国各省份消化系统及影响代谢药物用药份额 2014—2016年各省份消化系统及影响代谢药物用药份额排序前5位的涉及8个省份：云南、天津、青海、内蒙古、山西、广西、贵州、福建；最低的始终为黑龙江（图3-4-1-50）。

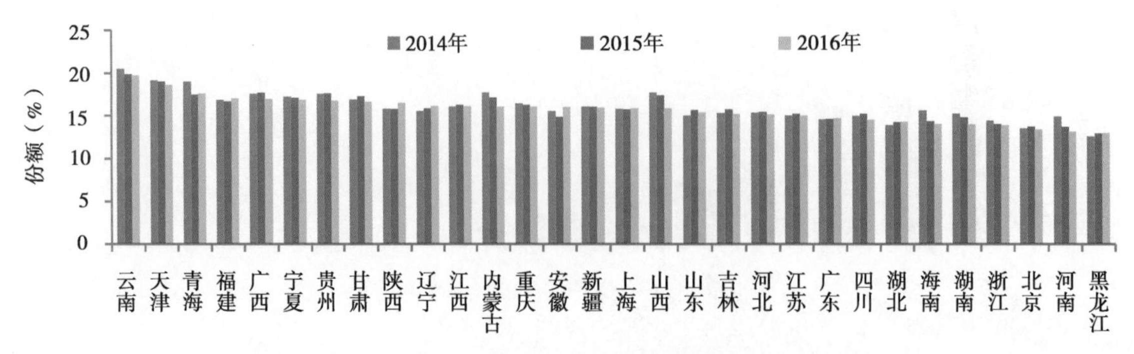

图3-4-1-50 近三年各省份消化系统及影响代谢药物用药份额

2. **全国各省份平均每家医院消化系统及影响代谢药物用药金额** 2016年全国30个省份消化系统及影响代谢用药金额466.42亿元，占西药总金额15%，平均每家医院用药金额3922.79万元。8个省份高于5000万元；7个省份在4000万~5000万元；6个省份在3000万~4000万元；6个省份在2000万~3000万元；3个省份在1000万~2000万元（图3-4-1-51）。

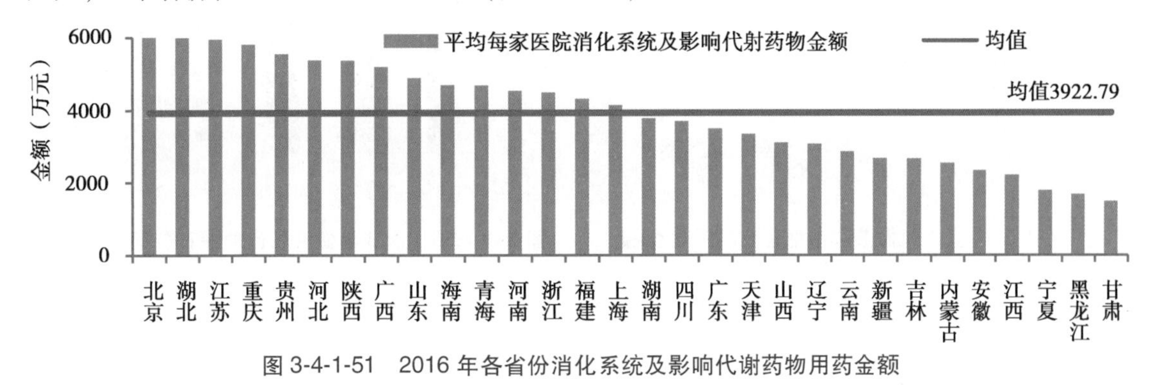

图3-4-1-51 2016年各省份消化系统及影响代谢药物用药金额

七、血液和造血器官临床用药监测与分析

按WHO-ATC药物分类，腹膜透析液、静脉注射液、静脉注射液添加剂分类在此系统中。3年来，此类药物用药金额一直排序第4位。

（一）血液和造血器官药物监测与分析

1. **血液和造血器官药物各年度用药对比** 2014—2016年血液和造血器官临床用药金额逐年递增，分别为349.94亿元、371.86亿元、408.44亿元，占西药总金额的份额分别为13.30%、13.28%、13.32%，用药金额的年均复合增长率为7.94%；用药品种基本平稳（图3-4-1-52）。

全国三级、二级医院临床用药金额呈逐年递增趋势，年均复合增长率分别为7.97%、9.02%（图3-4-1-53）。

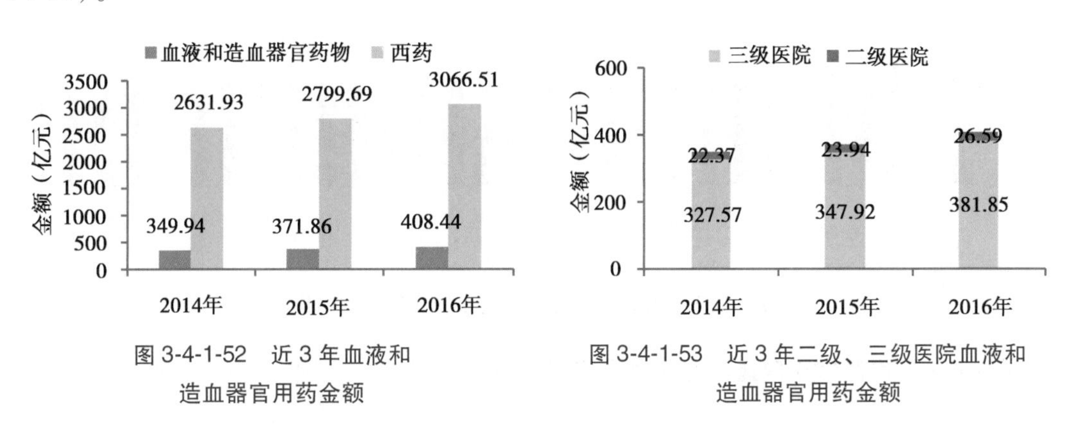

图3-4-1-52 近3年血液和造血器官用药金额

图3-4-1-53 近3年二级、三级医院血液和造血器官用药金额

2. **血液和造血器官亚类药物使用情况** 按WHO-ATC药物分类，血液和造血器官药物分为5个亚类。2016年血液代用品和灌注液与抗血栓形成药用药金额排序前2位分别为243.78亿元、90.59亿元；占本系统金额的份额分别为59.69%、22.18%；用药金额年均复合增长率为6.11%、11.37%；其他3个亚类仅占18.14%（图3-4-1-54、图3-4-1-55）。

3. **血液和造血器官重点药品监测** 2014—2016年用药金额排序前20位的重点药品变化不大，占本系统总金额66.33%~67.45%；排序前5位的氯化钠、人血白蛋白、氯吡格雷、葡萄糖、丙氨酰谷氨酰胺用药金额占本系统39.41%~39.68%；其中氯化钠排序第1位，3年金额分别为45.20亿元、47.15亿元、51.46亿元，占本系统12.92%、12.68%、12.60%（图3-4-1-56）。

（二）全国各省份血液和造血器官用药

1. **全国各省份血液和造血器官用药份额** 2014—2016年各省份血液和造血器官药物用药份额排序前5位的涉及6个省份：云南、江西、甘肃、内蒙古、青海、山西；最低的涉及4个省份：上海、湖北、广东、安徽（图 3-4-1-57）。

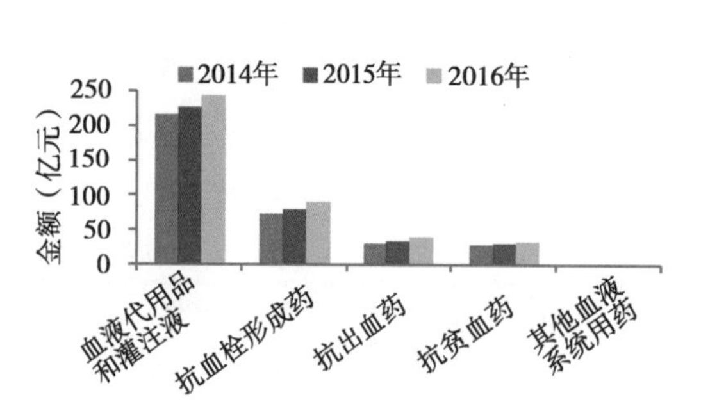

图 3-4-1-54 近 3 年血液和造血器官各亚类金额

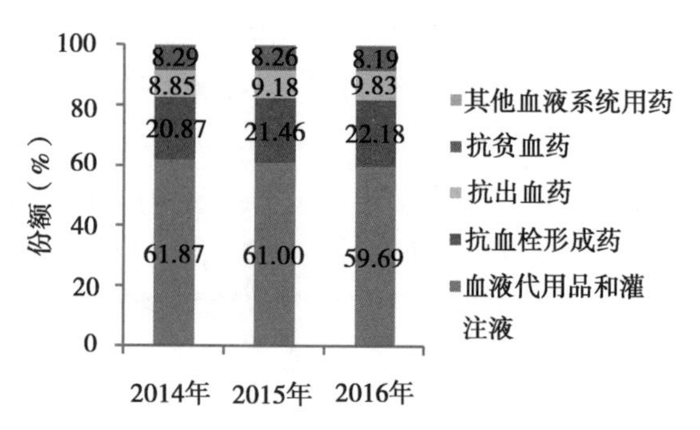

图 3-4-1-55 近 3 年血液和造血器官各亚类份额

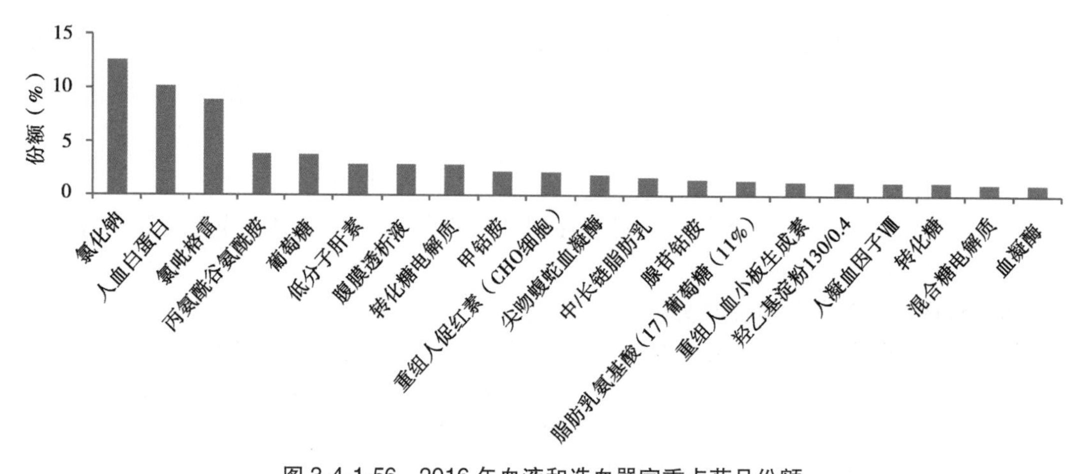

图 3-4-1-56 2016 年血液和造血器官重点药品份额

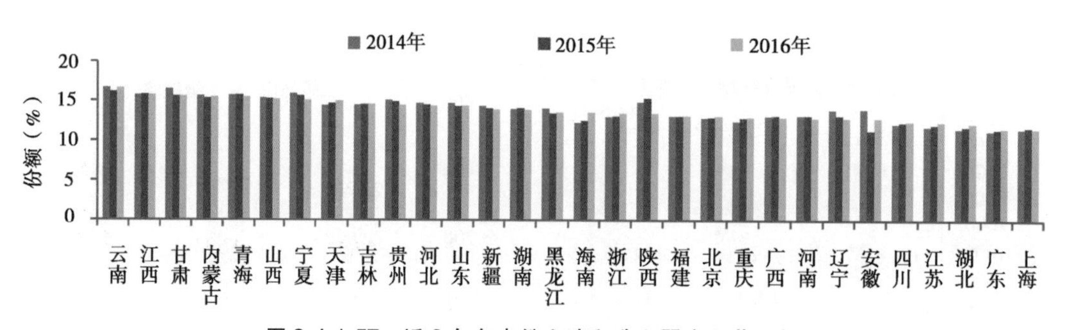

图 3-4-1-57 近 3 年各省份血液和造血器官用药份额

2. 全国各省份平均每家医院血液和造血器官用药金额 2016 年全国 30 个省份血液和造血器官用药金额 349. 94 亿～408. 44 亿元，占本系统的份额为 13%，平均每家医院用药金额 3451. 57 万元。北京、河北、湖北平均每家医院用药金额最高达到 5000 万元；9 个省份在 4000 万～5000 万元；5 个省份在 3000 万～4000 万元；9 个省份在 2000 万～3000 万元；4 个省份在 1000 万～2000 万元（图 3-4-1-58）。

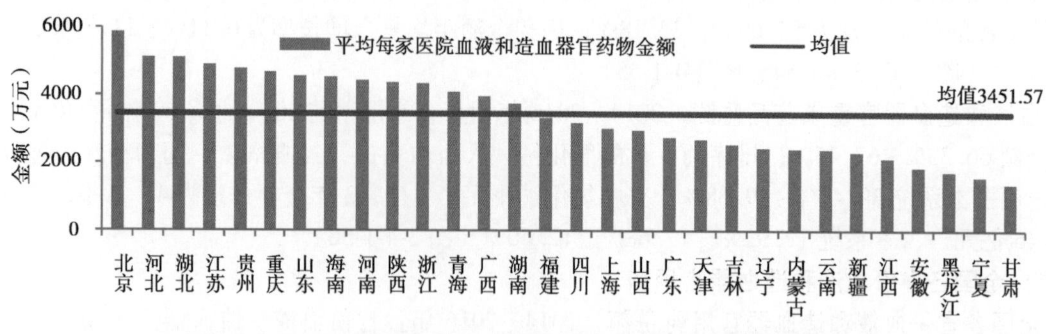

图 3-4-1-58 2016 年各省份平均每家医院血液和造血器官用药金额

八、神经系统临床用药监测与分析

神经系统疾病是高病死率和高致残率疾病。脑血管病、老年期痴呆和帕金森病等疾病是老年患者多发性神经系统疾病，是当前老龄化社会的公共卫生问题。目前神经系统疾病治疗的药品品种多，良莠不齐，监测与控制不合理用药有着重要意义。

（一）神经系统临床用药监测与分析

1. 神经系统药物各年度用药对比 2014—2016 年神经系统临床用药金额逐年递增，3 年分别为 317.76 亿元、346.11 亿元、386.50 亿元，占西药总金额的份额分别为 12.07%、12.36%、12.60%，用药金额的年均复合增长率为 10.29%；用药品种数基本平稳（图 3-4-1-59）。

全国三级、二级医院，神经系统临床用药金额均呈逐年递增趋势，年均复合增长率分别为 10.05%、14.24%（图 3-4-1-60）。

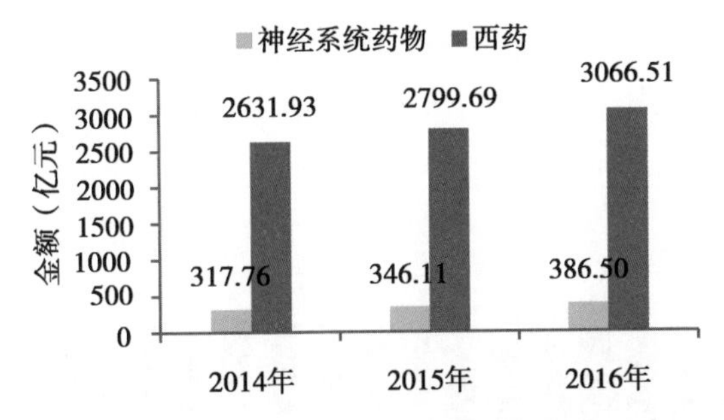

图 3-4-1-59 近 3 年神经系统药物用药金额

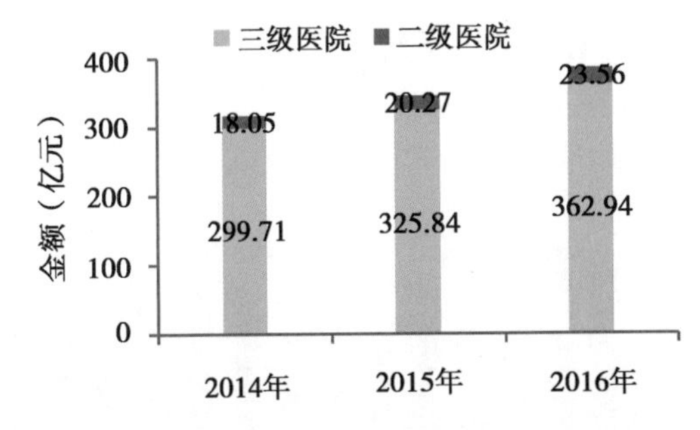

图 3-4-1-60 近 3 年二级、三级医院神经系统用药金额

2. 神经系统亚类药物使用情况 按 WHO-ATC 药物分类，神经系统药物分为 7 个亚类。2016 年其他神经系统药物、精神兴奋药、麻醉剂用药金额排序前 3 位，分别为 155.36%、90.90%、47.50%，占本系统 40.20%、23.52%、12.29%，年均复合增长率分别为 6.98%、10.61%、8.50%；其他 4 个亚类仅占 24.00%（图 3-4-1-61、图 3-4-1-62）。

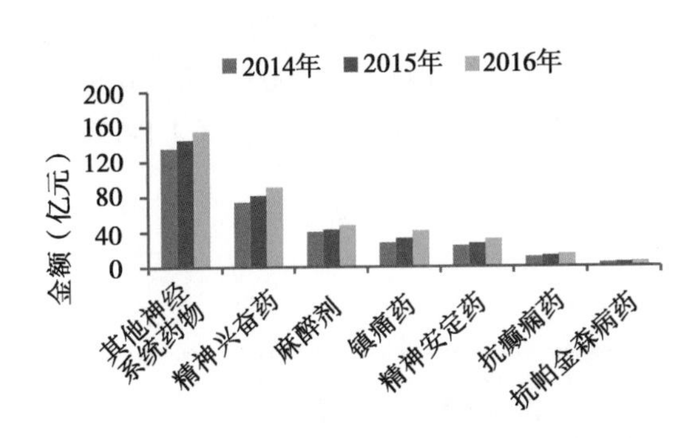

图 3-4-1-61 近 3 年神经系统各亚类药物金额

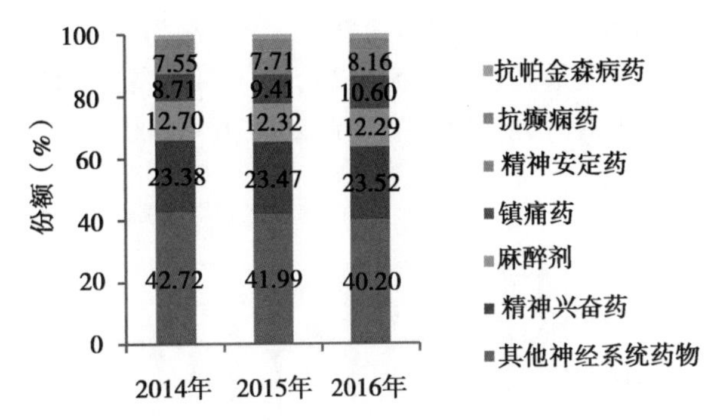

图 3-4-1-62 近 3 年神经系统各亚类药物份额

3. 神经系统药物重点药品监测 2014—2016 年用药金额排序前 20 位的重点药品变化不大，占本系统总金额的 71.37%~72.32%；用药金额排序前 5 位的药品涉及 6 种：神经节苷脂、奥拉西坦、小牛血去蛋白提取物、依达拉奉、鼠神经生长因子、地佐辛，共占本系统 33.81%~37.91%（图 3-4-1-63）。

神经节苷脂的用药金额在本系统一直排序第 1 位，在西药总金额中排序第 2、第 3 位。该药属于神经保护剂，于 20 世纪 80 年代开始使用，主要用于治疗血管性或外伤性中枢神经系统的损伤、小儿脑瘫、帕金森病等疾病。查证相关资料显示，发达国家于 2000 年后基本不再使用该药品。小牛血去蛋白提取物在本系统 3 年分别排序在第 3、第 3、第 6 位；鼠神经生长因子始终排序第 5 位。以上药品用量及金额巨大，使用宽泛，耗用了大量的卫生资源。监测办公室一直将相关药品作为辅助用药进行监测分析。应加强常态监测，结合各省份疾病发病率与治疗情况，对临床用药的必要性、安全性、有效性、经济性进行分析与评估。

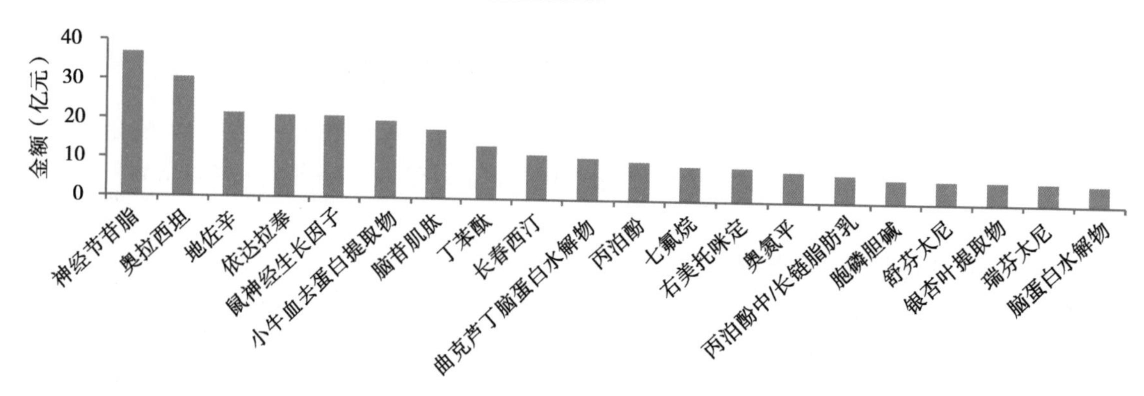

图 3-4-1-63　2016 年神经系统用药金额排序前 20 位药品

（二）全国各省份神经系统临床用药

1. 全国各省份神经系统用药份额　2014—2016 年各省份神经系统用药份额排序前 5 位的涉及 8 个省份：河北、黑龙江、吉林、内蒙古、青海、宁夏、湖南、河南；最低的始终为北京（图 3-4-1-64）。

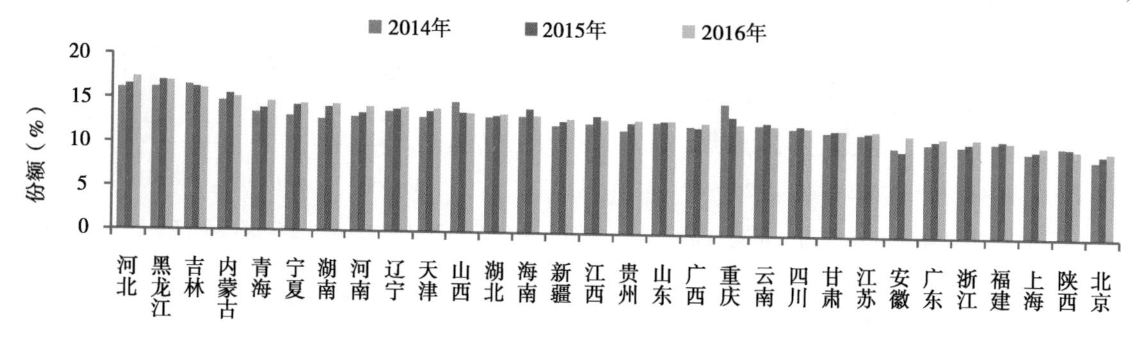

图 3-4-1-64　近 3 年各省份神经系统用药份额

2. 全国各省份平均每家医院神经系统药物用药金额　2016 年全国 30 个省份神经系统用药金额 317.76～386.50 亿元，占西药总金额的份额为 12%，平均每家医院用药金额 3274.31 万元。河北平均每家医院用药金额最高达到 6157.12 万元；湖北高于 5000 万元；7 个省份在 4000 万～5000 万元；6 个省份在 3000 万～4000 万元；10 个省份在 2000 万～3000 万元；5 个省份在 1000 万～2000 万元（图 3-4-1-65）。

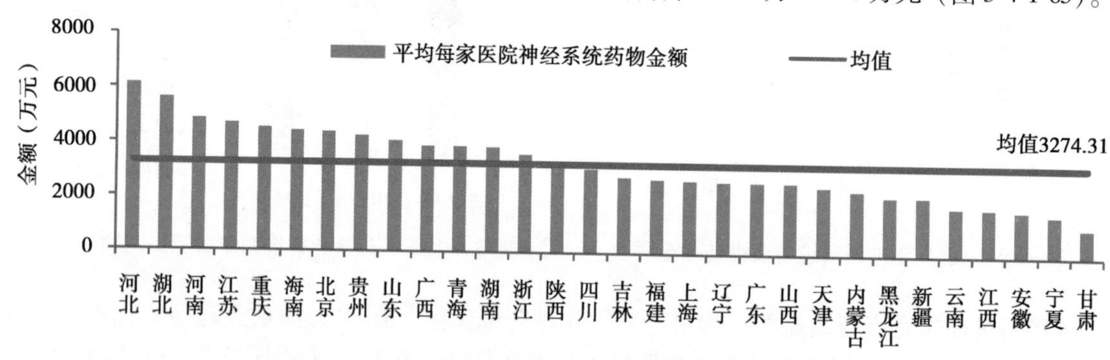

图 3-4-1-65　2016 年各省份平均每家医院神经系统用药金额

九、心血管系统药物临床用药监测与分析

目前治疗心血管系统疾病的药物众多，严格按照适应证选择疗效可靠的药物，规范治疗至关重要。

（一）心血管系统药物监测与分析

1. 心血管系统临床各年度用药对比　2014—2016 年心血管系统临床用药金额逐年递增，分别为 306.98 亿元、322.60 亿元、344.09 亿元，占西药总金额 11.66%、11.52%、11.22%，年均复合增长率为 5.87%；用药品种基本平稳（图 3-4-1-66）。

全国三级、二级医院临床用药金额呈逐年增长趋势，年均复合增长率分别为 5. 44%、10. 17%（图 3-4-1-67）。

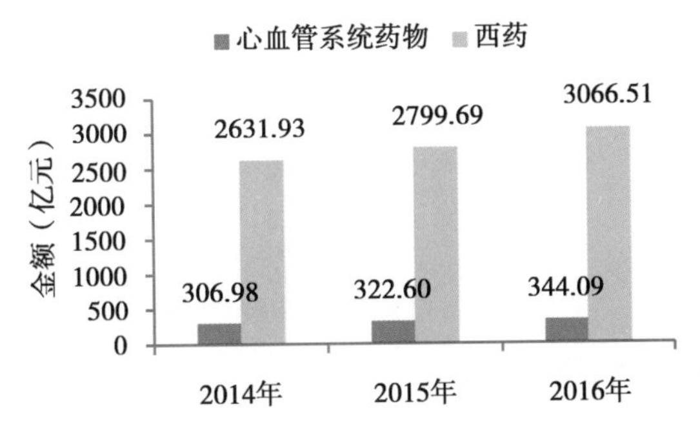

图 3-4-1-66　近 3 年心血管系统用药金额

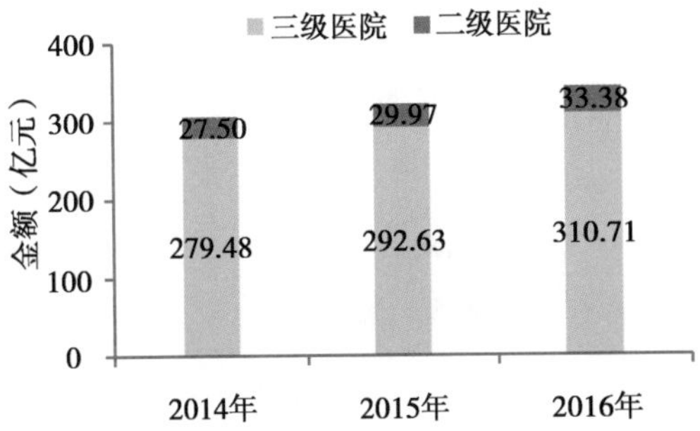

三级医院　二级医院
金额（亿元）
400
300
200
100
0
27.50　29.97　33.38
279.48　292.63　310.71
2014年　2015年　2016年

图 3-4-1-67　近 3 年二级、三级医院心血管系统用药金额

2. 心血管系统各亚类药物使用情况　按 WHO-ATC 药物分类，心血管系统药物分为 9 个亚类。2016 年心脏治疗药、调节血脂药、作用于肾素-血管紧张素系统的药物，用药金额排序前 3 位，分别为 135. 53 亿元、61. 49 亿元、48. 21 亿元；占本系统 39. 39%、17. 87%、14. 01%，用药金额年均复合增长率分别为 3. 19%、12. 12%、14. 09%；其他 6 个亚类仅占 28. 73%（图 3-4-1-68）。

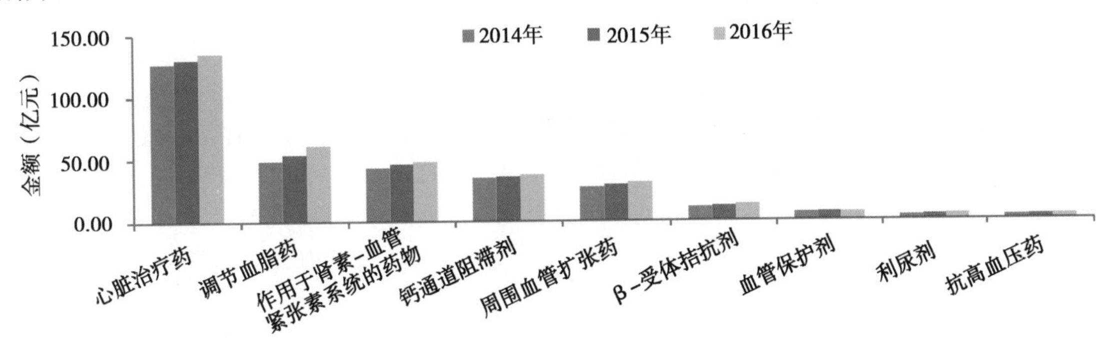

图 3-4-1-68　近 3 年心血管系统各亚类药物金额

3. 心血管系统重点药品分析

（1）抗高血压重点药品用药金额对比：2014—2016 年抗高血压药物用药金额排序前 20 位的重点药品中，钙通道阻滞剂 5 个药品，用药金额分别为 32. 11 亿元、32. 54 亿元、33. 93 亿元；DDDs 为1 130 586. 08 万人次、1 044 482. 42 万人次、957 620. 26 万人次。作用于肾素-血管紧张素系统 12 个药品，用药金额分别为 39. 82 亿元、42. 78 亿元、44. 25 亿元；DDDs 为 103 536. 45 万人次、110 288. 09 万人次、116 725. 93 万人次。β-受体拮抗剂及利尿剂位居第 3、第 4 位，涉及 3 个药品（图 3-4-1-69、图 3-4-1-70）。

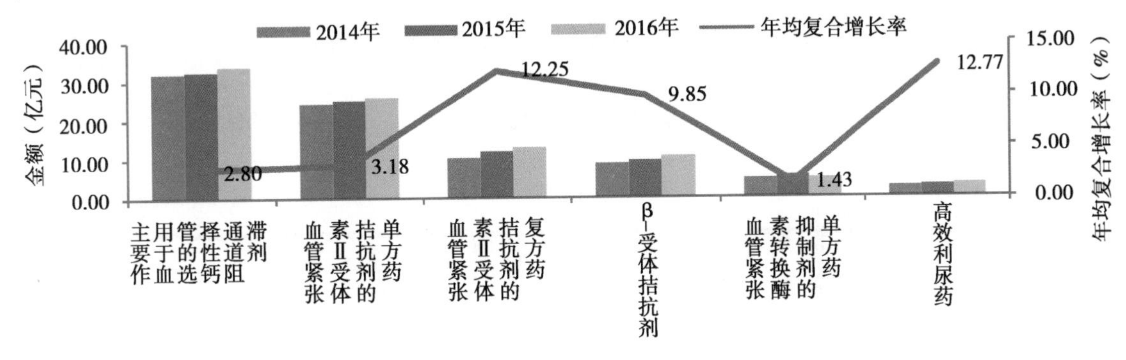

图 3-4-1-69　2016 年抗高血压重点药品金额

（2）心血管系统其他重点药品分析：2016 年前列地尔在本系统药物中用药金额排序第 1 位，该药品未列入基本药物目录，国外权威诊疗指南也未推荐；磷酸肌酸钠排序第 3 位，既不是关键药品，也不

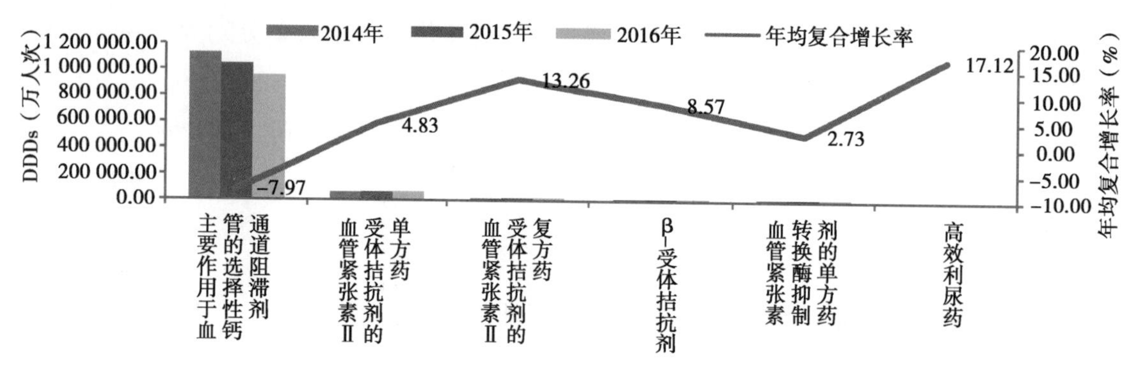

图 3-4-1-70　2016 年抗高血压重点药品使用频度

是基本药；注射用复合辅酶排序第 4 位，说明书中规定的适应证均属于辅助治疗；环磷腺苷葡甲胺分别排序第 17、第 17、第 20 位。

以上药品用于多种疾病的辅助治疗，临床适应证宽泛，容易造成临床用药的随意性，耗用大量卫生资源，其临床用药疗效、必要性、经济性需要进一步分析评估。

（二）全国各省份心血管系统药物使用分析

1. 全国各省份心血管系统药物用药份额　2014—2016 年各省份心血管系统药物用药份额排序前 5 位的涉及 8 个省份：北京、黑龙江、新疆、宁夏、安徽、福建、上海、辽宁；最低的省份为陕西(图 3-4-1-71)。

2. 全国各省份平均每家医院心血管系统药物用药金额　2016 年全国 30 个省份心血管系统用药金额 306. 98 亿元~344. 09 亿元，占西药总金额的份额为 11. 22%~11. 66%，平均每家医院用药金额 2757. 29 万元。北京平均每家医院用药金额最高达到 6777. 30 万元；湖北高于 4000 万元；10 个省份在 3000 万~4000 万元；10 个省份在 2000 万~3000 万元；7 个省份在 1000 万~2000 万元；甘肃低于 1000 万元（图 3-4-1-72）。

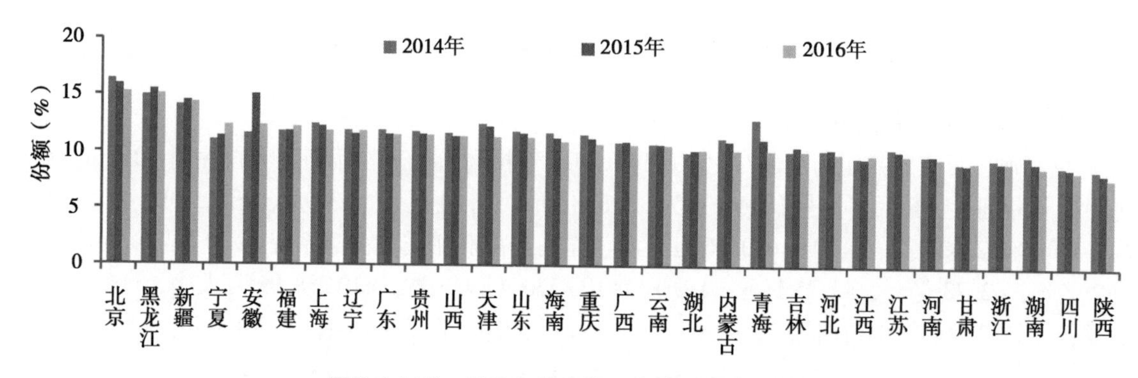

图 3-4-1-71　近 3 年各省份心血管系统药物份额

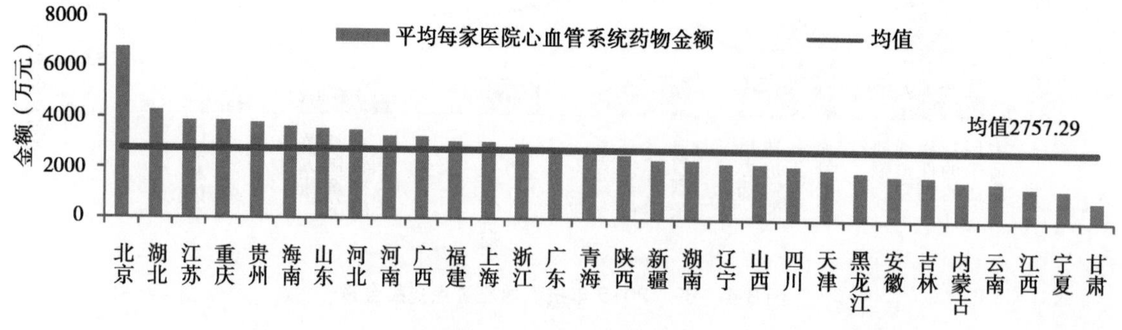

图 3-4-1-72　2016 年各省份平均每家医院心血管系统药物金额

第二节 药事管理与药学服务质量管理与控制

本年度全国选择1986家公立综合医院作为抽样医院，其中委属委管综合医院25家，三级公立综合医院766家，二级公立综合医院1195家。另有1015家民营综合医院纳入统计分析。为提高数据结果的指导作用，全国均值分别由三级公立综合医院（包括委属委管综合医院）和二级公立综合医院的均值表示。

本次分析主要针对药学人员配置、药学服务质量、用药安全、药物临床应用质量4个方面的指标，由国家药事管理质量控制中心提供数据分析结果，报告如下：

药学人员配置：药学技术人员占比，每百张病床临床药师人数。

药学服务质量分析：处方审核率，处方干预率，临床药师所在临床科室用药医嘱审核率，临床药师所在科室（病房、区）重点患者药学监护率，用药咨询/患者用药教育覆盖率。

用药安全分析：用药错误报告率，严重或新发生的药物不良反应上报率，存在质量问题药品发现率。

药物临床应用质量分析：静脉输液使用率，住院患者抗菌药物静脉输液使用率，住院患者中药注射剂静脉输液使用率，特殊使用级抗菌药物使用量占比，抗菌药物临床应用情况分析。

一、药学人员配置

（一）药学技术人员占比

委属委管综合医院（以下简称委属委管）、三级公立综合医院（以下简称三级公立综合）、二级公立综合医院（以下简称二级公立综合）、民营综合医院（以下简称民营综合）的药学技术人员占比分别为3.82%、4.21%、5.22%和4.58%（图3-4-2-1）。全国三级公立综合、二级公立综合均值分别为4.19%、5.22%，见图3-4-2-2（新疆生产建设兵团以下简称兵团）。与2014年和2015年相比，2016年各类别医院药学技术人员占比均无显著变化。3年的数据显示，药学技术人员占比远低于《医疗机构药事管理规定》中8%的要求。

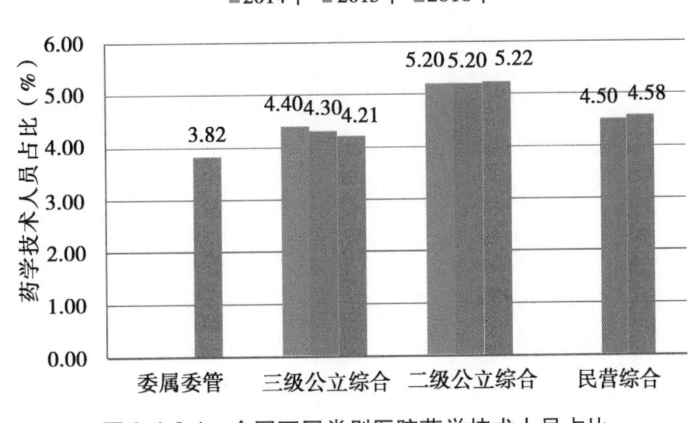

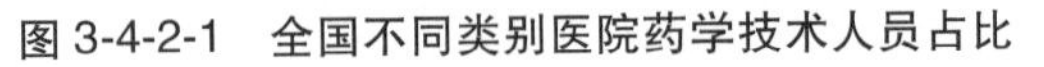
图3-4-2-1 全国不同类别医院药学技术人员占比

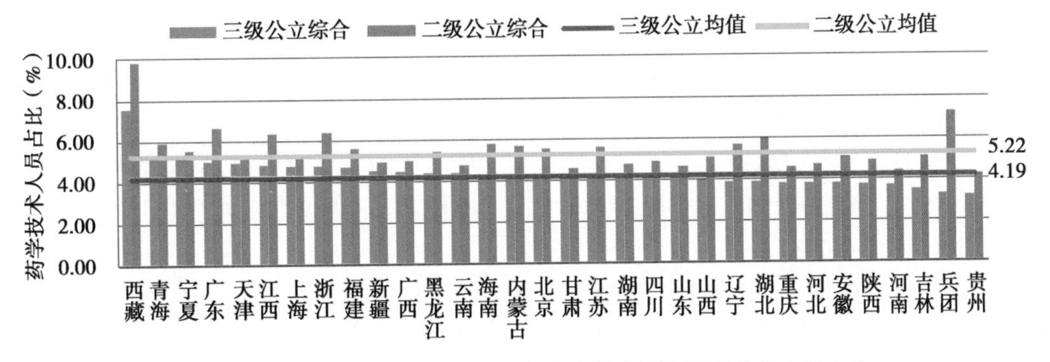

图3-4-2-2 全国各省份二级、三级公立综合医院药学技术人员占比

（二）每百张病床临床药师人数

委属委管、三级公立综合、二级公立综合、民营综合每百张病床临床药师人数分别为 0.48、0.39、0.30、0.49，委属委管高于三级公立综合和二级公立综合（图 3-4-2-3）。全国三级公立综合、二级公立综合均值分别为 0.39、0.30（图 3-4-2-4）。总体上显示我国临床药师人才欠缺，与国外发达国家相比，有很大的差距。

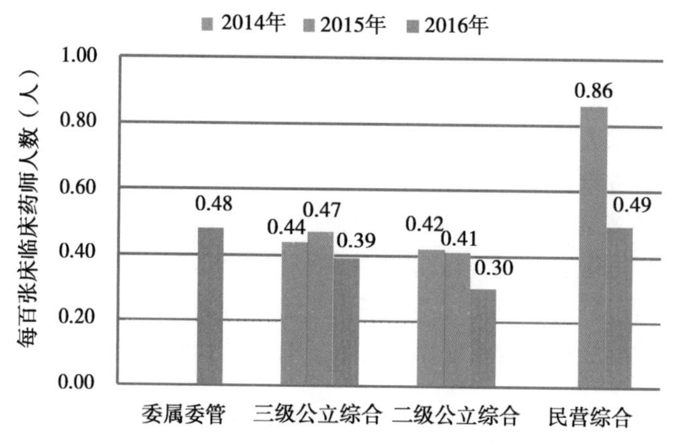

图 3-4-2-3　全国不同类别医院每百张床临床药师人数

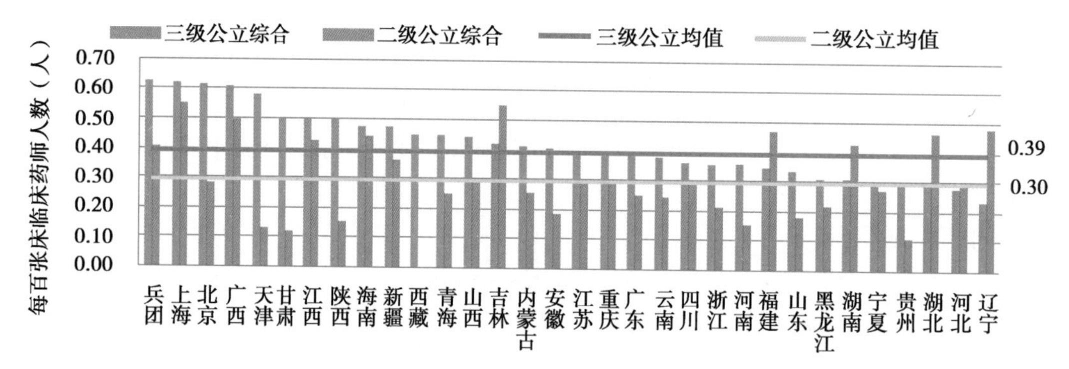

图 3-4-2-4　全国各省份二级、三级公立综合医院每百张病床临床药师人数

二、药学服务质量分析

（一）处方审核率

处方审核是指具有资质的药师，运用临床药学专业知识与实践技能，依据相关法规、规章制度与技术规范等的有关规定，对医师在诊疗活动中为患者开具的药物治疗文书进行规范性和适宜性审核，并做出是否同意调配发药决定的药学技术服务全过程。对处方的适宜性审核是提高规范临床合理用药、预防药害事件发生的重要手段。

由于医院药学部门对处方审核工作的认知还缺乏共识，目前在该项数据上报中存有一定的误差。

1. 门诊处方审核率　委属委管、三级公立综合、二级公立综合、民营综合的门诊处方审核率分别为 17.01%、13.57%、21.31%、21.71%（图 3-4-2-5）。全国三级公立综合、二级公立综合均值分别为 13.94%、21.31%（图 3-4-2-6）。

2. 急诊处方审核率　委属委管、三级公立综合、二级公立综合、民营综合的急诊处方审核率分别为 23.87%、12.86%、16.23%、16.63%（图 3-4-2-7）。全国三级公立综合、二级公立综合均值分别为 14.03%、16.23%（图 3-4-2-8）。

3. 住院用药医嘱审核率　委属委管、三级公立综合、二级公立综合、民营综合的住院用药医嘱审核率分别为 48.11%、33.35%、29.11%、58.05%（图 3-4-2-9）。全国三级公立综合、二级公立综合均值分别为 34.81%、29.11%（图 3-4-2-10）。

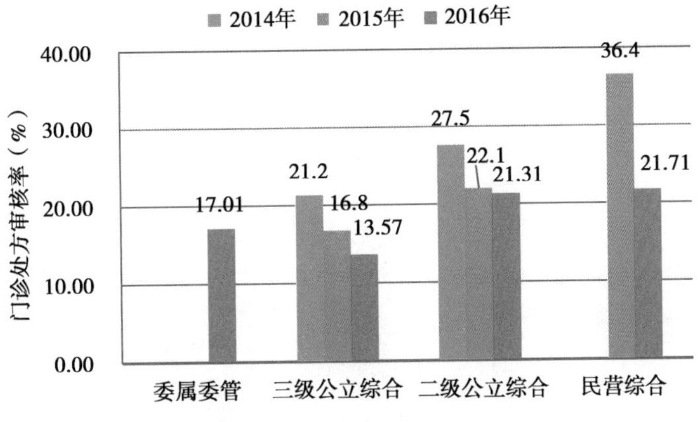

图 3-4-2-5　全国不同类别医院门诊处方审核率

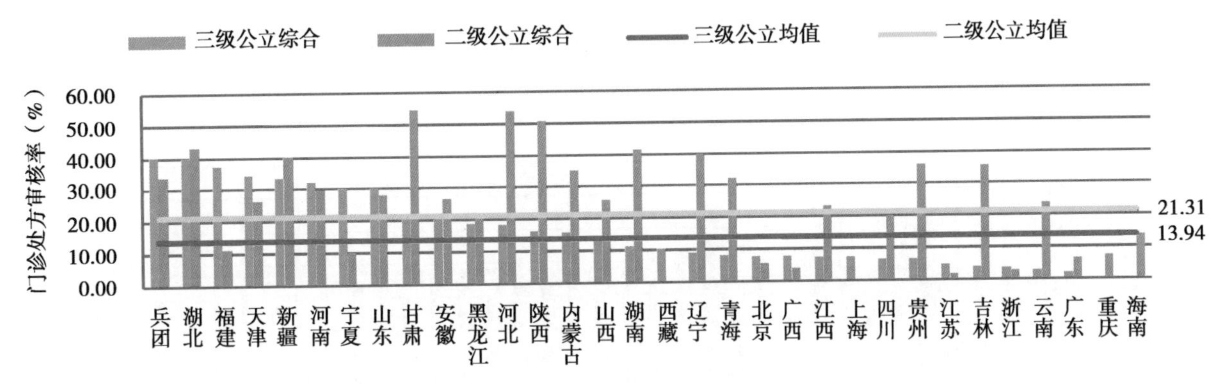

图 3-4-2-6　全国各省份二级、三级公立综合医院门诊处方审核率

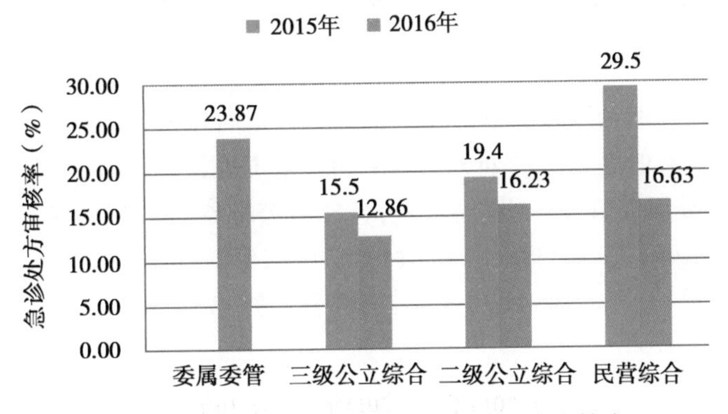

图 3-4-2-7　全国不同类别医院急诊处方审核率

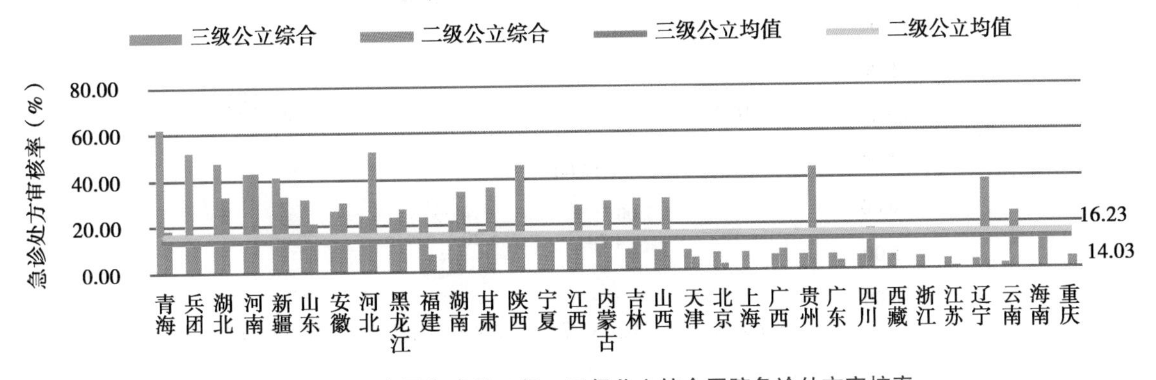

图 3-4-2-8　全国各省份二级、三级公立综合医院急诊处方审核率

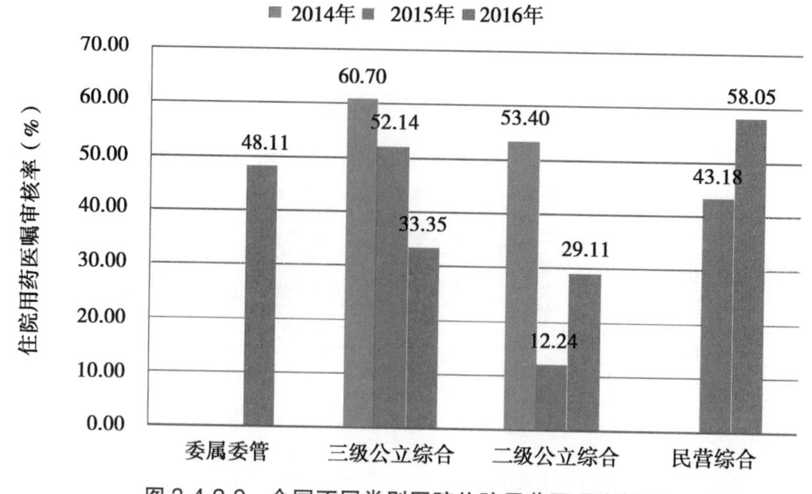

图 3-4-2-9　全国不同类别医院住院用药医嘱审核率

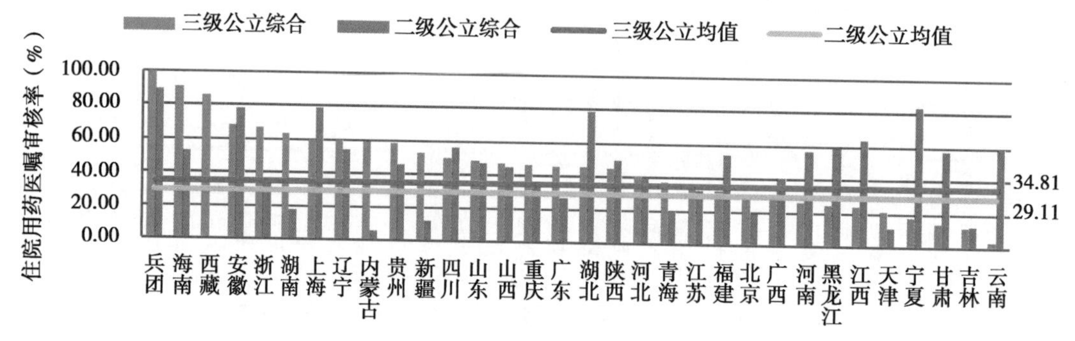

图 3-4-2-10　全国各省份二级、三级公立综合医院住院用药医嘱审核率

（二）处方干预率

处方干预是指经过沟通，医师同意对处方用药的适宜性进行修改。一些医院使用在线电子处方有咨询软件后干预率相对也低，有的医院把握处方干预率的界定不准，数据有误差。

1. 门诊处方干预率　委属委管、三级公立综合、二级公立综合、民营综合的门诊处方审核率分别为 18.05‰、12.00‰、31.16‰、19.33‰，与 2014 年和 2015 年相比，2016 年门诊处方干预率显著升高，二级公立综合数据偏高（图 3-4-2-11）。全国三级公立综合、二级公立综合均值分别为 12.62‰、31.16‰（图 3-4-2-12）。

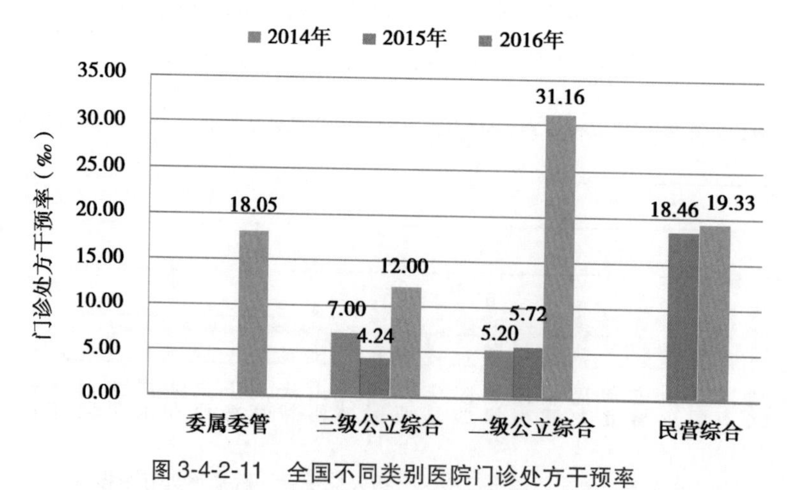

图 3-4-2-11　全国不同类别医院门诊处方干预率

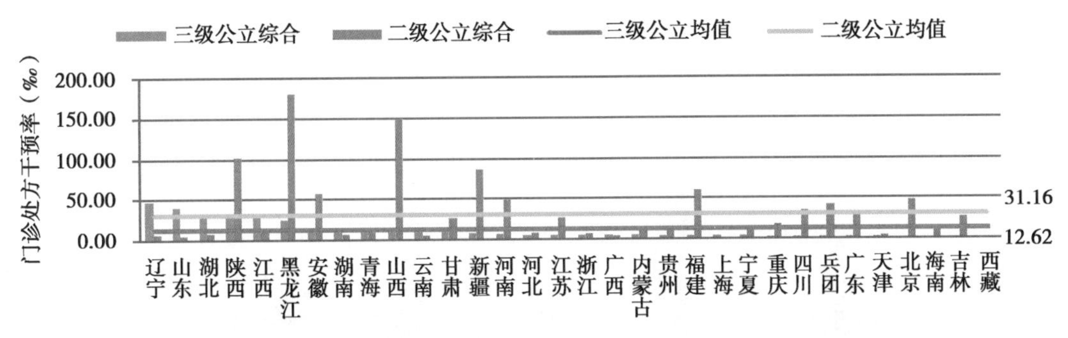

图 3-4-2-12 全国各省份二级、三级公立综合医院门诊处方干预率

2. **急诊处方干预率** 委属委管、三级公立综合、二级公立综合、民营综合急诊处方干预率分别为 25.40‰、23.90‰、38.09‰、15.00‰（图 3-4-2-13）。全国三级公立综合、二级公立综合均值为 24.08‰、38.12‰（图 3-4-2-14）。

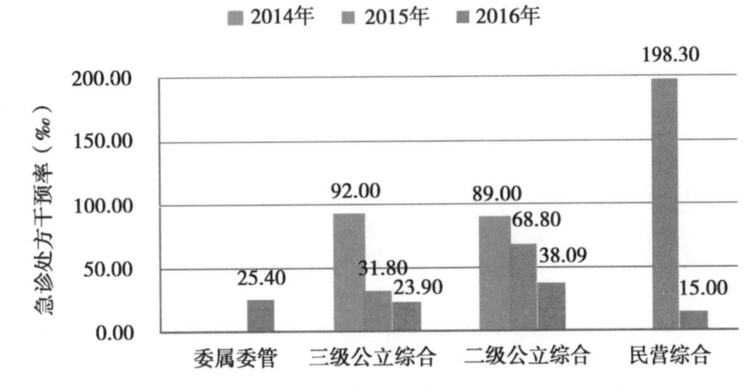

图 3-4-2-13 全国不同类别医院急诊处方干预率

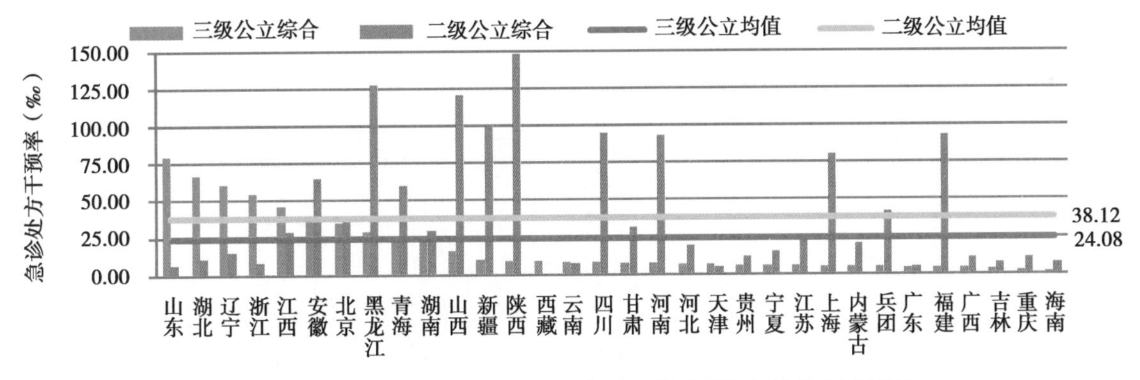

图 3-4-2-14 全国各省份二级、三级公立综合医院急诊处方干预率

3. **住院用药医嘱干预率** 委属委管、三级公立综合、二级公立综合、民营综合的住院用药医嘱干预率分别为 10.31‰、5.78‰、13.87‰、5.01‰（图 3-4-2-15）。全国三级公立综合、二级公立综合均值分别为 6.22‰、13.87‰（图 3-4-2-16）。住院用药医嘱干预率相对低于门诊和急诊处方干预率，但因住院用药医嘱数量大，实际干预的条数比后者多。

（三）临床药师所在临床科室用药医嘱审核率

委属委管、三级公立综合、二级公立综合、民营综合的临床药师所在临床科室用药医嘱审核率分别为 25.58%、20.26%、16.88%、19.48%，委属委管最高，可能与临床药师的数量及药学服务模式有关。与 2015 年相比，2016 年二级公立综合显著升高，与个别省份纳入医院少，数据偏高有关（图 3-4-2-17）。全国三级公立综合、二级公立综合均值分别为 20.96%、16.88%（图 3-4-2-18）。

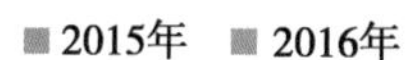

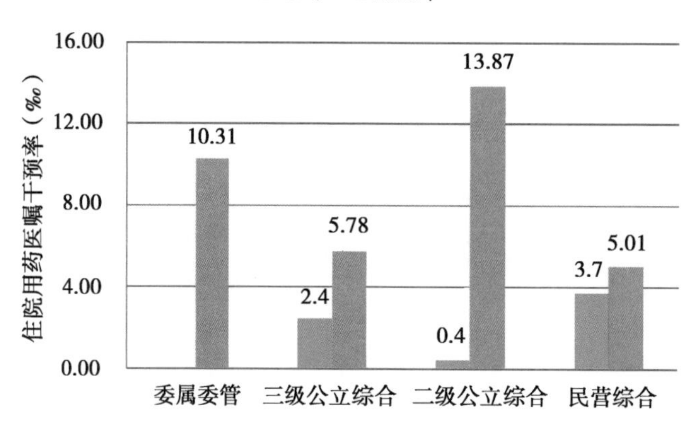

图 3-4-2-15　全国不同类别医院住院用药医嘱干预率

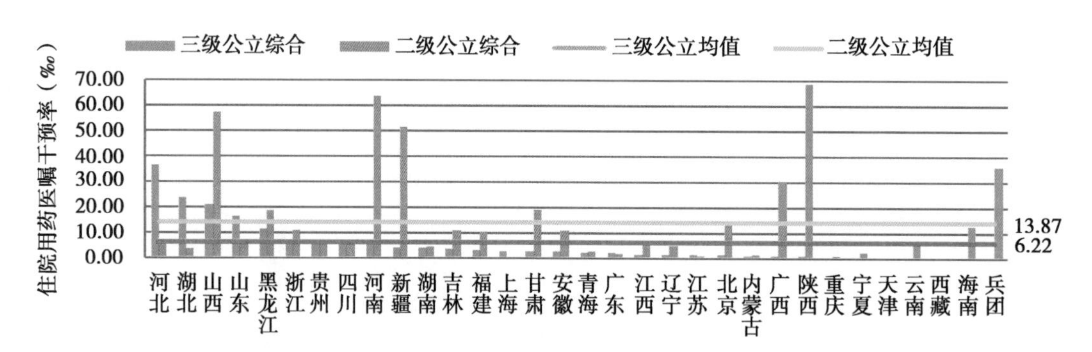

图 3-4-2-16　全国各省份二级、三级公立综合医院住院用药医嘱干预率

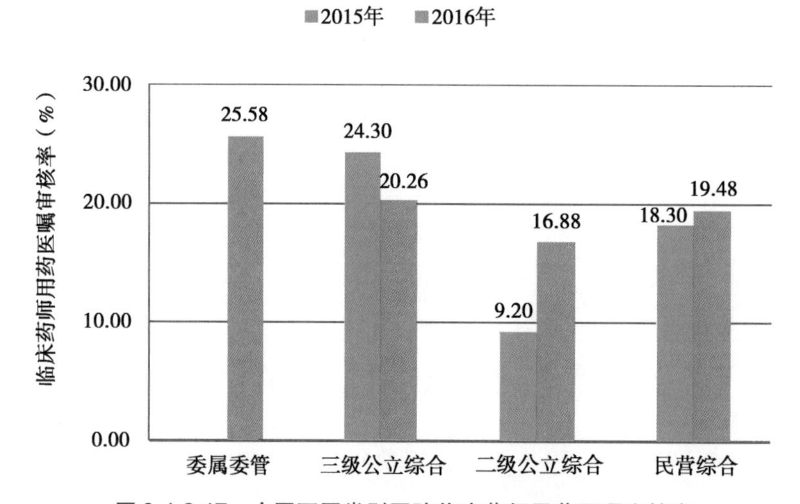

图 3-4-2-17　全国不同类别医院临床药师用药医嘱审核率

（四）临床药师所在科室（病房、区）重点患者药学监护率

全程药学监护是指对临床药师所在科室（病房、区）患者用药进行药学查房，包含：用药方案审核与用药指导；用药后疗效、症状表现、不良反应等观察；依据病情进行治疗药物监测或基因组学监测与实施、用药调整；用药教育等用药全过程的药学监护。重点患者是指危重疑难（同时罹患多种疾病、病情复杂、严重感染、多重耐药等）以及肝肾功能不全、过敏体质、使用药物治疗窗窄、需要特别关注的老幼患者等。本条范围为有临床药师的临床科室（病房、区）。

委属委管、三级公立综合、二级公立综合、民营综合的临床药师所在科室（病房、区）重点患者药学监护率分别为 16. 21%、6. 12%、4. 48%、5. 66%，委属委管较高（图 3-4-2-19）。全国三级公立综合、二级公立综合均值分别为 6. 89%、4. 48%（图 3-4-2-20）。

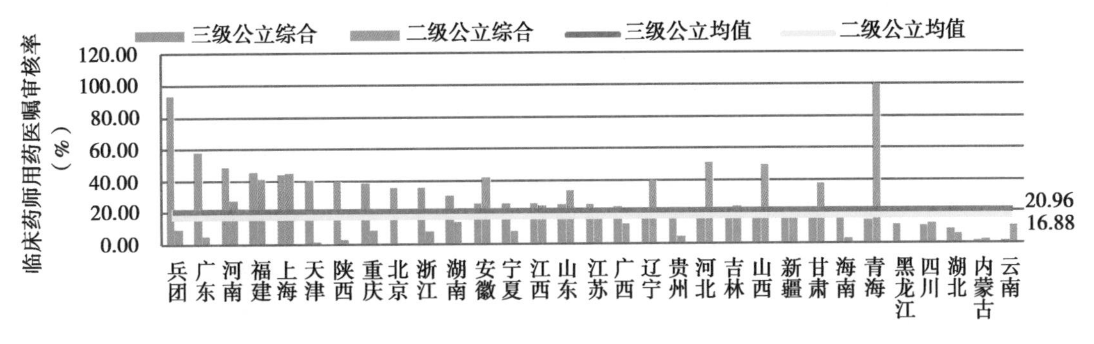

图 3-4-2-18　全国各省份二级、三级公立综合医院临床药师用药医嘱审核率

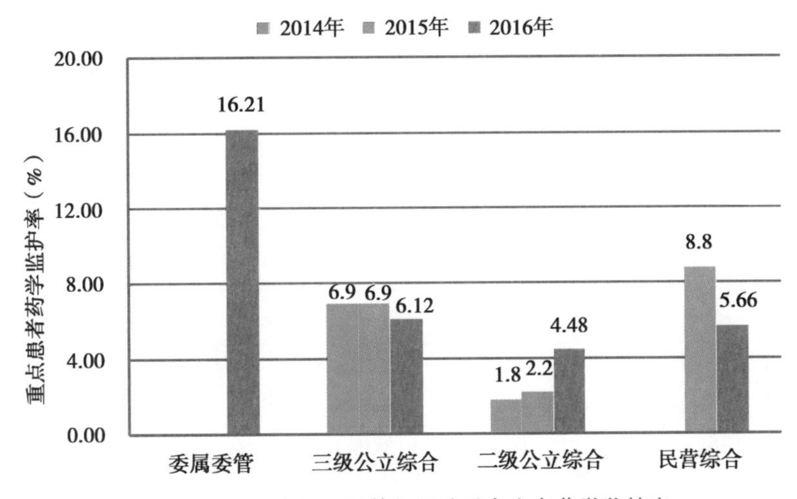

图 3-4-2-19　全国不同等级医院重点患者药学监护率

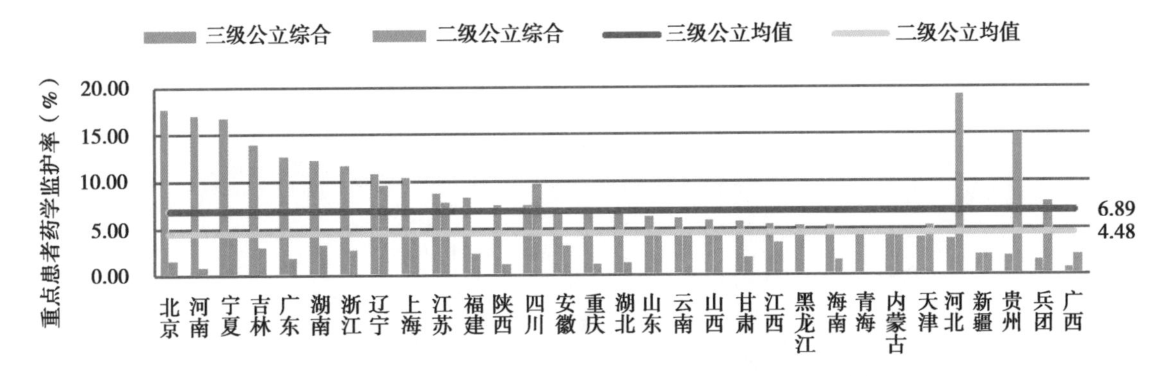

图 3-4-2-20　全国各省份二级、三级公立综合医院重点患者药学监护率

（五）用药咨询/患者用药教育覆盖率

1. 门诊用药咨询率　委属委管、三级公立综合、二级公立综合、民营综合的门诊用药咨询率分别为 0. 31%、1. 32%、1. 38%、4. 71%（图 3-4-2-21）。与 2015 年相比，民营综合的门诊用药咨询率远高于其他类别医院，原因除了与门诊患者数量以及药学服务模式本身有关外，还可能与就医患者对用药安全的重视程度有关。全国三级公立综合、二级公立综合均值分别为 1. 22%、1. 38%（图 3-4-2-22）。

2. 门诊患者用药教育率　患者用药教育指药师发药时为患者提供的用药教育单（注明药品的用法用量和特殊注意事项），鼓励对特殊人群（老年、儿童、孕产妇等）全覆盖。委属委管、三级公立综合、二级公立综合、民营综合的门诊患者用药教育率分别为 31. 65%、16. 26%、10. 84%、13. 45%，委属委管门诊患者用药教育率远高于其他类别医院（图 3-4-2-23）。全国三级公立综合、二级公立综合均值分别为 17. 94%、10. 84%（图 3-4-2-24）。三级公立综合门诊用药教育率高于二级公立综合。

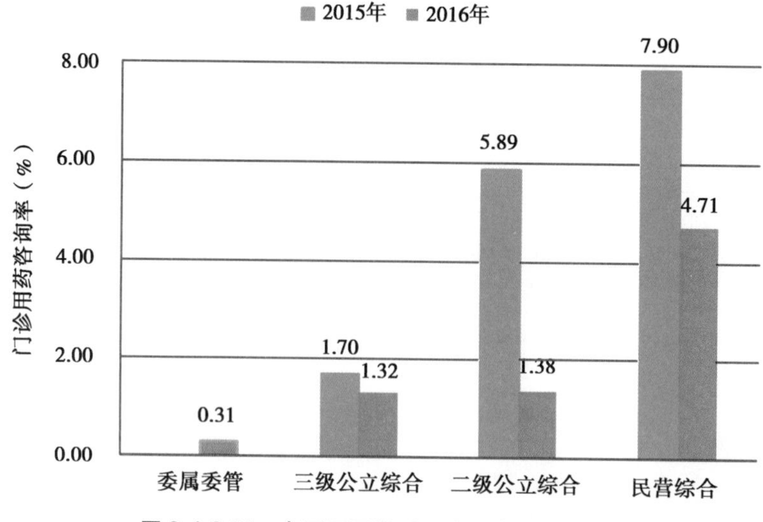

图 3-4-2-21　全国不同类别医院门诊用药咨询率

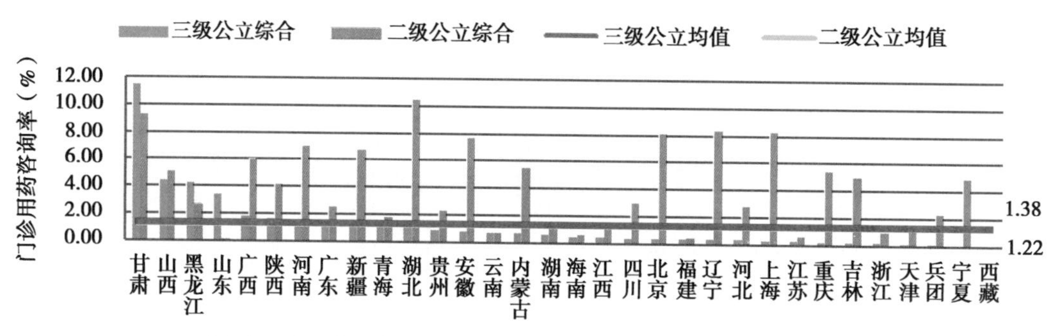

图 3-4-2-22　全国各省份二级、三级公立综合医院门诊用药咨询率

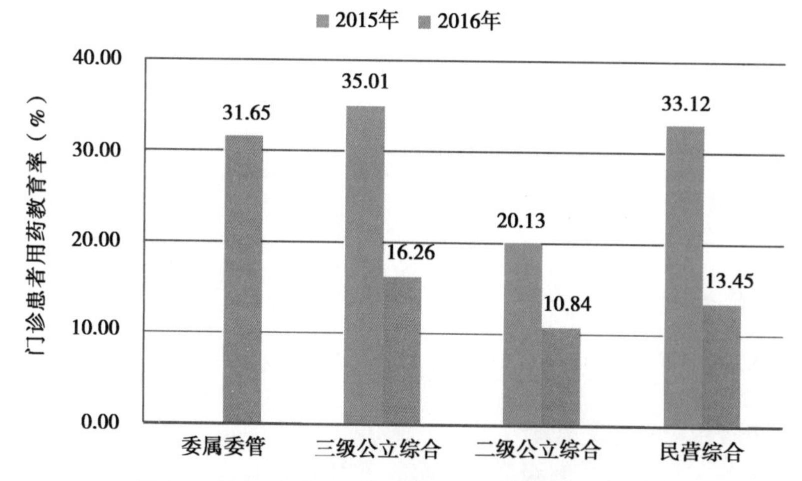

图 3-4-2-23　全国不同类别医院门诊患者用药教育率

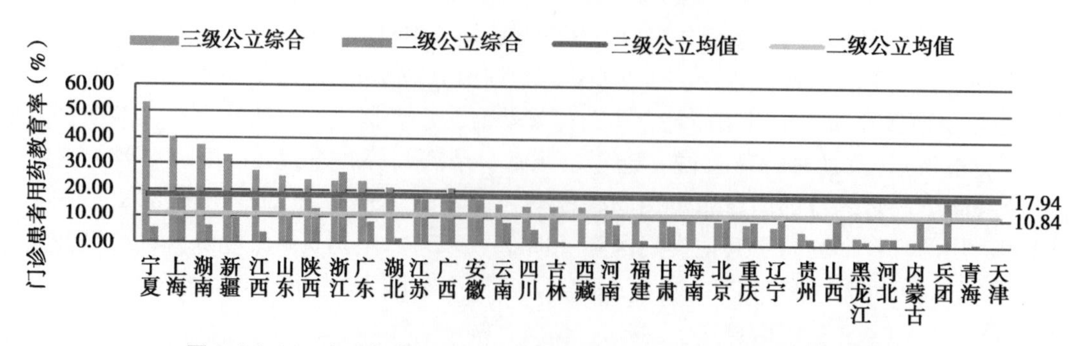

图 3-4-2-24　全国各省份二级、三级公立综合医院门诊患者用药教育率

3. **出院患者接受专科临床药师用药教育率** 委属委管、三级公立综合、二级公立综合、民营综合的出院患者接受专科临床药师用药教育率分别为 8. 32%、4. 30%、4. 48%、8. 27%，委属委管与民营综合高于其他类别医院，可能与医院的临床药师数量及服务模式有关（图 3-4-2-25）。全国三级公立综合、二级公立综合均值分别为 4. 58%、4. 48%（图 3-4-2-26）。

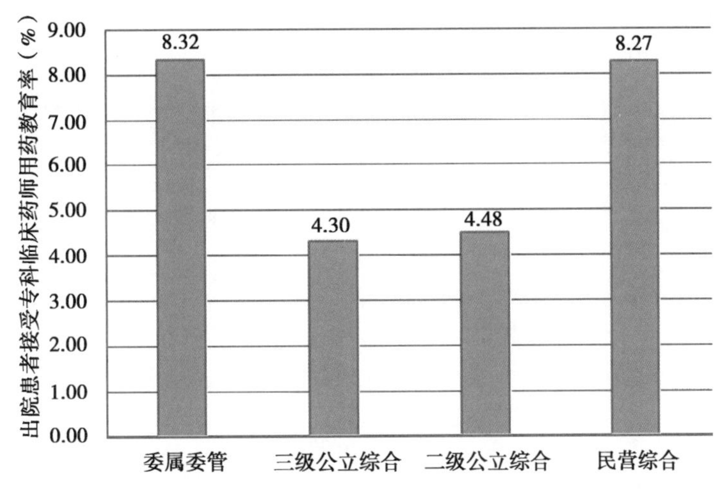

图 3-4-2-25 全国不同类别医院出院患者接受专科临床药师用药教育率

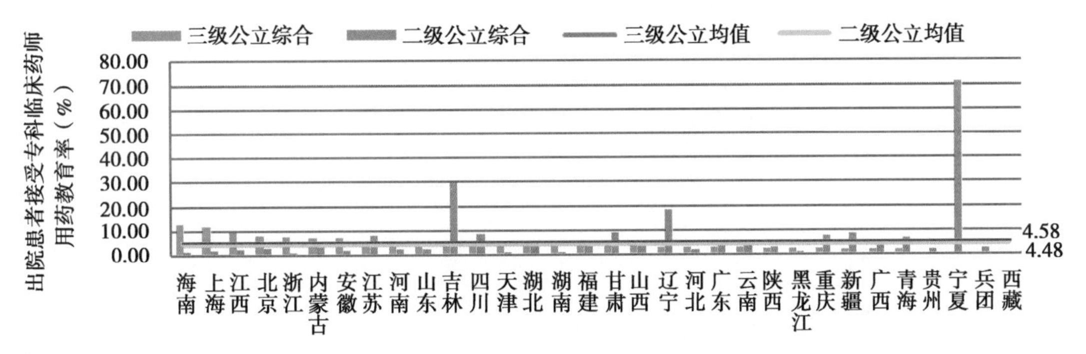

图 3-4-2-26 全国各省份二级、三级公立综合医院出院患者接受专科临床药师用药教育率

三、用药安全分析

保证药品质量和用药安全是医院用药安全分析的重要内容。2016 年全国医院药事管理质量控制指标与 2015 年类似，主要调查用药错误报告率、严重或新发生的药物不良反应上报率和存在质量问题的药品发现率。

（一）用药错误报告率

调查共纳入 1425 家医院数据，其中委属委管 10 家，三级公立综合 430 家，二级公立综合 674 家和民营综合 311 家，2016 年共提交 407 325 例用药错误报告。与 2015 年比较，医院数和用药错误报告例数分别提高了 54. 39%、78. 30%。

1. **用药错误报告率** 委属委管、三级公立综合、二级公立综合、民营综合用药错误报告率分别为 0. 05‰、0. 78‰、0. 77‰、0. 75‰（图 3-4-2-27）。与 2015 年相比，2016 年用药错误上报医院的数量和用药错误上报的例数均显著增加。

2. **用药错误人员分类** 用药错误报告中，医师处方用药错误报告率最高为 69. 90%；药师处方调剂错误报告率为 23. 43%；护士给药错误报告率为 6. 67%（图 3-4-2-28）。委属委管、三级公立综合、二级公立综合、民营综合的医师处方用药错误率分别为 19. 41%、74. 72%、66. 29%、54. 68%。药师处方调剂错误率分别为 79. 72%、20. 22%、25. 77%、33. 29%。所有类别医院用药错误发生率最低的均为护士给药错误（表 3-4-2-1）。委属委管药师处方调剂错误率最高，占 79. 72%，其余各类别医院中医师处方用药错误导致的用药错误率最高。建议医院应进一步加强医生处方过程中的审核，增设药师处方审核岗位，最大限度降低处方错误的发生，保证患者用药安全。

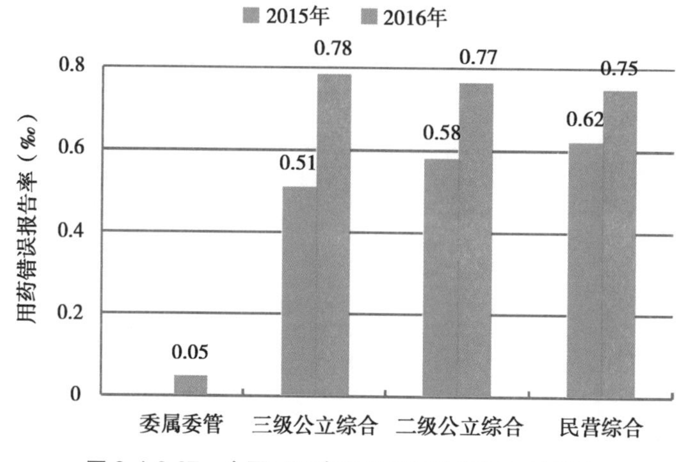

图 3-4-2-27 全国不同类别医院用药错误上报情况

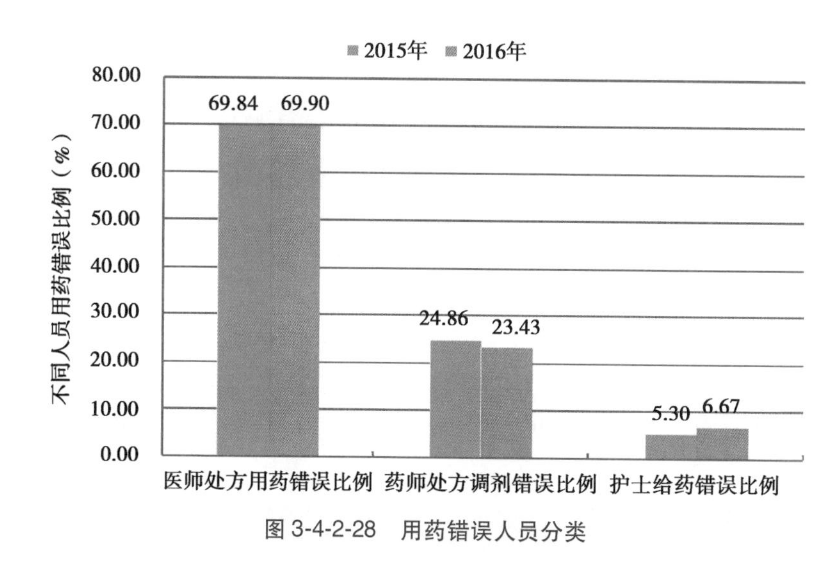

图 3-4-2-28 用药错误人员分类

表 3-4-2-1 各类别医院用药错误发生情况

医院类别	医院数		总用药错误发生率（‰）		药师处方调剂错误比例（%）		医师处方用药错误比例（%）		护士给药错误比例（%）	
	2015	2016	2015	2016	2015	2016	2015	2016	2015	2016
委属委管	—	10	—	0.05	—	79.72	—	19.41	—	0.87
三级公立综合	355	430	0.51	0.78	26.07	20.22	70.48	74.72	3.45	5.06
二级公立综合	433	674	0.58	0.77	19.60	25.77	72.17	66.29	8.23	7.95
民营综合	135	311	0.62	0.75	42.33	33.29	45.74	54.68	11.93	12.04

3. 全国各省份用药错误上报数据分析 全国三级公立综合、二级公立综合用药错误报告率均值分别为0.78‰、0.77‰（图3-4-2-29）。不同省份上报的医院数量存在一定差异，部分省份上报医院较少，数据是否具有代表性值得商榷。

（二）严重或新发生的药物不良反应上报率

委属委管、三级公立综合、二级公立综合、民营综合严重或新发生的药物不良反应上报率分别为18.21%、25.66%、18.58%、10.31%（图3-4-2-30）。

全国三级公立综合上报药物不良反应172 991例，其中严重或新发生的药物不良反应44 389例，

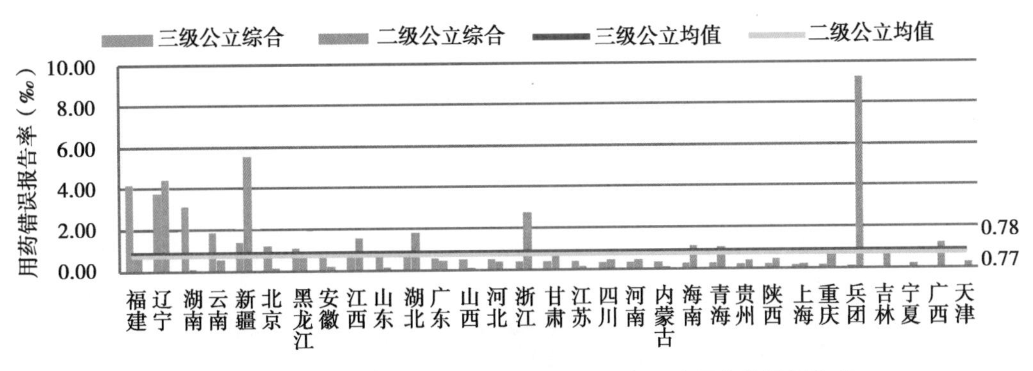

图 3-4-2-29　全国各省份二级、三级公立综合医院用药错误报告率

严重或新发生的药物不良反应上报率均值为 25. 66%。全国二级公立综合上报药物不良反应 93 858 例，其中严重或新发生的药物不良反应 17 440 例，严重或新发生的药物不良反应上报率均值为 18. 58%（图 3-4-2-31）。

此次调研中，2257 家医院提供了 312 171 例不良反应，其中严重或新发生的药物不良反应发生例数为 67 106，占总不良反应例数的 21. 50%，较 2015 年增加 1. 5 个百分点。

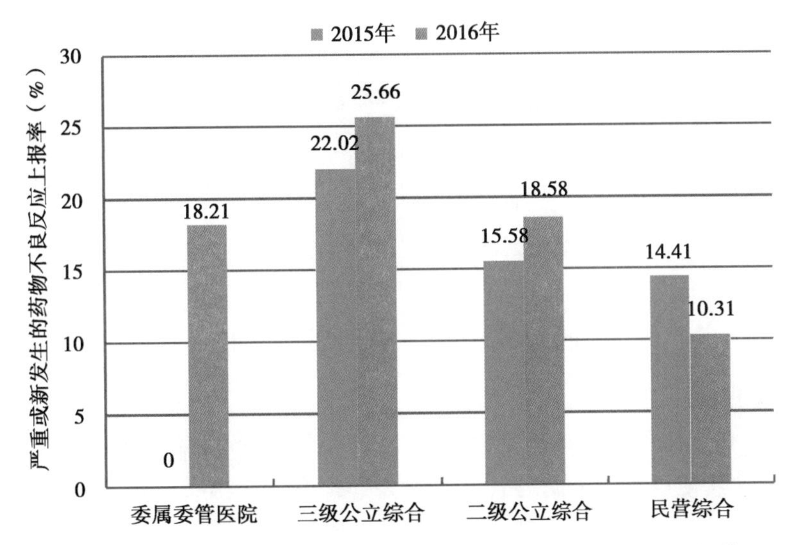

图 3-4-2-30　全国不同类型医院严重或新发生的药物不良反应上报情况

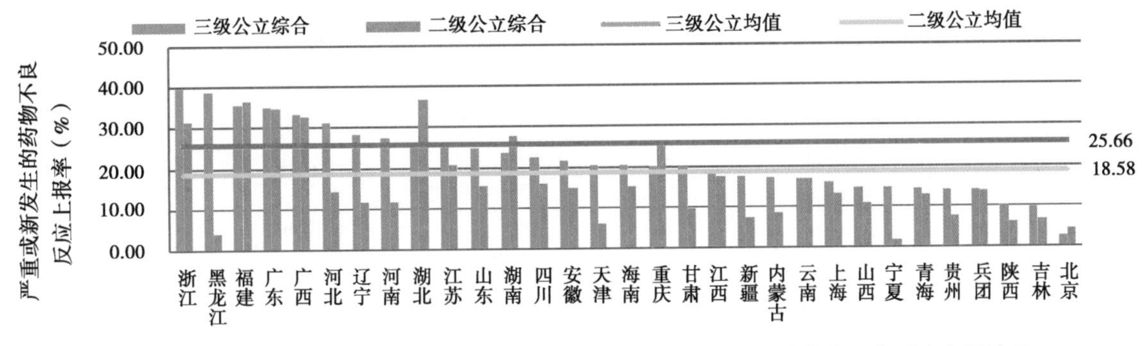

图 3-4-2-31　全国各省份二级、三级公立综合医院严重或新发生的药物不良反应上报情况

（三）存在质量问题药品发现率

委属委管、三级公立综合、二级公立综合、民营综合存在质量问题药品的发现率分别为 0. 21%、2. 86%、2. 86%和 4. 74%，委属委管最低，民营综合最高，二级公立综合和三级公立综合相当（图 3-4-2-32）。全国三级公立综合、二级公立综合均值分别为 2. 75%、2. 86%（图 3-4-2-33）。

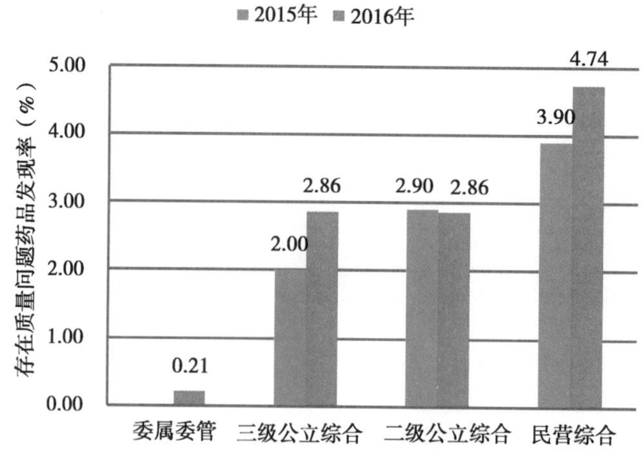

图 3-4-2-32 全国不同类别医院存在质量问题药品发现率

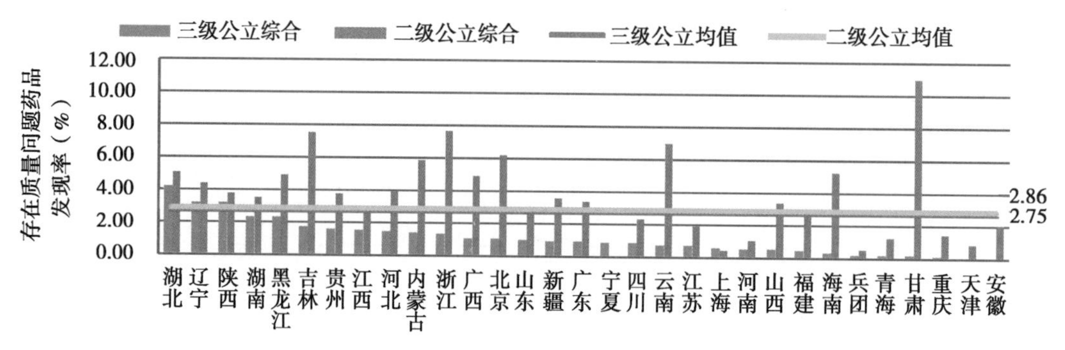

图 3-4-2-33 全国各省份二级、三级公立综合医院存在质量问题药品发现率

四、药物临床应用质量分析

（一）静脉输液使用率

静脉输液的过量使用是不合理用药的重要表现，因此，调查静脉输液使用的基本情况十分必要。

1. 门诊患者静脉输液使用率 委属委管、三级公立综合、二级公立综合、民营综合门诊患者静脉输液使用率分别为5.75%、6.88%、8.64%和16.40%，比率依次增加，民营综合较高。2016年各级医院的门诊患者静脉输液使用率均有所减少（图3-4-2-34）。3年的数据显示，全国各类别医院门诊患者使用静脉输液得到有效的控制。全国三级公立综合、二级公立综合均值分别为6.84%、8.64%（图3-4-2-35）。三级公立综合低于二级公立综合。

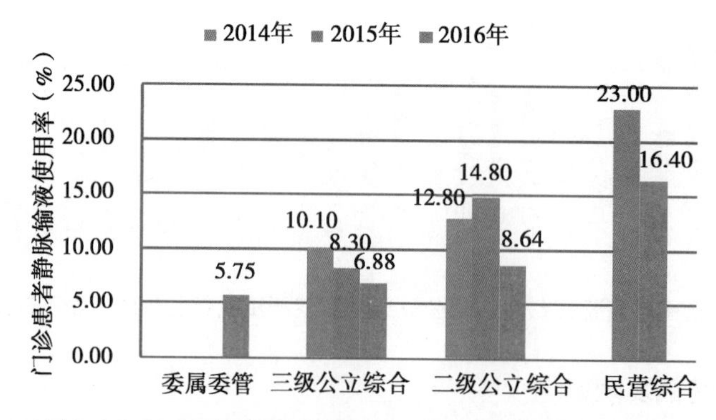

图 3-4-2-34 全国不同类别医院门诊患者静脉输液使用率

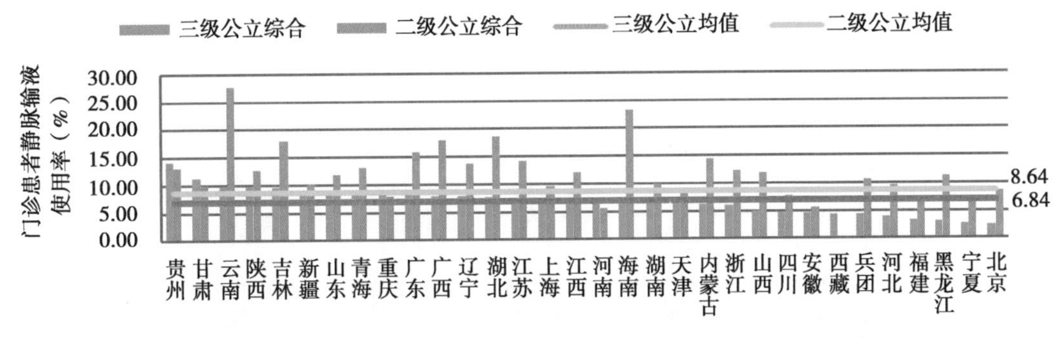

图 3-4-2-35 全国各省份二级、三级公立综合医院门诊患者静脉输液使用率

2. 住院患者静脉输液使用率 委属委管、三级公立综合、二级公立综合、民营综合住院患者静脉输液使用率分别为 80. 25%、88. 29%、88. 32%和 88. 15%，委属委管低于其他类别医院，三级公立综合、二级公立综合和民营综合相当。2016 年各类别医院的住院患者静脉输液使用率均有所下降（图 3-4-2-36）。全国三级公立综合、二级公立综合均值分别为 88. 00%、88. 32%（图 3-4-2-37）。

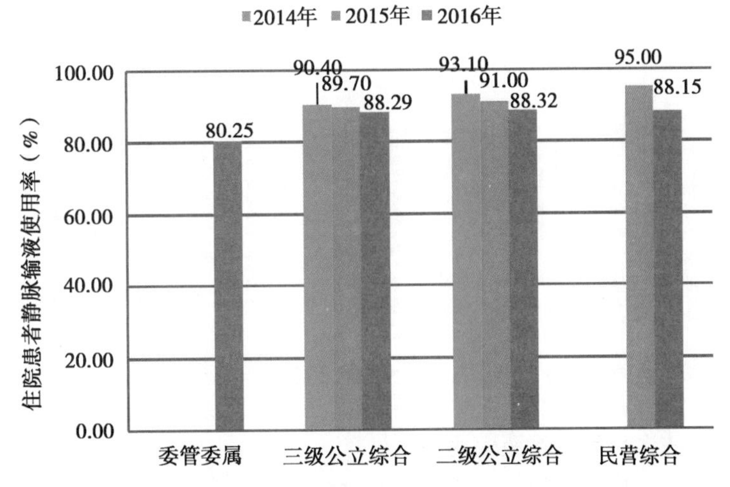

图 3-4-2-36 全国不同类别医院住院患者静脉输液使用率

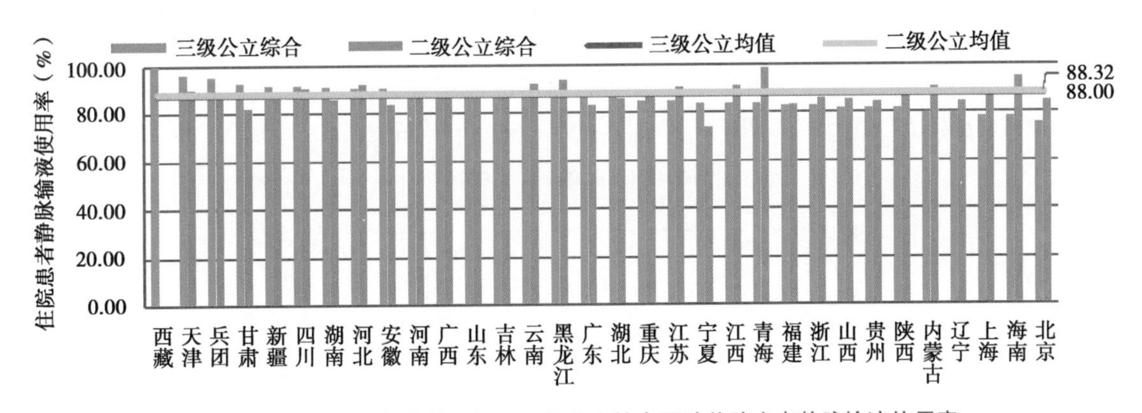

图 3-4-2-37 全国各省份二级、三级公立综合医院住院患者静脉输液使用率

（二）住院患者抗菌药物静脉输液使用率

委属委管、三级公立综合、二级公立综合、民营综合住院患者抗菌药物静脉输液使用率分别为 42. 32%、47. 14%、49. 74%和 47. 81%，委属委管最低，二级公立综合最高，三级公立综合和民营综合相当。3 年的数据显示，各类别医院的住院患者抗菌药物静脉输液使用率变化不大（图 3-4-2-38）。全国三级公立综合、二级公立综合均值分别为 46. 96%、49. 74%（图 3-4-2-39）。

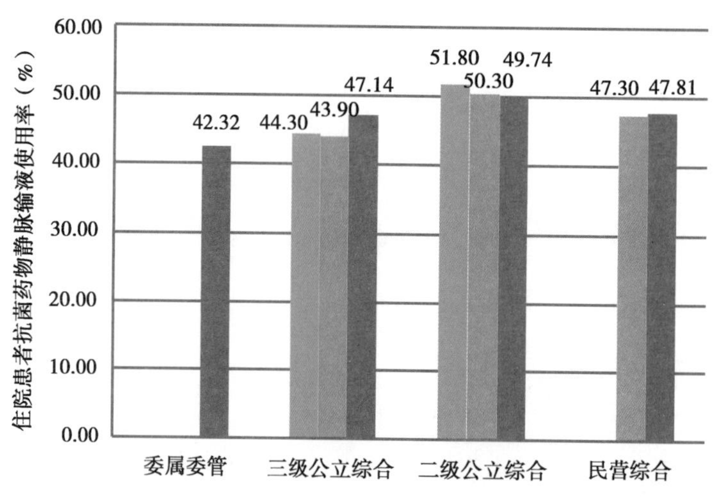

图 3-4-2-38　全国不同类别医院住院患者抗菌药物静脉输液使用率

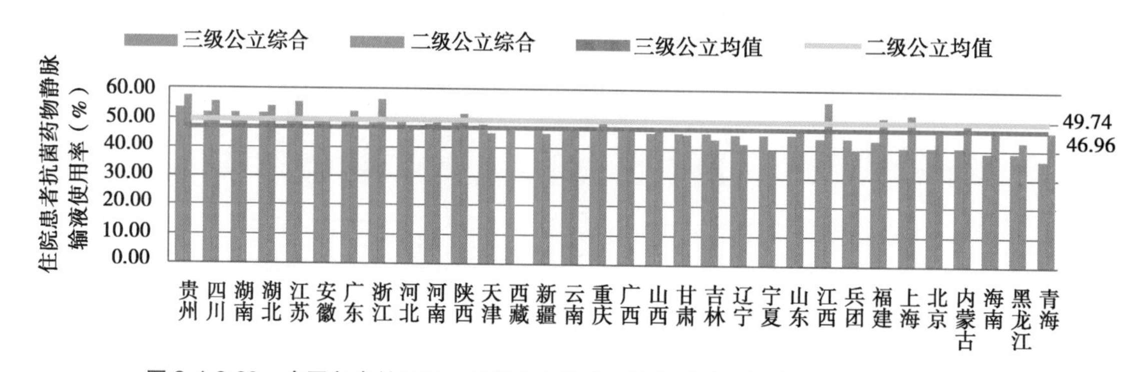

图 3-4-2-39　全国各省份二级、三级公立综合医院住院患者抗菌药物静脉输液使用率

（三）住院患者中药注射剂静脉输液使用率

委属委管、三级公立综合、二级公立综合、民营综合住院患者中药注射剂静脉输液使用率分别为17. 31%、29. 53%、31. 48%和 28. 69%，委属委管最低，二级公立综合最高。三年的数据显示，三级公立综合住院患者中药注射剂静脉输液使用率变化不大，二级公立综合特别是民营综合都有所下降（图 3-4-2-40）。民营综合在住院患者中药注射剂静脉输液使用率方面，有较明显的改善。全国三级公立综合、二级公立综合均值分别为 29. 13%、31. 48%（图 3-4-2-41）。

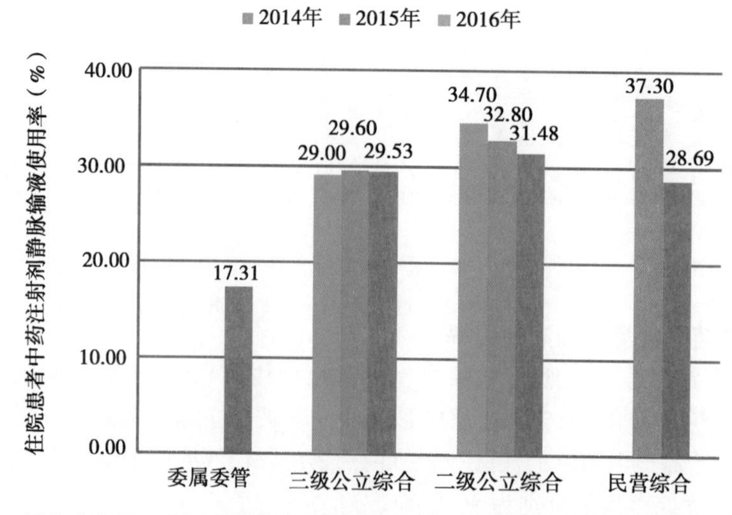

图 3-4-2-40　全国不同类别医院住院患者中药注射剂静脉输液使用率

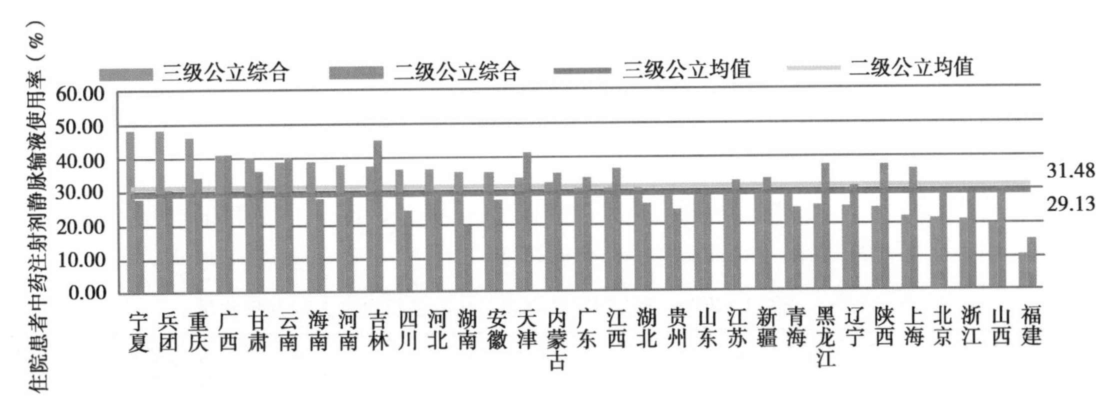

图 3-4-2-41　全国各省份二级、三级公立综合医院住院患者中药注射剂静脉输液使用率

（四）特殊使用级抗菌药物使用量占比

委属委管、三级公立综合、二级公立综合、民营综合特殊使用级抗菌药物使用量占比分别为 17.08%、6.12%、3.14%、4.75%，委属委管明显高于其他类别医院（图 3-4-2-42）。全国三级公立综合、二级公立综合均值分别为 6.51%、3.15%（图 3-4-2-43）。三级公立综合明显高于二级公立综合。

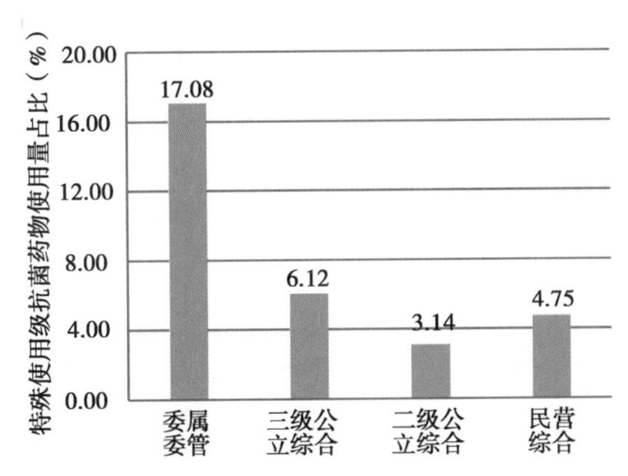

图 3-4-2-42　全国不同类别医院特殊使用级抗菌药物使用量占比情况

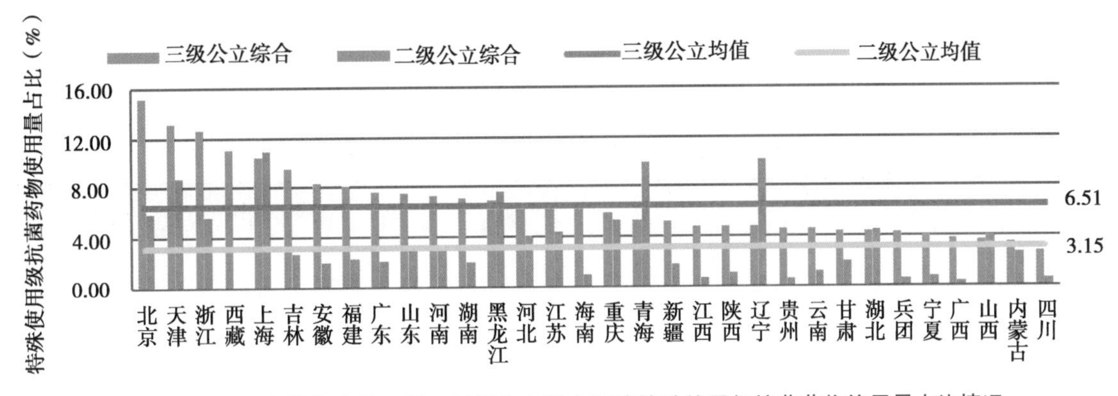

图 3-4-2-43　全国各省份二级、三级公立综合医院特殊使用级抗菌药物使用量占比情况

（五）抗菌药物临床应用情况分析

本部分围绕国家卫生计生委抗菌药物临床应用监测网 2016 年注册入网的 2671 家医疗机构进行分析。监测网中心成员医院 192 所，均为三级公立医院，其中综合医院 181 所，专科医院 11 所，2016 年

共上报并统计 62 078 例住院病例（非手术组 31 090 份，手术组 30 988 份）、207 743 张门诊处方，基本反映医院抗菌药物应用情况。

1. **监测网中心成员医院抗菌药物费用情况** 药品费用统计调查有效的监测网中心成员医院为 114 所，其中平均药占比为 38.6%，抗菌药物使用金额占药品总收入的比例为 11.2%，与 2015 年持平。

2. **住院患者抗菌药物使用情况**

（1）住院患者医疗和抗菌药物费用情况：人均住院费用 14 973.84 元、人均总药费 4944.57 元、人均抗菌药物费用 500.57 元，均高于 2015 年（表 3-4-2-2）。

表 3-4-2-2 2014—2016 年监测网中心成员医院住院患者人均医疗费用

项目	2014 年	2015 年	2016 年
人均住院费用（元）	18 677.1	12 361.9	14 973.84
人均总药费（元）	4917.8	4070.8	4944.57
人均总药费占住院费用比例（%）	26.3	32.9	33.02
人均抗菌药物费（元）	526.7	422.9	500.57

（2）住院患者抗菌药物使用率：本调查中住院患者抗菌药物使用率为抽样病例中使用抗菌药物病例占抽样病例的百分比。2016 年住院患者抗菌药物使用率均值为 37.47%，比 2015 年下降 1.63 个百分点（图 3-4-2-44）。非手术组抗菌药物使用率 24.82%，手术组抗菌药物使用率为 61.82%，其中Ⅰ类切口为 42.35%，Ⅱ类切口为 84.25%，Ⅲ类切口为 91.19%（表 3-4-2-3）。全国各省份监测网中心成员医院住院患者抗菌药物使用率均值为 39.90%（图 3-4-2-45）。全国各省份监测网中心成员医院Ⅰ类切口手术患者抗菌药物使用率均值为 38.65%（图 3-4-2-46）。

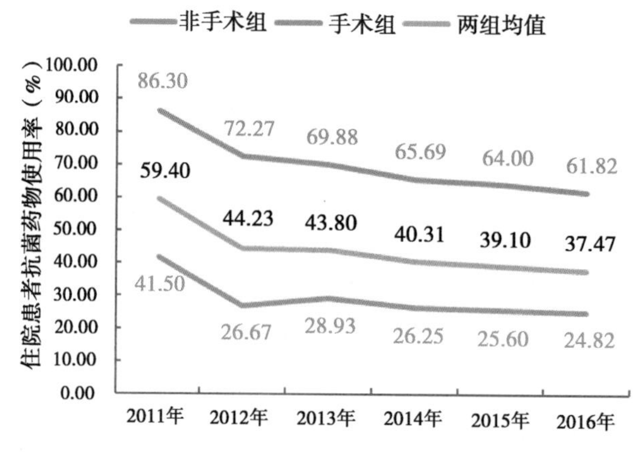

图 3-4-2-44 2011—2016 年监测网中心成员医院住院患者抗菌药物使用率

表 3-4-2-3 2015—2016 年监测网中心成员医院手术组不同切口抗菌药物使用率（%）

切口类别	2014 年	2015 年	2016 年
Ⅰ类切口	49.2	45.0	42.35
Ⅱ类切口	83.9	79.2	84.25
Ⅲ类切口	96.4	100.0	91.19
合计	65.7	59.5	61.83

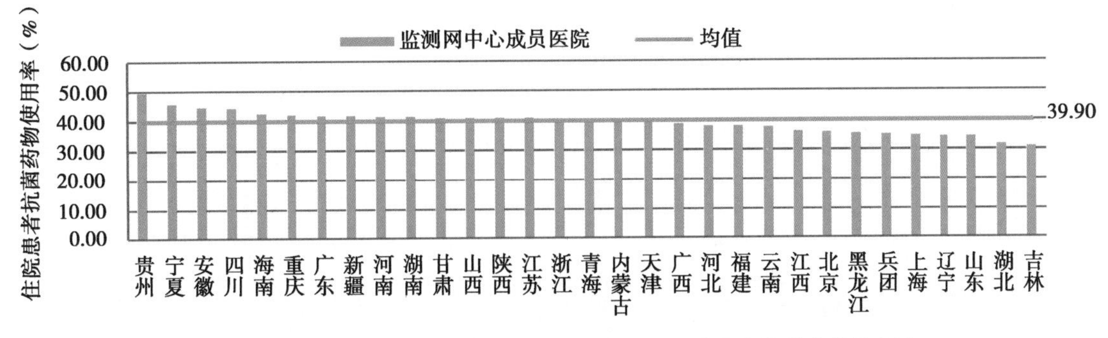

图 3-4-2-45　全国各省份监测网中心成员医院住院患者抗菌药物使用率

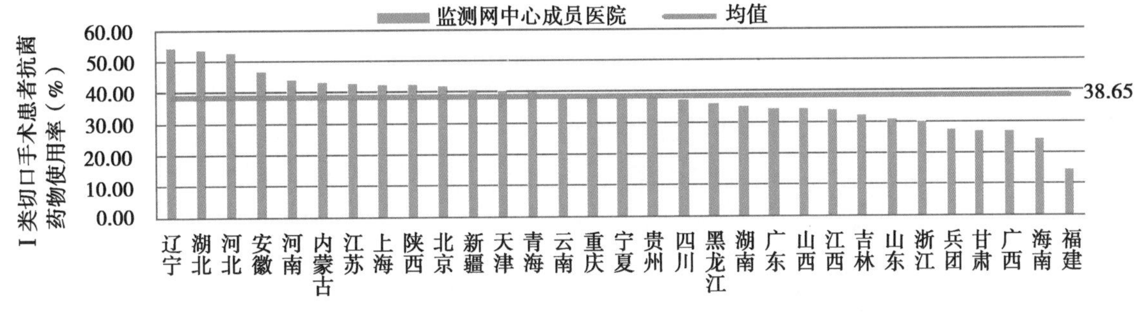

图 3-4-2-46　全国各省份监测网中心成员医院 I 类切口手术患者抗菌药物使用率

（3）住院患者抗菌药物联合用药率：住院患者抗菌药物联合用药率为联合使用抗菌药物病例占总使用抗菌药物病例的百分率。联合用药系指在同一个时间内同时使用 2 种或 2 种以上抗菌药物。2016 年监测网中心成员医院住院患者抗菌药物平均联合用药率为 20. 30%，与 2015 年持平，手术组的抗菌药物联合使用率有明显的下降（图 3-4-2-47，表 3-4-2-4）。全国各省份监测网中心成员医院住院患者抗菌药物联合用药率均值为 18. 00%（图 3-4-2-48）。

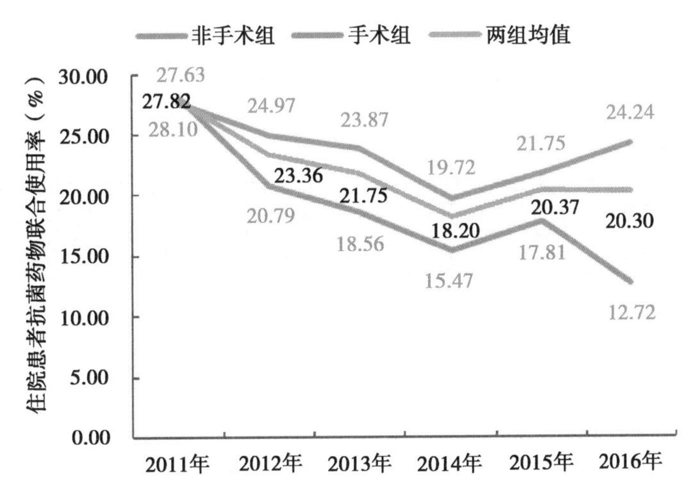

图 3-4-2-47　2011—2016 年监测网中心成员医院住院患者抗菌药物联合用药率变化

表 3-4-2-4　2014—2016 年监测网中心成员医院住院患者抗菌药物联合用药率（%）

项目		2014 年	2015 年	2016 年
联合用药率	非手术组	19. 72	21. 74	24. 24
	手术组	15. 47	17. 81	12. 72
平均联合用药率		18. 20	20. 37	20. 30

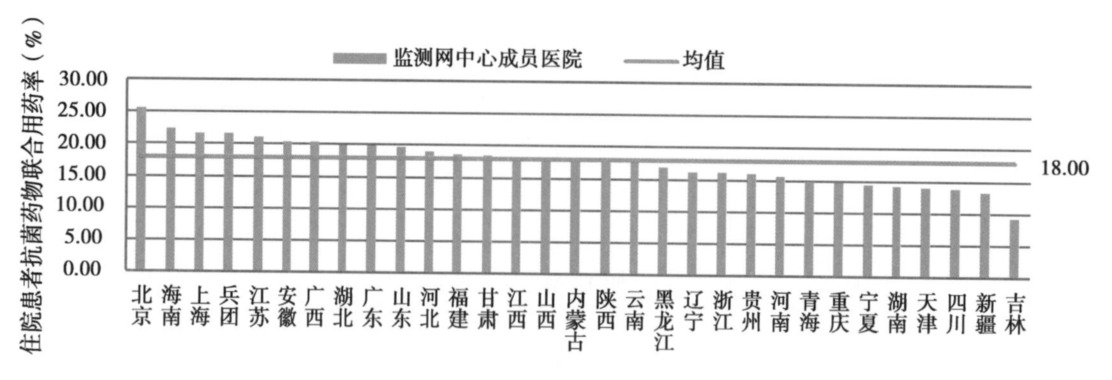

图 3-4-2-48　全国各省份监测网中心成员医院住院患者抗菌药物联合用药率

（4）住院患者抗菌药物使用强度分析：2010 年以来，各监测网中心成员医院抗菌药物使用强度呈下降趋势，2014 年开始处于一个较为稳定的水平，2014—2016 年基本持平，说明监测网中心成员医院抗菌药物使用强度的变化不明显（图 3-4-2-49，表 3-4-2-5）。

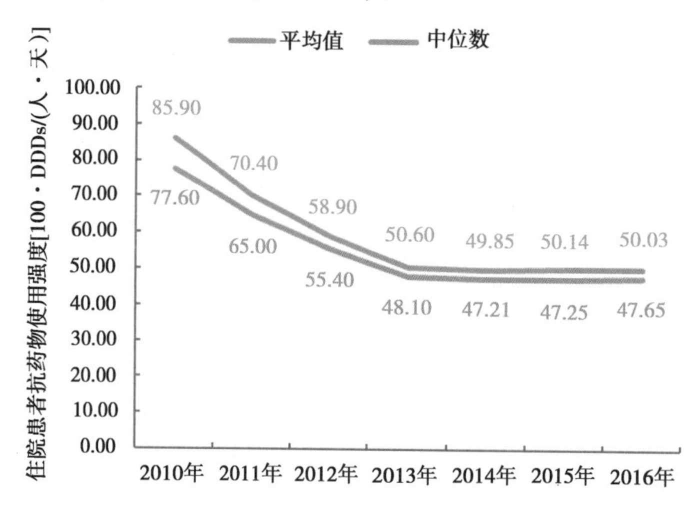

图 3-4-2-49　2010—2016 年监测网中心成员医院抗菌药物使用强度的变化

表 3-4-2-5　2006—2016 年监测网中心成员医院抗菌药物使用强度均值和中位值的变化［100・DDDs/（人・天）］

	年度										
	2006	2007	2008	2009	2010	2011	2012	2013	2014	2015	2016
使用强度均值	78.6	78.4	81.8	85.4	85.9	70.4	58.9	50.6	49.85	50.14	50.03
中位数	72.0	76.0	74.8	80.1	77.6	65.0	55.4	48.1	47.21	47.25	47.65

3. 住院患者抗菌药物不合理用药情况　抗菌药物不合理用药主要表现为：无适应证用药；在有用药适应证病例中，存在药物选择错误、单次剂量错误、用药频次不符合规定、溶剂选择和剂量不符合规定、治疗用药疗程过长（短）、无依据频繁更换药品和不适宜联合用药。

（1）非手术组使用抗菌药物合理性评价情况：2016 年抽查并评价非手术组有效病例 1102 例，合理用药病例占有效病例的 57.08%，不合理病例占 42.92%，其中无适应证用药占 23.59%（表 3-4-2-6）。在有适应证用药病例中（按例次计）药物选择不合理（选择起点高）占 21.97%；单次剂量错误（主要是过大）占 13.29%；每日给药次数不符合规定的占 21.97%；不适宜联合用药的占 10.69%，此外还有治疗用药疗程过长、无依据频繁更换药品等（表 3-4-2-7）。

表 3-4-2-6　2014—2016 年中心成员医院非手术组使用抗菌药物合理性评价情况

项目		2014 年		2015 年		2016 年	
		例数	%	例数	%	例数	%
用药不合理	无适应证用药	216	16.2	419	21.63	260	23.59
	单项不合理	317	23.8	372	19.20	126	11.43
	多项不合理	209	15.7	295	15.23	87	7.90
	小计	742	55.6	1086	56.07	473	42.92
用药合理		592	44.4	851	43.93	629	57.08
合计		1334		1937		1102	

表 3-4-2-7　2014—2016 年中心医院单位非手术组使用抗菌药物不合理表现构成比

不合理表现	2014 年		2015 年		2016 年	
	例次	%	例次	%	例次	%
药物选择	157	20.1	214	19.60	76	21.97
单次剂量	126	16.1	176	16.12	46	13.29
每日给药次数	177	22.7	242	22.16	76	21.97
溶媒	44	5.6	70	6.41	19	5.49
用药途径	12	1.5	18	1.65	7	2.02
治疗用药疗程	125	16.0	176	16.12	58	16.76
更换药品	62	7.9	92	8.42	27	7.80
联合用药	78	10.0	104	9.52	37	10.70
合计（例次）	781		1092		346	

（2）手术组使用抗菌药物合理性评价情况：2016 年抽查并评价手术组有效病例 1854 例，合理用药病例占有效病例的 12.57%，远低于非手术组。在有适应证用药病例中（按例次计），药物选择不合理（选择起点高）占 19.66%；单次剂量不合理 8.69%；每日给药次数不符合规定 9.11%；不适宜联合用药 2.15%，围手术期预防用药时机选择不合理 53.02%，此外还有治疗用药疗程过长、无依据频繁更换药品等（表 3-4-2-8）。

表 3-4-2-8　2014—2016 年中心医院单位手术组使用抗菌药物不合理表现构成比

不合理表现	2014 年		2015 年		2016 年	
	例次	%	例次	%	例次	%
药物选择	1029	21.7	1069	19.94	704	19.66
单次剂量	529	11.2	572	10.67	311	8.69
每日给药次数	520	11.0	468	8.73	326	9.11
溶媒	212	4.5	239	4.46	135	3.77
用药途径	29	0.6	46	0.86	35	0.98
更换药品	147	3.1	134	2.50	94	2.63
联合用药	175	3.7	142	2.65	77	2.15
围手术期	2098	44.3	2691	50.20	1898	53.01
合计（例次）	4739		5361		3580	

（3）手术组患者首次预防用药时机情况：术前用药时机符合《抗菌药物临床应用指导原则》的要求，即在切皮前0.5~1小时用药的占62.61%，比2015年（67.50%）下降4.89个百分点，仍有多数病例提前预防用药或术后用（图3-4-2-50，表3-4-2-9）。

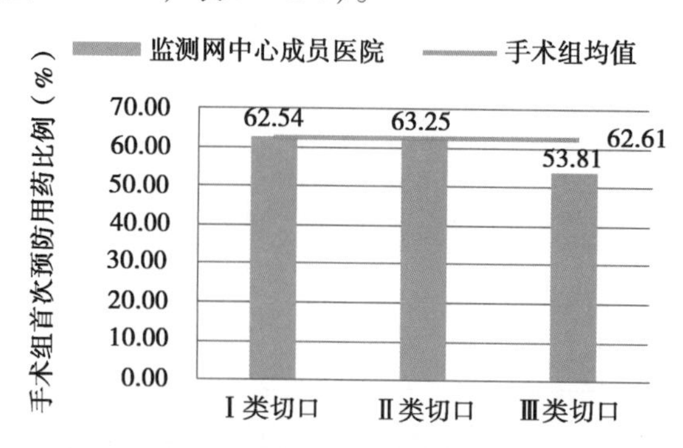

图3-4-2-50　监测网中心成员医院手术组不同切口患者首次预防用药情况

表3-4-2-9　2014—2016年中心成员医院手术组不同切口手术首次预防用药情况

	首次用药时间	Ⅰ类切口		Ⅱ类切口		Ⅲ类切口		合计	
		例数	%	例数	%	例数	%	例数	%
2014年	0.5~2小时	6191	68.21	7985	68.20	775	50.06	14 951	67.05
	大于2小时	1253	13.80	1180	10.08	165	10.66	2598	11.63
	术后用	1633	17.99	2543	21.72	608	39.28	4784	21.42
	小计	9077		11 708		1548		22 333	
2015年	0.5~2小时	5683	68.50	7253	68.13	660	55.05	13 596	67.50
	大于2小时	1309	15.78	1319	12.39	177	14.76	2805	13.93
	术后用	1304	15.72	2074	19.48	362	30.19	3740	18.57
	小计	8296		10 646		1199		20 141	
2016年	0.5~2小时	5140	62.54	7155	63.25	410	53.81	12 705	62.61
	大于2小时	1107	13.47	1252	11.07	102	13.39	2461	12.13
	术后用	1972	23.99	2905	25.68	250	32.81	5127	25.26
	小计	8219		11 312		762		20 293	

4. 门诊处方调查统计情况　2016年177家监测网中心成员医院上报了门诊处方调查数据，共计调查处方207 743张。医院平均每张处方用药约2.07个品种；每张处方的平均金额和每张含抗菌药物的处方平均金额分别为255.05元和106.75元（表3-4-2-10）。全国各省份监测网中心成员医院门诊处方抗菌药物使用率均值为8.70%（图3-4-2-51）。

表3-4-2-10　2014—2016年监测网中心成员医院门诊处方调查

时间	医院数（所）	平均每张处方用药品种数	门诊处方抗菌药物使用率（%）	门诊处方针剂使用率（%）	处方平均金额（元）	抗菌药物处方平均金额（元）
2014年	190	2.08	9.49	11.16	260.13	218.65
2015年	191	2.07	9.41	10.33	228.42	105.90
2016年	177	2.07	8.70	4.94	255.05	106.75

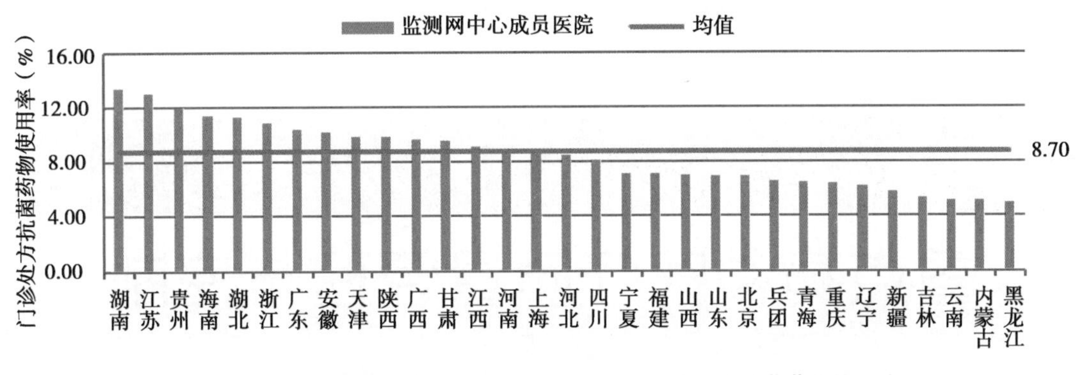

图 3-4-2-51 全国各省份监测网中心成员医院门诊处方抗菌药物使用率

五、问题分析及工作重点

（一）存在的主要问题

1. 药学服务模式需转变 随着医药卫生体制改革不断深入，医疗机构药学服务工作面临新的任务和挑战，药学服务模式应从“以药品为中心”转变为“以患者为中心”，从“以保障药品供应为中心”转变为“在保障药品供应的基础上，以重点加强药学专业技术服务、参与临床用药为中心”。目前多数医疗机构药学服务仍停留在保障药品供应阶段，需要转变服务模式，提高药学技术服务水平。

2. 药事管理质控指标体系尚未建立 质控指标是开展质控工作的重要工具，国家药事管理质控中心从 2014 年起着手拟定医院药事管理质控指标，但至今尚未形成体系，有些指标没有明确的标准，影响对质控工作的评价。

3. 数据缺乏有效的利用 近 3 年质控中心对采集的数据仅停留在统计的水平，大量的信息未进行挖掘和利用。

（二）下一步工作重点

1. 推进医院药学服务模式的转变 制定医院药学服务规范，发挥药师在处方审核、处方点评、药学监护和用药教育等药学专业技术服务工作中的作用。

2. 尽快建立药事管理质控指标体系 筛选有代表性、实用性和可操作性的指标，逐步制定和公布药事管理技术和服务质量标准，为持续开展药事管理质量评价和质量改进奠定规范化、标准化、同质化基础。

3. 重视数据的挖掘和利用 借助专业力量对采集的数据进行分析，发现质量管理中存在的问题，为质量持续改进提供依据。

第五章

重点病种医疗质量管理与控制

第一节 特定（单）病种质控工作概况

2016年数据引自国家卫生计生委医政医管局主管的国家医疗质量管理与控制信息网（www. ncis. cn）特定（单）病种质量监测系统。

系统参照国际医院质量管理先进经验，在国家卫生计生委已经发布的特定（单）病种质量监测指标中，设置“核心指标（或问责指标）”，实施“医院质量管理目标”，进行长期监测，并将其作为医院质量管理的重要手段之一。

一、全国各省份医疗机构病种上报数量

2016年全国参加上报病例信息的医院为539家，与2015年相比增加8家，与2009年相比增加419家（图3-5-1-1）。

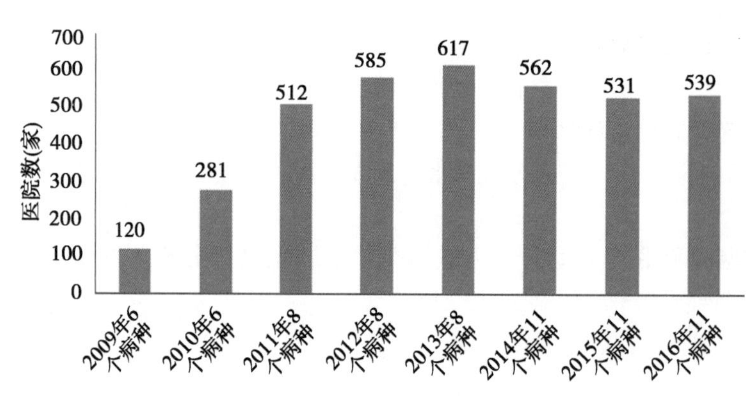

图3-5-1-1 2009—2016年全国参加上报病例信息的医院数

二、全国各省份医疗机构上报有效合格病例总例数及分布情况

2016年全国539家医院共上报634 160例的信息，符合统计学要求的有效病例为610 400例，占96.25%。与上年相比增加84 361例，与2009年相比增加508 133例。

2016年上报有效病例数大于20 000例的省份依次为广东（124 723例）、浙江（66 639例）、山东（64 314例）、广西（47 197例）、江苏（41 113例）、四川（38 671例）、湖北（32 730例）、云南（29 869例）、福建（26 461例）、山西（24 705例）、江西（24 133例）11个省份。2016年度0报告的为吉林、宁夏和西藏3个省份（图3-5-1-2、图3-5-1-3，表3-5-1-1）。

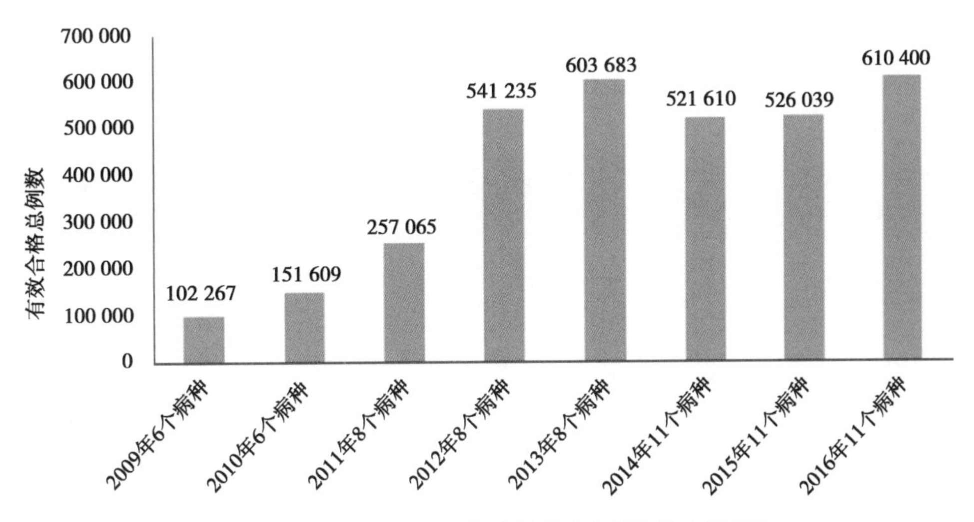

图 3-5-1-2 2009—2016 年全国医院上报有效病例总数

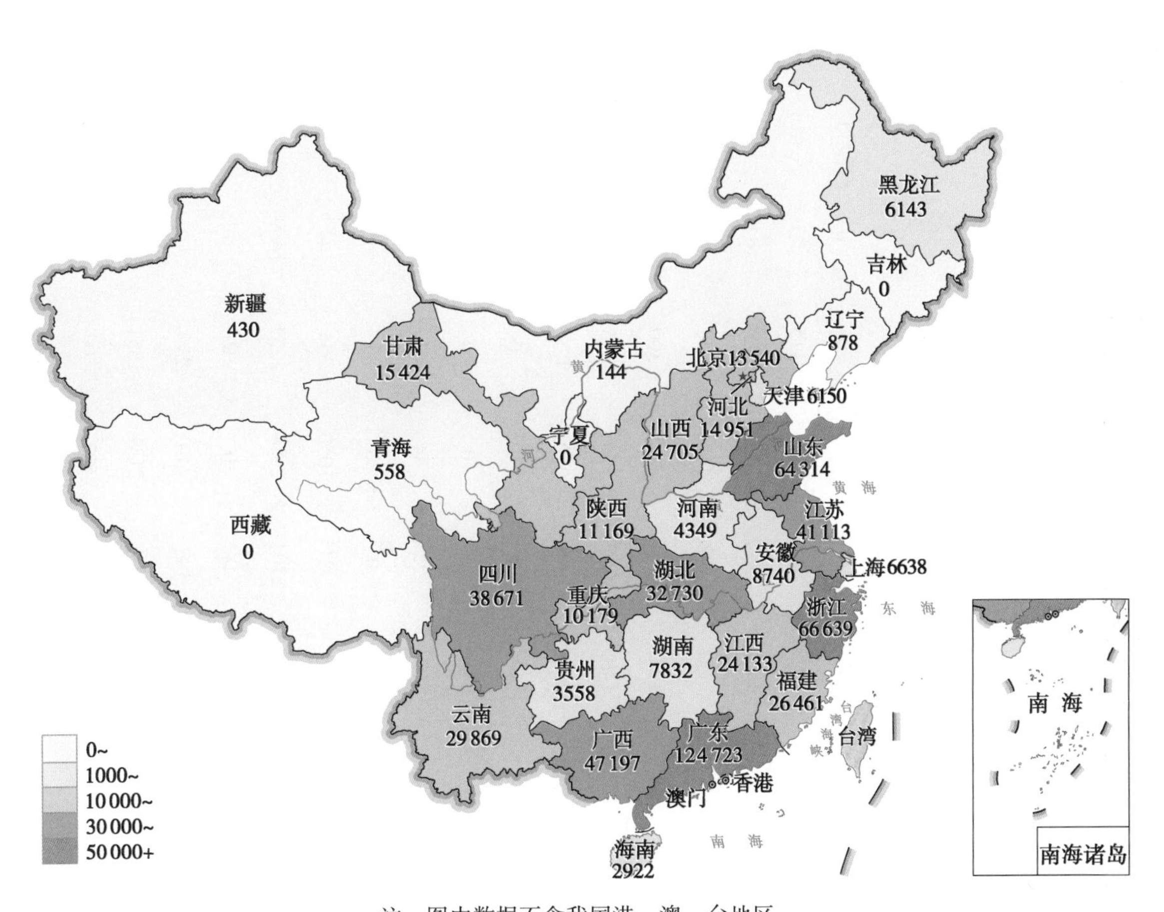

注：图中数据不含我国港、澳、台地区。

图 3-5-1-3 2016 年度各省份上报有效病例总数分布情况

表 3-5-1-1　2016 年全国各省份病种上报病例总数

省份	医院总数	上报医院数	STEMI	HF	CAP	Hip	Knee	STK	CABG	CAP2	*PIP	CS	AECOPD	DVT	总计
重庆	28	8	518	952	161	430	200	868	13	1094	1393	4045	505	0	10 179
浙江	163	34	1637	2533	4007	2505	1429	9066	230	10 519	15 746	14 700	2710	1557	66 639
云南	48	24	1139	1849	2354	411	120	4264	105	4490	4070	9303	1753	11	29 869
新疆兵团	2	1	106	33	0	0	0	0	13	0	0	0	0	0	152
新疆	16	2	30	7	2	0	0	116	0	6	7	110	0	0	278
西藏	4	0	0	0	0	0	0	0	0	0	0	0	0	0	0
天津	37	5	1121	1001	285	115	75	616	0	134	300	2503	0	0	6150
四川	99	35	1431	1877	2190	1759	1028	4558	173	5021	7469	7792	4327	1046	38 671
上海	44	16	630	192	1149	942	385	1253	41	777	319	410	513	27	6638
陕西	63	20	1023	567	662	300	148	2459	9	1302	602	3786	300	11	11 169
山西	42	20	1405	967	1739	655	572	6015	102	2313	1011	6829	3062	35	24 705
山东	77	32	2969	3140	2701	1383	1420	9848	666	9375	8622	20 895	2939	356	64 314
青海	10	1	20	0	0	0	0	448	0	0	0	90	0	0	558
宁夏	7	0	0	0	0	0	0	0	0	0	0	0	0	0	0
内蒙古	27	2	10	22	34	2	0	26	0	14	34	2	0	0	144
辽宁	39	5	9	0	209	1	0	557	0	102	0	0	0	0	878
江西	57	34	956	931	1050	354	44	3407	25	2853	3291	8957	2261	4	24 133
江苏	68	29	2449	2104	2684	2255	1409	6326	1238	6277	5582	7109	965	2715	41 113
吉林	12	0	0	0	0	0	0	0	0	0	0	0	0	0	0
湖南	39	9	664	389	401	293	49	1380	57	1282	940	2357	20	0	7832
湖北	96	43	1665	3217	2131	1351	470	5415	442	3450	4800	6896	2311	582	32 730
黑龙江	75	3	143	674	537	0	0	2280	0	1210	230	978	91	0	6143
河南	64	12	110	67	326	141	112	1406	80	616	214	1123	139	15	4349
河北	64	14	622	513	206	127	198	1774	83	2443	1624	6512	476	373	14 951

续表

省份	医院总数	上报医院数	STEMI	HF	CAP	Hip	Knee	STK	CABG	CAP2	PIP	CS	AECOPD	DVT	总计
海南	11	5	76	85	458	94	7	176	11	388	172	520	872	63	2922
贵州	34	8	55	132	342	110	79	515	20	672	325	906	402	0	3558
广东	118	83	5069	4954	11 154	3774	1615	12 243	112	21 150	20 086	34 587	8229	1750	124 723
广西	88	45	1436	2649	5130	1222	97	8303	45	8876	4733	12 208	2283	215	47 197
甘肃	26	9	520	146	772	189	166	2786	21	1207	5593	2666	1237	121	15 424
福建	23	11	572	1505	1419	448	295	1351	101	6007	4241	8201	2321	0	26 461
北京	54	17	1640	1209	1018	304	668	1774	1095	476	1350	3461	544	1	13 540
安徽	39	12	100	390	731	525	408	1978	6	1549	1273	1763	17	0	8740
合计	1574	539	28 125	32 105	43 852	19 690	10 994	91 208	4688	93 603	94 027	168 709	38 277	8882	634 160

注：STEMI 急性心肌梗死，HF 心力衰竭，CAP 肺炎（成人 住院），STK 脑梗死，Hip 髋关节置换术、Knee 膝关节置换术，CABG 冠状动脉旁路移植术，PIP 围手术期预防感染，CAP2 肺炎（儿童 住院），CS 剖宫产，AECOPD 慢性阻塞性肺疾病（急性加重期 住院），DVT 围手术期预防深静脉血栓

三、全国 11 个病种质控指标完成情况

2016 年全国 539 家医院、11 个病种、610 400 份病例、111 项质量指标总完成率为 71.00%，首次突破“70%”大关，与 2015 年度的 69.13%相比增加 1.87 个百分点，与 2009 年的 51.35%相比增加 19.65 个百分点（图 3-5-1-4）。

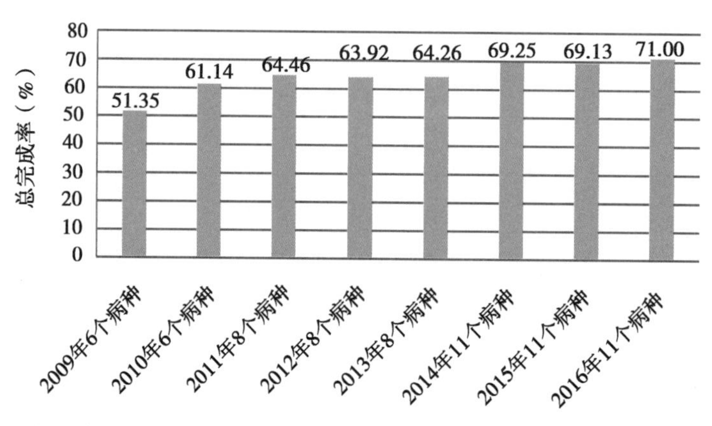

注：随着国家诊疗指南的调整，病种指标内涵、数据处理标准做了相应变动，故 2015 年之前纳入分析的医院数量、指标数据在重新计算后，结果有所变动，下同。

图 3-5-1-4　2009—2016 年全国 11 个病种质量指标完成情况

2016 年度病种质控指标组合完成≥70%的 6 个病种依次为：围手术期预防感染（INF）质控 7 项指标组合完成率为 88.63%，围手术期预防血栓（DVT）质控 7 项指标组合完成率为 83.42%，髋关节/膝关节置换术（H/K）质控 14 项指标组合完成率为 76.63%，冠状动脉搭桥术（CABG）质控 12 项指标组合完成率为 76.62%，社区获得性肺炎（成人 住院）（CAP）质控 10 项指标组合完成率为 75.32%，社区获得性肺炎（儿童 住院）（CAP2）质控 9 项指标组合完成率为 72.35%（图 3-5-1-5）。

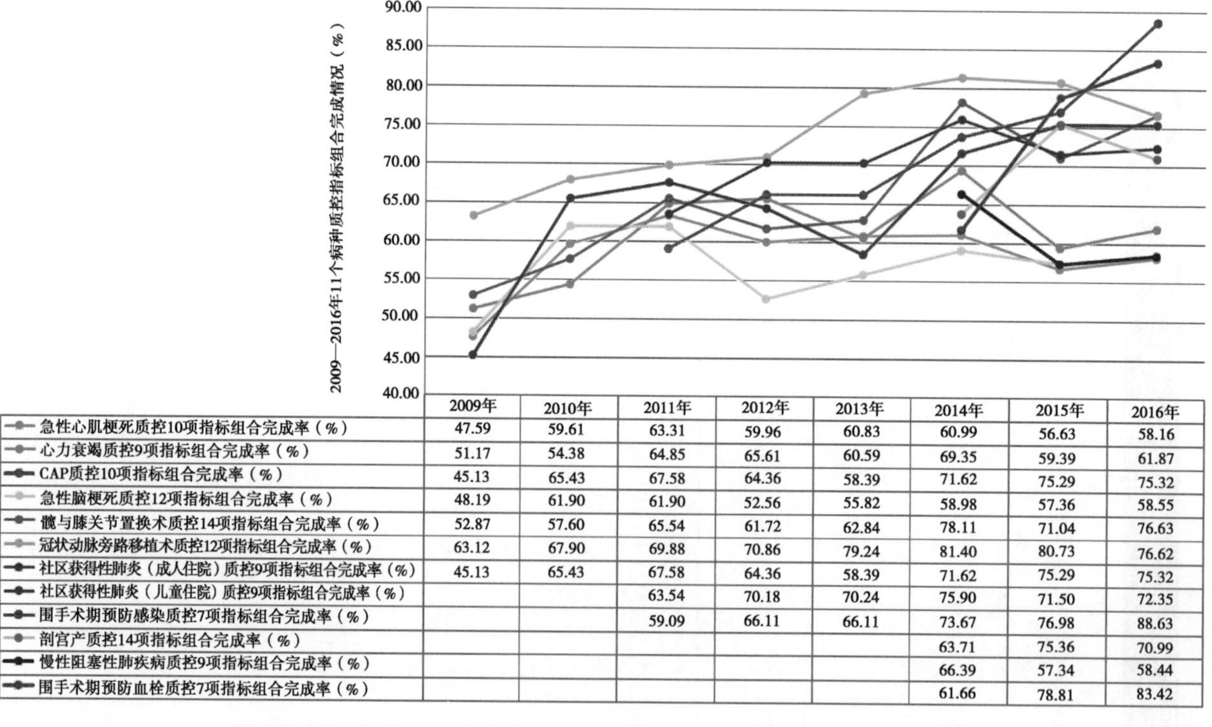

	2009年	2010年	2011年	2012年	2013年	2014年	2015年	2016年
急性心肌梗死质控10项指标组合完成率（%）	47.59	59.61	63.31	59.96	60.83	60.99	56.63	58.16
心力衰竭质控9项指标组合完成率（%）	51.17	54.38	64.85	65.61	60.59	69.35	59.39	61.87
CAP质控10项指标组合完成率（%）	45.13	65.43	67.58	64.36	58.39	71.62	75.29	75.32
急性脑梗死质控12项指标组合完成率（%）	48.19	61.90	61.90	52.56	55.82	58.98	57.36	58.55
髋与膝关节置换术质控14项指标组合完成率（%）	52.87	57.60	65.54	61.72	62.84	78.11	71.04	76.63
冠状动脉旁路移植术质控12项指标组合完成率（%）	63.12	67.90	69.88	70.86	79.24	81.40	80.73	76.62
社区获得性肺炎（成人住院）质控9项指标组合完成率（%）	45.13	65.43	67.58	64.36	58.39	71.62	75.29	75.32
社区获得性肺炎（儿童住院）质控9项指标组合完成率（%）			63.54	70.18	70.24	75.90	71.50	72.35
围手术期预防感染质控7项指标组合完成率（%）			59.09	66.11	66.11	73.67	76.98	88.63
剖宫产质控14项指标组合完成率（%）						63.71	75.36	70.99
慢性阻塞性肺疾病质控9项指标组合完成率（%）						66.39	57.34	58.44
围手术期预防血栓质控7项指标组合完成率（%）						61.66	78.81	83.42

图 3-5-1-5　2009—2016 年全国 11 个病种 111 项质量指标组合完成情况

第二节　特定（单）病种质量安全情况分析

一、ST 段抬高型心肌梗死

2016 年 337 家医疗机构上报 ST 段抬高型心肌梗死（STEMI）数据 28 125 例，其中有效数据 26 246 例，占 93. 32%，比 2015 年 25 993 例增加 253 例。

（一）2016 年 ST 段抬高型心肌梗死 10 项质量指标完成情况

2016 年 27 个省份 337 家医疗机构，26 246 例 ST 段抬高型心肌梗死 10 项质量指标合计完成率为 58. 16%，与 2015 年 56. 63%相比提高 1. 53 个百分点，与 2009 年 45. 11%相比提高 13. 05 个百分点（图 3-5-2-1）。

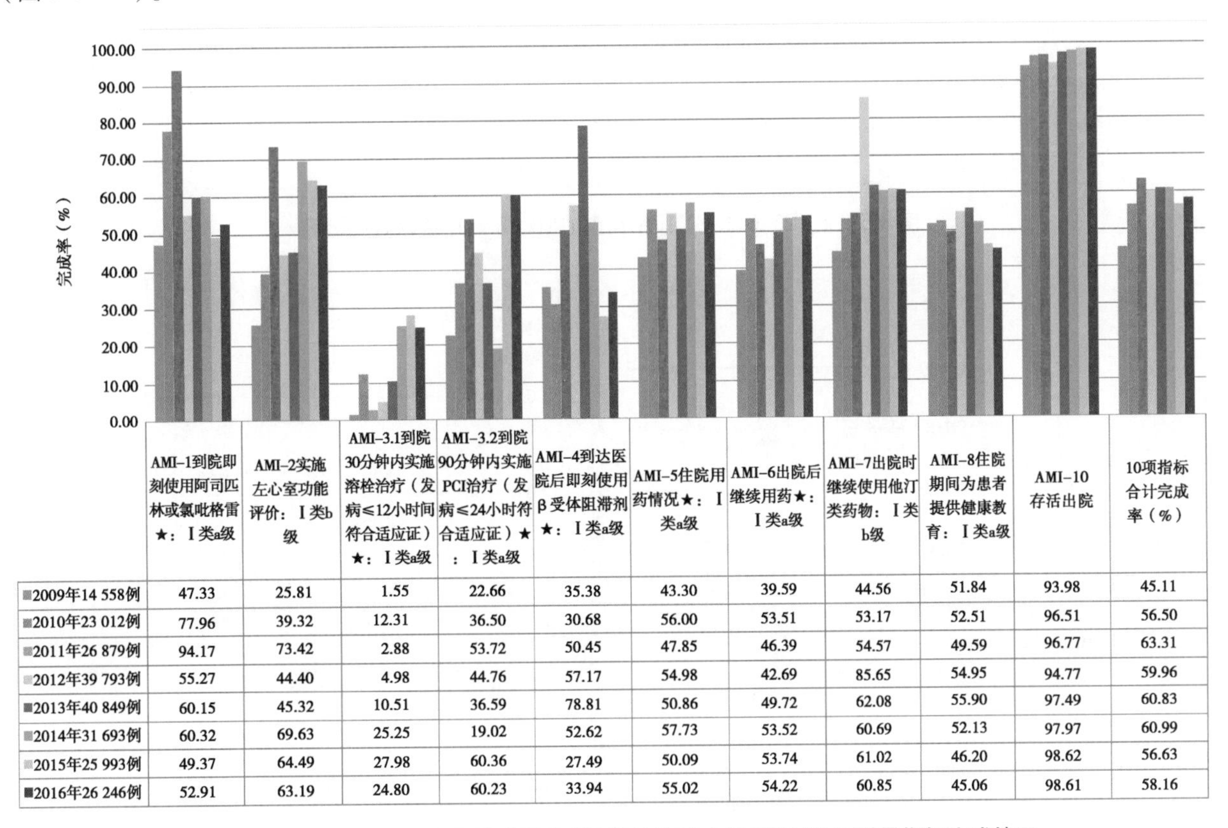

	AMI-1到院即刻使用阿司匹林或氯吡格雷★：Ⅰ类a级	AMI-2实施左心室功能评价：Ⅰ类b级	AMI-3.1到院30分钟内实施溶栓治疗（发病≤12小时间符合适应证）★：Ⅰ类a级	AMI-3.2到院90分钟内实施PCI治疗（发病≤24小时符合适应证）★：Ⅰ类a级	AMI-4到达医院后即刻使用β受体阻滞剂★：Ⅰ类a级	AMI-5住院用药情况★：Ⅰ类a级	AMI-6出院后继续用药★：Ⅰ类a级	AMI-7出院时继续使用他汀类药物：Ⅰ类b级	AMI-8住院期间为患者提供健康教育：Ⅰ类a级	AMI-10存活出院	10项指标合计完成率（%）
2009年14 558例	47.33	25.81	1.55	22.66	35.38	43.30	39.59	44.56	51.84	93.98	45.11
2010年23 012例	77.96	39.32	12.31	36.50	30.68	56.00	53.51	53.17	52.51	96.51	56.50
2011年26 879例	94.17	73.42	2.88	53.72	50.45	47.85	46.39	54.57	49.59	96.77	63.31
2012年39 793例	55.27	44.40	4.98	44.76	57.17	54.98	42.69	85.65	54.95	94.77	59.96
2013年40 849例	60.15	45.32	10.51	36.59	78.81	50.86	49.72	62.08	55.90	97.49	60.83
2014年31 693例	60.32	69.63	25.25	19.02	52.62	57.73	53.52	60.69	52.13	97.97	60.99
2015年25 993例	49.37	64.49	27.98	60.36	27.49	50.09	53.74	61.02	46.20	98.62	56.63
2016年26 246例	52.91	63.19	24.80	60.23	33.94	55.02	54.22	60.85	45.06	98.61	58.16

图 3-5-2-1　2009—2016 年医疗机构 ST 段抬高型心肌梗死 10 项质量指标完成情况

（二）2016 年 ST 段抬高型心肌梗死医疗资源消耗情况

平均住院日 2016 年为 9. 79 天，与 2015 年相比降低 0. 76 天，与 2011 年相比降低 1. 66 天；平均住院费用 2016 年为 42 518. 16 元，与 2015 年相比降低 318. 88 元，与 2011 年相比降低 24 369. 57 元。其中药费 2016 年为 6332. 24 元，与 2015 年相比降低 443. 32 元，与 2011 年相比降低 6334. 76 元（图 3-5-2-2）。

（三）2016 年各省份上报 ST 段抬高型心肌梗死的病例数

2016 年各省份上报 ST 段抬高型心肌梗死的病例数大于 1500 例的是广东、山东、江苏、湖北、北京、浙江 6 个省份。

（四）2016 年 ST 段抬高型心肌梗死 10 项质量指标完成率与平均住院费用四分位值

2016 年 ST 段抬高型心肌梗死 10 项质量指标完成率的中位数为 58. 16%，平均住院费用的中位数为 41 683. 72 元（图 3-5-2-3）。

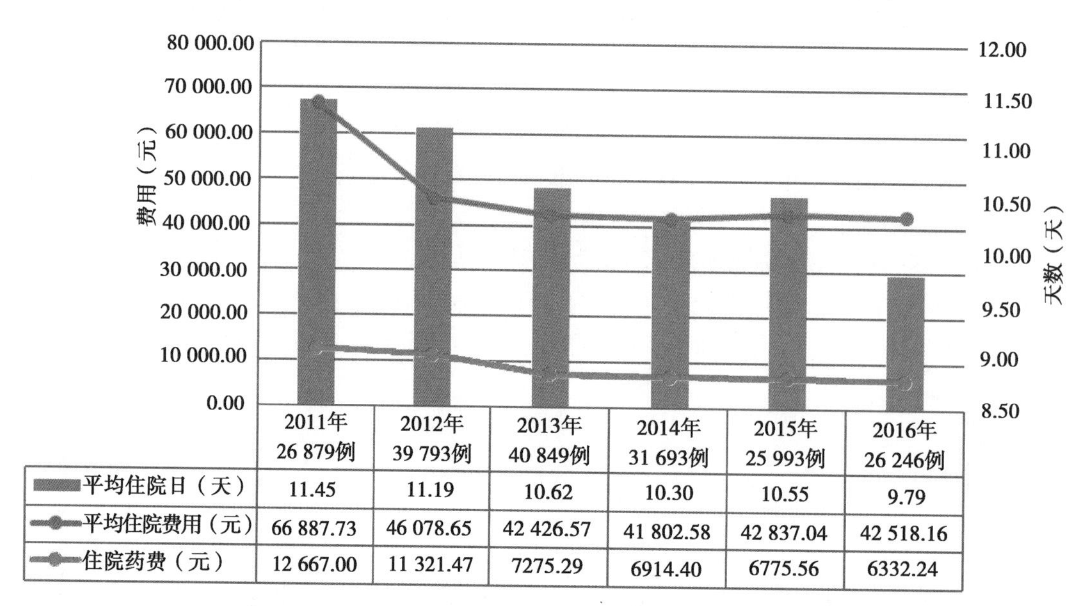

	2011年 26 879例	2012年 39 793例	2013年 40 849例	2014年 31 693例	2015年 25 993例	2016年 26 246例
平均住院日（天）	11.45	11.19	10.62	10.30	10.55	9.79
平均住院费用（元）	66 887.73	46 078.65	42 426.57	41 802.58	42 837.04	42 518.16
住院药费（元）	12 667.00	11 321.47	7275.29	6914.40	6775.56	6332.24

图 3-5-2-2　2016 年 ST 段抬高型心肌梗死医疗资源消耗情况

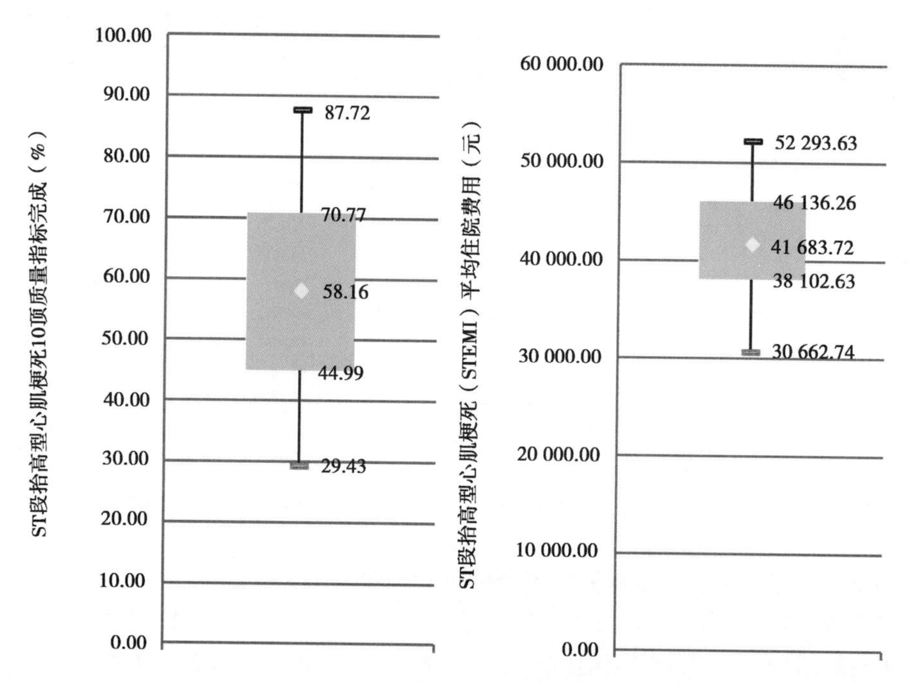

图 3-5-2-3　2016 年 ST 段抬高型心肌梗死 10 项质量指标完成率与平均住院费用四分位值

（五）2016 年 ST 段抬高型心肌梗死 10 项质量指标完成率与平均住院费用关联性

2016 年纳入 ST 段抬高型心肌梗死 10 项质量指标完成率与平均住院费用相关性分析的有 19 个省份（仅列入 2016 年上报≥300 例的省份）（图 3-5-2-4）。

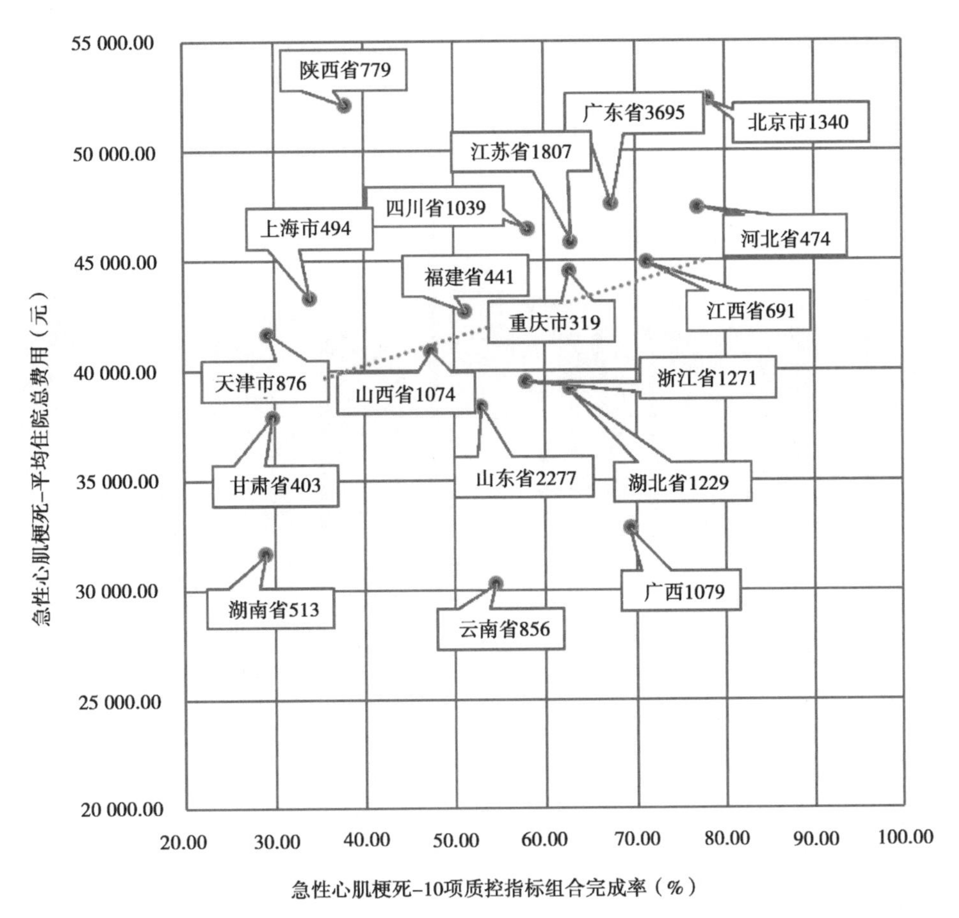

图 3-5-2-4　2016 年 ST 段抬高型心肌梗死 10 项质量指标完成率与平均住院费用的散布图

二、心力衰竭

2016 年 26 个省份 332 家医疗机构上报心力衰竭（HF）数据 32 105 例，其中有效数据 31 488 例，占 98.08%，比 2015 年 28 207 例增加 3281 例。

（一）2016 年心力衰竭 9 项质量指标完成情况

2016 年 26 个省份 332 家医疗机构，31 488 例心力衰竭 9 项质量指标组合完成率为 61.87%，与 2015 年 59.39%相比提高 2.48 个百分点，与 2009 年 51.27%相比提高 10.60 个百分点，为 2009 年以来填报质量较好的年份（图 3-5-2-5）。

（二）2016 年心力衰竭医疗资源消耗情况

平均住院日 2016 年为 10.07 天，与 2015 年相比降低 0.97 天，与 2009 年相比降低 2.93 天；平均住院费用 2016 年为 14 126 元，与 2015 年相比降低 1357 元，与 2009 年相比降低 14 349 元，其中药品费用 2016 年为 4322 元，与 2015 年相比降低 469 元，与 2009 年相比降低 1211 元（图 3-5-2-6）。

（三）2016 年各省份上报心力衰竭的病例数

2016 年各省份上报心力衰竭的病例数大于 1500 例的是广东、山东、江苏 3 个省份。

（四）2016 年心力衰竭 9 项质量指标完成率与平均住院费用四分位值

2016 年心力衰竭 9 项质量指标完成率的中位数为 63.93%，平均住院费用的中位数为12 448.11元（图 3-5-2-7）。

（五）2016 年心力衰竭 9 项质量指标完成率与平均住院费用关联性

2016 年纳入心力衰竭 9 项质量指标完成率与平均住院费用相关性分析的有 19 个省份（仅列入 2016 年上报≥300 例的省份）（图 3-5-2-8）。

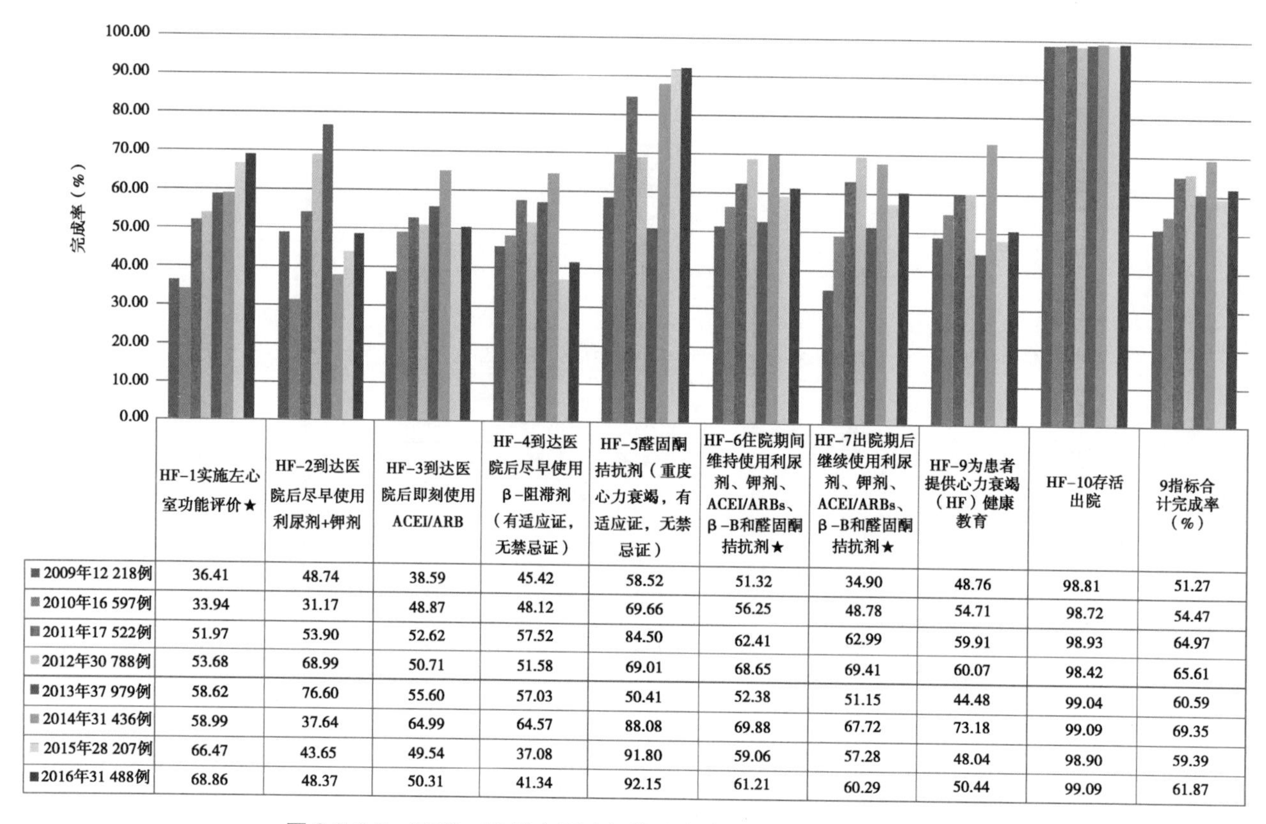

	HF-1实施左心室功能评价★	HF-2到达医院后尽早使用利尿剂+钾剂	HF-3到达医院后即刻使用ACEI/ARB	HF-4到达医院后尽早使用β-阻滞剂（有适应证，无禁忌证）	HF-5醛固酮拮抗剂（重度心力衰竭，有适应证，无禁忌证）	HF-6住院期间维持使用利尿剂、钾剂、ACEI/ARBs、β-B和醛固酮拮抗剂★	HF-7出院期后继续使用利尿剂、钾剂、ACEI/ARBs、β-B和醛固酮拮抗剂★	HF-9为患者提供心力衰竭（HF）健康教育	HF-10存活出院	9指标合计完成率（%）
2009年12 218例	36.41	48.74	38.59	45.42	58.52	51.32	34.90	48.76	98.81	51.27
2010年16 597例	33.94	31.17	48.87	48.12	69.66	56.25	48.78	54.71	98.72	54.47
2011年17 522例	51.97	53.90	52.62	57.52	84.50	62.41	62.99	59.91	98.93	64.97
2012年30 788例	53.68	68.99	50.71	51.58	69.01	68.65	69.41	60.07	98.42	65.61
2013年37 979例	58.62	76.60	55.60	57.03	50.41	52.38	51.15	44.48	99.04	60.59
2014年31 436例	58.99	37.64	64.99	64.57	88.08	69.88	67.72	73.18	99.09	69.35
2015年28 207例	66.47	43.65	49.54	37.08	91.80	59.06	57.28	48.04	98.90	59.39
2016年31 488例	68.86	48.37	50.31	41.34	92.15	61.21	60.29	50.44	99.09	61.87

图 3-5-2-5 2009—2016 年医疗机构心力衰竭 9 项质量指标完成情况

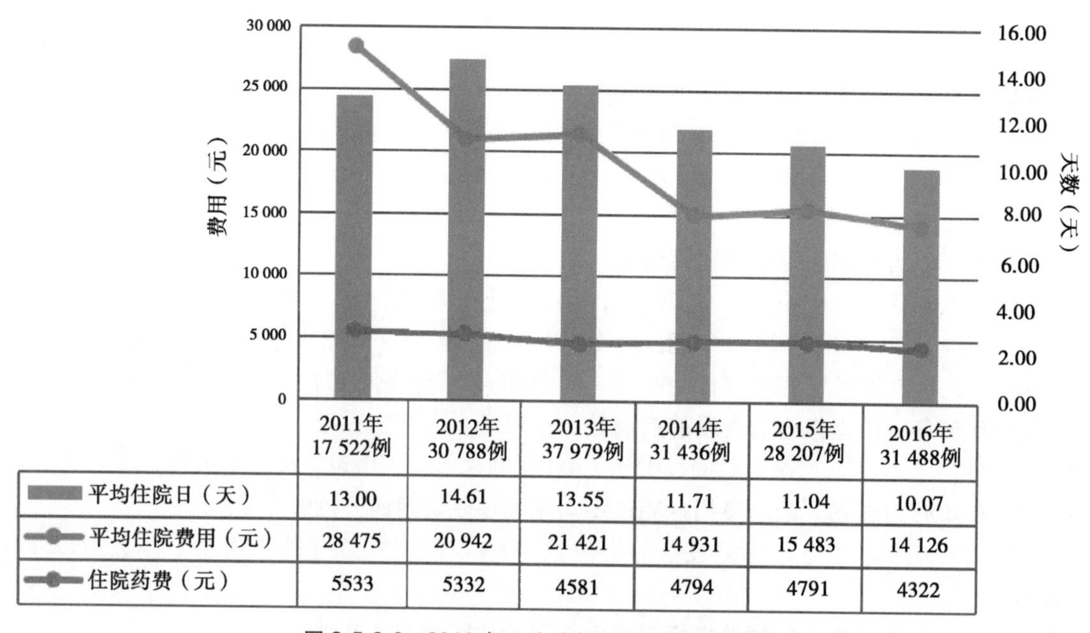

	2011年 17 522例	2012年 30 788例	2013年 37 979例	2014年 31 436例	2015年 28 207例	2016年 31 488例
平均住院日（天）	13.00	14.61	13.55	11.71	11.04	10.07
平均住院费用（元）	28 475	20 942	21 421	14 931	15 483	14 126
住院药费（元）	5533	5332	4581	4794	4791	4322

图 3-5-2-6 2016 年心力衰竭医疗资源消耗情况

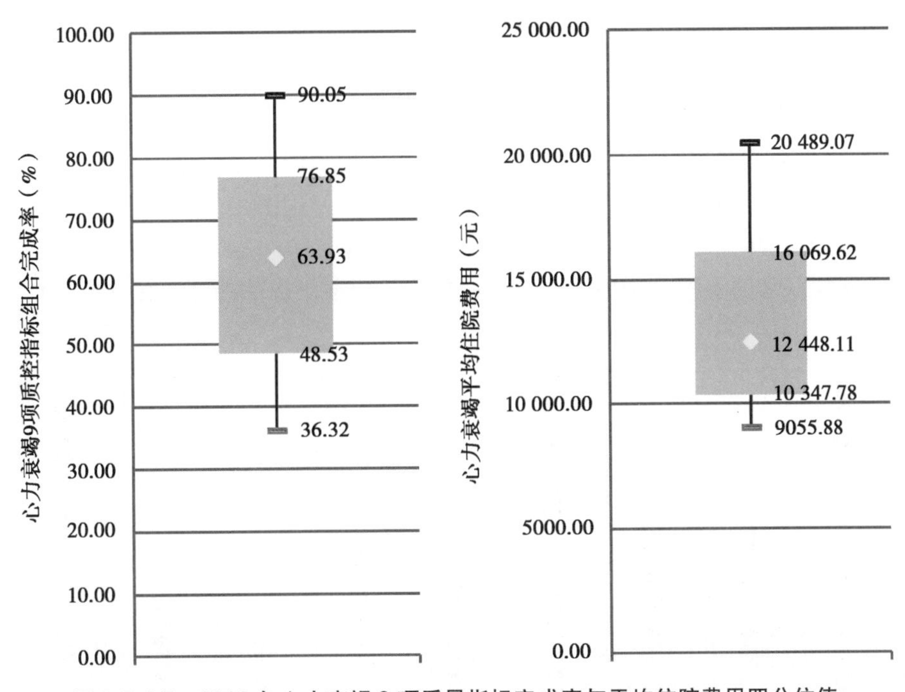

图 3-5-2-7 2016 年心力衰竭 9 项质量指标完成率与平均住院费用四分位值

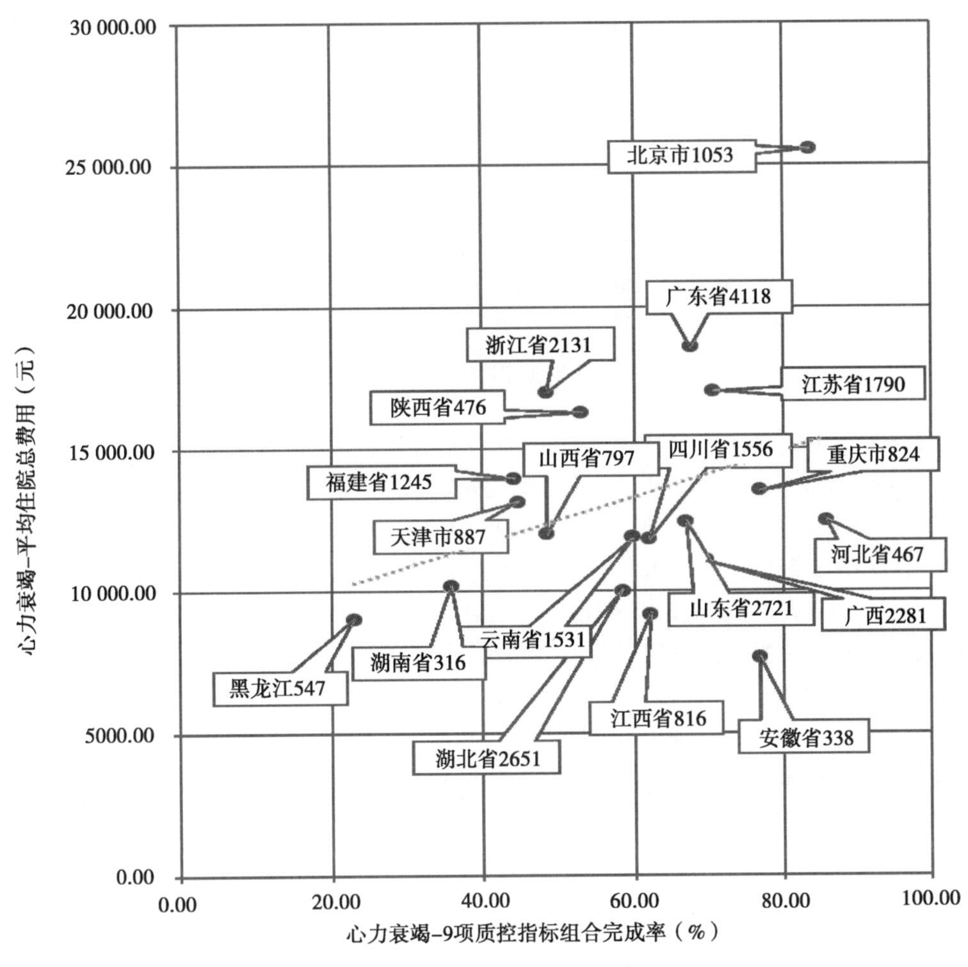

注：图中数据不含我国港、澳、台地区。

图 3-5-2-8 2016 年心力衰竭 9 项质量指标完成率与平均住院费用的散布图

三、社区获得性肺炎（成人 住院）

2016 年 26 个省份 375 家医疗机构上报社区获得性肺炎（成人 住院）（CAP）数据 43 852 例，其中有效数据 42 843 例，占 97. 70%，比 2015 年 39 003 例增加 3840 例。

（一）2016 年社区获得性肺炎（成人 住院）10 项质量指标完成情况

2016 年 26 个省份 375 家医疗机构，社区获得性肺炎（成人 住院）42 843 例 10 项质量指标组合完成率为 75. 32%，与 2015 年 75. 29%相比，提高 0. 03 个百分点；与 2009 年的 45. 13%相比，提高 30. 19 个百分点，为 2009 年以来的上报质量最好的年份，总体呈现逐年提高趋势（图 3-5-2-9）。

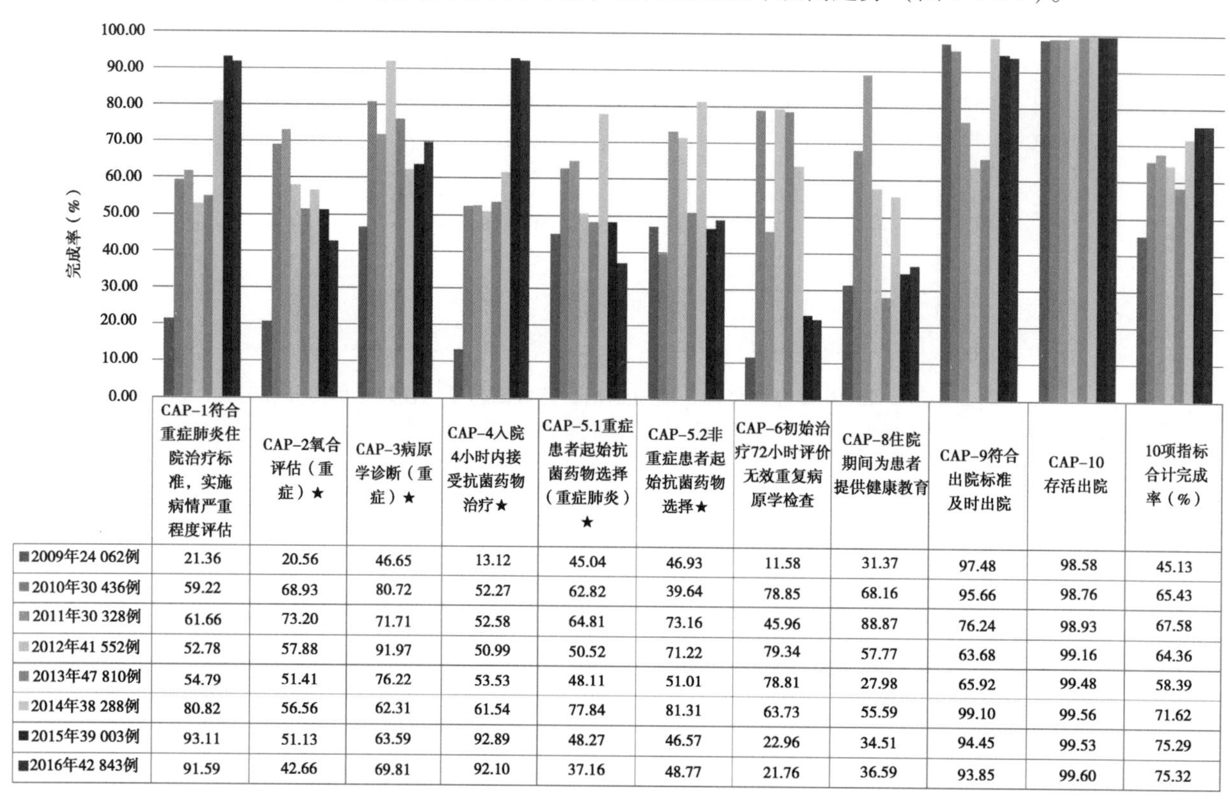

	CAP-1符合重症肺炎住院治疗标准，实施病情严重程度评估	CAP-2氧合评估（重症）★	CAP-3病原学诊断（重症）★	CAP-4入院4小时内接受抗菌药物治疗★	CAP-5.1重症患者起始抗菌药物选择（重症肺炎）★	CAP-5.2非重症患者起始抗菌药物选择★	CAP-6初始治疗72小时评价无效重复病原学检查	CAP-8住院期间为患者提供健康教育	CAP-9符合出院标准及时出院	CAP-10存活出院	10项指标合计完成率（%）
2009年24 062例	21.36	20.56	46.65	13.12	45.04	46.93	11.58	31.37	97.48	98.58	45.13
2010年30 436例	59.22	68.93	80.72	52.27	62.82	39.64	78.85	68.16	95.66	98.76	65.43
2011年30 328例	61.66	73.20	71.71	52.58	64.81	73.16	45.96	88.87	76.24	98.93	67.58
2012年41 552例	52.78	57.88	91.97	50.99	50.52	71.22	79.34	57.77	63.68	99.16	64.36
2013年47 810例	54.79	51.41	76.22	53.53	48.11	51.01	78.81	27.98	65.92	99.48	58.39
2014年38 288例	80.82	56.56	62.31	61.54	77.84	81.31	63.73	55.59	99.10	99.56	71.62
2015年39 003例	93.11	51.13	63.59	92.89	48.27	46.57	22.96	34.51	94.45	99.53	75.29
2016年42 843例	91.59	42.66	69.81	92.10	37.16	48.77	21.76	36.59	93.85	99.60	75.32

图 3-5-2-9　2009—2015 年医疗机构 CAP 10 项质控指标完成情况

（二）2016 年社区获得性肺炎（成人 住院）医疗资源消耗情况

平均住院日 2016 年为 10. 00 天，与 2015 年相比降低 0. 64 天，与 2011 年相比降低 1. 21 天；平均住院费用 2016 年为 10 021. 49 元，与 2015 年相比降低 84. 26 元，与 2011 年相比增加 1209. 26 元，其中，药品费用 2016 年为 4308. 55 元，与 2015 年相比降低 268. 12 元，与 2011 年相比降低 369. 41 元；平均抗菌药疗程 2015 年为 9. 10 天，与 2015 年相比降低 0. 44 天，与 2011 年相比降低 1. 58 天（图 3-5-2-10）。

（三）2016 年各省份上报社区获得性肺炎（成人 住院）的病例数

2016 年各省份上报社区获得性肺炎（成人 住院）的病例数大于 1500 例的是广东、广西、云南、浙江、山东、江苏、湖北、四川、山西 9 个省份。

（四）2016 年社区获得性肺炎（成人 住院）10 项质量指标完成率与平均住院费用四分位值

2016 年社区获得性肺炎（成人 住院）10 项质量指标完成率的中位数为 76. 41%，平均住院费用的中位数为 9605. 46 元（图 3-5-2-11）。

（五）2016 年社区获得性肺炎（成人 住院）10 项质量指标完成率与平均住院费用关联性

2016 年纳入社区获得性肺炎（成人 住院）10 项质量指标完成率与平均住院费用相关性分析的有 16 个省份（仅列入 2016 年上报≥300 例的省份），在确保质量的前提下，数据显示两者无明显相关关系（图 3-5-2-12）。

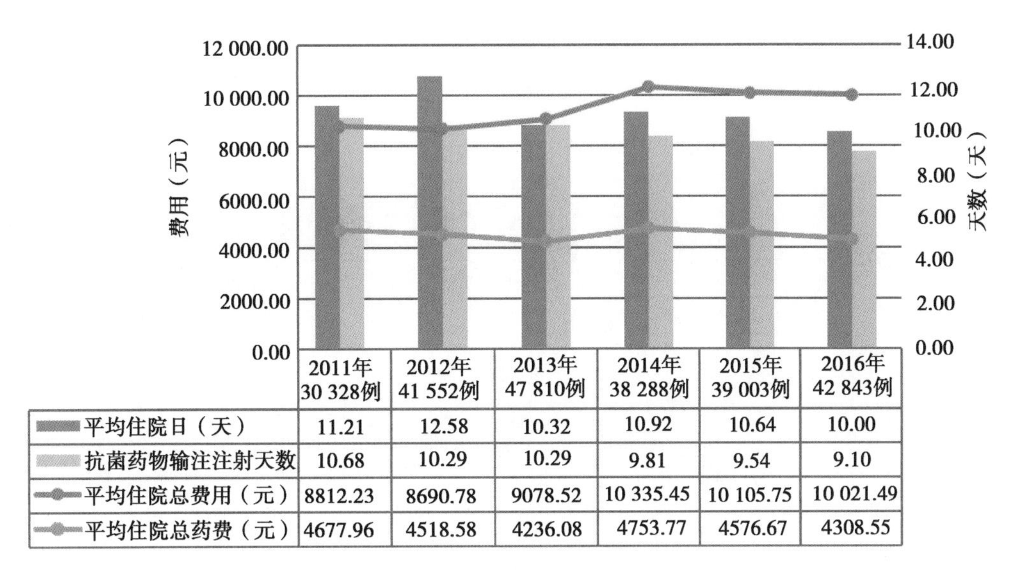

	2011年 30 328例	2012年 41 552例	2013年 47 810例	2014年 38 288例	2015年 39 003例	2016年 42 843例
平均住院日（天）	11.21	12.58	10.32	10.92	10.64	10.00
抗菌药物输注注射天数	10.68	10.29	10.29	9.81	9.54	9.10
平均住院总费用（元）	8812.23	8690.78	9078.52	10 335.45	10 105.75	10 021.49
平均住院总药费（元）	4677.96	4518.58	4236.08	4753.77	4576.67	4308.55

图 3-5-2-10　2011—2015 年医疗机构 CAP 医疗资源消耗情况

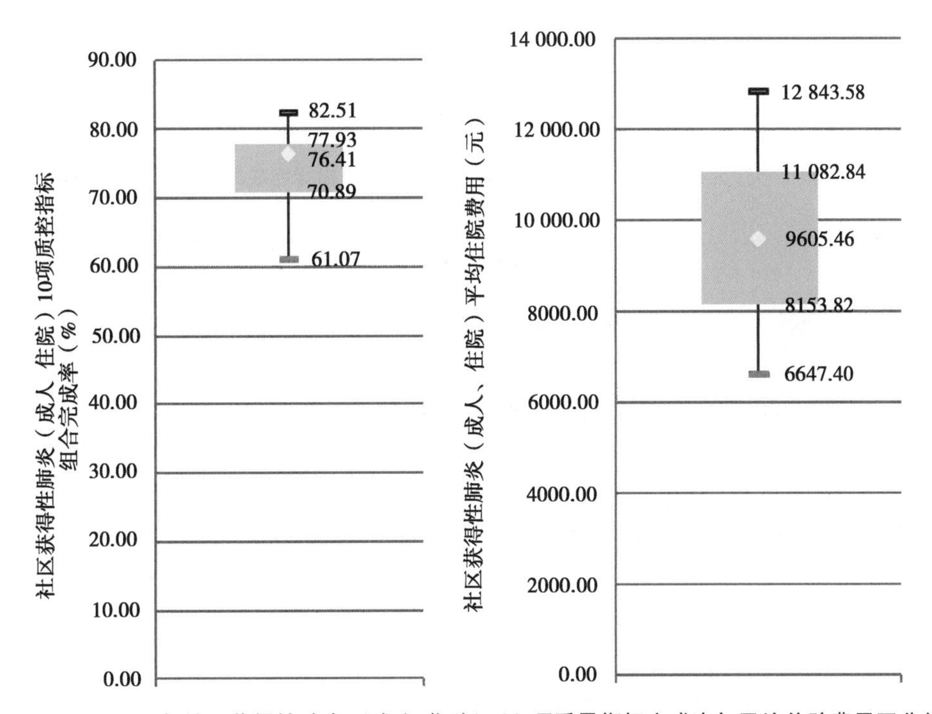

图 3-5-2-11　2016 年社区获得性肺炎（成人 住院）10 项质量指标完成率与平均住院费用四分位值

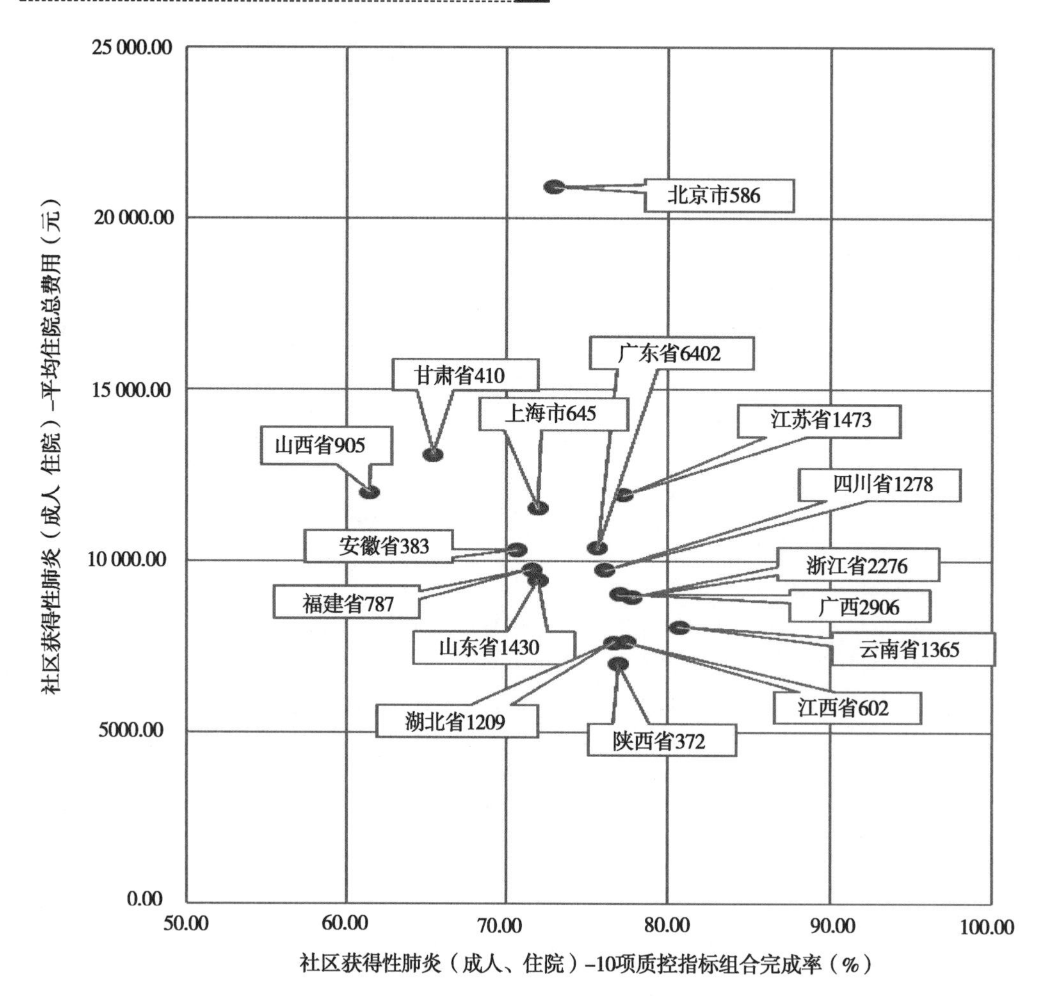

图 3-5-2-12　2016 年社区获得性肺炎（成人 住院）10 项质量指标完成率与平均住院费用的散布图

四、急性脑梗死

2016 年 28 个省份 399 家医疗机构上报急性脑梗死（STK）数据 91 208 例，有效合格为 89 333 例，占 97.94%，比 2015 年 81 785 例增加 7548 例。

（一）2016 年急性脑梗死 12 项质量监控指标完成情况

2016 年 28 个省份 399 家医疗机构，89 333 例急性脑梗死 12 项质量指标组合完成率为 58.55%，与 2015 年的 57.36%相比提高 1.64 个百分点，与 2009 年的 48.19%相比提高 10.35 个百分点（图 3-5-2-13）。

（二）2016 年急性脑梗死医疗资源消耗情况

平均住院日 2016 年为 12.04 天，与 2015 年相比降低 0.58 天，与 2009 年相比降低 2.07 天；平均住院费用 2016 年为 14 989.55 元，与 2015 年相比增加 731.35 元，与 2009 年相比增加 2184.71 元，其中药品费用 2016 年为 6861.06 元，与 2015 年相比增加 12.19 元，与 2009 年相比降低 1686.84 元（图 3-5-2-14）。

（三）2016 年各省份上报急性脑梗死的病例数

2016 年各省份上报急性脑梗死的病例数大于 1500 例的是广东、山东、江苏、湖北、北京、浙江、黑龙江、甘肃、云南、广西、四川、山西、陕西、河北、江西、安徽、山西 17 个省份。

（四）2016 年急性脑梗死 12 项质量指标完成率与平均住院费用四分位值

2016 年急性脑梗死 12 项质量指标完成率的中位数为 44.98%，平均住院费用的中位数为14 579.15 元（图 3-5-2-15）。

（五）2016 年急性脑梗死 12 项质量指标完成率与平均住院费用关联性

2016 年纳入急性脑梗死 12 项质量指标完成率与平均住院费用相关性分析的有 25 个省份（仅列入 2016 年上报≥300 例的省份）（图 3-5-2-16）。

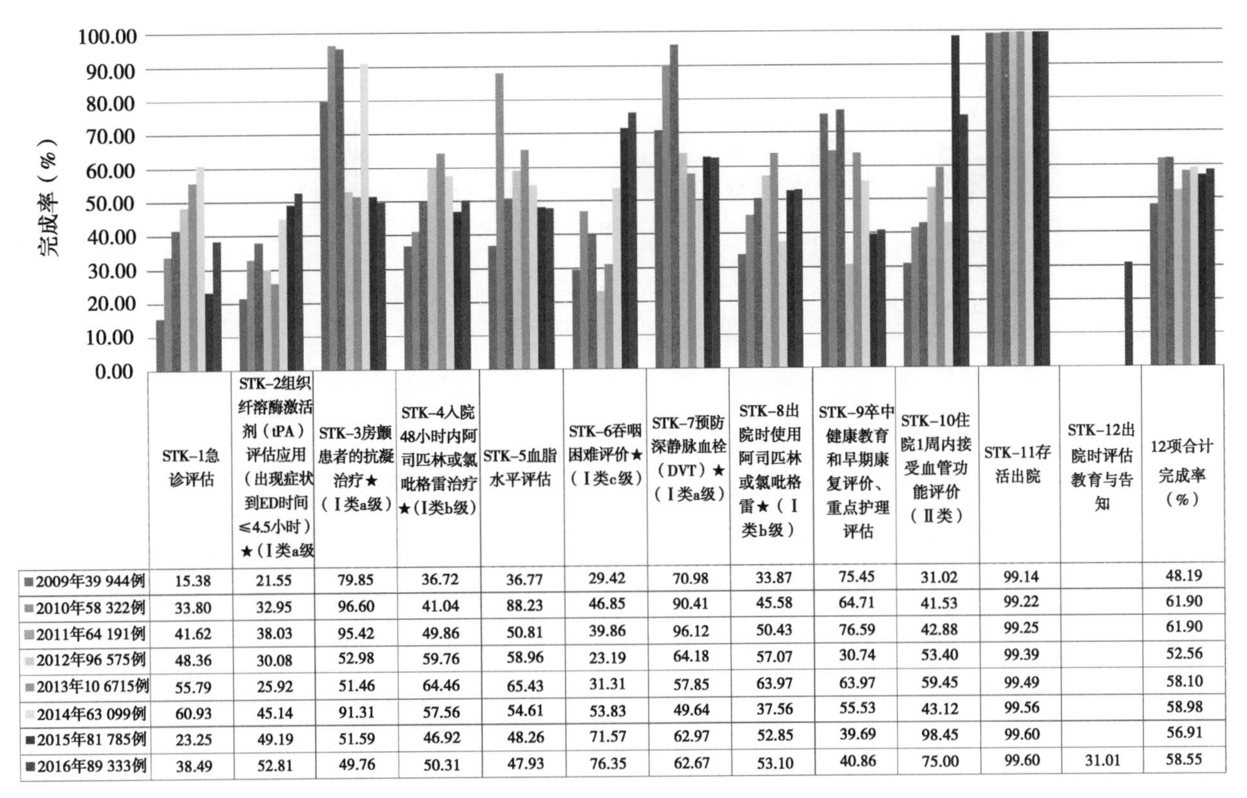

	STK-1急诊评估	STK-2组织纤溶酶激活剂（tPA）评估应用（出现症状到ED时间≤4.5小时）★（Ⅰ类a级	STK-3房颤患者的抗凝治疗★（Ⅰ类a级）	STK-4入院48小时内阿司匹林或氯吡格雷治疗★（Ⅰ类b级）	STK-5血脂水平评估	STK-6吞咽困难评价★（Ⅰ类c级）	STK-7预防深静脉血栓（DVT）★（Ⅰ类a级）	STK-8出院时使用阿司匹林或氯吡格雷★（Ⅰ类b级）	STK-9卒中健康教育和早期康复评价、重点护理评估	STK-10住院1周内接受血管功能评价（Ⅱ类）	STK-11存活出院	STK-12出院时评估教育与告知	12项合计完成率（%）
2009年39 944例	15.38	21.55	79.85	36.72	36.77	29.42	70.98	33.87	75.45	31.02	99.14		48.19
2010年58 322例	33.80	32.95	96.60	41.04	88.23	46.85	90.41	45.58	64.71	41.53	99.22		61.90
2011年64 191例	41.62	38.03	95.42	49.86	50.81	39.86	96.12	50.43	76.59	42.88	99.25		61.90
2012年96 575例	48.36	30.08	52.98	59.76	58.96	23.19	64.18	57.07	30.74	53.40	99.39		52.56
2013年10 6715例	55.79	25.92	51.46	64.46	65.43	31.31	57.85	63.97	63.97	59.45	99.49		58.10
2014年63 099例	60.93	45.14	91.31	57.56	54.61	53.83	49.64	37.56	55.53	43.12	99.56		58.98
2015年81 785例	23.25	49.19	51.59	46.92	48.26	71.57	62.97	52.85	39.69	98.45	99.60		56.91
2016年89 333例	38.49	52.81	49.76	50.31	47.93	76.35	62.67	53.10	40.86	75.00	99.60	31.01	58.55

图 3-5-2-13　2016 年急性脑梗死 12 项质量指标完成情况

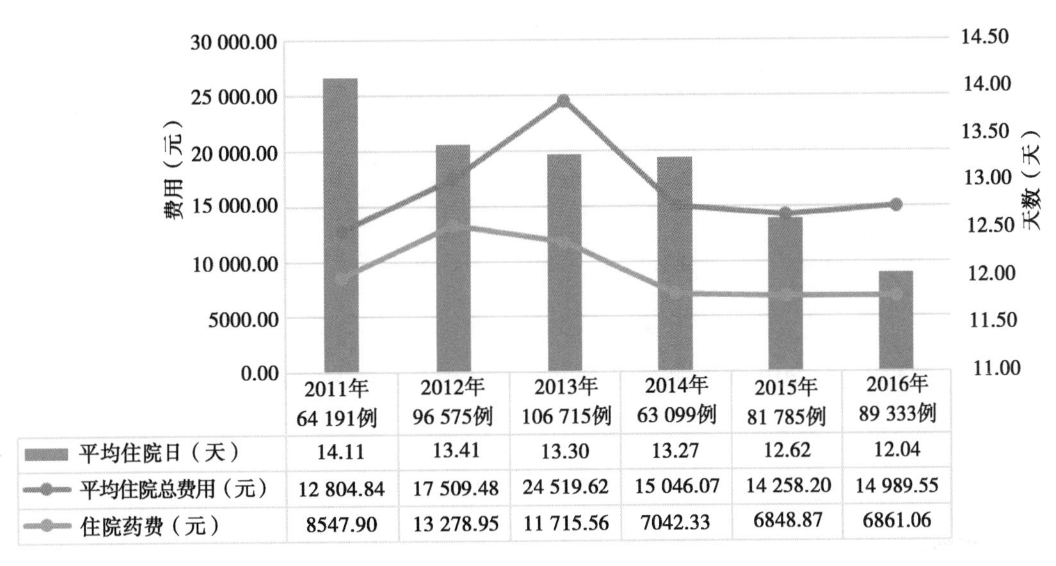

	2011年 64 191例	2012年 96 575例	2013年 106 715例	2014年 63 099例	2015年 81 785例	2016年 89 333例
平均住院日（天）	14.11	13.41	13.30	13.27	12.62	12.04
平均住院总费用（元）	12 804.84	17 509.48	24 519.62	15 046.07	14 258.20	14 989.55
住院药费（元）	8547.90	13 278.95	11 715.56	7042.33	6848.87	6861.06

图 3-5-2-14　2016 年急性脑梗死医疗资源消耗情况

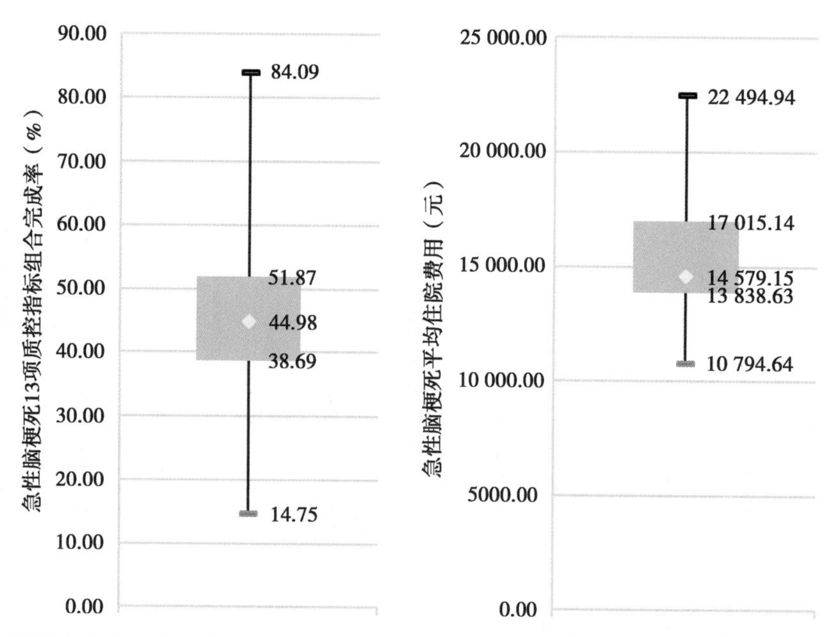

图 3-5-2-15　2016 年急性脑梗死 12 项质量指标完成率与平均住院费用四分位值

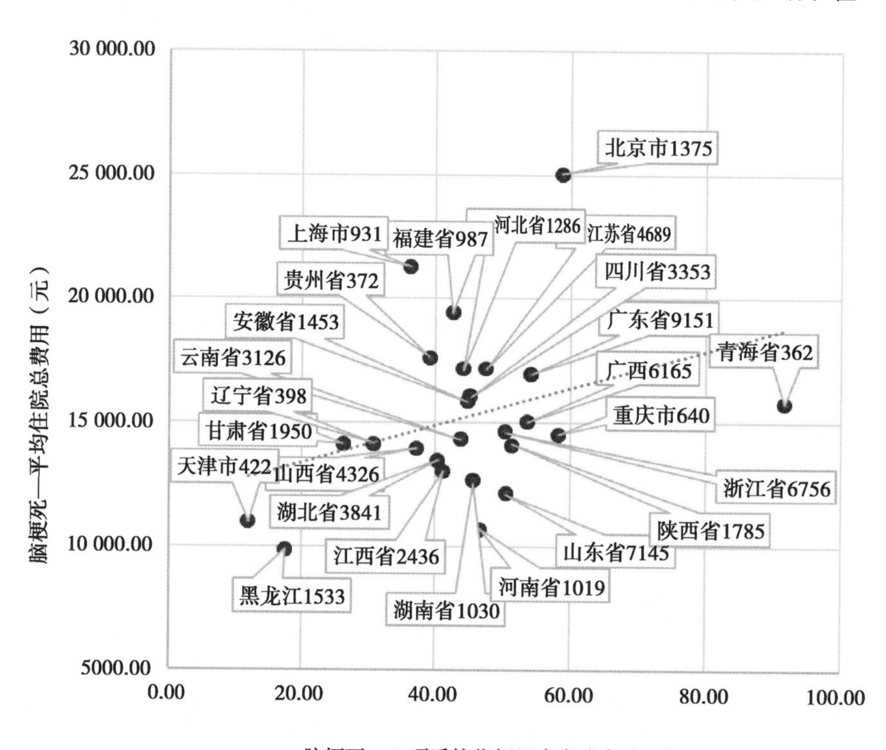

图 3-5-2-16　2016 年急性脑梗死 12 项质量指标完成率与平均住院费用的散布图

五、髋关节、膝关节置换术

2016 年 23 个省份 339 家医疗机构上报髋关节、膝关节置换术（Hip、Knee）数据 30 684 例，其中有效数据 28 898 例，占 94. 18%，比 2015 年 31 261 例减少 2363 例。

（一）2016 年髋关节、膝关节置换术 14 项质量监控指标完成情况

2016 年 23 个省份 339 家医疗机构，28 898 例髋关节、膝关节置换术 14 项质量控制指标合计完成率为 76. 63%，与 2015 年 71. 04%相比，提高 5. 59 个百分点，与 2009 年 52. 87%相比提高 23. 76 个百分点，为 2009 年以来的上报质量较好年份，总体呈现上升趋势（图 3-5-2-17）。

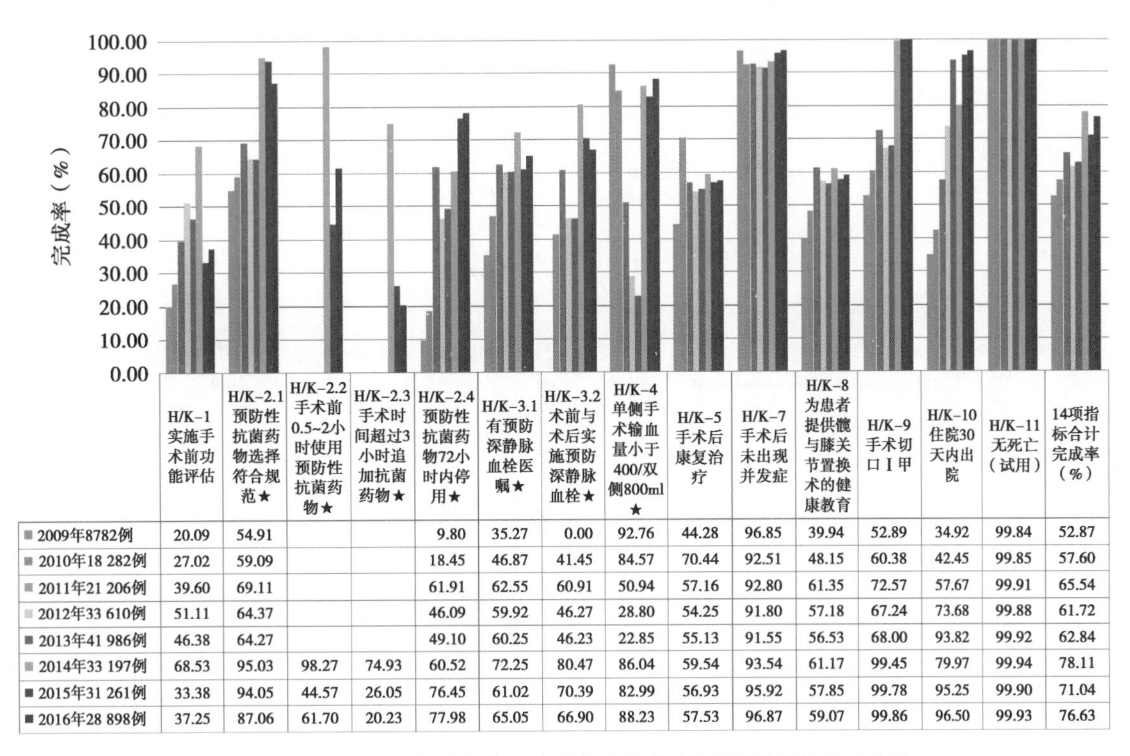

	H/K-1 实施手术前功能评估	H/K-2.1 预防性抗菌药物选择符合规范★	H/K-2.2 手术前0.5~2小时使用预防性抗菌药物★	H/K-2.3 手术时间超过3小时追加抗菌药物★	H/K-2.4 预防性抗菌药物72小时内停用★	H/K-3.1 有预防深静脉血栓医嘱★	H/K-3.2 术前与术后实施预防深静脉血栓★	H/K-4 单侧手术输血量小于400/双侧800ml★	H/K-5 手术后康复治疗	H/K-7 手术后未出现并发症	H/K-8 为患者提供髋与膝关节置换术的健康教育	H/K-9 手术切口Ⅰ甲	H/K-10 住院30天内出院	H/K-11 无死亡（试用）	14项指标合计完成率（%）
2009年8782例	20.09	54.91			9.80	35.27	0.00	92.76	44.28	96.85	39.94	52.89	34.92	99.84	52.87
2010年18 282例	27.02	59.09			18.45	46.87	41.45	84.57	70.44	92.51	48.15	60.38	42.45	99.85	57.60
2011年21 206例	39.60	69.11			61.91	62.55	60.91	50.94	57.16	92.80	61.35	72.57	57.67	99.91	65.54
2012年33 610例	51.11	64.37			46.09	59.92	46.27	28.80	54.25	91.80	57.18	67.24	73.68	99.88	61.72
2013年41 986例	46.38	64.27			49.10	60.25	46.23	22.85	55.13	91.55	56.53	68.00	93.82	99.92	62.84
2014年33 197例	68.53	95.03	98.27	74.93	60.52	72.25	80.47	86.04	59.54	93.54	61.17	99.45	79.97	99.94	78.11
2015年31 261例	33.38	94.05	44.57	26.05	76.45	61.02	70.39	82.99	56.93	95.92	57.85	99.78	95.25	99.90	71.04
2016年28 898例	37.25	87.06	61.70	20.23	77.98	65.05	66.90	88.23	57.53	96.87	59.07	99.86	96.50	99.93	76.63

图 3-5-2-17　2016 年髋关节、膝关节置换术 14 项质量指标完成情况

（二）2016 年髋关节、膝关节置换术医疗资源消耗情况

平均住院日 2016 年为 15.51 天，比 2015 年相比降低 1.43 天，比 2012 年相比降低 3.44 天；平均住院费用 2016 年为 59 281.86 元，与 2015 年相比增加 568.26 元，与 2012 年相比增加 1046.59 元，其中，药费 2016 年为 7345.16 元，与 2015 年相比降低 507.35 元，与 2012 年相比降低 1557.80 元；其中，人工关节 2016 年为 36 367.52 元，与 2015 年相比增加 198.37 元，与 2012 年相比降低 6445.57 元（图 3-5-2-18）。

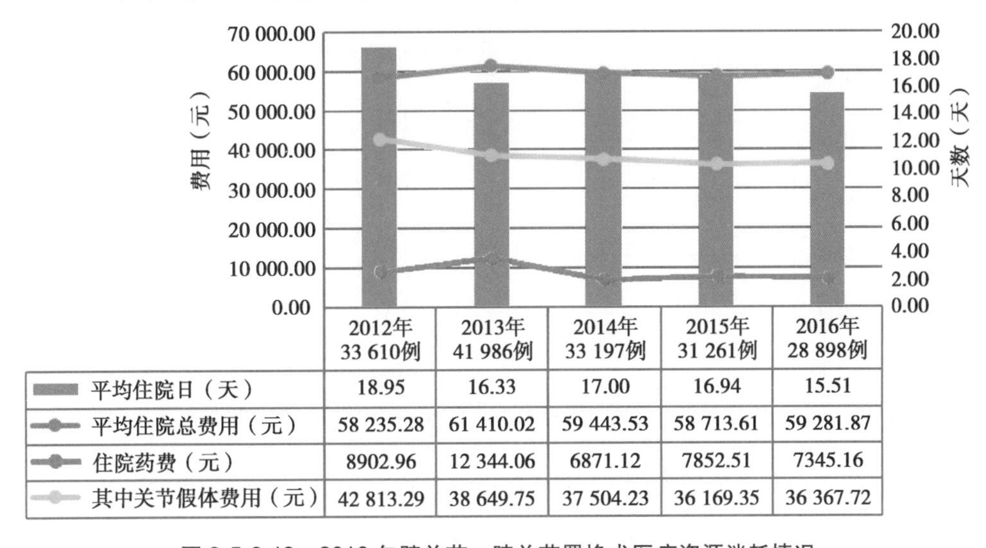

	2012年 33 610例	2013年 41 986例	2014年 33 197例	2015年 31 261例	2016年 28 898例
平均住院日（天）	18.95	16.33	17.00	16.94	15.51
平均住院总费用（元）	58 235.28	61 410.02	59 443.53	58 713.61	59 281.87
住院药费（元）	8902.96	12 344.06	6871.12	7852.51	7345.16
其中关节假体费用（元）	42 813.29	38 649.75	37 504.23	36 169.35	36 367.72

图 3-5-2-18　2016 年髋关节、膝关节置换术医疗资源消耗情况

（三）2016 年各省份上报髋关节、膝关节置换术的病例数

2016 年各省份上报髋关节、膝关节置换术的病例数大于 1500 例的是广东、浙江、江苏、四川 4 个省份。

（四）2016 年髋关节、膝关节置换术 14 项质量指标完成率与平均住院费用四分位值

2016 年髋关节置换术 14 项质量指标完成率的中位数为 74.77 %，平均住院费用的中位数为 57 278.32 元。膝关节置换术 10 项质量指标完成率的中位数为 78.78%，平均住院费用的中位数为

56 952.06 元（图 3-5-2-19）。

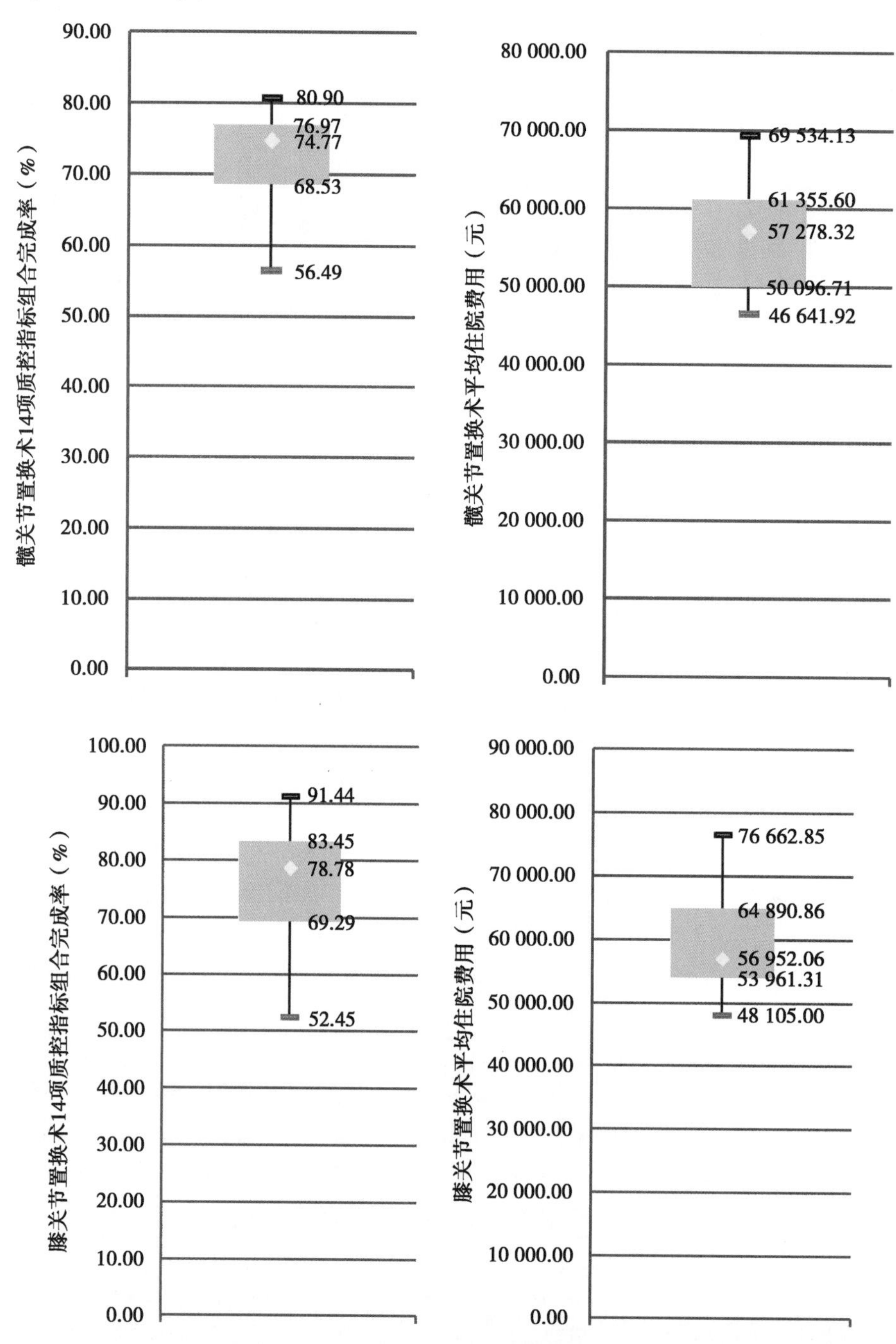

图 3-5-2-19　2016 年髋关节、膝关节置换术 14 项质量指标完成率与平均住院费用四分位值

（五）2016 年髋关节、膝关节置换术 14 项质量指标完成率与平均住院费用关联性

2016 年纳入骨宽关节置换术 14 项质量指标完成率与平均住院费用相关性分析的有 17 个省份（仅列入 2016 年上报≥100 例的省份），纳入膝关节置换术 14 项质量指标完成率与平均住院费用相关性分析的有 13 个省份（仅列入 2016 年上报≥100 例的省份）（图 3-5-2-20、图 3-5-2-21）。

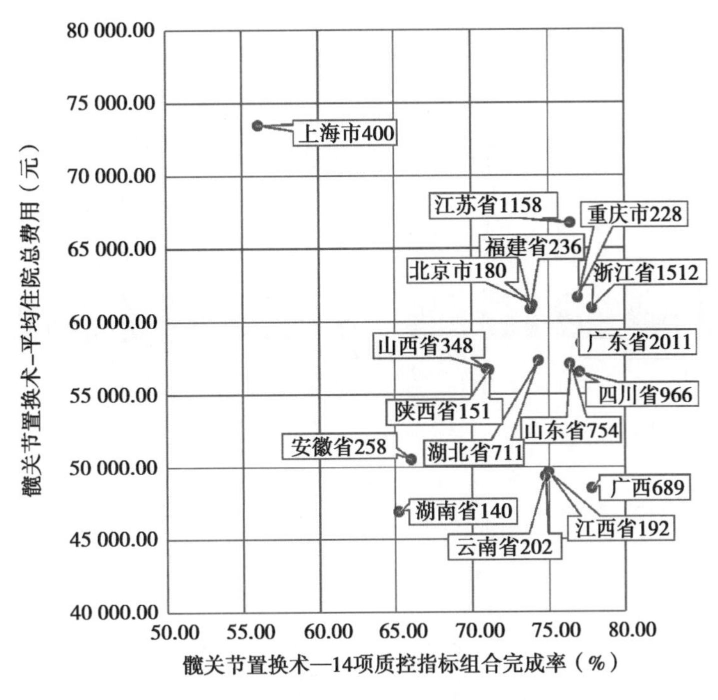

图 3-5-2-20　2016 年髋关节置换术 14 项质量指标完成率与平均住院费用的散布图

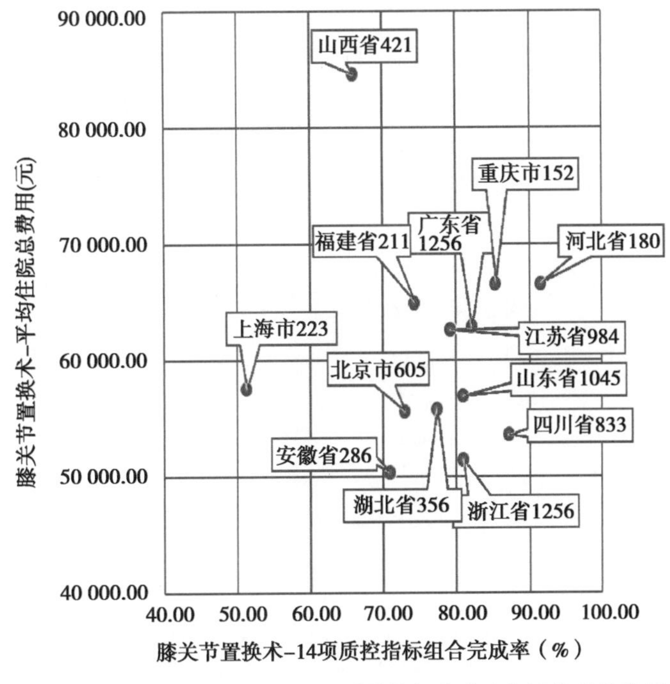

图 3-5-2-21　2016 年膝关节置换术 14 项质量指标完成率与平均住院费用的散布图

六、冠状动脉旁路移植术

2016 年 20 个省份 117 家医疗机构上报冠状动脉旁路移植术（CABG）数据 4555 例，其中有效数据 4326 例为 94.97%，比 2015 年 7473 例，减少 3147 例，占 42.11%。

（一）2016 年冠状动脉旁路移植术 12 项质量指标完成情况

2016 年 20 个省份 117 家医疗机构，冠状动脉旁路移植术 4326 例 12 项质控指标完成率为 76.62%，与 2015 年 80.3%相比，降低 4.11 个百分点，与 2009 年 63.12%相比，提高 13.50 个百分点，但自 2014 年上报质量达到最高峰值之后，呈逐年下降的趋势（图 3-5-2-22）。

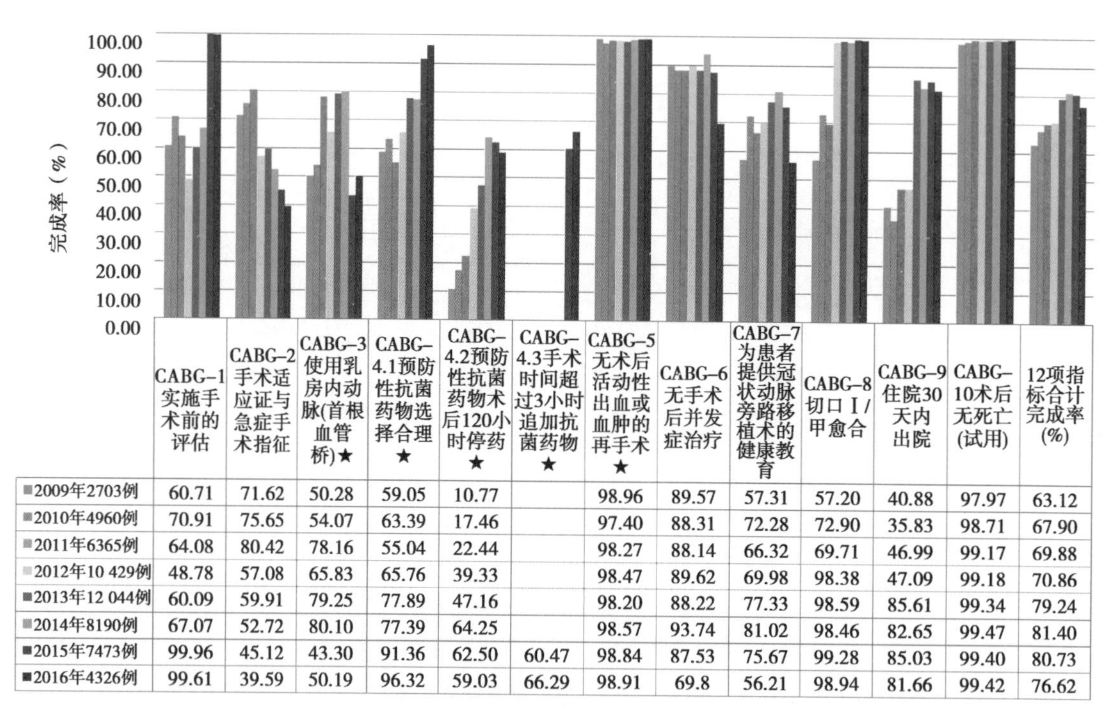

	CABG-1实施手术前的评估	CABG-2手术适应证与急症手术指征	CABG-3使用乳房内动脉(首根血管桥)★	CABG-4.1预防性抗菌药物选择合理★	CABG-4.2预防性抗菌药物术后120小时停药★	CABG-4.3手术时间超过3小时追加抗菌药物★	CABG-5无术后活动性出血或血肿的再手术★	CABG-6无手术后并发症治疗	CABG-7为患者提供冠状动脉旁路移植术的健康教育	CABG-8切口Ⅰ/甲愈合	CABG-9住院30天内出院	CABG-10术后无死亡(试用)	12项指标合计完成率(%)
2009年2703例	60.71	71.62	50.28	59.05	10.77		98.96	89.57	57.31	57.20	40.88	97.97	63.12
2010年4960例	70.91	75.65	54.07	63.39	17.46		97.40	88.31	72.28	72.90	35.83	98.71	67.90
2011年6365例	64.08	80.42	78.16	55.04	22.44		98.27	88.14	66.32	69.71	46.99	99.17	69.88
2012年10 429例	48.78	57.08	65.83	65.76	39.33		98.47	89.62	69.98	98.38	47.09	99.18	70.86
2013年12 044例	60.09	59.91	79.25	77.89	47.16		98.20	88.22	77.33	98.59	85.61	99.34	79.24
2014年8190例	67.07	52.72	80.10	77.39	64.25		98.57	93.74	81.02	98.46	82.65	99.47	81.40
2015年7473例	99.96	45.12	43.30	91.36	62.50	60.47	98.84	87.53	75.67	99.28	85.03	99.40	80.73
2016年4326例	99.61	39.59	50.19	96.32	59.03	66.29	98.91	69.8	56.21	98.94	81.66	99.42	76.62

图 3-5-2-22　2016 年冠状动脉旁路移植术 12 项质量指标完成情况

（二）2016 年冠状动脉旁路移植术医疗资源消耗情况

平均住院日 2016 年为 22.93 天，与 2015 年相比增加 1.56 天，比 2011 年相比降低 1.80 天；平均住院费用 2016 年为 106 467.74 元，与 2015 年相比增加 6641.68 元，与 2011 年相比增加 17 268.71 元；其中，药费 2016 年为 27 974.15 元，与 2015 年相比增加 915.62 元，与 2011 年相比增加 3996.58 元（图 3-5-2-23）。

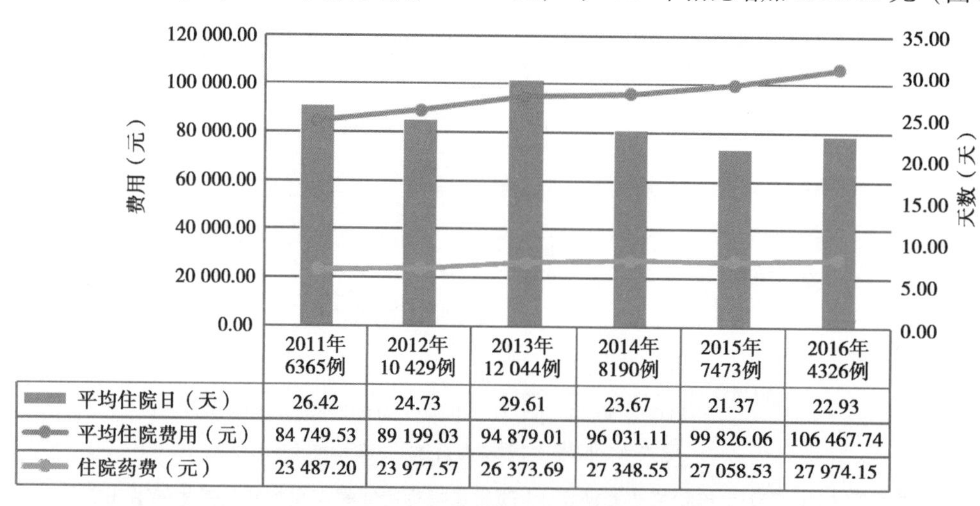

	2011年6365例	2012年10 429例	2013年12 044例	2014年8190例	2015年7473例	2016年4326例
平均住院日（天）	26.42	24.73	29.61	23.67	21.37	22.93
平均住院费用（元）	84 749.53	89 199.03	94 879.01	96 031.11	99 826.06	106 467.74
住院药费（元）	23 487.20	23 977.57	26 373.69	27 348.55	27 058.53	27 974.15

图 3-5-2-23　2016 年冠状动脉旁路移植术医疗资源消耗情况

（三）2016 年各省份上报冠状动脉旁路移植术的病例数

2016 年各省份上报冠状动脉旁路移植术的病例数大于 1000 例的是江苏、北京 2 个省份。

（四）2016 年冠状动脉旁路移植术 12 项质量指标完成率与平均住院费用四分位值

纳入统计分析的全国 20 个省份，2016 年冠状动脉旁路移植术 12 项质量指标完成率的中位数为 77.69%，平均住院费用的中位数为 97 944.76 元（图 3-5-2-24）。

（五）2016 年冠状动脉旁路移植术 12 项质量指标完成率与平均住院费用关联性

2016 年纳入冠状动脉旁路移植术 12 项质量指标完成率与平均住院费用相关性分析的有 13 个省份（仅列入 2016 年上报≥50 例的省份）（图 3-5-2-25）。

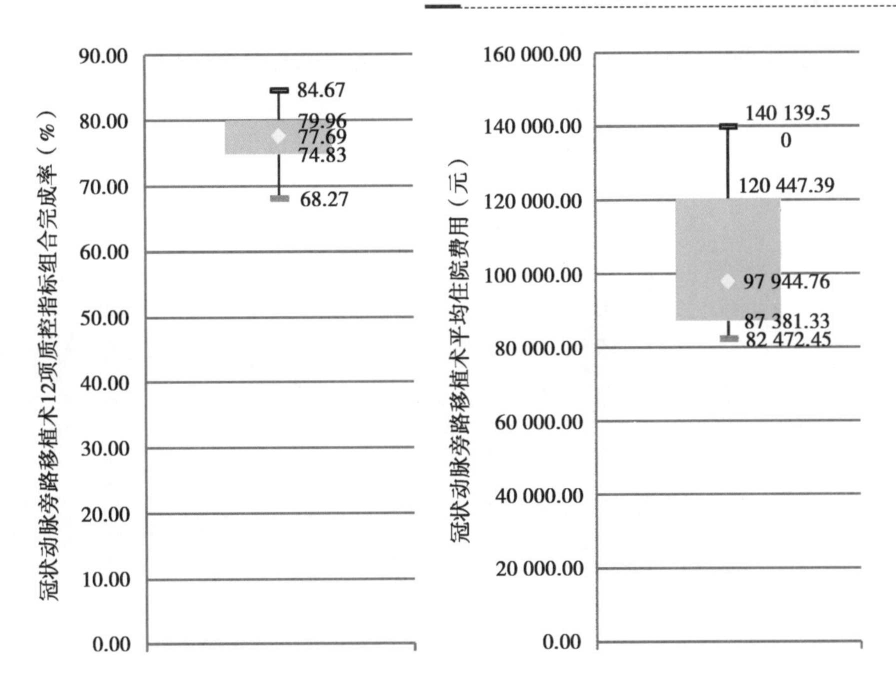

图 3-5-2-24　2016 年冠状动脉旁路移植术 12 项质量指标完成率与平均住院费用四分位值

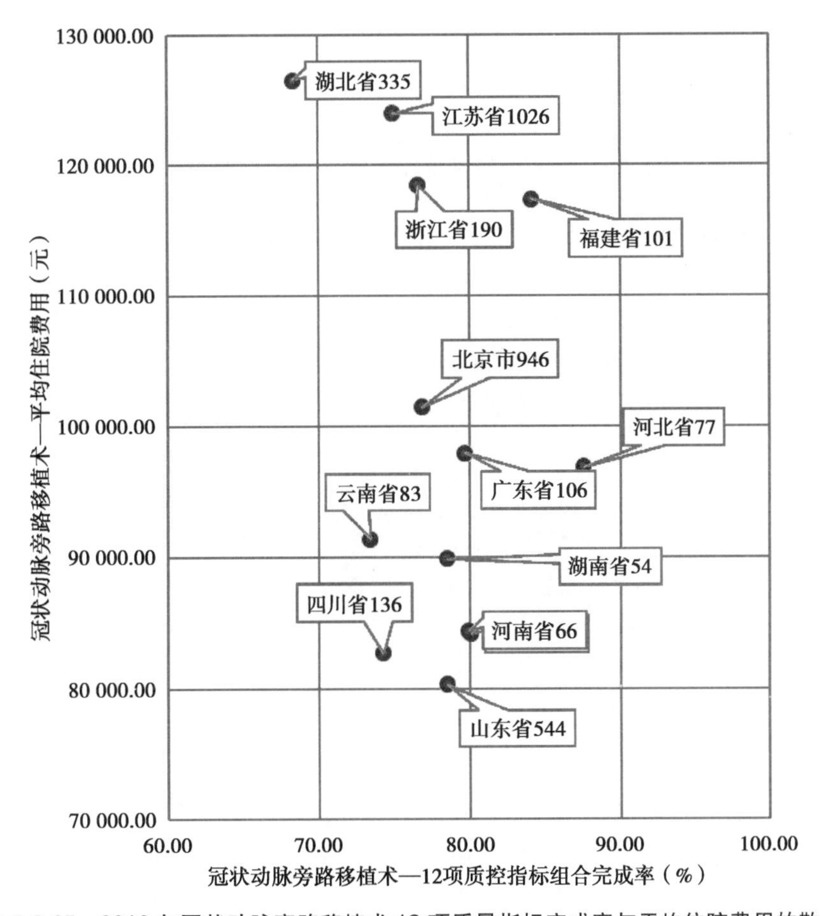

图 3-5-2-25　2016 年冠状动脉旁路移植术 12 项质量指标完成率与平均住院费用的散布图

七、社区获得性肺炎（儿童 住院）

2016 年 25 个省份 77 家医疗机构上报社区获得性肺炎（儿童 住院）（CAP2）数据 93 603 例，其中有效数据为 90 938 例，占 97. 15%，比 2015 年 73 572 例增加 17 366 例。

（一）2016 年社区获得性肺炎（儿童 住院）9 项质量监控指标总体完成情况

2016 年 25 个省份 77 家医疗机构，社区获得性肺炎（儿童 住院）90 938 例，9 项质控指标合计完成率为 72. 35%，与 2015 年的 71. 50%相比提高 0. 85 个百分点，与 2011 年的 63. 54%相比提高 8. 81 个百分点（图 3-5-2-26）。

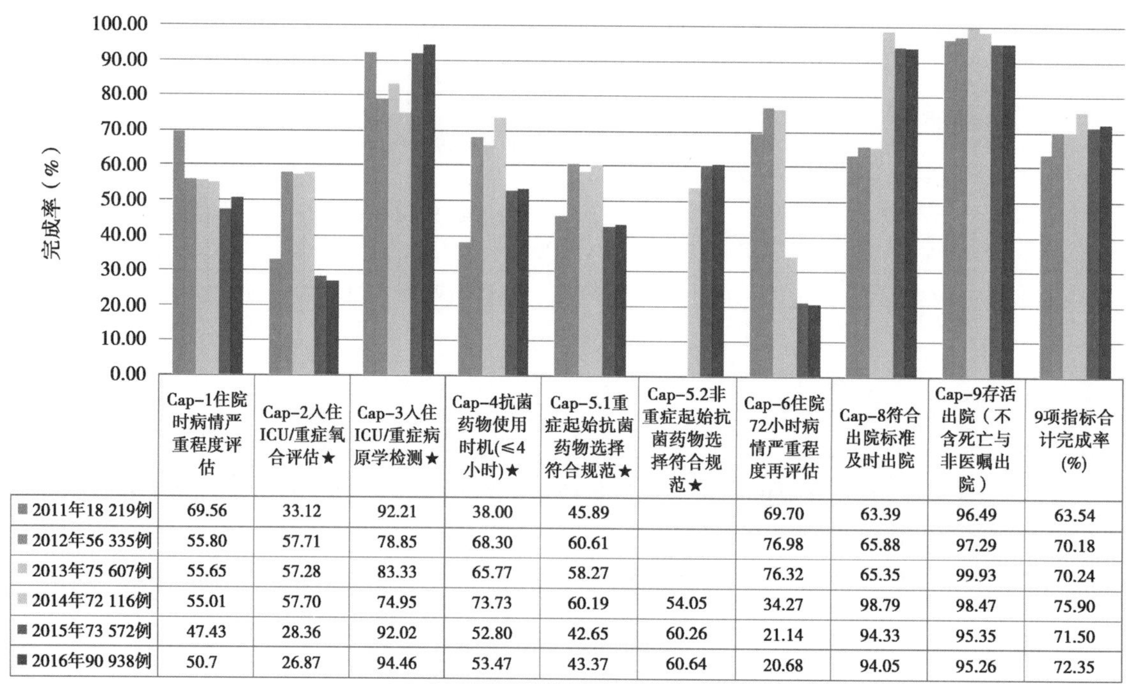

	Cap-1住院时病情严重程度评估	Cap-2入住ICU/重症氧合评估★	Cap-3入住ICU/重症病原学检测★	Cap-4抗菌药物使用时机(≤4小时)★	Cap-5.1重症起始抗菌药物选择符合规范★	Cap-5.2非重症起始抗菌药物选择符合规范★	Cap-6住院72小时病情严重程度再评估	Cap-8符合出院标准及时出院	Cap-9存活出院（不含死亡与非医嘱出院）	9项指标合计完成率(%)
2011年18 219例	69.56	33.12	92.21	38.00	45.89		69.70	63.39	96.49	63.54
2012年56 335例	55.80	57.71	78.85	68.30	60.61		76.98	65.88	97.29	70.18
2013年75 607例	55.65	57.28	83.33	65.77	58.27		76.32	65.35	99.93	70.24
2014年72 116例	55.01	57.70	74.95	73.73	60.19	54.05	34.27	98.79	98.47	75.90
2015年73 572例	47.43	28.36	92.02	52.80	42.65	60.26	21.14	94.33	95.35	71.50
2016年90 938例	50.7	26.87	94.46	53.47	43.37	60.64	20.68	94.05	95.26	72.35

图 3-5-2-26　2011—2015 年医疗机构社区获得性肺炎（儿童 住院）9 项质量监控指标完成情况

（二）2016 年社区获得性肺炎（儿童 住院）医疗资源消耗情况

平均住院日 2016 年为 7. 16 天，与 2015 年相比降低 0. 64 天，与 2011 年相比降低 0. 22 天；平均住院费用 2016 年为 3781. 94 元，与 2015 年相比降低 1. 86 元，与 2011 年相比增加 330. 94 元，其中，药品费用 2016 年为 1430. 03 元，与 2015 年相比降低 61. 99 元，与 2011 年相比降低 268. 70 元；平均抗菌药疗程 2015 年为 6. 84 天，与 2015 年相比降低 0. 41 天，与 2011 年相比降低 0. 42 天（图 3-5-2-27）。

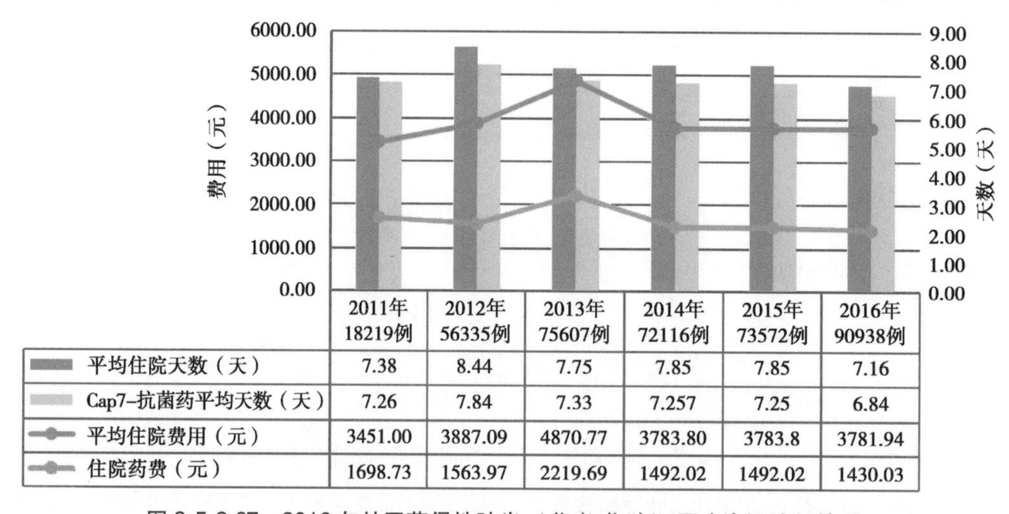

	2011年18219例	2012年56335例	2013年75607例	2014年72116例	2015年73572例	2016年90938例
平均住院天数（天）	7.38	8.44	7.75	7.85	7.85	7.16
Cap7-抗菌药平均天数（天）	7.26	7.84	7.33	7.257	7.25	6.84
平均住院费用（元）	3451.00	3887.09	4870.77	3783.80	3783.8	3781.94
住院药费（元）	1698.73	1563.97	2219.69	1492.02	1492.02	1430.03

图 3-5-2-27　2016 年社区获得性肺炎（儿童 住院）医疗资源消耗情况

（三）2016 年各省份上报社区获得性肺炎（儿童 住院）的病例数

2016 年各省份上报社区获得性肺炎（儿童 住院）的病例数大于 1500 例的是广东、山东、江苏、湖北、天津、浙江、河北、山西、安徽、四川、福建、江西、广西、云南 14 个省份。

（四）2016 年社区获得性肺炎（儿童 住院）9 项质量指标完成率与平均住院费用四分位值

2016 年社区获得性肺炎（儿童 住院）9 项质量指标完成率的中位数为 71. 87%，平均住院费用的中位数为 3851. 91 元（图 3-5-2-28）。

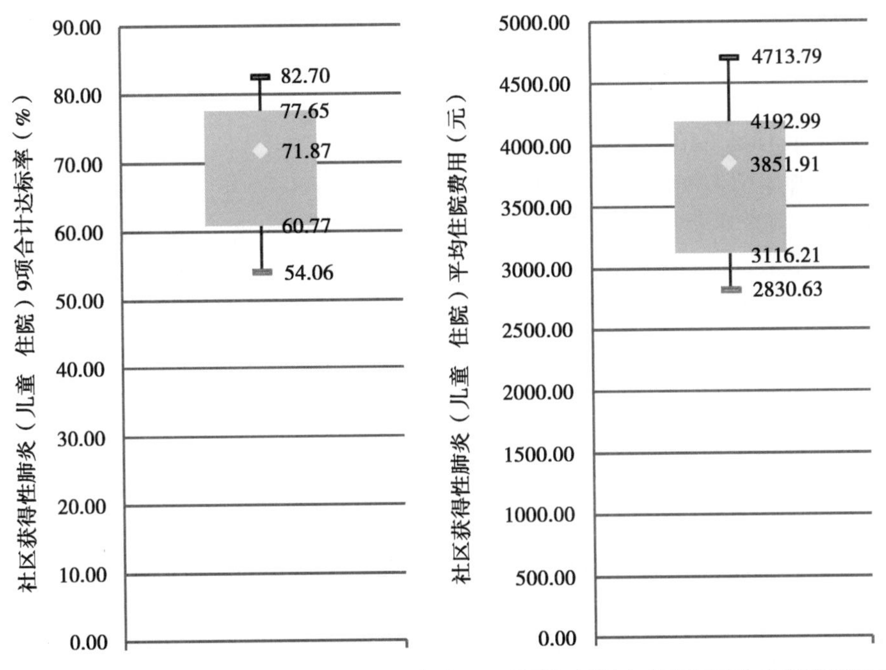

图 3-5-2-28 2016 年社区获得性肺炎（儿童 住院）9 项质量指标完成率与平均住院费用四分位值

（五）2016 年社区获得性肺炎（儿童 住院）9 项质量指标完成率与平均住院费用关联性

2016 年纳入社区获得性肺炎（儿童 住院）9 项质量指标完成率与平均住院费用相关性分析的有 20 个省份（仅列入 2016 年上报≥300 例的省份）（图 3-5-2-29）。

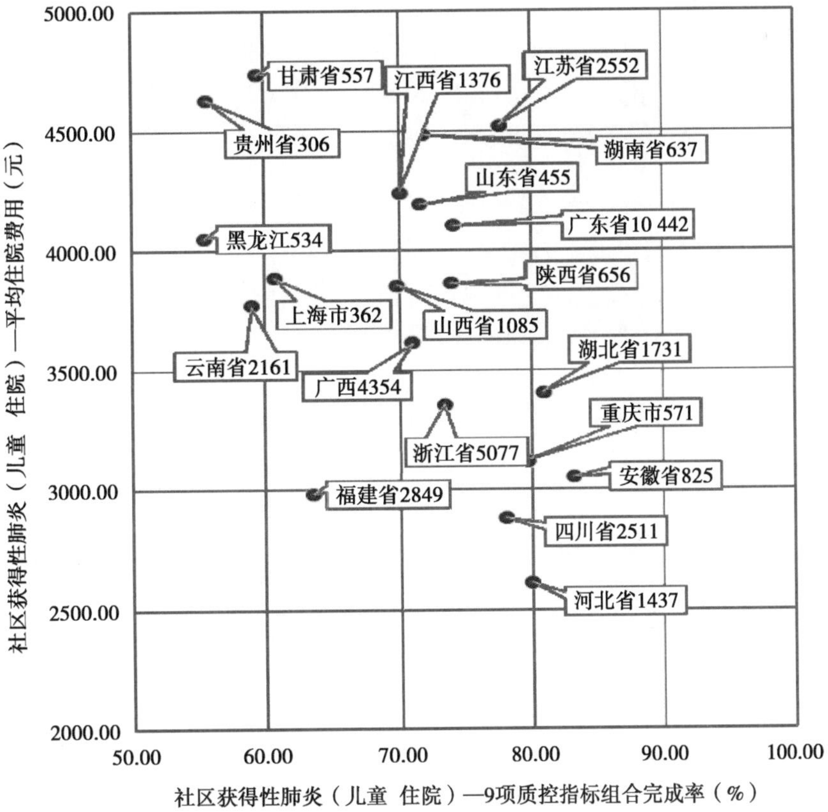

图 3-5-2-29 2016 年社区获得性肺炎（儿童 住院）9 项质量指标完成率与平均住院费用的散布图

八、围手术期预防感染（11 类手术）

2016 年 25 个省份 74 家医疗机构上报围手术期预防感染（11 类手术，PIP）数据 94 027 例，其中有效数据为 84 964 例，占 90.36%，比 2015 年 74 766 例增加 10 198 例。

（一）11 类手术

单侧甲状腺叶切除术 ICD-9-CM-3：06.2

膝半月板切除术 ICD-9-CM-3：80.6

经腹子宫次全切除术 ICD-9-CM-3：68.3

腹股沟疝单侧/双侧修补术 ICD-9-CM-3：53.0，53.1

乳房组织切除术 ICD-9-CM-3：85.21 至 85.48

腹腔镜下胆囊切除术 ICD-9-CM-3：51.23

闭合性心脏瓣膜切开术 ICD-9-CM-3：35.00 至 35.04

动脉内膜切除术 ICD-9-CM-3：38.1

足和踝关节固定术 ICD-9-CM-3：81.11 至 81.18

开颅术 ICD-9-CM-3：01.24

椎间盘切除术或破坏术 ICD 9-CM-3：80.50

（二）2016 年围手术期预防感染（11 类手术）7 项质量监控指标完成情况

2016 年 25 个省份 74 家医疗机构，围手术期预防感染（11 类手术）7 项质控指标合计完成率为 88.63%，与 2015 年 76.98%相比，提高 11.65 个百分点，与 2011 年 59.09%相比，提高 29.54 个百分点，是国家卫生计生委自 2011 年实施“十一项手术围手术期预防感染（PIP）”质量指标以来的最高完成值，呈逐年上升趋势，数据直接反映了抗菌药物合理使用方面所取得的成绩（图 3-5-2-30）。

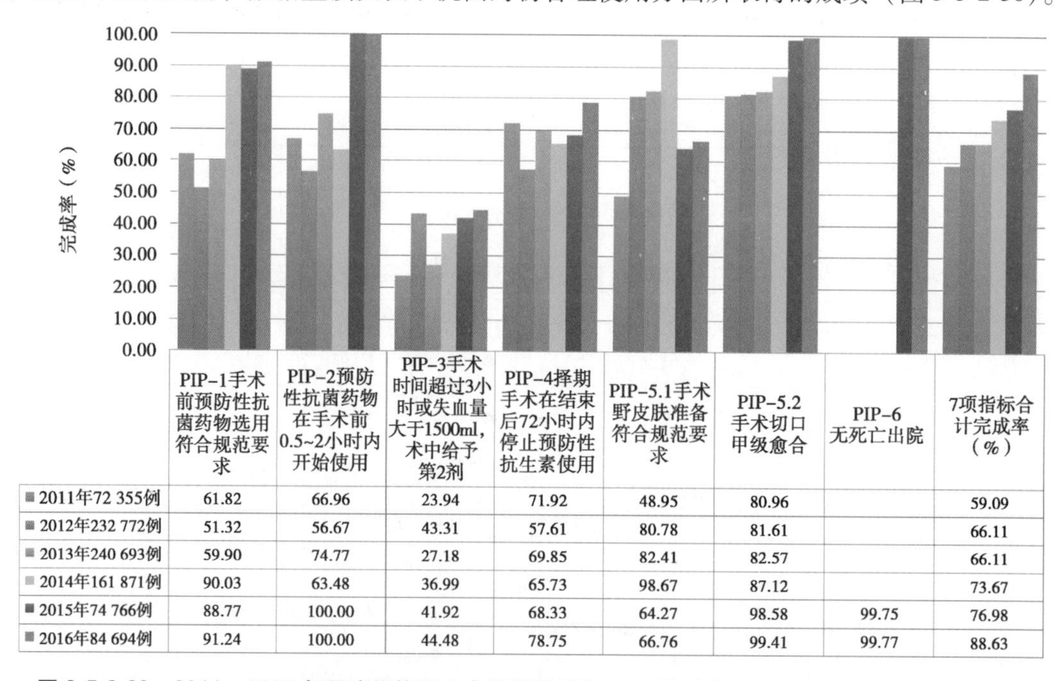

	PIP-1手术前预防性抗菌药物选用符合规范要求	PIP-2预防性抗菌药物在手术前0.5~2小时内开始使用	PIP-3手术时间超过3小时或失血量大于1500ml，术中给予第2剂	PIP-4择期手术在结束后72小时内停止预防性抗生素使用	PIP-5.1手术野皮肤准备符合规范要求	PIP-5.2手术切口甲级愈合	PIP-6无死亡出院	7项指标合计完成率（%）
2011年72 355例	61.82	66.96	23.94	71.92	48.95	80.96		59.09
2012年232 772例	51.32	56.67	43.31	57.61	80.78	81.61		66.11
2013年240 693例	59.90	74.77	27.18	69.85	82.41	82.57		66.11
2014年161 871例	90.03	63.48	36.99	65.73	98.67	87.12		73.67
2015年74 766例	88.77	100.00	41.92	68.33	64.27	98.58	99.75	76.98
2016年84 694例	91.24	100.00	44.48	78.75	66.76	99.41	99.77	88.63

图 3-5-2-30　2011—2015 年医疗机构围手术期预防感染（11 类手术）7 项质量监控指标完成情况

（三）2016 年各省份上报围手术期预防感染（11 类手术）的病例数

2016 年各省份上报围手术期预防感染（11 类手术）的病例数大于 1500 例的是广东、广西、福建、云南、四川、江西、浙江、江苏、山东、河北、天津、甘肃、湖北 13 个省份。

（四）2016 年围手术期预防感染（11 类手术）7 项质量指标完成率与平均住院费用四分位值

2016 年围手术期预防感染（11 类手术）7 项质量指标完成率的中位数为 88.67%，平均住院费用的中位数为 16 792.99 元（图 3-5-2-31）。

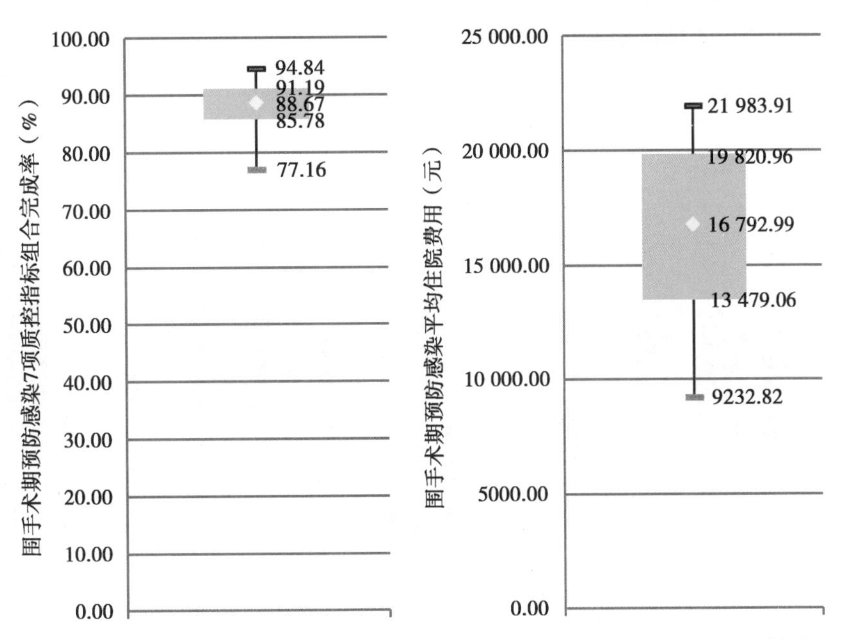

图 3-5-2-31　2016 年围手术期预防感染（11 类手术）7 项质量指标完成率与平均住院费用四分位值

（五）2016 年围手术期预防感染（11 类手术）7 项质量指标完成率与平均住院费用关联性

2016 年纳入围手术期预防感染（11 类手术）7 项质量指标完成率与平均住院费用相关性分析的有 16 个省份（仅列入 2016 年上报≥300 例的省份）（图 3-5-2-32）。

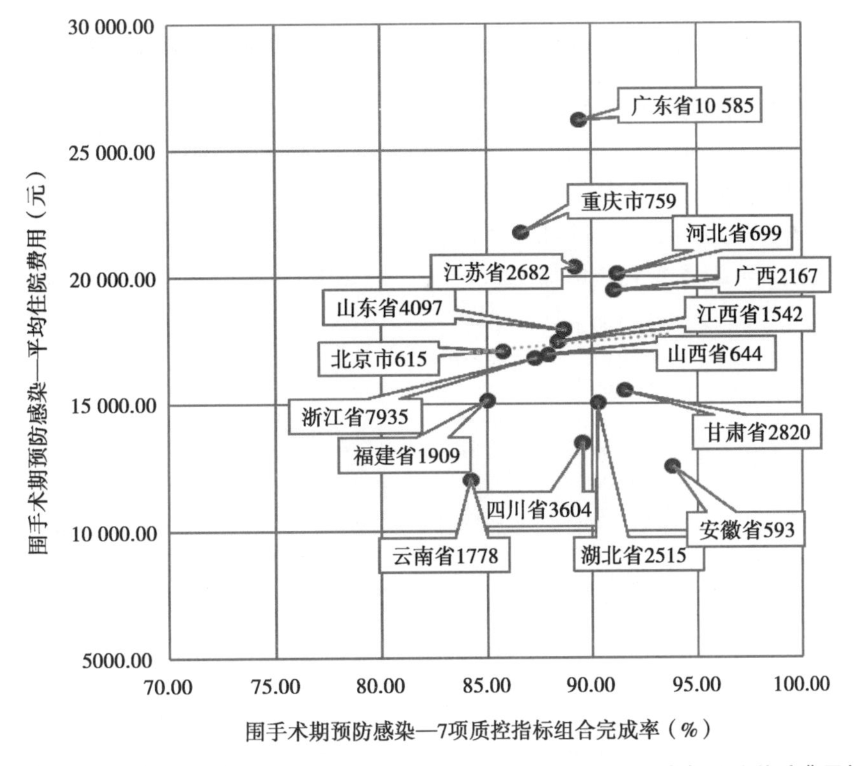

图 3-5-2-32　2016 年围手术期预防感染（11 类手术）7 项质量指标完成率与平均住院费用的散布图

九、剖宫产

2016 年 26 个省份 71 家医疗机构上报剖宫产（CS）数据 168 709 例，其中有效数据为 165 245 例，占 97.95%，比 2015 年 131 489 例增加 33 756 例。

（一）2016 年剖宫产 14 项质量监控指标完成情况

2016 年 26 个省份 71 家医疗机构，剖宫产 165 245 例 14 项质控指标组合完成率为 70. 99%，与 2015 年 75. 36%相比降低 4. 37 个百分点，与 2014 年 63. 71%相比增加 7. 28 个百分点（图 3-5-2-33）。

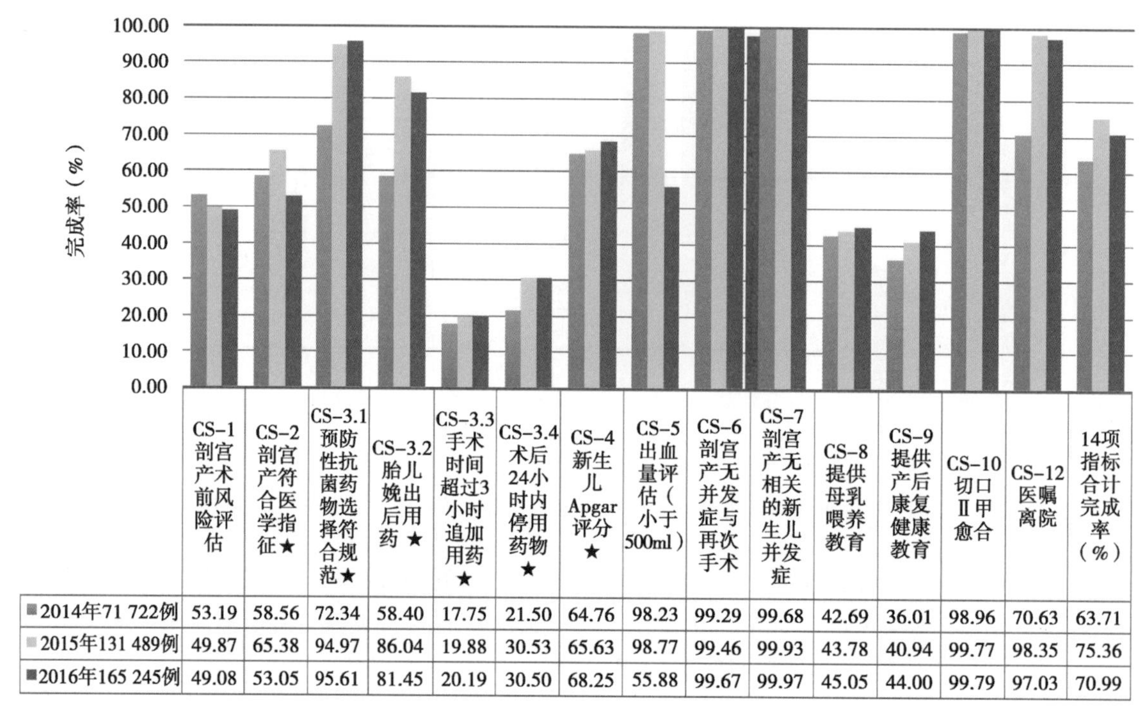

	CS-1 剖宫产术前风险评估	CS-2 剖宫产符合医学指征★	CS-3.1 预防性抗菌药物选择符合规范★	CS-3.2 胎儿娩出后用药★	CS-3.3 手术时间超过3小时追加用药★	CS-3.4 术后24小时内停用药物★	CS-4 新生儿Apgar评分★	CS-5 出血量评估（小于500ml）	CS-6 剖宫产无并发症与再次手术	CS-7 剖宫产无相关的新生儿并发症	CS-8 提供母乳喂养教育	CS-9 提供产后康复健康教育	CS-10 切口Ⅱ甲愈合	CS-12 医嘱离院	14项指标合计完成率（%）
2014年71 722例	53.19	58.56	72.34	58.40	17.75	21.50	64.76	98.23	99.29	99.68	42.69	36.01	98.96	70.63	63.71
2015年131 489例	49.87	65.38	94.97	86.04	19.88	30.53	65.63	98.77	99.46	99.93	43.78	40.94	99.77	98.35	75.36
2016年165 245例	49.08	53.05	95.61	81.45	20.19	30.50	68.25	55.88	99.67	99.97	45.05	44.00	99.79	97.03	70.99

图 3-5-2-33 2014—2016 年医疗机构剖宫产 14 项质量指标总体完成情况

（二）2016 年剖宫产医疗资源消耗情况

平均住院日 2016 年为 6. 47 天，与 2015 年相比降低 0. 77 天，与 2011 年相比降低 0. 73 天；平均住院费用 2016 年为 8429. 17 元，与 2015 年相比增加 216. 04 元，与 2011 年相比增加 631. 25 元，其中，药品费用 2016 年为 1710. 95 元，与 2015 年相比增加 38. 99 元，与 2011 年相比增加 98. 73 元，手术费用 2016 年为 1681. 76 元，与 2015 年相比增加 123. 12 元，与 2011 年相比增加 138. 55 元（图 3-5-2-34）。

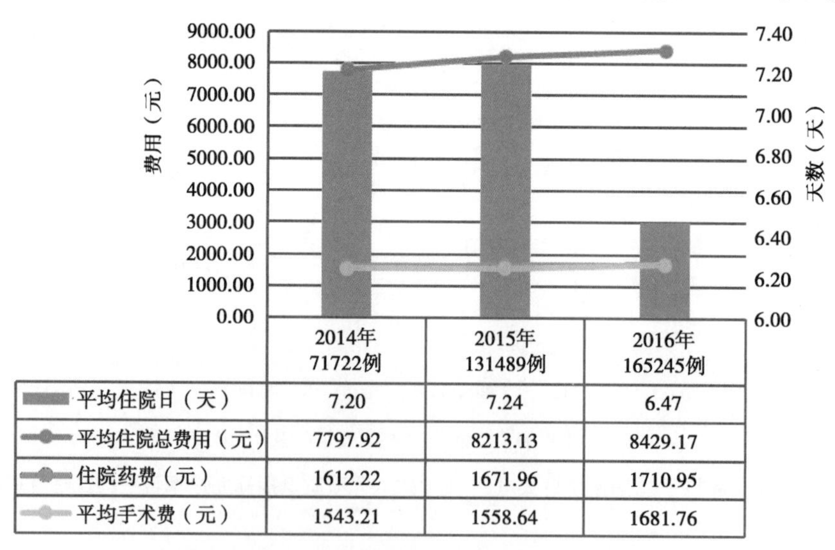

	2014年 71722例	2015年 131489例	2016年 165245例
平均住院日（天）	7.20	7.24	6.47
平均住院总费用（元）	7797.92	8213.13	8429.17
住院药费（元）	1612.22	1671.96	1710.95
平均手术费（元）	1543.21	1558.64	1681.76

图 3-5-2-34 2016 年剖宫产医疗资源消耗情况

（三）2016 年各省份上报剖宫产的病例数

2016 年各省份上报剖宫产的病例数大于 1500 例的是广东、广西、云南、四川、福建、江西、安徽、山西、陕西、甘肃、重庆、天津、山东、江苏、湖北、湖南、北京、浙江 18 个省份。

（四）2016 年剖宫产 14 项质量指标完成率与平均住院费用四分位值

2016 年剖宫产 14 项质量指标完成率的中位数为 68.06%，平均住院费用的中位数为 8259.44 元（图 3-5-2-35）。

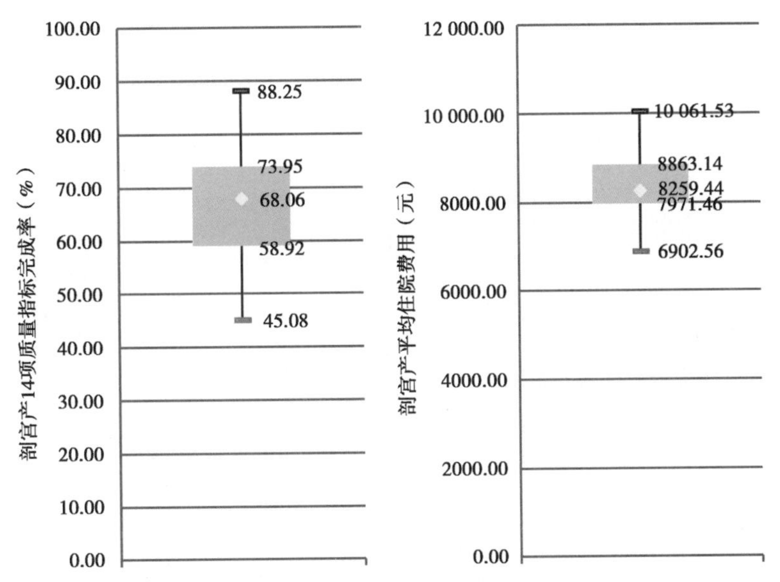

图 3-5-2-35　2016 年剖宫产 14 项质量指标完成率与平均住院费用四分位值

（五）2016 年剖宫产 14 项质量指标完成率与平均住院费用关联性

2016 年纳入剖宫产 14 项质量指标完成率与平均住院费用相关性分析的有 22 个省份（仅列入 2016 年上报≥300 例的省份）（图 3-5-2-36）。

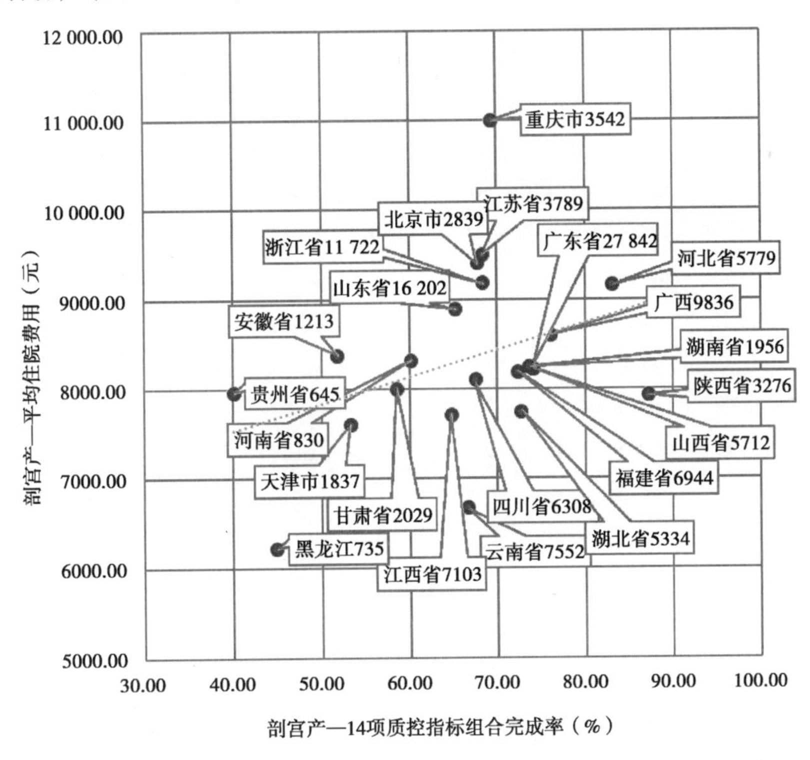

图 3-5-2-36　2016 年剖宫产 14 项质量指标完成率与平均住院费用的散布图

十、慢性阻塞性肺疾病（急性发作 住院）

2016 年 23 省份 64 家医疗机构上报慢性阻塞性肺疾病（急性发作 住院）（AECOPD）数据 38 277

例，其中有效数据为 37 514 例，占 98.01%，比 2015 年 30 797 例增加 6717 例。

（一）2016 年慢性阻塞性肺疾病（急性发作 住院）9 项质量指标完成情况

2016 年 23 省份 64 家医疗机构，慢性阻塞性肺疾病（急性发作 住院）37514 例 9 项质控指标合计完成率为 58.44%，与 2015 年 75.36% 相比增加 1.10 个百分点，与 2014 年 66.99% 相比降低 7.95 个百分点（图 3-5-2-37）。

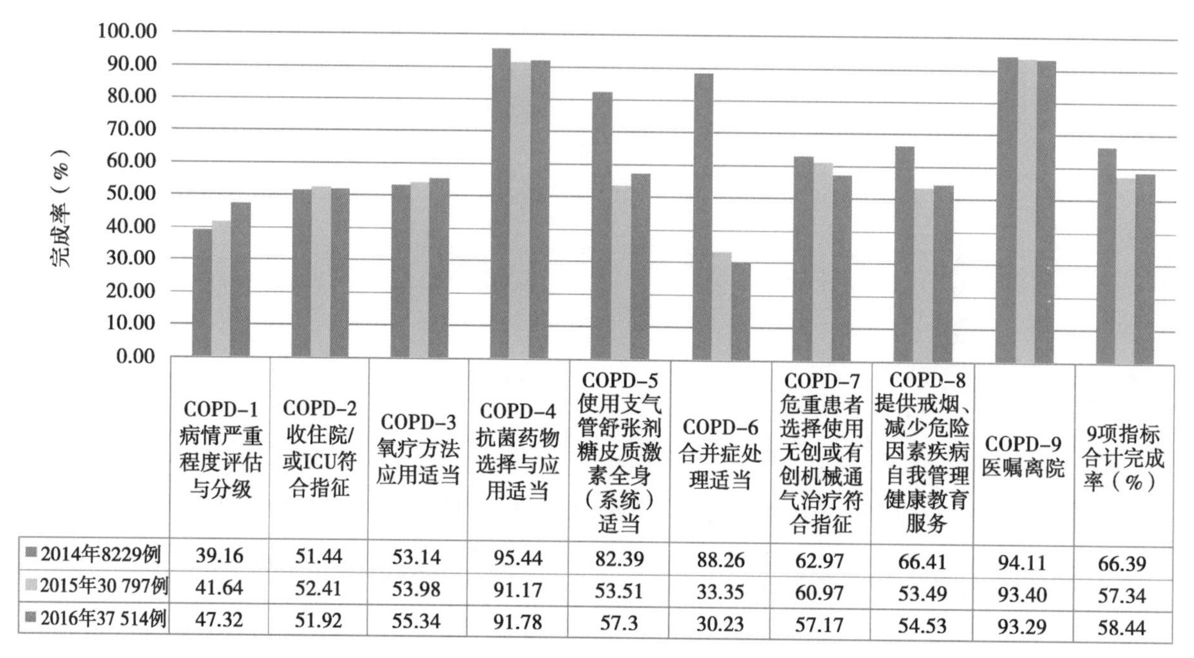

	COPD-1 病情严重程度评估与分级	COPD-2 收住院/或ICU符合指征	COPD-3 氧疗方法应用适当	COPD-4 抗菌药物选择与应用适当	COPD-5 使用支气管舒张剂糖皮质激素全身（系统）适当	COPD-6 合并症处理适当	COPD-7 危重患者选择使用无创或有创机械通气治疗符合指征	COPD-8 提供戒烟、减少危险因素疾病自我管理健康教育服务	COPD-9 医嘱离院	9项指标合计完成率（%）
2014年8229例	39.16	51.44	53.14	95.44	82.39	88.26	62.97	66.41	94.11	66.39
2015年30 797例	41.64	52.41	53.98	91.17	53.51	33.35	60.97	53.49	93.40	57.34
2016年37 514例	47.32	51.92	55.34	91.78	57.3	30.23	57.17	54.53	93.29	58.44

图 3-5-2-37　2014—2016 年医疗机构慢性阻塞性肺疾病（急性发作 住院）9 项质量指标总体完成情况

（二）2016 年慢性阻塞性肺疾病（急性发作 住院）医疗资源消耗情况

平均住院日 2016 年为 10.61 天，与 2015 年相比降低 0.69 天，与 2011 年相比降低 1.30 天；平均住院费用 2016 年为 11 586.86 元，与 2015 年相比降低 201.39 元，与 2011 年相比增加 123.96 元，其中，药品费用 2016 年为 5130.86 元，与 2015 年相比降低 301.12 元，与 2011 年相比降低 128.24 元，手术费用 2016 年为 1874.38 元，与 2015 年相比增加 123.12 元，与 2011 年相比增加 1874.38 元（图 3-5-2-38）。

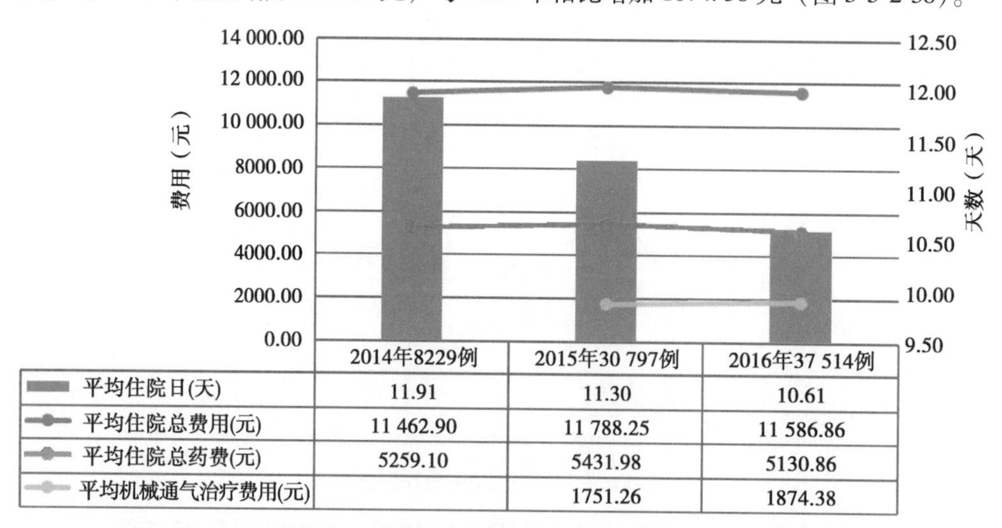

	2014年8229例	2015年30 797例	2016年37 514例
平均住院日(天)	11.91	11.30	10.61
平均住院总费用(元)	11 462.90	11 788.25	11 586.86
平均住院总药费(元)	5259.10	5431.98	5130.86
平均机械通气治疗费用(元)		1751.26	1874.38

图 3-5-2-38　2016 年慢性阻塞性肺疾病（急性发作 住院）医疗资源消耗情况

（三）2016 年各省份上报慢性阻塞性肺疾病（急性发作 住院）的病例数

2016 年各省份上报慢性阻塞性肺疾病（急性发作 住院）的病例数大于 1500 例的是广东、广西、云南、四川、山东、湖北、浙江、江西、福建、山西 10 个省份。

(四) 2016 年慢性阻塞性肺疾病（急性发作 住院）9 项质量指标完成率与平均住院费用四分位值

本年度全国进入统计分析的 23 个省份，2016 年慢性阻塞性肺疾病（急性发作 住院）9 项质量指标完成率的中位数为 36.63%，平均住院费用的中位数为 11 098.73 元（图 3-5-2-39）。

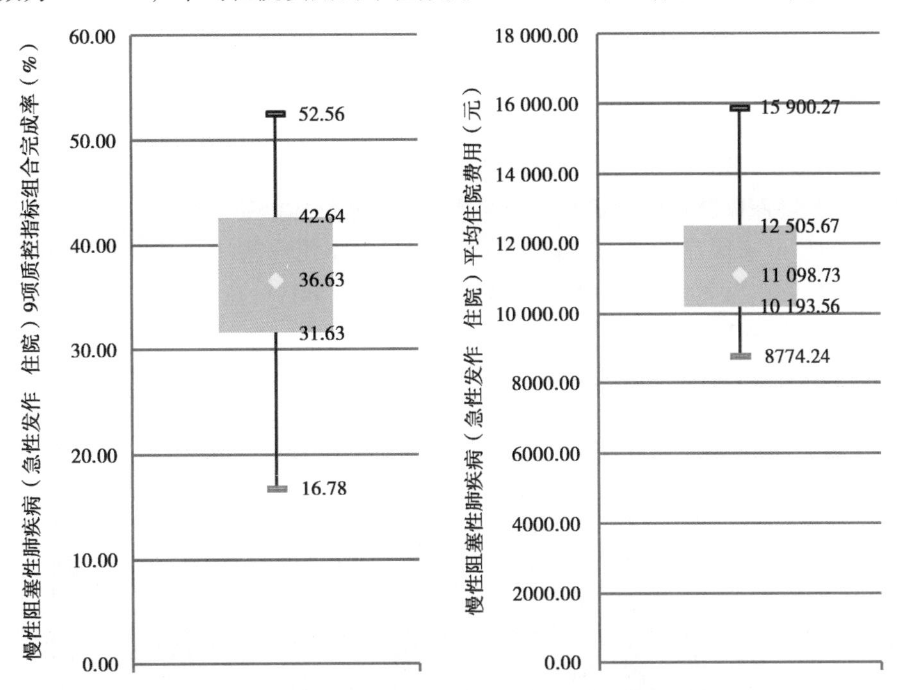

图 3-5-2-39 2016 年慢性阻塞性肺疾病（急性发作 住院）9 项质量指标完成率与平均住院费用四分位值

(五) 2016 年慢性阻塞性肺疾病（急性发作 住院）9 项质量指标完成率与平均住院费用关联性

2016 年纳入慢性阻塞性肺疾病（急性发作 住院）9 项质量指标完成率与平均住院费用相关性分析的有 19 个省份（仅列入 2016 年上报≥300 例的省份）（图 3-5-2-40）。

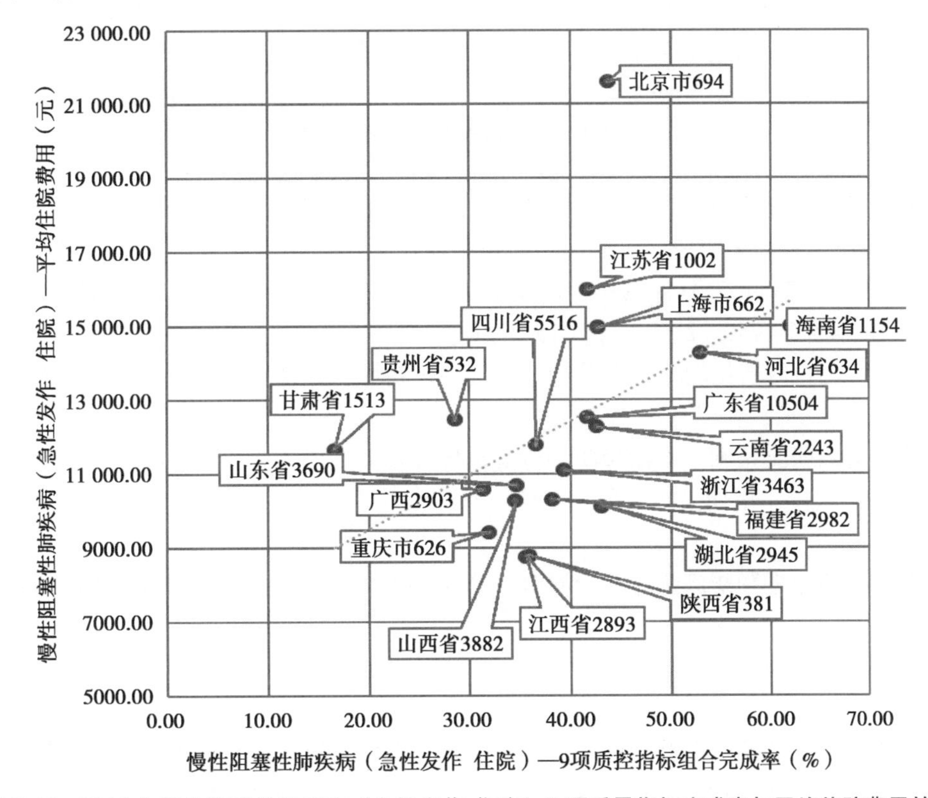

图 3-5-2-40 2016 年慢性阻塞性肺疾病（急性发作 住院）9 项质量指标完成率与平均住院费用的散布图

十一、围手术期预防深静脉血栓栓塞（二类手术）

2016 年 12 个省份 40 家医疗机构上报围手术期预防深静脉血栓栓塞（二类手术，DVT）数据 8882 例，其中有效数据为 8605 例，占 96.88%，比 2015 年 5161 例增加 3444 例。

（一）二类手术

1. 心脏瓣膜置换术 ICD-9-3M-3 35.20~28

2. 脊柱融合术 ICD-9-3M-3 81.0、81.3、81.5

（二）围手术期预防深静脉血栓栓塞（二类手术）7 项质量指标完成情况

2016 年 12 个省份 40 家医疗机构，围手术期预防深静脉血栓栓塞（二类手术）8605 例 7 项质控指标合计完成率为 83.42%，与 2015 年的 78.81%相比增加 4.61 个百分点，与 2014 年的 61.66%相比增加 21.76 个百分点（图 3-5-2-41）。

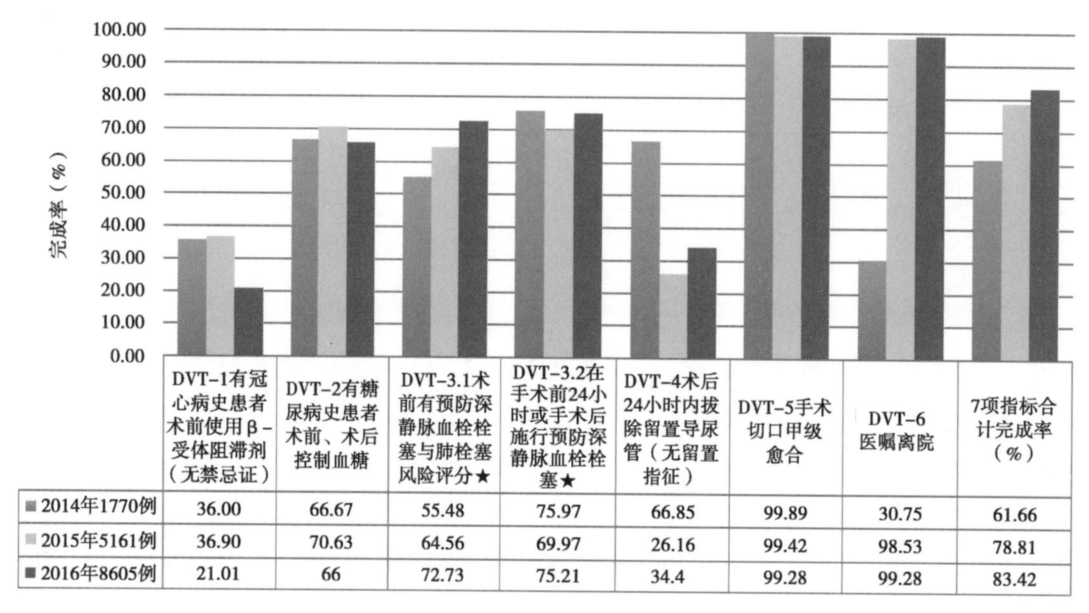

	DVT-1有冠心病史患者术前使用β-受体阻滞剂（无禁忌证）	DVT-2有糖尿病史患者术前、术后控制血糖	DVT-3.1术前有预防深静脉血栓栓塞与肺栓塞风险评分★	DVT-3.2在手术前24小时或手术后施行预防深静脉血栓栓塞★	DVT-4术后24小时内拔除留置导尿管（无留置指征）	DVT-5手术切口甲级愈合	DVT-6医嘱离院	7项指标合计完成率（%）
2014年1770例	36.00	66.67	55.48	75.97	66.85	99.89	30.75	61.66
2015年5161例	36.90	70.63	64.56	69.97	26.16	99.42	98.53	78.81
2016年8605例	21.01	66	72.73	75.21	34.4	99.28	99.28	83.42

图 3-5-2-41　2014—2016 年医疗机构围手术期预防深静脉血栓栓塞（二类手术）7 项质量指标总体完成情况

（三）2016 年围手术期预防深静脉血栓栓塞（二类手术）医疗资源消耗情况

平均住院日 2016 年为 19.55 天，与 2015 年相比增加 1.02 天；平均住院费用 2016 年为 86 795.1 元，与 2015 年相比增加 7889.63 元。其中，药费 2016 年为 15 001.79 元，与 2015 年相比增加 2717.54 元；手术费用 2016 年为 10 740.32 元，与 2015 年相比降低 133.74 元（图 3-5-2-42）。

平均住院日与平均住院费用均呈现上升趋势，其中药费增加，可能与部分病例使用新型口服抗凝药物费用较高相关。

（四）2016 年各省份上报围手术期预防深静脉血栓栓塞（二类手术）的病例数

2016 年各省份上报围手术期预防深静脉血栓栓塞（二类手术）的病例数大于 1500 例的是广东、江苏、浙江 3 个省份。

（五）2016 年围手术期预防深静脉血栓栓塞（二类手术）7 项质量指标完成率与平均住院费用四分位值

2016 年围手术期预防深静脉栓塞（二类手术）7 项质量指标完成率的中位数为 79.81%，平均住院费用的中位数为 76 860.78 元（图 3-5-2-43）。

（六）2016 年围手术期预防深静脉栓塞（二类手术）7 项质量指标完成率与平均住院费用关联性

2016 年纳入围手术期预防深静脉栓塞（二类手术）7 项质量指标完成率与平均住院费用相关性分析的有 8 个省份（仅列入 2016 年上报≥100 例的省份）（图 3-5-2-44）。

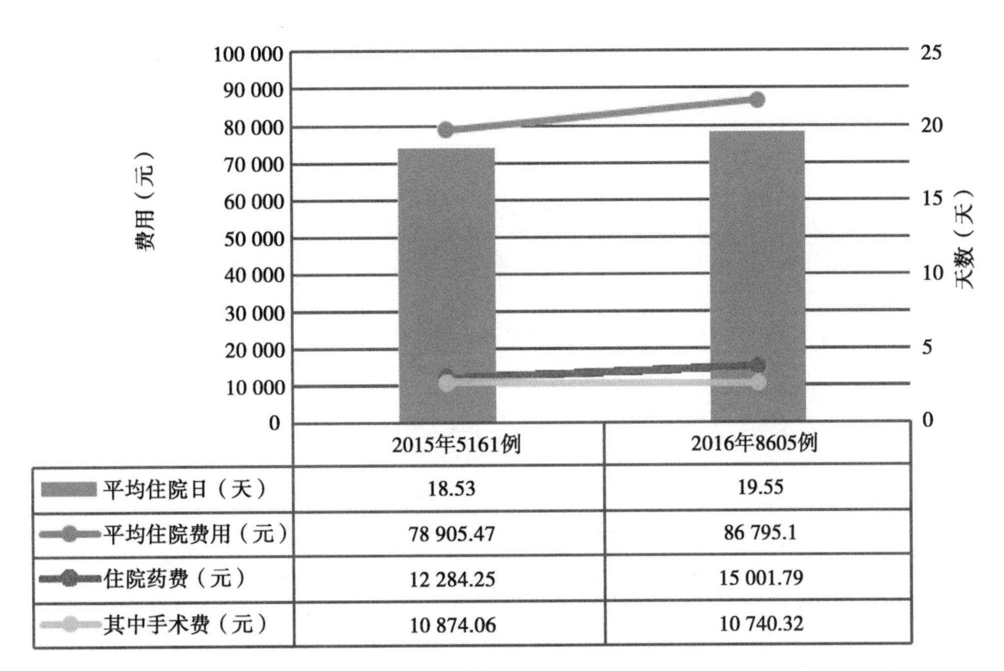

	2015年5161例	2016年8605例
平均住院日（天）	18.53	19.55
平均住院费用（元）	78 905.47	86 795.1
住院药费（元）	12 284.25	15 001.79
其中手术费（元）	10 874.06	10 740.32

图 3-5-2-42　2016 年围手术期预防深静脉血栓栓塞（二类手术）医疗资源消耗情况

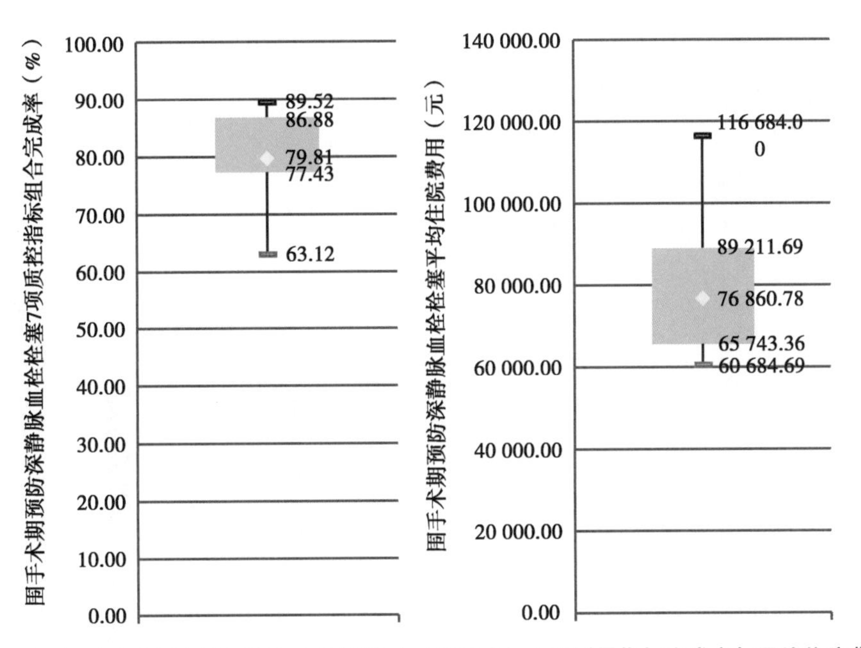

图 3-5-2-43　2016 年围手术期预防深静脉血栓栓塞（二类手术）7 项质量指标完成率与平均住院费用四分位值

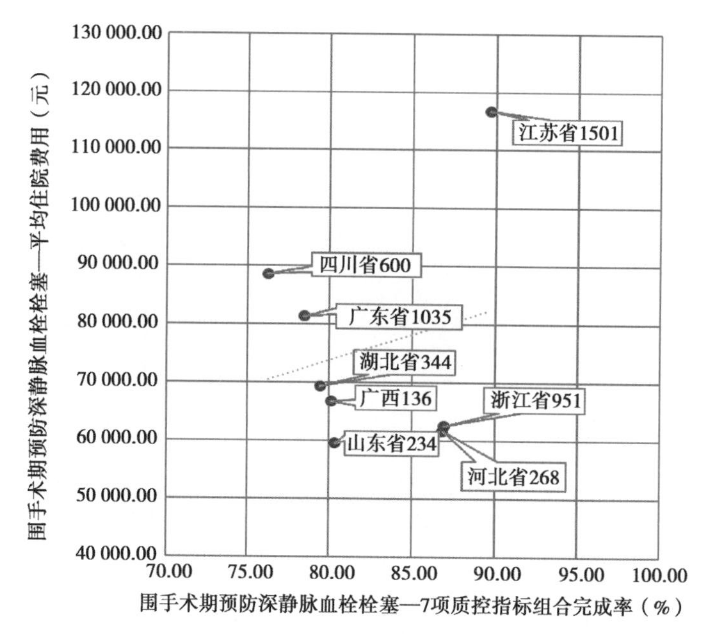

图 3-5-2-44　2016 年围手术期预防深静脉血栓栓塞（二类手术）7 项质量指标完成率与平均住院费用的散布图

第三节　特定（单）病种质控指标及工作重点

一、6 个特定（单）病种质量监控核心指标完成情况

6 个特定（单）病种包括急性心肌梗死、心力衰竭、社区获得性肺炎（成人 住院）、急性脑梗死、髋膝关节置换术和冠状动脉旁路移植术。

（一）2016 年 6 个病种 31 项核心指标完成总体情况

2016 年 6 个病种 31 项核心指标完成总体情况为 62. 11%，与 2015 年 61. 02%相比，提高 1. 09 个百分点，与 2009 年的 41. 66%相比，提高 20. 45 个百分点（图 3-5-3-1）。

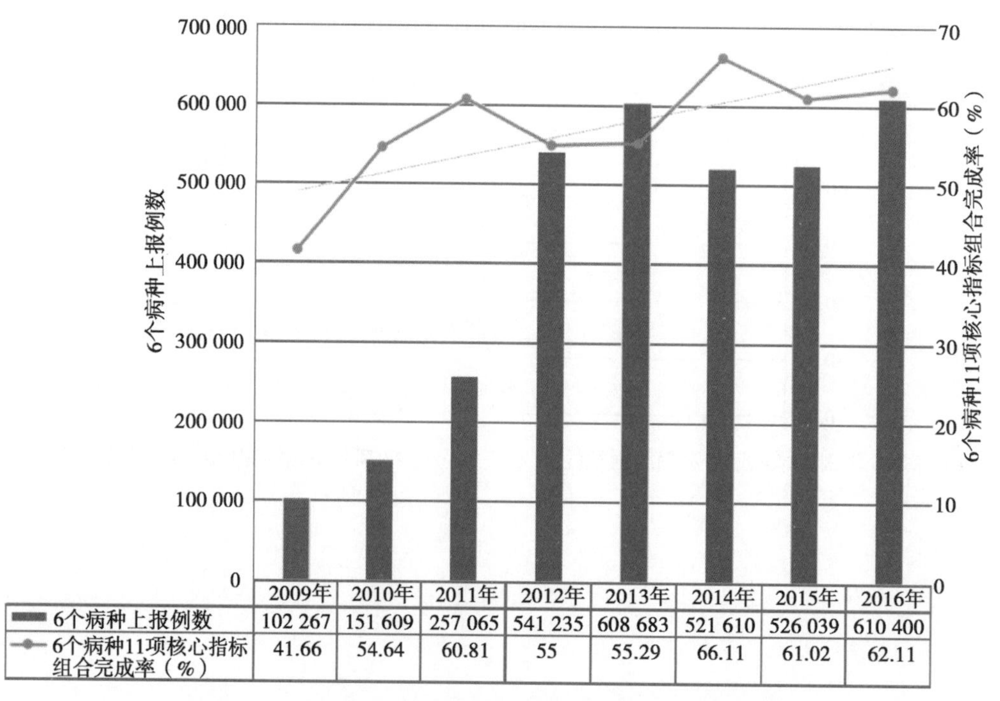

	2009年	2010年	2011年	2012年	2013年	2014年	2015年	2016年
6个病种上报例数	102 267	151 609	257 065	541 235	608 683	521 610	526 039	610 400
6个病种11项核心指标组合完成率（%）	41.66	54.64	60.81	55	55.29	66.11	61.02	62.11

图 3-5-3-1　2016 年 6 个病种 31 项核心指标完成总体情况

(二)2009—2016 年 6 个病种每项核心指标的完成情况(表 3-5-3-1)

表 3-5-3-1 2009—2016 年 6 个病种每项核心指标的完成情况(%)

核心指标	2009 年 102 267 例	2010 年 151 609 例	2011 年 257 065 例	2012 年 541 235 例	2013 年 603 683 例	2014 年 521 610 例	2015 年 526 039 例	2016 年 610 400 例
STEMI-1 到院即刻使用阿司匹林或氯吡格雷★:Ⅰ类 a 级	47.33	77.96	94.17	55.27	60.15	60.32	49.37	52.91
STEMI-3.1 到院 30 分钟内实施溶栓治疗(发病≤12 小时符合适应证)★:Ⅰ类 a 级	1.55	12.31	2.88	4.98	10.51	25.25	27.98	24.80
STEMI-3.2 到院 90 分钟内实施 PCI 治疗(发病≤24 小时符合适应证)★:Ⅰ类 a 级	22.66	36.50	53.72	44.76	36.59	19.02	60.36	60.23
STEMI-4 到达医院后即刻使用 β-受体阻滞剂★:Ⅰ类 a 级	35.38	30.68	50.45	57.17	78.81	52.62	27.49	33.94
STEMI-5 住院用药情况★:Ⅰ类 a 级	43.30	56.00	47.85	54.98	50.86	57.73	50.09	55.02
STEMI-6 出院后继续用药★:Ⅰ类 a 级	39.59	53.51	46.39	42.69	49.72	53.52	53.74	54.22
HF-1 实施左心室功能评价★	36.41	33.94	51.97	53.68	58.62	58.99	66.47	68.86
HF-6 住院期间维持使用利尿剂、钾剂、ACEI/ARBs、β-B 和醛固酮拮抗剂★	51.32	56.25	62.41	68.65	52.38	69.88	59.06	61.21
HF-7 出院期后继续使用利尿剂、钾剂、ACEI/ARBs、β-B 和醛固酮拮抗剂★	34.90	48.78	62.99	69.41	51.15	67.72	57.28	60.29
CAP-2 氧合评估(重症)★	20.56	68.93	73.20	57.88	51.41	56.56	51.13	42.66
CAP-3 病原学诊断(重症)★	46.65	80.72	71.71	91.97	76.22	62.31	63.59	69.81
CAP-4 入院 4 小时内接受抗菌药物治疗★	13.12	52.27	52.58	50.99	53.53	61.54	92.89	92.10
CAP-5.1 重症患者起始抗菌药物选择(重症肺炎)★	45.04	62.82	64.81	50.52	48.11	77.84	48.27	37.16

续表

核心指标	2009年 102 267例	2010年 151 609例	2011年 257 065例	2012年 541 235例	2013年 603 683例	2014年 521 610例	2015年 526 039例	2016年 610 400例
CAP-5.2 非重症患者起始抗菌药物选择★	46.93	39.64	73.16	71.22	51.01	81.31	46.57	48.77
STK-3 房颤患者的抗凝治疗★：Ⅰ类a级	79.85	96.60	95.42	52.98	51.46	91.31	51.59	49.76
STK-4 入院48小时内阿司匹林或氯吡格雷治疗★：Ⅰ类b级	36.72	41.04	49.86	59.76	64.46	57.56	46.92	50.31
STK-6 吞咽困难评价★：Ⅰ类c级	29.42	46.85	39.86	23.19	31.31	53.83	71.57	76.35
STK-7 预防深静脉血栓★：Ⅰ类a级	70.98	90.41	96.12	64.18	57.85	49.64	62.97	62.67
STK-8 出院时使用阿司匹林或氯吡格雷★：Ⅰ类b级	33.87	45.58	50.43	57.07	63.97	37.56	52.85	53.10
Hip/Knee-2.1 预防性抗菌药物选择符合规范★	54.91	59.09	69.11	64.37	64.27	95.03	94.05	87.06
Hip/Knee-2.2 手术前0.5~2小时使用预防性抗菌药物★						98.27	44.57	61.70
Hip/Knee-2.3 手术时间超过3小时追加抗菌药物★						74.93	26.05	20.23
Hip/Knee-2.4 预防性抗菌药物72小时内停用★	9.80	18.45	61.91	46.09	49.10	60.52	76.45	77.98
Hip/knee-3.1 有预防深静脉血栓医嘱★	35.27	46.87	62.55	59.92	60.25	72.25	61.02	65.05
Hip/Knee-3.2 术前与术后实施预防深静脉血栓★	0.00	41.45	60.91	46.27	46.23	80.47	70.39	66.90
Hip/Knee-4 单侧手术输血量小于400/双侧800ml★	92.76	84.57	50.94	28.80	22.85	86.04	82.99	88.23
CABG-1 实施手术前的评估★	60.71	70.91	64.08	48.78	60.09	67.07	99.96	99.61
CABG-3 使用乳房内动脉（首根血管桥）★	50.28	54.07	78.16	65.83	79.25	80.10	43.30	50.19

续表

核心指标	2009 年 102 267 例	2010 年 151 609 例	2011 年 257 065 例	2012 年 541 235 例	2013 年 603 683 例	2014 年 521 610 例	2015 年 526 039 例	2016 年 610 400 例
CABG-4.1 预防性抗菌药物选择合理★	59.05	63.39	55.04	65.76	77.89	77.39	91.36	96.32
CABG-4.2 预防性抗菌药物术后 120 小时停药★	10.77	17.46	22.44	39.33	47.16	64.25	62.50	59.03
CABG-5 无术后活动性出血或血肿的再手术★	98.96	97.40	98.27	98.47	98.20	98.57	98.84	98.91
6 个病种 31 项核心指标组合完成率	41.66	54.64	60.81	55.00	55.29	66.11	61.02	62.11

二、下一步工作重点

“质量安全管理”是医院工作的核心和永恒主题，而医疗质量管理是一个不断完善和持续改进的过程，要以质量监测指标数据来指导与促进未来医疗质量的发展。2016 年 10 月 14 日国家卫生计生委以主任令的形式颁布了《医疗质量管理办法》，自 2016 年 11 月 1 日起施行，进一步明确了医疗质量管理的关键性和工作点。

（一）病种质量管理终于跨过“70%”的门槛，奔向下一个质量管理的新高度

特定（单）病种质量报告是依据国家卫生计生委发布的第 1、第 2、第 3 批 11 个病种质量指标。2009—2016 年 327 万例数据变化趋势表明，随着时间的推移，医院对质量指标的执行力或质量绩效管理已有明显提升，但是，与全国医疗机构所处地位与功能任务相比、与国际先进水平相比，提升有限，可持续改进的空间较大，必须要加大临床质量管理力度，向下一个质量管理的新高度努力。

（二）建立本地区、本医院的医疗质量数据库，作为临床质量持续改进的依据

《医疗质量管理办法》第二十八条要求，医疗机构应当加强单病种质量管理与控制工作，建立本机构单病种管理的指标体系，制订单病种医疗质量参考标准，促进医疗质量精细化管理。

医院要进一步强化特定（单）病种质量管理工作，建立本地区本医院的质量数据库，作为临床质量持续改进的依据。

根据这一要求，医院应进一步加强质量数据的管理：

1. 医院院长或主要负责人应当指定相关部门收集和分析相关信息，信息数据集中归口管理，方便管理人员调阅使用。

2. 医院院长或主要负责人应当确定主要监测数据，包括基础质量、环节质量和终末质量，确定每项监测数据的范围、方法和频率。

3. 医院院长或主要负责人应当确定由专门人员进行数据分析，包括自身对比、与其他医院、与科学标准、与更好的做法进行比较。

4. 医院实施“问责制管理”，将内部监测数据验证，纳入科室/部门负责人岗位职责中，对数据质量和可靠性承担责任。

5. 医院院长或主要负责人应当确定由专门人员运用 PDCA 原理及质量管理工具展示管理成效的变化趋势，有季度通报、半年小结、年度总结报告，并对公开的数据质量和结果的可靠性承担责任。

（三）将指标转化为工作制度、工作流程和诊疗常规

减少临床差异，就是用正确的途径，在正确的时间，提供正确的治疗，实现同质化服务。

要将特定（单）病种质量指标转化为工作制度、工作流程和诊疗常规，以单病种的过程（环节）

质量为中心，实施医疗质量的追踪评价，以问题为导向，促进医院医疗服务质量和医院管理水平的持续改进。

（四）建立临床多学科工作团队

《医疗质量管理办法》第二十七条要求，医疗机构应当加强临床专科服务能力建设，重视专科协同发展，制订专科建设发展规划并组织实施，推行“以患者为中心、以疾病为链条”的多学科诊疗模式。

特定（单）病种质量管理是以多学科、多科室、多专业团队协同MDT的模式完成的诊疗过程，任何一个诊疗环节受阻，都会影响单病种质量管理的顺利完成。

如ST段抬高型心肌梗死（STEMI）、急性脑梗死（STK），自2011年以来这2个病种质量指标完成率一直徘徊在55%~60%，难以突破，就是因为没有形成真正的“绿色”通道，科室、部门之间存在壁垒及与监管机制未衔接的结果。

各科室、部门加强协调与沟通，特别是加强医疗、护理、医技及行政后勤的跨部门合作。打破科室、部门壁垒，建立和完善“接口”衔接监管机制，保证所有环节和人员都能按照规定时间和要求完成服务。

MDT为患者提供整合的医疗服务，提供适合病情、规范化、个体化、连续性的治疗方案，从而在保证医疗安全的前提下使患者获得最佳疗效。

（五）设置特定（单）病种“核心指标”，实施“医院临床质量管理目标”

参照国际医院质量管理先进经验，实施以“特定（单）病种质量”为基点的“临床诊疗质量评价”活动，体现优质医院的内涵质量层次与服务能力。

在国家卫生计生委已经发布的特定（单）病种质量监测指标中，设置“核心指标”，实施“医院临床质量管理目标”并长期监测，作为医院质量管理的重要手段之一。

第六章

重点医疗技术医疗质量管理与控制

第一节　器官移植技术

一、中国人体器官分配与共享计算机系统质量安全情况分析

截至 2016 年底，中国公民逝世后器官捐献（China Donation after the Citizen's Death，CDCD）累计完成 9996 例。

2016 年中国完成器官捐献 4080 例，器官移植手术 13 263 例，捐献数与移植数全球排名第 2 位。每百万人口器官捐献例数（Donate Per Million Population，PMP）从 2010 年的 0.03 上升至 2016 年的 2.98，全球排名第 44 位（图 3-6-1-1）。

世界地图

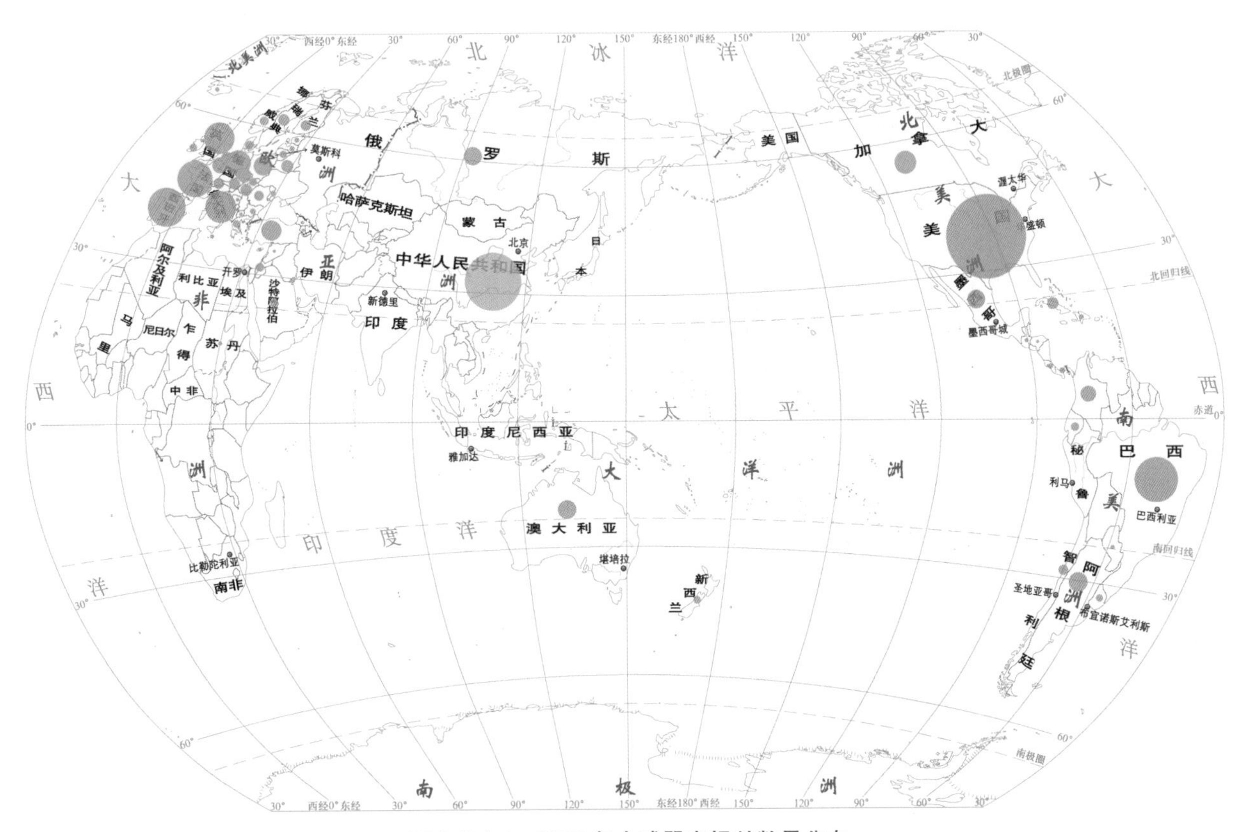

图 3-6-1-1　2016 年全球器官捐献数量分布

中国人体器官捐献和移植的五大工作体系包括：人体器官捐献体系，人体器官获取与分配体系，人体器官移植临床服务体系，人体器官移植科学注册体系，人体器官捐献与移植监管体系，实现了公开、公正、透明的器官分配（图3-6-1-2）。

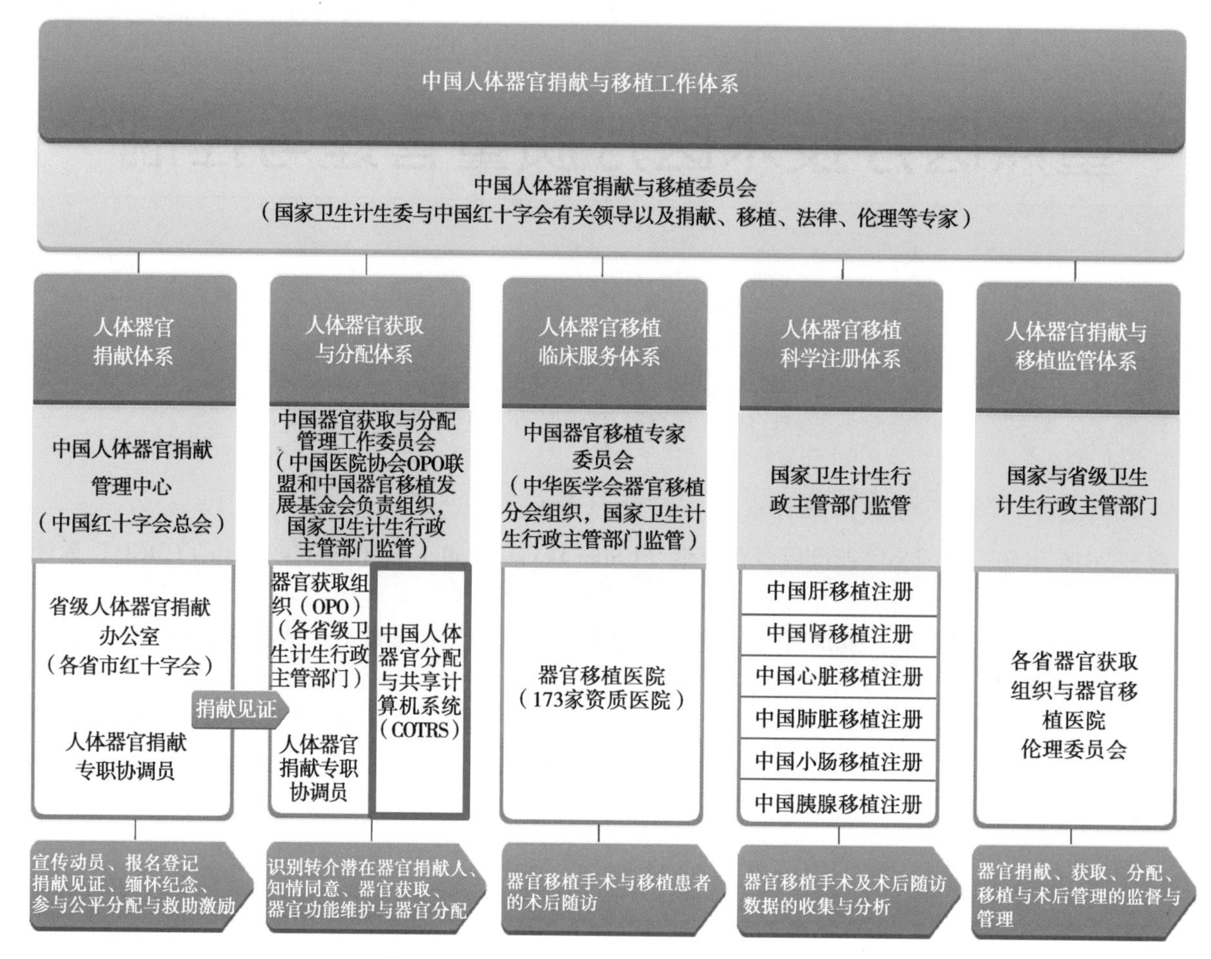

图3-6-1-2　中国人体器官捐献与移植工作体系

中国人体器官分配与共享计算机系统（China Organ Transplant Response System，COTRS）是我国器官捐献与移植工作体系的重要组成部分，是《人体器官移植条例》第六条、第二十二条规定和国家《刑法》第八修正案的重要体现和具体落实，是执行我国器官分配与共享相关法律法规和科学政策的高度专用的关键系统（图3-6-1-3）。

COTRS执行国家器官科学分配政策，实施自动器官分配和共享，并向国家和地方监管机构提供全程监控，建立器官获取和分配的溯源性，最大限度地排除人为干预，保障器官分配的公平、公正、公开，是我国公民逝世后器官捐献工作赢得人民群众信任的重要基石。

COTRS已通过国家信息安全测评中心认证，并采用权限控制及监控相关医疗机构操作等方式，确保捐受双方及器官分配过程中的信息安全，保障患者隐私。器官分配系统由“潜在器官捐献者识别系统”“人体器官捐献人登记及器官匹配系统”“人体器官移植等待者预约名单系统”3个子系统以及监管平台组成。

（一）器官捐献与移植医疗资源配置

1. **全国器官获取组织**（Organ Procurement Organization，OPO）**分布情况**　截至2017年7月11日，全国共有189家院级OPO。院级OPO数量排名前5位的省份为北京（18家）、广东（17家）、上海（17家）、山东（13家）和湖北（10家）（图3-6-1-4）。

2. **全国移植中心分布情况**　截至2017年5月26日，全国具有器官移植资质的医院已达173家。数量排名前5位的省份为北京（20家）、广东（17家）、山东（13家）、上海（11家）、湖南（8家）、江苏（8 家）和浙江（8 家）（图 3-6-1-5）。

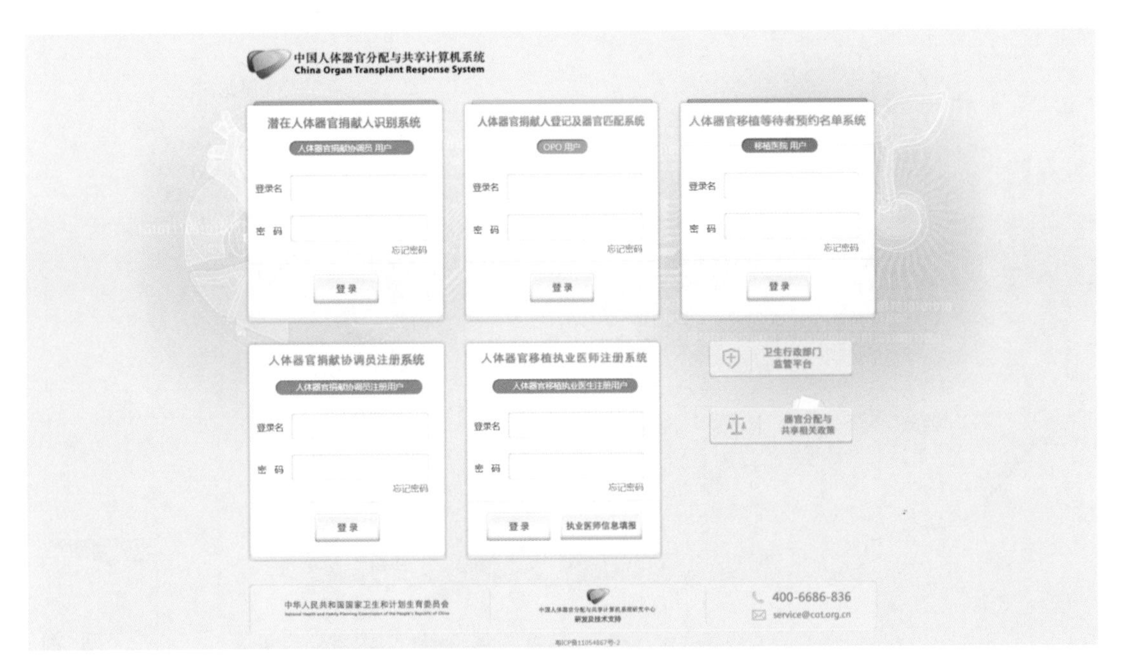

图 3-6-1-3 中国人体器官分配与共享计算机系统

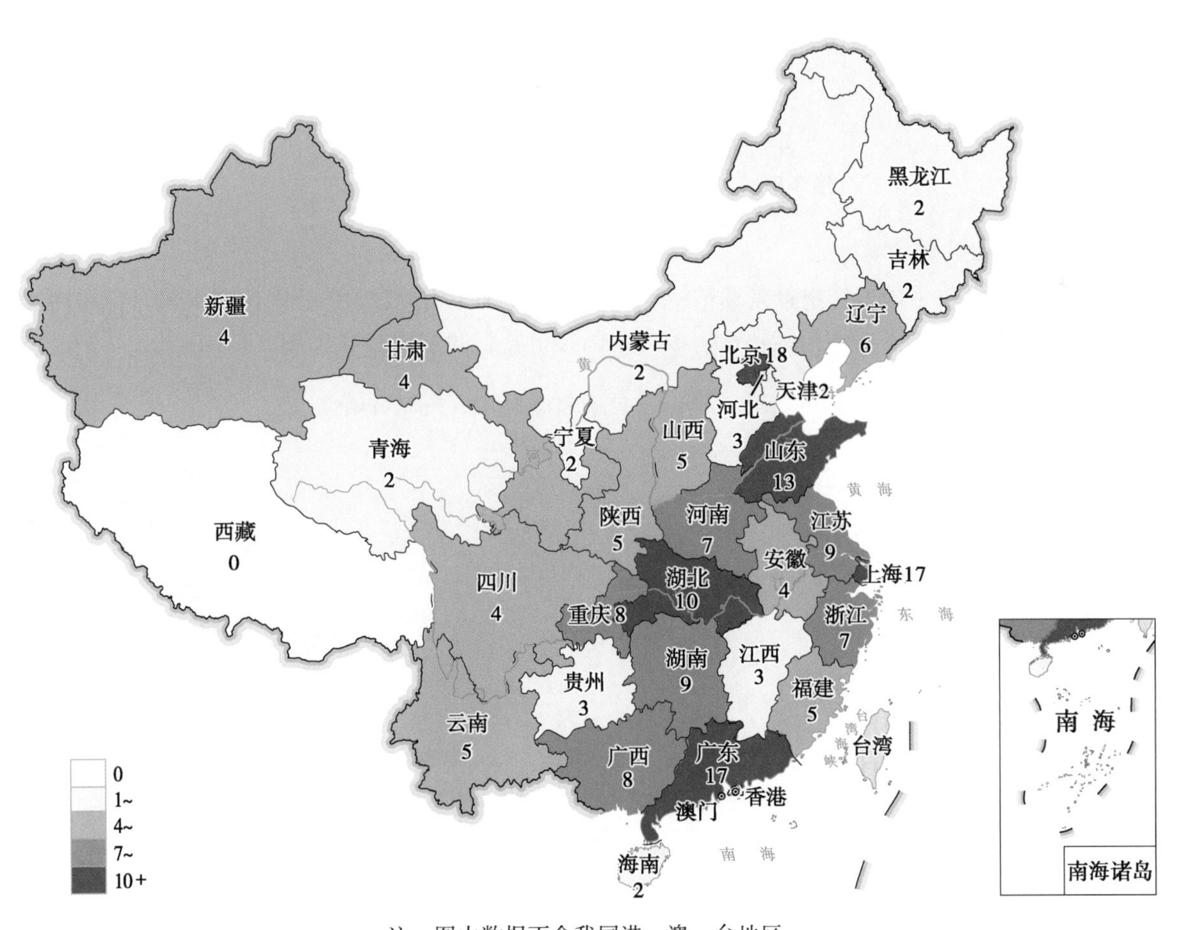

注：图中数据不含我国港、澳、台地区。

图 3-6-1-4 2016 年全国各省 OPO 分布情况

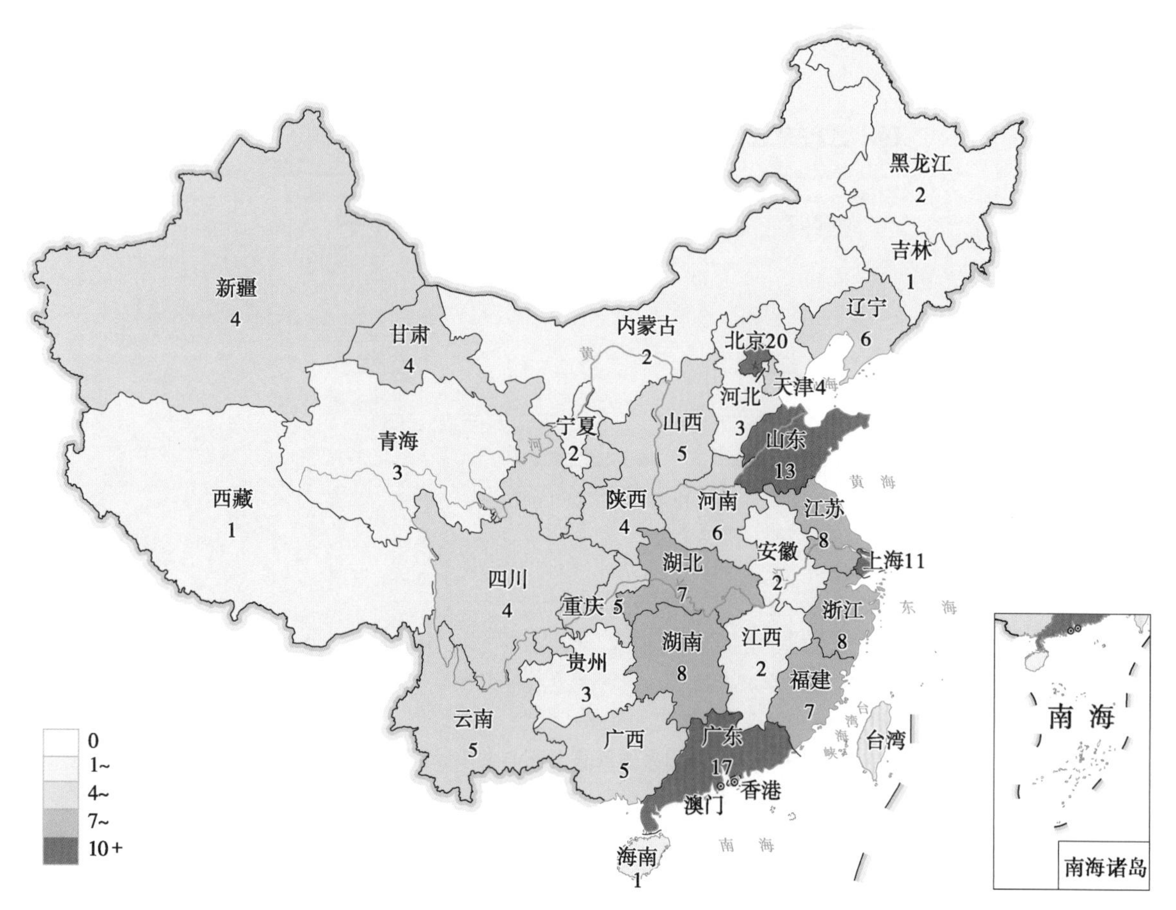

注：图中数据不含我国港、澳、台地区。

图 3-6-1-5 2016 年全国各省移植中心分布情况

（二）器官捐献与移植一览

1. 2010—2016 年中国器官捐献发展情况　2016 年 CDCD 数量和 PMP 分别达到 4080 例和 2.98。从 2015 年开始，CDCD 超越了活体捐献数量，成为中国移植器官的主要来源（图 3-6-1-6）。

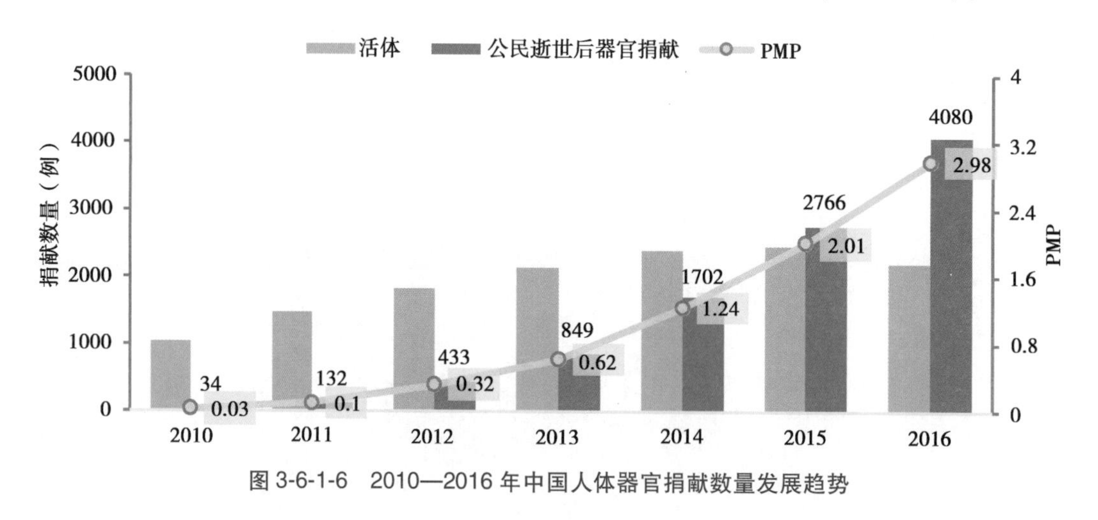

图 3-6-1-6 2010—2016 年中国人体器官捐献数量发展趋势

2. 2016 年各省器官捐献进展　2016 年全国人体器官捐献数量排名前 5 位的省份为：广东（518 例）、山东（445 例）、湖北（431 例）、湖南（425 例）和河南（340 例）。2016 年全国人体器官捐献数量较 2015 年增长 47.5%，23 个省市的捐献数量均有所上涨，其中安徽、重庆、内蒙古、河南和四川 5 个省市的增幅大于 100%。12 个省份 PMP 超过全国水平（2.98），其中最高的前 5 位省份分别为：北京（16.37）、天津（9.66）、湖北（7.53）、湖南（6.47）和上海（5.78）（图 3-6-1-7、图 3-6-1-8）。

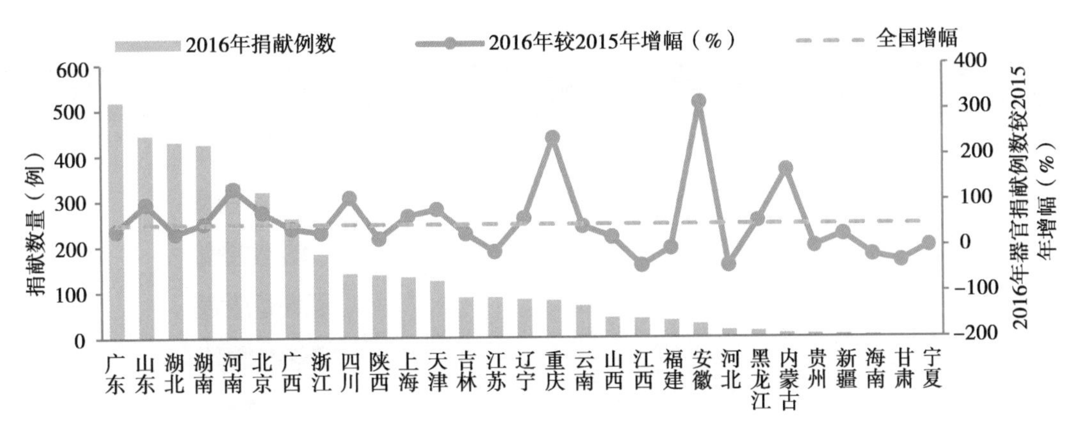

图 3-6-1-7 2016 年各省器官捐献数量

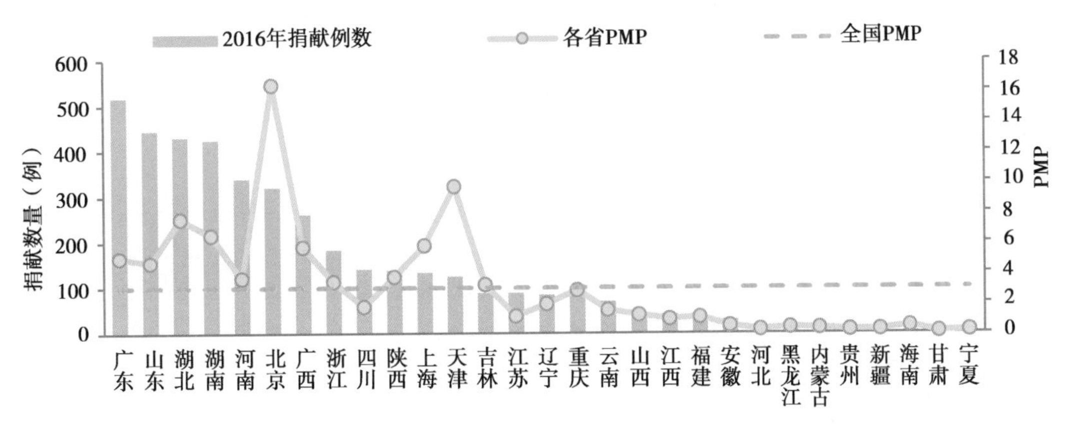

图 3-6-1-8 2016 年各省每百万人口器官捐献率（PMP）

2016 年全国 135 家院级 OPO 开展了人体器官捐献，其中完成捐献 100 例以上的院级 OPO 有 10 家，完成 50~100 例的有 17 家（图 3-6-1-9、表 3-6-1-1）。

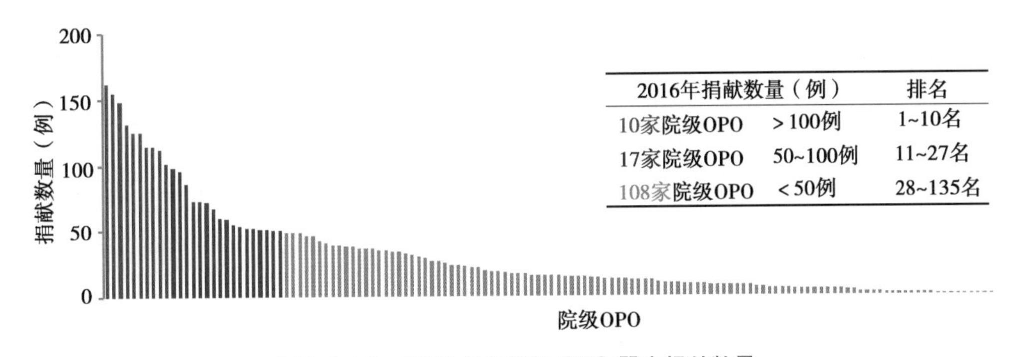

图 3-6-1-9 2016 年各院级 OPO 器官捐献数量

表 3-6-1-1 2016 年全国器官捐献数量排名前 10 位的院级 OPO

省份	医院名称	捐献数量（例）
北京	武警总医院	162
山东	青岛大学医学院附属医院	155
湖北	华中科技大学同济医学院附属同济医院	148
河南	郑州大学第一附属医院	131

续表

省份	医院名称	捐献数量（例）
天津	天津市第一中心医院	125
广西	中国人民解放军第 303 医院	125
浙江	浙江大学医学院附属第一医院	114
广东	中山大学附属第一医院	114
湖南	中南大学湘雅二医院	112
河南	郑州人民医院	101

（三）器官移植等待名单概况

1. 总体概况 2016 年末仍在等待名单共有 28 929 人。其中，26 039 人仍在等待肾脏器官，2890 人仍在等待肝脏器官，分别较 2015 年末等待人数上升 22% 和 31%（图 3-6-1-10）。

肾脏移植等待者数量最多的前 5 位省份为：广东（3315 例），浙江（2758 例），湖南省（2555 例），上海（2479 例）和湖北（1935 例）（图 3-6-1-11）。

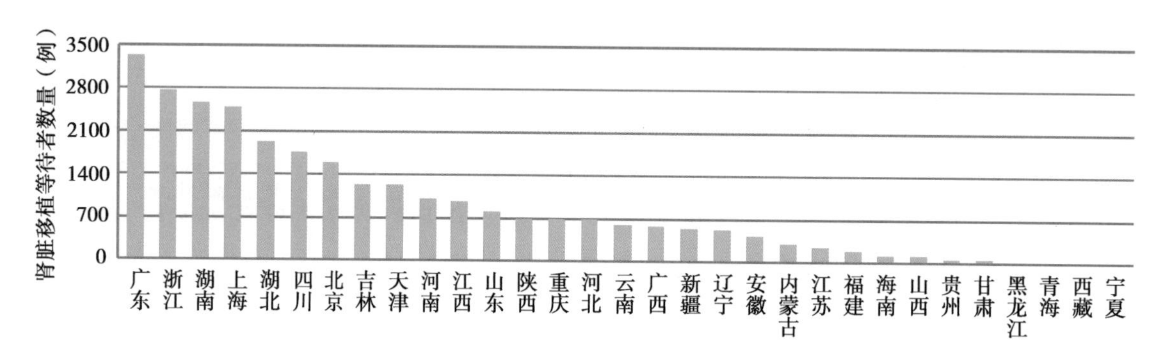

图 3-6-1-10　2016 年年末各省肾脏移植等待者数量

肝脏移植等待者数量最多的前 5 位省份为：上海（695 例），四川（675 例），广东（335 例），天津（246 例）和北京（242 例）。

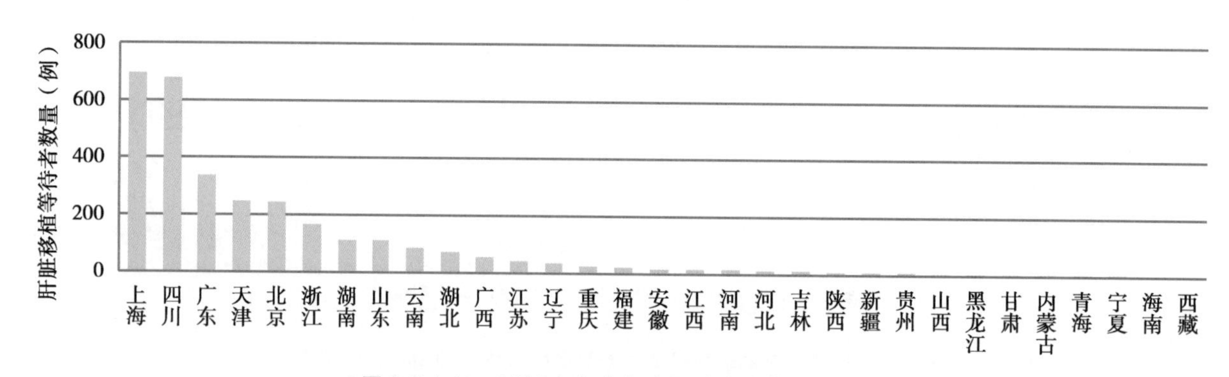

图 3-6-1-11　2016 年年末各省肝脏移植等待者数量

2. 器官移植医疗迁徙

（1）全国肝肾移植等待者总体异地等待情况：2016 年全国 27% 的患者选择异地等待移植，其中异地等待者流入最多的前 5 位省份为：上海（1616 例）、广东（948 例）、北京（932 例）、天津（797 例）和吉林（623 例）（图 3-6-1-12）。

（2）各省份肝肾移植等待者流失率：从各省份肝肾移植等待者流失率结果可以看出，全国医疗资源配置、器官移植区域发展不均匀，12 个省份患者流失率达 50% 以上（图 3-6-1-13）。

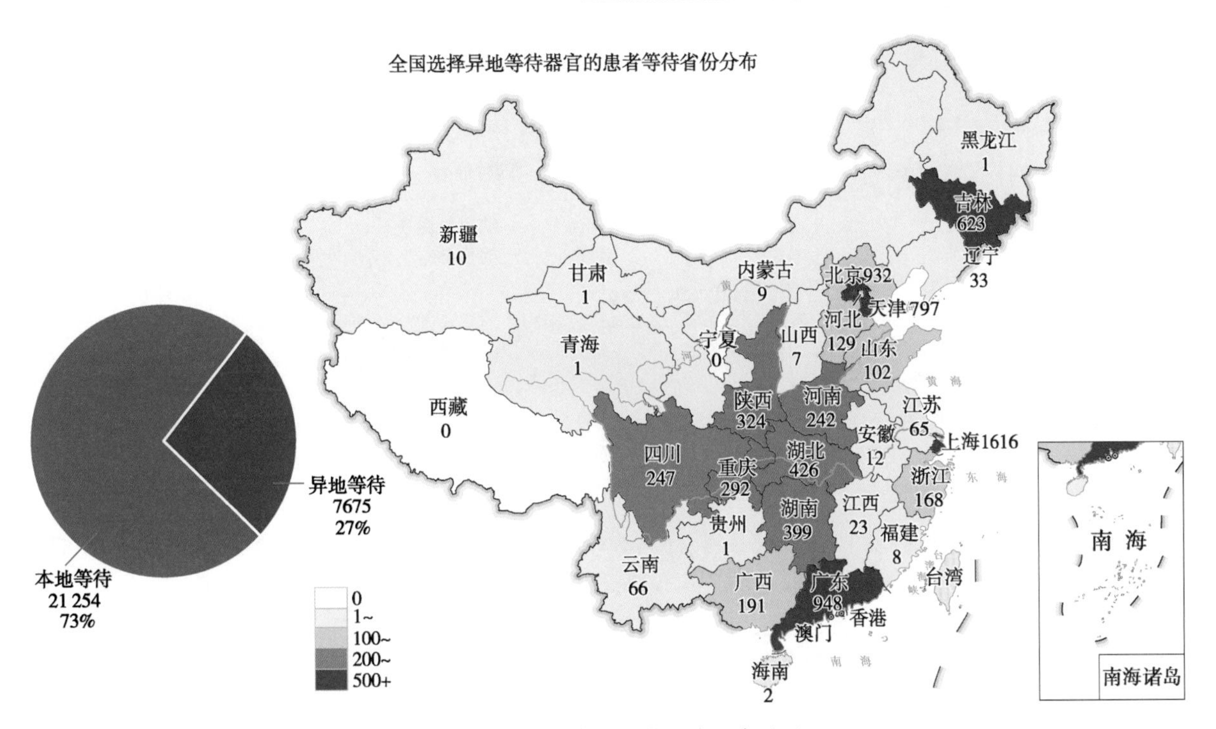

注：图中数据不含我国港、澳、台地区。

图 3-6-1-12 2016 年全国异地肝肾移植等待者情况

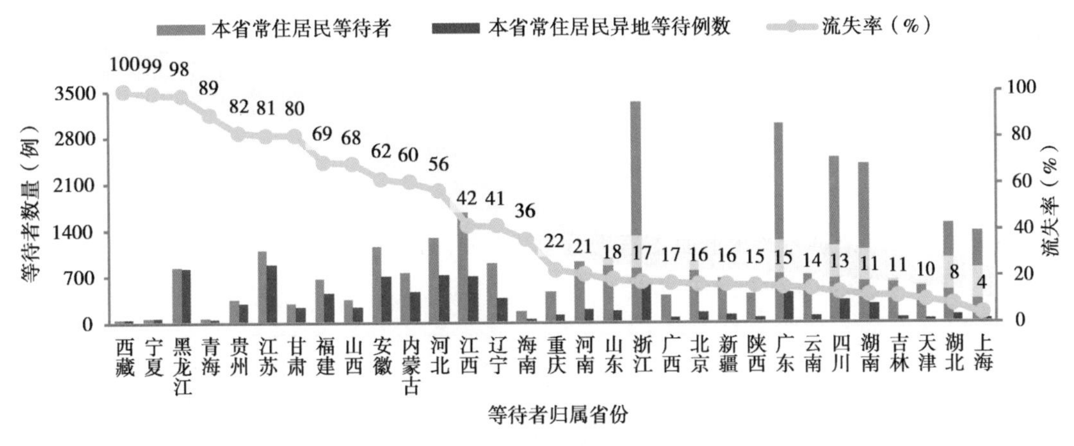

图 3-6-1-13 2016 年各省肝肾移植等待者流失率

（四）人体器官捐献者特征

2016 年 4080 例器官捐献者中，年龄中位数为 43 岁，81.08%为男性。捐献者血型分布见图 3-6-1-14。6.79%的捐献者患有乙肝病史，6.4%的捐献者有高血压病史（图 3-6-1-15）。

创伤和脑血管意外为人体器官捐献者两大主要死因，占所有死因的 86%（图 3-6-1-16）。

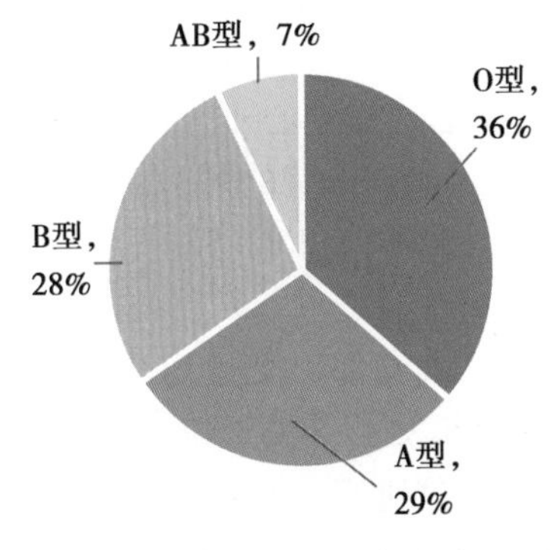

图 3-6-1-14 2016 年器官捐献者血型分布

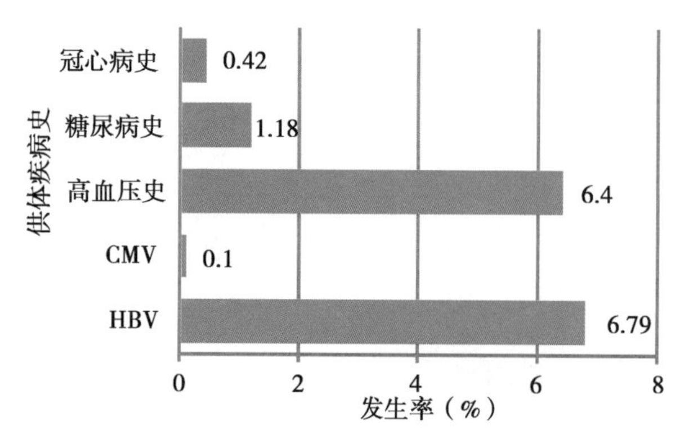

图 3-6-1-15　2016 年器官捐献者病史发生率

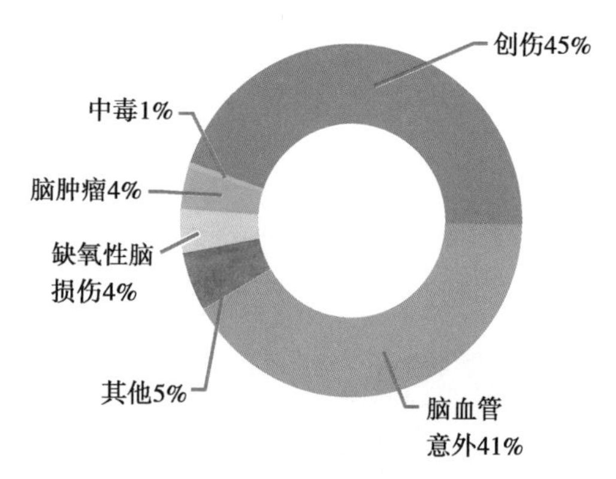

图 3-6-1-16　2016 年器官捐献者死亡原因分布

（五）人体器官分配与共享

1. 器官利用情况　从各器官获取结果来看，2016 全国 OPO 每个供体产出肾脏器官数为 1.87 个，各院级 OPO 每个供体产出肾脏器官数见图 3-6-1-17，其中 91 家 OPO 高于全国平均水平。

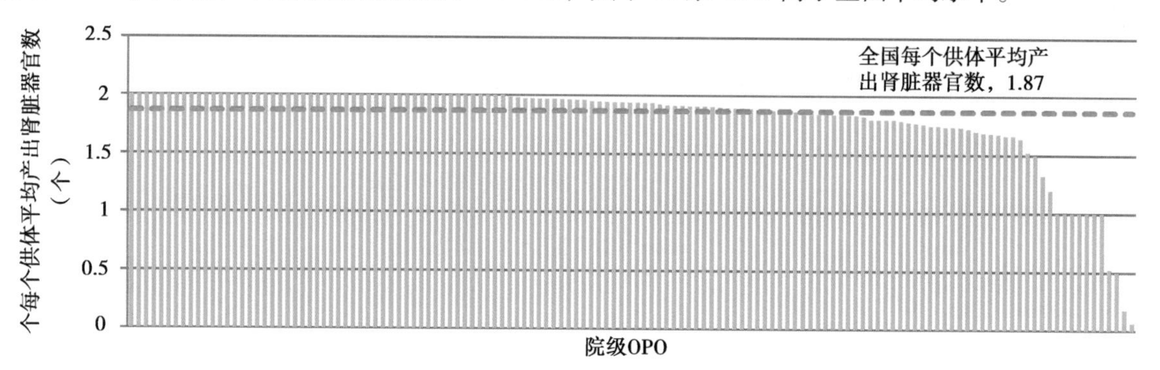

图 3-6-1-17　全国 135 家院级 OPO 每个供体产出肾脏器官数

2016 年全国 OPO 每个供体产出肝脏器官数为 0.87 个，各省 OPO 每个供体产出肝脏器官数见图 3-6-1-18，其中 76 家 OPO 高于全国平均水平。

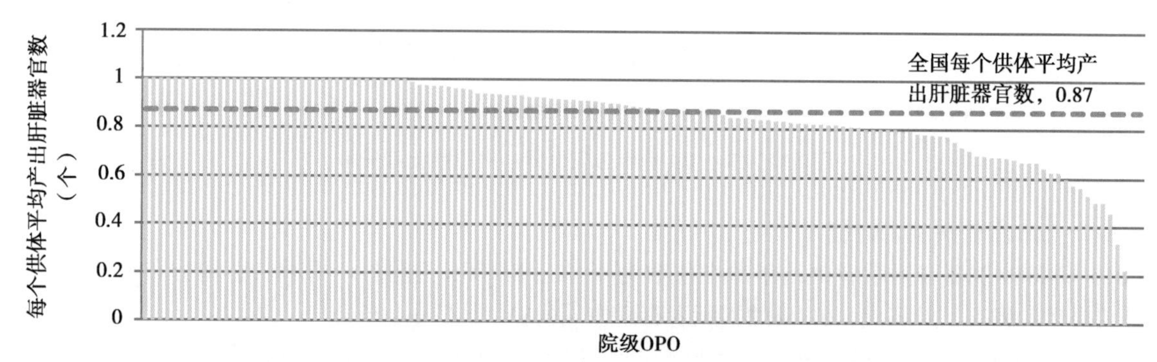

图 3-6-1-18　全国 135 家院级 OPO 每个供体产出肝脏器官数

2. 移植中心超时响应　分析发现，存在移植中心不及时查看和回复预分配通知书的情况，导致器官缺血时间延长，造成器官质量下降和产生器官浪费的风险，应督促其提高响应效率。

全国肾脏和肝脏分配超时比例分别为 15.00% 和 28.53%，各移植中心超时查看和回复肾脏、肝脏预分配通知书情况见图 3-6-1-19、图 3-6-1-20。

3. 器官共享情况　国家卫生计生委、公安部、交通运输部、中国民用航空局、中国铁路总公司、中国红十字会总会于 2016 年 5 月 6 日联合印发了《关于建立人体捐献器官转运绿色通道的通知》（以下简称《通知》），建立人体捐献器官转运绿色通道。通知明确了各方职责，目的是确保捐献人体器官转运流程的通畅，将因器官转运环节对器官移植患者的质量安全影响减少到最低程度。

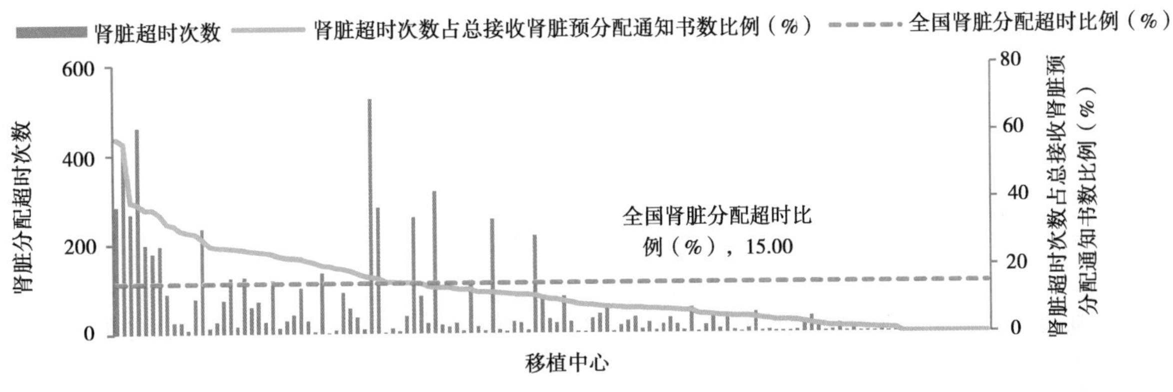

图 3-6-1-19　移植中心超时查看和回复肾脏预分配通知书比例

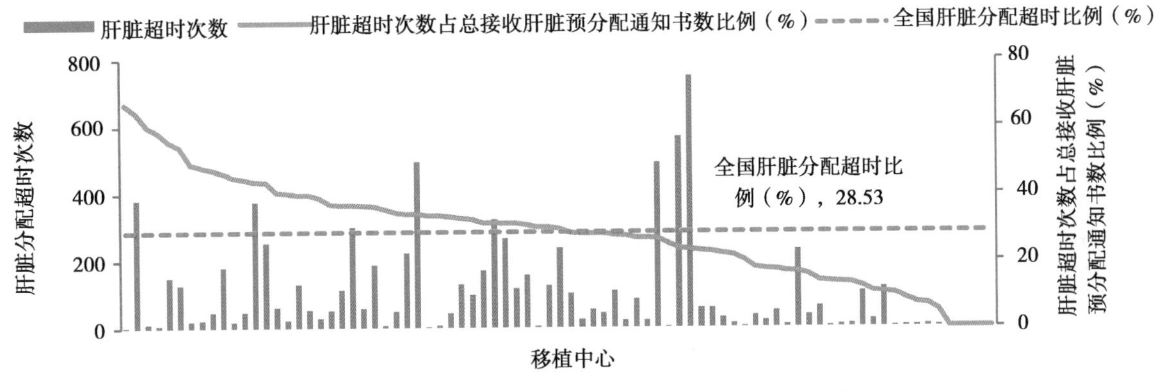

图 3-6-1-20　移植中心超时查看和回复肝脏预分配通知书比例

《通知》将器官转运分为一般流程及应急流程，转运过程中根据实际情况启动不同流程，实现人体捐献器官转运的快速通关与优先承运，提高转运效率，保障转运安全，减少因运输原因造成的器官浪费。

比较人体捐献器官转运绿色通道政策实施前后全国人体器官共享情况。政策实施后，总体肝肾器官全国共享比例上升 6.25 个百分点，其中肾脏全国共享比例上升了 5.50 个百分点，肝脏全国共享比例上升了 7.43 个百分点（表 3-6-1-2）。

表 3-6-1-2　政策实施前后全国器官共享情况

时间段	总体			肾脏			肝脏		
	政策前	政策后	变化	政策前	政策后	变化	政策前	政策后	变化
中心自用	75.04%	68.51%	-6.53%	84.58%	77.97%	-6.61%	53.18%	47.50%	-5.68%
省内共享	12.58%	12.85%	0.27%	10.52%	11.64%	1.12%	17.29%	15.55%	-1.74%
全国共享	12.39%	18.64%	6.25%▲	4.90%	10.40%	5.50%▲	29.53%	36.96%	7.43%▲

注：▲代表数值上升。

（六）总结

1. 器官捐献供不应求　由于医疗技术的不断改进，人类对器官捐献与移植的认识逐渐增强，器官移植的需求也随之不断增长。全球器官移植普遍面临着供需差距不断扩大的局面。据世界卫生组织公布的数据，2014 年全球共实施器官移植 119 873 例，较 2013 年增长了 1.81%，仅满足不到 10%器官移植需求。即便是 PMP 全球第 2 位的美国，近年来其器官捐献与器官移植供需差距也在持续扩大。目前美国是全球器官捐献数量第 1 位的国家，仅 2017 年前 3 个月（截至 3 月 9 日），美国已记录捐献器官 2553 例，完成器官移植 5367 例，但仍有 11.8 万余人在等待移植，并且平均每天有 22 人在等待中死去。

目前，在我国平均每月有 872 例患者接受移植，但与此同时，平均每月有 1428 例患者加入移植等待名单，平均每月有 28 例患者在等待中死亡。

由于我国人口众多，患者数量庞大，器官短缺依旧是制约器官移植事业发展的主要原因之一。另一方面，从全国器官移植资源来看，全国只有几百名器官移植医生，能够开展的手术在 1 万例左右。全国院级人体器官获取组织只有 189 家，具有器官移植手术资质的医院只有 173 家，其中肾移植 132 家，肝移植 90 家，心脏移植 42 家，肺移植 30 家。

2. 在器官短缺的状况面前，每个捐献器官理应都得到珍惜 2016 年全国共完成 4080 例器官捐献，按平均每例可捐献 3 个器官算，约有 1.2 万个公民逝世后捐献器官可供移植，但过去一年加上活体移植，全国也仅开展了 1.3 万例移植手术，且其中大量是肝移植和肾移植，心、肺移植较少。

3. 全国器官移植资源配置和区域发展不均匀 超过 27%的患者选择异地等待移植，各地区器官移植医院和移植医生配置不均衡。12 个省份的器官移植等待者流失率达 50%以上。

4. 移植中心超时响应预分配通知书情况普遍 存在移植中心不及时查看和回复预分配通知书的情况，导致器官缺血时间延长，造成器官质量下降和产生器官浪费的风险，应督促其提高响应效率。

5. 规范器官转运流程，减少器官转运的浪费 随着我国器官捐献工作的进一步推进，捐献器官全国匹配共享的数量及比例将会越来越多。受限于我国社会经济发展水平，同时为降低患者器官移植费用，我国大多采用由医务人员携带，通过民航班机、高速铁路及公路运输的形式转运捐献器官，转运过程中面临较多不确定因素，转运时间较长，容易对器官质量造成不利影响，因转运问题导致的器官浪费也时有发生。器官运输的效率逐渐成为影响器官质量，进而影响器官移植接受者生命健康安全的重要因素。

器官转运绿色通道政策实施后，器官转运过程中根据实际情况启动不同流程，实现人体捐献器官转运的快速通关与优先承运，提高转运效率，保障转运安全，减少因运输原因造成的器官浪费。将因器官转运环节对器官移植患者的质量安全影响减少到最低程度。

二、肝脏移植技术质量安全情况分析

（一）肝脏移植医疗资源分布

截至 2016 年，全国共有 86 家具有肝脏移植资质的医院（以下简称肝脏移植医院），主要分布在东部地区 53 家、中部地区 18 家和西部地区 15 家。其中，肝脏移植医院数量排名前 4 位的省份依次为北京（13 家）、上海（8 家）、山东（8 家）和广东（7 家）（图 3-6-1-21）。2016 年共实施 3672 例肝脏移植（美国 2016 年共实施肝脏移植手术 7841 例），包括公民逝世后器官捐献肝脏移植 3264 例（88.9%），活体肝脏移植 408 例（11.1%），实施例数排名前 3 位的省份为上海（849 例）、北京（548 例）、广东（400 例）（图 3-6-1-22），排名前 3 位的医院为上海交通大学医学院附属仁济医院（494 例），浙江大学医学院附属第一医院（228 例），天津市第一中心医院（202 例）（图 3-6-1-23）。有 22 家肝脏移植中心完成肝脏移植少于 10 例，14 家肝脏移植中心未开展肝脏移植手术。

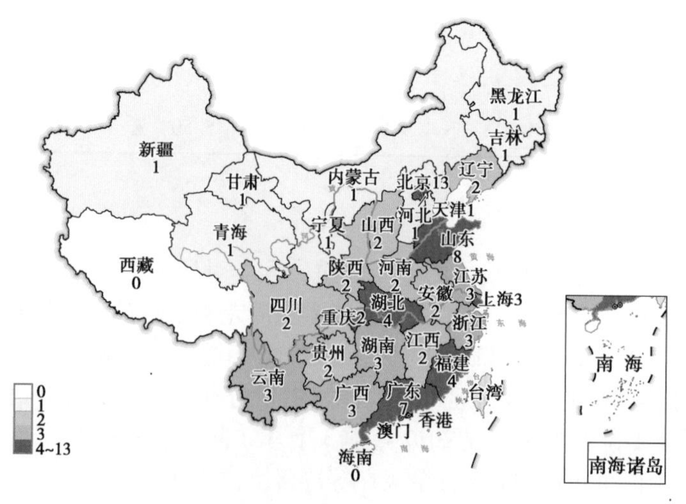

注：图中数据不含我国港、澳、台地区。

图 3-6-1-21 肝脏移植医疗资源分布

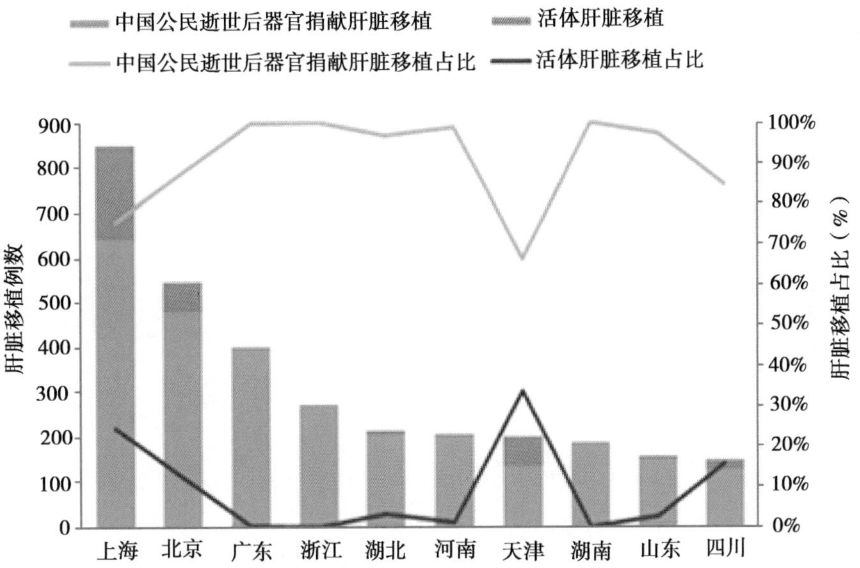

中国公民逝世后器官捐献肝脏移植
活体肝脏移植
中国公民逝世后器官捐献肝脏移植占比
活体肝脏移植占比
肝脏移植例数
肝脏移植占比（%）
900
800
700
600
500
400
300
200
100
0
100%
90%
80%
70%
60%
50%
40%
30%
20%
10%
0%
上海
北京
广东
浙江
湖北
河南
天津
湖南
山东
四川

图 3-6-1-22　2016 年肝脏移植例数前 10 名省份分布

中国公民逝世后器官捐献肝脏移植
活体肝脏移植
肝脏移植例数
600
500
400
300
200
100
0
上海仁济
浙大一院
天津一中心
湘雅二院
中山一院
复旦华山
中山三院
北京友谊
郑大一附院
武警总医院

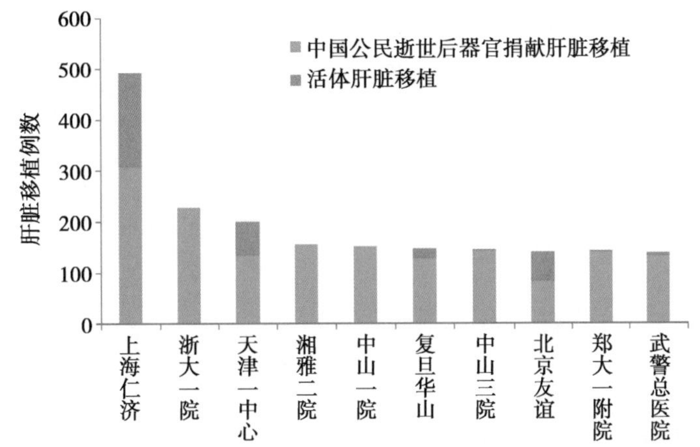

注：上海仁济全称上海交通大学医学院附属仁济医院，浙大一院全称浙江大学医学院附属第一医院，天津一中心全称天津市第一中心医院，湘雅二院全称中南大学湘雅二医院，中山一院全称中山大学附属第一医院，复旦华山全称复旦大学附属华山医院，中山三院全称中山大学附属第三医院，北京友谊全称首都医科大学附属北京友谊医院，郑大一附院全称郑州大学第一附属医院，下同。

图 3-6-1-23　2016 年肝脏移植例数前 10 名移植中心分布

（二）中国公民逝世后器官捐献肝脏移植质量安全分析

本部分分析将主要围绕以下内容进行：

公民逝世后器官捐献肝脏移植概况

供者特征

受者特征

受者术中情况

受者术后情况

生存分析

1. 公民逝世后器官捐献肝脏移植概况

（1）总体情况：全国 28 个省份均不同程度地开展了中国公民逝世后器官捐献（以下简称 CDCD）肝脏移植手术，截至 2016 年，中国肝脏移植数据中心（中国肝脏移植注册，CLTR）收集了 86 家肝脏移植医院实施的 CDCD 肝脏移植 7909 例。其中，实施 CDCD 肝脏移植数量排名在前 3 位的省份为广东（15. 94%）、上海

(13.93%)、北京(12.87%)(图 3-6-1-24)。实施 CDCD 肝脏移植数量排在前 3 位的医院为浙江大学医学院附属第一医院、上海交通大学医学院附属仁济医院、中山大学附属第一医院(图 3-6-1-25)。

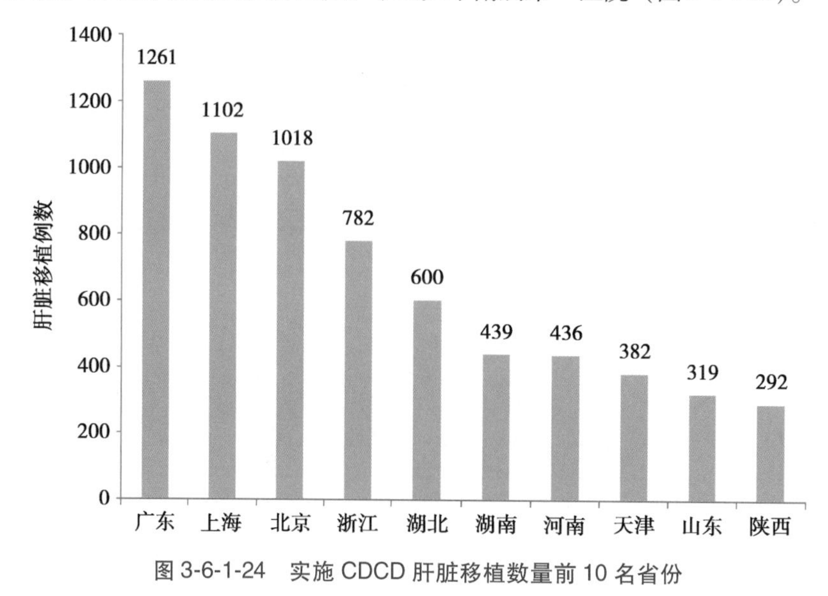

图 3-6-1-24 实施 CDCD 肝脏移植数量前 10 名省份

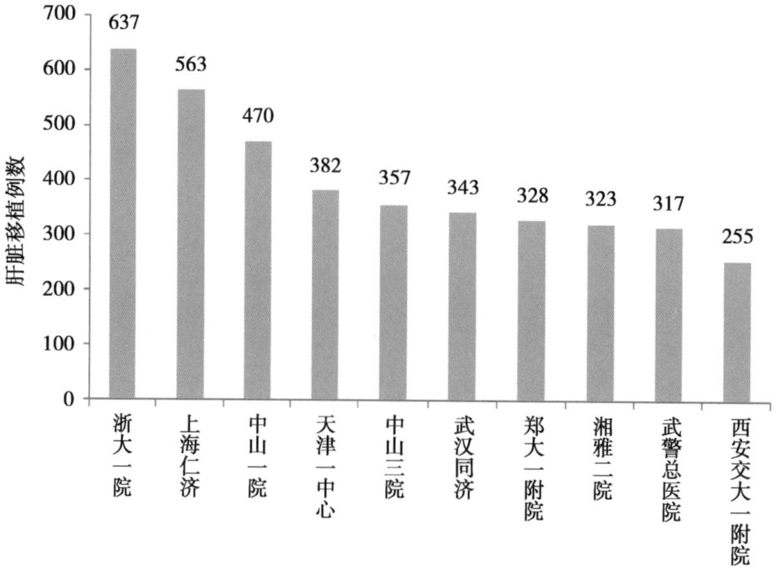

肝脏移植例数

浙大一院	上海仁济	中山一院	天津一中心	中山三院	武汉同济	郑大一附院	湘雅二院	武警总医院	西安交大一附院
637	563	470	382	357	343	328	323	317	255

图 3-6-1-25 实施 CDCD 肝脏移植数量前 10 名移植中心

(2)2016 年 CDCD 肝脏移植实施情况:2016 年 72 所肝脏移植医院共实施 CDCD 肝脏移植手术 3267 例,较 2015 年同比增加 51.95%。其中,实施 CDCD 肝脏移植数量排在前 3 位的省份为上海(19.65%)、北京(14.72%)、广东(12.21%)(图 3-6-1-26)。实施 CDCD 肝脏移植数量排在前 3 位的医院为上海交通大学医学院附属仁济医院、浙江大学医学院附属第一医院、中南大学湘雅二医院(图 3-6-1-27)。

(3)儿童 CDCD 肝脏移植:截至 2016 年年底,全国实施儿童(<18 岁)CDCD 肝脏移植手术累计达 522 例(6.60%)。2016 年为 158 例(4.84%)。

(4)肝癌肝脏移植:截至 2016 年年底,CDCD 肝癌肝脏移植累计达 3087 例,其中,1565 例的受者肿瘤状态超出 Milan 标准(59.80%,1565/2617,剔除 470 例 Milan 标准缺失)。2016 年 CDCD 肝癌肝脏移植例数 1253 例,其中,超出 Milan 标准 582 例(58.79%,582/990,剔除 263 例 Milan 标准缺失)。

(5)多器官联合肝脏移植:截至 2016 年年底,全国多器官联合移植中涉及 CDCD 肝脏移植累计 85 例,其中,75.29%为肝-肾联合移植。2016 年器官联合移植中涉及 CDCD 肝脏移植累计 30 例(0.82%)。

(6)CDCD 肝脏移植受者预后:2016 年受者术后早期及晚期术后并发症发生率分别为 85.71%、

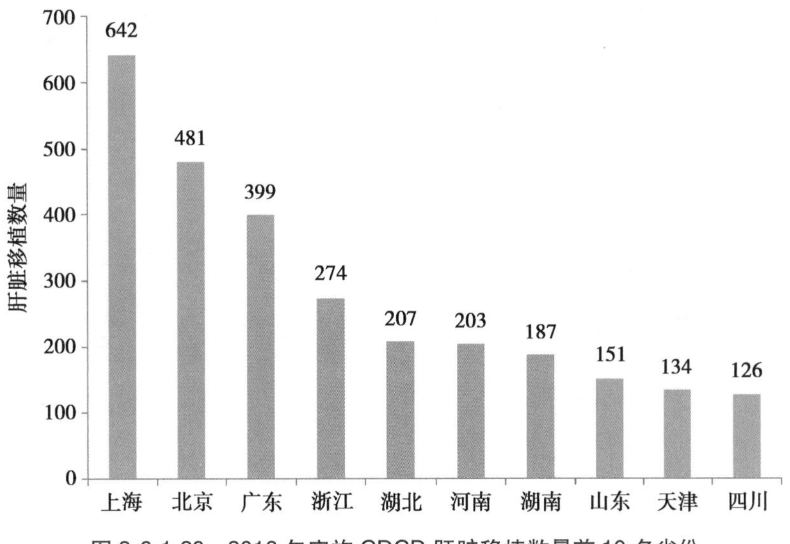

图 3-6-1-26　2016 年实施 CDCD 肝脏移植数量前 10 名省份

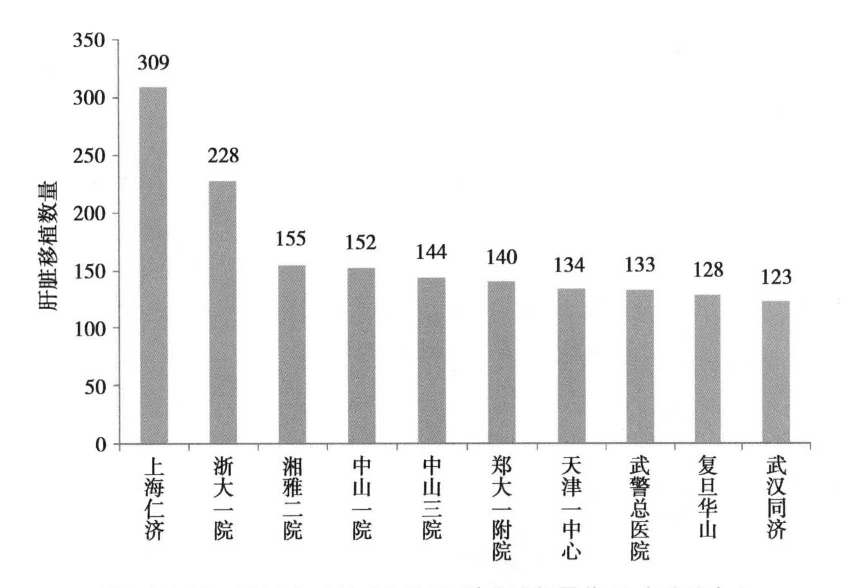

图 3-6-1-27　2016 年实施 CDCD 肝脏移植数量前 10 名移植中心

12.64%。术后 1 年生存率不断提高，移植肝 1 年生存率由 2010 年以前的 81.36%，上升至 2016 年的 86.87%，受者 1 年生存率由 2010 年以前的 81.27%，上升至 2016 年的 84.83%。

2. 供者特征

（1）供者性别：截至 2016 年年底，CDCD 供者以男性为主（82.02%，剔除 629 例供者性别缺失）。2016 年 CDCD 男性供者 2418 例（82.92%，剔除 351 例供者性别缺失）。

（2）供者年龄：截至 2016 年年底，CDCD 供者年龄中位数为 40.21 岁，其中儿童供者 1032 例，占 14.81%（剔除 941 例供者年龄缺失或异常）。2016 年 CDCD 供者年龄中位数为 43.42 岁，其中儿童供者 331 例，占 11.70%（剔除 438 例供者年龄缺失或异常）。

（3）供者血型：截至 2016 年年底，38.61% CDCD 供者血型为 O 型，28.15%为 A 型，26.40%为 B 型，AB 型仅占 6.83%，供受者血型不相容 CDCD 肝脏移植手术占 4.05%（图 3-6-1-28）。2016 年 37.31% CDCD 供者血型为 O 型，28.66%为 A 型，27.37%为 B 型，AB 型仅占 6.66%，供受者血型相同 CDCD 肝脏移植手术占 81.07%，血型相容占 14.60%，血型不相容占 4.33%。

（4）供者器官捐献分类标准：截至 2016 年年底，40.83%的供者为中国三类器官捐献（脑-心双死亡标准器官捐献，DBCD），42.48%的供者为中国二类器官捐献（心死亡器官捐献，DCD），16.69%为中国一类器官捐献（脑死亡器官捐献，DBD）(图 3-6-1-29)。其中，在中国二类器官捐献中，85.28%为 Maastricht

标准中 M-Ⅲ类。2016 年 DBCD 供者占 36.88%，DCD 供者占 42.30%，DBD 供者占 20.82%。

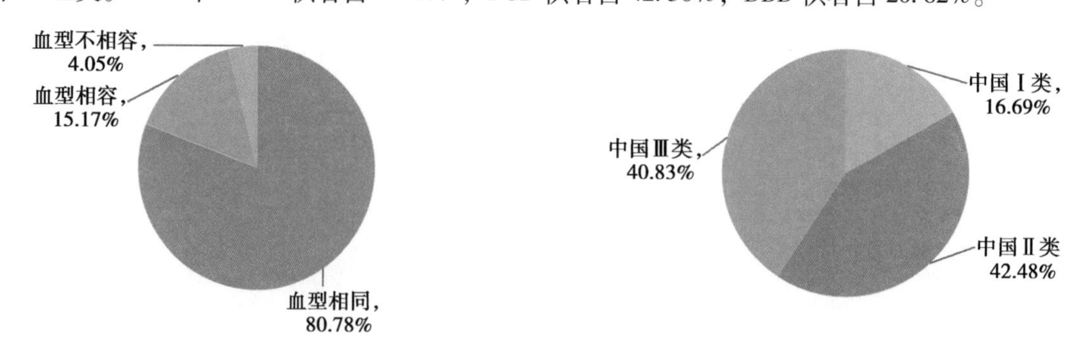

注：剔除供者 / 受者血型缺失的病例（N=547）。

图 3-6-1-28　CDCD 肝脏移植供受者血型匹配情况

注：剔除中国公民逝世后器官捐献标准缺失的病例（N=86）。

图 3-6-1-29　中国公民逝世后器官捐献分类

（5）供者死亡原因：截至 2016 年年底，52.88%的 CDCD 供者死亡原因为创伤，29.77%为脑血管意外。2016 年 47.62%的 CDCD 供者死亡原因为创伤，35.93%为脑血管意外。

3. 受者特征

（1）受者性别：截至 2016 年年底，79.69%的 CDCD 肝脏移植受者为男性。2016 年 CDCD 男性受者 2575 例（78.82%）。

（2）受者年龄：截至 2016 年年底，CDCD 受者年龄中位数为 49.08 岁，较集中在 40~60 岁。2016 年 CDCD 受者年龄中位数为 50.08 岁，受者最大年龄为 76.42 岁。

（3）儿童肝脏移植受者：截至 2016 年底，在儿童 CDCD 肝脏移植受者中，38.70%的受者小于 1 岁。2012 年起，为 1 岁以下儿童实施的 CDCD 肝脏移植数量明显增多，该年龄组在儿童 CDCD 肝脏移植的占比从 2011 年的 0 升至 2012 年的 50%，2012 年年初至 2016 年年底，1 岁以下受者在儿童 CDCD 肝脏移植占比为 39.0%，2016 年为 38.61%（图 3-6-1-30）。

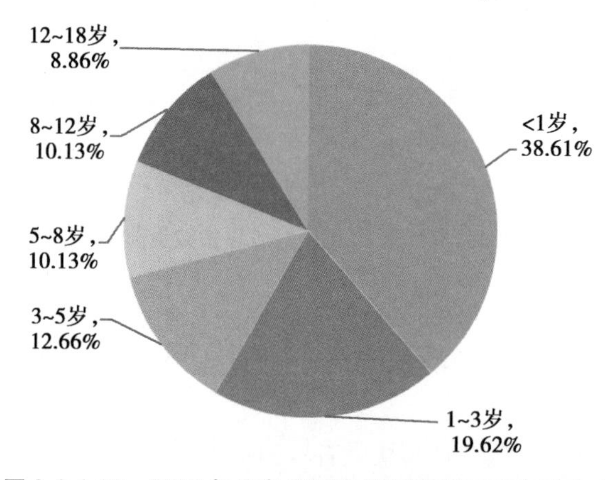

图 3-6-1-30　2016 年儿童 CDCD 肝脏移植受者年龄分布

（4）成人 CDCD 肝脏移植受者术前诊断：截至 2016 年年底，39.90%的成人 CDCD 肝脏移植受者术前病理学诊断为肝硬化；41.80%的成人 CDCD 肝脏移植受者术前诊断为肝癌，其中 59.80%的 CDCD 肝癌肝脏移植受者超出 Milan 标准。

（5）儿童 CDCD 肝脏移植受者术前诊断：截至 2016 年年底，儿童 CDCD 肝脏移植受者术前病理学诊断以胆道闭锁肝病（62.96%）和肝硬化（13.05%）居多，病因学诊断结果发现 74.86%儿童 CDCD 肝移植受者为先天性病因，2.50%患有 Wilson’s 病。

4. 受者术中情况

（1）无肝期时间：截至 2016 年底，CDCD 肝脏移植无肝期中位数在 50~60 分钟，总体中位数为 56 分钟。

（2）热、冷缺血时间：截至 2016 年底，CDCD 肝脏移植热缺血时间中位数 5 分钟。CDCD 肝脏移植冷缺血时间近 5 年来在 6~6.5 小时，总体中位数为 6.17 小时。

2016 年热缺血时间均值 6.08 分钟，中位数 5 分钟。

2016 年冷缺血时间均值 6.66 小时，中位数 6 小时。

（3）胆道支架植入情况：截至 2016 年底，22.13%的 CDCD 肝脏移植手术使用胆道支架。2016 年度 CDCD 肝脏移植手术使用胆道支架的比例为 19.69%。

（4）术中出血量：截至 2016 年底，CDCD 肝脏移植受者术中出血量中位数为 1500ml，73.53%低于 3000ml。2016 年术中出血量最大值 45 000ml，最小值小于 100ml，中位数 1200ml。

（5）术中输血量：截至 2016 年底，CDCD 肝脏移植受者术中输血量中位数为 2580ml。2016 年术中输血量最大值 80 151ml，最小值小于 100ml，中位数 2200ml。

（6）手术时间：截至 2016 年底，CDCD 肝脏移植总手术时间中位数为 7.25 小时。2016 年总手术时间中位数 7.25 小时。

（7）术中并发症：截至 2016 年底，CDCD 肝脏移植受者术中并发症发生率为 8.79%，其中术中大出血发生率较高（图 3-6-1-31）。2016 年术中并发症 205 例，发生率为 6.96%。

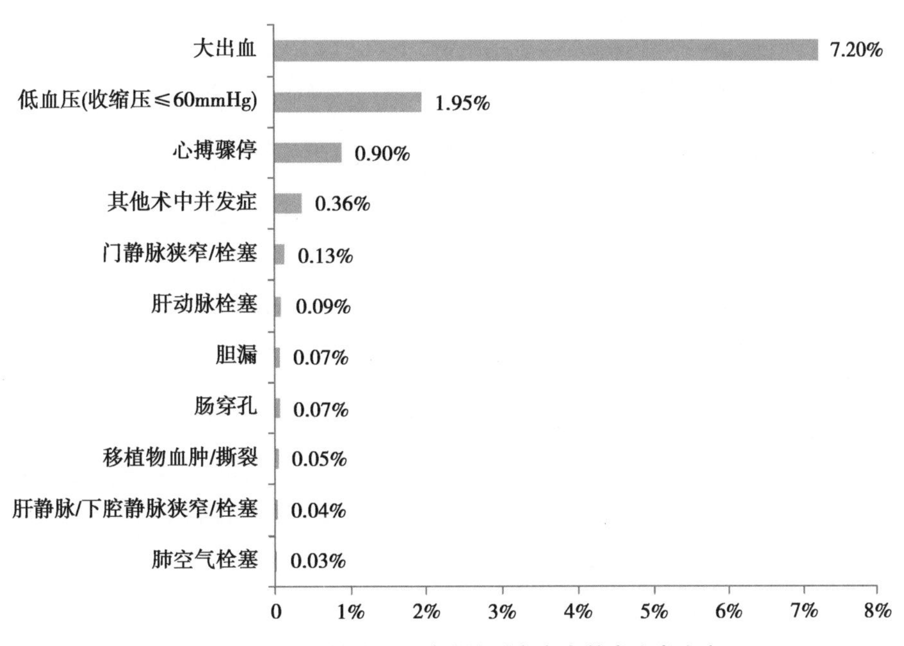

图 3-6-1-31　CDCD 肝脏移植受者术中并发症发生率

5. 受者术后情况

（1）术后早期并发症：截至 2016 年年底，CDCD 肝脏移植受者术后早期并发症（<30 天）发生率为 87.65%，主要为胸腔积液（51.21%）、术后感染（32.67%）、腹腔内积液/脓肿（28.01%）（图 3-6-1-32）。2016 年 CDCD 肝脏移植受者术后早期并发症（<30 天）发生率为 85.71%，其中发生率最高的为胸腔积液（51.15%），较高的还有术后感染（30.80%）、腹腔内积液/脓肿（30.66%）、糖尿病（27.96%）。

（2）术后晚期并发症：截至 2016 年底，CDCD 肝脏移植受者术后晚期并发症（≥30 天）的发生率为 14.60%（图 3-6-1-33）。2016 年 CDCD 肝脏移植受者术后晚期并发症的发生率为 12.64%。

（3）胆道并发症：截至 2016 年底，CDCD 肝脏移植受者 1 年、3 年、5 年胆道并发症累计发生率分别为 6.51%、10.59%、13.11%。2016 年 CDCD 肝脏移植受者 1 年内胆道并发症发生率为 7.56%。

（4）肝癌复发率：截至 2016 年底，CDCD 肝癌肝脏移植受者 1 年、3 年、5 年肝癌累计复发率为 12.76%、20.17%、26.01%（图 3-6-1-34）。2016 年 CDCD 肝癌肝脏移植受者 6 个月、1 年肝癌累计复发率为 5.83%、12.60%。

6. 生存分析

（1）术后随访：截至 2016 年底，受者术后随访时长中位数为 17.21 个月，最长为 193.27 个月。2016 年肝脏移植受者术后随访时长中位数为 5.39 个月，最长为 20.20 个月。

（2）移植物生存率：截至 2016 年年底，CDCD 肝脏移植移植物术后 1 年、3 年、5 年累积生存率分别为 85.23%、75.80%、67.63%（图 3-6-1-35）。2016 年 CDCD 肝脏移植移植物术后 6 个月和 1 年的生存率分别为 90.55%，86.87%。

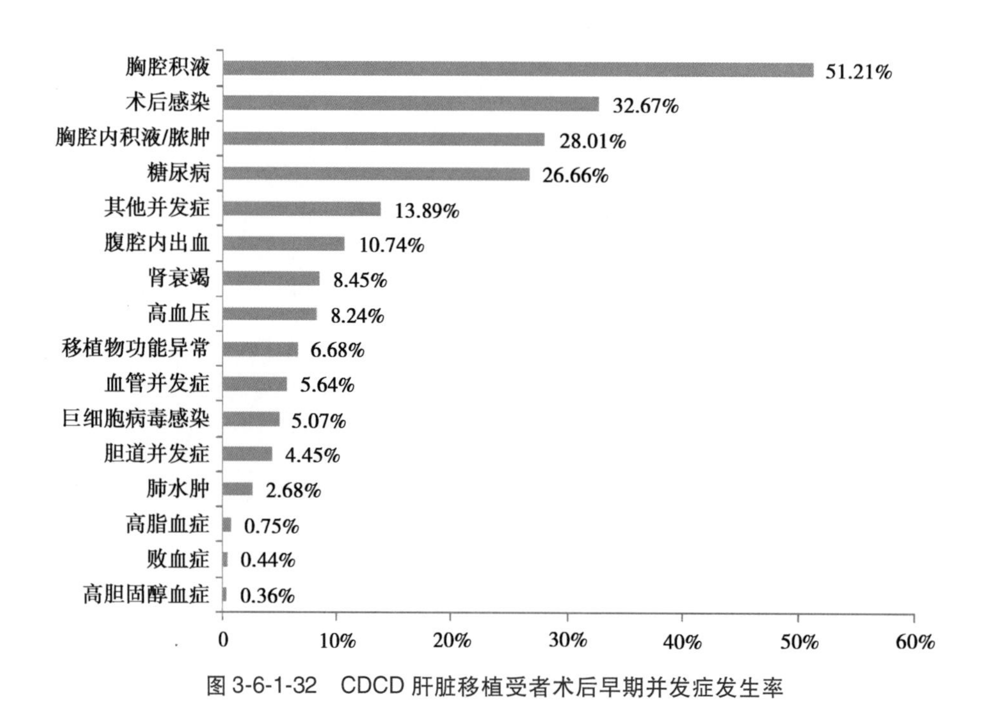

图 3-6-1-32 CDCD 肝脏移植受者术后早期并发症发生率

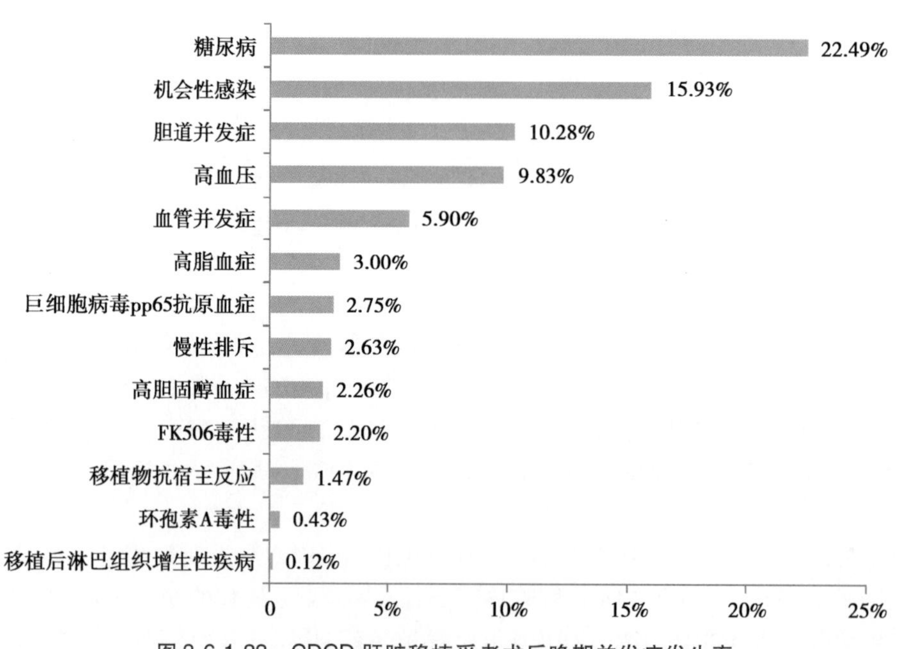

图 3-6-1-33 CDCD 肝脏移植受者术后晚期并发症发生率

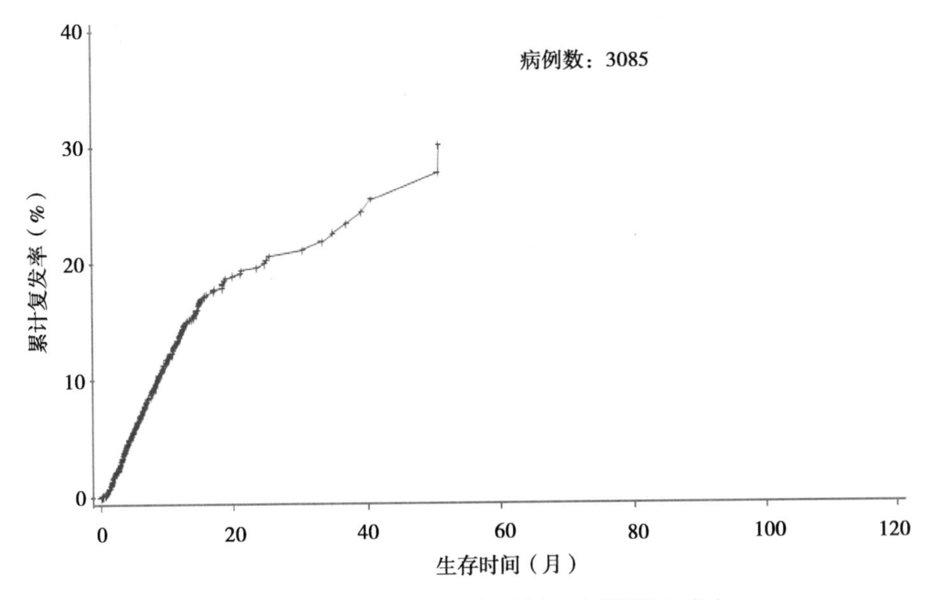

图 3-6-1-34 CDCD 肝癌肝脏移植受者肝癌复发率

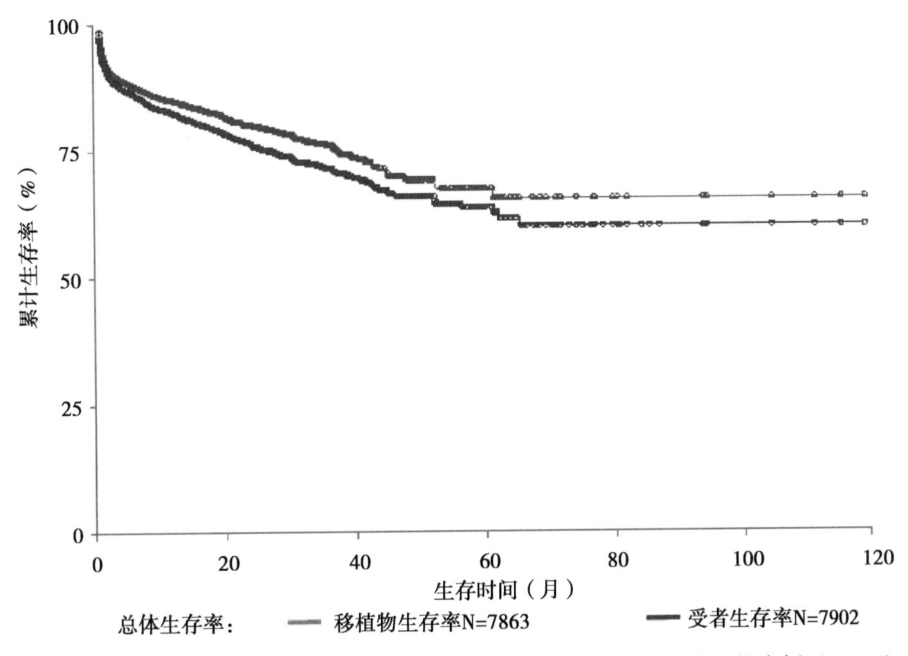

注：剔除生存情况不完整（包括生存状态缺失、随访日期缺失或不明）的病例（N=46）。

图 3-6-1-35 CDCD 肝脏移植总体生存率

截至 2016 年底，成人 CDCD 肝脏移植移植物术后 1 年、3 年、5 年生存率分别为 84.93%、75.69%、67.34%，与儿童 CDCD 肝脏移植移植物累积生存率（88.38%、76.39%、—）无显著差异（图 3-6-1-36）。2016 年成人 CDCD 肝脏移植移植物术后 6 个月和 1 年生存率分别为 90.68%、86.96%；儿童 CDCD 肝脏移植移植物术后 6 个月和 1 年生存率分别为 88.19%、88.19%。

截至 2016 年底，成人急性/暴发性肝衰竭患者接受肝脏移植 634 例，术后 1 个月、3 个月、6 个月、1 年、3 年移植物生存率分别为 86.06%、82.71%、81.27%、78.75%、78.07%。

截至 2016 年底，成人恶性肿瘤 CDCD 肝脏移植受者术后 1 年、3 年、5 年移植物累积生存率分别为 84.51%、69.39%、55.16%，与良性疾病 CDCD 肝脏移植移植物累积生存率（85.59%、81.53%、77.21%）无显著差异（$P=0.572$）。

截至 2016 年底，不同类型移植物生存率无显著差异。CDCD 全肝肝脏移植移植物 1 年生存率为 85.32%；CDCD 劈离式肝脏移植移植物生存率为 86.92%；CDCD 减体积肝脏移植移植物生存率为 81.65%。

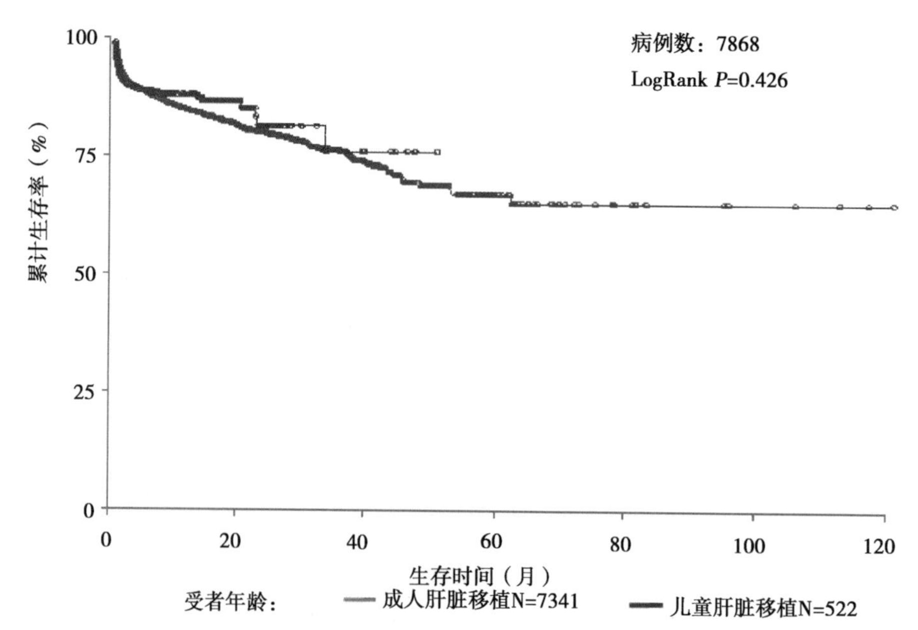

注：1. 成人受者：≥18 岁；儿童受者：<18 岁。2. 剔除生存情况不完整（包括生存状态缺失、随访日期缺失或不明）的病例（N=46）。

图 3-6-1-36　成人与儿童 CDCD 肝脏移植术后移植物生存率

（3）受者生存率：截至 2016 年底，CDCD 肝脏移植受者术后 1 年、3 年、5 年累积生存率分别为 82.65%、71.22%、63.96%。2016 年 CDCD 肝脏移植受者术后 6 个月和 1 年的生存率分别为 88.50%，84.83%。

截至 2016 年底，成人 CDCD 肝脏移植受者 1 年、3 年、5 年累积生存率分别为 82.43%、70.36%、62.75%，与儿童 CDCD 肝脏移植受者累积生存率（85.46%、81.98%、81.98%）有显著差异（$P=0.019$）（图 3-6-1-37）。2016 年成人 CDCD 肝脏移植受者 6 个月和 1 年生存率分别为 88.51%、84.97%；儿童 CDCD 肝脏移植受者 6 个月和 1 年生存率分别为 88.62%、81.09%。

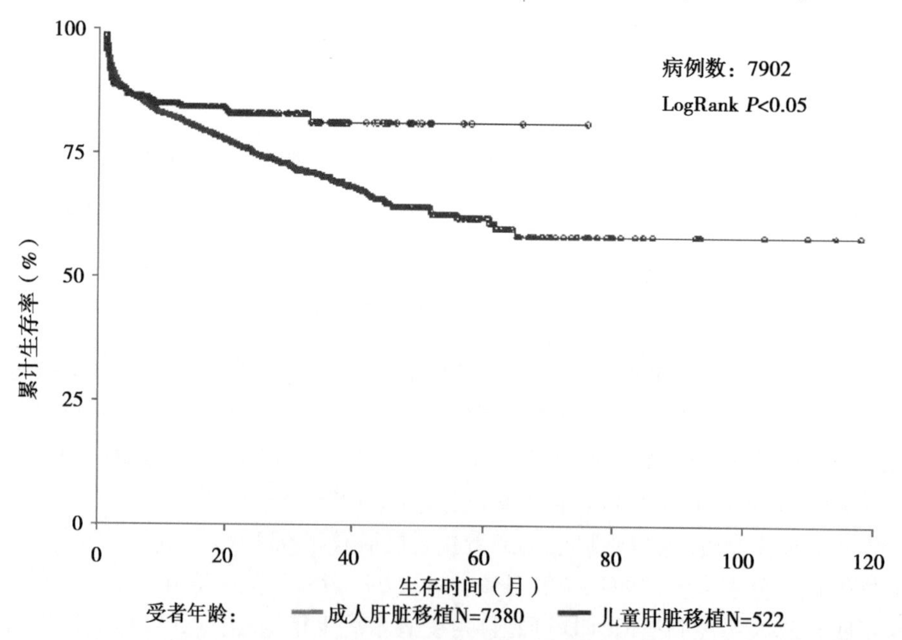

注：1. 成人受者：≥18 岁；儿童受者：<18 岁。2. 剔除年龄缺失、生存情况不完整（包括生存状态缺失、随访日期缺失或不明）的病例（N=7）。

图 3-6-1-37　成人与儿童 CDCD 肝脏移植术后受者生存率

截至 2016 年年底，恶性疾病 CDCD 肝脏移植受者 1 年、3 年、5 年累积生存率分别为 81.60%、58.45%、46.52%，与良性疾病受者累积生存率（83.50%、80.86%、76.62%）存在显著差异（$P<0.001$）（图 3-6-1-38）。符合 Milan 标准的肝癌 CDCD 肝脏移植受者术后生存率显著高于超出标准者（图 3-6-1-39）（$P<0.001$）。2016 年肝癌 CDCD 肝脏移植受者 6 个月和 1 年生存率分别为 88.78%、83.87%；符合 Milan 标准的肝癌 CDCD 肝脏移植受者术后生存率与超出标准者存在显著差异（$P<0.001$）。

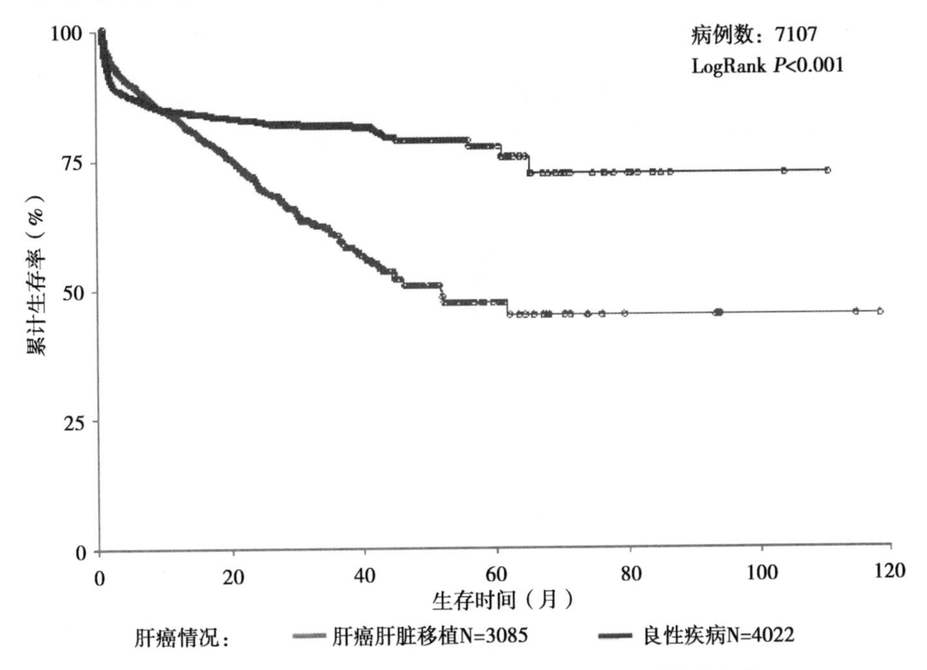

图 3-6-1-38 CDCD 肝癌肝脏移植与良性疾病受者生存率

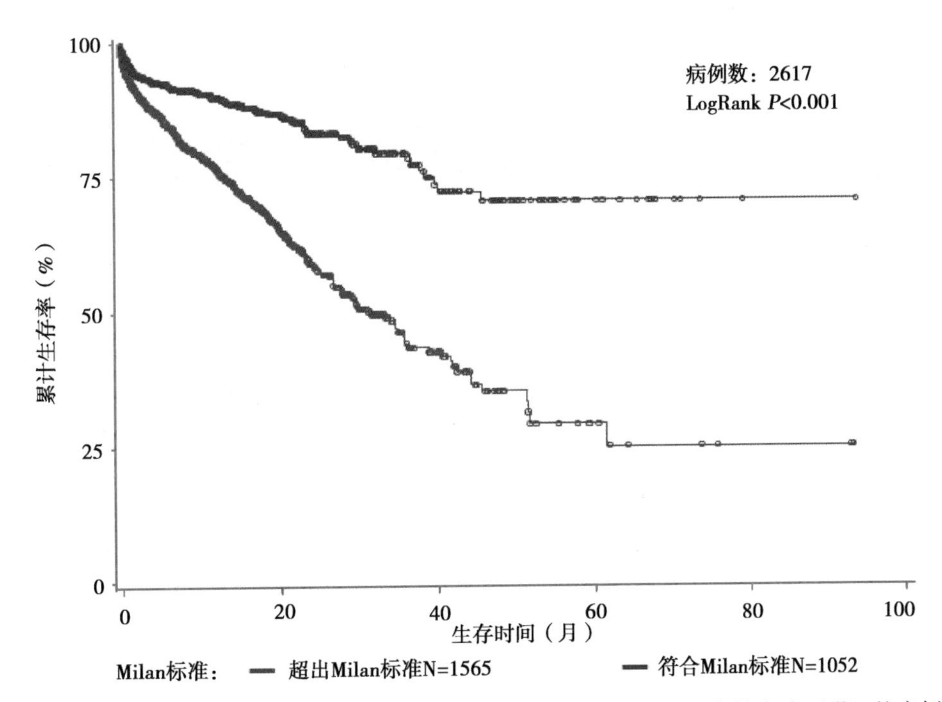

注：1. 剔除 Milan 判断标准缺失及生存情况不完整（包括生存状态缺失、随访日期缺失或不明）的病例（N=468）。

图 3-6-1-39 CDCD 肝癌肝脏移植受者符合 Milan 标准与超出 Milan 标准比较

（4）死亡率：截至 2016 年底，CDCD 肝脏移植受者总死亡率为 19.32%。2016 年度 CDCD 肝脏移植受者总死亡率为 9.75%。

（5）死亡原因：截至 2016 年底，成人 CDCD 肝脏移植受者死亡原因以器官功能衰竭（33.04%）、原发病复发（22.50%）、出血（9.31%）为主（图 3-6-1-40），而儿童 CDCD 肝脏移植受者死亡原因则以多功能器官衰竭（26.09%）、移植肝衰竭（21.74%）、呼吸系统并发症（14.49%）为主（图 3-6-1-41）。

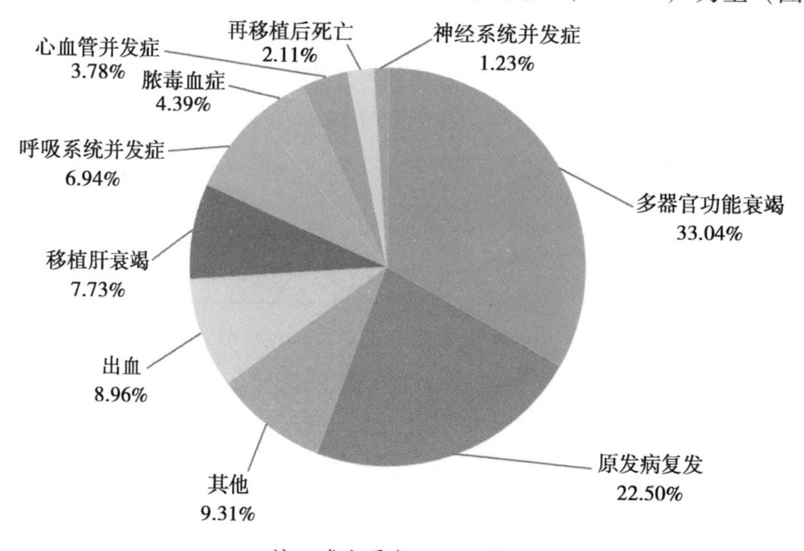

注：成人受者：≥18 岁。

图 3-6-1-40 CDCD 肝脏移植成人受者死亡原因

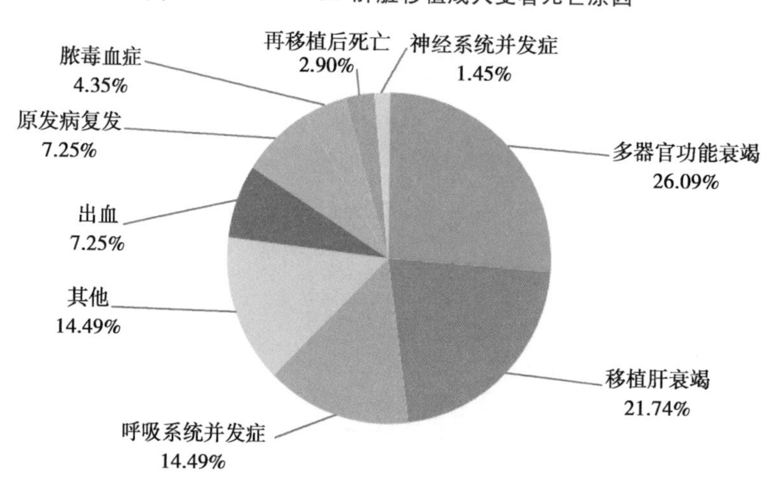

注：儿童受者：<18 岁。

图 3-6-1-41 CDCD 肝脏移植儿童受者死亡原因

截至 2016 年底，成人 CDCD 肝脏移植受者术后 1 个月内死亡原因包括多器官功能衰竭（41.22%）、出血（14.70%）、移植肝衰竭（9.86%）、其他（8.60%）、呼吸系统并发症（6.45%）、脓毒血症（5.56%）、心血管并发症（5.56%）、再移植后死亡（3.05%）、原发病复发（2.87%）、神经系统并发症（2.15%）。儿童 CDCD 肝脏移植受者术后 1 个月内死亡原因包括多器官功能衰竭（30.00%）、移植肝衰竭（26.00%）、其他（14.00%）、呼吸系统并发症（10.00%）、出血（8.00%）、脓毒血症（6.00%）、神经系统并发症（2.00%）、再移植后死亡（2.00%）、原发病复发（2.00%）。

截至 2016 年年底，成人 CDCD 肝脏移植受者术后 6 个月内死亡原因包括多器官功能衰竭（34.21%）、原发病复发（18.42%）、其他（12.78%）、呼吸系统并发症（10.53%）、移植肝衰竭（7.52%）、脓毒血症（6.39%）、出血（6.02%）、心血管并发症（2.26%）、再移植后死亡（1.13%）、神经系统并发症（0.75%）。儿童 CDCD 肝脏移植受者术后 6 个月内死亡原因包括多器官功能衰竭（25.00%）、呼吸系统并发症（25.00%）、原发病复发（16.67%）、其他（16.67%）、出血（8.33%）、再移植后死亡（8.33%）。

截至 2016 年底，成人 CDCD 肝脏移植受者术后 6 个月以上死亡原因包括原发病复发（60.83%）、多器官功能衰竭（17.52%）、其他（7.64%）、呼吸系统并发症（4.78%）、移植肝衰竭（4.14%）、心血管并发症（1.91%）、出血（1.27%）、再移植后死亡（1.27%）、脓毒血症（0.64%）。

（三）活体肝脏移植质量安全分析

本部分分析将主要围绕以下内容进行：

活体肝脏移植概况

供者特征

受者特征

受者术中情况

受者术后情况

生存分析

1. 活体肝脏移植概况

（1）总体情况：全国 24 个省份均不同程度地开展了活体肝脏移植手术，截至 2016 年底，中国肝脏移植数据中心（中国肝脏移植注册，CLTR）收集了 61 所肝脏移植医院实施的活体肝脏移植病例。其中，实施活体肝脏移植数量排在前 3 位的省份为上海（29.13%，870/2987）、天津（19.99%，597/2987）与北京（16.50%，493/2987）（图 3-6-1-42）。实施活体肝脏移植数量前 3 位的肝脏移植医院为上海交通大学医学院附属仁济医院、天津市第一中心医院与四川大学华西医院（图 3-6-1-43）。

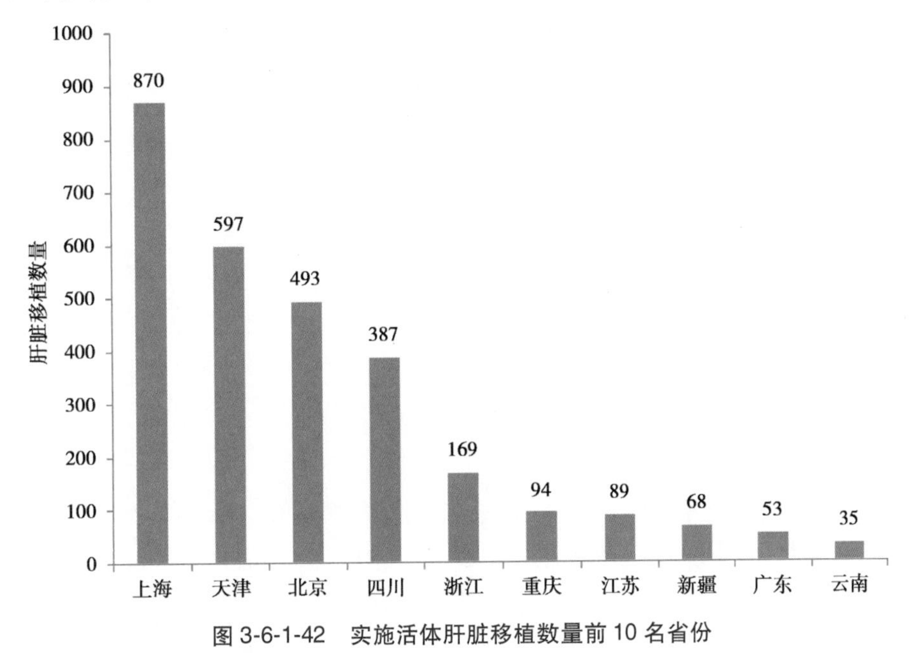

图 3-6-1-42 实施活体肝脏移植数量前 10 名省份

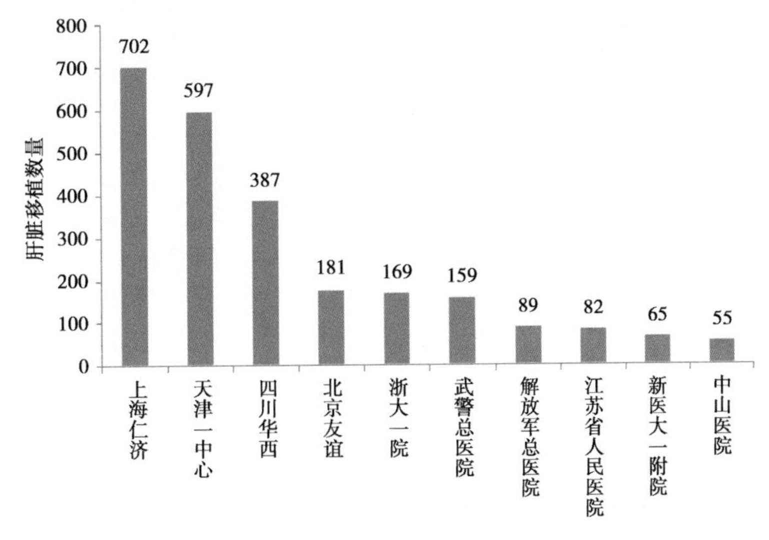

注：四川华西全称四川大学华西医院，新医大一附院全称新疆医科大学第一附属医院（下同）。

图 3-6-1-43 实施活体肝脏移植数量前 10 名移植中心

（2）2016年活体肝脏移植实施情况：中国活体肝脏移植数量自2010年以来缓慢上升，2016年18家肝脏移植医院共实施活体肝脏移植409例。其中，实施活体肝脏移植数量排在前3位的省份为上海（50.61%，207/409）、天津（16.63%，68/409）与北京（16.38%，67/409）（图3-6-1-44）。实施活体肝脏移植数量排在前3位的肝脏移植医院为上海交通大学医学院附属仁济医院、天津市第一中心医院与首都医科大学附属北京友谊医院（图3-6-1-45）。

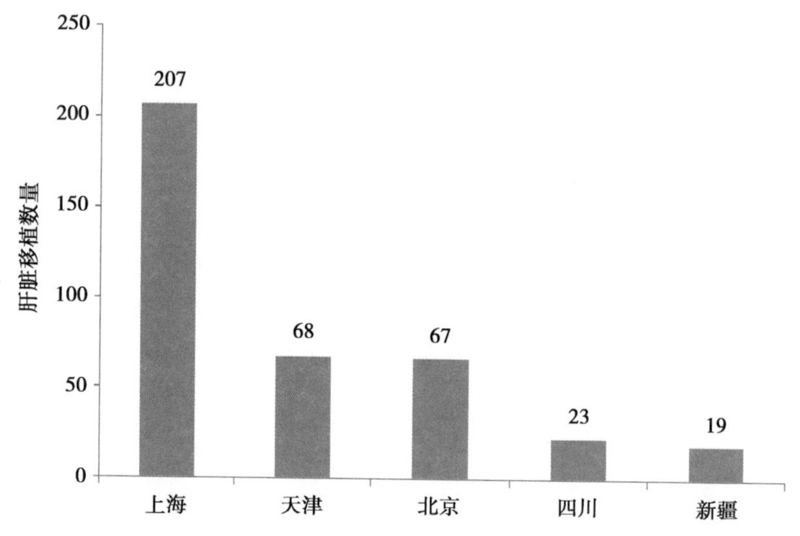

图3-6-1-44　2016年实施活体肝脏移植数量前5名省份

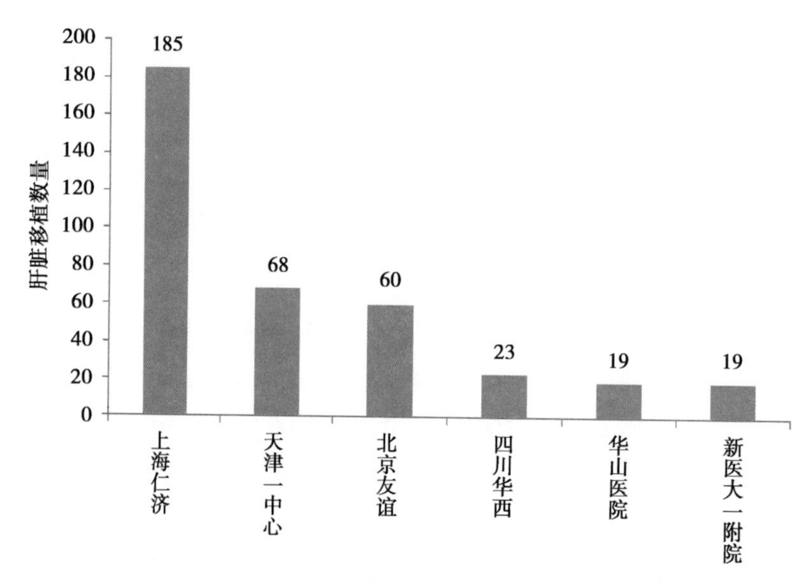

图3-6-1-45　2016年实施活体肝脏移植数量前5名移植中心

（3）儿童活体肝脏移植：截至2016年底，全国实施儿童（<18岁）活体肝脏移植手术累计达1529例。儿童活体肝脏移植比例逐年上升，2012年已超过50%，2016年达到84.11%。2016年为344例，比2015年增加24例。

（4）活体肝癌肝脏移植：截至2016年底，活体肝癌肝脏移植累计达509例。其中，56.94%的受者肿瘤状态超出Milan标准。2016年活体肝癌肝脏移植16例。其中超出Milan标准7例（58.33%，7/12，剔除4例Milan标准缺失）。

（5）多器官联合肝脏移植：全国多器官联合移植中涉及活体肝脏移植共7例，其中5例肝-肾联合移植，1例肝-肺联合移植，1例肝-脾脏联合移植。

（6）活体肝脏移植受者预后：2016年受者术后早期并发症发生率为85.60%，而晚期并发症为42.62%。

2. 供者特征

（1）活体供者性别：2016 年活体供者女性较多，占 58. 31%，男性活体供者占 41. 69%。

（2）活体供者年龄：活体供者年龄中位数为 31. 00 岁。

（3）活体供受者双方血型匹配情况：77. 34%活体肝脏移植为血型相同，18. 27%为血型相容，累计实施供受者血型不相容肝脏移植手术 129 例（4. 39%）（图 3-6-1-46）。

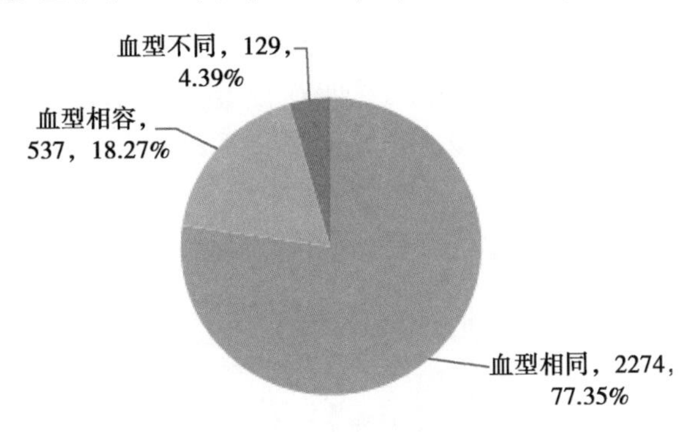

注：剔除供者/受者血型缺失的病例（N=47）。

图 3-6-1-46　活体肝脏移植供受者血型匹配情况

（4）活体供受双方关系：活体肝脏移植捐献者中，血亲捐献占绝大多数，其中父母占 54. 48%，兄弟姐妹（非同卵双生）占 7. 83%。非血亲捐献中大部分为配偶捐献。

（5）活体供者术中出血量：活体供者术中出血量中位数为 400ml，98. 21%低于 3000ml，0. 57%高于 5000ml。2016 年供者术中出血量最大值 4100ml，最小值 100ml，中位数为 200ml。

（6）活体供者术中输血量：活体供者术中输血量总体中位数 600ml。2016 年活体供者术中输血量最大值 4200ml，最小值 100ml，中位数 500ml。

（7）活体供者肝脏移植手术时间：活体供者肝脏移植总手术时间中位数为 6. 83 小时。2016 年总手术时间最大值为 22. 91 小时，最小值为 3 小时，中位数为 5. 5 小时。

（8）活体供者平均住院天数：活体供者平均住院天数为 15 天；2016 年活体供者平均住院天数为 10 天。

（9）活体供者术后并发症：活体供者术后并发症发生率为 5. 46%。活体供者术后并发症主要为胸腔积液（5. 59%）、胆漏（1. 50%）、肺部感染（1. 03%）、腹腔内出血（0. 58%）（图 3-6-1-47）。2016 年供者术后并发症发生率为 3. 18%。

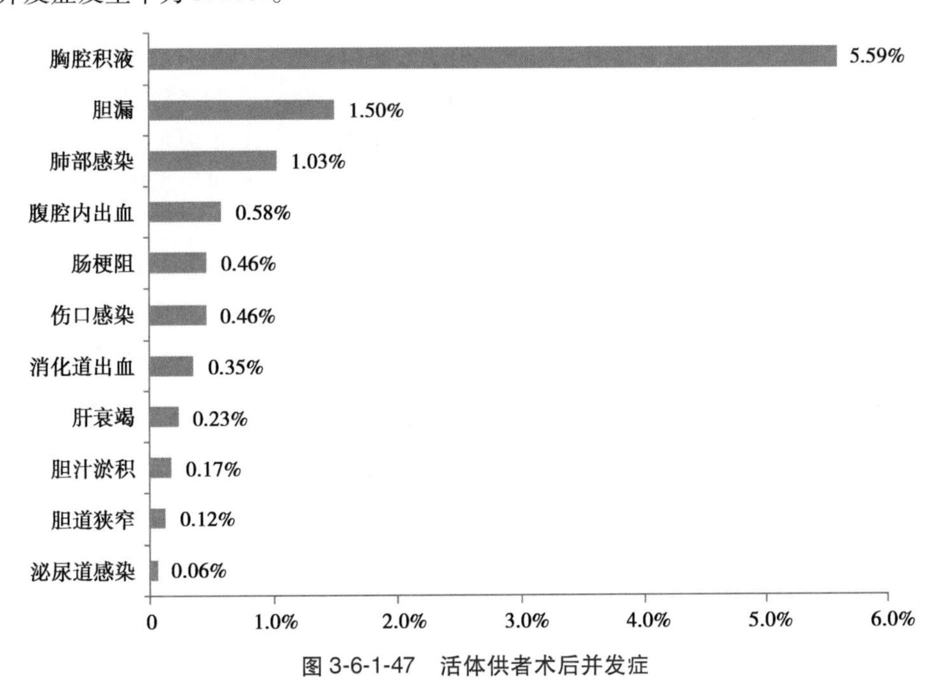

图 3-6-1-47　活体供者术后并发症

3. 受者特征

（1）活体受者性别：65.02%的活体肝脏移植受者为男性。

（2）活体受者年龄：活体受者年龄中位数近7年显著降低，由2010年36.85岁降低至2016年的0.67岁。

（3）儿童肝脏移植活体受者：2011年起，为1岁以下儿童实施肝脏移植数量明显增多，2016年该年龄组在儿童肝脏移植的占比为73.55%（图3-6-1-48）。

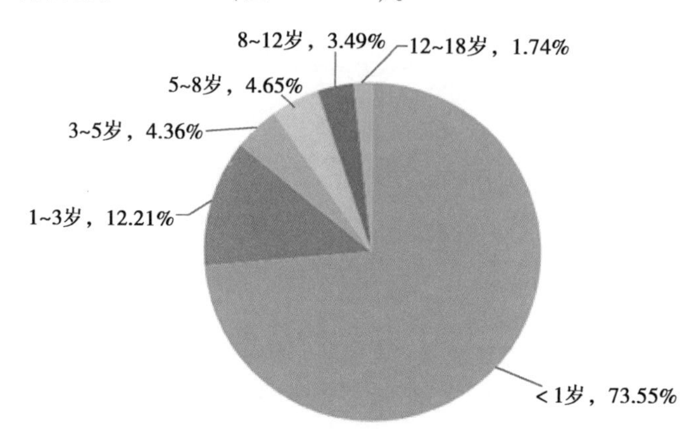

图3-6-1-48　2016年儿童活体肝脏移植年龄分布

（4）活体成人受者术前诊断：活体成人肝脏移植受者术前病理学诊断主要为肝硬化（61.02%）；34.36%的活体成人肝脏移植为肝癌肝脏移植。

（5）活体儿童受者术前诊断：活体儿童肝脏移植受者病理学诊断以胆道闭锁（76.02%）和肝硬化（10.16%）居多，病因学诊断结果发现6.20%患有Wilson's病。

4. 受者术中情况

（1）无肝期时间：截至2016年底，活体肝脏移植无肝期中位数56分钟，自2010年来呈下降趋势，2016年为41分钟。

（2）热、冷缺血时间：活体肝脏移植热缺血时间中位数为1分钟，2016年中位数为3分钟。活体肝脏移植冷缺血时间中位数为1.87小时，2016年中位数为2小时。

2015年热缺血时间最大值为38.17分钟，最小值小于1分钟。

2015年冷缺血时间最大值为8.43小时，最小值0.05小时。

（3）胆道支架植入情况：21.11%的活体肝脏移植手术使用胆道支架。2016年为8.11%。

（4）术中出血量：活体肝脏移植受者术中出血量中位数为600ml，83.55%低于3000ml，7.43%高于5000ml。2016年术中出血量最大值10 000ml，最小值100ml，中位数为200ml。

（5）术中输血量：活体肝脏移植受者术中输血量总体中位数1500ml。2016年术中输血量最大值14 800ml,最小值50ml，中位数400ml。

（6）活体肝脏移植时间：活体肝脏移植总手术时间中位数为9.3小时。2016年总手术时间最大值为22.92小时，最小值为4.42小时，中位数为8.02小时。

（7）术中并发症发生率：活体肝脏移植受者术中并发症发生率为5.96%。2016年术中并发症发生率为2.81%。

5. 受者术后情况

（1）术后早期并发症发生率：截至2016年年底，活体肝脏移植受者术后早期并发症（<30天）发生率为85.60%，主要为胸腔积液（31.34%）、术后感染（23.08%）、糖尿病（15.48%）。2016年活体肝脏移植受者术后早期并发症发生率为66.67%，主要为术后感染（35.34%）、腹腔内积液/脓肿（22.22%）、胸腔积液（15.39%）、血管并发症（11.97%）（图3-6-1-49）。

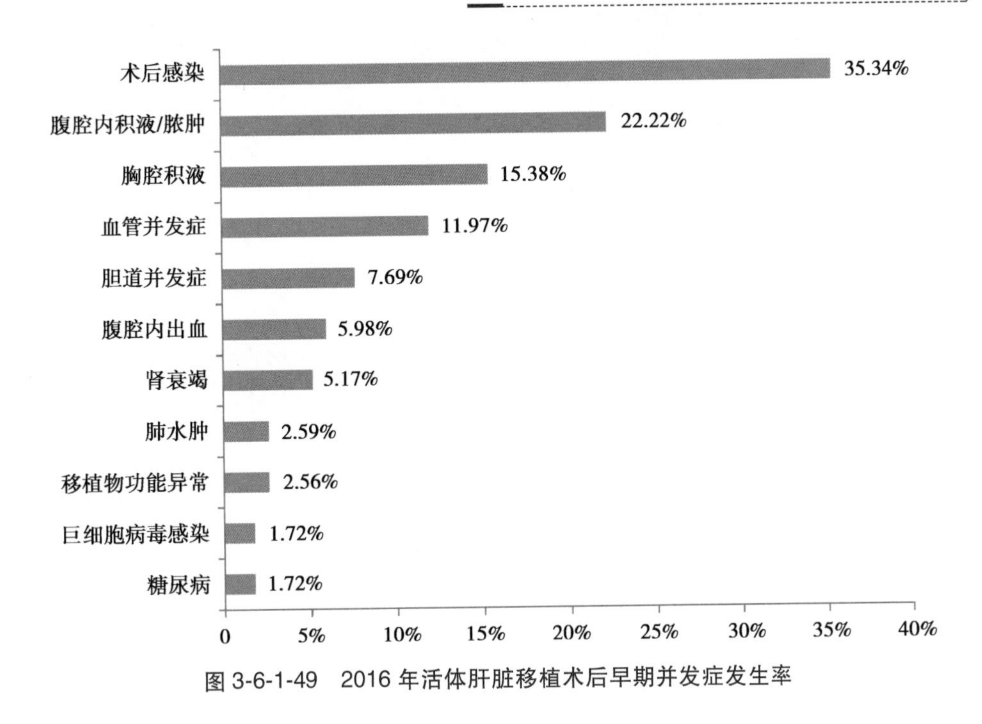

图 3-6-1-49　2016 年活体肝脏移植术后早期并发症发生率

（2）术后晚期并发症发生率：截至 2016 年底，活体肝脏移植受者术后晚期并发症（≥30 天）发生率为 42.62%，主要为胆道并发症（12.94%）、术后感染（11.40%）、糖尿病（10.52%）。2016 年活体肝脏移植受者术后晚期并发症发生率为 11.00%，比 2015 年 16.90%明显下降。2016 年活体肝脏移植术后晚期并发症发生率较高的为术后感染（21.78%）、血管并发症（12.87%）、胆道并发症（12.00%）（图 3-6-1-50）。

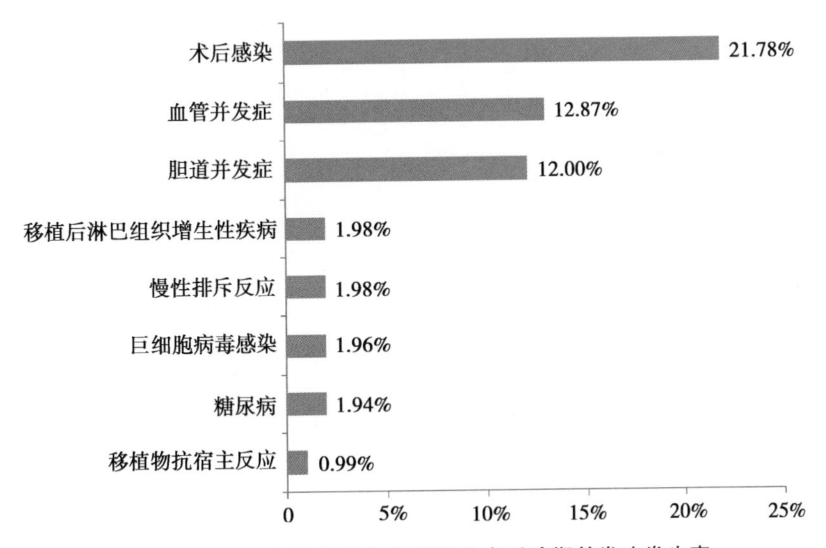

图 3-6-1-50　2016 年活体肝脏移植术后晚期并发症发生率

（3）胆道并发症发生率：截至 2016 年底，活体肝脏移植受者 3 个月、1 年、3 年胆道并发症累积发生率分别为 8.45%、12.13%、16.30%。2016 年活体肝脏移植受者术后 3 个月、1 年胆道并发症发生率为 6.18%、16.24%。

（4）肝癌复发率：活体肝癌肝脏移植受者术后 3 个月、1 年、3 年肝癌累积复发率为 2.23%、13.90%、23.59%（图 3-6-1-51）。超出 Milan 标准的活体肝癌肝脏移植受者术后 3 个月、1 年、3 年累积复发率分别为 4.70%、23.19%、36.61%；符合 Milan 标准的 3 个月、1 年、3 年累积复发率分别为—、4.03%、8.62%（图 3-6-1-52）。

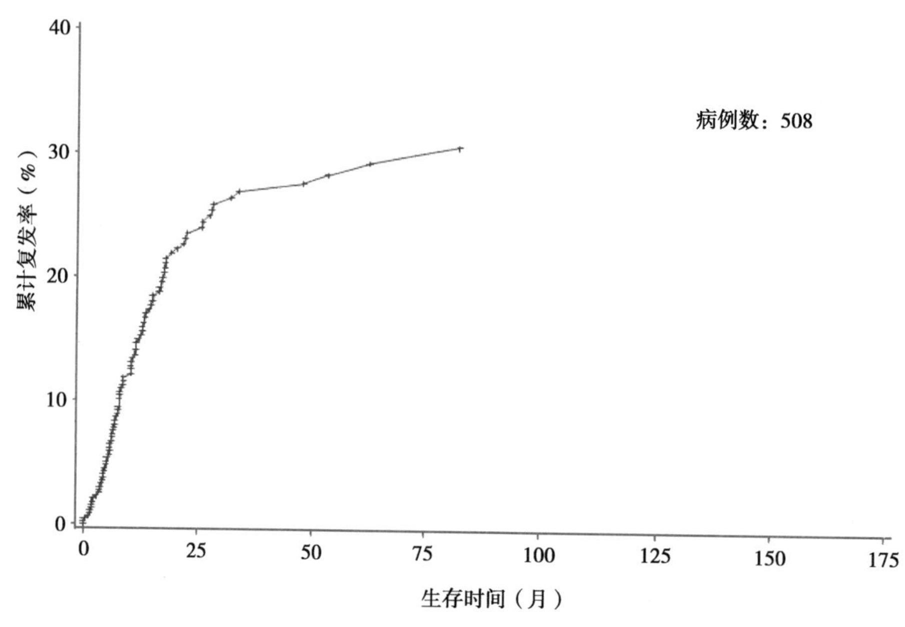

图 3-6-1-51 活体肝癌肝脏移植受者肝癌复发率

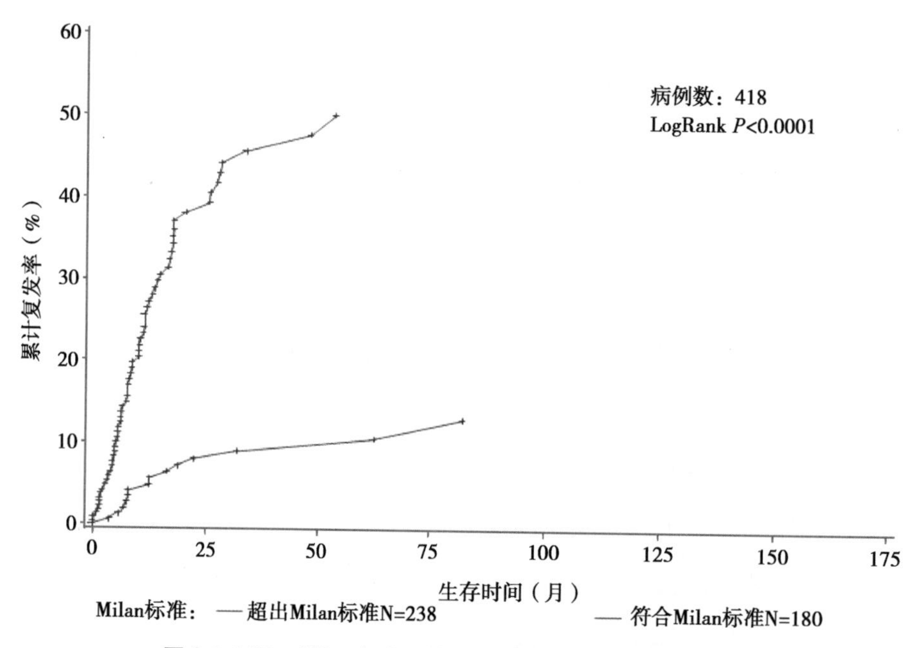

图 3-6-1-52 Milan 标准活体肝癌肝脏移植受者肝癌复发率

6. 生存分析

（1）术后随访：活体肝脏移植受者术后随访时长中位数 16.77 个月，最长为 193.27 个月。

（2）移植物生存率：活体肝脏移植移植物术后 3 个月、1 年、3 年累积生存率分别为 91.79%、88.60%、83.96%（图 3-6-1-53）。2016 年活体肝脏移植移植物 3 个月和 1 年的生存率分别为 96.17%、45.52%。

截至 2016 年底，活体成人肝脏移植 3 个月、1 年、3 年移植物生存率分别为 89.29%、85.11%、79.95%，显著低于儿童肝脏移植移植物累计生存率（93.62%、91.68%、86.91%）（$P=0.0099$）（图 3-6-1-54）。2016 年成人活体肝脏移植移植物 3 个月和 6 个月生存率分别为 85.87%和 85.87%；儿童活体肝脏移植移植物 3 个月和 6 个月生存率分别为 96.41%和 96.41%。

成人急性/暴发性肝衰竭行活体肝脏移植病例共 160 例，术后 1 个月、3 个月、6 个月、1 年、3 年移植物生存率分别为 78.98%、77.52%、76.75%、73.47%、70.56%。

成人恶性肿瘤活体肝脏移植受者术后3个月、1年、3年移植物累积生存率分别为94.04%、88.66%、80.47%，与良性疾病活体肝脏移植移植物累积生存率（86.62%、83.34%、80.62%）无显著差异（$P=0.23$）。

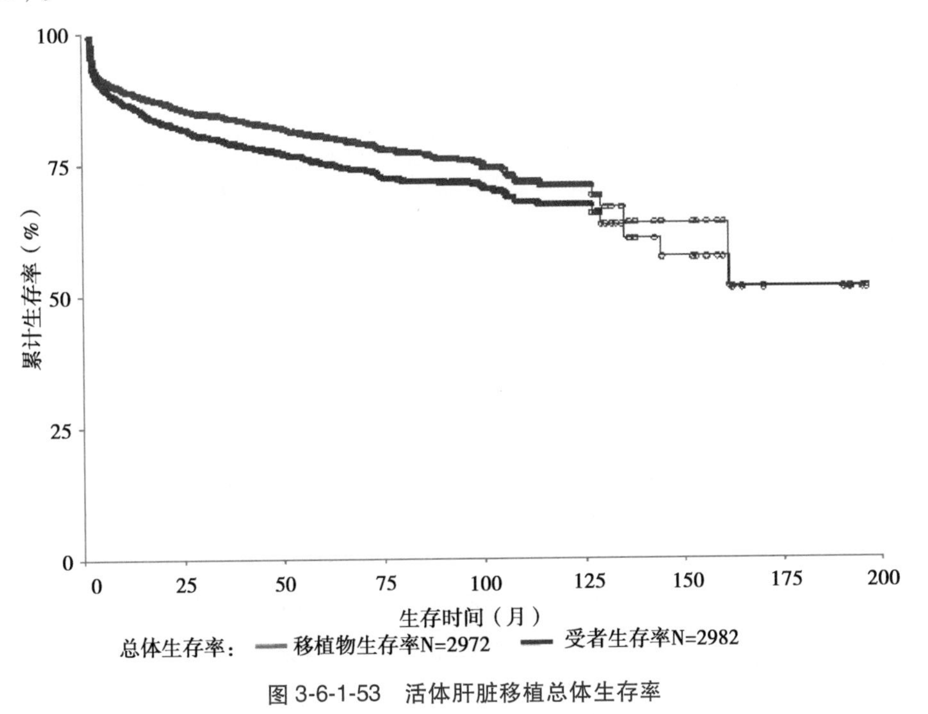

图 3-6-1-53 活体肝脏移植总体生存率

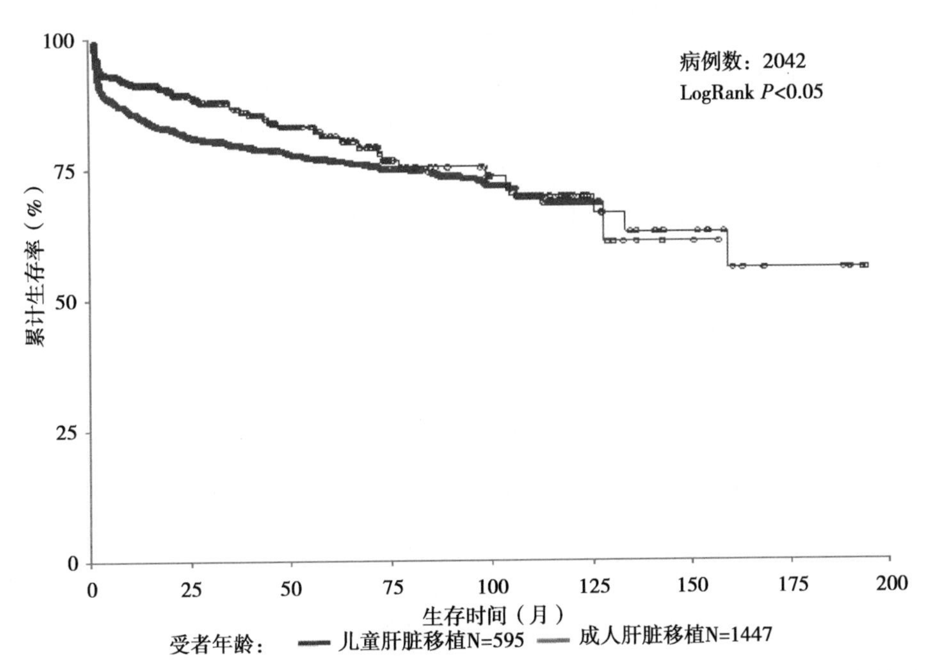

注：剔除生存情况不完整（包括生存状态缺失、随访日期缺失或不明）的病例（N=1）/患者（N=1）。

图 3-6-1-54 成人与儿童活体肝脏移植术后移植物生存率

（3）受者生存率：截至2016年底，活体肝脏移植受者术后3个月、1年、3年累积生存率分别为90.33%、85.88%、79.29%（图3-6-1-53）。2016年活体肝脏移植受者3个月和1年生存率分别为94.02%、91.36%。

截至2016年年底，成人活体肝脏移植受者3个月、1年、3年累积生存率分别为87.56%、82.39%、73.93%，显著低于儿童活体肝脏移植受者累积生存率（93.25%、89.50%、85.57%）（图3-6-1-55）。2016

年成人活体肝脏移植受者3个月和1年生存率分别为86.61%和—；儿童活体肝脏移植受者3个月和1年生存率分别为93.64和91.11%。

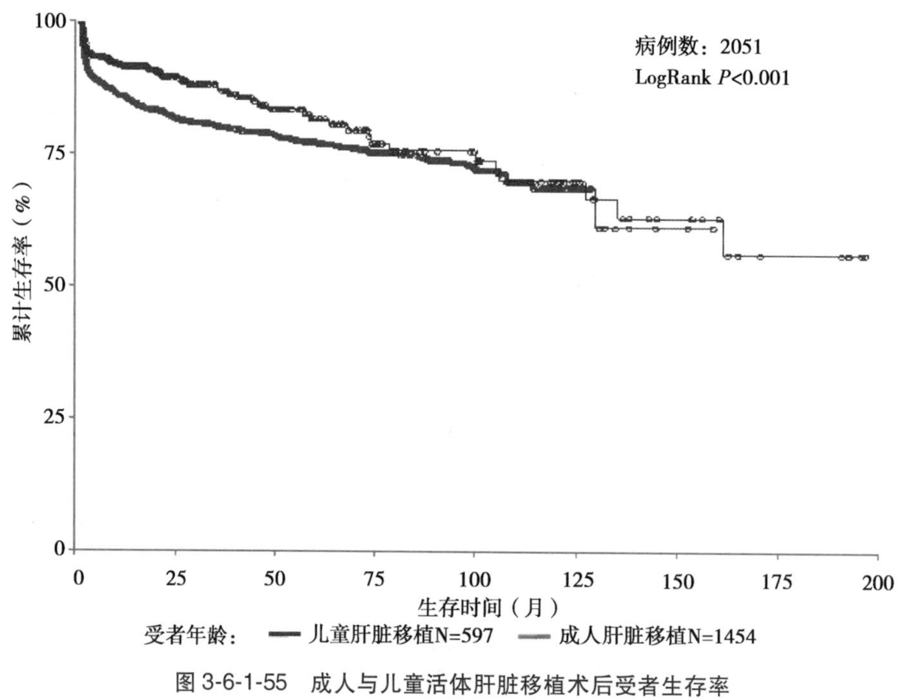

图3-6-1-55 成人与儿童活体肝脏移植术后受者生存率

截至2016年底，活体肝癌肝脏移植受者术后3个月、1年、3年累积生存率分别为93.44%、85.61%、76.39%。与良性疾病受者生存率无显著差异（3个月：84.31%；1年：80.85%；3年：76.39%）。2016年活体肝癌肝脏移植受者3个月和1年生存率分别为100%和—。

（4）死亡原因：活体成人肝脏移植受者死亡原因以多器官功能衰竭（37.14%）、原发病复发（19.14%）、移植肝衰竭（13.14%）为主（图3-6-1-56），而儿童受者则以多功能器官衰竭（35.12%）、移植肝衰竭（14.99%）、呼吸系统并发症（14.99%）为主（图3-6-1-57）。

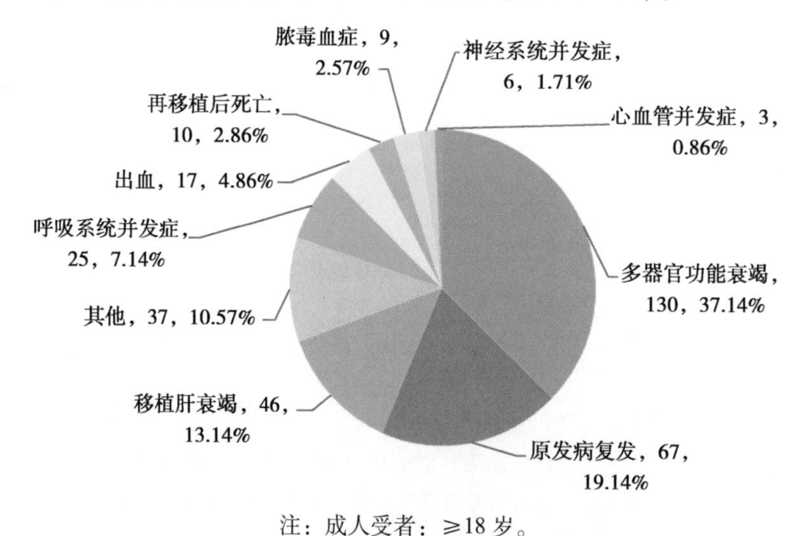

注：成人受者：≥18岁。

图3-6-1-56 活体肝脏移植成人受者死亡原因

（四）中国肝脏移植质量管理机制改进建议

1. 进一步优化全国肝脏移植专业质控网络，深入了解肝脏移植服务质量现状；对省级质控机构的工作进行指导，对于各项质控管理现状进行调研、检查和督导，对反复出现问题的环节纳入重点监测，分析质控数据指标，挖掘原因。

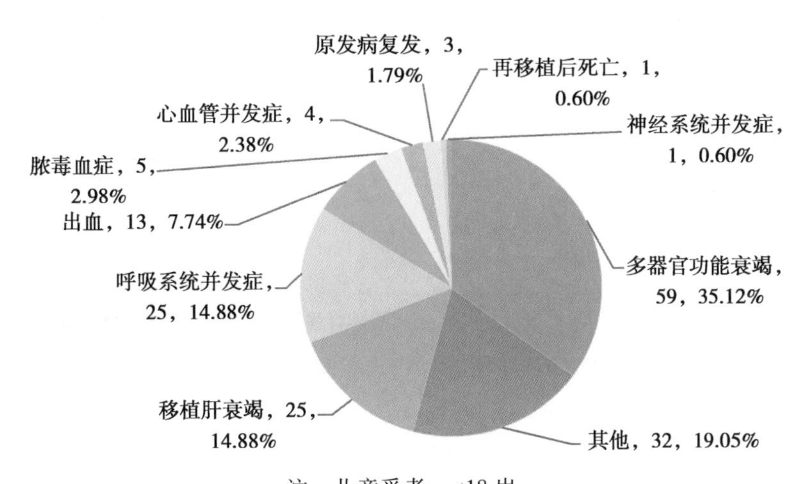

注：儿童受者：<18 岁。

图 3-6-1-57　活体肝脏移植儿童受者死亡原因

2. 建立并落实肝脏移植医疗质控有关规范与制度；进一步完善捐献肝脏质量维护与评估体系，提高捐献肝脏质量，降低并发症发生率，提高移植物/受者生存率。

3. 加强受者术后随访，及时、动态监测术后随访数据，确保质控管理的有效性、实效性；建立资质定期考核机制，动态管理各移植中心，对于连续不开展肝脏移植或违规开展肝脏移植的移植中心，先给予警告，后上报建议撤销资质。

4. 结合肝脏移植医学专业质控工作开展的具体情况和现状、各级肝脏移植质控中心建设和运行的现状，积极向各级卫生行政主管部门提出肝脏移植专业质控建议和意见，提供决策依据。

三、肾脏移植技术质量安全情况分析

肾脏移植医疗资源分布
移植受者人口数据情况
公民逝世后器官捐献肾脏移植情况
亲属活体器官捐献肾脏移植情况
儿童（≤14 岁）肾脏移植情况
老年（≥60 岁）肾脏移植情况
港澳台地区居民在大陆实施肾脏移植情况
肾脏移植质量安全分析
免疫抑制剂应用情况分析
中国肾脏移植特点和重点问题讨论

（一）肾脏移植医疗资源分布

2016 年全国 129 家获批开展肾脏移植资质的医疗机构共实施肾脏移植 9019 例，约为美国 2015 年完成例数（18 597 例）的 1/2。其中，我国亲属活体肾脏移植 1795 例，占 19. 90%；而美国 2015 年活体肾脏移植 5626 例，占 30. 25%（图 3-6-1-58）。

2016 年我国实施中国公民逝世后器官捐献（China donation after citizen's death，CDCD）肾脏移植 7224 例（80. 10%），其中包括：中国一类（C-I）脑死亡器官捐献（donation after brain death，DBD）2143 例，中国二类（C-II）心脏死亡器官捐献（donation after cardiac death，DCD）2242 例和中国三类（C-III）脑-心双死亡标准器官捐献（donation after brain death plus cardiac death，DBCD）2839 例。

2016 年全国实施肾脏移植例数排名前 5 位的地区分别是：广东（1033 例）、湖北（960 例）、湖南（872 例）、山东（815 例）、河南（783 例）。各地区实施肾脏移植例数见图 3-6-1-59，位列前 10 位的地区占全国总例数的比重见图 3-6-1-60。

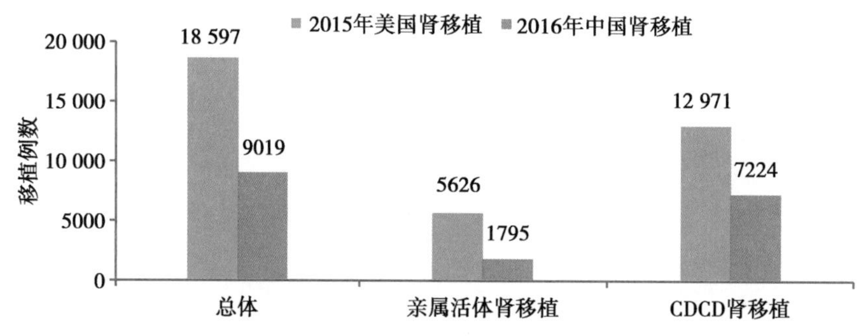

图 3-6-1-58　2016 年中国与 2015 年美国肾脏移植数量对比情况

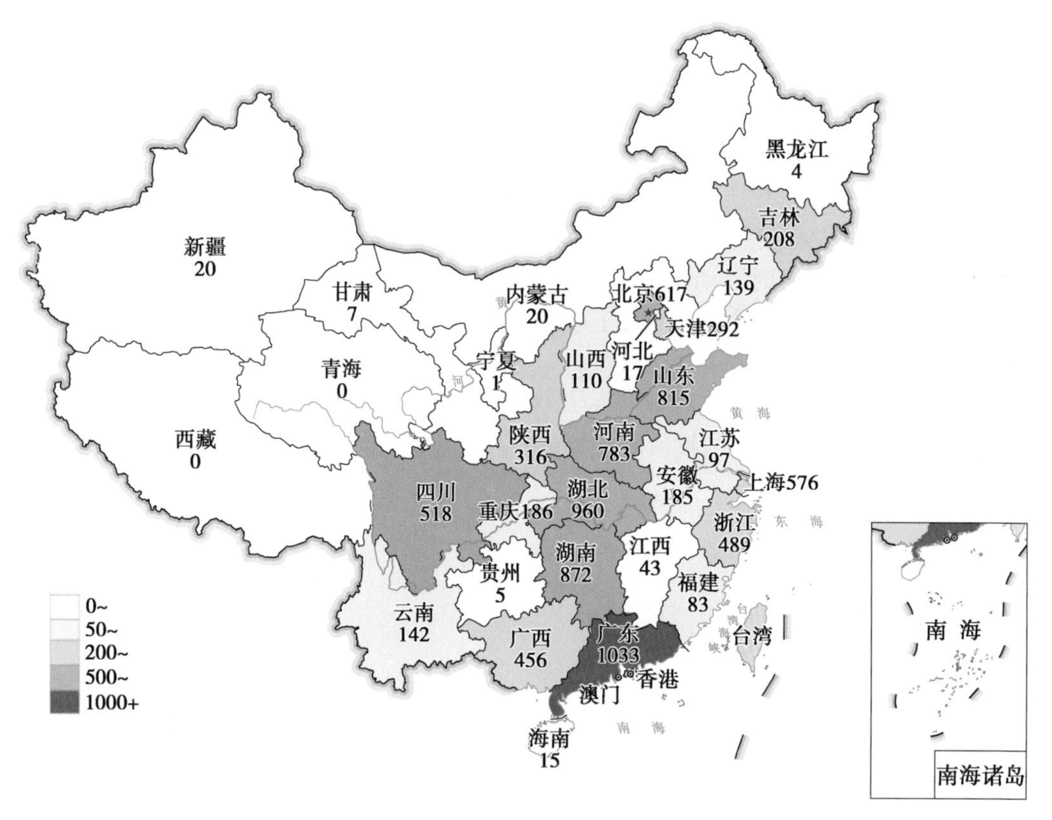

注：图中数据不含我国港、澳、台地区。

图 3-6-1-59　2016 年全国肾脏移植地区分布情况

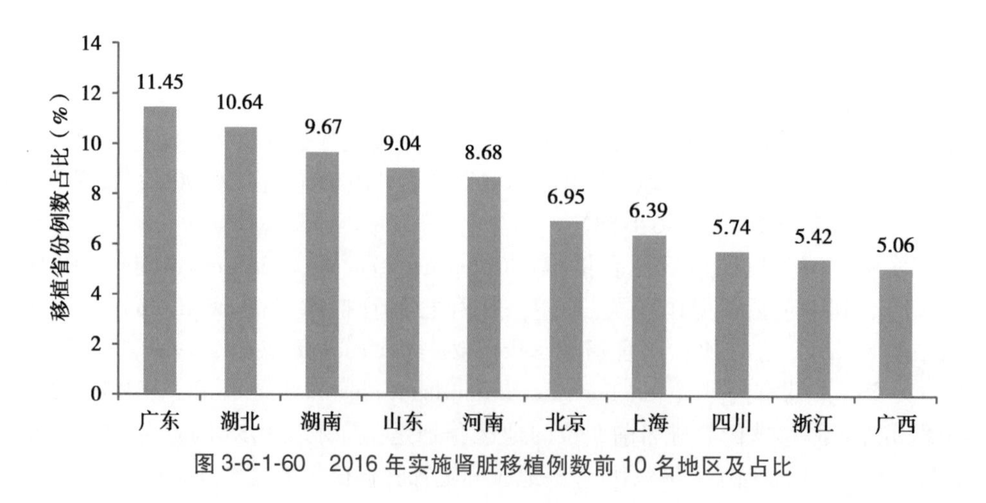

图 3-6-1-60　2016 年实施肾脏移植例数前 10 名地区及占比

2016 年全国实施肾脏移植例数排名前 3 位的医院分别是：华中科技大学同济医院（464 例）、四川大学华西医院（405 例）、浙江大学医学院附属第一医院（358 例）。

按照完成肾脏移植数量区间统计。2016年有8家医院完成肾脏移植≥250例，6家完成200~250例，20家完成100~200例，16家完成50~100例，36家完成10~50例，18家完成1~10例，25家医院未开展肾脏移植（其中11家医院，2014年1月至2016年12月连续3年时间未开展肾脏移植）。各数量区间完成肾脏移植例数占全国完成总例数的比重见图3-6-1-61。

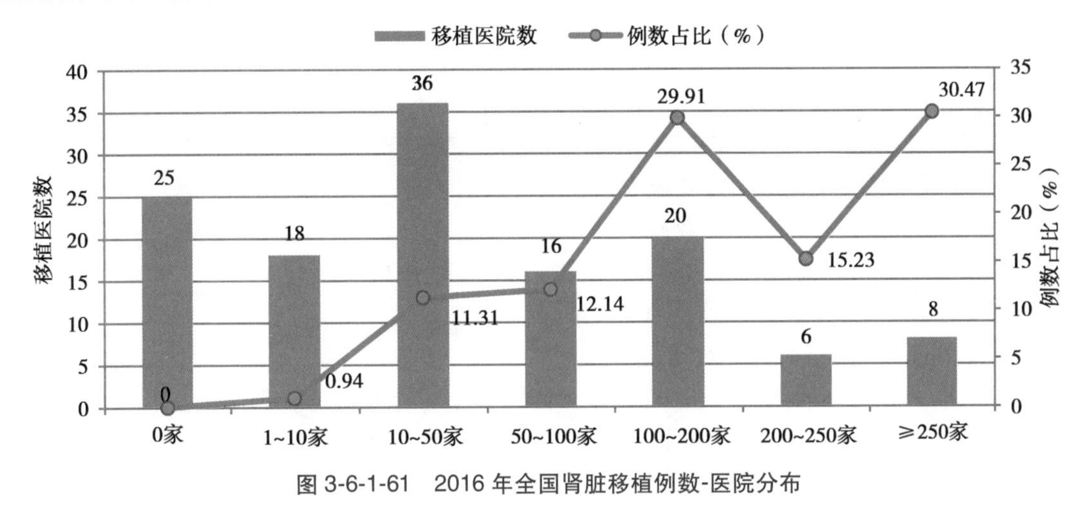

图3-6-1-61 2016年全国肾脏移植例数-医院分布

2016年完成肾脏移植例数排名前10位地区的总和占全国总例数的79.04%，区域优势特征较为明显。其中，6个地区实施肾脏移植≥600例，例数总和占比全国总数的56.44%；4个地区完成肾脏移植400~600例，例数总和占比全国总数的22.61%（图3-6-1-62）。

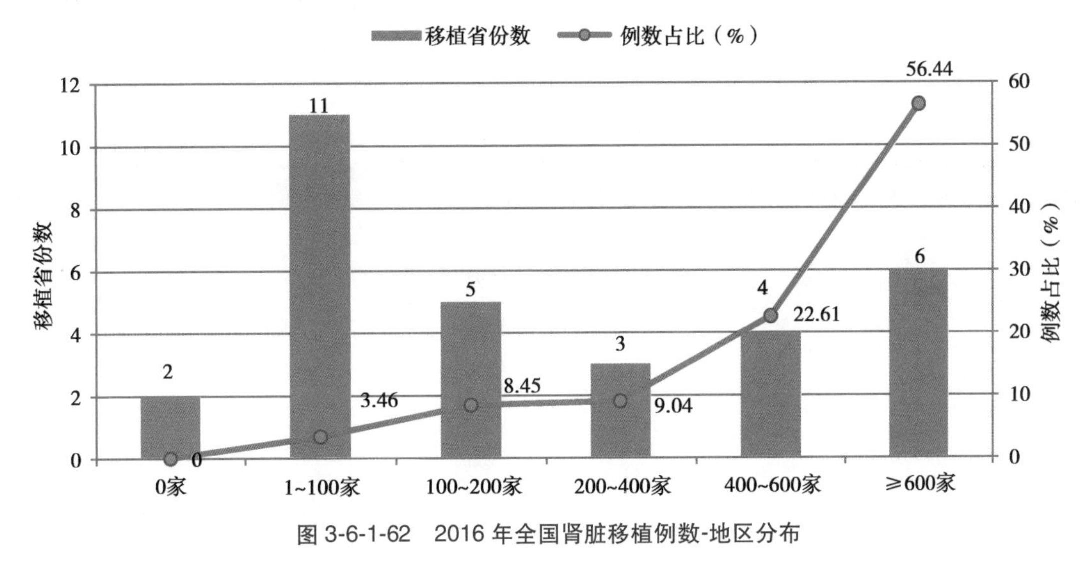

图3-6-1-62 2016年全国肾脏移植例数-地区分布

（二）移植受者人口数据情况

1. 基本情况 2016年全国肾脏移植受者平均年龄38.65岁、平均身高167.12cm、平均体重61.49kg、平均体重指数21.87kg/m²，其中男性占70.10%，术前平均等待时间约为2年（表3-6-1-3）。

表3-6-1-3 2016年肾脏移植受者基本情况

参数	范围	均值（$\bar{x}\pm s$）
受者平均年龄（岁）	4 ~ 80	38.65 ± 9.55
受者性别构成比例（男/女）	6322 / 2697	70.10%/29.90%
身高（cm）	60 ~ 194	167.12 ± 6.62
体重（kg）	9.50~ 132	61.49 ± 9.64

续表

参数	范围	均值（$\bar{x}\pm s$）
体重指数（kg/m^2）	7.61 ~ 70.00	21.87 ± 2.98
术前透析时间（天）	3~8355	727.51 ± 563.30
移植肾冷缺血时间（小时）	0.33~24.00	4.97 ± 2.98
移植肾热缺血时间（分钟）	2~40	6.04 ± 4.06

因各移植中心录入数据存在不同程度缺失，本报告仅对8535例（总数9019例，占94.63%）有效病例供受者进行了血型分析。其中，受者血型分布为：O型32.69%、A型30.69%、B型27.71%、AB型8.91%；供者血型分布为：O型37.51%、A型29.38%、B型26.76%、AB型6.35%。

2016年实施供受者血型不相容肾脏移植手术27例。

2. 受者原发疾病、伴随疾病、年龄情况

（1）原发疾病：由于部分肾脏移植受者既往有慢性肾小球肾炎病史，但未能在移植术前提供明确的病理学诊断，只能参考病史认定，本报告中暂称“未经活检证实假定肾小球肾炎”。2016年受者原发病属于未经活检证实假定肾小球肾炎的4591例，占50.90%。其他有明确病理依据的原发病有：肾小球肾炎1468例（6.28%）、高血压性肾病204例（2.26%）、代谢性疾病188例（2.08%）、遗传性疾病107例（1.19%）、其他原发病2461例（27.29%）。

（2）伴随疾病：67.85%受者有高血压病史，3.66%受者有糖尿病史。

（3）年龄：儿童受者（≤14岁）119例，占1.32%；14~18岁的受者82例，占0.91%；18~50岁的受者7062例，占78.30%；50~60岁的受者1397例，占15.49%；60岁以上受者359例，占3.98%（表3-6-1-4）。

表3-6-1-4 2016年肾脏移植受者病因与年龄分析

变量	例数	占比（%）
原发疾病		
未经活检证实假定肾小球肾炎	4591	50.90
肾小球肾炎	1468	16.28
高血压性肾病	204	2.26
代谢性疾病	188	2.08
遗传性疾病	107	1.19
其他	2461	27.29
伴随疾病		
高血压	6119	67.85
糖尿病	330	3.66
高脂血症	61	0.68
冠心病	64	0.71
受者年龄		
≤14岁	119	1.32
14~18岁	82	0.91
18~50岁	7062	78.30
50~60岁	1397	15.49
≥60岁	359	3.98

（三）公民逝世后器官捐献肾脏移植情况

2009 年以来，我国 CDCD 肾脏移植数量逐年增加。至 2016 年底，全国累计实施 CDCD 肾脏移植手术 17 676 例。其中，2016 年完成 7224 例，较 2015 年增长了 46. 50%，约是 2010 年例数的 200 倍（我国自 2010 年在部分省份开展器官捐献试点工作），历年数据见图 3-6-1-63。

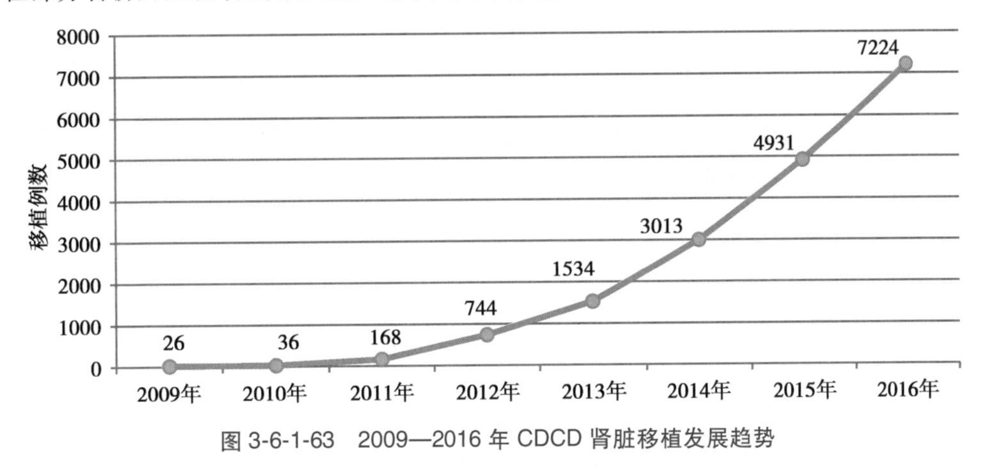

图 3-6-1-63 2009—2016 年 CDCD 肾脏移植发展趋势

2016 年，全国 CDCD 肾脏移植例数位居前 10 位的地区是广东、湖北、湖南、山东、河南、北京、上海、广西、浙江和天津，占全国总例数的 81. 40%（图 3-6-1-64）。

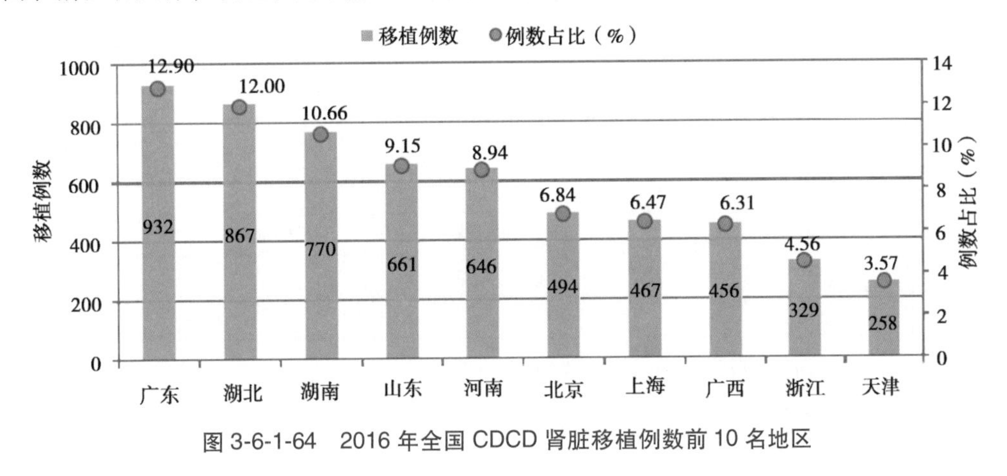

图 3-6-1-64 2016 年全国 CDCD 肾脏移植例数前 10 名地区

CDCD 肾脏移植例数前 3 位的医院分别为：华中科技大学同济医学院附属同济医院（399 例）、中南大学湘雅二医院（302 例）、郑州大学第一附属医院（262 例）（表 3-6-1-5）。

表 3-6-1-5 2016 年全国 CDCD 肾脏移植例数前 10 名医院

地区	肾脏移植医院	例数
湖北	华中科技大学同济医学院附属同济医院	399
湖南	中南大学湘雅二医院	302
河南	郑州大学第一附属医院	262
天津	天津市第一中心医院	258
广西	解放军第 303 医院	248
广东	广州医科大学附属第二医院	241
广东	中山大学附属第一医院	235
北京	武警总医院	228
浙江	浙江大学医学院附属第一医院	208
陕西	西安交通大学第一附属医院	189

（四）亲属活体器官捐献肾脏移植情况

2011—2015 年，我国亲属活体肾脏移植占比较为平稳，2016 年实施 1795 例，占比由 2015 年的 29. 96%降至 19. 90%（图 3-6-1-65）。

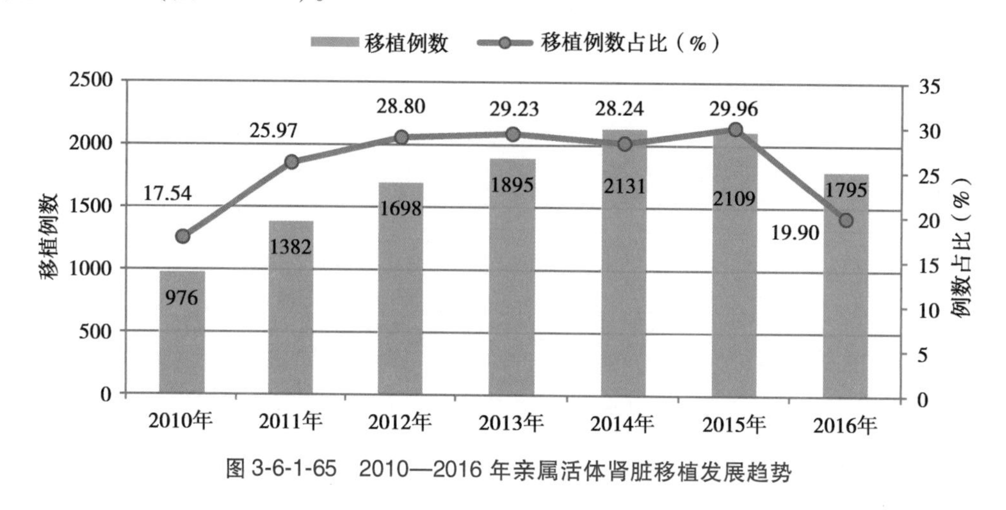

图 3-6-1-65　2010—2016 年亲属活体肾脏移植发展趋势

2016 年，活体肾脏移植完成例数位居前列的地区是四川、安徽、浙江、山东和河南（图 3-6-1-66），位居前缝插针 10 位的医院情况见表 3-6-1-6。

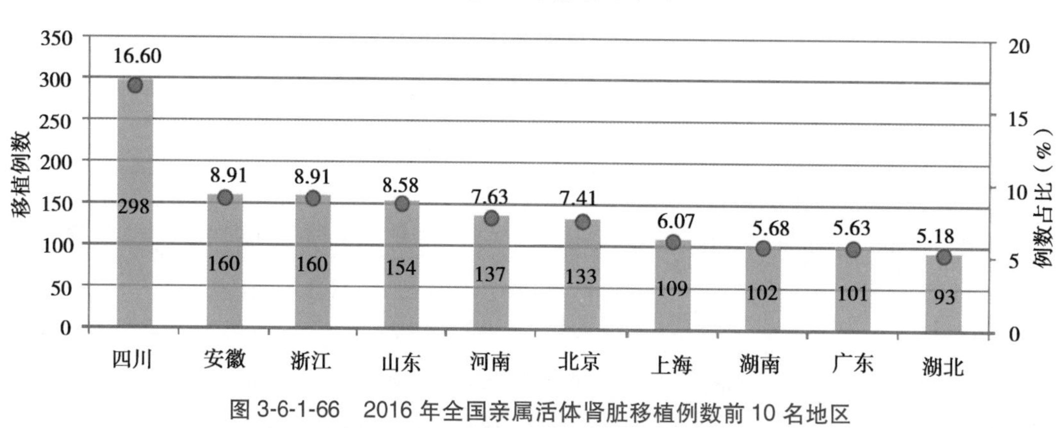

图 3-6-1-66　2016 年全国亲属活体肾脏移植例数前 10 名地区

表 3-6-1-6　2016 年全国亲属活体肾脏移植例数前 10 名医院

地区	肾脏移植医院	例数
四川	四川大学华西医院	265
浙江	浙江大学医学院附属第一医院	150
安徽	安徽省立医院	122
广东	中山大学附属第一医院	79
湖北	华中科技大学同济医学院附属同济医院	65
山东	济南军区总医院	64
北京	解放军第 309 医院	62
吉林	吉林大学第一医院	51
重庆	陆军军医大学新桥医院	48
河南	郑州大学第一附属医院	46

（五）儿童（≤14 岁）肾脏移植情况

中国肾脏移植科学登记系统（CSRKT）统计显示，1977—2016 年，全国累计完成儿童肾脏移植 636 例，其中 2016 年完成 119 例。

1. 历年受者原发疾病、伴随疾病、年龄情况　1977—2016 年儿童肾脏移植受者原发病、伴随疾病、年龄等情况见表 3-6-1-7。

表 3-6-1-7　中国儿童肾脏移植受者（≤14 岁）病因与年龄情况

变量	例数	占比（%）
原发疾病		
未经活检证实假定肾小球肾炎	415	65.25
肾小球肾炎	43	6.76
肾脏感染性疾病	9	1.42
遗传性疾病	9	1.42
其他	160	25.16
伴随疾病		
高血压	280	44.03
糖尿病	2	0.31
冠心病	2	0.31
受者年龄		
10~14 岁	460	72.33
6~10 岁	102	16.04
1~6 岁	28	4.40
<1 岁	46	7.23

2. 历年受者居住地情况　据 CSRKT 统计显示，1977—2016 年，儿童肾脏移植受者居住地以广东、河南、山东、浙江等地区较多（图 3-6-1-67）。

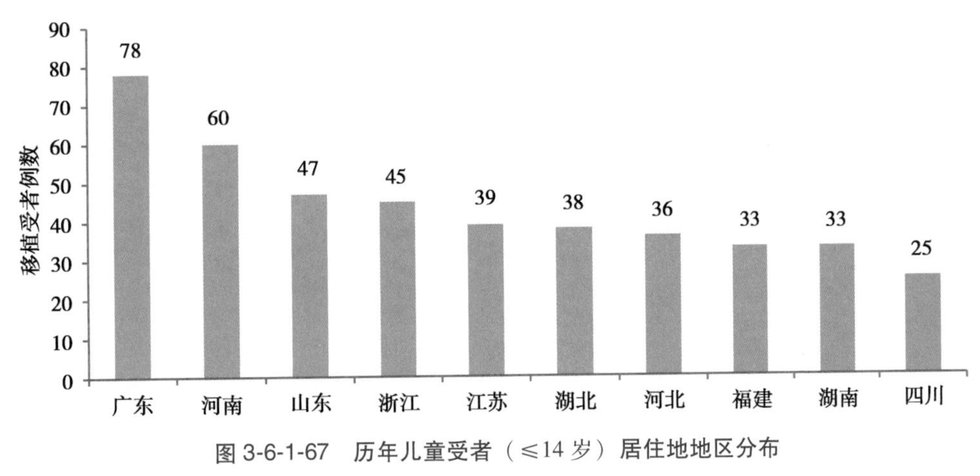

图 3-6-1-67　历年儿童受者（≤14 岁）居住地地区分布

3. 历年完成手术地区分布情况　1977—2016 年，实施儿童肾脏移植手术例数前 5 位的地区分别是：上海、广东、河南、北京和湖北（图 3-6-1-68）；前 5 位的医院分别是：中山大学附属第一医院（70 例）、郑州大学第一附属医院（66 例）、海军军医大学长征医院（54 例）、华中科技大学同济医学院附属同济医院（35 例）、天津市第一中心医院（23 例）。

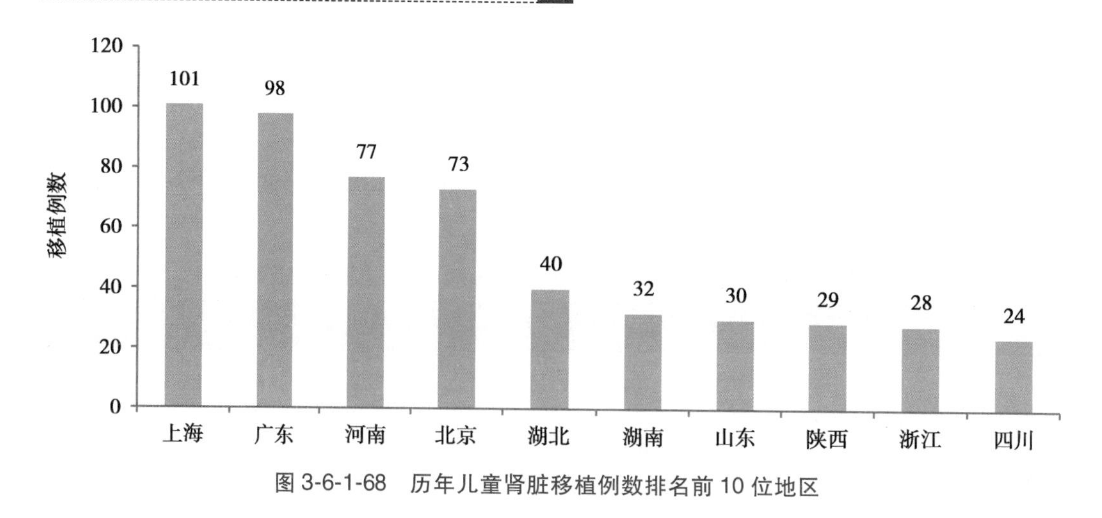

图 3-6-1-68 历年儿童肾脏移植例数排名前 10 位地区

4. 肾脏移植受者居住地情况 2016 年，儿童肾脏移植受者居住地前五位的地区分别是：广东、山东、河南、湖北和湖南（图 3-6-1-69）。

说明：本报告涉及居住地，指受者长期居住地区或城市，非籍贯。

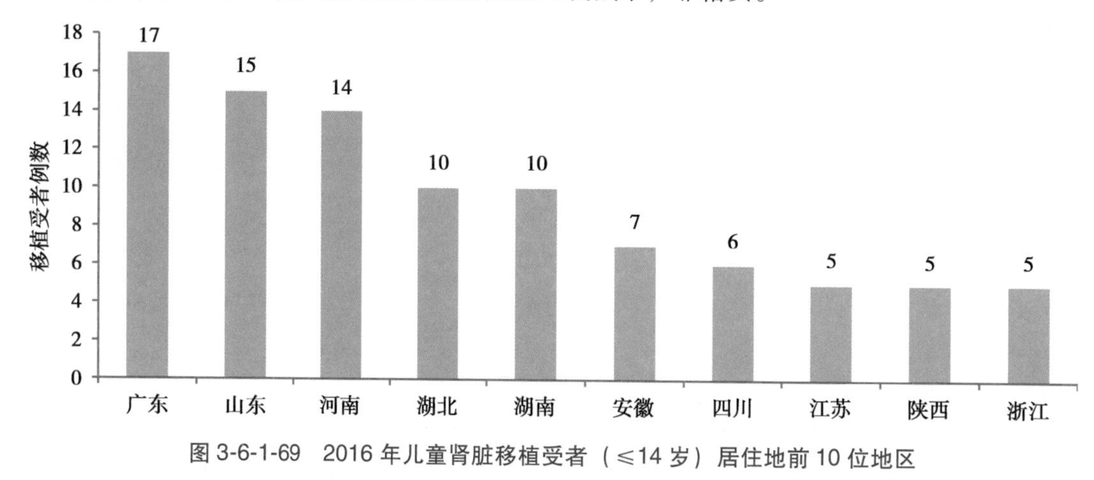

图 3-6-1-69 2016 年儿童肾脏移植受者（≤14 岁）居住地前 10 位地区

5. 开展儿童肾脏移植地区和医院情况 2016 年，儿童肾脏移植完成例数居前 5 位的地区是：上海、河南、广东、湖北和湖南（图 3-6-1-70）。完成例数前 3 位的医院分别是：海军军医大学长海医院（20 例）、郑州大学第一附属医院（20 例）、中山大学附属第一医院（19 例）。

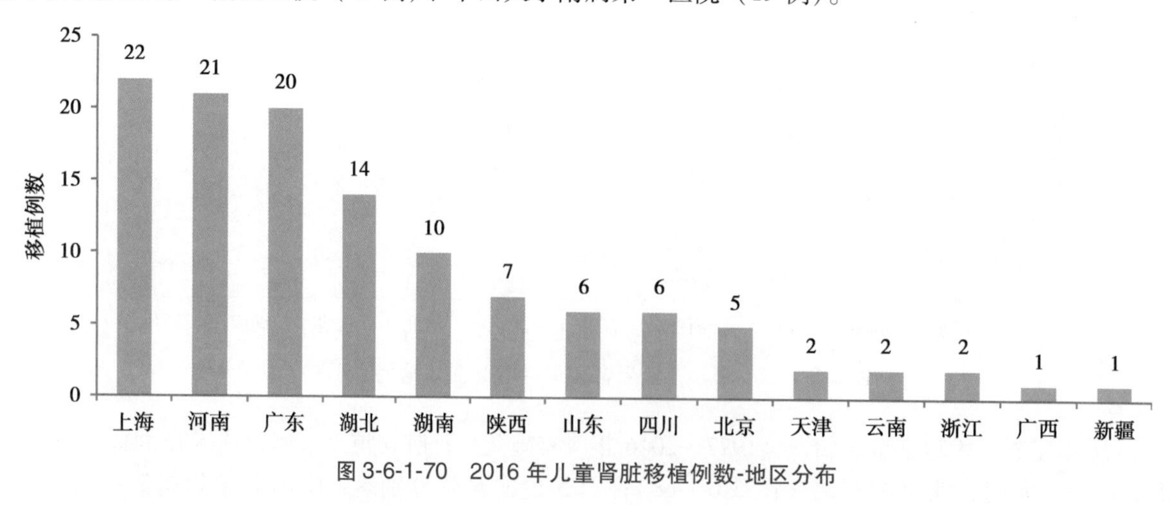

图 3-6-1-70 2016 年儿童肾脏移植例数-地区分布

（六）老年（≥60 岁）肾脏移植情况

1. 老年受者原发病、伴随疾病、年龄情况 1977—2016 年，全国累计实施老年肾脏移植 3865 例，受者原发病、伴随疾病、年龄等情况见表 3-6-1-8。

表 3-6-1-8 中国老年肾脏移植受者（≥60 岁）病因与年龄分布情况

变量	例数	占比（%）
原发疾病		
未经活检证实假定肾小球肾炎	2361	61.09
肾小球肾炎	243	6.29
高血压性肾病	215	5.56
遗传性疾病	96	2.48
肾脏感染性疾病	74	1.91
其他	876	22.67
伴随疾病		
高血压	1800	46.57
糖尿病	440	11.38
冠心病	175	4.53
受者年龄		
60~65 岁	2675	69.21
65~70 岁	947	24.50
70~80 岁	234	6.06
80~90 岁	9	0.23

2. 老年肾脏移植受者居住地分布情况 1977—2016 年，老年肾脏移植受者居住地超过 200 例的地区有广东、浙江、山东和香港，其中广东老年受者达到 470 例（图 3-6-1-71）。

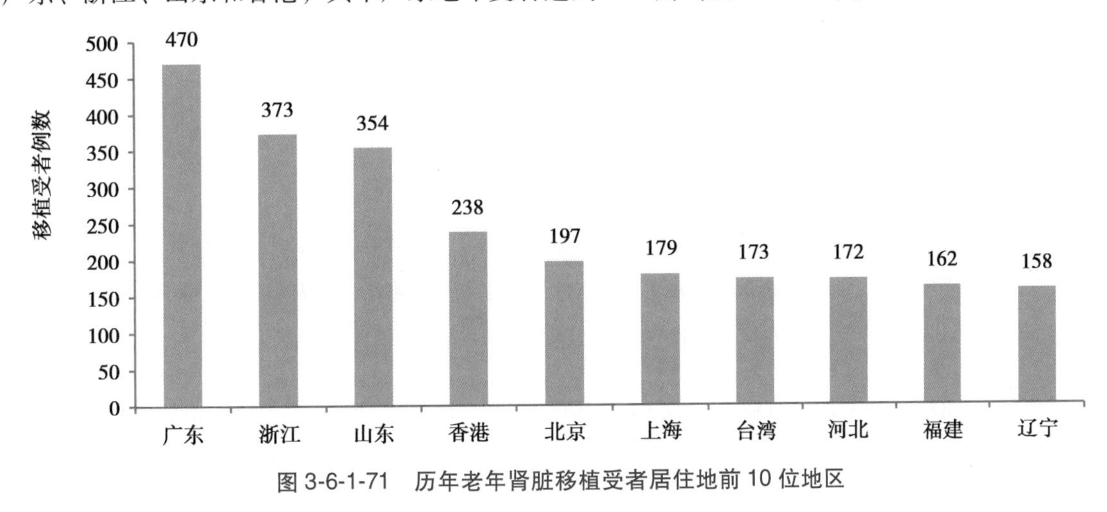

图 3-6-1-71 历年老年肾脏移植受者居住地前 10 位地区

3. 开展老年肾脏移植的地区和医院情况 1977—2016 年，开展老年肾脏移植总例数位居前 5 的地区是：广东、北京、上海、山东和浙江（图 3-6-1-72）。

开展例数前 5 位的医院是：中山大学附属第一医院（239 例），广州医科大学附属第二医院（228 例），天津市第一中心医院（187 例），浙江大学医学院附属第一医院（186 例）和解放军第 309 医院（178 例）。

4. 老年肾脏移植受者居住地分布情况 2016 年，全国开展老年肾脏移植 360 例，受者居住地前 10 位地区见图 3-6-1-73。香港、台湾分列第 2 和第 6［港澳台数据见下文“（七）我国港澳台地区居民在内地实施肾脏移植情况”］。

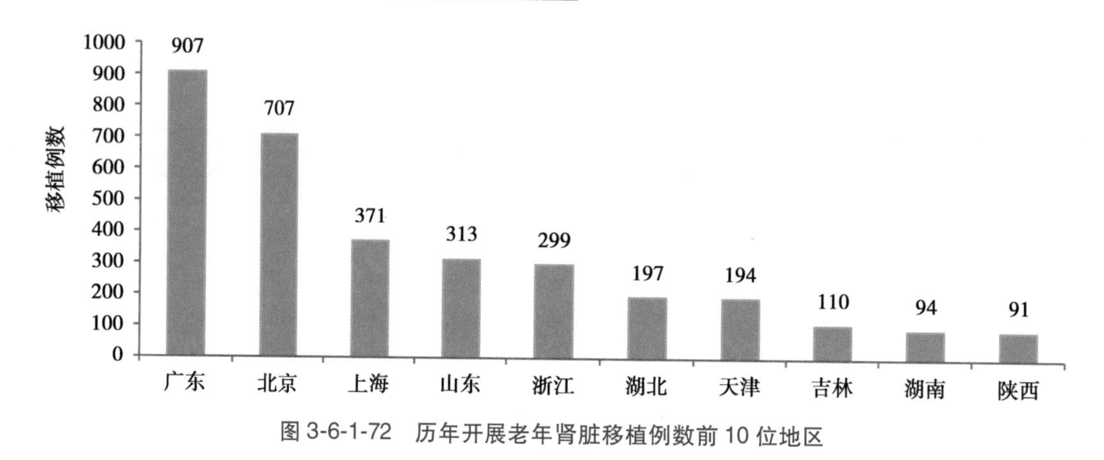

图 3-6-1-72　历年开展老年肾脏移植例数前 10 位地区

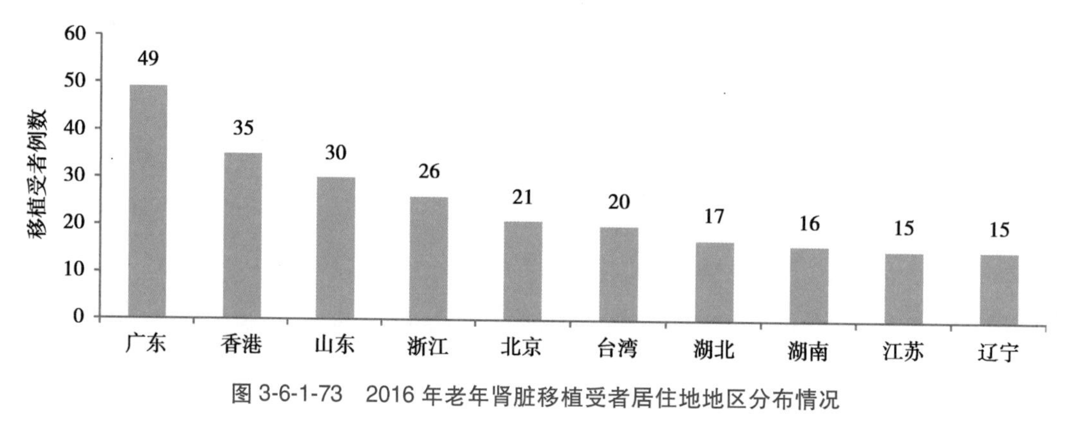

图 3-6-1-73　2016 年老年肾脏移植受者居住地地区分布情况

5. 开展老年肾脏移植地区和医院情况　2016 年，完成老年肾脏移植例数位居前 5 位的地区是：广东、北京、山东、湖北和天津（图 3-6-1-74）。

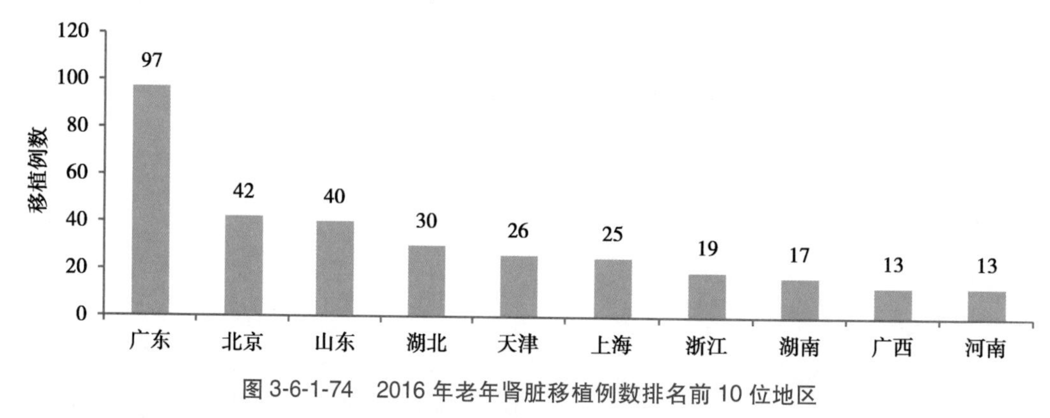

图 3-6-1-74　2016 年老年肾脏移植例数排名前 10 位地区

完成例数位居前 3 位的医院是：广州医科大学附属第二医院（29 例）、天津市第一中心医院（26 例）和武警总医院（19 例）。

（七）我国港澳台地区居民在内地实施肾脏移植情况

1. 居住港澳台地区的肾脏移植受者情况　2016 年，内地医院为我国港澳台地区居民实施肾脏移植 185 例，占全国总例数的 2.05%，其中香港 111 例，台湾 67 例，澳门 7 例（图 3-6-1-75）。

2. 为我国港澳台地区居民实施肾脏移植的地区情况　2016 年，154 名来自我国港澳台地区的受者（83.24%）在广东接受了肾脏移植手术，其他地区是湖南、湖北、天津、上海和浙江（图 3-6-1-76）。

完成例数居前 3 位的医院是：广州医科大学附属第二医院（57 例），中山市人民医院（45 例），中山大学附属第一医院（29 例）。

3. 近五年我国港澳台地区受者在大陆接受肾脏移植情况　2012—2016 年，每年在内地接受肾脏移植手术的我国港澳台地区受者例数和占比见图 3-6-1-77。

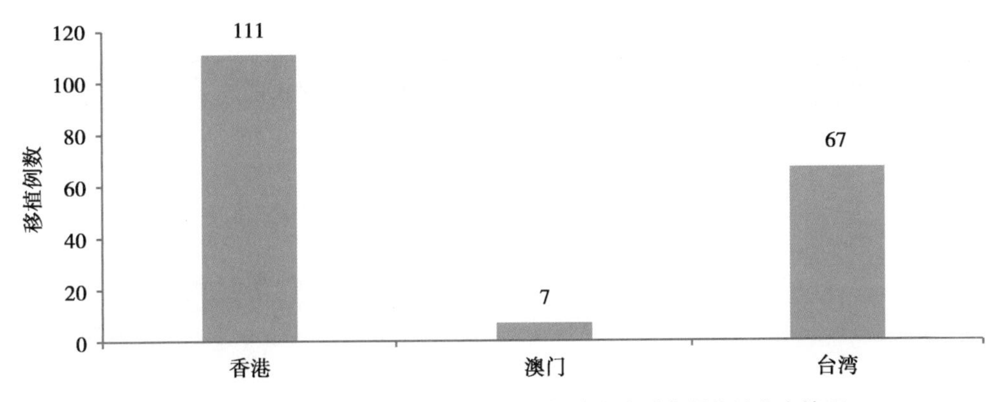

图 3-6-1-75　2016 年我国港澳台地区肾脏移植受者居住地分布情况

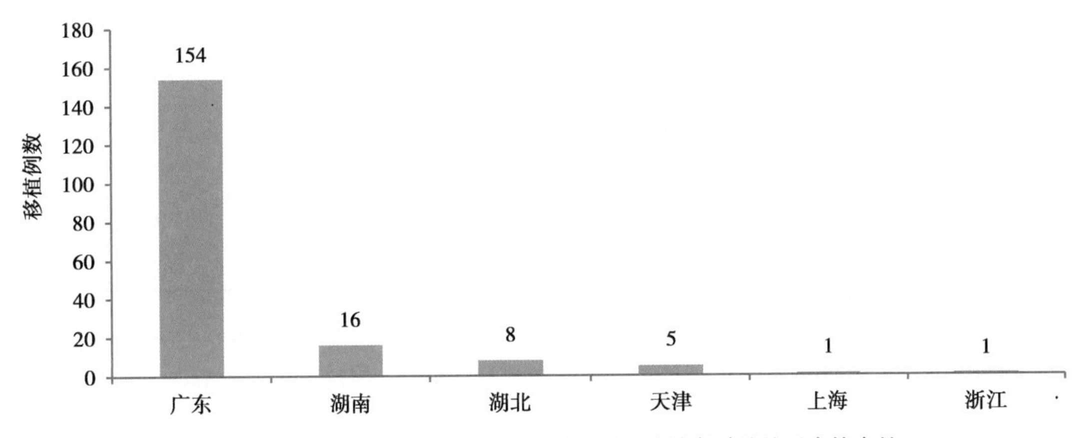

图 3-6-1-76　2016 年为我国港澳台地区居民实施肾脏移植手术的省份

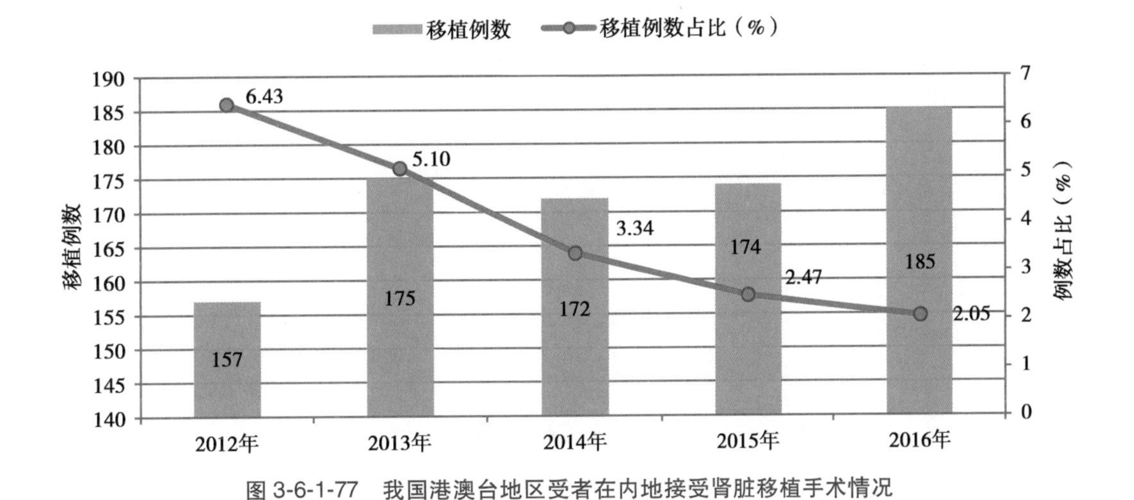

图 3-6-1-77　我国港澳台地区受者在内地接受肾脏移植手术情况

4. 历年我国港澳台地区居民原发疾病、伴随疾病、年龄情况　1988—2016 年，我国港澳台地区受者在大陆接受肾脏移植共计 1753 例，其原发疾病、伴随疾病、年龄等情况（表 3-6-1-9）。

表 3-6-1-9　我国港澳台地区肾脏移植受者原发病、基础病、年龄情况

变量	例数	占比（%）
原发疾病		
未经活检证实假定肾小球肾炎	840	47.92
肾小球肾炎	192	10.95

续表

变量	例数	占比（%）
肾脏感染性疾病	8	0.46
遗传性疾病	50	2.85
其他	663	37.82
伴随疾病		
高血压	833	47.52
糖尿病	259	14.77
冠心病	66	3.76
受者年龄		
≤14 岁	4	0.23
14~20 岁	9	0.51
20~40 岁	287	16.37
40~60 岁	1036	59.10
≥60 岁	417	23.79

5. **历年在内地接受肾脏移植的我国港澳台地区居民居住地分布情况** 1988—2016 年，在内地实施肾脏移植手术的 1753 例港澳台受者中，香港 1035 例（59.04%），台湾 659 例（37.59%），澳门 59 例（3.37%）。

6. **历年为我国港澳台居民实施肾脏移植手术的地区和医院情况** 1988—2016 年，广东是港澳台居民接受肾脏移植手术最主要的地区，累计实施 1476 例（84.20%），各地区情况见图 3-6-1-78。

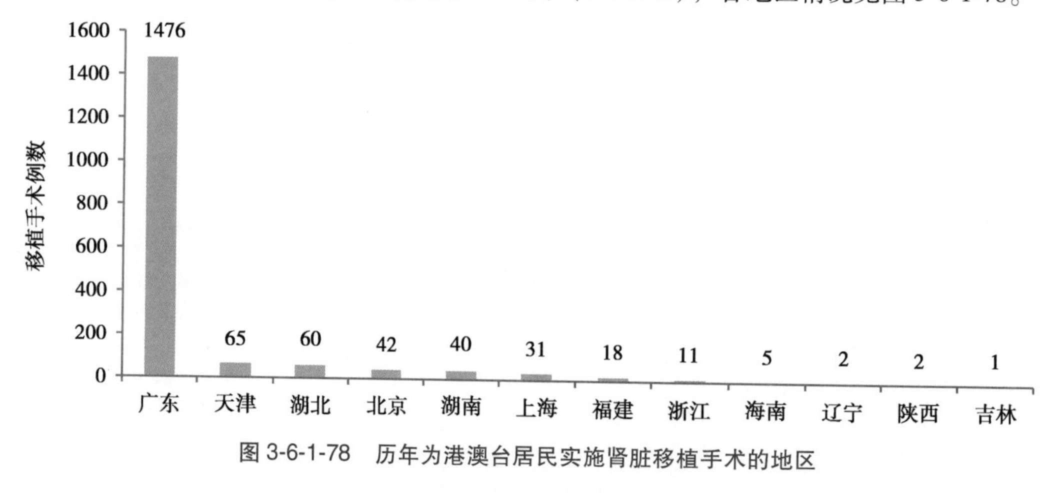

图 3-6-1-78 历年为港澳台居民实施肾脏移植手术的地区

历年为港澳台居民实施肾脏移植手术累计例数前 5 位的医院是：中山大学附属第一医院（418 例），广州医科大学附属第二医院（357 例），广州医科大学附属第三医院（225 例），中山市人民医院（137 例）和南方医科大学珠江医院（84 例）。

（八）2016 年肾脏移植质量安全分析

1. **移植前后血肌酐值变化** 2016 年全国 9019 例肾脏移植病例中，按照术前和术后 30 天、180 天、360 天等 4 个时间点，纳入统计的有效病例数分别是 8928 例、7184 例、3128 例和 364 例。这 4 个时间点的血肌酐平均值分别是：术前 936.92μmol/L、术后 30 天 139.19μmol/L、术后 180 天 114.46μmol/L、术后 360 天 110.74μmol/L（图 3-6-1-79）。统计时，筛除了数据缺失、患者失访、生存状态异常等情况。（各地区、各医院血肌酐正常值存在差异，本次统计未能统一标准。）

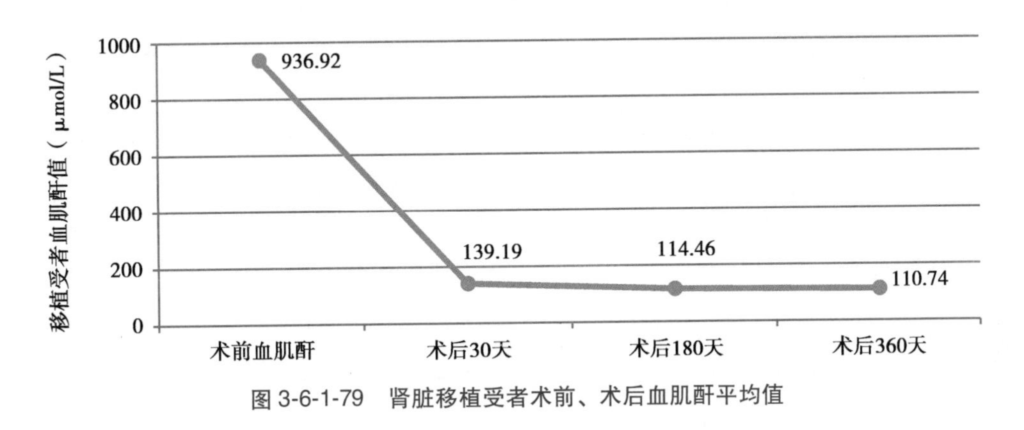

图 3-6-1-79　肾脏移植受者术前、术后血肌酐平均值

2. 肾脏移植特殊事件情况　肾脏移植特殊事件包括：肾功能延迟恢复（DGF）、急性排斥反应（AR）、感染、移植肾切除、移植肾失功能、受者死亡等。特殊事件是肾脏移植临床实践和基础研究领域的重要医学数据，影响肾脏移植技术发展的研究方向，同时也是评价移植机构医疗质量水平的重要参考依据。2016 年，全国肾脏移植术后特殊事件发生情况见表 3-6-1-10。

表 3-6-1-10　2016 年全国肾脏移植特殊事件情况

不良事件	总例数 / %	CDCD 来源例数 / %
移植肾功能延迟恢复	497 / 5.51	472 / 6.53
急性排斥反应	160 / 1.77	135 / 1.87
感染	367 / 4.07	334 / 4.62
移植肾切除	85 / 0.94	80 / 1.11
移植肾失功能	196 / 2.17	180 / 2.49
受者死亡	87 / 0.96	77 / 1.07

3. 肾脏移植术后感染情况　2016 年，上报肾脏移植数据登记系统的肾脏移植术后感染有效病例数为 367 例，按照感染部位统计分别是：呼吸系统（202 例）、泌尿系统（105 例）、手术伤口（15 例）、腹腔内（5 例）和其他部位感染（40 例）等（图 3-6-1-80）。

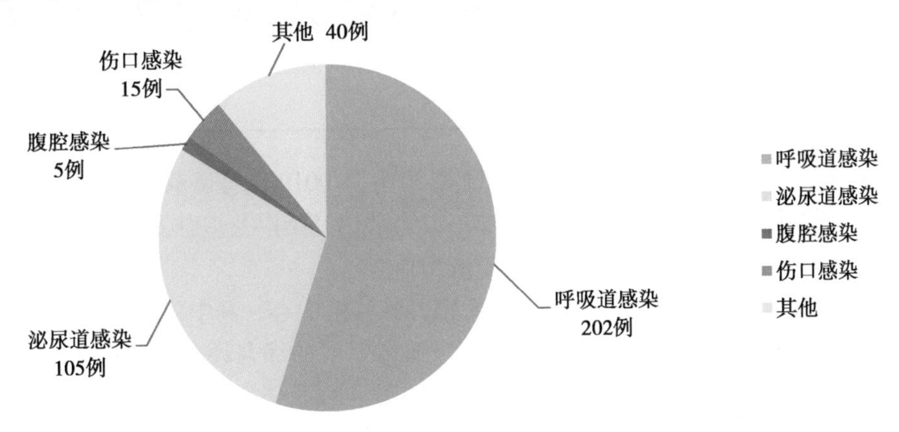

图 3-6-1-80　肾脏移植术后感染部位情况

4. 肾脏移植受者、移植肾生存率情况　选取 2012 年 1 月 1 日至 2015 年 12 月 31 日全国开展肾脏移植的病例进行统计分析。

（1）移植术后 1 年生存率：移植术后 1 年人/肾生存率为 97.36% / 95.11%。CDCD 供肾移植人/肾 1 年生存率为 96.09% / 92.73%，活体供肾移植人/肾 1 年生存率为 98.06% / 96.45%。

（2）移植术后 3 年生存率：移植术后 3 年人/肾生存率为 90.78% / 87.57%。CDCD 供肾移植人/肾

3 年生存率为 89.04% / 83.71%，活体供肾移植人/肾 3 年生存率为 91.04% / 88.18%（表 3-6-1-11）。

表 3-6-1-11　中国肾脏移植受者人/肾 1 年、3 年生存率情况

供体类别	1 年生存率（%）		3 年生存率（%）	
	人	肾	人	肾
活体	98.06	96.45	91.04	88.18
CDCD	96.09	92.73	89.04	83.71
总体	97.36	95.11	90.78	87.57

（3）中国、美国移植肾生存率比较：美国器官共享网络（UNOS）和美国移植受者科学注册系统（SRTR）最新发布肾脏移植 2015 年报数据显示：美国活体供肾移植术后 1 年/3 年移植肾生存率为 96.40% / 91.50%，CDCD 供体供肾移植术后 1 年/3 年移植肾生存率为 91.00%和 83.00%。数据显示，近年中美两国的术后移植肾生存率差异不显著（表 3-6-1-12）。

表 3-6-1-12　中、美移植肾生存率比较

供体类别	1 年肾生存率（%）		3 年肾生存率（%）	
	美国	中国	美国	中国
活体	96.40	98.06	91.50	88.18
CDCD	91.00	92.73	83.00	83.17

（4）儿童和老年肾脏移植术后 1 年人/肾生存率：本次统计涉及儿童年龄范围为≤14 岁，老年年龄范围为≥60 岁。按照上述年龄范围统计，结果显示：我国儿童肾脏移植术后 1 年人/肾生存率分别为 96.45% / 92.65%，老年移植术后 1 年人/肾生存率分别为 89.68% / 88.05%。受年龄、原发病、并发症等因素影响，老年肾脏移植术后生存率明显低于儿童（表 3-6-1-13）。

表 3-6-1-13　中国儿童、老年肾脏移植生存率

类别	1 年生存率（%）		3 年生存率（%）	
	人	肾	人	肾
儿童	96.45	92.65	90.76	83.04
老年	89.68	88.05	81.06	77.78

（5）2016 年肾脏移植受者死亡原因情况：经过对 2016 年 9019 例肾脏移植病例数据的统计和分析，总结移植受者死亡原因主要是：呼吸功能衰竭、单一或多部位感染以及多脏器功能衰竭等。而移植肾失功能的主要原因是：排斥反应、移植肾破裂和移植肾出血等。

5. 肾脏移植数据质量分析　2016 年，全国 129 家肾脏移植中心，其中移植例数大于 20 例的中心共计 77 家，根据数据填报情况分析“及时性、完整性、随访率”的综合评分排名前 3 位的移植医院分别是浙江大学医学院附属第一医院（96.90%）、华中科技大学同济医学院附属同济医院（96.53%）、郑州大学第一附属医院（95.84%）。排名前 10 位的移植医院见图 3-6-1-81。

（1）2016 年，移植数据填报及时性评分排名前 10 位、后 10 位的移植医院（表 3-6-1-14、表 3-6-1-15）

表 3-6-1-14　2016 年肾移植数据质量-及时性前 10 位的医院

排名	移植中心	总例数	活体	CDCD	及时性
1	广州医科大学附属第二医院	260	19	241	100
2	解放军第 309 医院	232	62	170	100

续表

排名	移植中心	总例数	活体	CDCD	及时性
3	吉林大学第一医院	208	51	157	100
4	陆军军医大学新桥医院	114	48	66	100
5	山东省千佛山医院	102	38	64	100
6	中山市人民医院	89	0	89	100
7	解放军福州总医院	83	14	69	100
8	安徽医科大学第一附属医院	61	38	23	100
9	河南中医学院第一附属医院	58	11	47	100
10	宁波市鄞州市第二医院	56	0	56	100

注：及时性数据相同的医院按移植例数排列。

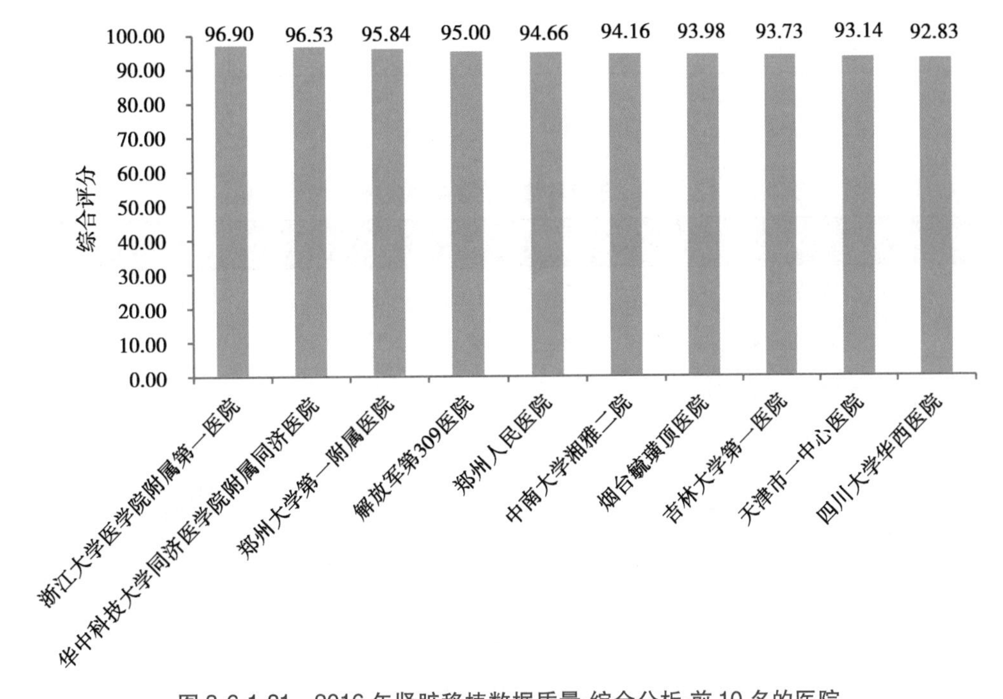

图 3-6-1-81　2016 年肾脏移植数据质量-综合分析-前 10 名的医院

表 3-6-1-15　2016 年肾移植数据质量-及时性后 10 位的医院

排名	移植中心	例数	活体	CDCD	及时性
10	新疆医科大学第一附属医院	20	8	12	69. 15
9	苏州大学第一附属医院	26	0	26	64. 77
8	北京大学第三医院	33	5	28	60. 82
7	南方医科大学南方医院	27	0	27	50. 48
6	郴州市第一人民医院	60	0	60	45. 78
5	南方医科大学珠江医院	35	0	35	42. 03
4	上海市第一人民医院	23	9	14	40. 57
3	常州市第一人民医院	27	0	27	25. 26
2	青岛大学附属医院	154	0	154	19. 06
1	解放军总医院	21	4	17	19. 05

（2）2016 年，数据填报完整性评分排名前 10 位、后 5 位的移植医院见表 3-6-1-16、表 3-6-1-17。

表 3-6-1-16 2016 年肾移植数据质量-完整性前 10 位的医院

排名	移植中心	总例数	活体	CDCD	完整度
1	中南大学湘雅二医院	347	45	302	100
2	广州医科大学附属第二医院	260	19	241	100
3	解放军第 303 医院	248	0	248	100
4	解放军第 309 医院	232	62	170	100
5	吉林大学第一医院	208	51	157	100
6	中南大学湘雅三医院	197	38	159	100
7	烟台毓璜顶医院	192	5	187	100
8	海军军医大学长海医院	183	21	162	100
9	武汉大学人民医院	121	6	115	100
10	山东省千佛山医院	102	38	64	100

注：完整性数据相同的医院按移植例数排列。

表 3-6-1-17 2016 年肾移植数据质量-完整性后 5 位的医院

排名	移植中心	例数	活体	CDCD	完整度
5	解放军总医院	21	4	17	77.48
2	北京朝阳医院	54	14	40	76.85
4	苏州大学第一附属医院	26	0	26	68.38
3	常州第一人民医院	27	0	27	52.52
1	青岛大学附属医院	154	0	154	36.05

注：数据完整性总体较好，此处只列后 5 位的医院。

（3）2016 年，数据填报随访率评分排名前 10 名、后 10 名的移植医院见表 3-6-1-18、表 3-6-1-19。

表 3-6-1-18 2016 年肾移植数据质量-随访率前 10 位的医院

排名	移植中心	总例数	活体	CDCD	随访质量
1	解放军第 309 医院	231	62	169	100.00
2	解放军福州总医院	83	14	69	100.00
3	安徽省立医院	124	122	2	99.97
4	武汉大学人民医院	121	6	115	99.69
5	安徽医科大学第一医院	61	38	23	99.56
6	陆军军医大学新桥医院	114	48	66	99.42
7	中南大学湘雅一医院	80	8	72	99.4
8	河南中医学院第一附属医院	58	11	47	99.39
9	吉林大学第一医院	208	51	157	99.24
10	江西省人民医院	39	13	26	99.23

表 3-6-1-19　2016 年肾移植数据质量-随访率质量后 10 位的医院

排名	移植中心	例数	活体	CDCD	随访质量
10	华中科技大学同济医学院附属协和医院	137	17	120	12. 53
9	青岛大学附属医院	154	0	154	7. 94
8	新疆医科大学第一附属医院	20	8	12	6. 25
7	苏州大学第一附属医院	26	0	26	2. 31
6	解放军总医院	21	4	17	1. 79
5	西安交通大学第一附属医院	230	41	189	0
4	山东大学第二医院	116	7	109	0
3	解放军武汉总医院	69	0	69	0
2	解放军第 463 医院	52	3	49	0
1	南方医科大学珠江医院	35	0	35	0

（九）2016 年免疫抑制剂应用情况分析

1. 移植受者免疫诱导治疗用药情况　目前，国际公认的肾脏移植受者诱导治疗常用药物为抗胸腺细胞免疫球蛋白（ATG）和抗 CD25 单抗（白介素 2 受体拮抗剂）。

2016 年中国与 2015 年美国的数据比较，肾脏移植受者使用 ATG 诱导治疗比例分别为 42. 30%和 67. 00%；使用抗 CD25 单抗比例分别为 30. 10%和 20. 00%。未使用免疫诱导用药的比例分别为 25. 96%和 13. 00%，约有 1. 64%的中国肾脏移植受者接受了其他免疫诱导药物的治疗（药物具体名称不详，使用情况有待进一步核实）（图 3-6-1-82）。

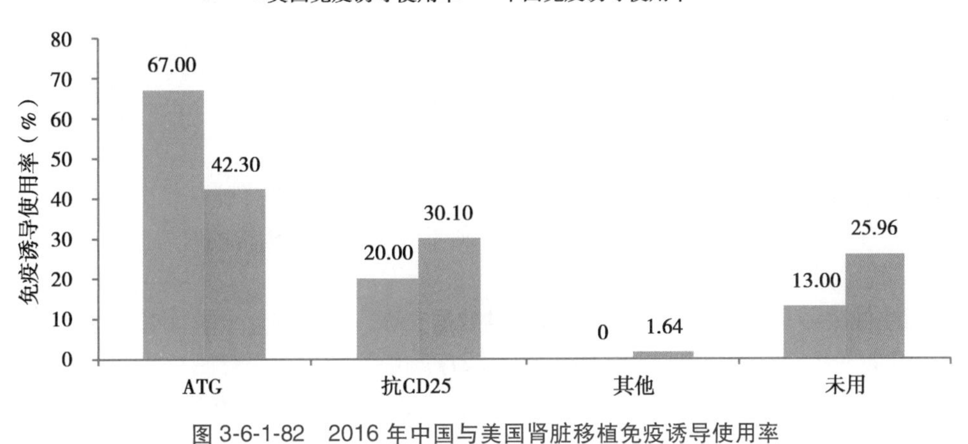

图 3-6-1-82　2016 年中国与美国肾脏移植免疫诱导使用率

2. 移植术后免疫抑制维持用药情况　我国肾脏移植受者术后通常使用的免疫抑制维持用药方案是：钙调磷酸酶抑制剂（如：他克莫司、环孢素）+吗替麦考酚酯+激素的三联免疫抑制方案。

2016 年统计数据显示：我国肾脏移植受者吗替麦考酚酯使用率为 90. 07%，美国 2015 年年报吗替麦考酚酯使用率为 93. 00%。另据 UNOS 和 SRTR2015 年报显示，美国使用他克莫司的肾脏移植受者占 96. 50%，而在我国为 66. 78%（表 3-6-1-20）。免疫抑制剂的价格可能是影响我国肾脏移植受者选择术后用药的一个重要因素。

表 3-6-1-20 中、美两国肾脏移植受者免疫抑制维持用药情况对比

免疫抑制剂	2016 年中国（%）	2015 年美国（%）
他克莫司	66.78	96.50
环孢素	7.91	3.00
西罗莫司	1.29	4.00

（十）2016 年中国肾脏移植特点和重点问题讨论

1. 各地区、各医疗机构开展肾脏移植手术数量差异较明显 根据中国肾脏移植科学登记系统数据统计显示，近年广东、湖北、湖南、山东、河南等地区的肾脏移植开展数量居全国前列，其中 CDCD 供体来源肾脏移植数量增长幅度较大。

青海、西藏、宁夏、黑龙江、贵州、甘肃等地区，近年开展肾脏移植手术例数较少，其中青海、西藏、贵州已经连续 3 年（2014—2016）未开展肾脏移植手术。分析影响因素，可能与这些地区多是少数民族聚居地，有较为特殊的民族文化特点和医疗服务水平欠发达等因素相关。

截至 2016 年底，经国家卫生计生委批准，具备肾脏移植资质的医疗机构共计 129 家。近年数据统计显示，这些医疗机构开展肾脏移植手术数量存在较为明显的差异，特别是 2010 年开始 CDCD 试点工作和 2014 年全国全面推开 CDCD 工作以来，各医院开展肾脏移植数量发生了较为显著的变化，部分医院继续保持数量领先的地位，也有部分医院异军突起，器官捐献工作取得了蓬勃发展，CDCD 肾脏移植数量快速增长，取得了举世瞩目的成绩。另有部分医院受多种因素综合影响，肾脏移植手术零开展，2014—2016 年连续 3 年未开展肾脏移植的医院有 11 家。

2. 术后上报工作较为及时，随访工作亟待加强 通过国家卫生计生委和各级医疗管理部门的督导和培训，各医疗机构对肾脏移植术后首次上报移植数据工作较为重视，绝大部分医疗机构能够及时、完整地完成首次上报任务。但移植术后的随访工作受多种因素影响和制约，开展不理想。2016 年，129 家肾脏移植资质医院中，只有 41 家医院的随访数据质量评分高于 80 分。数据显示，随着肾脏移植受者生存期的延长，术后随访数据质量呈下降趋势。移植病例数逐年增多，随访工作量逐步加大，随访录入人员短缺、积极性不高、领导重视力度不够等因素，都是影响随访质量的重要原因。

3. 上报数据的准确性、完整性有待提高 经过对 2016 年各医疗机构上报数据进行统计和分析，发现有部分数据与临床实际存在较大差异。比如：术后发生 DGF、排斥反应、感染、移植肾失功能、受者死亡等临床主要不良事件的比例极低，存在明显的漏报、瞒报、错报现象。

4. 适应学科发展需要，升级中国肾脏移植科学登记系统 为适应肾脏移植尤其是 CDCD 肾脏移植有序发展的需要，优化指标参数和改进模块设计，有利于对全国医疗机构的肾脏移植手术以及受者术后随访进行及时、动态的监测与评估。

5. 为国家卫生健康委员会考核移植资质医院提供数据支撑 定期统计全国肾脏移植资质医院开展移植情况，对连续不开展、违规开展、数据质量不达标、医疗质量差、发生医疗责任事故等情况的医疗机构，及时准确上报卫生行政主管部门，为国家卫生健康委员会考核与控制肾脏移植医院资质提供可靠依据。

四、心脏移植技术质量安全情况分析

截至 2016 年底，共收集由 38 家心脏移植中心上报的 2149 例心脏移植数据。其中 2016 年度中国实施并上报心脏移植手术 368 例。

全面应用脑死亡捐献心脏以来的统计报告显示，中国捐献心脏的供者年龄分布、性别等基本情况与来自国际心肺移植协会（ISHLT）的心脏移植登记资料相似，但供者缺血时间大于 6 小时的比例远高于 ISHLT 的登记资料。心脏移植受者的原发病因方面，国人心肌病比例高于 ISHLT 登记资料。心脏移植的院内生存率与全球数据持平。单中心心脏移植受者中长期生存率高于全球同期 15 个百分点。总体上，我国心脏移植手术量仍有较大的发展空间，心脏移植的平均院内生存率和单中心的中长期生存率令人满意。

（一）中国心脏移植发展现状

1. 截至2016年12月底，中国心脏移植注册中心收集到38家移植中心历年上报心脏移植2149例，包括二次心脏移植病例共15例，各省份心脏移植手术总例数分布见图3-6-1-83。2016年度中国29家移植中心实施并上报心脏移植手术总例数368例，20家具有心脏移植资质的医疗机构在2016年未开展心脏移植手术，心脏移植移植例数位于前10位的省份分布见图3-6-1-84。

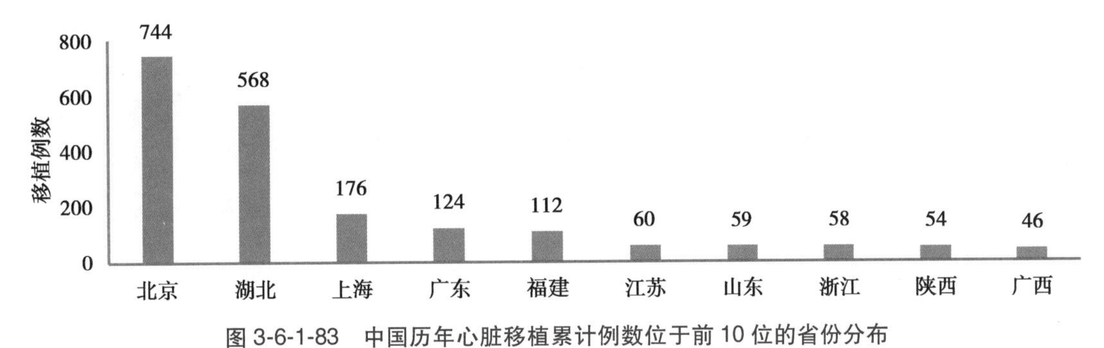

图3-6-1-83　中国历年心脏移植累计例数位于前10位的省份分布

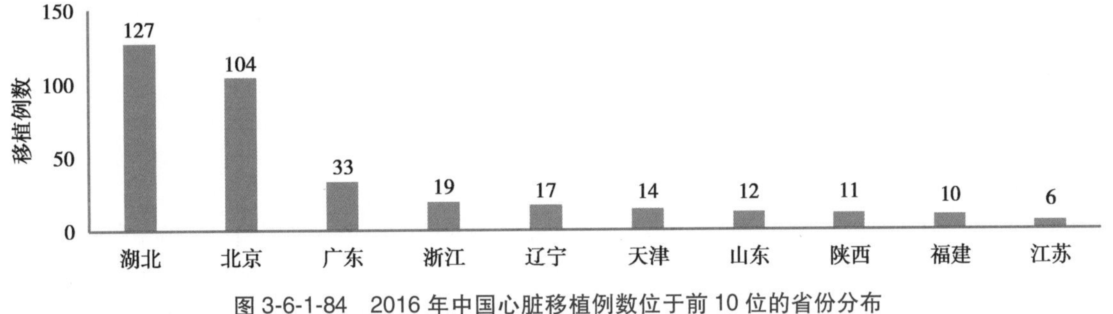

图3-6-1-84　2016年中国心脏移植例数位于前10位的省份分布

2. 全国上报儿童（<18岁）心脏移植手术累计达103例，其中2016年为25例，比2015年增加11例。

3. 中国2010—2016年历年上报联合器官心脏移植手术累积达36例，其中心肺联合移植19例，心肾联合移植11例，心肝肾联合移植3例，心肝联合移植1例，其他联合移植2例。各省份上报的联合移植情况见图3-6-1-85。

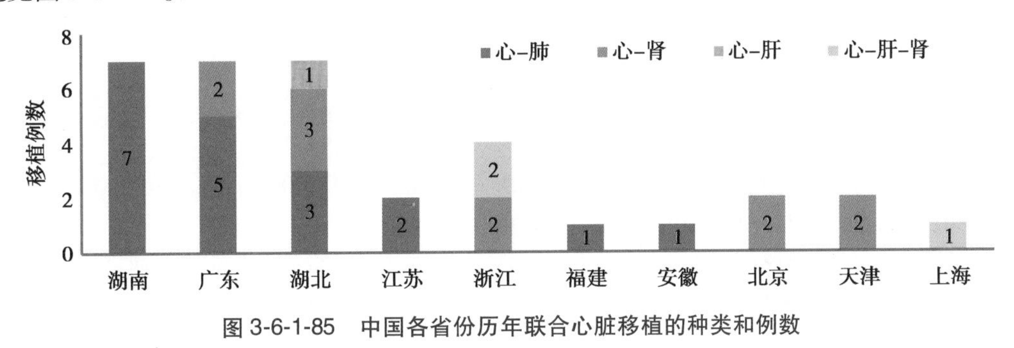

图3-6-1-85　中国各省份历年联合心脏移植的种类和例数

（二）中国心脏移植质量安全分析

1. 心脏移植供者特征

（1）2016年，中国供者以男性为主，男性供者占供者总数的85.2%，高于ISHLT报道的68.3%，供者平均体重为（65.8±12.2）kg，体重中位数65kg，低于ISHLT报道的中位数80kg；供者平均年龄为（32.1±11.2）岁，中位年龄为32岁，稍低于ISHLT报道的中位数35岁。各年龄组占比：<18岁为9.2%，18~39岁为58.7%，40~59岁为25.8%，≥60岁为0.5%。2016年度中国心脏移植供者与ISHLT各年龄组占比见图3-6-1-86。

（2）2016年，中国供者主要脑死亡原因主要为：脑外伤64.7%，脑血管意外26.8%，其他8.5%。

供者主要脑死亡原因中国与 ISHLT 的比较见图 3-6-1-87。

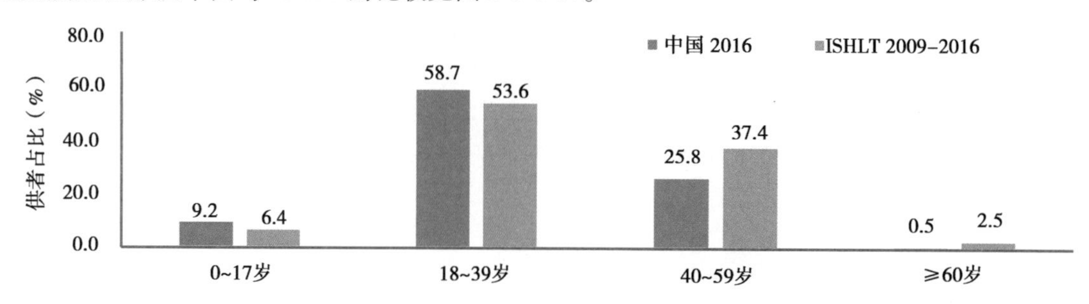

图 3-6-1-86　2016 年度中国与 ISHLT 供者年龄对比

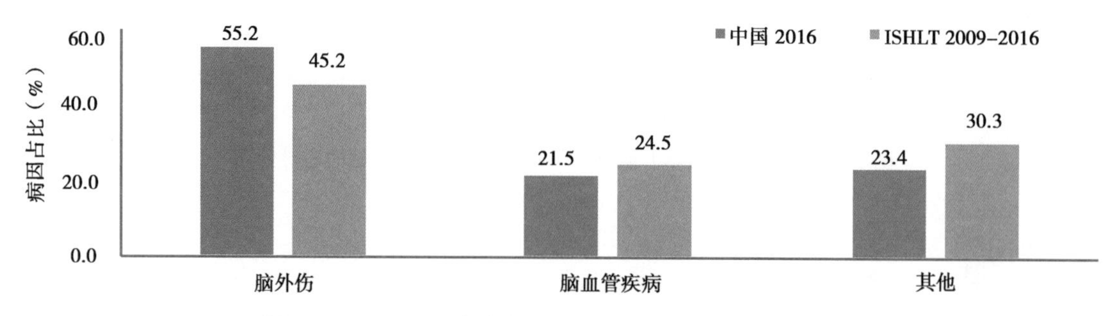

图 3-6-1-87　2016 年度中国与 ISHLT 供者脑死亡原因对比

2. 心脏移植受者特征

（1）2016 年，男性心脏移植受者比例为 79.0%，与 ISHLT 报道的 79.0%相同，受者中位年龄为 48 岁，ISHLT 报道的受者中位年龄为 54 岁；儿童心脏移植（<18 岁）中，受者中位年龄为 13.5 岁，ISHLT 报道的儿童心脏移植受者中位年龄为 7 岁，中国受者各年龄组占比与 ISHLT 对比见图 3-6-1-88。

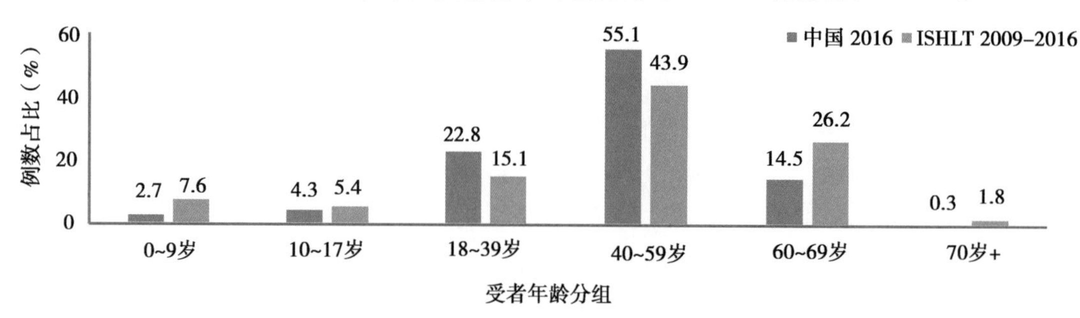

图 3-6-1-88　2016 年度中国与 ISHLT 受者年龄构成对比

（2）2016 年，心脏移植受者 BMI 中位数为 21.9（5%和 95%分位数为 16.5 和 28.4），低于 ISHLT 报告的受者 BMI 中位数 26.3（5%和 95%分位数为 26.3 和 34.8）。

（3）2016 年度成人心脏移植受者病因，非缺血性心肌病占 73.9%、缺血性心肌病占 15.1%、先天性心脏病占 2.5%、心脏瓣膜病占 6.0%、其他病因占 1.3%（图 3-6-1-89）。我国缺血性心肌病受者的比例明显低于 ISHLT 报道的全球的比例。

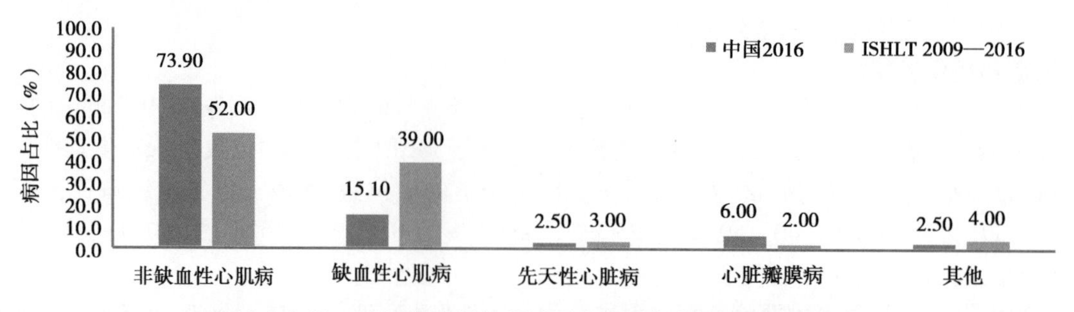

图 3-6-1-89　2016 年中国与 ISHLT 成人受者术前病因构成对比

3. 受者术中情况

（1）供心冷缺血时间：2016 年，中国心脏移植手术体外循环时间平均为（2.9±1.2）小时。供者心脏冷缺血时间中位数为 4.0 小时，高于 ISHLT 报道的全球近 5 年供者冷缺血时间中位数 3.3 小时。我国供者心脏冷缺血时间分布与 ISHLT 数据对照见图 3-6-1-90。

（2）供心冷缺血时间与院内死亡：2015 和 2016 年度，中国上报死亡病例的 10 家中心，冷缺血时间与院内死亡率对比见图 3-6-1-91。中国移植例数位于前两位的移植中心，供者心脏冷缺血时间长于 6 小时的比例高于 ISHLT（北美和欧洲）报道的心脏移植数据，而院内死亡率较低。

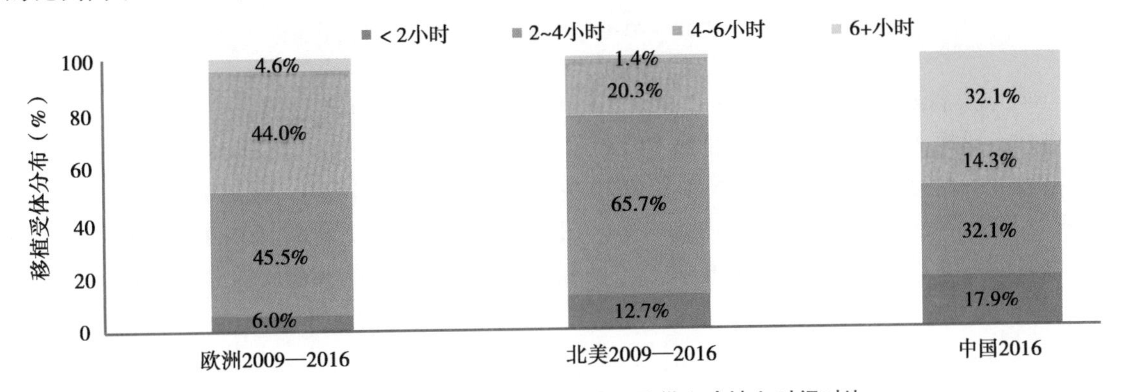

图 3-6-1-90　2016 年度中国与 ISHLT 供心冷缺血时间对比

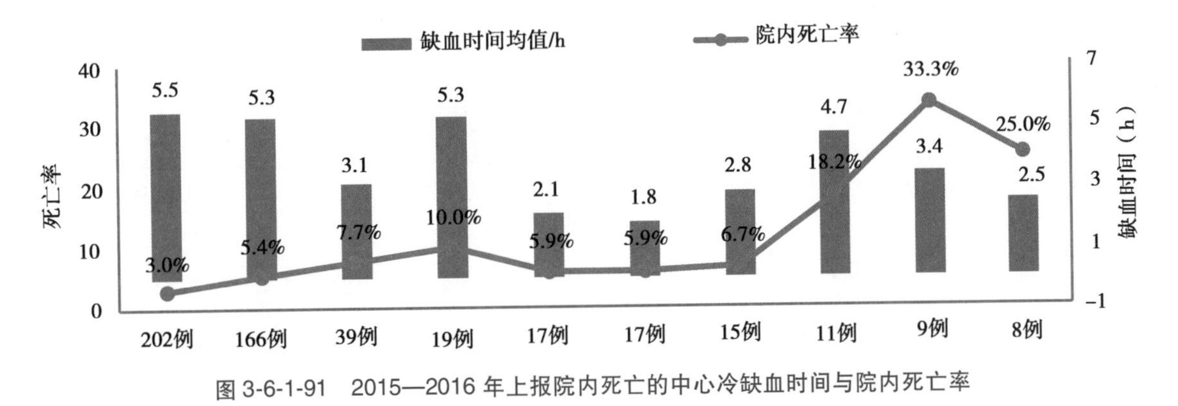

图 3-6-1-91　2015—2016 年上报院内死亡的中心冷缺血时间与院内死亡率

（3）术中/术后机械辅助救治移植早期心脏功能不全：在 2005—2015 年，体外膜肺氧合（extracorporeal membrane oxygenation，ECMO）平均应用率为 7.8%，主动脉内球囊反搏（intra-aortic balloon pump 或 Intraaortic Balloon Counterppulsation，IABP）平均应用率为 5.2%；2016 年 ECMO 辅助应用率为 8.7%，IABP 应用率为 19.0%。中国历年心脏移植术后早期机械辅助应用率见图 3-6-1-92。

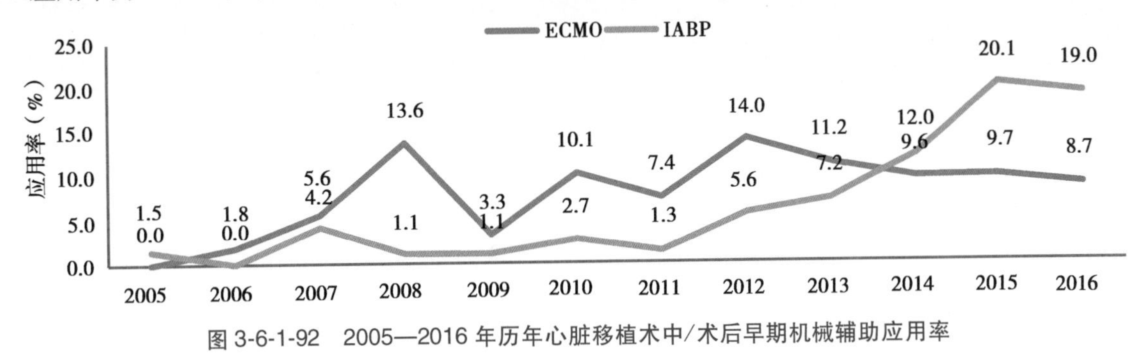

图 3-6-1-92　2005—2016 年历年心脏移植术中/术后早期机械辅助应用率

4. 受者术后院内生存情况

（1）院内生存率：2005—2015 年，我国心脏移植受者平均院内生存率为 92.8%。2016 年度心脏移植受者平均院内生存率分别为 94.6%。2005—2016 年历年心脏移植受者平均院内生存率见图 3-6-1-93。

心脏移植受者平均院内死亡率，2015 年和 2016 年度儿童分别为 0 和 8.0%，成人分别为 5.9%和 5.2%。

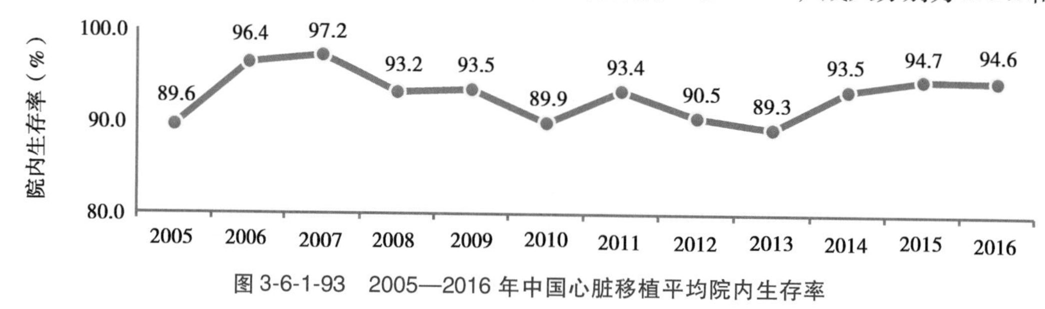

图 3-6-1-93　2005—2016 年中国心脏移植平均院内生存率

（2）心脏原发病因与院内总死亡率：中国历年心脏移植受者心脏各种原发病因的院内总死亡率分别是非缺血性心肌病 7.3%、缺血性心肌病 8.2%、先天性心脏病 8.1%和心脏瓣膜病 7.2%。各病因之间无统计学差异（$P>0.05$）；我国 2015 年和 2016 年度院内死亡率与 ISHLT 报道的 30 天死亡率比较见图 3-6-1-94。有关先心病和瓣膜病的院内死亡率，在中国的不同年份之间以及中国与 ISHLT 报道的较大差别，考虑可能与受者先心病和瓣膜病的种类不同有关，而对于先心病和瓣膜病的种类 ISHLT 的报道中未阐述，因而无法进一步比较。

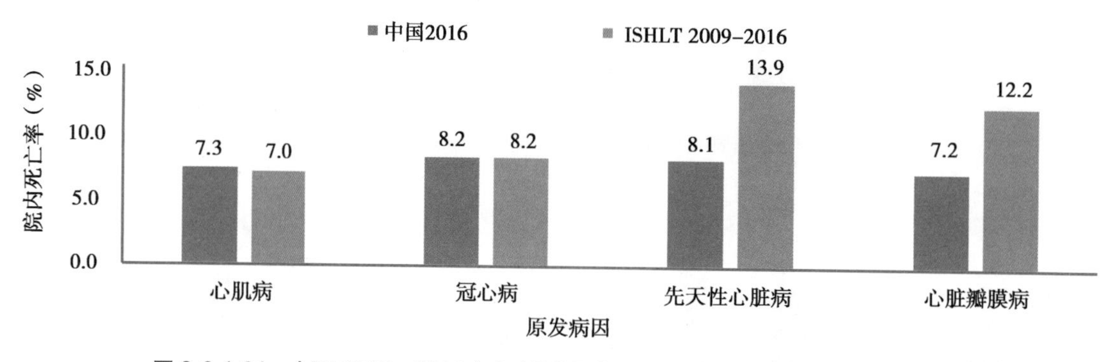

图 3-6-1-94　中国 2015—2016 年与 ISHLT 主要心脏移植病因的术后早期死亡率

（3）术后早期主要并发症及死亡原因：中国心脏移植术后多器官衰竭和移植心脏衰竭共占早期死亡原因的 50%以上，与 ISHLT 报道的相似。由于对于心脏移植术后早期的移植心脏衰竭，多采用 ECMO 和 IABP 治疗，部分受者移植心脏功能恢复后部分死于肾脏、肝脏或胃肠功能衰竭。由于死因在移植心脏衰竭和多器官衰竭的界定不明，可能是导致两者的填报有混淆。2015 年度和 2016 年度，中国心脏移植受者的院内主要死亡原因与 ISHLT 报道 2009—2015 年的 30 天主要死亡原因比较见表 3-6-1-21。

表 3-6-1-21　中国 2015 年和 2016 年心脏移植受者院内死亡原因

死亡原因	中国死亡例数（死亡占比）		ISHLT 死亡例数（死亡占比）
	2015 年（N=14）	2016 年（N=20）	2009—2015 年（N=1474）
多器官衰竭	5（33.4%）	10（50.0%）	318（21.6%）
移植心脏衰竭	4（26.7%）	5（25.0%）	520（35.3%）
感染	4（26.7%）	3（15.0%）	211（14.3%）
其他	1（13.2%）	2（10.0%）	425（28.8%）

5. 长期生存分析

（1）免疫诱导：心脏移植注册中心数据显示，中国心脏移植受者 90%以上接受免疫诱导治疗，且诱导药物 90%采用 IL-2 受者拮抗剂远高于 ISHLT 报道的诱导比例。中国不同免疫诱导药物应用比例与 ISHLT 的比较见图 3-6-1-95。

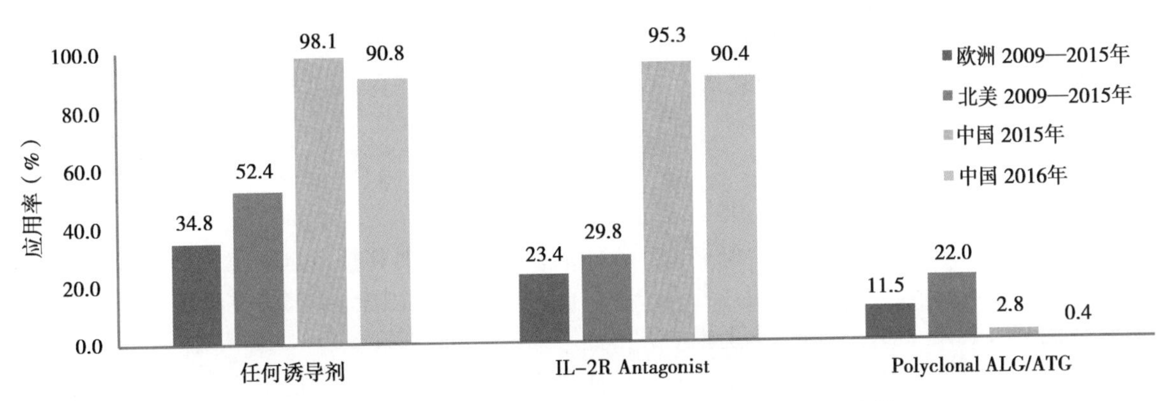

图 3-6-1-95 中国与 ISHLT 不同免疫诱导药物应用比例比较

（2）维持免疫抑制治疗：2015 年和 2016 年度心脏移植受者出院时免疫抑制剂应用比例为：环孢素 17.2%、他克莫司 82.8%、西罗莫司 1.6%、霉酚酸酯 100%、硫唑嘌呤 0%、糖皮质激素 97.0%；与 ISHLT 报道的术后 1 年的免疫抑制剂应用比例的比较见图 3-6-1-96。

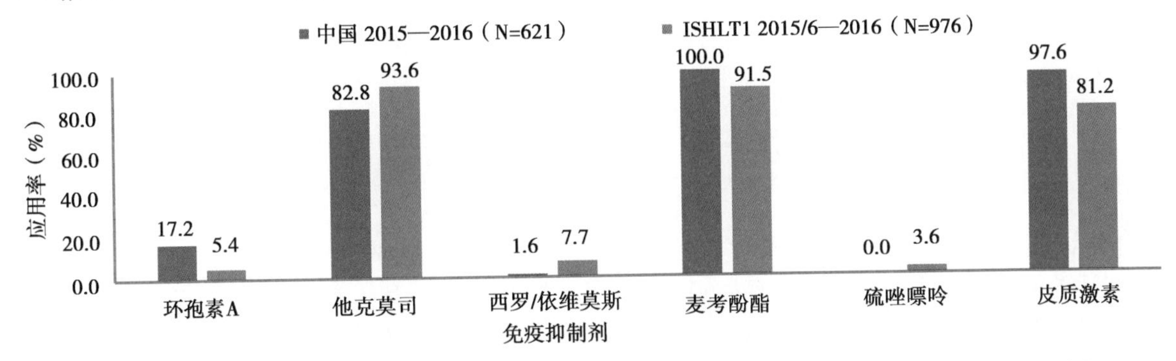

图 3-6-1-96 2015 年度和 2016 年度中国心脏移植出院受者维持免疫抑制剂应用比例与 ISHLT 对比

（3）长期生存分析：由于各心脏移植中心上报至注册系统的随访数据有待完善，本次以阜外医院为分析对象。

2004 年 6 月至 2016 年 12 月底，阜外医院共完成 645 例心脏移植。受者术后随访时长中位数为（3.6±3.2）年。其中术后 1 年、3 年、5 年、7 年和 10 年累积生存率分别为 94.0%、90.3%、85.2%、78.6%和 72.7%（图 3-6-1-97）。

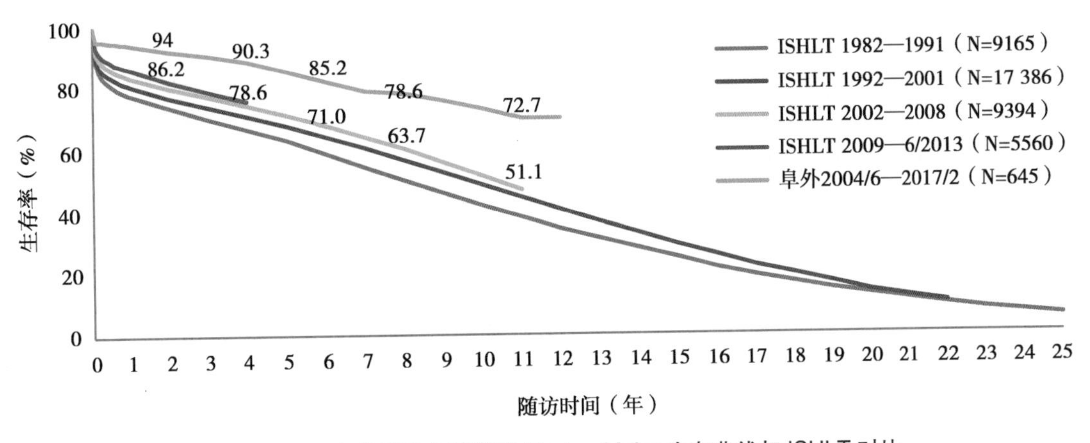

图 3-6-1-97 阜外医院心脏移植 Kaplan-Meier 生存曲线与 ISHLT 对比

心脏移植术后院内和院外随访共死亡 80 例。主要死亡原因构成比依次为：原发性移植物衰竭 32.5%、恶性肿瘤 10.0%、多器官衰竭 10.0%、急性排异反应 8.75%、感染 8.75%、猝死 6.3%、脑血管意外 5.0%。其中心脏移植受者 3 个月内死亡 27 例，主要原因为移植心脏衰竭（40.7%），其次为多器官功能衰竭（25.9%）。3 个月至 1 年死亡 8 例，主要原因为急性排异反应（37.5%）。1 年至 5 年死亡 27 例，主要原因为移植心脏功能衰竭（29.6%）。5 年后死亡 18 例，主要原因为移植心脏衰竭 27.8%，其次为恶性肿瘤（22.2%）。

（三）问题分析及下一步工作重点

目前，我国心脏移植发展不平衡，地区差异显著。北京，湖北，上海，广东等省份发展较好，青海，江西，贵州，西藏等省份未开展心脏移植。各移植中心开展心脏移植数量和质量参差不齐，部分移植中心近几年少开展或未开展心脏移植。各省份各移植中心上报到中国心脏移植注册系统的数据完整性有所改进，但及时性有待加强，随访率上报质量不佳。

中国规模较大的移植中心在脑死亡供者心脏选择和匹配方面已经积累了初步的经验，可以进一步在国内其他移植中心推广。

针对以上问题，心脏移植质控中心将在以下几方面加强质控工作：

1. 进一步完善中国心脏移植注册登记系统；通过专家研讨会，优化指标参数和上报流程，加强数据监督和改善反馈机制，提高各家移植中心心脏移植手术数据上报和随访数据上报的完整性、准确性和及时性。

2. 通过专家委员会，制定心脏移植质控标准、技术规范，加强医疗工作人员的技术培训，扶持较弱移植中心，逐步缩减地区差异。

五、肺脏移植技术质量安全情况分析

（一）背景

据国际心肺移植协会（ISHLT）统计，至 2016 年 6 月 30 日，全球 256 个肺移植中心和 180 个心肺联合移植中心共登记注册成人肺移植手术 60 107 例及心肺联合移植手术 3992 例，这些数据约占全球胸部器官移植总数的 3/4。ISHLT 每年定期发布报告分析全球肺移植手术的最新概况，对肺移植术后患者的近远期生存状况及其影响因素进行评估，以更好地引导全球肺移植手术的发展。

我国大陆地区于 1979 年进行了首例肺移植手术的尝试，但在 2002 年以前发展缓慢，20 年间平均每年仅开展 1 例手术。2002 年后，我国再次启动了肺移植手术，且每年手术例数不断上升，至 2016 年底全国肺移植总例数已超过 900 例。2016 年，江苏省无锡市人民医院共完成肺移植手术 136 例，手术量居全球肺移植中心第 2 位；但我国尚缺乏完善的肺移植术登记注册系统及数据分析、质量控制体系，造成肺移植信息包括供、受者基本情况，受者术后生存率，生存质量等数据质量低下。因此，在我国肺移植行业蓬勃发展的趋势下，需要及时建立肺移植质量控制体系，全面开展肺移植质量控制工作，以促进我国肺移植专业的长足进步。

肺移植登记注册是一项按一定的组织系统搜集、储存、整理、统计分析和评价肺移植手术成功与否、术后生存率及生存质量的统计机制。根据《卫生部医管司关于建立心脏、肺脏移植数据中心有关问题的通知（卫医管评价便函〔2010〕51 号）》，国家卫生部于 2011 年设立了肺移植注册登记项目，至 2017 年，全国已有 30 个医院具备开展肺移植手术资质，并成为肺移植数据注册登记单位。

（二）质量安全情况分析

1. 数据质量评价　2016 年，全国 27 个被纳入登记注册系统的移植中心中，有 11 个中心上报了 1 例及以上的手术信息。全年内，系统共上报肺移植手术 204 例；其中，手术数量居前三位的中心分别为无锡市人民医院、广州医科大学第一附属医院和上海市肺科医院，分别占总例数的 66.67%、14.71%和 4.41%（图 3-6-1-98）。手术例数排名前三位的省份依次为江苏、广东和上海（图 3-6-1-99）。

为了尽可能全面地收集移植相关数据，登记系统中共设置了人口学资料、受者数据、受者影像学、供者数据、手术数据、术后数据、随访检查及急性排斥反应 8 个板块共 1000 个条目，每个板块的条目数分别为 20、109、4、224、55、139、414 和 35。其中，质控条目总数为 189，每个板块的质控条目总数分别为 16、49、4、13、27、56、3 和 21（表 3-6-1-22）。

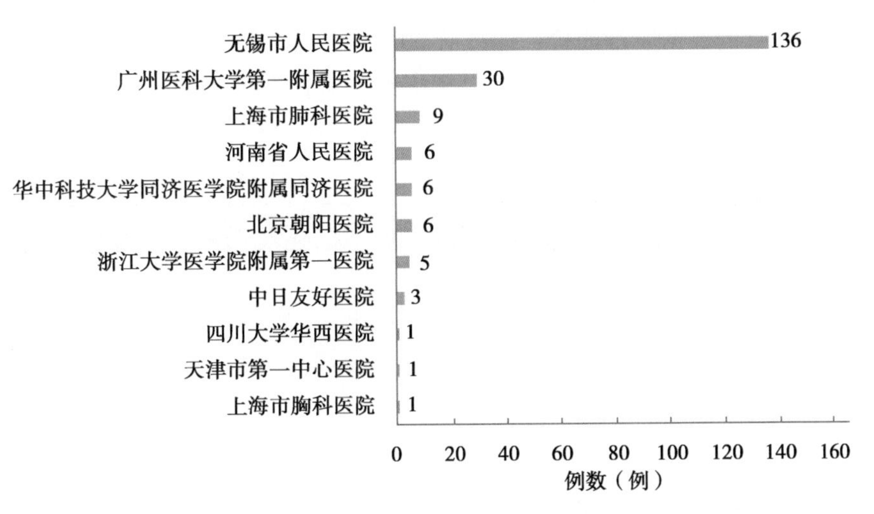

图 3-6-1-98　2016 年度全国各中心登记上报的肺移植手术例数

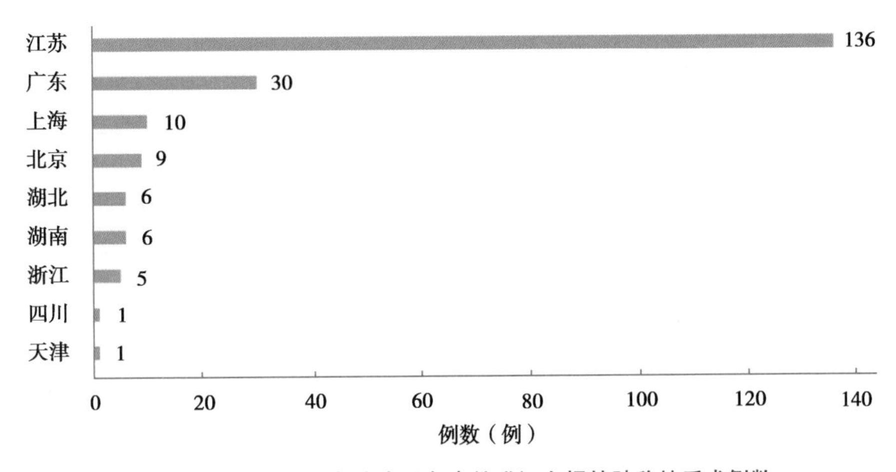

图 3-6-1-99　2016 年度全国各省份登记上报的肺移植手术例数

（1）按系统板块统计的数据质量评价：2016 年上报系统的数据总体完成度为 64. 24%，质控条目的总体完整度为 75. 15%。其中，人口学资料、受者数据、受者影像学、供者数据、手术数据、术后数据、随访检查及急性排斥反应板块质控数据的完整度分别为 94. 78%、82. 28%、73. 76%、65. 67%、64. 93%、77. 13%、20. 40%及 68. 42%（表 3-6-1-22）。

表 3-6-1-22　肺移植质控数据按系统板块统计的完整度情况

板块	系统条目数	质控条目数	质控条目完整度（%）	质控条目完整度顺位
人口学资料	20	16	94. 78	1
受者数据	109	49	82. 28	2
受者影像学	4	4	73. 76	4
供者数据	224	13	65. 67	5
手术数据	55	27	64. 93	6
术后数据	139	56	77. 13	3
随访检查	414	3	20. 40	8
急性排斥反应	35	21	68. 42	7
合计	1000	189	75. 15	-

（2）按登记中心统计的数据质量评价：通过对2016年手术数量≥3例的8所中心统计分析显示，各中心的质控数据完整度为33.57%~91.89%，其中手术例数前3位的无锡市人民医院、广州医科大学第一附属医院和上海市肺科医院数据完整度分别为83.56%、47.44%和33.57%（表3-6-1-23）。

表3-6-1-23 肺移植质控数据按中心统计的完整度情况

地区	登记注册中心名称	肺移植例数（例）	完整度（%）	完整度顺位*
北京	解放军总医院	—	—	—
	解放军第309医院	—	—	—
	北京安贞医院	—	—	—
	北京朝阳医院	6	84.39	2
	中日友好医院	3	70.90	5
天津	天津市第一中心医院	1	80.42	—
	天津医科大学总医院	—	—	—
内蒙古	内蒙古医学院附属第一医院	—	—	—
辽宁	中国医科大学附属第一医院	—	—	—
	沈阳军区总医院	—	—	—
黑龙江	哈尔滨医科大学附属第二医院	—	—	—
上海	上海市胸科医院	1	52.91	—
	上海市肺科医院	9	33.57	8
江苏	无锡市人民医院	136	83.56	3
浙江	浙江大学医学院附属第一医院	5	75.34	4
安徽	安徽省立医院	—	—	—
福建	福建医科大学附属协和医院	—	—	—
山东	山东省立医院	—	—	—
河南	河南省人民医院	6	91.89	1
湖北	华中科技大学同济医学院附属同济医院	6	65.61	6
湖南	中南大学湘雅二医院	—	—	—
广东	广州医科大学第一附属医院	30	47.44	7
广西	广西壮族自治区人民医院	—	—	—
四川	四川大学华西医院	1	60.58	—
云南	云南省第一人民医院	—	—	—
陕西	第四军医大学附属西京医院	—	—	—
新疆	新疆医科大学第一附属医院	—	—	—
合计	—	204	75.15	—

注：* 例数<3例的不参与顺位排序。

2. 质控数据分析结果

（1）2016年全国肺移植整体情况：2016年，中国肺移植注册登记系统共上报肺移植手术204例，相比2015年增长38.77%（图3-6-1-100）。其中包括首次肺移植198例（97.06%），二次肺移植6例（2.94%）（图3-6-1-101）。其移植类型分布为：序贯式双肺移植75例（40.32%）、左单肺移植42例（22.58%）、右单肺移植64例（34.41%）、右侧肺叶移植1例（0.54%）、右单肺移植暨左肺叶移植1例（0.54%）和心肺联合移植3例（1.60%）（图3-6-1-102）。

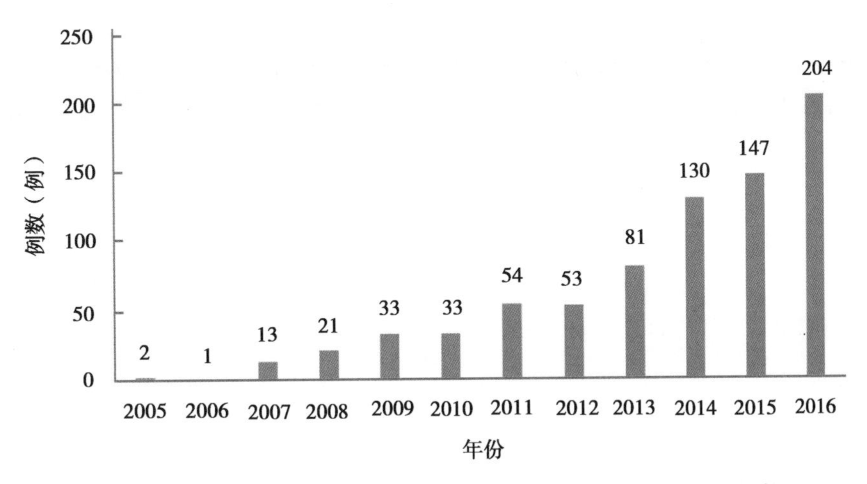

图 3-6-1-100　全国肺移植注册登记系统历年上报的肺移植手术例数

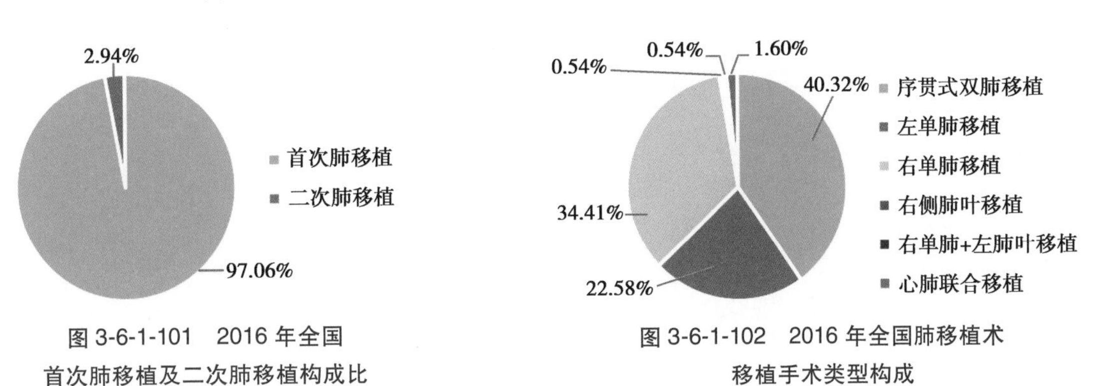

图 3-6-1-101　2016 年全国首次肺移植及二次肺移植构成比

图 3-6-1-102　2016 年全国肺移植术移植手术类型构成

（2）受者特征分析

1）受者基本人口学特征：204 例肺移植受者中，平均年龄为（53.22±13.16）岁（范围 16~75 岁），50 岁以上的受者占 66.48%；其中 82.23%（162/197）为男性，男女性别比为 4.63∶1（表 3-6-1-24）。体重、胸围分别平均为（58.10±11.73）kg 和（90.90±17.83）cm。BMI 指数偏瘦、正常和超重的比例分比为 25.89%、69.04%和 5.07%。户籍来源主要集中在我国的东南省份（图 3-6-1-103），其中前 5 位的省份为江苏、浙江、广东、河南和福建，分别占总例数的 15.74%、9.64%、8.63%、7.61%和 5.58%，约占总例数的一半（47.21%）。

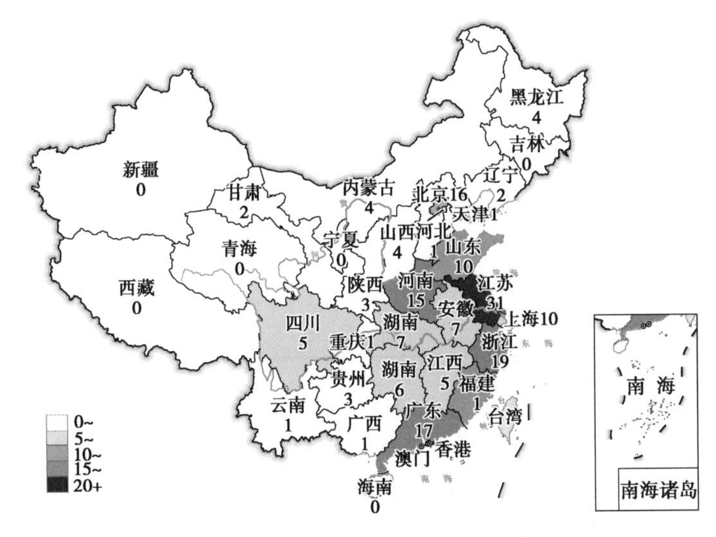

注：图中数据不含我国港、澳、台地区。

图 3-6-1-103　2016 年度全国肺移植受者户籍来源分布

表 3-6-1-24　2016 年全国肺移植受者基本人口学特征分布

指标	例数（例）	构成比（%）
性别		
男	162	82. 23
女	35	17. 74
年龄（岁）		
<30	11	6. 24
30~39	24	13. 64
40~49	24	13. 64
50~59	43	24. 43
60~64	40	22. 73
≥65	34	19. 32
体重（kg）		
<60	104	52. 79
≥60	93	47. 21
胸围（cm）		
<90	53	26. 90
≥90	144	73. 10
BMI 指数（kg/m^2）		
偏瘦（<18. 5）	51	25. 89
正常（18. 5~23. 9）	136	69. 04
超重（≥24）	10	5. 07
血型		
O	57	28. 93
A	60	30. 46
B	66	33. 50
AB	14	7. 11
RH 血型		
阳性	193	98. 97
阴性	2	1. 03

2）受者术前身体机能状态：受者肺移植前住院的比例为 77. 16%，其中 10. 15%为 ICU 监护，67. 01%为普通住院；生命支持措施主要为鼻罩通气，占 79. 10%。日常活动部分受限、完全受限及病情严重需住院治疗的比例分别为 50. 85%、36. 15%和 13. 00%。血肌酐及总胆红素平均值为（61. 59±19. 20）μmol/L 和（61. 59±19. 20）μmol/L；血肌酐<60μmol/L 的比例为 49. 26%，总胆红素<15μmol/L 的比例为 70. 59%（表 3-6-1-25）。

表 3-6-1-25 2016 年全国肺移植受者术前机能状态相关指标

指标	例数（例）	构成比（%）
住院情况		
未住院	45	22.84
ICU	20	10.15
普通住院	132	67.01
生命支持		
ECMO	8	4.52
静脉支持	5	2.82
鼻罩通气	140	79.10
CPAP	7	3.96
面罩无创	11	6.21
有创机械通气	6	3.39
功能状态		
日常活动部分受限	90	50.85
日常活动完全受限	64	36.15
病情严重需住院治疗	23	13.00
血肌酐（μmol/L）		
<60	67	49.26
≥60	69	50.74
总胆红素（μmol/L）		
<15	96	70.59
≥15	40	29.41

3）受者适应证及术前肺功能状态：受者肺移植术适应证的前 3 位肺部疾病分别为特发性肺间质纤维化（IPF）、慢性阻塞性肺疾病（COPD）和职业尘肺，分别占 36.41%、21.20%和 9.78%（图 3-6-1-104）。

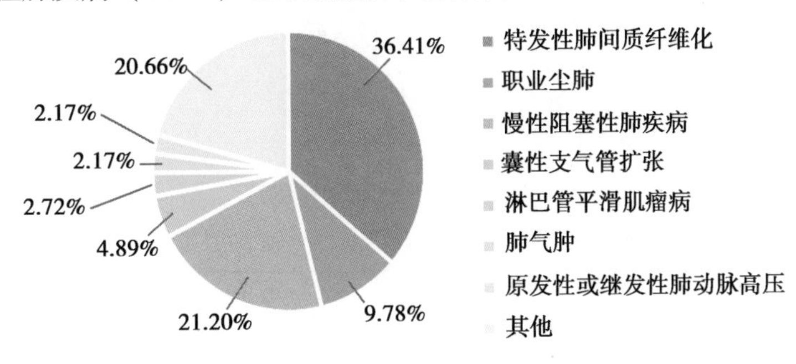

图 3-6-1-104 2016 年度全国肺移植受者适应证分布

IPF 受者 86.38%±11.55%的 FEV1（L）/FVC 平均值高于 COPD 受者 36.67%±17.40%（$t=0.533$，$P<0.001$）；其中前者 FEV1（L）/FVC 比值≥90%者占 58.82%，而后者的比值均小于 90%（$P=0.008$）。IPF 及 COPD 受者术前心超左心室 EF 值分别为 62.95%±4.98%和 61.59±5.51%，其中小于 60%的比例分别为 23.68%和 35.29%；休息时经鼻吸氧流量分别为（6.94±10.14）L/min 和（4.11±1.37）L/min，其中小于 5L/min 的比例分别为 42.86%和 55.56%；供氧状态 FiO_2 值分别为 34.24%±24.85%和 34.75%±23.21%，其中小于 45%的比例分别为 82.61%和 83.33%；动脉血气分析 $PaCO_2$ 平均值为（43.81±

8.53）mmHg 和（47.19±10.60）mmHg，其中小于 45mmHg 的比例分别为 66.67%和 43.75%。分别有 57.89%的 IPF 受者及 57.14%的 COPD 受者术前 6 分钟步行试验<150 米。两类受者之间心超左心室 EF 值、休息时吸氧流量、供氧状态 FiO_2 及 $PaCO_2$ 的平均值差异及分类比例差异均无统计学意义（$P>0.05$）；两者之间 6 分钟步行实验<150 英尺的比例差异也无统计学意义（$\chi^2=0.004$，$P=0.947$）（表 3-6-1-26）。

表 3-6-1-26　IPF 及 COPD 受者术前肺功能状况比较

指标	IPF（N,%）	COPD（N,%）	t/χ^2 值	P 值
心超左心室 EF 值（%）[a]	62.95±4.98	61.59±5.51	0.906	0.369
心超左心室 EF 值（%）			—	0.514
<60	9（23.68）	6（35.29）		
≥60	29（76.32）	11（64.71）		
休息时吸氧流量（L/min）[a]	6.94±10.14	4.11±1.37	1.173	0.245
休息时吸氧流量（L/min）			0.854	0.355
<5	21（42.86）	10（55.56）		
≥5	28（57.14）	8（44.44）		
FEV1（L）/FVC（%）[a]	86.38±11.55	36.67±17.40	0.533	<0.001
FEV1（L）/FVC（%）			—	0.008
<90	7（41.18）	8（100.00）		
≥90	10（58.82）	0（0.00）		
供氧状态 FiO_2（%）[a]	34.24±24.85	34.75±23.21	0.056	0.955
供氧状态 FiO_2（%）			—	1.000
<45	19（82.61）	10（83.33）		
≥45	4（17.39）	2（16.67）		
$PaCO_2$（mmHg）[a]	43.81±8.53	47.19±10.60	1.276	0.208
$PaCO_2$（mmHg）			2.416	0.120
<45	24（66.67）	7（43.75）		
≥45	12（33.33）	9（56.25）		
6 分钟步行试验<150 米			0.004	0.947
否	24（42.11）	12（42.86）		
是	33（57.89）	16（57.14）		

注：[a]表示为均数±标准差（$\bar{x}\pm s$）。

4）受者术前疾病史及血清病毒学检查：受者肺移植前的既往病史以自发性气胸、COPD、高血压和糖尿病为主，比例分别为 16.35%、13.46%、11.25%和 11.05%；此外，不稳定型心绞痛/冠脉疾病/心肌梗死及肺栓塞的发生率分别为 2.47%和 1.21%。既往治疗史中以激素治疗和血管活性药物治疗为主，分别占 38.41%和 7.33%；此外，有 5.52%的受者术前存在胸部手术史，0.61%受者存在肺癌的全身化疗治疗史（图 3-6-1-105）。

血清病毒学检查发现，95.10%的受者肺移植前 CMV IgG 阳性，10.00%HBV 核心抗体阳性，5.06% HBV 表面抗原阳性，3.38%EBV IgG 阳性；此外，HIV 抗体阳性、HCV 抗体阳性、EBV DNA 阳性及 HBV DNA 阳性的比例分别为 1.27%、1.34%、0.67%及 0.66%（图 3-6-1-106）。

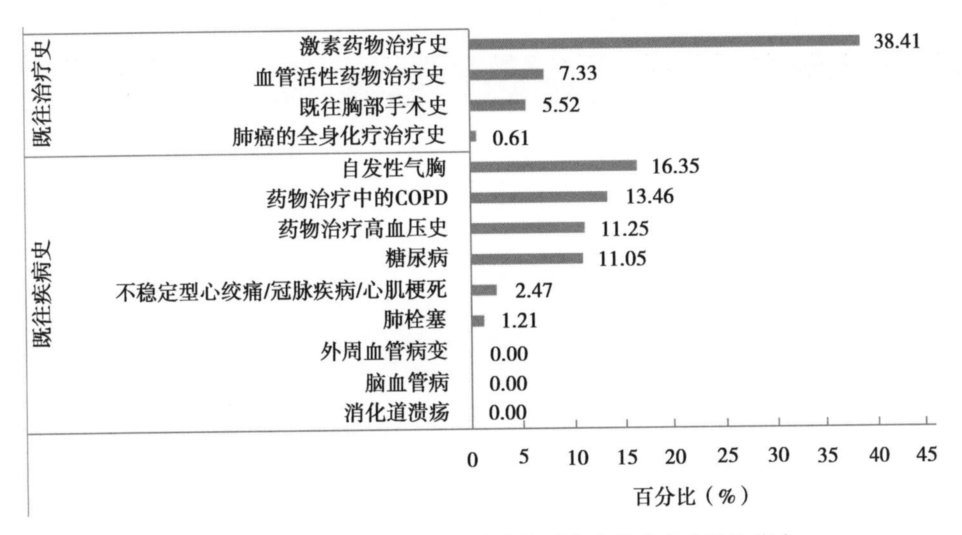

图 3-6-1-105 2016 年度全国肺移植受者术前疾病史及治疗史

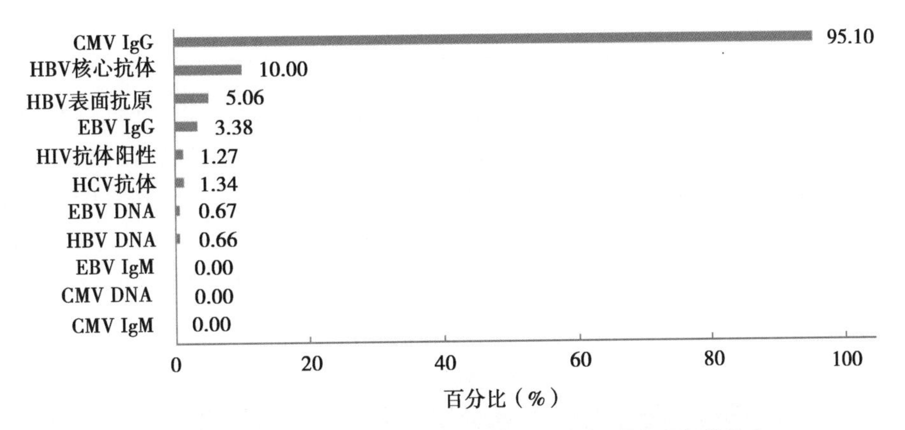

图 3-6-1-106 2016 年度全国肺移植受者术前血清病毒学检查

（3）肺供者特征分析：肺供者类型以心脑死亡患者为最主要来源，占 55.68%，其次为脑死亡（36.93%）；脑死亡原因中，80.00%为颅脑外伤所致，其次为脑血管意外（10.00%）。男性占 96.32%；平均年龄（31.65±11.04）岁（范围 16~47 岁），<30 岁的比例为 43.48%。其他特征见表 3-6-1-27。

表 3-6-1-27 2016 年全国肺移植供者特征分布

指标	例数（例）	构成比（%）
供者类型		
心脑死亡（DBCD）	98	55.68
脑死亡（DBD）	65	36.93
心脏死亡（DCD）	13	7.39
脑死亡原因		
颅脑外伤	32	80.00
脑血管意外	4	10.00
其他	14	10.00
性别		
男	157	96.32
女	6	3.68

续表

指标	例数（例）	构成比（%）
年龄（岁）		
<30	10	43.48
≥30	13	56.52
血型		
O	60	37.04
A	45	27.78
B	50	30.86
AB	7	4.32
RH 血型		
阳性	162	100.00
阴性	0	0

（4）术中指标分析：术中使用了体外膜肺支持治疗（ECMO）者占 68.49%，94.29%的供者/受者大小匹配（表 3-6-1-28）。单肺冷缺血时间、双肺左肺冷缺血时间及双肺右肺冷缺血时间分别平均为（348.36±134.83）分钟、（389.92±192.01）分钟和（378.48±180.10）分钟，其中冷缺血时间<360 分钟的比例分别为 40.96%、35.94%和 33.85%。总手术时间和出血量分别平均为（341.67±110.13）分钟和（1322.24±956.64）ml；其中总手术时间<360 分钟的比例为 59.57%，出血量<1000ml 的比例为 58.33%。

表 3-6-1-28　2016 年全国肺移植术中相关指标分布

术中指标	例数（例）	发生率（%）
ECMO		
无	46	31.51
有	100	68.49
供者/受者大小匹配程度		
匹配	132	94.29
不匹配	8	5.71
单肺冷缺血时间（分钟）		
<360	34	40.96
≥360	49	59.04
双肺左肺冷缺血时间（分钟）		
<360	23	35.94
≥360	41	64.06
双肺右肺冷缺血时间（分钟）		
<360	22	33.85
≥360	43	66.15
总手术时间（分钟）		
<360	84	59.57

续表

术中指标	例数（例）	发生率（%）
≥360	57	40.43
术中出血（ml）		
<1000	84	58.33
≥1000	60	41.67

（5）术后情况分析

1）术后出院前状态：肺移植术后受者 ICU 停留中位时间为 4.00（IQR：3.00~6.00）天，小于 4 天的比例为 59.12%；术后均使用了呼吸支持。术后使用全血/红细胞、新鲜冷冻血浆及血小板的比例分别为 39.08%、37.50%和 10.39%。出院前有 3 例受者再次接受肺移植，其中 2 例再次肺移植原因为原发性肺移植物失功能，其余 1 例再次移植原因未登记。此外，有 17.95%的受者再插管、13.01%再手术、5.13%因出血而再开胸、3.23%为其他原因再开胸（表 3-6-1-29）。

表 3-6-1-29　2016 年全国肺移植受者术后出院前相关特征分布

指标	例数（例）	发生率（%）
受者 ICU 停留时间（天）		
<4	81	59.12
≥4	56	40.88
术后呼吸支持		
无	0	0.00
有	158	100.00
全血/红细胞		
无	53	60.92
是	34	39.08
新鲜冷冻血浆		
无	55	62.50
是	33	37.50
血小板		
无	69	89.61
是	8	10.39
出院前是否再移植		
是	3	2.11
否	139	97.89
再移植原因		
原发性肺移植物失功能	2	—
未知	1	—
再插管		
无	128	82.05
有	28	17.95
再次手术		
无	107	86.99

续表

指标	例数（例）	发生率（%）
是	16	13.01
因出血而再开胸		
无	148	94.87
有	8	5.13
其他原因再开胸		
无	150	96.77
有	5	3.23

2）术后早期并发症（<30天）

①术后早期并发症整体情况：肺移植术后感染、原发性肺移植物失功能、糖尿病、肾功能不全及急性排斥反应是最主要的肺移植术后早期并发症，其发生的比例分别为77.02%、22.09%、10.14%、9.52%和9.43%；此外，4.76%的受者发生了高血压，4.55%出现了支气管吻合口病变，2.03%出现了肺动脉、肺静脉吻合口病变，1.25%发生了脑卒中（图3-6-1-107）；原发性移植物失功能、气管吻合口病变、肾衰竭及糖尿病等并发症分别平均于术后第（2.00±3.43）天、（27.14±20.86）天、（5.38±5.11）天及（5.33±0.58）天开始出现；3例受者分别在术后第1、第2、第8天发生肺动脉、静脉吻合口病变。

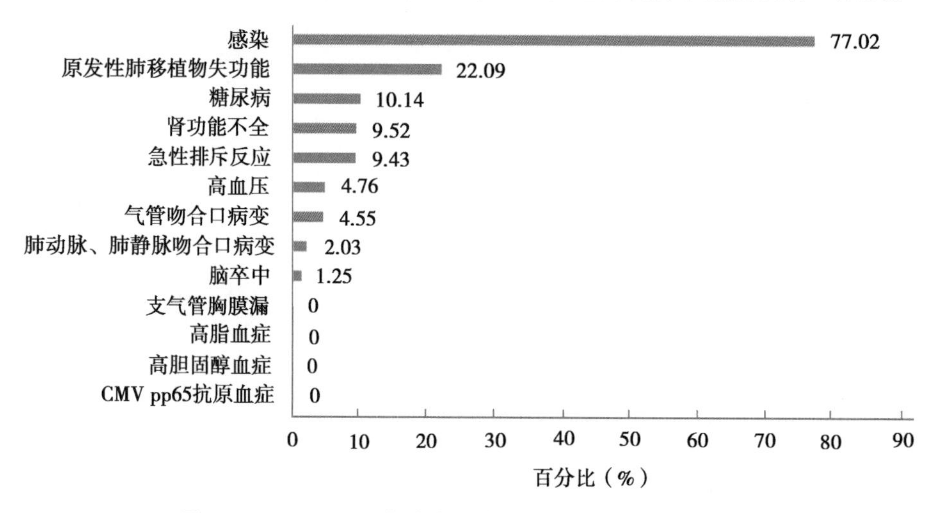

图3-6-1-107　2016年度全国肺移植受者术后并发症情况

7例发生支气管吻合口病变的患者中，5例采取了保守治疗，2例进行了纤维支气管镜介入治疗。3例发生了肺动脉、肺静脉吻合口病变的患者中，1例进行了保守治疗，1例进行了血管介入治疗，1例进行了再次手术。14例出现了肾功能不全的患者中，10例为保守治疗，1例进行了血液净化治疗，3例死亡。15例糖尿病患者中，9例为口服降糖药物治疗，4例使用了胰岛素，2例为短暂性血糖升高未进行特殊治疗。7例出现高血压的患者中，5例为口服降压药治疗，2例为短暂性血压升高未进行特殊治疗（表3-6-1-30）。

表3-6-1-30　2016年全国肺移植受者术后早期并发症的治疗情况

指标	例数（例）	构成比（%）
支气管吻合口病变		
保守治疗	5	71.43
纤维支气管镜介入治疗	2	28.57

续表

指标	例数（例）	构成比（%）
肺动脉、静脉吻合口病变		
保守治疗	1	33.33
血管介入治疗	1	33.33
再次手术	1	33.33
肾功能不全		
保守治疗	10	71.43
血液净化治疗	1	7.14
患者死亡	3	21.43
糖尿病		
口服药物	9	60.00
胰岛素应用	4	26.67
短暂性，未治疗	2	13.33
高血压		
口服药物	5	71.43
短暂性，未治疗	2	28.57

②术后急性排斥反应的治疗：为预防术后排斥反应，需进行免疫诱导和维持治疗。免疫诱导阶段以激素、普乐可复和吗替麦考酚酯为主，使用的比例分别为95.58%、88.24%和38.94%；其次依次为舒莱（4.67%）、仅口服环孢素A（2.97%）、ATG/ALG（1.87%）和静脉+口服环孢素A（0.98%）。维持治疗阶段以激素、普乐可复和吗替麦考酚酯为主，使用的比例分别为94.74%、94.02%和62.26%，其次依次为环孢素A（8.33%）和硫唑嘌呤（0.93%）（图3-6-1-108）。

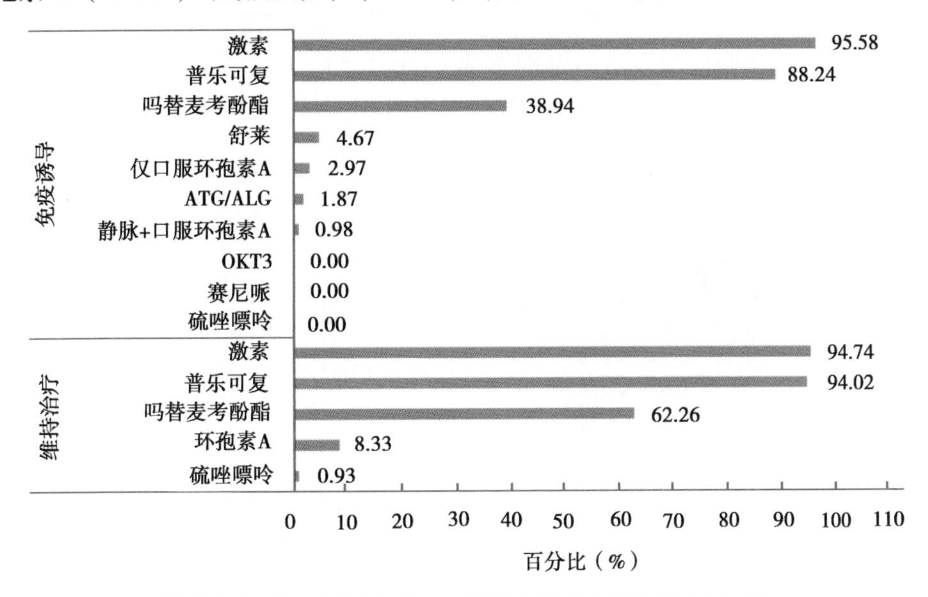

图3-6-1-108　2016年度全国肺移植受者术后免疫治疗情况

③术后感染情况：77.02%发生感染的受者中，感染平均于术后第（3.93±4.51）天出现，其中61.25%于术后3天内出现。感染类型中，98.61%发生了肺源性脓毒血症，93.80发生了泛耐药菌感染。其中94.35%采取了保守治疗，5.65%因感染而直接导致死亡（表3-6-1-31）。

表 3-6-1-31　2016 年全国肺移植受者术后感染发生情况

指标	发生例数（例）	发生率（%）
感染		
无	37	22.98
有	124	77.02
感染出现天数（天）		
<3	49	61.25
≥3	31	38.75
肺源性脓毒血症		
无	2	1.39
有	142	98.61
泛耐药菌感染		
无	8	6.20
有	121	93.80
细菌培养		
无	38	26.57
有	105	73.43
真菌培养		
无	62	44.93
有	76	55.07
感染的处理		
保守治疗	117	94.35
死亡	7	5.65

3）出院时状态：受者出院前的存活率为 84.8%（140/165），登记的 25 例死因中，13 例为肺部感染导致的休克或呼吸循环衰竭，12 例为 PGD 导致的 MODS，1 例为咯血+低血容量休克，1 例为胸腔出血（图 3-6-1-109）。

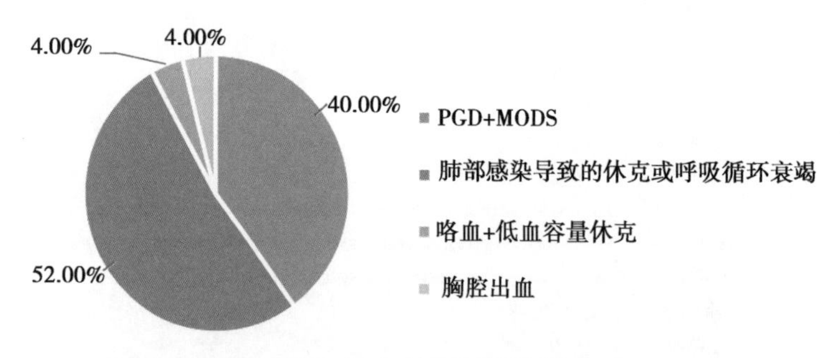

图 3-6-1-109　2016 年度全国肺移植受者术后死亡原因

受者术后住院中位时间为 36.00（IQR：14.00～69.00）天。其中住院时间<15 天、16～29 天、30～59 天、60～89 天及≥90 天的比例分别为 25.53%、15.60%、30.50%、7.80%和 20.57%（图 3-6-1-110）。

（6）影响术后效果的因素分析

1）术后发生感染的危险因素：单因素分析结果显示，IPF 受者术后发生感染的危险是 COPD 受者的 3.71（95%*CI*：1.27～10.84）倍（*P*<0.05）；有术前住院史、单肺冷缺血时间≥360 分钟及其他供者类型的受者术后发生感染的危险分别是无术前住院史的 2.65（95%*CI*：1.14～6.17）倍、单肺冷缺血时

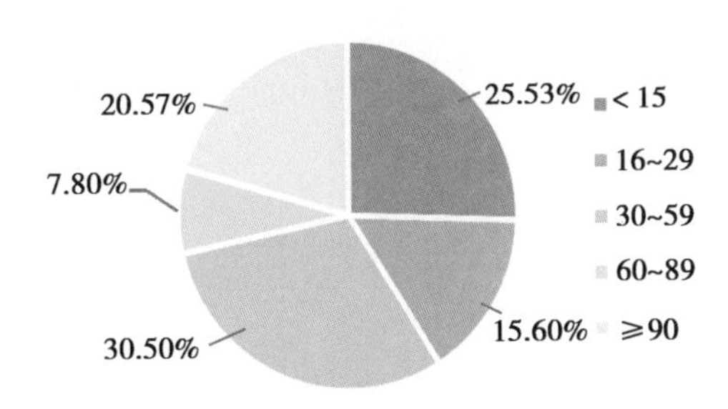

图 3-6-1-110　2016 年度全国肺移植受者术后住院时间分布（天）

间<360 分钟的 3.70（95%*CI*：1.13～12.15）倍及心脑死亡供者的 2.29（95%*CI*：1.07～4.91）倍（*P*<0.05）。此外，分析提示，术前有激素药物治疗史、术前 FEV1（L）/FVC≥90%及术后使用了 ECMO 的受者术后发生感染的危险可能高于术前无激素药物治疗史、术前 FEV1（L）/FVC<90%及术后未使用 ECMO 的受者（*P*<0.10）（图 3-6-1-111）。

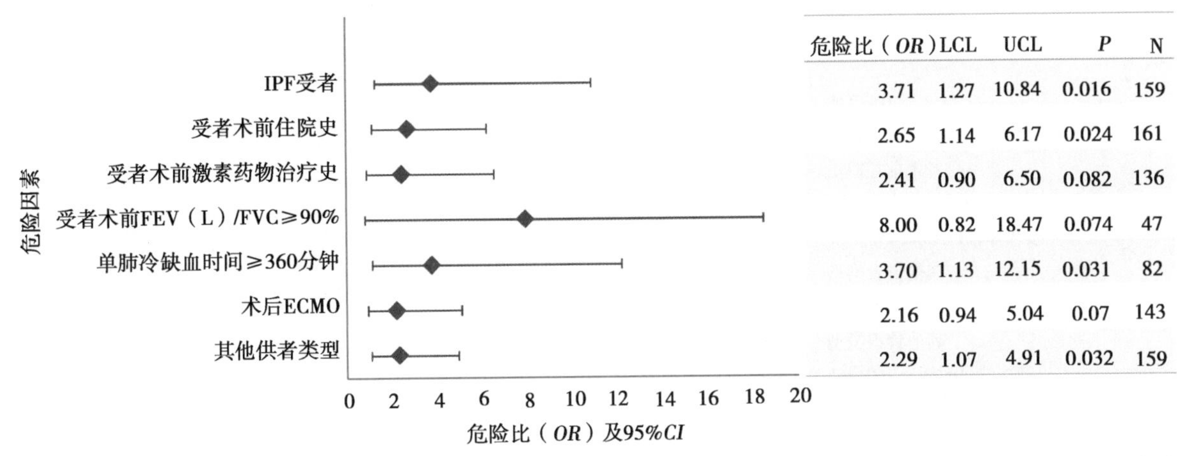

危险比（*OR*）	LCL	UCL	*P*	N
3.71	1.27	10.84	0.016	159
2.65	1.14	6.17	0.024	161
2.41	0.90	6.50	0.082	136
8.00	0.82	18.47	0.074	47
3.70	1.13	12.15	0.031	82
2.16	0.94	5.04	0.07	143
2.29	1.07	4.91	0.032	159

注：图中纵坐标危险因素的参照变量从上到下依次为：COPD 受者、受者术前无住院史、受者术前无激素药物治疗史、受者术前 FEV1（L）/FVC<90%、单肺冷缺血时间<360 分钟、术后无 ECMO 及心脑死亡供者。

图 3-6-1-111　受者术后发生感染的危险因素

2）术后发生排斥反应的危险因素：单因素分析结果显示，其他疾病受者术后发生排斥反应的危险是 COPD 受者的 3.54（95%*CI*：1.13～11.10）倍（*P*<0.05）；术前 BMI 指数偏瘦和超重的受者术后发生排斥反应的危险分别是术前 BMI 指数正常的 5.32（95%*CI*：1.65～17.20）倍和 7.60（95%*CI*：1.21～47.56）倍（*P*<0.05）；术前需住院治疗、其他供者类型及女性供者的受者术后发生排斥反应的危险分别是受者术前日常活动部分受限或完全受限但不需要住院治疗的 5.21（95%*CI*：1.33～20.46）倍、心脑死亡供者的 8.54（95%*CI*：1.84～39.59）倍及男性供者的 40.20（95%*CI*：5.44～70.20）倍（*P*<0.05）。此外，分析提示，术前有激素药物治疗史的受者术后发生排斥反应的危险可能高于术前无激素药物治疗史的受者（*P*<0.10）（图 3-6-1-112）。

3）术后发生原发性移植物失功能的危险因素：单因素分析结果显示，IPF 受者术后发生原发性移植物失功能的危险是 COPD 受者的 5.71（95%*CI*：1.56～20.94）倍（*P*<0.05）；受者其他血型、有术前住院史、术前 PCO_2<45mmHg、其他供者类型、供者其他血型、其他移植类型及单肺冷缺血时间≥360 分钟的受者术后发生原发性移植物失功能的危险分别为受者 A 型血的 2.93（95%*CI*：1.13～7.53）倍、无术前住院史的 5.81（95%*CI*：1.32～25.54）倍、术前 PCO_2≥45mmHg 的 3.81（95%*CI*：1.39～10.48）倍、心脑死亡供者的 2.58（95%*CI*：1.18～5.64）倍、供者 A 型血的 2.86（95%*CI*：1.03～7.99）倍、左单肺移植的 3.23（95%*CI*：1.07～9.78）倍及单肺冷缺血时间<360 分钟的 4.05（95%*CI*：1.66～9.88）倍（*P*<0.05）。此外，分析提示，术前 FEV1（L）/FVC≥90%及单肺右肺冷缺血时间≥360 分钟的受者术后发生原发性移植物失功能的危险可能高于术前 FEV1（L）/FVC<90%及单肺右肺冷缺血时间<360 分钟的受者（*P*<0.10）（图 3-6-1-113）。

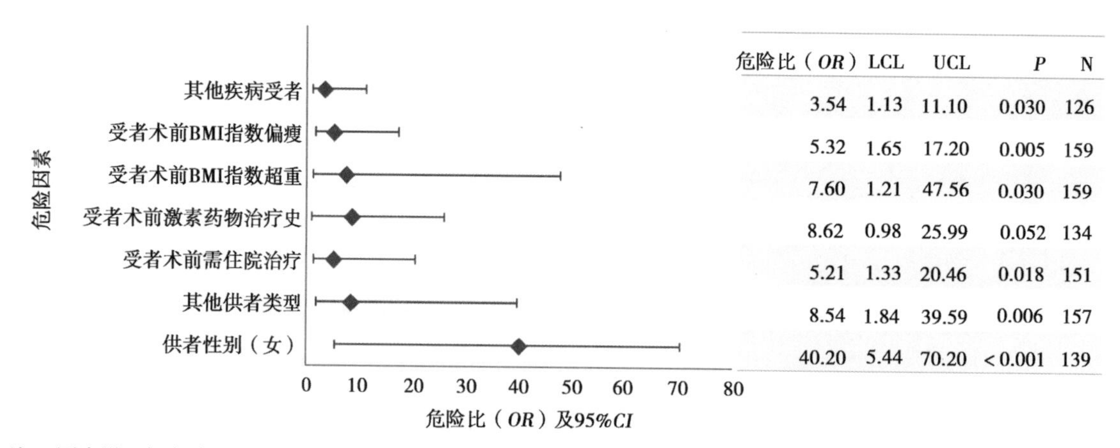

危险比（*OR*）	LCL	UCL	*P*	N
3.54	1.13	11.10	0.030	126
5.32	1.65	17.20	0.005	159
7.60	1.21	47.56	0.030	159
8.62	0.98	25.99	0.052	134
5.21	1.33	20.46	0.018	151
8.54	1.84	39.59	0.006	157
40.20	5.44	70.20	<0.001	139

注：图中纵坐标危险因素的参照变量从上到下依次为：COPD 受者、受者术前 BMI 指数正常、受者术前 BMI 指数正常、受者术前无激素药物治疗史、受者术前日常活动部分受限或完全受限但不需要住院治疗、心脑死亡供者及供者性别为男性。

图 3-6-1-112　受者术后发生排斥反应的危险因素

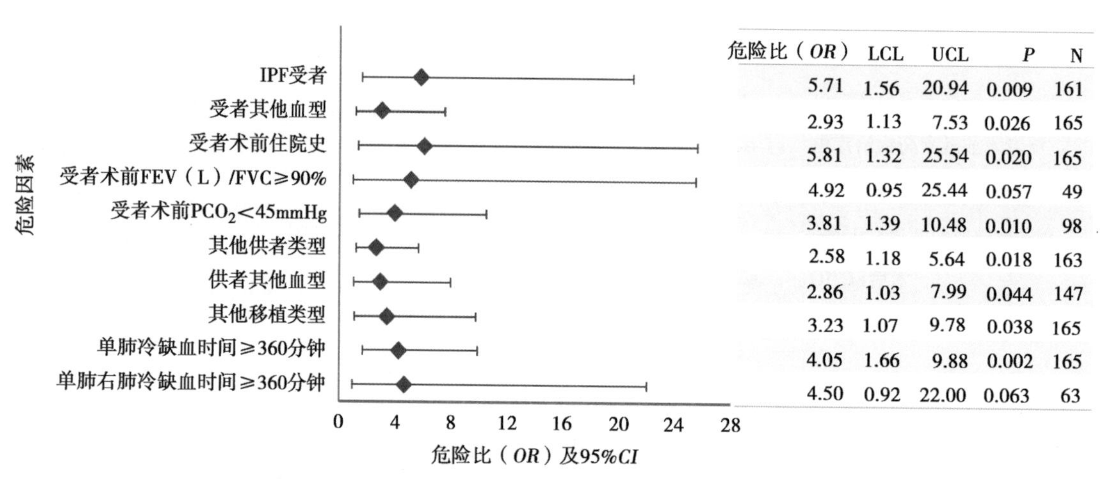

危险比（*OR*）	LCL	UCL	*P*	N
5.71	1.56	20.94	0.009	161
2.93	1.13	7.53	0.026	165
5.81	1.32	25.54	0.020	165
4.92	0.95	25.44	0.057	49
3.81	1.39	10.48	0.010	98
2.58	1.18	5.64	0.018	163
2.86	1.03	7.99	0.044	147
3.23	1.07	9.78	0.038	165
4.05	1.66	9.88	0.002	165
4.50	0.92	22.00	0.063	63

注：图中纵坐标危险因素的参照变量从上到下依次为：COPD 受者、受者 A 型血、受者术前无住院史、受者术前 FEV1（L）/FVC<90%、受者术前 PCO_2≥45mmHg、心脑死亡供者、供者 A 型血、左单肺移植、单肺冷缺血时间<360 分钟及单肺右肺冷缺血时间<360 分钟。

图 3-6-1-113　受者术后发生原发性移植物失功能的危险因素

4）术后 ICU 停留时间的影响因素：单因素分析结果显示，COPD 受者术后 ICU 停留时间≥4 天的风险是 IPF 受者的 5.57（95%*CI*：1.87~16.63）倍（$P<0.05$），年龄 60 岁及以上的受者术后 ICU 停留时间≥4 天的风险是 60 岁以下者的 2.28（95%*CI*：1.13~4.58）倍（$P<0.05$）。此外，分析提示，术前 PCO_2<45mmHg 及术后 ECMO 的受者术后 ICU 停留时间可能长于术前 PCO_2≥45mmHg 及术后无 ECMO 的受者（$P<0.10$）（图 3-6-1-114）。

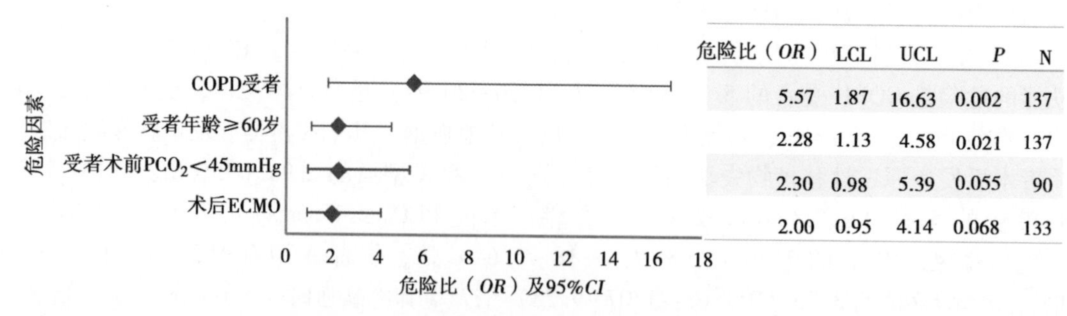

危险比（*OR*）	LCL	UCL	*P*	N
5.57	1.87	16.63	0.002	137
2.28	1.13	4.58	0.021	137
2.30	0.98	5.39	0.055	90
2.00	0.95	4.14	0.068	133

注：图中纵坐标危险因素的参照变量从上到下依次为：IPF 受者、受者年龄<60 岁、受者术前 PCO_2≥45mmHg 及受者术后无 ECMO。

图 3-6-1-114　受者术后 ICU 停留时间≥4 天的危险因素

5）术后住院时间的影响因素：单因素分析结果显示，术前 BMI 指数偏瘦或超重、术前 6 分钟步行试验未达标、术后未出现原发性移植物失功能的受者术后住院时间≥90 天的风险分别是术前 BMI 指数正常、术前 6 分钟步行试验达标及术后出现原发性移植物失功能的受者的 8.05（95%*CI*：1.04~22.10）倍、5.21（95%*CI*：2.03~13.39）倍及 5.29（95%*CI*：1.51~18.48）倍（*P*<0.05）。此外，分析提示，术后 ECMO 的受者术后住院时间可能长于术后无 ECMO 的受者（*P*<0.10）（图 3-6-1-115）。

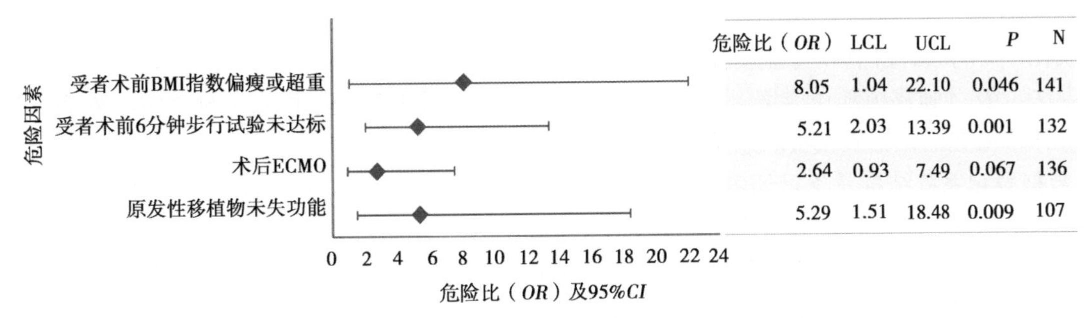

注：图中纵坐标危险因素的参照变量从上到下依次为：受者术前 BMI 指数正常、受者术前 6 分钟步行试验达标、术后无 ECMO 及受者术后出现原发性移植物失功。

图 3-6-1-115 受者术后住院时间≥90 天的危险因素

6）术后院内死亡的危险因素：单因素分析结果显示，女性受者、O 型血受者、术前 ICU 住院、术前活动完全受限或需住院、术前 6 分钟步行试验未达标、序贯式双肺移植及术后出现原发性移植物失功能的受者术后院内死亡的危险分别是男性受者的 2.67（95%*CI*：1.02~6.96）倍、非 O 型血受者的 2.48（95%*CI*：1.04~5.91）倍、术前普通住院或未住院的 5.66（95%*CI*：1.88~17.07）倍、术前日常活动部分受限的 2.56（95%*CI*：1.03~6.34）倍、术前 6 分钟步行试验达标的 3.20（95%*CI*：1.19~8.62）倍、其他移植类型的 3.20（95%*CI*：1.32~7.77）倍及术后未出现原发性移植物失功能的 4.05（95%*CI*：1.66~9.88）倍（*P*<0.05）。此外，分析提示，术前 BMI 指数超重的受者术后院内死亡的危险可能高于 BMI 指数正常或偏瘦的受者（*P*<0.10）（图 3-6-1-116）。

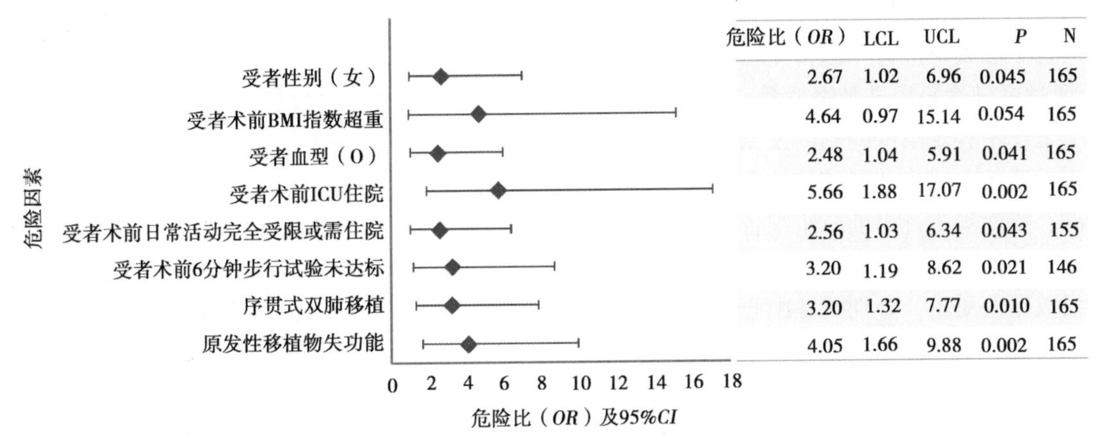

注：图中纵坐标危险因素的参照变量从上到下依次为：受者性别为男性、受者术前 BMI 指数正常或偏瘦、受者非 O 型血、受者术前普通住院或未住院、受者术前日常活动部分受限、受者术前 6 分钟步行试验达标、其他移植类型及术后未出现原发性移植物失功能。

图 3-6-1-116 受者术后院内死亡的危险因素

（三）问题分析及工作重点

国家肺移植质量控制中心成立以来，组建了肺移植质量控制专业委员会，设立了国家肺移植质控中心办公室，并积极开展各项工作。目前，已制定了“两级三环节”质量控制体系，初步完成了注册平台数据采集测试及简化采集流程工作，并已开始制定《肺移植国家质控中心及各登记中心质量管理办法》（初稿）、《肺移植登记注册数据考核指标定义及计算方法》及《肺移植随访方案》（初稿），通过开展质量控制专家研讨会及肺移植工作调研、质控工作调查与督导等多种方式提升质控数据质量。但鉴于该项工作起步较晚，目前全国肺移植质控工作仍存在不少问题需要后续逐步完善和落实。

1. 继续推进肺移植数据登记工作的制度化建设 肺移植登记注册的制度化建设是全面认真落实各项质控工作举措的保障，各项制度及方案为开展现场工作提供了依据和技术准则。《肺移植国家质控中心及各登记中心质量管理办法》规定了国家质控中心和各登记中心开展工作的原则及制度，《肺移植随访方案》对随访工作的意义、目的，随访的方法、质量控制以及生存分析均进行了详细的介绍。后续工作中，质控中心将召开肺移植专业质控中心专家委员会，就完善《肺移植国家质控中心及各登记中心质量管理办法》及《肺移植随访方案》进行意见讨论，完成修订工作，报国家卫健委审核发布。并就进一步提升肺移植登记数据质量听取意见。

2. 数据登记系统结构及条目还需进一步优化 尽管初始版本的注册平台经过重新梳理和调整后，基本能够满足采集和导出相应数据的工作要求，但仍存在部分条目设置过多、前后重复和逻辑顺序矛盾的问题。目前系统中条目总数约1000项，其中部分条目在实际临床诊疗过程中使用频率较低或基本不会使用，这些条目的出现不仅增加数据登记注册的工作量，也影响了数据的完整度。此外，系统中还有一些条目在不同的板块中出现了多次或出现的板块具有逻辑顺序问题。因此，下一步将首先再次对数据登记系统结构及条目进行优化，以保证数据登记过程的便捷性和数据的完整性。

3. 供者数据和随访检查的采集登记工作有待加强 基于影响术后效果的因素分析提示，供者相关指标对术后效果可能具有较大的影响，但鉴于目前供者数据的不完善，尤其是关键条目的缺失导致了不能进一步详细分析影响的大小及路径。由于目前人体捐献器官获取与分配工作还有待完善，实际工作中收集全面的供者相关人口学信息、诊疗信息存在一定难度，特别是对一些意外脑死亡供者。因此如何保证供者关键必备信息的准确上报，是科学评价来自供者对肺移植效果影响的关键。此外，需要高度重视的是随访数据的采集和利用。基于随访信息的生存分析是全面科学评价供者、受者、手术及术后管理等多方面因素对移植效果的有效手段。由于肺移植质控工作起步较晚，目前系统中受者术后随访信息较少，对其评价术后中长期生存率及影响因素产生了较大的影响。因此，后续工作中将着重动员各中心做好术后随访工作，保证随访数据登记的及时性和完整性。此外，可通过交流学习、举办培训班等方式，邀请专家就随访工作及生存分析的意义、概论，肺移植随访方案解读，随访方法与技能及生存数据的质量控制对各中心人员进行专题讲座培训，以切实提高随访工作技能。

4. 通过多种途径提升数据质量 一年时间的试运行发现，影响质控数据质量的环节多、涉及面广，既有现实工作中客观条件的制约及制度的限制，也部分受到各级机构及工作人员主观意识的影响。在后续工作中，质控中心将开展肺移植质控人员相关培训。邀请专家，对各中心的质控人员就相关法律、法规、标准、指南等进行培训，组织各具有肺移植资质的质控单位交流分享工作经验，提升监管能力。同时继续采取现场督导、电话联系等方式督导各中心肺移植数据登记工作的内部制度化建设；全面核查各中心上报数据的质量，分别对各中心提交的数据进行汇总分析，并通过书面纠偏督导函督促各中心改进数据的准确性、及时性和完整性，全面提升数据质量。

5. 深度挖掘分析全国肺移植数据库，为肺移植临床应用服务 全国肺移植数据库是我国目前唯一系统全面地收集全国范围内的肺移植术供者、受者、手术环节、术后护理及随访信息的电子数据库，其资料权威、信息量大；科学分析、深度挖掘评价该数据库各项指标的临床意义，对促进我国肺移植专业的进一步发展具有重要意义。后续工作中，质控中心将在严控数据准确性、及时性和完整性的基础上，进一步对全国登记数据进行系统归纳和深度挖掘分析，尤其是围绕患者术后并发症发生率及生存率展开专业分析和讨论，使结果为临床应用提供参考依据。

第二节　血液净化技术

本次全国调查血液净化技术质量，主要是针对血液透析和腹膜透析2项技术，目前是我国终末期肾脏病患者应用最为广泛的治疗模式。

血液净化技术质控数据的采集源自全国血液净化病例信息登记系统。本报告以 2016 年度数据为基础，结合分析了我国 2016 年度医疗质量数据抽样调查结果。

近年来登记的血液透析中心数量逐年增加，从 2011 年的 3511 家发展至 2016 年的 4799 家，平均每年增加 257.6 家（图 3-6-2-1）。

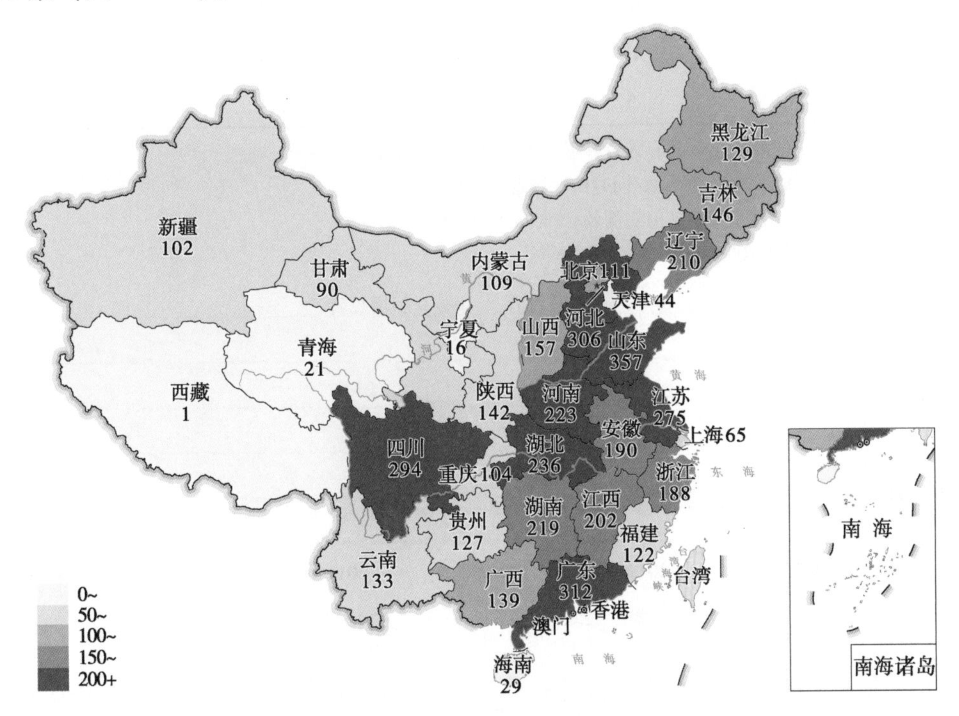

注：图中数据不含我国港、澳、台地区。

图 3-6-2-1　2016 年各省份血液透析中心数

一、血液净化技术质量安全情况分析

（一）血液透析

全国 2016 年度医疗质量数据抽样调查工作共 4654 家医院，包括 1078 家三级公立综合医院、2506 家二级公立综合医院和 1070 家民营综合医院（表 3-6-2-1），开展血液透析的医院有 2721 家，未开展血液透析的医院有 1933 家。

表 3-6-2-1　血液透析开展情况

医院类别	开展血液透析的医院	未开展血液透析的医院	小计
三级公立综合	948	130	1078
二级公立综合	1452	1054	2506
民营综合	321	749	1070
合计	2721	1933	4654

1. 全国血液透析总体登记情况　至 2016 年 12 月 31 日，我国血液透析在透患者 447 435 例，较 2011 年 234 632 例增加了 212 803 例，平均每年增长 4.2 万例。2016 年新增患者共 75 831 例（表 3-6-2-2，图 3-6-2-2）。

根据文献报道，我国 CKD 患者 1.2 亿且呈逐年上升趋势。根据 USRDS 2016 年度分析报告，我国血液透析患者患病率低于大多数国家和地区，且较日本、韩国等东亚国家更低。但在国内，经济发展水平相对较好的北京、上海和浙江，2016 年患病率分别达到了 640.7 PMP、446.4 PMP 和 657.7 PMP。

表 3-6-2-2　2011—2016 年血液透析患者总体情况

项目	2011 年	2012 年	2013 年	2014 年	2015 年	2016 年
在透患者（例）	234 632	248 016	283 581	339 748	385 055	447 435
每年新增患者（例）	72 682	70 961	73 936	63 968	61 790	75 831
点患病率（PMP）	174. 1	183. 3	208. 4	248. 4	280. 0	325. 4
发病率（PMP/年）	53. 9	52. 4	54. 3	46. 8	44. 9	55. 2

注：PMP　每百万人口（per million people）；人口数据来源于国家统计局网站
年发病率=（一年内某人群中某病新病例人数/同时期内暴露人口数）×K
点患病率=某一时点一定人群中现患某病新旧病例数/该时点人口数×K
K=100%、1000‰、10 000/万或 100 000/10 万等。

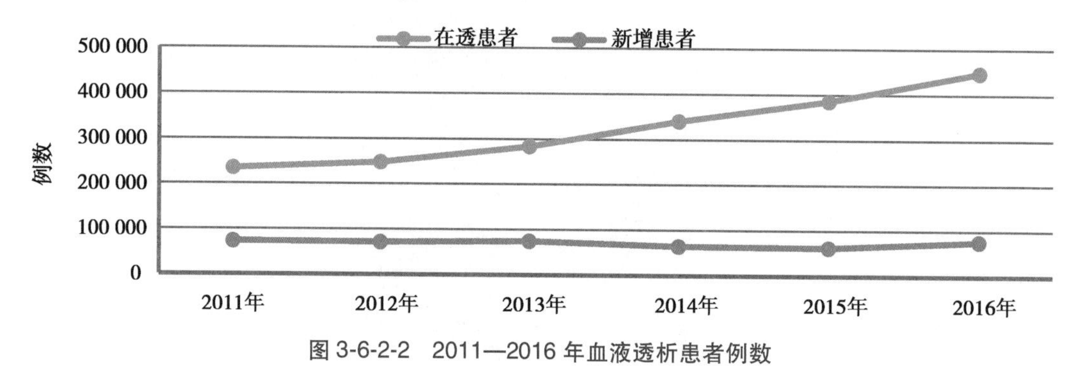

图 3-6-2-2　2011—2016 年血液透析患者例数

2. 各省（自治区、直辖市）血液透析患者登记情况　以省级行政区域分析，2016 年在透患者数量排名前 5 位的依次是浙江、江苏、广东、湖南、四川；2016 年新增患者数量排名前 5 位的依次是广东、四川、江苏、湖南、河北。各省（自治区、直辖市）登记血液透析患者人数见图3-6-2-3、图 3-6-2-4。

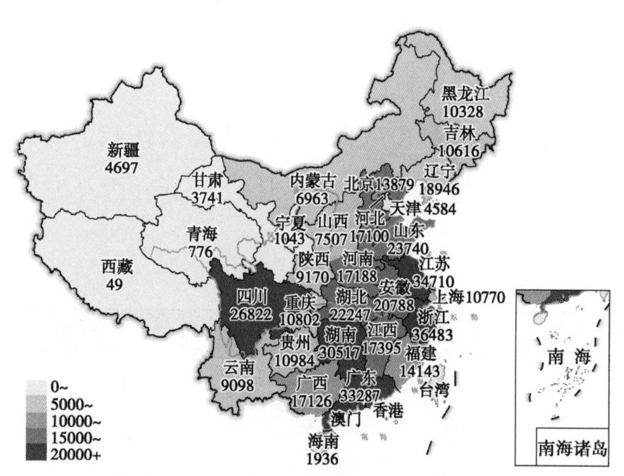

注：图中数据不含我国港、澳、台地区。
图 3-6-2-3　2016 年全国各省（自治区、直辖市）在透患者分布

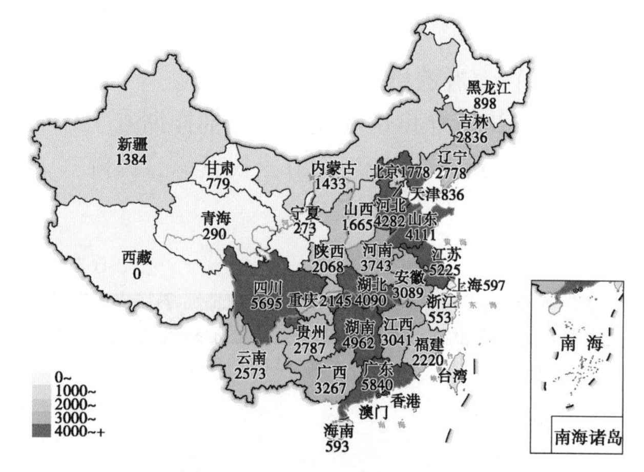

注：图中数据不含我国港、澳、台地区。
图 3-6-2-4　2016 年全国各省（自治区、直辖市）新增血液透析患者分布

3. 血液透析中心血液透析机配置情况　调查结果显示，全国血液透析中心的平均血液透析机数量为 24. 7 台（表 3-6-2-3，图 3-6-2-5）。

每台透析机平均配设医生人数为 3. 44 人，平均护士人数为 0. 53 人，略低于 2015 年的水平。三级公立综合医院血液透析中心的平均血液透析机数量、平均医生数最高，民营综合医院次之，二级公立综合医院最低，但二级公立综合医院平均每台透析机配备的护士数量最多（0. 55 人/台）。

表 3-6-2-3 全国血液净化中心平均血液透析机数量

医院类型	2015 年	2016 年
三级公立综合	34.95	36.99
二级公立综合	17.22	17.32
民营综合	21.40	22.17
全国总体情况	25.45	24.75

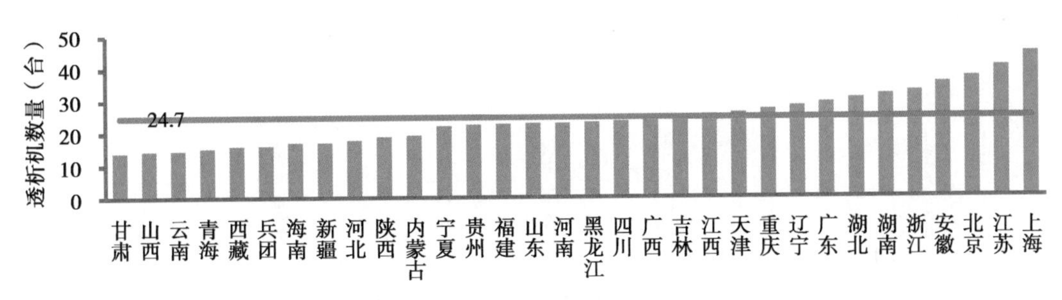

图 3-6-2-5 2016 年各省（自治区、直辖市）血液透析中心平均透析机数量

4. 血液透析患者情况

（1）年龄：2011—2016 年血液透析在透患者的平均年龄从 53.1 岁增长至 56.1 岁（表 3-6-2-4）。以各年龄段来看，主要年龄构成在 41~70 岁。2011—2016 年 60 岁以上患者的比例逐年增多（图 3-6-2-6）。每年新增的患者，平均年龄从 2011 年的 52.8 岁增长为 2016 年的 55.6 岁。

表 3-6-2-4 血液透析患者年龄构成情况

分类	2011 年	2012 年	2013 年	2014 年	2015 年	2016 年
在透患者年龄（岁）	53.1	52.4	54.7	54.9	55.7	56.1
新增患者年龄（岁）	52.8	52.7	54.2	54.6	55.4	55.6

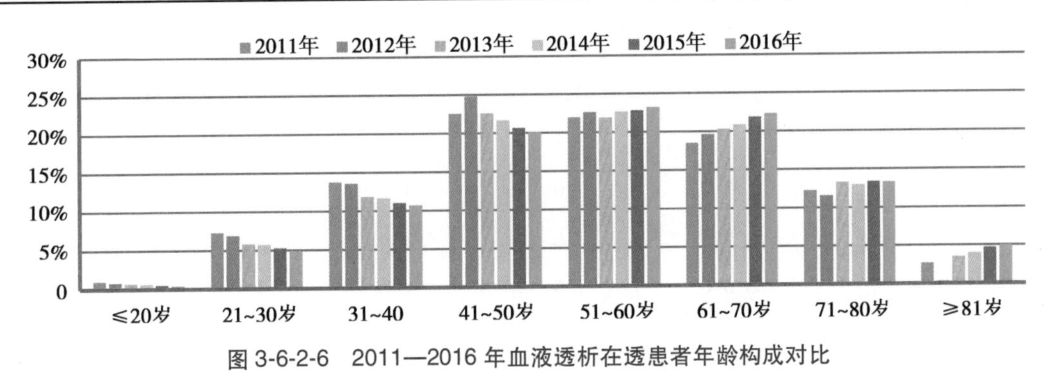

图 3-6-2-6 2011—2016 年血液透析在透患者年龄构成对比

（2）透析龄：2011—2016 年平均透析龄逐年延长，至 2016 年平均透析龄达到 49.1 个月。透析龄大于 3 年的比例逐年增多（表 3-6-2-5、图 3-6-2-7）。

表 3-6-2-5 血液透析在透患者透析龄构成情况

透析龄	2011 年	2012 年	2013 年	2014 年	2015 年	2016 年
平均值（月）	31.8	34.7	37.9	42.2	46.7	49.1
≤ 1 年	28.7%	26.3%	23.5%	17.2%	14.6%	15.6%
1~3 年	42.0%	39.7%	36.3%	36.9%	32.8%	29.1%

续表

透析龄	2011 年	2012 年	2013 年	2014 年	2015 年	2016 年
3~5 年	15.7%	18.5%	21.9%	24.1%	25.0%	24.7%
5~10 年	11.0%	12.9%	15.3%	18.5%	23.5%	25.8%
≥ 10 年	2.6%	2.6%	3.0%	3.4%	4.1%	4.9%

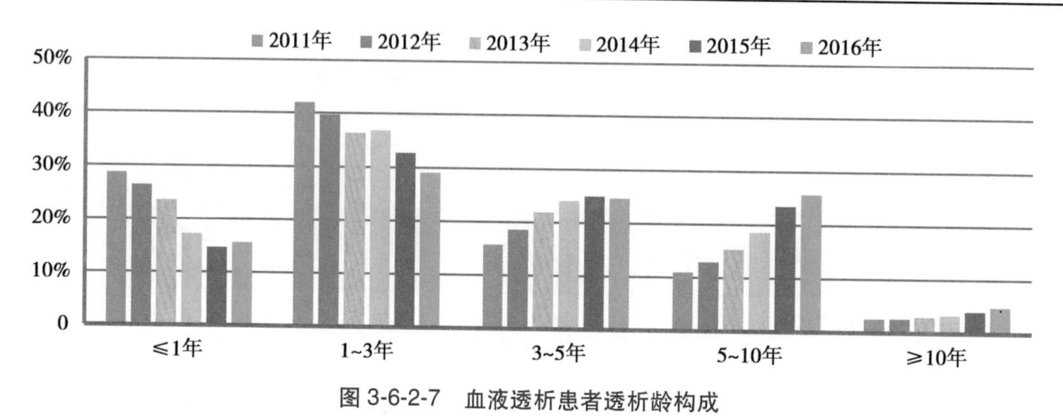

图 3-6-2-7 血液透析患者透析龄构成

（3）原发病构成情况：中国血液透析患者原发疾病谱（表 3-6-2-6）。虽然原发性肾小球疾病（GN）在中国血液透析患者原发疾病的比例从 2011 年的 59.5%降至 2016 年的 52.7%，但仍然排在第 1 位。糖尿病肾病（DN）目前在中国血液透析患者原发疾病中排在第 2 位，但每年新增加的患者中，糖尿病肾病的比例逐年增加，至 2016 年已达到 22.3%。尿毒症患者原发疾病谱中原发性肾小球疾病与糖尿病肾病比例的变化提示应进一步加强对糖尿病肾病的重视（图 3-6-2-8）。

表 3-6-2-6 血液透析患者原发疾病诊断构成比（%）

原发疾病	2011 年	2012 年	2013 年	2014 年	2015 年	2016 年
在透患者						
原发性肾小球疾病	59.5	58.2	55.7	55.1	54.2	52.7
糖尿病肾病	15.1	16.5	17.8	16.7	17.0	17.1
高血压肾损害	9.9	10.1	9.7	9.6	9.9	9.5
多囊肾病	3.3	3.3	3.3	3.2	3.1	3.0
肾结石	2.2	2.0	1.9	1.5	2.3	2.3
其他	9.5	8.6	8.2	8.5	7.1	7.8
不详	0.6	1.5	3.4	5.4	6.4	7.7
新增患者						
原发性肾小球疾病	54.3	51.3	46.5	43.9	45.8	41.9
糖尿病肾病	18.0	18.9	20.8	21.0	21.2	22.3
高血压肾损害	9.5	9.4	8.4	8.7	9.0	9.5
多囊肾病	2.8	2.5	2.5	2.4	2.2	2.2
肾结石	2.5	2.1	2.0	1.3	2.1	2.0
其他	12.0	12.1	11.6	11.3	8.2	10.5
不详	0.9	3.7	8.2	11.3	11.6	11.6

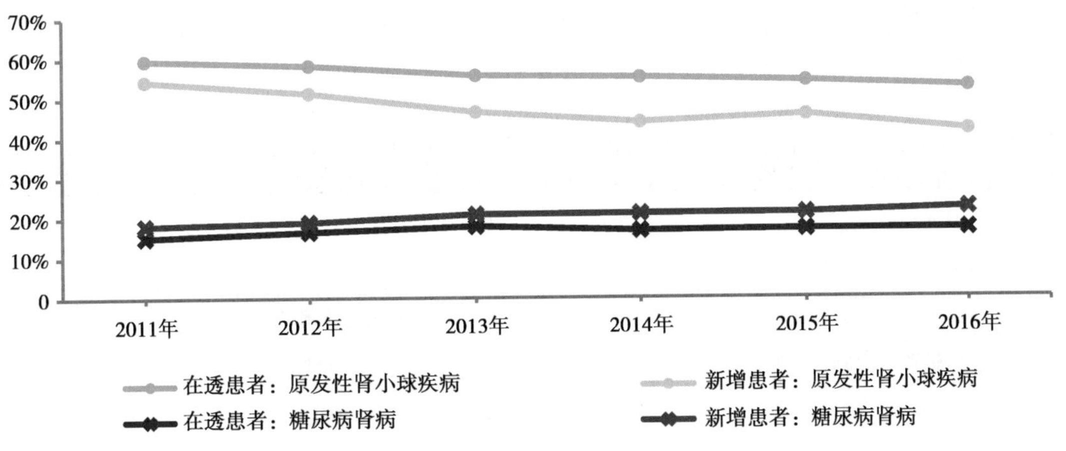

图 3-6-2-8 2011—2016 年原发病构成趋势

5. 血液透析患者转归情况

（1）总体转归情况：2016 年血液透析患者全因死亡 18 524 例，肾移植 2495 例，转为腹膜透析 909 例，其他原因退出与转出的患者 31 590 例。2016 年新增的 75 831 例患者中，死亡 2477 例（表 3-6-2-7）。

表 3-6-2-7 血液透析患者转归情况（例）

原发疾病	2011 年	2012 年	2013 年	2014 年	2015 年	2016 年
全部患者						
死亡	13 861	12 864	12 910	14 322	13 839	18 524
肾移植 *	—	—	—	—	5320	6702
转腹透	1055	1061	937	961	957	909
其他原因转出 & 退出	24 382	22 291	25 576	24 428	25 531	31 590
新增患者						
死亡	2712	2509	2258	2129	1944	2477
肾移植	492	476	415	435	365	499
转腹透	707	735	672	663	689	582
其他原因转出 & 退出	13 457	12 447	13 902	11 399	11 425	13 067

注：* 数据来源于国家肾脏病移植质控中心。

（2）死亡原因：2011—2016 年心、脑血管事件仍是透析患者死亡的首要原因，其所占的比例超过 60%，其中脑血管事件的比例逐年增加。具体死亡原因见表 3-6-2-8。

表 3-6-2-8 血液透析患者死亡原因构成比比较（%）

原因	2011 年	2012 年	2013 年	2014 年	2015 年	2016 年
心血管事件	45.6	43.4	43.3	40.5	42.5	41.7
脑血管事件	19.5	21.0	21.3	22.4	22.4	23.2
感染	8.9	9.5	8.3	8.9	4.4	8.4
消化道出血等出血性疾病	3.9	4.0	4.2	4.3	7.8	3.8
其他	22.2	22.0	23.0	24.0	22.8	22.9

（3）血液透析患者医疗质量控制：国家肾脏病专业医疗质量管理与控制中心设立血液透析技术医疗质量控制的过程指标 16 项（表 3-6-2-9）和结果指标 9 项（表 3-6-2-10）。

表 3-6-2-9　血液透析技术医疗质量过程指标：监测频率完成率（16 项指标）

序号	监测指标	监测频率	序号	监测指标	监测频率
1	治疗室消毒合格率	每月	9	血液生化	每 3 个月
2	透析用水生物污染检验合格率	每年	10	血清铁蛋白	每 6 个月
3	新入透析患者，乙肝标志物	—	11	转铁蛋白饱和度	每 6 个月
4	新入透析患者，丙肝标志物	—	12	全段甲状旁腺素	每 6 个月
5	新入透析患者，梅毒螺旋体	—	13	Kt/V 和 URR	每 6 个月
6	新入透析患者，艾滋病病毒	—	14	β2 微球蛋白	每 6 个月
7	乙肝标志物和丙肝标志物	每 6 个月	15	血清前白蛋白	每 6 个月
8	血常规	每 3 个月	16	C 反应蛋白	每 6 个月

表 3-6-2-10　血液透析技术医疗质量结果指标：控制率（9 项指标）

序号	监测指标	标准	序号	监测指标	标准
1	高血压	透析前血压： 60 岁以下<140/90mmHg 60 岁以上<150/90mmHg	6	血清白蛋白	>35g/L
2	肾性贫血	血红蛋白≥100g/L	7	Kt/V 和 URR	spKt/V>1.2 URR>65%
3	血钙	2.10~2.50mmol/L	8	透析间期体重增长	透析间期体重增长小于 5%
4	血磷	1.13~1.78mmol/L	9	新增乙型肝炎和丙型肝炎发病率	
5	甲状旁腺激素	正常值上限 2~9 倍			

1）血红蛋白登记情况与肾性贫血控制率：2016 年在透患者血红蛋白的平均值为 102g/L（表 3-6-2-11），≥100g/L 患者的比例达到 57.1%，较 2011 年的 43.4%增加了 13.7%（图 3-6-2-9），我国血液透析在透患者血红蛋白水平呈逐年增高的趋势。

表 3-6-2-11　血液透析患者血红蛋白控制情况（$\bar{x}\pm s$）

指标	2011 年	2012 年	2013 年	2014 年	2015 年	2016 年
血红蛋白（g/L）	95±23	97±22	99±22	101±22	102±21	102±21

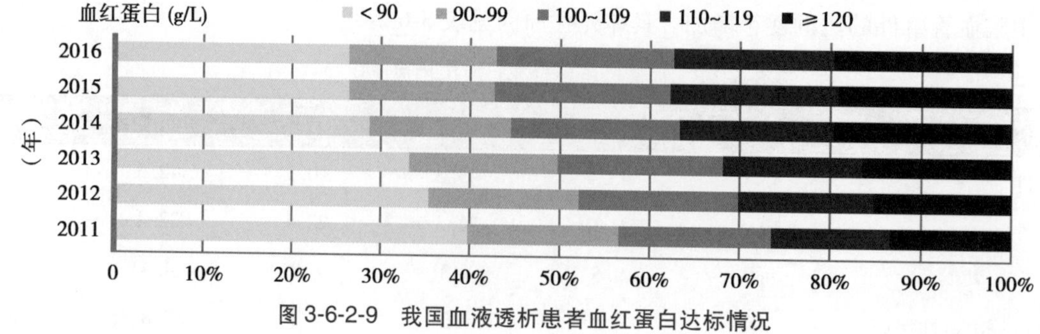

图 3-6-2-9　我国血液透析患者血红蛋白达标情况

2）甲状旁腺激素登记情况与控制率：2016 年在透患者甲状旁腺激素（PTH）的平均值为 428mmol/L（表 3-6-2-12）。130~600pg/ml 患者的比例，2011—2016 年分别是 52.5%、53.7%、53.4%、53.9%、

55.3%和55.3%（图3-6-2-10），呈上升趋势。

表3-6-2-12　血液透析患者甲状旁腺激素控制情况（$\bar{x}\pm s$）

指标	2011年	2012年	2013年	2014年	2015年	2016年
甲状旁腺激素（pg/ml）	394±452	405±459	409±471	402±455	424±440	428±465

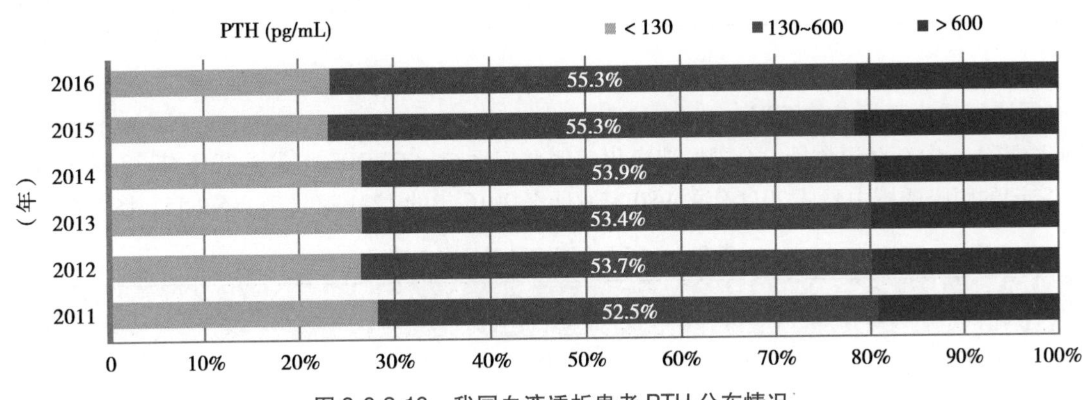

图3-6-2-10　我国血液透析患者PTH分布情况

3）血清白蛋白登记情况与控制率：2016年在透患者血清白蛋白的平均值为39g/L（表3-6-2-13）。≥35g/L的患者比例，2011—2016年分别是75.6%、77.5%、77.5%、80.3%、81.6%和82.6%（图3-6-2-11），呈上升趋势。

表3-6-2-13　血液透析患者血清白蛋白控制情况（$\bar{x}\pm s$）

指标	2011年	2012年	2013年	2014年	2015年	2016年
白蛋白（g/L）	38±6	38±6	39±6	39±6	39±5	39±5

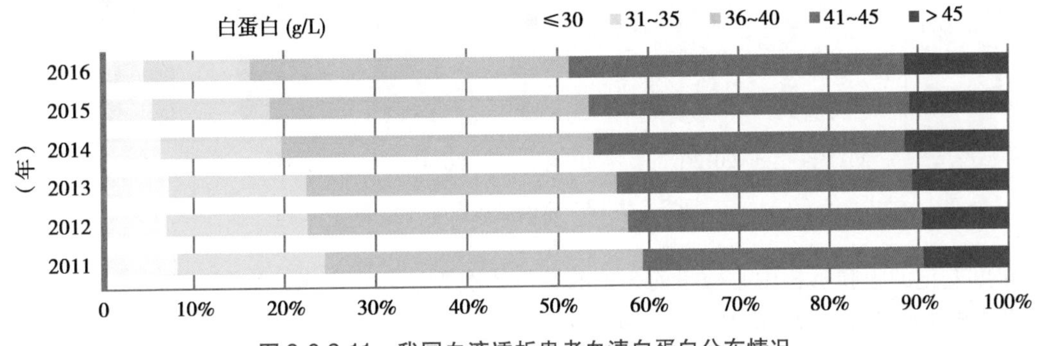

图3-6-2-11　我国血液透析患者血清白蛋白分布情况

4）血液透析感染控制情况：乙型肝炎和丙型肝炎的登记与阳性率。通过国家血液净化标准规程、临床操作技术规范和医疗服务标准的制定应用与推广，2016年在透患者乙肝表面抗原阳性率为6.66%，2011—2016年在透患者乙肝阳性率呈持续下降趋势（表3-6-2-14）。

2011—2016年在透患者丙肝抗体阳性率呈持续下降，2016年阳性率为2.71%，较2011年的5.95%下降3.24个百分点。

表3-6-2-14　血液透析患者传染学指标阳性情况

类别	2011年	2012年	2013年	2014年	2015年	2016年
在透患者						
乙肝	6.95%	6.88%	6.96%	6.85%	6.72%	6.66%
丙肝	5.95%	4.67%	4.23%	3.52%	3.14%	2.71%

续表

类别	2011 年	2012 年	2013 年	2014 年	2015 年	2016 年
新增患者						
乙肝	7.26%	7.29%	7.41%	7.07%	7.02%	6.79%
丙肝	1.36%	1.34%	1.40%	1.30%	1.34%	1.28%

(二）腹膜透析

1. 全国腹膜透析开展总体情况

（1）腹膜透析中心登记数量：全国血液净化病例登记系统（CNRDS）截至2016年12月31日年度数据显示，登记的腹膜透析中心从2011年的980家发展至2016年的1221家（表3-6-2-15，图3-6-2-12）。

表 3-6-2-15 全国腹膜透析中心情况

年度	登记中心数	同比增长率
2012 年	960	2.6%
2013 年	1024	6.7%
2014 年	1031	0.7%
2015 年	1093	5.7%
2016 年	1221	11.7%

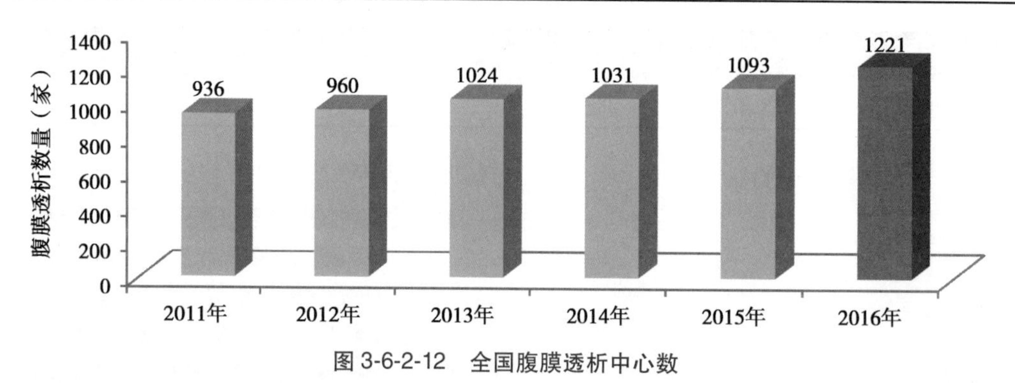

图 3-6-2-12 全国腹膜透析中心数

2016年度登记的腹膜透析中心数量前5位的省份依次为江苏、广东、浙江、湖南、上海。全国各省份登记腹膜透析中心数见表3-6-2-16和图3-6-2-13。

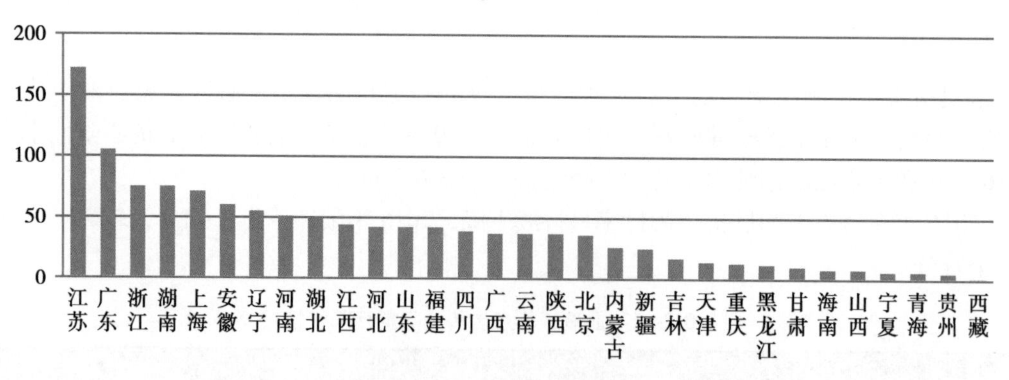

图 3-6-2-13 全国31个省份登记腹膜透析中心数量及排名

表 3-6-2-16　全国 31 个省份登记腹膜透析中心数量及排名

排名	省份	中心数	排名	省份	中心数
1	江苏	172	17	陕西	37
2	广东	105	18	北京	36
3	浙江	75	19	内蒙古	26
4	湖南	75	20	新疆	25
5	上海	71	21	吉林	17
6	安徽	60	22	天津	14
7	辽宁	55	23	重庆	13
8	河南	51	24	黑龙江	12
9	湖北	50	25	甘肃	10
10	江西	44	26	海南	8
11	山东	42	27	山西	8
12	河北	42	28	宁夏	6
13	福建	42	29	青海	6
14	四川	39	30	贵州	5
15	云南	37	31	西藏	1
16	广西	37		合计	1221

（2）腹膜透析在透病例登记情况：截至 2016 年 12 月 31 日，全国腹膜透析病例信息系统登记在透病例数为 74 138 例；平均每年新增 8150 例（表 3-6-2-17，图 3-6-2-14、图 3-6-2-15）。

表 3-6-2-17　全国腹膜透析在透病例情况

年度	登记病例数	年增长率
2012 年	37 942	39. 3%
2013 年	46 633	22. 9%
2014 年	55 373	18. 7%
2015 年	62 589	13. 0%
2016 年	74 138	18. 5%

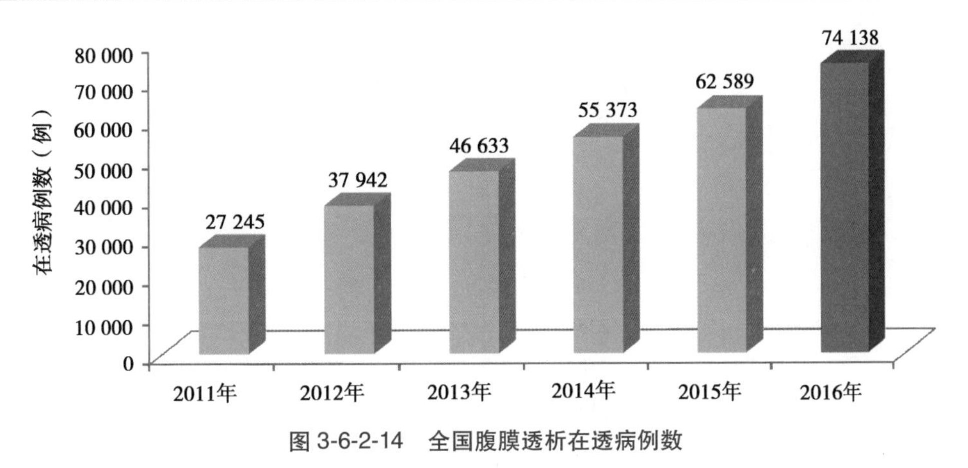

图 3-6-2-14　全国腹膜透析在透病例数

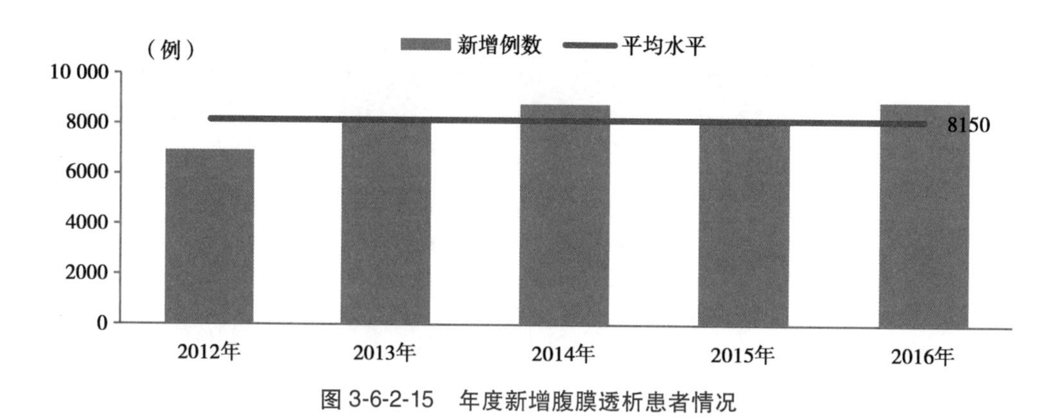

图 3-6-2-15　年度新增腹膜透析患者情况

2016 年度登记的腹膜透析病例数量前 5 位的省份依次为广东、江苏、浙江、上海、湖南。全国各省份登记腹膜透析病例数见表 3-6-2-18、图 3-6-2-16。

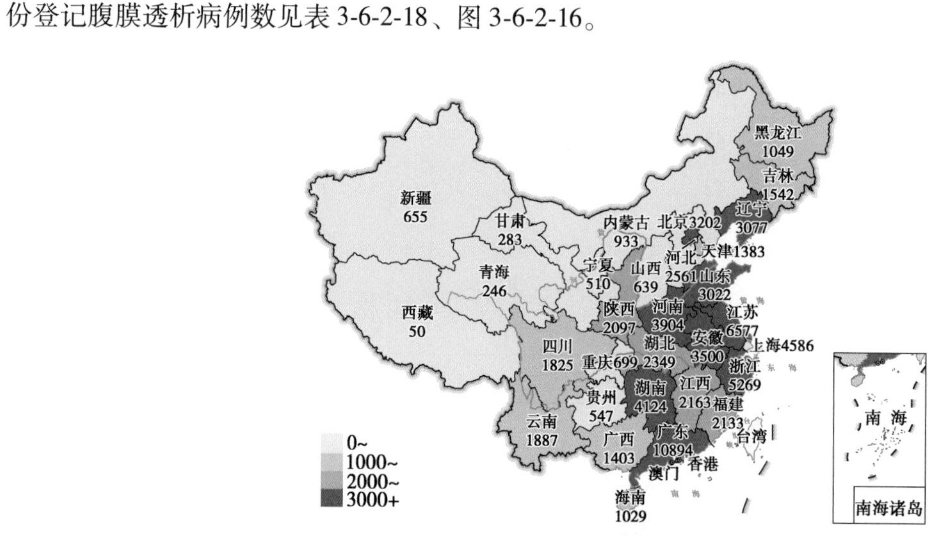

注：图中数据不含我国港、澳、台地区。

图 3-6-2-16　全国各省份腹膜透析病例数量分布

表 3-6-2-18　全国 31 个省份登记腹膜透析病例数量及排名

排名	省份	例数	排名	省份	例数
1	广东	10 894	17	四川	1825
2	江苏	6577	18	吉林	1542
3	浙江	5269	19	广西	1403
4	上海	4586	20	天津	1383
5	湖南	4124	21	黑龙江	1049
6	河南	3904	22	海南	1029
7	安徽	3500	23	内蒙古	933
8	北京	3202	24	重庆	699
9	辽宁	3077	25	新疆	655
10	山东	3022	26	山西	639
11	河北	2561	27	贵州	547
12	湖北	2349	28	宁夏	510
13	江西	2163	29	甘肃	283
14	福建	2133	30	青海	246
15	陕西	2097	31	西藏	50
16	云南	1887		合计	74 138

（3）腹膜透析登记病例转归情况（表 3-6-2-19）

表 3-6-2-19 全国腹膜透析患者转归情况

年度	登记例数	在透存活	新置管	新增死亡	新增肾移植	转血透	退出	好转
2012 年	43 383	37 942	6930	2168	—	1126	284	54
2013 年	49 683	46 633	8023	2003	—	1081	232	37
2014 年	58 914	55 373	8784	1678	—	1000	186	21
2015 年	66 316	62 589	8141	1774	0	1085	272	19
2016 年	79 172	74 138	8901	2169	4	1344	519	25

（4）腹膜透析患者年发病率和点患病率（表 3-6-2-20）

表 3-6-2-20 腹膜透析患者点发病率和点患病率

年度	总人口（万人）	治疗人口（例）	新增病例（例）	年发病率（PMP）	点患病率（PMP）
2012 年	135 404	37 942	6930	5. 12	28. 0
2013 年	136 072	46 633	8023	5. 90	34. 3
2014 年	136 782	55 373	8719	6. 42	40. 5
2015 年	137 349	62 589	8141	5. 93	45. 6
2016 年	138 271	74 138	8901	6. 44	53. 6

注：PMP 每百万人口（per million people）；人口数据来源于国家统计局网站；年发病率=（一年内某人群中某病新病例人数/同时期内暴露人口数）×K；点患病率=某一时点一定人群中现患某病新旧病例数/该时点人口数×K；K=100%、1000‰、10 000/万或 100 000/10 万等。

2. 腹膜透析医疗质量数据抽样调查情况 2017 年 9 月，国家卫生计生委医政医管局对 6916 家公立医院和民营医院开展了医疗质量数据抽样调查工作，其中 708 家医院反馈了腹膜透析治疗的相关信息。

（1）568 家三级综合医院腹膜透析患者 60 266 例，140 家二级综合医院腹膜透析患者 4016 例。

（2）666 家公立医院腹膜透析患者 62 921 例，42 家民营医院腹膜透析患者 1361 例。

（3）具体占比情况见图 3-6-2-17 至图 3-6-2-20。腹膜透析中心大多数建立在三级综合、公立医院中，90%以上的腹膜透析患者由三级综合医院管理。

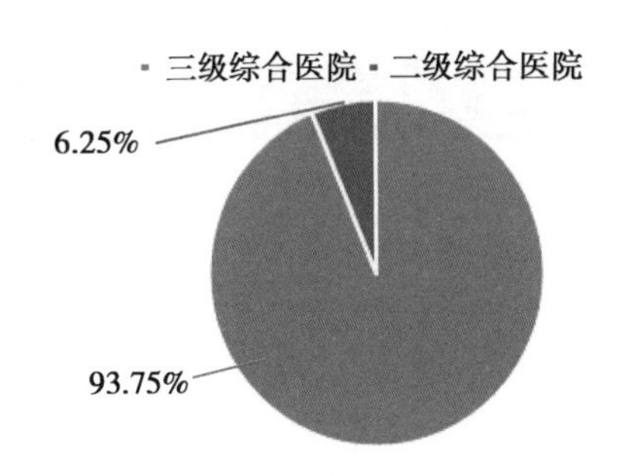

图 3-6-2-17 综合医院腹膜透析患者分布情况

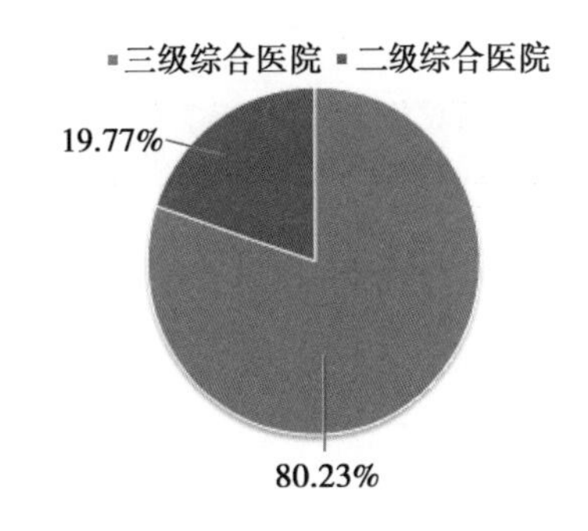

图 3-6-2-18 综合医院腹膜透析中心分布情况

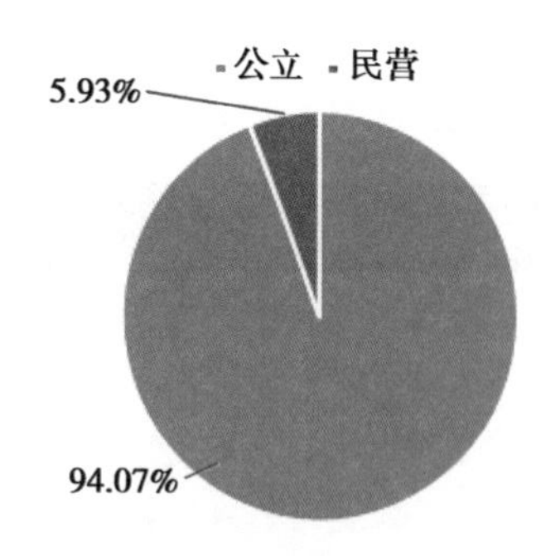

图 3-6-2-19 腹膜透析中心在公立和民营医院分布情况

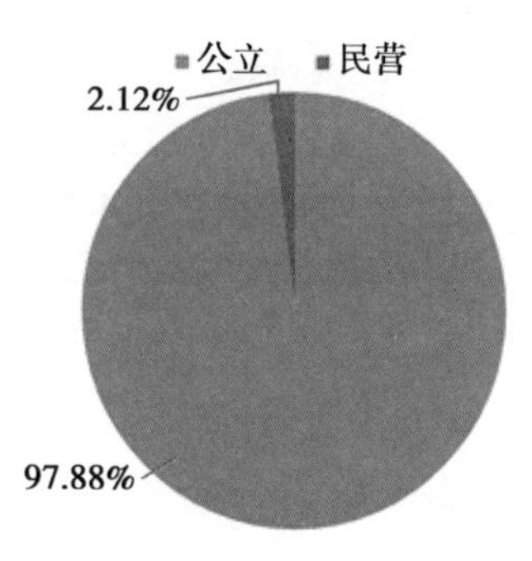

图 3-6-2-20 腹膜透析患者在公立和民营医院分布情况

在全国医疗质量数据抽样调查中，三级综合医院共登记自动化腹膜透析机 560 台，平均每家 0.99 台；二级综合医院登记自动化腹膜透析机 69 台，平均每家 0.49 台。公立医院共登记自动化腹膜透析机 613 台，平均每家 0.92 台；民营医院登记自动化腹膜透析机 16 台，平均每家 0.38 台（表 3-6-2-21）。

三级综合医院共有腹膜透析医生 1736 名，平均 3.06 名；二级综合医院共有腹膜透析医生 330 名，平均 2.36 名；公立医院共有腹膜透析医生 1961 名，平均 2.94 名；民营医院共有腹膜透析医生 105 名，平均 2.5 名（表 3-6-2-21）；

三级综合医院共有腹膜透析护士 1885 名，平均 3.32 名；二级综合医院共有腹膜透析护士 371 名，平均 2.65 名；三级综合医院共有腹膜透析护士 2116 名，平均 3.18 名；民营医院共有腹膜透析护士 140 名，平均 3.33 名（表 3-6-2-21）。

三级综合医院共有营养师 277 名，平均 0.49 名；二级综合医院共有营养师 37 名，平均 0.26 名；公立医院共有营养师 291 名，平均 0.44 名；民营医院共有营养师 23 名，平均 0.55 名（表 3-6-2-21）。

表 3-6-2-21 腹膜透析中心 APD 机及人员配置情况调查

医院类型	平均 APD 机数量	平均医生数	平均腹膜透析专职护士数	营养师
三级综合	0.99	3.06	3.32	0.49
二级综合	0.49	2.36	2.65	0.26
公立	0.92	2.94	3.18	0.44
民营	0.38	2.50	3.33	0.55

3. 腹膜透析患者基本情况评价

（1）年龄、性别、透析龄：在透患者平均年龄 53.4 岁，男女比为 1.2∶1；平均透析龄为 3.3 年，超过 5 年的患者占 28.4%（表 3-6-2-22）。

表 3-6-2-22 腹膜透析在透存活患者基本情况比较

年度	平均年龄	>65 岁（%）	男性（%）	平均透龄（年）	透析龄≥5 年（%）
2012 年	53.0	21.4	54.5	1.8	9.1
2013 年	53.3	24.8	54.4	2.6	10.7
2014 年	53.9	24.2	53.9	2.3	13.2
2015 年	53.6	25.6	54.4	2.9	14.3
2016 年	53.4	23.7	54.2	3.3	28.4

（2）原发病构成：原发性肾小球疾病是腹膜透析患者主要的原发疾病，约占 50%（表 3-6-2-23）

表 3-6-2-23 腹膜透析患者主要原发病诊断情况（%）

年度	原发性肾小球疾病	糖尿病肾病	高血压肾损害	多囊肾	肾小管间质疾病	其他
2012 年	51.5	15.7	14.2	1.8	1.4	15.3
2013 年	52.6	15.6	14.9	1.5	1.4	14
2014 年	54.1	16.2	14.4	1.5	1.5	12.3
2015 年	50.8	16.1	15.1	1.4	1.7	14.9
2016 年	50.0	16.2	16.6	1.4	1.6	14.2

4. 转归情况（不含转出与退出患者） 2016 年度全因死亡患者 2169 例，平均年龄 62.4 岁，平均透程 33.3 个月。心血管事件仍然是腹膜透析患者死亡的首要原因（表 3-6-2-24、表 3-6-2-25）。

表 3-6-2-24 腹膜透析死亡患者基本情况

年度	例数	平均年龄（岁）	平均透程（月）	透析龄≥5 年（%）
2012 年	2168	64.0	28.0	—
2013 年	2003	62.3	22.0	—
2014 年	1678	64.8	28.6	12.5%
2015 年	1774	63.2	32.0	12.4%
2016 年	2169	62.4	33.3	15.6%

表 3-6-2-25 腹膜透析患者主要死亡原因构成比比较（%）

年度	心血管事件	脑血管事件	感染	其他
2012 年	39.2	15.7	11.4	29.8
2013 年	36.7	16.6	15.0	31.7
2014 年	34.7	16.3	17.7	19.6
2015 年	39.0	19.4	14.2	27.4
2016 年	41.1	19.4	13.3	26.2

5. 腹膜透析治疗模式 CAPD 治疗占 84.9%，APD 治疗占 0.8%；CAPD 患者中，绝大多数（80.0%）使用常规的 6~8L，使用其他剂量者占 20.0%（表 3-6-2-26）。

表 3-6-2-26 腹膜透析患者治疗模式和治疗剂量（%）

年度	治疗模式				治疗剂量		
	CAPD	IPD	APD	其他	<6L	6L~8L	>8LT
2012 年	78.8	12.4	1.4	7.4	9.6	89.2	1.2
2013 年	78.5	12.6	1.4	7.5	7.9	88.5	3.6
2014 年	73.8	17.1	1.3	7.8	12.5	83.1	4.4
2015 年	73.9	23.3	1.4	1.4	10.1	84.2	5.7
2016 年	84.9	12.1	0.8	2.2	13.2	80.0	6.8

6. 腹膜透析置管 直管占 88.6%，非鹅颈管占 79.7%，双 CUFF 导管占 95.9%（表 3-6-2-27）。

表 3-6-2-27　腹膜透析患者透析导管类型（%）

年度	管型		鹅颈		CUFF 数量	
	直管	弯管	鹅颈管	非鹅颈管	双 CUFF	单 CUFF
2012 年	79.4	20.6	25.6	74.4	97.5	2.5
2013 年	81.1	18.9	24.2	75.8	97.1	2.9
2014 年	81.2	18.8	24.3	75.7	97.0	3.0
2015 年	82.6	17.4	24.1	75.9	96.8	3.2
2016 年	88.6	11.4	20.3	79.7	95.9	4.1

2016 年度国产腹膜透析产品使用情况（新置管），见表 3-6-2-28 和图 3-6-2-21。

表 3-6-2-28　腹膜透析液使用情况

年度	产地	病例数	占比（%）	品牌	病例数	占比（%）
2013 年（8023）实填 6276	进口	5273	84.0	百特	5269	99.9
				费森	4	0.1
	国产	927	14.8	华仁	268	28.9
				青山	181	19.5
				长富	461	49.7
				天津天安	17	1.9
	联合	76	1.2			
2014 年（8719）实填 7069	进口	5780	81.8	百特	5768	99.8
				费森	12	0.2
	国产	1145	16.2	华仁	280	24.5
				青山	182	15.9
				长富	655	57.2
				天津天安	28	2.4
	联合	144	2.0			
2015 年（8141）实填 6299	进口	4900	77.8	百特	4899	99.97
				费森	1	0.03
	国产	1302	20.7	华仁	537	41.2
				青山	183	14.1
				长富	563	43.2
				天津天安	19	1.5
	联合	97	1.5			
2016 年（8901）实填 6661	进口	4746	71.3	百特	4741	99.9
				费森	5	0.1
	国产	1775	26.6	华仁	710	40.0
				青山	478	26.9
				长富	517	29.1
				天津天安	70	4.0
	联合	140	2.1			

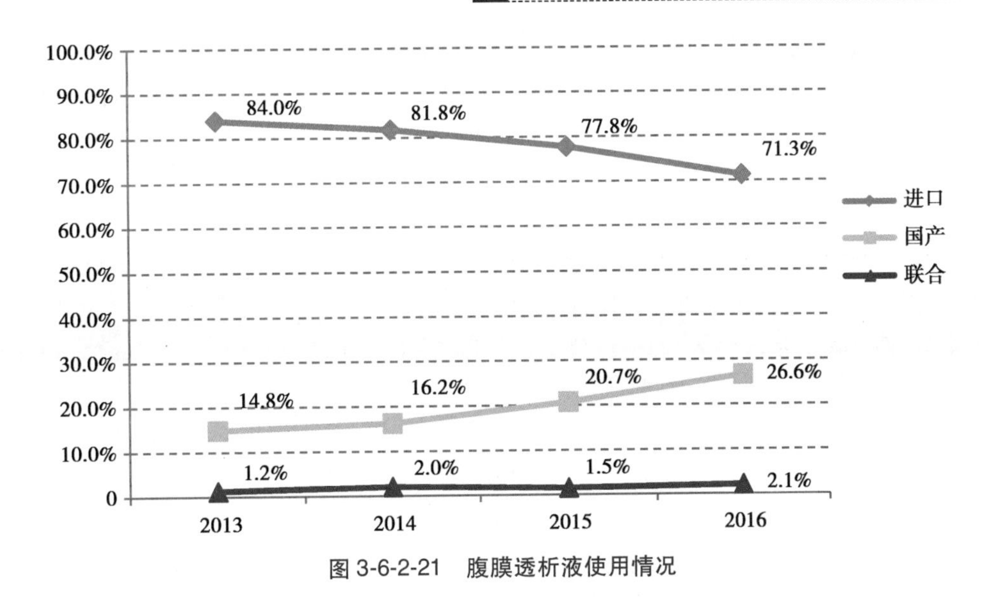

图 3-6-2-21　腹膜透析液使用情况

7. **腹膜透析患者医疗质量控制指标评价**　从2012年开始的全国腹膜透析质量控制工作，紧紧围绕卫生部医管司组织专家编写的《腹膜透析标准操作规程》质控指标执行监测管理。其中，质量控制过程指标（表3-6-2-29）和质量控制结果指标（表3-6-2-30）各9项。

表 3-6-2-29　过程指标——定时检验完成率（9项）

项目	监测指标	监测频率
1	治疗室消毒合格率	每1个月
2	血常规	每3个月
3	血液生化	每3个月
4	全段甲状旁腺激素	每6个月
5	尿素清除指数（Kt/V）	每6个月
6	总内生肌酐清除率（Ccr）	每6个月
7	腹膜平衡试验	每6个月
8	β2微球蛋白	每6个月
9	血清前白蛋白	每6个月

表 3-6-2-30　结果指标——控制率（9项）

项目	监测指标	监测频率
1	高血压控制率	60岁以下<140/90mmHg；60岁以上<150/90mmHg
2	肾性贫血控制率	血红蛋白≥100g/L
3	血清白蛋白控制率	血清白蛋白>35g/L
4	血钙控制率	2.10~2.50mmol/L
5	血磷控制率	1.13~1.78mmol/L
6	甲状旁腺激素控制率	正常值上限2~9倍
7	腹膜炎发生率	总患者月/次数
8	Kt/V和总Ccr控制率	每周Kt/V≥1.7，总Ccr≥50L/1.73m^2
9	退出患者治疗时间	退出患者总患者月/退出例数

（1）腹膜透析主要评价指标控制情况：2016年腹膜透析患者血压平均控制在143/86mmHg，且从2012年至2016年，血压控制率逐年上升，最高达56.5%。血红蛋白平均值为100.0g/L，达标比例为53.2%，较2012年的38.9%上升明显。血浆白蛋白的平均值为35.8g/L，达标比例已稳定在50%以上。钙磷代谢方面（血钙、血磷、甲状旁腺激素）的控制率分别为56.3%、51.3%、54.0%（表3-6-2-31、表3-6-2-32）。

表3-6-2-31 腹膜透析患者主要评价指标控制情况（1）

年度	血压		血红蛋白		血浆白蛋白	
	平均值（mmHg）	控制率（%）	平均值（g/L）	控制率（%）	平均值（g/L）	控制率（%）
2012年	145/86	19.6	93.9	38.9	34.4	50.9
2013年	144/86	26.5	95.2	42.8	35.2	53.0
2014年	142/85	32.6	101.6	44.7	35.8	53.5
2015年	143/86	53.1	100.2	52.2	35.4	55.1
2016年	143/86	56.5	100.0	53.2	35.8	56.0

注：控制率标准：血压≤140/90mmHg；血红蛋白≥100g/L；白蛋白>35g/L。

表3-6-2-32 腹膜透析患者主要评价指标控制情况（2）

年度	血钙		血磷		iPTH	
	平均值（mmol/L）	控制率（%）	平均值（mmol/L）	控制率（%）	平均值（pg/ml）	控制率（%）
2012年	2.12	48.5	1.74	47.2	335.9	52.7
2013年	2.15	50.7	1.72	49.0	331.4	53.0
2014年	2.22	51.6	1.68	49.5	366.9	52.8
2015年	2.19	56.1	1.66	51.0	360.8	53.6
2016年	2.20	56.3	1.67	51.3	362.1	54.0

注：控制率标准：血钙2.10~2.50mmol/L；血磷1.13~1.78mmol/L；PTH正常值2~9倍（约为150~600pg/ml）。

抽样数据调查显示，各项质控指标略高于CNRDS的评价结果（表3-6-2-33）。

表3-6-2-33 2016年度全国综合医院腹膜透析患者控制率抽查情况（%）

医院类型	血红蛋白	血浆白蛋白	血钙	血磷	PTH	Kt/V
三级综合医院	63.0	64.3	66.0	56.6	61.4	70.8
二级综合医院	73.0	69.6	73.7	66.2	65.0	73.5
公立	63.5	64.4	67.9	56.8	61.3	70.5
民营	62.9	72.5	79.0	69.3	72.8	89.4
全国总体情况	63.5	64.6	66.4	57.1	61.6	70.9

（2）腹膜透析充分性指标控制情况（表3-6-2-34）

表3-6-2-34 腹膜透析患者透析充分性控制情况

年度	Kt/V		Ccr	
	平均值（每周）	控制率（%）	平均值［L/（周·1.73m²）］	控制率（%）
2012年	1.9	55.7	62.5	62.1
2013年	2.1	57.2	65.2	61.7
2014年	2.3	59.2	62.9	62.1

续表

年度	Kt/V		Ccr	
	平均值（每周）	控制率（%）	平均值［L/（周·1.73m²）］	控制率（%）
2015年	2.3	60.1	62.1	62.3
2016年	2.1	61.2	61.9	61.6

注：控制率标准：每周：Kt/V≥1.7；Ccr≥50L/1.73m²。

（3）腹膜透析腹膜炎与技术生存情况（表3-6-2-35、表3-6-2-36）

表3-6-2-35　腹膜透析患者腹膜炎发生率

年度	在透患者数	发生病例	发生率（%）
2012年	37 942	1120	3.0
2013年	46 633	1449	3.1
2014年	55 373	1624	2.9
2015年	62 589	1835	3.0
2016年	74 138	1342	2.6

表3-6-2-36　腹膜透析患者退出患者治疗时间

年度	退出患者数	有效病例	退出患者治疗时间（月）
2012年	4050	2226	13.4
2013年	3807	2987	21.8
2014年	3274	3202	27.2
2015年	3630	2991	29.5
2016年	5035	4609	29.6

注：掉队率（Drop out rate，DOR）= 该年退出人数/该年平均患者数。平均患者数=开始人数+新增人数/2-退出人数/2；退出患者治疗时间（Time on therapy，TOT）= 12个月退出腹膜透析患者治疗总月数/12个月退出腹透患者数。

二、问题分析及工作重点

（一）问题分析

1. 血液净化病例信息登记工作需要进一步加强　翔实准确的登记数据才能得出正确的分析结果，并为医疗质量控制提供基础数据和持续改进方向。建议将医疗质量控制结果纳入医院等级评审条件，推进依据医疗质量检查结果实施行政管理。我国血液净化病例信息登记没有与医疗保险等相联系，登记信息仅凭临床医生的自觉性，数据登记完整性和质量难以保证，建议血液净化病例信息登记数据与医疗保险支付相结合，推进血液净化病例信息登记的行政管理。

2. 质控中心监管授权不足　目前很多省（自治区、直辖市）新开设民营医院透析中心或独立血透中心，获准营业前缺少质控中心审核，存在医疗风险。建议卫生行政部门出台相应政策，明确民营医院透析中心或独立血透中心审批过程中的质控中心的责任和作用，强调质控中心审核在该类透析中心获批营业许可的作用。

（二）工作重点

1. 规范病例信息及质控数据的填报采集过程，并继续开展血液净化标准操作规程的基层培训和推广工作。

2. 推动质控数据的网络信息化建设，升级全国血液净化病例信息填报系统，提高质控数据的准确性和完整性。

3. 坚持定期督促并抽查病例信息质控数据填报情况，以加强国家及省级质控中心对血液净化质控工作的监督指导作用。

第三节 剖宫产术

此次通过抽样调查与2016年方式相同，根据《剖宫产手术的专家共识（2014）》所列的剖宫产的各项医学指征，配设“剖宫产的各四位亚目编码及名称”，并经 DRGs 编码专家审核。在 2016 年 16 项剖宫产医学指征的基础上，结合 2016 年调查数据，加上高龄产妇，共分析 17 项剖宫产医学指征。

采集方法选定住院剖宫产分娩产妇出院病历，再从住院病历首页的出院诊断栏中，提取剖宫产医学指征对应的 ICD 四位亚目及名称，进行数据汇总，并且要求每份病例只能提取 1 次，不得重复提取。

通过全国医疗质量数据抽样调查，由医院按照规定方法自行从 2016 年度住院病历中采集填报数据。由各省份卫生计生委指定参与 2017 年度全国医疗质量数据抽样调查的公立、综合民营、综合妇产专科、妇幼保健医院共 5 508 家，包含了 3 133 590 例剖宫产分娩病历纳入数据分析。

一、剖宫产术质量安全情况分析

（一）剖宫产比例

2013—2015 年 HQMS 通过提取全国 877 家三级医院首页数据计算得出，住院分娩人群中剖宫产所占比例为 53. 05%、50. 56%、49. 54%，2016 年通过 NCIS 系统的抽样计算全国剖宫产比例为 43. 02%。2016 年各类医院及各省（自治区、直辖市）的剖宫产比例及首次剖宫产比例见图 3-6-3-1、图 3-6-3-2，各省份剖宫产比例波动在 20%~60%，剖宫产比例高的地区首次剖宫产比例也相对较高。而各省份瘢痕子宫人群在总体剖宫产人群中所占的比例见图 3-6-3-3，其占比为 47. 73%。瘢痕子宫后再次阴道成功分娩（Vaginal Birth after Cesarean Section，VBAC）的人群在瘢痕子宫人群中占比见图 3-6-3-4。

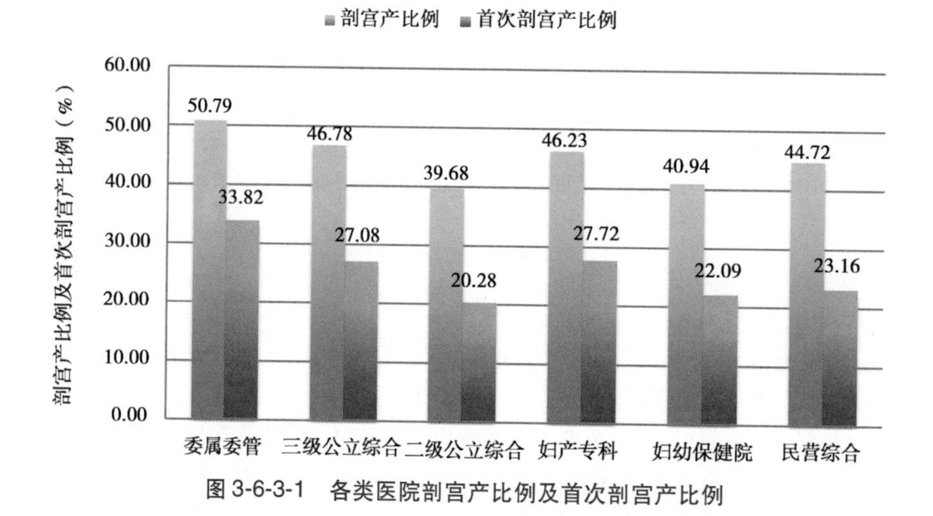

图 3-6-3-1 各类医院剖宫产比例及首次剖宫产比例

图 3-6-3-2 各省份剖宫产比例及首次剖宫产比例

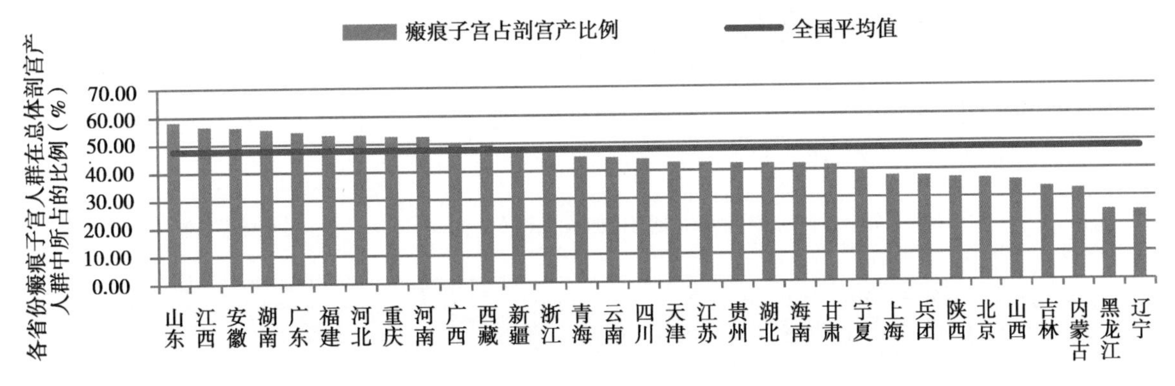

图 3-6-3-3　各省份瘢痕子宫人群在总体剖宫产人群中所占的比例

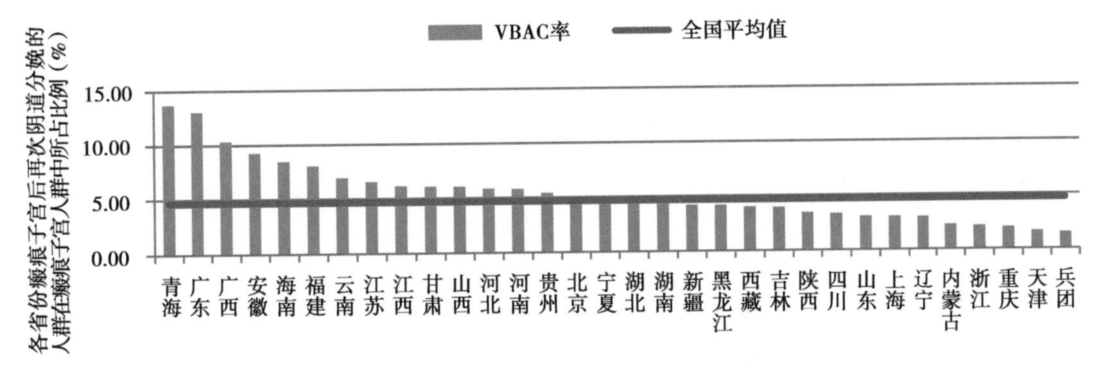

图 3-6-3-4　各省份瘢痕子宫后再次阴道分娩的人群在瘢痕子宫人群中占比

依据 2016 年反馈的指标可见：

1. 自 2013 年 11 月单独二孩政策实施到 2016 年 1 月全面二孩政策实施，我国的总体剖宫产比例在 40%～50%，总体呈下降趋势（数据因调查对象不同略有差异）。

2. 从各省份对比中可以看出，5 个省剖宫产比例超过 50%，为黑龙江、吉林、辽宁、四川和湖北。西藏的剖宫产比例为 22.08%，由于西藏有 5 家医院填报数据，无法系统抽样，剖宫产比例的数据仅呈现作为参考。而剖宫产比例高的地区其首次剖宫产比例也同步增高，均在 30%以上，其中黑龙江的首次剖宫产比例高达 45.20%，其瘢痕子宫的人群比例并不高，提示在这些省份，降低总体剖宫产比例的关键在于严格控制首次剖宫产的指征。

3. 从不同医院类别的剖宫产比例对比可以看出，委属委管医院的剖宫产比例最高为 50.79%，二级公立综合医院与妇幼保健院较低，在 40%左右，可能与委属委管医院接纳更多的高龄、有严重合并症及并发症的高危孕产妇有关。

4. 调查显示，瘢痕子宫在总体剖宫产人群中占比 47.73%，这部分人群的孕期安全管理尤为重要，此次调查提示我国的 VBAC 率为 4.64%。我国此前对剖宫产术后阴道试产的开展缺乏相应的数据统计，此次调查首次显示了我国 VBAC 开展的情况，青海、广东及广西的 VBAC 率超过 10%，其子宫破裂发生率为 0.32‰、0.73‰、0.86‰。2016 年全国总体的子宫破裂发生率为 0.51‰。提示 VBAC 的开展要以保障孕产妇安全为前提，严格把握指征，开展过程中需要严密监测，以降低子宫破裂等不良结局。同时，需要进一步调研 VBAC 的相关因素，如无痛分娩和导乐服务、麻醉科配置情况，也有必要进行相关的规范化培训。

（二）剖宫产指征

为进一步了解剖宫产的成因，对全国各省份的剖宫产指征进行分析，根据数据填报情况共纳入 2470 家医院进行分析。

1. 符合医学指征的剖宫产比例　2016 年全国符合医学指征的剖宫产比例为 83.53%，与 2015 年（973 家三级医院）数据比较明显增长，分析与 2016 年增加高龄产妇作为剖宫产指征相关。全国各省份及各类医院符合指征剖宫产比例见图 3-6-3-5、图 3-6-3-6，2016 年该指标在全国平均水平以下的有 10 个省份。在三级医院中，剖宫产比例较高的省份其符合指征的剖宫产比例较低，见图 3-6-3-7，提示减少无指征剖宫产的实施仍是产科剖宫产质量控制的关键。医院类别中，委属委管医院符合指征的剖宫产比例最高，为 89.15%，民营医院及二级公立综合医院较低，不足 85%，在剖宫产指征的把握和控制管理方面委属委管医院具有优势（表 3-6-3-1）。

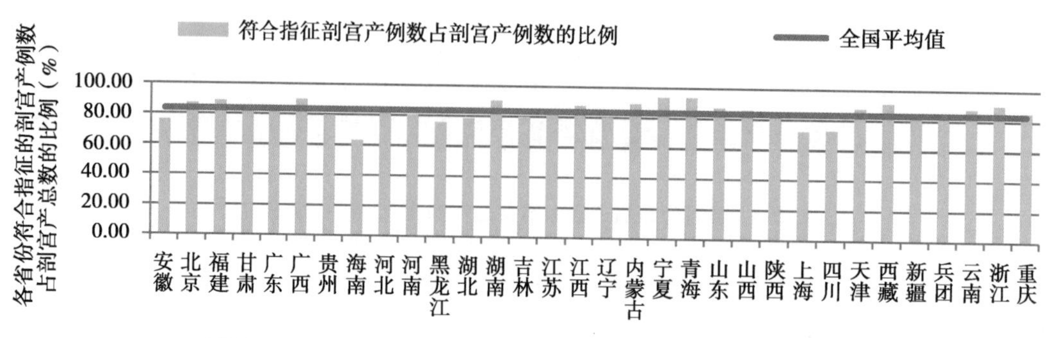

图 3-6-3-5　各省份符合指征的剖宫产例数占剖宫产总数的比例

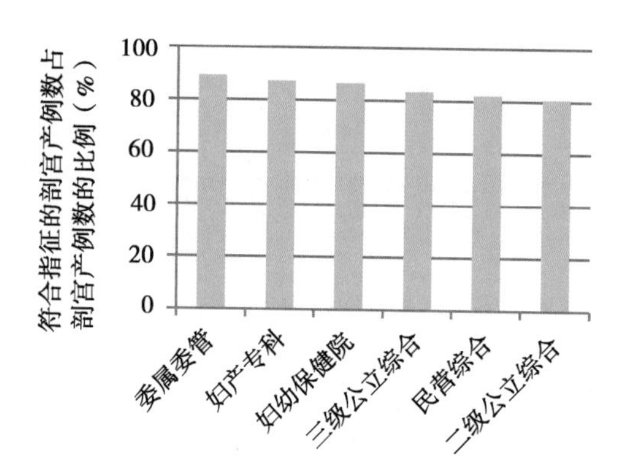

图 3-6-3-6　各类医院符合指征剖宫产例数占剖宫产例数的比例

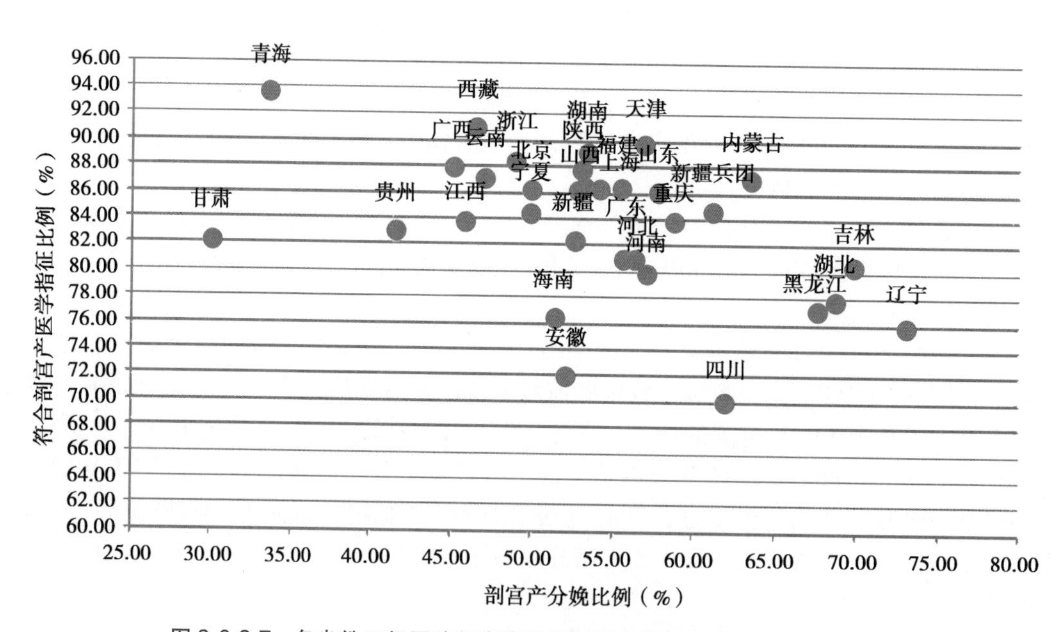

图 3-6-3-7　各省份三级医院剖宫产比例与符合指征剖宫产比例的散点图

表 3-6-3-1 不同类别医院剖宫产出院诊断中具有剖宫产医学指征诊断的情况

类别	医院个数	剖宫产总例数	有指征剖宫产例数	有指征剖宫产比例（%）
委属委管	16	38 491	34 315	89. 15
三级公立综合	629	1 056 727	880 823	83. 35
二级公立综合	1014	980 915	791 855	80. 73
民营综合	236	173 833	145 366	83. 62
妇产专科	117	143 031	124 696	87. 18
妇幼保健院	458	740 593	640 385	86. 47

2. 剖宫产指征顺位　2016 年剖宫产指征前 5 位依次为瘢痕子宫（32. 42%）、孕妇存在严重合并症及并发症（11. 96%）、胎儿窘迫（8. 20%）、头盆不称（7. 70%）及胎位异常（7. 53%）。2016 年的抽样调查中，增加了高龄产妇作为剖宫产指征。剖宫产指征构成比例见图 3-6-3-8，前 5 位依次为瘢痕子宫（36. 32%）、高龄产妇（10. 84%）、胎儿窘迫（8. 00%）及胎位异常（7. 54%）、孕妇存在严重合并症及并发症（7. 11%），各省（自治区、直辖市）的剖宫产指征顺位见表 3-6-3-2。

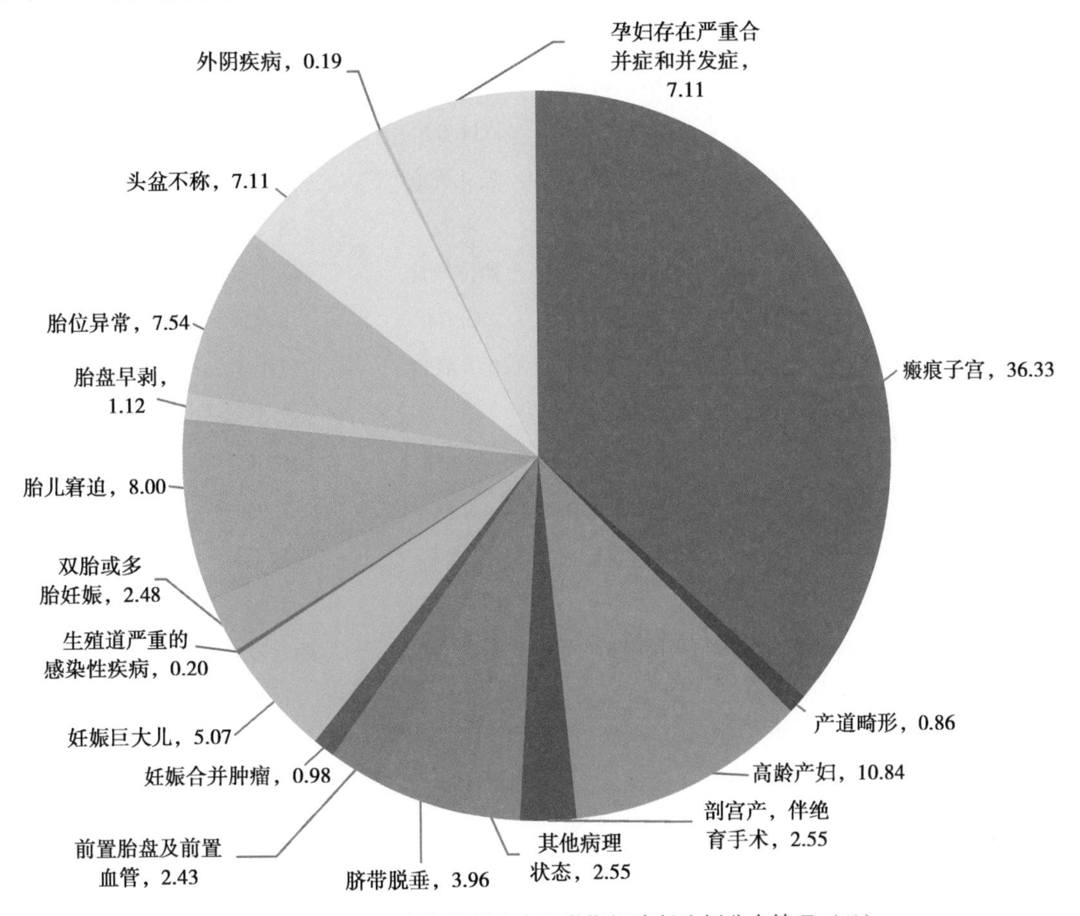

图 3-6-3-8 2 617 440 例剖宫产医学指征诊断比例分布情况（%）

瘢痕子宫作为剖宫产手术指征的占比为 36. 32%，与 2015 年（32. 42%）相比轻度增长。高龄产妇在此次调查中排名第 2 位，与全面二孩政策开放后，高龄产妇在总体分娩人群中占比增高有关。但临床上，高龄初产并非绝对剖宫产指征，高龄产妇人群需要根据年龄及产次进一步分层，严格把控，选择合理的分娩方式，在降低高龄相关剖宫产率的同时，保障其产妇分娩安全。

除瘢痕子宫及高龄产妇，剖宫产指征中胎儿窘迫及头盆不称占比较高，考虑与目前胎儿窘迫的诊断依据不确切，依赖胎心监护等辅助手段过度诊断有关，后续需结合新生儿出生评分、脐动脉血气结果、具体诊断依据和原因进行深层次的分析，以寻求质控的切入点。头盆不称定义胎头与骨盆不相称导致产程进展缓慢甚至停滞，无法经阴道分娩，与产程管理及胎儿体重控制有一定关系。而对于高龄孕妇和头盆不称明显高于全国平均水平的省份需要进行数据来源的进一步调查，针对调查结果进行针对性的培训和管理。

不同类别医院的剖宫产指征见表 3-6-3-3，瘢痕子宫及高龄产妇在各类医院中均处于第 1、第 2 顺位，而委属委管医院及三级公立综合医院，孕妇存在严重合并症及并发症为剖宫产指征第 3 顺位，比例明显高于其他医院，可能与其收治高危孕产妇较多有关。而民营医院及二级公立医院的胎儿窘迫、头盆不称有较高比例，可能与产程管理、产科医疗保健水平的不足有关。

表 3-6-3-2 各省市剖宫产指征顺位及占比（%）

省份	第 1 位	第 2 位	第 3 位	第 4 位	第 5 位
安徽	瘢痕子宫	高龄产妇	头盆不称	巨大儿	胎位异常
	35.51	11.04	8.40	7.40	6.56
北京	瘢痕子宫	高龄产妇	胎儿窘迫	胎位异常	合并症
	27.12	12.51	12.24	11.55	8.35
福建	瘢痕子宫	胎位异常	合并症	高龄产妇	头盆不称
	38.10	8.69	8.64	8.63	6.28
甘肃	瘢痕子宫	高龄产妇	胎儿窘迫	胎位异常	头盆不称
	27.00	11.80	11.00	8.64	8.46
广东	瘢痕子宫	胎位异常	胎儿窘迫	合并症	高龄产妇
	35.03	9.70	8.72	8.21	7.40
广西	瘢痕子宫	胎儿窘迫	胎位异常	高龄产妇	头盆不称
	31.77	12.93	10.74	8.72	7.10
贵州	瘢痕子宫	高龄产妇	胎儿窘迫	合并症	胎位异常
	36.70	12.08	10.13	7.88	5.73
海南	瘢痕子宫	高龄产妇	合并症	胎位异常	胎儿窘迫
	28.16	13.83	8.53	7.95	7.48
河北	瘢痕子宫	高龄产妇	巨大儿	头盆不称	合并症
	43.73	9.58	7.32	6.98	6.54
河南	瘢痕子宫	高龄产妇	头盆不称	胎儿窘迫	合并症
	36.69	12.57	7.55	7.33	5.94
黑龙江	瘢痕子宫	头盆不称	高龄产妇	巨大儿	胎位异常
	23.15	15.16	12.75	10.52	8.38
湖北	瘢痕子宫	高龄产妇	胎儿窘迫	头盆不称	合并症
	33.25	11.66	9.92	7.98	7.15
湖南	瘢痕子宫	高龄产妇	胎儿窘迫	胎位异常	头盆不称
	35.74	11.89	10.28	8.39	6.17
吉林	瘢痕子宫	头盆不称	高龄产妇	胎儿窘迫	合并症
	30.52	15.60	12.65	7.47	6.27
江苏	瘢痕子宫	高龄产妇	胎位异常	胎儿窘迫	巨大儿
	38.81	9.77	7.83	6.96	6.74

续表

省份	第1位	第2位	第3位	第4位	第5位
江西	瘢痕子宫	胎儿窘迫	头盆不称	高龄产妇	胎位异常
	41.65	11.42	9.20	8.77	5.50
辽宁	瘢痕子宫	高龄产妇	头盆不称	胎位异常	合并症
	23.04	14.41	12.41	8.76	8.46
内蒙古	瘢痕子宫	高龄产妇	合并症	胎儿窘迫	头盆不称
	23.25	15.51	9.35	9.34	9.07
宁夏	瘢痕子宫	头盆不称	胎儿窘迫	高龄产妇	胎位异常
	31.23	9.90	9.73	9.33	8.64
青海	瘢痕子宫	胎儿窘迫	高龄产妇	合并症	头盆不称
	24.65	18.66	13.04	11.62	6.50
山东	瘢痕子宫	高龄产妇	巨大儿	胎儿窘迫	胎位异常
	43.64	11.49	6.68	6.25	6.23
山西	瘢痕子宫	高龄产妇	胎儿窘迫	头盆不称	胎位异常
	25.97	11.53	10.60	9.80	9.13
陕西	瘢痕子宫	高龄产妇	胎儿窘迫	胎位异常	头盆不称
	29.48	11.07	10.50	10.42	8.78
上海	瘢痕子宫	高龄产妇	胎儿窘迫	胎位异常	合并症
	33.09	10.23	9.80	9.31	7.41
四川	瘢痕子宫	高龄产妇	合并症	胎儿窘迫	头盆不称
	37.53	11.50	9.29	7.18	7.05
天津	瘢痕子宫	高龄产妇	头盆不称	胎位异常	胎儿窘迫
	30.26	16.79	14.51	9.25	8.55
西藏	瘢痕子宫	合并症	胎儿窘迫	脐带脱垂	头盆不称
	33.10	17.26	13.48	9.22	8.04
新疆	瘢痕子宫	合并症	高龄产妇	胎儿窘迫	胎位异常
	33.32	11.06	9.64	8.82	8.52
新疆兵团	瘢痕子宫	头盆不称	胎儿窘迫	高龄产妇	巨大儿
	30.91	14.31	9.51	9.32	8.53
云南	瘢痕子宫	高龄产妇	胎儿窘迫	胎位异常	合并症
	31.35	13.06	10.35	9.65	8.90
浙江	瘢痕子宫	高龄产妇	胎儿窘迫	胎位异常	头盆不称
	39.99	8.27	8.11	7.21	6.92
重庆	瘢痕子宫	高龄产妇	合并症	胎位异常	胎儿窘迫
	35.16	11.53	10.57	6.91	6.59

注：合并症为孕妇存在严重合并症及并发症简称。

表 3-6-3-3 不同类别医院的剖宫产指征顺位及占比（%）

类别	第 1 位	第 2 位	第 3 位	第 4 位	第 5 位
委属委管	瘢痕子宫	高龄产妇	合并症	胎儿窘迫	胎位异常
	28.16	16.49	10.08	7.47	7.36
三级公立综合	瘢痕子宫	高龄产妇	合并症	胎儿窘迫	胎位异常
	31.50	11.62	10.10	7.93	7.54
二级公立综合	瘢痕子宫	高龄产妇	头盆不称	胎儿窘迫	胎位异常
	36.84	12.23	8.28	8.08	7.15
民营综合	瘢痕子宫	高龄产妇	胎儿窘迫	头盆不称	胎位异常
	42.77	8.68	7.49	7.41	6.62
妇产专科	瘢痕子宫	高龄产妇	头盆不称	胎位异常	合并症
	35.20	12.01	9.40	8.69	7.53
妇幼保健院	瘢痕子宫	胎儿窘迫	胎位异常	高龄产妇	合并症
	41.54	8.34	8.04	8.01	5.48

二、问题分析及工作重点

通过对2016年数据分析，总体剖宫产比例呈下降趋势，符合医学指征的疾病诊断比例呈逐年上升趋势，但均未达到理想状态。全面二孩政策开放以后，应进一步加强对既往剖宫产分娩史产妇的分娩期管理工作，并严格把控初次剖宫产比例，将是产科质量管理的重点。

第四节 心血管疾病介入技术

一、冠心病介入技术质量安全情况分析

（一）冠心病介入诊疗质量安全情况分析

2016年网络上报病例数共541 058例。根据各省级质控中心上报的质控报告统计，剔除漏报和误报的因素，共621 324例，加入军队医院完成的45 171例，全国2016年完成介入治疗病例共计666 495例，较2015年实际完成567 583例病例数增长17.4%。地方医院漏报病例数80 266例，漏报率为12.04%。网报病例来自于1399家医院的3884名术者。网报患者平均年龄62.2岁，男性平均年龄60.8岁，女性平均年龄65.9岁。男性患者427 329例（网报数据+军队数据总和的）占72.89%。靶血管病变狭窄程度<50%的占总数0.38%，50%~75%的占2.33%，75%~99%的占73.65%，完全闭塞病变占23.64%（图3-6-4-1）。

网报及军队医院共586 229例介入治疗病例，共置入支架878 226枚，平均每例患者置入支架1.50枚，与2015年的平均1.50枚持平，2009年以后7年来例次平均支架数的变化见图3-6-4-2。药物洗脱支架的比例仍为99.6%。平均支架数是冠脉介入治疗质控监测的重要指标，在一定程度上反映了策略或技术的合理性以及技术的娴熟程度（如一些术中并发症可能导致多支架置入），2011年以来，全国的这一数据逐年下降，2014—2016年保持在1.50枚左右。这一数字与国外情况基本一致，是一个相对合理的水平，预计未来将保持在这一范围内。省级水平为1.32枚（浙江省）至1.73枚（宁夏回族自治区）（各省2015年度及2016年度例次平均支架数见表3-6-4-1）。

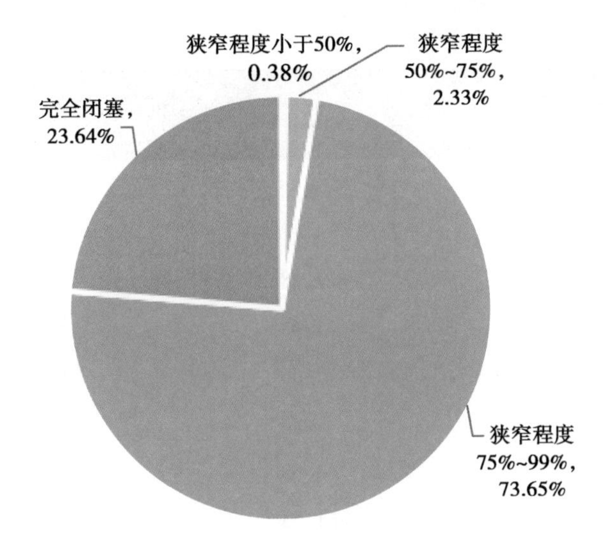

图 3-6-4-1 靶病变狭窄程度百分比

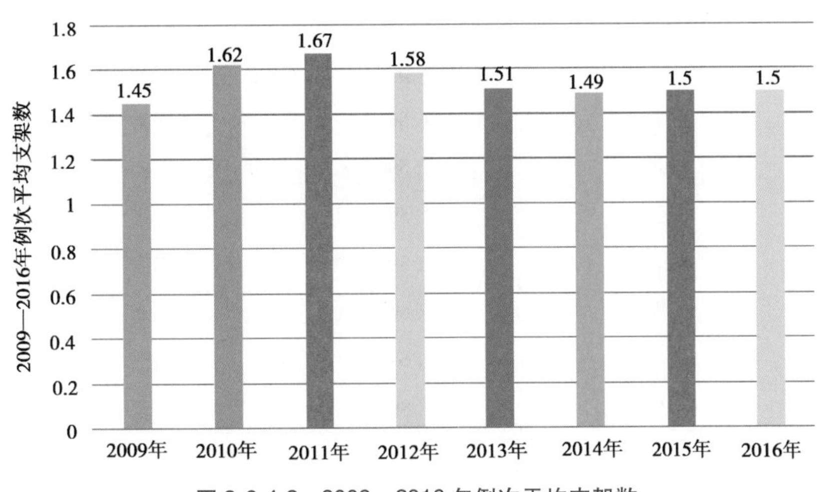

图 3-6-4-2 2009—2016 年例次平均支架数

表 3-6-4-1 各省 2015 年度及 2016 年度例次平均支架数

排序	2015 年		2016 年	
	省份	平均支架数	省份	平均支架数
1	浙江	1. 32	浙江	1. 33
2	天津	1. 35	天津	1. 34
3	黑龙江	1. 37	黑龙江	1. 36
4	重庆	1. 39	重庆	1. 39
5	河北	1. 40	山西	1. 40
6	新疆	1. 40	新疆	1. 40
7	青海	1. 41	青海	1. 43
8	山西	1. 43	福建	1. 43
9	福建	1. 43	河北	1. 43
10	上海	1. 45	上海	1. 43
11	云南	1. 46	云南	1. 45
12	江苏	1. 47	贵州	1. 47

续表

排序	2015年		2016年	
	省份	平均支架数	省份	平均支架数
13	四川	1.48	内蒙古	1.47
14	吉林	1.48	海南	1.47
15	贵州	1.48	吉林	1.48
16	海南	1.48	四川	1.50
17	北京	1.50	河南	1.50
18	内蒙古	1.50	江苏	1.50
19	山东	1.53	辽宁	1.53
20	河南	1.53	北京	1.53
21	辽宁	1.55	山东	1.54
22	陕西	1.55	广东	1.54
23	广东	1.56	陕西	1.55
24	广西	1.56	安徽	1.57
25	甘肃	1.59	江西	1.59
26	江西	1.59	甘肃	1.59
27	湖北	1.59	广西	1.59
28	安徽	1.60	湖北	1.60
29	湖南	1.67	湖南	1.66
30	宁夏	1.80	宁夏	1.73

注；2015年和2016年全国平均支架数均为1.50枚/例。

接受介入治疗患者的不同临床诊断所占百分比见图3-6-4-3，其中急性冠脉综合征的患者比例占据了所有适应证的前3位，共占比89.45%，与之前6年相比基本持平。在所有接受介入治疗的ST段抬高型心肌梗死（STEMI）患者中，接受直接经皮冠状动脉介入治疗（PCI）患者占比情况及2009年以来的变化趋势见图3-6-4-4。与美国直接PCI的比例88.0%、西班牙直接PCI的比例81.9%相比，我国这一比例仍有很大的提高空间。各省级单位网报STEMI病例数及急诊PCI的比例见表3-6-4-2。再灌注治疗是STEMI最有效的治疗手段，相信随着胸痛中心认证工作的进一步推进及中国医师协会开展的县域心血管介入医师培训项目的开展，将有更多的急性心肌梗死患者得到及时有效的救治。

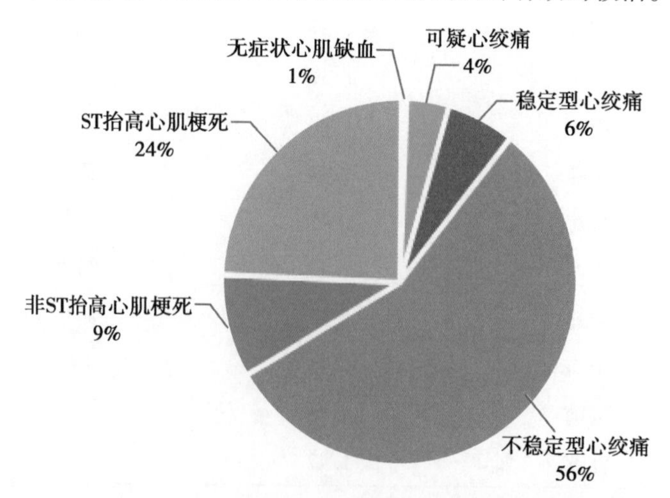

图3-6-4-3 接受介入治疗不同临床诊断的百分比

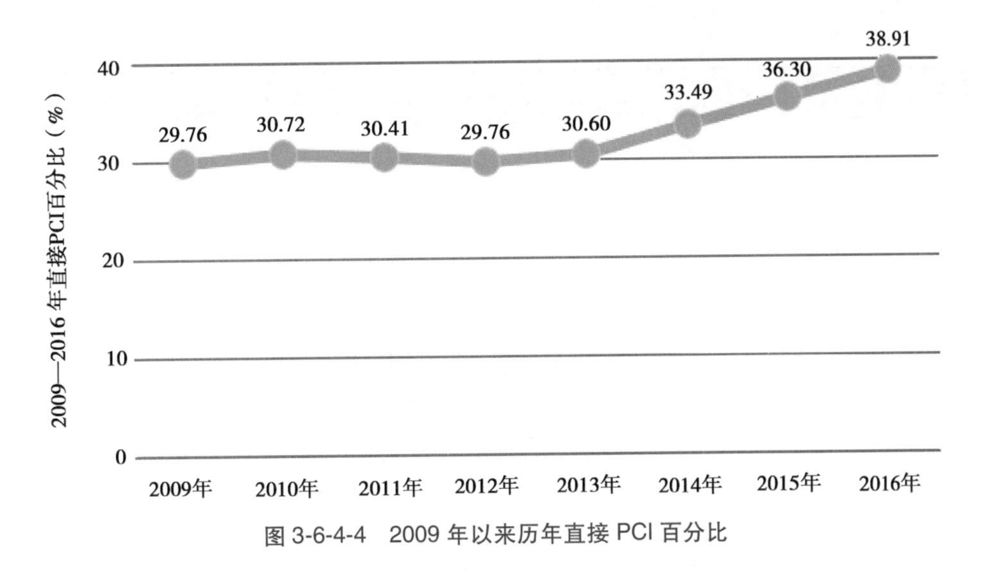

图 3-6-4-4　2009 年以来历年直接 PCI 百分比

表 3-6-4-2　各省级单位网报 STEMI 病例数、急诊 PCI 病例数及比例

省份	ST 抬高心肌梗死	急诊 PCI 数	急诊 PCI 的比例
天津	4905	3032	61. 81%
黑龙江	4776	2793	58. 48%
重庆	1365	712	52. 16%
上海	3134	1559	49. 74%
湖北	5496	2676	48. 69%
江西	2455	1162	47. 33%
吉林	3872	1821	47. 03%
海南	283	131	46. 29%
福建	2759	1236	44. 80%
新疆	3110	1366	43. 92%
浙江	5173	2099	40. 58%
北京	4628	1867	40. 34%
内蒙古	3263	1308	40. 09%
山西	5300	2064	38. 94%
广东	12 225	4750	38. 85%
山东	12 747	4822	37. 83%
辽宁	7098	2663	37. 52%
贵州	2478	909	36. 68%
江苏	5068	1772	34. 96%
甘肃	2963	1030	34. 76%
河北	8717	2925	33. 56%
河南	6778	2265	33. 42%

续表

省份	ST 抬高心肌梗死	急诊 PCI 数	急诊 PCI 的比例
陕西	3576	1193	33. 36%
宁夏	1712	559	32. 65%
安徽	3661	1169	31. 93%
湖南	4780	1398	29. 25%
广西	4265	1234	28. 93%
四川	3831	881	23. 00%
云南	4462	849	19. 03%
青海	359	47	13. 09%

注 1：根据网报数据及军队上报数据，全国急诊 PCI 比例的平均值为 38. 91%。

注 2：新疆生产建设兵团的数据包含在新疆维吾尔自治区数据内。

2016 年全年网报死亡病例数为 1073 例，质控中心上报死亡病例数为 1264 例，网络漏报率为 15. 11%。加上军队系统医院死亡病例数 104 例，以 666 495 例为基数，死亡率为 0. 21%。与 2014 年、2015 年的 0. 21%相同，保持在较低的合理水平。年手术例数 100 例及以上的 977 家医院的平均手术死亡率为 0. 19%。各省 PCI 死亡率见图 3-6-4-5。

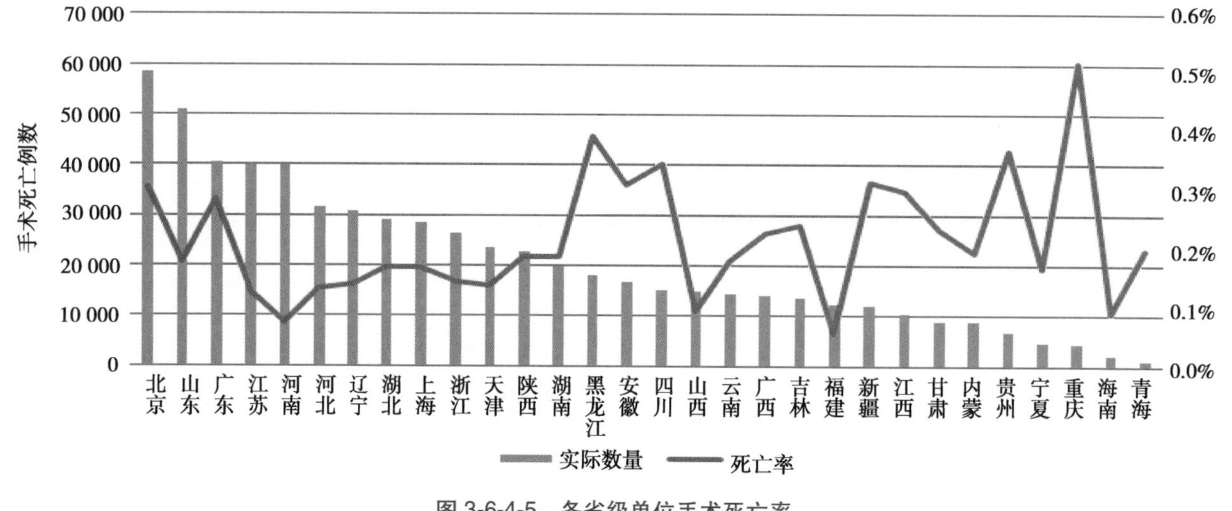

图 3-6-4-5　各省级单位手术死亡率

病例数在省一级单位来看分布不均一的现象仍然比较突出。病例数最多的省级单位病例数是病例数最少的省级单位病例数的 58 倍（表 3-6-4-3），在 2014 年和 2015 年这一数字分别是 63 倍和 45 倍，用人口平均后，这一差距缩小到 19 倍（表 3-6-4-4），2014 年和 2015 年的这一数字是 28 倍和 24 倍，尽管差距呈缩窄趋势，但是仍然比较悬殊。这虽然与各地区发病率的差异有一定关系，但是与医疗资源分布的不均关系更加密切。

年病例数 1000 例以上的医院数量仅占所有有病例上报 1500 家医院（包括军队医院）的 8. 80%，较 2015 年的 8. 57%略有上升，完成了全部上报病例 45. 91%，比 2014 年的 43. 55%进一步增加了约 2%，与之对应的是年病例数不足 100 例的医院数量占到了 30. 93%，与 2015 年的 29. 79%基本持平，而病例数占比为 3. 90%，与 2015 年的 3. 95%也基本持平（图 3-6-4-6）。这一趋势提示 PCI 病例进一步在手术量较大的医院集中。

表 3-6-4-3 各省份病例数排序

省份	病例数	省份	病例数
北京	58 530	四川	15 106
山东	50 874	山西	14 920
广东	40 415	云南	14 506
江苏	40 000	广西	14 104
河南	40 000	吉林	13 723
河北	31 570	福建	12 359
辽宁	30 763	新疆	12 108
湖北	29 031	江西	10 390
上海	28 370	甘肃	9023
浙江	26 437	内蒙古	8812
天津	23 497	贵州	6804
陕西	22 709	宁夏	4799
湖南	19 850	重庆	4453
黑龙江	18 079	海南	2200
安徽	16 878	青海	1014

表 3-6-4-4 各省份百万人口病例数排序

省份	百万人口病例数	省份	百万人口病例数
北京	2984. 34	山西	417. 79
天津	1816. 03	广东	387. 41
上海	1232. 45	内蒙古	356. 67
宁夏	761. 58	甘肃	352. 80
辽宁	703. 21	福建	334. 98
陕西	608. 37	云南	315. 58
新疆	555. 01	广西	306. 45
山东	531. 08	湖南	302. 13
江苏	508. 51	安徽	283. 66
湖北	507. 20	海南	253. 71
吉林	499. 88	江西	233. 13
浙江	485. 73	贵州	195. 81
黑龙江	471. 86	四川	187. 84
河北	439. 36	青海	180. 21
河南	425. 40	重庆	154. 37

注：2016 年全国平均百万人口病例数为 466. 18 例。人口数据来自于 2010 年第六次人口普查。

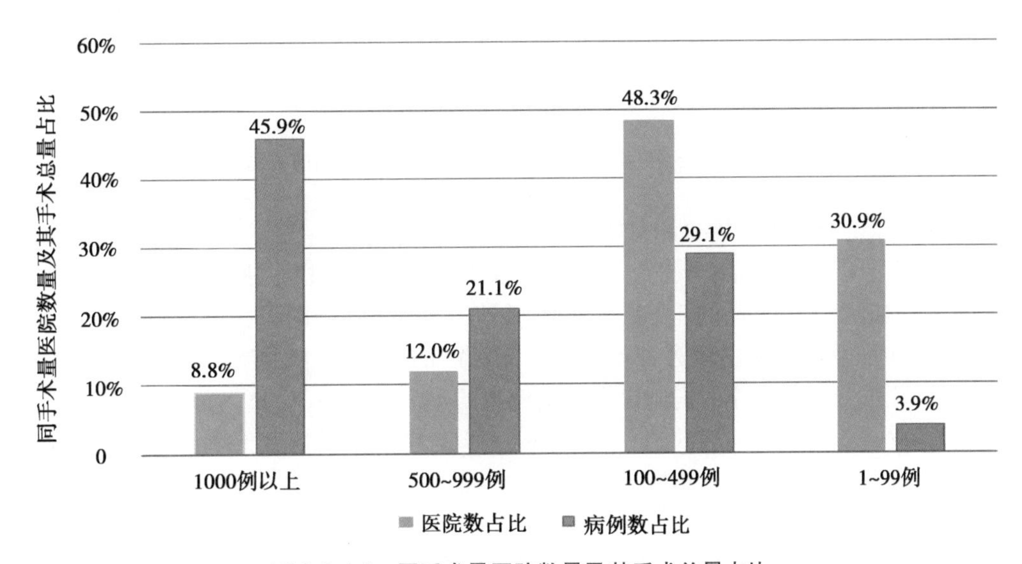

图 3-6-4-6 同手术量医院数量及其手术总量占比

区县级医院冠脉介入治疗的发展状况依然是 2016 年度质控工作关注的重点。从网络直报数据库中手工检索县级医院（不含北京、上海、天津三市的区县级医院、不含行业医院和民营医院、不含军队医院）307 家，分别统计这些医院和非区县级医院的病例数、医师数、平均支架数、死亡率、STEMI 比例及 STEMI 患者急诊 PCI 比例。

病例数和医师数表明医院总体手术规模和医疗资源分配情况。区县级医院数量在全部上报数据的 1399 家医院中占 21. 94%，病例数仅占 7. 68%，而医师数占比为 12. 68%（图 3-6-4-7）。88 家医院（总数的 28. 66%）仅有 1 名介入医师，非区县级医院 175 家（总数的 16. 02%）仅有 1 名介入医师，平均每家区县级医院有 2. 75 名介入医师，非区县级医院为 5. 32 名。

平均支架数等数据在一定程度上反映医院开展介入治疗的规范性和医疗质量。平均支架数区县级医院为1.48枚/例，非区县级医院为1.50枚/例。手术死亡率区县级医院为0.27%，非区县级医院为0.19%（全国平均水平为0.21%）。STEMI患者占区县级医院患者的32.97%，非区县级医院为24.33%（全国平均水平为25%），其中区县级医院的STEMI患者有41.53%接受了急诊PCI，而非区县级医院为38.34%（全国平均水平为38.67%）。

上述数据表明区县级医院的病例数相对较少，介入医师相对缺乏。从平均支架数和手术死亡率来看，与全国平均水平基本一致，而作为基层医院STEMI患者比例较高，与全国平均水平相比，更多患者接受了急诊介入治疗。全国质控中心通过各省级质控中心对区县级医院急诊PCI能力进行了调查，22家省级质控中心共上报了298家区县级医院的情况，其中一半具备急诊PCI能力，35%尚不具备，15%情况不详。

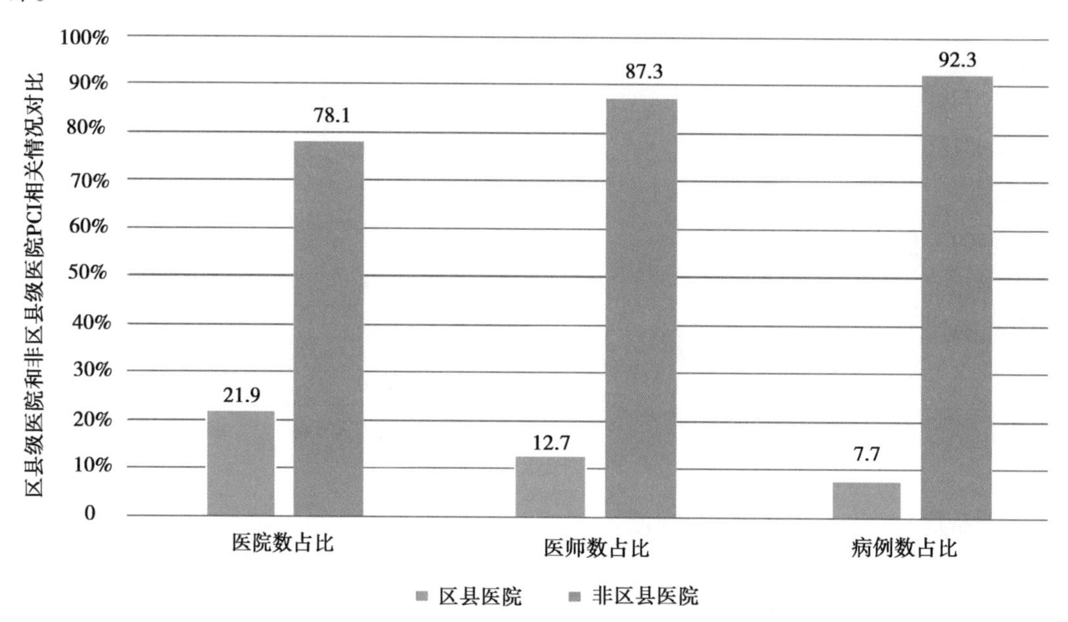

图 3-6-4-7 区县级医院和非区县级医院 PCI 相关情况对比

（二）冠心病介入治疗的总体评价和分析

（1）冠心病介入治疗病例数持续增长。2016年病例数增长速度较快，达17.4%，是2012年之后5年来的最高点。这提示冠心病一级预防的任务依然繁重，另外，对质控工作的深度和广度提出了更高的要求。

（2）介入治疗指征及器械使用较为合理。从临床诊断的角度，以稳定性心绞痛、无症状心肌缺血和可疑心绞痛为指征进行介入治疗的病例仅占总病例数的10.55%，其余89.45%均为不稳定患者。从病变狭窄程度上看，仅有2.71%的病变狭窄程度<75%，其余97.21%的病变狭窄程度均≥75%。因此冠脉介入治疗的临床适应证和靶病变选择总体上是合理的。平均支架数稳定在1.50枚，参考国外公开发表的数据，也在合理的范围。

（3）冠脉介入治疗的死亡率稳定在较低的水平。手术死亡率从2009年的0.33%逐渐下降至2012年的0.25%，再进一步下降到2014年的0.21%，3年来一直维持在0.21%，这提示冠脉介入治疗获得了较好的效果。

（4）STEMI患者急诊PCI的比例进一步提高。2009年至2013年这一比例一直稳定在30%左右，从2014年开始，连续3年每年急诊PCI的比例增长将近3%。2016年达到了38.91%，比2013年的30.60%增加了8.31%。这与技术的逐步普及以及介入医师、广大患者对急诊PCI重要意义的认识程度的提高有关。

（三）问题分析及工作重点

1. 不稳定性心绞痛所占比例过高 自从2009年开展冠脉介入病例网上直报工作以来，每年以不稳定性心绞痛为指征进行的介入治疗病例占比都超过50%。不稳定型心绞痛这一诊断涵盖了不同临床情况的较为复杂的人群，对于其中高危患者，即使进行介入治疗是非常必要的，而对于低危人群，则应该进行无创评价，在明确存在较大面积缺血心肌的前提下进行介入治疗。目前介入质控直报系统尚未收集不稳定性心绞痛患者介入治疗的明确适应证，这部分患者介入治疗的合理性主要通过各省级质控中心的现场检查来反映，而现场检查涵盖的病例是有限的。在未来的工作中，质控直报网站的内容需要进行改进、细化，从而更好地对这部分患者介入治疗的合理性进行评价。

2. STEMI 患者接受直接 PCI 的比例仍低 尽管 STEMI 占了所有介入治疗病例的将近 1/4，其中接受 p-PCI 的始终徘徊在 30%左右，经过连续 2 年 3%左右的增长，2016 年比例达到 38. 91%，与国外相比这一比例仍较低。需要继续通过胸痛中心建设和认证、针对公众的健康教育、向基层医院推广直接 PCI 及溶栓技术等举措，提高 STEMI 的救治水平。

3. 区县级医院冠心病介入治疗仍待加强 直报系统中区县级医院占了总数的 1/5 以上，但是病例数仅占 1/13。介入医师相对缺乏，介入技术普及度不足是重要原因。随着分级诊疗的开展以及中国医师协会县域介入医师培训项目的开展，区县级医院冠脉介入诊疗的能力将得到加强，病例数也会相应增多。

二、先天性心脏病介入技术

国家心血管疾病介入质控中心（先心病介入）有关工作自 2009 年至今，除西藏外各省级行政区域均成立了先心病介入治疗质控中心。

2016 年先心病介入质量安全情况由国家心血管疾病介入质控中心（先心病介入）提供数据及分析结果，现报告如下。

（一）先天性心脏病介入技术质量安全情况分析

这部分主要围绕以下 4 项内容：先心病介入治疗例数及病种分布，先心病介入治疗成功率，先心病介入治疗严重并发症，先心病介入治疗死亡率。

1. 全年完成先心病介入治疗例数及病种分布 根据国家先心病介入诊疗信息网络直报系统数据统计，除西藏及港澳台地区外，2016 年全国上报先心病介入治疗的医院共 356 家（地方医院 314 家，军队医院 42 家），地方各类医院开展先心病介入治疗的例数差异较大，见图 3-6-4-8。其中，二级公立综合医院开展先心病介入治疗较少的主要原因，一是条件不具备，包括设备及心胸外科技术等，若无心胸外科保驾，一旦介入术中或术后发生严重并发症，则难以处置；二是缺乏先心病介入医师的培训；三是一般先心病介入治疗为非急诊手术，多数患者选择大的医疗中心择期治疗。参与先心病介入治疗的专业医师 594 名（地方医院 500 名，军队医院 94 名）。与 2015 年比较，上报先心病介入治疗的医院及参与的医师分别减少 8. 7%及 4. 3%，其主要原因可能有：①开展先心病外科途径介入的医院及医师数量增加；②军队医院整编；③部分介入医师退休。

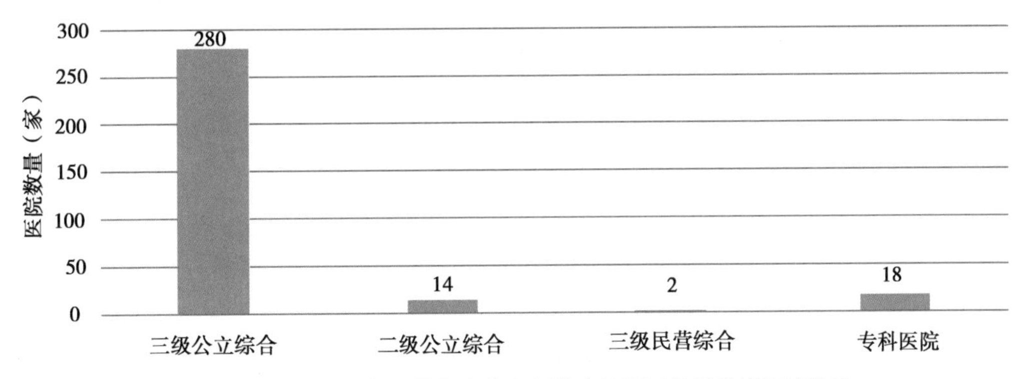

图 3-6-4-8 2016 年开展先心病介入治疗的不同级别类型医院数量

上报先心病介入治疗病例共 29 709 例（地方医院 26 698 例，军队医院 3011 例）。2016 年系统中上报的病例数量较 2015 年增加 3. 8%（图 3-6-4-9）。为统计描述方便，本部分仅对地方医院相关情况进行描述分析，如无特殊说明，所述医院均为地方医院数据。

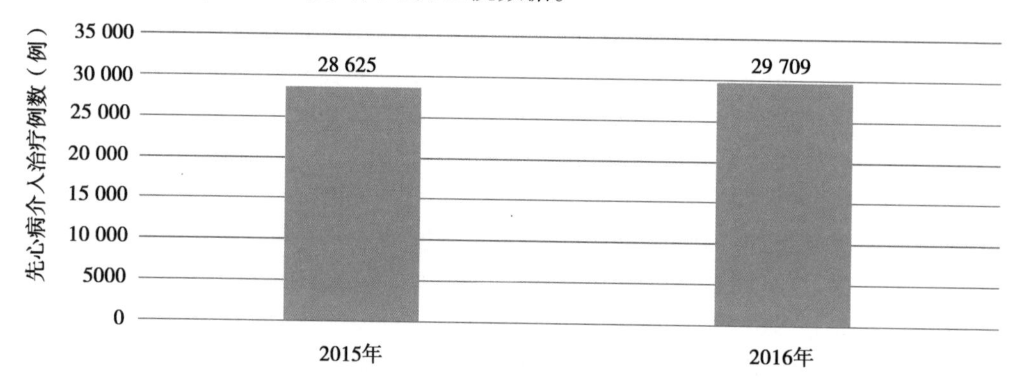

图 3-6-4-9　2015 年和 2016 年先心病介入治疗例数

2016 年各省份先心病介入治疗例数见图 3-6-4-10。其中年完成先心病介入治疗超过 900 例的医院，主要集中在上海、北京、云南等 10 个省份（占 64.26%）（表 3-6-4-5）。

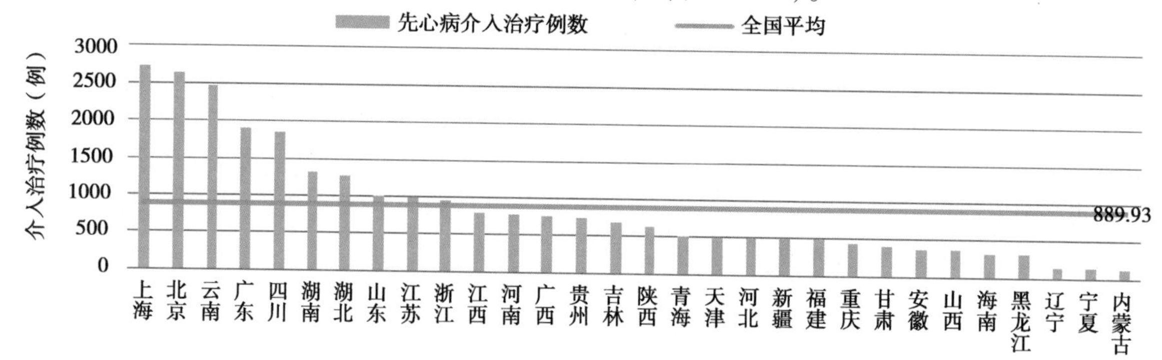

图 3-6-4-10　2016 年全国各省份先心病介入治疗例数

表 3-6-4-5　2016 年完成先心病介入病例数>900 例的省份

省份	介入治疗例数（例）	占比（%，样本总量=26 698）
上海	2737	10.25
北京	2642	9.90
云南	2474	9.27
广东	1903	7.13
四川	1860	6.97
湖南	1317	4.93
湖北	1263	4.73
山东	1011	3.79
江苏	992	3.72
浙江	957	3.58
合计	17 156	64.26

2016 年全国先心病介入治疗各病种例数由高到低依次为：房间隔缺损（ASD）封堵术 11 622 例（43%）、动脉导管未闭（PDA）封堵术 6620 例（25%）、室间隔缺损（VSD）封堵术 4478 例（17%）、卵圆孔未闭（PFO）封堵术 1273 例（5%）、肺动脉瓣狭窄（PS）球囊成形术 893 例（3%）、冠状动脉瘘栓塞术（CAF）142 例（1%）；另外，其他介入治疗 1670 例（6%）。2016 年全国先心病介入治疗病种分布见图 3-6-4-11。

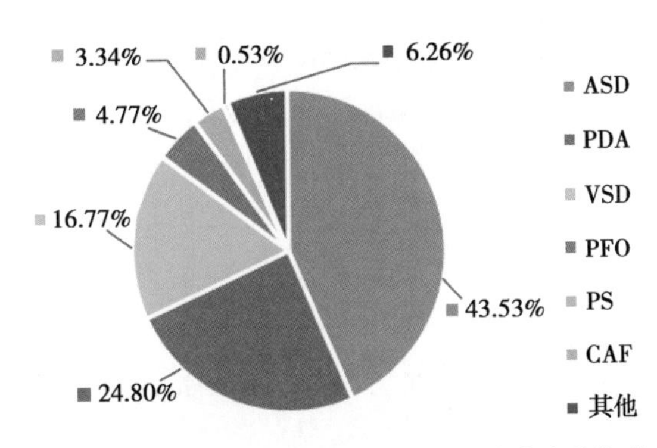

图 3-6-4-11　2016 年全国先心病介入治疗病种构成

2016 年完成先心病介入治疗例数前 10 位的医院，共计 8558 例（占 32. 1%）（表 3-6-4-6）。

表 3-6-4-6　2016 年完成先心病介入治疗例数前 10 位的医院

医院	介入治疗例数（例）	占比（%，样本量=26 698）
北京 1	1528	5. 72
上海 1	1063	3. 98
上海 2	913	3. 42
北京 2	845	3. 17
昆明 1	818	3. 06
广州 1	814	3. 05
武汉 1	780	2. 92
成都 1	642	2. 40
西安 1	620	2. 32
昆明 2	535	2. 00
合计	8558	32. 05

各医院年度先心病介入治疗例数差别较大，见表 3-6-4-7。

表 3-6-4-7　2016 年不同医院完成先心病介入治疗情况

介入例数（例）/家	医院（家）	占比（%）	共完成例数（例）	占比（%）
1	26	8. 28	26	0. 10
2~	78	24. 84	357	1. 34
10~	147	46. 82	4997	18. 72
100~	52	16. 56	12760	47. 79
500~	4	1. 27	2577	9. 65
800~	5	1. 59	3390	12. 70
≥1000	2	0. 64	2591	9. 70
合计	314	100. 00	26 698	100. 00

2. 先心病介入治疗成功率　2016 年先心病介入治疗平均成功率达 98. 29%（26 241/26 698 例），较 2015 年提高 0. 29%，整体情况较好（图 3-6-4-12）。其中，房间隔缺损、动脉导管未闭及室间隔缺损介入治疗成功率分别为 98. 77%、99. 08%及 95. 51%，与 2015 年比较分别提高 0. 45%、0. 15%及 0. 12%。

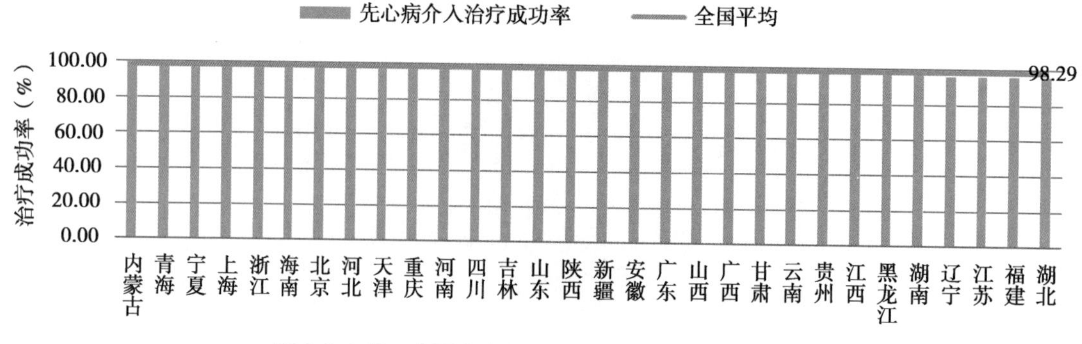

图 3-6-4-12 全国各省份医院先心病介入治疗成功率

3. **先心病介入治疗严重并发症** 2016 年全国先心病介入治疗严重并发症发生率为 0.09%（24/26 698），较 2015 年（0.13%）有所下降；包括封堵器脱落或移位 17 例，其中 ASD 封堵术发生封堵器脱落 11 例，相关省份的发生率见表 3-6-4-8；心脏压塞及脑出血各 3 例；三尖瓣腱索断裂 1 例。

表 3-6-4-8 2016 年 ASD 封堵术发生封堵器脱落相关省份情况

省份	封堵例数（例）	封堵器脱落例数（例）	发生率（%）
北京	1320	2	0.15
江苏	384	2	0.52
河南	342	1	0.29
广东	575	1	0.17
福建	165	1	0.61
上海	946	1	0.11
四川	633	1	0.16
辽宁	84	1	1.20
陕西	196	1	0.51

4. **先心病介入治疗死亡率** 2016 年全国先心病介入治疗死亡率 0.01%（4/26 698），较 2015 年（0.004%）有所上升；其中 2 例为室间隔缺损患儿，介入封堵术后发生脑出血；1 例为 ASD 术中发生心脏压塞，另一例为主动脉缩窄介入术后出血所致。

（二）问题分析及工作重点

1. **部分先心病疑难病例成功率有待进一步提高** 如室间隔缺损封堵术及冠状动脉瘘栓塞术等，2016 年介入成功率分别为 95.5%及 93.7%，均低于其他先心病的介入治疗。其主要原因是这两种先心病缺损或畸形部位较特殊，病变类型多样，对术者要求较高，需具备丰富的介入治疗经验和操作技巧。为提高其成功率，除在全国专业会议上进行交流外，也可充分利用现有的微信平台。先心病介入术者可通过微信实时显示所治疗的病例，广泛征求先心病介入治疗专家的意见和建议，包括采用最佳的治疗方式、合适的介入治疗器材及术中术后的注意事项等，以提高其成功率，降低严重并发症的发生率。

2. **先心病介入治疗中封堵器脱落发生率较高** 2016 年先心病介入治疗发生严重并发症共 24 例，其中封堵器脱落 17 例，占 70.8%。大部分发生于房间隔缺损，主要原因是术前检查不全面、缺损边缘条件不佳、缺损直径测量有误或选择封堵器过小有关。今后通过全国专业会议、各省市质控中心定期病例讨论或微信网络平台等，提醒介入医师高度重视该并发症及其严重后果，强调严格掌握适应证，术前检查要详细、全面，对无介入指征的先心病应选择外科手术治疗。术中应选择恰当的封堵器，以进一步降低该并发症的发生率。

3. 开展先心病介入的二级公立综合医院较少 2016年开展先心病介入的二级公立综合医院共14家，占4.5%。开展先心病介入的县级医院全国只有2个省4家医院，2016年共完成24例。其原因见前述。为改变此现状，今后除逐步改善二级公立综合医院的设备条件外，还应扩大相关先心病介入医师、护士及心胸外科医师的培训。

4. 开展多种形式的质控工作，进一步加强省级质控中心间的经验交流 继续做好先心病介入医师培训工作及各省份质控中心的督促检查工作。

5. 配合国家卫计委医管局医管处进一步完善先心病网络直报系统功能 将先心病介入治疗质控指标逐步显示在电子病历中，以便于客观、准确获取。

三、心律失常介入技术质量安全情况分析

心律失常由于其本身所具有的危害性、复杂性、难治性，有效的治疗需要利用先进的技术和器械等特点，要求心律失常的治疗必须规范化、标准化、同质化、均质化。主要表现在：①心律失常介入诊疗的技术要求比较高，需要不断学习；②心律失常的介入诊疗技术类型比较多，需要标准化；③心律失常介入诊疗技术不断发展，更新较快，需要建立并不断更新规范标准的治疗策略；④心律失常介入诊疗有一定的并发症，而且一旦发生就比较严重，需要努力减少并发症的发生。

成立于2009年6月的国家心血管疾病介入质控中心（心律失常介入）承担起建立和开展提高中国心律失常介入诊疗规范和质控的重要任务。并建立起31家省市级质控中心（包括新疆生产建设兵团）组成的质控体系。2016年中心继续完善前期的质控工作，努力推进网络直报系统的改进工作，并积极与省市级质控中心联系，进行基础数据的摸底工作。

（一）技术质量安全情况分析

统计分析的数据来源主要以2016年心律失常介入治疗信息网络直报系统的病例为基础，并与省市级质控中心进行核对后进行相应调整。

本次分析将主要围绕以下内容进行：①全国心律失常介入治疗概况：心脏起搏器（PM）植入情况，植入型心律转复除颤器（ICD）植入情况，心脏再同步治疗（CRT）植入情况，导管消融（RFCA）植入情况，并发症。②全国心律失常介入治疗国内及国际间比较：全国心律失常介入治疗地区间比较，全国心律失常介入治疗的机构与人员，心律失常介入治疗与国际间的比较。③心律失常介入质控指标分析：器械治疗质控指标分析，导管消融治疗质控指标分析。

1. 全国心律失常介入治疗概况

（1）心脏起搏器植入情况：2016年共植入PM 73 080例，较2015年增长11.09%，百万人口植入量为52.3例（人口数据参照2010年全国人口普查结果，下同），其中双腔起搏器51 588例（71%）。心脏起搏器的植入数量、双腔起搏器的植入比例均逐年提高（图3-6-4-13、图3-6-4-14），双腔起搏器的比例接近国际水平（70%）。起搏器植入适应证主要有病窦综合征37 202例，房室阻滞29 106例，房颤伴长RR间歇7452例。基本符合中国现行的心脏起搏器指南中植入适应证的要求。

（2）植入型心律转复除颤器植入情况：2016年共植入ICD 3317例（CRT-D在“心脏再同步治疗”部分进行分析，此处仅为ICD数据），较2015年增长16.34%，百万人口植入量为2.0例。其中双腔ICD 1134例（34%）。ICD的植入数量逐年提高（图3-6-4-15、图3-6-4-16）。其中一级预防1693例（51%），二级预防1624例（49%）。基本符合中国现行的ICD指南中植入适应证的要求，且一级预防量逐年增长（图3-6-4-17）。

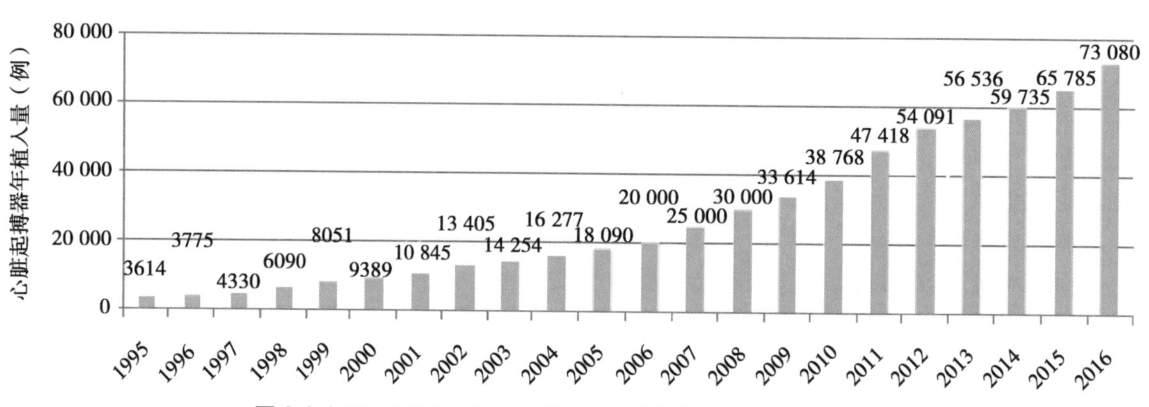

图 3-6-4-13　1995—2016 年我国心脏起搏器年植入量发展情况

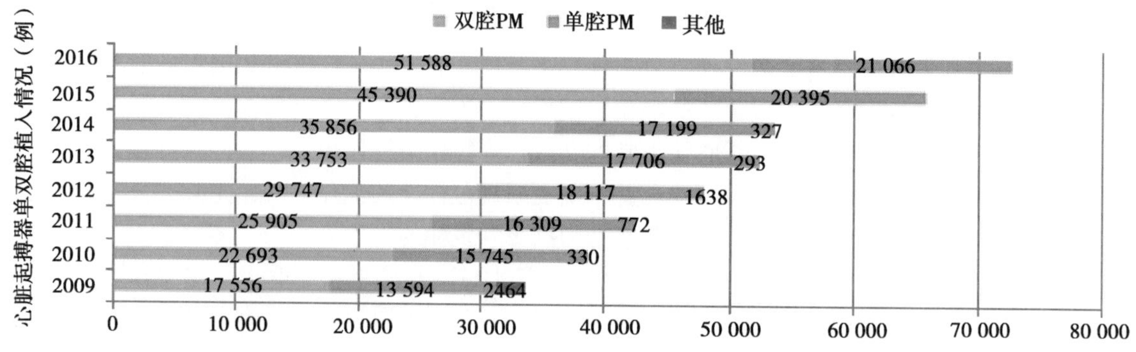

图 3-6-4-14　2009—2016 年我国心脏起搏器单双腔植入情况

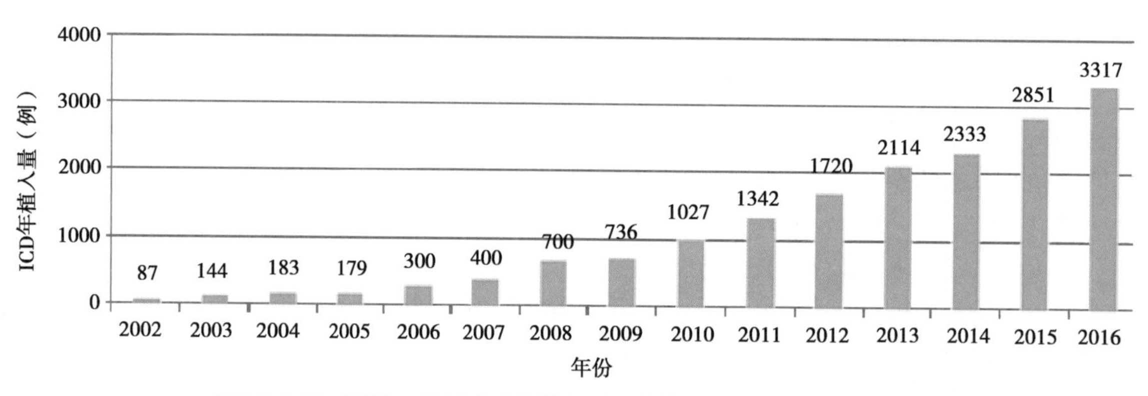

图 3-6-4-15　2002—2016 年我国植入型心律转复除颤器植入量发展情况

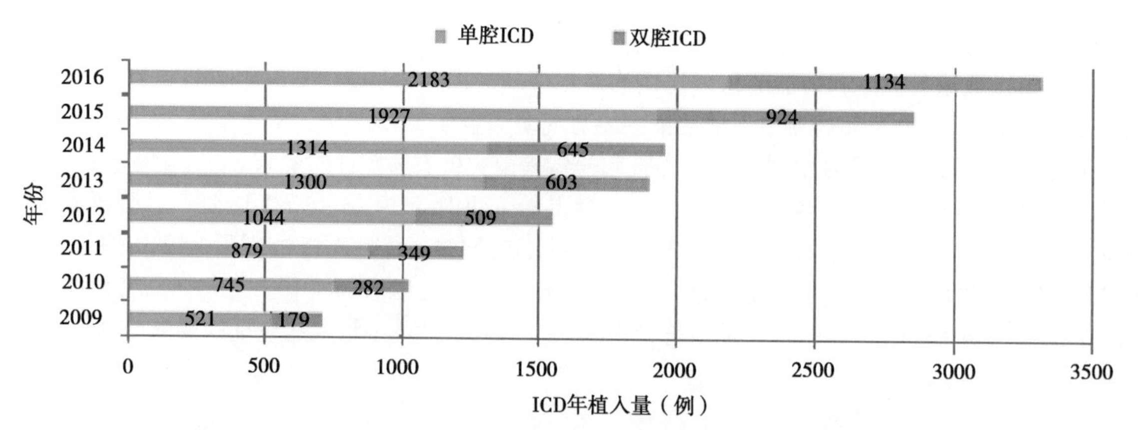

图 3-6-4-16　2009—2016 年我国植入型心律转复除颤器单、双腔植入比例

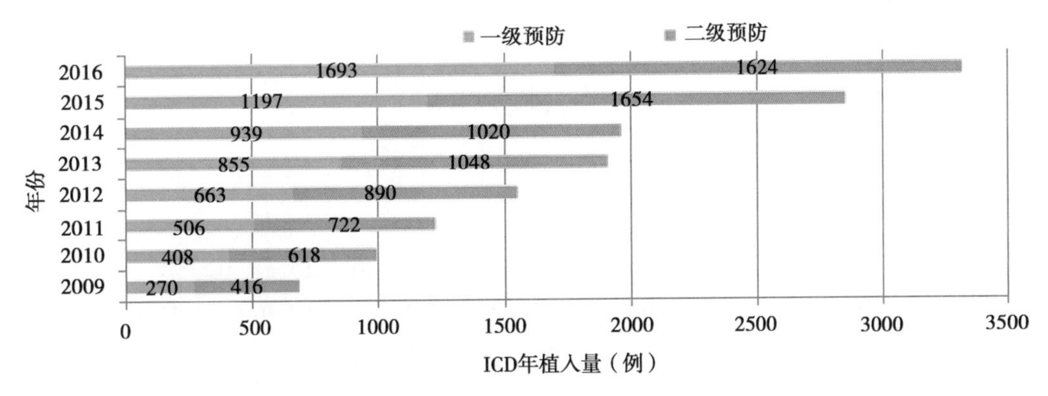

图 3-6-4-17 2009—2016 年我国植入型心律转复除颤器适应证发展情况

（3）心脏再同步治疗植入情况：2016 年共植入 CRT 3560 例，较 2015 年增长了 15. 14%，百万人口植入量为 2. 63 例，其中心脏再同步治疗除颤器（CRT-D）2078 例（58%）。CRT 的植入数量、CRT-D 的植入比例逐年提高（图 3-6-4-18、图 3-6-4-19）。植入适应证：非缺血性心脏病 2372 例（67%），缺血性心脏病 1187 例。基本符合中国现行的 CRT 指南中植入适应证的要求。虽然与国际相比，CRT-D 的比例偏低，考虑到中国国情还是合理的。一是中国缺血性心脏病的比例较国外（70%~80%）偏少，而且 CRT-D 的费用目前相对较昂贵。

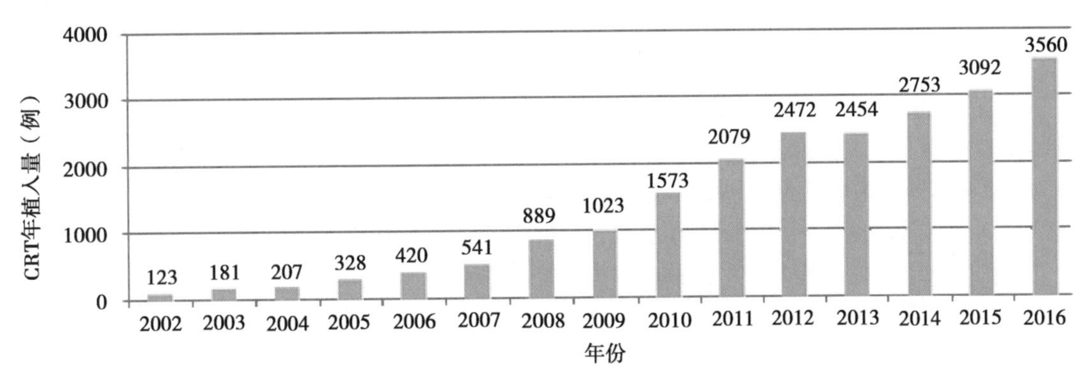

图 3-6-4-18 2002—2016 年我国中国心脏再同步治疗植入量发展情况

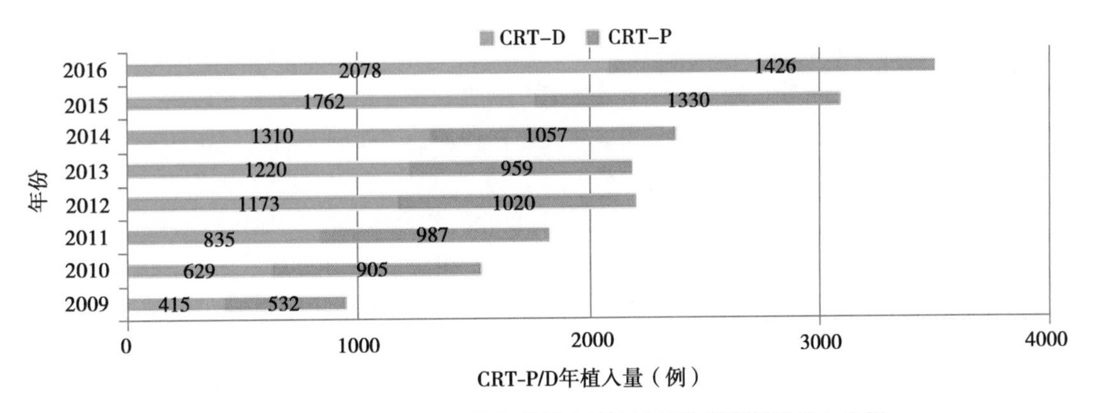

图 3-6-4-19 2009—2016 年我国心脏再同步治疗除颤器植入比例

（4）导管消融植入情况：2016 年共行导管消融 132 504 例，较 2015 年增长 13. 23%，百万人口导管消融治疗量 97. 86 例，其中心房颤动导管消融 30 574 例（23. 07%），较 2015 年增长 24. 56%。导管消融量及心房颤动消融量均稳步上升，尤其心房颤动的导管消融治疗比例稳定上升，已经超过 20%（图 3-6-4-20、图 3-6-4-21）。导管消融治疗主要适应证：房室结折返性心动过速 36 708 例，房室折返心动过速 28 317 例，心房颤动 30 574 例，基本符合中国现行的导管消融指南中治疗适应证的要求。

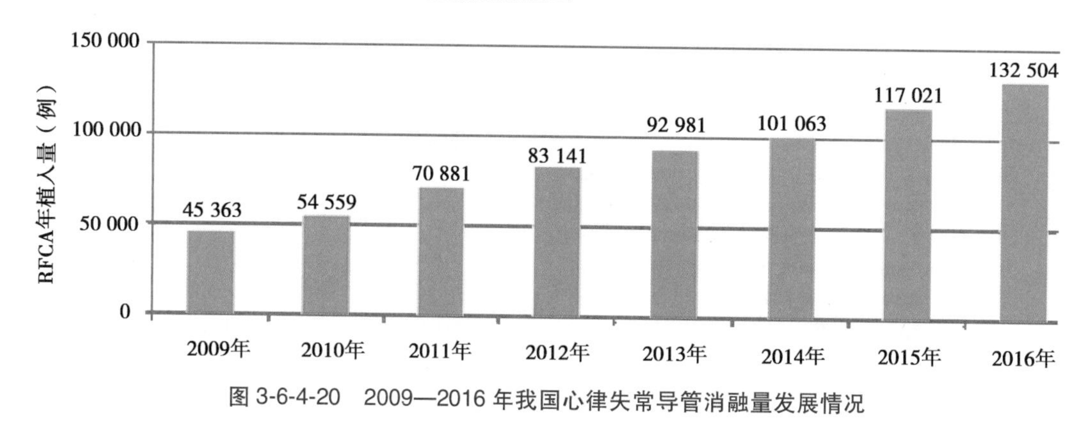

图 3-6-4-20 2009—2016 年我国心律失常导管消融量发展情况

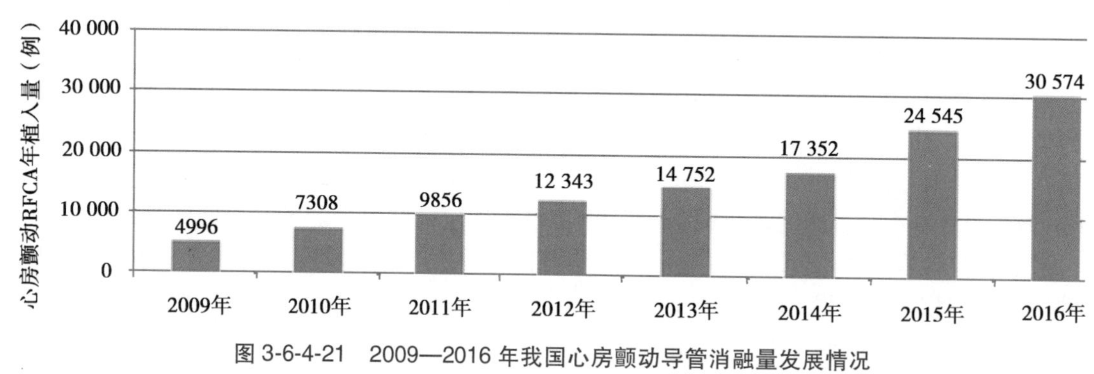

图 3-6-4-21 2009—2016 年我国心房颤动导管消融量发展情况

（5）并发症：随着心律失常介入数量的增长，并发症的数量、死亡人数也有增长的趋势，特别是射频消融比较明显。国际上大规模的临床资料显示器械植入相关并发症发生率为 2%~5%，死亡等严重并发症的发生率为 0.5%~1%，2015 年起搏器、ICD 及 CRT 网络直报的围术期死亡病例共 6 例，导管消融手术上报死亡病例共 3 例，最常见的死亡原因是年龄较大合并严重心脏疾病和系统性疾病。目前中国网络直报的数据大大低于国际水平。一方面考虑中国的心律失常介入诊疗本身从医生层面就比较重视，而且国家级心律失常介入质控中心在做了大量的诊疗技术规范化培训工作，目前的医患关系也使得医生在开展心律失常介入诊疗技术时尤其谨慎。各省市级质控中心也非常重视死亡病例的讨论，每年均开展多次死亡病例讨论与分析会议；同时，国家级和省市级质控中心不断坚持开展技术教育、安全教育，尽最大可能降低并发症发生率与死亡率有关。另一方面可能与中国的网络直报系统数据不够全面有关，具有网络直报资格的机构仅为大型医院，有可能存在漏报，一些二级医疗机构和基层单位在开展，但是没有上报，并发症被低估。而且中国的网络直报制度刚刚起步，缺乏一个客观的评估机制，手工的填报方式比较落后，未来的电子病历信息采集系统是否更能客观、全面地采集信息，将是下阶段质控工作的关注点。

2. 全国心律失常介入治疗国内及国际间比较

（1）全国心律失常介入治疗地区间比较：2016 年心律失常介入治疗的地区：起搏器植入量较高的省份是江苏、上海、北京，ICD 植入量较高的省份为浙江、北京、广东，CRT 植入量较高的地区为江苏、浙江，军队 CRT 植入量较高，射频消融手术量较高的省份为北京、广州、四川（图 3-6-4-22 至图 3-6-4-25）。从 2015 年中国心律失常介入治疗的地区分布可以看出，心律失常介入治疗量较大省份基本上为心律失常介入治疗中心较集中、有较多接受过良好心律失常介入培训成熟的手术医生的地区，如北京、上海、广州；经济较为发达地区，如浙江、江苏；还有个别地区，例如安徽省 CRT 植入量较高，则与当地医保政策将 CRT 植入纳入大病医疗统筹范围有关。心律失常介入治疗量较低省份集中在中西部地区，究其原因主要是中西部地区心律失常介入中心数量较少、心律失常介入医生的数量少，广大农村地区，尤其县级医疗机构无法开展。在全国心律失常发病状况没有明显的地区差异的情况下，出现地区分布差异说明患者接受心律失常介入治疗不仅与患者需求有关，而且与当地心律失常介入治疗水平、经济状况有关。下一步，国家级心律失常质控中心将进一步加大对中西部地区的扶持，开展心律失常介入规范治疗培训，提高心律失常介入诊疗的质量与安全性。

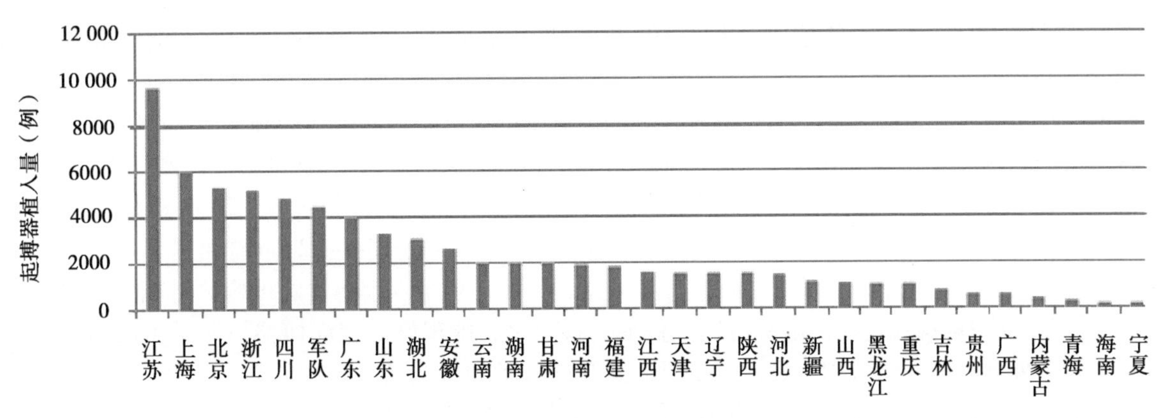

注：军队为全国军队医院介入质控平台收集的数据，此部分将其数据与各省份数据进行比较。

图 3-6-4-22　2016 年我国起搏器植入量地区分布

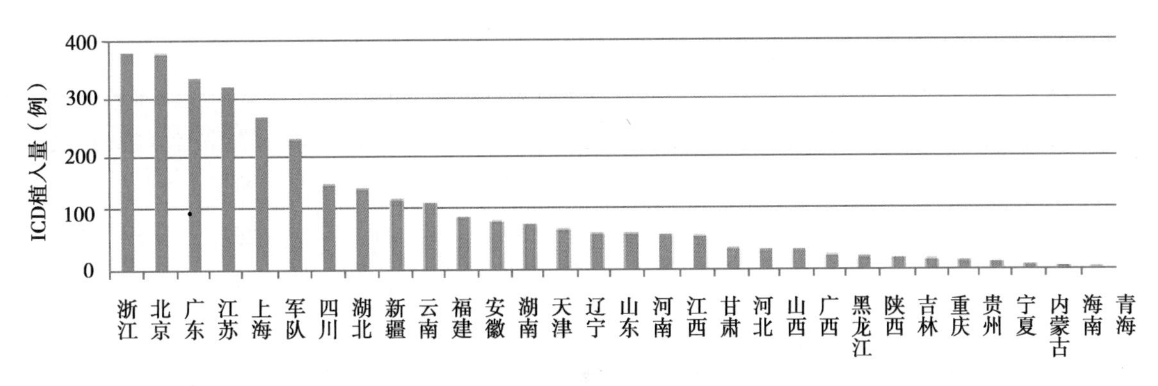

图 3-6-4-23　2016 年我国植入型心律转复除颤器植入量地区分布

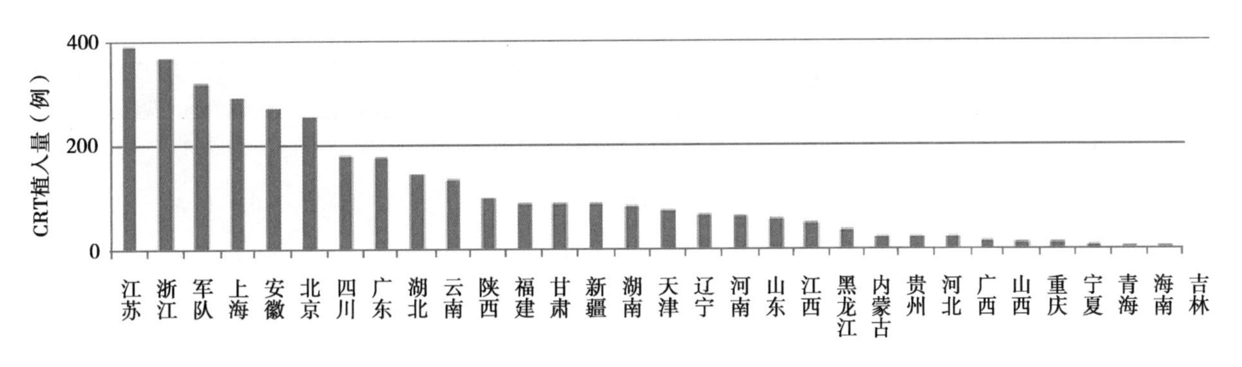

图 3-6-4-24　2016 年我国心脏再同步治疗植入量地区分布

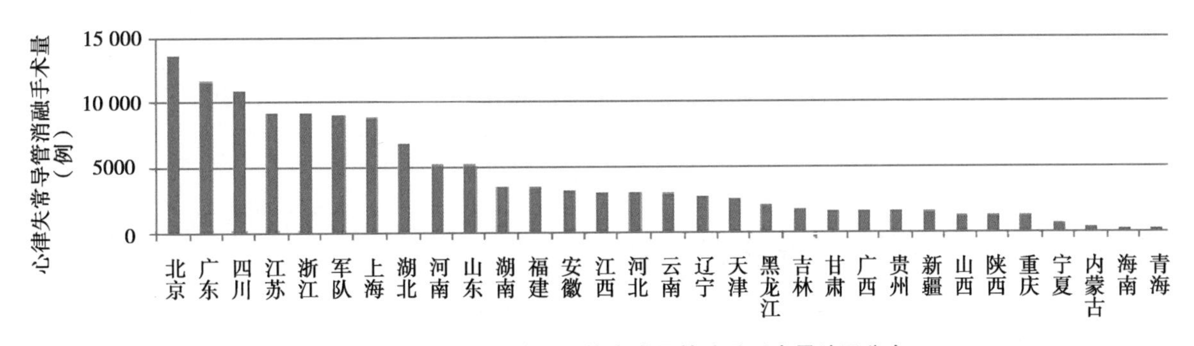

图 3-6-4-25　2016 年我国心律失常导管消融手术量地区分布

（2）全国心律失常介入治疗的机构与人员：经过人员技术培训与准入机制，开展心律失常介入的医疗机构在稳步增加（表 3-6-4-9）。但是，近一半的机构起搏器年植入量低于 20 例，而其起搏器植入总量仅占全国的 7%，而年植入量大于 100 例的机构仅占所有机构数的 15.2%，植入量占 58.8%（表 3-6-4-10）。

为进一步了解各地区间开展心律失常介入治疗的机构情况与植入量之间的关系，报告分析了能开展起搏器治疗的机构的地区分布情况，以及在开展机构中起搏器植入量低于 20 例所占比例（图3-6-4-26）。图中显示山东省能开展起搏器治疗的机构数量位于全国第 1 位，但是植入量<20 的机构数量占多数（44/77，57.1%）。其 2016 年起搏器植入量仅位于全国第 7 位。从图 3-6-4-26 同样可见，起搏器年植入量领先于山东的江苏、北京、上海、浙江、广东等地区，不但能植入起搏器的机构数量较多，更重要的是植入量低于 20 的机构在这些地区所占比例极低。换言之，能很好开展起搏器植入手术的地区，不但拥有较多能开展此项技术的机构数量，更重要的是开展技术的机构具有较高的质量（植入量低于 20 的机构比例低）。因此，下一步的工作重点是针对植入量低于 20 的机构进行分析与甄别。对于当地有需求的机构或有一定能力的机构要大力帮扶与支持。而对于有些过度设置机构的机构，或没有能力开展工作的机构，则有必要进行一定的干预。

表 3-6-4-9　2010—2016 年我国心律失常介入治疗机构数量（例）

手术类型	2016 年	2015 年	2014 年	2013 年	2012 年	2011 年	2010 年
PM 植入	994	954	963	933	938	851	820
ICD 植入	408	363	368	323	309	265	239
CRT 植入	396	375	383	353	358	337	314
导管消融	805	759	775	737	732	658	647

表 3-6-4-10　2016 年我国开展起搏器植入手术医院年植入量分布

数量级别	医院	手术数量
开展起搏器植入手术（例）	994	57 288
年植入量≤20 例［N（%）］	428（43%）	4029（7%）
年植入量 21~50 例［N（%）］	270（27%）	8955（16%）
年植入量 51~100 例［N（%）］	145（15%）	10 606（19%）
年植入量 101~500 例［N（%）］	146（15%）	30 010（52%）
年植入量>500 例［N（%）］	5（0.5%）	3688（6%）

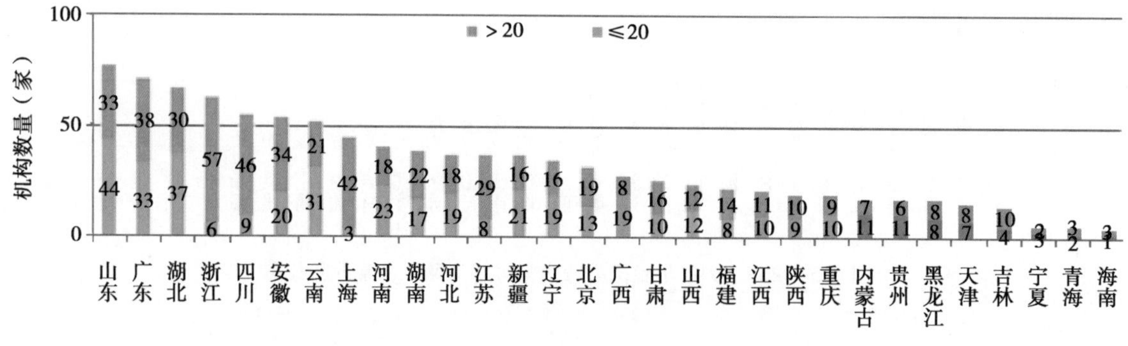

图 3-6-4-26　2016 年我国各省份起搏器植入量≤20 例及>20 例机构数量分布

（3）心律失常介入治疗与国际间的比较：中国心律失常介入治疗无论是数量还是水平均在稳步上升。2016 年起搏器、ICD 及 CRT 的植入量均已步入亚太首列，但是 ICD 植入量仍低于日本与印度、CRT 低于日本（图 3-6-4-27 至图 3-6-4-32）。基于中国庞大的人口基数，心律失常介入治疗的百万人口量不仅低于亚太地区的较多国家与地区，而且远低于欧美地区（起搏器约 1000 例/百万人口）。中国的心律失常介入治疗远远不能满足患者的需求，需要开展更大规模的培训，要有更多的医生加入，更多的治疗中心被建立。

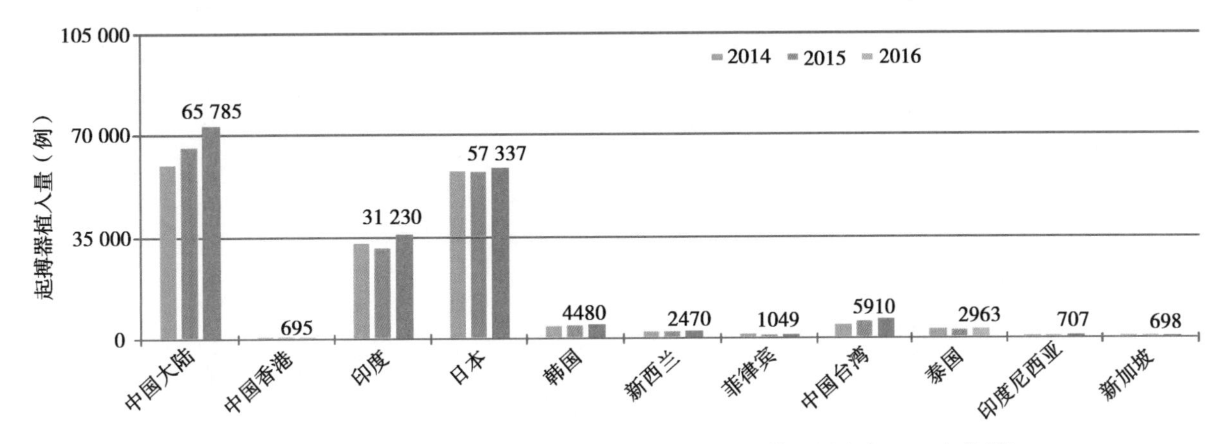

图 3-6-4-27 2014—2016 年亚太地区起搏器植入量比较（图中为 2016 年数据）

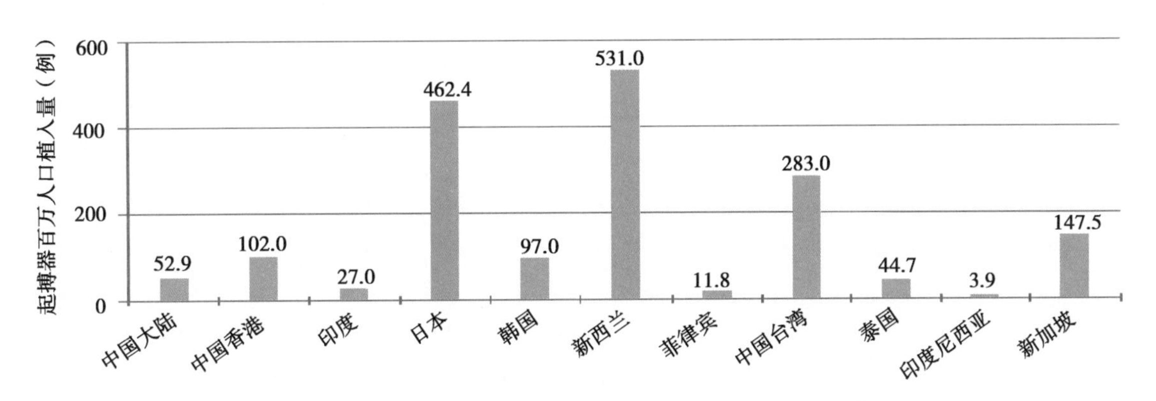

图 3-6-4-28 2016 年亚太地区起搏器百万人口植入量比较

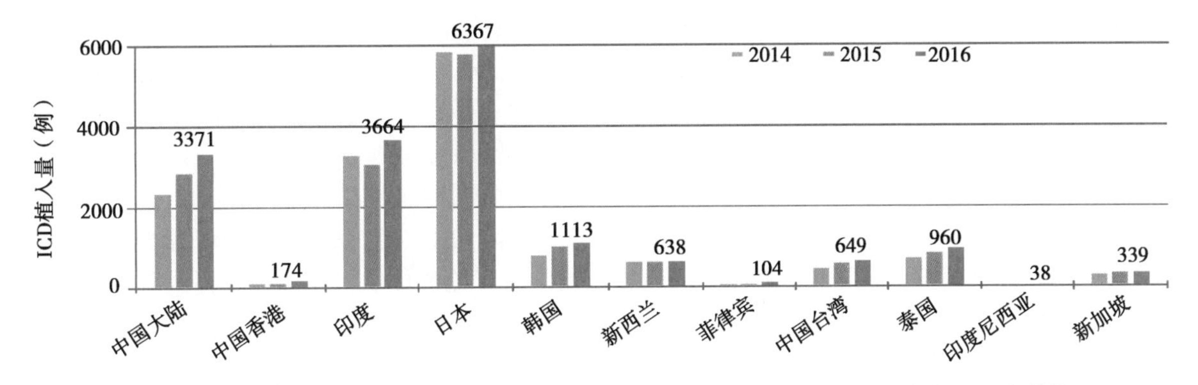

图 3-6-4-29 2014—2016 年亚太地区植入型心律转复除颤器植入量比较（图中为 2016 年数据）

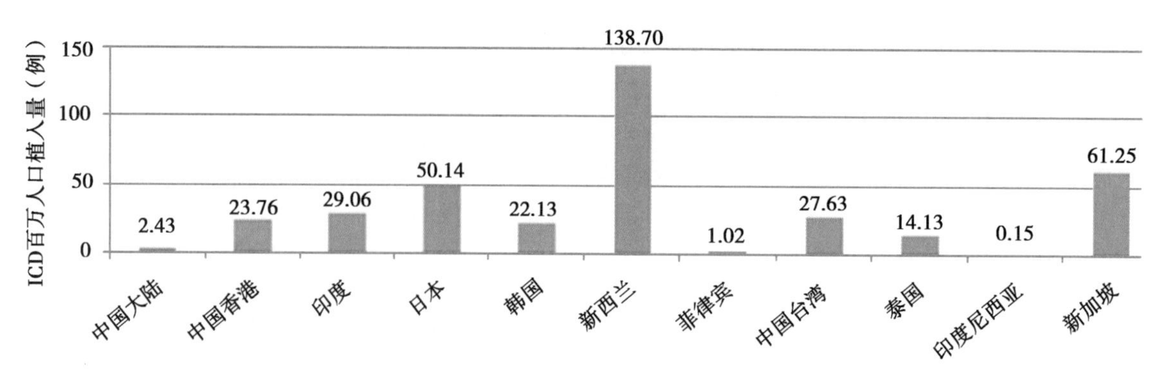

图 3-6-4-30 2016 年亚太地区植入型心律转复除颤器百万人口植入量比较

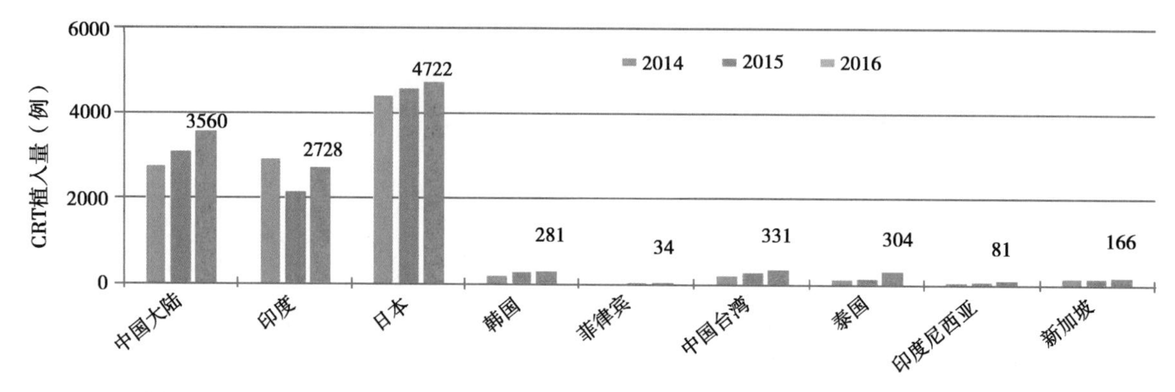

图 3-6-4-31 2014—2016 年亚太地区心脏再同步治疗植入量比较（图中为 2016 年数据）

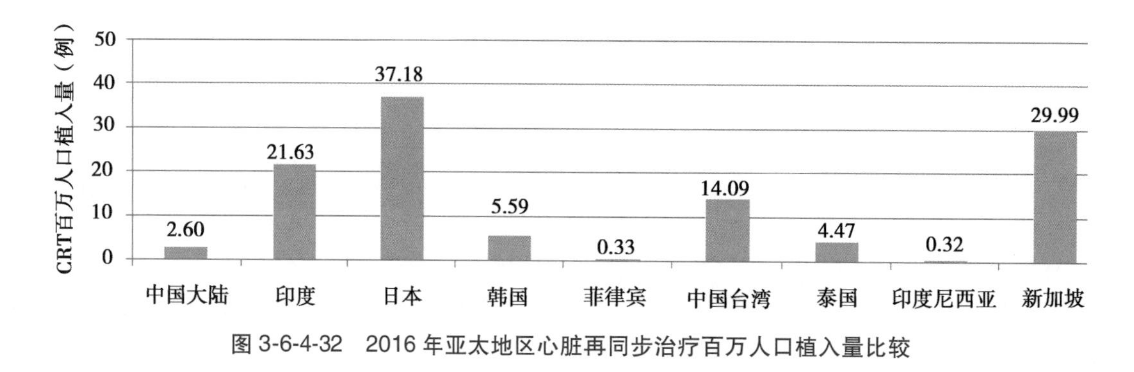

图 3-6-4-32 2016 年亚太地区心脏再同步治疗百万人口植入量比较

3. 心律失常介入质控指标分析 2017 年 7 月对 52 家心律失常介入治疗培训医院（以下简称培训医院）和来自北京、江苏、浙江、湖南、云南 5 省的 41 家二级医院进行了技术质量安全情况分析。培训医院中共有 17 项质量控制相关指标纳入本次分析，分为器械治疗介入质控指标 17 项，涵盖起搏器的类型、适应证的选择，起搏器植入围术期抗菌药物的使用时间、并发症发生率、住院天数、住院费用等；导管消融治疗介入质控指标 9 项，包括室上性心动过速消融即刻成功率、住院日、住院费用，房颤抗凝、住院日、住院费用等。二级医院中共有 6 项质量控制相关指标纳入本次分析，涵盖起搏器类型、适应证选择、围术期抗菌药物使用及住院费用等。52 家培训医院和 41 家二级医院提供了器械治疗相关的质控数据，52 家培训医院提供导管消融相关的质控数据。对于能够提供上述质控指标医院的数据进行分析如下。

（1）器械治疗质控指标分析

1）器械治疗围术期抗菌药物使用时间：52 家培训医院中，平均 94. 14%的患者在器械植入术前 0. 5~2 小时预防性使用抗菌药物。其中，达到 100%的医院有 44 家，占 84. 61%；90. 0%~99. 9%的医院有 5 家，占 9. 62%；60. 0%~89. 9%的医院有 0 家；有 3 家医院（5. 77%）符合预防性使用抗菌药物要求的患者比例低于 60. 0%，有 2 家医院术前均未使用抗生素。说明大部分医院的抗菌药物使用符合卫生计生委医疗器械抗菌药物使用规范，仍有少数医院预防性使用抗菌药物时间没有符合要求，国家级心律失常介入质控中心将进行相关调研，了解现状并进行改进。

41 家二级医院中，有 2 家医院相关数据缺失，39 家医院平均 88.01%的患者在器械植入前 0.5~2 小时预防性使用抗菌药物（表 3-6-4-11），其中，达到 100%的医院有 32 家，占 82.05%；90.0%~99.9%的医院有 1 家，占 2.56%；60.0%~89.9%的医院有 1 家，占 2.56%；有 5 家医院（12.82%）符合预防性使用抗菌药物要求的患者比例低于 60.0%，术前未使用抗生素的医院有 3 家，占 7.69%。

表 3-6-4-11　培训医院及二级医院起搏器围术期抗菌药物规范使用比例

分类（%）	培训医院家数（N=52）	二级医院家数（N=39）
100.0	44（84.61%）	32（82.05%）
90.0~99.9	5（9.62%）	1（2.56%）
60.0~89.9	0（0.00%）	1（2.56%）
<60.0	3（5.77%）	5（12.82%）

2）器械治疗患者住院期间并发症：52 家培训医院，住院期间并发症发生率平均为 1.34%（表 3-6-4-12）。并发症为 0 的医院为 19 家（36.54%）、0~3%的医院 25 家（48.08%）、3%~5%的医院 6 家（11.54%）、超过 5%的医院数 2 家（3.85%）。总体并发症发生率极低，一方面反映了目前国内器械治疗的技术达到了国外先进水平，另一方面是否有并发症漏报情况，有待于将来进行数据监控和评估。

41 家二级医院，其中 3 家医院并发症数据缺失，其余 38 家医院中住院期间并发症发生率平均为 1.99%（表 3-6-4-12）。并发症为 0 的医院为 30 家（78.95%）、0~3%的医院 0 家（0）、3%~5%的医院 1 家（2.63%）、超过 5%的医院数 7 家（18.42%）。

表 3-6-4-12　培训医院及二级医院器械治疗患者住院期间并发症发生比例分布

分类（%）	培训医院家数（N=52）	二级医院家数（N=38）
0.0	19（36.54%）	30（78.95%）
0.1~3.0	25（48.08%）	0（0）
3.1~5.0	6（11.54%）	1（2.63%）
>5.0	2（3.58%）	7（18.42%）

3）起搏器患者住院时间及费用分析：52 家医院双腔起搏器比例平均为 74.92%（表 3-6-4-13），接近国际水平。其中双腔比例为低于 50.0%的医院 1 家（1.92%）、50.0%~59.9%的医院 1 家（1.92%）、60.0%~69.9%的医院 11 家（21.15%）、70.0%~79.9%的医院数 22 家（42.31%）、80.0%及以上的医院 17 家（32.69%）。

41 家二级医院中有 2 家数据缺失，其余 39 家双腔起搏器比例平均为 58.80%（表 3-6-4-13），明显低于培训医院和国际水平。其中双腔比例低于 50.0%的医院 13 家（33.33%）、50.0%~59.9%的医院 3 家（7.69%）、60.0%~69.9%的医院 5 家（12.82%），70.0%~79.9%的医院 9 家（23.08%）、80.0%及以上的医院 9 家（23.08%）。

表 3-6-4-13 培训医院及二级医院双腔起搏器比例分布

分类（%）	培训医院家数（N=52）	二级医院家数（N=39）
<50.0	1（1.92%）	13（33.33%）
50.0~59.9	1（1.92%）	3（7.69%）
60.0~69.9	11（21.15%）	5（12.82%）
70.0~79.9	22（42.31%）	9（23.08%）
≥80	17（32.69%）	9（23.08%）

培训医院起搏器患者平均住院日数据有1家缺失，其余51家平均住院日为8.15天，低于8天的医院24家（47.06%）、8~10天的医院16家（31.37%）、大于10天的医院11家（21.57%）。仍有接近22%的医院住院时间超过10天（表3-6-4-14）。与国际（3~5天）相比，住院时间偏长，需要进一步规范与改进。

二级医院起搏器患者平均住院日数据有2家缺失，其余39家平均住院日为11.45天，低于8天的医院6家（15.38%）、8~10天的医院14家（35.90%）、超过10天的医院19家（48.72%）。二级医院中近一半医院的住院时间超过10天（表3-6-4-14），与培训医院差距还很大，但较去年（65.52%）有明显降低。

表 3-6-4-14 培训医院及二级医院起搏器患者平均住院日分布

分类（天）	培训医院家数（N=51）	二级医院家数（N=39）
<8	24（47.06%）	6（15.38%）
8~10	16（31.37%）	14（35.90%）
>10	11（21.57%）	19（48.72%）

52家培训医院，单腔起搏器患者平均住院费用有2家数据缺失，其余50家医院平均为37 948.87元（表3-6-4-15），不足3万的医院11家（22.00%）、3万~5万的医院33家（66.00%）、超过5万的医院6家（12.00%）。双腔起搏器患者平均住院费用数据有1家医院缺失，其余51家医院平均为（63 422.32±14 402.98）元。不足5万的医院8家（15.69%）、5万~5.9万的医院12家（23.53%）、6万~7万的医院19家（37.25%）、超过7万的医院12家（23.53%）。住院总费用低于国外水平，而且在费用构成比上，差距较大，国外的住院费用中介入手术的技术费用占比较大，而国内则是介入材料（起搏器）费用占比较高。

41家二级医院，单腔起搏器患者平均住院费用数据有3家医院缺失，其余38家医院平均为35 628.09元（表3-6-4-16），不足3万的医院18家（47.37%）、3万~5万的医院15家（39.47%）、超过5万的医院5家（13.16%）。双腔起搏器患者平均住院费用数据有6家医院缺失，其余35家医院平均为58 865.83元。不足5万的医院6家（17.14%）、5万~5.9万的医院17家（48.57%）、6万~7万的医院6家（17.14%）、超过7万的医院6家（17.14%）。二级医院住院总费用总体较培训医院略低。

表 3-6-4-15 培训医院单腔起搏器患者平均住院费用

指标	分类（万元）	医院（%）
植入单腔起搏器医院（N=50）		
患者平均住院费用	<3.0	11（22.00%）
	3.0~4.9	33（66.00%）
	≥5.0	6（12.00%）
植入双腔起搏器医院（N=51）		
患者平均住院费用	<5.0	8（15.69%）
	5.0~5.9	12（23.53%）
	6.0~6.9	19（37.25%）
	≥7.0	12（23.53%）

表 3-6-4-16 二级医院单腔起搏器患者平均住院费用

指标	分类（万）	医院（%）
植入单腔起搏器医院（N=38）		
患者平均住院费用	<3.0	18（47.37%）
	3.0~5.0	15（39.47%）
	>5.0	5（13.16%）
植入双腔起搏器医院（N=35）		
双腔起搏器患者平均住院费用	<5.0	6（17.14%）
	5~5.9	17（48.57%）
	6.0~7.0	6（17.14%）
	>7.0	6（17.14%）

4）ICD 一级预防和 CRT-D 植入情况分析：52 家医院中，ICD 一级预防的比例平均为 39.95%，低于 30% 的医院 18 家（34.62%）、30% ~ 50% 的医院 18 家（34.62%）、超过 50% 的医院 16 家（30.76%）。上述数据说明 ICD 一级预防比例仍较低，大部分医院植入 ICD 患者为二级预防（表 3-6-4-17）。ICD 一级预防的比例低于全国的水平（51.2%），出现差距的原因主要为：对一级预防和二级预防的界定不清；52 家医院均为心律失常培训基地，为三级医疗机构，室速室颤等患者比例较高，ICD 植入二级预防比例偏高；考虑中国国情，ICD、CRT-D 的器械本身费用较高，而且二级预防植入患者一般为最高级别的心脏性猝死高危患者。但是国家级心律失常质控中心也开始关注数据的准确性问题，将进一步引入数据监督与评估机制，加强质控数据的评估。

表 3-6-4-17 培训医院 ICD 一级预防的比例

分类（%）	比例（N=52）
<30	18（34.62%）
30~50	18（34.62%）
>50	16（30.76%）

52 家培训医院中，CRT-D 的比例平均为 58.90%（表 3-6-4-18），低于 30%的医院 7 家（13.46%）、30%~50%的医院 10 家（19.23%）、超过 50%的医院 35 家（67.31%）。

表 3-6-4-18 培训医院 CRT-D 的比例

分类（%）	比例（N=52）
<30	7（13.46%）
30~50	10（19.23%）
>50	35（67.31%）

（2）导管消融治疗质控指标分析

1）阵发性室上性心动过速导管消融的即刻成功率及并发症：52家医院中，阵发性室上性心动过速（PSVT）消融治疗的即刻成功率平均为97.62%。即刻成功率为100%的医院20家（38.46%）、90.0%~99.9%的医院30家（57.69%），低于90%的医院2家（3.85%）。PSVT导管消融的并发症发生率平均为0.51%。并发症为0的医院22家（42.31%），并发症0~2%的医院26家（50.00%），并发症2%以上的医院4家（7.69%）。换言之，96%以上的医院PSVT消融的即刻成功率在90%以上，92.3%的医院并发症发生率<2%。

2）阵发性室上性心动过速导管消融的平均住院日及住院费用：52家培训医院中，1家医院数据缺失，其余51家医院PSVT导管消融的平均住院日为4.15天（表3-6-4-19）。低于3天的医院4家（7.84%）、3~5天的医院38家（74.51%）、>5天的医院9家（17.65%）。82.35%的医院，PSVT消融的平均住院日在5天之内，但仍有17.65%的医院平均住院日超过5天。

表 3-6-4-19 培训医院 PSVT 导管消融平均住院日

分类（天）	比例（N=51）
<3	4（7.84%）
3~5	38（74.51%）
>5	9（17.65%）

52家培训医院，1家数据缺失，其余51家PSVT导管消融治疗的平均住院费用为33 199.15元（表3-6-4-20），不足3万的医院18家（35.29%）、3万~4万的医院26家（50.98%）、超过4万的医院7家（13.73%）。住院总费用低于国外水平，而且在费用构成比上，差距较大，国外的住院费用中介入手术的技术费用占比较大，而国内则是介入材料（起搏器）费用占比较高。

表 3-6-4-20 培训医院 PSVT 导管消融平均住院费用

分类（万元）	比例（N=51）
<3	18（35.29%）
3~4	26（50.98%）
>4	7（13.73%）

3）房颤导管消融治疗情况：52家培训医院中，1家数据缺失，其余51家医院房颤导管消融占所有导管消融治疗的比例平均为26.81%（表3-6-4-21）。低于30%的医院35家（68.63%）、30%~50%的医院9家（17.65%）、超过50%的医院7家（13.72%）。房颤消融的比例低于国际发达国家的水平（40%~50%），究其原因，主要是房颤的导管消融为新技术，国内起步较晚，开展较少；在中国庞大的人口基数下，室上性心动过速患者较多。

表 3-6-4-21 培训医院房颤导管消融占所有导管消融治疗的比例

分类（%）	比例（N=51）
<30	35（68.63%）
30~50	9（17.65%）
>50	7（13.72%）

房颤导管消融患者术前抗凝治疗率平均为90.88%，出院前抗凝治疗率平均为99.23%（表3-6-4-22），从图表中可见出院前抗凝治疗率明显高于术前。仍有13.7%的医院术前房颤抗凝治疗率不足80%。出院前98.04%的医院抗凝治疗率在80%以上。说明房颤导管消融术前及术后的抗凝治疗仍有待提高。

表3-6-4-22 培训医院房颤导管消融患者抗凝治疗率

指标	分类（%）	比例（N=51）
房颤导管消融患者术前抗凝治疗率	100	41（80.39%）
	80~99	3（5.88%）
	<80	7（13.73%）
房颤导管消融患者出院前抗凝治疗率	100	48（94.11%）
	80~99	2（3.92%）
	<80	1（1.96%）

房颤导管消融平均住院日数据有2家医院缺失，余50家医院平均住院日为7.60天（表3-6-4-23），不足8天的医院31家（62.00%）、8~10天的医院15家（30.00%）、超过10天的医院4家（8.00%）。

表3-6-4-23 房颤导管消融平均住院日

分类（日）	比例（N=50）
<8	31（62.00%）
8~10	15（30.00%）
>10	4（8.00%）

52家培训医院，2家数据缺失，其余50家医院首次房颤导管消融平均住院费用为75 420.32元（表3-6-4-24），5.0万~5.9万的医院2家（4.00%）、6.0万~6.9万的医院14家（28.00%）、7.0万~7.9万的医院14家（28.00%）、8万及以上的医院20家（40.00%）。

表3-6-4-24 培训医院首次房颤导管消融平均住院费用

分类（万元）	比例（N=50）
5.0~5.9	2（4.00%）
6.0~6.9	14（28.00%）
7.0~7.9	14（28.00%）
≥8	20（40.00%）

（二）存在的问题及工作重点

1. 存在的问题

（1）全国心律失常介入水平发展不均衡，质控工作开展不均一：中国幅员辽阔，各个省份的医疗水平和学科发展不均衡，迄今为止，西藏仍未加入心律失常介入质控工作中。各地心律失常介入质控工作是基于学科发展水平之上，也存在质控质量和工作重点不均一。

（2）质控与临床实际工作有脱节：部分医疗单位和专业工作人员对质控的意识、质控指标的知晓和质控工作的落实不到位，有质控工作形式化的现象。

（3）数据信息更新缓慢，不能及时获得数据：中心一直关注网络直报数据的监测，但是在数据监测、及时反馈等方面仍存在不足。建立于2009年的直报系统已经不能满足当前质控发展要求，重要的质控数据仍需要进行人工获取。

（4）与省市级质控中心的联系：中心目前的工作仍采取上报和检查的方式，每半年1次的检查与上报不能及时发现问题，指导介入工作规范安全发展。

2. 工作重点

（1）继续加强与省市级质控中心的联系。将继续优化信息网络，建立重要指标的上报与反馈系统，及时发现问题。将心律失常介入质控的指标进行优化和细化，建立定期上报制度，分上下半年进行器械植入和射频消融的重点质控。

（2）加强心律失常介入机构及人员的培训与管理。心律失常介入学科的发展是日新月异的，新技术的不断涌现，继续教育与学习成为关键。掌握新技术和新方法的正确科学的应用，规范临床诊疗与操作流程，提升介入治疗的水平与质量，真正提升心律失常的介入水平。

（3）继续加强二级医院和民营医院的心律失常介入水平与质量管理。网络直报和先期的工作均着眼于大的中心，本年度的调查发现心律失常介入正在沿着医改的步伐持续下沉，二级医院介入量和民营医院的介入开展规模在不断发展，各省市质控中心应将质控管理工作向辖区内的二级医院、民营医院推进；国家级质控中心也将针对这一特色细化质控指标，稳步推进心律失常介入质控工作的全面与细化。

第五节 消化内镜技术

本次全国共有4654家医院填报消化内镜技术质量数据，经二次抽样后为1294家综合医院，其中委属委管医院18家，三级公立医院499家，二级公立医院624家，民营综合医院153家，具体调查医院的分布情况见图3-6-5-1。

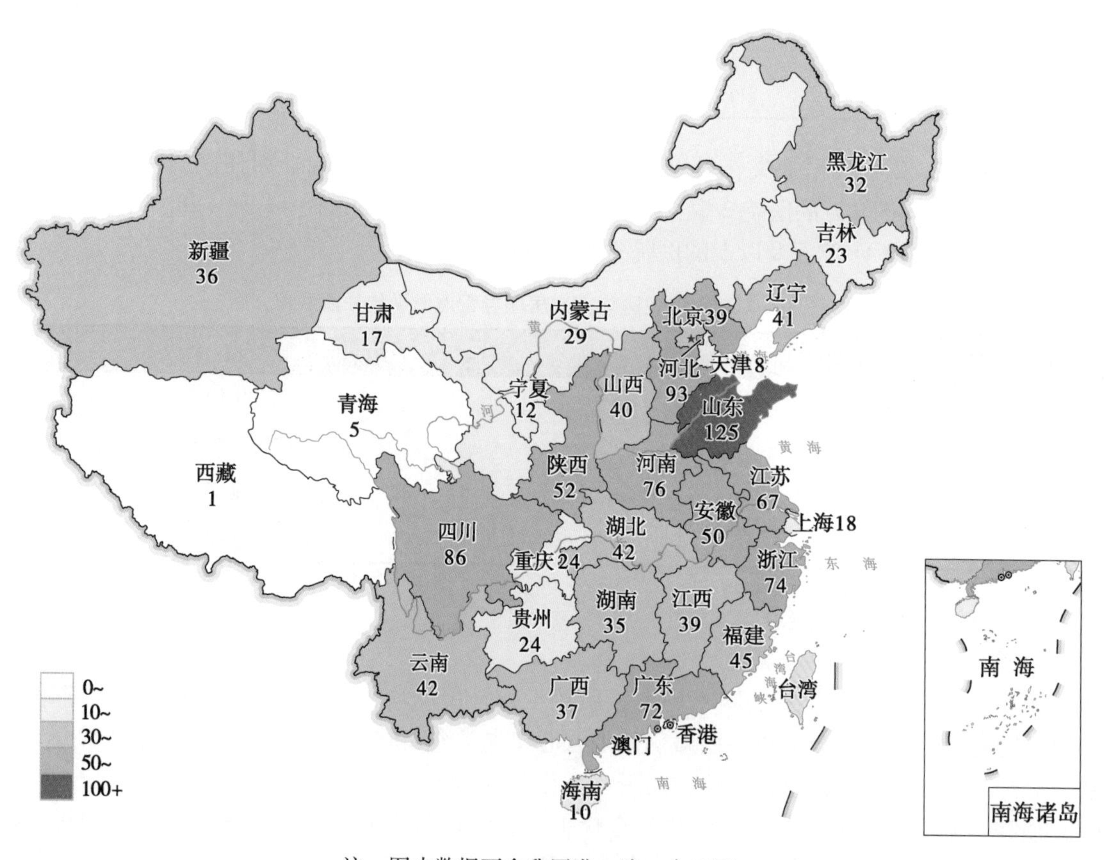

注：图中数据不含我国港、澳、台地区。

图3-6-5-1 全国各省份抽样调查医院的分布情况

本年度选择其中11项指标数据纳入统计分析。

1. **结构性指标** 消化内镜中心医患比；洗消记录可追溯率；图文报告电子化率。

2. **过程与结果指标** 诊断胃肠道早癌比例；结肠镜检查至盲肠插管率；结直肠腺瘤检出率；内镜

黏膜下剥离术（Endoscopic Submucosal Dissection，ESD）完整切除率；经内镜逆行性胰胆管造影术（Endoscopic Retrograde Cholangio-Pancreatography，ERCP）选择性深插管成功率；超声内镜引导下细针穿刺活检术（endoscopic ultrasonography guided fine needle aspiration，EUS-FNA）穿刺标本足够做出诊断率；小肠胶囊内镜全小肠检查率；消化内镜严重并发症率。

消化内镜诊疗简况。参与调查的医院在2016年共完成消化内镜诊疗1144.9万例次，其中诊断性胃镜777.1万例次、肠镜264.9万例次、内镜下切除术84.0万例次（其中ESD合计5.3万例次，包括食管ESD 1.3万例次，胃ESD 2.4万例次，结直肠ESD 1.6万例次）、ERCP 8.0万例次、EUS 13.9万例次（其中胆胰EUS 1.2万例次）、小肠胶囊内镜1.4万例次、小肠镜1.2万例次（图3-6-5-2）。

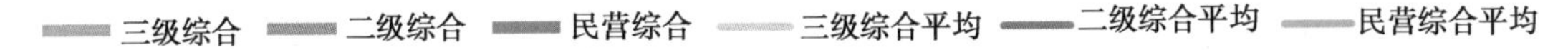

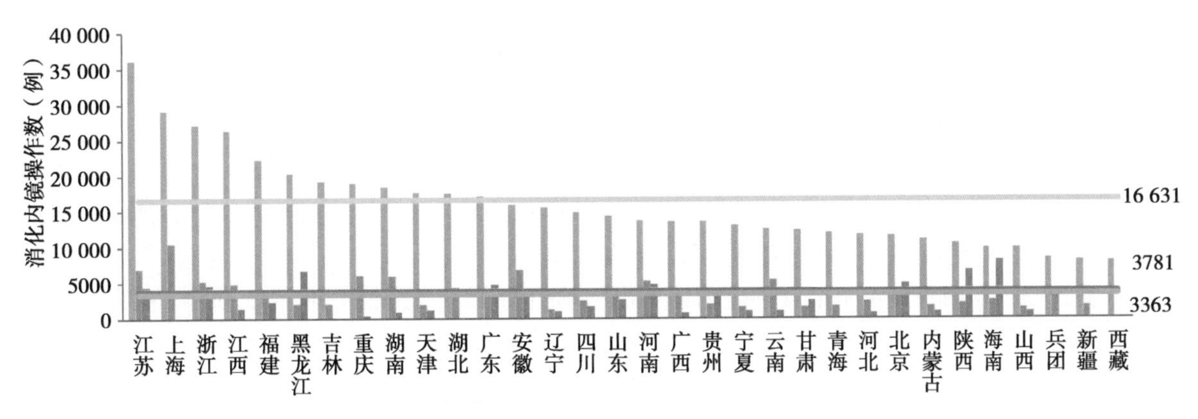

图3-6-5-2 各省份不同级别医院消化内镜平均诊疗例次情况

一、消化内镜技术质量安全情况分析

（一）结构质量指标

1. 消化内镜中心医患比 消化内镜中心（或内镜室，下同）医患比均值为1∶1000，较去年提升，委属委管医院及三级公立医院消化内镜中心医师人均完成消化内镜总例次数较高，民营综合医院最低（图3-6-5-3、图3-6-5-4），反映委属委管医院及三级综合医院的人员相对更为紧张。

2. 洗消记录可追溯率 洗消记录可追溯率是指可以追溯到洗消记录的消化内镜操作数占同期所有消化内镜操作总数的比例。消化内镜诊疗是有创操作，对设备、器械进行有效的清洗消毒是确保受检者安全的首要前提。本调查显示消化内镜洗消记录可追溯率均值为98.6%，达到较高水平。北京、重庆、青海的洗消记录可追溯率较低。但现阶段我国大部分消化内镜中心未实施洗消记录电子化，仍采取手工记录的方法。

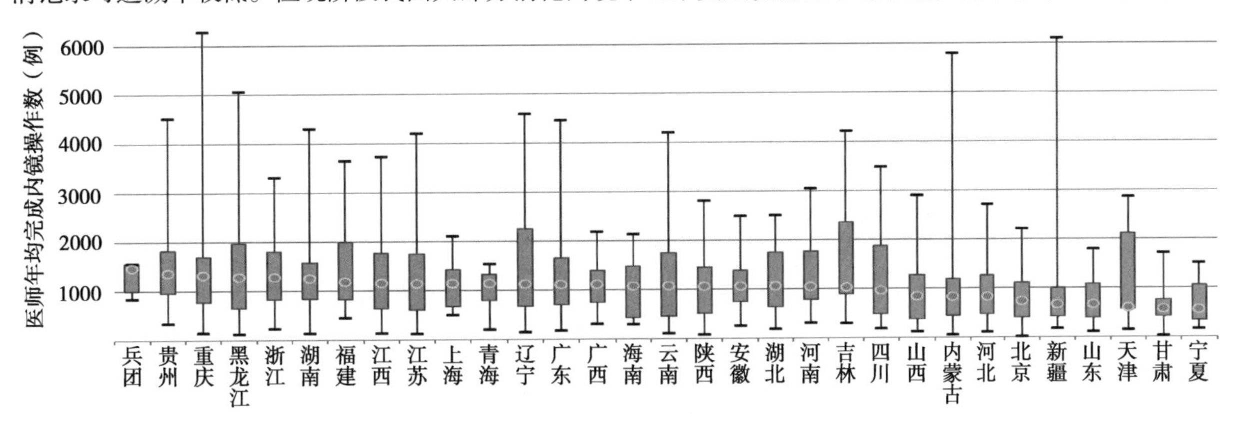

图3-6-5-3 各省消化内镜中心医师人均完成消化内镜总例次数情况

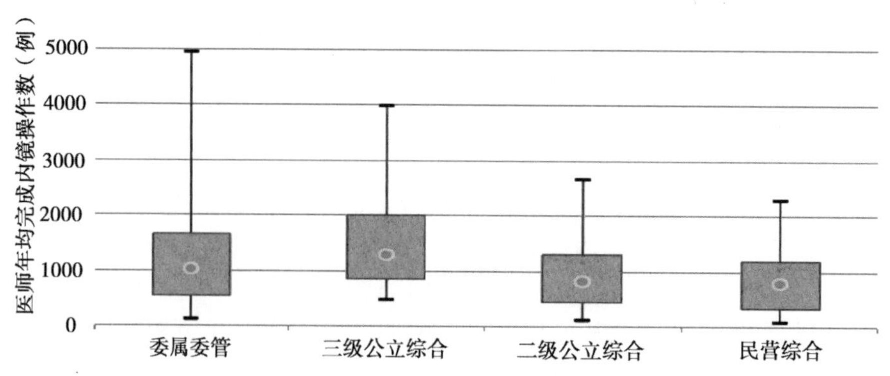

图 3-6-5-4　各类型医院的消化内镜中心医师人均完成消化内镜总例次数情况

3. **图文报告电子化率**　图文报告合格率是指保存的图文报告合格例数占同期所有消化内镜操作总数的比例，实现报告电子化是出具合格消化内镜诊疗报告的前提。本调查显示消化内镜图文报告电子化率为98.0%，各省的消化内镜图文报告电子化情况均较好。

（二）过程与结构质量指标

1. **诊断胃肠道早癌比例**　诊断胃肠道早癌比例是指胃肠镜检查发现处于早期的食管癌、胃癌或结直肠癌的患者数占同期诊断所有食管癌、胃癌或结直肠癌总数的比例。发现胃肠道早癌是消化内镜检查最重要的价值所在，是提高胃肠癌患者预后最关键的因素。

（1）食管癌：本调查显示早期食管癌内镜检出率均值为13.0%，较去年（12.0%）有所提升（图3-6-5-5、图3-6-5-6）。

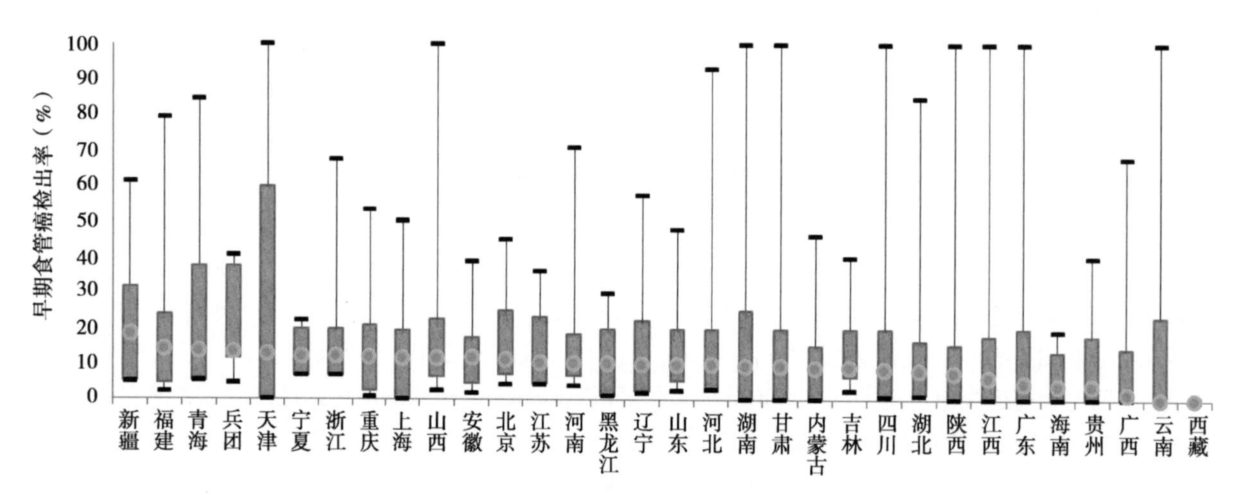

图 3-6-5-5　各省的早期食管癌检出率

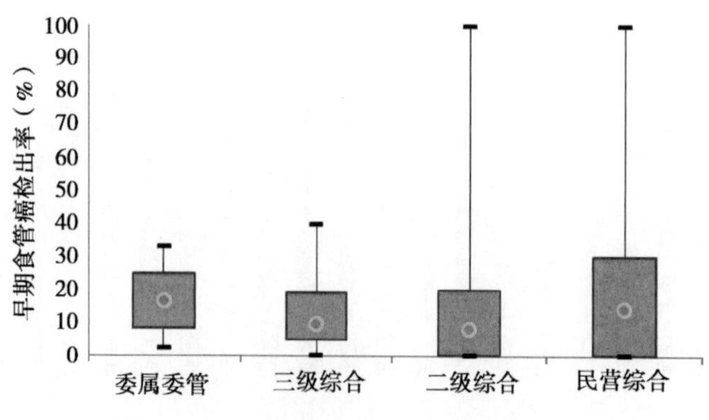

图 3-6-5-6　各类型医院的早期食管癌检出率

（2）早期胃癌：我国早期胃癌内镜检出率为13.1%，较去年（11.0%）有所提升（图3-6-5-7、图3-6-5-8）。

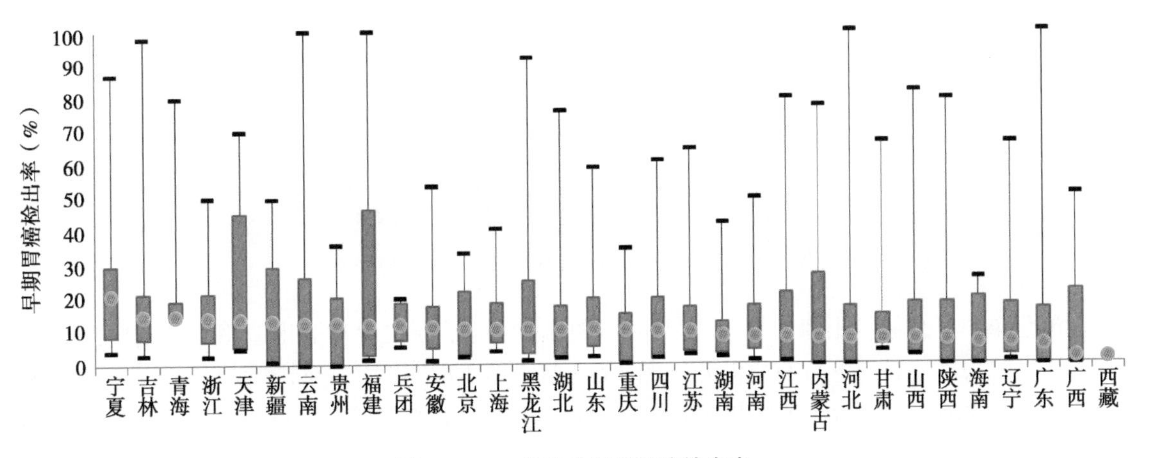

图3-6-5-7 各省的早期胃癌检出率

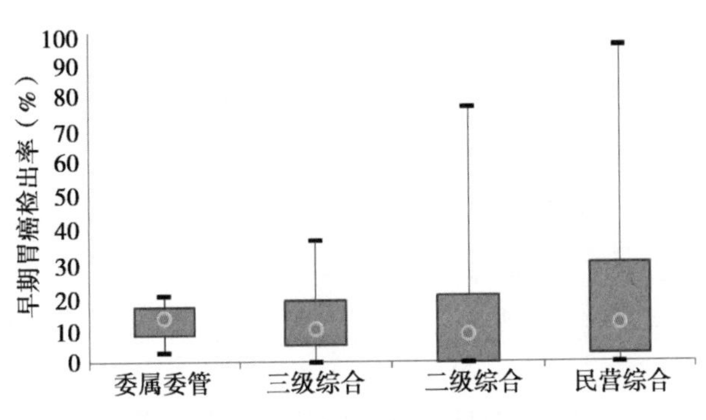

图3-6-5-8 各类型医院的早期胃癌检出率

（3）早期结直肠癌：我国早期结直肠癌内镜检出率为11.4%，较去年（10.3%）有所提升（图3-6-5-9、图3-6-5-10）。

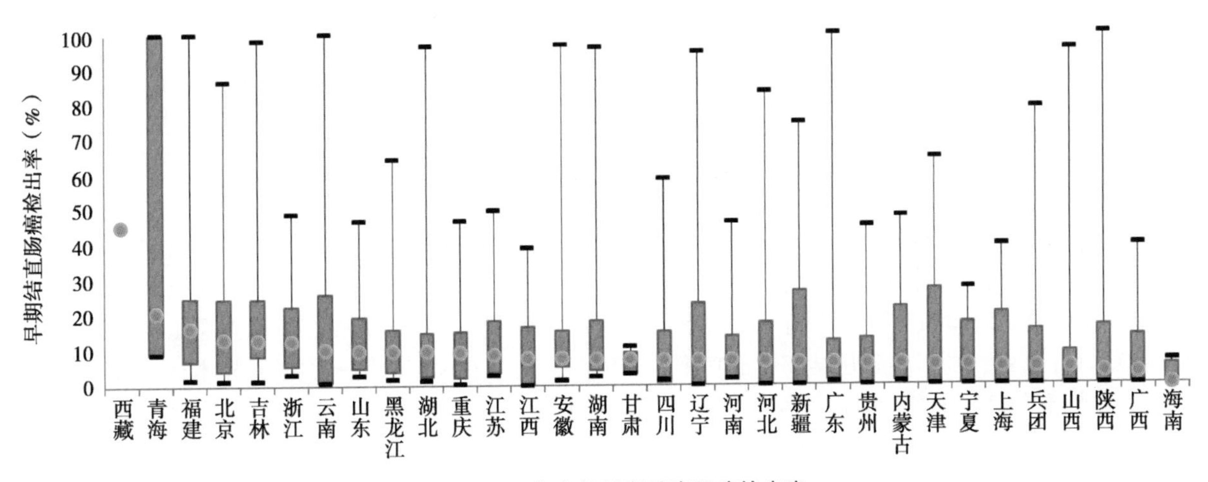

图3-6-5-9 各省的早期结直肠癌检出率

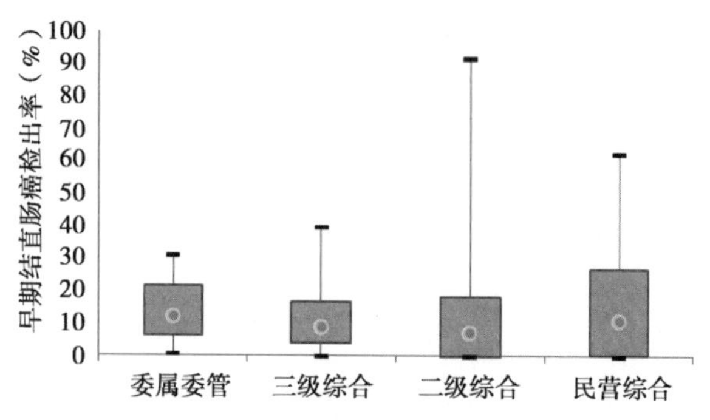

图 3-6-5-10　各类型医院的早期结直肠癌检出率

（4）消化道早癌总体检出率：本调查显示，我国消化道早癌在所有消化道恶性肿瘤中的平均占比仅为 12.5%，较去年（11.1%）有所提升（图 3-6-5-11、图 3-6-5-12）。与同为消化道癌症高发地区的日本、韩国，以及我国香港、台湾地区相比有明显差距，其消化道早癌的诊断率可达到 50%以上。

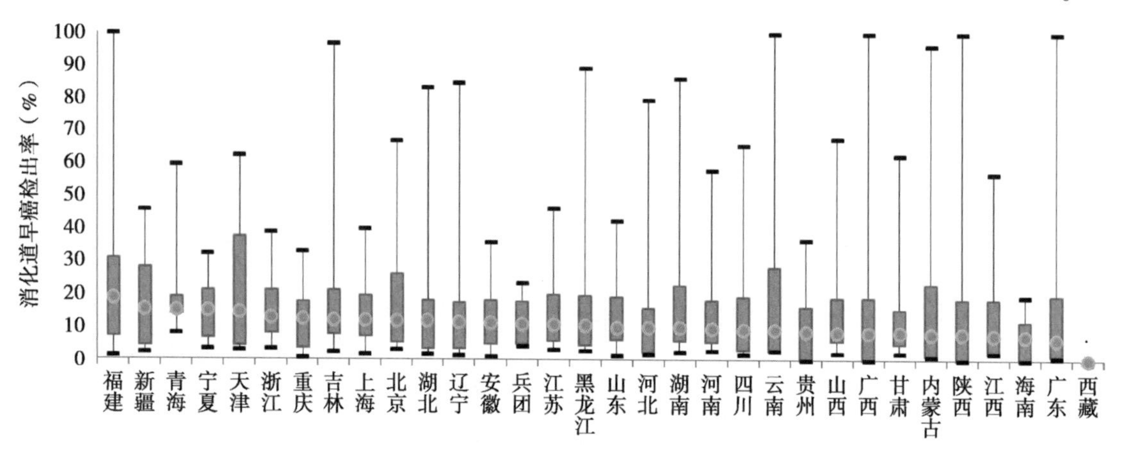

图 3-6-5-11　各省的消化道早癌检出率

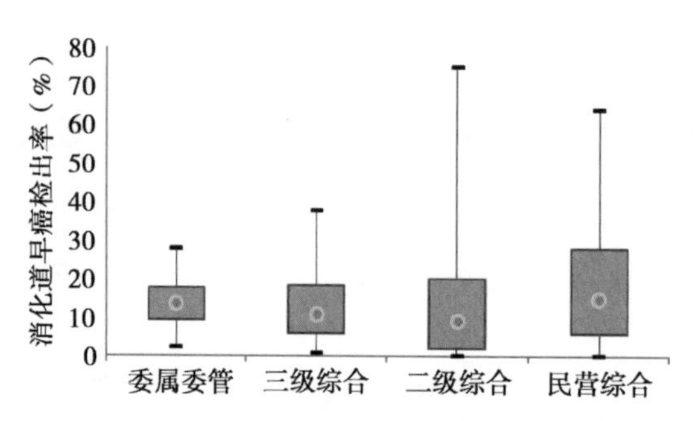

图 3-6-5-12　各类型医院的消化道早癌检出率描述与比较

2. 结肠镜盲肠插管成功率　结肠镜盲肠插管成功率是指结肠镜检查中盲肠插管成功例数占同期结肠镜检查总数的比例（因病变导致肠腔狭窄而无法继续插管者除外）。盲肠插管是结肠镜检查的重要指标，代表完成全结肠检查。欧美指南一般要求结肠镜盲肠插管成功率≥95%。本调查显示结肠镜盲肠插管成功率均值为 99.4%，各省份结肠镜成功率普遍较高，提示我国结肠镜基本操作技术达到较高标准。

3. 结直肠腺瘤检出率　结直肠腺瘤检出率是指结肠镜检查中至少检出 1 枚结直肠腺瘤的患者数占同期结肠镜检查总数的比例。“息肉-腺瘤-癌”是结直肠癌最重要的发生机制，在息肉或腺瘤阶段予以干预，是预防结直肠癌最有效的手段，已得到多项国际研究证实。因此，腺瘤检出率也被发达国家推荐为结肠镜检查最重要的质量指标。本调查显示，全国结直肠腺瘤检出率均值为 17.1%，较去年（13.4%）上升（图 3-6-5-13）。北京、吉林、上海、天津、浙江 5 个省份的检出率中位值最高，可能与这些地区经济发达、结直肠腺瘤发病率高有关。委属委管医院结直肠腺瘤检出率较高（图 3-6-5-14）。

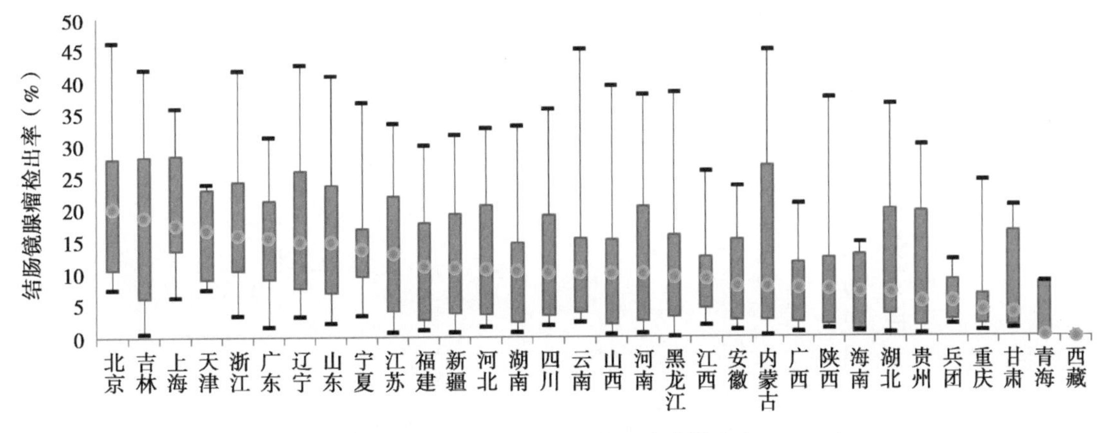

图 3-6-5-13 各省的结直肠腺瘤检出率

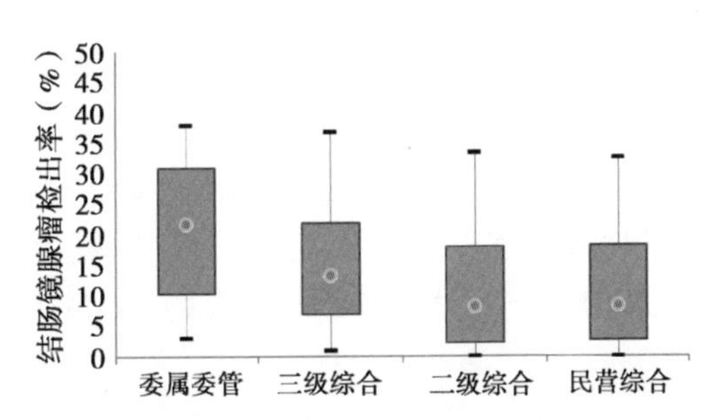

图 3-6-5-14 各类型医院的结直肠腺瘤检出率

4. **ESD 完整切除率** ESD 完整切除，即 R0 切除，是指整块切除标本在病理学水平达到水平切缘和垂直切缘均阴性。ESD 是近年来发展迅速的内镜技术，对消化道早癌可达到根治性切除，但该技术要求高、难度相对较高，完整切除率是评估 ESD 质量的关键指标。本调查显示 ESD 完整切除率均值为 97.7%，较去年（80%）有所提升。各等级医院 ESD 完整切除率均较高，但同时也应注意，部分医院开展 ESD 质量较低，应进一步严格把握开展相关技术的标准（图 3-6-5-15）。

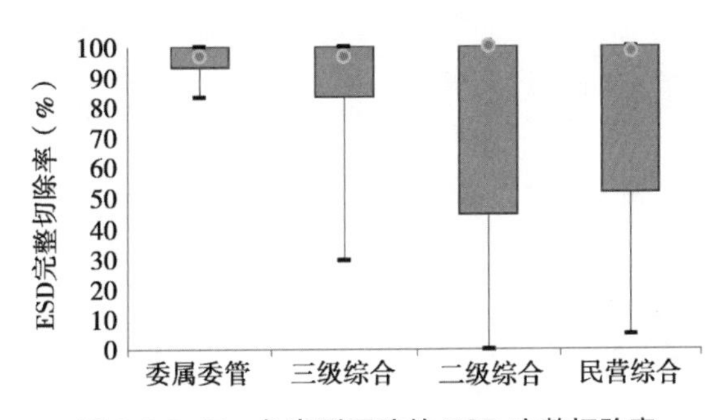

图 3-6-5-15 各类型医院的 ESD 完整切除率

5. **ERCP 选择性深插管成功率** ERCP 选择性深插管成功是指对胃肠道解剖正常、无十二指肠乳头手术史的患者行 ERCP、术中对目标胆管或胰管的深插管成功，是进行后续诊疗操作的基础。ERCP 选择性深插管成功率是评价内镜中心、内镜医师 ERCP 水平的重要指标。本调查显示，我国 ERCP 选择性深插管成功率中位值为 96.6%，较去年（96.2%）有所提升。各等级医院 ERCP 选择性深插管成功率均较高（图 3-6-5-16）。但同时也应注意，部分医院开展 ERCP 质量较低，应进一步严格把握开展相关技术的标准。

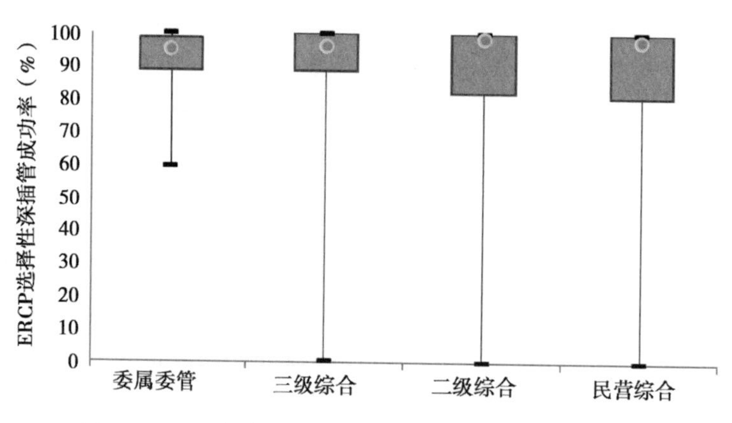

图 3-6-5-16　各类型医院的 ERCP 选择性深插管成功率

6. EUS-FNA 穿刺标本诊断率　EUS-FNA 穿刺标本诊断率是指根据 EUS-FNA 获取标本进行组织学或细胞学诊断（肿瘤、炎症等）与最终诊断一致的比例。EUS-FNA 穿刺标本诊断率是评价内镜中心、内镜医师开展 EUS-FNA 水平的重要指标。本调查显示我国 EUS-FNA 穿刺标本诊断率中位值为 100%，较去年（95.7%）有所提升，全国各地 EUS-FNA 标本阳性率普遍较高，而山西、新疆、安徽等地 EUS-FNA 标本阳性率较低（图 3-6-5-17）。各类型医院的 EUS-FNA 标本阳性率见图 3-6-5-18。

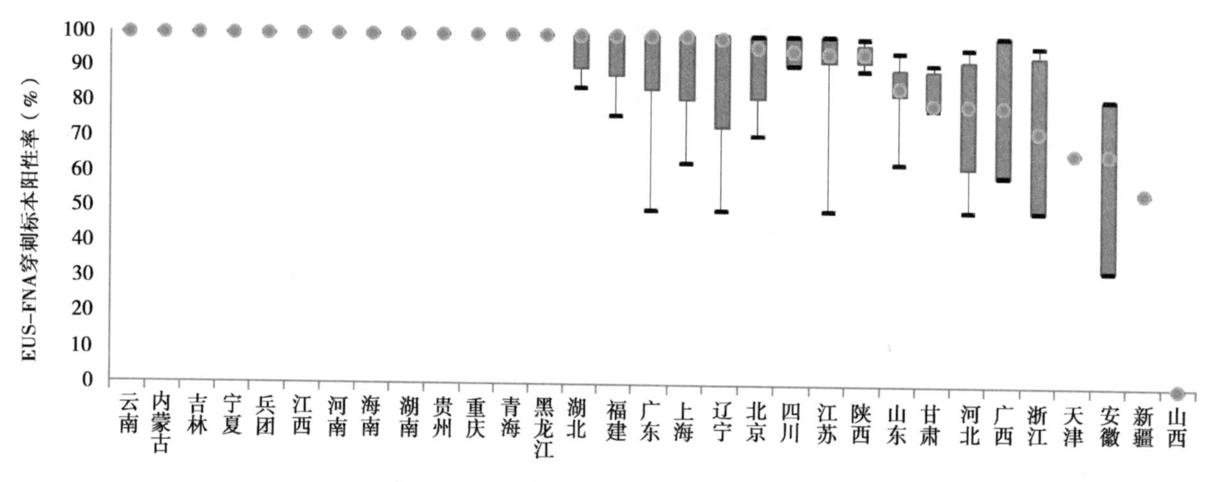

图 3-6-5-17　各省的 EUS-FNA 标本阳性率

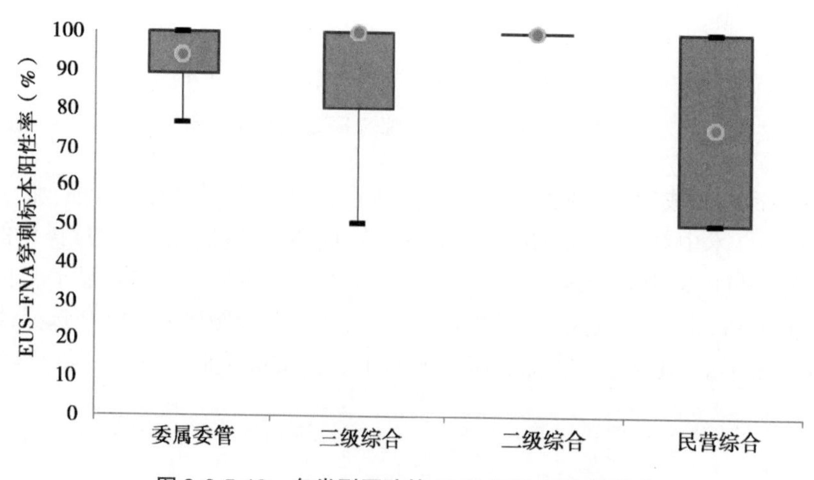

图 3-6-5-18　各类型医院的 EUS-FNA 标本阳性率

7. **小肠胶囊内镜全小肠检查率** 全小肠检查是指小肠胶囊内镜对无胃肠道梗阻、憩室等病变的受检者在工作时间内到达回盲瓣。全小肠检查率是评价内镜中心开展小肠胶囊内镜质量的重要指标。本调查显示，我国小肠胶囊内镜全小肠检查率中位值为100%，较去年（98.1%）有所提升。各类型医院的小肠胶囊内镜全小肠检查率见图3-6-5-19。

8. **消化内镜严重并发症率** 本调查所指严重并发症定义为因消化内镜诊疗导致的出血、穿孔、感染、术后胰腺炎等不良事件，并导致患者住院时间延长3天以上，或需输血、外科手术，或致残、致死。本调查显示2016年在参与调查的医院发生消化内镜相关严重并发症773例（0.067‰），死亡23例（0.002‰）（图3-6-5-20、图3-6-5-21）。

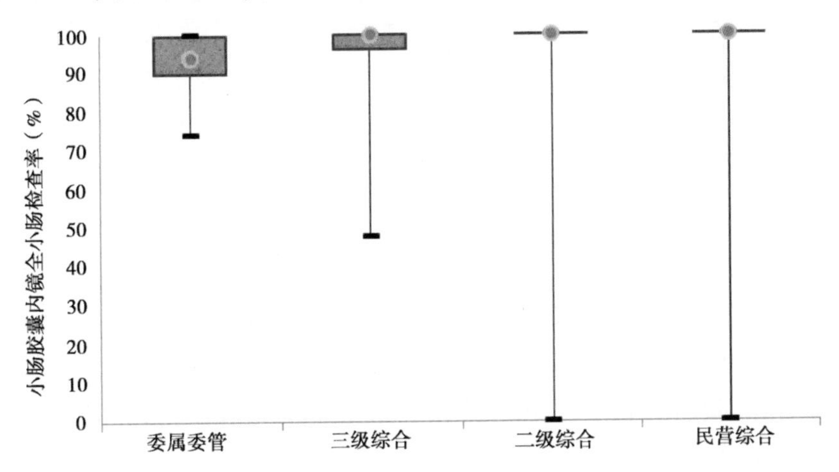

图3-6-5-19 各类型医院的小肠胶囊内镜全小肠检查率

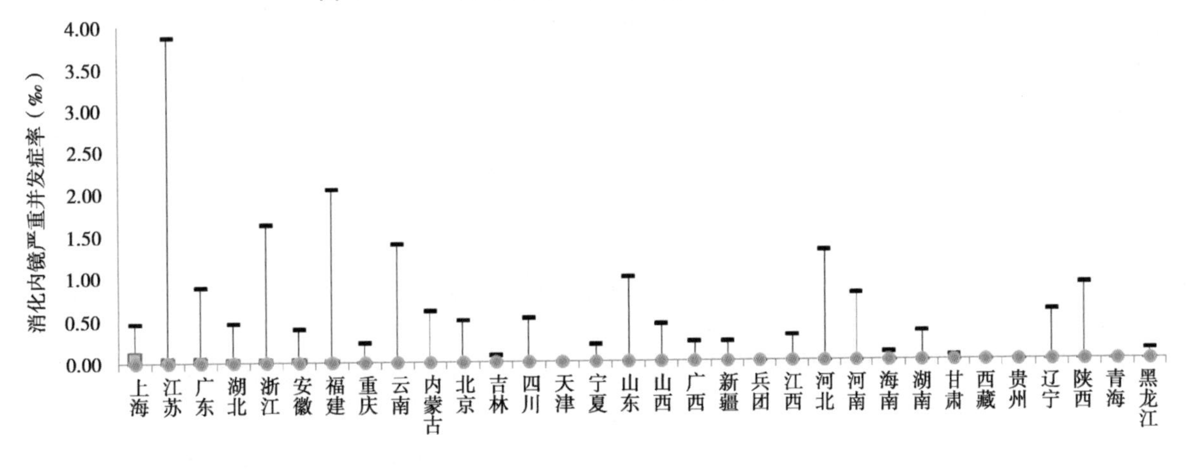

图3-6-5-20 各省的消化内镜严重并发症率

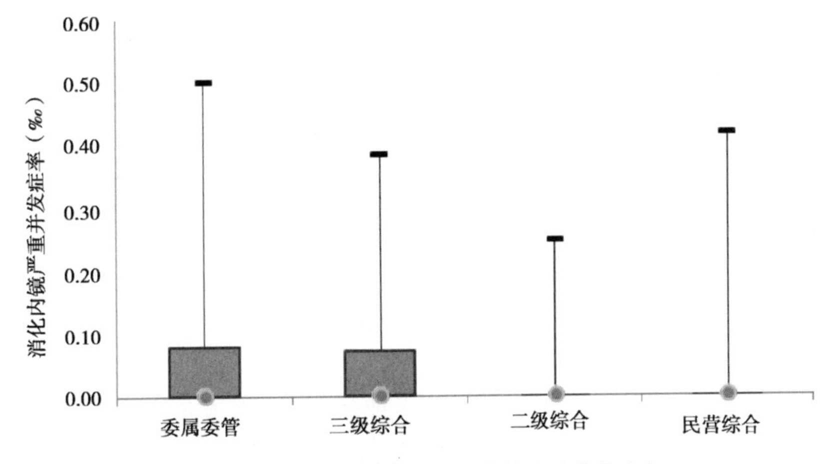

图3-6-5-21 各类型医院消化内镜严重并发症率

二、问题分析及工作重点

（一）问题及分析

近年来，我国消化内镜技术开展进步显著，但本次调查仍反映出质量控制工作中存在的不足，以下问题较为突出。

1. 消化内镜人力资源短缺 我国消化内镜医师、护士、专职技师、麻醉医师以及病理医师不足已成为瓶颈问题。本次调查显示平均每家医院拥有约7名消化内镜医师，平均每名内镜医师年完成内镜诊疗1000例次，大多数内镜医师并非专职定岗在内镜中心，这一操作量提示我国内镜医师工作压力较大，人员资源明显不足。在这种工作强度下，内镜医师往往疲于完成工作，可能会影响操作质量，增加医疗风险。除内镜医师外，消化内镜护士、专职技师也面临着人员严重短缺的现状。

2. 部分操作诊疗质量需尽快提升 消化内镜最重要的价值在于胃肠癌的早诊早治。但我国内镜下早期癌发现率低、内镜治疗普及程度不够，制约了我国胃肠癌患者预后。本调查显示2016年消化道早癌占所有检出胃癌患者的比例为10.5%，虽较2015年有所提高，但与日本和韩国的这一比例超过50%的现状相比仍有差距，严重制约消化内镜对胃肠早癌诊疗的价值。

3. 诊疗操作质量安全需进一步提高 总体上，我国消化内镜诊疗安全性较高。但作为一种有创操作，消化内镜操作仍可能发生出血、穿孔等严重并发症，给患者带来伤害。目前，我国消化内镜领域还存在人力资源不足、硬件配置短缺的情况，限制了诊疗的质量安全。同时，部分单位存在盲目开展高级消化内镜诊疗操作的情况，导致操作成功率较低，对这一部分单位应进行重点监督，保证内镜诊疗质量。

（二）下一步工作重点

针对我国消化内镜领域医疗质量管理控制的现状，借鉴发达国家相关经验，逐步建立健全我国的消化内镜质控网络，针对调查发现的主要问题尽快开展质控工作。

1. 进一步完善国家消化内镜质控网络，形成基于信息化监测与专业化监管的国家消化内镜质量控制模式；建立国家消化内镜质控网络，采取实时上传、定期抽查等形式收集并分析数据；进一步细化消化内镜技术质控指标，组织内镜质控和数据管理情况交流通报。

2. 进一步推动全国消化内镜质控工作，重点提高消化道早癌诊疗质量控制。

第六节 脑 损 伤

2012年国家卫生计划生育委员会脑损伤质控评价中心成立，挂靠首都医科大学附属宣武医院。2013—2014年中心先后撰写并发表了《脑死亡判定标准与技术规范》（成人版、儿童版）（中文版、英文版）和《脑损伤后昏迷评估》（中文版、英文版）。目前，初步形成了以医院为基本单元、以省级质控中心覆盖区域，以国家质控中心覆盖全国的三级组织管理构架。

本次报告脑死亡患者数据来自全国37家医院（以下简称“哨点”医院），覆盖全国26个省（区、市）（图3-6-6-1），其中24家医院（64.8%）为大型教学医院。

一、脑死亡判定质量安全情况分析

本次报告根据脑死亡判定结构指标、过程指标和结果指标的完成情况进行分析。

（一）结构质控

脑死亡判定结构指标：包括脑死亡评估仪器设备（生命支持仪器设备、脑死亡评估专用仪器设备）配置、脑死亡评估组织构架（院级专家组和技术组）、脑死亡评估管理文件（规章制度、工作流程、评估人员档案等），共3个部分。

“哨点”医院均配置了生命支持仪器设备和脑死亡评估专用仪器设备，其中31家医院（83.8%）配置了便携式脑死亡判定确认试验仪器设备，从而更好地满足本医院不同科室或本地区不同医院的脑死亡判定需求。

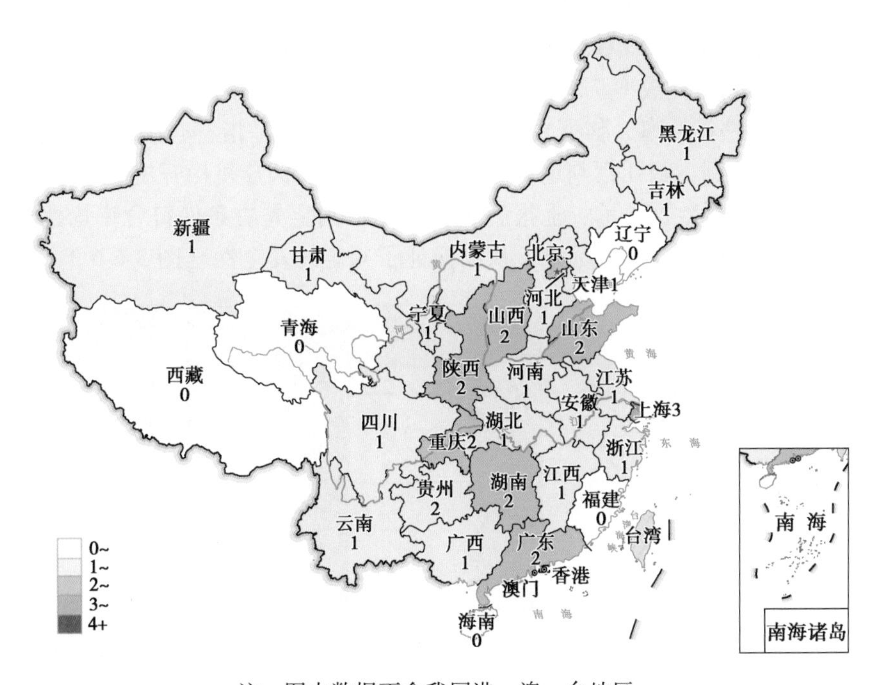

注：图中数据不含我国港、澳、台地区。

图 3-6-6-1 全国各省纳入脑死亡病例质控分析医院分布情况

“哨点”医院均组建了院级脑死亡评估组专家组和技术组（图 3-6-6-2）。专家组主要负责脑死亡判定专业技术工作的相关文件审核和脑死亡判定病例质量控制。技术组主要负责脑死亡判定的实施与专业技术保障。专家组人员构成比中，前 3 位专业医师分别是神经内科（29%）、神经外科（23%）和重症医学科（17%）。技术组构成比中，前 3 位专业技术人员分别是神经内科（54%），重症医学科（17%）和神经外科（16%）。

“哨点”医院均制定了脑死亡判定规章制度、工作流程、专业技术人员档案（包括个人身份、专业技术资质、培训合格证书等）和脑死亡判定记录资料。

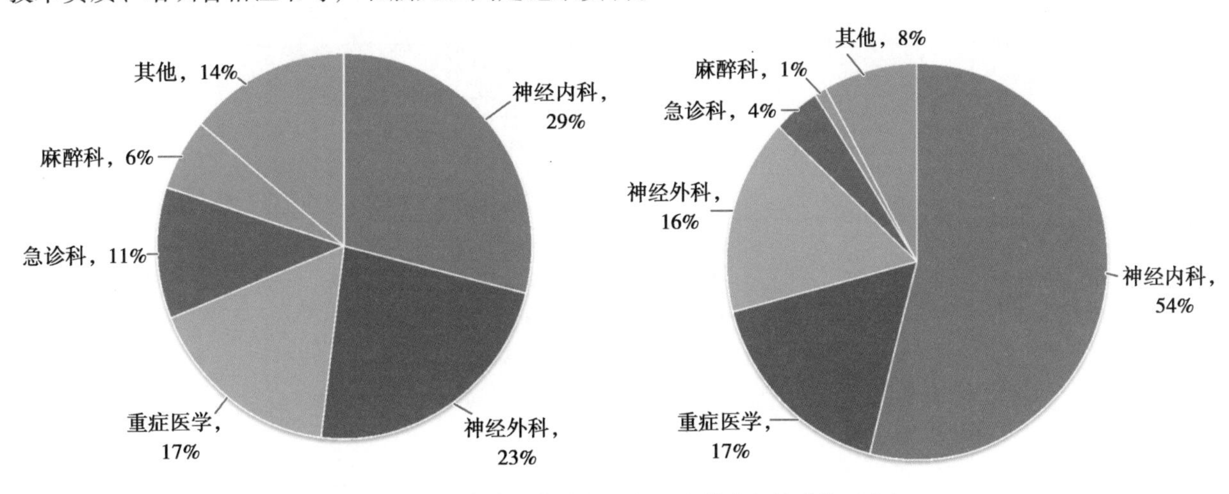

图 3-6-6-2 专家组构成比（左）和技术组构成比（右）

（二）过程和结果质控

脑死亡判定过程和结果指标：包括脑死亡判定先决条件符合率、脑死亡判定临床评估达标率、脑死亡判定自主呼吸激发试验（AT）实施率、脑死亡判定脑电图（EEG）评估达标率、脑死亡判定短潜伏期正中神经诱发电位（SLSEP）评估达标率、脑死亡判定经颅多普勒超声（TCD）评估达标率、确认试验覆盖率、复评次数合格率、复评时间合格率、脑死亡误判率，共 10 项指标。

2013—2016 年中心对“哨点”医院上报的 535 例脑死亡病例进行了质控分析。上报病例脑死亡判定先决条件和脑死亡临床判定标准符合率均为 100%。其中，46. 1%完成自主呼吸激发试验。94. 1%的上报病例确认试验符合判定标准，EEG、SLSEP、TCD 分别达到 94.1%、86.5%、95.5%。脑死亡病例 2 人判定完成率 100%，2 次判定完成率 72.4%，复评时间合格率 72.4%，脑死亡病例误判率为 0。

1. 脑死亡判定先决条件符合率 脑死亡判定先决条件符合率是指符合脑死亡判定先决条件例数占同期脑死亡判定总例数的比例。脑死亡判定先决条件符合率体现医疗机构开展脑死亡判定时，对判定先决条件掌握的准确程度。分析数据显示：上报病例的脑死亡判定先决条件符合率均达到 100%。由此提示：脑死亡判定质控严格掌握纳入病例标准，从而保证了判定的安全性（图 3-6-6-3）。

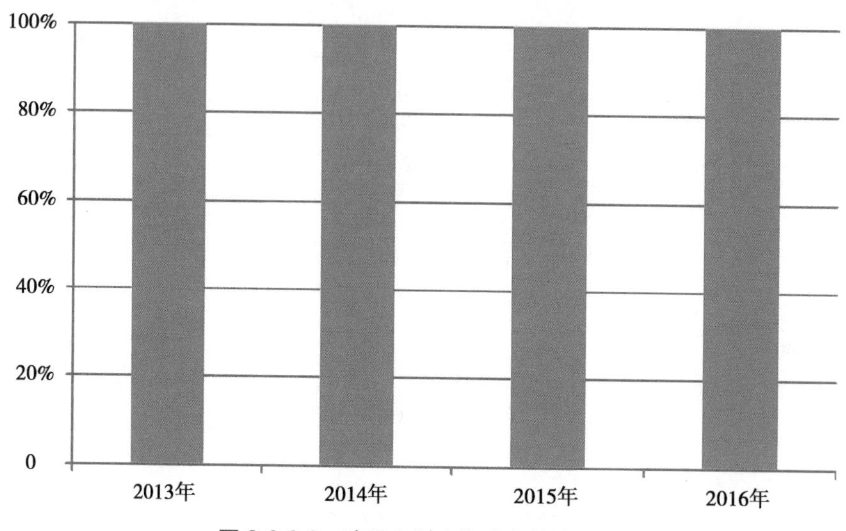

图 3-6-6-3 脑死亡判定先决条件达标率

2. 脑死亡判定临床评估达标率 脑死亡判定临床评估达标率是指规范化脑死亡临床判定达标例数占同期脑死亡判定总例数的比例。体现医疗机构开展脑死亡判定时，对临床神经系统检查掌握的准确程度是反映脑死亡判定质量的过程指标。分析数据显示：全部脑死亡病例均能做到规范化临床评估，并达到较高水准；所有患者均满足了脑死亡判定的临床评估条件（深昏迷、脑干反射消失和无自主呼吸）（图 3-6-6-4）。

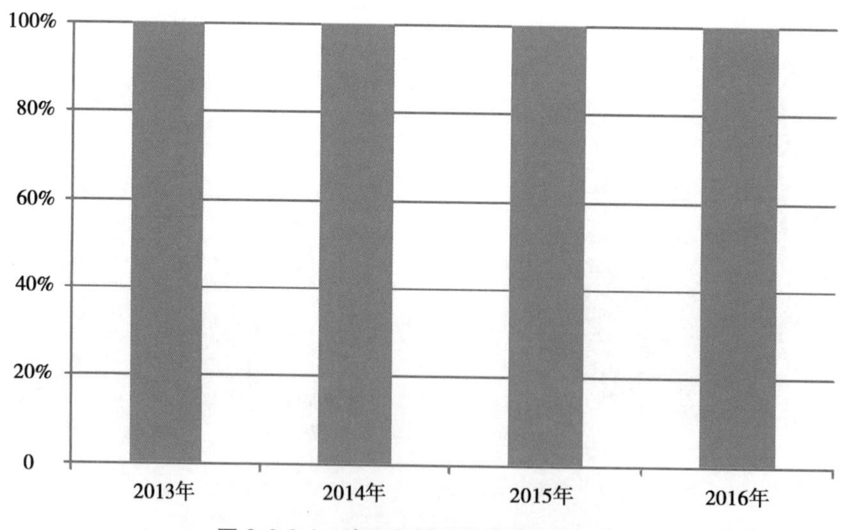

图 3-6-6-4 脑死亡判定临床评估达标率

3. 脑死亡判定 EEG 评估达标率 脑死亡判定 EEG 评估达标率是指规范化脑死亡 EEG 评估达标例数占同期脑死亡判定 EEG 评估总例数的比例。体现医疗机构开展脑死亡判定时对 EEG 技术掌握的准确程度。分析数据显示，脑死亡病例的规范化 EEG 评估比率很高，并有逐年增加趋势（2013 年 91.2%，2014 年 92.1%，2015 年 92.8%，2016 年 94.1%）（图 3-6-6-5）。高达标率与中心两项具体工作有关，即网络化实时技术指导与培训和实时质控病例反馈。

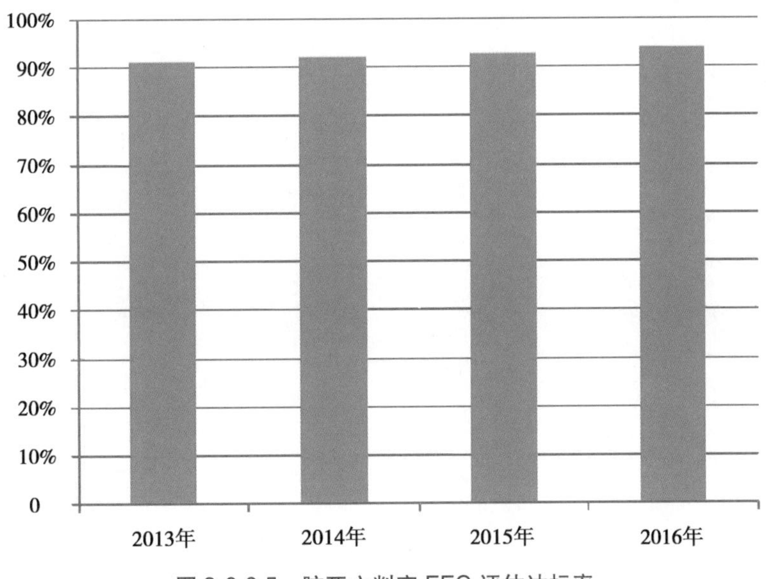

图 3-6-6-5 脑死亡判定 EEG 评估达标率

4. 脑死亡判定 SLSEP 评估达标率 脑死亡判定 SLSEP 评估达标率是指脑死亡规范化 SLSEP 评估达标例数占同期脑死亡判定 SLSEP 评估总例数的比例。体现医疗机构开展脑死亡判定时对 SLSEP 技术掌握的准确程度。分析数据显示，脑死亡病例的规范化 SLSEP 评估比率较高（2013 年 88.3%，2014 年 83.0%，2015 年 87.2%，2016 年 87.5%），提示多数病例能够满足脑死亡判定的 SLSEP 电生理条件［正中神经 SLSEP 显示双侧 N9 和（或）N13 存在，P14、N18 和 N20 消失］。仅少数几家医院提供的病例未严格按规范设定参数，导致达标率不足（图 3-6-6-6）。

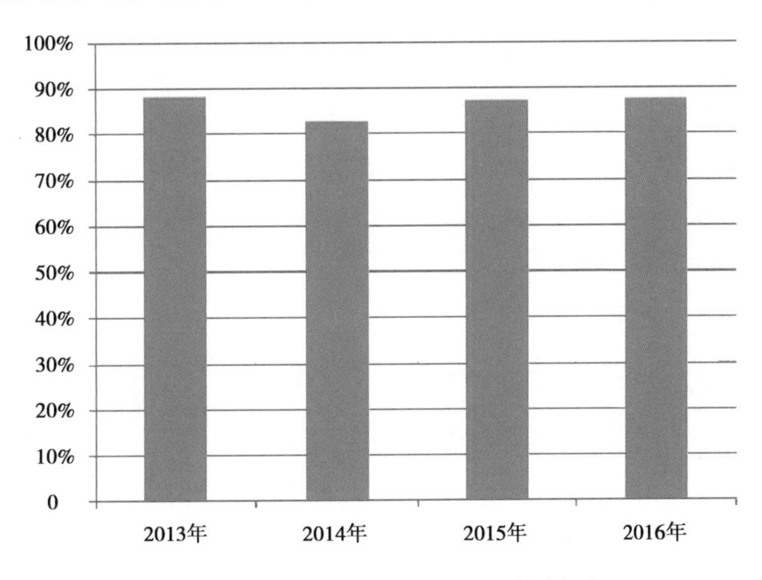

图 3-6-6-6 脑死亡判定 SLSEP 评估达标率

5. 脑死亡判定 TCD 评估达标率 脑死亡判定 TCD 评估达标率是指脑死亡 TCD 评估达标例数占同期脑死亡判定规范化 TCD 评估总例数的比例。体现医疗机构开展脑死亡判定时对 TCD 技术掌握的准确程度。分析数据显示，虽然 TCD 对操作专业技术人员有着较高的要求，但脑死亡病例的规范化 TCD 评估率仍然很高（2013 年 96.6%，2014 年 94.1%，2015 年 95.1.%，2016 年 96.2%）（图 3-6-6-7），推测与 TCD 技术规范化培训以及脑死亡判定的 TCD 规范化培训有关。

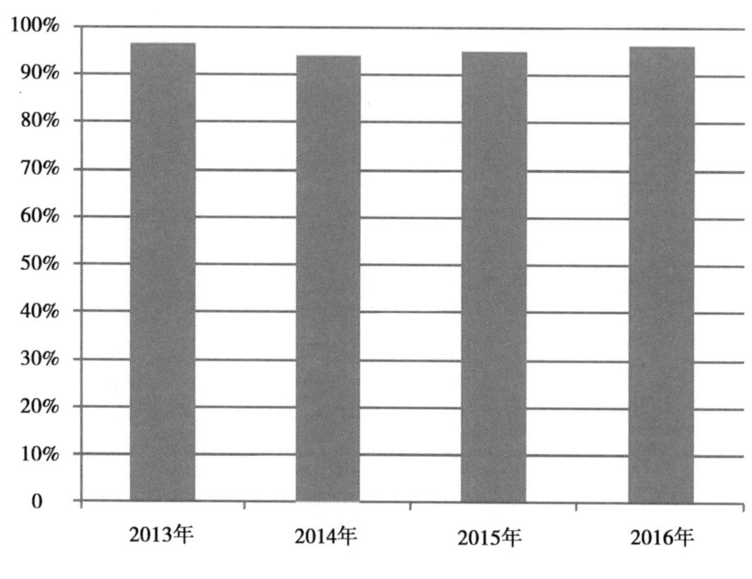

图 3-6-6-7 脑死亡判定 TCD 评估达标率

6. 脑死亡判定 AT 实施率 脑死亡判定 AT 实施率是指脑死亡 AT 实施例数占同期脑死亡判定总例数的比例。体现医疗机构开展脑死亡判定时对自主呼吸停止激发试验的执行力。我国目前采用标准是在被动输氧条件下，脱离呼吸机 8~10 分钟，血气分析 $PaCO_2$≥60mmHg 或 $PaCO_2$ 超过原有水平 20mmHg，患者无胸、腹部呼吸运动。分析数据显示，脑死亡病例的 AT 实施率分别为 42.6%、43.5%、47.2%、51.1%（图 3-6-6-8），稍低于国外文献报道（50%~60%）。未能完成 AT 的主要原因是循环功能不稳定（低血压）。进一步分析发现不同医院完成率存在差异。为此，中心正在实施一项 AP 试验强化培训与技术改进计划，以提高 AP 完成率。

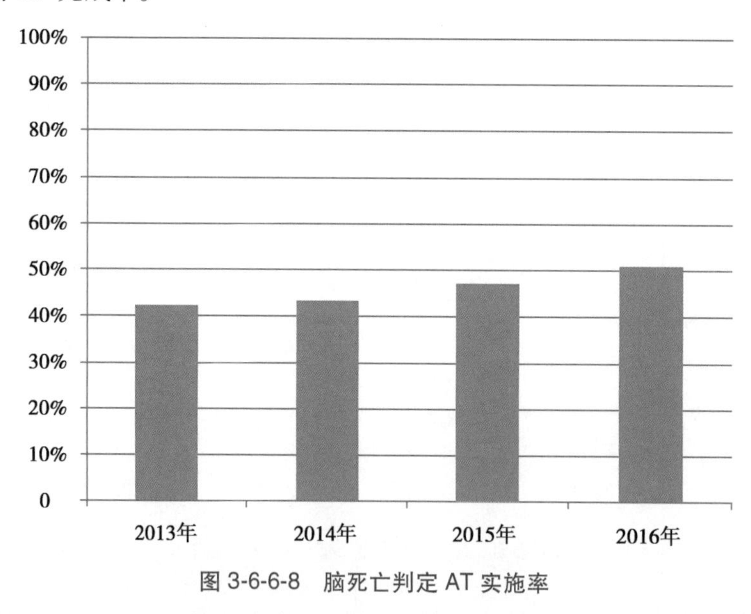

图 3-6-6-8 脑死亡判定 AT 实施率

7. 确认试验覆盖率 确认试验覆盖率是指各项确认试验例数占同期脑死亡判定总例数的比例。体现医疗机构开展脑死亡判定时对两项确认试验的执行力。数据分析显示全部脑死亡病例中，94.1% 可以完成并符合确认试验判定标准；确认试验覆盖率分别为 94.6%、93.5%、94.5%、93.8%。确认试验的实施需要专用仪器设备，少数医院仪器设备不足或缺如是未能达到确认试验全覆盖的主要原因（图 3-6-6-9）。

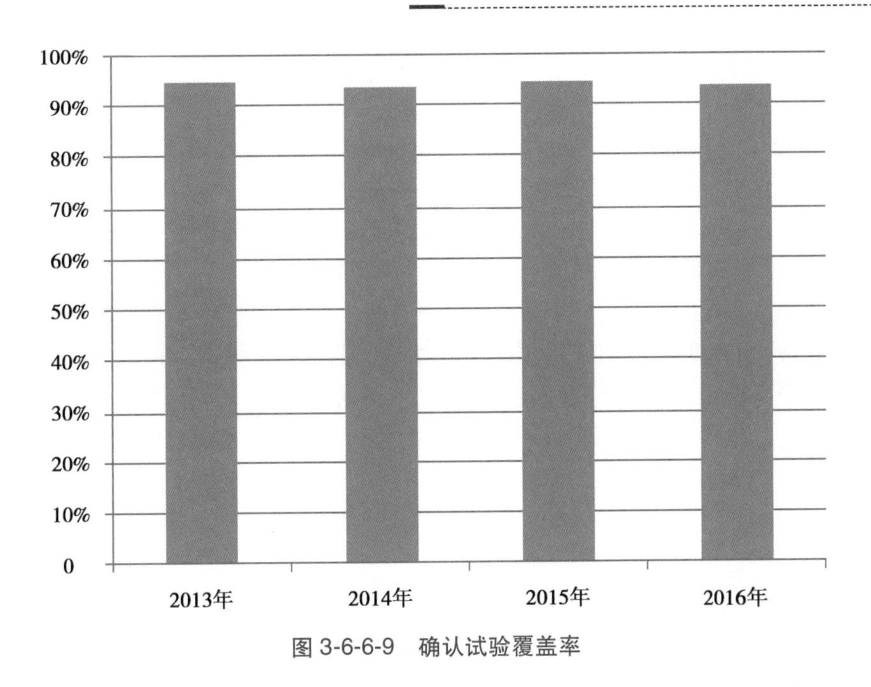

图 3-6-6-9 确认试验覆盖率

8. **复评次数合格率** 复评次数合格率是指完成 2 次或 2 次以上脑死亡评估次数的例数占同期脑死亡判定总例数的比例，体现医疗机构开展脑死亡判定时实施复评次数的执行力，是反映脑死亡判定质量的过程指标。数据分析显示全部脑死亡病例中，大于 70%能够复评，2013—2016 年复评次数合格率分别为 76. 3%、71. 5%、70. 4%、71. 7%。进一步分析发现，各医院复评次数合格率相对稳定，不能做到复评的主要原因是患者死亡或家属放弃治疗（图 3-6-6-10）。

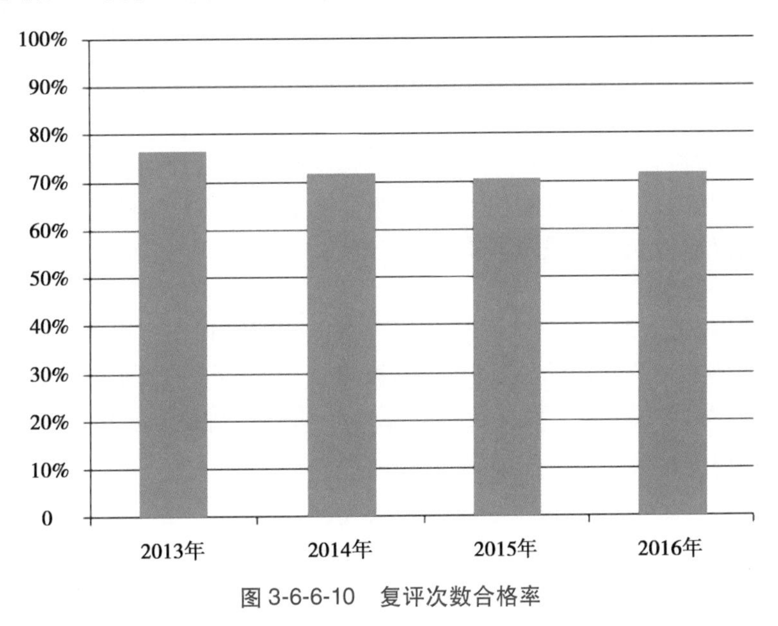

图 3-6-6-10 复评次数合格率

9. **复评时间合格率** 复评时间合格率是指 2 次脑死亡判定间隔时间≥12 小时的例数占同期脑死亡判定总例数的比例。体现医疗机构开展脑死亡判定时实施复评时间的执行力，是反映脑死亡判定质量的过程指标。数据分析显示全部脑死亡病例（100%）均能在规定时间内完成脑死亡判定复评。

10. **脑死亡误判率** 脑死亡判定过程包括先决条件评估、临床评估、EEG 评估、SLSEP 评估和 TCD 评估，任何一个过程都不能出现错误。体现医疗机构开展脑死亡判定时脑死亡判定的准确性，是反映脑死亡判定质量的结果指标。数据分析显示全部脑死亡病例的误判率为 0。由此提示，只要严格按照脑死亡判定标准与技术规范进行治疗控制，误判几乎可以避免。

二、问题分析及工作重点

2012—2016年脑损伤（包括脑死亡）评估质控工作从零起步，经过不断探索，现在正向健康、有序的方向发展。但是，仍有一些未能解决或未能完全解决的问题。

1. 人员不足 虽然专业技术人员规范化培训已经达千余人，并覆盖了中国29个省（自治区、直辖市），但仍未能完全满足所属地区脑损伤（包括脑死亡）评估需求。

2. “哨点”医院数量不足，质控体系仍须进一步完善 虽然“哨点”医院已经达到37家，并覆盖到中国26省（自治区、直辖市），但仍不能满足所属地区脑损伤（包括脑死亡）评估需求；辽宁、福建、海南、青海和西藏5个地区尚无符合国家质控中心要求的“哨点”医院。各地区“哨点”医院质控工作发展速度不均衡，仅少数地区成立了省级质控中心。另外，目前国家质控中心对脑死亡判定的质控工作仅局限于“哨点”医院。因此，国家质控中心需要加快脑损伤（包括脑死亡）评估质控工作进展。

下一年度，需着重进行以下工作：

（一）强化中心组织建设

中心将增建专家委员会、技术委员会、质控合格医院联盟，3个全国性组织团队将推进质控工作进展，保障质控工作高质量完成。

1. 专家委员会 由脑损伤（包括脑死亡）评估概率较高的专科（神经内科、神经外科、重症医学科、急诊科、儿科和麻醉科）专家组成，这些专家全部接受规范化培训，熟悉判定工作。专家委员会将主要在脑损伤（包括脑死亡）评估标准与技术规范制定、管理制度制定、疑难病例质控、质控飞行检查等工作中发挥作用。

2. 技术委员会 由脑损伤（包括脑死亡）评估（临床评估、脑电图评估、诱发电位评估、经颅多普勒超声评估）专业技术人员组成，这些人员全部接受规范化培训，并获得培训合格证书，具有至少5年的临床工作经验，或2年以上相关技术工作经验。技术委员会将主要在脑损伤（包括脑死亡）评估技术规范与技术改进中发挥作用。

3. 质控合格医院 质控合格医院是符合脑损伤（包括脑死亡）评估条件的医院。这些医院将作为“哨点”医院全部接受质控中心指导，具有至少10例合格脑损伤（包括脑死亡）评估病例。质控合格医院将加强各地区质控工作交流，推进全国质控工作进展。

（二）强化三级组织管理

1. 省级分中心组织建设 加快各省（自治区、直辖市）的脑损伤质控评价中心建设，发挥省级质控中心在所属区域的专业技术人员培训、“哨点”医院审核、脑损伤（脑死亡）病例质控等作用。

2. 质控体系建设 继续完善脑损伤（包括脑死亡）质控评价体系，构建符合我国国情的脑损伤（包括脑死亡）组织机构架设。

第七章

病案质量管理与控制

第一节　病案质量安全情况分析

一、组织结构和人员配置

2017 年全国医疗质量数据网络抽样调查，对二级以上综合医院病案科（室）的组织归属、人员结构、业务情况等进行了摸底调研，调查范围涉及 31 个省份（包括新疆生产建设兵团，以下简称“新疆兵团”）的 3056 家医院，住院病案首页数据收集范围为 2016 年 1 月 1 日至 12 月 31 日的出院患者。

数据核查后，总体数据有效为 2605 家，其中三级公立综合医院（含委属委管 25 家医院，以下简称“三级公立”）787 家，占 30. 21%；二级公立综合医院（以下简称二级公立）1196 家，占 45. 91%；三级民营综合医院（以下简称三级民营）72 家，占 2. 76%；二级民营综合医院（以下简称二级民营）550 家，占 21. 11%（图 3-7-1-1）。按省份划分，平均各省调研了 81. 41 家医院。在进行省际比较时，因各省份填报数据的民营综合医院数量差异较大，故仅对公立综合医院进行比较。

（一）病案科（室）基本情况

病案科为独立设置科室的医院 703 家，占调查总数的 27. 28%；病案科为二级科室的医院 1874 家，占调查总数的 72. 72%。其中，三级公立中独立设置病案科（室）的比例为 33. 03%，略高于其他综合医院情况（图 3-7-1-2）。

（二）病案科（室）管理归属及主管部门

病案科属于二级科室的医院有 1874 家，调研其归属及主管部门情况，结果显示，病案科（室）归属医务处（科）管理的占 73. 32%；归属于质控处（科）管理的占 11. 31%；归属于信息处（科）管理的占 12. 81%；归属于其他部门的占 2. 56%（图 3-7-1-3、表 3-7-1-1）。

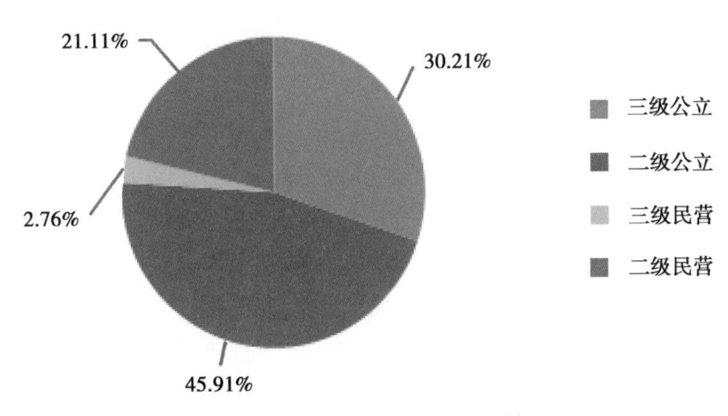

图 3-7-1-1　调查医院类别级别情况

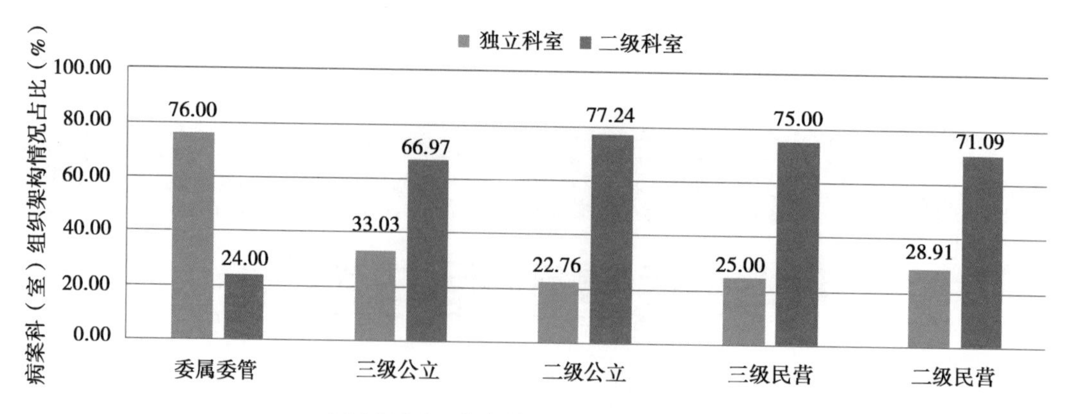

图 3-7-1-2　病案科（室）组织架构情况

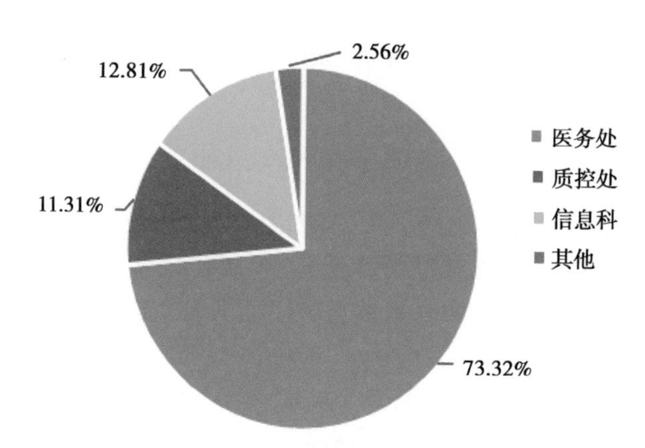

图 3-7-1-3　病案科（室）管理归属及主管部门情况

表 3-7-1-1　病案科（室）管理归属及主管部门情况

医院等级	医院数	医务处（科）	百分比（%）	质控处（科）	百分比（%）	信息科	百分比（%）	其他	百分比（%）
三级公立综合	523	352	67.30	95	18.16	64	12.24	12	2.29
委属委管	6	1	16.67	3	50.00	0	0.00	2	33.33
二级公立综合	906	628	69.32	96	10.60	160	17.66	22	2.43
三级民营综合	54	45	83.33	7	12.96	1	1.85	1	1.85
二级民营综合	391	349	89.26	14	3.58	15	3.84	13	3.32
合计	1874	1374	73.32	212	11.31	240	12.81	48	2.56

（三）病案科（室）工作岗位设置及人员分配

1. 病案科（室）人员配备总体情况　调查数据显示，全国医院病案科（室）平均配备6.62名工作人员，平均设置2.49个工作组，工作人员与床位的比例平均为1∶112.59（表3-7-1-2）。

分析各地各级医院病案科（室）工作人员数量。三级公立医院平均13.26人，其中，北京地区工作人员最多，平均26.68人；西藏自治区工作人员最少，平均4.00人。二级公立医院平均4.82人，其中，北京地区工作人员最多，平均9.09人；青海地区工作人员最少（西藏地区未抽检二级公立医院，下同），平均2.23人（图3-7-1-4）。

以病案工作人员年均处理住院病案数量考察工作负荷，2016年病案科（室）人员年均处理住院病案4032.13例（表3-7-1-2）。

分析各地各级医院病案人员人均年处理出院病案量。三级公立医院人均年处理病案 4015. 25 例，工作负荷最大的是上海，人均年处理病案 6356. 39 例；二级公立医院人均年处理病案 3680. 46 例，工作负荷最大的是贵州，人均年处理病案 5956. 83 例；北京地区无论三级或二级公立医院，工作负荷都最小，人均年处理病案分别为 1826. 78 例和 1462. 41 例（图 3-7-1-5）。

表 3-7-1-2　病案科（室）人员配备总体情况

医院等级	调查医院数量	平均工作组数	平均工作人员数	平均开放床位数	病案工作人员：床位比	病案工作人员年均处理住院病案例数
三级公立	781	4. 25	13. 26	1426. 8	1：107. 60	4015. 25
委属委管	25	5. 68	28. 08	2624. 68	1：93. 47	3936. 46
二级公立	1159	2. 36	4. 82	465. 48	1：96. 57	3680. 46
三级民营	71	2. 88	6. 77	839. 32	1：123. 98	4045. 74
二级民营	534	1. 61	2. 66	240. 74	1：90. 22	2707. 40
合计	2439	2. 49	6. 62	745. 40	1：112. 59	4032. 13

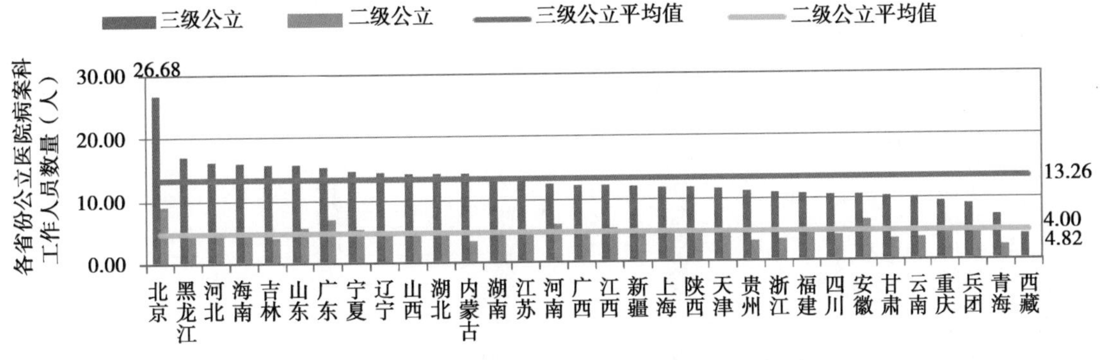

图 3-7-1-4　各省份公立医院病案科工作人员数量

图 3-7-1-5　各省份公立医院病案人员人均年处理出院病案量

2. 病案科（室）负责人专业、学历与职称情况

（1）病案科（室）负责人专业背景：病案科（室）负责人具有医学专业背景的有 2170 家，占调查总数的 84. 47%；没有医学专业背景的有 399 家，占调查总数的 15. 53%；委属委管医院负责人有医学专业背景的比例较高，为 96. 00%（图 3-7-1-6）。

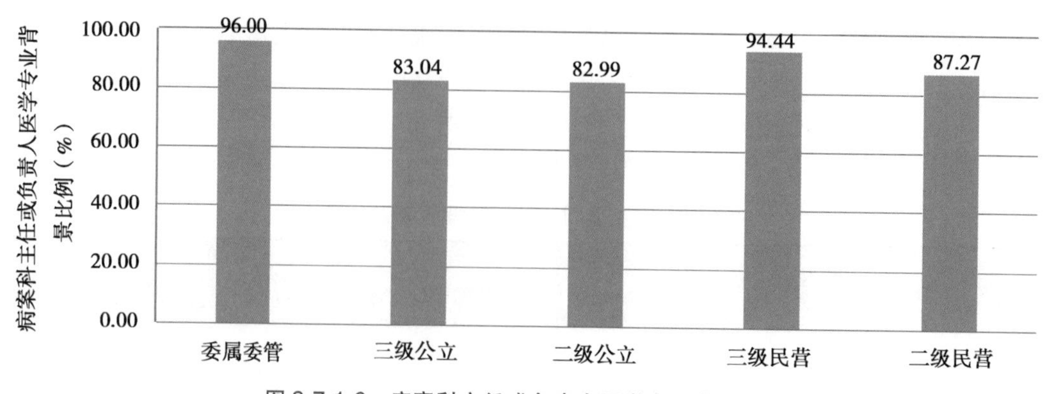

图 3-7-1-6　病案科主任或负责人医学专业背景比例

（2）病案科（室）负责人最高学历：病案科（室）负责人最高学历为硕士及以上的医院有 200 家，占调查总数的 7. 79%；本科学历的有 1463 家，占调查总数的 56. 95%；大专学历的有 731 家，占调查总数的 28. 45%；中专及以下学历的有 175 家，占调查总数的 6. 81%。

不同类型的医院科室负责人学历结构分布情况有较大不同，委属委管医院科室负责人 100% 为本科以上学历，其中硕士及以上学历占 72. 00%；而二级民营医院科室负责人本科学历仅占 42. 39%，硕士以上学历仅占 2. 75%（图 3-7-1-7）。

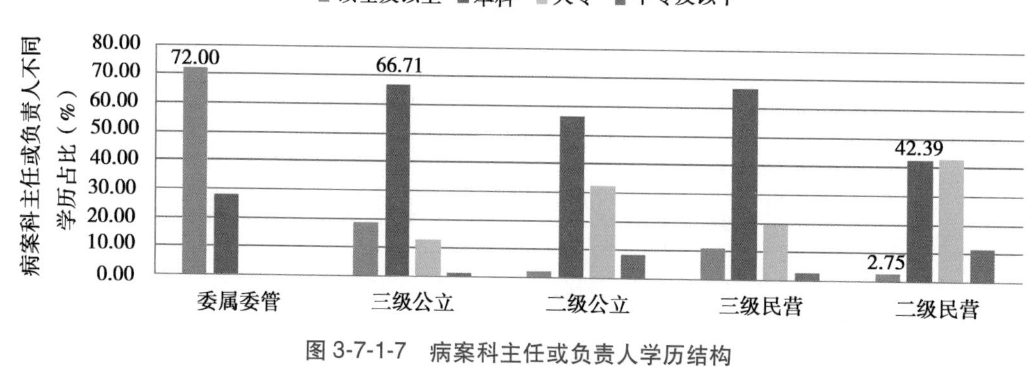

图 3-7-1-7　病案科主任或负责人学历结构

（3）病案科（室）负责人技术职称：病案科（室）负责人具有正高技术职称的医院有 274 家，占调查总数的 10. 70%；副高技术职称的有 925 家，占调查总数的 36. 13%；中级技术职称的有 984 家，占调查总数的 38. 44%；初级技术职称的有 377 家，占调查总数的 14. 73%。

比较不同类型医院，委属委管医院病案科（室）负责人技术职称较高，具有正高技术职称的占比为 12. 00%，副高技术职称占比为 68. 00%；二级民营医院病案科（室）负责人技术职称相对较低，具有正高技术职称占比为 4. 76%，副高技术职称占比为 23. 26%（图 3-7-1-8）。

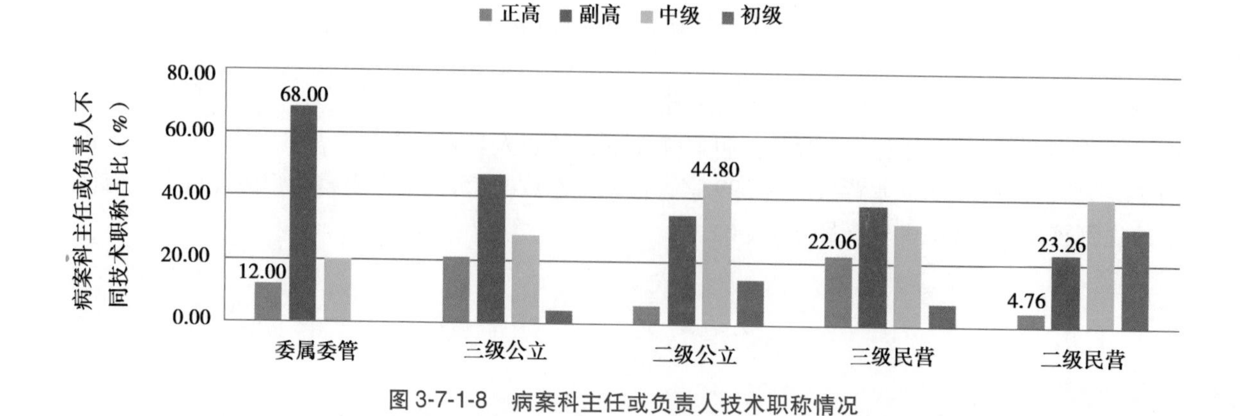

图 3-7-1-8　病案科主任或负责人技术职称情况

3. 病案科人员专业、最高学历与职称情况（不含科室主任或负责人）

（1）病案科工作人员专业背景情况。有医学相关专业背景的（包括临床、护理等专业）人员占比68.81%，非医学专业背景人员占比为31.19%。不同类型不同级别医院病案科工作人员专业背景情况见图3-7-1-9。三级公立医院有医学相关专业背景的病案工作人员占比为64.88%，二级民营占比为77.77%，二级民营医院的病案工作人员有医学专业背景的比例较高。

（2）病案科工作人员最高学历情况。硕士及以上学历人员占比3.96%，本科学历人员占比40.60%，大专学历人员占比36.91%，中专及以下学历人员占比18.53%。不同类型不同级别医院病案科工作人员最高学历情况见图3-7-1-10。三级公立医院硕士及以上学历人员占比6.48%，本科学历人员占47.40%；二级民营医院大专学历人员占比52.27%，中专及以下学历人员占比25.59%。公立医院病案科工作人员学历水平较民营医院高。

（3）病案科工作人员技术职称结构情况。正高技术职称人员占比2.00%，副高技术职称人员占比10.58%，中级技术职称人员占比38.24%，初级技术职称人员占比49.18%。不同类型不同级别医院病案科工作人员技术职称结构情况见图3-7-1-11。三级民营医院正高技术职称人员占比为2.92%，副高技术职称人员占比为11.70%，与三级公立医院高级技术职称人员所占比例相差不大，高于二级公立和民营医院。副高以上技术职称人员占比低，中级以下技术职称人员占比高，是病案科人员职称结构的突出特点。

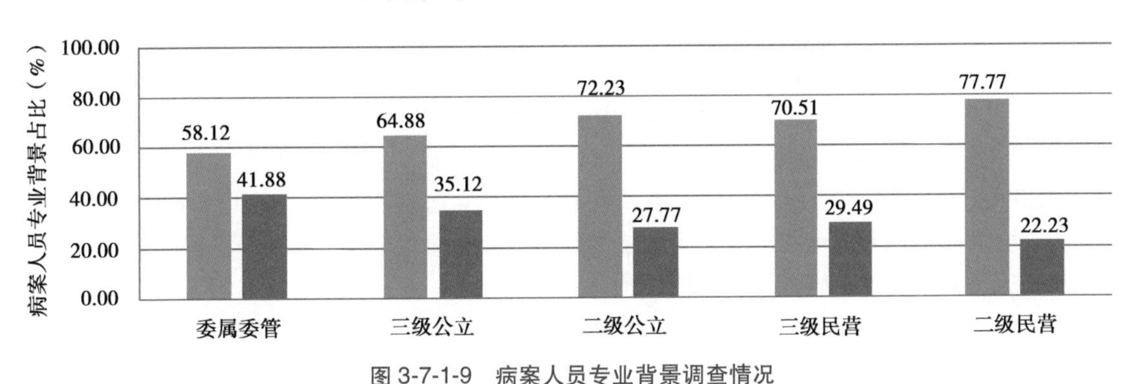

图3-7-1-9 病案人员专业背景调查情况

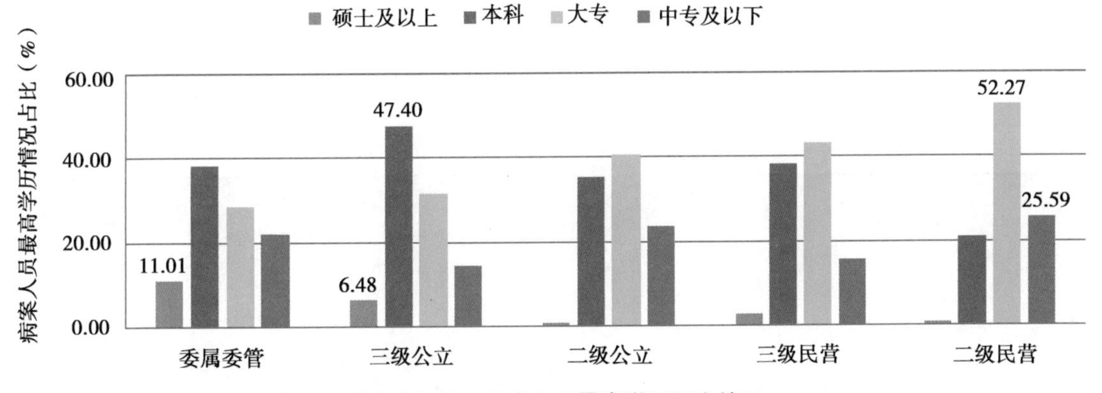

图3-7-1-10 病案人员最高学历调查情况

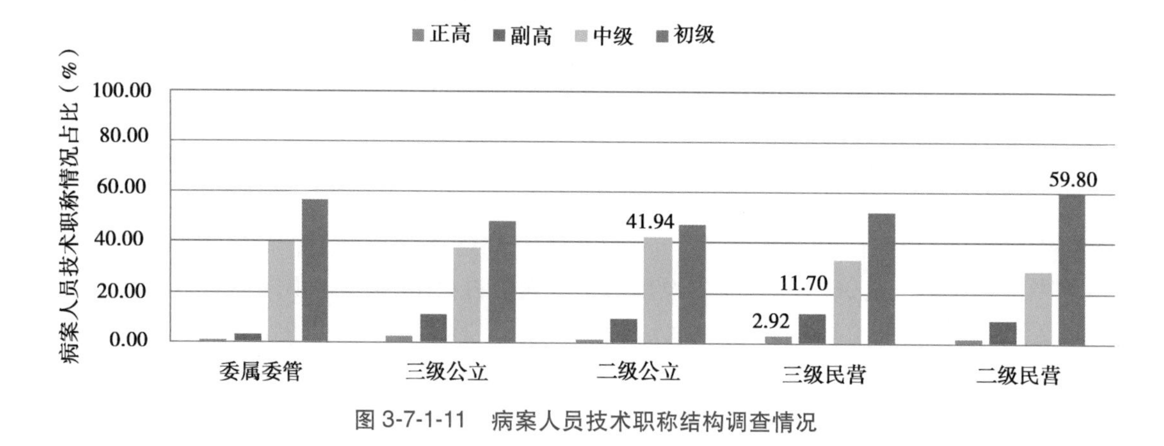

图 3-7-1-11　病案人员技术职称结构调查情况

二、病案管理与技术发展情况

（一）电子病历建设与管理情况

1. 医院使用电子病历系统书写病历的情况　使用电子病历系统书写病历的医院有 2247 家，占被调查医院总数的 91.67%。其中，三级公立医院使用电子病历系统书写病历的比例最高，为 96.54%；二级民营医院最低，为 73.35%（表 3-7-1-3，图 3-7-1-12）。有 15 个省份被调查的三级公立医院使用电子病历系统书写病历率达到 100%，有 4 个省份（青海、天津、新疆、上海）被调查的二级公立医院使用电子病历系统书写病历率达到 100%（图 3-7-1-13）。

2. 医院使用电子病历技术归档的情况　使用电子病历归档的医院有 994 家，占被调查医院总数的 38.81%。其中，三级公立医院使用电子病历技术归档的比例最高，为 48.66%；二级民营医院最低，为 30.88%（表 3-7-1-3，图 3-7-1-13）。天津市被调查的三级公立医院实现电子病历技术归档率 100%；被调查的二级公立医院中，天津市使用电子病历技术归档的比例最高，为 71.43%，新疆兵团 6 家二级公立医院未有一家医院实现电子病历技术归档（图 3-7-1-14）。

3. 医院使用 CA 签名和手工签名的情况　全部病历使用 CA 签名的医院 139 家，占调查医院总数的 5.43%；部分病历使用 CA 签名的医院 355 家，占调查医院总数的 13.86%；病历手工签字的医院 2067 家，占调查医院总数的 80.71%，手工签字仍是目前病历管理中最常用的签名方式（表 3-7-1-3）。调查的三级公立医院中，广西实现全部病历 CA 签名的比例最高，为 34.62%；调查的二级公立医院中，吉林省实现全部病历 CA 签名的比例最高，为 26.67%（图 3-7-1-15、图 3-7-1-16）。

表 3-7-1-3　医院电子病历建设情况一览表

医院等级	调查医院数	使用电子病历系统书写病历的医院数	占调查医院的百分比（%）	使用电子病历归档的医院数	占调查医院的百分比（%）	全部病历使用 CA 签名的医院数	占调查医院的百分比（%）	部分病历使用 CA 签名的医院数	占调查医院的百分比（%）	病历手工签字的医院数	占调查医院的百分比（%）
三级公立	781	754	96.54	380	48.66	67	8.58	181	23.18	528	67.61
委属委管	25	24	96.00	14	56.00	3	12.00	5	20.00	17	68.00
二级公立	1164	1029	88.40	417	35.82	61	5.24	127	10.91	970	83.33
三级民营	72	65	90.28	29	40.28	1	1.39	10	13.89	61	84.72
二级民营	544	399	73.35	168	30.88	10	1.84	37	6.80	498	91.54
合计	2561	2247	91.67	994	38.81	139	5.43	355	13.86	2067	80.71

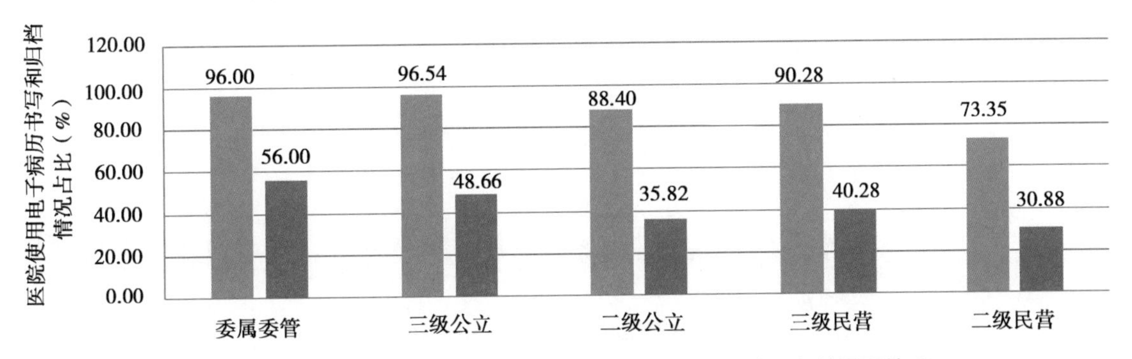

图 3-7-1-12 医院使用电子病历系统书写病历和电子病历归档调研情况

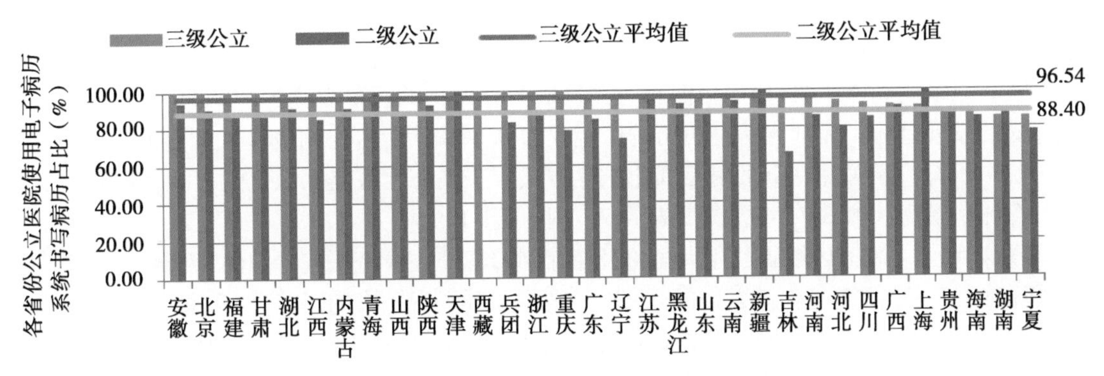

图 3-7-1-13 各省份公立医院使用电子病历系统书写病历情况

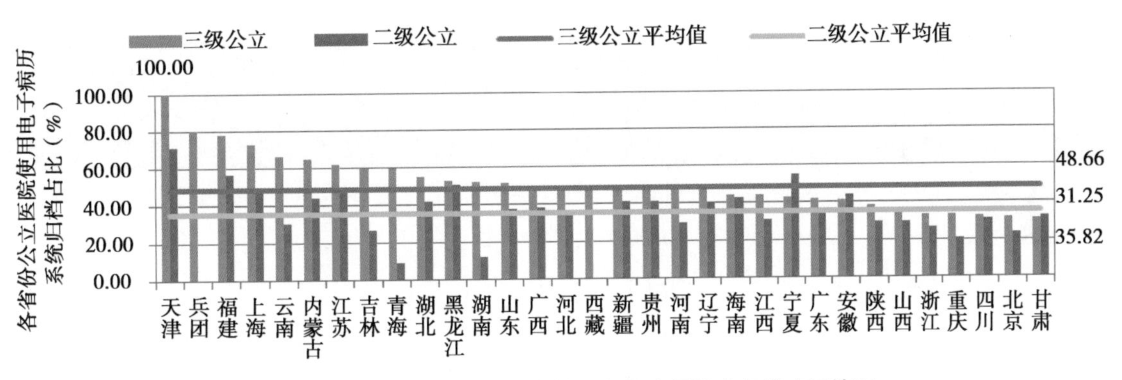

图 3-7-1-14 各省份公立医院使用电子病历技术归档病历情况

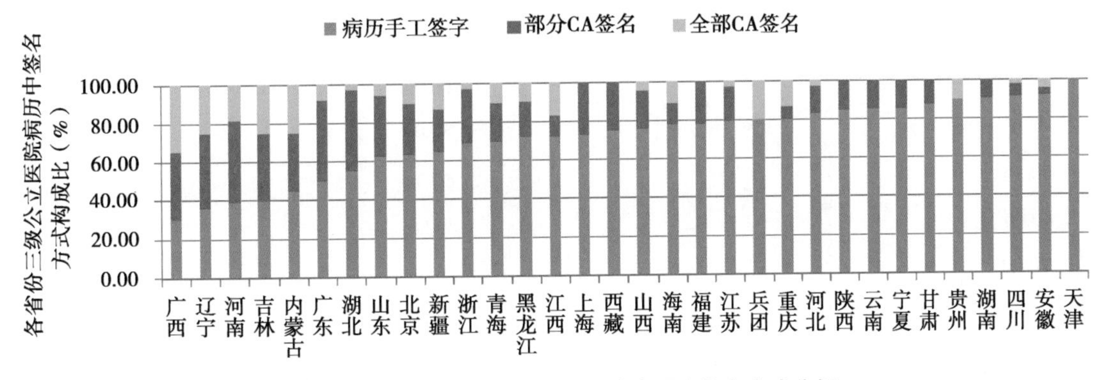

图 3-7-1-15 各省份三级公立医院病历中签名方式分析

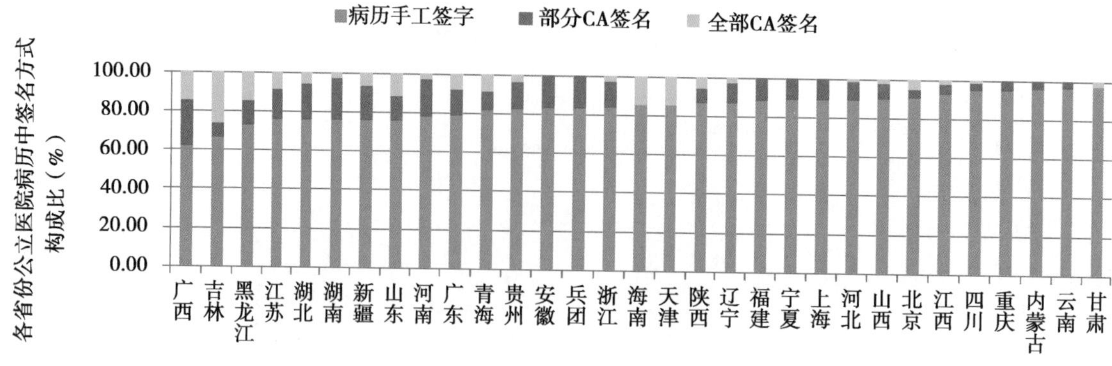

图 3-7-1-16 各省份二级公立医院病历中签名方式分析

（二）病案贮存管理情况

1. **病案贮存方式** 调查的医院中 69.89%的医院仍单纯以纸质病历方式贮存病历，这是当前病案保存的主要方式；以纸质和电子/扫描病历两种方式同时贮存病历的医院占比为 29.25%，这是未来一个时期内病历存储的发展趋势；无纸化贮存病历的医院仅占 0.59%，所占比例极小。调查的委属委管医院和各级民营医院中没有一家医院完全采用无纸化贮存方式，三级公立医院无纸化贮存比例最高，二级民营医院纸质贮存比例最高（表 3-7-1-4，图 3-7-1-17、图 3-7-1-18）。

2. **病案贮存地点** 院区内纸质贮存病案的医院有 2493 家，占调查医院总数的 97.34%；院区外纸质贮存病案的医院有 179 家，占调查医院总数的 6.99%；外包纸质贮存病案的医院有 69 家，占调查医院总数的 2.69%。各级各类医院情况基本相同，但委属委管医院外包纸质贮存的比例较高，为 56.00%，部分医院采取两种及以上纸质贮存方式，但院区内贮存仍是当前纸质病案保管的主要方式（表 3-7-1-5）。

表 3-7-1-4 病案贮存方式情况一览表

医院等级	调查医院数	无纸化贮存的医院数	占调查医院的百分比（%）	贮存纸质和电子/扫描病历的医院数	占调查医院的百分比（%）	纸质贮存的医院数	占调查医院的百分比（%）
三级公立	781	8	1.02	376	48.14	395	50.58
委属委管	25	0	0.00	23	92.00	2	8.00
二级公立	1164	7	0.60	261	22.42	891	76.55
三级民营	72	0	0.00	23	31.94	49	68.06
二级民营	544	0	0.00	89	16.36	455	83.64
合计	2561	15	0.59	749	29.25	1790	69.89

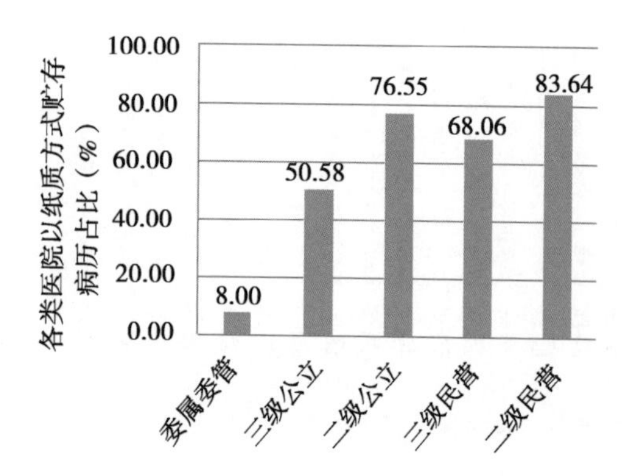

图 3-7-1-17 各类医院以纸质方式贮存病历比例

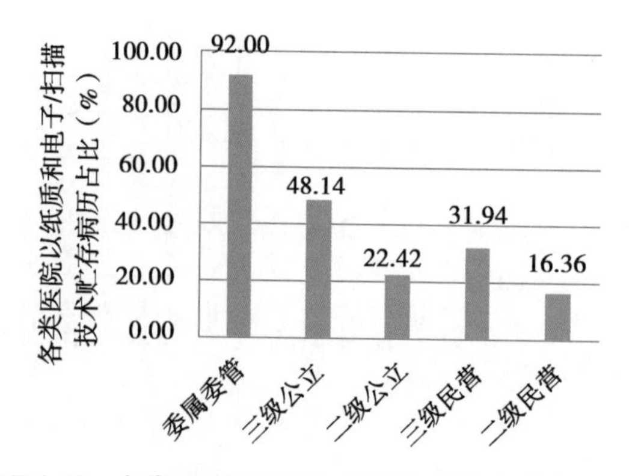

图 3-7-1-18 各类医院以纸质和电子/扫描技术贮存病历比例

表 3-7-1-5 病案贮存地点情况一览表

医院等级	调查医院数	院区内纸质贮存的医院数	占调查医院的百分比（%）	院区外纸质贮存的医院数	占调查医院的百分比（%）	外包纸质贮存的医院数	占调查医院的百分比（%）
三级公立	781	758	97.06	112	14.34	56	7.17
委属委管	25	21	84.00	2	8.00	14	56.00
二级公立	1164	1131	97.16	44	3.78	11	0.95
三级民营	72	69	95.83	3	4.17	1	1.39
二级民营	544	535	98.35	20	3.68	1	0.18
合计	2561	2493	97.34	179	6.99	69	2.69

（三）常规向患者提供复印病历范围

调查医院向患者常规提供服务时复印病历范围发现，按国家规定仅复印客观病历的医院有 2476 家，占调查总数的 96.68%；向患者提供全部病历复印的医院有 71 家，占调查总数的 2.77%；复印其他内容的医院有 14 家，占 0.55%。各级各类医院提供复印病历的范围基本相同（表 3-7-1-6）。

表 3-7-1-6 常规向患者提供复印病历范围调研统计表

医院等级	医院数	复印全部病历	百分比	复印国家规定的客观病历	百分比	复印其他内容	百分比
三级公立	782	13	1.66	768	98.21	1	0.13
委属委管	25	0	0.00	25	100.00	0	0.00
二级公立	1166	28	2.40	1132	97.08	6	0.51
三级民营	72	1	1.39	71	98.61	0	0.00
二级民营	541	29	5.36	505	93.35	7	1.29
合计	2561	71	2.77	2476	96.68	14	0.55

三、编码人员队伍建设与疾病编码版本情况

（一）编码人员队伍建设情况（表 3-7-1-7，图 3-7-1-19）

1. 编码人员数量 参与此次病案数据分析的抽样医院平均每家医院从事编码工作 3.64 人，其中专职 2.39 人，兼职 1.25 人。三级公立从事编码工作人员院均 5.02 人，其中委属委管医院院均 9.16 人，三级公立明显高于二级公立（院均 2.33 人），其中专职 3.53 人，兼职 1.48 人。民营医院院均从事编码工作 1.49 人，其中专职 0.70 人，兼职 0.79 人（图 3-7-1-20）。

比较各省份编码人员数量，专职编码人员较多是北京市，平均每家医院专职人员 3.36 人；兼职编码人员较多是吉林省，平均每家医院兼职人员 2.22 人。

2. 编码人员工作量 按专职编码员全年工作 220 天，兼职编码员全年工作 110 天，以 2016 年调查医院出院患者数计算，公立医院编码员人均每日完成 55.53 份出院病案的编码工作。其中，三级公立人均 58.08 份，二级公立人均 49.83 份，委属委管医院编码员人均每日完成出院病案编码的工作量最大，为 65.76 份；民营医院编码人员人均每日完成 39.16 份出院病案的编码工作，其中三级民营医院人均 61.85 份，二级民营医院人均 33.11 份（图 3-7-1-21）。

比较各省份编码人员每日工作量，较多的有河南、青海、湖南，每天平均完成超过 70 份出院病案的编码；较少的有宁夏、北京、西藏，每天平均完成少于 40 份出院病案的编码。

3. 编码人员专业背景 从事编码工作人员中有医学相关专业背景的人员占 75.20%，非医学专业背景人员占 24.80%。二级公立与民营医院有医学相关专业背景的人员占比略高于三级公立与民营医院。

委属委管医院中有医学相关专业背景的人员占67.14%（图3-7-1-22）。

4. 编码人员受专项培训情况　在从事编码工作人员中，接受过省级及以上组织的编码专项培训的编码员占调查编码员总数的53.90%（表3-7-1-7）。

表3-7-1-7　编码工作人员专业背景及工作量情况

医院等级	从事编码人员数量			2016年平均出院人次	人均每日完成出院病案编码份数	有医学相关专业背景的人员占比（%）	非医学专业背景人员占比（%）	接受过省级及以上编码培训的专兼职编码员占比（%）
	小计	专职从事编码人员数	兼职从事编码人员数					
三级公立	5.02	3.53	1.48	54 609	58.08	70.32	29.68	79.45
委属委管	9.16	6.12	3.04	110 536	65.76	67.14	32.86	97.62
二级公立	2.33	1.30	1.03	19 918	49.83	78.91	21.09	40.12
三级民营	2.40	1.58	0.82	27 121	61.85	75.98	24.02	58.66
二级民营	1.37	0.79	0.59	7125	33.11	80.14	19.86	17.06
合计	3.00	1.89	1.11	28 676	53.35	75.20	24.80	53.90

注：专职编码员按全年工作220天、兼职编码员按全年工作110天计算工作量。

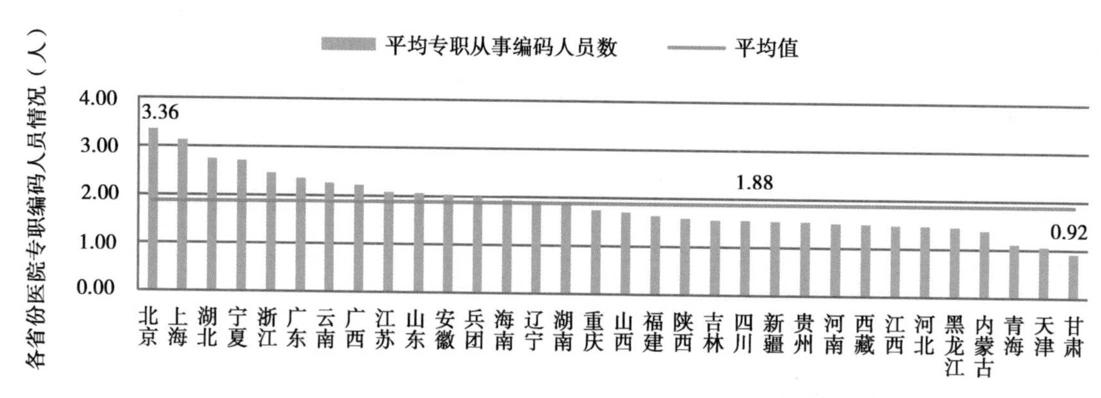

图3-7-1-19　各省份医院专职编码人员情况

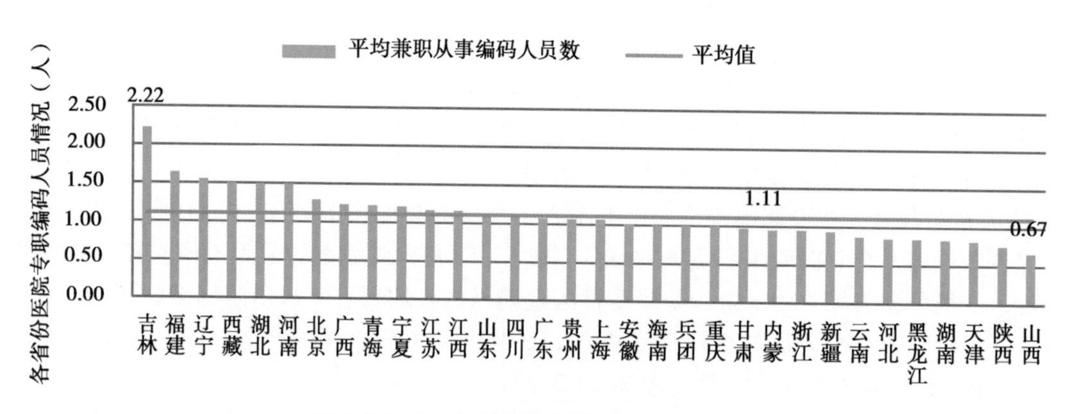

图3-7-1-20　各省份医院兼职编码人员情况

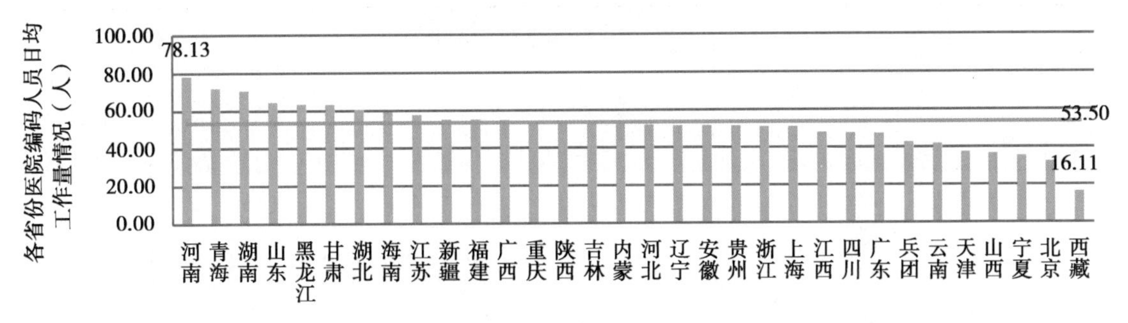

图 3-7-1-21　各省份医院编码人员日均工作量情况

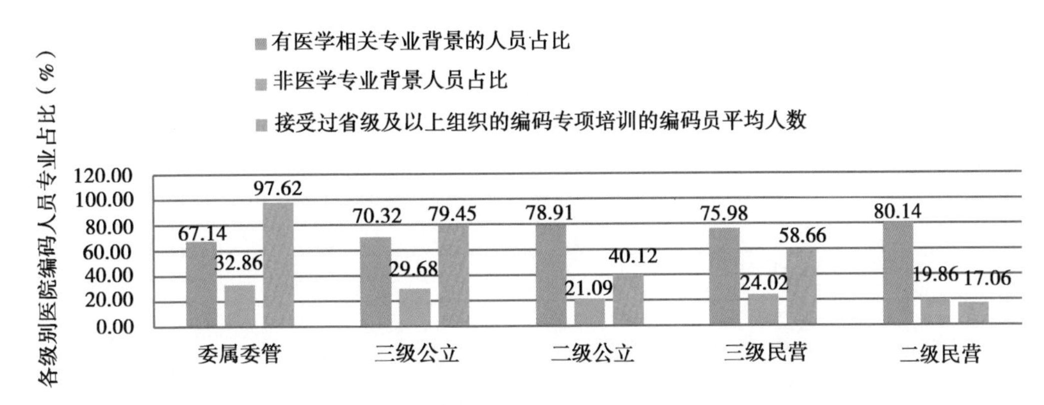

图 3-7-1-22　编码人员专业背景及培训情况示意图

（二）疾病编码库相关情况

1. 疾病编码库采用版本情况　调研 2541 家医院的疾病编码库版本使用情况，结果显示，采用国标库版本的占 49.08%；采用在国标库基础上扩展库版本的占 21.41%；采用省级统一库版本的占 13.46%；采用市级统一库版本的占 5.47%；采用医院自定义编码库的占 3.82%，采用其他版本的占调查总数的 6.77%（图 3-7-1-23、图 3-7-1-24，表 3-7-1-8）。

除（1）以外，其余版本均是在国标库基础上的扩展库版本，使用扩展库版本的比例等于（2）+（3）+(4) +（5）+（6），占调查总数的 50.92%。

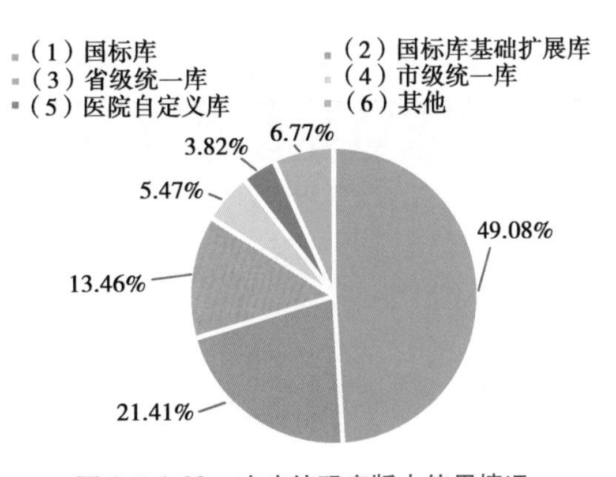

图 3-7-1-23　疾病编码库版本使用情况

表 3-7-1-8　各省份疾病编码库采用版本情况

医院等级	医院数	国标库	百分比（%）	在国标库基础上扩展的库	百分比（%）	省级统一库	百分比（%）	市级统一库	百分比（%）	医院自定义编码库	百分比（%）	其他	百分比（%）
三级公立	785	347	44.20	226	28.79	78	9.94	40	5.10	18	2.29	76	9.68
委属委管	25	3	12.00	10	40.00	1	4.00	5	20.00	3	12.00	3	12.00
二级公立	1154	617	53.47	222	19.24	172	14.90	57	4.94	39	3.38	47	4.07
三级民营	72	36	50.00	17	23.61	11	15.28	4	5.56	2	2.78	2	2.78
二级民营	530	247	46.60	79	14.91	81	15.28	38	7.17	38	7.17	47	8.87
合计	2541	1247	49.08	544	21.41	342	13.46	139	5.47	97	3.82	172	6.77

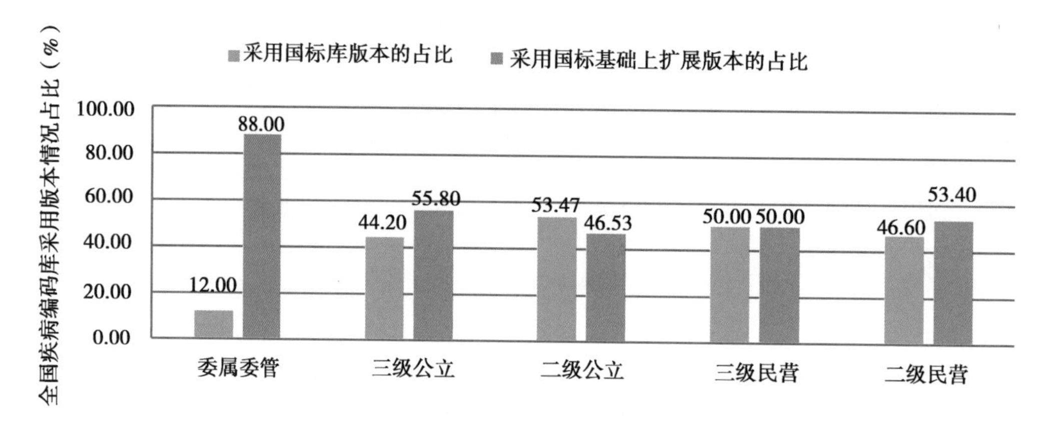

图 3-7-1-24　全国疾病编码库采用版本情况示意图

2. 疾病编码库代码条目数情况　本调查要求医院在选择使用的疾病编码库的同时，填写该版本疾病编码库代码条目数，填报结果显示国标版代码最小条目数 7000，最大条目数 50 000；在国标库基础上扩展的库，代码最小条目数 10 000，最大条目数 50 000，表现出相同版本前提下代码条目数的多样性。统计 2541 家医院平均疾病编码库代码条目 19 962 条（表 3-7-1-9，图 3-7-1-25）。

表 3-7-1-9　医院疾病编码库代码条目数情况

版本名称	医院数（家）	代码条目平均数（条）	代码条目最大值（条）	代码条目最小值（条）
国标库	1247	19 419	50 000	7000
国标库（在国标库基础上扩展的库）	544	20 524	50 000	10 000
省级统一库	342	21 990	49 880	9548
市级统一库	139	20 860	32 659	11 216
医院自定义编码库	97	18 556	34 484	9996
其他	172	20 030	40 629	7000
合计	2541	19 962	50 000	7000

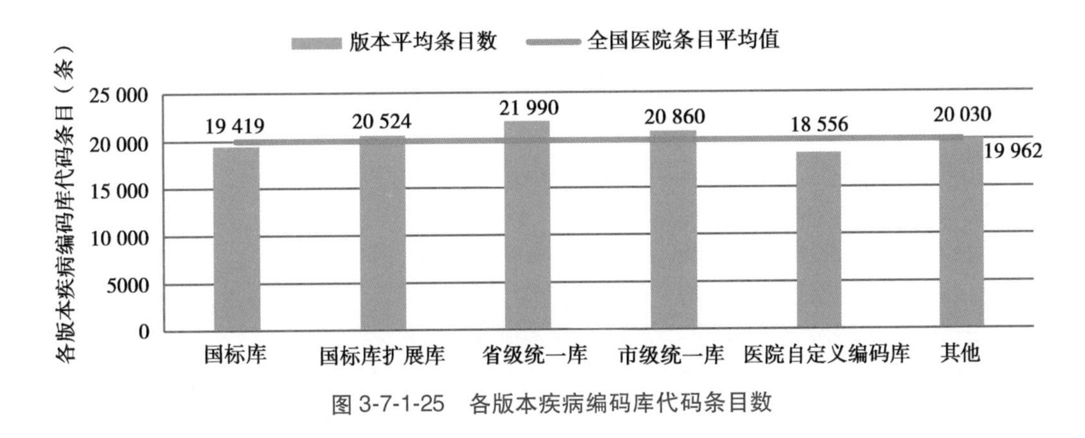

图 3-7-1-25 各版本疾病编码库代码条目数

四、病案管理质量与控制工作现状与分析

（一）病案质控牵头部门及人数情况

调研 2559 家医院的病案质控工作牵头部门情况，结果显示，病案质控归医务处（科）管理占 54.04%；归质控办公室（质控科）管理占 24.54%；归病案科管理占 15.98%；归信息科管理占 3.95%；归其他部门管理占 1.48%（图 3-7-1-26、图 3-7-1-27，表 3-7-1-10）。

可见，在病案质控归医务处（科）或质控办公室（质控办）管理达 78.58%，是目前主流管理模式。

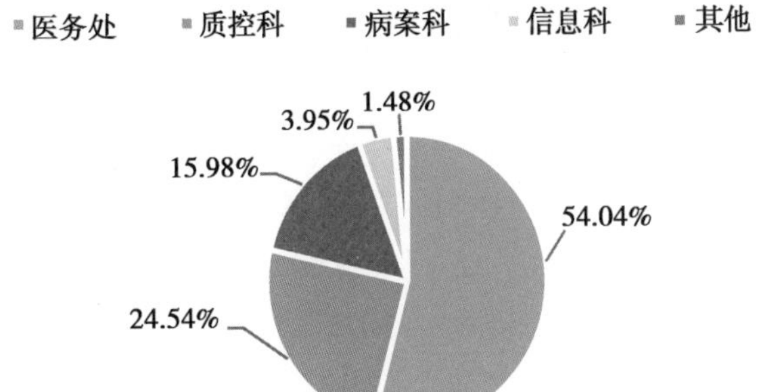

图 3-7-1-26 病案质控工作牵头部门情况

表 3-7-1-10 病案质控工作组织归属情况

医院等级	调研医院数	归医务处管	百分比（%）	归质控科管	百分比（%）	归病案科管	百分比（%）	归信息科管	百分比（%）	其他	百分比（%）
三级公立	781	317	40.59	235	30.09	193	24.71	26	3.33	10	1.28
委属委管	25	9	36.00	7	28.00	8	32.00	0	0.00	1	4.00
二级公立	1168	652	55.82	319	27.31	116	9.93	64	5.48	17	1.46
三级民营	72	38	52.78	19	26.39	15	20.83	0	0.00	0	0.00
二级民营	538	376	69.89	55	10.22	85	15.80	11	2.04	11	2.04
合计	2559	1383	54.04	628	24.54	409	15.98	101	3.95	38	1.48

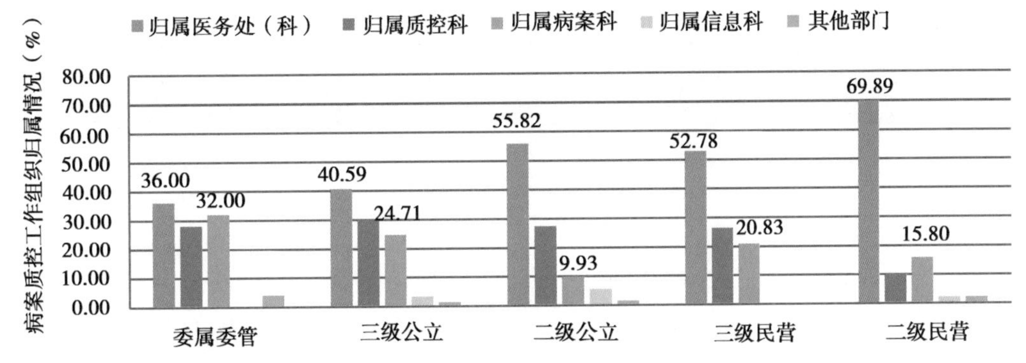

图 3-7-1-27 各级各类医院病案质控工作组织归属情况

（二）病历质量管理与控制工作开展范围

病历质控工作一直以来是医院医疗质量管理的重点，也是促进医疗质量的重要抓手。对 2559 家医院调研后获知以下情况（表 3-7-1-11，图 3-7-1-28）。

1. 开展出院病案终末形式质控的医院 2317 家，占调查总数的 90. 54%。其中三级医院开展出院病案终末形式质控的比例较高，二级医院较低。

2. 开展出院病历内涵质控的医院 2260 家，占调查总数的 88. 32%。

3. 开展运行病历质控的医院 1837 家，占调查总数的 71. 79%。

4. 开展门诊病历质控的医院 1000 家，占调查总数的 39. 08%。

5. 开展住院病案首页独立质控的 2312 家，占调查总数的 90. 35%。

表 3-7-1-11　病历质量管理与控制工作范围

医院等级	医院数	开展病案终末形式质控	百分比（%）	开展病历内涵质控	百分比（%）	开展运行病历质控	百分比（%）	开展门诊病历质控	百分比（%）	开展病案首页独立质控	百分比（%）
三级公立	781	730	93. 47	714	91. 42	515	65. 94	283	36. 24	725	92. 83
委属委管	25	24	96. 00	23	92. 00	15	60. 00	7	28. 00	25	100. 00
二级公立	1168	1045	89. 47	1016	86. 99	849	72. 69	443	37. 93	1040	89. 04
三级民营	72	70	97. 22	71	98. 61	50	69. 44	35	48. 61	69	95. 83
二级民营	538	472	87. 73	459	85. 32	423	78. 62	239	44. 42	478	88. 85
合计	2559	2317	90. 54	2260	88. 32	1837	71. 79	1000	39. 08	2312	90. 35

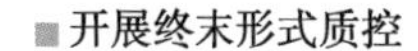
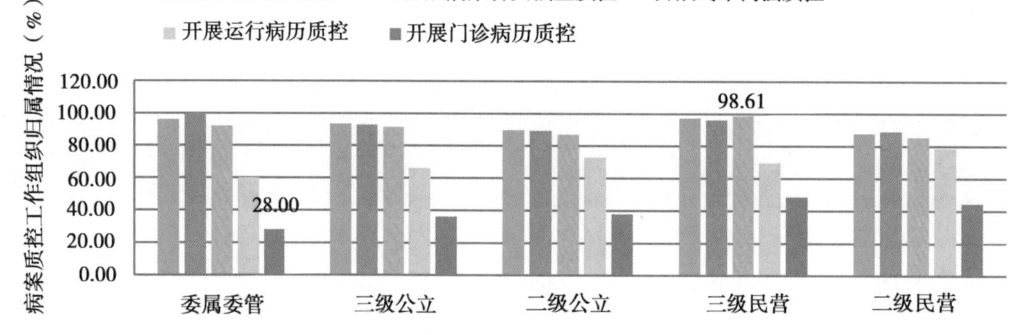

图 3-7-1-28　各级各类医院病历质量管理与控制工作范围

（三）应用信息化手段开展病历质控情况

67. 60%的医院通过信息手段进行病案终末形式质控，63. 70%的医院应用信息技术进行病历内涵质控，66. 59%的医院实现信息支撑下的运行病历质控，33. 76%的医院开展信息手段下的门诊病历质控，69. 32%的医院采用信息技术支持首页质控（表 3-7-1-12，图 3-7-1-29）。

表 3-7-1-12　应用信息化手段开展病历质控工作情况（%）

医院等级	信息手段开展终末形式质控占比	信息手段病历内涵质控占比	信息手段运行病历质控占比	信息手段门诊病历质控占比	信息手段首页质控占比
三级公立	70. 55	64. 92	68. 89	32. 52	71. 45
委属委管	76. 00	68. 00	68. 00	36. 00	84. 00
二级公立	66. 78	63. 53	66. 01	32. 96	68. 58
三级民营	68. 06	65. 28	69. 44	40. 28	75. 00
二级民营	65. 06	62. 08	64. 13	36. 43	67. 10
合计	67. 60	63. 70	66. 59	33. 76	69. 32

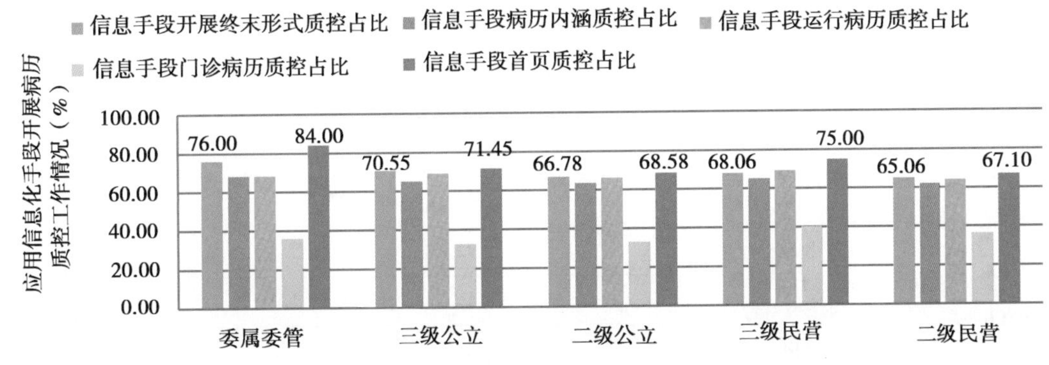

图 3-7-1-29 应用信息化手段开展病历质控工作情况

五、住院病案首页数据质量（HQMS 首页数据质量报告—信息手段分析）

此部分数据来自国家 HQMS 平台，共涉及 29 个省份的医院（宁夏、西藏除外），3 年合计 83 283 535份住院病案首页数据（表 3-7-1-13，图 3-7-1-30）。

表 3-7-1-13 HQMS 平台 29 个省份三年住院病案首页数据总份数统计表

年份	三级综合医院	三级专科医院	小计
2014	24 540 811	2 748 171	27 288 982
2015	25 106 143	2 916 237	28 022 380
2016	25 236 159	2 736 014	27 972 173
合计	74 883 113	8 400 422	83 283 535

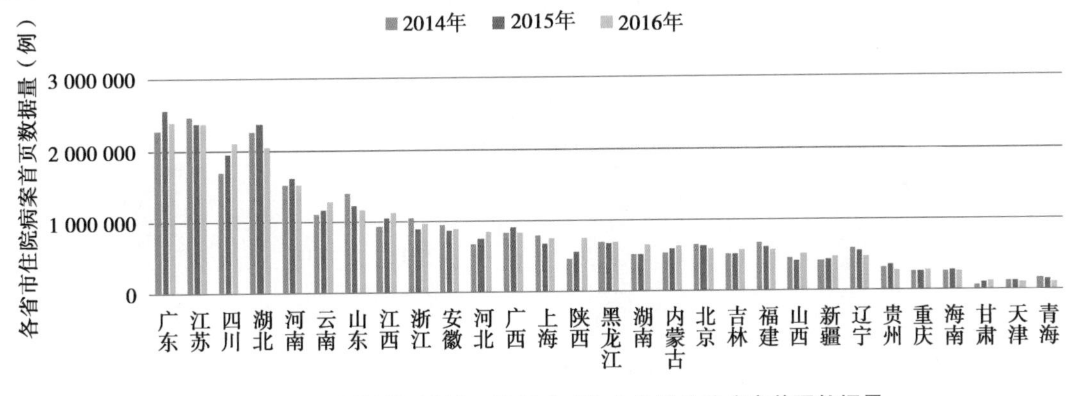

图 3-7-1-30 HQMS 2014—2016 年 29 个省份住院病案首页数据量

（一）住院病案首页数据完整率

根据《住院病案首页数据质量管理与控制指标（2016）版》要求，首页 117 项中有 70 个项目为必填项，按必填项不能为空的原则，我们对各省份上传至 HQMS 平台数据进行分析。结果显示，3 年 83 283 535 份住院病案首页，没有一份首页 70 项必填项填写完全，均存在不同程度的空项，首页数据完整率平均为 72. 31%。

（1）三级综合医院和三级专科医院的住院病案首页完整率 2016 年比 2015 年分别提升 0. 98 和 1. 37 个百分点（图 3-7-1-31）。

（2）在病案首页 4 大类信息中，费用信息完整率最高，诊疗信息完整率最差，三级综合和专科医院的情况基本相同。总体来看，4 大类信息的完整率近 3 年呈缓慢上升趋势（图 3-7-1-32、图 3-7-1-33）。

（3）各省份医院 2016 年住院病案首页完整率比较，排在前 3 位的是辽宁、新疆、广西，其完整率分别为 81. 36%、79. 11%、78. 47%，排在后 3 位的是青海、吉林、安徽，其完整率分别为 68. 33%、67. 00%、66. 21%（表 3-7-1-14）。

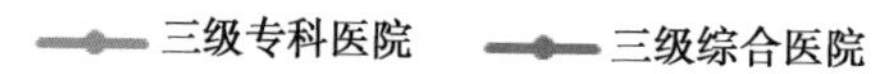

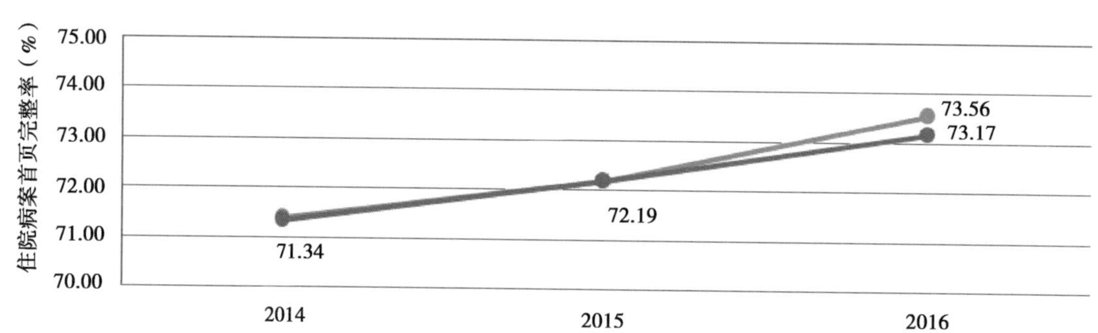

图 3-7-1-31　HQMS 2014—2016 年三级专科和综合医院住院病案首页完整率变化趋势

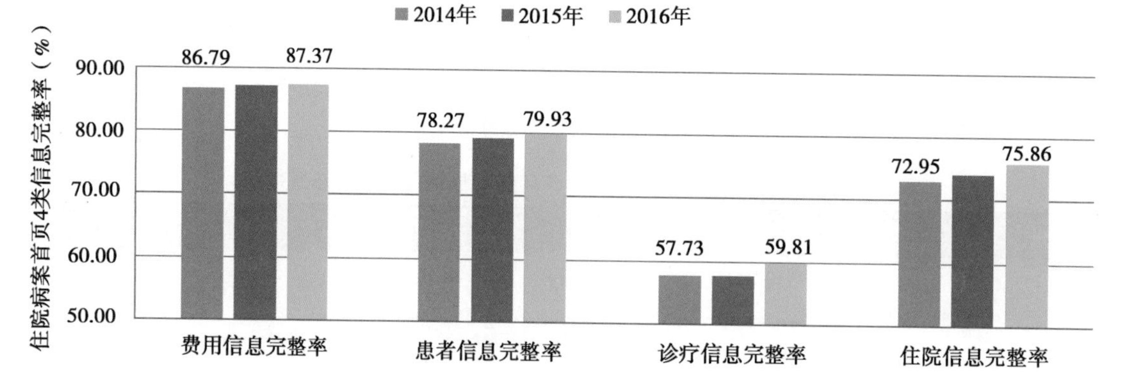

图 3-7-1-32　HQMS 2014—2016 年三级专科医院住院病案首页 4 类信息完整率变化趋势

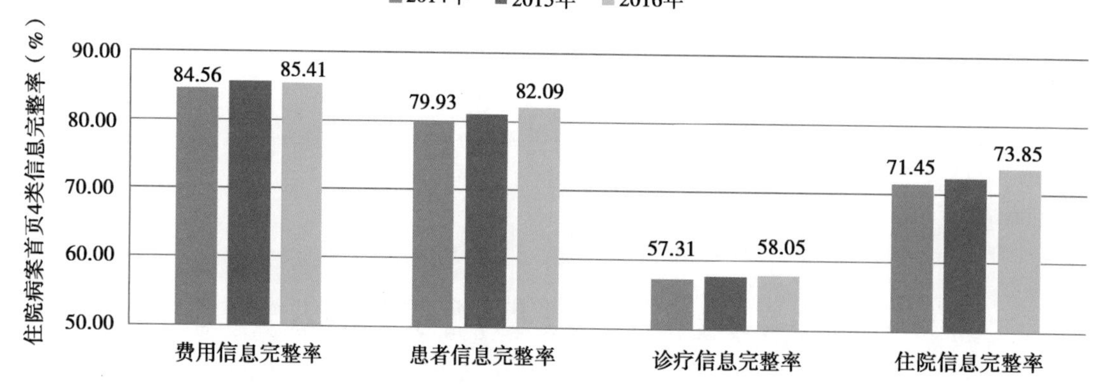

图 3-7-1-33　HQMS 2014—2016 年三级综合医院住院病案首页 4 类信息完整率变化趋势

表 3-7-1-14　HQMS 2014—2016 年 29 省份住院病案首页数据完整率变化趋势（%）
（按 2016 年首页完整率排序）

省份	2014 年首页完整率	2015 年首页完整率	2016 年首页完整率
辽宁	79.64	79.89	81.36
新疆	76.25	77.26	79.11
广西	77.31	77.54	78.47
云南	76.67	76.86	77.43
福建	75.96	76.97	76.99
湖北	74.30	74.67	76.81
北京	75.01	75.27	75.48
河北	73.68	74.25	75.38

续表

省份	2014 年首页完整率	2015 年首页完整率	2016 年首页完整率
江西	71.34	73.05	74.92
内蒙古	72.38	73.38	74.56
广东	72.20	73.35	74.11
甘肃*	72.97	74.18	73.60
黑龙江*	74.05	73.86	73.57
重庆	72.40	71.95	73.34
海南	66.96	68.84	73.19
河南	72.50	72.29	73.14
贵州	73.69	72.44	72.78
上海	67.28	70.75	72.36
山东*	70.56	71.45	71.38
天津	72.38	71.05	71.36
四川	69.92	70.68	71.32
陕西*	75.38	75.48	71.30
江苏	68.26	68.36	70.33
山西	68.44	68.93	70.12
湖南	68.84	69.09	69.46
浙江*	71.10	71.85	68.54
青海*	73.19	71.37	68.33
吉林	65.78	66.48	67.00
安徽*	69.84	68.54	66.21

注：* 表示该省份 2016 年比例低于 2015 年。

（二）住院病案首页数据准确率

采用项目与项目之间逻辑判断的 39 个标准，对首页项目进行逻辑判断，以审查其准确性。审核 HQMS 2014—2016 年 3 年 83 283 535 份住院病案首页数据，住院病案首页数据总体准确率为 79.47%，三级专科医院的首页准确率高出三级综合医院 0.55 个百分点（表 3-7-1-15）。比较 3 年总体评分，三级综合医院总体趋势变化不大，三级专科医院首页准确率 2016 年较 2015 年小幅度提升 0.65 个百分点（图 3-7-1-34 至图 3-7-1-36）。

（1）费用信息方面主要针对总费用、自付金额、住院总费用与分项费用之和关系校验、住院总费用与自付金额关系校验、非手术治疗项目费与临床物理治疗费关系校验、手术治疗费与麻醉费手术费关系校验，西药费与抗菌药物费用关系校验。该类信息准确率较高，为 99.49%。

（2）患者信息方面主要核查了年龄、新生儿出生体重、新生儿入院体重、婚姻状态与联系人关系等，该类信息准确率为 91.11%。

（3）诊疗信息方面主要针对性别与诊断编码校验、诊断编码范围校验、损伤和中毒外部原因编码范围校验、诊断编码为新生儿产伤与新生儿年龄校验、有输血收费与血型校验等，该类信息准确率为 75.61%。

（4）住院信息方面核查了入院时间、出院时间、实际住院天数、主要手术及操作术者的校验，该类信息准确率较低，为 60.09%。

（5）2016 年住院病案首页数据准确率最高的 3 个省份分别为辽宁、北京、河北；准确率最低的 3 个省份分别为河南、黑龙江、青海（表 3-7-1-16）。

表 3-7-1-15　HQMS 近 3 年三级专科和综合医院住院病案首页数据准确率均值（%）

	三级专科医院	三级综合医院	平均值
费用信息准确率	99.68	99.30	99.49
患者信息准确率	92.01	90.21	91.11
诊疗信息准确率	75.42	75.80	75.61
住院信息准确率	60.58	59.61	60.09
全部信息准确率	79.75	79.20	79.47

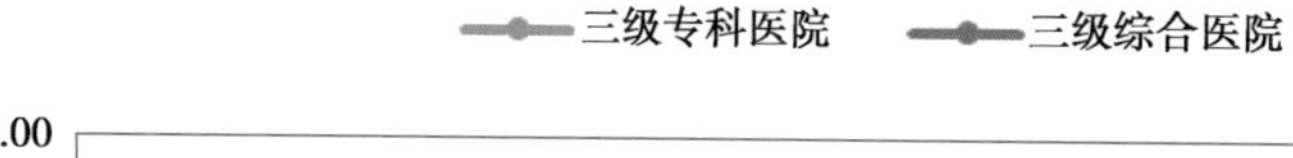

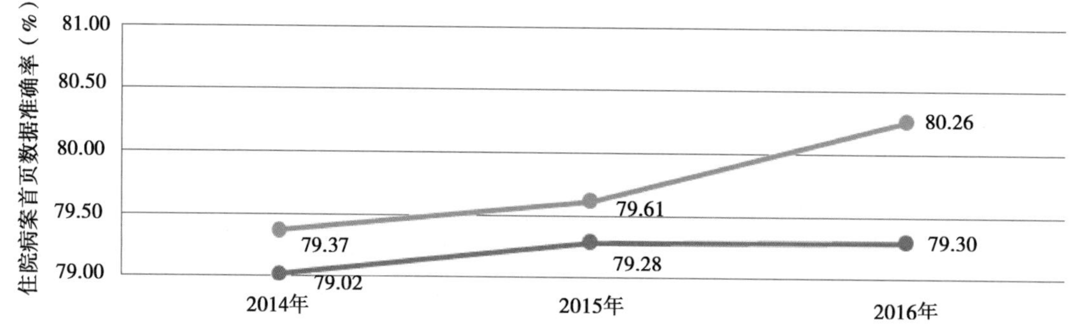

图 3-7-1-34　HQMS 2014—2016 年三级专科和综合医院住院病案首页数据准确率变化趋势

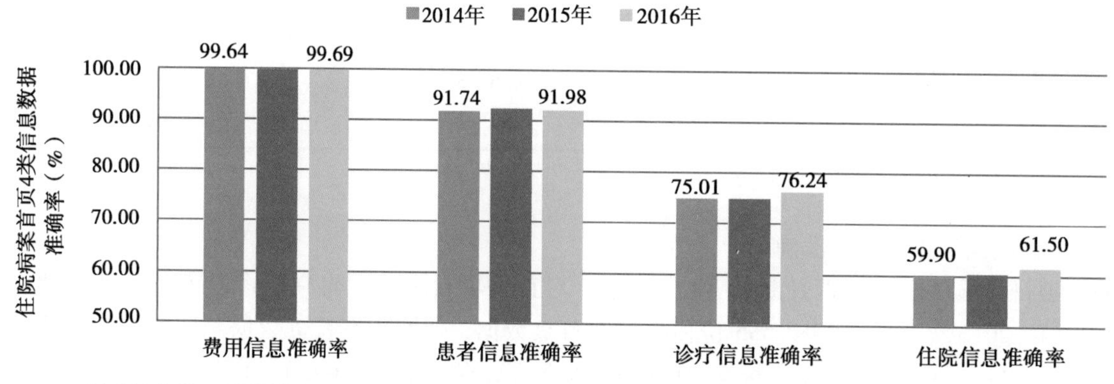

图 3-7-1-35　HQMS 2014—2016 年三级专科医院住院病案首页 4 类信息数据准确率变化趋势

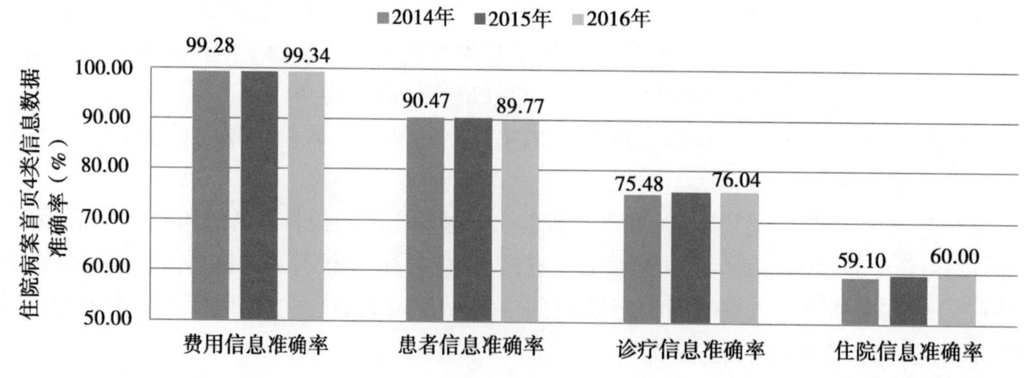

图 3-7-1-36　HQMS 2014—2016 年三级综合医院住院病案首页 4 类信息数据准确率变化趋势

表 3-7-1-16 HQMS 2014—2016 年 29 省份住院病案首页数据准确率变化趋势（%）
（按 2016 年首页数据准确率排序）

省份	2014 年首页准确率	2015 年首页准确率	2016 年首页准确率
辽宁	84.90	85.76	86.17
北京	84.45	84.11	84.74
河北	81.49	82.87	82.96
重庆	81.67	81.79	82.65
天津	82.12	80.05	81.60
广东	80.90	81.05	81.54
云南	80.80	80.91	81.29
上海	79.86	80.41	80.59
山东	79.51	80.40	80.58
四川*	79.89	80.27	80.17
湖北	78.81	79.53	80.07
新疆*	80.39	80.43	79.96
江西	78.36	78.69	79.18
海南	76.18	77.04	79.08
福建	78.64	78.54	79.05
江苏	78.52	78.55	78.92
甘肃	76.06	78.54	78.86
山西	76.42	76.50	77.90
浙江*	78.86	79.30	77.81
贵州*	77.90	77.77	77.74
湖南	76.59	77.67	77.73
广西	78.00	77.70	77.70
内蒙古*	78.47	78.66	77.69
安徽*	78.22	77.52	77.19
陕西*	83.40	83.64	77.14
吉林*	76.42	76.81	76.48
河南	77.42	76.45	76.45
黑龙江*	76.55	76.67	76.37
青海*	75.92	76.23	75.62

注：* 表示该省份 2016 年比例低于 2015 年。

（三）住院病案首页主要诊断准确率

应用信息系统按性别与诊断编码校验、诊断编码范围校验对主要诊断准确率进行评价。29 省份首页主要诊断数据准确率为 93.72%，三级专科和综合医院近 3 年的准确率逐年提高，专科医院的提高幅度较大，2016 年较 2015 年提高 3.35 个百分点，综合医院较为平稳（图 3-7-1-37）。2016 年住院病案首页主要诊断准确率最高的 3 个省份分别为吉林、陕西、甘肃，准确率最低的 3 个省份分别为内蒙古、海南、天津（表 3-7-1-17）。

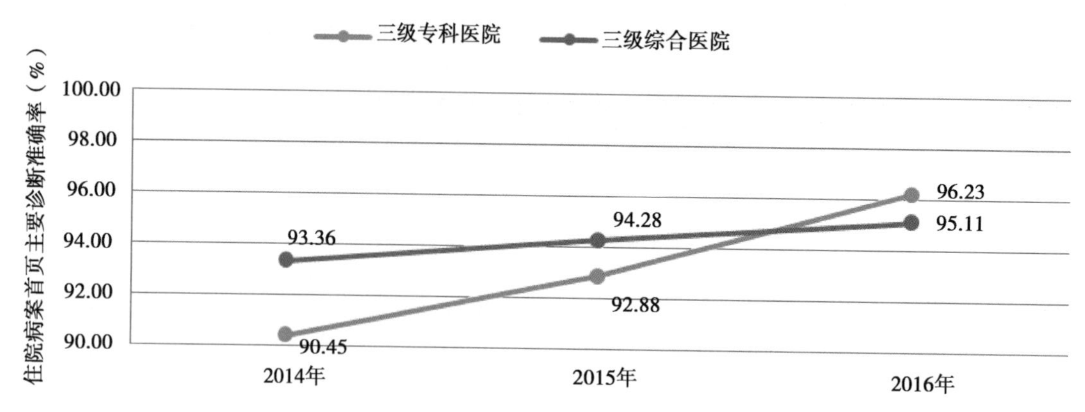

图 3-7-1-37　HQMS 2014—2016 年三级专科和综合医院住院病案首页主要诊断准确率变化趋势

表 3-7-1-17　HQMS 2014—2016 年 29 省份住院病案首页主要诊断准确率变化趋势（%）
（按 2016 年首页主要诊断准确率排序）

省份	2014 年主要诊断准确率	2015 年主要诊断准确率	2016 年主要诊断准确率
吉林	98.02	99.50	99.85
陕西	98.42	99.64	99.78
甘肃	99.23	99.59	99.77
江西	99.21	99.44	99.74
云南*	99.29	99.30	99.22
山西	96.34	96.81	98.93
黑龙江	96.59	97.94	98.84
辽宁	97.81	97.13	98.83
河南	98.85	98.61	98.73
河北	97.33	98.12	98.67
广西	94.02	97.62	98.44
四川*	97.88	97.52	97.51
湖北	94.20	95.36	97.43
安徽	95.17	96.00	97.03
青海	84.22	90.23	96.92
上海*	85.82	97.31	96.58
贵州	81.45	85.28	95.19
广东	86.11	93.79	95.10
新疆*	93.91	96.53	94.65
浙江	72.36	89.54	92.87
江苏	86.81	84.12	92.44
北京	92.29	87.25	91.26
重庆*	94.25	90.84	90.73
湖南	85.82	89.58	89.64
山东*	90.40	92.47	89.00
福建	92.86	87.08	87.63
内蒙古*	86.81	86.88	86.07
海南	66.69	69.15	85.98
天津*	86.59	86.64	81.92

注：*表示该省份 2016 年比例低于 2015 年。

第二节 问题分析及工作重点

（一）问题分析

1. **病案质控认知水平逐步提升** 2016年调查的医院数量较2015年有明显增加，并首次完成了对25所委属委管综合医院的病案质控指标采集。与之前的调查数据相比，2016年各医院已认真学习理解并采集病案质控指标数据。但在全国范围内对首页质量控制工作认识不足，在数据填报的过程中，部分医院因对某些指标内容理解有偏差，导致指标填报存在误差。

2. **科室设置问题** 在被调查的医院中，病案科属于二级科室的占比较高，有3/4的医院病案科归属医务处管理，独立科室所占比例较少，委属委管医院病案科为独立科室占比高。

3. **人员配备问题** 各级各地医院病案科人员配备有较大不同，三级公立医院工作人员平均数量较其他级别和类型医院多，但由于其出院人数也多，工作负荷较其他医院没有明显减少。除二级民营医院外，病案科人员工作负荷较大是目前存在的问题。

4. **人员专业、学历和职称问题** 委属委管医院病案科负责人的学历水平和技术职称远远高于其他类型医院，民营医院负责人的学历和职称还有较大的提升空间。

从整体来讲，病案科工作人员学历水平较低，三级公立医院病案科工作人员的学历水平优于其他级别和类型的医院。从职称水平上看，三级公立和三级民营医院的职称水平高于其他类型和级别医院，但整体来讲，中级职称以下仍占绝大多数。

5. **电子病历建设与管理问题** 被调查医院中，九成以上的医院使用电子病历系统书写病历，二级民营医院该比例低于其他级别医院。在调查的医院中，使用电子病历技术归档的医院比例较低。目前，绝大多数医院病历使用纯手工签字，部分或全部使用CA签字的病案比例较低。

6. **病案贮存管理问题** 以纸质病历院内贮存是目前医院保存病历的主要方式，也有部分医院以纸质和电子病历两种方式同时保存病历，但无纸化病历存储是未来的发展方向。

7. **住院病案首页数据质量问题** 根据各省份上传至HQMS平台的数据，2016年比2015年住院病案首页数据完整率有所提升，其中诊疗信息完整率较低，且没有太大改善。有7个省份的数据完整率有所下降。

2016年比2015年住院病案首页数据准确率有所提升，三级专科医院的首页准确率高于三级综合医院，并且三级专科医院的提升幅度较大。3年以来，诊疗信息和住院信息的准确率较费用和患者信息低的情况没有太大改善。有10个省份的数据准确率有所下降。

3年以来，三级专科医院的首页主要诊断准确率提升幅度较三级综合医院大，有8个省份的主要诊断准确率有所下降。

（二）工作重点

1. **病案质量管理与控制缺乏国家标准** 虽然今年发布了住院病案首页填写数据规范，但执行规范需要培训和时间；统一疾病与手术操作编码、建立编码维护机制刚刚起步，还需进一步完善病案管理质量体系，加大宣传推进力度。

2. **提高病案质量管理与控制人员数量和素质** 工作负荷增加，缺少病案管理方面的专业人才，病案管理教育体系不完善，医院对病案管理工作重视程度不足。同时，病案管理人员学历普遍偏低，现有的病案管理专业教育基本以中专为主，极少数医学院校开设有大专班或在卫生信息管理专业开设有病案管理课程，高级继续教育寥寥无几，缺乏系统的继续教育，远远满足不了医院现代化发展的需要。

3. **提高病案内涵质量** 大多数医院对病案的质量控制主要是依靠病案室的终末质控，终末质控主要是针对病案的缺陷进行修改，难以保证病案的内涵质量。因此，如何抓好病案质量控制的重要环节，提高病案的内涵质量是值得探讨的问题。

4. **加大管理力度** 强力推进住院病案首页填写的规范性，提升首页填报完整率、准确率。

第四部分

医疗安全（不良）事件数据分析

本部分数据引自国家卫生计生委医政医管局主管的国家医疗质量管理与控制信息网（www.ncis.cn）医疗安全（不良）事件报告系统及2017年全国医疗质量抽样调查系统“指标10医疗安全（不良）事件/错误报告”。

第一章

医疗安全（不良）事件报告工作概况

保障患者安全，提高医疗服务质量是医院的基本工作。收集医疗安全（不良）事件上报信息，分析相关数据，发现制度流程实践过程中存在的问题并提出改进建议，是保障医疗安全的重要途径。这一做法已被很多国家所采用。

国家卫生计生委自2009年开始进行医疗安全（不良）事件报告系统建设，至今系统已运行8年，收集医疗安全（不良）事件总量超过10万例。

2017年，在全国医疗质量抽样调查中增加“指标10医疗安全（不良）事件/错误报告”，将数据结果作为医疗安全（不良）事件报告系统的补充，为国家医疗质量与安全管理提供基线数据。

鉴于国内目前尚未形成统一的患者受损害程度的标准分级体系，部分医疗机构是按照此次调查的损害程度要求进行二次对接调整后再填报的，故2017年按照损害程度进行分析的结果仅供参考。

医疗安全（不良）事件的定义、类别与性质

1. 定义

定义①是指在医院内被工作人员主动发现的，患者在接受诊疗服务过程中出现的，除患者自身疾病自然过程之外的各种因素所致的不安全（不良）现象或事件，可能是需及时处置的或无须处置的，以及尚未形成事实的隐患，但都可通过医院进行持续改进活动而减少发生的。

定义②是指医院患者诊疗过程中发生意外的、不希望发生的或有潜在危险的事。

除外属于国家法律法规已明文规定医院应当署名通报的事件。

2. 医疗安全（不良）**事件类别**（试行）

Ⅰ级事件：发生错误，造成患者死亡（包括损害程度I级）。

Ⅱ级事件：发生错误，且造成患者伤害（包括损害程度E、F、G、H级）。

Ⅲ级事件：发生错误，但未造成患者伤害（包括损害程度B、C、D级）。

Ⅳ级事件：错误未发生（错误隐患）（包括损害程度A级）。

3. 给患者造成损害的轻重程度（试行）

A级　客观环境或条件可能引发不良事件（不良事件隐患）。

B级　不良事件发生但未累及患者。

C级　不良事件累及到患者但没有造成伤害。

D级　不良事件累及到患者需要进行监测以确保患者不被伤害，或需通过干预阻止伤害发生。

E级　不良事件造成患者暂时性伤害并需要进行治疗或干预。

F级　不良事件造成患者暂时性伤害并需要住院或延长住院时间。

G级　不良事件造成患者永久性伤害。

H级　不良事件发生并导致患者需要治疗挽救生命。

I级　不良事件发生导致患者死亡。

第二章

医疗安全（不良）事件质量安全情况分析

一、2017 年全国抽样医院填报的医疗安全（不良）事件/错误发生情况

选择 2017 年全国医疗质量抽样调查中“指标 10 医疗安全（不良）事件/错误报告”填报完整度较好的医院 3463 家（包括三级公立医院 1181 家、二级公立医院 1751 家、三级民营医院 74 家、二级民营医院 457 家）进行数据分析，不同机构类别分布见表 4-2-1-1。

表 4-2-1-1　不同机构类别医院纳入医疗安全（不良）事件分析的分布情况

机构类别	专科类别	三级公立	二级公立	三级民营	二级民营
综合医院	/	779	1282	59	312
专科医院	妇幼保健院	115	260	0	0
	精神专科	104	142	1	36
	传染病专科	55	30	0	0
	妇产专科	13	8	7	60
	口腔专科	35	12	0	27
	肿瘤专科	41	13	3	13
	儿童专科	29	4	0	4
	心血管专科	10	0	4	5
合计		1181	1751	74	457

（一）医院应当主动报告的“五类”事件

1. 医院应当主动报告的“五类”事件的例数及构成　抽样医院共填写应当主动报告的事件 43 947 例，其中上报发生“住院患者失踪”隐患或行为的 1701 例，发生“住院患者自杀”隐患或行为的 1788 例，发生“产房新生儿被抱错”隐患或行为的 49 例，发生“手术、介入诊疗患者、术式及部位选择错误”隐患或行为的 764 例，发生“住院患者坠床与跌倒”隐患或行为的 39 645 例。“五类”事件其中 A 级 7129 例（16. 22%），B~D 级 26 950（61. 32%），E~H 级 9167 例（20. 86%），I 级 701 例（1. 60%）（图 4-2-1-1、图 4-2-1-2 和表 4-2-1-2）。

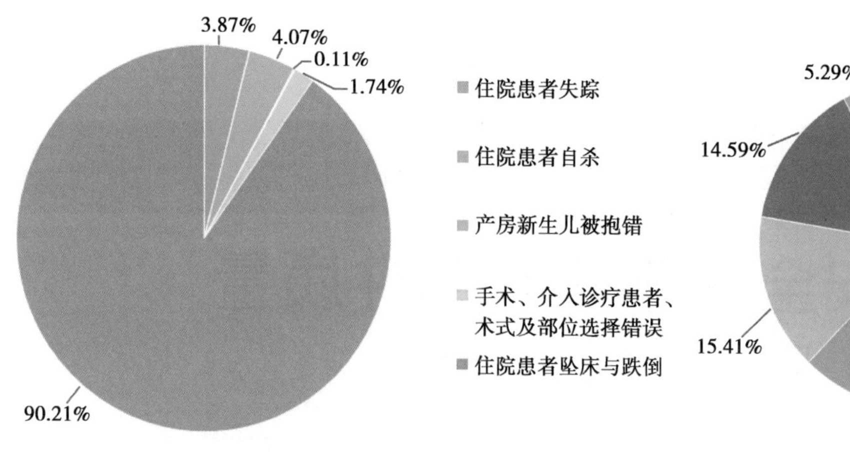

图 4-2-1-1 抽样医院应当主动报告的“五类”事件类别构成比例（%）

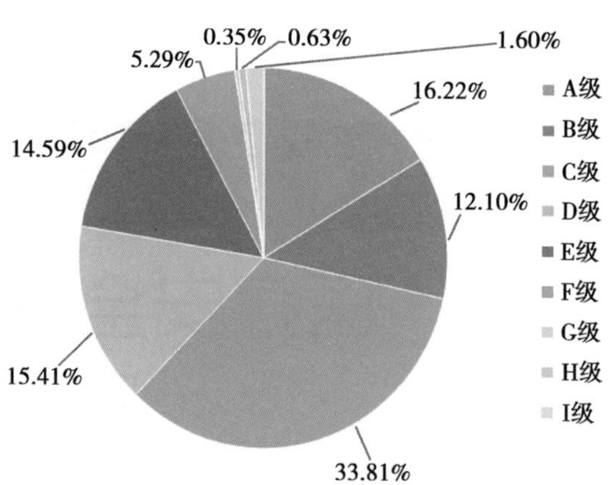

图 4-2-1-2 抽样医院应当主动报告的“五类”事件给患者造成损害级别的构成比例（%）

表 4-2-1-2 抽样医院应当主动报告的“五类”事件给患者造成损害级别的情况（例数）

医院应当主动报告的事件名称	给患者造成损害的轻重程度									
	A级	B级	C级	D级	E级	F级	G级	H级	I级	合计
住院患者失踪	509	395	573	128	39	10	6	6	35	1701
住院患者自杀	287	156	266	196	260	96	11	31	485	1788
产房新生儿被抱错	11	6	9	4	3	2	4	2	8	49
手术、介入诊疗患者、术式及部位选择错误	119	132	127	75	149	114	13	15	20	764
住院患者坠床与跌倒	6203	4629	13 884	6370	5960	2103	120	223	153	39 645
合计	7129	5318	14 859	6773	6411	2325	154	277	701	43 947

2. 不同级别类别医院应当主动报告的“五类”事件情况　抽样医院应当主动报告的“五类”事件中，三级公立医院 27 547 例（62. 68%），二级公立医院 13 288 例（30. 24%），三级民营医院 1316 例（2. 99%），二级民营医院 1796 例（4. 09%），三级公立医院是主动报告事件的主力。不同级别类别医院中，应当主动报告的事件占比最高的均为“住院患者坠床与跌倒”，占比最低的均为“产房新生儿被抱错”（图 4-2-1-3、图 4-2-1-4 和表 4-2-1-3）。

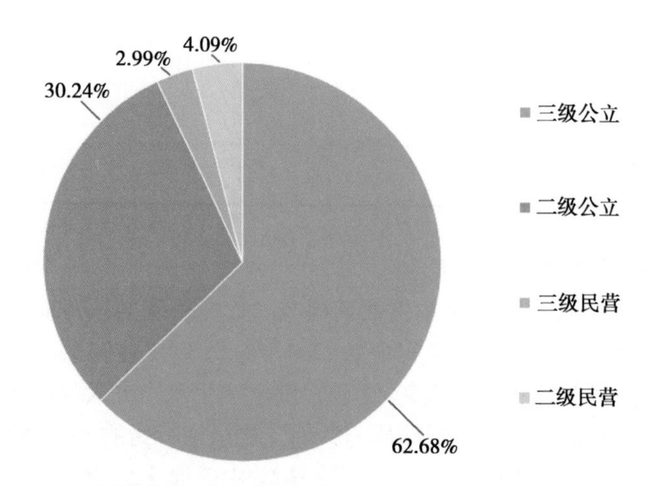

图 4-2-1-3 不同级别类别医院应当主动报告的“五类”事件 43 947 例中各自比例比较

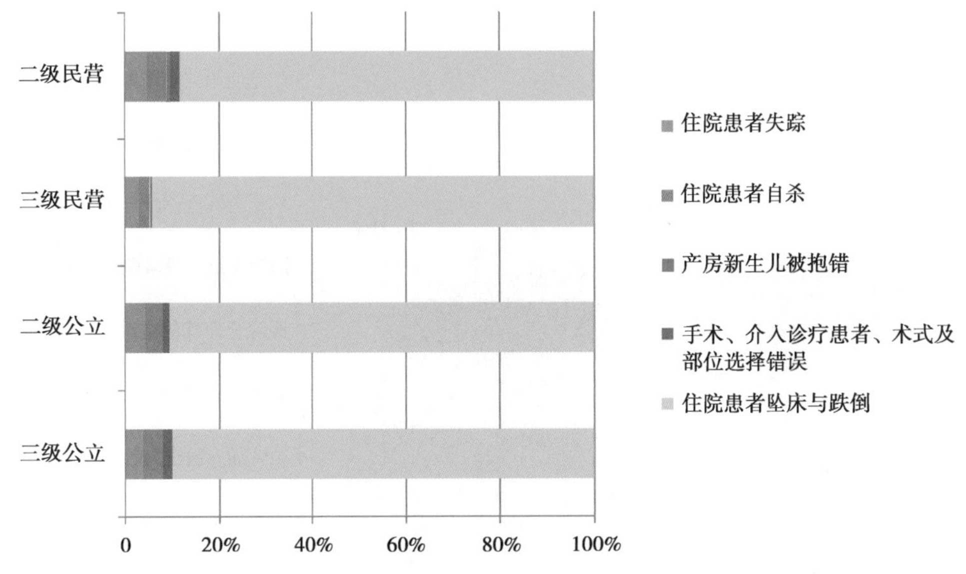

图 4-2-1-4 不同级别类别医院应当主动报告的“五类”事件 43 947 例中各自构成比较

表 4-2-1-3 不同级别类别医院应当主动报告的“五类”事件情况（例数）

医院应当主动报告的事件名称	三级公立	二级公立	三级民营	二级民营
住院患者失踪	1004	575	37	85
住院患者自杀	1208	474	32	74
产房新生儿被抱错	13	17	2	17
手术、介入诊疗患者、术式及部位选择错误	554	171	6	33
住院患者坠床与跌倒	24 768	12 051	1239	1587
合计	27 547	13 288	1316	1796

（二）医院内部不良事件报告系统中收集的不良事件/错误

1. 医院内部不良事件报告系统中收集的不良事件/错误例数及组成 抽样医院共填报各自医院内部不良事件报告系统中收集的不良事件/错误 312 119 例，排前三位的分别是“药品使用与管理错误”81 802例，“护理（基础）操作与管理错误”49 076 例，“病历与其他诊疗记录文件书写与使用错误”32 115例。其中给患者造成损害的 A 级 101 653 例（32. 57%），B～D 级 185 016 例（59. 28%），E～H 级 22 805例（7. 30%），I 级 2645 例（0. 85%）（图 4-2-1-5、图 4-2-1-6 和表 4-2-1-4）。

2. 不同级别类别医院内部报告系统中收集的医疗安全（不良）**事件/错误比较** 抽样医院应当主动报告的事件中，三级公立医院 188 257 例（60. 31%），二级公立医院 92 972 例（29. 79%），三级民营医院 11 699 例（3. 75%），二级民营医院 19 191 例（6. 15%），三级公立医院内部报告系统中收集医疗安全（不良）事件/错误占比最高。不同级别类别医院中，三级、二级公立医院和三级民营医院均为“药品使用与管理错误”占比最高，而二级民营医院“病历与其他诊疗记录文件书写与使用错误”的占比最高，提示二级民营医院要侧重病案文书质量管理（图 4-2-1-7、图 4-2-1-8 和表 4-2-1-5）。

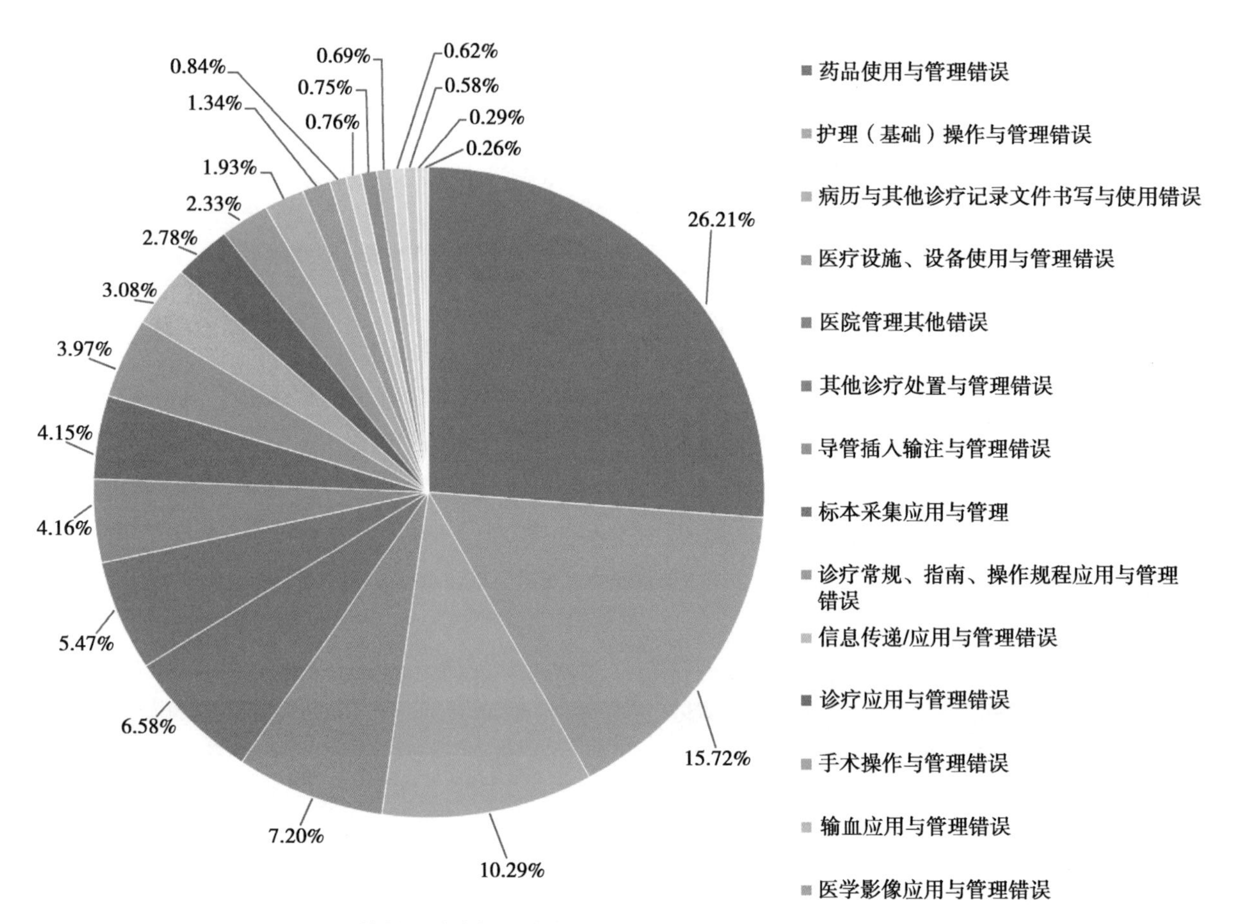

图 4-2-1-5 抽样医院内部系统收集的医疗安全（不良）事件/错误类别构成

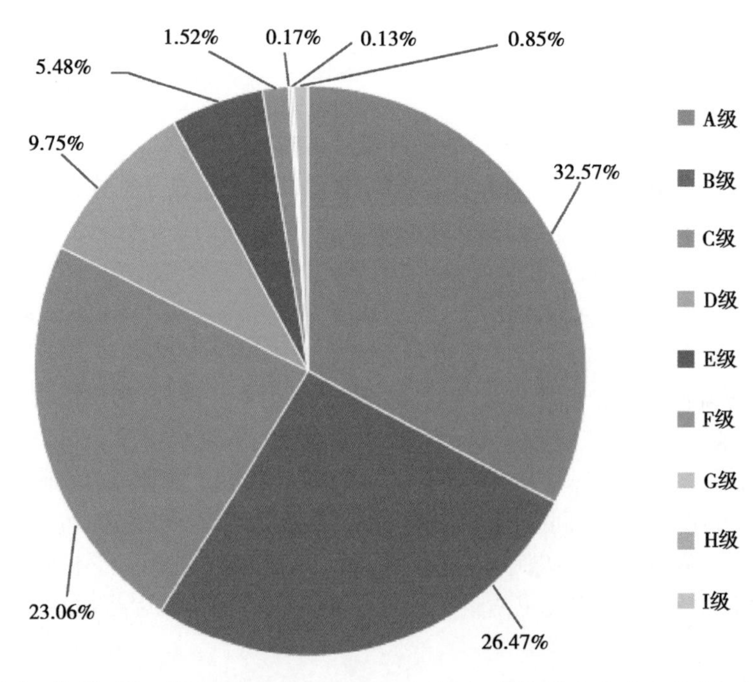

图 4-2-1-6 抽样医院内部系统收集的医疗安全（不良）事件/错误给患者造成损害级别构成

表 4-2-1-4 抽样医院内部报告系统中收集的医疗安全（不良）事件/错误报告情况（例数）

医院内部不良事件报告系统中收集的不良事件/错误名称	给患者造成损害的轻重程度									
	A级	B级	C级	D级	E级	F级	G级	H级	I级	合计
1. 诊疗常规、指南、操作规程应用与管理错误	3992	3208	2501	972	905	528	47	51	173	12 377
2. 病历与其他诊疗记录文件书写与使用错误	20 773	8715	2105	206	74	47	52	44	99	32 115
3. 医疗设施、设备使用与管理错误	7635	7561	4852	1522	712	117	21	13	45	22 478
4. 药品使用与管理错误	21 506	22 047	20 713	11 527	5154	650	40	52	113	81 802
5. 诊疗应用与管理错误	2723	2192	2043	755	581	236	44	25	73	8672
6. 信息传递/应用与管理错误	3757	3400	1988	286	67	42	12	5	45	9602
7. 手术操作与管理错误	1076	1044	1165	861	1274	1640	85	48	89	7282
8. 医学影像应用与管理错误	1510	1416	842	210	125	42	13	3	12	4173
9. 体格检查应用与管理错误	999	777	340	173	51	13	7	6	14	2380
10. 输血应用与管理错误	1378	1145	1560	1331	565	30	7	5	11	6032
11. 内窥镜应用与管理错误	283	192	110	45	80	74	11	8	11	814
12. 急救处置与管理错误	702	390	335	140	77	32	18	29	77	1800
13. 口腔修复操作与管理错误	344	246	170	68	55	10	5	2	5	905
14. 导管插入输注与管理错误	1509	2700	5652	2189	807	90	9	3	13	12 972
15. 麻醉应用与管理错误	431	421	474	324	170	55	16	14	16	1921
16. 导管介入诊疗操作与管理错误	489	428	639	162	324	73	8	7	27	2157
17. 护理（基础）操作与管理错误	11 230	11 895	13 848	6343	3991	477	12	15	1265	49 076
18. 功能检查应用与管理错误	1050	837	508	138	59	12	4	6	12	2626
19. 产科分娩操作与管理错误	590	370	476	276	347	171	45	13	68	2356
20. 标本采集应用与管理错误	3612	4369	4198	614	73	30	17	17	29	12 959
21. 其他诊疗处置与管理错误	7279	3806	3498	1367	708	209	27	33	150	17 077
22. 医院管理其他错误	8785	5467	3952	912	907	174	31	17	298	20 543
合计	101 653	82 626	71 969	30 421	17 106	4752	531	416	2645	312 119

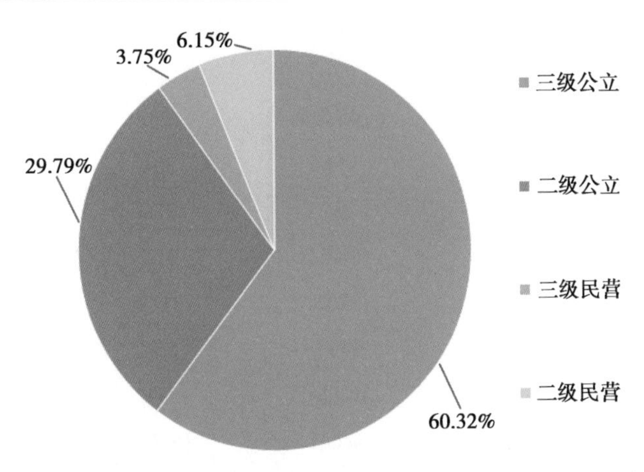

图 4-2-1-7 不同级别类别医院内部系统收集医疗安全（不良）事件例数各自比例比较

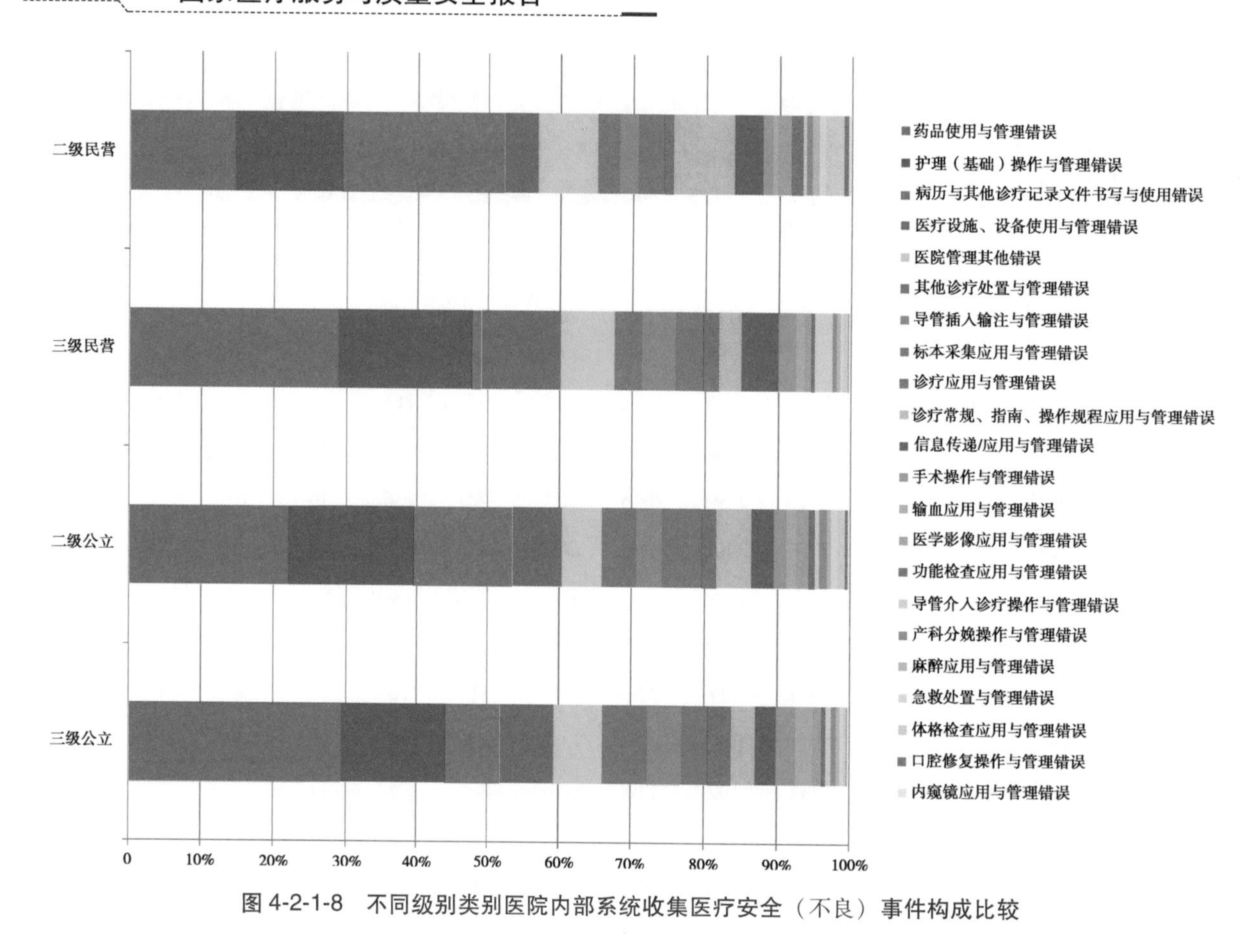

图 4-2-1-8 不同级别类别医院内部系统收集医疗安全（不良）事件构成比较

表 4-2-1-5 不同级别类别医院内部报告系统中收集的医疗安全（不良）事件/错误报告情况（例数）

医院内部不良事件报告系统中收集的不良事件/错误名称	三级公立	二级公立	三级民营	二级民营
1. 诊疗常规、指南、操作规程应用与管理错误	6086	4380	342	1569
2. 病历与其他诊疗记录文件书写与使用错误	14 622	12 908	179	4406
3. 医疗设施、设备使用与管理错误	13 927	6373	1277	901
4. 药品使用与管理错误	55 221	20 430	3374	2777
5. 诊疗应用与管理错误	6188	1949	261	274
6. 信息传递/应用与管理错误	5330	2932	592	748
7. 手术操作与管理错误	5163	1555	290	274
8. 医学影像应用与管理错误	2058	1649	111	355
9. 体格检查应用与管理错误	770	1054	68	488
10. 输血应用与管理错误	4534	1238	139	121
11. 内窥镜应用与管理错误	396	304	35	79
12. 急救处置与管理错误	781	776	52	191
13. 口腔修复操作与管理错误	447	317	19	122
14. 导管插入输注与管理错误	8782	3172	532	486
15. 麻醉应用与管理错误	1142	556	54	169
16. 导管介入诊疗操作与管理错误	1288	511	272	86
17. 护理（基础）操作与管理错误	27 641	16 407	2193	2835

续表

医院内部不良事件报告系统中收集的不良事件/错误名称	三级公立	二级公立	三级民营	二级民营
18. 功能检查应用与管理错误	1427	813	60	326
19. 产科分娩操作与管理错误	1143	982	76	155
20. 标本采集应用与管理错误	6718	5102	452	687
21. 其他诊疗处置与管理错误	11 668	4398	442	569
22. 医院管理其他错误	12 925	5166	879	1573
合计	188 257	92 972	11 699	19 191

二、医疗安全（不良）事件报告系统医疗安全（不良）事件/错误发生情况

在2017年报告中，我们将国家医疗质量管理与控制信息网（www.ncis.cn）中医疗安全（不良）事件报告系统2013—2016年上报的81 784例不良事件数据（清洗后）结果进行汇总分析，希望给大家的医疗安全管理工作予以借鉴，从而有针对性地实现医疗质量持续改进。

（一）发生医疗安全（不良）事件时的一般情况

发生医疗安全（不良）事件时的一般情况具体见图4-2-1-9至图4-2-1-13。

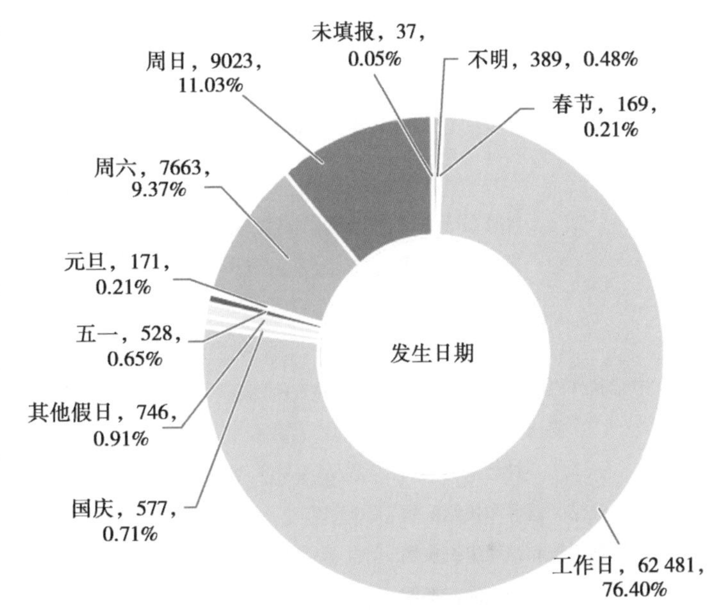

图4-2-1-9　发生日期类型

时间/日期	例数	元旦	春节	五一	国庆	其他假日	工作日	周六	周日
0时~2时	2319	5	6	1	13	43	1767	262	222
2时~4时	3090	17	3	13	12	14	1818	266	947
4时~6时	3699	11	11	6	16	13	1495	230	1917
6时~8时	4051	20	14	8	17	23	3174	403	392
8时~10时	13 729	13	23	33	149	102	11 150	1234	1025
10时~12时	15 110	10	40	356	117	99	11 977	1369	1142
12时~14时	5487	7	14	16	49	69	4353	517	462
14时~16时	8193	12	28	18	55	183	6537	746	614
16时~18时	7916	48	11	30	66	105	6127	960	569
18时~20时	4019	8	3	18	25	26	3137	392	410
20时~22时	3569	12	4	7	20	39	2754	334	399
22时~24时	2682	5	10	6	17	21	2051	251	321

图4-2-1-10　发生时间类型

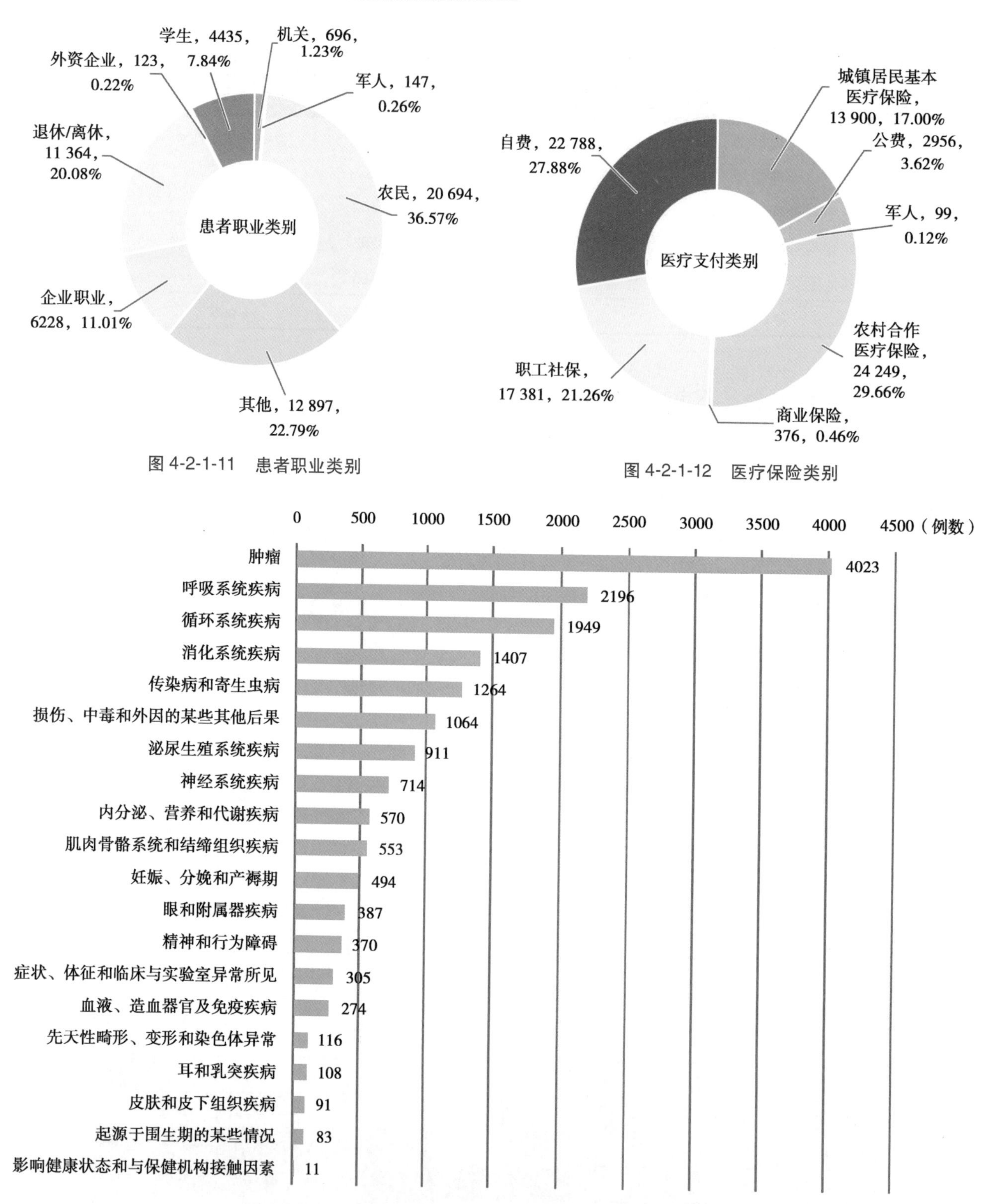

图 4-2-1-11　患者职业类别

图 4-2-1-12　医疗保险类别

图 4-2-1-13　发生医疗安全（不良）事件的患者就诊疾病类别

结果表明：

1. 发生“事件”日期、时间段类型　正常工作日是主体（76.40%），但周六、周日及节假日占20.08%；正常工作时间段为主体，占61.90%，但非正常工作时段占38.10%，周末、节假日及非工作时间等因资源配置、主观重视程度等原因，危机处理能力不足，更易造成严重后果，薄弱环节质量管理不容忽视。

2. 患者职业类别、医疗保险数据结果与医院就诊人群数据构成呈正常态势，无特别之处。

3. 81 784 例的患者发生医疗安全（不良）事件就诊疾病类别覆盖了全部疾病类别。

（二）发生医疗安全（不良）事件的性质级别

发生的 81 784 例医疗安全（不良）事件，其中Ⅲ级事件（未造成后果事件）和Ⅳ级事件（隐患事件）共为 66 423 例，占全部事件的 81.22%，表明大多数患者发生医疗安全（不良）事件未造成后果；Ⅱ级事件（不良后果事件）11 262 例，占全部事件的 13.77%；Ⅰ级事件（警告事件）2524 例，占全部事件的 3.09%，给患者造成了严重后果，甚至死亡，必须引起医院足够的重视，并引以为戒（图 4-2-1-14）。这种造成严重危害的警告事件是医院医疗质量与患者安全持续改进的重点。

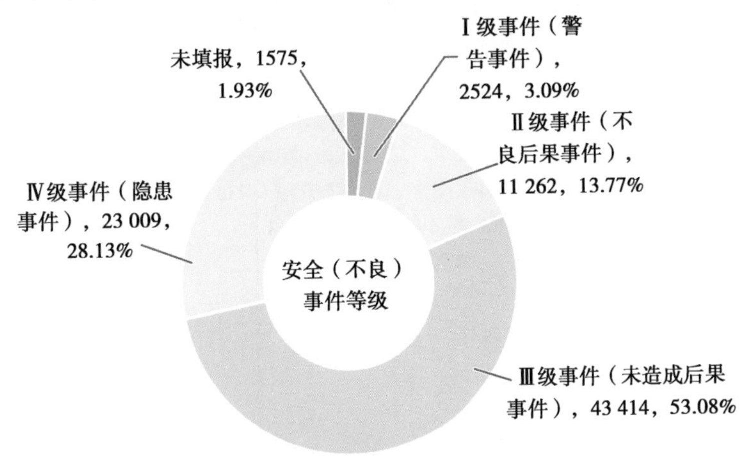

图 4-2-1-14　发生医疗安全（不良）事件的性质级别

（三）发生医疗安全（不良）事件的类别情况

1. 为患者提供何种服务时发生医疗安全（不良）事件（图 4-2-1-15）

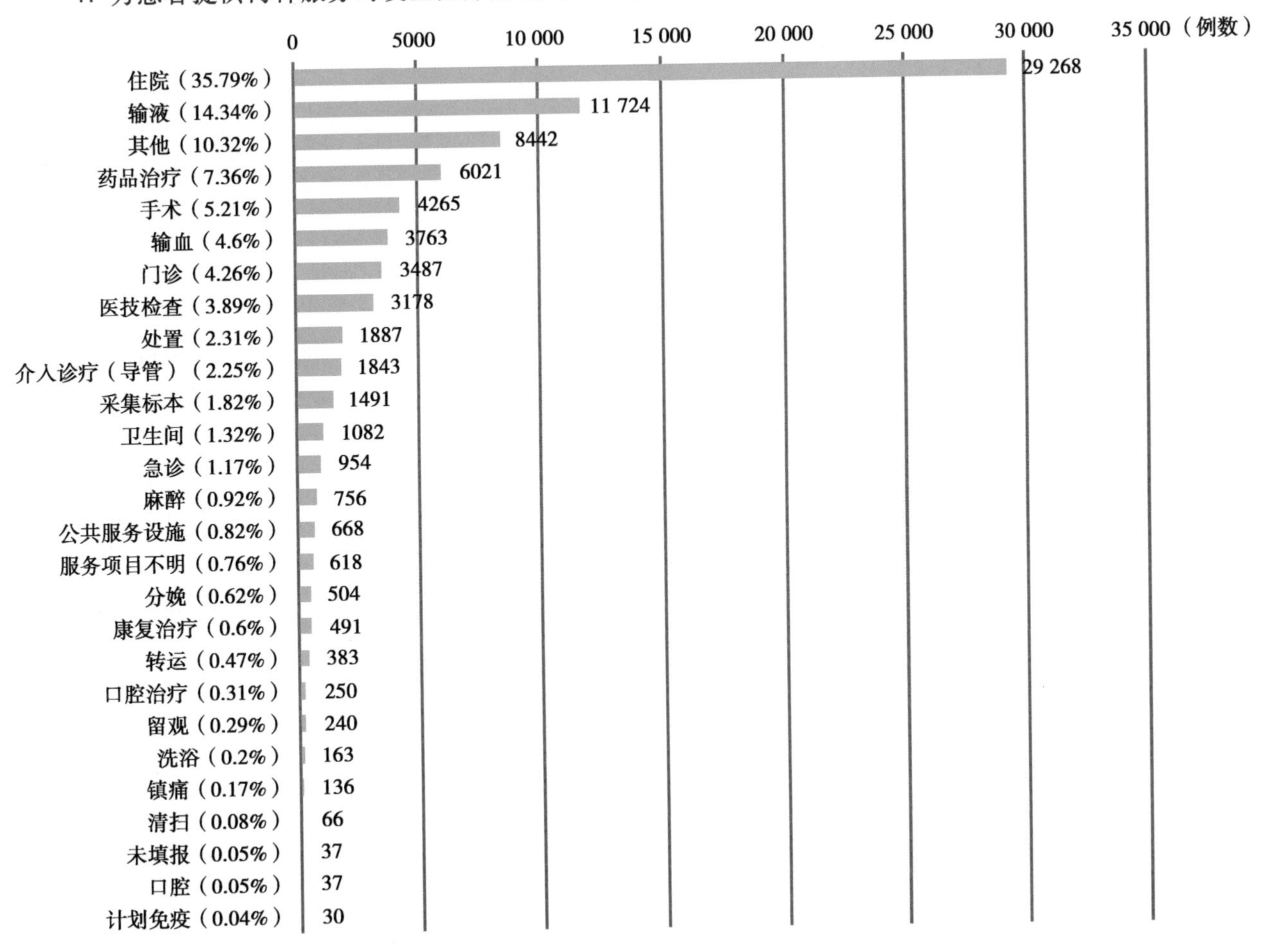

图 4-2-1-15　为患者提供何种服务时发生医疗安全（不良）事件

从提供何种服务时发生统计来看，与2014年度、2015年度数据相比，排在首位的仍然是提供“住院”服务时发生29 268例，占35.79%；其次是“输液”，为11 724例，占14.34%；其后依次为“药物治疗”6021例，占7.36%；“手术”4265例，占5.21%；“输血”3763例，占4.60%；“门诊”3487例，占4.26%及“医技检查”3178例，占3.89%。

2. **所报告医疗安全（不良）事件的名称**（图4-2-1-16）

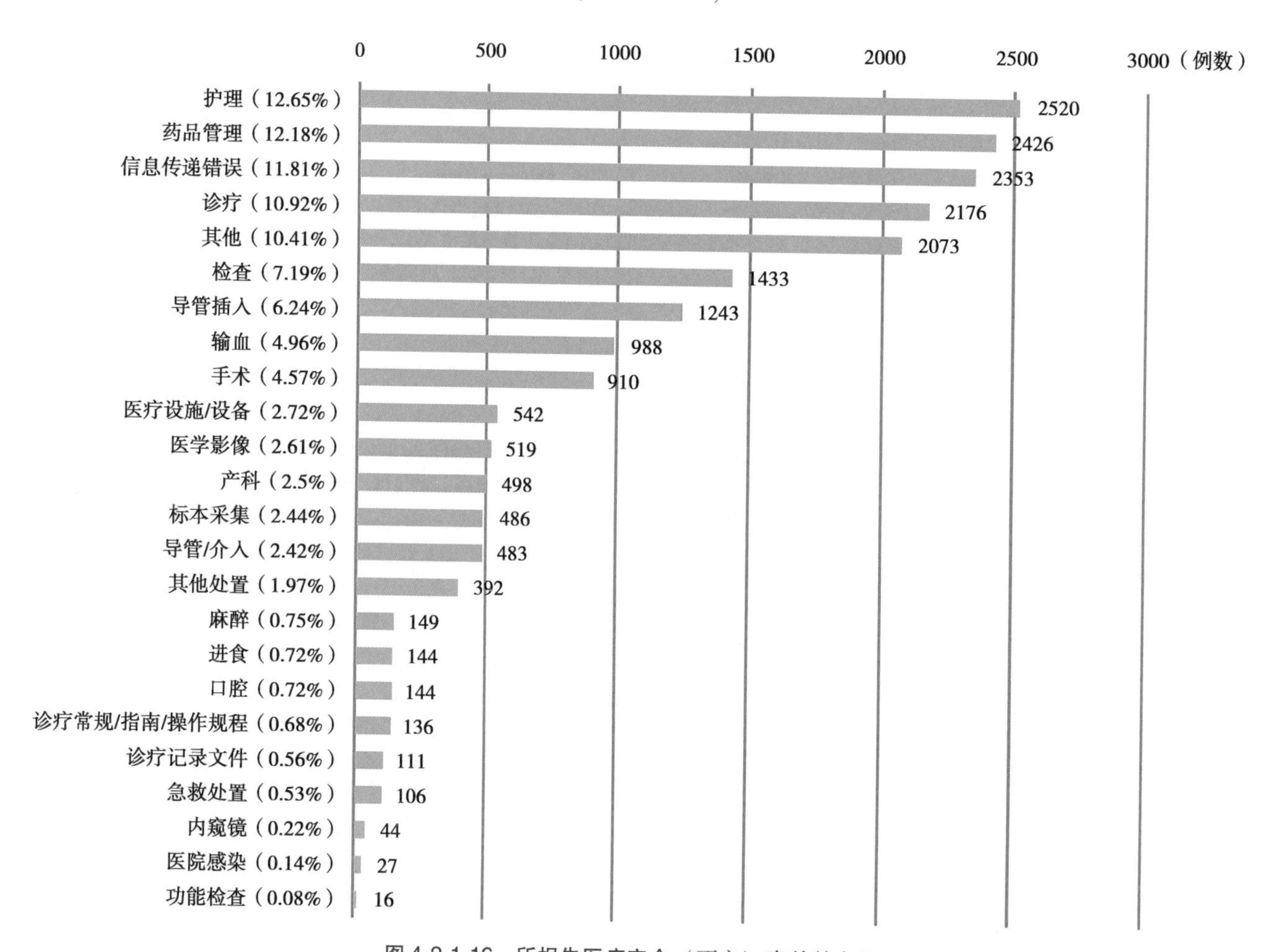

图4-2-1-16 所报告医疗安全（不良）事件的名称

81 784例医疗安全（不良）事件中，未能填报不良事件的名称者61 865例，占全部报告医疗安全（不良）事件的75.64%，医疗安全（不良）事件上报需进一步提高完整性和准确性。

19 919例报告医疗安全（不良）事件名称的事件中，大于1000例的医疗安全（不良）事件，排名第一的为“护理”2520例，占12.65%；随后依次为“药品管理”2426例，占12.18%；“信息传递错误”2353例，占11.81%；“诊疗”2176例，占10.92%；“检查”1433例，占7.19%。

3. **所致医疗安全（不良）事件的主要事由**（图4-2-1-17）

81 784例医疗安全（不良）事件中，未能填报不良事件的主要事由者63 477例，占全部报告医疗安全（不良）事件的77.62%。

18 307例填报事件中，大于1000例的医疗安全（不良）事件，排名第一的为“信息传递与接受”2775例，占15.16%；随后依次为“基础护理”2598例，占14.19%；“导管操作”2098例，占11.46%；“药品调剂分发”1275例，占6.96%。

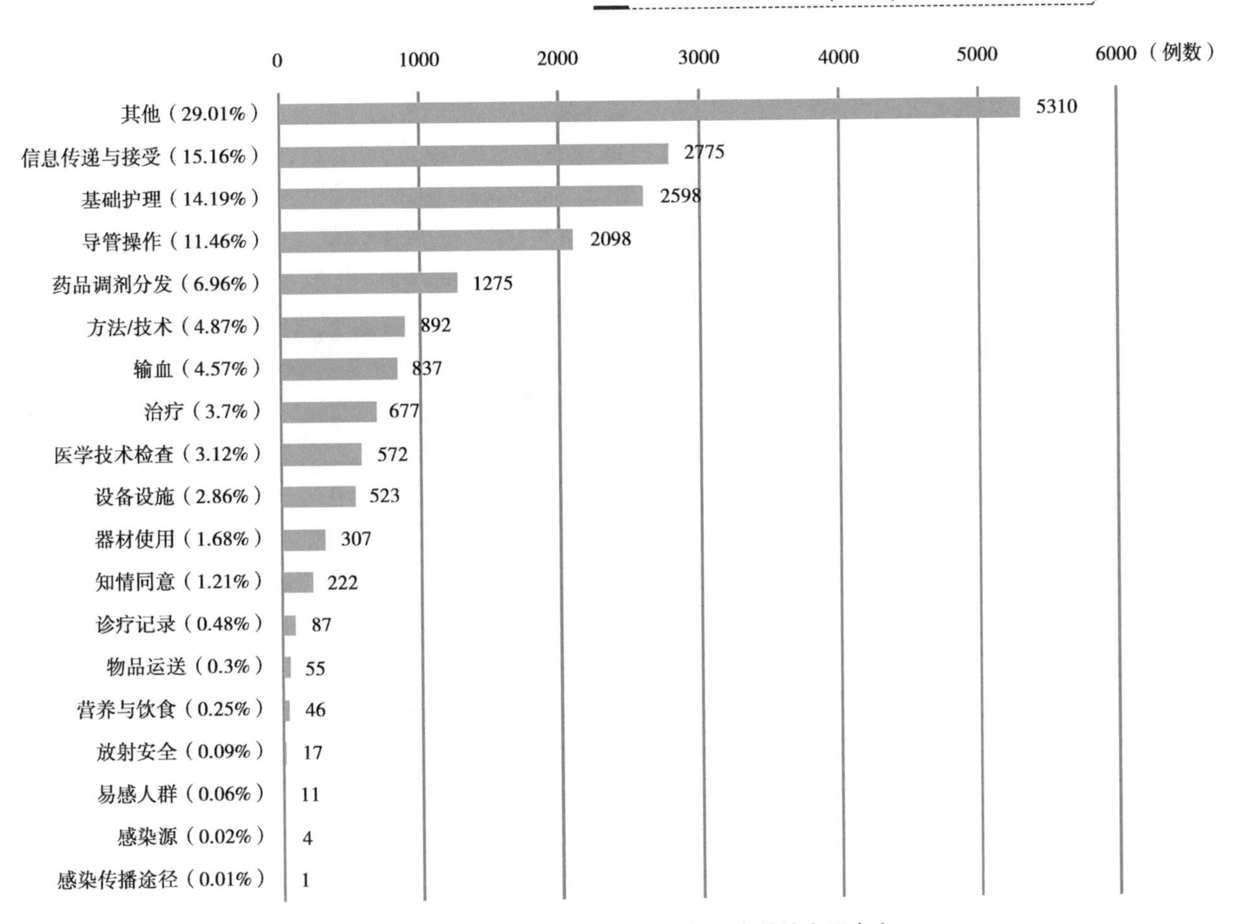

图 4-2-1-17　所致医疗安全（不良）事件的主要事由

4. 发生医疗安全（不良）事件当事人可能的因素（图 4-2-1-18）

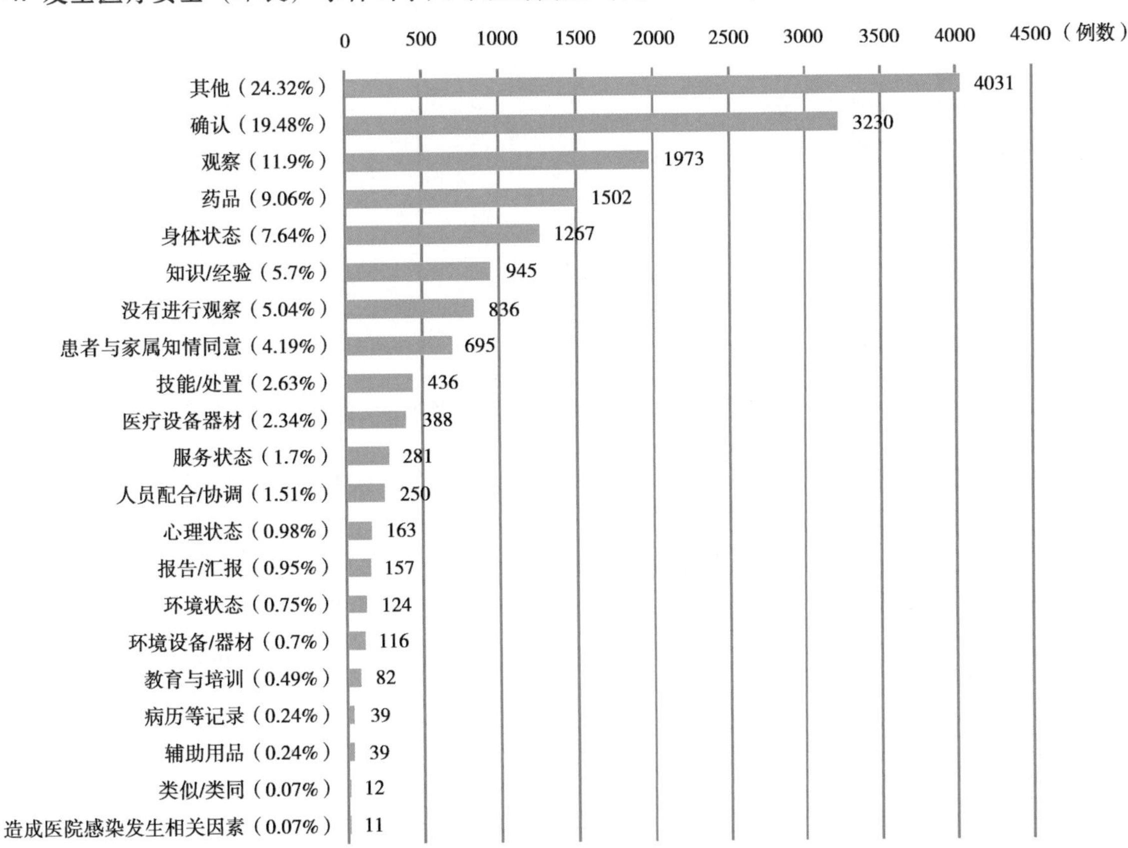

图 4-2-1-18　发生医疗安全（不良）事件当事人可能的因素

所报告 81 784 例医疗安全（不良）事件中，未报告发生医疗安全（不良）事件当事人可能因素的 65 207 例，占全部医疗安全（不良）事件的 79.73%。

对有记录发生医疗安全（不良）事件当事人可能因素信息的 16 577 例进行分析发现，有记录发生医疗安全（不良）事件当事人可能因素大于 1000 例的，首位为“确认”3230 例，占 19.48%；随后依次为“观察”1973 例，占 11.90%；“药品”1502 例，占 9.06%；“身体状态”1267 例，占 7.64%。

另外，事件当事人可能因素大于 500 例的有“知识/经验”945 例，占 5.70%；“没有进行观察”836 例，占 5.04%；“患者与家属知情同意”695 例，占 4.19%。

（四）患者的情况

1. 医疗安全（不良）事件发生前患者状态（图 4-2-1-19）

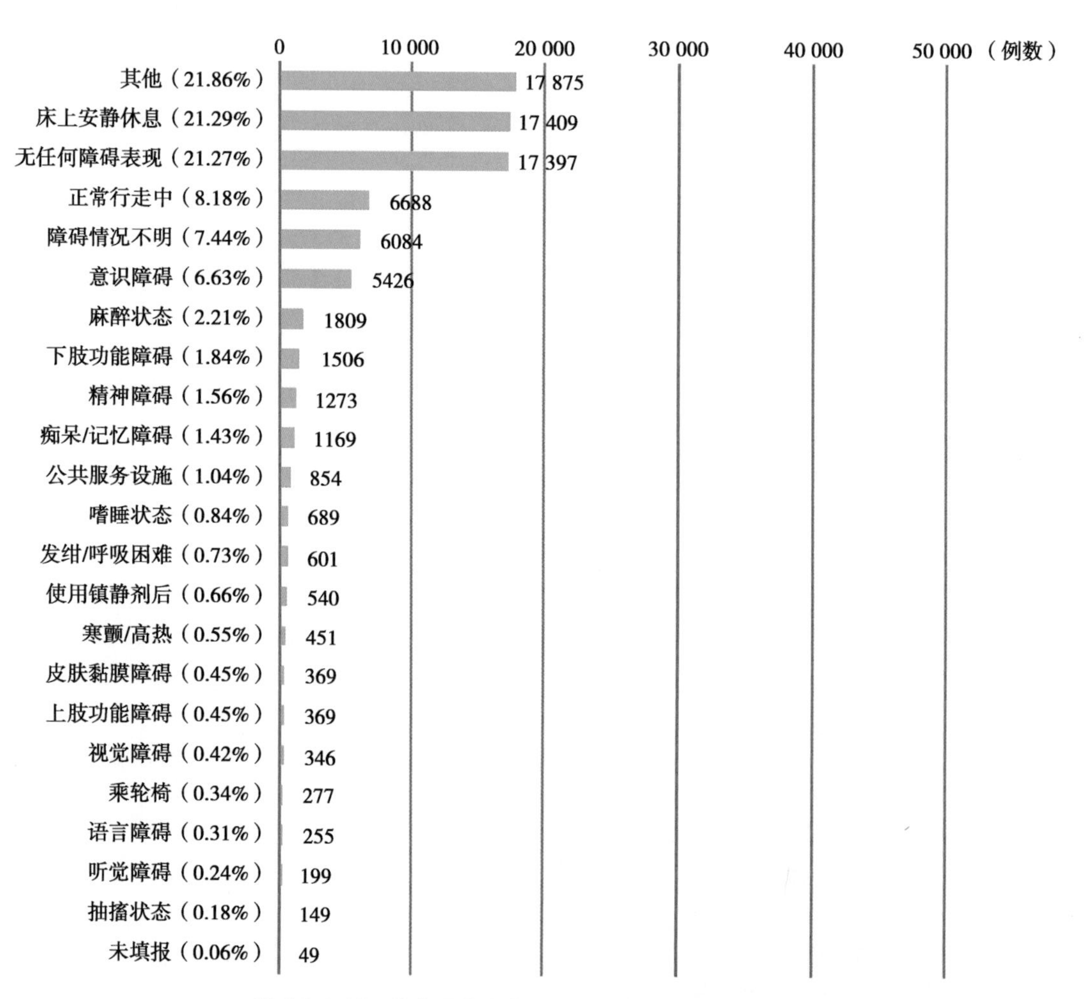

图 4-2-1-19 发生医疗安全（不良）事件前患者的状态

在 81 784 例医疗安全（不良）事件中，发生不良事件前患者在床上安静休息的 17 409 例，无任何障碍表现的 17 397 例，正常行走中的患者 6688 例，共计 41 494 例，占 50.74%。

2. 医疗安全（不良）事件发生后患者状态（图 4-2-1-20）

在 81 784 例医疗安全（不良）事件中，发生医疗安全（不良）事件后患者无任何损害的为 42 427 例，占全部发生医疗安全（不良）事件患者的 51.88%。患者功能损害以皮肤黏膜功能损害为主，为 8439 例，占 10.32%。

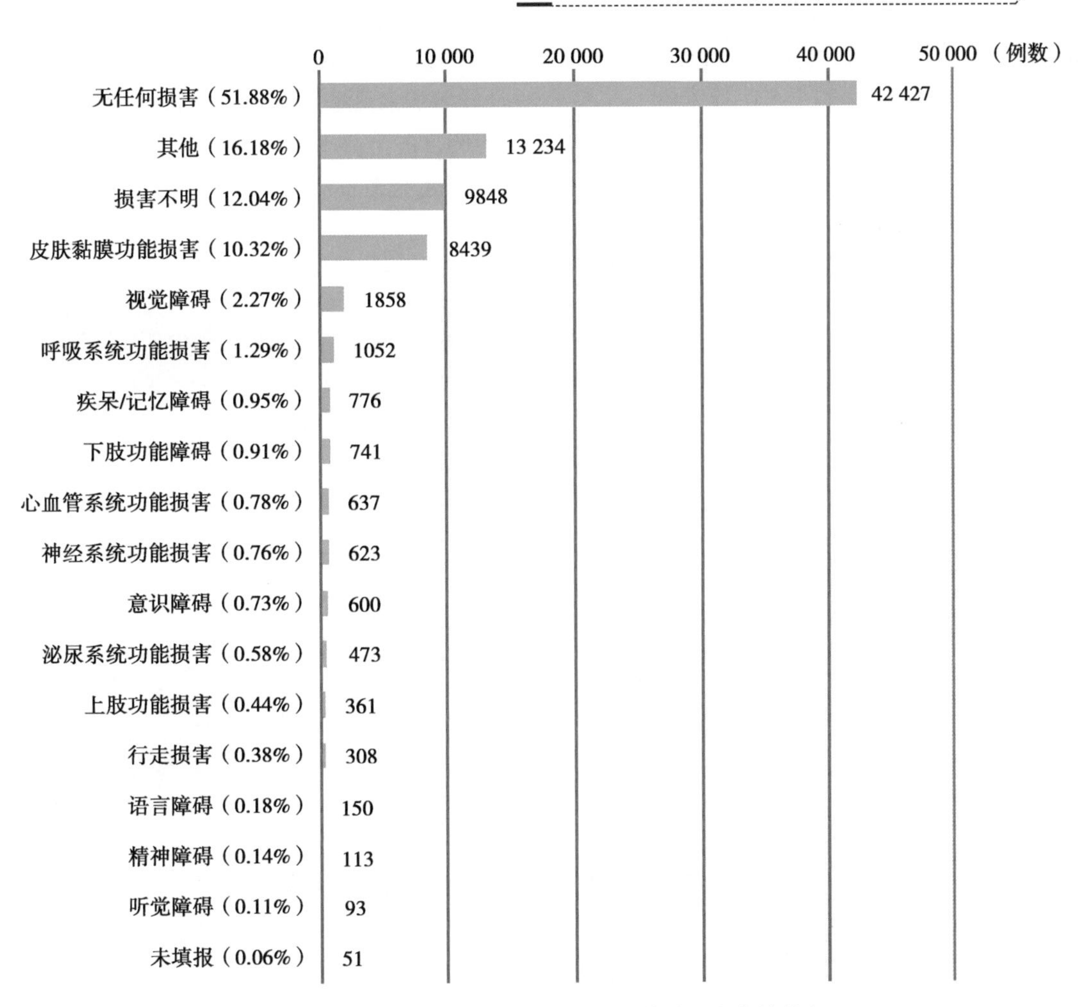

图 4-2-1-20 发生医疗安全（不良）事件后患者的状态

3. 发生医疗安全（不良）事件的损害等级与严重程度（图 4-2-1-21）

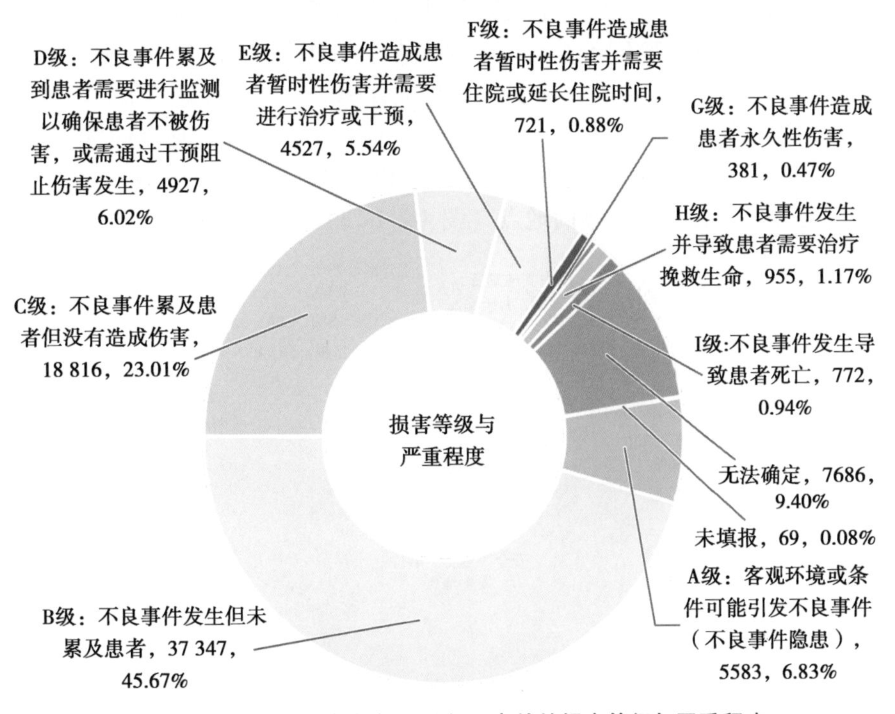

图 4-2-1-21 发生医疗安全（不良）事件的损害等级与严重程度

医疗安全（不良）事件的损害严重程度分为 A 至 I 九个等级，81 784 例医疗安全（不良）事件，其中需特别予以关注的两类：一是 I 级医疗安全（不良）事件导致患者死亡的 772 例，占全部事件的 0.94%；二是 H 级不良事件发生并导致患者需要治疗挽救生命 955 例，占全部事件的 1.17%。其后果是极为严重的，必须引起医院足够的重视，并引以为戒，这是医院医疗质量与患者安全持续改进的重点。

（五）发生不良事件现场的情况

1. 发生医疗安全（不良）**事件现场的诊疗科室名称**（图 4-2-1-22）

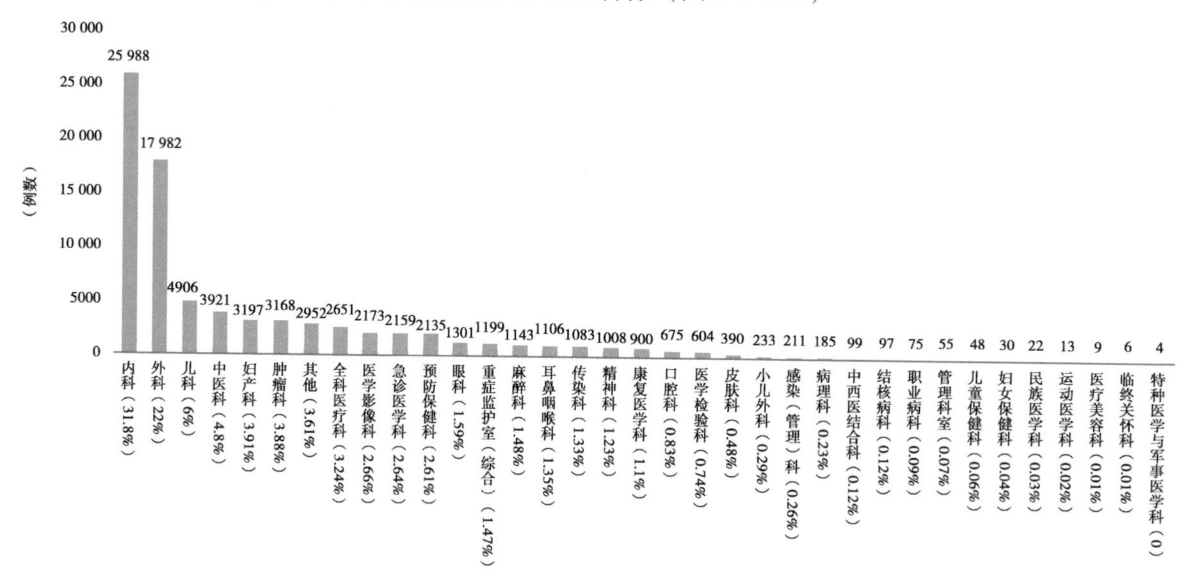

图 4-2-1-22 发生医疗安全（不良）事件现场的诊疗科室名称

报告数量前五位的临床科室其相关信息如下：

（1）发生地点在内科的医疗安全（不良）事件共计 25 988 例，居首位。

（2）发生地点在外科的医疗安全（不良）事件共计 17 982 例，居第 2 位。

（3）发生地点在儿科的医疗安全（不良）事件共计 5139 例，居第 3 位。

（4）发生地点在中医科的医疗安全（不良）事件共计 3197 例，居第 4 位。

（5）发生地点在妇产科的医疗安全（不良）事件共计 4441 例，居第 5 位。

（6）发生地点在肿瘤科的医疗安全（不良）事件共计 4023 例，居第 6 位。

从医疗安全（不良）事件发生现场诊疗科室名称的信息中，可以看到事件发生现场遍及医院诊疗的所有科室和部门，基本与医院诊疗科室的床位比例数和接诊患者数量相一致。

2. 发生医疗安全（不良）**事件现场的地点**（图 4-2-1-23）

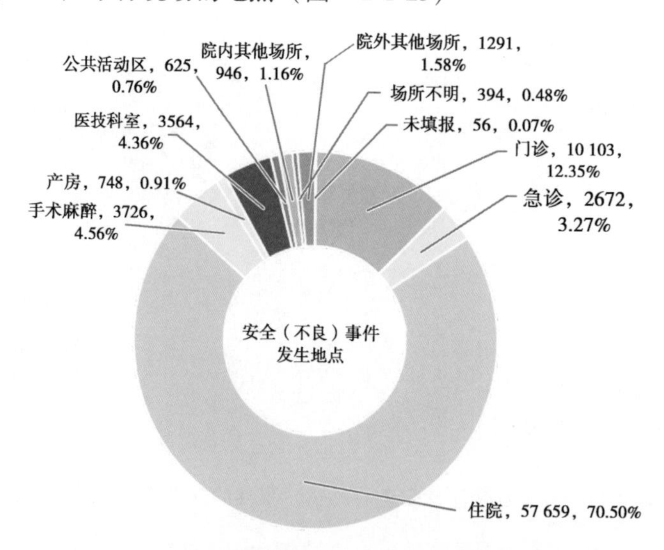

图 4-2-1-23 发生医疗安全（不良）事件现场的地点

从医疗安全（不良）事件发生所在地点的信息中，可以看到事件发生遍及患者在医院诊疗活动所经历的所有地点。

（六）发生医疗安全（不良）事件当事人的情况

1. 发生医疗安全（不良）事件当事人的职务（图 4-2-1-24）

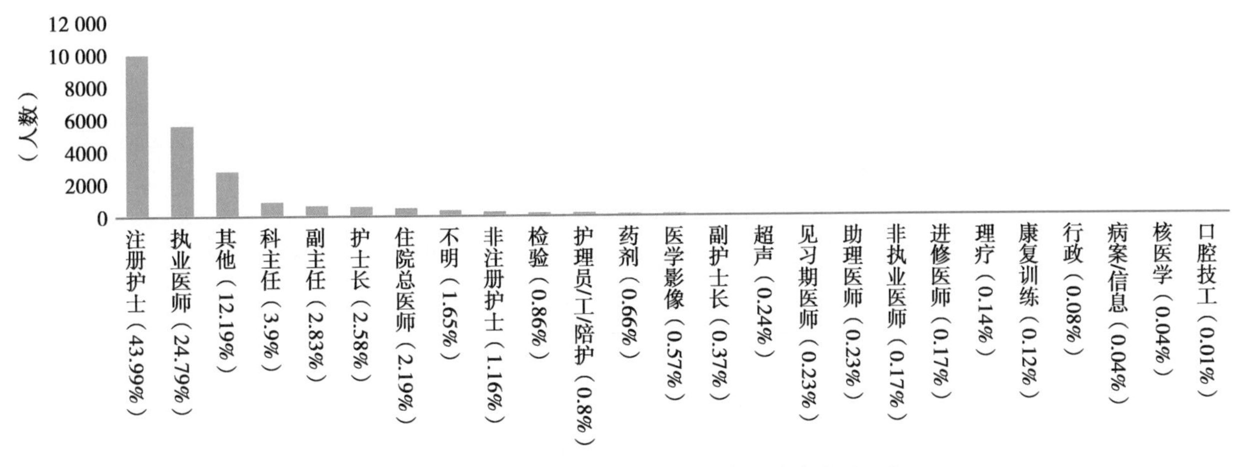

图 4-2-1-24　发生医疗安全（不良）事件当事人的职务

2. 发生医疗安全（不良）事件当事人职务的履职年限（图 4-2-1-25）

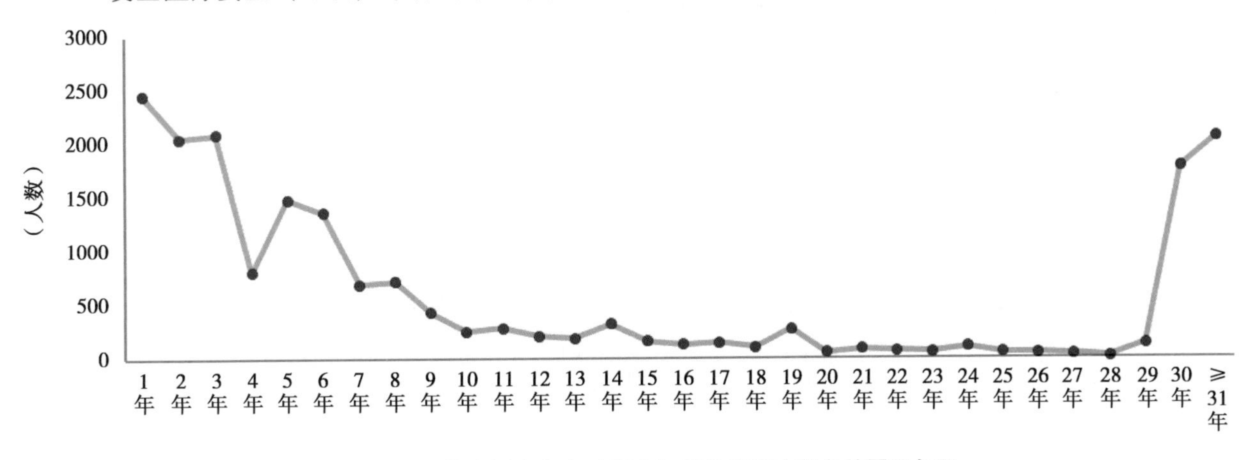

图 4-2-1-25　发生医疗安全（不良）事件当事人职务的履职年限

3. 发生医疗安全（不良）事件当事人的职称（图 4-2-1-26）

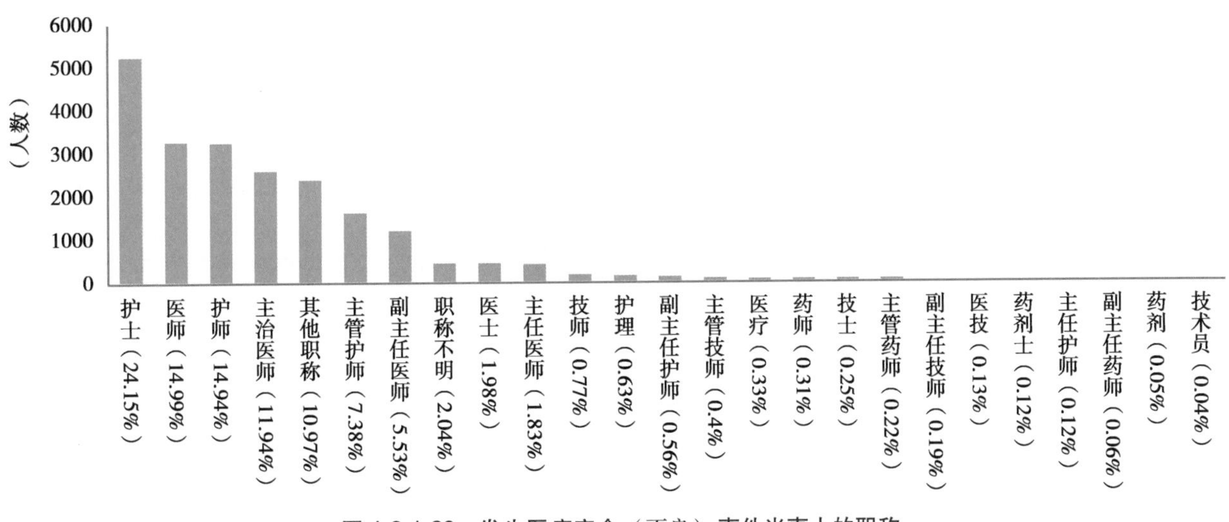

图 4-2-1-26　发生医疗安全（不良）事件当事人的职称

4. **发生医疗安全（不良）事件当事人职称的履职年限**（图 4-2-1-27）

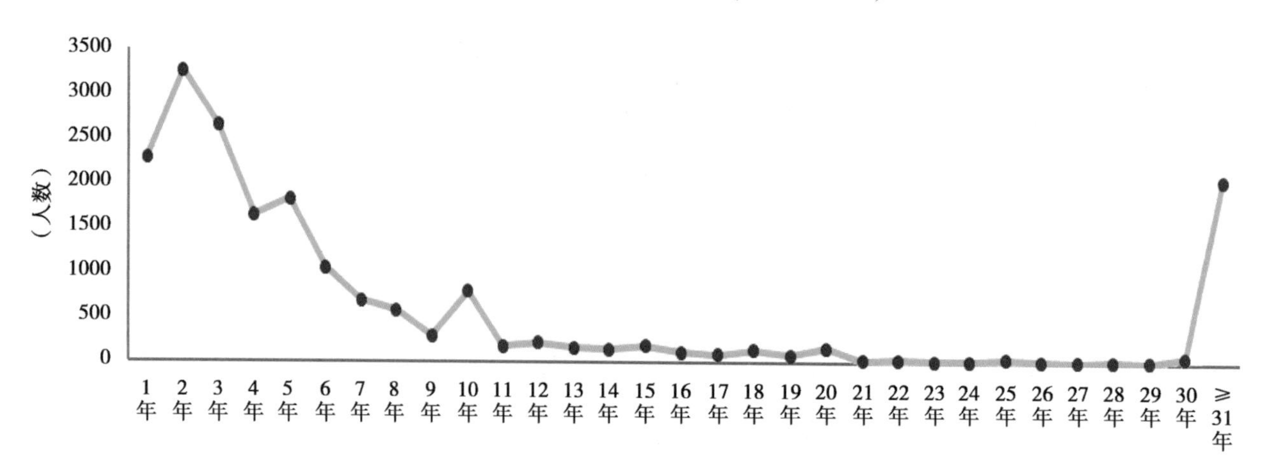

图 4-2-1-27 发生医疗安全（不良）事件当事人职称的履职年限

发生医疗安全（不良）事件当事人的职务和履职年限的信息中显示，各专业人员均可发生，以五年以内低年资工作人员为主，但工作年限超过 30 年的高年资专业人员也表现出较高的医疗安全（不良）事件发生率，这与高年资专业人员接触高危患者频率较高有关。

（七）医疗安全（不良）事件报告人的情况

1. **报告者与本事件当事人关系**（图 4-2-1-28）

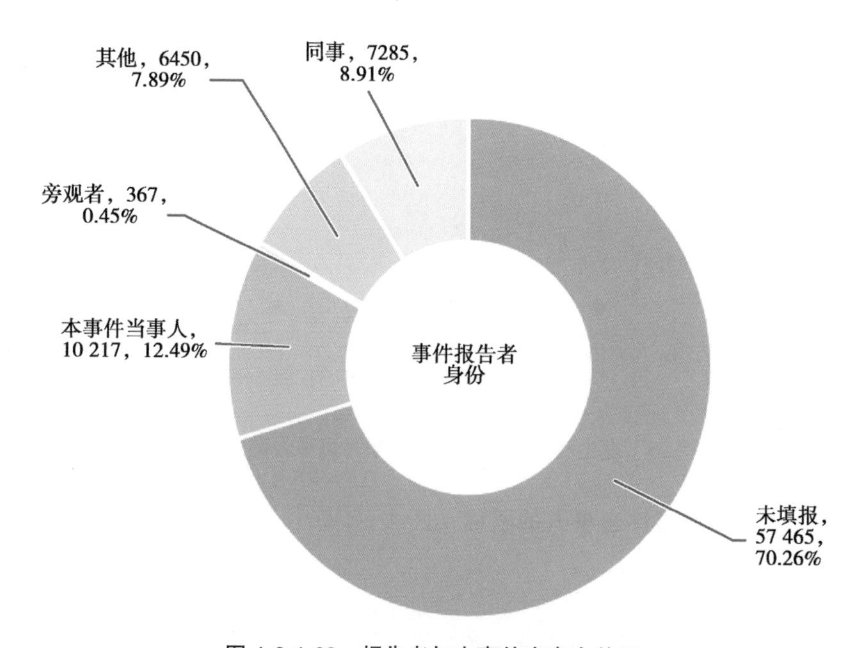

图 4-2-1-28 报告者与本事件当事人关系

由发生医疗安全（不良）事件当事人报告的仅占 12. 49%，可见主动报告医疗安全（不良）事件制度的落实仍有很大改进与努力空间。

2. **事件报告者的职别** 除护理人员报告者较少外，报告者的各类职务与事件数量基本相当（图 4-2-1-29）。

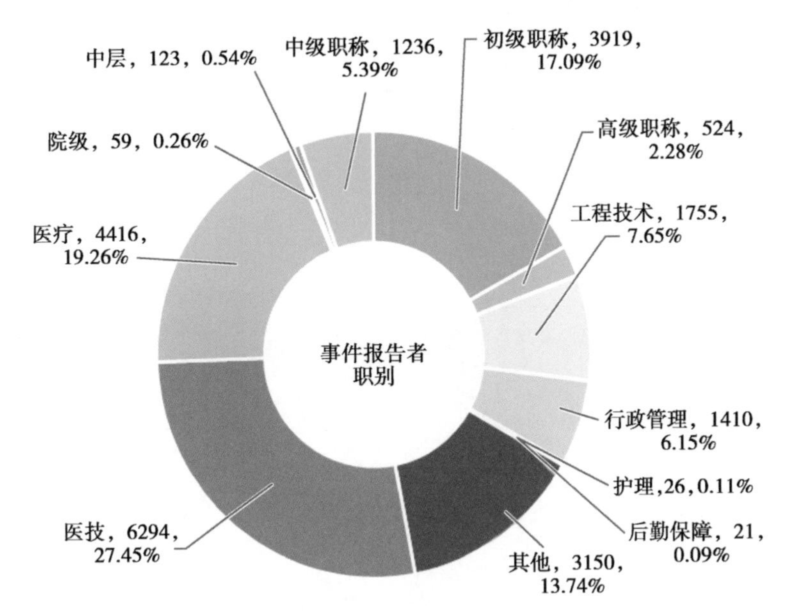

图 4-2-1-29　事件报告者的职别

三、问题分析及工作重点

保障患者安全，提高医疗服务质量是医院的基本工作，其中患者安全是质量管理的核心。收集医疗安全（不良）事件报告，分析相关数据，发现制度流程实践过程中存在的问题并提出改进建议，是保障医疗安全的重要途径，这一做法已被许多国家采用。建立以“匿名与自愿、免责与学习”为特征的医疗安全意外事件通报系统是建立安全医疗体系的第一步。

在“医疗安全（不良）事件报告”系统基础上，研究制定与发布国家年度《患者安全目标》，有针对性地开展持续改进工作，进一步提升各级卫生计生行政部门对“医疗安全（不良）事件报告”的认识，推动各级各类医院主动报告“医疗安全（不良）事件”，有效防范医疗纠纷的发生。对影响医疗质量及医疗安全的不良事件，及时、及早地进行介入处理，把隐患消除在萌芽状态，防止事态的扩大、恶化，最大限度保护患者的医疗安全。

第五部分

临床专科 DRGs 绩效评价

本报告对2013—2016年呼吸内科等12个临床专科进行评价，样本为“十二五”期间国家临床重点专科建设项目的医院专科，数据来自国家医疗质量监测系统（Hospital Qulity Monitoring System，HQMS）提供的2013—2016年284家医院住院病案首页数据。本次评估基于按疾病诊断相关分组（Diagnosis Related Groups，DRGs）医疗服务绩效评估方案，采用2014版《CN-DRGs分组方案》，围绕住院服务“能力”、“效率”和“医疗安全”三个维度进行评估，具体评价指标见下表。

基于DRG进行医疗服务绩效评估指标一览表

维度	指标	评价内容
能力	DRG组数	治疗病例所覆盖疾病类型的范围
	病例组合指数（CMI）	治疗病例的平均技术难度水平
效率	费用消耗指数	治疗同类疾病所花费的费用
	时间消耗指数	治疗同类疾病所花费的时间
安全	中低风险组死亡率	疾病本身导致死亡概率较低的病例死亡率
	高风险组死亡率	疾病本身导致死亡概率较高的病例死亡率

第一节 呼吸内科DRGs绩效评价

“十二五”期间国家在40家医院设立了呼吸内科临床重点专科建设项目，本报告共纳入2013—2016年数据质量合格的37家医院的333 543例专科病例为样本，对呼吸内科进行分析。

1. 医疗服务能力 2013—2016年呼吸内科医疗服务广度无显著变化，DRG组数的中位数基本维持在40组。其中，2016年医疗服务广度最大的医院DRG组数为46，4年间医疗服务广度提升最大的医院，DRG组数由2013年的39提高到了2016年的45（图5-1-1-1）。

2013—2016年呼吸内科医疗服务难度略有提升，CMI中位数由2013年的0.97上升至2016年的1.01。其中，2016年医疗服务难度最大的医院CMI为1.34，4年间医疗服务难度提升最大的医院，CMI由2013年的0.97提高到2016年的1.25（图5-1-1-1）。

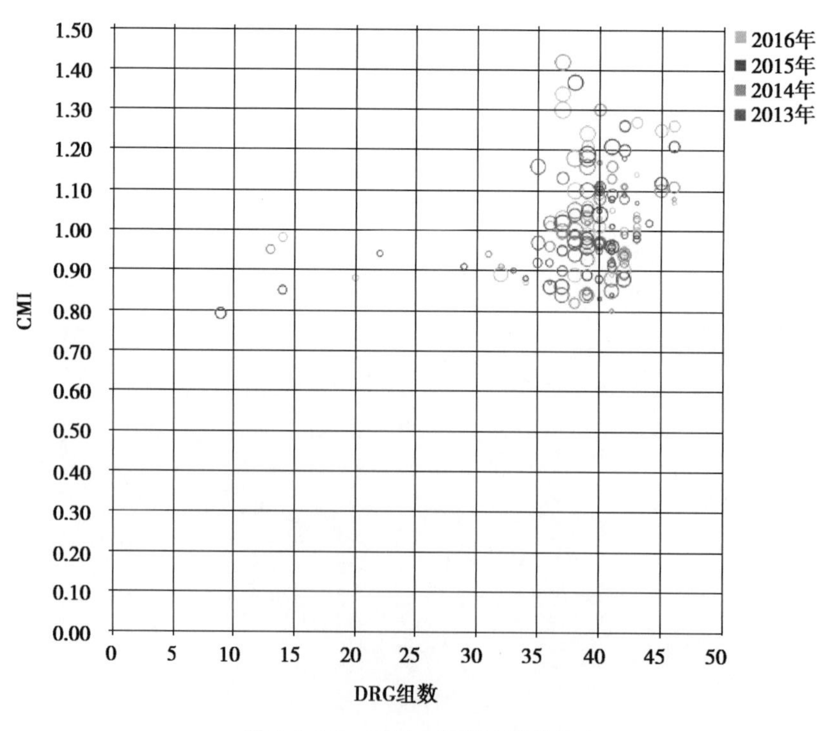

图5-1-1-1 呼吸内科医疗服务能力

2. **医疗服务效率** 2013—2016 年呼吸内科专科费用效率略有提升，费用消耗指数的中位数从 2013 年的 1.11 降低至 2016 年的 1.07。其中，2016 年费用效率最高的医院的费用消耗指数为 0.24，4 年间费用效率提升最多的医院，费用消耗指数由 2013 年的 0.85 降低至 2016 年的 0.24（图 5-1-1-2）。

2013—2016 年呼吸内科时间效率略有提升，时间消耗指数的中位数从 2013 年的 1.04 降低至 2016 年的 1.01。其中，2016 年时间效率最高的医院的时间消耗指数为 0.5，4 年间时间效率提升最多的医院，时间消耗指数由 2013 年的 0.93 降低至 2016 年的 0.54（图 5-1-1-2）。

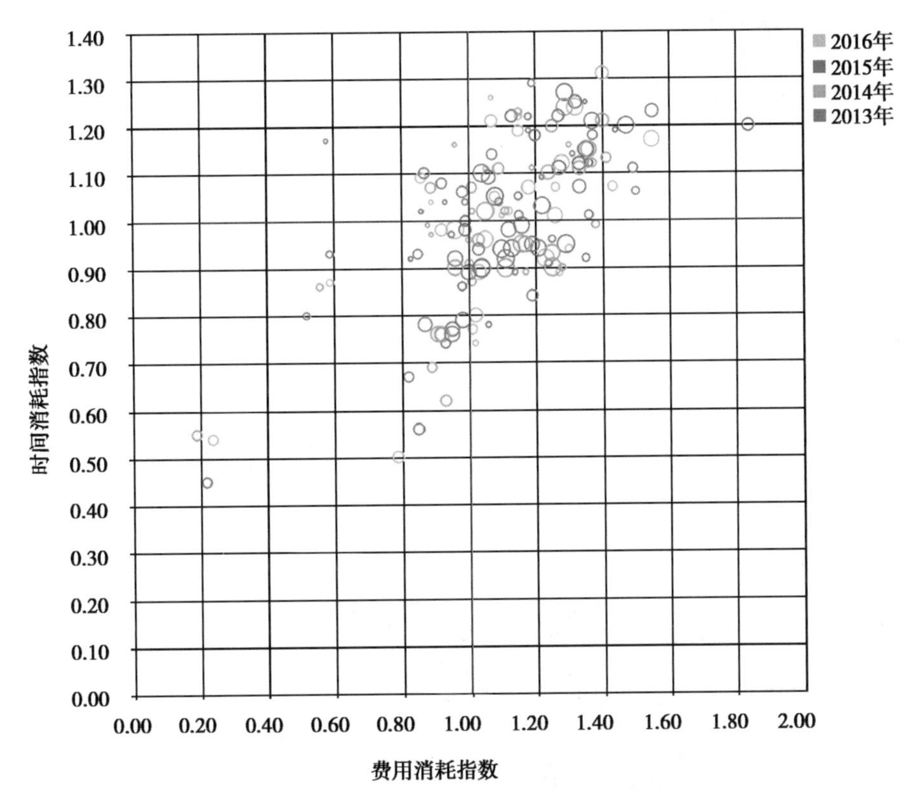

图 5-1-1-2 呼吸内科医疗服务效率

3. **医疗安全** 2013—2016 年呼吸内科医疗安全水平显著提升，中低风险组死亡率从 2013 年的 0.340%降低至 2016 年的 0.069%（中低风险组病例占比 22.60%）。其中，2016 年多家医院的中低风险组死亡率维持在 0 的水平（图 5-1-1-3）。

2013—2016 年呼吸内科急危重病例救治能力略有提升，高风险组死亡率从 2013 年的 6.238%降低至 2016 年的 6.054%（高风险组病例占比 12.00%）。其中，2016 年多家医院的高风险组死亡率维持在 0 的低水平（图 5-1-1-4）。

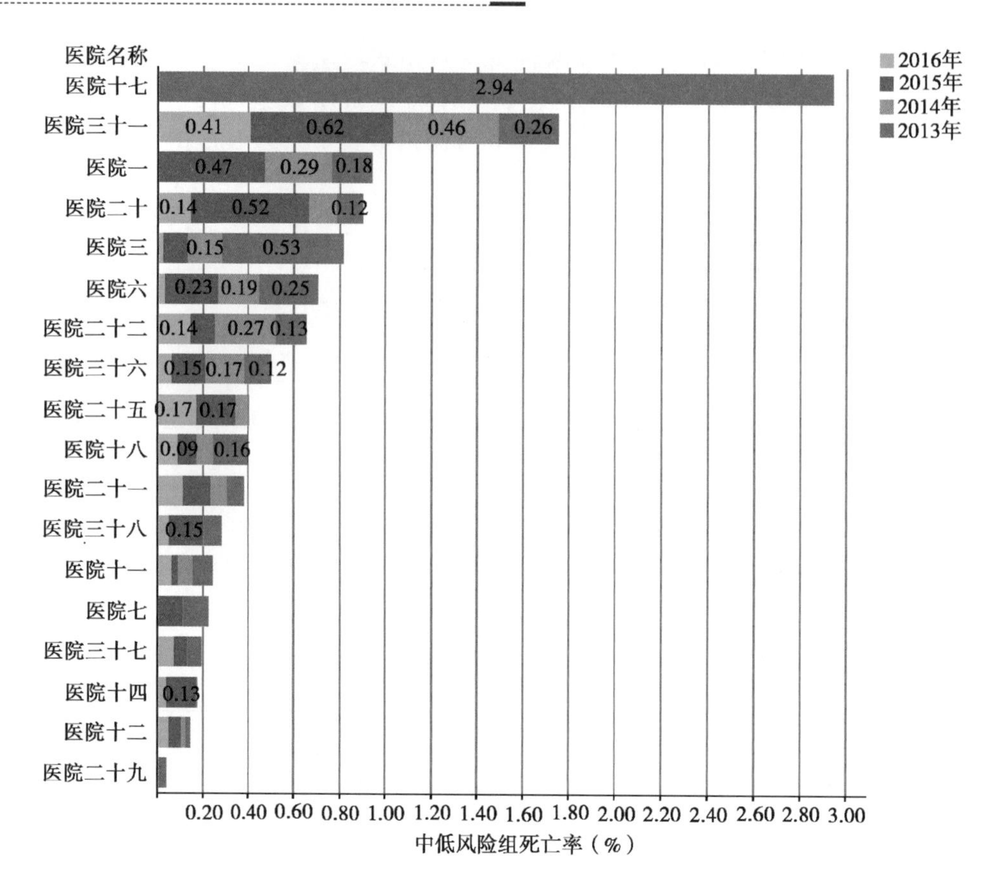

图 5-1-1-3 呼吸内科医疗安全[1]

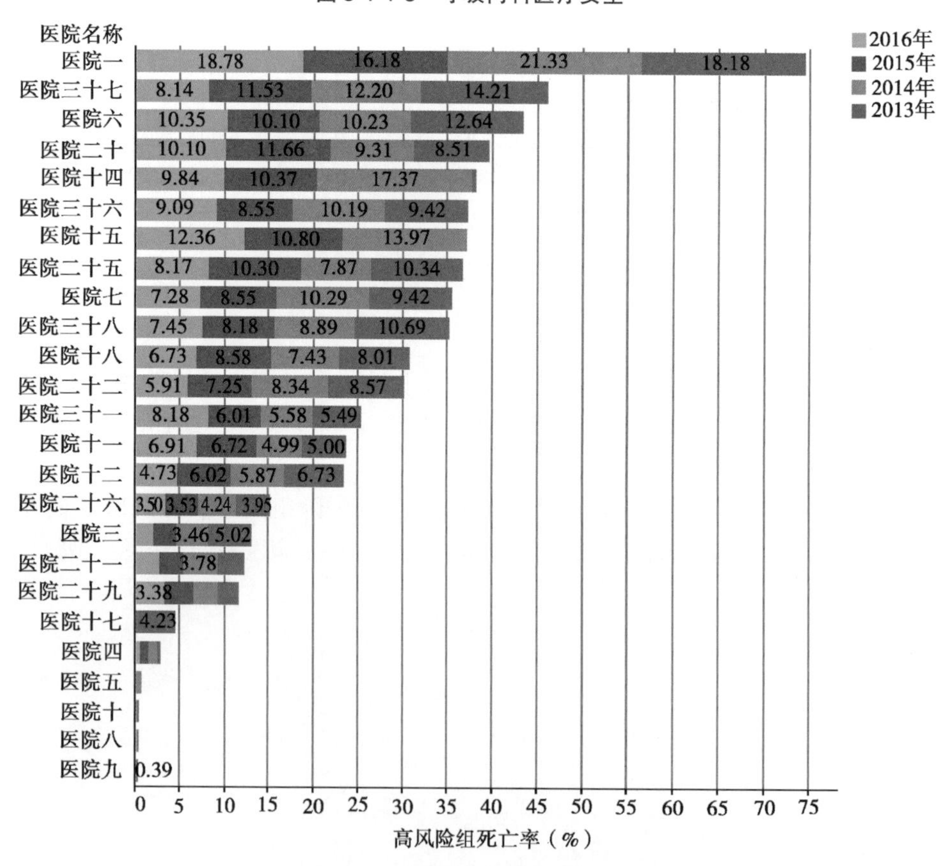

图 5-1-1-4 呼吸内科急危重病例救治能力

[1] 本报告条形图涉及的医院名称为各专科评价医院名称代号，不同专科间相同的医院代号代表不同的医院。

第二节　心血管内科 DRGs 绩效评价

本报告选取“十二五”国家临床重点专科建设项目 48 家心血管内科专业 2013—2016 年度的 2 458 285例专科病例为样本，对心血管内科进行分析。

1. 医疗服务能力　2013—2016 年心血管内科医疗服务广度保持稳定，DRG 组数的中位数基本维持在 61 组左右。其中，2016 年医疗服务广度最大的医院 DRG 组数为 66 组，4 年间医疗服务广度提高最大的医院，DRG 组数由 2013 年的 55 组提高到 2016 年的 65 组（图 5-1-2-1）。

2013—2016 年心血管内科医疗服务难度保持稳定，CMI 的中位数 2013 年和 2016 年均为 1. 18，2014 年和 2015 年略有下降。其中，2016 年医疗服务难度最大的医院 CMI 为 1. 47，4 年间医疗服务难度提升最大的医院，CMI 由 2013 年的 0. 96 提高到 2016 年的 1. 33（图 5-1-2-1）。

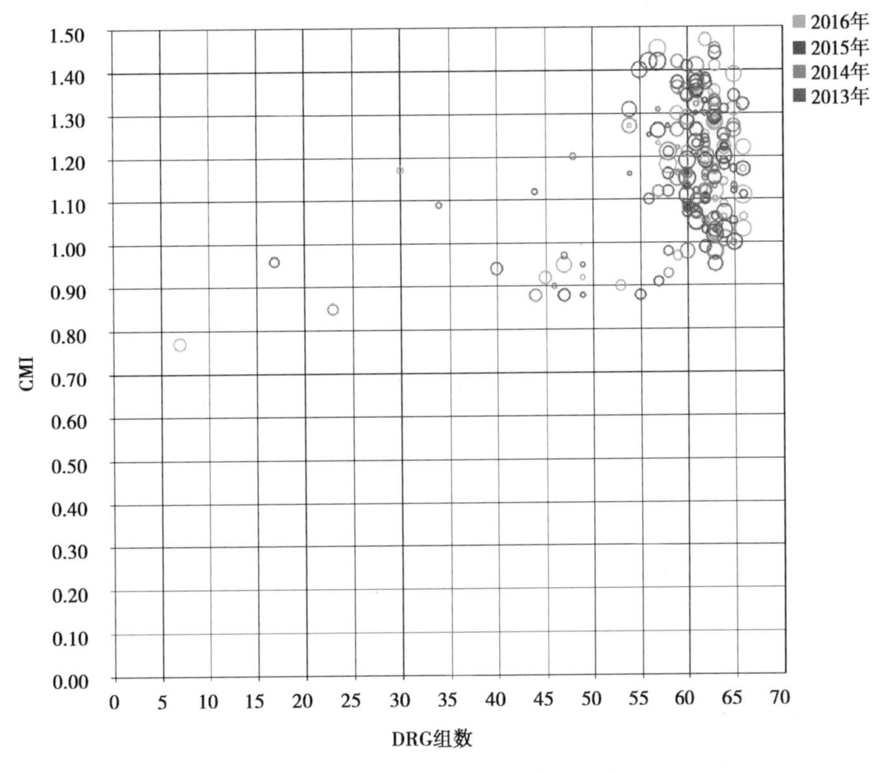

图 5-1-2-1　心血管内科医疗服务能力

2. 医疗服务效率　2013—2016 年心血管内科专科费用效率略有提升，费用消耗指数的中位数从 2013 年的 0. 98 降低至 2016 年的 0. 95。其中，费用效率最好的医院 2016 年费用消耗指数为 0. 36，4 年间费用效率提高最大的医院，费用消耗指数由 2013 年的 1. 72 降低到 2016 年的 0. 77（图 5-1-2-2）。

2013—2016 年心血管内科时间效率略有提升，时间消耗指数的中位数从 2013 年的 0. 99 降低至 2016 年的 0. 97。其中，时间效率最好的医院 2016 年时间消耗指数为 0. 59，4 年间时间效率提高最大的医院，时间消耗指数由 2013 年的 1. 31 降低到 2016 年的 1. 03（图 5-1-2-2）。

3. 医疗安全　2013—2016 年心血管内科医疗安全水平有显著提升，中低风险组死亡率从 2013 年的 0. 250%降低至 2016 年的 0. 107%（中低风险组病例占比 48. 12%）。其中，2016 年多家医院的中低风险组死亡率维持在 0 的水平，4 年间医疗安全水平提升最多的医院，中低风险组死亡率由 2013 年的 2. 122%降低至 2016 年的 0（图 5-1-2-3）。

2013—2016 年心血管内科专科急危重病例救治能力有显著提升，高风险组死亡率从 2013 年的 12. 396%降低至 2016 年的 8. 605%（高风险组病例占比 3. 85%）。其中，2016 年急危重病例救治能力最好医院的高风险组死亡率为 2. 164%，4 年间急危重病例救治能力提升最多的医院，高风险组死亡率由

2013 年的 24. 138%降低至 2016 年的 7. 377%（图 5-1-2-4）。

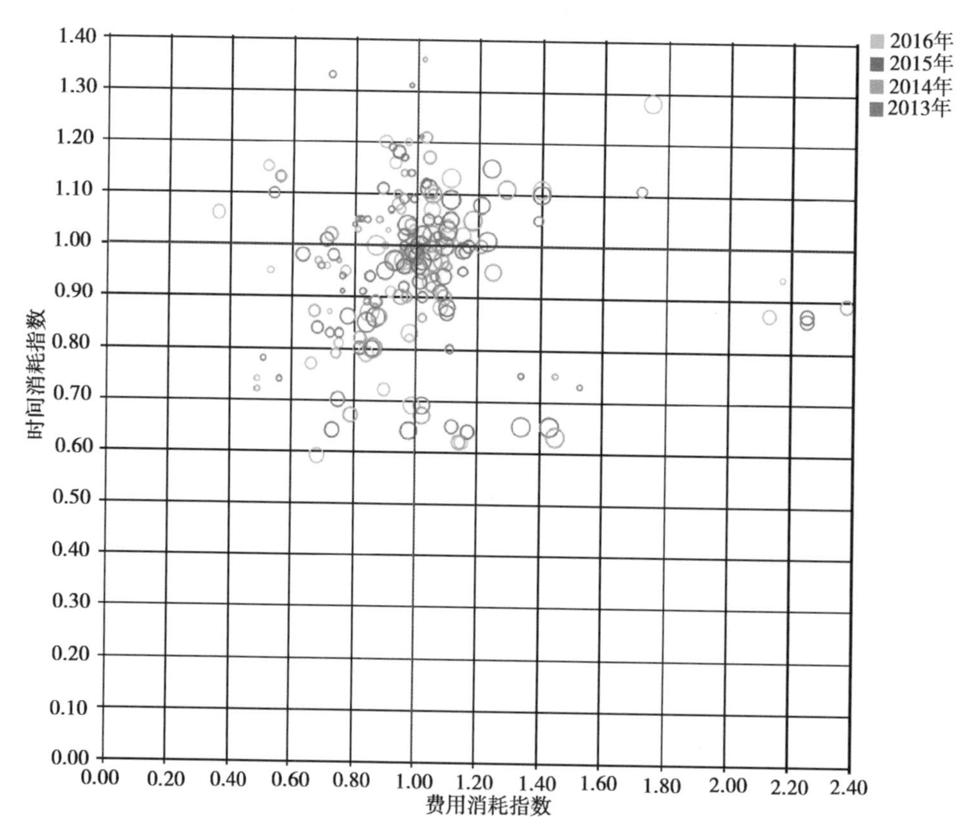

图 5-1-2-2　心血管内科医疗服务效率

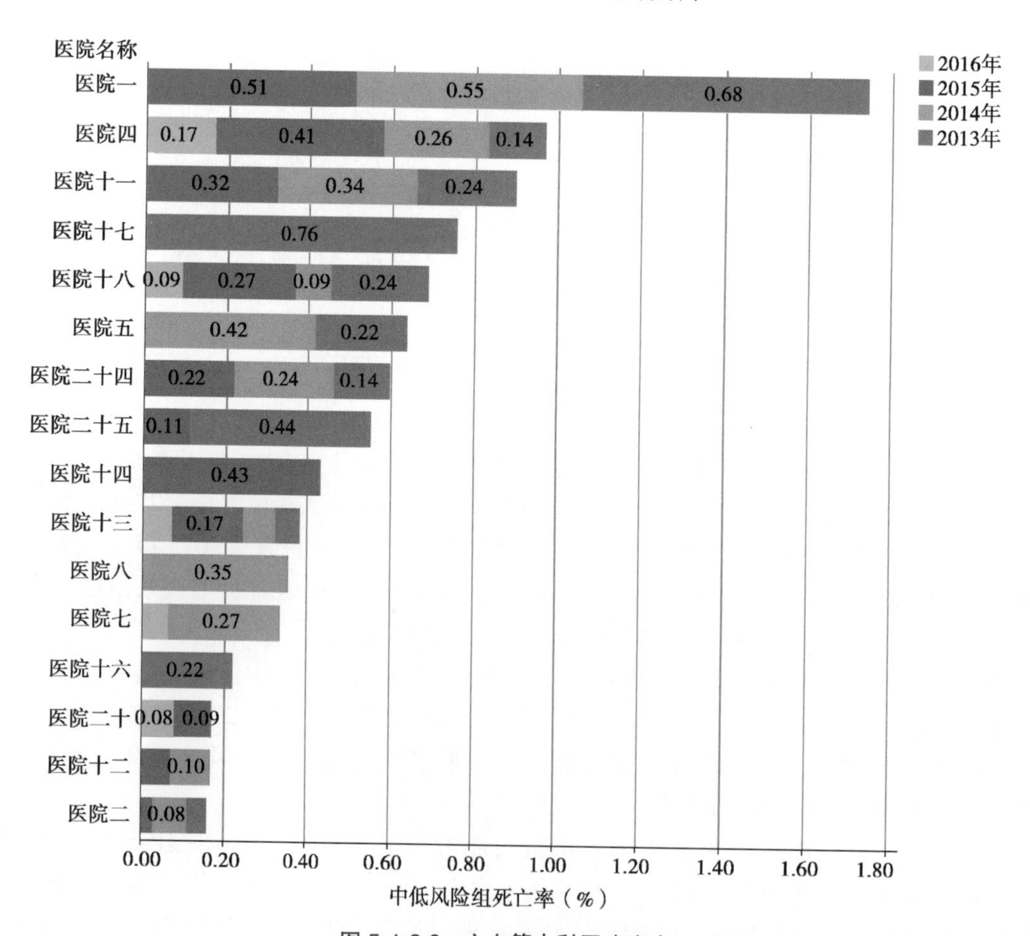

图 5-1-2-3　心血管内科医疗安全

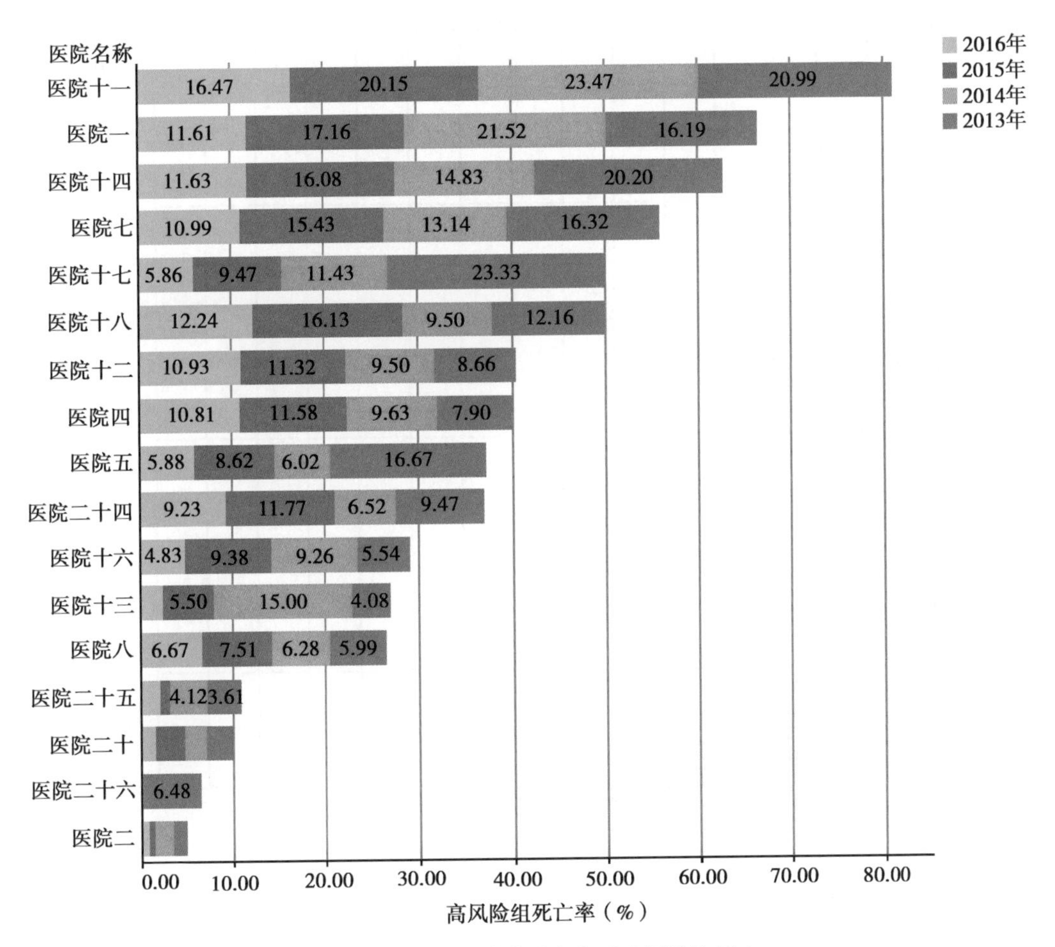

图 5-1-2-4 心血管内科急危重病例救治能力

第三节 普通外科 DRGs 绩效评价

“十二五”期间国家在 54 家医院设立了普通外科临床重点专科建设项目，本报告共纳入 2013—2016 年数据质量合格的 47 家医院的 1 275 533 例专科病例为样本，对普通外科专科进行分析。

1. 医疗服务能力 2013—2016 年普通外科医疗服务广度略有提高，DRG 组数的中位数从 2013 年的 63 组发展到 2016 年的 65 组。其中，2016 年普通外科服务广度最大的医院 DRG 组数为 70 组；4 年间服务广度提升最多的医院，DRG 组数由 2013 年的 32 组提升至 2016 年的 70 组（图 5-1-3-1）。

2013—2016 年普通外科医疗服务难度波动上升，CMI 的中位数由 2013 年的 1. 52 上升至 2016 年的 1. 54。其中，2016 年医疗服务难度最大的医院 CMI 为 2. 28；4 年间医疗难度提升最多的医院，CMI 由 2013 年的 1. 01 提高到 2016 年的 2. 12（图 5-1-3-1）。

2. 医疗服务效率 2013—2016 年普通外科费用效率略有波动，费用消耗指数的中位数从 2013 年的 0. 95 波动升高至 2016 年的 0. 97。其中，2016 年费用效率最高的医院费用消耗指数为 0. 6；4 年间费用效率提升最多的医院，费用消耗指数由 2013 年的 1. 34 降低到 2016 年的 0. 77（图 5-1-3-2）。

2013—2016 年普通外科专科时间效率稍有降低，时间消耗指数的中位数从 2013 年的 0. 98 降低至 2016 年的 0. 96。其中，2016 年时间效率最高的医院时间消耗指数为 0. 61；4 年间时间效率提升最高的医院，时间消耗指数由 2013 年的 1. 23 降低至 2016 年的 0. 75（图 5-1-3-2）。

3. 医疗安全 2013—2016 年普通外科专科医疗安全水平有显著提升，中低风险组死亡率从 2013 年的 0. 204%降低至 2016 年的 0. 072%（中低风险组病例占比 24. 51%）。其中，2016 年多家医院的中低风险组死亡率维持在 0 的低水平（图 5-1-3-3）。

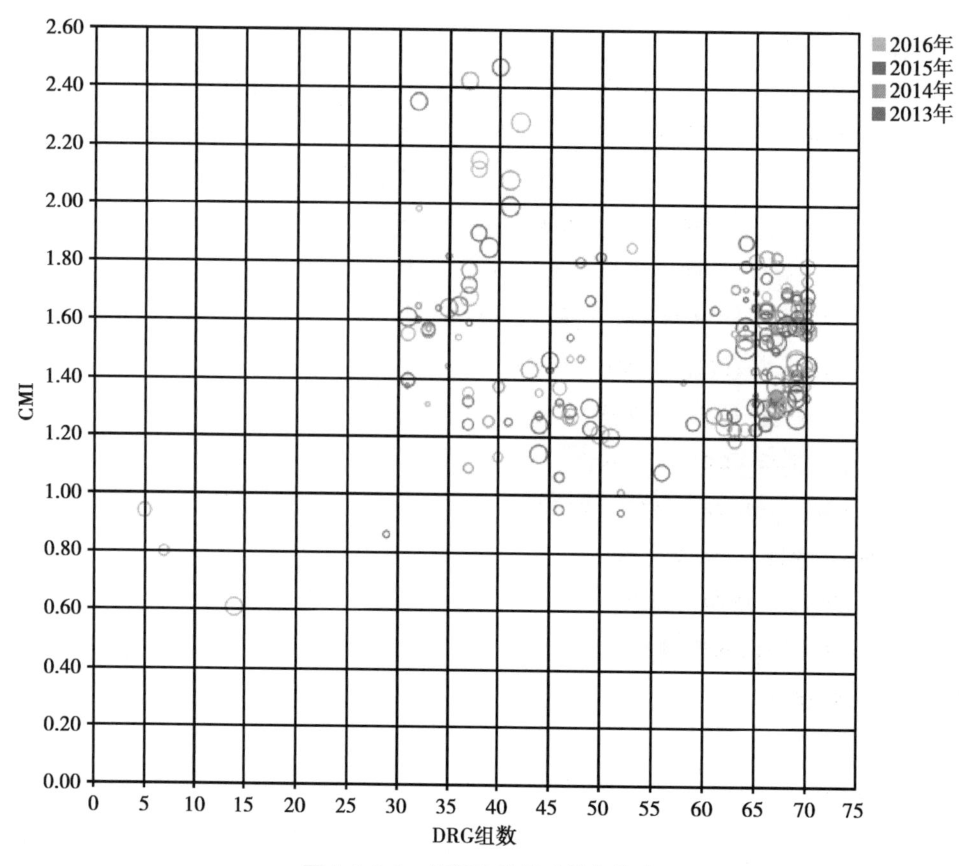

图 5-1-3-1 普通外科医疗服务能力

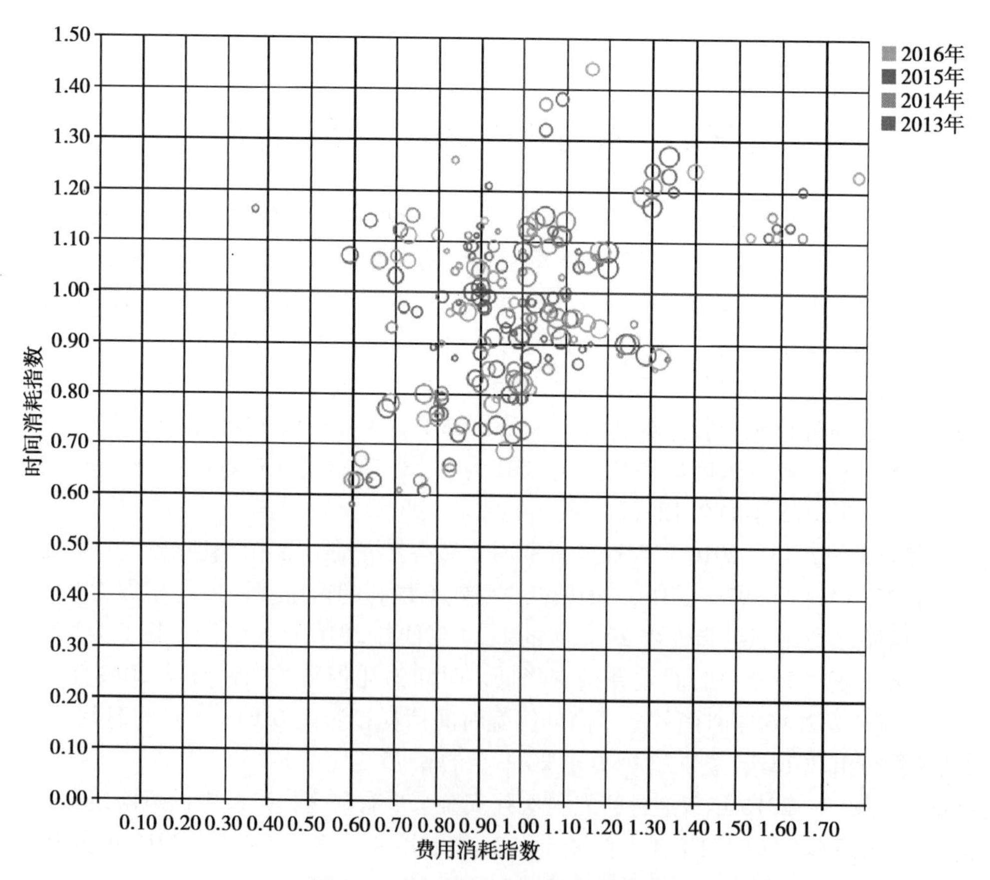

图 5-1-3-2 普通外科医疗服务效率

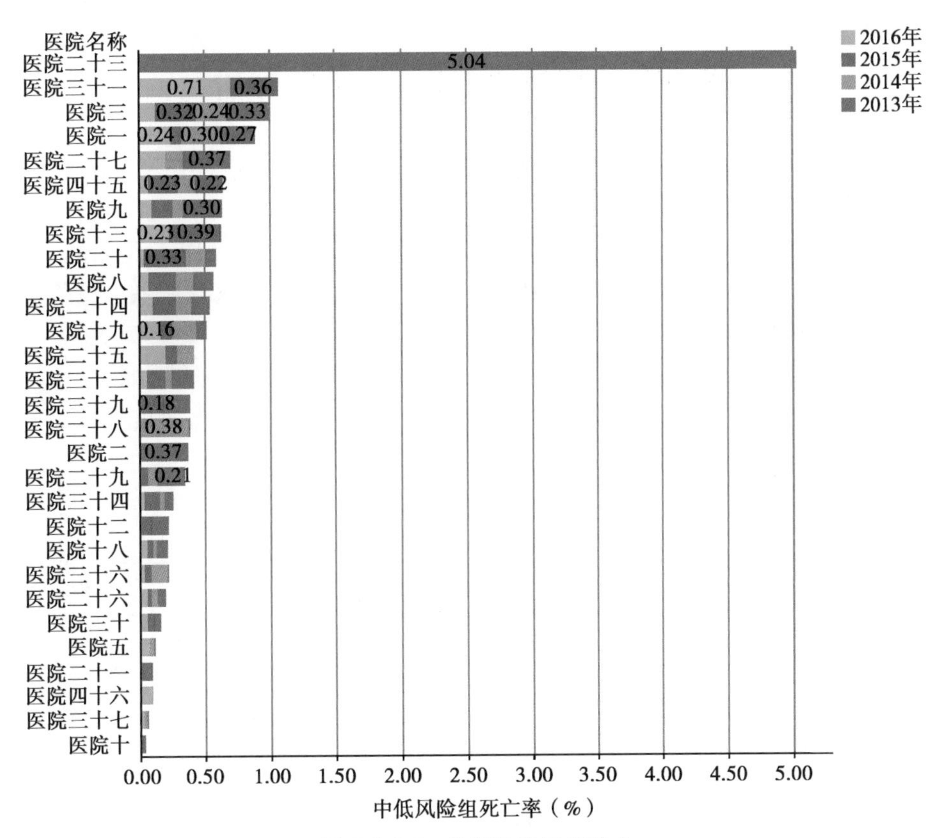

图 5-1-3-3　普通外科医疗安全

2013—2016 年，普通外科急危重病例救治能力有显著提升，高风险组死亡率从 2013 年的 4. 138%降低至 2016 年的 2. 743%（高风险组病例占比 4. 62%）。其中，2016 年多家医院的高风险组死亡率维持在 0 的低水平（图 5-1-3-4）。

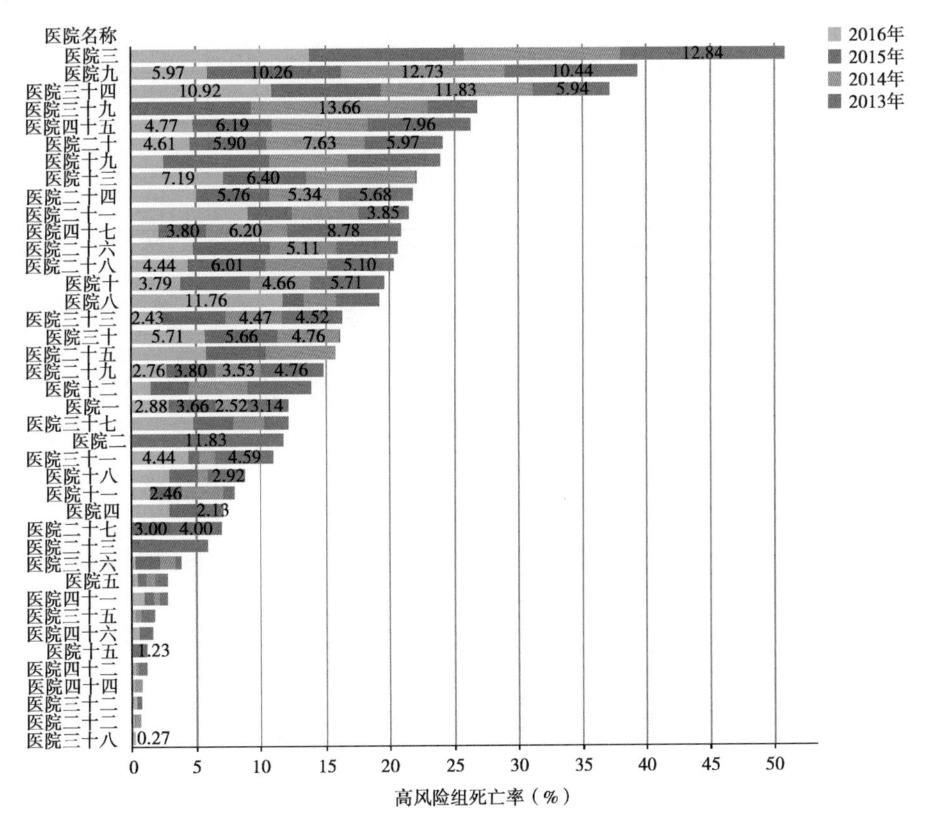

图 5-1-3-4　普通外科急危重病例救治能力

第四节 胸外科 DRGs 绩效评价

本报告选取“十二五”国家临床重点专科建设项目 17 家胸外科专业 2013—2016 年度的 319 511 例专科病例为样本，对胸外科进行分析。

1. **医疗服务能力** 2013—2016 年胸外科专科医疗服务广度保持平稳，DRG 组数的中位数保持在 24 组。其中，2016 年医疗服务广度最大的医院 DRG 组数为 27 组，4 年间医疗服务广度提高最大的医院，DRG 组数由 2013 年的 20 组提高到 2016 年的 25 组（图 5-1-4-1）。

2013—2016 年胸外科专科医疗服务难度有提升，CMI 的中位数从 2013 年的 2.05 上升至 2016 年的 2.17。其中，2016 年医疗服务难度最大的医院 CMI 为 2.75，4 年间医疗服务难度提升最大的医院，CMI 由 2013 年的 1.89 提高到 2016 年的 2.42（图 5-1-4-1）。

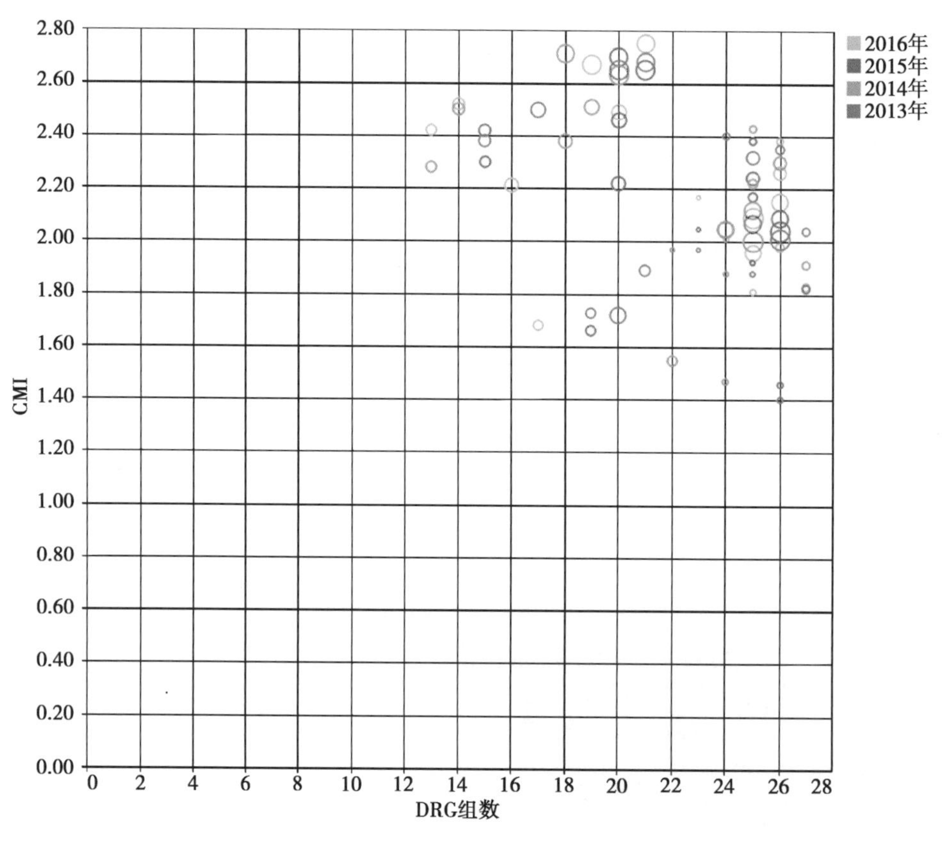

图 5-1-4-1 胸外科医疗服务能力

2. **医疗服务效率** 2013—2016 年胸外科专科费用效率中位数稳定波动在 1.24~1.3。其中，费用效率最好的医院 2016 年费用消耗指数为 0.84，4 年间费用效率提高最大的医院，费用消耗指数由 2013 年的 1.46 降低到 2016 年的 1.26（图 5-1-4-2）。

2013—2016 年胸外科专科时间效率中位数稳定波动在 0.995~1.02。其中，时间效率最好的医院 2016 年时间消耗指数为 0.62，4 年间时间效率提高最大的医院，时间消耗指数由 2013 年的 1.05 降低到 2016 年的 0.87（图 5-1-4-2）。

3. **医疗安全** 2013—2016 年胸外科专科医疗安全水平有显著提升，中低风险组死亡率从 2013 年的 0.159%降低至 2016 年的 0.056%（中低风险组病例占比 63.19%），其中，2016 年部分医院的中低风险组死亡率维持在 0 的水平，4 年间医疗安全水平提升最多的医院，中低风险组死亡率由 2013 年的 1.05%降低至 2016 年的 0（图 5-1-4-3）。

2013—2016 年胸外科专科急危重病例救治能力保持稳定，高风险组死亡率波动在 4.814%~6.672%（高风险组病例占比 6.72%）。其中，2016 年部分医院的高风险组死亡率为 0，4 年间急危重病例救治能力提升最多的医院，高风险组死亡率由2013年的21.43%降低至2016年的0（图5-1-4-4）。

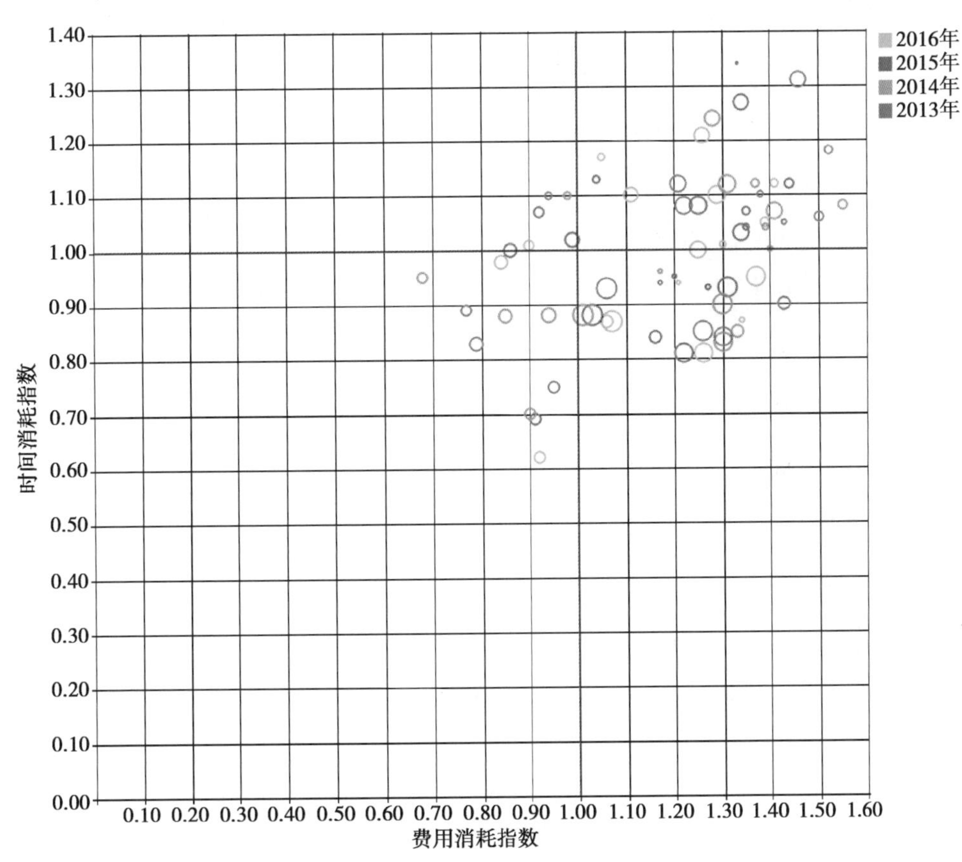

图 5-1-4-2 胸外科医疗服务效率

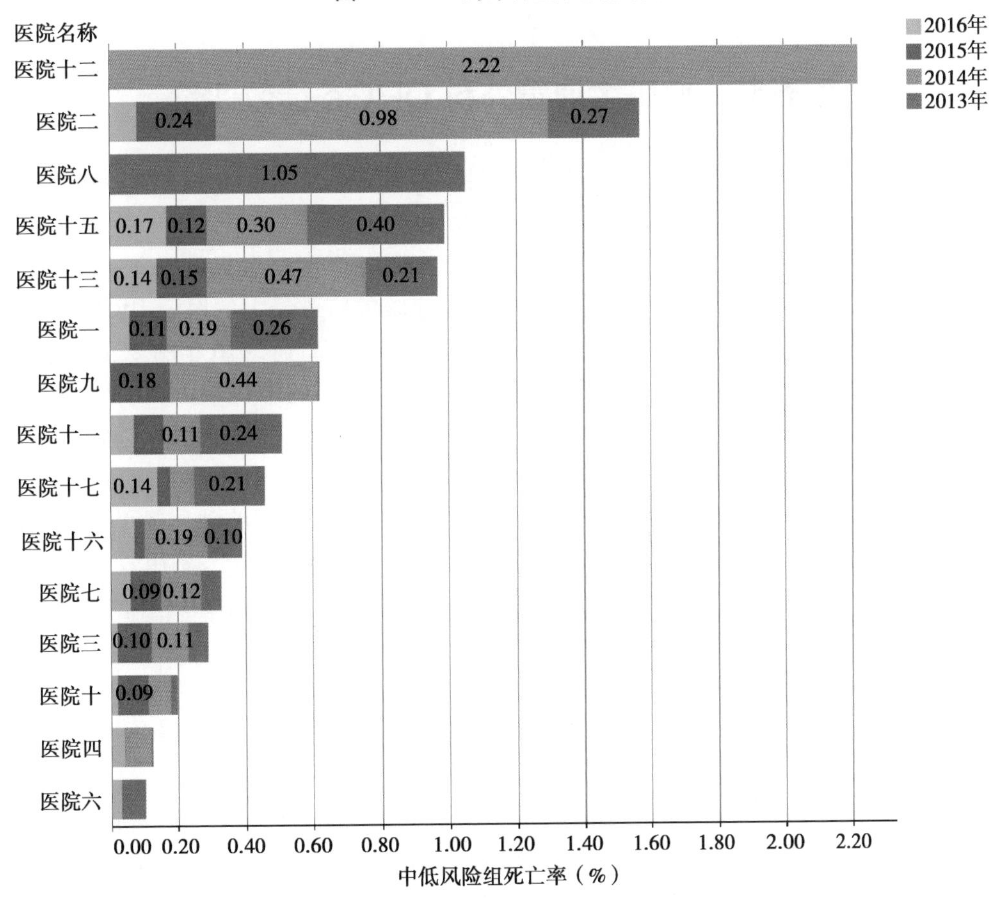

图 5-1-4-3 胸外科医疗安全

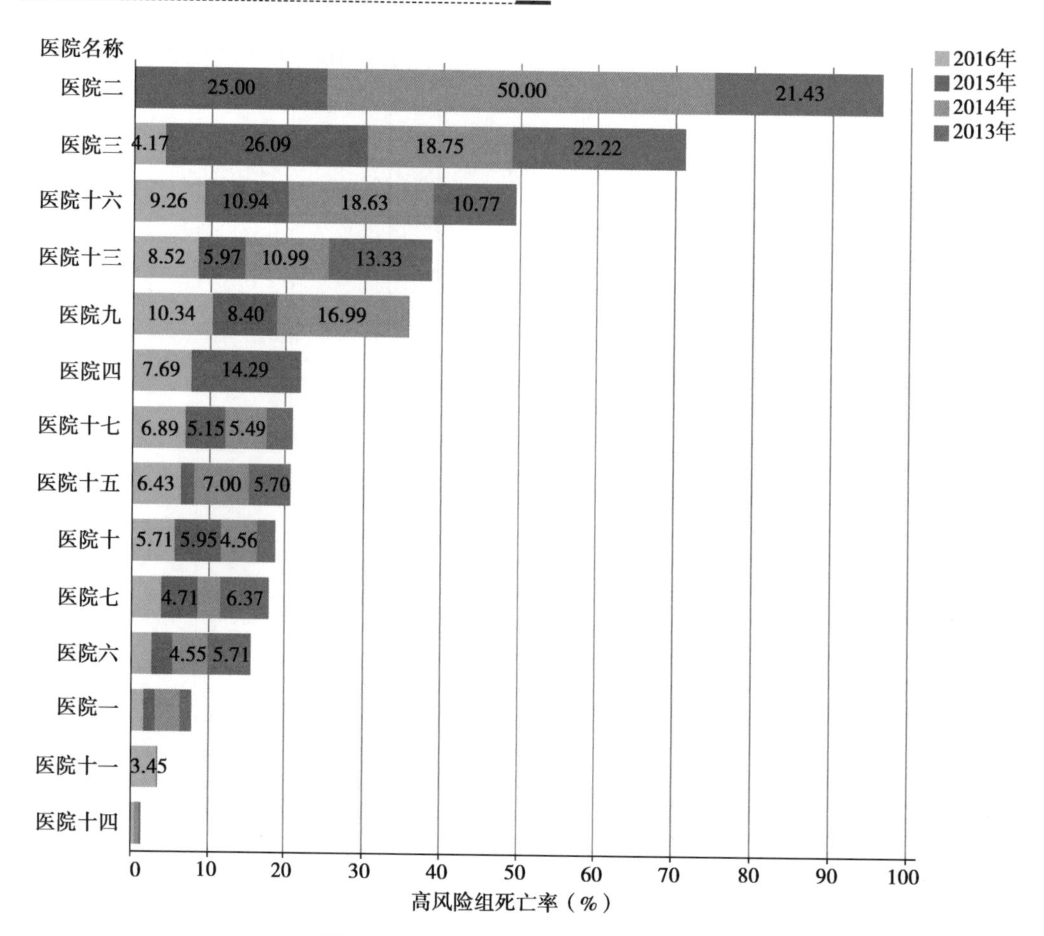

图 5-1-4-4　胸外科急危重病例救治能力

第五节　心脏大血管外科 DRGs 绩效评价

本报告选取“十二五”国家临床重点专科建设项目 22 家心脏大血管外科专业 2013—2016 年度的 324 117 例专科病例为样本，对心脏大血管外科进行分析。

1. **医疗服务能力**　2013—2016 年心脏大血管外科医疗服务广度略有提升，DRG 组数的中位数从 2013 年的 25 组增加到 2016 年的 27 组。其中，2016 年医疗服务广度最大的医院 DRG 组数为 31 组，4 年间医疗服务广度提高最大的医院，DRG 组数由 2013 年的 15 组提高到 2016 年的 27 组（图 5-1-5-1）。

2013—2016 年心脏大血管外科医疗服务难度有显著提升，CMI 的中位数由 2013 年的 2.97 上升至 2016 年的 3.19。其中，2016 年医疗服务难度最大的医院 CMI 为 4.41，4 年间医疗服务难度提升最大的医院，CMI 由 2013 年的 2.03 提高到 2016 年的 2.46（图 5-1-5-1）。

2. **医疗服务效率**　2013—2016 年心脏大血管外科专科费用效率略有波动，费用消耗指数的中位数在 2013 年和 2016 年维持在 1.04 的水平，2014 年和 2015 年略有上升。其中，费用效率最好的医院 2016 年费用消耗指数为 0.39，4 年间费用效率提高最大的医院，费用消耗指数由 2013 年的 0.82 降低到 2016 年的 0.39（图 5-1-5-2）。

2013—2016 年心脏大血管外科时间效率呈上升趋势，时间消耗指数的中位数从 2013 年的 1.08 降低至 2016 年的 1.03。其中，时间效率最好的医院 2016 年时间消耗指数为 0.57，4 年间时间效率提高最大的医院，时间消耗指数由 2013 年的 1.08 降低到 2016 年的 0.71（图 5-1-5-2）。

3. **医疗安全**　2013—2016 年心脏大血管外科医疗安全水平有显著提升，中低风险组死亡率从 2013 年的 0.148%降低至 2016 年的 0.108%（中低风险组病例占比 18.32%）。其中，2016 年多家医院的中低风险组死亡率维持在 0 的水平，4 年间医疗安全水平提升最多的医院，中低风险组死亡率由 2013 年的

0. 637%降低至2016年的0. 113%（图5-1-5-3）。

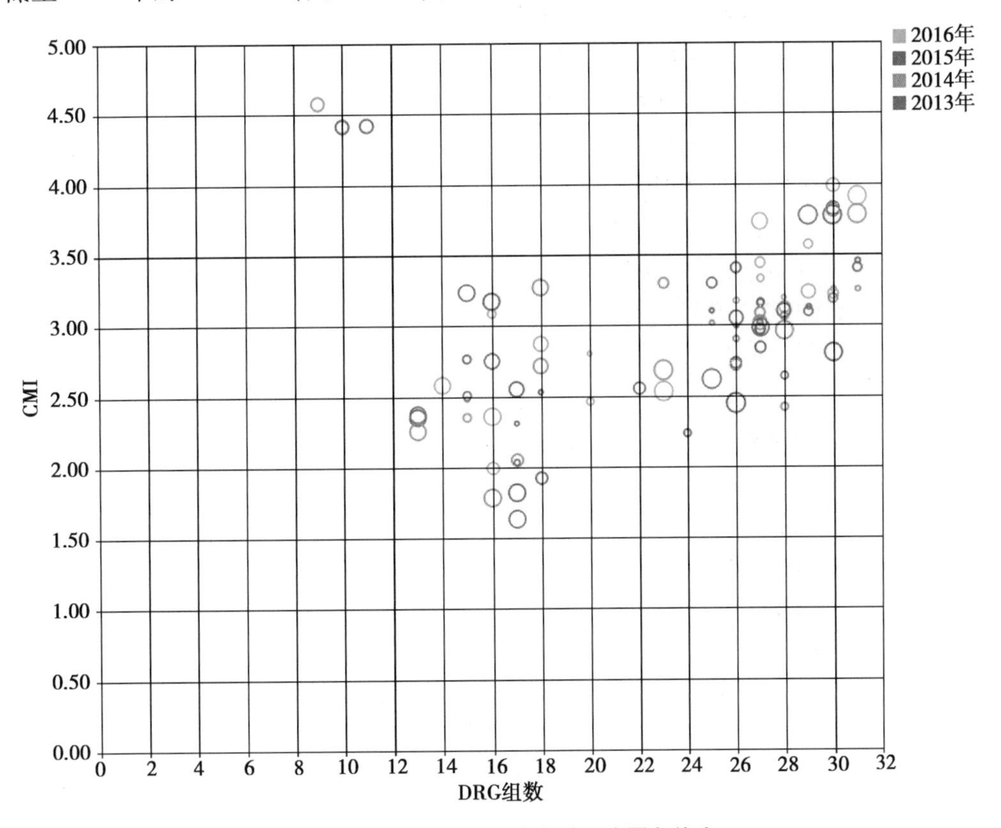

图5-1-5-1　心脏大血管外科医疗服务能力

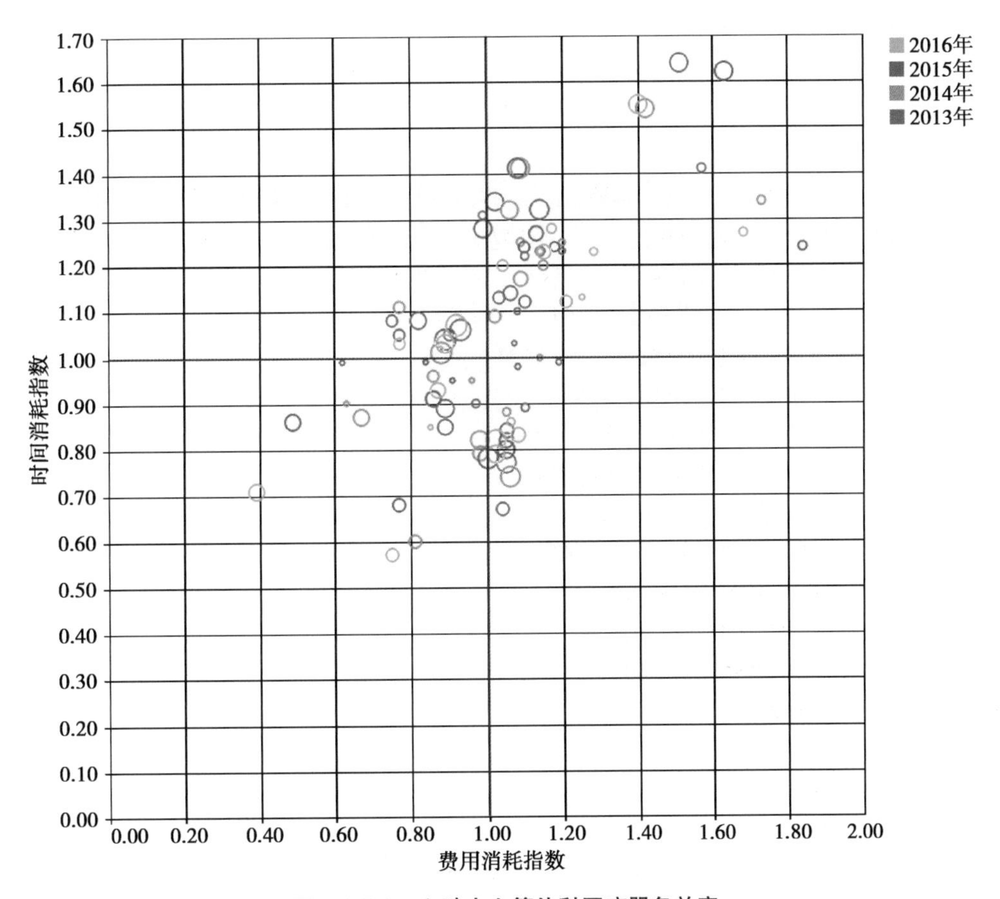

图5-1-5-2　心脏大血管外科医疗服务效率

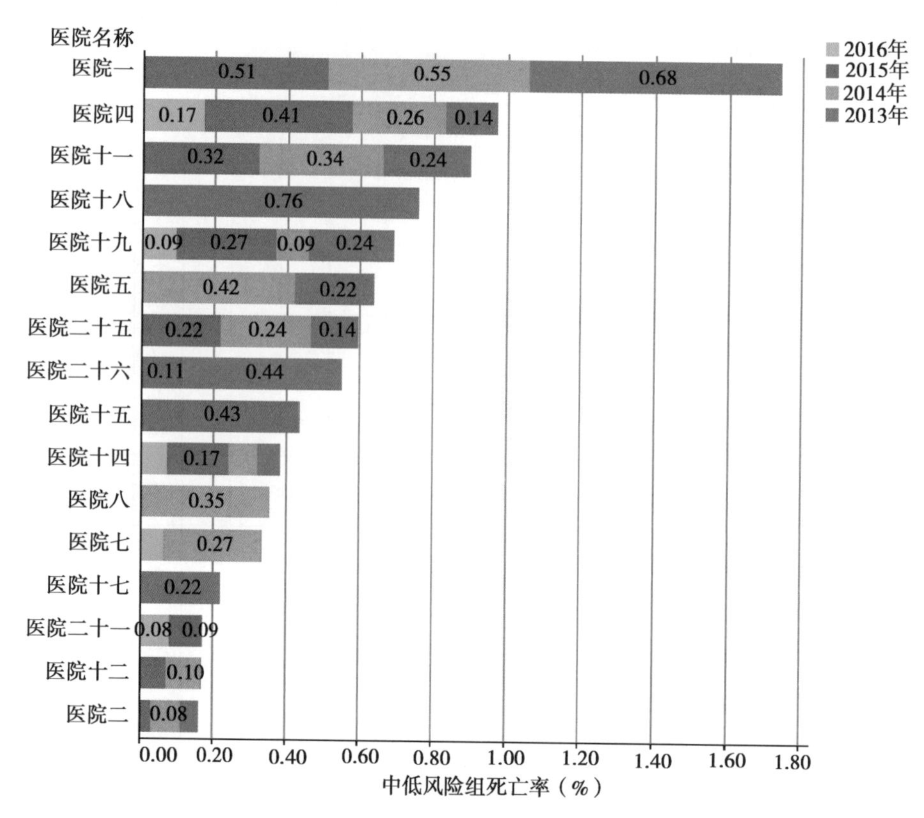

图 5-1-5-3 心脏大血管外科医疗安全

2013—2016 年心脏大血管外科急危重病例救治能力有上升趋势，高风险组死亡率从 2013 年的 5.413%上升至 2015 年的 5.833%（高风险组病例占比 8.55%），2016 年又下降至 5.240%。其中，2016 年 2 家医院的高风险组死亡率维持在 0 的水平，4 年间急危重病例救治能力提升最多的医院，高风险组死亡率由 2013 年的 10.734%降低至 2016 年的 3.097%（图 5-1-5-4）。

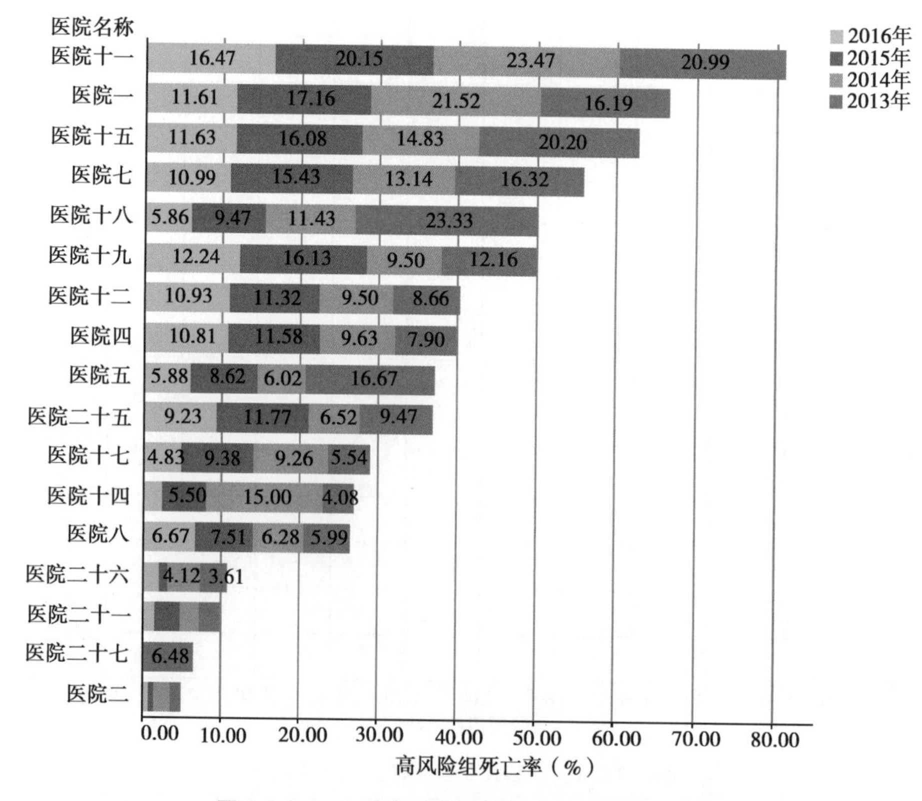

图 5-1-5-4 心脏大血管外科急危重病例救治能力

第六节 神经外科 DRGs 绩效评价

本报告选取“十二五”国家临床重点专科建设项目 27 家神经外科专业 2013—2016 年度的378 527 例专科病例为样本，对神经外科进行分析。

1. 医疗服务能力 2013—2016 年神经外科医疗服务广度保持稳定，DRG 组数的中位数基本维持在 31 组左右。其中，2016 年医疗服务广度最大的医院 DRG 组数为 37 组，4 年间医疗服务广度提高最大的医院，DRG 组数由 2013 年的 24 组提高到 2016 年的 32 组（图 5-1-6-1）。

2013—2016 年神经外科医疗服务难度有显著提升，CMI 的中位数由 2013 年的 2. 22 上升至 2016 年的 2. 46。其中，2016 年医疗服务难度最大的医院 CMI 为 3. 40，4 年间医疗服务难度提升最大的医院，CMI 由 2013 年的 0. 90 提高到 2016 年的 1. 75（图 5-1-6-1）。

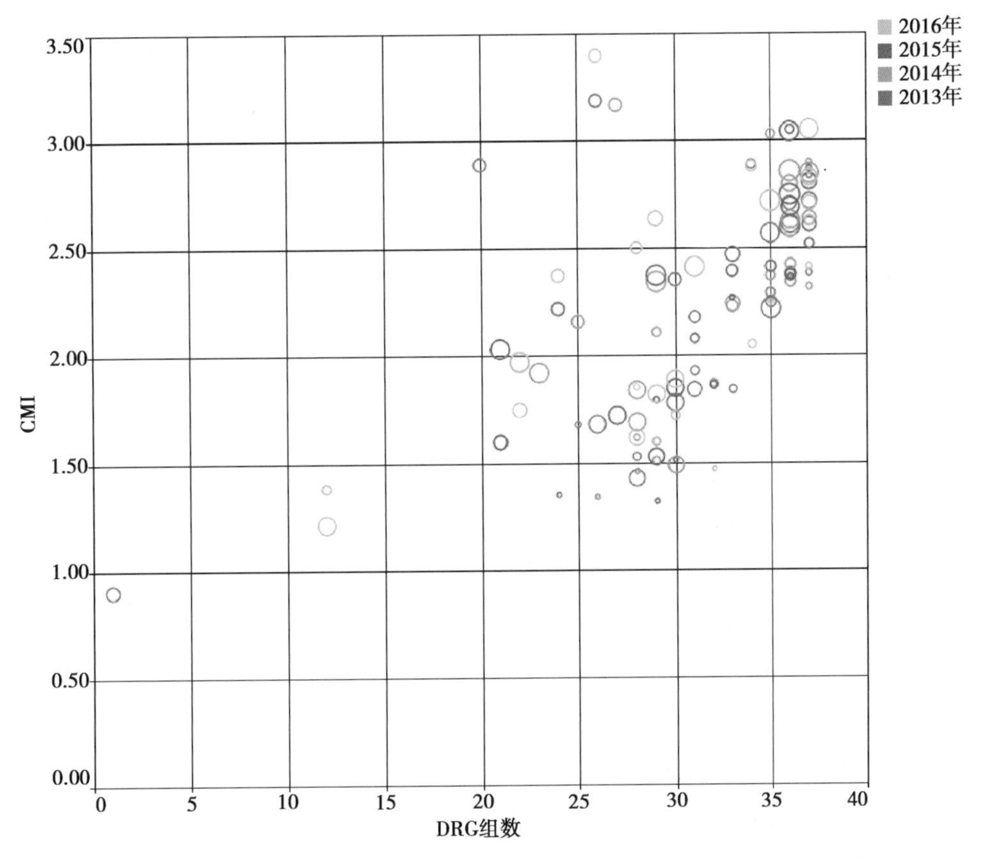

图 5-1-6-1 神经外科医疗服务能力

2. 医疗服务效率 2013—2016 年神经外科专科费用效率无显著变化，费用消耗指数的中位数基本维持在 1. 05 左右。其中，费用效率最好的医院 2016 年费用消耗指数为 0. 70，4 年间费用效率提高最大的医院，费用消耗指数由 2013 年的 2. 04 降低到 2016 年的 1. 22（图 5-1-6-2）。

2013—2016 年神经外科时间效率略有下降，时间消耗指数的中位数从 2013 年的 1. 03 上升至 2016 年的 1. 07。其中，时间效率最好的医院 2016 年时间消耗指数为 0. 61，4 年间时间效率提高最大的医院，时间消耗指数由 2013 年的 2. 44 降低到 2016 年的 1. 35（图 5-1-6-2）。

3. 医疗安全 2013—2016 年神经外科医疗安全水平有显著提升，中低风险组死亡率从 2013 年的 0. 137%降低至 2016 年的 0. 037%（中低风险组病例占比 34. 76%）。其中，2016 年多家医院的中低风险组死亡率维持在 0 的水平，4 年间医疗安全水平提升最多的医院，中低风险组死亡率由 2013 年的 0. 759%降低至 2016 年的 0（图 5-1-6-3）。

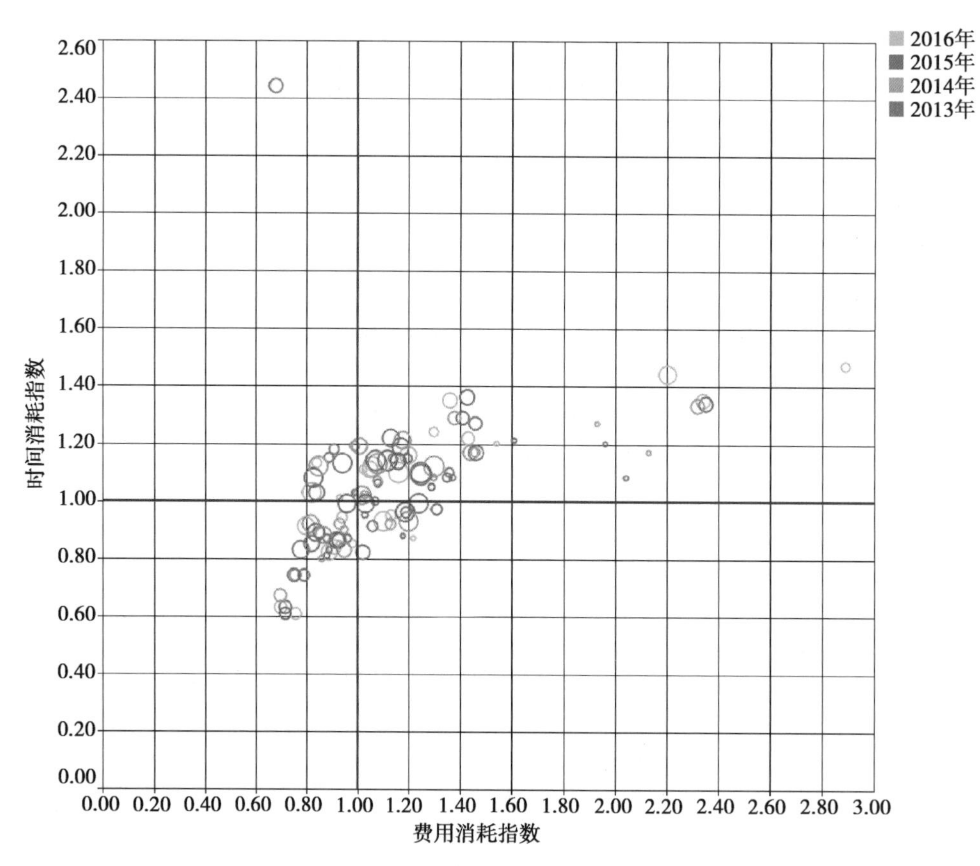

图 5-1-6-2 神经外科医疗服务效率

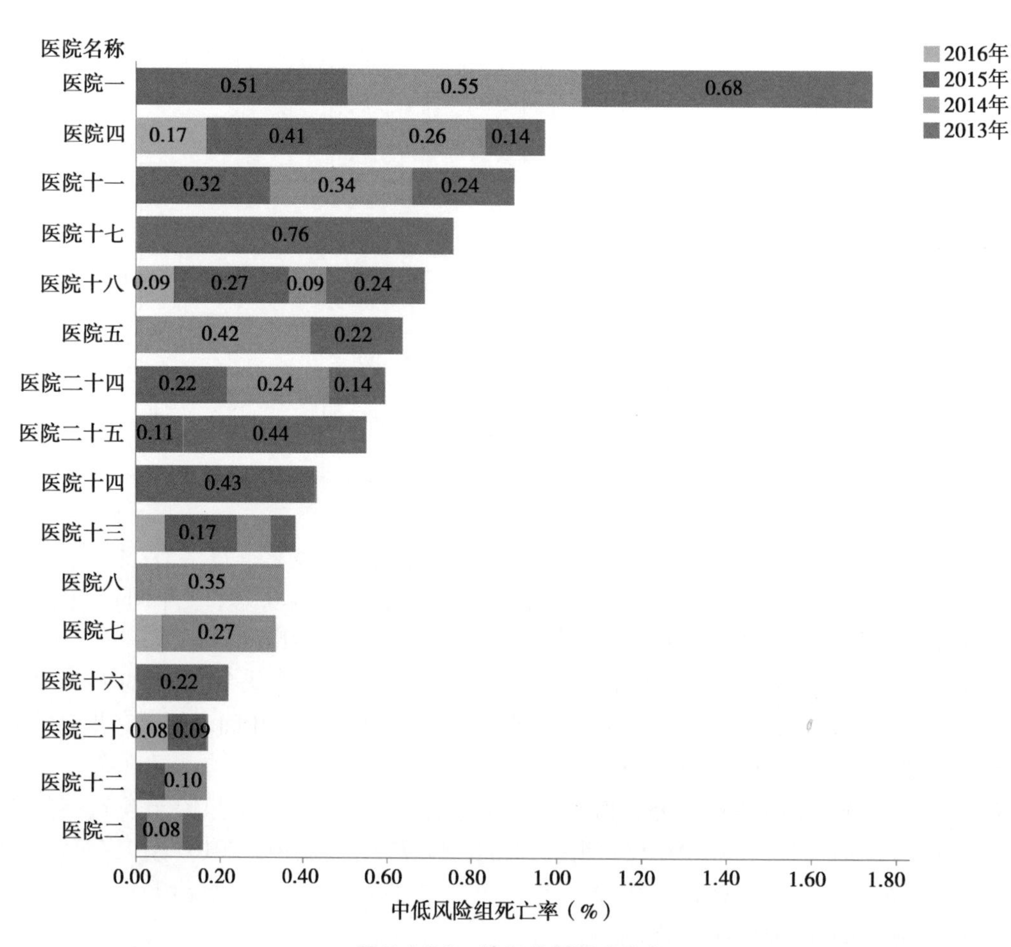

图 5-1-6-3 神经外科医疗安全

2013—2016年神经外科急危重病例救治能力有显著提升，高风险组死亡率从2013年的10.066%降低至2016年的8.555%（高风险组病例占比10.26%）。其中，2016年急危重症救治能力最强的医院高风险组死亡率为0.741%，4年间急危重病例救治能力提升最多的医院，高风险组死亡率由2013年的23.333%降低至2016年的5.859%（图5-1-6-4）。

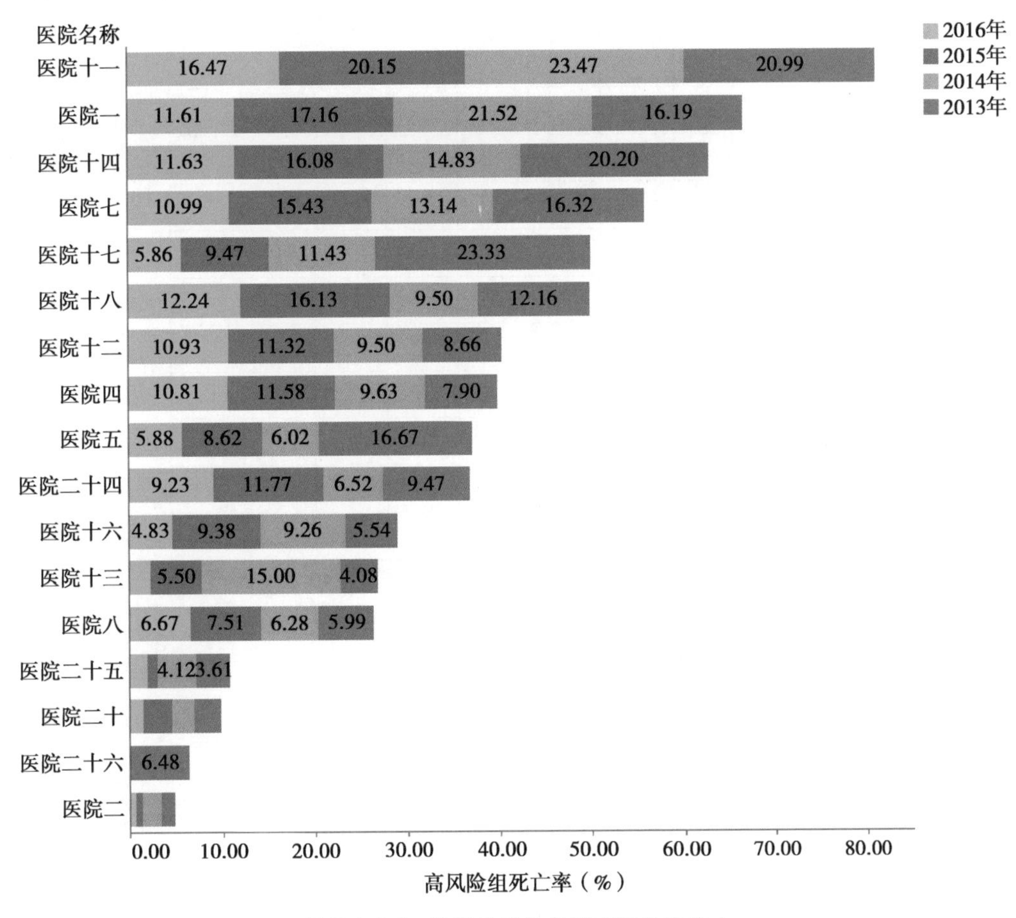

图5-1-6-4 神经外科急危重病例救治能力

第七节 泌尿外科DRGs绩效评价

“十二五”期间国家在30家医院设立了泌尿外科临床重点专科建设项目，本报告共纳入2013—2016年数据质量合格的29家医院的452 434例专科病例为样本，对泌尿外科进行分析。

1. **医疗服务能力** 2013—2016年泌尿外科医疗服务广度无显著变化，DRG组数的中位数稳定在40组左右。其中，2016年医疗服务广度最大的医院DRG组数为45组；4年间医疗服务广度提升最大的医院，DRG组数由2013年的35组提高到2016年的45组（图5-1-7-1）。

2013—2016年泌尿外科专科医疗服务难度有所提升，CMI的中位数由2013年的1.06上升至2016年的1.14。其中，2016年医疗服务难度最大的医院CMI为1.47，4年间医疗服务难度提升最大的医院，CMI由2013年的0.82提高到2016年的1.47（图5-1-7-1）。

2. **医疗服务效率** 2013—2016年泌尿外科专科费用效率无显著变化，费用消耗指数的中位数维持在1的中等水平。其中，2016年费用效率最高的医院的费用消耗指数为0.6；4年间费用效率提高最多的医院，费用消耗指数由2013年的1.68降低至2016年的1.06（图5-1-7-2）。

2013—2016年泌尿外科时间效率稍有提升，时间消耗指数的中位数从2013年的0.98降低至2016年的0.96。其中，2016年时间效率最高的医院时间消耗指数为0.33；4年间时间效率提升最多的医院，时间消耗指数由2013年的1.29下降至2016年的0.33（图5-1-7-2）。

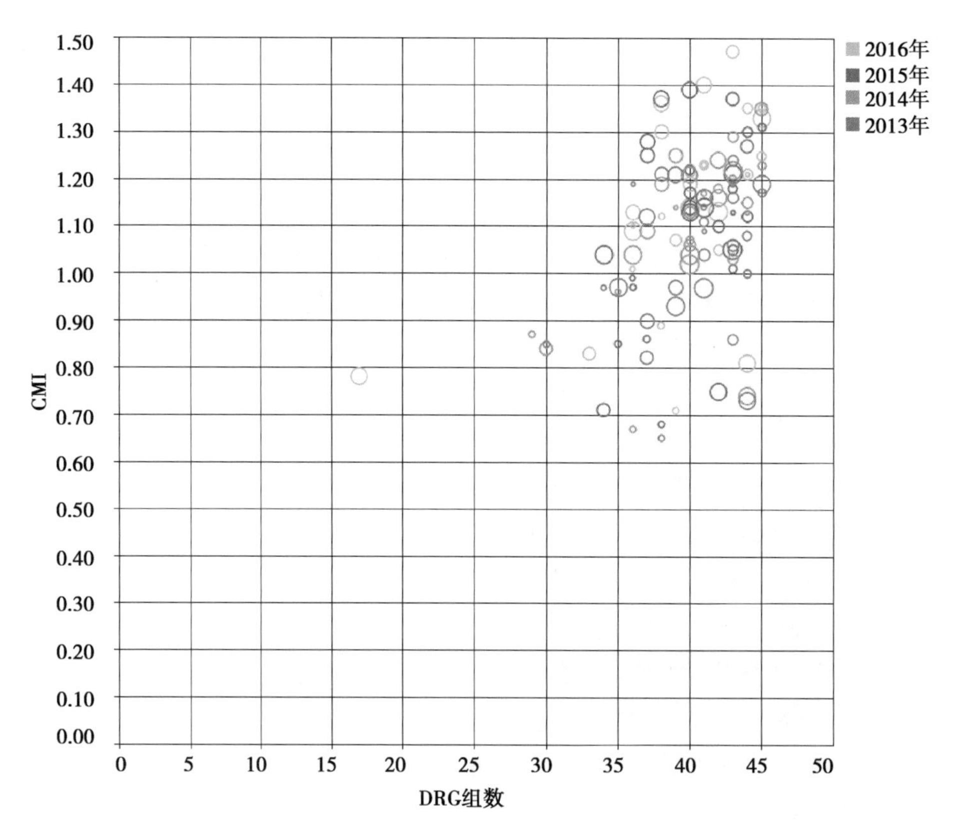

图 5-1-7-1 泌尿外科医疗服务能力

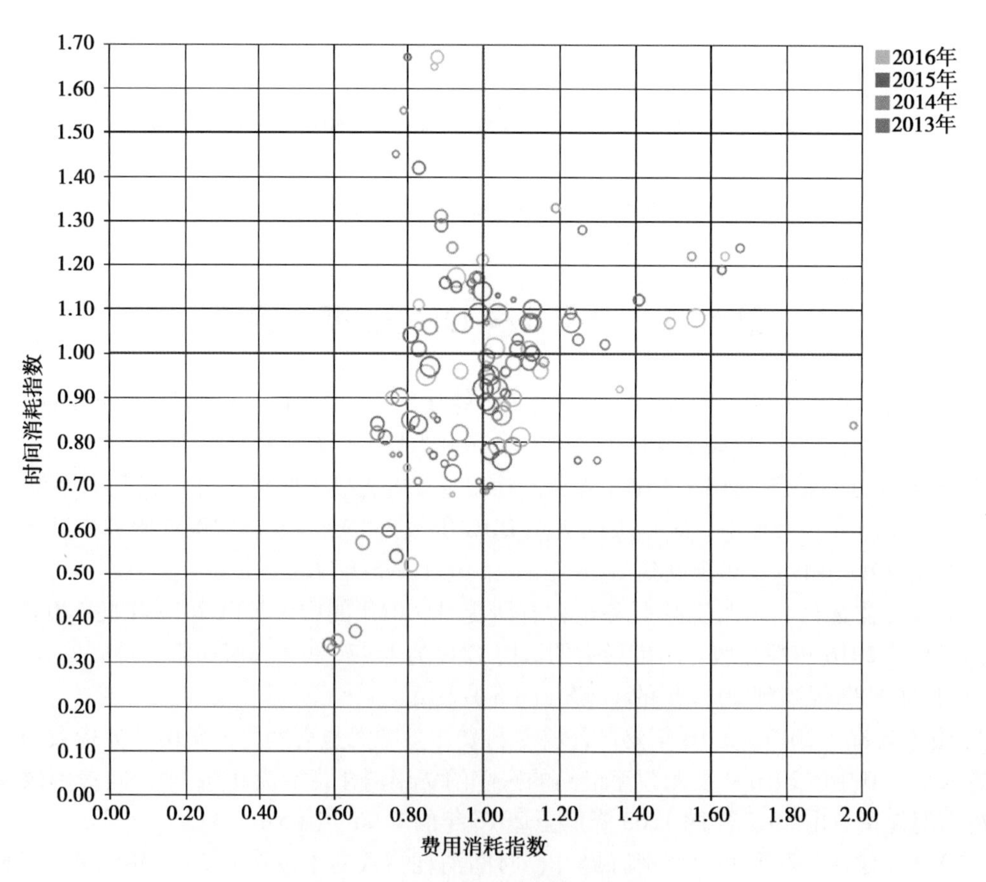

图 5-1-7-2 泌尿外科医疗服务效率

3. 医疗安全 2013—2016 年泌尿外科专科医疗安全水平提升，中低风险组死亡率从 2013 年的 0.081%降低至 2016 年的 0.051%（中低风险组病例占比 17.42%）。其中，2016 年多家医院的中低风险死亡率维持在 0 的低水平（图 5-1-7-3）。

2013—2016 年泌尿外科专科急危重病例救治能力显著提升，高风险组死亡率从 2013 年的 12.500%降低至 2016 年的 7.500%（高风险组病例占比 0.35%）。其中，2016 年多家医院的高风险死亡率维持在 0 的水平（图 5-1-7-4）。

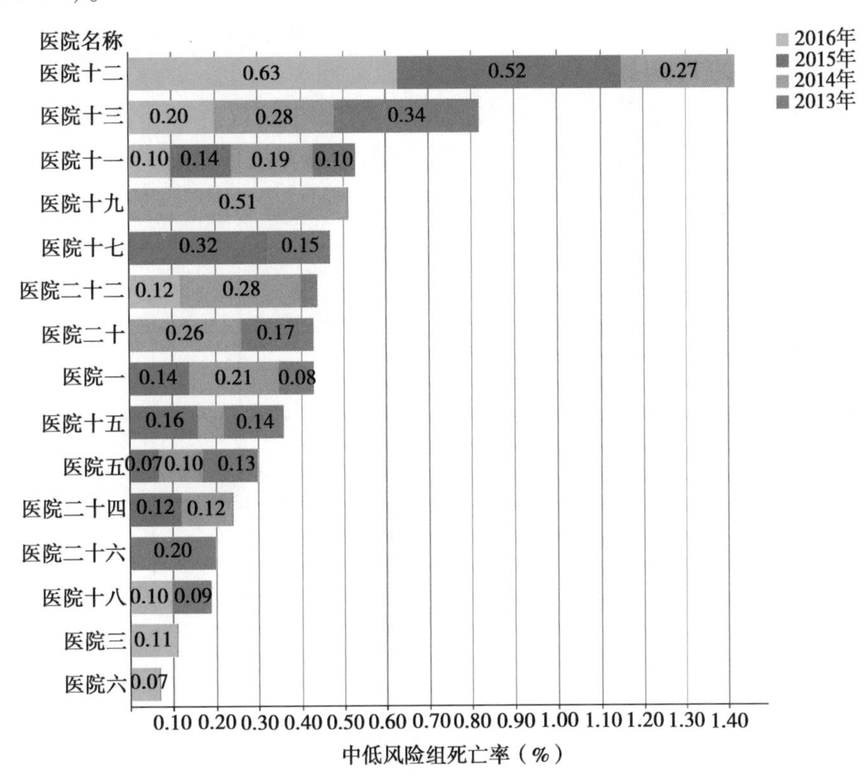

图 5-1-7-3 泌尿外科医疗安全

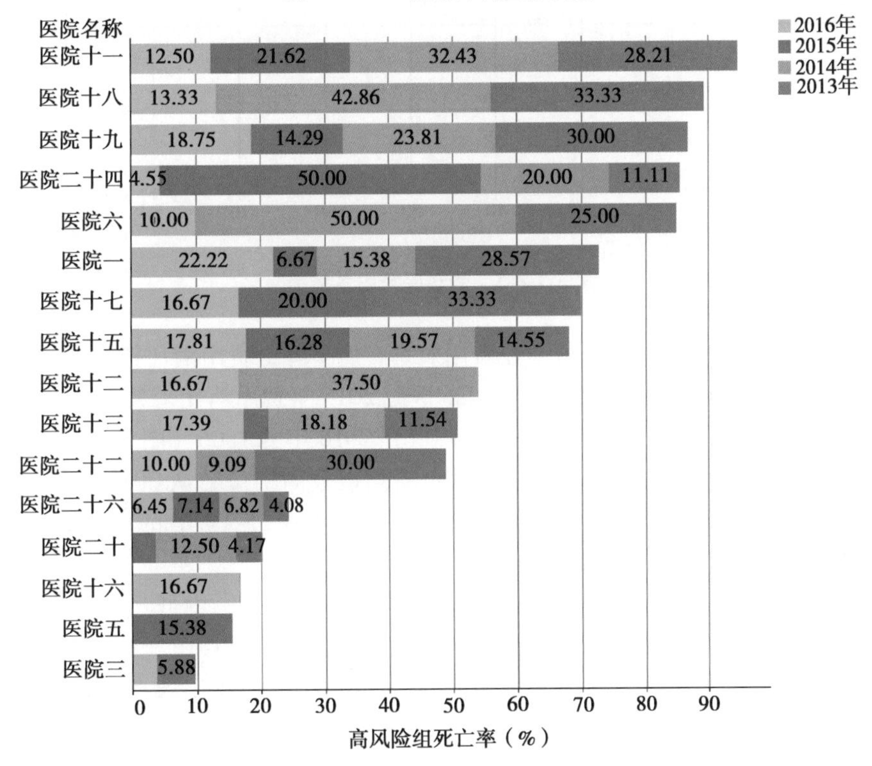

图 5-1-7-4 泌尿外科急危重病例救治能力

第八节 骨科 DRGs 绩效评价

本报告选取“十二五”国家临床重点专科建设项目 33 家骨科专业 2013—2016 年度的 1 040 817 例专科病例为样本，对骨科进行分析。

1. 医疗服务能力 2013—2016 年骨科专业医疗服务广度有所提升，DRG 组数的中位数从 2013 年的 65 组发展到 2016 年的 67 组。其中 2016 年 DRG 组数最多的医院为 84 组，4 年间 DRG 组数增加最多的医院，DRG 组数由 2013 年的 37 组提高到 2016 年的 67 组（图 5-1-8-1）。

2013—2016 年骨科专业医疗服务能力有显著提升，CMI 的中位数由 2013 年的 1. 19 上升至 2016 年的 1. 23。其中 2016 年 CMI 最高的医院为 1. 75，4 年间医疗服务难度提升最多的医院，CMI 由 2013 年的 0. 81 提高到 2016 年的 1. 17（图 5-1-8-1）。

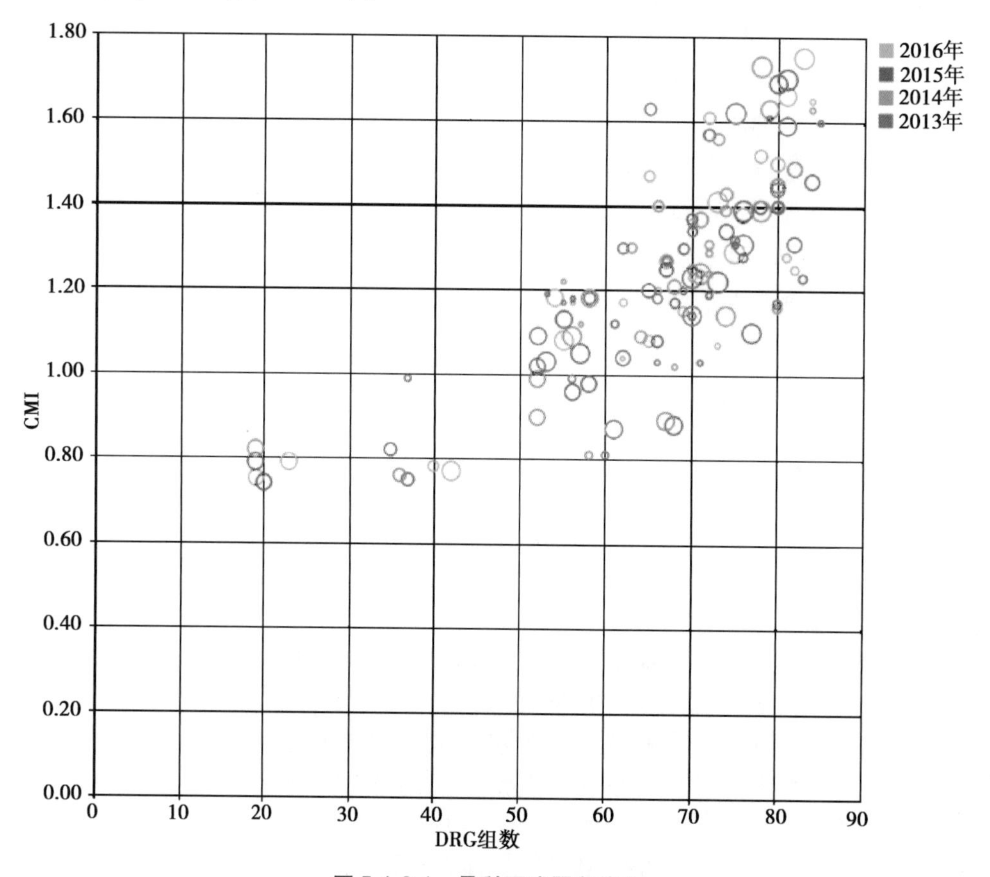

图 5-1-8-1 骨科医疗服务能力

2. 医疗服务效率 2013—2016 年骨科专业费用效率有所下降，费用消耗指数的中位数从 2013 年的 0. 95 升高至 2016 年的 0. 99。其中，费用效率最好的医院 2016 年费用消耗指数为 0. 42，4 年间费用效率提高最大的医院，费用消耗指数由 2013 年的 2. 17 降低到 2016 年的 1. 06（图 5-1-8-2）。

2013—2016 年骨科专业时间效率略有提升，时间消耗指数的中位数从 2013 年的 1. 03 降低至 2016 年的 1. 02。其中，时间效率最好的医院 2016 年时间消耗指数为 0. 55，4 年间时间效率提高最大的医院，时间消耗指数由 2013 年的 0. 79 降低到 2016 年的 0. 67（图 5-1-8-2）。

3. 医疗安全 2013—2016 年骨科专业医疗安全水平有显著提升，中低风险组死亡率从 2013 年的 0. 064%降低至 2016 年的 0. 042%（中低风险组病例占比 32. 15%）。其中，2016 年中低风险组死亡率最低的医院其值为 0，4 年间医疗安全水平提升最多的医院，中低风险组死亡率由 2013 年的 0. 20%降低至 2016 年的 0. 03%（图 5-1-8-3）。

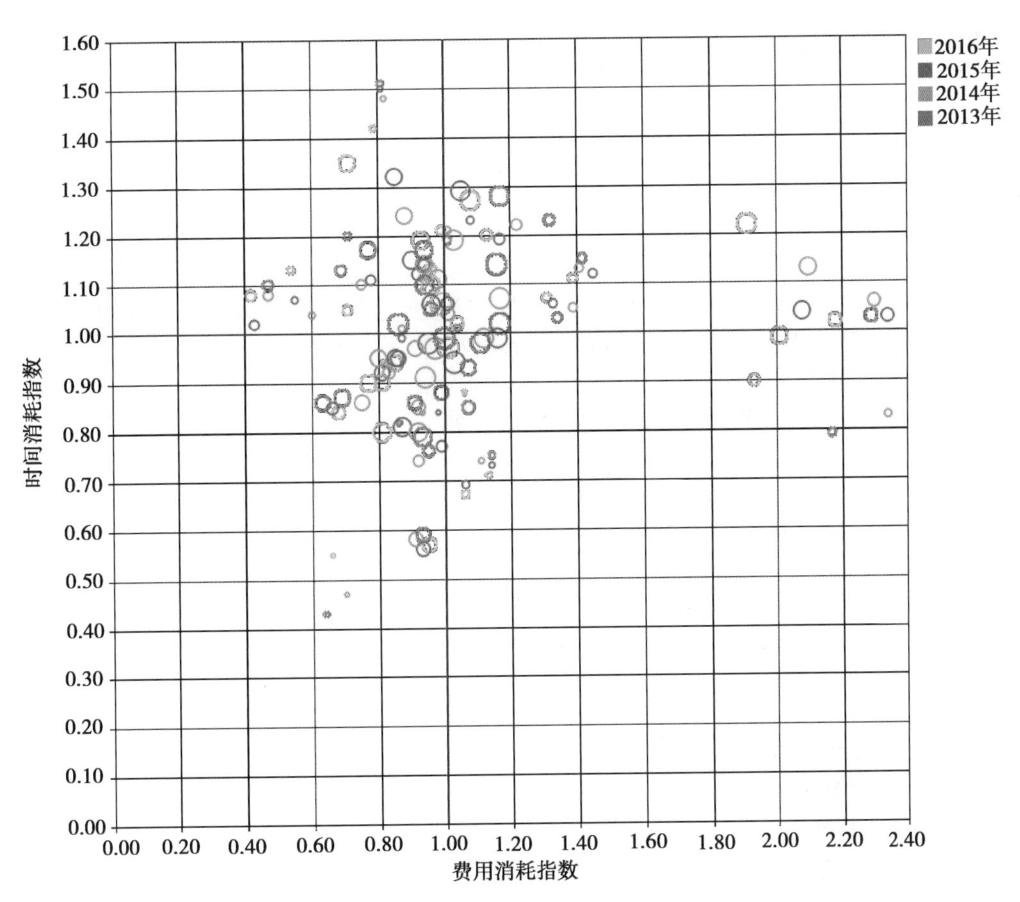

图 5-1-8-2 骨科医疗服务效率

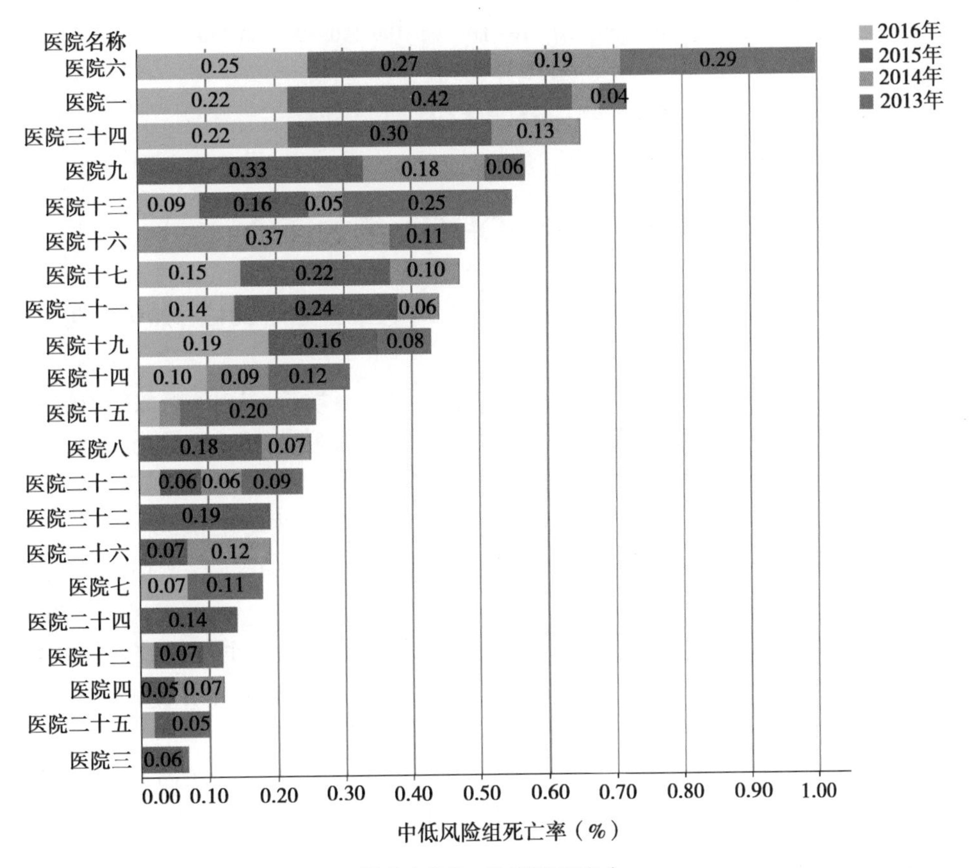

图 5-1-8-3 骨科医疗安全

2013—2016 年骨科专业急危重病例救治能力波动较大，高风险组死亡率在 4.752%～10.588%之间波动（高风险组病例占比 0.15%），其中，2016 年高风险组死亡率最低的医院其值为 0，4 年间急危重病例救治能力提升最多的医院，高风险组死亡率由 2013 年的 100.00%降低至 2016 年的 0（图 5-1-8-4）。

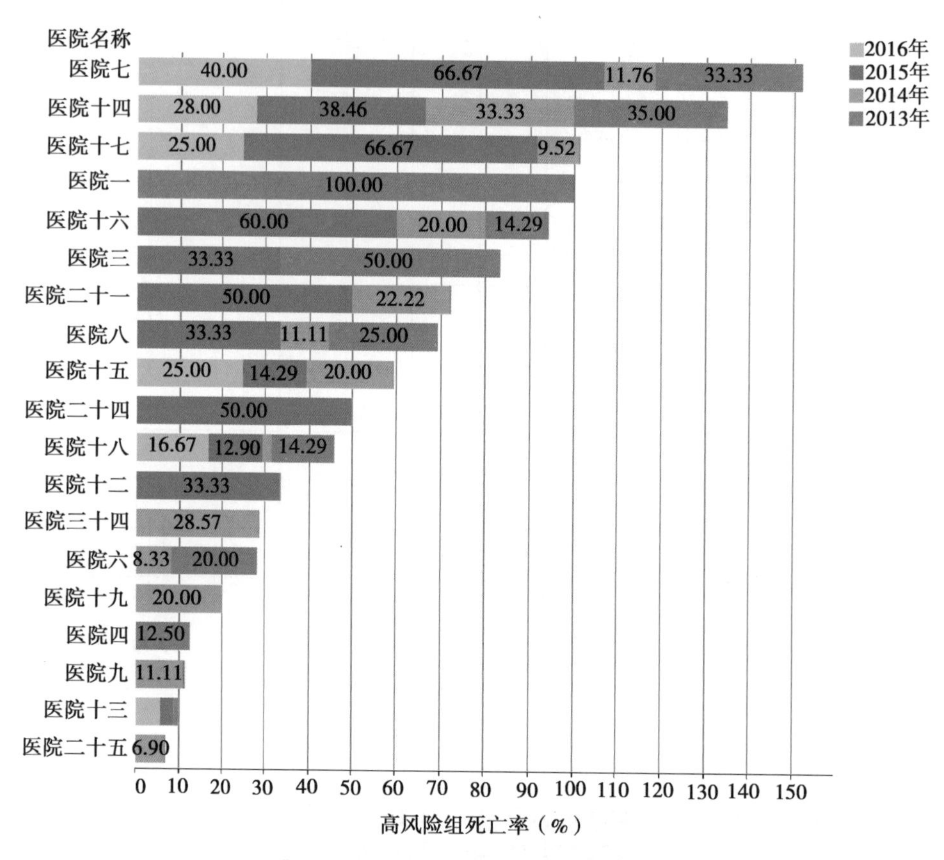

图 5-1-8-4 骨科急危重病例救治能力

第九节 眼科 DRGs 绩效评价

本报告选取“十二五”国家临床重点专科建设项目 24 家眼科专业 2013—2016 年度的 1 066 653 例病例为样本，对眼科进行分析。

1. 医疗服务能力 2013—2016 年眼科专科医疗服务广度略有增长，DRG 组数的中位数从 2013 年的 24 组增长到 2016 年的 25 组。其中，2016 年医疗服务广度最大的医院 DRG 组数为 26 组，4 年间医疗服务广度提高最大的医院，DRG 组数由 2013 年的 19 组提高到 2016 年的 25 组（图 5-1-9-1）。

2013—2016 年眼科专科医疗服务能力保持平稳，CMI 的中位数波动在 0.58～0.54。其中，2016 年医疗服务难度最大的医院 CMI 为 0.62，4 年间医疗服务难度提升最大的医院，CMI 由 2013 年的 0.61 提高到 2016 年的 0.62（图 5-1-9-1）。

2. 医疗服务效率 2013—2016 年眼科专科费用效率保持平稳，费用消耗指数的中位数波动在 0.88～0.91。其中，2016 年费用效率最好的医院费用消耗指数为 0.44，4 年间费用效率提高最大的医院，费用消耗指数由 2013 年的 1.53 降低到 2016 年的 1.39（图 5-1-9-2）。

2013—2016 年眼科专科时间效率显著提升，时间消耗指数的中位数从 2013 年的 0.82 降低至 2016 年的 0.76。其中，2016 年时间效率最好的医院时间消耗指数为 0.4，4 年间时间效率提高最大的医院，时间消耗指数由 2013 年的 1.36 降低到 2016 年的 1（图 5-1-9-2）。

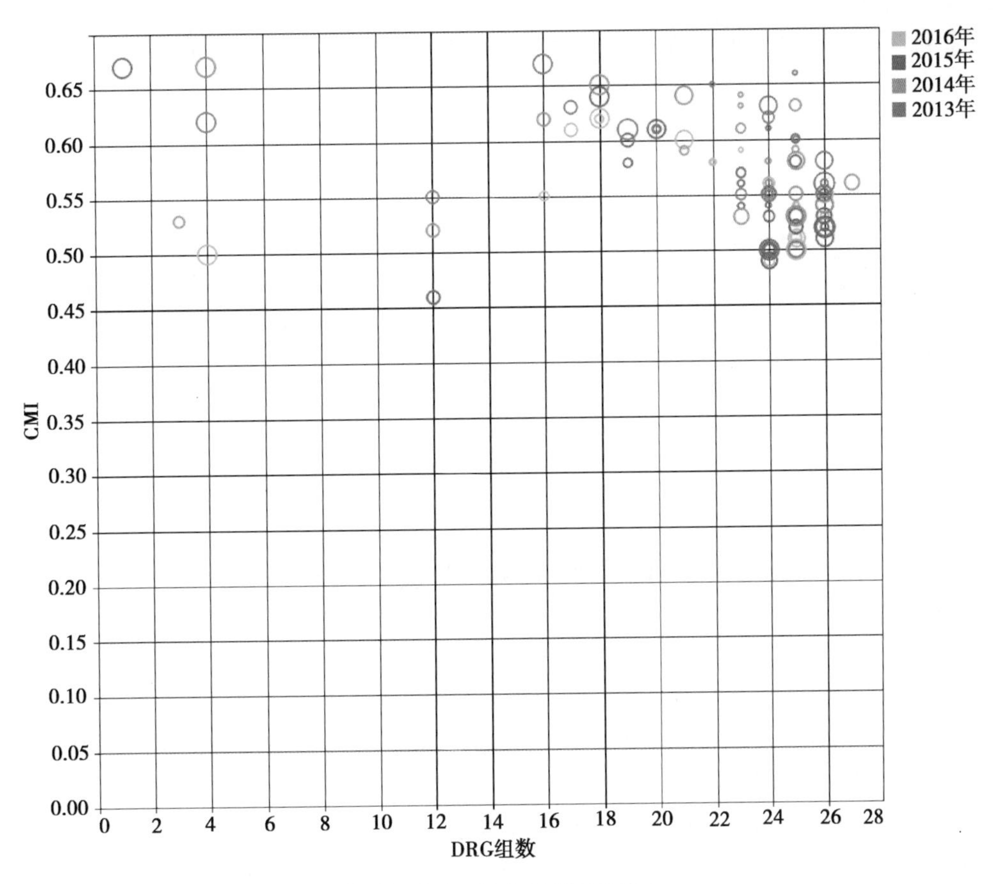

图 5-1-9-1 眼科医疗服务能力

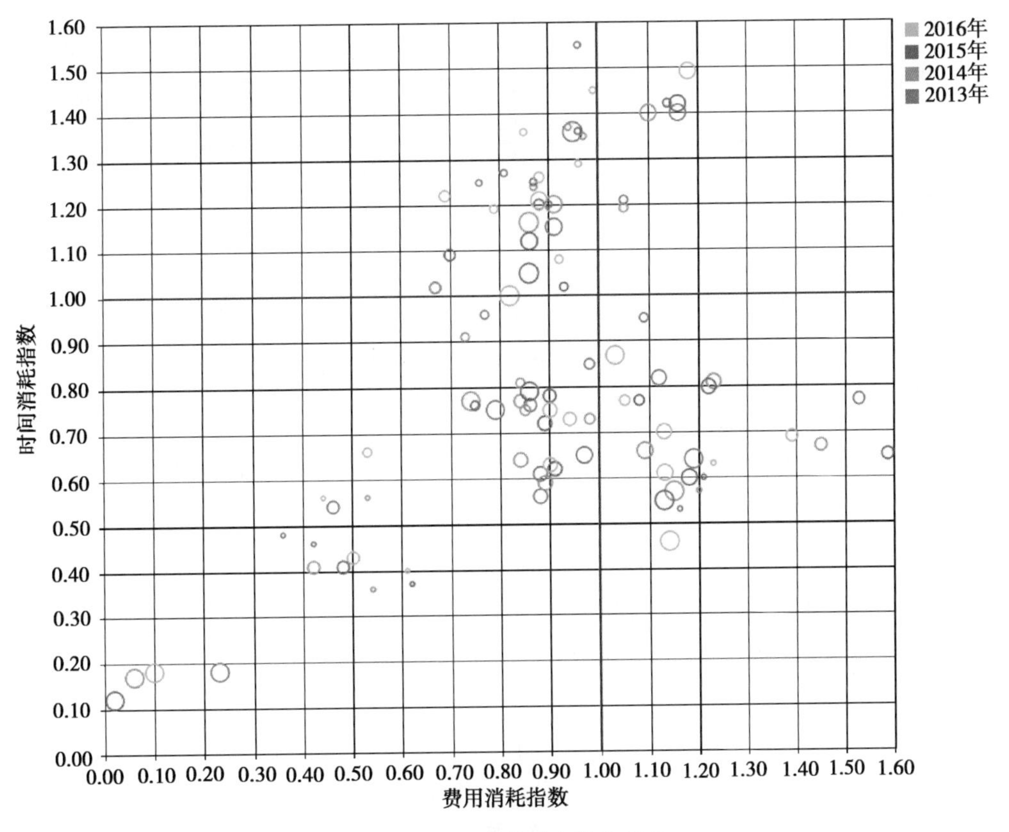

图 5-1-9-2 眼科医疗服务效率

3. 医疗安全　2013—2016 年眼科专科医疗安全水平有显著提升，中低风险组死亡率从 2013 年的 0.258%降低至 2016 年的 0.016%（中低风险组病例占比 16.72%）。其中绝大多数医院中低风险组死亡率为 0（图 5-1-9-3）。

眼科专科无高风险组病例。

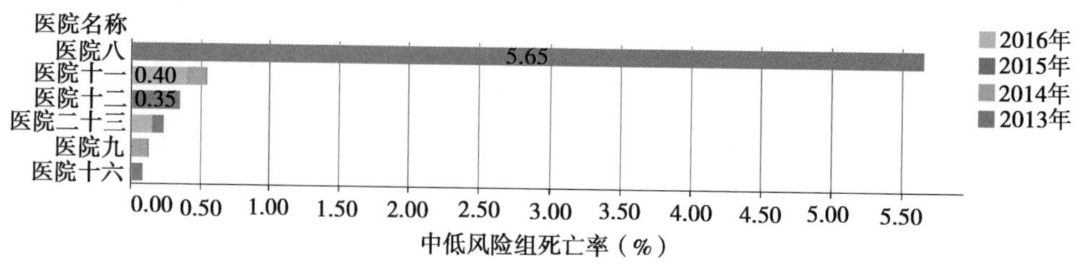

图 5-1-9-3　眼科医疗安全

第十节　耳鼻咽喉科 DRGs 绩效评价

本报告选取“十二五”国家临床重点专科建设项目 17 家耳鼻咽喉科专业 2013—2016 年度的440 954例专科病例为样本，对耳鼻咽喉科进行分析。

1. 医疗服务能力　2013—2016 年耳鼻咽喉科专业医疗服务广度略有波动，DRG 组数的中位数在 35 ~36 组波动。其中，2016 年 DRG 组数最多的医院为 36 组，4 年间 DRG 组数增加最多的医院，DRG 组数由 2013 年的 21 组提高到 2016 年的 29 组（图 5-1-10-1）。

2013—2016 年耳鼻咽喉科医疗服务能力明显上升，CMI 的中位数由 2013 年的 0.73 上升至 2016 年的 0.78。其中，2016 年医疗服务难度最大的医院 CMI 为 1.09，4 年间医疗服务难度提升最多的医院，CMI 由 2013 年的 0.70 提高到 2016 年的 1.01（图 5-1-10-1）。

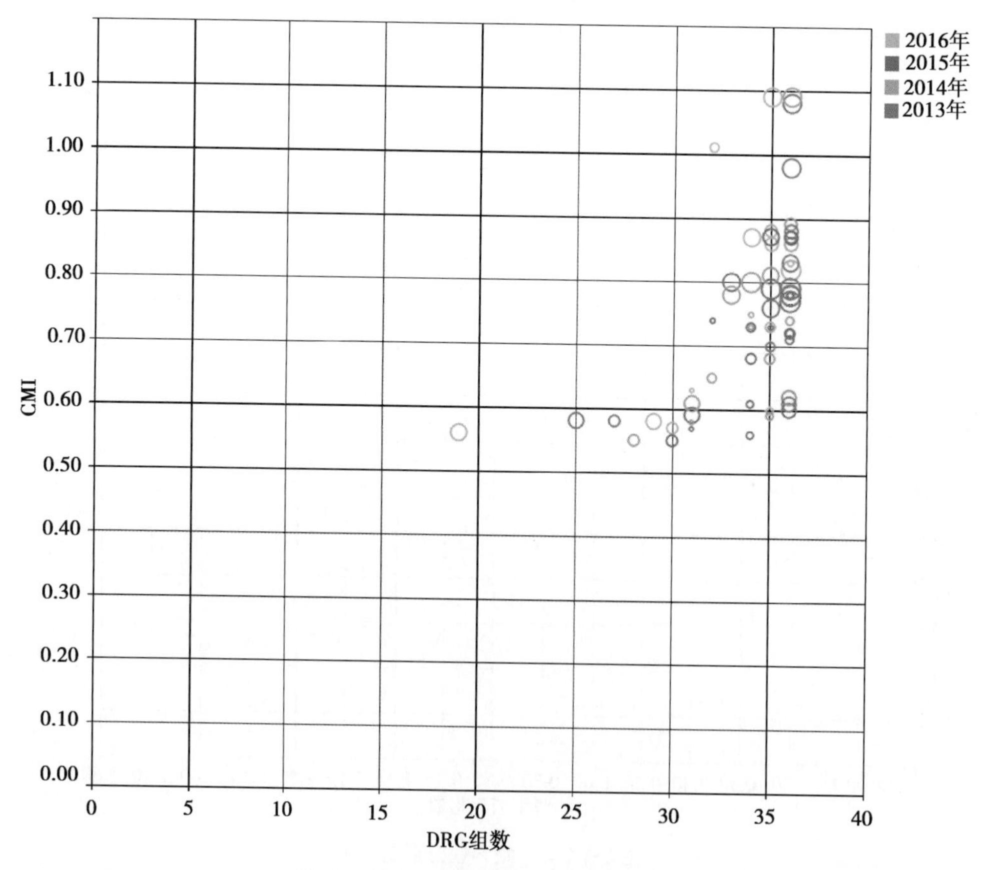

图 5-1-10-1　耳鼻咽喉科医疗服务能力

2. 医疗服务效率 2013—2016 年耳鼻咽喉科专业费用效率明显提升，费用消耗指数的中位数从 2013 年的 1.03 降低至 2016 年的 0.99。其中，费用效率最好的医院 2016 年费用消耗指数为 0.74，4 年间费用效率提高最大的医院，费用消耗指数由 2013 年的 1.16 降低到 2016 年的 0.87（图 5-1-10-2）。

2013—2016 年耳鼻咽喉科专业时间效率有显著提升，时间消耗指数的中位数从 2013 年的 0.92 降低至 2016 年的 0.86。其中，时间效率最好的医院 2016 年时间消耗指数为 0.51，4 年间时间效率提高最大的医院，时间消耗指数由 2013 年的 1.16 降低到 2016 年的 0.99（图 5-1-10-2）。

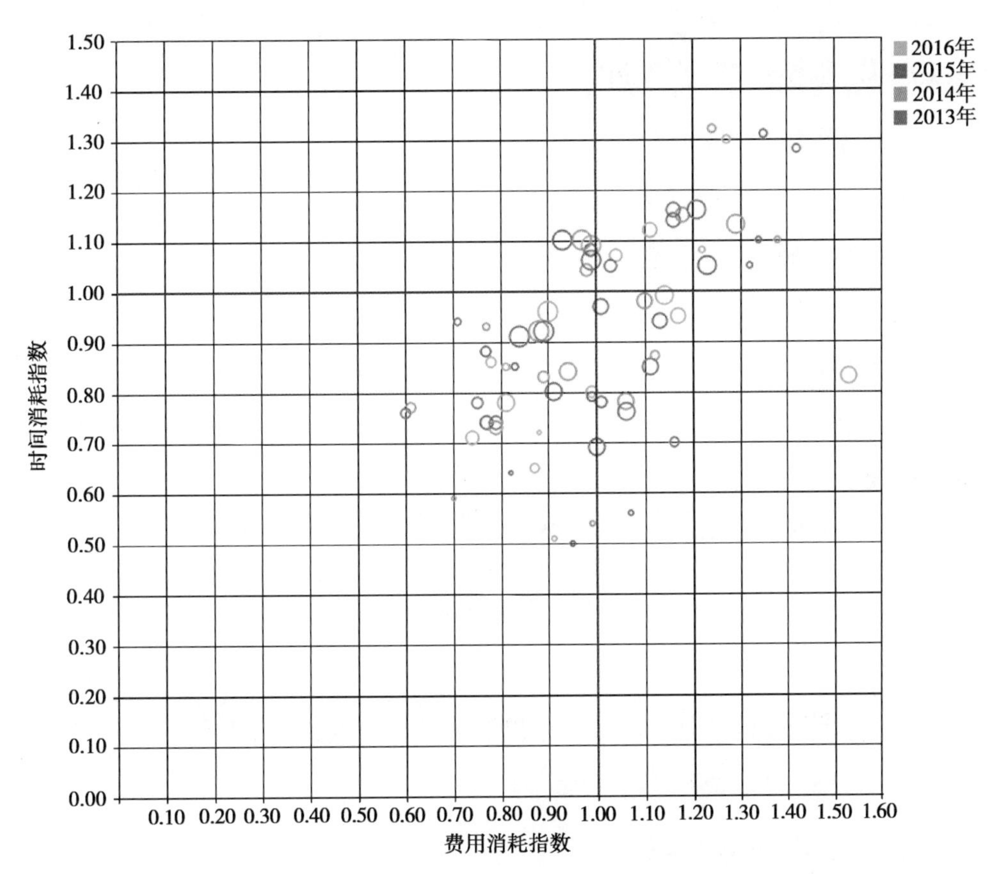

图 5-1-10-2 耳鼻咽喉科医疗服务效率

3. 医疗安全 2013—2016 年耳鼻咽喉科专业医疗安全水平显著提升，中低风险组死亡率从 2013 年的 0.086%降低至 2016 年的 0.044%（中低风险组病例占比 25.04%）。其中，2016 年多家医院的中低风险组死亡率维持在 0 的水平，4 年间医疗安全水平提升最多的医院，中低风险组死亡率由 2013 年的 0.19%降低至 2016 年的 0（图 5-1-10-3）。

2013—2016 年耳鼻咽喉科急危重病例救治能力略有提升，高风险组死亡率从 2013 年的 6.238%降低至 2016 年的 6.054%（高风险组病例占比 0.90%）。其中，2016 年 9 家医院的高风险组死亡率维持在 0 的低水平，4 年间急危重病例救治能力提升最多的医院，高风险组死亡率由 2013 年的 14.29%降低至 2016 年的 0（图 5-1-10-4）。

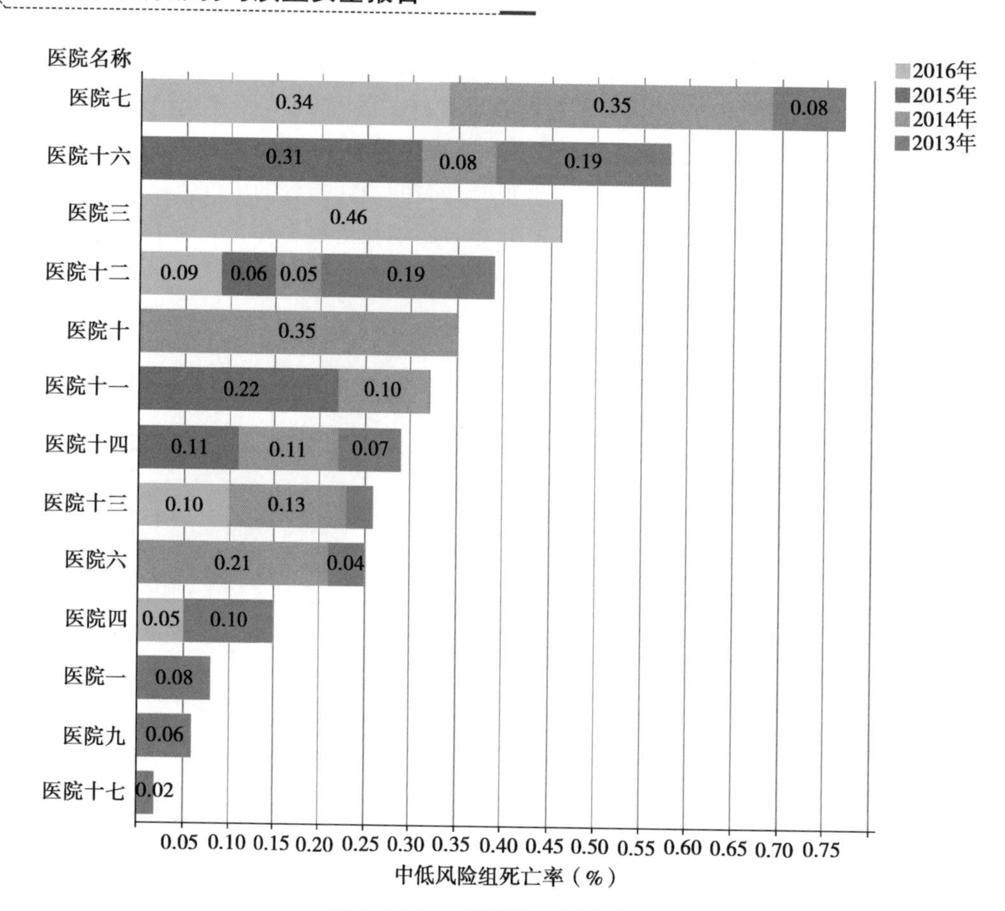

图 5-1-10-3　耳鼻咽喉科医疗安全

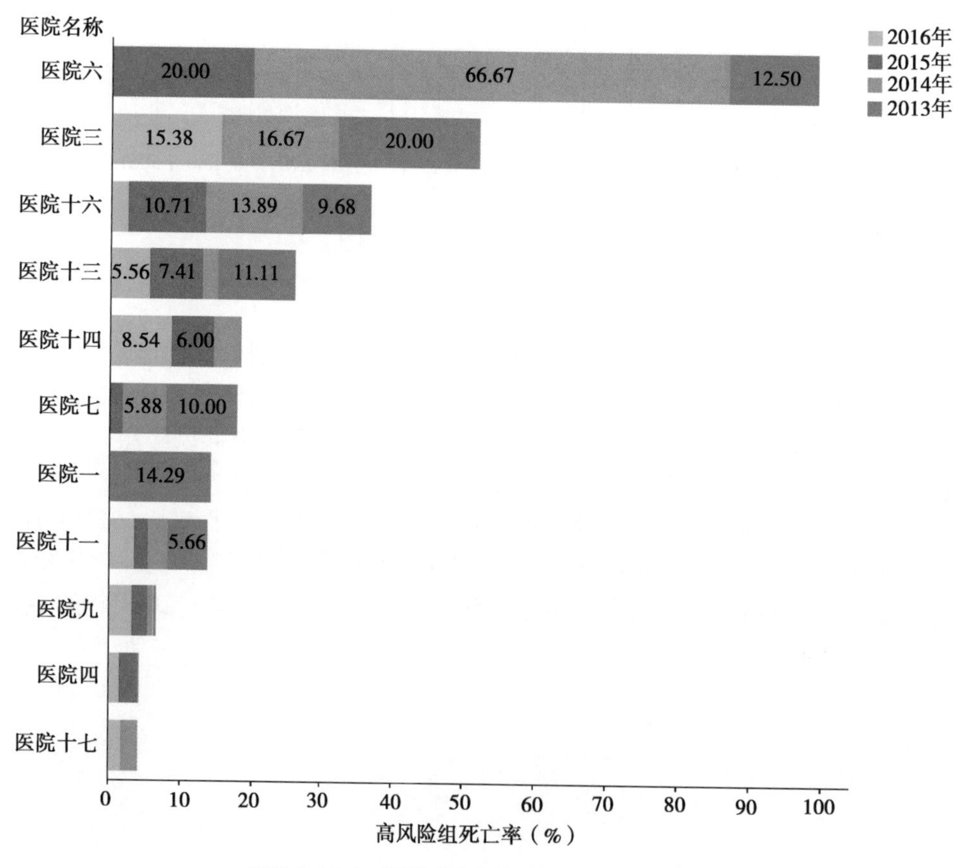

图 5-1-10-4　耳鼻咽喉科急危重病例救治能力

第十一节 妇科 DRGs 绩效评价

本报告选取“十二五”国家临床重点专科建设项目 21 家妇科专业 2013—2016 年度的 780 244 例专科病例为样本，对妇科进行分析。

1. **医疗服务能力** 2013—2016 年妇科专业医疗服务广度无显著变化，DRG 组数的中位数保持 37 组基本未变。其中，2016 年 DRG 组数最多的医院为 39 组，4 年间 DRG 组数增加最多的医院，DRG 组数由 2013 年的 32 组提高到 2016 年的 36 组（图 5-1-11-1）。

2013—2016 年妇科医疗服务能力明显上升，CMI 的中位数由 2013 年的 0.73 上升至 2016 年的 0.78。其中，2016 年医疗服务难度最大的医院 CMI 为 0.99，4 年间医疗服务难度提升最多的医院，CMI 由 2013 年的 0.52 提高到 2016 年的 0.73（图 5-1-11-1）。

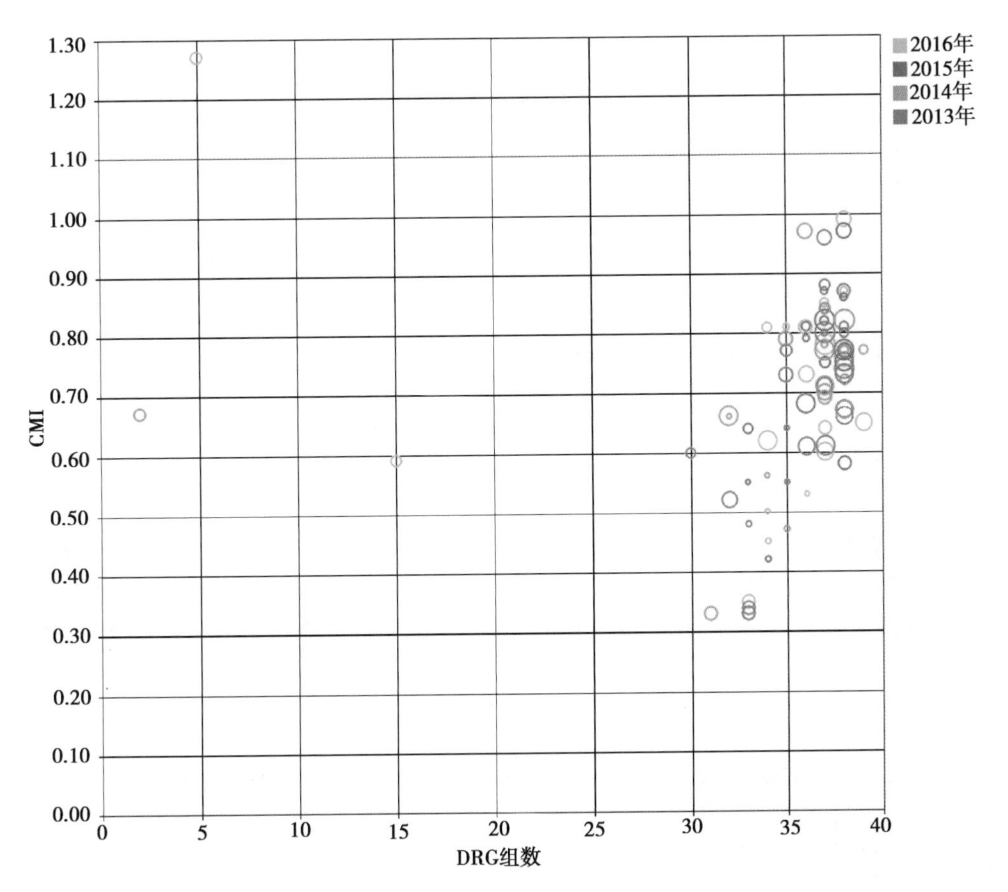

图 5-1-11-1 妇科医疗服务能力

2. **医疗服务效率** 2013—2016 年妇科专业费用效率有显著提升，费用消耗指数的中位数从 2013 年的 0.95 降低至 2016 年的 0.88。其中，费用效率最好的医院 2016 年费用消耗指数为 0.55，4 年间费用效率提高最大的医院，费用消耗指数由 2013 年的 0.97 降低到 2016 年的 0.56（图 5-1-11-2）。

2013—2016 年妇科专业时间效率略有下降，时间消耗指数的中位数从 2013 年的 0.90 上升至 2016 年的 0.95。其中，时间效率最好的医院 2016 年时间消耗指数为 0.41，4 年间时间效率提高最大的医院，时间消耗指数由 2013 年的 1.67 降低到 2016 年的 1.04（图 5-1-11-2）。

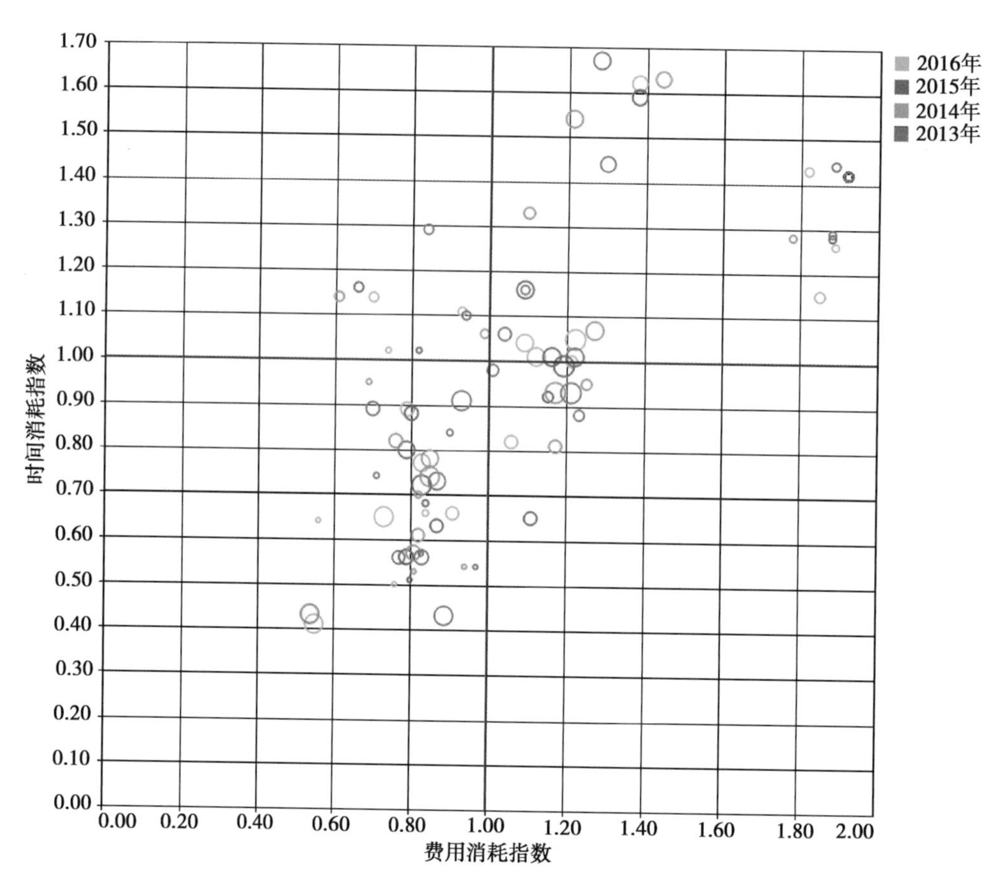

图 5-1-11-2 妇科医疗服务效率

3. 医疗安全 2013—2016 年妇科专业医疗安全水平略有提升，中低风险组死亡率从 2013 年的 0.013%降低至 2016 年的 0.011%（中低风险组病例占比 7.06%）。其中，2016 年 19 家医院的中低风险组死亡率维持在 0 的水平，4 年间医疗安全水平提升最多的医院，中低风险组死亡率由 2013 年的 0.22%降低至 2016 年的 0（图 5-1-11-3）。

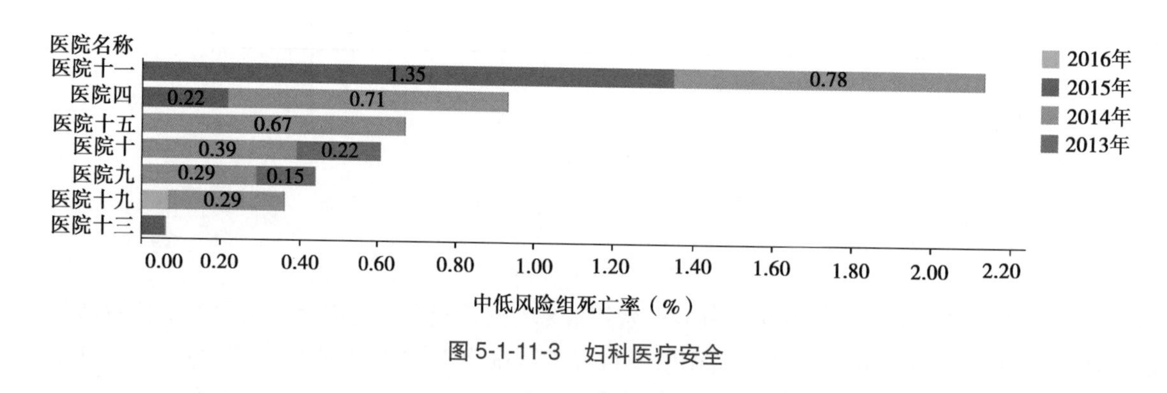

图 5-1-11-3 妇科医疗安全

2013—2016 年妇科专业急危重病例救治能力略有波动，高风险组死亡率在 2.317%～2.618%间波动（高风险组病例占比 0.32%）。其中，2016 年 14 家医院的高风险组死亡率维持在 0 的低水平，4 年间急危重病例救治能力提升最多的医院，高风险组死亡率由 2013 年的 28.57%降低至 2016 年的 10%（图 5-1-11-4）。

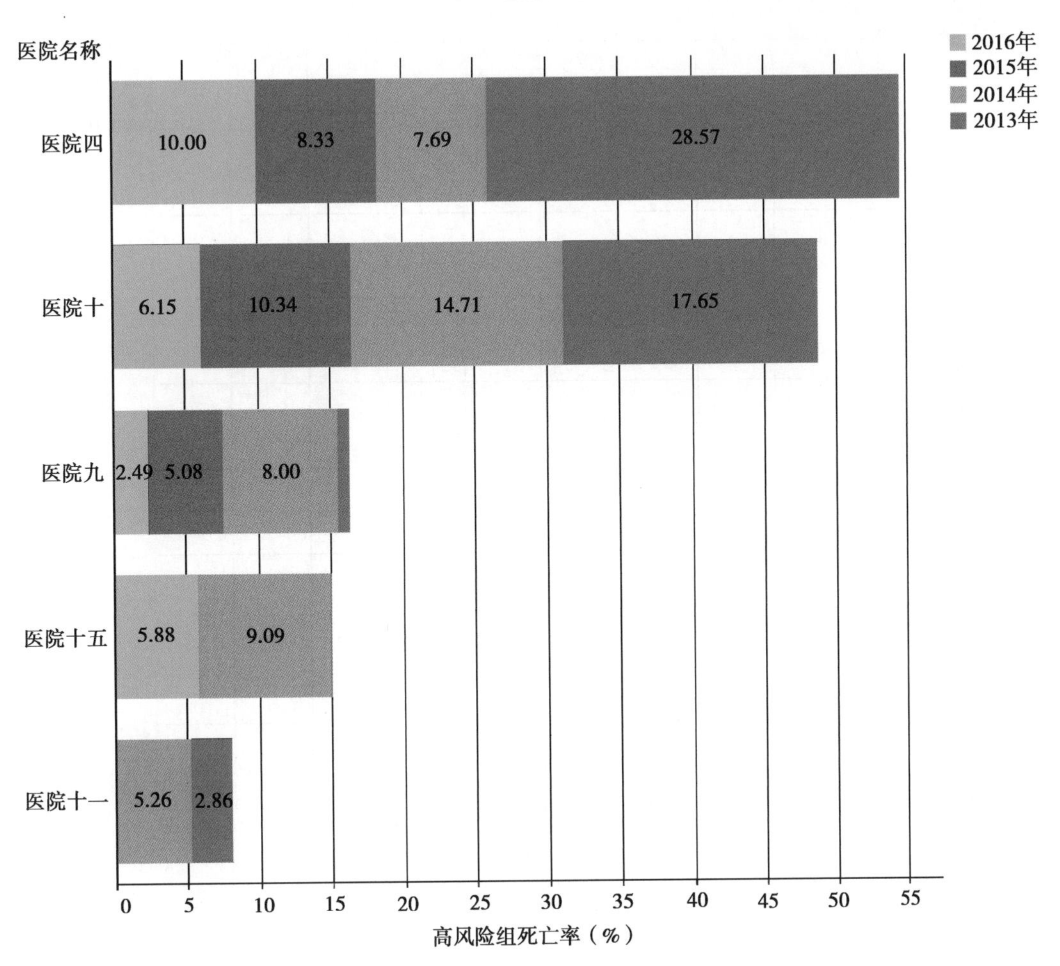

图 5-1-11-4　妇科急危重病例救治能力

第十二节　新生儿科 DRGs 绩效评价

本报告选取“十二五”国家临床重点专科建设项目 10 家新生儿科 2013—2016 年度的 411 694 例专科病例为样本，对新生儿科进行分析。

1. **医疗服务能力**　2013—2016 年新生儿科医疗服务广度保持平稳，DRG 组数的中位数保持在 14 组与 15 组。其中，2016 年医疗服务广度最大的医院 DRG 组数为 19 组，4 年间医疗服务广度提高最大的医院，DRG 组数由 2013 年的 14 组提高到 2016 年的 17 组（图 5-1-12-1）。

2013—2016 年新生儿科医疗服务能力有所提升，CMI 的中位数从 2013 年的 1.24 增加到 2016 年的 1.33。其中，2016 年医疗服务难度最大的医院 CMI 为 1.56，4 年间医疗服务难度提升最大的医院，CMI 由 2013 年的 1.05 提高到 2016 年的 1.2（图 5-1-12-1）。

2. **医疗服务效率**　2013—2016 年新生儿科费用效率降低，费用消耗指数的中位数从 2013 年的 0.75 增长至 2016 年的 0.88。费用效率最好的医院 2016 年费用消耗指数为 0.27，4 年间费用效率提高最大的医院，费用消耗指数由 2013 年的 0.67 降低到 2016 年的 0.27（图 5-1-12-2）。

2013—2016 年新生儿科时间效率提升，时间消耗指数的中位数从 2013 年的 0.93 降低至 2016 年的 0.84。其中，时间效率最好的医院 2016 年时间消耗指数为 0.27，4 年间时间效率提高最大的医院，时间消耗指数由 2013 年的 0.91 降低到 2016 年的 0.27（图 5-1-12-2）。

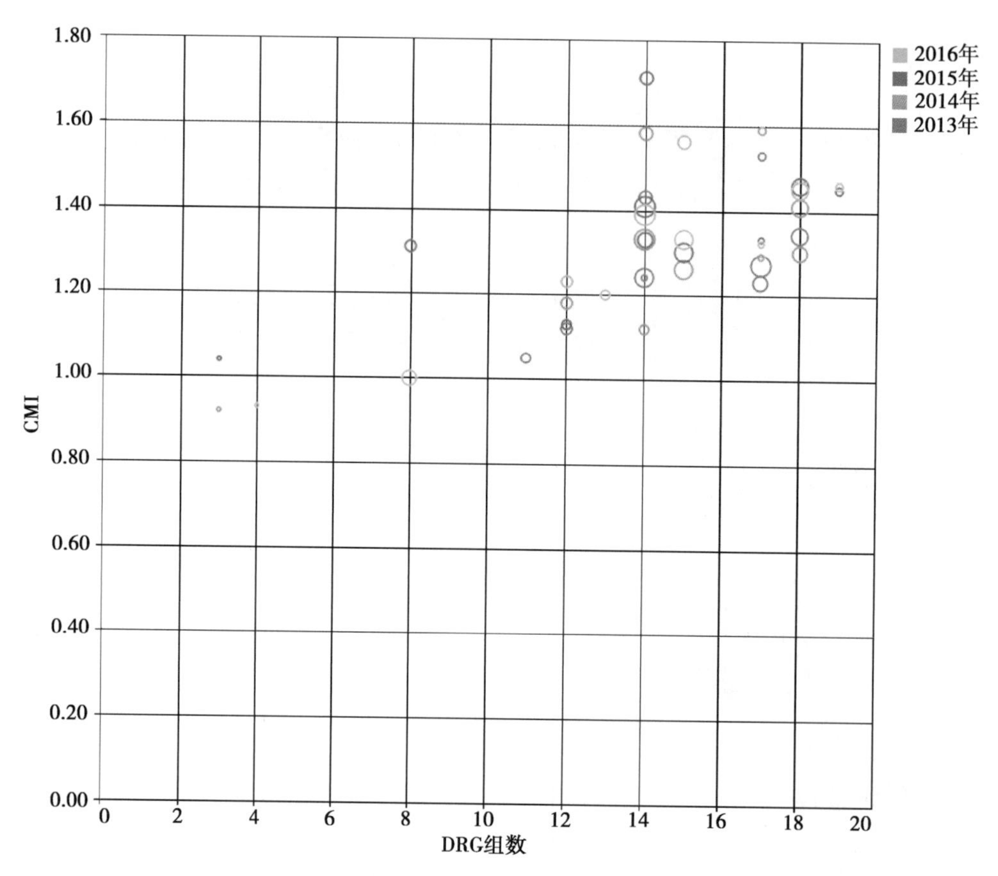

图 5-1-12-1 新生儿科医疗服务能力

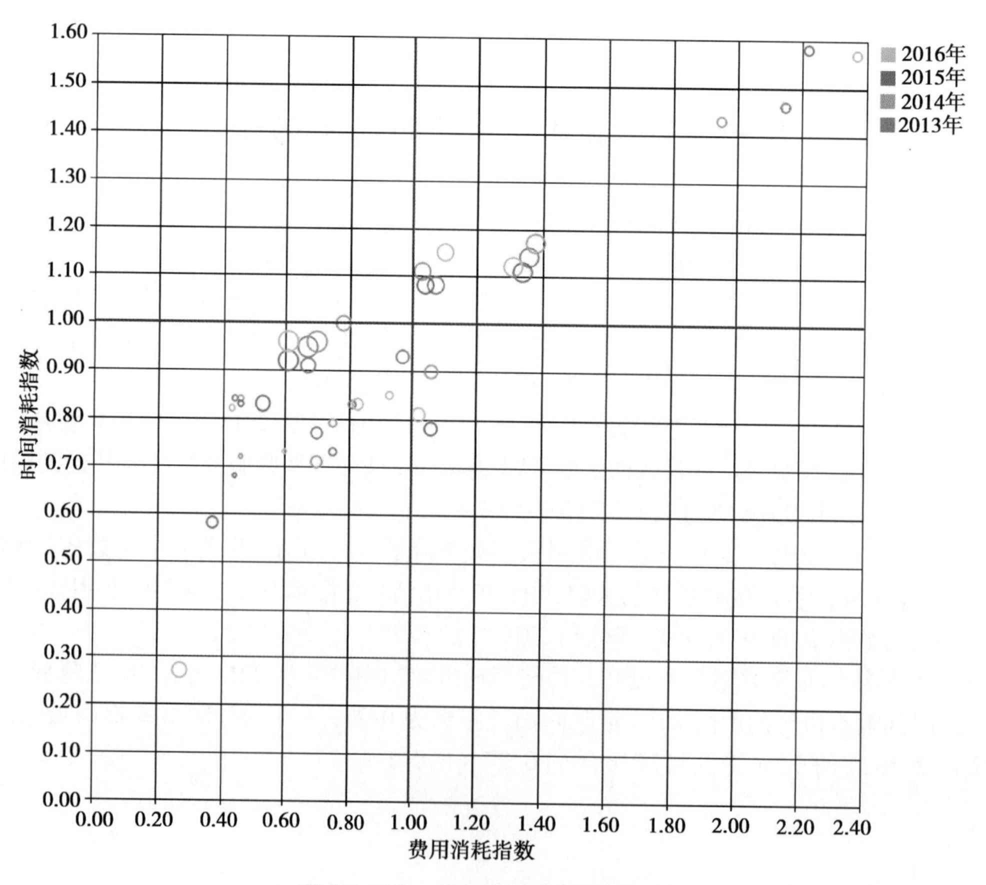

图 5-1-12-2 新生儿科医疗服务效率

3. 医疗安全　2013—2016 年，新生儿科医疗安全水平有显著提升，中低风险组死亡率从 2013 年的 0. 225%降低至 2016 年的 0. 097%（中低风险组病例占比 2. 46%）。绝大多数医院中低风险组死亡率维持在 0 的低水平（图 5-1-12-3）。

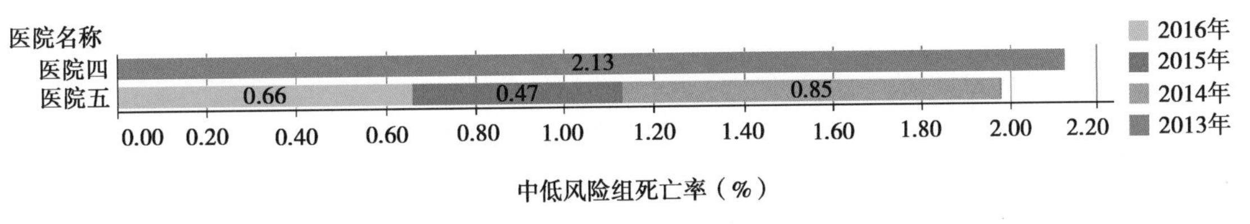

图 5-1-12-3　新生儿科医疗安全

2013—2016 年，新生儿专科急危重病例救治能力保持平稳，高风险组死亡率波动在 57. 394% ~ 63. 819%之间（高风险组病例占比 3. 29%）。其中，2016 年医院高风险组死亡率最低为 3. 78%，4 年间急危重病例救治能力提升最多的医院，高风险组死亡率由 2013 年的 50. 82%降低至 2016 年的 26. 09%（图 5-1-12-4）。

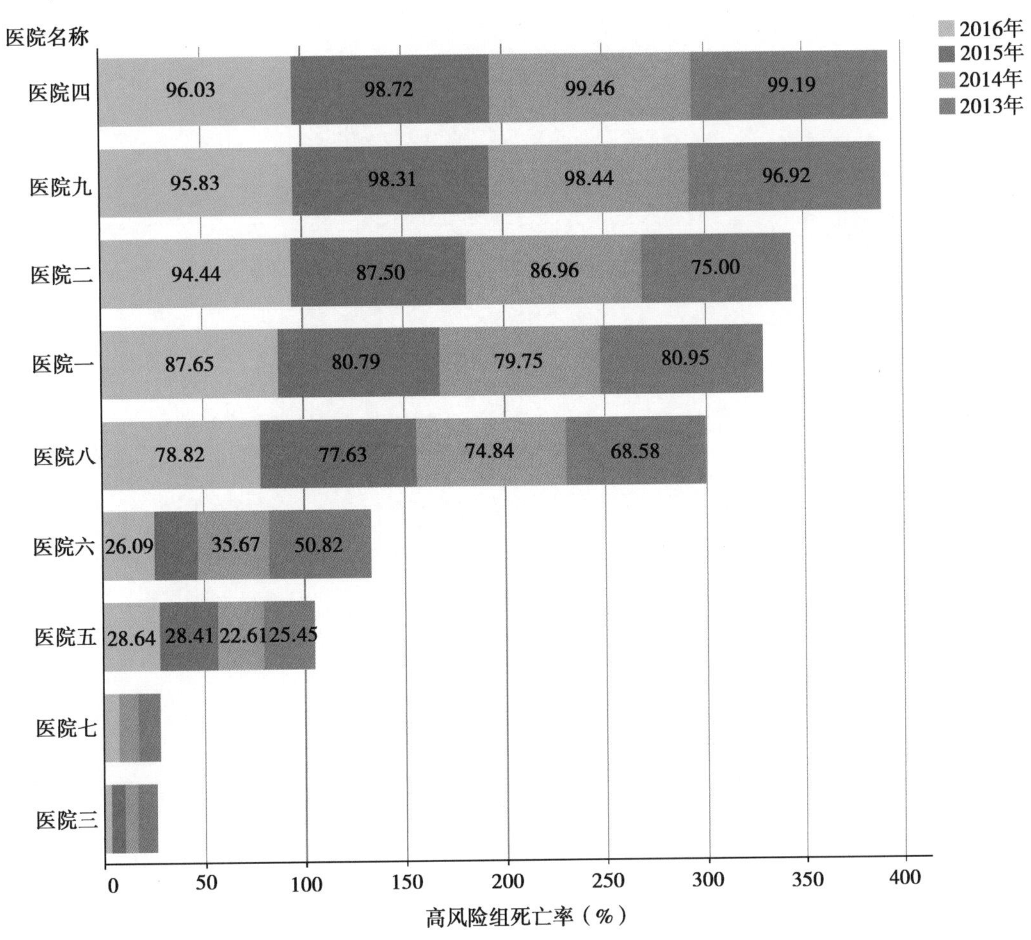

图 5-1-12-4　新生儿科急危重病例救治能力

第六部分

医疗事故鉴定情况分析

中华医学会根据2017年初国家卫生计生委办公厅的要求，在全国医学会推广了“医疗鉴定管理信息系统”，各省（市、自治区）填报了2016年、2017年医疗事故和医疗损害鉴定的数据。本报告对2016年度各地医学会的医疗事故、医疗损害技术鉴定进行了统计（2016年上报医疗安全事件统计报表见附录1），现汇报如下。

一、总体情况

（一）医疗事故技术鉴定

2016年度，全国31个省（级）医学会及新疆兵团医学会、302个市（级）医学会共接受医疗事故技术鉴定委托8151例，已鉴定5847例，属于医疗事故的共2922例，事故率为49.97%。

其中，31个省（级）医学会及新疆兵团医学会共接受鉴定委托1578例，已鉴定1030例，属于医疗事故的共728例，事故率为70.68%。

302个市（级）医学会共接受鉴定委托6573例，已鉴定4817例，属于医疗事故的共2194例，事故率为45.55%。

（二）医疗损害技术鉴定

2016年全国共有7个省（级）医学会，60个（市）级医学会开展了医疗损害技术鉴定工作。共接受鉴定委托1915例次，省级接受鉴定委托675例，市级接受鉴定委托1240例。

全国各地医学会共鉴定2247例次，经鉴定有医疗损害责任的共有1369例，损害率为60.93%。

其中，7个省级医学会共鉴定816例，有医疗损害责任的499例，损害率为61.15%；60个地市级医学会共鉴定1431例，有医疗损害责任的838例，损害率为58.56%。

二、鉴定情况

（一）医疗事故技术鉴定的数量

2016年全国各地医学会共鉴定5847例。

其中，31个省（级）医学会及兵团医学会共鉴定1030例，302个市（级）医学会共鉴定4817例。鉴定总数量最多的3个省为贵州省、湖南省、江苏省（表6-1-1-1）。

表6-1-1-1 2016年各省/地市级医学会各地医疗事故鉴定情况（例）

各地医学会	省	地市	总数	各地医学会	省	地市	总数
贵州	99	434	533	河南	26	220	246
江苏	85	391	476	陕西	23	151	174
湖南	79	398	477	上海	21	83	104
云南	78	296	374	福建	19	101	120
辽宁	59	248	307	甘肃	15	79	94
广东	58	134	192	天津	14	43	57
新疆	55	171	226	北京	11	23	34
山东	47	308	355	江西	11	131	142
湖北	44	282	326	安徽	9	101	110
四川	40	259	299	新疆兵团	9	14	23
吉林	42	133	175	宁夏	4	5	9
黑龙江	38	120	158	海南	3	9	12
浙江	37	109	146	山西	2	21	23
内蒙古	35	178	213	青海	1	11	12
河北	33	234	267	重庆	1	10	11
广西	32	120	152	西藏	0	0	0

（二）医疗损害技术鉴定的数量

2016 年全国共有 7 个省级医学会，60 个地市级医学会进行了医疗损害技术鉴定工作，共鉴定 2247 例。其中，7 个省级医学会共鉴定 816 例，60 个地市级医学会共鉴定 1431 例（表 6-1-1-2）。

表 6-1-1-2　2016 年各省/地级医学会医疗损害鉴定情况表（例）

各地医学会	省	地市	总数	各地医学会	省	地市	总数
上海	260	243	503	内蒙古	0	12	12
江苏	249	530	779	广东	0	28	28
天津	147	4	151	河北	0	7	7
浙江	144	392	536	湖北	0	4	4
安徽	10	157	167	北京	0	1	1
福建	5	35	40	贵州	0	2	2
湖南	1	15	16	河南	0	1	1

三、鉴定结论

（一）医疗事故率及医疗事故定级、定责情况（表 6-1-1-3、表 6-1-1-4）

表 6-1-1-3　2016 年省（级）、市（级）医学会医疗事故率

医学会	鉴定数（例）	事故数（例）	事故率（%）
省（级）医学会	1030	728	70.68
市（级）医学会	4817	2194	45.55
全国	5847	2922	49.97

经首次和再次鉴定判定为医疗事故的 2922 例。

一级医疗事故的共 788 例（占 26.97%）；其中，完全、主要责任共 194 例，占一级医疗事故的 24.62%。

一级、二级医疗事故共 933 例（占 31.93%）；其中，完全、主要责任共 257 例。

表 6-1-1-4　2016 年省级、市级鉴定为医疗事故的 2922 例定级、定责任情况（例）

定级	完全	主要	次要	轻微	其他	合计
一级甲等	13	167	318	250	3	751
一级乙等	2	12	15	7	1	37
二级甲等	0	3	9	1	1	14
二级乙等	3	29	21	10	2	65
二级丙等	3	10	11	9	0	33
二级丁等	1	14	13	5	0	33
三级甲等	9	50	24	8	0	91
三级乙等	7	41	21	8	0	77
三级丙等	12	129	71	34	1	247
三级丁等	20	67	38	18	0	143
三级戊等	45	172	105	43	2	367
四级	156	396	318	189	5	1064

（二）医疗损害率及医疗损害定级、定责情况（表 6-1-1-5、表 6-1-1-6）

表 6-1-1-5　2016 年省（级）、市（级）医学会医疗损害率

医学会	鉴定数（例）	损害数（例）	损害率（%）
省（级）医学会	816	499	61.15
市（级）医学会	1431	838	58.56
全国	2247	1369	60.93

经首次和再次鉴定判定有医疗损害责任的共有 1369 例，完全责任共 36 例，主要责任共 295 例，对等责任共 178 例，次要责任共 456 例，轻微责任共 404 例。

其中有 388 例鉴定只进行了责任程度判定，未定等级。其原因为部分地区法院只要求进行过错鉴定，伤残等级交予社会司法鉴定机构进行。另，少数案例鉴定会后无法确定是否有损害。

表 6-1-1-6　2016 年省级、市级鉴定为医疗损害的 1369 例定级、定责任情况（例）

定级	完全	主要	对等	次要	轻微	合计
一级甲等	1	42	47	123	131	344
一级乙等	0	5	2	12	9	28
二级甲等	0	3	0	2	3	8
二级乙等	2	6	0	5	5	18
二级丙等	0	3	1	4	2	10
二级丁等	0	4	2	4	1	11
三级甲等	0	8	2	6	5	21
三级乙等	1	12	6	5	3	27
三级丙等	3	17	8	19	15	62
三级丁等	3	22	3	19	5	52
三级戊等	2	16	7	39	27	91
四级	22	85	31	112	109	359
未定等级	2	72	69	106	89	338

第七部分

国家医师、护士资格考试情况分析

在国家卫生计生委医师资格考试委员会领导和各有关司局指导下，在各考区和考试机构的共同努力下，2017 年医师、护士资格考试安全平稳顺利完成。现将由国家医学考试中心处提供的资格考试有关情况报告如下。

第一章

国家医师资格考试情况

一、国家医师资格考试概况

（一）医师资格考试的法律地位和重要作用

《中华人民共和国执业医师法》规定国家实行医师资格考试制度。医师资格考试是评价申请医师资格者是否具备执业所必需的专业知识与技能的考试，是国际通用的医师准入方式。医师资格考试对于加强医师队伍建设，提高医疗卫生服务质量和水平，保障医疗卫生安全，防范医患矛盾，保障人民群众身体健康和生命安全具有重要意义。

（二）医师资格考试的领导组织体系

国务院卫生行政部门成立医师资格考试委员会，负责全国医师资格考试管理工作；各省、自治区、直辖市为考区，其卫生行政部门成立医师资格考试领导小组，负责本辖区内的医师资格考试实施工作，并在所辖地市设置考点。

（三）医师资格考试的基本设计

医师资格考试是医师行业的准入考试，属标准参照考试。医师资格考试分为执业医师资格考试和执业助理医师资格考试两级，包括临床、口腔、公共卫生、中医四类。医师资格考试包括实践技能考试和医学综合笔试两部分。

医师资格考试实行全国统一考试。实践技能考试的评分标准由国家医学考试中心和国家中医药管理局中医师资格认证中心统一制定，由各实践技能考试基地组织阅卷评分工作，满分为100分。医学综合笔试实行全国统一阅卷评分，执业医师满分为600分，执业助理医师满分为300分。

实践技能考试合格分数线为60分，医学综合笔试逐步实现固定合格分数线。

（四）1999—2016年基本情况

截至2016年底，全国共有1072.1万人次参加医师资格考试，372.1万人次考试合格。其中，临床261.2万人次，口腔28.5万人次，公共卫生9.1万人次，中医72.6万人次，乡村全科0.7万人次。

二、2017年国家医师资格考试总体情况

（一）报名情况

报名并符合资格的临床、口腔和公共卫生考生共537 826人，中医考生156 206人，乡村全科执业助理医师考生56 785人。

（二）考试情况

全国有69.16万人参加考试，28.09万人考试合格，平均总通过率为40.61%。其中，执业医师17.12万人，平均总通过率49.16%；执业助理医师8.66万人，平均总通过率29.57%；乡村全科执业助理医师2.32万人，平均总通过率45.69%。

（三）测量学评价

2017年医师资格考试内容符合考试大纲要求。

国际上通用的衡量考试质量的评价指标主要有信度和效度、难度和区分度。

1. **信度** 信度指考试的可靠性及稳定性，一般使用内部一致性指标来表示。医师资格考试医学综合笔试各类别的试卷信度均在 0. 85 以上，医师资格考试医学综合笔试结果非常可靠。

2. **效度** 效度是指考试能够准确测量到所要测的能力的程度。

医师资格考试从考试设计、审题组卷、考试组织实施、阅卷评分、数据分析等考试的各个环节，保证了较高的内容效度。考试的组卷蓝图稳定，试题参数优良。

医师资格考试医学综合笔试（西医）各部分的相关系数均在 0. 30~0. 80，试卷结构效度较好，实现了考试目标。

3. **平均难度** 医师资格考试的试卷处于中等难度，对不同考生群体具有较好的区分能力。

总之，2017 年医师资格考试可信、有效；试卷难度适中，也体现了较好的区分能力。

三、2017 年国家医师资格考试具体情况分析

（一）临床执业医师

1. **人数变化** 全国有 23. 65 万人参加临床执业医师资格考试，较 2016 年增加 0. 10 万人。2017 年考生人数和应届本科生人数与 2016 年基本持平。

2. **学历结构** 临床执业医师资格实践技能考试的考生学历以本科及以上为主，比例为 64. 50%。其中，全日制本科应届毕业生参加考试的考生占本科及以上考生人数的 53. 90%。

3. **地域分布** 临床执业医师资格实践技能考试的考生按照人数区间划分的地域分布图见图 7-1-1-1。

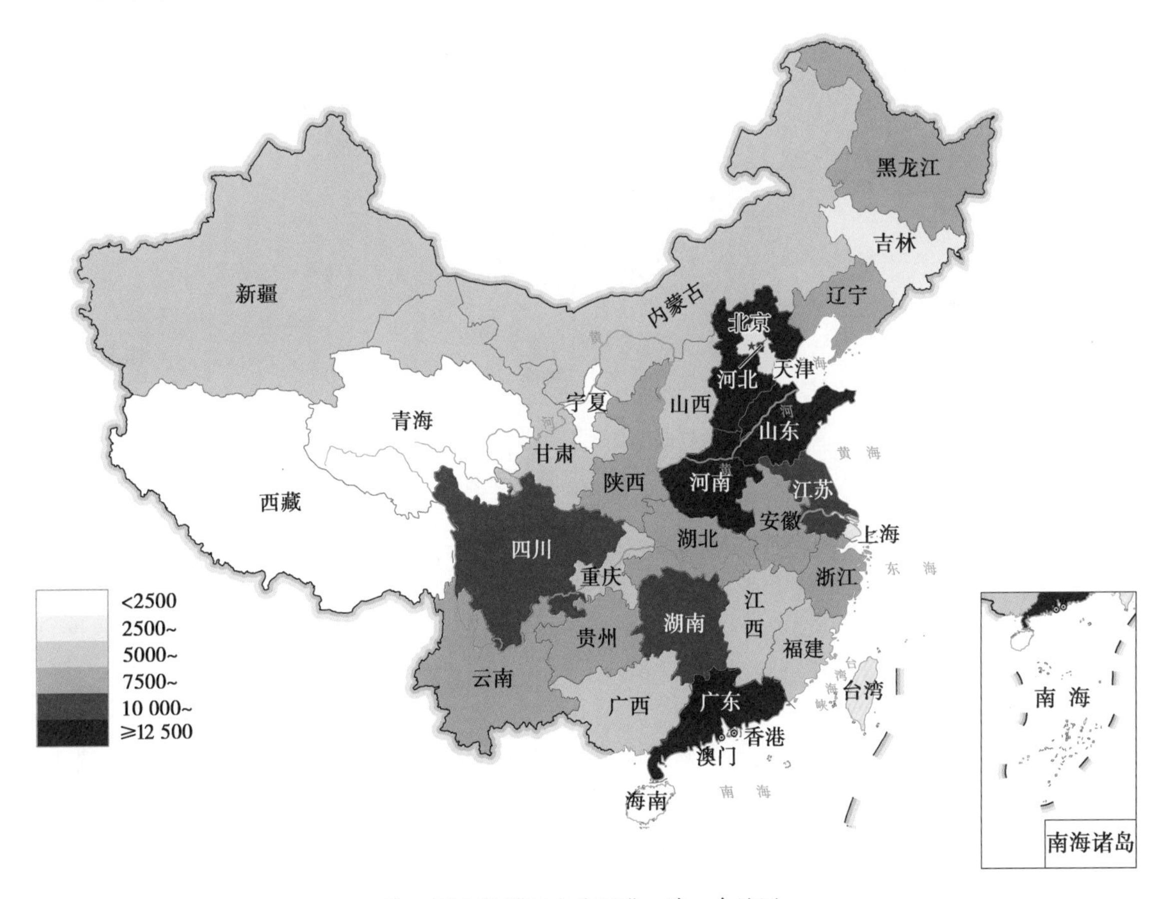

注：图中数据不含我国港、澳、台地区。

图 7-1-1-1 2017 年临床执业医师资格实践技能考试实考考生的地域分布图

4. **考试结果** 临床执业医师资格实践技能考试通过 20. 33 万人，通过率为 85. 94%。

临床执业医师资格医学综合笔试的平均分为 366. 01 分，通过 11. 46 万人，通过率为 57. 35%，全日制本科应届考生通过率为 74. 14%。通过率由东至西呈下降趋势。临床执业医师资格考试的总通过率为

48.46%，由东至西总通过率呈下降趋势。

（二）临床执业助理医师

1. 人数变化　全国有18.12万人参加临床执业助理医师资格考试，较2016年增加0.23万人。自2007年来专科人数呈增加趋势，但考生人数呈现下降趋势。

2. 学历结构　临床执业助理医师资格实践技能考试的考生学历以专科为主，比例为65.91%。其中，全日制专科应届毕业生参加考试的考生占专科考生人数的25.50%。

3. 地域分布　临床执业助理医师资格实践技能考试的考生按照人数区间划分的地域分布图见图7-1-1-2。

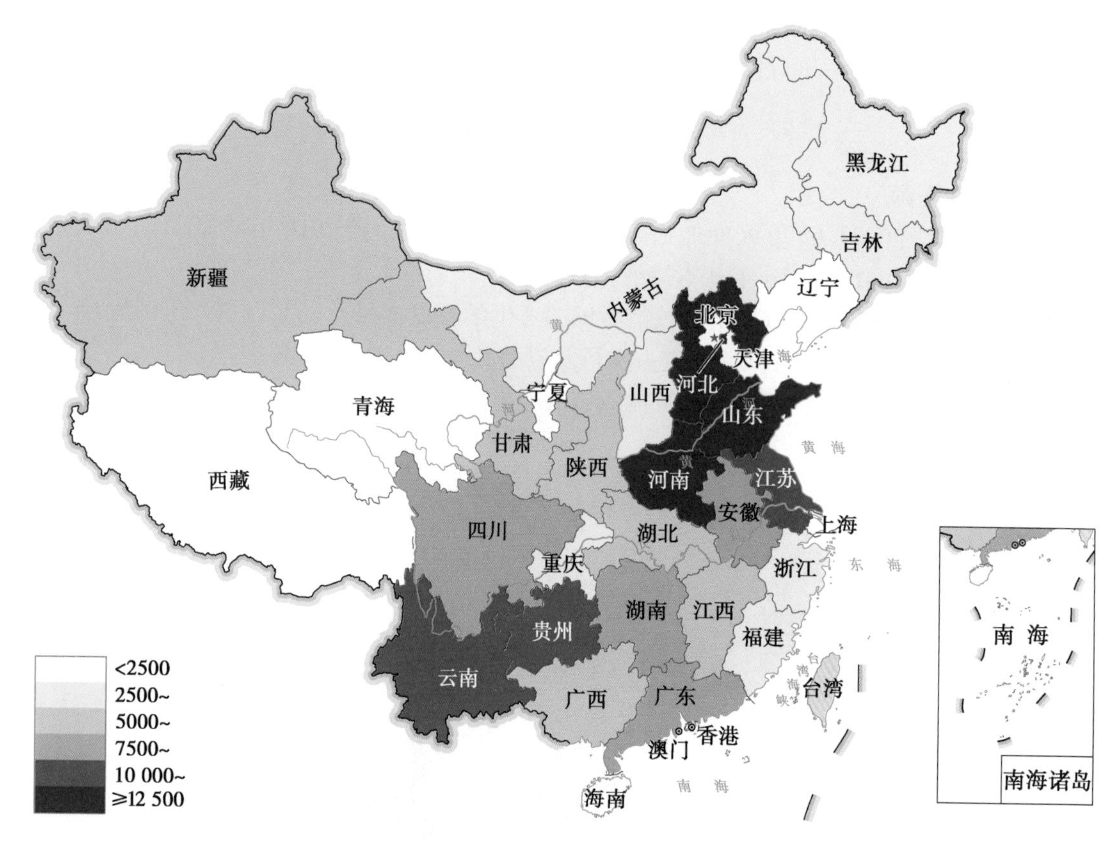

注：图中数据不含我国港、澳、台地区。

图7-1-1-2　2017年临床执业助理医师资格实践技能考试实考考生的地域分布图

4. 考试结果　临床执业助理医师资格实践技能考试通过12.66万人，通过率为69.88%。

临床执业助理医师资格医学综合笔试的平均分为173.64分，通过5.63万人，通过率为44.92%，全日制专科应届考生通过率为49.17%。通过率由东至西呈下降趋势。临床执业助理医师资格考试的总通过率为31.07%，由东至西总通过率呈下降趋势。

（三）口腔执业医师

1. 人数变化　全国有3.01万人参加口腔执业医师资格考试，较2016年增加0.28万人。自1999年来参加口腔执业医师资格考试的人数一直呈增长态势。

2. 学历结构　口腔执业医师资格实践技能考试的考生学历以专科比例较大，比例为48.10%。全日制本科应届毕业生参加考试的考生占本科及以上考生人数的53.52%。

3. 地域分布　口腔执业医师资格实践技能考试的考生按照人数区间划分的地域分布图见图7-1-1-3。

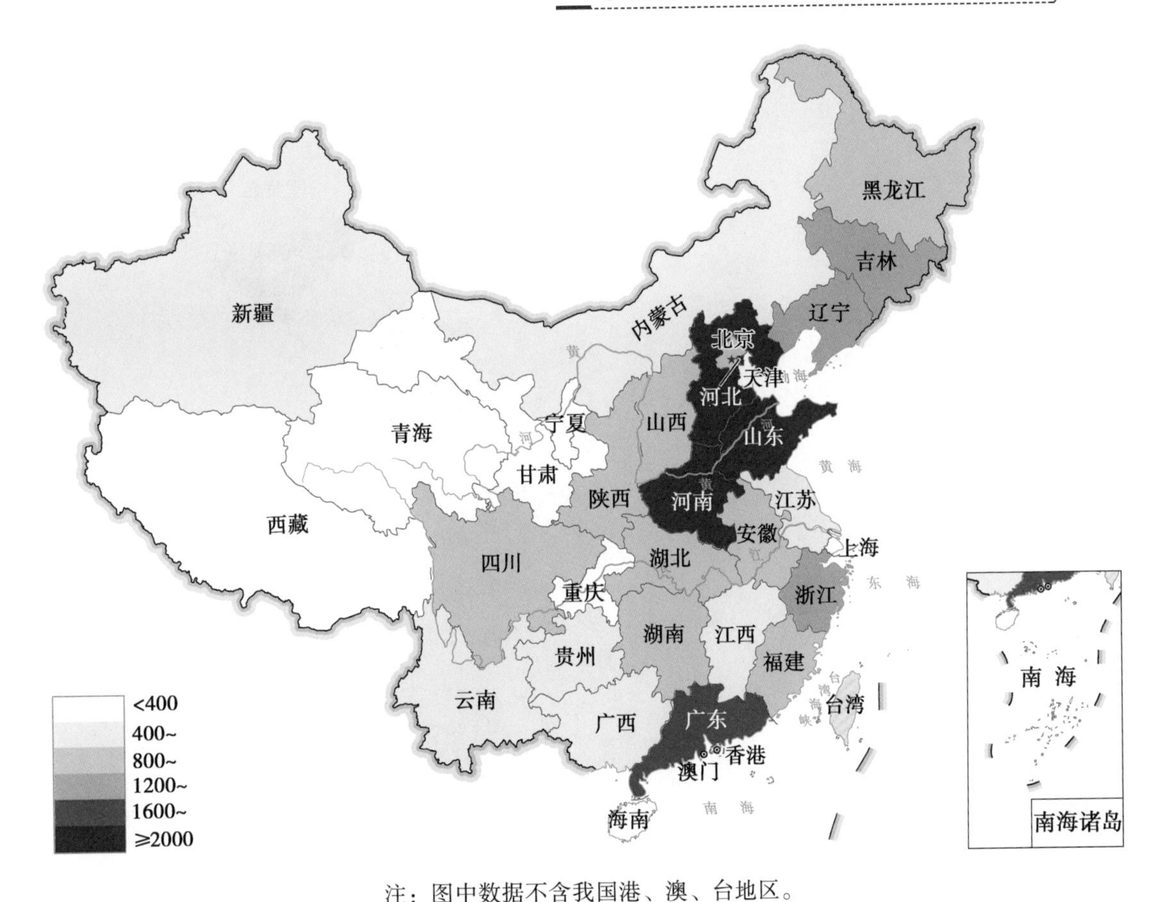

注：图中数据不含我国港、澳、台地区。

图 7-1-1-3　2017 年口腔执业医师资格实践技能考试实考考生的地域分布图

4. **考试结果**　口腔执业医师资格实践技能考试通过 2.65 万人，通过率为 88.05%。

口腔执业医师资格医学综合笔试的平均分为 368.60 分，通过 1.59 万人，通过率为 60.97%，全日制本科应届考生通过率为 80.45%。口腔执业医师资格考试的总通过率为 52.95%，总通过率排序是中部>东部>西部。

（四）口腔执业助理医师

1. **人数变化**　全国有 3.92 万人参加口腔执业助理医师资格考试，较 2016 年减少 0.04 万人。1999 年以来应届专科生的人数呈增加趋势。

2. **学历结构**　口腔执业助理医师资格实践技能考试的考生学历以专科为主，比例为 79.29%。其中，全日制专科应届毕业生参加考试的考生占专科考生人数的 44.70%。

3. **地域分布**　口腔执业助理医师资格实践技能考试的考生按照人数区间划分的地域分布图见图 7-1-1-4。

4. **考试结果**　口腔执业助理医师资格实践技能考试通过 2.94 万人，通过率为 75.09%。

口腔执业助理医师资格医学综合笔试的平均分为 171.62 分，通过 1.19 万人，通过率为 40.59%，全日制专科应届考生通过率为 54.64%。由东至西通过率呈下降趋势。口腔执业助理医师资格考试总通过率为 30.26%，由东至西总通过率呈下降趋势。

（五）公共卫生执业医师

1. **人数变化**　全国有 1.13 万人参加公共卫生执业医师资格考试，较 2016 年增加 0.09 万人。1999 年以来应届本科生的人数在逐年增加，参加公共卫生执业医师资格考试的人数也呈增长态势。

2. **学历结构**　公共卫生执业医师资格实践技能考试的考生学历以本科及以上为主，比例为 91.00%。其中，全日制本科应届毕业生参加考试的考生占本科及以上考生人数的 37.43%。

3. **地域分布**　公共卫生执业医师资格实践技能考试的考生按照人数区间划分的地域分布图见图 7-1-1-5。

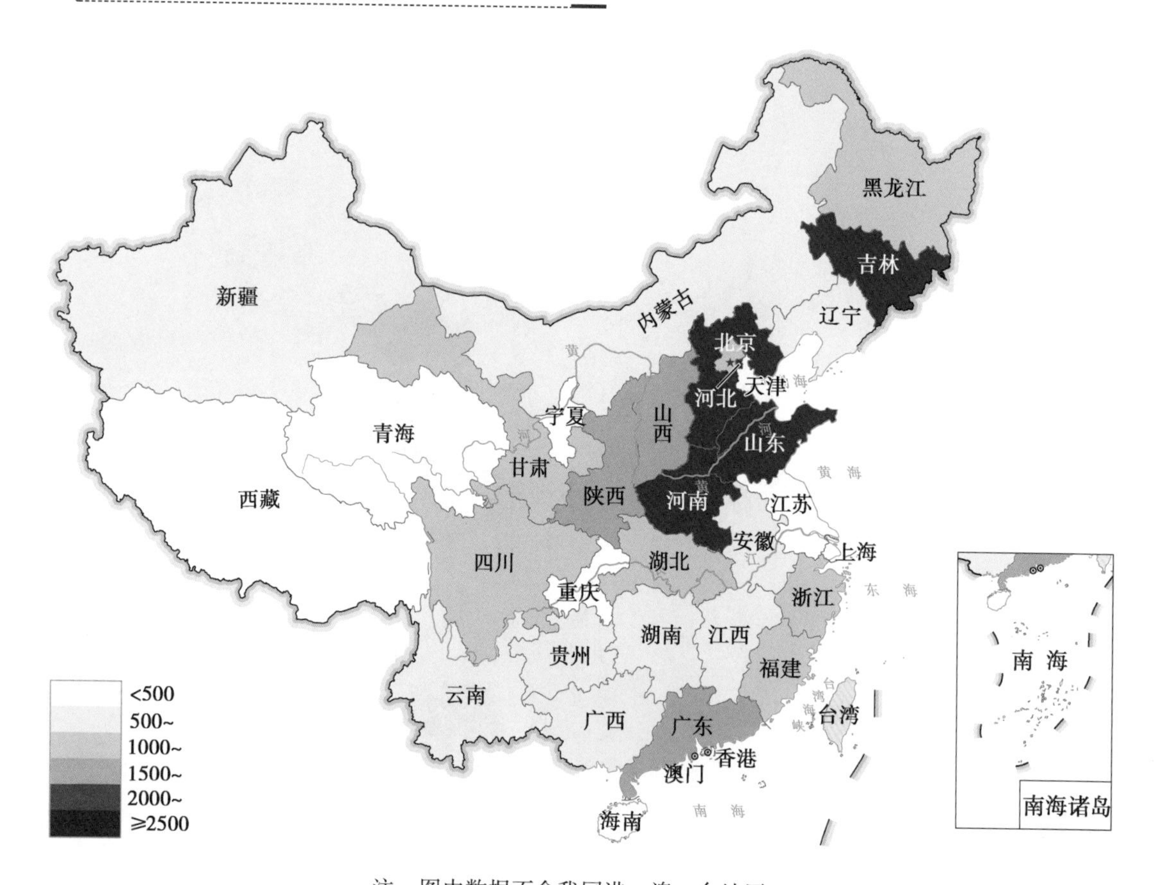

注：图中数据不含我国港、澳、台地区。

图 7-1-1-4　2017 年口腔执业助理医师资格实践技能考试实考考生的地域分布图

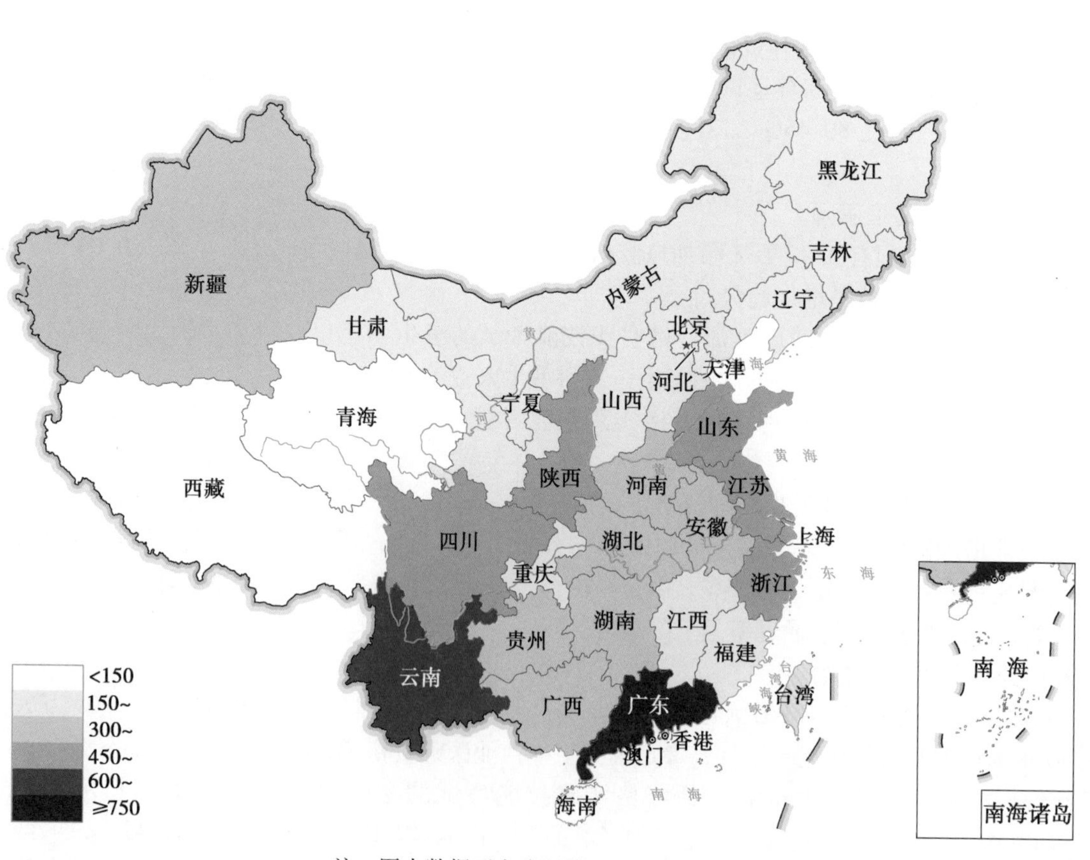

注：图中数据不含我国港、澳、台地区。

图 7-1-1-5　2017 年公共卫生执业医师资格实践技能考试实考考生的地域分布图

4. **考试结果** 公共卫生执业医师资格实践技能考试通过 0.98 万人，通过率为 86.44%。

公共卫生执业医师资格医学综合笔试的平均分为 365.10 分，通过 0.54 万人，通过率为 57.40%，全日制本科应届考生通过率为 69.98%。公共卫生执业医师资格考试总通过率为 47.47%，由东至西总通过率呈下降趋势。

（六）公共卫生执业助理医师

1. **人数变化** 全国有 0.09 万人参加公共卫生执业助理医师资格考试，较 2016 年减少 0.02 万人。1999 年以来应届专科生的人数呈减少趋势。

2. **学历结构** 公共卫生执业助理医师资格实践技能考试的考生学历以中专为主，比例为 83.79%。

3. **地域分布** 公共卫生执业助理医师资格实践技能考试的考生按照人数区间划分的地域分布图见图 7-1-1-6。仅广西、广东考区的人数在 100 人以上，28 个考区的考生人数在 50 人以下。

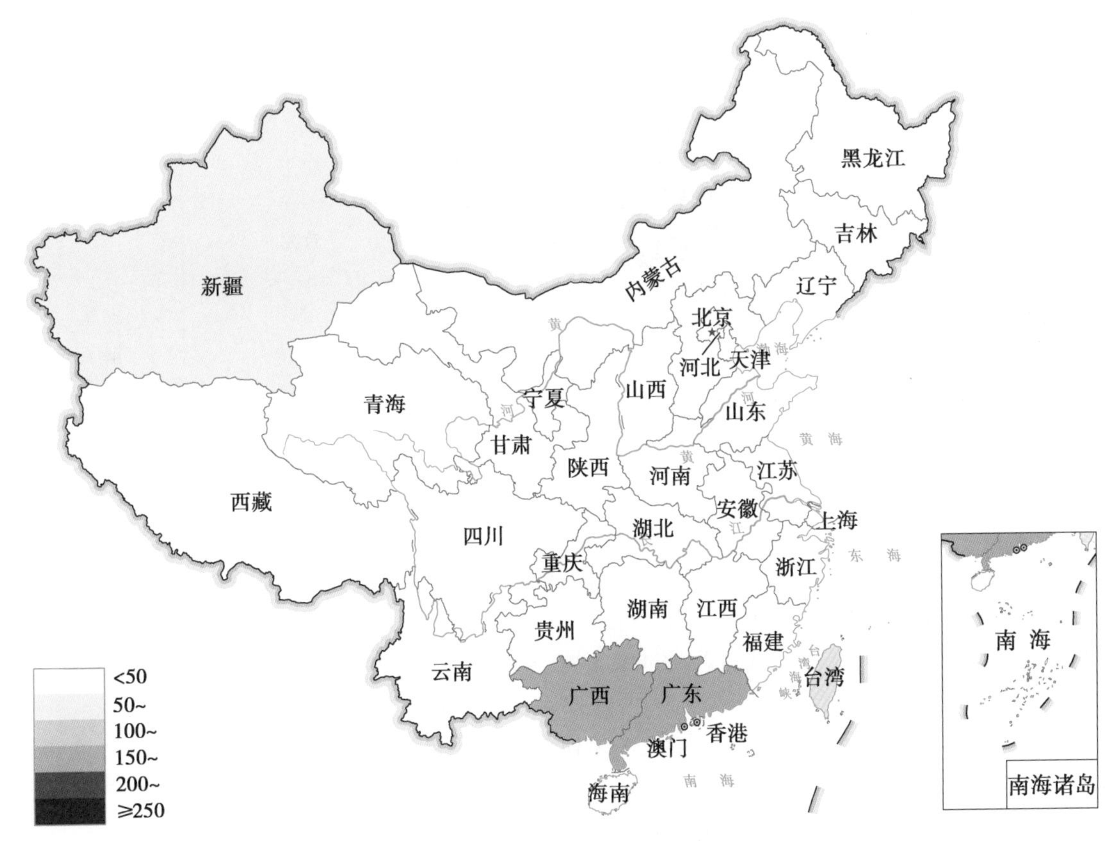

注：图中数据不含我国港、澳、台地区。

图 7-1-1-6 2017 年公共卫生执业助理医师资格实践技能考试实考考生的地域分布图

4. **考试结果** 公共卫生执业助理医师资格实践技能考试通过 0.06 万人，通过率为 63.87%。

公共卫生执业助理医师资格医学综合笔试的平均分为 169.86 分，通过 0.02 万人，通过率为 34.66%。公共卫生执业助理医师资格考试总通过率为 21.76%，总通过率排序是中部>东部>西部。

（七）乡村全科执业助理医师情况

1. **人数** 2017 年乡村全科执业助理医师考试扩大至全国 24 个考区，共有 5.07 万人参加乡村全科执业助理医师资格考试。

2. **学历结构** 乡村全科执业助理医师资格实践技能考试的考生学历以中专为主，比例为 92.51%。

3. **地域分布** 乡村全科执业助理医师资格实践技能考试的考生按照人数区间划分的地域分布图见图 7-1-1-7。

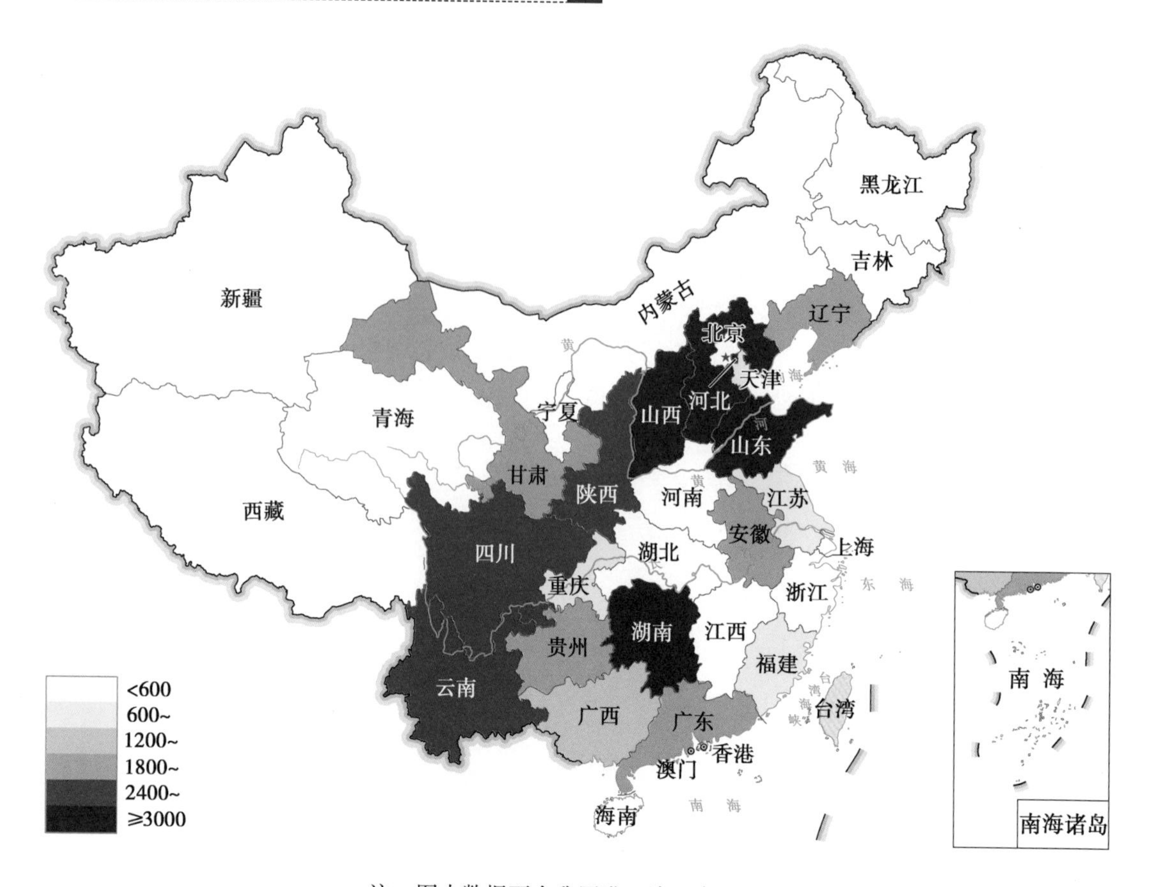

注：图中数据不含我国港、澳、台地区。

图 7-1-1-7　2017 年乡村全科执业助理医师资格实践技能考试实考考生的地域分布图

4. 考试结果　乡村执业助理医师资格实践技能考试通过 3.97 万人，通过率为 78.28%。

乡村全科执业助理医师资格医学综合笔试的平均分为 184.05 分，通过 2.32 万人，通过率为 58.63%，由东至西通过率呈下降趋势。

乡村全科执业助理医师资格考试的总通过率为 45.69%，由东至西总通过率呈下降趋势。

说明：

本报告中考生信息的统计均以考区上报数据为依据，所使用原始数据来源于国家医学考试中心医师资格考试考务管理信息系统数据库。

所有医学综合笔试的通过人数均按全国合格分数线确定且未考虑违规处理人员。

实践技能通过率=(实践技能通过人数/实践技能实考人数)×100%

医学综合笔试通过率=(医学综合笔试通过人数/医学综合笔试实考人数)×100%

总通过率=(医学综合笔试通过人数/实践技能实考人数)×100%

第二章

国家护士资格考试情况

根据《护士条例》和《护士执业资格考试办法》“护士执业资格考试是评价申请护士执业资格者是否具备执业所必需的护理专业知识与工作能力的考试”，其目的是加强护理专业队伍建设，提升护理专业技能水平。同时，随着医疗卫生事业的蓬勃发展，护理专业人才队伍也在不断壮大，2013—2016年护士执业资格考试报名人数平均每年超过70万，社会关注度急剧提升。因此，科学设计并安全实施护士执业资格考试，不仅具有重要的技术意义，更具有保证社会安定、促进医疗卫生事业发展的重大政治意义和社会意义。

在全国护士执业资格考试委员会的指导和中心领导的统一指挥下，专门成立了护士执业资格考试工作小组，围绕“安全考试、科学考试、公平考试”的目标，扎实做好各项工作，顺利完成了2017年护士执业资格考试。现将2017年护士执业资格考试相关情况报告如下。

一、考试设计

2008年，国务院颁布《护士条例》，对护士准入考试做出了新的规定。2010年卫生部、人力资源社会保障部颁布《护士执业资格考试办法》，对护士执业资格考试的考试形式和管理模式做出了调整，主要调整包括：考试由4个科目改为专业实务和实践能力2个科目，一次通过两个科目为考试合格等。2016年，护士执业资格考试委员会办公室要求开展计算机化考试试点，2017年在全国推广计算机化考试。

2017年护士执业资格考试以标准分报告成绩和分数线。合格分数线为：专业实务科目300分，实践能力科目300分，一次考试通过两个科目为考试成绩合格。

二、考生构成与变化

（一）总数与构成

2017年护士执业资格考试总报考人数为71.88万人，最终实际参加考试并有成绩的有效考生约为69.94万人。以下按应往届、学历和地域分别描述考生构成和历年的构成变化趋势。

注：2017年护士执业资格考试总报考人数指所有通过资格审核并交纳考试费的考生数量。

以下全部统计均以有效考生为基线。

1. **应往届构成** 全体有效考生中，2017年毕业的应届生人数为44.43万人，占63.52%；往届生人数25.51万人，占36.48%（图7-2-1-1）。

2. **学历构成** 本科及以上考生人数为4.74万人，占总人数的6.77%；专科生人数26.31万人，占37.62%；中专生人数38.89万人，占55.61%（图7-2-1-2）。

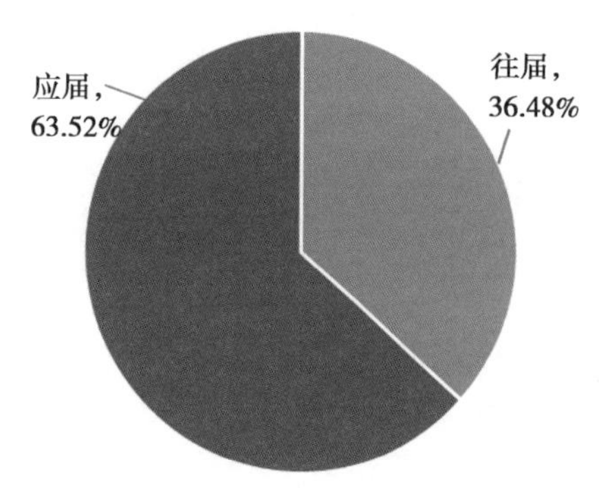

图 7-2-1-1 2017 年护士执业资格考试考生应往届构成

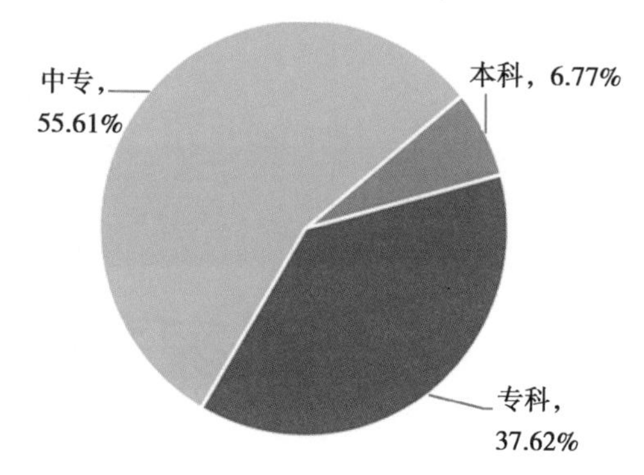

图 7-2-1-2 2017 年护士执业资格考试考生学历构成

3. 地域构成 东部地区有效考生 19.65 万人，占 28.09%；中部地区有效考生 21.87 万人，占 31.27%；西部地区有效考生 28.16 万人，占 40.26%；新疆兵团及军队系统考生 0.26 万人，占 0.37%。

在各省报考人员数量方面，四川省为全国第一（6.03 万人），河南、山东（超过 5 万人），云南、广东（超过 4 万人）排在各省前列。

4. 综合分析 应届生人数从绝对数量上依次为西部地区>中部地区>东部地区，但根据各地区在职护士数量（2016 年年鉴数据）校正以后，应届生人数/护士数比为中部>西部>东部，这与历年培养情况一致。

按地域和学历划分的各个群体中，东部地区高学历考生构成最多，西部地区本科考生数量明显少于东中部；东部、西部地区应届专科和中专生数量持平，而中部地区则应届专科生数量明显多于中专生。这反映了东部地区已经开始从专科向本科的提升；而中部和西部地区分别处于中专提升大专的末期和初期。学历提升的过程呈现较为明显的由东向西的推广趋势。

（二）变化趋势

考生总人数在 2012 年有明显增长，增长成分主要为应届中专生增长（5 万人）；在 2012 年达到 70 万人以后，考生数量一直保持在 68 万~71 万人。

1. 学历 2017 年与 2016 年相比，应届中专生报考人数减少了 2.08 万人，增长率为-9.8%，而专科和本科应届生人数分别增长了 1.12 万人和 0.62 万人。

2. 地域 与 2016 年相比，人数差异最大的省份为四川，总人数减少了 8586 人，增长率为-12.5%，其中应届中专生较 2016 年减少超过 5800 人。山东省专科生增长 5472 人。山东省和云南省专科应届生分别增加 5400 人和 3800 人；河南省专科应届生减少了 6200 人，直接影响了中部地区专科生的变化情况。

此外，值得注意的一点是西部地区如新疆、甘肃、青海的中专生（应/往届）均有明显减少，新疆、西藏、青海总报考人数减少均接近或超过 10%。

3. 应往届 应往届构成比连续多年基本保持稳定，提示在考试这一环节并未造成不断增长的考生积累，对未通过考生的观察显示在初次报考后第 3 年基本就不再参加考试。

三、考试结果介绍

（一）考试执行情况

2017 年护士执业资格考试分两部分进行，计算机化考试分 6 个批次进行，纸笔考试在甘肃考区省直考点和兰州考点举行。考试过程顺利，考试考务安排、试卷均无疏漏，无大规模的舞弊、群体性事件发生。考试读卡评分均严格执行平行组同步背对背评分后相互核验的程序，确保满足保密要求和质量控制流程。

2017 年全国护士执业资格考试根据护士执业资格考试委员会的要求，分数采用标准分汇报。考试合格标准的设定是根据考试大纲、试卷结构设计及考试结果，采用测量学专业方法，对标准卷设定合格标准，并完成了实测试卷的等值工作。

（二）试题难度、均分、信度、分数分布

2017 年护考共施测 7 套试卷，6 套以机考形式施测，1 套以纸笔异构卷形式施测。信度均达到 0.8 以上，证明考试成绩稳定可靠。

考生构成参数与历年相比保持稳定；试题难度分布合理。区分度与历年试题持平；试卷分数分布正常，与历年分数分布相似，与往年考试的衔接稳定。

不同地域的考生成绩平均分差异明显，东部地区考生成绩高于西部地区。不同学历层次、应往届考生的成绩有显著的差异。

（三）通过情况

护士执业资格考试通过人数为 39.34 万人，通过率为 56.25%。

不同学历层次的通过率依次为本科及以上>专科>中专；在所有通过考生中，专科和本科及以上学历所占比例为 61.37%。

（四）考试执行和统计数据总体印象

2017 年考试与往年相比，考生人群数量持平。近 3 年平均人数波动在 70 万上下。

1. 考生应往届、学历构成与往年一致。
2. 应届生学历构成逐步提高，以中西部专科生为主，专科以上学历应届生已超过 50%。
3. 应届中专考生数较去年有下降。
4. 西部地区考生数量有所减少。

总体上，考生数量持平，略有减少，质量略有提高，与过去 3 年的考试趋势相符。整体上呈现了数量稳定，结构逐步优化的特征。

附录 1

2016 年上报医疗安全事件统计报表

1. 按医疗安全事件级别的统计报表（10 457 件）

事件级别	数量
未划分	5121
特大医疗质量安全事件	4
重大医疗质量安全事件	409
一般医疗安全事件	4923
合计	10 457

2. 按医方缺陷的统计报表（13 576 件）

医方缺陷	数量
诊断缺陷	3298
治疗缺陷	3675
制度执行缺陷	3265
其他缺陷	3338
合计	13 576

3. 按机构级别的统计报表（10 457 件）

机构级别	数量
一级	440
二级	4793
三级	4861
未定级	363
合计	10 457

4. 按医疗安全事件发生地点的统计报表（10 343 件）

发生地点	数量
其他	339
急诊	587
门诊	624
住院病房	6307
重症监护室	1551
手术室	484
辅助科室检查处	329
透析室	87
公共场所（电梯、停车场等）	35
合计	10 343

5. 按医疗安全事件处理方式的统计报表（10 457 件）

处理方式	数量
其他	3859
双方协商解决	2518
卫生行政部门调解	2039
司法诉讼	333
人民调解	1708
合计	10 457

6. 按医疗安全事件上报的机构类别统计报表（10 457 件）

机构类别	数量	机构类别	数量
医院	169	美容医院	2
综合医院	8081	其他专科医院	21
中医医院	118	护理院	1
中医（综合）医院	276	社区卫生服务中心	261
中医专科医院	6	卫生院	13
骨伤医院	1	街道卫生院	12
其他中医专科医院	1	乡镇卫生院	25
中西医结合医院	75	中心卫生院	61
民族医院	1	乡卫生院	28
蒙医院	1	门诊部、诊所、医务室、村卫生室	1
专科医院	126	门诊部	2
口腔医院	25	综合门诊部	3
眼科医院	13	专科门诊部	1
耳鼻喉科医院	14	口腔门诊部	10
肿瘤医院	46	医疗美容门诊部	1
心血管病医院	17	普通诊所	27

续表

机构类别	数量	机构类别	数量
胸科医院	25	卫生所（室）	8
妇产（科）医院	77	村卫生室	1
儿童医院	444	急救中心	8
精神病医院	56	妇幼保健院（所、站）	5
传染病医院	20	妇幼保健院	283
皮肤病医院	2	专科疾病防治院（所、站）	3
结核病医院	3	其他专科疾病防治院	3
骨科医院	30	口腔病防治所（站、中心）	32
康复医院	18	合计	10 457

7. 按医疗安全事件级别上报的科室类别统计报表（8 442 件）

科室	数量	科室	数量
预防保健科	47	美容外科	3
全科医疗科	120	重睑术	1
内科	588	美容皮肤科	2
呼吸内科专业	220	诊断技术	3
消化内科专业	219	治疗技术	1
神经内科专业	205	药物加压治疗	2
心血管内科专业	319	外用药物治疗	6
血液内科专业	84	针刺术	1
肾病学专业	126	电针术	1
内分泌专业	69	水针（穴位注射）术	1
免疫学专业	23	灸术	1
老年病专业	18	拔罐术	2
外科	554	中药外治	1
普通外科专业	443	精神科	36
神经外科专业	207	精神病专业	5
骨科专业	802	精神卫生专业	27
泌尿外科专业	180	药物依赖专业	14
肾脏移植项目	1	社区防治专业	3
胸外科专业	107	传染科	211
肺脏移植项目	2	呼吸道传染病专业	1
心脏大血管外科专业	25	肝炎专业	15
烧伤科专业	14	结核病科	56
整形外科专业	7	肿瘤科	118
妇产科	386	急诊医学科	159
妇科专业	205	康复医学科	
产科专业	263	职业病科	42
计划生育专业	10	职业中毒专业	1

续表

科室	数量	科室	数量
优生学专业	2	放射病专业	4
生殖健康与不孕症专业	4	临终关怀科	11
妇女保健科	2	特种医学与军事医学科	6
围产期保健专业	2	麻醉科	151
儿科	268	疼痛科	38
新生儿专业	44	重症医学科	176
小儿传染病专业	11	医学检验科	47
小儿消化专业	19	临床体液、血液专业	3
小儿呼吸专业	49	临床微生物学专业	1
小儿心脏病专业	13	临床化学检验专业	10
小儿肾病专业	6	病理科	24
小儿血液病专业	15	医学影像科	320
小儿神经病学专业	28	X 线诊断专业	13
小儿内分泌专业	4	CT 诊断专业	26
小儿外科	17	磁共振成像诊断专业	5
小儿普通外科专业	16	核医学专业	7
小儿骨科专业	18	超声诊断专业	55
小儿泌尿外科专业	12	心电诊断专业	2
小儿胸心外科专业	5	神经肌肉电图专业	1
儿童保健科	1	介入放射学专业	15
儿童五官保健专业	1	放射治疗专业	14
儿童康复专业	3	中医科	47
眼科	121	内科专业	12
耳鼻咽喉科	127	外科专业	24
耳科专业	2	妇产科专业	21
鼻科专业	1	儿科专业	12
咽喉科专业	2	皮肤科专业	1
口腔科	171	眼科专业	13
口腔内科专业	1	耳鼻咽喉科专业	12
牙体牙髓病专业	1	口腔科专业	1
儿童口腔专业	3	肿瘤科专业	31
口腔修复专业	5	骨伤科专业	35
口腔颌面外科专业	14	肛肠科专业	15
口腔预防保健专业	14	老年病科专业	1
口腔正畸专业	3	针灸科专业	6
口腔种植专业	1	推拿科专业	5
口腔麻醉专业	1	康复医学专业	40
预防口腔专业	1	急诊科专业	95
皮肤科	36	民族医学科	10

续表

科室	数量	科室	数量
皮肤病专业	10	中西医结合科	67
医疗美容科	2	合计	8442

8. 按医疗安全事件级别上报的省别统计（10 457 件）

省份	总数量	一般医疗安全事件	重大医疗质量安全事件	特大医疗质量安全事件	未分级
北京市	472	304	8	0	160
天津市	26	14	0	0	12
河北省	478	189	2	2	285
山西省	382	256	23	0	103
内蒙古自治区	38	13	2	0	23
辽宁省	174	120	8	0	46
吉林省	107	85	11	0	11
黑龙江省	2	1	0	0	1
上海市	2609	654	39	0	1916
江苏省	1063	192	14	0	857
浙江省	228	145	37	0	46
安徽省	282	261	19	0	2
福建省	58	25	14	0	19
江西省	711	402	15	0	294
山东省	455	269	45	0	141
河南省	534	330	28	0	176
湖北省	79	28	2	0	49
湖南省	100	62	14	2	22
广东省	128	77	23	0	28
广西壮族自治区	560	372	14	0	174
海南省	71	59	10	0	2
重庆市	91	53	10	0	28
四川省	485	282	36	0	167
贵州省	119	57	12	0	50
云南省	494	360	12	0	122
西藏自治区	0	0	0	0	0
陕西省	602	250	8	0	344
甘肃省	15	15	0	0	0
青海省	5	5	0	0	0
宁夏回族自治区	36	3	0	0	33
新疆维吾尔自治区	53	40	3	0	10
新疆生产建设兵团	0	0	0	0	0
合计	10 457	4923	409	4	5121

附录 2

全国各省份及填报医院填报情况

自 2015 年起，国家卫生计生委每年组织开展全国医疗服务和质量安全数据网络抽样调查，并在此基础之上形成了《年度国家医疗服务与质量安全报告》，为全面评估我国医疗服务与质量管理状况，促进医疗质量提升等方面提供了较为客观、科学的数据参考，一直受到行业内外的广泛关注。在数据抽样调查中，参与数据网络上报的医院均表现出极大的热情和工作积极性，通过所填报的数据充分展现了本医疗机构的医疗服务状况及医疗质量水平，共同为科学评价行业医疗质量水平提供了充足的数据基础。但在整理各级医疗机构上报的数据中，发现医疗机构之间填报工作执行的完整度、工作效率、数据准确性等均有所差异，部分数据指标的填报情况直接反映出医疗机构医疗质量管理能力和水平，甚至折射出医疗机构对医疗质量管理的重视程度。因此，本年度将以全国医疗服务与质量安全数据抽样调查数据结果为依据，遴选客观指标对医疗机构在本项工作中所展现的医疗质量管理水平进行星级医院评价，以加强医疗质量精细化管理的政策导向作用，鼓励先进，促进各级医疗机构更加重视医疗质量数据化管理及信息上报工作；同时，督促各级卫生计生行政部门及医疗机构进一步加强医疗质量指标化管理，提高质量管理信息化水平。

星级医院评价依据上报数据质量情况，按表 1 所列客观评价指标进行加分或减分，每个医院得★数量为其最终评价结果，9★为最高分，依次递减，☆为负分，具体评分见表 1。

表 1　星级医院评价指标

<table>
<tr><th>考核项目</th><th>得星（★）/扣星（☆）数</th><th>核算标准</th><th>备注</th></tr>
<tr><td rowspan="5">填报完整度（t）</td><td>★★★★</td><td>t≥95%</td><td></td></tr>
<tr><td>★★★</td><td>85%≤t<95%</td><td></td></tr>
<tr><td>★★</td><td>75%≤t<85%</td><td></td></tr>
<tr><td>★</td><td>65%≤t<75%</td><td></td></tr>
<tr><td>不计分</td><td>t<65%</td><td></td></tr>
<tr><td rowspan="5">“/” 率
（p，质控指标无法统计或医疗项目未开展）</td><td>★★★★</td><td>p≤5%</td><td></td></tr>
<tr><td>★★★</td><td>5%<p≤10%</td><td></td></tr>
<tr><td>★★</td><td>10%<p≤15%</td><td></td></tr>
<tr><td>★</td><td>15%<p≤20%</td><td></td></tr>
<tr><td>不计分</td><td>p>20%</td><td></td></tr>
<tr><td rowspan="4">工作连续性※</td><td>★</td><td>连续 3 年参加数据上报</td><td></td></tr>
<tr><td>⯨</td><td>连续 2 年参加数据上报</td><td></td></tr>
<tr><td>☆（委属委管医院）</td><td>2015 年、2016 年均未上报数据</td><td rowspan="2">文件要求委属委管医院全覆盖</td></tr>
<tr><td>⯪/年（委属委管医院）</td><td>2015 年未上报数据</td></tr>
</table>

续表

考核项目	得星（★）/扣星（☆）数	核算标准	备注
基础指标缺失	☆	床位数、住院死亡人数等医院基础数据未填报	
全“0”率	☆	2/3以上重点病种/手术数据全为“0”	
无专职人员	☆	数据表中无填报人姓名及电话号码	
基础数据错误	☆	死亡人数、床位数等基础数据填错	
工作配合度	☆	数据核查/清洗阶段不配合工作人员电话沟通	

各省份按年度完整度进行排序罗列，见表2~表33。

表2 天津市（54家医院）平均完整度98.98

编号	医院名称	完整度（%）	星级评分	编号	医院名称	完整度（%）	星级评分
1	天津市津南区咸水沽医院	100	★★★★★★	28	泰达国际心血管病医院	100	★★★★★★★⯨
2	海洋石油总医院	100	★★★★★	29	天津安捷医院	100	★★★⯨
3	天津市公安医院	100	★★★★★	30	天津市滨海新区塘沽传染病医院	100	★★★
4	天津医科大学总医院滨海医院	100	★★★★★★★★	31	天津市水阁医院	100	★★★
5	天津市黄河医院	100	★★★★★	32	天津市滨海新区塘沽妇产医院	100	★★★★★★★★
6	天津市红桥医院	100	★★★★★	33	天津市宝坻区妇产医院	100	★★★★
7	天津海滨人民医院	100	★★★★★★★★★	34	天津市复员退伍军人精神病疗养院	100	★★★★★★★★
8	天津华兴医院	100	★★★★★★★★	35	天津市东丽区东丽医院	100	★★★★
9	天津市第二人民医院	100	★★★★★	36	天津市民政局安宁医院	100	★★★★★★★
10	天津市儿童医院	100	★★★★★	37	天津市口腔医院	100	★★★★★★★★⯨
11	天津市中心妇产科医院	100	★★★★★★★★★	38	蓟州区人民医院	100	★★★★
12	天津市海河医院	100	★★★★★★★★★	39	天津市河西区柳林医院	100	★★★
13	天津市宝坻区人民医院	100	★★★★★★★★	40	天津市河西区妇产科医院	100	★★★
14	天津市人民医院	100	★★★★	41	天津市和平区妇产科医院	100	★★★★
15	天津市第五中心医院	100	★★★★★★★★★	42	天津滨海新区安琪妇产医院	100	★★★
16	天津市滨海新区大港医院	100	★★★★★	43	天津南开天孕医院	100	★★★★★★★
17	天津港口医院	100	★★★★★	44	天津河西坤如玛丽妇产医院	100	★★★★★
18	天津权健肿瘤医院	100	★★★★★★★★	45	天津西青济民医院	100	★★★
19	天津乐园医院	100	★★★★	46	天津欢乐口腔医院	100	★★
20	天津市肿瘤医院	100	★★★★★★	47	天津捷希肿瘤医院	100	★★★★
21	天津市第二医院	100	★★★★★⯨	48	天津和平九龙男健医院	100	★★
22	天津市南开区王顶堤医院	100	★★★★★★★⯨	49	天津医科大学口腔医院	100	★★★★★⯨
23	天津市武清区第二人民医院	100	★★★⯨	50	天津市胸科医院	100	★★★★
24	天津建华医院	100	★★★⯨	51	天津武清仁和医院	100	★★★★★⯨
25	天津和平新世纪妇儿医院	100	★★★⯨	52	天津华北医院	99.7	★★⯨
26	天津市公安局安康医院	100	★★★★★★★⯨	53	天津河北现代和美医院	87.47	★★★★★★⯨
27	天津市安定医院	100	★★★★★★⯨	54	天津滨海新区济民精神病医院	57.66	☆☆

表3 山东省（460家医院）平均完整度97.40

编号	医院名称	完整度（%）	星级评分	编号	医院名称	完整度（%）	星级评分
55	昌邑市人民医院	100	★★★★★★★★★	91	济宁医学院附属医院	100	★★★★★★★★★
56	济南市儿童医院	100	★★★★★★★	92	威海市立医院	100	★★★★★★★★★
57	淄博市妇幼保健院	100	★★★★★★★★★	93	潍坊医学院附属医院	100	★★★★★★★★★
58	烟台市传染病医院	100	★★★★	94	平度市人民医院	100	★★★★★★
59	青岛市胸科医院	100	★★★★★★★★	95	泰山医学院附属医院	100	★★★★★★★★★
60	高唐县人民医院	100	★★★★★	96	潍坊市益都中心医院	100	★★★★★★★★★
61	即墨市人民医院	100	★★★★★★★★★	97	菏泽市立医院	100	★★★★★★★★
62	汶上县人民医院	100	★★★★★★★★★	98	泰安市中心医院	100	★★★★★★★★★
63	成武县人民医院	100	★★★★★★★★★	99	济宁市第一人民医院	100	★★★★★★★★★
64	济南市传染病医院	100	★★★★★★★	100	临沂市人民医院	100	★★★★★★★★
65	济南市妇幼保健院	100	★★★★★★★★	101	山东省立医院	100	★★★★★★★★★
66	莱芜市妇幼保健院	100	★★★★★★	102	滕州市中心人民医院	100	★★★★★★★★★
67	济宁市精神病防治院	100	★★★★★★★★	103	新泰市人民医院	100	★★★★★★★★
68	青岛市精神卫生中心	100	★★★★★★★★★	104	青岛大学附属医院	100	★★★★★★★★★
69	山东省精神卫生中心	100	★★★★★★★★	105	潍坊市人民医院	100	★★★★★★★★★
70	潍坊市精神卫生中心	100	★★★★★★★★★	106	日照市人民医院	100	★★★★★
71	枣庄市精神卫生中心	100	★★★★★★★★	107	枣庄矿业集团中心医院	100	★★★★★
72	菏泽市第三人民医院	100	★★★	108	泰安市妇幼保健院	100	★★★★★★★★★
73	德州市第二人民医院	100	★★★★★★★★★	109	潍坊市妇幼保健院	100	★★★★★★★★
74	山东省肿瘤医院	100	★★★★★	110	枣庄市妇幼保健院	100	★★★★★★★★★
75	临沂市肿瘤医院	100	★★★★★	111	滨州市中心医院	100	★★★★★★★★★
76	单县中心医院	100	★★★★★★★★★	112	聊城市人民医院	100	★★★★★★★★★
77	桓台县人民医院	100	★★★★★★★★	113	邹城市人民医院	100	★★★★★★★★
78	济南市第四人民医院	100	★★★★★★★★★	114	青岛市市立医院	100	★★★★★
79	金乡县人民医院	100	★★★★★★★	115	济南市精神卫生中心	100	★★★★⯨
80	龙口市人民医院	100	★★★★★★★★★	116	济宁市任城区人民医院	100	★★★★⯨
81	威海市中心医院	100	★★★★★★★★★	117	青岛大学医学院松山医院	100	★★★★★★★⯨
82	烟台毓璜顶医院	100	★★★★★★★★	118	莱芜市莱城区人民医院	100	★★★★★★⯨
83	荣成市人民医院	100	★★★★★★★★★	119	博山区医院	100	★★★★★★★★⯨
84	滨州医学院附属医院	100	★★★★★★★★★	120	枣庄市台儿庄区人民医院	100	★★★⯨
85	东阿县人民医院	100	★★★★★★★★★	121	莱西市人民医院	100	★★★★⯨
86	枣庄市立医院	100	★★★★★★★★★	122	临邑县第二人民医院	100	★★★★⯨
87	烟台市烟台山医院	100	★★★★★★★★★	123	潍坊滨海经济技术开发区人民医院	100	★★★⯨
88	青岛市中心医院	100	★★★★★★★★★	124	济南市历下区人民医院	100	★★★★★★⯨
89	莒南县人民医院	100	★★★★★★★★★	125	菏泽市第二人民医院	100	★★★★⯨
90	淄博市中心医院	100	★★★★★★★	126	胜利石油管理局滨南医院	100	★★★★★★★⯨

续表

编号	医院名称	完整度（%）	星级评分	编号	医院名称	完整度（%）	星级评分
127	新汶矿业集团莱芜中心医院	100	★★★★★★★★½	162	日照市岚山区人民医院	100	★★★★★★★½
128	济南市长清区人民医院	100	★★★★½	163	青岛经济技术开发区第一人民医院	100	★★★★½
129	济南医院	100	★★★½	164	鄄城马爱云妇儿医院	100	★★★★★★★½
130	济南市第一人民医院	100	★★★★★★★½	165	郓城永安医院	100	★★★½
131	平原县第一人民医院	100	★★★★½	166	淄博昌国医院	100	★★★★★★★½
132	海阳市人民医院	100	★★★★½	167	巨野煤田中心医院	100	★★★★★★★★½
133	莱西市市立医院	100	★★★★★★★★½	168	济宁市妇幼保健计划生育服务中心	100	★★★★½
134	威海卫人民医院	100	★★★½	169	乐陵市妇幼保健院	100	★★★★★★★½
135	潍坊市第二人民医院	100	★★★★★★★★½	170	烟台市心理康复医院	100	★★★★★★★½
136	商河县人民医院	100	★★★★★★★★½	171	枣庄矿业集团东郊医院	100	★★★★★★★★½
137	德州市陵城区人民医院	100	★★★★★★★★½	172	聊城市第四人民医院	100	★★★★★★★½
138	青岛市市北区人民医院	100	★★★★½	173	青岛阜外心血管病医院	100	★★★★½
139	山东省煤炭临沂温泉疗养院	100	★★★★½	174	烟台业达医院	100	★★★★½
140	利津县第二人民医院	100	★★★★½	175	巨野县人民医院	100	★★★★½
141	青岛盐业职工医院	100	★★★★★★½	176	青岛市城阳区人民医院	100	★★★★★½
142	枣庄矿业集团枣庄医院	100	★★★½	177	菏泽市牡丹人民医院	100	★★★½
143	聊城市复退军人医院	100	★★★★★★★★½	178	东营市第二人民医院	100	★★★★½
144	临清市人民医院	100	★★★★½	179	莒县人民医院	100	★★★★★★★★½
145	烟台市北海医院	100	★★★★★★★★½	180	烟台市莱阳中心医院	100	★★★★★★★½
146	微山县人民医院	100	★★★★★★½	181	莱芜钢铁集团有限公司医院	100	★★★★★★★★½
147	枣庄市山亭区人民医院	100	★★★★★★★★½	182	淄博矿业集团有限责任公司中心医院	100	★★★★½
148	梁山县人民医院	100	★★★★½	183	滨州市人民医院	100	★★★★★★★★½
149	中国水利水电第十三工程局医院	100	★★★½	184	山东大学齐鲁医院（青岛）	100	★★★★★★★★½
150	枣庄市薛城区人民医院	100	★★★★★★★½	185	高密市人民医院	100	★★★★★★★★½
151	青州市人民医院	100	★★★★★★★★½	186	莱芜市人民医院	100	★★★★★★½
152	滨州市沾化区人民医院	100	★★★★★★★½	187	山东大学第二医院	100	★★★★★★★★½
153	泗水县人民医院	100	★★★★½	188	曹县人民医院	100	★★★★★★★★½
154	济宁市第二人民医院	100	★★★★★★★½	189	青岛市第三人民医院	100	★★★★★★★★½
155	新泰市第二人民医院	100	★★★★★★★★½	190	东营市人民医院	100	★★★★★★★★½
156	滕州市工人医院	100	★★½	191	平邑县人民医院	100	★★★★★★½
157	博兴县人民医院	100	★★★★★★½	192	山东省千佛山医院	100	★★★★★★★★½
158	济宁市兖州区人民医院	100	★★★★★★★★½	193	北大医疗淄博医院	100	★★★★½
159	招远市人民医院	100	★★★★★★★½	194	寿光市人民医院	100	★★★★★★★★½
160	潍坊市坊子区人民医院	100	★★★★★★★★½	195	威海市妇幼保健院	100	★★★★★★★½
161	青岛市黄岛区人民医院	100	★★★★½	196	泰安市精神病医院	100	★★★★★★★½

续表

编号	医院名称	完整度（%）	星级评分	编号	医院名称	完整度（%）	星级评分
197	淄博矿业集团有限责任公司双山医院	100	★★★½	232	诸城市精神卫生中心	100	★★★★★★★
198	鲁中矿业有限公司医院	100	★★★½	233	曲阜市精神病医院	100	★★★★
199	莱钢集团莱芜矿业有限公司职工医院	100	★★★★★★★½	234	平度市精神病防治院	100	★★★★★★
200	济宁市兖州区铁路医院	100	★★★★★★★★½	235	日照市精神卫生中心	100	★★
201	兖州九一医院	100	★★½	236	威海口腔医院	100	★★★★★★★★
202	山东医学高等专科学校附属医院	100	★★★★½	237	菏泽市牡丹区中心医院	100	★★★
203	福山区人民医院	100	★★★★★★★★½	238	鱼台县人民医院	100	★★★★★★★★
204	济南市第三人民医院	100	★★★★★★½	239	青岛市城阳区第三人民医院	100	★★★★★★★
205	济阳县人民医院	100	★★★★★★★★½	240	淄川区医院	100	★★★★
206	东平县第一人民医院	100	★★★★½	241	平度市第二人民医院	100	★★★★
207	宁阳县第一人民医院	100	★★★★★★★½	242	青岛市交通医院	100	★★½
208	济南红会医院	100	★★★★★★★½	243	济南市济钢医院	100	★★★★★★★★
209	曹县华都医院	100	★★★★★★★★½	244	青岛市第九人民医院	100	★★★★★★★★½
210	新泰孟氏医院	100	★★★½	245	新泰市第三人民医院	100	★★★★★
211	聊城市光明医院	100	★★★½	246	曲阜市人民医院	100	★★★
212	临沂市兰山区人民医院	100	★★★★★★★★½	247	青岛市黄岛区第二人民医院	100	★★★★
213	济南安康医院	100	★★★½	248	新汶矿业集团有限责任公司协庄煤矿医院	100	★★★★★★★★
214	临沂市精神卫生中心	100	★★★★★★★★	249	枣庄市市中区人民医院	100	★★★½
215	乳山市人民医院	100	★★★★★★★★★	250	德州市立医院	100	★★★★
216	胜利油田中心医院	100	★★★★★★★★★	251	城阳区第二人民医院	100	★★★★★★★★
217	淄博市第一医院	100	★★★★★★★★★	252	文登区人民医院	100	★★★★★★
218	济南市中心医院	100	★★★★	253	张店区人民医院（淄博市第二康复医院）	100	★★★★★★★★
219	莱州市人民医院	100	★★★★★★★★★	254	日照市中心医院	100	★★★★
220	威海市胸科医院	100	★★	255	禹城市人民医院	100	★★★★
221	安丘市妇幼保健院	100	★★★★★★★★	256	青岛贝贝仁和妇产医院	100	★★★★★★★
222	曹县妇幼保健计划生育服务中心	100	★★★★★★★	257	青岛新阳光妇产医院	100	★★★★★★★★
223	昌邑市妇幼保健院	100	★★★★★★★	258	青岛龙田金秋妇产医院	100	★★★★★★★
224	单县妇幼保健院	100	★★★★★	259	青岛妇婴医院	100	★★★★
225	德州市德城区妇幼保健院	100	★★★★★★	260	青岛颐顺和心理卫生医院（普通合伙）	100	★★★★★★
226	东阿县妇幼保健院	100	★★★	261	青岛广济心理医院	100	★★
227	东昌府区妇幼保健院	100	★★★★★★★★	262	汶上县康复医院	100	★★★★★★★
228	费县妇幼保健院	100	★★★	263	潍坊口腔医院	100	★★
229	高密市妇幼保健院	100	★★★★	264	青岛德民心脑血管病医院	100	★★
230	寒亭区妇幼保健院	100	★★★★	265	济南复大肿瘤医院	100	★★★★
231	临沂市荣军医院	100	★★	266	淄博化建医院	100	★★★★★★★

续表

编号	医院名称	完整度(%)	星级评分
267	淄博舜天昆仑医院	100	★★★★★
268	潍坊市市立医院	100	★★★★
269	枣庄市王开传染病医院	100	★★★★★★★½
270	济南市章丘区妇幼保健院	100	★★★★
271	济宁市任城区第一妇幼保健院	100	★★★★★★★★
272	济宁市兖州区妇幼保健计划生育服务中心	100	★★★★★★★
273	嘉祥县妇幼保健计划生育服务中心	100	★★★
274	金乡县妇幼保健院	100	★★★
275	巨野县妇幼保健计划生育服务中心	100	★★★★
276	莱西市妇幼保健计划生育服务中心	100	★★★★
277	威海市精神卫生中心	100	★★★★★★★★
278	淄博市精神卫生中心	100	★★★★
279	烟台市口腔医院	100	★★★★★★★★½
280	青岛市口腔医院	100	★★★★★½
281	山东省口腔医院（山东大学口腔医院）	100	★★★★★★★½
282	济南市口腔医院	100	★★★½
283	青岛大学附属心血管病医院	100	★★
284	青岛市肿瘤医院	100	★★★★★★★★
285	青岛市第八人民医院	100	★★★★★
286	昌乐县人民医院	100	★★★★★★★★
287	中国石化集团胜利石油管理局胜利医院	100	★★★★★★★★
288	聊城市妇幼保健院	100	★★★★★★★★
289	青岛思达心脏医院	100	★★★★★★★★
290	淄博万杰肿瘤医院	100	★★★★
291	阳光融和医院	100	★★★★★★★
292	安丘市人民医院	100	★★★★★★★
293	肥城矿业中心医院	100	★★★★★★★★
294	东营市妇幼保健计划生育服务中心	100	★★
295	滨州市结核病防治院	100	★★★
296	济宁市传染病医院	100	★★★
297	临沂市兰山区妇幼保健院	100	★★★★★★★
298	临邑县妇幼保健院	100	★★★★★★★★
299	临淄区妇幼保健院	100	★★★★★★★★
300	宁阳县妇幼保健院	100	★★★
301	平度市妇幼保健院	100	★★★
302	平原县妇幼保健院	100	★★★★
303	青岛市黄岛区妇幼保健计划生育服务一中心	100	★★★★
304	青州市妇幼保健院	100	★★★★★★
305	曲阜市妇幼保健计划生育服务中心	100	★★★★
306	日照市东港区妇幼保健站	100	★★★★★★★
307	日照市妇幼保健院	100	★★★★★
308	荣成市妇幼保健院	100	★★★★★★
309	山东省妇幼保健院	100	★★★★★★★★½
310	寿光市妇幼保健院	100	★★★
311	泗水县妇幼保健院	100	★★★★★★
312	泰安市岱岳区妇幼保健院	100	★★★★★★★
313	滕州市妇幼保健院	100	★★★★★★★★
314	威海市文登区妇女儿童医院	100	★★★★★★★★
315	微山县妇幼保健计划生育服务中心	100	★★★★★★★
316	汶上县妇幼保健计划生育服务中心	100	★★★★
317	武城县妇幼保健院	100	★★★
318	鱼台县妇幼保健院	100	★★★★★★★
319	禹城市妇幼保健院	100	★★★★★★★
320	枣庄市市中区妇幼保健院	100	★★★★
321	济南市优抚医院	100	★★★★★★
322	青岛优抚医院	100	★★★★★
323	费县精神病医院	100	★★★★★★★
324	济宁市荣复军人医院	100	★★★
325	胶州市心理康复医院	100	★★★★★★★★
326	诸城市口腔医院	100	★★★★★★★
327	济宁市兖州区口腔医院	100	★★★
328	威海市文登区口腔医院	100	★★★★★★★
329	高密市口腔医院	100	★★
330	枣庄市口腔医院	100	★★
331	章丘市口腔医院	100	★★
332	泰安市口腔医院	100	★★
333	青岛市李沧区中心医院	100	★★★
334	郯城县第二人民医院	100	★★★★★★★
335	山东省医学科学院第三附属医院	100	★★
336	青岛市商业职工医院	100	★★★

续表

编号	医院名称	完整度（%）	星级评分
337	周村区人民医院	100	★★★★
338	枣庄市峄城区人民医院	100	★★
339	滨州百世儿童医院	100	★★★★★★★★
340	济南妇儿医院	100	★★★
341	济南安佳妇产医院	100	★★★★★★★
342	临沂不孕不育医院	100	★★★
343	潍坊都市妇产医院	100	★★★★
344	济南妇科医院	100	★★★
345	威海盛丁莲华妇产医院	100	★★★
346	威海现代妇产医院	100	★★★★
347	青岛龙田金秋妇女儿童医院	100	★★★★★
348	青岛坤如玛丽妇产医院	100	★★★★
349	滨州广兴妇产医院	100	★★★★
350	青岛润洲心理卫生康复中心	100	★★★★★★
351	莒南心理医院	100	★★★★★★★
352	威海美辰口腔医院	100	★★★★★★★
353	昌乐爱杰口腔医院	100	★★★
354	费县益民口腔医院	100	★★
355	烟台欢乐口腔医院	100	★★
356	济南拜博口腔医院	100	★★
357	济南拜博贝斯特口腔医院	100	★★
358	单州口腔医院	100	★★
359	济南可恩口腔医院	100	★★
360	东营市口腔医院	100	★★
361	青岛海生肿瘤医院	100	★★★
362	淄博颜山医院	100	★★★★★★★
363	淄博淄建集团医院	100	★★★★★★★
364	青岛市第六人民医院	100	★★
365	诸城市妇幼保健院	100	★★★★★★★
366	邹城市妇幼保健计划生育服务中心	100	★★★★
367	东营市东营区新区医院	100	★★
368	北大医疗鲁中医院	99.95	★★★★★★★★★
369	聊城市第三人民医院	99.95	★★★★★★★★½
370	无棣县人民医院	99.95	★★★★½
371	临沂市中心医院	99.95	★★★★★★★½
372	聊城市第二人民医院	99.95	★★★★★★★★½
373	临沂市河东区人民医院	99.95	★★★★½
374	临朐县人民医院	99.95	★★★★★★★
375	临邑县人民医院	99.95	★★★★★★★★
376	即墨市第二人民医院	99.94	★★★★½
377	博兴县第二人民医院	99.94	★★★★★★★
378	青岛市市南区人民医院	99.94	★★★
379	新泰洪强医院	99.93	★★★½
380	淄博市临淄区人民医院	99.9	★★★★★★★★½
381	济南市第五人民医院	99.9	★★★★★★★★½
382	山东省医学科学院附属医院	99.89	★★★★½
383	潍坊市寒亭区人民医院	99.89	★★★★★★★★½
384	平度市第三人民医院	99.89	★★★★★★½
385	济南市槐荫人民医院	99.89	★★★★★★★★½
386	枣庄矿业集团滕南医院	99.89	★★★★★★★½
387	泰安市第一人民医院	99.89	★★★★★★★★
388	临沂市妇女儿童医院	99.88	★★★★★½
389	潍坊峡山生态经济开发区人民医院	99.88	★★★★★★★
390	济南市天桥人民医院	99.86	★★★★★★
391	临沂经济技术开发区人民医院	99.85	★★★★★★★★½
392	单县精神病医院	99.85	★★★★★
393	东平县人民医院	99.84	★★★★★
394	山东省荣军总医院	99.84	★★★½
395	胶州市人民医院	99.84	★★★★★★★★½
396	东营市东营区人民医院	99.84	★★★★★★
397	邹平县人民医院	99.84	★★★★★★★★
398	巨野县北城医院	99.83	★★★★½
399	临沂市交通医院	99.82	★★
400	临朐县海浮山医院	99.78	★★★★★★½
401	单县东大医院	99.78	★½
402	烟台弘意中西医结合医院	99.77	★★★
403	济南市市中区人民医院	99.75	★★★
404	山东大学齐鲁医院	99.74	★★★★★★★★★
405	淄博广电医院	99.74	★★★
406	曹县磐石医院	99.73	★★★★★★★★½

续表

编号	医院名称	完整度（%）	星级评分
407	淄博市第四人民医院	99.73	★★★★
408	东营鸿港医院	99.72	★★★★★★★★★½
409	威海市复退军人康宁医院	99.7	★★★★★★★
410	滨州安泰心理康复医院	99.7	★★★★
411	单县海吉亚医院	99.7	★★★★★★★
412	滨州医学院烟台附属医院	99.69	★★★★★★★★★½
413	沂源县人民医院	99.69	★★★★★★
414	烟台芝罘医院	99.67	★★★★½
415	东营市垦利区人民医院	99.64	★★★★★★
416	莘县人民医院	99.63	★★★★★★★★★½
417	费县人民医院	99.59	★★★★★
418	中国重型汽车集团有限公司医院	99.47	★★★★½
419	济南齐鲁花园医院	99.46	★★★★★★
420	乐陵市人民医院	99.46	★★★★★★★★
421	诸城市人民医院	99.44	★★★★
422	宁阳县人民医院	99.41	★★★★
423	青岛牙博士口腔医院	99.39	★★★★★★★
424	日照市岚山区妇幼保健院	99.38	★★★
425	新汶矿业集团有限责任公司华丰煤矿医院	99.29	★★★★½
426	山东省交通医院	99.22	★★★★★★★★★½
427	庆云县人民医院	99.19	★★★★★★★★★½
428	青岛市胶州中心医院	99.17	★★★★★★½
429	滨州市滨城区人民医院	99.12	★★★★★★★
430	曹县第二人民医院	99.11	★★★★★★★★★½
431	临沂罗庄中心医院	99.09	★★★★½
432	章丘市人民医院	99.01	★★★★★
433	荣成市石岛人民医院	98.96	★★★★★★★★
434	蒙阴县人民医院	98.91	★★★★★★★★★½
435	安丘市精神病防治院	98.8	★★
436	宁津县人民医院	98.59	★★★★★½
437	齐河县人民医院	98.54	★★★★★★★★★★
438	临沭县人民医院	98.49	★★★★★★★★★½
439	滨州鲁滨妇产医院	98.49	★★★★★★★★
440	曹县县立医院	98.35	★★★½
441	金乡宏大医院	98.04	★★★★½
442	嘉祥县人民医院	97.92	★★★★★★★★★½
443	烟台市中医医院	97.92	★★★★
444	青岛安宁心理医院	97.9	★★★★★★★★
445	山东黄河河务局山东黄河医院	97.73	★★★½
446	邹平县中心医院	97.66	★★★★★★★★★½
447	定陶区妇幼保健计划生育服务中心	97.35	★★★★★★★
448	临沂市中医医院	97.35	★★
449	东明县人民医院	97.24	★★★★★★★
450	鄄城县人民医院	97.19	★★★★★★★
451	单县正大医院	96.88	★★★★½
452	山东玲珑英诚医院	96.85	★★★
453	滨州市滨城区市立医院	96.83	★★★★★★½
454	威海金海湾医院	96.62	★★★★★★★★
455	聊城市传染病医院	96.38	★★★★★★★
456	惠民县人民医院	96.31	★★★★½
457	肥城市人民医院	96.25	★★½
458	郓城县人民医院	96.15	★★★★
459	梁山县妇幼保健院	96.04	★★★★★★★
460	武城县人民医院	95.44	★★★★★★★
461	阳信县人民医院	95.37	★★★★★
462	寿光光明医院	95.33	★★★★★★½
463	胶州市妇幼保健院	94.31	★★★
464	德州市妇幼保健院	94.18	★★★★★★★
465	茌平县妇幼保健院	94.18	★★
466	济南艾玛妇产医院	94.1	★★★
467	滨州中海妇产医院	94.1	★
468	即墨市妇幼保健计划生育服务中心	93.94	★★★★
469	临沂商城医院	93.7	★★★★½
470	平阴县精神卫生防治中心	93.69	★★★★
471	青岛怡宁心理医院	93.69	★★
472	齐河县妇幼保健院	93.44	★★★★
473	临沂市河东区妇幼保健院	93.44	★★★★★★★
474	济南神康医院	92.94	★★★★★★½
475	济南市106医院	91.79	★★½
476	宁津县妇幼保健院	91.71	★★★★★

续表

编号	医院名称	完整度（%）	星级评分
477	德州百佳妇婴医院	91.09	★★★
478	德州可恩口腔医院	90.43	★
479	郯城县第一人民医院	89.39	★½
480	菏泽市定陶区人民医院	87.94	★★★
481	冠县人民医院	87.88	★★★★★★★½
482	烟台桃村中心医院	87.67	★★★★★½
483	潍坊高新技术产业开发区人民医院	86.53	★★★
484	德州市人民医院	86.31	★★★★
485	平阴县人民医院	85.42	★★★★★★★★
486	烟台龙矿中心医院	84.93	★½
487	青岛华夏医院	84.64	
488	寿光晨鸣医院	84.08	★★½
489	阳谷县人民医院	83.97	★½
490	济南市历城区人民医院	83.52	★★
491	临沂高新技术产业开发区人民医院	83.46	★★★★½
492	兖矿集团有限公司总医院	82.93	★★
493	沂南县人民医院	82.78	★½
494	沂水县马站人民医院	82.11	★
495	夏津县人民医院	82.08	★
496	茌平县第二人民医院	81.86	★½
497	高青县人民医院	81.3	★★★★★★
498	胶州市第三人民医院	81.18	★
499	广饶县人民医院	81.11	★★★★½
500	利津县中心医院	78.53	★★
501	五莲县人民医院	78.09	★
502	东营博爱妇产科医院	71.39	★★★★★
503	郯城县妇幼保健院	69.93	★
504	济南嘉乐生殖医院	66.8	
505	济南圣玛丽亚妇产医院	61.61	☆☆
506	郓城友谊医院	60.9	☆½
507	东营市河口区人民医院	56.65	☆½
508	济南可恩口腔医院和谐广场分院	55.8	☆
509	青岛吉星心脑血管病医院	55.59	☆☆
510	济南圣贝口腔医院	52.75	☆☆
511	聊城市东昌府人民医院	46.38	☆☆½
512	临淄区口腔医院	40.94	☆☆
513	济阳口腔医院	40.94	★★
514	临沂和美家妇产医院	7.53	☆☆

表4　河北省（481家医院）平均完整度94.40

编号	医院名称	完整度（%）	星级评分
515	唐山市妇幼保健院	100	★★★★★★★★★
516	保定市妇幼保健院	100	★★★★★★★★★
517	张北县医院	100	★★★★★★★★
518	辛集市第一医院	100	★★★★★★★★
519	故城县医院	100	★★★★★
520	涉县医院	100	★★★★★★★★★
521	石家庄市栾城人民医院	100	★★★★★★★★★
522	玉田县医院	100	★★★★★★★★★
523	南皮县人民医院	100	★★★★★
524	承德县医院	100	★★★★★★★★
525	黄骅开发区博爱医院	100	★★★★★★★★★
526	石家庄市第五医院	100	★★★★★
527	秦皇岛市第三医院	100	★★★★★
528	河北省儿童医院	100	★★★★★★★
529	邯郸市第一医院	100	★★★★★★★★★
530	石家庄市第三医院	100	★★★★★★★★★
531	石家庄市第一医院	100	★★★★★★★★★
532	河北医科大学第三医院	100	★★★★★★★★★
533	承德医学院附属医院	100	★★★★★★★★★
534	河北医科大学第一医院	100	★★★★★
535	河北北方学院附属第一医院	100	★★★★★★★★
536	河北省人民医院	100	★★★★★★★★★
537	唐山市工人医院	100	★★★★★★★★★
538	河北医科大学第四医院	100	★★★★★★★★
539	沧州市中心医院	100	★★★★★
540	河北大学附属医院	100	★★★★★

续表

编号	医院名称	完整度（%）	星级评分
541	华北理工大学附属医院	100	★★★★★★★
542	沧州市人民医院	100	★★★★★
543	河北医科大学第二医院	100	★★★★★★★
544	邯郸市传染病医院	100	★★★★★
545	秦皇岛市妇幼保健院	100	★★★★★
546	承德市第三医院	100	★★★★★
547	迁安市人民医院	100	★★★★★
548	河北工程大学附属医院	100	★★★★★
549	衡水市第三人民医院	100	★★★★★★★★⯪
550	沧州市妇幼保健院	100	★★★★⯪
551	邯郸市妇幼保健院	100	★★★★★★⯪
552	广阳区人民医院	100	★★★⯪
553	张家口市万全区医院	100	★★★★★★★★⯪
554	博野县医院	100	★★★★⯪
555	枣强县人民医院	100	★★★⯪
556	鸡泽县医院	100	★★★★★★★⯪
557	广宗县医院	100	★★★★⯪
558	曲周县医院	100	★★★★★★★★⯪
559	邢台市第五医院	100	★★★★★★★★⯪
560	三河市医院	100	★★★★★★★★⯪
561	景县第二人民医院	100	★★★★★★★⯪
562	承德市第六医院	100	★★★★★★★★⯪
563	固安县人民医院	100	★★★★★★⯪
564	晋州市人民医院	100	★★★★★⯪
565	深州市医院	100	★★★★⯪
566	保定市第三中心医院	100	★★★⯪
567	承德市双滦区人民医院（承德市精神病医院）	100	★★★⯪
568	饶阳县人民医院	100	★★★★★⯪
569	迁西县人民医院	100	★★★⯪
570	宁晋县医院	100	★★★★⯪
571	保定市第五医院	100	★★★★★★★★⯪
572	吴桥县人民医院	100	★★★★⯪
573	容城县人民医院	100	★★★★★★★★⯪
574	新乐市医院	100	★★★⯪
575	武强县医院	100	★★★★★★★★⯪
576	大城县医院	100	★★★⯪
577	清河县人民医院	100	★★★★⯪
578	乐亭县医院	100	★★★★⯪
579	元氏县医院	100	★★★⯪
580	围场满族蒙古族自治县医院	100	★★★⯪
581	魏县第二人民医院	100	★★★★★★★⯪
582	易县医院	100	★★★★★★★⯪
583	唐山市开平医院	100	★★★★★★⯪
584	宽城满族自治县医院	100	★★★⯪
585	沙河市人民医院	100	★★★★★★★★⯪
586	无极县医院	100	★★★★★★★★⯪
587	中国冶金地质总局一局职工医院	100	★★★★⯪
588	滦县人民医院	100	★★★★★★★⯪
589	正定县人民医院	100	★★★★★★★⯪
590	黄骅市人民医院	100	★★★★⯪
591	内丘县人民医院	100	★★★★★★★★⯪
592	邯郸市永年区第二医院	100	★★★★★★★⯪
593	河间市人民医院	100	★★★★★★★★⯪
594	保定市满城区人民医院	100	★★★★★★★★⯪
595	任县医院	100	★★★★★★★★⯪
596	唐山市曹妃甸区医院	100	★★★★★★★⯪
597	衡水市第二人民医院	100	★★★★★★★★⯪
598	景县人民医院	100	★★★★★★★⯪
599	秦皇岛市抚宁区人民医院	100	★★★★★★★★⯪
600	雄县医院	100	★★★★★⯪
601	开滦总医院林西医院	100	★★★★⯪
602	平泉县医院	100	★★★★★★★★⯪
603	衡水市冀州区医院	100	★★★★★★★★⯪
604	临漳县医院	100	★★★⯪
605	丰宁满族自治县医院	100	★★★★★★★★⯪
606	香河县人民医院	100	★★★★★★★★⯪
607	青县人民医院	100	★★★★⯪
608	海兴县医院	100	★★★★★★★★⯪
609	河北省第七人民医院	100	★★★★⯪
610	石家庄燕赵医院	100	★★★⯪
611	宁晋康怡医院	100	★★★★★★★★⯪

续表

编号	医院名称	完整度（%）	星级评分
612	京东中美医院	100	★★★★★★★★★½
613	廊坊城南医院	100	★★★★½
614	任丘康济医院	100	★★★★½
615	任丘友谊医院	100	★★★★½
616	曲阳县第二医院	100	★★★★★★★★★½
617	迁西康力医院	100	★★★½
618	曲阳仁济医院	100	★★★★★★★★★½
619	唐山车城医院	100	★★★★★★★★★½
620	沧州和平医院	100	★★★★★★★★★½
621	保定裕东医院	100	★★★★★★★★★½
622	保定市满城区第四医院	100	★★★★★½
623	承德围场大都医院	100	★★★★★★★★★½
624	河北省胸科医院	100	★★★★★★★½
625	唐山市中医医院	100	★★★★½
626	保定市第一中心医院	100	★★★★½
627	冀中能源邢台矿业集团有限责任公司总医院	100	★★★★★★★½
628	开滦总医院	100	★★★★★★★★★½
629	唐山市人民医院	100	★★★★★★★★★½
630	邢台市第三医院	100	★★★★½
631	华北石油管理局总医院	100	★★★★★★★★★½
632	唐山市协和医院	100	★★★★½
633	保定市第二医院	100	★★★★½
634	冀中能源峰峰集团有限公司总医院	100	★★★★½
635	衡水市第四人民医院	100	★★★★★★½
636	定州市人民医院	100	★★★★★★★★★½
637	邢台市人民医院	100	★★★★★★★½
638	邢台医学高等专科学校第二附属医院	100	★★★★★★★★★½
639	张家口市第一医院	100	★★★★★★★★★½
640	廊坊市人民医院	100	★★★★★★★★★½
641	保定市第一医院	100	★★★★½
642	武安市第一人民医院	100	★★★★½
643	秦皇岛市第一医院	100	★★★★★★★½
644	衡水市人民医院	100	★★★★★★★★★½
645	邯郸市中心医院	100	★★★½
646	涿州市医院	100	★★★★★★★★★½
647	张家口市下花园区医院	100	★★★★★★★½
648	保定市莲池区人民医院/保定市骨科医院	100	★★★½
649	石家庄循环化工园区医院	100	★★★★★★½
650	渤海新区人民医院	100	★★★★★★★½
651	沽源县人民医院	100	★★★½
652	柏乡县中心医院	100	★★★★½
653	柏乡县人民医院	100	★★★★★★★½
654	沧州市南大港医院	100	★★★★½
655	霸州市第二医院	100	★★★½
656	尚义县医院	100	★★★★½
657	大厂回族自治县人民医院	100	★★★★★★★½
658	康保县人民医院	100	★★★★★★★★★½
659	辛集市第二医院	100	★★★★½
660	永清县人民医院	100	★★★½
661	广平县人民医院	100	★★½
662	隆化县医院	100	★★★★½
663	邯郸市肥乡区中心医院	100	★★★★★★½
664	邯郸钢铁集团有限责任公司职工医院	100	★★★★½
665	孟村回族自治县医院	100	★★★★★★★½
666	安新县医院	100	★★★★½
667	安平县人民医院	100	★★★★½
668	献县人民医院	100	★★★★½
669	成安县人民医院	100	★★★★★★★★★½
670	曲阳县人民医院	100	★★★★★★★★★½
671	平乡县人民医院	100	★★★★★★★½
672	行唐县人民医院	100	★★★★½
673	阜城县人民医院	100	★★★★★★★★★½
674	磁县人民医院	100	★★★★★★★★★½
675	馆陶县人民医院	100	★★★★★★★★★½
676	魏县人民医院	100	★★★★★★★½
677	沧县医院	100	★★★★★★★★★½
678	大名县人民医院	100	★★★★½
679	唐山海港经济开发区医院	100	★★★★½
680	张家口市崇礼区人民医院	100	★★★½
681	赤城县人民医院	100	★★★★½

续表

编号	医院名称	完整度（%）	星级评分	编号	医院名称	完整度（%）	星级评分
682	怀安县医院	100	★★★⯨	717	昌黎县妇幼保健院	100	★★★★★★
683	唐山市铁路中心医院	100	★★★⯨	718	承德市妇幼保健院	100	★★★★★★★★
684	阳原县人民医院	100	★★★⯨	719	磁县妇幼保健院	100	★★★★★
685	兴隆县人民医院	100	★★★★⯨	720	定州市妇幼保健院	100	★★★★★★★★
686	定兴县医院	100	★★⯨	721	阜城县妇幼保健院	100	★★★★★★★
687	赵县人民医院	100	★★★⯨	722	故城县妇幼保健院	100	★★★★★★★★
688	邯郸市第四医院	100	★★★★⯨	723	邯郸市峰峰矿区妇幼保健院	100	★★★★★★★
689	蔚县人民医院	100	★★★⯨	724	景县妇幼保健院	100	★★★
690	高碑店市医院	100	★★★★⯨	725	隆化县妇幼保健院	100	★★★★
691	任丘市人民医院	100	★★⯨	726	平山县妇幼保健院	100	★★★
692	衡水京大精神病医院	100	★★★⯨	727	玉田县妇幼保健院	100	★★★★★★★★
693	任丘中油渤海医院	100	★★★★★★★★⯨	728	衡水市妇幼保健院	100	★★★
694	安平博爱医院	100	★★★★⯨	729	衡水市桃城区妇幼保健院	100	★★★★
695	秦皇岛慈善医院	100	★★★⯨	730	定州市精神病医院	100	★★★★★★★★
696	秦皇岛柳江医院	100	★★★★★★★★★⯨	731	衡水市精神病医院	100	★★★★★★★★
697	三河东杉医院	100	★★★★★★★★★⯨	732	平泉市精神病医院	100	★★★★
698	三河市燕郊二三医院	100	★★★★★★★★★⯨	733	张家口市沙岭子医院	100	★★★★
699	黄骅神农居医院	100	★★★⯨	734	石家庄市第八医院	100	★★★★
700	任丘法医医院	100	★★★★★★★★⯨	735	唐山市精神卫生中心唐山市第五医院	100	★★★★★★
701	盐山阜德医院	100	★★★★★⯨	736	秦皇岛市九龙山医院	100	★★★
702	迁安燕山医院	100	★★★★★★★★★⯨	737	沧州华欣心理康复医院	100	★★★★
703	任丘益民医院	100	★★★★⯨	738	沧州安定医院	100	★★★
704	石家庄长城中西医结合医院	100	★★★★⯨	739	邯郸市口腔医院	100	★★★★★★★★⯨
705	秦皇岛市第二医院	100	★★★★⯨	740	秦皇岛市第四医院	100	★★★★★★★★
706	河北省中医院	100	★★★★⯨	741	邢台市桥东区医院	100	★★★
707	中国石油天然气集团公司中心医院	100	★★★★⯨	742	华北石油油建医院	100	★★★★★★
708	保定市第二中心医院	100	★★★★⯨	743	开滦（集团）有限责任公司唐家庄医院	100	★★★★★★★
709	肃宁县人民医院	100	★★★★	744	武邑县医院	100	★★★★★★★
710	石家庄市妇产医院	100	★★★★★★★★	745	秦皇岛市工人医院	100	★★★★
711	保定市传染病医院	100	★★★★	746	秦皇岛市山海关人民医院	100	★★★★
712	安平县妇幼保健院	100	★★★★★★★	747	开滦总医院范各庄医院	100	★★★★★★★
713	霸州市妇幼保健院	100	★★★★★★	748	遵化市第二医院	100	★★★★
714	保定市定兴县妇幼保健院	100	★★★	749	张家口市第五医院	100	★★★
715	保定市徐水区妇幼保健院（保定市徐水区第二人民医院）	100	★★★★★★★★	750	唐山市工人医院集团第一医院（唐山市第八医院）	100	★★★★
716	泊头市妇幼保健院	100	★★★	751	中煤一公司岭北职工医院	100	★★

续表

编号	医院名称	完整度（%）	星级评分	编号	医院名称	完整度（%）	星级评分
752	平泉市中医院	100	★★★★	787	河北省民政总医院	100	★★★★★★★
753	迁西县中医院	100	★★	788	河北北方学院附属第二医院	100	★★★★
754	沧州渤海新区中捷医院	100	★★★	789	廊坊市第三人民医院	100	★★★
755	铁一局唐山医院	100	★★★	790	唐山市第四医院	100	★★
756	邢台医学高等专科学校第一附属医院（邢台市第一医院）	100	★★★★	791	张家口市肺科医院	100	★★★★★★
				792	张家口市传染病医院	100	★★★★⯪
757	中铁十八局集团高碑店医院	100	★★★★★★★★	793	唐山市传染病医院	100	★★
758	唐山市古冶区医院	100	★★★★	794	沧州市传染病医院	100	★★★★
759	秦皇岛市骨科医院	100	★★★★★	795	三河市儿童医院	100	★★
760	唐山市第三医院	100	★★★★★★★★	796	保定市儿童医院	100	★★★
761	秦皇岛市海港医院	100	★★★	797	临漳县妇幼保健院	100	★★★★★★★
762	临西县人民医院	100	★★★★★★★★	798	滦平县妇幼保健院	100	★★★★
763	泊头市第二医院	100	★★★★★★★★	799	宁晋县妇幼保健院	100	★★★★★★★★
764	邯郸市人民医院	100	★★★★★★	800	平泉市妇幼保健院	100	★★★★★★★★
765	曲阳县第二中心医院	100	★★★★	801	迁安市妇幼保健院	100	★★★★★★★★
766	唐山市丰润区人民医院	100	★★★★★★★★	802	迁西县妇幼保健院	100	★★★★★★
767	赞皇县医院	100	★★★★	803	青龙满族自治县妇幼保健院	100	★★★★★★★★
768	邢台市第九医院/巨鹿县医院	100	★★★★★★★★	804	曲周县妇幼保健院	100	★★★★
769	清河县中心医院	100	★★★★★★★★	805	任丘市妇幼保健院	100	★★★
770	盐山县人民医院	100	★★★	806	三河市妇幼保健院	100	★★★
771	秦皇岛军工医院	100	★★★★	807	深州市妇幼保健院	100	★★
772	承德钢铁集团有限公司职工医院	100	★★★★	808	石家庄市妇幼保健院	100	★★★★
773	滦南县医院	100	★★★★★★★★	809	石家庄市鹿泉区妇幼保健院	100	★★★★★★★
774	曲阳恒州医院	100	★★★★★★★★	810	唐山市丰南区妇幼保健院	100	★★★★★
775	安平第二人民医院	100	★★★★★★★★	811	唐县妇幼保健院	100	★★★★
776	怀来同济医院	100	★★★	812	威县妇幼保健计划生育服务中心	100	★★★
777	石家庄平安医院	100	★★★★★★★★	813	围场满族蒙古族自治县妇幼保健院	100	★★★★
778	保定第七医院	100	★★★	814	献县妇幼保健院	100	★★★
779	廊坊红十字霸州开发区医院	100	★★★★★★★	815	邢台市妇幼保健院	100	★★★★
780	黄骅市妇幼保健院	100	★★★	816	雄县妇幼保健院	100	★★★★★★★
781	井陉县妇幼保健计划生育服务中心	100	★★	817	枣强妇幼保健院	100	★★★★★★★
782	涞水县妇幼保健院	100	★★★★★★★★	818	张家口市妇幼保健院	100	★★★
783	涞源县妇幼保健院	100	★★★★★★★	819	赵县妇幼保健院	100	★★★★★★
784	廊坊市妇幼保健中心	100	★★★★★★★	820	正定县妇幼保健计划生育服务中心	100	★★★★★★★
785	廊坊市广阳区妇幼保健院	100	★★★★★★★★	821	石家庄市桥西区口腔医院	100	★★★★★★★
786	河北省精神卫生中心	100	★★★★★★★	822	张家口市口腔医院	100	★★★★★★★⯪

续表

编号	医院名称	完整度（%）	星级评分	编号	医院名称	完整度（%）	星级评分
823	涉县肿瘤医院	100	★★★	858	安国德润儿童医院	100	★★
824	河北南堡盐场有限公司医院	100	★★★★★★★	859	三河燕郊新华妇产医院	100	★★★★★★
825	华北石油井下医院	100	★★★★★★★	860	石家庄俪人妇产医院	100	★★★
826	泊头市第三人民医院	100	★★★	861	沧州华美妇产医院	100	★★★
827	张家口市第六医院	100	★★★	862	三河燕京妇产医院	100	★★★★
828	张家口市崇礼区中医院	100	★★★★★★★	863	廊坊万福妇产医院	100	★★★★★★★★
829	华北石油二部医院	100	★★★★★★	864	圣禄嘉妇产医院	100	★★★★★★★★
830	邯郸陶瓷（集团）总公司医院	100	★★★★★★★	865	定兴云峰妇产医院	100	★★★
831	中铁山桥集团医院	100	★★	866	涉县精神病医院	100	★★
832	围场满族蒙古族自治县中医院	100	★★★★	867	黄骅安定医院	100	★★★★★★★★
833	邢台市第二医院	100	★★★★★★★★	868	廊坊圣洁口腔医院	100	★★★★★★★
834	青龙满族自治县中医院	100	★★★★	869	廊坊口腔专科医院	100	★★
835	张家口市第二医院	100	★★★	870	石家庄和协口腔医院	100	★★★
836	唐山市第九医院	100	★★★★	871	三河靓美燕郊口腔医院	100	★★★★★★★
837	张家口市宣化区人民医院	100	★★★★½	872	衡水心血管病医院	100	★★★★★★★★
838	霸州市中医院	100	★★★★★★	873	任丘肿瘤医院	100	★★★★★★★★
839	霸州市第三医院	100	★★★★★★★★	874	迁西济德医院	100	★★★★
840	河北医科大学第二医院阜平医院	100	★★★★★	875	石家庄眼科医院	100	★★★
841	邯郸市邱县中心医院	100	★★★★★★★★	876	唐山二十二冶医院	100	★★★★★★★★
842	行唐县中医医院	100	★★★★	877	青县康泰医院	100	★★
843	衡水市第五人民医院	100	★★★★★★★★	878	任丘城东三医院	100	★★★★★★★
844	赵县中医院	100	★★★	879	玉田县第二医院	100	★★★★★
845	邯郸市第二医院	100	★★★★	880	张家口仁爱医院	100	★★★★★★★★
846	东光县医院	100	★★★★	881	三河市燕郊人民医院	100	★★★★★★★★
847	泊头市医院	100	★★★★★★★★	882	秦皇岛福爱医院	100	★
848	中国化学工程第十三建设有限公司职工医院	100	★★	883	河北医科大学口腔医院	100	★★★★★★★★★½
				884	秦皇岛市中医医院	100	★★★★
849	新乐市中心医院	100	★★★	885	大厂回族自治县中医医院	100	★★★★★★★★
850	遵化市中医医院	100	★★★★	886	邢台县中心医院	99.94	★★★★★★★★
851	五矿邯邢职工总医院	100	★★	887	保定成宝医院	99.94	★★★★★★★
852	涉县中医院	100	★★★	888	廊坊经济技术开发区人民医院	99.93	★★★½
853	曲周县中医院	100	★★★★★★	889	承德市中心医院	99.9	★★★★½
854	临漳县中医院	100	★★★	890	蠡县医院	99.89	★★★★½
855	唐山市丰润区第二人民医院	100	★★★½	891	廊坊广安医院	99.86	★★★½
856	高邑县妇幼保健院	100	★★★★★★	892	保定德润医院	99.85	★★★½
857	邯郸肝病医院	100	★★	893	石家庄市第二医院	99.84	★★★½

续表

编号	医院名称	完整度（%）	星级评分	编号	医院名称	完整度（%）	星级评分
894	隆尧县医院	99.84	★★★★★★★★½	930	秦皇岛昌黎长城医院	96.48	★★★½
895	易县杏林医院	99.84	★★★½	931	廊坊爱德堡医院	95.98	★★★★★★★
896	秦皇岛市北戴河医院	99.84	★★★★	932	邢台冶金医院	95.39	★★★½
897	无极人和医院	99.83	★★★★★★★★★½	933	石家庄市灵寿县妇幼保健院	95.3	★★
898	廊坊武平医院	99.82	★★★½	934	秦皇岛经济技术开发区医院	94.94	★
899	徐水华一医院	99.82	★★★★½	935	曲阳县妇幼保健院	94.8	★★★★★★★
900	遵化市人民医院	99.79	★★★★★★★★★½	936	涉县妇幼保健院	94.43	★★★★★
901	滦县中医医院	99.78	★★★★★★★★★	937	饶阳县妇幼保健院	94.18	★★
902	华北石油廊坊矿区第一医院	99.77	★★★★★★★★★	938	文安县妇幼保健院	94.18	★★
903	河北友爱医院	99.76	★★★★½	939	武强县妇幼保健院	94.18	★★
904	行唐县妇幼保健院	99.75	★★★★★★★	940	定兴玉敏妇产医院	93.98	★★★★★
905	鸡泽县妇幼保健院	99.75	★★★	941	安国市妇幼保健院	93.32	★★★★★★
906	承德市中医院	99.74	★★★★★★★★½	942	开滦总医院赵各庄医院	92.43	★★★★★★★
907	唐山市丰南区医院	99.73	★★★★½	943	南宫市人民医院	92.35	★★
908	河北港口集团有限公司港口医院	99.73	★★★★★★★★★	944	平山中山医院	92.33	★★½
909	中国建筑第二工程局职工医院	99.59	★★★★★★★★½	945	唐山市南堡开发区医院	90.2	★★
910	涿鹿县医院	99.56	★★★★★½	946	青龙满族自治县医院	87.46	★★★★★★★
911	邯郸矿业集团有限公司总医院	99.41	★★★★★★½	947	大城城区医院	87.15	★★★★★★★
912	唐县人民医院	99.41	★★★★★★★★★	948	邯郸市第七医院	86.41	★★★★★★★★½
913	南和县人民医院	99.38	★★★★	949	望都县医院	86.28	★★★★★★★★½
914	廊坊市第四人民医院	99.06	★★★★★★★★½	950	河北以岭医院	86.21	★★★★★★★
915	石家庄市藁城人民医院	99.02	★★★★★★★★★	951	中国石油集团东方地球物理勘探有限责任公司中心医院	85.87	★★★½
916	文安县医院	99	★★★★½	952	邢台市第七医院	84.67	★
917	河北燕达医院	98.85	★★★	953	邢台县医院	83.95	★★½
918	怀来县医院	98.6	★★½	954	灵寿县医院	82.56	★★★★★★½
919	井陉县医院	98.33	★★★★★★★★★½	955	新河县人民医院	81.98	★★
920	平山县人民医院	98.23	★★★★★★★★★½	956	临城县人民医院	81.93	★★½
921	承德市口腔医院	98.17	★★	957	玉田协和医院	81.79	★★★★★½
922	保定市徐水区人民医院	98.13	★★★★★★★★★½	958	滦平县医院	81.69	★★★★★★½
923	石家庄市鹿泉人民医院	97.74	★★★★½	959	张家口市宣化区医院	80.48	★★★★
924	威县人民医院	97.7	★★★★★★★★★½	960	高邑县医院	78.68	½
925	秦皇岛市抚宁区妇幼保健院	97.52	★★★	961	卢龙县医院	72.17	☆½
926	廊坊市安次区医院	97.51	★★★★½	962	保定市竞秀区妇幼保健院	71.29	
927	邯郸市永年区第一医院	97.48	★★★½	963	涿州市妇幼保健院	69.27	★★
928	雄县济康医院	96.99	★★★	964	唐山弘慈医院	68.45	☆
929	昌黎县人民医院	96.81	★★★★				

续表

编号	医院名称	完整度（%）	星级评分	编号	医院名称	完整度（%）	星级评分
965	巨鹿县妇幼保健院	67.98	★★★★	981	冀中能源井陉矿业集团有限公司总医院	27.97	☆☆☆
966	魏县妇幼保健院	64.11	☆☆	982	河北省优抚医院	22.82	☆☆
967	涿州京城妇产医院	62.99	☆☆	983	唐山市古冶区中医医院	21.32	☆☆☆
968	高阳县医院	62.84	★★★ɿ	984	安国市医院	10.25	☆ɿ
969	保定现代妇产医院	60.35		985	涿州市妇幼医院	9.75	☆
970	河北省荣军医院	58.41	★★	986	河北省老年病医院	6.3	☆☆☆
971	大城县妇幼保健站	57.05	★	987	邢台市精神病医院	1.5	☆☆☆
972	新兴际华集团有限公司医院	53.92	☆	988	卢龙县妇幼保健院	1.24	☆☆☆
973	张家口市建国医院	50.03	☆☆	989	顺平县医院	0.51	☆☆☆
974	保定牙博士口腔医院	42.16	☆☆	990	涞水县医院	0.46	☆☆ɿ
975	石家庄市井陉矿区医院	41.76	★★★ɿ	991	石家庄医学高等专科学校冀联校区医院	0.46	☆☆ɿ
976	深泽县医院	38.81	☆ɿ	992	保定市竞秀区医院	0.46	☆☆☆
977	卢龙县中医院	37.57	☆	993	大曹庄管理区人民医院	0.46	☆☆☆
978	唐山市芦台经济开发区医院	36.34	☆☆	994	霸州鑫泰医院	0.46	☆☆☆
979	高碑店市妇幼保健院	34.41	☆	995	白沟新城中心医院	0.46	☆☆☆
980	唐山博创口腔医院	28.11	☆				

表 5 山西省（213 家医院）平均完整度 93.41

编号	医院名称	完整度（%）	星级评分	编号	医院名称	完整度（%）	星级评分
996	山西省儿童医院（山西省妇幼保健院）	100	★★★★★★★★	1012	侯马市人民医院	100	★★★★ɿ
997	太原市精神病医院	100	★★★★	1013	大同煤矿集团有限责任公司总医院	100	★★★★★★ɿ
998	临汾市妇幼保健院 临汾市儿童医院	100	★★★★★★★★	1014	长治市第二人民医院	100	★★★★★★★★ɿ
999	运城市妇幼保健院	100	★★★★★★★★★	1015	山西省汾阳医院	100	★★★★ɿ
1000	平定县人民医院	100	★★★★★	1016	大同市第五人民医院	100	★★★★★★★★ɿ
1001	太原市第三人民医院	100	★★★★★	1017	吕梁市人民医院	100	★★★★★ɿ
1002	晋城市妇幼保健院	100	★★★★★★★★★	1018	晋城合聚心脑血管病医院	100	★★★★★ɿ
1003	山西省荣军精神康宁医院	100	★★★★★★★★★	1019	太原市妇幼保健院	100	★★★★★★★★ɿ
1004	阳泉市第一人民医院	100	★★★★★	1020	河津市人民医院	100	★★★★★★★★ɿ
1005	山西医科大学第一医院	100	★★★★★★★★★	1021	长治医学院附属和济医院	100	★★★★★★★★ɿ
1006	山西现代妇产医院	100	★★★★★★★★★	1022	山西黄河医院	100	★★★★★★★
1007	忻州市人民医院	100	★★★★★	1023	临汾市第三人民医院	100	★★★★
1008	临汾市人民医院	100	★★★★★★★★	1024	大同市第四人民医院	100	★★★★
1009	山西省心血管病医院	100	★★★★★★★★ɿ	1025	汾阳市妇幼保健计划生育服务中心	100	★★★
1010	临汾市第四人民医院	100	★★★★★★★★ɿ	1026	高平市妇幼保健计划生育服务中心	100	★★★★
1011	长治医学院附属和平医院	100	★★★★ɿ	1027	古交市妇幼保健计划生育服务中心	100	★★★★

续表

编号	医院名称	完整度（%）	星级评分	编号	医院名称	完整度（%）	星级评分
1028	和顺县人口和计生妇幼服务中心	100	★★★	1063	山西贞德妇儿医院	100	★★★★★★
1029	临汾市荣军康复医院	100	★★★★★★★	1064	山西盛大齿科医院	100	★★
1030	晋城市荣军康复医院	100	★★★★★★★★	1065	大同美源口腔医院	100	★★
1031	太原化学工业集团有限公司职工医院	100	★★★	1066	大同仁爱医院	100	★★★★★★★
1032	阳泉市第四人民医院	100	★★★★	1067	大同现代医院	100	★★★★★★★★
1033	汾阳市人民医院	100	★★★★★★	1068	忻州现代医院	100	★★★★
1034	中铁三局集团中心医院	100	★★★★	1069	山西省人民医院（口腔）	100	★★★★★★★
1035	大同煤矿集团轩岗煤电有限责任公司医院	100	★★★	1070	山西医科大学口腔医院	100	★★½
1036	潞城市人民医院	100	★★★★	1071	太原钢铁集团（有限）公司总医院	100	★★★★★★★★
1037	吕梁怡华妇产医院	100	★★★★★★★	1072	阳高县人民医院	99.94	★★★★½
1038	大同凤凰妇产医院	100	★★★★★★★★	1073	左云县人民医院	99.94	★★★★
1039	阳泉康贝齿科医院	100	★★	1074	太原华晋医院	99.93	★★★
1040	稷山县妇幼保健院	100	★★★	1075	长治市人民医院	99.9	★★★★★★★★★
1041	陵川县妇幼保健计划生育服务中心	100	★★★★★★★★	1076	盂县人民医院	99.9	★★★★
1042	祁县妇幼保健计划生育服务中心	100	★★	1077	灵丘县人民医院	99.89	★★★★★
1043	沁水县妇幼保健计划生育服务中心	100	★★★★★★★	1078	忻州市中心医院	99.89	★★★½
1044	清徐县妇幼保健院	100	★★	1079	太原市太航医院	99.88	★★★★
1045	曲沃县妇幼保健计划生育服务中心	100	★★	1080	平遥县计划生育妇幼保健服务中心	99.88	★★★
1046	长治县妇幼保健计划生育服务中心	100	★★★	1081	屯留县妇幼保健院	99.88	★★★
1047	朔州市妇幼保健院	100	★★★★	1082	中国辐射防护研究院附属医院	99.87	★★★★
1048	太原市小店区妇幼保健计划生育服务中心	100	★★★	1083	大同欧亚医院	99.86	★★★★
1049	襄汾县妇幼保健计划生育服务中心	100	★★★	1084	泽州县人民医院	99.85	★★★★½
1050	孝义市妇幼保健和计划生育服务中心	100	★★	1085	阳泉市第三人民医院	99.85	★★★★½
1051	忻州市河曲县妇幼保健计划生育服务中心	100	★★★★★★★	1086	晋中市第三人民医院	99.85	★★★★★★★★
1052	阳城县妇幼保健院	100	★★★★★★	1087	山西汾西矿业集团（有限责任公司）职工总医院	99.85	★★★★★★★★
1053	阳泉市妇幼保健院	100	★★★★★★★	1088	太原市人民医院	99.84	★★★★★★★★½
1054	永济市妇幼保健计划生育服务中心	100	★★★★★★★	1089	太原市第二人民医院	99.83	★★★★★★
1055	榆次区妇幼保健计划生育服务中心	100	★★★★	1090	繁峙县人民医院	99.83	★★★
1056	阳泉市口腔医院	100	★★★★★★★	1091	介休市人民医院	99.82	★★★★★★★★
1057	广灵县人民医院	100	★★★	1092	太原市杏花岭区中心医院	99.81	★★★★
1058	定襄县人民医院	100	★★★★★★★	1093	孝义市人民医院	99.78	★★★★★★★★
1059	阳泉煤业（集团）有限责任公司第三医院	100	★★★★★★★	1094	运城市盐湖区人民医院	99.77	★★★★★★★★½
1060	太原市万柏林区中心医院	100	★★★	1095	祁县人民医院	99.73	★★★★★★★★
1061	阳城县人民医院	100	★★★★★★★	1096	山西长平煤业有限责任公司王台医院	99.71	★★★★
1062	交城县人民医院	100	★★★★	1097	太原市中心医院	99.69	★★★★½

续表

编号	医院名称	完整度（%）	星级评分
1098	阳泉市城区妇幼保健计划生育服务中心	99.68	★★
1099	陵川县人民医院	99.61	★★★★
1100	西山煤电（集团）有限责任公司古交矿区总医院	99.61	★★★
1101	山西大同大学附属医院	99.5	★★★★★★
1102	山西潞安矿业（集团）有限责任公司总医院	99.48	★★★★★★★★★⯪
1103	代县人民医院	99.41	★★★
1104	太原市第七人民医院	99.22	★★
1105	洪洞县人民医院	99.07	★★★★
1106	山西贞爱妇产医院	99	★★★★★★★★
1107	晋中市第二人民医院	98.75	★★★★★★★★★⯪
1108	山西医科大学第二医院	98.7	★★★★★★★★
1109	晋城市人民医院	98.7	★★★★★★★★
1110	大同市第二人民医院	98.55	★★★
1111	芮城县人民医院	98.49	★★★★★★★★
1112	运城市中心医院	98.45	★★★⯪
1113	长子县人民医院	98.39	★★★★★
1114	临汾市第二人民医院	98.29	★★★★★★★★
1115	大同市城区安吉医院有限责任公司	98.28	★★★
1116	高平市人民医院	98.17	★★★★★★
1117	宁武县人民医院	98.16	★★★★
1118	榆次区人民医院	98.02	★★★★★★⯪
1119	宁武县妇幼保健计划生育服务中心	98.02	★★
1120	沁水县人民医院	98.01	★★★★★★★★
1121	闻喜县人民医院	98	★★★★
1122	五四一总医院	97.97	★★★★★★★
1123	襄汾县人民医院	97.81	★★★★
1124	五台县第一人民医院	97.66	★★★★★★★
1125	晋城市第二人民医院	97.56	★★★★★★★★
1126	朔州市人民医院	97.49	★★★★★
1127	翼城县人民医院	97.48	★★★★⯪
1128	文水县人民医院	97.46	★★★★★★★★
1129	阳泉煤业（集团）有限责任公司总医院	97.42	★★★★★⯪
1130	山西大医院	97.29	★★★★★
1131	山西省人民医院	97.29	★★★★★
1132	朔州市平鲁区人民医院	97.28	★★★
1133	临汾华北医院	97.02	★★★★★★★
1134	和顺县人民医院	96.97	★★★
1135	晋城煤业集团古书院矿医院	96.86	★★★★★★★★
1136	山西龙城医院	96.85	★★
1137	曲沃县人民医院	96.77	★★★★
1138	大同康复医院	96.73	★★
1139	万荣县人民医院	96.29	★★★
1140	吕梁市离石区人民医院	96.12	★★★★
1141	中铁十七局集团有限公司中心医院	96.11	★★★★★★
1142	霍州市人民医院	95.96	★★★★★★★★★
1143	临猗县人民医院	95.94	★★★★
1144	沁源县人民医院	95.84	★★★★★★★★
1145	山西晋城无烟煤矿业集团有限责任公司总医院	95.73	★★★★⯪
1146	阳泉煤业（集团）有限责任公司第二医院	95.6	★★★★
1147	临汾先平妇产医院	95.11	★★★⯪
1148	朔州现代医院	95.07	★★★★★★⯪
1149	侯马安定医院	94.99	★★★★
1150	长治市妇幼保健院	94.8	★★★★★★★★
1151	大同县人民医院	94.73	★★★★★★
1152	大同新和医院	94.58	★★
1153	泽州县妇幼保健院	94.55	★★★★★★
1154	黎城县妇幼保健院	94.18	★
1155	灵丘县妇幼保健院	94.18	★★
1156	万荣县妇幼保健计划生育服务中心	94.18	★★
1157	昔阳县人民医院	94.16	★★★
1158	大同市第一人民医院	94.1	★★★★★★★★
1159	阳泉市第二人民医院	94.01	★★★
1160	偏关县妇幼保健计划生育服务中心	93.77	★
1161	应县妇幼保健计划生育服务中心	93.64	★
1162	古县妇幼保健院	93.44	★★★★★★
1163	临汾市尧都区妇幼保健计划生育服务中心	93.44	★
1164	武乡县妇幼保健计划生育服务中心	93.44	★

续表

编号	医院名称	完整度（%）	星级评分
1165	新绛县妇幼保健院	93.44	★
1166	长子妇幼保健计划生育服务中心	93.44	★★★★★★
1167	阳城县肿瘤医院	92.79	★★★★★★
1168	太原市第四人民医院	92.61	★★★★★★★
1169	永城县人民医院	92.41	★★★★★★½
1170	怀仁县人民医院	92.35	★★
1171	阳泉市郊区妇幼保健计划生育服务中心	92.19	★
1172	河津市妇幼保健计划生育服务中心	92.08	★★★
1173	太原市恒伦口腔医院有限公司	90.43	★
1174	大同魏都医院	89.43	★
1175	襄垣县妇幼保健计划生育服务中心	87.62	★★
1176	阳泉市平定妇幼保健计划生育服务中心	87.62	★
1177	大同美中嘉和肿瘤医院	86.5	★
1178	柳林县人民医院	85.9	★★★
1179	大同市第三人民医院	84.7	★★★★★★★
1180	中铁十二局集团有限公司中心医院	84.26	★★★★★★
1181	阳泉祥爱医院	83.63	★★★★★
1182	原平市第一人民医院	83.06	★★★★★★
1183	壶关县人民医院	82.93	★★★★★
1184	屯留县人民医院	82.01	★★
1185	西山煤电（集团）有限责任公司职工总医院	81.57	★
1186	阳曲县人民医院	80.74	★★½
1187	右玉县人民医院	80.58	★★
1188	大同新建康医院	80.5	★★
1189	吕梁安康医院	80.48	★
1190	山阴县人民医院	80.04	½
1191	中北大学医院	79.45	★
1192	夏县人民医院	74.92	☆
1193	定襄县妇幼保健计划生育服务中心	72.15	☆
1194	山西省临汾市尧都区第二人民医院	70.79	★
1195	山西省肿瘤医院	68.1	★★
1196	太原市第八人民医院	65.53	★
1197	临县妇幼保健院	64.11	★★★
1198	介休市妇幼保健计划生育服务中心	61.63	
1199	寿阳县妇幼保健院	61.63	☆☆
1200	晋中市第一人民医院	61.46	★
1201	壶关县妇幼保健计划生育服务中心	56.81	★
1202	临汾市尧都区第一人民医院	56.32	
1203	阳曲县安康医院	51.8	☆
1204	中阳县妇幼保健计划生育服务中心	51.36	☆☆
1205	太原市第九人民医院	43.75	☆
1206	临县人民医院	17.99	☆☆
1207	天镇县妇幼保健站	1.24	☆☆☆
1208	大同市新荣区人民医院	0.46	☆☆☆

表6　青海省（45家医院）平均完整度90.89

编号	医院名称	完整度（%）	星级评分
1209	青海省第四人民医院	100	★★★★★★★★★
1210	青海省妇女儿童医院	100	★★★★★
1211	青海省第三人民医院	100	★★★★
1212	西宁市第一人民医院	100	★★★★★★★★★
1213	青海省妇幼保健院	100	★★★★★★
1214	青海省人民医院	100	★★★★★
1215	海北藏族自治州第一人民医院	100	★★★½
1216	互助土族自治县人民医院	100	★★★★
1217	格尔木市妇幼保健计划生育服务中心	100	★★★
1218	西宁市口腔医院	100	★★★
1219	海南州贵德县人民医院	100	★★★★
1220	中国水利水电第四工程局西宁中心职工医院	100	★★★★★★★★
1221	循化县人民医院	100	★★★★★★★
1222	海东市人民医院	100	★★★★★
1223	青海海峡妇儿医院	100	★★★★
1224	青海省交通医院	100	★★★★★★★
1225	祁连县人民医院	100	★★

续表

编号	医院名称	完整度(%)	星级评分	编号	医院名称	完整度(%)	星级评分
1226	都兰县人民医院	100	★★★	1240	西宁市第三人民医院	95.89	★★★★
1227	青海省心脑血管病专科医院	100	★★★★★⯨	1241	化隆回族自治县人民医院	95.15	★★★★★★★★⯨
1228	西宁现代妇产医院	99.87	★★★	1242	刚察县人民医院	94.75	★★
1229	湟中县第一人民医院	99.83	★★★★	1243	民和县人民医院	94.59	★★★
1230	青海省藏医院	99.49	★★★★	1244	海西州乌兰县人民医院	87.55	★★★★★★⯨
1231	大通县人民医院	99.38	★★★★★	1245	西宁市第二人民医院	83.12	★★★★★
1232	青海红十字医院	99.33	★★★★★	1246	格尔木市第二人民医院	81.09	★★★★
1233	海西州人民医院	99.23	★★★★★	1247	青海省第五人民医院	80.05	★
1234	湟源县人民医院	98.48	★★★★	1248	尖扎县人民医院	77.52	★★★
1235	海东市乐都区人民医院	98.07	★★★★★★★★★⯨	1249	黄南州泽库县人民医院	75.24	★★★★★★
1236	青海仁济医院	97.87	★★★★★	1250	海西州天峻县人民医院	63.69	★★
1237	青海大学附属医院	96.88	★★★★★	1251	兴海县人民医院	58.23	☆
1238	青海省中医院	96.67	★★★★	1252	青海省康乐医院	21.22	☆
1239	海晏县人民医院	96.19	★★★★★★★	1253	都兰县医院	0.46	☆☆☆

表7 江西省（214家医院）平均完整度90.19

编号	医院名称	完整度(%)	星级评分	编号	医院名称	完整度(%)	星级评分
1254	九江市第三人民医院	100	★★★★★★★★	1272	鹰潭市人民医院	100	★★★★★★
1255	江西省妇幼保健院	100	★★★★★	1273	九江市第一人民医院	100	★★★★★★
1256	九江市妇幼保健院	100	★★★★★	1274	南昌大学第二附属医院	100	★★★★★★★★★★
1257	赣州市妇幼保健院	100	★★★★★★★	1275	萍乡市人民医院	100	★★★★★★★★★★
1258	南昌县人民医院	100	★★★★	1276	江西中寰医院	100	★★★★★★★★★★
1259	兴国县人民医院	100	★★★★★★★★	1277	南昌三三四医院	100	★★★★★★★★★★
1260	南昌市第九医院	100	★★★★★★★★★★	1278	萍乡市妇幼保健院	100	★★★★★★★★★★
1261	赣州市第五人民医院	100	★★★★★★★★★★	1279	新余市妇幼保健院	100	★★★★★★★★★★
1262	吉安市妇幼保健院	100	★★★★★★★★★★	1280	新干县人民医院	100	★★★★★
1263	赣州市第三人民医院	100	★★★★★★★★★★	1281	于都县人民医院	100	★★★★★★★★
1264	吉安市第三人民医院	100	★★★★★★★★★★	1282	江西省儿童医院	100	★★★★★★★★
1265	宜春市第三人民医院	100	★★★	1283	南昌市第一医院	100	★★★★★
1266	九江市第五人民医院	100	★★★★★	1284	安远妇女儿童医院	100	★★★★★★★★★⯨
1267	江西省精神病院	100	★★★★★★★★	1285	定南县妇幼保健院	100	★★★★★★★★⯨
1268	江西省肿瘤医院	100	★★★★★	1286	南昌市精神病院	100	★★★★⯨
1269	赣州市肿瘤医院	100	★★★★★★★★★★	1287	上栗县人民医院	100	★★★★★★★★★⯨
1270	新余市人民医院	100	★★★★★★★★★★	1288	余江县人民医院	100	★★★★★★★★★⯨
1271	江西省人民医院	100	★★★★★★	1289	分宜县人民医院	100	★★★★★⯨

续表

编号	医院名称	完整度（%）	星级评分	编号	医院名称	完整度（%）	星级评分
1290	进贤县人民医院	100	★★★★★★★★⯨	1326	赣州市赣县区人民医院	100	★★★★
1291	萍乡赣西医院	100	★★★★⯨	1327	东乡区人民医院	100	★★★★★★★★
1292	萍乡汉和医院	100	★★★★★★★★⯨	1328	泰和县人民医院	100	★★★★★★
1293	赣州市定南南方医院	100	★★★★★★★★⯨	1329	抚州市临川区第一人民医院	100	★★★★★★★★
1294	定南县人民医院	100	★★★★★★★⯨	1330	南昌仁爱妇产医院	100	★★★★★★★★
1295	新余第四医院	100	★★★★★★★★⯨	1331	九江中山口腔医院	100	★★★★★★★
1296	兴国县第二医院	100	★★★★★★★★⯨	1332	临川第三医院	100	★★★
1297	萍乡市第二人民医院	100	★★★★⯨	1333	铅山广慈医院	100	★★★★★★★★
1298	井冈山大学附属医院	100	★★★★★⯨	1334	宜春浙赣友好医院	100	★★★★★
1299	赣南医学院第一附属医院	100	★★★★★⯨	1335	东乡第三医院	100	★★★★★★★★
1300	龙南妇幼保健院	100	★★★★★★★★⯨	1336	上饶县第三人民医院	100	★★★★
1301	吉安市红十字医院	100	★★★★⯨	1337	江西广济医院	100	★★★★★★★
1302	芦溪县人民医院	100	★★★★★★★★	1338	共青新市医院	100	★★★★★★
1303	宜春市妇幼保健院	100	★★★★★★★	1339	南康众和医院	100	★★★★
1304	崇义县妇幼保健院	100	★★★★★★★★	1340	樟树清江医院	100	★★★★
1305	德兴市妇幼保健院	100	★★★★★★★★	1341	江西省胸科医院	100	★★★★
1306	都昌县妇幼保健院	100	★★★★★★★★	1342	吉安县妇幼保健院	100	★★★★★★★★
1307	赣州市赣县区妇幼保健院	100	★★★★	1343	吉水县妇幼保健院	100	★★★★
1308	赣州市南康区妇幼保健院	100	★★★★★★★	1344	抚州市东乡区妇幼保健院	100	★★★★★★★★
1309	贵溪安康精神病医院	100	★★★★★★★	1345	景德镇市妇幼保健院	100	★★★★★★★★⯨
1310	抚州市妇幼保健院	100	★★★★★★	1346	乐平市妇幼保健院	100	★★★★★★★★
1311	寻乌县人民医院	100	★★★	1347	莲花县妇幼保健院	100	★★★★★★★★
1312	南昌大学医院	100	★★★★	1348	南昌大学附属口腔医院	100	★★★★★★★★⯨
1313	赣南医学院第二附属医院	100	★★★★	1349	江西中医药大学附属医院	100	★★★★
1314	石城县人民医院	100	★★★★	1350	抚州市第一人民医院	100	★★★★★★★
1315	宜春市第六人民医院	100	★★★	1351	景德镇市第五人民医院	100	★★★★★★★
1316	新余矿业医院	100	★★★★★★★★	1352	临川区妇幼保健院	100	★★★★★★★★
1317	湖口县人民医院	100	★★★★★	1353	芦溪县妇幼保健院	100	★★★★★★★★
1318	都昌县人民医院	100	★★★★	1354	南昌县妇幼保健院	100	★★★
1319	宜春市第二人民医院	100	★★★★	1355	鄱阳县妇幼保健院	100	★★★
1320	广昌县人民医院	100	★★★★★★★★	1356	全南县妇幼保健院	100	★★★
1321	崇仁县人民医院	100	★★★★★	1357	瑞金市妇幼保健院	100	★★★★
1322	奉新县人民医院	100	★★★★★★★★	1358	上高县妇幼保健院	100	★★★
1323	萍乡市第三人民医院	100	★★★★★★★★	1359	上饶市妇幼保健院	100	★★★★★★★★
1324	全南县人民医院	100	★★★	1360	泰和县妇幼保健院	100	★★★★
1325	抚州市临川区人民医院	100	★★★★★★	1361	万载县妇幼保健院	100	★★★★★★★★

续表

编号	医院名称	完整度（%）	星级评分	编号	医院名称	完整度（%）	星级评分
1362	兴国县妇幼保健院	100	★★★★	1397	莲花县人民医院	99.84	★★★★★★★★
1363	修水县妇幼保健院	100	★★★★	1398	龙南县人民医院	99.83	★★★★
1364	寻乌县妇幼保健院	100	★★★	1399	上饶市立医院	99.83	★★★★★★★★
1365	永丰县妇幼保健院	100	★★★★	1400	鹰潭市人民医院铁路分院	99.82	★★★★
1366	余江县妇幼保健院	100	★★★★	1401	余干楚东医院	99.81	★★★★★
1367	玉山县妇幼保健院	100	★★★★★★★	1402	上饶县人民医院	99.79	★★★★★★★
1368	丰城市第四人民医院	100	★★★	1403	乐平第二医院	99.77	★★★★½
1369	景德镇市牙病防治所	100	★★★★★★★	1404	余干仁和医院	99.76	★★★★
1370	赣南医学院第三附属医院	100	★★★★★★	1405	安福县人民医院	99.73	★★★★
1371	宜黄县妇幼保健和计划生育服务中心	100	★★	1406	九江市濂溪区人民医院	99.73	★★★★★★★
1372	吉安市第一人民医院	100	★★★★	1407	景德镇市第四人民医院	99.7	★★★★★★
1373	安义县人民医院	100	★★★★	1408	德安县人民医院	99.68	★★★★★★★★★
1374	乐安县人民医院	100	★★★	1409	江西省惠民医院	99.52	★★★
1375	江西百佳艾玛妇产医院	100	★★★★★★	1410	乐平大连医院	99.46	★★★★
1376	江西拜博口腔医院	100	★★★	1411	赣州市立医院	99.43	★★★
1377	吉安牙博士口腔医院	100	★★	1412	定南中山医院	99.36	★★★★★★★★½
1378	贝齿口腔医院	100	★★	1413	上栗县妇幼保健院	99.26	★★★★★★★★
1379	赣州虔州口腔医院	100	★★	1414	万安县人民医院	99.23	★★★★★★★★½
1380	南昌大愿医院	100	★★★★	1415	南昌大学第一附属医院	99.22	★★★★★
1381	抚州第六医院	100	★★★★	1416	南昌大学第四附属医院	99.22	★★★★½
1382	丰城市人民医院	100	★★★	1417	上饶市人民医院	99.17	★★★★★★★★
1383	九江学院附属医院	100	★★★	1418	瑞金市人民医院	99.17	★★★★★★★
1384	赣州市人民医院（南昌大学附属赣州医院）	100	★★★★★★★★	1419	永新县人民医院	99.03	★★★★
				1420	南昌新时代妇产医院	99	★★★★★★★★
1385	遂川县人民医院	99.95	★★★★	1421	宜黄县人民医院	98.86	★★★
1386	樟树市人民医院	99.95	★★★	1422	上饶东方医院	98.85	★★★★
1387	宁都县人民医院	99.95	★★★★	1423	上饶市第三人民医院	98.65	★★
1388	上饶信州春华医院	99.94	★★★★★★★★	1424	南昌市新建区人民医院	98.39	★★★½
1389	鹰潭第三医院	99.93	★★★★★★★½	1425	彭泽县人民医院	98.33	★★★★★★★
1390	铅山县人民医院	99.9	★★★★	1426	上饶市第五人民医院	98.18	★★★★★★★★
1391	南丰县人民医院	99.89	★★★★★★★	1427	鄱阳县人民医院	98.18	★★★★★★
1392	江西医学高等专科学校第一附属医院	99.88	★★★★★★★★	1428	乐平市人民医院	98.13	★★★★★★
1393	上饶市广丰区人民医院	99.88	★★★★	1429	崇义县人民医院	98.12	★★★★★★★
1394	瑞昌市妇幼保健院	99.88	★★★★★★	1430	德兴市人民医院	97.4	★★★★★★★★
1395	上饶县妇幼保健院	99.88	★★★	1431	于都县第二人民医院	97.37	★★★★
1396	景德镇市第一人民医院	99.84	★★★★★★★★★	1432	抚州第五医院	97.16	★★★★★★★★

续表

编号	医院名称	完整度（%）	星级评分
1433	贵溪市人民医院	97.14	★★★★★
1434	余干东方医院	97.1	★★★★★★★
1435	南城县人民医院	95.26	★★★½
1436	宜黄县妇幼保健院	94.57	★★★★★
1437	宜春拜博口腔医院	90.43	★
1438	靖安县妇幼保健院	90.35	★★★
1439	金溪县人民医院	87.08	★★★★★★★★
1440	高安市人民医院	86.67	★★★★★
1441	赣州东河医院	85.87	★½
1442	宜春新建医院	83.8	★
1443	江西康宁医院	62.31	☆☆
1444	铜鼓县妇幼保健院	61.39	
1445	新余第二医院	56.94	★★★½
1446	江西鄱阳湖医院	56.01	☆
1447	鄱阳工业园区医院	54.45	★★★
1448	广丰南方医院	48.55	☆☆
1449	上饶市第二人民医院	45.75	★
1450	袁州区红十字医院	40.03	★★★★
1451	上犹县人民医院	37.01	☆☆
1452	上海市东方医院吉安医院	32.01	☆☆
1453	玉山博爱医院有限公司	16.07	☆☆☆
1454	修水县第一人民医院	6.97	☆☆
1455	临川区妇幼保健计划服务中心	1.61	☆☆☆
1456	宜春市人民医院传染病分院	1.57	☆☆
1457	上犹县妇幼保健院	1.24	☆☆☆
1458	宜丰县妇幼保健院	1.24	☆☆☆
1459	新余钢铁集团有限公司中心医院	0.46	☆☆½
1460	抚州市资溪县人民医院	0.46	☆☆☆
1461	兴国县中医院	0.46	☆☆☆
1462	定南县第一人民医院	0.46	☆☆☆
1463	九江市濂溪区人民医院	0.46	☆☆☆
1464	上饶市广丰区中医院	0.46	☆☆☆
1465	东乡红星医院	0.46	☆☆☆
1466	上饶曙光医院	0.46	☆☆☆
1467	赣州市中医院	0.46	☆☆☆

表8 辽宁省（229家医院）平均完整度89.33

编号	医院名称	完整度（%）	星级评分
1468	沈阳市第六人民医院	100	★★★★★
1469	大连市第六人民医院	100	★★★★★
1470	辽宁省精神卫生中心	100	★★★★★★★★
1471	鞍山市肿瘤医院	100	★★★★★★★★
1472	中国医科大学附属盛京医院	100	★★★★★★★★
1473	辽宁省金秋医院	100	★★★★★★★★
1474	锦州市中心医院	100	★★★★
1475	中国医科大学附属第一医院	100	★★★★★
1476	本溪市中心医院	100	★★★★★★★★★
1477	大连医科大学附属第二医院	100	★★★★★★★★★
1478	鞍山市传染病医院	100	★★★★
1479	锦州市传染病医院	100	★★★★★★★★★
1480	大连市结核病医院	100	★★★★
1481	沈阳市第四人民医院	100	★★★★★★★★★
1482	葫芦岛市中心医院	100	★★★★
1483	大连医科大学附属第一医院	100	★★★★★★★★★
1484	锦州市康宁医院	100	★★★★½
1485	大连市第七人民医院	100	★★★★★★★½
1486	大连市中山区人民医院	100	★★½
1487	沈阳市第九人民医院	100	★★★★½
1488	沈阳市儿童医院	100	★★★★★★★½
1489	锦州市妇婴医院	100	★★★★½
1490	沈阳市安宁医院	100	★★★½
1491	抚顺市第五医院	100	★★★★★★★½
1492	大连大学附属新华医院	100	★★★★½
1493	大连大学附属中山医院	100	★★★★★★★★½
1494	锦州医科大学附属第一医院	100	★★★★★★★★½
1495	大连市第三人民医院	100	★★★★★★★★½

续表

编号	医院名称	完整度（%）	星级评分	编号	医院名称	完整度（%）	星级评分
1496	抚顺沈抚妇儿医院	100	★★★★★★⯨	1532	营口经济技术开发区第二人民医院	100	★★★★
1497	葫芦岛化机医院	100	★★★★⯨	1533	本溪钢铁（集团）南地医院	100	★★★★★★
1498	葫芦岛惠好妇女儿童医院	100	★★★★★★★⯨	1534	建昌县康复医院	100	★★★★★
1499	鞍山九洲医院	100	★★★⯨	1535	盘锦市大洼区人民医院	100	★★★★
1500	鞍山市妇儿医院	100	★★★★★★★★⯨	1536	本溪满族自治县第二人民医院	100	★
1501	大连市妇女儿童医疗中心	100	★★★★★★★★⯨	1537	北镇市第二人民医院	100	★★
1502	瓦房店第三医院	100	★★★★★★★★	1538	沈阳共济爱婴医院（有限公司）	100	★★★★★★
1503	辽宁省妇幼保健院	100	★★★★★★	1539	瓦房店妇婴医院	100	★★★★
1504	盘锦市传染病医院	100	★★★	1540	沈阳杰爱妇科医院有限公司	100	★★
1505	辽阳市第四人民医院	100	★★	1541	大连金石滩医院	100	★★★
1506	朝阳市康宁医院	100	★★★	1542	凌源钢城中心医院	100	★★★★
1507	抚顺市第四医院	100	★★★★★★	1543	葫芦岛水泥医院	100	★★
1508	葫芦岛市第四人民医院	100	★★★★★	1544	中国医科大学附属第一医院慢性病院	100	★★★
1509	葫芦岛市第六人民医院	100	★★★★	1545	鞍山美年大健康管理有限公司沐康医院	100	★★
1510	大连市金州区第三人民医院	100	★★★★★	1546	抚顺市传染病医院	100	★★
1511	沈阳美德因妇儿医院股份有限公司	100	★★★★★★★	1547	沈阳市口腔医院	100	★★★★★★★★
1512	营口经济技术开发区博爱精神病医院	100	★★★★★	1548	绥中县医院	100	★★★
1513	瓦房店第四医院	100	★★★	1549	海城市中心医院	100	★★★★
1514	沈阳市妇婴医院	100	★★★★★★★★	1550	鞍山市中心医院	99.95	★★★★★
1515	沈阳市精神卫生中心	100	★★★	1551	辽阳市中心医院	99.95	★★★★★★★★
1516	鞍山市康宁医院	100	★★★★★★★★	1552	大连市第四人民医院	99.94	★★★★★★★★★
1517	抚顺煤矿脑科医院	100	★★★★★★★	1553	瓦房店第二医院	99.94	★★★★
1518	中国医科大学附属口腔医院	100	★★★★⯨	1554	锦西石化医院	99.94	★★★★
1519	沈阳市第一人民医院	100	★★★	1555	沈阳市浑南区医院	99.94	★★★★
1520	沈阳医学院附属中心医院	100	★★★★	1556	沈阳九州家圆医院有限责任公司	99.94	★★★
1521	沈阳市苏家屯区中心医院	100	★★★★★★★★	1557	盘锦妇外医院	99.93	★★★★★★★
1522	鞍山市长大医院	100	★★★★★★	1558	盘锦市中心医院	99.9	★★★★★★★★★
1523	辽阳市传染病医院	100	★★	1559	朝阳市中心医院	99.9	★★★★★★★★★
1524	朝阳市第四医院	100	★★★	1560	大连市金州区第一人民医院	99.89	★★★★★★★★⯨
1525	辽阳市结核病医院	100	★★	1561	沈阳七三九医院	99.89	★★★
1526	沈阳市沈河区妇婴医院	100	★★★★★★★	1562	抚顺市望花区中心医院	99.87	★★★
1527	营口经济技术开发区妇婴医院	100	★★★★★★★	1563	沈阳二〇四医院	99.87	★★★
1528	营口市妇产儿童医院	100	★★★★	1564	凌源妇产医院	99.87	★★★★
1529	沈阳市苏家屯区妇婴医院	100	★★★★	1565	鞍山德馨医院	99.86	★★★⯨
1530	鞍山市铁东区医院	100	★★★	1566	新民市第二人民医院（传染病院）	99.86	★★
1531	辽阳市第五人民医院	100	★★★★	1567	沈阳市铁西区华康医院	99.86	★★★

续表

编号	医院名称	完整度（%）	星级评分
1568	鞍山市精神康复医院	99.85	★★★★★★★★⯨
1569	抚顺矿务局总医院	99.85	★★★
1570	灯塔市中心医院	99.84	★★★★★★★★
1571	凌海市人民医院	99.83	★★★★★★★⯨
1572	葫芦岛市红十字天合医院	99.83	★★
1573	阜新市新邱区第二人民医院	99.82	★★★★★★★
1574	中国医科大学附属第一医院鞍山医院	99.79	★★★★★★★★
1575	抚顺石化总医院	99.77	★★★★★
1576	铁岭市中心医院	99.74	★★★★
1577	新宾满族自治县人民医院	99.72	★★★★
1578	中国医科大学附属第一医院大东医院	99.69	★★★
1579	大连市儿童医院	99.66	★★★★⯨
1580	中国医科大学附属第四医院	99.64	★★★★★★★
1581	葫芦岛市第二人民医院	99.6	★★★★★★★★★
1582	盘锦达康家家康医院	99.6	★★★
1583	朝阳市第二医院	99.53	★★★★⯨
1584	铁岭市第二人民医院血栓病分院	99.5	★★
1585	辽宁省人民医院	99.48	★★★★
1586	锦州医科大学附属第三医院	99.43	★★★★
1587	丹东市第三医院	99.4	★★★★★★★★
1588	大连市旅顺口区中医医院	99.4	★★★★★★★
1589	大连市沙河口区医院	99.4	★★★★
1590	开原市中心医院	99.38	★★★★
1591	本溪市第六人民医院	99.37	★★★
1592	本溪市第三人民医院	99.36	★★★
1593	盘锦馥安医院	99.34	★★★
1594	营口经济技术开发区康达医院	99.16	★★★★
1595	抚顺市中心医院	99.01	★★★★★
1596	朝阳市双塔医院	99.01	★★★★★★★
1597	鞍山福音医院	98.84	★★★⯨
1598	大连市普兰店区第三人民医院	98.83	★★★★
1599	丹东市中心医院	98.8	★★★★★★★
1600	抚顺红透山医院	98.79	★★★★★★★
1601	西丰县第一医院	98.75	★★★★⯨
1602	丹东市口腔医院	98.37	★★★★★★★
1603	新民市康复医院	98.2	★★★★★★★
1604	大连市妇幼保健院	98.14	★★★★★★★★⯨
1605	营口经济技术开发区中心医院（营口市第六人民医院）	98.13	★★★★★★★⯨
1606	兴城市人民医院	98.07	★⯨
1607	庄河第四医院	97.99	★★★★
1608	本溪市金山医院	97.87	★★★★⯨
1609	大连市第五人民医院	97.61	★★★★★★⯨
1610	营口市中心医院	97.55	★★★★★★★★★
1611	沈阳市红十字会医院	97.55	★★★★⯨
1612	铁岭市清河区医院	97.53	★★★★
1613	台安蓝博医院	97.49	★★⯨
1614	沈阳广济医院	97.35	★★★
1615	瓦房店市中心医院	97.2	★★★★⯨
1616	盖州市中心医院	97.13	★★★★★★★★★
1617	辽阳石化总医院	97.13	★★★★
1618	辽宁省监狱管理局总医院	96.74	★★★
1619	沈阳市虹桥医院	96.64	★★
1620	锦州老年病医院	96.51	★★★★★★★
1621	锦州医科大学附属第二医院	96.11	★★★
1622	凤城市中心医院	95.8	★★★
1623	沈阳煤业集团总医院	95.75	★★★★★★
1624	中铁十九局集团有限公司职工中心医院	95.51	★★★
1625	丹东市第一医院	95.37	★★★★
1626	阜新市第五人民医院	95.02	★★★★★★★★
1627	大连辽渔医院	94.95	★★★★★⯨
1628	营口市口腔医院	94.5	★
1629	沈阳市大众医院	94.38	★
1630	沈阳和平沈卫医院	94.15	★★
1631	桓仁满族自治县人民医院	93.86	
1632	丹东市振兴区医院	93.7	★★
1633	丹东市人民医院	93.7	★★★
1634	黑山县第一人民医院	93.66	★★★
1635	盘锦铁十三局医院	93.38	★★
1636	营口市精神病医院	92.94	★★
1637	康平县人民医院	92.82	★★★⯨
1638	沈阳市一五七医院	92.82	★

续表

编号	医院名称	完整度（%）	星级评分
1639	辽宁省肿瘤医院	92.79	★★★★★★★
1640	本溪市康宁医院	92.64	★
1641	营口市第三人民医院	92.61	★★★
1642	阜新市传染病医院	92.61	★★
1643	锦州爱心医院	92.06	★★★★★★½
1644	抚顺市第三医院	90.71	★★
1645	大连市口腔医院	90.43	★★★★½
1646	沈阳市沈河区第二人民医院	89.88	★★★★★★
1647	锦州市第二医院	89.54	★★½
1648	阜新蒙古族自治县人民医院	86.21	★★★
1649	大石桥陆合医院	85.74	★★★★★★½
1650	大连市甘井子区人民医院	85.69	★★½
1651	营口经济技术开发区同济医院	85.62	★★★★½
1652	本溪市第一人民医院	85.51	★★
1653	本溪市铁路医院	85.42	★★★★★★
1654	昌图县中心医院	84.75	★★★★★
1655	鞍山市第三医院	84.29	★
1656	沈抚新城人民医院	84.06	★★★★
1657	大连普兰店老年病医院	83.75	★
1658	阜新市第二人民医院	83.71	★★
1659	建平县医院	83.5	★
1660	阜新市中心医院	82.74	★★
1661	东港市中心医院	82.67	★★
1662	鞍山市立山区人民医院	82.62	★★★
1663	辽河油田总医院	82.61	★★
1664	法库县中心医院	82.48	★★★★★★½
1665	抚顺市东洲区医院	80.19	★
1666	沈阳新民华鸿医院	80.07	★★
1667	本溪钢铁（集团）南芬医院	79.97	★
1668	大石桥市第三人民医院	78.33	★★
1669	瓦房店轴承医院	74.62	★★★
1670	东北中能建电力医院	72.53	★★★★
1671	沈阳市德济医院	72.17	☆
1672	鞍山市千山区医院	69.02	★★
1673	沈阳市于洪区人民医院	65.73	
1674	辽阳市第三人民医院	63.66	½
1675	丹东市妇女儿童医院	63.61	★★
1676	朝阳妇产医院	60.1	
1677	沈阳沈北维康医院	55.07	
1678	丹东市传染病医院	54.4	☆
1679	台安县恩良医院	52.24	★★★★½
1680	庄河市第二人民医院	49.56	☆
1681	中国医科大学附属盛京医院盛京（大连）妇女儿童医院	47.05	
1682	大连东尼口腔医院有限公司	46.44	☆☆
1683	大连盛和医院	46.15	☆☆
1684	瓦房店康和医院	23.59	☆☆☆
1685	抚顺市社会保险事业管理局医院	18.47	☆☆☆
1686	沈阳东药医院	3.56	☆☆☆
1687	阜新矿业（集团）有限责任公司城南医院	3.45	☆☆
1688	沈阳维康医院	2.51	☆☆
1689	鞍山千山医院	1.57	☆☆☆
1690	鞍山市千山医院	1.57	☆☆
1691	阜新市精神病防治院	1.5	☆☆☆
1692	铁岭市妇婴医院	1.25	☆☆½
1693	朝阳县人民医院	0.46	☆☆½
1694	锦州市太和区医院	0.46	☆☆☆
1695	营口市中心医院分院	0.46	☆☆☆
1696	辽宁省东方医药研究院临床医院	0.46	☆☆☆

表9 四川省（413家医院）平均完整度87.47

编号	医院名称	完整度（%）	星级评分
1697	绵阳市妇幼保健计划生育服务中心	100	★★★★★★★
1698	四川省妇幼保健院	100	★★★★★★★★
1699	叙永县人民医院	100	★★★★★
1700	大邑县人民医院	100	★★★★★★★★★
1701	成都市青白江区人民医院	100	★★★★★★★★★
1702	成都平安医院	100	★★★★★
1703	乐山市妇幼保健院	100	★★★★★
1704	凉山州妇幼保健计划生育服务中心凉山州妇幼保健院凉山州妇女儿童医院	100	★★★★★★★
1705	攀枝花市第三人民医院	100	★★★★★★★★
1706	广元市精神卫生中心	100	★★★★★★★★★
1707	绵阳市第三人民医院	100	★★★★★
1708	四川省肿瘤医院	100	★★★★★★★★★
1709	南充市中心医院	100	★★★★★★
1710	简阳市人民医院	100	★★★★★★
1711	眉山市妇幼保健院	100	★★★★★★★★
1712	内江市妇幼保健院	100	★★★★★★★★★
1713	四川大学华西第二医院	100	★★★★★★★½
1714	成都市妇女儿童中心医院	100	★★★★★★★
1715	苍溪县人民医院	100	★★★★★★★½
1716	邻水县人民医院	100	★★★★★★★★½
1717	武胜县人民医院	100	★★★★½
1718	夹江康复专科医院	100	★★½
1719	眉山中铁医院	100	★★★★★★★½
1720	甘孜藏族自治州人民医院	100	★★★★★★★★½
1721	仁寿县人民医院	100	★★★★★★½
1722	眉山市人民医院	100	★★★★★★★★½
1723	巴中市中心医院	100	★★★★½
1724	川北医学院附属医院	100	★★★½
1725	攀钢集团总医院	100	★★★★½
1726	广元市第二人民医院	100	★★★★★★★★½
1727	自贡市第四人民医院	100	★★★★½
1728	三台县人民医院	100	★★★★★★★★½
1729	眉山肿瘤医院	100	★★★★½
1730	攀枝花市妇幼保健院	100	★★★★½
1731	遂宁弘扬医院	100	★★★★★★½
1732	崇州市妇幼保健院	100	★★★★★★★★
1733	成都市龙泉驿区第一人民医院	100	★★★
1734	成都市第四人民医院	100	★★★
1735	资阳市精神病医院	100	★★★★
1736	自贡市精神卫生中心	100	★★★
1737	四川大学华西医院	100	★★★★★★★½
1738	成都儿童专科医院	100	★★★★★
1739	安岳县妇幼保健计划生育服务中心	100	★★★★★★★★
1740	成都市金牛区妇幼保健院	100	★★★★★★★
1741	成都市锦江区妇幼保健院	100	★★★★
1742	成都市龙泉驿区妇幼保健院	100	★★★★
1743	成都市郫都区妇幼保健院	100	★★★★★★★★
1744	成都市双流区妇幼保健院	100	★★★★★★★
1745	成都市温江区妇幼保健院	100	★★★★★★★★
1746	成都市新津县妇幼保健院	100	★★★★
1747	大邑县妇幼保健计划生育服务中心	100	★★★★★★★
1748	隆昌县精神病医院	100	★★★★★★★
1749	乐山市精神卫生中心	100	★★★★★★
1750	泸州市精神病医院	100	★★★★★★★
1751	广安市精神病医院	100	★★★★★★★
1752	都江堰市第三人民医院	100	★★★★★★★
1753	资中县精神病医院	100	★★★★
1754	荣县精神病医院	100	★★★★★★
1755	彭州市第四人民医院（彭州市精神卫生中心）	100	★★★★★★★
1756	乐山市精神病医院	100	★★
1757	遂宁市民康医院	100	★★★★★★★
1758	凉山彝族自治州精神病医院	100	★★★★★★
1759	绵竹市精神病医院	100	★★★★★★★
1760	四川省复员退伍军人医院	100	★★★
1761	遂宁敬平精神专科医院	100	★★
1762	德阳市口腔医院	100	★★★★★★★★
1763	绵阳肿瘤医院	100	★★★★★★★★
1764	乐山市市中区肿瘤医院（乐山市市中区第二人民医院）	100	★★★★★★★★
1765	青神县人民医院	100	★★★★★★

续表

编号	医院名称	完整度（%）	星级评分
1766	简阳市第四人民医院	100	★★★★★
1767	稻城县人民医院	100	★★★
1768	四川省交通运输厅公路局医院	100	★★★★
1769	南江县人民医院	100	★★★★★
1770	金川县人民医院	100	★★★★★★★★
1771	天全县天愿医院	100	★★★
1772	华蓥市人民医院	100	★★★★
1773	洪雅县人民医院	100	★★★★★★★★
1774	梓潼县人民医院	100	★★★★★★★★
1775	蒲江县中医医院	100	★★★★
1776	汉源县人民医院	100	★★★★★★
1777	开江县人民医院	100	★★★★★★★★
1778	德阳市第六人民医院	100	★★★★
1779	雅安市雨城区人民医院	100	★★★★★★★★
1780	威远县第二人民医院	100	★★★★★★★
1781	屏山县人民医院	100	★★★★
1782	泸县第二人民医院	100	★★★★★★★★
1783	宜宾市兴文县人民医院	100	★★★★
1784	眉山市彭山区人民医院	100	★★★★
1785	德阳锦江妇产医院	100	★★★★★★★
1786	巴中鸿福医院	100	★★★★★★★★
1787	成都锦欣妇产科医院	100	★★★★
1788	遂宁妇产医院	100	★★★★
1789	大英康成精神病专科医院	100	★★★★★★★
1790	成都锦欣精神病医院	100	★★
1791	峨眉山口腔医院	100	★★★★★★★
1792	资阳口腔医院	100	★★★
1793	绵阳口腔医院	100	★★
1794	眉山心脑血管病医院	100	★★★★★★★★
1795	德阳肿瘤医院	100	★★★★
1796	成都城北医院	100	★★★★★★★★
1797	蓬安惠民医院	100	★★★★★
1798	荥经县中西医结合医院	100	★★★
1799	蓬溪恒道中医（骨科）医院	100	★★★★
1800	自贡高新医院	100	★★★★
1801	雅安河北医院	100	★★★★
1802	成都锦一医院	100	★★★
1803	成都锦欣沙河堡医院	100	★★★★★
1804	蓬溪天仁医院	100	★★★★
1805	成都市东区医院	100	★★★★★
1806	成都市公共卫生临床医疗中心	100	★★★★★★★
1807	简阳市妇幼保健计划生育服务中心	100	★★★★
1808	江阳区妇幼保健计划生育服务中心	100	★★★
1809	江油市妇幼保健院	100	★★★★
1810	金堂县妇幼保健院	100	★★★★★
1811	阆中市妇幼保健计划生育服务中心	100	★★★★
1812	雅安市第四人民医院（雅安市精神病医院、雅安市精神卫生中心）	100	★★
1813	西南医科大学附属口腔医院	100	★★½
1814	四川大学华西口腔医院	100	★★★★★★★★★½
1815	核工业四一六医院	100	★★★★★
1816	成都市温江区人民医院	100	★★★★★★★★
1817	金堂县第一人民医院	100	★★★★★★★★
1818	四川友谊医院	100	★★★★★
1819	成都长峰医院	100	★★★
1820	蓬安盛泰医院	100	★★★★★★★
1821	隆昌县妇幼保健院	100	★★★★
1822	泸县妇幼保健计划生育服务中心	100	★★
1823	泸州市妇幼保健院（泸州市第二人民医院）	100	★★★★★★★
1824	眉山市彭山区妇幼保健计划生育服务中心	100	★★★★★★★
1825	绵竹市妇幼保健院	100	★★★★
1826	南江县妇幼保健院	100	★★★★★
1827	平武县妇幼保健计划生育服务中心	100	★★★★★★★★
1828	蒲江县妇幼保健计划生育服务中心	100	★★★★
1829	仁寿县妇幼保健院	100	★★★★★★★
1830	射洪县妇幼保健院	100	★★★★
1831	什邡市妇幼保健院	100	★★★★★★★★
1832	遂宁市船山区妇幼保健院	100	★★★★
1833	遂宁市妇幼保健院	100	★★★★★★★★
1834	武胜县妇幼保健计划生育服务中心	100	★★★

续表

编号	医院名称	完整度(%)	星级评分
1835	叙永县妇幼保健院	100	★★★★★★
1836	宜宾市翠屏区妇幼保健计划生育服务中心	100	★★★★★★★★
1837	德阳市精神卫生中心	100	★★★
1838	阆中市精神卫生中心	100	★★
1839	南充市顺庆区人民医院	100	★★★
1840	四川省林业中心医院	100	★★★★
1841	攀钢集团成都医院	100	★★★★
1842	美姑县人民医院	100	★★★★★★★★
1843	犍为县人民医院	100	★★★★★★
1844	大英县人民医院	100	★★★★★★★★
1845	德昌县人民医院	100	★★★
1846	乐山现代妇产医院	100	★★★★
1847	成都安琪儿妇产医院	100	★★★★★★★★
1848	遂宁嘉慧妇儿医院煜坤安琪儿妇产医院	100	★★★
1849	广元心血管病医院	100	★★★★★★★
1850	嘉州心脑血管病专科医院	100	★★★
1851	遂宁安居新安医院	100	★★★★
1852	宜宾川南体育骨科医院	100	★★★
1853	自贡市大安区妇幼保健院	100	★★★★★★★★
1854	自贡市第一人民医院	99.95	★★★★★★★★⯪
1855	自贡市大安区人民医院	99.93	★★★
1856	成都市第三人民医院	99.9	★★★★★★★★
1857	雅安市人民医院	99.9	★★★★★★★★
1858	江油市人民医院	99.9	★★★★★★★★⯪
1859	四川省资阳市安岳县人民医院	99.9	★★★★⯪
1860	成都大学附属医院	99.9	★★★★★★★★⯪
1861	成都市第十一人民医院	99.9	★★★★★★★★
1862	成都市武侯区人民医院	99.89	★★★★★★★★
1863	冕宁县人民医院	99.89	★★★★★
1864	简阳川空医院	99.89	★★★★★
1865	自流井区第二人民医院	99.88	★★★
1866	巴中市恩阳区人民医院	99.88	★★★★★★★★
1867	中江县妇幼保健院	99.88	★★★★★★
1868	宜宾县中医医院	99.87	★★★★⯪
1869	乐山瑞和医院（肖坝病区）	99.86	★★
1870	自贡市第三人民医院	99.85	★★★★★★★★⯪
1871	通江县人民医院	99.85	★★★★★★★
1872	宜宾县人民医院	99.84	★★★★⯪
1873	隆昌县人民医院	99.84	★★★★★★★⯪
1874	成都市第二人民医院	99.84	★★★★★★★★
1875	达州市渠县人民医院	99.84	★★★★★★★
1876	成都市金牛区人民医院	99.83	★★★★
1877	珙县中医医院	99.83	★★★★
1878	四川省建筑医院	99.83	★★★★★★★★
1879	荣县华康医院	99.81	★★★★⯪
1880	威远同心医院	99.81	★★★★★★★★
1881	苍溪社会保险医院	99.8	★★★★★★★★
1882	罗江县人民医院	99.79	★★★★★★★★
1883	西藏自治区人民政府驻成都办事处医院	99.79	★★★★
1884	成都市双流区第一人民医院	99.79	★★★★★★★★
1885	兴文县中医医院	99.77	★★★★★★★★⯪
1886	泸定县人民医院	99.76	★★⯪
1887	广安福源医院	99.76	★★★★★★
1888	自贡市妇幼保健院（自贡市妇女儿童医院）	99.75	★★★★★
1889	彭州市妇幼保健计划生育服务中心	99.75	★★★★★★★★
1890	志辉医院	99.75	★★★
1891	泸州市中医医院	99.74	★★★★★★
1892	雅江县人民医院	99.71	★★★
1893	江安县人民医院	99.71	★★★★
1894	西昌市人民医院	99.64	★★★★★★★★⯪
1895	绵阳市中心医院	99.64	★★★★★★
1896	乡城县人民医院	99.59	★★★
1897	古蔺县人民医院	99.58	★★★★
1898	内江市市中区人民医院	99.57	★★★★★★
1899	成都五块石医院	99.56	★★★★★★★★
1900	合江健欣医院	99.55	★★★★
1901	四川省第四人民医院	99.53	★★★★★★
1902	游仙区人民医院	99.52	★★★
1903	阿坝州林业中心医院	99.48	★★★★★★★★
1904	盐边县人民医院	99.42	★★★★★★★★

续表

编号	医院名称	完整度（%）	星级评分	编号	医院名称	完整度（%）	星级评分
1905	井研县人民医院	99.41	★★★★★★	1940	金堂县第二人民医院	98.3	★★★★★★★★
1906	成都市温江区第三人民医院	99.4	★★★	1941	遂宁市第一人民医院	98.3	★★★★
1907	攀枝花市中心医院	99.38	★★★★★★★★★	1942	内江市东兴区人民医院	98.3	★★★★★★★
1908	射洪县金华中心卫生院	99.34	★★★★★	1943	雅安仁康医院	98.3	★★★★★
1909	乐山市人民医院	99.33	★★★★★★★★	1944	五通桥区人民医院	98.29	★★★★
1910	汶川县人民医院	99.32	★★★★★★★⯨	1945	广元市中心医院	98.28	★★★★★
1911	四川护理职业学院附属医院	99.31	★★★	1946	布拖县人民医院	98.26	★★★
1912	成都双楠医院	99.28	★★★★★★★★	1947	新津县人民医院	98.24	★★★★
1913	西南医科大学附属医院	99.27	★★★	1948	中江县人民医院	98.23	★★★★★★★★
1914	高县人民医院	99.24	★★★	1949	成都市新都区妇幼保健院	98.14	★★★★
1915	峨眉高磷医院	99.23	★★★★	1950	南部县妇幼保健院	98.14	★★★★
1916	成都航天医院	99.2	★★★★★★★	1951	会东县人民医院	98.09	★★★★
1917	恒博（集团）雅安医院	99.17	★★★⯨	1952	宜宾利民医院	97.87	★★★★★★★
1918	攀枝花市第二人民医院	99.17	★★★★★★★	1953	简阳市第二人民医院	97.8	★★★★
1919	四川省第五人民医院	99.13	★★★	1954	安岳妇女儿童医院	97.74	★★★★★★★★
1920	四川省地矿局四〇五医院	99.12	★★★★★★★★	1955	叙永安民医院	97.7	★★★
1921	米易县人民医院	99.1	★★★★⯨	1956	成都医学院第一附属医院	97.51	★★★★★⯨
1922	凉山彝族自治州第一人民医院	99.06	★★★★★	1957	资中资州医院	97.36	★★★★⯨
1923	南部县人民医院	99.06	★★★★★★★★	1958	成都市天府新区人民医院	97.33	★★★★
1924	四川省人民医院	99.01	★★★★★	1959	乐山市市中区人民医院	97.3	★★★★
1925	广安区人民医院	99.01	★★★★★★★	1960	剑阁县人民医院	97.29	★★★★
1926	成都锦江泰三堂万厚医院	98.98	★★	1961	成都市双流区中医医院	97.19	★★★★
1927	成都市新都区人民医院	98.91	★★★★★★★	1962	九寨沟县人民医院	97.11	★★★★★★★★
1928	成都锦江益民医院	98.69	★★★	1963	会理县人民医院	96.93	★★★★★★★
1929	泸州市人民医院	98.65	★★★★★	1964	阿坝藏族羌族自治州人民医院	96.88	★★★⯨
1930	绵阳富临医院	98.57	★★★★★★★★⯨	1965	达川区人民医院	96.85	★★★★★★★★
1931	富顺县人民医院	98.54	★★★★★★★★	1966	资阳市雁江区人民医院	96.81	★★★★★★
1932	中铁二局集团中心医院	98.53	★★★★★★	1967	威远县人民医院	96.74	★★★★★⯨
1933	荣县人民医院	98.49	★★★★★★★★★	1968	四川电力医院	96.54	★★★
1934	射洪县人民医院	98.49	★★★★	1969	蒲江县人民医院	96.46	★★★★★★
1935	资阳市人民医院	98.46	★★★★★★★★	1970	宜宾市第一人民医院	96.36	★★★★⯨
1936	成都市第七人民医院	98.44	★★★★★★★★	1971	筠连县人民医院	96.24	★★★
1937	四川大学华西医院资阳医院·资阳市第一人民医院	98.44	★★★★★★	1972	荣县新城医院	96.21	★★★★★★★★⯨
				1973	合江县人民医院	96.1	★★★★★
1938	乐至县人民医院	98.39	★★★★★	1974	宜宾大房医院	95.96	★★★★★★★★⯨
1939	康定市人民医院	98.31	★★★	1975	自贡七六四医院	95.94	★★★★★★★⯨

续表

编号	医院名称	完整度（%）	星级评分
1976	成都市中西医结合医院	95.94	★★★★★★★
1977	天全县人民医院	95.94	★★★★
1978	泸县人民医院	95.91	★★★★★★★★★★
1979	宜宾骨科医院	95.56	★★½
1980	万源市中心医院	95.42	★★★
1981	崇州市人民医院	95.35	★★★★
1982	南充市高坪区人民医院	95.24	★
1983	成都市新都区第二人民医院	95.22	★★★★★★★
1984	达县新桥医院	94.51	★★★★★★
1985	乐山嘉定医院	94.43	★★★★½
1986	广元市妇幼保健院	94.18	★★★★★
1987	巴中市妇幼保健院	94.18	★★★
1988	合江县妇幼保健计划生育服务中心	94.18	★★
1989	绵阳市安州区人民医院	94.17	★★★★★★★★½
1990	中国五冶集团有限公司医院	93.5	★★★
1991	四川省南充精神卫生中心	93.39	★★★★★★★
1992	蓬溪康宁精神病医院	92.94	★★
1993	广元市第三人民医院（广元市传染病医院）	92.92	★★★★★
1994	峨眉山市精神病医院	92.64	★★
1995	彭州同一医院	92.02	★★★★
1996	自贡福世光明医院	91.92	★★½
1997	乐山友谊医院	91	★★★★★★
1998	茂县兴富医院	90.59	★★★★★★★
1999	乐山协禾口腔医院	90.43	★
2000	甘孜县人民医院	90.29	★★½
2001	自贡东方医院	90.11	★★★½
2002	宜宾市第三人民医院	89.8	★★★½
2003	自贡恒博医院	89	★★★★★★
2004	盐亭县妇幼保健计划生育服务中心	88.37	★★★
2005	广安市人民医院	87.92	★★½
2006	茂县人民医院	87.78	★★★
2007	四川石油管理局总医院	87.55	★★★★
2008	德阳第五医院	87.53	★★★
2009	广元市朝天区人民医院	87.18	★★★
2010	岳池县人民医院	86.95	★★★★★★
2011	宁南县人民医院	86.76	★★★★★★★
2012	成都市郫都区第二人民医院	86.73	★★★
2013	小金县人民医院	86.71	★★★★★★★
2014	成都金沙医院	86.35	★★★★★★★
2015	简阳市中医医院	85.53	★★★★★★
2016	攀枝花市仁和区人民医院	85.46	★★★★★
2017	雅安市名山区人民医院	85.25	★★★★★★★
2018	新津县中医医院	85.24	★★★★★★
2019	成都新都西桥医院	85.23	★★★★
2020	崇州二医院	85.03	★★★
2021	遂宁市第三人民医院	84.96	★★★★★
2022	什邡第二医院	84.64	★★
2023	绵竹仁爱医院	84.45	★
2024	色达县人民医院	84.35	★★★★★
2025	彭州四方医院	83.84	★★★★★
2026	射洪平安医院	83.75	★★★★★
2027	成都市第五人民医院	83.34	★
2028	彭州市人民医院	82.99	★★★★★
2029	成都市武侯区第三人民医院	82.26	★
2030	成都市温江区中医医院	82.19	★★★★★
2031	炉霍县人民医院	82.15	★★★★★★
2032	岳池川东医院	81.6	★★
2033	遂宁市中心医院	81.58	★★
2034	内江市第一人民医院	81.42	★★
2035	彭州市第二人民医院	81.37	★★
2036	长宁县人民医院	81.28	★★★★
2037	巴州红十字华龙医院	81	★
2038	夹江县人民医院	80.9	★★★★★★½
2039	雷波县人民医院	80.83	★★★★★★
2040	都江堰市人民医院	80.8	★★★★
2041	都江堰宏惠医院	80.63	★★★★★
2042	大英君珉医院	80.47	★
2043	若尔盖县人民医院	80.37	★
2044	金堂县第三人民医院	80.28	★★★★★★
2045	三六三医院	78.76	★
2046	巴中市巴州区妇幼保健院	77.85	★

续表

编号	医院名称	完整度(%)	星级评分	编号	医院名称	完整度(%)	星级评分
2047	蓬安县人民医院	75.9	★★★★★☆	2079	四川省革命伤残军人医院	39.85	★★
2048	广汉市第二人民医院	74.81	★	2080	广元博爱医院	35.57	★★
2049	成都温江府都医院	73.75		2081	成都温江天乡济民医院	33.29	☆☆☆
2050	达州市中心医院	72.72	★☆	2082	仪陇德庆医院	25.22	☆☆
2051	大竹县人民医院	72.53	★	2083	邛崃市医疗中心医院	20.96	☆
2052	广元市利州区人民医院	72.5	★★★★	2084	成都长江医院	16.99	☆☆
2053	成都锦江大观医院	71.78	★	2085	广元湘康医院	10.03	☆
2054	广元肿瘤医院	71.32	★★★★★	2086	崇州市中医医院	5.4	☆☆☆
2055	乐山市市中区妇幼保健院	67.08	★★★★★★	2087	蜀州颈腰病医院	5.28	☆☆☆
2056	巴塘县人民医院	66.98	★★★	2088	珙县人民医院	4.5	☆☆
2057	广汉市精神病医院	66.37	★★★★	2089	巴中巴州康达医院	4.36	☆☆☆
2058	宜宾市妇幼保健院	64.85		2090	成都武侯成双医院	3.81	☆☆☆
2059	渠县妇幼保健计划生育服务中心	64.11	★★★★	2091	越西康虹医院	3.27	☆☆☆
2060	成都新华医院	64.05	★★★★	2092	长宁县中医医院	2.72	☆☆☆
2061	自贡妇产科医院	63.24	★	2093	自贡华医口腔医院	2.04	☆☆
2062	盐亭县肿瘤医院	59.82	★★★	2094	成都天使儿童医院	1.68	☆☆☆
2063	会东县妇幼保健计划生育服务中心	58.91	☆☆☆	2095	泸州市传染病医院	1.57	☆☆
2064	巴中市恩阳区妇幼保健院	57.55	☆☆	2096	南部康宁医院	1.5	☆☆☆
2065	都江堰市妇幼保健院	57.55	★★★★	2097	绵阳市涪城区妇幼保健院	1.24	☆☆☆
2066	金阳县人民医院	57.09	☆	2098	成都誉美医院	0.87	☆☆☆
2067	三台县精神病院	56.46		2099	南部中仁医院	0.46	☆☆☆
2068	北川羌族自治县第三人民医院	56.01	☆	2100	宜宾蜀南医院	0.46	☆☆☆
2069	泸州市纳溪区人民医院	55.6	☆☆	2101	攀钢集团成都钢铁有限责任公司青白江医院	0.46	☆☆☆
2070	越西县第一人民医院	55.39	★★★★	2102	丹巴县人民医院	0.46	☆☆☆
2071	达州市通川区人民医院	53.25	☆	2103	昭觉县人民医院	0.46	☆☆☆
2072	峨眉山佛光医院	50.03	☆	2104	南溪区人民医院	0.46	☆☆☆
2073	广安宏州医院	49.56		2105	蓬溪博裕医院	0.46	☆☆☆
2074	沐川县人民医院	47.83	☆	2106	南充国慈医院	0.46	☆☆☆
2075	德阳市旌阳区妇幼保健计划生育服务中心	47.77		2107	宏州医院	0.46	☆☆☆
2076	德阳市人民医院	45.59	☆☆	2108	广元协和医院	0.46	☆☆☆
2077	广元口腔医院	40.94	☆☆	2109	苍溪瑞祥医院有限责任公司	0.46	☆☆☆
2078	元达联合医院（通川区红十字医院）	40.12					

表 10　海南省（54 家医院）平均完整度 86.77

编号	医院名称	完整度（%）	星级评分
2110	海南省第二人民医院	100	★★★★★★★★★
2111	海南省人民医院	100	★★★★★★★
2112	海南省妇幼保健院	100	★★★★½
2113	万宁市人民医院	100	★★★★½
2114	海南西部中心医院	100	★★★★★★★★½
2115	乐东黎族自治县人民医院	100	★★★★½
2116	定安县妇幼保健院	100	★★
2117	三亚市妇幼保健院	100	★★★★
2118	海南省平山医院	100	★★★★★★★
2119	乐东县第二人民医院	100	★★★★★★★★
2120	海南医学院第一附属医院	100	★★★★★★★★
2121	海南现代妇女儿童医院	100	★★★★★★★★
2122	屯昌县妇幼保健院	100	★★
2123	万宁市妇幼保健院	100	★★★
2124	文昌市庆龄妇幼保健院	100	★★★
2125	海南口腔医院	100	★★
2126	儋州市人民医院	99.95	★★★★★★★★½
2127	定安县人民医院	99.9	★★★★★★★★
2128	海南省第三人民医院	99.9	★★★★★★★★
2129	临高县人民医院	99.89	★★★★★
2130	海南现代妇婴医院	99.87	★★★★★★★½
2131	东方市人民医院	99.79	★★★★½
2132	乐东县妇幼保健院	99.6	★★
2133	海南医学院第二附属医院	99.59	★★★★★★★★
2134	三亚市人民医院	99.53	★★★★★
2135	陵水黎族自治县人民医院	99.03	★★★★★★★
2136	陵水黎族自治县妇幼保健院	98.64	★★★
2137	琼中黎族苗族自治县人民医院	98.1	★★★★★★
2138	东方市东方医院	97.35	★★★★
2139	海南拜博口腔医院	96.74	★★
2140	海南省安宁医院	96.25	★★½
2141	澄迈县妇幼保健院	94.18	★★★★★
2142	琼海市妇幼保健院	94.18	★★★★
2143	海南妇产科医院	94.1	★★★
2144	海口市妇幼保健院	93.94	★★★★★★★½
2145	琼中黎族苗族自治县妇幼保健院	93.77	★
2146	海南省肿瘤医院	92.79	★★★★★★★½
2147	琼海市人民医院	85.96	★★★★★★★
2148	海口市第三人民医院	85.29	★★★★★★★★
2149	保亭县人民医院	85.22	★★★
2150	澄迈县人民医院	84.61	★★½
2151	文昌市人民医院	84.44	★★★
2152	屯昌县人民医院	83.22	★½
2153	海口市人民医院	82.4	★★★★
2154	昌江黎族自治县人民医院	81.95	★★
2155	昌江黎族自治县中西医结合医院	81.87	★★★★★
2156	白沙黎族自治县人民医院	80.58	★½
2157	海口市第四人民医院	78.56	★★
2158	保亭黎族苗族自治县妇幼保健院	69.14	★★★★
2159	临高县妇幼保健院	45.79	
2160	东方市妇幼保健院	3.18	☆☆☆
2161	昌江黎族自治县妇幼保健院	1.96	☆☆☆
2162	儋州市妇幼保健院	1.24	☆☆☆
2163	洋浦经济开发区医院	0.46	☆☆☆

表 11　新疆维吾尔自治区（117 家医院）平均完整度 86.69

编号	医院名称	完整度（%）	星级评分
2164	富蕴县人民医院	100	★★★★★
2165	鄯善县人民医院	100	★★★★★★
2166	喀什地区第一人民医院	100	★★★★★★★★★
2167	新疆医科大学第二附属医院	100	★★★★★★★★★
2168	新疆医科大学第五附属医院	100	★★★★★★★★★
2169	新疆维吾尔自治区人民医院	100	★★★★★★★★★
2170	新疆医科大学第一附属医院	100	★★★★★★★★★
2171	新疆心脑血管病医院	100	★★★★★★★★
2172	乌恰县人民医院	100	★★★★★★★★½
2173	乌鲁木齐市友谊医院	100	★★★★½

续表

编号	医院名称	完整度（%）	星级评分	编号	医院名称	完整度（%）	星级评分
2174	喀什地区第二人民医院	100	★★★★★★★★⯨	2210	伊宁市人民医院	99.84	★★★★⯨
2175	巴楚县人民医院	100	★★★★	2211	莎车县人民医院	99.84	★★★★★★★★
2176	库尔勒市第二人民医院	100	★★★★★★★★	2212	沙雅县人民医院	99.84	★★★★
2177	哈巴河县人民医院	100	★★★★	2213	伊犁哈萨克自治州友谊医院	99.79	★★★★★
2178	塔城市人民医院	100	★★★★★★★	2214	温宿县人民医院	99.79	★★★★⯨
2179	阿图什市人民医院	100	★★★	2215	伊犁州新华医院	99.64	★★★
2180	克拉玛依市人民医院	100	★★★★★★★	2216	塔城地区人民医院	99.64	★★★
2181	昌吉市人民医院	100	★★★★★★★★	2217	和布克赛尔蒙古自治县人民医院	99.48	★★★★★★★★★
2182	和田地区人民医院西院区	100	★★★★★	2218	新疆维吾尔自治区喀什地区岳普湖县人民医院	99.48	★★★★
2183	阿勒泰市人民医院	100	★★★★	2219	巴楚县妇幼保健院	99.48	★★★★★★★
2184	新疆医科大学第一附属医院昌吉分院	100	★★★★	2220	新疆维吾尔自治区中医医院	99.48	★★★★
2185	乌鲁木齐市水磨沟区人民医院	100	★★★★	2221	博尔塔拉蒙古自治州人民医院	99.08	★★★★★★★
2186	呼图壁县人民医院	100	★★★★	2222	阿勒泰地区人民医院	99.06	★★★★★★★★⯨
2187	奇台县人民医院	100	★★★★★★★★	2223	喀什五洲医院	99	★★★
2188	喀什百和提医院	100	★★★★★★★	2224	巴州人民医院	98.65	★★★★★
2189	新疆维吾尔自治区胸科医院	100	★★★★★★	2225	伊州区人民医院	98.18	★★★★
2190	新疆维吾尔自治区第六人民医院	100	★★★★★★★★★	2226	新疆维吾尔自治区职业病医院	98.13	★★★★★★★
2191	乌鲁木齐市第一人民医院	100	★★★★★★★	2227	巴里坤县人民医院	97.9	★★★★
2192	库尔勒市妇幼保健院	100	★★★★	2228	新疆巴州博湖县人民医院	97.89	★★★★
2193	乌鲁木齐市口腔医院	100	★★★★★★★	2229	伊宁县人民医院	97.82	★★★★⯨
2194	新疆维吾尔自治区肿瘤医院	100	★★★★★★★★	2230	中国石油乌鲁木齐石油化工总厂职工医院	97.77	★★★★★★★★
2195	新疆维吾尔自治区维吾尔医医院	100	★★★★★★	2231	克拉玛依市独山子人民医院	97.66	★★★★★
2196	吐鲁番市人民医院	100	★★★★★★★★	2232	托克逊县人民医院	97.59	★★★★
2197	伊犁哈萨克自治州奎屯医院	100	★★★★★	2233	库车县人民医院	97.5	★★★★⯨
2198	新疆阿克苏地区第一人民医院	100	★★★★★★★	2234	乌鲁木齐市第四人民医院	97.45	★★★★
2199	昌吉回族自治州人民医院	100	★★★★★★★★	2235	新源县人民医院	97	★★★★★★★★★
2200	新疆佳音医院妇产分院	100	★★★★★★★	2236	昭苏县人民医院	96.77	★★★★★
2201	莎车县妇幼保健院	100	★★★★★★★	2237	喀什市故乡医院	96.66	★★★
2202	乌鲁木齐市妇幼保健院	100	★★★★★★★	2238	温泉县人民医院	96.33	★★★★★★★★
2203	哈密市第二人民医院	100	★★★	2239	叶城县人民医院	95.75	★★★★
2204	新疆维吾尔自治区第二济困医院	100	★★★	2240	新和县人民医院	95.59	★★★★
2205	新疆阜康市人民医院	100	★★★★	2241	库尔勒市第一人民医院	95.42	★★★★★★★★
2206	昌吉市长宁医院	100	★★★	2242	喀什市阿娜迪亚尔医院	95.14	★★★★★★★
2207	洛浦县人民医院	99.94	★★★★★★★★	2243	乌鲁木齐市安宁医院（乌鲁木齐市精神病福利院）	94.14	★★
2208	新疆维吾尔自治区第一济困医院	99.89	★★★★⯨				
2209	焉耆回族自治县人民医院	99.84	★★★★★				

续表

编号	医院名称	完整度（%）	星级评分
2244	新疆哈密市中心医院	93.6	★★★
2245	昌吉康宁医院（有限责任公司）	92.94	★★
2246	和静县人民医院	92.4	★★★
2247	喀什远东医院	92.07	★★★★★
2248	叶城县中医医院	91.58	★★★★★
2249	精河县人民医院	91.4	★★★★★★
2250	克拉玛依市中心医院	90.79	★★★★★★★★
2251	喀什华康医院	88.79	★★
2252	喀什市人民医院	85.57	★★★★★★★
2253	沙湾县人民医院	83.29	★
2254	乌鲁木齐市头屯河区中心医院	82.78	★★
2255	霍城县第一人民医院	81.92	★★
2256	新疆医科大学第六附属医院	81.75	★★★
2257	克州人民医院	80.78	★★★★★★⯨
2258	乌苏市人民医院	80.53	★★★★★
2259	新疆维吾尔自治区阿克苏地区第二人民医院	80.36	★★★★★★
2260	昌吉回族自治州济贫医院	78.74	★★★★★
2261	英吉沙县人民医院	76.26	★★★★★★
2262	和田地区人民医院	75.33	★★⯨
2263	乌鲁木齐百姓医院	74.12	
2264	新疆吐鲁番市高昌区人民医院	70.9	★
2265	乌鲁木齐青峰骨科医院	68.25	☆
2266	新疆睿智外科专科医院	64.42	★★★
2267	喀什丝绸之路医院	61.73	★★
2268	布尔津县人民医院	60.69	⯩
2269	乌鲁木齐市米东区人民医院	44.09	☆
2270	新疆八一钢铁集团有限责任公司医院	42.57	☆
2271	阿克苏市人民医院	33.48	☆☆☆
2272	喀什地区巴楚县人民医院	30.45	★★
2273	墨玉金庚罗科曼康复医院	13.47	☆☆☆
2274	新疆罗科曼医院有限公司	3.02	☆☆☆
2275	博尔塔拉博冶中医医院	2.61	☆☆☆
2276	和田金庚罗科曼康复医院	1.68	☆☆☆
2277	喀什市妇幼保健站	1.24	☆☆☆
2278	岳普湖县妇幼保健站	1.24	☆☆☆
2279	和田新生医院有限责任公司	0.46	☆☆☆
2280	巴楚县妇幼保健站	0.46	☆☆☆

表 12 新疆生产建设兵团（17 家医院）平均完整度 86.54

编号	医院名称	完整度（%）	星级评分
2281	新疆生产建设兵团医院	100	★★★★★★★★★
2282	新疆生产建设兵团第三师医院	100	★★★★★★★★⯨
2283	石河子绿洲医院	100	★★★★★★★
2284	第五师医院	99.84	★★★⯨
2285	第二师库尔勒医院	99.84	★★★★
2286	新疆生产建设兵团第一师阿拉尔医院	99.21	★★★⯨
2287	新疆生产建设兵团第九师医院	97.98	★★★★⯨
2288	新疆生产建设兵团第一师医院	96.36	★★★★★★★★★
2289	第二师焉耆医院	96.15	★★★★
2290	新疆生产建设兵团第八师石河子市妇幼保健院	94.18	★★★★★★
2291	新疆生产建设兵团第十三师红星医院	91.01	★★★★★★★⯨
2292	新疆生产建设兵团第六师奇台医院	86.54	★★⯨
2293	新疆生产建设兵团第七师医院	85.92	★★★⯨
2294	石河子市人民医院	85.01	★★★★
2295	新疆生产建设兵团第十师北屯医院	82.46	⯩
2296	新疆生产建设兵团第六师医院	56.18	⯩
2297	新疆生产建设兵团第四师医院	0.46	☆☆⯩

表 13 福建省（184 家医院）平均完整度 85.11

编号	医院名称	完整度（%）	星级评分
2298	泉州市妇幼保健院·儿童医院	100	★★★★★★★★★
2299	福建省福州儿童医院	100	★★★★★★★★★
2300	福建省福州神经精神病防治院	100	★★★★★★★★
2301	泉州市第三医院	100	★★★★★
2302	福建省肿瘤医院	100	★★★★★★★★★
2303	福州市第一医院	100	★★★★★★★★★
2304	泉州市第一医院	100	★★★★★★★★★
2305	莆田市第一医院	100	★★★★★★★★★
2306	福建省龙岩市第一医院	100	★★★★★★
2307	福建省立医院	100	★★★★★★
2308	福建医科大学附属第一医院	100	★★★★★★★★★
2309	宁德市医院	100	★★★★★
2310	三明市第一医院	100	★★★★★
2311	厦门大学附属第一医院	100	★★★★★★★★★
2312	厦门莲花医院	100	★★★★★★★
2313	长泰县医院	100	★★★★★★★★
2314	寿宁县医院	100	★★★★★★★★⯨
2315	福建省浦城县医院	100	★★★★⯨
2316	福建省周宁县医院	100	★★★★⯨
2317	厦门市儿童医院	100	★★★★★★★★⯨
2318	厦门大学附属心血管病医院	100	★★★★★★⯨
2319	厦门大学附属中山医院	100	★★★★★★★★⯨
2320	福鼎市医院	100	★★★★⯨
2321	宁德市闽东医院	100	★★★★⯨
2322	莆田市荔城区医院	100	★★★★★★★⯨
2323	永春县医院	100	★★★★★⯨
2324	福建医科大学附属第二医院	100	★★★★⯨
2325	福建省妇幼保健院	100	★★★★★★★★
2326	漳浦县医院	100	★★★★★★★★★
2327	龙岩市第三医院	100	★★★★
2328	福清市妇幼保健院	100	★★★
2329	南平市第三医院（南平市宁康医院）	100	★★★★★
2330	福建省宁德人民医院	100	★★★★
2331	晋江市安海医院	100	★★★★
2332	石狮市子英医院	100	★★★
2333	南安市海都医院	100	★★★★★★★
2334	漳州市人民医院	100	★★★★★★★★
2335	南靖县医院	100	★★★
2336	南平市建阳第一医院	100	★★★★
2337	晋江市医院晋南分院	100	★★★
2338	厦门友好妇产医院	100	★★★
2339	泉州福兴妇产医院	100	★★★★★★★
2340	福州和睦佳妇产医院	100	★★★★
2341	莆田广济精神病医院	100	★★★★★★★
2342	泉港仁爱医院	100	★★★★
2343	福建医科大学孟超肝胆医院	100	★★★★
2344	福建省福州市肺科医院	100	★★★
2345	晋江市妇幼保健院	100	★★★★
2346	福建医科大学附属口腔医院	100	★★★★★★★★⯨
2347	厦门市口腔医院	100	★★★★★★★⯨
2348	邵武市立医院	100	★★★★★★★
2349	龙岩人民医院	100	★★★★
2350	福建医科大学附属协和医院	100	★★★★★★★★
2351	龙岩市第二医院	100	★★★★★★★★
2352	莆田民族医院	100	★★
2353	南平市妇幼保健院	100	★★★★
2354	南平市建阳区妇幼保健院	100	★★★
2355	泉州市泉港区妇幼保健院	100	★★★★★★★
2356	厦门市妇幼保健院	100	★★★★★★★★
2357	漳浦县妇幼保健院	100	★★★★
2358	长汀县妇幼保健院	100	★★★★
2359	福建省漳平市医院	100	★★★★
2360	龙岩市永定区医院	100	★★
2361	福建省宁化县医院	100	★★★★
2362	上杭县医院	100	★★★★
2363	厦门鹭港妇产医院	100	★★★★★★★
2364	莆田妇产专科医院	100	★★★★★★★★
2365	福安爱婴美妇产医院	100	★★★★★★★
2366	莆田赤溪妇产专科医院	100	★★
2367	福州伽禾妇产医院	100	★★

续表

编号	医院名称	完整度（%）	星级评分	编号	医院名称	完整度（%）	星级评分
2368	福州神康医院	100	★★★	2404	厦门市第五医院	99.27	★★★★⯨
2369	福州东南口腔医院	100	★★★	2405	漳州市第三医院	99.23	★★★
2370	福州登特口腔医院	100	★★	2406	莆田平民医院	99.22	★★★
2371	宁德康美诺口腔医院	100	★★	2407	福州市晋安区医院	99.1	★★★★★
2372	莆田口腔医院	100	★★	2408	福建省仙游县医院	99.02	★★★★★★★★⯨
2373	龙岩闽西口腔医院	100	★★	2409	福建霞浦福宁医院	99.02	★★★★
2374	福州台江医院	100	★★★★★★★★	2410	永安市立医院	98.91	★★★★★★★★⯨
2375	厦门海沧新阳医院	100	★★★	2411	石狮市医院	98.87	★★★★
2376	福清天安医院	100	★★	2412	霞浦县医院	98.76	★★★★★★★⯨
2377	厦门市海沧医院	100	★★★	2413	厦门新开元医院	98.51	★★★
2378	将乐县医院	99.95	★★★★★★★★★	2414	惠安县医院	98.33	★★★★★★★⯨
2379	连江县医院	99.95	★★★★★★★★★	2415	闽侯县医院	98.05	★★★★★★★★⯨
2380	南安市医院	99.95	★★★★⯨	2416	厦门长庚医院	97.97	★★★⯨
2381	清流县医院	99.95	★★★★★★★★⯨	2417	福建省立金山医院	97.76	★★★★
2382	泉州德诚医院	99.95	★★★	2418	政和县医院	97.63	★★★
2383	福建省建瓯市立医院	99.9	★★★★	2419	屏南县医院	97.62	★★★★★★
2384	南平市第二医院	99.89	★★★	2420	泉州市泉港区医院	97.38	★★★★★★★★⯨
2385	福建省老年医院	99.89	★★★★★	2421	泉州东南医院	97.29	★★★
2386	泉州滨海医院	99.88	★★★★★★★	2422	厦门前埔医院	97.2	★★★★★★★
2387	泉州成功医院	99.87	★★★	2423	福州市闽清县医院	97.14	★★★★⯨
2388	平潭综合实验区医院	99.85	★★★★	2424	泉州鲤城兴贤医院	97.07	★★★
2389	武夷山市立医院	99.85	★★★★★	2425	安溪县中医院	96.75	★★★★★★★
2390	古田县医院	99.84	★★★★★★★★★	2426	宁德协和妇产医院	96.74	★★★★★
2391	柘荣县医院	99.83	★★★★	2427	福建省福清市医院	96.67	★★★★
2392	三明市第二医院	99.79	★★★★★★★★	2428	福建省南平市第一医院	96.56	★★★★
2393	龙海市第一医院	99.74	★★★★⯨	2429	福建省永泰县医院	96.25	★★★★
2394	莆田学院附属医院	99.69	★★★★★★⯨	2430	武平县妇幼保健院	94.18	★★
2395	福安市医院	99.65	★	2431	漳州市芗城区妇幼保健院	94.18	★★★★★★★
2396	厦门市第二医院	99.64	★★★★★★★★⯨	2432	泉州市儿童医院	93.77	★★★★★
2397	福建省长乐市医院	99.64	★★★★	2433	武平县医院	93.66	★★★
2398	漳州市医院	99.58	★★★★★★★★★	2434	仙游博爱医院	93.52	★★
2399	德化县医院	99.58	★★★★⯨	2435	泉州洛江万鸿医院	93.24	★
2400	晋江市陈埭中心卫生院	99.58	★★★★★	2436	安溪县医院	92.66	★★★★★⯨
2401	福建省罗源县医院	99.48	★★★	2437	沙县医院	92.49	★★★★★★★⯨
2402	泉州市光前医院	99.43	★★★★★★★	2438	莆田涵江医院	87.9	★★★⯨
2403	福州经济技术开发区医院	99.34	★★★★	2439	福建省汀州医院	87.21	★★★

续表

编号	医院名称	完整度（%）	星级评分	编号	医院名称	完整度（%）	星级评分
2440	莆田市秀屿区医院	85.34	★★★	2461	大田民生医院	40.16	☆☆
2441	莆田人民医院	85.21	★★★★★★★	2462	莆田华侨医院	35.01	☆½
2442	南安市南侨医院	83.76	★	2463	泉州台商投资区医院	19.13	☆☆☆
2443	南安市洪濑中心卫生院	83.12	★★	2464	厦门大学医院	13.27	☆☆
2444	福建省级机关医院	82.87	★★★	2465	仙游县德安医院	9.61	☆☆
2445	泉州医学高等专科附属人民医院	82.54	★	2466	厦门天使口腔医院	2.04	☆☆
2446	厦门市第三医院	80.64	★★	2467	莆田雅美佳口腔专科医院	2.04	☆☆
2447	莆田盛兴医院	76.75	★★½	2468	厦门科宏眼科医院	1.68	☆☆☆
2448	福州鼓楼医院	76.72	★	2469	仙游顺德精神病医院	1.5	☆☆☆
2449	莆田市城厢区医院	71.55		2470	福州福兴妇产医院	1.38	☆☆☆
2450	建瓯市妇幼保健院	71.29	★★★	2471	仙游南门妇产专科医院	1.25	☆☆☆
2451	莆田东方医院	69.33	☆½	2472	上杭县妇幼保健院	1.24	☆☆☆
2452	东山县医院	66.16	★★★★	2473	莆田市康复医院	1.16	☆☆☆
2453	石狮市妇幼保健院	64.11		2474	涵江区妇幼保健院	0.89	☆☆☆
2454	福清市第二医院	62.76	☆☆	2475	漳州正兴医院	0.46	☆☆☆
2455	安溪县妇幼保健院	61.51		2476	龙岩市永定区坎市医院	0.46	☆☆☆
2456	福清融强医院	56.58	½	2477	云霄县医院	0.46	☆☆☆
2457	平潭精神病防治院	55.86		2478	龙岩市博爱医院	0.46	☆☆☆
2458	福州现代妇产医院	55.33		2479	安溪国宇医院	0.46	☆☆☆
2459	厦门市仙岳医院	51.05	☆☆	2480	仙游城东医院	0.46	☆☆☆
2460	仙游县妇幼保健院	41.58	☆	2481	厦门市中医院	0.46	☆☆☆

表14　内蒙古自治区（210家医院）平均完整度85.00

编号	医院名称	完整度（%）	星级评分	编号	医院名称	完整度（%）	星级评分
2482	内蒙古精神卫生中心	100	★★★	2493	克什克腾旗医院	100	★★★½
2483	内蒙古自治区妇幼保健院	100	★★★★★★★★★	2494	鄂尔多斯妇产医院	100	★★★★½
2484	乌兰浩特市人民医院	100	★★★★★★★	2495	鄂尔多斯市广厦医院	100	★★★★★★★★½
2485	通辽市传染病医院	100	★★★★★★★★★	2496	乌海樱花医院	100	★★★★½
2486	包钢第三职工医院	100	★★★★★★★	2497	赤峰市宁城县中心医院	100	★★★★★★★★½
2487	呼伦贝尔市精神卫生中心	100	★★★★	2498	赤峰学院附属医院	100	★★★½
2488	内蒙古自治区肿瘤医院	100	★★★★★★★★	2499	内蒙古北方重工业集团有限公司医院	100	★★★★½
2489	内蒙古林业总医院	100	★★★★★	2500	乌海市人民医院	100	★★★★★★★★½
2490	内蒙古包钢医院	100	★★★★★★★★★	2501	呼伦贝尔市人民医院	100	★★★★½
2491	内蒙古自治区人民医院	100	★★★★★★★★	2502	伊金霍洛旗人民医院	100	★★★★★★★★½
2492	赤峰市医院	100	★★★★★★★★★	2503	奈曼旗人民医院	100	★★★★★★★★½

续表

编号	医院名称	完整度（%）	星级评分	编号	医院名称	完整度（%）	星级评分
2504	鄂尔多斯心脑血管病医院	100	★★★★★★★⯨	2540	华能伊敏煤电有限责任公司职工医院	100	★★★★★★★
2505	内蒙古天骄医院	100	★★★★★★⯨	2541	阿尔山市医院	100	★★★★★★★★
2506	赤峰市传染病防治医院	100	★★★★	2542	鄂托克旗第二人民医院	100	★★★★★★★★
2507	阿鲁科尔沁旗妇幼保健所	100	★★★	2543	鄂尔多斯市达拉特旗妇幼保健院	100	★★★
2508	赤峰市妇幼保健院	100	★★★	2544	科尔沁右翼中旗济困人民医院	100	★★★★
2509	鄂尔多斯市妇幼保健计划生育服务中心	100	★★★	2545	武川县医院	100	★★★
2510	乌海市精神卫生中心	100	★★	2546	赤峰市巴林右旗医院	100	★★
2511	赤峰市安定医院	100	★★★★	2547	突泉县人民医院	100	★★★
2512	包头市第六医院	100	★★	2548	额济纳旗蒙医医院	100	★★
2513	鄂尔多斯市第四人民医院	100	★★	2549	西乌珠穆沁旗医院	100	★★★
2514	兴安盟精神卫生中心	100	★★	2550	包头现代妇产医院	100	★★★★★★★
2515	呼和浩特市精神康复医院	100	★★★★★★	2551	内蒙古伊生泰妇产医院	100	★★★★★★★
2516	呼和浩特市赛罕区第二医院	100	★★★	2552	包头鹿城口腔医院	100	★★★★★★★
2517	清水河县医院	100	★★★★	2553	鄂尔多斯市奥麒口腔医院	100	★★★★★★★
2518	牙克石市人民医院	100	★★★★	2554	鄂尔多斯口腔医院	100	★★★
2519	杭锦旗人民医院	100	★★★	2555	呼和浩特刘氏口腔医院	100	★★★
2520	阿鲁科尔沁旗医院	100	★★★★	2556	内蒙古卫康口腔医院	100	★★
2521	内蒙古航天医院	100	★★★★★★★	2557	包头市传染病院	100	★★★
2522	呼和浩特市新城区医院	100	★★★	2558	新巴尔虎左旗人民医院	100	★★★
2523	赤峰宝山医院	100	★★★★	2559	鄂尔多斯立仁医院	100	★★★
2524	赤峰学院第二附属医院	100	★★★	2560	鄂尔多斯市中心医院（东胜部）	99.95	★★★★★★★★
2525	鄂尔多斯都市妇产医院	100	★★★★★★	2561	巴彦淖尔市医院	99.95	★★★★★★★★⯨
2526	鄂尔多斯汉生口腔医院	100	★★★	2562	呼和浩特市第一医院	99.95	★★⯨
2527	呼伦贝尔市传染病医院	100	★★★★★★★★	2563	开鲁县医院	99.95	★★★★
2528	呼和浩特市口腔医院	100	★★★★★★★★⯨	2564	准格尔旗中心医院	99.95	★★★
2529	包头市蒙医中医医院	100	★★★★	2565	乌审旗人民医院	99.94	★★★★★
2530	鄂尔多斯市第二人民医院	100	★★★	2566	乌拉特中旗人民医院	99.94	★★★★
2531	乌海市妇幼保健院	100	★★★★	2567	阿拉善盟蒙医医院	99.94	★★★★
2532	乌拉特前旗妇幼保健院	100	★★★★★★★★	2568	鄂尔多斯市卫生学校附属医院	99.94	★★★★★★★★
2533	乌拉特中旗妇幼保健计划生育服务中心	100	★★★★★★★	2569	呼伦贝尔大雁医院有限公司	99.94	★★★★
2534	兴安盟妇幼保健院	100	★★	2570	扎兰屯市人民医院	99.9	★★★★
2535	伊金霍洛旗妇幼保健计划生育服务中心	100	★★★★	2571	通辽市库伦旗医院	99.89	★★★★
2536	扎赉特旗妇幼保健院	100	★★★★	2572	鄂温克族自治旗人民医院	99.89	★★★★★★★★
2537	通辽职业学院附属口腔医院	100	★★	2573	赤峰生殖健康专科医院	99.87	★★★★★★★★
2538	呼伦贝尔市地方病防治研究所	100	★★★★★	2574	呼伦贝尔市仁爱康复医院有限公司	99.86	★★★★
2539	鄂尔多斯市第三人民医院	100	★★★★	2575	林西县医院	99.85	★★★★★★★★

续表

编号	医院名称	完整度（%）	星级评分
2576	通辽市精神卫生中心	99.85	★★★★★★★★⯪
2577	包头医学院第二附属医院	99.85	★★★★★★★★
2578	喀喇沁旗医院	99.84	★★★★
2579	科右前旗人民医院	99.83	★★★
2580	扎赉诺尔煤业有限责任公司总医院	99.83	★★★★
2581	乌拉特前旗博爱医院	99.82	★★★★⯪
2582	巴林左旗医院	99.78	★★★★
2583	阿拉善左旗妇幼保健院	99.75	★★
2584	内蒙古鄂托克旗人民医院	99.75	★★★★
2585	呼和浩特市赛罕区医院	99.75	★★★
2586	阿荣旗人民医院	99.74	★★★★★★★★⯪
2587	乌海市传染病医院	99.69	★★★★★★★
2588	呼伦贝尔市海拉尔区传染病院	99.69	★★★★★★★
2589	多伦县人民医院	99.65	★★★★★
2590	土默特右旗医院	99.63	★★★★★★★⯪
2591	内蒙古第一机械集团有限公司医院	99.54	★★★★★★★⯪
2592	翁牛特旗医院	99.53	★★★★★
2593	察右后旗医院	99.25	★
2594	额济纳旗人民医院	99.24	★★★⯪
2595	准格尔旗大路医院	99.1	★★★★★★★★
2596	达拉特旗人民医院	99.01	★★★★★★★⯪
2597	敖汉旗医院	98.96	★★★
2598	呼和浩特市回民医院	98.87	★★★
2599	鄂托克前旗人民医院	98.77	★★★★
2600	包头市第四医院	98.59	★★★★★⯪
2601	赤峰市第二医院	98.49	★★★★★★★★⯪
2602	内蒙古包头市肿瘤医院	98.47	★★★★★★★★
2603	乌海市海南区人民医院	98.46	★★★★★
2604	鄂尔多斯市东胜区人民医院	98.45	★★★★⯪
2605	阿拉善盟中心医院	98.44	★★★★★★★
2606	扎赉诺尔区人民医院	98.41	★★★★★★★★
2607	固阳县人民医院	98.41	★★★★★★
2608	乌兰浩特铁西医院	98.36	★★★★⯪
2609	兴安盟人民医院	98.29	★★★★★★★★⯪
2610	托克托县医院	98.28	★★★★⯪
2611	呼伦贝尔市海拉尔区人民医院	98.28	★★★★★★★★
2612	准格尔旗人民医院	98.23	★★★★⯪
2613	商都县医院	98.17	★
2614	四子王旗人民医院	98.02	★★★★⯪
2615	内蒙古自治区大兴安岭农场管理局中心医院	97.97	★★★★
2616	平庄矿区医疗集团总医院	97.61	★★★★
2617	通辽市第二人民医院	97.57	★★★★★★★★⯪
2618	包头市九原区医院	96.99	★★★★★★★★
2619	察右前旗人民医院	96.94	★★★★★★
2620	包头市达茂旗医院	96.82	★★★
2621	扎赉特旗人民医院	96.47	★★★★★★★★⯪
2622	赤峰松山医院	96.41	★★★★★★★★
2623	扎鲁特旗人民医院	94.69	★★★★★★★
2624	阿拉善左旗吉兰泰医院	94.6	★
2625	达拉特旗欣康医院	94.32	★★★★★★★
2626	呼和浩特市妇幼保健院	94.06	★★
2627	呼伦贝尔市妇幼保健计划生育服务中心	94.06	★★
2628	化德县医院	93.91	★★★★★
2629	通辽市医院	93.75	★★★★★★★⯪
2630	丰镇市医院	93.68	★★★★★★★
2631	赤峰现代妇产医院	93.35	★★★★
2632	内蒙古自治区第四医院	92.61	★★★★
2633	包头市东河区中西医结合医院	90.58	★★
2634	内蒙古监狱管理局第一医院	88.86	★★
2635	包头都市妇产医院	88.58	★
2636	霍林郭勒市人民医院	86.71	★★★★★★★★
2637	包头市中心医院	86.67	★★★
2638	巴彦淖尔市临河区人民医院	84.76	★★
2639	凉城县医院	84.36	★★★★★★
2640	陈巴尔虎旗人民医院	84.28	
2641	五原县人民医院	84.1	★★★
2642	东乌珠穆沁旗旗医院	83.58	★
2643	通辽市科尔沁区第一人民医院	82.66	★★★★★★⯪
2644	根河市人民医院	82.29	★★★★★
2645	新巴尔虎右旗人民医院	82.25	★★

续表

编号	医院名称	完整度（%）	星级评分
2646	内蒙古科技大学包头医学院第一附属医院	81.27	★★★★
2647	鄂托克旗蒙医综合医院	79.9	★★★★★★
2648	科尔沁左翼中旗人民医院	79.19	
2649	鄂伦春自治旗人民医院	77.71	★★
2650	包钢白云鄂博铁矿职工医院	76.66	★
2651	内蒙古海拉尔农垦总医院	76	★★
2652	呼和浩特宜兴医院（普通合伙）	73.9	⯪
2653	临河区妇幼保健院	73.64	★
2654	科尔沁区妇幼保健院	73.27	
2655	科左后旗人民医院	72.81	
2656	赤峰仁济肿瘤医院	72.09	★
2657	满洲里市人民医院	72.04	★★
2658	正镶白旗医院	71.23	
2659	兴和县医院	64.69	
2660	包头市第八医院	58.77	☆
2661	卓资县人民医院	58.05	☆☆
2662	内蒙古医科大学附属医院	55.65	
2663	包头麒麟口腔医院	53.16	☆☆
2664	包头市青山区二〇二医院	49.87	☆
2665	乌达区中心医院	45.11	
2666	额尔古纳市人民医院	44.44	☆☆
2667	莫旗人民医院	42.57	☆☆☆
2668	察哈尔右翼中旗医院	35.16	☆
2669	达拉特爱心医院	35.06	⯪
2670	包头丽人妇产医院	34.63	☆☆
2671	阿拉善右旗人民医院	30.65	
2672	包头义隆口腔医院	29.74	☆
2673	呼伦贝尔玛丽妇产医院	29.49	☆☆
2674	科右中旗人民医院	25.48	☆☆☆
2675	乌拉特前旗人民医院	24.04	☆☆⯪
2676	锡林郭勒盟乌拉盖管理区人民医院	18.4	☆☆☆
2677	乌兰察布市第三医院	16.21	☆☆☆
2678	巴彦淖尔市传染病医院	11.01	☆☆☆
2679	鄂尔多斯中华情糖尿病医院	7.5	★★★★
2680	多伦县妇幼保健计划生育服务中心	5.94	☆☆
2681	乌拉特中旗蒙中医医院	0.46	☆☆☆
2682	磴口县人民医院	0.46	☆☆☆
2683	巴林右旗医院	0.46	☆☆☆
2684	内蒙古自治区监狱管理局第一医院	0.46	☆☆☆
2685	满洲里市中蒙医院	0.46	☆☆☆
2686	阿巴嘎旗医院	0.46	☆☆☆
2687	巴林左旗济仁中医医院	0.46	☆☆☆
2688	赤峰都市肛肠医院	0.46	☆☆☆
2689	铁西医院	0.46	☆☆☆
2690	包头昆河医院	0.46	☆☆☆
2691	巴林左旗蒙医中医医院	0.46	☆☆☆

表 15　江苏省（312 家医院）平均完整度 83.69

编号	医院名称	完整度（%）	星级评分
2692	常州市肿瘤医院	100	★★★★★★
2693	淮安市第一人民医院	100	★★★★★
2694	盐城市妇幼保健院	100	★★★★★★
2695	常州市妇幼保健院	100	★★★★★
2696	苏州市吴江区精神康复医院	100	★★★★★★★★
2697	泰州市第四人民医院	100	★★★★★
2698	仪征市人民医院	100	★★★★★★★★★
2699	扬州市第三人民医院	100	★★★★★★★★★
2700	徐州市传染病医院	100	★★★★★
2701	苏州市传染病医院（苏州市第五人民医院）	100	★★★★★★★★★
2702	常州市儿童医院	100	★★★★★★★★★
2703	南京市儿童医院	100	★★★★★★★
2704	苏州大学附属儿童医院	100	★★★★★★★★★
2705	徐州市儿童医院	100	★★★★★★
2706	盐城市第四人民医院	100	★★★★
2707	南京脑科医院	100	★★★★★★★★★
2708	江苏省肿瘤医院	100	★★★★★★★★★

续表

编号	医院名称	完整度（%）	星级评分
2709	南通市肿瘤医院	100	★★★★★★
2710	淮安市肿瘤医院	100	★★★★★★★★★
2711	苏州市立医院	100	★★★★★★★★★
2712	镇江市第一人民医院	100	★★★★★★★★★
2713	江苏大学附属医院	100	★★★★★★★
2714	南京市第一医院	100	★★★★★
2715	盐城市第一人民医院	100	★★★★★★★★★
2716	泰州市人民医院	100	★★★★★★
2717	东南大学附属中大医院	100	★★★★★★★★★
2718	无锡市妇幼保健院	100	★★★★★★★★★
2719	镇江市妇幼保健院	100	★★★★★★★
2720	连云港市第四人民医院	100	★★★★★
2721	南通大学附属医院	100	★★★★★★★★★
2722	丰县人民医院	100	★★★⯨
2723	无锡华港协和医院	100	★★★⯨
2724	泗洪县人民医院	100	★★⯨
2725	无锡锡西新城医院	100	★★★★⯨
2726	宿迁市钟吾医院	100	★★★★★★★⯨
2727	沭阳仁慈医院	100	★★★★⯨
2728	苏州瑞华医院有限公司	100	★★★★★★⯨
2729	泗阳康达医院	100	★★★★★★★★⯨
2730	南通市精神卫生中心（南通市第四人民医院）	100	★★★★
2731	江苏省扬州五台山医院	100	★★★★★★★★⯨
2732	镇江市精神卫生中心	100	★★★★★★★⯨
2733	淮安市精神病医院	100	★★★⯨
2734	苏州大学附属第二医院	100	★★★★★★★★⯨
2735	苏州九龙医院	100	★★★★★★★★⯨
2736	沭阳县人民医院	100	★★★★★★⯨
2737	无锡市第二中医医院（无锡市滨湖区中医院）	100	★★★⯨
2738	宿迁市儿童医院	100	★★★★★⯨
2739	兴化城南医院	100	★★★★★★★★⯨
2740	泗洪县中医院	100	★★★⯨
2741	南京鼓楼医院	100	★★★★⯨
2742	南通市第六人民医院	100	★★★★★
2743	南通市第三人民医院	100	★★★★
2744	无锡市儿童医院	100	★★★★★★★
2745	苏州市广济医院	100	★★★★
2746	徐州市东方人民医院	100	★★★★★★★
2747	无锡市精神卫生中心	100	★★★★★★
2748	连云港市第一人民医院	100	★★★★
2749	常州市第一人民医院	100	★★★★
2750	盱眙县人民医院	100	★★★★★★★★
2751	江苏省人民医院	100	★★★★
2752	宝应县妇幼保健院	100	★★★★★★★★
2753	丹阳市妇幼保健院	100	★★★★★★★★
2754	连云港市康复医院	100	★★★★
2755	南通市精神病院	100	★★★★★★★
2756	海安县第三人民医院	100	★★★★★★★
2757	太仓市第三人民医院	100	★★★
2758	徐州南郊精神病院	100	★★★★★★
2759	镇江市口腔医院	100	★★★★
2760	宜兴市肿瘤医院	100	★★★★★★★★
2761	南京晨光集团有限责任公司晨光医院	100	★★★★★★★
2762	海门市第四人民医院	100	★★★★
2763	徐州市铜山区人民医院	100	★★★★★★★★
2764	南京市浦口区浦厂医院	100	★★★
2765	新沂市铁路医院	100	★★★★
2766	如皋市第四人民医院	100	★★★
2767	宜兴市第二人民医院	100	★★★★★★★★
2768	镇江市丹徒区人民医院	100	★★★★★★★
2769	常熟市第五人民医院	100	★★★★
2770	泗洪县妇产儿童医院	100	★★★★★★⯨
2771	常州红房子妇产医院	100	★★★★★
2772	无锡百佳妇产医院	100	★★★★★★
2773	泰州妇产医院	100	★★★★★★★★
2774	宿迁口腔医院	100	★★★
2775	南京康贝佳口腔医院	100	★★
2776	连云港灌云仁济医院	100	★★★★
2777	洋河人民医院	100	★★★★

续表

编号	医院名称	完整度（%）	星级评分	编号	医院名称	完整度（%）	星级评分
2778	如皋江安医院	100	★★★★★★★★	2813	镇江市传染病医院	100	★★★★★★★★
2779	常州金东方医院	100	★★★★	2814	常州市德安医院	100	★★★★★★★
2780	徐州沛县国泰医院	100	★★★	2815	徐州市口腔医院	100	★★★★★★★★½
2781	淮安市淮阴医院有限公司	100	★★★★★★★★	2816	江苏省口腔医院	100	★★★★★★★★
2782	盐城市传染病医院（盐城市第二人民医院）盐城市肿瘤医院	100	★★★★	2817	泰康仙林鼓楼医院	100	★★★★★★★
				2818	灌云县人民医院	99.95	★★★★
2783	淮安市第四人民医院	100	★★★★★★★★	2819	邳州市人民医院	99.95	★★★★★★★★
2784	常州市第三人民医院	100	★★★★★★★★	2820	常州鼎武医院	99.93	★★★
2785	南京市第二医院	100	★★★★★★★★	2821	南通瑞慈医院	99.9	★★★★★
2786	南京市口腔医院	100	★★★★★★★★½	2822	海门市人民医院	99.9	★★★★★★★★
2787	盐城市口腔医院	100	★★★★★★½	2823	无锡市惠山区人民医院	99.89	★★★★★★★★★
2788	常熟市第二人民医院	100	★★★★	2824	句容市人民医院	99.89	★★★★★★★★½
2789	如皋市人民医院	100	★★★★★★★	2825	沭阳县中心医院	99.89	★★★★½
2790	昆山市第一人民医院	100	★★★★★★★★	2826	南京市溧水区人民医院	99.89	★★★★★★★★
2791	泰兴市人民医院	100	★★★★★★★★	2827	扬州市妇幼保健院	99.88	★★★★★★★★★
2792	无锡明慈心血管病医院	100	★★★★★★★★½	2828	江阴市青阳医院	99.88	★★★★★★★★
2793	徐州矿务集团总医院	100	★★★★	2829	苏州市第七人民医院	99.87	★★★★
2794	南京明基医院	100	★★★	2830	无锡市第六人民医院	99.86	★★★
2795	南京市六合区精神病医院	100	★★★★★	2831	泗阳县人民医院	99.85	★★★★★★★★½
2796	南京市高淳区精神病防治院	100	★★★	2832	南京市高淳人民医院	99.84	★★★★★
2797	南京市江宁区第二人民医院	100	★★	2833	常州市金坛区人民医院	99.84	★★★★
2798	南通市口腔医院分院	100	★★★	2834	南京市大厂医院	99.84	★★★★★★★★
2799	南京市雨花医院	100	★★★★★★	2835	常州市武进人民医院	99.84	★★★★★★★★
2800	靖江市第二人民医院	100	★★★	2836	灌南县中医院	99.82	★★★★★★★★
2801	徐州九龙妇产医院	100	★★★★	2837	盱眙县第二人民医院	99.82	★★★★
2802	南京玛丽妇产医院	100	★★	2838	徐州爱牙口腔医院	99.8	★★
2803	邳州安康医院	100	★★★★★★★	2839	南京市妇幼保健院	99.75	★★★★★★★★★
2804	南通玉蕙口腔医院有限公司	100	★★★	2840	南京瑞东医院	99.75	★★★★★★
2805	徐州博爱口腔医院	100	★★★★★★★	2841	无锡市人民医院	99.74	★★★★★
2806	常州瀚景口腔医院	100	★★	2842	南通市第二人民医院	99.73	★★★★★
2807	昆山杰齿口腔医院	100	★★	2843	滨海县人民医院	99.73	★★★★★★★½
2808	无锡西庭口腔医院	100	★★	2844	无锡市惠山区第二人民医院	99.64	★★★★
2809	宿迁市分金亭医院集团肿瘤医院	100	★★★★★	2845	南京南钢医院	99.64	★★★★
2810	赣榆帮扶医院	100	★★★	2846	南京市江宁医院	99.64	★★★★★★★★
2811	扬州东方医院	100	★★★★★★★★	2847	海安县人民医院	99.64	★★★★★★★
2812	无锡李同丰中医医院	100	★★	2848	泰兴市第二人民医院	99.62	★★★★★

续表

编号	医院名称	完整度（%）	星级评分
2849	扬州友好医院	99.62	★★★★★★★★
2850	连云港和美家妇产医院	99.62	★★★★★★★
2851	徐州瑞康口腔医院	99.59	★★★★★★
2852	江阴市长泾医院	99.55	★★★★★★★★⯨
2853	南京市红十字医院	99.54	★★★★★★★★
2854	连云港长寿医院	99.49	★★★
2855	无锡市锡山区中医医院	99.48	★★★★
2856	无锡安国医院	99.47	★★★★★★★⯨
2857	江阴市第二人民医院	99.38	★★★★★★★
2858	苏州沧浪医院	99.35	★★★★★★★★
2859	徐州医科大学附属医院	99.27	★★★★⯨
2860	南京梅山医院	99.27	★★★★★
2861	镇江东吴医院	99.24	★★⯨
2862	南京长江医院	99.2	★★★
2863	苏州明基医院	99.17	★★★★⯨
2864	南京市六合区人民医院	99.17	★★★★
2865	连云港光明医院	99.07	★★★
2866	泰州市第三人民医院	99.01	★★★★★★★★
2867	丹阳市第三人民医院	98.79	★★★★★★★★⯨
2868	南京市浦口医院	98.73	★★★★★★★★⯨
2869	如皋磨头医院	98.73	★★★★★★★★
2870	扬中市人民医院	98.66	★★★★★★★★★
2871	盐城市大丰人民医院	98.6	★★★★★★★★★
2872	无锡嘉仕恒信医院	98.53	★★★★
2873	南京同仁医院	98.44	★★★★★★★★★
2874	徐州医科大学附属第三医院	98.44	★★★★
2875	江阴市人民医院	98.4	★★★★★★★★⯨
2876	灌南县人民医院	98.39	★★★★★★★★
2877	连云港市妇幼保健院	98.02	★★★★★
2878	连云港圣安医院	97.91	★★★★⯨
2879	南京江北人民医院	97.87	★★★★★★★★
2880	徐州市中心医院	97.81	★★★★★
2881	扬州大学附属医院	97.77	★★★★★★★★
2882	张家港澳洋医院	97.6	★★★★⯨
2883	宿迁市第一人民医院	97.59	★★★★★★★
2884	涟水县人民医院	97.56	★★★★
2885	无锡虹桥医院	97.51	★★★★★★★★⯨
2886	南京市浦口区中心医院	97.5	★★★★★★★★★
2887	苏州大学附属第一医院	97.46	★★★★★★★★
2888	江苏省省级机关医院	97.36	★★★★★★★
2889	苏北人民医院	97.24	★★★★★★★
2890	如皋博爱医院	97.08	★★★★⯨
2891	扬州洪泉医院	97.08	★★★★★★★
2892	启东市第二人民医院	97.01	★★★★★★★★
2893	连云港市东辛农场医院	96.98	★★★★⯨
2894	徐州市贾汪区人民医院	96.6	★★★★★★
2895	睢宁金陵医院	96.52	★★★★★★★
2896	睢宁县人民医院	96.51	★★★★★
2897	宿迁市第三医院	96.25	★★★★★★★★
2898	如皋港人民医院	96.23	★★★★★★★★
2899	南京医科大学第二附属医院	96.05	★★★★★★
2900	东海仁慈医院	95.87	★★⯨
2901	灌云县中医院	95.63	★★★★★★
2902	徐州市肿瘤医院	95.25	★★★★★★★★★
2903	赣榆瑞慈医院	95.24	★★★⯨
2904	无锡市康复医院	95.06	★★★
2905	淮阴区妇幼保健院	94.18	★★
2906	无锡东方肿瘤医院	93.71	★★
2907	无锡口腔医院	93.69	★★★★★
2908	淮安市妇幼保健院	93.56	★★★★★★★
2909	南京医科大学附属逸夫医院	93.55	★★★★★
2910	徐州市广慈医院	93.54	★★★★★
2911	如东县第三人民医院	93.28	★★★★★★★
2912	无锡新区凤凰医院	93.03	★★★★⯨
2913	常州仁慈医院	92.7	★★⯨
2914	沛县汉城口腔医院	91.04	★★★★★★
2915	淮安市口腔医院	90.43	★★⯨
2916	射阳县人民医院	89.22	★★
2917	无锡市锡山人民医院	87.95	★★★★★★★★
2918	大屯煤电（集团）有限责任公司中心医院	86.71	★★★
2919	南京鼓楼医院集团仪征医院	86.09	★★★

续表

编号	医院名称	完整度（%）	星级评分
2920	金湖县人民医院	86	★★★★★★
2921	淮安市洪泽区人民医院	85.89	★★
2922	常州星明医院	85.72	★
2923	连云港市东方医院	85.32	★★★★★★★
2924	邳州东大医院	84.03	★★½
2925	南通市第一人民医院	83.92	★★
2926	沛县嘉华医院	83.72	★★½
2927	南通市通州区人民医院	82.67	★★★★
2928	苏州市相城人民医院	82.63	★
2929	苏州金阊医院	82.37	★★
2930	南京华世佳宝妇产医院	82.31	★★★★
2931	启东市人民医院	81.95	★
2932	靖江市人民医院	81.16	★★
2933	上海市东方医院集团宿迁市东方医院	80.68	★
2934	泗洪县分金亭医院	80.41	★½
2935	泗洪县中心医院	80.11	☆
2936	苏州平江医院	79.26	★½
2937	南京高新医院	78.67	★
2938	宿迁市宿城区人民医院	78.67	★★★★
2939	宿迁市人民医院	77.84	★★
2940	常熟市第一人民医院	77.29	★★★★★
2941	苏州市吴中人民医院	77.26	★★★★★★
2942	常州激光医院	77.02	★½
2943	常州华山医院	75.16	★
2944	连云港灌南仁慈医院	73.85	★★★
2945	南京市中心医院	73.06	
2946	连云港都市丽人医院	72.73	
2947	淮安市洪泽区妇幼保健院	70.79	★
2948	建湖县中医院	68.87	
2949	宿迁市工人医院	68.83	★★★
2950	南通市妇幼保健院	68.81	★★
2951	徐州市妇幼保健院	66.83	★★★★★
2952	南京市栖霞区妇幼保健院	66.09	★★★
2953	常州市第七人民医院	65.9	☆
2954	无锡市传染病医院（无锡市第五人民医院）	64.31	
2955	兴化市第三人民医院	64.27	★★★
2956	如皋广慈医院	63.18	☆
2957	宿迁市第二医院	62.63	☆
2958	苏州广慈肿瘤医院	60.58	½
2959	无锡康贝佳口腔医院	53.36	☆☆
2960	江苏省沛县人民医院	51.31	☆☆
2961	靖江市中医院	49.19	
2962	苏州高新区人民医院	47.1	★★★
2963	无锡通善口腔医院	44.4	★★★
2964	苏州永鼎医院	42.16	☆
2965	苏州同济医院	40.94	☆
2966	灌云口腔医院	40.94	☆
2967	海门市第五人民医院	37.57	★★
2968	沭阳南关医院	36.55	½
2969	南通摩尔口腔医院有限公司	34.01	☆☆
2970	苏州口腔医院	29.12	☆
2971	南京扬子医院	24.74	☆☆
2972	无锡华清医院	19.63	☆
2973	南京市栖霞区医院	10.51	☆☆
2974	启东市第三人民医院	6.61	☆☆
2975	徐州市第一人民医院	3.33	☆☆☆
2976	盐城市第三人民医院	3.13	☆☆☆
2977	沭阳中山医院	2.2	☆☆☆
2978	张家港市锦丰镇人民医院	2	☆☆
2979	江阴市中医肿瘤医院	1.53	☆☆☆
2980	南京市溧水区精神病防治院	1.5	☆☆☆
2981	句容市精神病防治院	1.5	☆☆☆
2982	徐州和平妇产医院	1.25	☆☆☆
2983	如皋妇产医院有限公司	1.25	☆☆☆
2984	淮安则明明妇产医院	1.25	☆☆☆
2985	东海县人民医院	0.51	☆☆
2986	沭阳协和医院	0.46	☆☆½
2987	盐城市大丰同仁医院	0.46	☆☆☆
2988	江苏省江阴百意中医医院	0.46	☆☆☆
2989	海门市第三人民医院	0.46	☆☆☆
2990	南通市老年康复医院	0.46	☆☆☆

续表

编号	医院名称	完整度（%）	星级评分	编号	医院名称	完整度（%）	星级评分
2991	南通市通州区第八人民医院	0.46	☆☆☆	2998	锡西新城医院	0.46	☆☆☆
2992	海门市第二人民医院	0.46	☆☆☆	2999	盐城协和医院	0.46	☆☆☆
2993	张家港市第五人民医院	0.46	☆☆☆	3000	盐城正大医院	0.46	☆☆☆
2994	无锡市南站医院	0.46	☆☆☆	3001	盐城新东仁医院	0.46	☆☆☆
2995	盐城新东仁医院	0.46	☆☆☆	3002	镇江瑞康医院	0.46	☆☆☆
2996	盐城同洲骨科医院	0.46	☆☆☆	3003	昆山宗仁卿纪念医院	0.46	☆☆☆
2997	淮安曙光医院	0.46	☆☆☆				

表 16　广东省（365 家医院）平均完整度 82.86

编号	医院名称	完整度（%）	星级评分	编号	医院名称	完整度（%）	星级评分
3004	广州市妇女儿童医疗中心	100	★★★★★★★★	3029	暨南大学附属第一医院	100	★★★★⯨
3005	台山市人民医院	100	★★★★★	3030	中山大学孙逸仙纪念医院	100	★★★★★★★★★
3006	广州市天河区人民医院	100	★★★★★★★★★	3031	广东药科大学附属第一医院	100	★★★★★★★★⯨
3007	广州市第八人民医院	100	★★★★★★★	3032	粤北人民医院	100	★★★★★★★★⯨
3008	中山大学肿瘤防治中心	100	★★★★★★★★★	3033	梅州市人民医院	100	★★★★★★★★⯨
3009	深圳市第二人民医院	100	★★★★★	3034	深圳市人民医院	100	★★★★★★★★⯨
3010	佛山市第一人民医院	100	★★★★★★★★★	3035	惠州市中心人民医院	100	★★★★★★★★⯨
3011	东莞康华医院	100	★★★★★★★★★	3036	康美医院	100	★★★★★★★⯨
3012	惠东县人民医院	100	★★★★★★★★	3037	深圳市妇幼保健院	100	★★★★★★★★⯨
3013	汕头大学医学院第一附属医院	100	★★★★★★★★★	3038	肇庆市端州区妇幼保健院	100	★★★★★★★★⯨
3014	东莞市妇幼保健院	100	★★★★★★★⯨	3039	深圳港龙妇产医院	100	★★★★★★★★⯨
3015	佛山市妇幼保健院	100	★★★★★★★⯨	3040	阳春东风精神病医院	100	★★★⯨
3016	佛山市南海区妇幼保健院	100	★★★★★★★★⯨	3041	广州亿仁医院	100	★★★★★★★★⯨
3017	鹤山市人民医院	100	★★★★⯨	3042	汕尾中山医院	100	★★★★★★★⯨
3018	龙洞人民医院	100	★★★★⯨	3043	潮安佳华医院	100	★★★★⯨
3019	嘉禾益民医院	100	★★★★⯨	3044	深圳百合医院	100	★★★★★★★⯨
3020	开平市沙冈张立群医院	100	★★★★⯨	3045	东莞长安厦边医院	100	★★★★★★★⯨
3021	珠海上衝医院	100	★★★★★★⯨	3046	梅州铁炉桥医院	100	★★⯨
3022	惠州市第一妇幼保健院	100	★★★★★★★★⯨	3047	惠阳三和医院	100	★★★★★★★⯨
3023	惠州市第二人民医院	100	★★★★★★★⯨	3048	深圳远东妇产医院	100	★★★★★★★★⯨
3024	广州市民政局精神病院	100	★★★⯨	3049	深圳华侨医院	100	★★★★★★★★⯨
3025	深圳市孙逸仙心血管医院	100	★★★★★★★★⯨	3050	佛山市禅城区中心医院	100	★★★
3026	南方医科大学第三附属医院	100	★★★★★★★★⯨	3051	广州市越秀区儿童医院	100	★★★
3027	中山大学附属第三医院	100	★★★★★★★★★	3052	潮州市妇幼保健计划生育服务中心	100	★★★★★★★
3028	中山大学附属第六医院	100	★★★★★★★★⯨	3053	丰顺县妇幼保健计划生育服务中心	100	★★★

续表

编号	医院名称	完整度（%）	星级评分
3054	佛山市三水区妇幼保健院	100	★★★★★★★★
3055	广东省广州市白云区妇幼保健院	100	★★★★
3056	广州市从化区妇幼保健院	100	★★
3057	广州市番禺区何贤纪念医院（广州市番禺区妇幼保健院）	100	★★★★★★★★
3058	广州市荔湾区妇幼保健院	100	★★★★★★★★
3059	广州市增城区妇幼保健院	100	★★★
3060	佛山市顺德区伍仲珮纪念医院	100	★★★★★
3061	湛江市第三人民医院	100	★★★★★★★★
3062	江门市新会区第三人民医院	100	★★★★
3063	清远市第三人民医院	100	★★★★★★★
3064	佛山市口腔医院	100	★★★
3065	东源县人民医院	100	★★★★★★★★
3066	德庆县人民医院	100	★★★★★★★★
3067	潮州市潮安区人民医院	100	★★★★★★
3068	深圳市光明新区中心医院	100	★★★★★★★
3069	湛江市第四人民医院	100	★★★★
3070	嘉应学院医学院附属医院	100	★★★
3071	佛山市顺德区北滘医院	100	★★★★★★★
3072	江门市新会区人民医院	100	★★★★★★★
3073	中山火炬开发区医院	100	★★★★★★★★
3074	广州市番禺区石碁人民医院	100	★★★★
3075	深圳市坪山区人民医院	100	★★★★★
3076	湛江市第二人民医院	100	★★★★
3077	深圳市龙岗区第二人民医院	100	★★★★★★★★
3078	东莞市虎门医院	100	★★★★★★★★
3079	中山市陈星海医院	100	★★★
3080	中山市古镇人民医院	100	★★★★★★★★
3081	深圳同仁妇产医院	100	★★★★★★★
3082	广州白云心理医院有限公司	100	★★★★★★★
3083	深圳爱康健口腔医院	100	★★
3084	惠州口腔医院	100	★★
3085	五华明鑫医院	100	★★★
3086	广州市胸科医院	100	★★★★
3087	深圳市第三人民医院	100	★★★★★★★
3088	怀集县妇幼保健院	100	★★★★
3089	惠东县妇幼保健院	100	★★★★★★★
3090	惠州市第二妇幼保健院	100	★★★★★★★★
3091	江门市妇幼保健院	100	★★★★
3092	江门市新会区妇幼保健院	100	★★★★
3093	茂名市第三人民医院	100	★★★★★★★
3094	汕头大学精神卫生中心	100	★★★
3095	深圳市康宁医院	100	★★★★★★★
3096	南方医科大学口腔医院（广东省口腔医院）	100	★★★★★★★★
3097	中山大学附属口腔医院	100	★★★★★★★★
3098	广州医科大学附属第五医院	100	★★★★★★★
3099	惠州市第六人民医院	100	★★★★
3100	广东省英德市人民医院	100	★★★★★
3101	广州市中医医院	100	★★★★★★
3102	广东医科大学附属医院	100	★★★★
3103	南方医科大学第五附属医院	100	★★★★★★★★
3104	香港大学深圳医院	100	★★★★★★★
3105	云浮市人民医院	100	★★★★★★★
3106	广州市番禺区中心医院	100	★★★★★★★
3107	深圳市南山区蛇口人民医院	100	★★★★★★★
3108	茂名市妇幼保健计划生育服务中心	100	★★★★★★★★
3109	梅州市妇幼保健计划生育服务中心	100	★★★★
3110	梅州市梅县区妇幼保健计划生育服务中心	100	★★★★★★★
3111	普宁市妇幼保健计划生育服务中心	100	★★★★★★★★
3112	汕尾市妇幼保健院	100	★★★★
3113	韶关市妇幼保健院	100	★★★★★★★★
3114	深圳市宝安区妇幼保健院	100	★★★★★★★
3115	深圳市福田区妇幼保健院	100	★★★★★★★★
3116	深圳市罗湖区妇幼保健院	100	★★★★★★
3117	深圳市南山区妇幼保健院	100	★★★★★
3118	四会市妇幼保健院	100	★★★★★★★★
3119	台山市妇幼保健院	100	★★★★★★★
3120	徐闻县妇幼保健院	100	★★★★★★★★
3121	阳江市妇幼保健院	100	★★★★
3122	云浮市妇幼保健计划生育服务中心	100	★★★★

续表

编号	医院名称	完整度（%）	星级评分	编号	医院名称	完整度（%）	星级评分
3123	湛江市妇幼保健院	100	★★★★★★★	3158	江门市第三人民医院	99.85	★★★★★★★★
3124	肇庆市妇幼保健院	100	★★★★	3159	中山市小榄人民医院	99.85	★★★★★★★
3125	惠州市复员退伍军人医院	100	★★★★	3160	阳江市阳东区人民医院	99.85	★★★★
3126	揭阳市复退军人医院	100	★★★★★★★	3161	怀集县人民医院	99.84	★★★★★★★★★
3127	汕头市第四人民医院	100	★★	3162	广州友好护理院	99.84	★★★½
3128	中山市第三人民医院	100	★★★★	3163	遂溪县人民医院	99.84	★★★★★★
3129	韶关市口腔医院	100	★★★★★★★	3164	南澳县人民医院	99.83	★★★
3130	肇庆市口腔医院	100	★★★★★★★	3165	清远中大口腔医院	99.8	★★
3131	佛山市第一人民医院禅城医院	100	★★★★★★★★	3166	东莞光华医院	99.79	★★★★★★★★½
3132	佛山市顺德区第一人民医院附属杏坛医院	100	★★★★★★	3167	佛山市顺德区第一人民医院附属陈村医院	99.79	★★★★★★★★
3133	汕头市潮南区人民医院	100	★★★★	3168	韶关市曲江区人民医院	99.78	★★★★
3134	佛山市顺德区乐从医院	100	★★★★	3169	东莞市寮步医院	99.78	★★★★★★★
3135	恩平市人民医院	100	★★★★	3170	清远市清新区人民医院	99.78	★★★★★★★★
3136	广州女子医院	100	★★★★	3171	海丰县彭湃纪念医院	99.74	★★★★½
3137	湛江珠江口腔医院	100	★★★★★★★	3172	佛山市南海区第六人民医院	99.72	★★★★
3138	惠阳白天鹅口腔医院	100	★★★★★★★	3173	广州医科大学附属肿瘤医院	99.69	★★★★★★★
3139	珠海方华医院	100	★★★★★★★	3174	广州医科大学附属第三医院	99.69	★★★★★★★★★
3140	广州市皮肤病防治所	100	★★	3175	广州医科大学附属第一医院	99.69	★★★★★
3141	珠海市斗门区妇幼保健院	100	★★★★	3176	汕头市中心医院	99.69	★★★★★½
3142	珠海市妇幼保健院	100	★★★★★★★★	3177	东莞广济医院	99.69	★★★★★★★★½
3143	紫金县妇幼保健院	100	★★★	3178	珠海市人民医院	99.69	★★★★★★★★
3144	蕉岭县人民医院	99.95	★★★★★★★★	3179	汕尾逸挥基金医院	99.69	★★★★★★★
3145	中山大学附属第八医院（深圳福田）	99.95	★★★★	3180	郁南县人民医院	99.68	★★★★★★
3146	东莞康怡医院	99.94	★★★★★★★★½	3181	连南瑶族自治县人民医院	99.65	★★★★★★★★
3147	惠来县人民医院	99.94	★★★★	3182	潮州市中心医院	99.64	★★★★★★★★
3148	东莞裕元医院	99.93	★★★★★★★½	3183	广州市花都区第二人民医院	99.63	★★★★★★★★★
3149	广州市第一人民医院	99.9	★★★★★★★	3184	揭阳市榕城区妇幼保健院	99.63	★★★★★★★★
3150	信宜市人民医院	99.9	★★★★★★★★★	3185	惠州市惠城区小金口人民医院	99.5	★★★
3151	佛山市南海区第四人民医院	99.9	★★★★★★★	3186	广州东方康美医院	99.49	★★
3152	揭阳市人民医院	99.9	★★★★	3187	东莞市人民医院	99.48	★★★★★★★★★
3153	湛江市第一中医医院	99.9	★★★★	3188	广州市白云区中医医院	99.33	★★★★★★★★
3154	中山大学附属第五医院	99.9	★★★★★★	3189	湛江西南医院	99.25	★★★★★★★½
3155	东莞市桥头医院	99.89	★★★★★★★★	3190	江门市新会区司前人民医院	99.22	★★★★
3156	汕头市妇幼保健院	99.88	★★★★★★★★	3191	广东省韶关市第一人民医院	99.22	★★★★★★★★
3157	广州市白云区太和人民医院	99.87	★★★	3192	暨南大学附属顺德医院	99.22	★★★★★★

续表

编号	医院名称	完整度（%）	星级评分
3193	广州市从化区中医医院	99.2	★★★★
3194	深圳市宝安区石岩人民医院	99.03	★★★★★★★
3195	广州市荔湾区人民医院	99.01	★★★★
3196	梅州泽山口腔医院	98.98	★★★★★★★
3197	汕头市潮阳区大峰医院	98.96	★★★★
3198	广州医科大学附属第二医院	98.91	★★★★
3199	徐闻县人民医院	98.8	★★★★★★★
3200	广州市红十字会医院	98.76	★★★★★
3201	广州蕙心医院	98.74	★★
3202	惠州惠康医院	98.68	★★★★★★★½
3203	东莞市塘厦医院	98.67	★★★★★★★★
3204	兴宁鸿惠医院	98.59	★★
3205	汕头大学医学院第二附属医院	98.55	★★★★★
3206	新兴县人民医院	98.5	★★★★★★★★★
3207	汕头市第二人民医院	98.39	★★★★★★★★
3208	中山市博爱医院	98.28	★★★★★★★★
3209	东莞常安医院	98.23	★★★★½
3210	汕头潮南民生医院	98.23	★★★★½
3211	广州医科大学附属第三医院荔湾医院	98.13	★★★
3212	广州友好医院	98.02	★★★½
3213	佛山市顺德区勒流医院	98.02	★★★★
3214	广州市增城区人民医院	97.97	★★★
3215	广宁县人民医院	97.92	★★★★★★★½
3216	广州市越秀区妇幼保健院	97.9	★★★★★★★★
3217	中山大学附属第一医院	97.87	★★★★★★★
3218	广州市中西医结合医院	97.77	★★★★★
3219	中山市人民医院	97.76	★★★★★★★½
3220	东莞市第三人民医院	97.76	★★★★★★★★
3221	清远市人民医院	97.5	★★★★★★★★
3222	东莞市凤岗医院	97.35	★★★★★★★★
3223	江门市中心医院	97.26	★★★★★★★★½
3224	广州市番禺区第二人民医院	97.21	★★★★★★★★★
3225	珠海市平沙医院	97.16	★★★★
3226	佛山市南海区第八人民医院	97.05	★★★★
3227	深圳市罗湖区人民医院	96.88	★★★½
3228	东莞市虎门镇南栅医院	96.7	★★★★½
3229	广州市白云区第二人民医院	96.68	★★★★
3230	东莞市莞城医院	96.55	★★★
3231	佛山市顺德区第一人民医院	96.52	★★★★★★★★
3232	东莞台心医院	96.51	★★★★★★★★½
3233	封开县人民医院	96.36	★★★★★★★★
3234	广州市花都区人民医院	96.25	★★★★★★
3235	汕头市澄海区人民医院	96.2	★★★★★★★★
3236	湛江好好医院	95.88	★★★★★★½
3237	佛山市第五人民医院	95.73	★★★★★★★
3238	韶关启德医院	95.68	★★★
3239	罗定市妇幼保健院	94.8	★★★
3240	清远联合医院	94.21	★★★★★★½
3241	恩平市妇幼保健院	94.18	★★★
3242	五华县妇幼保健计划生育服务中心	94.18	★★★★★★
3243	阳江安琪儿妇产医院	93.98	★★★★★★★
3244	惠州百佳伊丽莎白妇产医院	93.98	★★★★★★
3245	湛江岭南医院	93.9	★★★★★★
3246	翁源县人民医院	93.34	★★★★
3247	佛山市顺德区均安医院	93.03	★★★★★★
3248	白云精神病康复医院	92.94	★★★½
3249	佛山市顺德区妇幼保健院	92.82	★★★★★★★½
3250	丰顺县人民医院	92.8	★★
3251	广州复大医疗股份有限公司复大肿瘤医院	92.79	★★★★★★★
3252	广州市惠爱医院	92.64	★★★★
3253	深圳市儿童医院	92.09	★★★★★★
3254	东莞友华医院	91.59	★★★★★★
3255	东莞仁康医院	90.93	★★★★½
3256	连平县人民医院	90.61	★★★★★
3257	广州医科大学附属口腔医院	90.43	★★★★★★★½
3258	广州新市医院	89.48	★★½
3259	茂名市人民医院	88.08	★★★★★★
3260	揭阳市蓝城区人民医院	87.92	★★★★★
3261	德庆县妇幼保健院	87.5	★★
3262	黄圃人民医院	87.25	★★★★★★★
3263	广东省茂名农垦医院	86.97	★★★

续表

编号	医院名称	完整度（%）	星级评分	编号	医院名称	完整度（%）	星级评分
3264	南海区第二人民医院	86.1	★★★★	3300	龙川县妇幼保健院	67.2	★★★★★
3265	深圳军龙医院	85.34	★★★½	3301	广东省妇幼保健院	67.08	★★★
3266	普宁市人民医院	84.77	★★	3302	佛山市顺德区容桂街道新容奇医院	66.67	½
3267	珠海市中西医结合医院	84.54	★★★★½	3303	佛山市第三人民医院	66.07	★
3268	深圳恒生医院	83.69	★★★★★½	3304	阳江江华医院	65.86	★½
3269	阳江博爱医院	83.68	★★½	3305	潮州市湘桥区妇幼保健院	64.11	★★★★
3270	南方医科大学南方医院	83.5	★★	3306	连山壮族瑶族自治县人民医院	63.97	★★★★
3271	东莞东华医院	83.39	★★★★★½	3307	粤北第二人民医院	63.36	★★★★
3272	佛山市禅城区永安医院	83.35	★★½	3308	汕头大学医学院附属肿瘤医院	59.05	★★★
3273	河源市源城区人民医院	83.31	★★★★★★	3309	南方医科大学深圳医院	58.43	
3274	大埔县人民医院	82.96	★	3310	粤北第三人民医院	58.41	★★★★
3275	揭西县人民医院	82.93	★★	3311	梅州市第三人民医院	58.26	★★★
3276	南雄市人民医院	82.24	★½	3312	廉江康福医院	58.06	
3277	龙门县人民医院	81.98	★★	3313	南方医科大学珠江医院	56.13	★
3278	江门市人民医院	81.73		3314	兴宁市人民医院	56.12	
3279	和平县妇幼保健院	81.56	★★	3315	深圳市龙华区人民医院	49.78	
3280	北京大学深圳医院	81.36	★½	3316	江门市口腔医院	46.03	☆☆
3281	中山大学附属第三医院粤东医院	81.36	★★	3317	兴宁市妇幼保健院	45.92	☆
3282	汕尾市人民医院	80.79	★★	3318	东莞市黄江医院	44.38	☆
3283	河源长安医院	80.62	½	3319	广州东仁医院	42.82	½
3284	广东省梅州市五华县人民医院	80.49	★	3320	广州南洋肿瘤医院	41.41	☆
3285	广州中医药大学金沙洲医院	79.59	★★★★★	3321	东莞市樟木头镇石新医院	41.07	☆☆½
3286	汕尾中医医院	77.86	★	3322	肇庆市高要区人民医院	39.88	☆
3287	广东省第二人民医院	77.7	★★★★★★★	3323	广东同江医院	39.44	☆½
3288	河源同济医院	77.58	★★★★★½	3324	深圳仁爱医院有限公司	39.32	☆☆☆
3289	潮安九洲医院	77.35	★★★★★	3325	广东省平远县人民医院	38.49	☆☆
3290	广东省湛江农垦第二医院	76.73	★★	3326	广东医科大学附属第三医院（佛山市顺德区龙江医院）	37.93	
3291	东莞市长安镇乌沙医院	76.38	★½	3327	东莞市虎门镇北栅医院	37	☆☆½
3292	中信惠州医院有限公司中信惠州医院	76.21	★★★★★★½	3328	揭阳市榕城区中心医院	33.04	☆☆☆
3293	遵义医学院第五附属（珠海）医院	75.65	★★	3329	汕头市中心医院潮阳耀辉合作医院	32.85	★★★½
3294	韶关市铁路医院	74	★★★	3330	东莞曙光广华医院	27.99	☆
3295	海丰老区医院	72.8		3331	广宁县妇幼保健院	25.25	
3296	珠海白云康复医院	71.62	★★★½	3332	深圳健安医院	18.35	☆☆☆
3297	连州市妇幼保健计划生育服务中心	71.41	★★★★★	3333	惠东吉隆安康医院	15.07	½
3298	河源市妇幼保健院	71.29	★	3334	四会市人民医院	10.56	☆☆½
3299	广州市番禺区第六人民医院	69.84	★★★				

续表

编号	医院名称	完整度（%）	星级评分	编号	医院名称	完整度（%）	星级评分
3335	韶关学院医学院附属医院	9.71	☆☆	3352	广州市天河区妇幼保健院	1.24	☆☆☆
3336	湛江市遂溪县妇幼保健院	7.8	☆☆☆	3353	东莞黄江南国妇儿医院	1.13	☆☆☆
3337	河源市人民医院	5.28	☆☆☆	3354	广州白云山医院	0.98	☆☆☆
3338	珠海高新技术产业开发区人民医院	5.2	☆☆	3355	化州市人民医院	0.87	☆☆½
3339	惠州仲恺高新区人民医院	4.61	☆☆☆	3356	东莞东方泌尿专科医院	0.47	☆☆☆
3340	阳江网雨大精神病专科医院	4.5	☆☆	3357	东莞市长安港湾医院	0.46	☆☆½
3341	深圳天伦医院有限公司	3.34	☆☆☆	3358	惠阳弘德医院	0.46	☆☆½
3342	中山市第二人民医院	3.22	☆☆☆	3359	广州协佳医院	0.46	☆☆½
3343	博罗惠博医院	3.13	☆☆½	3360	广州好运医院	0.46	☆☆☆
3344	东莞长安新安医院	2.36	☆☆☆	3361	佛山市顺德区伦教医院	0.46	☆☆☆
3345	阳春市口腔医院	2.04	☆☆	3362	广州市南沙区第六人民医院	0.46	☆☆☆
3346	广州市荔湾区口腔医院	2.04	☆☆	3363	广州市增城区新塘医院	0.46	☆☆☆
3347	罗定市第三人民医院	1.5	☆☆☆	3364	江门市新会区第二人民医院	0.46	☆☆☆
3348	白云精康医院	1.5	☆☆☆	3365	中山市三乡医院（卫生院）	0.46	☆☆☆
3349	广州从化康宁精神病医院	1.5	☆☆☆	3366	中山市东凤人民医院	0.46	☆☆☆
3350	伊丽莎白妇产医院	1.25	☆☆☆	3367	广州市第十二人民医院	0.46	☆☆☆
3351	潮州北斗肾病医院	1.25	☆☆☆	3368	高州市人民医院	0.46	☆☆☆

表 17　重庆市（163 家医院）平均完整度 82.18

编号	医院名称	完整度（%）	星级评分	编号	医院名称	完整度（%）	星级评分
3369	重庆市精神卫生中心	100	★★★★★★★	3384	重庆市南岸区精神卫生中心	100	★★★★
3370	重庆市肿瘤医院	100	★★★★★★★★★	3385	重庆市九龙坡区精神卫生中心	100	★★
3371	重庆市大足区人民医院	100	★★★★★	3386	重庆市綦江区精神卫生中心	100	★★★★★★★
3372	重庆市南川区人民医院	100	★★★★★★★★★	3387	重庆市巴南区精神卫生中心	100	★★★
3373	重庆医科大学附属第二医院	100	★★★★★★	3388	酉阳土家族苗族自治县精神病医院	100	★★★★★★
3374	重庆医科大学附属永川医院	100	★★★★	3389	重庆市江北区中医院	100	★★★★
3375	重庆医科大学附属大学城医院	100	★★★★★★★★	3390	荣昌区人民医院	100	★★★★★★★★
3376	云阳县人民医院	100	★★★★★★★½	3391	潼南区人民医院	100	★★★★★★★
3377	重庆协和医院	100	★★★★½	3392	梁平区人民医院	100	★★★★★★
3378	重庆市人民医院	100	★★★½	3393	重庆市巴南区人民医院	100	★★★★
3379	重庆市第十三人民医院	100	★★★★★	3394	綦江南州妇产医院	100	★★
3380	重庆市合川区人民医院	100	★★★★	3395	涪陵和美妇产医院	100	★★★
3381	奉节县妇幼保健计划生育服务中心	100	★★★★★★★★	3396	涪陵琼洲妇产医院	100	★★★★★
3382	合川区妇幼保健计划生育服务中心	100	★★★★★★★★	3397	重庆拜博口腔管理有限公司九龙坡口腔医院	100	★★★★★★★
3383	重庆市渝中区精神卫生中心	100	★★★★★★				

续表

编号	医院名称	完整度（%）	星级评分
3398	重庆牙博士口腔医院	100	★★
3399	重庆拜博口腔医院管理有限公司北碚口腔医院	100	★★★
3400	重庆爱德华医院	100	★★★★
3401	江津区妇幼保健院	100	★★★
3402	重庆市北碚区第二精神卫生中心	100	★★★
3403	重庆医科大学附属口腔医院	100	★★★★★★★★⯪
3404	重庆北部妇产医院	100	★★★★
3405	秀山土家族苗族自治县妇幼保健院	100	★★★★★★★★
3406	重庆市江北区精神卫生中心	100	★★★
3407	重庆三峡民康医院	100	★★
3408	西南大学医院	100	★★
3409	重钢总医院	100	★★★★
3410	重庆市永川泽好儿童医院	100	★★
3411	黔江丽人妇产医院	100	★★★★★★★
3412	重庆五洲妇儿医院	100	★★★★
3413	重庆牙博士诚嘉口腔医院	100	★★★★★★★
3414	重庆市永川口腔医院	100	★★★★★★★
3415	重庆好德医院	100	★★★
3416	重庆市巴南区妇幼保健院	100	★★★
3417	重庆市北碚区妇幼保健院	100	★★★★★★★
3418	重庆市大足区妇幼保健院	100	★★★★★★★★
3419	重庆市涪陵区妇幼保健院	100	★★★★
3420	重庆市妇幼保健院	100	★★★★★★★★
3421	重庆市江北区妇幼保健计划生育服务中心	100	★★★★
3422	重庆市九龙坡区妇幼保健院	100	★★★★
3423	重庆市梁平区妇幼保健院	100	★★★★
3424	重庆市南川区妇幼保健院	100	★★★★
3425	重庆市綦江区妇幼保健院	100	★★★★
3426	重庆市黔江区妇幼保健计划生育服务中心	100	★★★★
3427	重庆市荣昌区妇幼保健院	100	★★★★★★★★
3428	重庆市渝北区妇幼保健计划生育服务中心（重庆市渝北区妇幼保健院）	100	★★★★★★★★
3429	石柱土家族自治县人民医院	99.95	★★★★★★★⯪
3430	重庆市忠县人民医院	99.9	★★★★★★★★⯪
3431	重庆建设医院	99.89	★★★★★★★★
3432	重庆永荣矿业有限公司总医院	99.88	★★★
3433	重庆市渝中区妇幼保健计划生育服务中心	99.87	★★
3434	重庆铜梁铜仁医院	99.85	★★★★★★⯪
3435	重庆市万州区人民医院	99.84	★★★★★★★★★
3436	重庆医科大学附属第一医院	99.84	★★★★★★★★★
3437	重庆市铜梁区人民医院	99.84	★★★★
3438	重庆市急救医疗中心（重庆市第四人民医院）	99.84	★★★★
3439	重庆市南岸区妇幼保健院	99.75	★★★★★★★
3440	重庆市綦江区人民医院	99.74	★★★★★★★★★
3441	重庆市江津区第二人民医院	99.73	★★★⯪
3442	重庆南川宏仁医院	99.72	★★★★★
3443	重庆市九龙坡区人民医院	99.64	★★★★★★★⯪
3444	重庆市巫溪县人民医院	99.59	★★★★⯪
3445	重庆市第五人民医院	99.38	★★★★★★★★
3446	黔江仁爱医院	99.35	★★★★★★★
3447	重庆市黔江中心医院	99.32	★★★★★★
3448	重庆合川宏仁医院	99.27	★★★★⯪
3449	重庆三峡中心医院	99.01	★★★★★★★★⯪
3450	重庆黔江民族医院	99.01	★★★★
3451	重庆市开州区人民医院	98.96	★★★★★★★⯪
3452	重庆市万州区妇幼保健院	98.76	★★★★★★
3453	璧山仁康医院	98.14	★★★★
3454	重庆市南岸区人民医院	97.43	★★★★
3455	重庆两江新区第一人民医院	97.19	★★★
3456	重庆长城医院	97.17	★★★★★★★⯪
3457	重庆三峡医药高等专科学校附属医院	97.09	★★★★★
3458	重庆市东南医院	97.08	★★★
3459	重庆贝诺妇产医院有限公司	96.86	★★
3460	巫山县人民医院	96.78	★★★★⯪
3461	重庆市永川卧龙医院	96.68	★★★★⯪
3462	重庆市沙坪坝区陈家桥医院	96.53	★★★★
3463	黔江东蓝医院	95.8	★★★★★★

续表

编号	医院名称	完整度（%）	星级评分	编号	医院名称	完整度（%）	星级评分
3464	重庆市万州区第五人民医院	95.34	★★★★★★★★	3498	秀山县中医医院	67.63	☆
3465	重庆市万州区第一人民医院	94.81	★★★★★	3499	重庆江北黄泥磅医院	66.34	☆
3466	重庆市开州区妇幼保健院	94.18	★★★	3500	永川妇产医院	65.12	
3467	武隆佳美妇科医院	94.13	★★★★★	3501	重庆市公共卫生医疗救治中心	64.47	★★★★
3468	彭水康馨精神病医院	93.54	★★	3502	涪陵新九洲妇科医院	62.5	☆
3469	重庆市铜梁区中医院	93.5	★★★★★★★	3503	璧山同济医院	62.05	☆
3470	重庆格林医院	93.08	★★★½	3504	涪陵佳欣口腔医院	52.75	☆
3471	重庆市永川区妇幼保健院	91.83	★★★★★	3505	重庆弗莱堡口腔医院	52.75	☆☆
3472	重庆市云阳县妇幼保健院	91.21	★★★	3506	武隆兴胜健美口腔医院	52.75	☆☆
3473	酉阳县人民医院	90.42	★★★★★★★½	3507	重庆医科大学附属儿童医院	50.51	★★★★
3474	重庆市九龙坡区第二人民医院	89.62	★★★	3508	重庆现代女子医院	48.68	
3475	重庆安琪儿妇产医院	89.46	★★	3509	重庆京西医院	47.16	★★★★
3476	重庆长寿区理想口腔医院	89.21	★	3510	重庆金英医院	42.17	☆½
3477	重庆市江津区中心医院	87.85	★★★★★★★½	3511	重庆市第九人民医院	41.96	☆☆☆
3478	重庆市渝北区人民医院	87.77	★★★½	3512	涪陵区人民医院	41.78	
3479	重庆方英医院	87.54	★★★★★★½	3513	重庆市红十字会医院（江北区人民医院）	41.21	½
3480	重庆市垫江县人民医院	87.15	★★★★★★★	3514	奉节创美口腔医院有限公司	40.94	☆☆
3481	重庆益民医院	84.93	★★★★	3515	重庆牙卫士口腔医院	40.94	☆☆
3482	重庆市第六人民医院	84.7	★★★	3516	重庆友方医院	39.86	☆☆½
3483	秀山县人民医院	84.41	★★	3517	奉节县人民医院	36.6	☆½
3484	重庆市长寿区人民医院	82.67	★	3518	重庆綦江拜博口腔医院有限公司	28.92	☆☆
3485	彭水县人民医院	81.7	★★★★★★	3519	重庆北大阳光医院	16.05	☆☆☆
3486	重庆市巴南区中医院	80.81	★★	3520	重庆市丰都县人民医院	6.97	☆☆☆
3487	重庆两江新华医院	78.57	★★★★★	3521	重庆医科大学附属康复医院	3.74	☆☆☆
3488	大渡口区人民医院	78.1	★★	3522	重庆市长寿区化工园区医院有限公司	3.02	☆☆☆
3489	重庆三博长安医院	77.69	★	3523	重庆市永川区计生集爱医院	1.25	☆☆☆
3490	重庆华西妇产医院	76.54	★★★★★★	3524	重庆贝诺妇产医院	1.25	☆☆☆
3491	重庆市铜梁区妇幼保健计划生育服务中心	71.53	★	3525	重庆市万盛经济技术开发区华伟医院	0.65	☆☆☆
3492	重庆市沙坪坝区人民医院	71.35	½	3526	重庆市大渡口区妇幼保健院	0.49	☆☆☆
3493	忠县妇幼保健计划生育服务中心	71.29	★★★★	3527	重庆市璧山区人民医院	0.46	☆☆☆
3494	垫江县妇幼保健计划生育服务中心	71.16	★★★★★	3528	巫山县中医院	0.46	☆☆☆
3495	重庆蓝天妇产医院	70.77		3529	城口县人民医院	0.46	☆☆☆
3496	重庆嘉陵医院	70.55		3530	普兴中医医院	0.46	☆☆☆
3497	重庆拜博口腔医院管理有限公司永川拜博口腔医院	68.43	★★★★	3531	重庆市垫江县中医院	0.46	☆☆☆

表 18 浙江省（257 家医院）平均完整度 81.92

编号	医院名称	完整度（%）	星级评分
3532	嘉兴市妇幼保健院	100	★★★★★
3533	宁波市妇女儿童医院	100	★★★★★
3534	慈溪市妇幼保健院	100	★★★★★★★★★
3535	杭州市富阳区妇幼保健院	100	★★★★★
3536	桐庐县第一人民医院	100	★★★★★
3537	常山县人民医院	100	★★★★★★★★★
3538	湖州市妇幼保健院	100	★★★★★★★★★
3539	杭州市西溪医院	100	★★★★★★★★★
3540	浙江大学医学院附属妇产科医院	100	★★★★★
3541	杭州市第七人民医院	100	★★★★★
3542	绍兴市第七人民医院	100	★★★★★★★★★
3543	舟山市精神病医院	100	★★★★★
3544	丽水市第二人民医院	100	★★★★
3545	金华市第二医院	100	★★★★
3546	湖州市第三人民医院	100	★★★★
3547	衢州市第三医院	100	★★★★★★★★
3548	温州市第七人民医院	100	★★★★★
3549	浙江省肿瘤医院	100	★★★★★★★★★
3550	杭州市肿瘤医院	100	★★★★★
3551	湖州市中心医院	100	★★★★★
3552	浙江大学医学院附属第二医院	100	★★★★★★★★
3553	浙江萧山医院	100	★★★★★★★★★
3554	绍兴市人民医院	100	★★★★★★★★★
3555	嘉兴市第一医院	100	★★★★★★
3556	浙江大学医学院附属邵逸夫医院	100	★★★★★★★★★
3557	宁海县妇幼保健院	100	★★★★★★★★★
3558	绍兴市妇幼保健院	100	★★★★★
3559	台州市肿瘤医院	100	★★★★½
3560	绍兴市上虞第二人民医院	100	★★★★½
3561	绍兴第二医院	100	★★★★½
3562	杭州市第一人民医院	100	★★★★★★★★★½
3563	杭州师范大学附属医院	100	★★★½
3564	温州康宁医院	100	★★★½
3565	温州百佳东方妇产医院	100	★★★★★★½
3566	温州医科大学附属第一医院	100	★★★★★★★★★½
3567	杭州市余杭区妇幼保健院	100	★★★★★★★★★
3568	浙江大学医学院附属儿童医院	100	★★★★★★★
3569	宁波市精神病院	100	★★★★
3570	台州市第二人民医院	100	★★★★
3571	安吉县妇幼保健院	100	★★★★★
3572	淳安县妇幼保健院	100	★★★★★★★
3573	嘉善县第三人民医院	100	★★
3574	杭州市富阳区第三人民医院	100	★★★★★★
3575	海宁市第四人民医院	100	★★★★★★★
3576	黄岩区第三人民医院	100	★★
3577	余姚市第三人民医院	100	★★★★★★★★
3578	建德市第四人民医院	100	★★
3579	绍兴市口腔医院	100	★★
3580	磐安县中医院	100	★★★★
3581	舟山市普陀区第二人民医院	100	★★★★★★★★
3582	江山市中医院	100	★★★★
3583	杭州市江干区人民医院	100	★★★★
3584	浙江省宁波市北仑区小港医院	100	★★★★
3585	海宁市中心医院	100	★★★★★★★★
3586	嘉兴市南湖区中心医院	100	★★★★
3587	浙江省龙泉市人民医院	100	★★★★★★★
3588	玉环市人民医院	100	★★★★★★★★
3589	浙江省医疗健康集团杭州医院	100	★★★★
3590	金华市第五医院	100	★★★
3591	平湖市第二人民医院	100	★★★
3592	青田县人民医院	100	★★★
3593	磐安县人民医院	100	★★★★
3594	桐乡市第二人民医院	100	★★★★★★★★
3595	浙江省临海市第一人民医院	100	★★★★★★
3596	浙江省武义县第一人民医院	100	★★★★
3597	三门县人民医院	100	★★★★
3598	奉化爱伊美医院	100	★★★★★
3599	宁海县冠庄医院	100	★★★
3600	宁波镇海第二医院	100	★★★★★★★★
3601	义乌稠州医院	100	★★★

续表

编号	医院名称	完整度（%）	星级评分	编号	医院名称	完整度（%）	星级评分
3602	绍兴市立医院	100	★★★★★★★★	3638	浙江医院	99.9	★★★★★★★★★
3603	嘉兴市秀洲区妇幼保健院	100	★★★★★★	3639	浙江省台州医院	99.9	★★★★★★★★½
3604	江山市妇幼保健计划生育服务中心	100	★★★	3640	台州市立医院	99.9	★★★★
3605	嘉兴市康慈医院	100	★★★★★★★	3641	浙江爱德医院	99.9	★★★★★★★
3606	浙江省诸暨市人民医院	100	★★★★★★	3642	龙泉综合福利院民生医院	99.9	★★
3607	宁波市医疗中心李惠利医院	100	★★★★★★★★	3643	宁波开发区中心医院	99.89	★★★★½
3608	绍兴市上虞人民医院	100	★★★★★★	3644	象山县红十字台胞医院	99.89	★★★★
3609	绍兴市上虞中医医院	100	★★★★★	3645	建德中医院	99.88	★★★★½
3610	宁波市北仑区人民医院	100	★★★★	3646	海宁市妇幼保健院	99.88	★★★★★★★★
3611	新昌县人民医院	100	★★★★★★★★	3647	德清医院	99.88	★★★★
3612	杭州市萧山区第一人民医院	100	★★★★★★	3648	建德市第二人民医院	99.87	★★★
3613	湖州市第一人民医院	100	★★★★★★★	3649	义乌市精神卫生中心	99.85	★★★★★★★
3614	天台县人民医院	100	★★★★★★★	3650	义乌復元私立医院	99.84	★★★★★★
3615	余姚市人民医院	100	★★★★★★★★	3651	浦江县人民医院	99.84	★★★★★★★½
3616	衢州市人民医院	100	★★★★	3652	绍兴市中心医院	99.84	★★★★★★
3617	建德市第一人民医院	100	★★★★★★★	3653	嘉善嘉辰医院	99.83	★★★★
3618	宁波市鄞州人民医院	100	★★★★	3654	浙江省岱山县第一人民医院	99.79	★★★★★★★★
3619	绍兴袍江医院	100	★★	3655	温州医科大学附属第二医院温州医科大学附属育英儿童医院	99.74	★★★★★★★★
3620	诸暨海亮医院	100	★★	3656	绍兴上虞第三医院	99.73	★★★
3621	临海市妇幼保健院	100	★★★★★	3657	东阳市人民医院	99.69	★★★★★★★
3622	宁波市奉化区妇幼保健院	100	★★★★★★★	3658	杭州市富阳区第一人民医院	99.58	★★★★
3623	嵊州市妇幼保健院	100	★★★★	3659	台州市中心医院（台州学院附属医院）	99.48	★★★★★★★★½
3624	桐庐县妇幼保健院	100	★★★★	3660	安吉县人民医院	99.47	★★★★★★★
3625	温岭市妇幼保健院	100	★★★★	3661	宁波市第二医院	99.43	★★★★★★★
3626	义乌市妇幼保健计划生育服务中心	100	★★★★★★	3662	宁波江北康养医院	99.43	★★★★★★★
3627	浙江省瑞安市妇幼保健院	100	★★★★★★	3663	绍兴市柯桥区齐贤医院	99.41	★★★★★★★
3628	宁波鄞州艾博尔妇产医院有限公司	100	★★★	3664	金华文荣医院	99.36	★★★★★★★★
3629	宁波海曙送子鸟医院	100	★★	3665	永康市第一人民医院	99.32	★★★★
3630	宁波市北仑口腔医院	100	★★	3666	温州滨海医院	99.31	★★★★★★★½
3631	宁波鄞州协禾口腔医院	100	★★	3667	绍兴城东医院	99.29	★★
3632	宁波奉化口腔医院	100	★★	3668	舟山市妇幼保健院	99.26	★★★★★★★★★
3633	义乌天祥医疗东方医院	100	★★★★★★★	3669	仙居县精神病医院	99.25	★★
3634	诸暨市妇幼保健院	100	★★★★	3670	台州市路桥区第二人民医院	99.23	★★★★
3635	金华市中心医院	99.95	★★★★★★★	3671	缙云县人民医院	99.22	★★★★
3636	乐清市人民医院	99.95	★★★★	3672	海宁康华医院	99.18	★★★★½
3637	长兴第二医院	99.94	★★★★				

续表

编号	医院名称	完整度（%）	星级评分
3673	兰溪市人民医院	99.17	★★★★★★★⯨
3674	杭州市余杭区第三人民医院	99.12	★★★★★
3675	桐乡星光医院	99.11	★★★★★★★
3676	庆元县人民医院	99.07	★★★★★★★
3677	江山贝林医院	98.97	★★★★★★★★⯨
3678	平湖市第一人民医院	98.87	★★★★
3679	绍兴越城越州医院	98.36	★★
3680	浙江省人民医院	98.29	★★★★★
3681	温州市鹿城区人民医院	98.27	★★★★★★★★
3682	安吉县第三人民医院	98.13	★★★★★★★
3683	杭州市余杭区第二人民医院	97.95	★★★
3684	杭州市余杭区第一人民医院	97.59	★★★★
3685	嵊州市人民医院（浙大一院嵊州分院）	97.45	★★★★★★★
3686	杭州市萧山区第三人民医院	97.42	★★★★★★★★★
3687	桐乡市第一人民医院	97.35	★★★★★★★★
3688	杭州市富阳区第二人民医院	97.19	★★★★
3689	嘉兴市第二医院	96.84	★★★★★★★
3690	泰顺县人民医院	96.77	★★★★
3691	萧山经济技术开发区医院	96.65	★★★★★★★⯨
3692	瑞安市人民医院	96.46	★★★★
3693	温州市龙湾区第一人民医院	96.24	★★★★
3694	诸暨市第二人民医院	95.83	★★★★
3695	镇海区人民医院	95.6	★★★★
3696	普陀医院	95.31	★★★★★★★
3697	诸暨同济医院	95	★★
3698	宁波市鄞州儿童口腔医院	94.91	★
3699	浙江新安国际医院	94.79	★★★★★★★⯨
3700	横店文荣医院	94.71	★★★★★★
3701	浙江省乐清市第二人民医院	94.5	★★★★★
3702	海盐县妇幼保健院	94.18	★★★
3703	乐清市妇幼保健院	94.18	★★★★★★
3704	诸暨现代九洲医院	93.14	★★★★★★
3705	平阳县长庚医院	93.06	★★⯨
3706	嵊州市第五人民医院	92.94	★
3707	宁波明州医院	92.82	★★★
3708	浙江省东阳市横店医院	92.4	★★★
3709	诸暨市第四人民医院	91.54	★★★★★★★★
3710	宁波大学医学院附属医院	90.54	★★★★★★⯨
3711	杭州市萧山区第二人民医院	89.92	★★★★
3712	海盐县人民医院	88.6	★★★★
3713	淳安县第一人民医院	87.03	★★★⯨
3714	台州市博爱医院	86.9	★★★
3715	临安市人民医院	86.61	★★★
3716	乐清开发区医院	85.65	★★★⯨
3717	仙居县人民医院	84.85	★★★★★★
3718	诸暨市第六人民医院	84.66	★★
3719	嘉善县第一人民医院	84.63	★★★
3720	温州市中心医院	84.34	★★⯨
3721	杭州市第三人民医院	84.14	★
3722	宁波市奉化区溪口医院	84.07	★
3723	余姚市第二人民医院	83.73	★★★★★★
3724	苍南县第三人民医院	82.83	★★
3725	德清县人民医院	82.67	★★★★★★★
3726	宁波第五医院	81.14	★★
3727	杭州求是医院	81.04	★
3728	桐乡东方医院	78.51	★
3729	桐乡市妇幼保健院	77.97	★★
3730	海宁市人民医院	77.58	★★
3731	嘉善县第二人民医院	76.59	★
3732	杭州市萧山区第四人民医院	76.06	★★★★★★
3733	平湖新华医院	75.81	★⯨
3734	临安锦北医院	74.63	☆
3735	温州建国医院	70.96	⯨
3736	宁波市康宁医院	69.52	★
3737	绍兴市上虞妇幼保健院	68.44	★★★★★
3738	长兴县妇幼保健院	68.32	★★★★★★
3739	丽水市妇幼保健院	66.34	★★★★★
3740	宁波市鄞州区钱湖医院	65.74	☆
3741	永康医院	65.7	★★★★★
3742	宁波市镇海龙赛医院	60.97	★
3743	江山市第四人民医院	60.96	☆
3744	东阳市第七人民医院	60.06	☆☆

续表

编号	医院名称	完整度（%）	星级评分
3745	慈溪市第三人民医院	56.8	☆
3746	浙江省杭州市桐庐富春江医院	55.14	☆☆☆
3747	宁波牙博士口腔医院有限公司	51.32	☆☆
3748	浙江大学医学院附属口腔医院	49.9	★★★½
3749	建德市妇保院	48.39	☆
3750	婺城区人民医院	45.93	☆☆
3751	宁波北仑通策口腔医院	43.79	☆☆
3752	遂昌县人民医院	41.77	☆
3753	余姚四明口腔医院	41.34	☆☆
3754	树兰（杭州）医院	40.76	☆☆☆
3755	慈林医院	38.07	☆☆½
3756	舟山医院	34.96	★★★★
3757	宁波市鄞州口腔医院	33.6	☆☆
3758	宁波北仑大港医院	16.4	☆☆☆
3759	浙江省湖州市吴兴区人民医院	12.19	☆☆
3760	宁波象山港妇产医院	7.9	☆☆☆
3761	浙江省永康市妇幼保健院	7.55	☆☆½
3762	平阳县第二人民医院	3.02	☆☆☆
3763	中国水产舟山海洋渔业公司职工医院（舟山普西医院）	3.02	☆☆☆
3764	宁波口腔医院	2.04	☆☆
3765	宁波江北口腔医院	2.04	☆☆
3766	宁波牙科医院	2.04	☆☆
3767	象山丹城口腔医院	2.04	☆☆
3768	宁波港城口腔医院	2.04	☆☆
3769	浙江金华广福肿瘤医院	1.53	☆☆☆
3770	宁波东易大名、医院	1.25	☆☆☆
3771	东阳市妇幼保健院	1.24	☆☆☆
3772	衢州市妇幼保健院	1.24	☆☆☆
3773	余姚惠爱医院	0.46	☆☆½
3774	缙云王金虎医院	0.46	☆☆☆
3775	嵊州国泰医院	0.46	☆☆☆
3776	临安市昌化人民医院	0.46	☆☆☆
3777	磐安中医院	0.46	☆☆☆
3778	金华市婺城区第一人民医院	0.46	☆☆☆
3779	温州市洞头区人民医院	0.46	☆☆☆
3780	北仑大港医院	0.46	☆☆☆
3781	舟山广安医院	0.46	☆☆☆
3782	温岭东方医院	0.46	☆☆☆
3783	慈溪协和医院	0.46	☆☆☆
3784	嘉善东方医院	0.46	☆☆☆
3785	浙江省中医院	0.46	☆☆☆
3786	浙江中医药大学附属第二医院	0.46	☆☆☆
3787	浙江省立同德医院	0.46	☆☆☆
3788	温岭市第一人民医院	0.46	☆☆☆

表19　河南省（319家医院）平均完整度81.54

编号	医院名称	完整度（%）	星级评分
3789	洛阳市妇女儿童医疗保健中心	100	★★★★★
3790	温县人民医院	100	★★★★
3791	舞钢市人民医院	100	★★★★★
3792	禹州市人民医院	100	★★★★★★★★★
3793	鹿邑真源医院	100	★★★★★★★★★
3794	郑州市第六人民医院	100	★★★★★★★★★
3795	开封市儿童医院	100	★★★★★★★★
3796	洛阳市第五人民医院	100	★★★★★★★★★
3797	驻马店市精神病医院	100	★★★★★★★★★
3798	河南省精神病医院	100	★★★★★★★★★
3799	河南省肿瘤医院	100	★★★★★
3800	河南科技大学第一附属医院	100	★★★★★
3801	南阳市中心医院	100	★★★★★
3802	新乡市中心医院	100	★★★★★
3803	商丘市第一人民医院	100	★★★★★★★★★
3804	信阳市中心医院	100	★★★★★
3805	郑州大学第一附属医院	100	★★★★★★★★★
3806	河南宏力医院	100	★★★★★★★★★

续表

编号	医院名称	完整度（%）	星级评分
3807	郑州市妇幼保健院	100	★★★★★★★★★
3808	临颍县人民医院	100	★★★★
3809	郑州大学第五附属医院	100	★★★★★★
3810	郑州市中心医院	100	★★★★★
3811	西平县人民医院	100	★★★★⯨
3812	罗山县人民医院	100	★★★★⯨
3813	南乐县人民医院	100	★★★★★★★★⯨
3814	辉县市人民医院	100	★★★★★★★★⯨
3815	新蔡县人民医院	100	★★★★★★★★⯨
3816	延津县人民医院	100	★★★★★⯨
3817	伊川县人民医院	100	★★★★⯨
3818	民权县人民医院	100	★★★⯨
3819	沁阳市人民医院	100	★★★★⯨
3820	栾川县人民医院	100	★★★★★★★⯨
3821	新安县人民医院	100	★★★★⯨
3822	襄城县人民医院	100	★★★★★★★★⯨
3823	汝南县人民医院	100	★★★★★★⯨
3824	淇县人民医院	100	★★★★⯨
3825	南召县人民医院	100	★★★★⯨
3826	西峡县人民医院	100	★★★★⯨
3827	平舆县人民医院	100	★★★★★★★★⯨
3828	平顶山现代妇产医院	100	★★★★⯨
3829	郑州市第十六人民医院	100	★★★★⯨
3830	郑州协和医院	100	★★★⯨
3831	新郑市人民医院	100	★★★★★★⯨
3832	获嘉县红十字医院	100	★★★⯨
3833	孟州市人民医院	100	★★★★★★★★⯨
3834	清丰县人民医院	100	★★★★⯨
3835	洛阳新区人民医院	100	★★★★★★★⯨
3836	洛阳协和医院	100	★★⯨
3837	濮阳市人民医院	100	★★★★⯨
3838	驻马店市第一人民医院	100	★★★★★★★★⯨
3839	平顶山市第一人民医院	100	★★★★★★★★⯨
3840	济源市人民医院	100	★★★★⯨
3841	南阳市第二人民医院	100	★★★★★★★⯨
3842	南阳市第一人民医院	100	★★★★★★★⯨
3843	三门峡市中心医院	100	★★★★★★★★⯨
3844	濮阳市安阳地区医院	100	★★★★⯨
3845	郑州人民医院	100	★★★★★★★★⯨
3846	郑州市第一人民医院	100	★★★★★★★⯨
3847	新乡医学院第一附属医院	100	★★★★★★⯨
3848	濮阳市油田总医院	100	★★★★★★★★⯨
3849	洛阳市第三人民医院	100	★★★★⯨
3850	新县人民医院	100	★★★⯨
3851	淮滨县人民医院	100	★★★⯨
3852	濮阳县人民医院	100	★★★★★★★★⯨
3853	武陟县人民医院	100	★★★★★★⯨
3854	鄢陵县人民医院	100	★★★★★★★⯨
3855	确山县人民医院	100	★★★★⯨
3856	社旗县人民医院	100	★★★★★★★★⯨
3857	原阳县人民医院	100	★★★⯨
3858	商城县人民医院	100	★★★⯨
3859	永城市人民医院	100	★★★★★★★★⯨
3860	唐河县人民医院	100	★★★★★★★★⯨
3861	通许县中心医院	100	★★★★⯨
3862	尉氏县人民医院	100	★★★⯨
3863	河南（郑州）弘大心血管病医院	100	★★★★★★★⯨
3864	洛阳石化医院	100	★★★★★★★⯨
3865	上蔡协和医院	100	★★★★★★★★⯨
3866	河南信合医院	100	★★★★⯨
3867	新郑市第二人民医院	100	★★★⯨
3868	许昌市人民医院	100	★★★★⯨
3869	平煤神马医疗集团总医院	100	★★★★★⯨
3870	洛阳市第一人民医院	100	★★⯨
3871	焦作煤业（集团）有限责任公司中央医院	100	★★★⯨
3872	宜阳县人民医院	100	★★★
3873	河南省巩义市人民医院	100	★★★★★★★★
3874	南阳豫西协和医院	100	★★★★★★★★
3875	汝州市第一人民医院	100	★★★★★
3876	南阳市第六人民医院	100	★★★★
3877	开封市妇产医院	100	★★★★★★★

续表

编号	医院名称	完整度（%）	星级评分
3878	登封市妇幼保健院	100	★★★★★★★★
3879	邓州市妇幼保健院	100	★★★
3880	固始县妇幼保健院	100	★★★★★★★
3881	鹤壁妇幼保健院	100	★★★★★★★★
3882	河南省洛阳荣康医院	100	★★★★★★
3883	漯河市精神病专科医院	100	★★★
3884	信阳市精神病医院	100	★★
3885	商丘市第二人民医院	100	★★★★
3886	洛阳市精神卫生中心	100	★★
3887	郑州市第八人民医院	100	★★★★★★
3888	南阳市肿瘤医院	100	★★★★
3889	安阳县总医院	100	★★★
3890	台前县人民医院	100	★★★
3891	商丘市立医院	100	★★★★★★★
3892	新野县人民医院	100	★★★★★★★★
3893	镇平县人民医院	100	★★★★
3894	洛阳牡丹妇产医院	100	★★★★
3895	许昌口腔医院	100	★★★
3896	驻马店肿瘤医院	100	★★★★
3897	许昌市立医院	100	★★★
3898	濮阳惠民医院	100	★★★★★★★
3899	南乐中兴医院	100	★★★★
3900	郑州儿童医院	100	★★★★★★★★
3901	焦作市妇幼保健院	100	★★★★
3902	开封市妇幼保健院	100	★★★★★★★★
3903	开封市祥符区妇幼保健院	100	★★★★★★★
3904	兰考县妇幼保健院	100	★★★
3905	安阳市第三人民医院安阳市心血管病医院	100	★★★★★
3906	郑州市第七人民医院（郑州市心血管病医院）	100	★★★★★★½
3907	安阳市肿瘤医院	100	★★★★
3908	平顶山市第二人民医院	100	★★★★★★★★
3909	南阳医学高等专科学校第一附属医院	100	★★★★★★★★
3910	周口市传染病医院	100	★★★
3911	新乡市传染病医院	100	★★★★
3912	安阳市第五人民医院	100	★★★★
3913	临颍县妇幼保健院	100	★★★★★★★★
3914	漯河市妇幼保健院（漯河市第三人民医院）	100	★★★★★
3915	濮阳市妇幼保健院	100	★★★★
3916	西峡县妇幼保健院	100	★★★★★★★
3917	许昌市妇幼保健院	100	★★★★★★★
3918	正阳县妇幼保健院	100	★★★★★
3919	郑州大学第三附属医院	100	★★★★★
3920	郑州市口腔医院	100	★★★★★★★
3921	南阳市口腔医院	100	★★★★★★★★
3922	开封市肿瘤医院	100	★★★★
3923	许昌市第二人民医院	100	★★★★★★★★
3924	范县人民医院	100	★★★★★★★★
3925	固始第一医院	100	★★★★★
3926	郑州大学医院	100	★★★★★★★
3927	固始金霞妇产医院	100	★★★
3928	洛阳拜博六和口腔医院	100	★★★★★★★
3929	郑州拜博口腔医院	100	★★
3930	周口市妇幼保健院（周口市儿童医院）	100	★★★★
3931	驻马店市妇幼保健院	100	★★★★★★★
3932	安阳市人民医院	100	★★★★
3933	河南省人民医院	99.95	★★★★★★★★
3934	洛阳市第六人民医院	99.95	★★★★½
3935	叶县人民医院	99.95	★★★★
3936	义马煤业集团股份有限公司总医院	99.95	★★★★★★★★
3937	郑州大学附属洛阳中心医院	99.95	★★★★★★★★
3938	睢县人民医院	99.94	★★★★★★★½
3939	周口永善医院	99.94	★★★★½
3940	荥阳市人民医院	99.9	★★★★½
3941	河南科技大学第二附属医院	99.9	★★★★★★★½
3942	郑州大学第二附属医院	99.9	★★★★½
3943	内黄县人民医院	99.89	★★★★★★★½
3944	义马市人民医院	99.88	★★★★
3945	周口市第六人民医院	99.85	★★★★★★★
3946	淅川县人民医院	99.84	★★★★★★★½

续表

编号	医院名称	完整度（%）	星级评分	编号	医院名称	完整度（%）	星级评分
3947	通许县人民医院	99.84	★★★★⯨	3982	黄河三门峡医院	97.87	★★★★★★★★⯨
3948	嵩县人民医院	99.84	★★★★★★★★	3983	兰考县中心医院	97.74	★★★★★★⯨
3949	平顶山学院第二附属医院（平顶山市口腔医院）	99.8	★★★★★★	3984	郑州煤炭工业（集团）有限责任公司总医院	97.62	★★★
3950	郑州陇海医院	99.74	★★★★★★★★	3985	潢川县人民医院	97.51	★★★★⯨
3951	三门峡市第二人民医院	99.69	★★★	3986	河南大学淮河医院	97.5	★★★★⯨
3952	修武县人民医院	99.67	★★★★⯨	3987	洛阳东方医院	97.3	★★★★★★★★⯨
3953	遂平仁安医院	99.63	★★★★★★★	3988	虞城县人民医院	97.29	★★★★
3954	柘城县人民医院	99.58	★★★★⯨	3989	南阳南石医院	97.24	★★★★★★★★
3955	商丘市长征人民医院	99.54	★★★★★★★	3990	沈丘县人民医院	97.19	★★★★★★★★⯨
3956	宝丰县人民医院	99.53	★★★★★★★⯨	3991	博爱县人民医院	97.19	★★★★★★★⯨
3957	光山县人民医院	99.52	★★★⯨	3992	巩义瑞康医院	97.19	★★★★
3958	新密市第一人民医院	99.48	★★★★★★★⯨	3993	河南省职工医院	97.17	★★★★⯨
3959	新乡医学院第三附属医院	99.48	★★★	3994	遂平县人民医院	97.16	★★★★★★★★⯨
3960	驻马店市中心医院	99.38	★★★★★★★★	3995	西华县人民医院	97.11	★★★★★★★★⯨
3961	宁陵县人民医院	99.34	★★★★★★★★⯨	3996	开封市祥符区第二人民医院	97.05	★★★★★
3962	洛宁县人民医院	99.34	★★★★	3997	焦作市人民医院	97.03	★★★★⯨
3963	扶沟县人民医院	99.3	★★★★★⯨	3998	滑县人民医院	96.91	★★★⯨
3964	周口市中心医院	99.28	★★★★★★	3999	新乡市第一人民医院	96.67	★★★★★★★★⯨
3965	漯河市中心医院	99.18	★★★★★★⯨	4000	郸城祥和医院	96.63	★★★
3966	河南大学第一附属医院	99.17	★★★★⯨	4001	长葛市人民医院	96.07	★★★★
3967	渑池县人民医院	99.01	★★★★★★★★⯨	4002	安阳市妇幼保健院	95.42	★★
3968	开封市中心医院	98.91	★★★★★★★	4003	封丘县人民医院	95.26	★★★★★★★
3969	许昌市中心医院	98.91	★★★★★★★⯨	4004	尉氏县第二人民医院	95.04	★★★
3970	平顶山市第五人民医院	98.91	★★★★★★★★	4005	兰考第一医院	94.99	★★★⯨
3971	焦作同仁医院	98.79	★★★★★★★★⯨	4006	郑州颐和医院	94.41	★★★⯨
3972	商水县人民医院	98.67	★★★★⯨	4007	桐柏县人民医院	94.17	★★★★★★
3973	项城市第一人民医院	98.65	★★★★	4008	禹州市中心医院	93.31	★★★
3974	舞阳县人民医院	98.62	★★★★⯨	4009	开封市传染病医院	92.61	★★★
3975	邓州市中心医院	98.54	★★★★★	4010	焦作市第二人民医院	92.24	★★★★★⯨
3976	鹤壁京立医院	98.52	★★★★★★★⯨	4011	郑州瑞龙医院	92.03	★★★⯨
3977	杞县人民医院	98.49	★★★★⯨	4012	河南省直第三人民医院	91.98	★★★★★⯨
3978	中牟县人民医院	98.44	★★★★★★★⯨	4013	尉氏县妇幼保健院	91.58	★★★★★★
3979	鹤壁市人民医院	98.31	★★⯨	4014	商丘市中心医院	90.92	★★★
3980	正阳县人民医院	98.24	★★★⯨	4015	安阳市第六人民医院（口腔医院）	90.43	★★★★★⯨
3981	长垣县人民医院	98.07	★★★★⯨	4016	三门峡口腔医院	90.43	★

续表

编号	医院名称	完整度(%)	星级评分	编号	医院名称	完整度(%)	星级评分
4017	汝阳县人民医院	89.8	★★★⯨	4052	信阳市肿瘤医院	54.75	★★★★
4018	郑州市第二人民医院	89.47	★	4053	开封市第二人民医院	49.61	✩
4019	孟津县人民医院	89.07	★★⯨	4054	夏邑县人民医院	47.37	★⯨
4020	郏县人民医院	88.35	★★★⯨	4055	鹿邑县人民医院	44.51	⯨
4021	郸城县人民医院	87.71	★★★★	4056	洛阳市第九人民医院	43.98	☆✩
4022	新乡市妇幼保健院	87.25	★★★	4057	武陟济民医院	42.53	☆☆☆
4023	内乡县人民医院	86.6	★★★★★⯨	4058	濮阳市第五人民医院	41.98	☆☆☆
4024	浚县人民医院	86.25	★★★⯨	4059	漯河医学高等专科学校第二附属医院	40.34	☆✩
4025	偃师市人民医院	86.11	★★★★★★	4060	镇平县妇幼保健院	39.98	
4026	鲁山县人民医院	85.81	★★★⯨	4061	南阳胸科医院	35.4	☆☆
4027	河南省上蔡县人民医院	85.01	★★★	4062	获嘉县人民医院	31.06	★⯨
4028	信阳职业技术学院附属医院（信阳市第二人民医院）	84.98	★	4063	郑州新华医院	28.37	☆
				4064	灵宝市第一人民医院	24.04	☆☆☆
4029	尉氏县第三人民医院	84.47	★★★★★★	4065	洛阳市吉利区人民医院	23.5	☆☆
4030	南阳卧龙医院	83.5	★⯨	4066	卫辉市人民医院	18.61	✩
4031	商丘市第三人民医院	82.87	★★	4067	郑州圣玛妇产医院	16.19	☆
4032	汤阴县人民医院	81.77	✩	4068	中牟县第二人民医院	9.73	☆☆☆
4033	息县人民医院	81.49	★★	4069	太康县人民医院	8.3	☆☆
4034	卢氏县人民医院	81.16	★★	4070	信阳信钢医院	8.3	☆☆✩
4035	洛阳市第七人民医院	80.92	☆	4071	登封市人民医院	8.25	☆☆
4036	三门峡市陕州区人民医院	80.53	★	4072	周口永兴医院	8.25	☆☆☆
4037	洛阳市交通医院	79.51	★	4073	中牟县新妇幼保健院	7.67	☆☆☆
4038	开封市祥符区第一人民医院	77.65		4074	河南省漯河市临颍县第二人民医院	6.31	☆☆☆
4039	项城卫校中西医结合医院	76.68	★★★★★★	4075	河南省职业病医院	4.44	☆☆☆
4040	平顶山市妇幼保健院	75.87	★★★★★★	4076	荥阳二院	3.69	☆☆☆
4041	泌阳县人民医院	74.7	⯨	4077	淮阳楚氏骨科医院	3.66	☆☆☆
4042	安钢职工总医院	74.54	⯨	4078	新乡县人民医院	3.18	☆☆☆
4043	河南六建建筑集团有限公司职工医院	68.12	★★★★⯨	4079	滑县正大口腔医院	2.04	☆☆
4044	黄河水利委员会黄河中心医院	67.95	✩	4080	安阳市第七人民医院	1.5	☆☆☆
4045	新野县妇幼保健院	66.09		4081	驻马店市精神病医院	1.5	☆☆☆
4046	开封市第五人民医院	65.62		4082	林州市人民医院	1.36	☆☆
4047	商丘市妇幼保健院	65.35	★	4083	平顶山博爱妇产医院	1.25	☆☆☆
4048	信阳市第五人民医院	63.99	☆☆	4084	中牟县妇幼保健院	1.24	☆☆☆
4049	濮阳市精神卫生中心	62.01	☆☆	4085	郸城宏斌医院	0.58	☆☆☆
4050	淮阳县人民医院	55.86	✩	4086	方城县人民医院	0.51	☆☆☆
4051	林州市肿瘤医院	55.52	★★★★	4087	新乡市第二人民医院	0.46	☆☆✩

续表

编号	医院名称	完整度（%）	星级评分
4088	南召县骨伤病医院	0.46	☆☆☆
4089	郑州玖桥大桥护理院	0.46	☆☆☆
4090	尉氏县中医院	0.46	☆☆☆
4091	孟津县公疗医院	0.46	☆☆☆
4092	漯河市第六人民医院	0.46	☆☆☆
4093	汝州市人民医院	0.46	☆☆☆
4094	平顶山新华区人民医院	0.46	☆☆☆
4095	濮阳市第二人民医院（濮阳市眼科医院）	0.46	☆☆☆
4096	陕州区第一人民医院	0.46	☆☆☆
4097	郑州市惠济区人民医院	0.46	☆☆☆
4098	郑州市金水区总医院	0.46	☆☆☆
4099	人民医院	0.46	☆☆☆
4100	河南电力医院	0.46	☆☆☆
4101	郑州卷烟厂康复医院	0.46	☆☆☆
4102	郸城县第二人民医院	0.46	☆☆☆
4103	南召安泰医院	0.46	☆☆☆
4104	荥阳市第二人民医院	0.46	☆☆☆
4105	新乡县龙华医院	0.46	☆☆☆
4106	郑州仁济医院	0.46	☆☆☆
4107	洛阳市第十人民医院	0.46	☆☆☆

表 20　北京市（161 家医院）平均完整度 81.02

编号	医院名称	完整度（%）	星级评分
4108	北京市中关村医院	100	★★★★★★★
4109	北京怀柔医院	100	★★★★★
4110	北京市朝阳区桓兴肿瘤医院	100	★★★★★★★★
4111	北京南郊肿瘤医院	100	★★★★★★★
4112	北京市朝阳区三环肿瘤医院	100	★★★★★
4113	首都儿科研究所附属儿童医院	100	★★★★★★★★★
4114	首都医科大学附属北京儿童医院	100	★★★★★★★★★
4115	北京回龙观医院	100	★★★★★★★
4116	北京肿瘤医院	100	★★★★★★★★★
4117	北京医院	100	★★★★★★★★★
4118	北京大学第一医院	100	★★★★★★★★★
4119	首都医科大学附属北京潞河医院	100	★★★★★
4120	首都医科大学附属北京友谊医院	100	★★★★★★★★★
4121	北京市平谷区妇幼保健院	100	★★★★★★★★½
4122	北京市朝阳区第三医院	100	★★★★½
4123	北京市密云区医院	100	★★★★★★★½
4124	北京市垂杨柳医院	100	★★★★★★½
4125	北京大学第三医院	100	★★★★★★★★★
4126	北京京煤集团总医院	100	★★★★★★½
4127	北京老年医院	100	★★★★½
4128	煤炭总医院	100	★★★★★★★★½
4129	航空总医院	100	★★★★½
4130	北京市丰台区南苑医院	100	★★★★★★½
4131	北京首儿李桥儿童医院	100	★★★★½
4132	首都医科大学附属北京安定医院	100	★★★★★★★
4133	北京市东城区第二妇幼保健院	100	★★★
4134	北京市东城区第一妇幼保健院	100	★★★★★★★
4135	北京市怀柔区妇幼保健院	100	★★★★★★★★
4136	北京市顺义区妇幼保健院	100	★★★★★
4137	北京市通州区妇幼保健院	100	★★★★
4138	北京市西城区妇幼保健院	100	★★
4139	北京市门头沟区龙泉医院	100	★★★★★★★
4140	北京市石景山区五里坨医院	100	★★★★
4141	北京市怀柔安佳医院	100	★★★★★★
4142	北京市延庆区精神病医院	100	★★★★★
4143	北京市房山区精神卫生保健院	100	★★★★
4144	中国航天科工集团七三一医院	100	★★★★★★★★
4145	北京新世纪儿童医院	100	★★★★
4146	北京凤凰妇科医院	100	★★★★★★★
4147	北京海婴妇产医院有限公司	100	★★★★
4148	北京亚运村美中宜和妇儿医院	100	★★★★★★★
4149	北京玛丽妇婴医院	100	★★★★★★
4150	北京万柳美中宜和妇儿医院	100	★★★★★★★★
4151	北京新里程肿瘤医院	100	★★★★

续表

编号	医院名称	完整度（%）	星级评分
4152	首都医科大学附属北京地坛医院	100	★★★★★★★
4153	首都医科大学附属北京胸科医院	100	★★★★
4154	首都医科大学附属北京佑安医院	100	★★★★★★★★
4155	北京大学第六医院	100	★★★★★★⯨
4156	首都医科大学附属北京口腔医院	100	★★★★★★★★★⯨
4157	北京大学口腔医院	100	★★★★★★★★★⯨
4158	中国医学科学院阜外医院	100	★★★★★★★★
4159	中国医学科学院肿瘤医院	100	★★★★★★★⯨
4160	北京市海淀医院	100	★★★★★★★★
4161	北京大学人民医院	100	★★★★★★★★★⯨
4162	门头沟区妇幼保健院	100	★★★★★★★★
4163	北京市东城区精神卫生保健院	100	★★★★★
4164	北京市顺义区精神病医院	100	★★★
4165	北京市大兴区精神病医院	100	★★
4166	北京市社会福利医院	100	★★
4167	北京四季青医院（北京市海淀区四季青镇社区卫生服务中心）	100	★★★★
4168	北京先和妇产医院	100	★★★★★★★
4169	北京太和妇产医院	100	★★★★
4170	北京宝岛妇产医院	100	★★★★★
4171	北京五洲妇儿医院	100	★★★★★★★★
4172	北京美中宜和妇儿医院	100	★★★★
4173	北京俪婴妇产医院	100	★★★
4174	北京保法肿瘤医院	100	★★★★★★★★
4175	北京市平谷岳协医院	100	★★★
4176	北京爱育华妇儿医院	100	★★★★★★★★
4177	北京市延庆区医院（北京大学第三医院延庆医院）	99.95	★★★★★★★★★⯨
4178	首都医科大学附属北京天坛医院	99.9	★★★★⯨
4179	北京市房山区第一医院	99.9	★★★★★⯨
4180	首都医科大学附属北京康复医院	99.9	★★
4181	北京市顺义区医院	99.9	★★★★
4182	清华大学医院	99.88	★★★★
4183	北京市延庆区妇幼保健院	99.88	★★★★★★
4184	北京和美妇儿医院	99.87	★★★★★★★★
4185	北京博仁医院	99.87	★★★★★★★
4186	北京市第二医院	99.83	★★★★
4187	北京市监狱管理局中心医院	99.81	★★★★★★★
4188	中国核工业北京四〇一医院	99.78	★★★★⯨
4189	北京市昌平区沙河医院	99.62	★★★★★★★
4190	清华大学玉泉医院	99.55	★★★★
4191	北京市石景山医院	99.46	★★★★★★★★★
4192	北京市第六医院	99.33	★★★★★★★★★
4193	北京大学首钢医院	99.27	★★★★★★
4194	北京航天总医院	99.19	★★★★
4195	北京市门头沟区医院	98.65	★★★★★★★★
4196	北京市监狱管理局清河分局医院	98.65	★★★★★★★
4197	北京市仁和医院	98.28	★★★★★★★★
4198	中日友好医院	97.55	★★★★★★★★★
4199	北京燕化医院	97.51	★★★★★
4200	首钢矿山医院	96.81	★★★★★★★
4201	首都医科大学附属北京朝阳医院	96.73	★★★★★★★★
4202	北京小汤山医院	96.67	★★
4203	北京博爱医院	96.58	★★★★★★★
4204	中国医学科学院北京协和医院	96.26	★★★★★
4205	北京水利医院	96.17	★★★
4206	北京丰台右安门医院	95.87	★★★★
4207	首都医科大学附属复兴医院	95.69	★★★★★★⯨
4208	北京市健宫医院	95.06	★★★★★★★★
4209	北京市顺义区空港医院	94.96	★★⯨
4210	民航总医院	94.59	★★★★★★★
4211	北京瑞城口腔医院	94.3	★
4212	北京华府妇儿医院	93.98	★★★
4213	北京市羊坊店医院	92.37	★
4214	北京嫣然天使儿童医院	91.92	★★
4215	北京欢乐银河口腔医院	90.43	★
4216	北京优颐口腔医院	90.43	★
4217	北京市海淀区精神卫生防治院	89.19	★★★★★★
4218	西城区展览路医院	86.45	★
4219	北京市昌平区医院	86.33	★★★⯨
4220	首都医科大学附属北京安贞医院	84.72	★★★
4221	北京积水潭医院	84.44	★★★

续表

编号	医院名称	完整度（%）	星级评分	编号	医院名称	完整度（%）	星级评分
4222	北京市朝阳区双桥医院	84.38	★★★	4246	北京京北健永口腔医院	40.94	☆
4223	北京市平谷区医院	84.28	★	4247	北京和睦家医院有限公司	39.96	☆½
4224	北京市大兴区人民医院	84.14	★★★	4248	北京中诺口腔医院	29.53	☆
4225	北京朝阳急诊抢救中心	83.61	★	4249	北京市西城区平安医院	24.59	☆☆☆
4226	北京电力医院	83.27	★★★★★★½	4250	怀柔区第二医院	24.55	☆☆
4227	北京清华长庚医院	79.7	★★	4251	北京市密云区渔阳口腔医院	20.77	☆☆
4228	北京市平谷区精神病医院	76.58	★★½	4252	北京市房山区良乡医院	20.51	☆½
4229	北京华信医院（清华大学第一附属医院）	76.26	★★★★★	4253	航天中心医院	16.61	☆☆½
4230	北京地坛医院顺义院区	75.19	★★★★★	4254	北京市密云区精神卫生防治院	1.5	☆☆☆
4231	首都医科大学宣武医院	73.92	★★★	4255	北京市昌平区精神卫生保健院	1.5	☆☆☆
4232	首都医科大学附属北京妇产医院	71.64	★★★★	4256	北京安娜贝儿妇产医院	1.25	☆☆☆
4233	北京中医药大学东直门医院	67.71	★	4257	北京市石景山区妇幼保健院	1.24	☆☆☆
4234	北京大学医院	66.83	★	4258	北京市普仁医院	0.46	☆☆
4235	圣宝妇产医院	63.61	☆☆	4259	北京市西城区广外医院	0.46	☆☆
4236	首都医科大学附属北京世纪坛医院	62.93	★	4260	北京丰台医院	0.46	☆☆½
4237	北京安琪妇产医院	62.11	☆	4261	北京长峰医院	0.46	☆☆½
4238	北京新世纪妇儿医院	60.85	☆	4262	北京首都国际机场医院北京首都国际机场急救中心	0.46	☆☆☆
4239	首都医科大学附属北京同仁医院	53.01	½	4263	北京和睦家医院	0.46	☆☆☆
4240	北京市海淀区妇幼保健院	52.6		4264	南口医院	0.46	☆☆☆
4241	北京欢乐顺意口腔医院	50.51	★★★	4265	北京市隆福医院	0.46	☆☆☆
4242	北京大兴兴业口腔医院	46.84	★★★	4266	北京市丰台区铁营医院	0.46	☆☆☆
4243	北京市平谷区京东口腔医院	46.44		4267	北京市西城区白云路医院	0.46	☆☆☆
4244	北京市上地医院	42.03	☆	4268	北京中医医院顺义医院	0.46	☆☆☆
4245	北京瑞程医院管理有限公司瑞泰口腔医院	41.75	★★★				

表21　云南省（293家医院）平均完整度79.02

编号	医院名称	完整度（%）	星级评分	编号	医院名称	完整度（%）	星级评分
4269	蒙自市人民医院	100	★★★★★★★★★	4276	大理州第二人民医院	100	★★★★★★
4270	昆明市第三人民医院	100	★★★★★	4277	云南省肿瘤医院	100	★★★★★★★★★
4271	昆明市儿童医院	100	★★★★★★★★★	4278	大理大学第一附属医院	100	★★★★★
4272	昆明市妇幼保健院	100	★★★★★	4279	云南省第三人民医院	100	★★★★★★★★★
4273	红河哈尼族彝族自治州第二人民医院	100	★★★★★★★★★	4280	玉溪市人民医院	100	★★★★★★★★★
4274	曲靖市第三人民医院	100	★★★★★★★★	4281	昆明医科大学第二附属医院	100	★★★★★★
4275	普洱市第二人民医院	100	★★★★★	4282	云南省第二人民医院	100	★★★★★★★★★

续表

编号	医院名称	完整度（%）	星级评分
4283	曲靖市第一人民医院	100	★★★★★★★★★
4284	云南省精神病医院	100	★★★★
4285	保山市龙陵县人民医院	100	★★★★⯨
4286	盈江县人民医院	100	★★★⯨
4287	宜良县第二人民医院	100	★★★★⯨
4288	马龙县人民医院	100	★★★★⯨
4289	建水县人民医院	100	★★★★★★★★★⯨
4290	南华县人民医院	100	★★★★★★★★⯨
4291	景洪市人民医院	100	★★★★★★★⯨
4292	禄丰县人民医院	100	★★★★★★⯨
4293	石屏县人民医院	100	★★★★★★★★★⯨
4294	祥云县人民医院	100	★★★★★★★★⯨
4295	通海秀山医院	100	★★★★⯨
4296	昆明市延安医院	100	★★★★★★★★★⯨
4297	丽江市人民医院	100	★★★★★★★★★⯨
4298	楚雄彝族自治州人民医院	100	★★★★★★★★★⯨
4299	普洱市人民医院	100	★★★★⯨
4300	大理白族自治州人民医院	100	★★★★★★★★★⯨
4301	贡山县人民医院	100	★★★★★★★★⯨
4302	武定县人民医院	100	★★★★⯨
4303	福贡县人民医院	100	★★★★⯨
4304	红河妇产医院	100	★★★⯨
4305	昆明云桥医院	100	★★★⯨
4306	临沧市精神病专科医院	100	★★★★★⯨
4307	个旧市传染病医院	100	★★★
4308	保山市妇幼保健院	100	★★★★★★★
4309	保山市隆阳区妇幼保健计划生育服务中心	100	★★★★
4310	楚雄市妇幼保健计划生育服务中心	100	★★★
4311	大理白族自治州妇幼保健院	100	★★★
4312	德宏州妇幼保健计划生育服务中心	100	★★★
4313	凤庆县妇幼保健计划生育服务中心	100	★★★
4314	红河哈尼族彝族自治州妇幼保健院	100	★★★★★★★★
4315	西双版纳精神卫生防治中心	100	★★★★★★★
4316	保山市民政精神病医院	100	★★
4317	昆明安定精神病医院	100	★★★★★★★
4318	曲靖市第五人民医院	100	★★★★
4319	江城哈尼族彝族自治县人民医院	100	★★★
4320	大理州南涧彝族自治县人民医院	100	★★★★
4321	巍山县人民医院	100	★★★★
4322	玉溪市第三人民医院	100	★★★★
4323	云南玛莉亚医院	100	★★★★
4324	保山德康口腔医院	100	★★
4325	宣威立康医院	100	★★★★★★★
4326	巧家仁安医院	100	★★★★
4327	洱源五洲医院	100	★★
4328	新平康茂医院	100	★★★★
4329	景谷傣族彝族自治县妇幼保健院	100	★★★★★★★
4330	丽江市妇幼保健院	100	★★★
4331	昭通市精神卫生中心	100	★★★★★★★
4332	昆明医科大学附属口腔医院	100	★★★★★★★★★⯨
4333	怒江州人民医院	100	★★★★
4334	临沧市妇幼保健计划生育服务中心	100	★★★★
4335	红河州传染病医院	100	★★
4336	龙陵县妇幼保健计划生育服务中心	100	★★
4337	芒市妇幼保健计划生育服务中心	100	★★★★
4338	普洱市妇幼保健院	100	★★★
4339	普洱市景东彝族自治县妇幼保健院	100	★★★
4340	丘北县妇幼保健计划生育服务中心	100	★★★
4341	武定县妇幼保健院	100	★★★★★★★★
4342	西双版纳州妇幼保健院	100	★★★★
4343	新平彝族傣族自治县妇幼保健计划生育服务中心	100	★★
4344	砚山县妇幼保健计划生育服务中心	100	★★★★
4345	玉溪市妇幼保健计划生育服务中心	100	★★★★★★★★
4346	云县妇幼保健计划生育服务中心	100	★★★★★
4347	师宗县中医医院	100	★★★★
4348	会泽县者海人民医院	100	★★★★
4349	永善县人民医院	100	★★★★
4350	昆明当代妇产医院	100	★★★★★★★★
4351	玉溪和万家妇产医院	100	★★★
4352	昆明圣安妇产医院	100	★★★

续表

编号	医院名称	完整度（%）	星级评分
4353	曲靖妇产医院	100	★
4354	永善振华医院	100	★★★
4355	镇雄正兴医院	100	★★★★
4356	安宁市人民医院	99.95	★★★★★★★★★½
4357	泸西县人民医院	99.95	★★★★★★★★★½
4358	临沧市人民医院	99.95	★★★★½
4359	曲靖市中医医院	99.95	★★★★
4360	彝良县人民医院	99.94	★★★★½
4361	禄丰县第二人民医院	99.94	★★★★½
4362	双江仁爱医院	99.93	★★★
4363	弥勒李胜医院	99.91	★★
4364	西双版纳农垦医院	99.9	★★★★½
4365	昌宁县妇幼保健计划生育服务中心	99.88	★★★
4366	维西县人民医院	99.88	★★★★★★★★★
4367	宁洱哈尼族彝族自治县妇幼保健院	99.87	★★
4368	昆明宝岛妇产医院	99.87	★★★★★★★
4369	保山现代妇产医院	99.87	★★
4370	景谷傣族彝族自治县人民医院	99.85	★★★★½
4371	澜沧县第一人民医院	99.85	★★★★★★★★★
4372	玉龙纳西族自治县人民医院	99.84	★★★★★★½
4373	开远解化医院	99.84	★★★½
4374	弥渡恩光医院	99.83	★★★★½
4375	勐腊县人民医院	99.78	★★★★½
4376	楚雄市人民医院	99.76	★★★★½
4377	富源县妇幼保健计划生育服务中心	99.75	★★★★
4378	楚雄彝族自治州广通医院	99.74	★★★★½
4379	西双版纳傣族自治州人民医院	99.74	★★★★★★★★★
4380	罗平宜康医院	99.73	★★★★★★★★★
4381	宣威市中医医院	99.69	★★★★
4382	师宗县人民医院	99.68	★★★★½
4383	宣威市第二人民医院	99.63	★★★★
4384	德宏东方妇产医院	99.6	★★★
4385	云南省传染病专科医院	99.53	★★★★★★★★★
4386	澜沧拉祜族自治县妇幼保健院	99.5	★★★
4387	昭通市第一人民医院	99.48	★★★★★★★★★
4388	曲靖口腔医院	99.39	★★
4389	峨山彝族自治县人民医院	99.38	★★★★
4390	陆良培芳医院	99.35	★★★★★★★★★½
4391	云南博亚医院	99.27	★★
4392	昆明市五华区人民医院	99.25	★★★½
4393	大姚平安医院	99.25	★★★★★½
4394	迪庆藏族自治州人民医院	99.22	★★★★½
4395	宜良县第一人民医院	99.22	★★★★★★★
4396	曲靖市第二人民医院	99.22	★★★★★★★
4397	德宏州人民医院	99.17	★★★★★★★★½
4398	宣威云峰医院	99.17	★★★★
4399	文山壮族苗族自治州人民医院	99.06	★★★★★★★★★½
4400	云南省曲靖市陆良县人民医院	99.06	★★★★★★★
4401	洱源县人民医院	98.99	★★★★½
4402	富源县人民医院	98.97	★★★★½
4403	弥渡县人民医院	98.96	★★★★½
4404	红河州滇南中心医院	98.7	★★★★★★½
4405	姚安县人民医院	98.5	★★★★½
4406	红河州第一人民医院	98.44	★★★★★½
4407	施甸县人民医院	98.44	★★★★★★★
4408	红河哈尼族彝族自治州第三人民医院	98.33	★★★★½
4409	昆明市第二人民医院	98.25	★★★★★★★★½
4410	昆明市官渡区人民医院	98.14	★★★★½
4411	宣威市第一人民医院	98.12	★★★★
4412	富宁县人民医院	98.09	★★★★★★★★★½
4413	马龙县妇幼保健计划生育服务中心	97.98	★★
4414	云南省第一人民医院	97.97	★★★★★★★★★
4415	富民县人民医院	97.95	★★★½
4416	元江县人民医院	97.95	★★★★
4417	华坪县人民医院	97.73	★★★★
4418	宁洱县人民医院	97.71	★★★★
4419	昌宁县人民医院	97.66	★★★★★★½
4420	孟连县人民医院	97.41	★★★★★★
4421	昆明市晋宁区第二人民医院	97.16	★★★★★★★
4422	临沧卫生学校附属医院	96.96	★★★★★
4423	永胜永大医院	96.77	★★★
4424	宣威精神病专科医院	96.7	★★★★★★★

续表

编号	医院名称	完整度（%）	星级评分	编号	医院名称	完整度（%）	星级评分
4425	保山市第二人民医院	96. 59	★★★★	4461	嵩明县人民医院	86. 45	★★★★★★
4426	通海县妇幼保健院	96. 34	★★	4462	罗平县人民医院	85. 9	★★★★★★★★
4427	鹤庆县人民医院	96. 24	★★★★★★⯨	4463	保山市人民医院	85. 25	★★★★★★★⯨
4428	玉溪市第二人民医院	95. 95	★★★★★★★★	4464	凤庆县人民医院	84. 77	★★⯨
4429	思茅区人民医院	95. 78	★★★★⯨	4465	永平县人民医院	84. 68	★★★★★★
4430	新平彝族傣族自治县人民医院	95. 21	★★★★	4466	陇川县人民医院	84. 54	★★⯨
4431	澜沧县第二人民医院	95. 21	★★★★★★★	4467	昆明市中医医院	84. 23	★★★★★⯨
4432	曲靖市沾益区人民医院	94. 85	★★★★★★★⯨	4468	瑞丽市人民医院	84. 02	★★★★★★⯨
4433	通海县人民医院	94. 84	★★★⯨	4469	元谋县人民医院	83. 84	★★★★★★⯨
4434	玉溪市红塔区妇幼保健计划生育服务中心	94. 68	★★★	4470	寻甸县人民医院	83. 48	★★
4435	昆明五华保健医院	94. 63	★★★★★★	4471	昆明多乐康医院	83. 48	★★★★★
4436	曲靖市妇幼保健院	94. 55	★★★★★	4472	镇康县人民医院	83. 45	★★★★★★⯨
4437	镇康县妇幼保健计划生育服务中心	94. 18	★★	4473	剑川县人民医院	83. 41	★★★★★★⯨
4438	西盟佤族自治县人民医院	94. 17	★★★⯨	4474	牟定县人民医院	83. 39	⯨
4439	牟定玛俐娅妇产科医院	94. 1	★★★★★	4475	昆明市东川区人民医院	83. 25	★★⯨
4440	墨江县妇幼保健院	94. 09	★	4476	绥江县人民医院	83. 12	★★
4441	陆良县妇幼保健院	94. 06	★★	4477	昆明鼎立医院	82. 98	★
4442	安宁市中医医院	93. 71	★★⯨	4478	景东彝族自治县人民医院	82. 37	★★★★★★
4443	会泽兴仁医院	93. 63	★★★★	4479	曲靖华府医院	81. 4	★★★★★
4444	河口瑶族自治县人民医院	93. 6	★★★★★★⯨	4480	墨江哈尼族自治县人民医院	81. 38	★★⯨
4445	临沧市临翔区妇幼保健计划生育服务中心	93. 32	★★★★★★★	4481	云南平安中西医结合医院	81. 19	★
4446	昭通市第二人民医院精神病分院	92. 94	★★★★★★★	4482	昆明市盘龙区人民医院	80. 72	★★★⯨
4447	保山安利医院	92. 66	★★⯨	4483	云南圣约翰医院	80. 53	★★★★★★
4448	马关县人民医院	92. 36	★★★⯨	4484	师宗现代医院	80. 19	★★★★★
4449	会泽县人民医院	91. 88	★★★★★★★	4485	云南昆钢医院	80. 06	★★★★★
4450	丽江市第二人民医院	91. 59	★★★★★	4486	云龙县人民医院	79. 09	★⯨
4451	曲靖市麒麟区人民医院	91. 3	★★⯨	4487	师宗仁和医院	77. 36	★★
4452	昆明格蕾德明珠医院	91. 18	★★★★★★★⯨	4488	永平县中医医院	77. 29	★★
4453	昆明杏德医院	90. 63	★★★★★⯨	4489	勐海黎明医院勐海县老年病慢性病医院	77. 11	★★★★
4454	昆明医科大学第一附属医院	89. 41	★★★★★★★★	4490	昌宁天和医院	77. 02	★⯨
4455	昆明城东医院	89. 01	★★★	4491	红河博爱医院	76. 82	★⯨
4456	玉溪百信医院	88. 12	★★⯨	4492	昭通市妇幼保健院	76. 61	★★
4457	红河县人民医院	87. 84	★★★	4493	鲁甸县妇幼保健院	76. 47	★
4458	云县人民医院	87. 51	★★★★★★	4494	昆明市晋宁区人民医院	76. 01	★★
4459	德宏州第二人民医院	87. 34	★★★⯨	4495	曲靖博达医院	76. 01	☆
4460	楚雄神康精神病专科医院	86. 79	★★★★⯨	4496	罗平松毛山医院	75. 9	

续表

编号	医院名称	完整度（%）	星级评分
4497	水富县人民医院	75.49	★★
4498	广南县人民医院	75.44	★★★
4499	大理市妇幼保健院	66.09	★
4500	勐海佛海医院	66.08	★½
4501	禄丰北大妇产医院	65.87	
4502	文山市妇幼保健计划生育服务中心	63.37	☆
4503	永仁县妇幼保健院	61.06	☆☆
4504	楚雄州精神病医院	60.06	★★★★
4505	昆明送子鸟医院	59.54	☆
4506	永仁县人民医院	58.77	½
4507	昆明市晋宁区中医院	57.42	★★
4508	昆明市西山区妇幼保健计划生育服务中心	56.44	☆
4509	镇沅县人民医院	54.79	★★★★
4510	丽江帝康肿瘤医院	54.18	☆☆
4511	临沧洁美口腔医院	52.75	☆
4512	昆明市口腔医院	52.75	☆☆
4513	昭通市第二人民医院	47.14	★
4514	临沧市第二人民医院	46.85	½
4515	禄劝忠爱医院	36.17	★★★★½
4516	普洱博爱医院	35.57	☆
4517	德宏州盈江县妇幼保健计划生育服务中心	34.85	☆☆
4518	宾川五洲医院	32.15	☆☆
4519	禄劝彝族苗族自治县第一人民医院	28.19	★
4520	永仁中西医结合医院	14.13	☆☆☆
4521	弥勒第一医院	12.2	☆
4522	曲靖五洲妇产医院	11.29	☆☆
4523	楚雄彝族自治州妇幼保健院	8.79	☆½
4524	罗平县妇幼保健院	7.8	☆☆☆
4525	施甸县妇幼保健计划生育服务中心	7.8	☆☆☆
4526	元江县妇幼保健计划生育服务中心	7.8	☆☆☆
4527	巧家县妇幼保健计划生育服务中心	5.65	☆☆☆
4528	江城县妇幼保健院	5	☆☆
4529	兰坪万和医院	3.43	☆☆
4530	云龙县妇幼保健院	2.6	☆☆☆
4531	楚雄复明眼科医院	2.04	☆☆
4532	保山市第三人民医院	1.5	☆☆☆
4533	云南昭通永善大爱精神病医院	1.5	☆☆☆
4534	弥勒慈安精神病医院	1.5	☆☆☆
4535	昆明市精神卫生防治医院	1.5	☆☆☆
4536	昆明和万家妇产医院	1.25	☆☆½
4537	文山玛丽妇产医院	1.25	☆☆☆
4538	昆明圣玛莉妇产医院	1.25	☆☆☆
4539	曲靖市沾益区妇幼保健计划生育服务中心	1.24	☆☆☆
4540	腾冲市妇幼保健计划生育服务中心	1.24	☆☆☆
4541	西畴县妇幼保健计划生育服务中心	1.24	☆☆☆
4542	宣威市妇幼保健计划生育服务中心	1.24	☆☆☆
4543	昆明大滇医院	0.49	☆☆½
4544	开远市人民医院	0.46	☆☆½
4545	昆明市经开人民医院	0.46	☆☆½
4546	宁蒗彝族自治县人民医院	0.46	☆☆½
4547	勐腊县勐满口岸医院	0.46	☆☆½
4548	宁洱顺宁医院	0.46	☆☆½
4549	云南新新华医院	0.46	☆☆½
4550	昆明市第一人民医院星耀医院	0.46	☆☆½
4551	红河华山医院	0.46	☆☆☆
4552	腾冲市人民医院	0.46	☆☆☆
4553	个旧市第二人民医院	0.46	☆☆☆
4554	云南省中西医结合医院	0.46	☆☆☆
4555	云南省昭通市第二人民医院	0.46	☆☆☆
4556	武定吉慈堂正骨医院	0.46	☆☆☆
4557	永善博爱医院	0.46	☆☆☆
4558	水富家聲医院	0.46	☆☆☆
4559	昭通康态医院	0.46	☆☆☆
4560	云南省中医医院	0.46	☆☆☆
4561	云南省交通中心医院	0.46	☆☆☆

表 22　上海市（87 家医院）平均完整度 78.27

编号	医院名称	完整度（%）	星级评分	编号	医院名称	完整度（%）	星级评分
4562	上海市浦东新区人民医院	100	★★★★★★	4598	上海天佑医院	99.94	★★★★★★★★
4563	上海市第一妇婴保健院	100	★★★★★★★★★	4599	复旦大学附属金山医院	99.9	★★★★★★★★★
4564	复旦大学附属妇产科医院	100	★★★★★★★★★	4600	第二军医大学第二附属医院	99.9	★★★★★★★★
4565	复旦大学附属肿瘤医院	100	★★★★★★★★★	4601	上海市第八人民医院	99.89	★★★★
4566	上海市同济医院	100	★★★★★★★★★	4602	朱家角人民医院	99.88	★★★★★★★★
4567	上海市东方医院	100	★★★★★★★★★	4603	上海市精神卫生中心	99.7	★★★★★★★★★
4568	上海市虹口区江湾医院	100	★★★★★★★★⯨	4604	上海市松江区中心医院	99.18	★★★★★★★★★
4569	复旦大学附属华山医院	100	★★★★★★★★	4605	上海市公惠医院	99.13	★★★★★★★
4570	复旦大学附属中山医院	100	★★★★★★★★★	4606	上海德济医院	98.9	★★★★
4571	上海市杨浦区市东医院	100	★★★★★★★★	4607	上海市第六人民医院金山分院	98.8	★★★★★★★★★
4572	上海市儿童医院	100	★★★★★★★★	4608	上海市杨浦区中心医院	98.7	★★★★★★★★
4573	上海市黄浦区传染病医院	100	★★★★★★	4609	上海市同仁医院	98.44	★★★★★⯨
4574	上海市浦东新区传染病医院	100	★★	4610	上海建工医院	98.34	★★★★
4575	虹口区妇幼保健所	100	★★★★★★★	4611	上海市闵行区吴泾医院	96.88	★★★★★★★★⯨
4576	上海市宝山区精神卫生中心	100	★★★★★★★	4612	上海市嘉定区安亭医院	96.34	★★★★★★★
4577	上海市金山区精神卫生中心	100	★★★★★★★	4613	上海市第一人民医院宝山分院	96.12	★★★★★★★★★
4578	长宁区精神卫生中心	100	★★★★★★★	4614	上海德达医院	94.47	★★
4579	上海市青浦区精神卫生中心	100	★★★★★★★★	4615	上海儿童医学中心	92.09	★★★
4580	上海市黄浦区精神卫生中心	100	★★★★★★★★	4616	上海市口腔病防治院	90.43	★⯨
4581	上海市松江区精神卫生中心	100	★★★★★★★	4617	上海市黄浦区牙病防治所	90.43	★
4582	上海市闵行区肿瘤医院	100	★★★★★★★	4618	上海市松江区九亭医院	88.29	★★
4583	上海市黄浦区肿瘤防治院	100	★★★★★★★★	4619	上海交通大学医学院附属瑞金医院卢湾分院	86.45	★★★★★★⯨
4584	上海远大心胸医院	100	★★★★★★★				
4585	同济大学附属口腔医院	100	★★★★★★★	4620	嘉定区中心医院	84.59	★★★
4586	第二军医大学第一附属医院	100	★★★★★★★★	4621	上海市徐汇区中心医院	84.15	★★★
4587	上海市浦东新区南华医院	100	★★	4622	上海交通大学医学院附属瑞金医院	83.95	★★★★★★★
4588	上海市嘉定区妇幼保健院	100	★★★★★★★★	4623	上海市第一人民医院	83.14	★★
4589	上海市浦东新区妇幼保健院	100	★★★★★★★	4624	上海市浦东医院	82.14	★★★★★★⯨
4590	上海市普陀区妇婴保健院	100	★★★★★★★★	4625	静安区中心医院	79.99	★★★★★★★
4591	上海市徐汇区妇幼保健所	100	★★	4626	复旦大学附属儿科医院	79.46	★★
4592	上海市长宁区妇幼保健院	100	★★★★★★★★	4627	上海曲阳医院	78.37	★★★
4593	上海市普陀区眼病牙病防治所	100	★★	4628	上海市闵行区中心医院	77.51	★★★★★
4594	上海市金山区亭林医院	100	★★★★★★★★	4629	上海市徐汇区大华医院	74.97	★
4595	上海市公共卫生临床中心	100	★★★★★	4630	上海市静安区精神卫生中心	63.96	★★★★
4596	上海市普陀区中心医院	99.95	★★★★★	4631	杨浦区精神卫生中心	57.81	★★
4597	上海市普陀区利群医院	99.95	★★★★★★★★⯨	4632	上海市崇明区精神卫生中心	57.21	☆☆

续表

编号	医院名称	完整度（%）	星级评分	编号	医院名称	完整度（%）	星级评分
4633	上海市嘉定区牙病防治所	42.77	☆☆	4641	上海中大肿瘤医院	1.53	☆☆☆
4634	上海禾新医院	20.69	☆☆☆	4642	上海市黄浦区妇幼保健院	1.24	☆☆☆
4635	上海市虹口区牙病防治所	11.81	☆☆	4643	上海市静安区妇幼保健所	1.24	☆☆☆
4636	上海市奉贤区精神卫生中心	11.41	☆☆☆	4644	上海市普陀区人民医院	0.46	☆☆
4637	上海市杨浦区牙病防治所	2.04	☆☆	4645	上海中医药大学附属龙华医院	0.46	☆☆
4638	复旦大学附属眼耳鼻喉科医院	2.04	☆☆½	4646	上海交通大学医学院附属第九人民医院	0.46	☆☆
4639	上海市崇明区康乐医院	1.57	☆☆☆	4647	上海中医药大学附属曙光医院	0.46	☆☆½
4640	上海市崇明区传染病医院	1.57	☆☆	4648	上海市宝山区仁和医院	0.46	☆☆☆

表 23　吉林省（155 家医院）平均完整度 76.55

编号	医院名称	完整度（%）	星级评分	编号	医院名称	完整度（%）	星级评分
4649	长春市传染病医院	100	★★★★★	4673	梨树县第一人民医院	100	★★★★
4650	吉林省神经精神病医院	100	★★★★	4674	长岭县第二人民医院	100	★★★★
4651	吉林省肿瘤医院	100	★★★★★	4675	吉林省第二荣复军人医院	100	★★★
4652	桦甸市人民医院	100	★★★★★	4676	天宝神经专科医院	100	★★★★★★
4653	长春市儿童医院	100	★★★★★★★★★	4677	王义口腔医院	100	★★★★★★★
4654	吉林大学中日联谊医院	100	★★★★★★★★★	4678	宁江同心医院	100	★★★★★★★★
4655	吉林大学第二医院	100	★★★★★★★★★	4679	桦甸协和医院	100	★★★
4656	东辽县人民医院	100	★★★★★★★½	4680	四平市妇婴医院	100	★★★
4657	吉林省妇幼保健院	100	★★★★	4681	长春市口腔医院	100	★★★★★★★★
4658	吉林市传染病医院	100	★★★	4682	吉林百合口腔医院	100	★★★★★★★
4659	吉林市儿童医院	100	★★★★	4683	吉林心脏病医院	100	★★★★★★★★
4660	吉林市妇产医院	100	★★★★★★★★	4684	吉林大学第一医院	99.95	★★★★★★★★★
4661	白山市妇幼保健院	100	★★★★★★★★	4685	吉林医药学院附属医院	99.9	★★★★★★½
4662	四平市口腔医院	100	★★★★★★★	4686	吉林油田总医院	99.9	★★★★½
4663	延边第二人民医院	100	★★★★★★	4687	长春市第二医院	99.89	★★★★★★
4664	浑江区医院	100	★★★	4688	双辽市中心医院	99.89	★★★
4665	四平市肿瘤医院	100	★★★★	4689	通榆县妇幼保健计划生育服务中心	99.88	★★★★★★★
4666	吉林大学口腔医院	100	★★★★★½	4690	延边妇幼保健院	99.88	★★★★★★★★
4667	白城市传染病医院	100	★★	4691	四平中韩妇女儿童医院	99.87	★★★★★½
4668	白山市传染病医院	100	★★★★	4692	辽源市妇婴医院	99.87	★★★★
4669	梅河口市妇幼保健计划生育服务中心	100	★★★★	4693	吉林第二人民医院	99.85	★★★★★
4670	双辽市妇幼保健计划生育服务中心	100	★★★★	4694	一汽总医院	99.85	★★★★★★★★
4671	吉林炭素集团有限责任公司职工医院	100	★★★	4695	延边肿瘤医院	99.85	★★★★★
4672	长白朝鲜族自治县人民医院	100	★★★★★★★★	4696	北华大学附属医院	99.84	★★★★★★★

续表

编号	医院名称	完整度（%）	星级评分
4697	四平市中心人民医院	99.84	★★★★★
4698	辉南县人民医院	99.78	★★★★★★★
4699	临江市人民医院	99.77	★★★★★★⯨
4700	松原市妇幼保健计划生育服务中心（松原市妇幼保健院）	99.74	★★
4701	前郭县中医院	99.71	★★★★
4702	双辽市第一人民医院	99.71	★★★★
4703	通化市传染病医院	99.69	★★★
4704	辽源市第二人民医院	99.68	★★★★★★★★
4705	临江市友谊医院	99.63	★★★★
4706	吉林油田江北医院	99.62	★★
4707	松原市中医院	99.56	★★★★
4708	吉林市丰满区医院	99.56	★★★
4709	敦化市医院	99.53	★★★★★★★★
4710	龙井市人民医院	99.43	★★★★⯨
4711	蛟河市人民医院	99.37	★★★
4712	龙井市中医医院	99.25	★★★
4713	梅河口市中心医院	98.18	★★★★★★★★★⯨
4714	四平市传染病医院	98.11	★★★
4715	华山医院	98.09	★★★
4716	抚松县人民医院	98.04	★★★★
4717	磐石市医院	97.8	★★★★★★★★
4718	通化市中心医院	97.76	★★★★⯨
4719	梅河口市第二医院	97.14	★★★★
4720	吉林经济技术开发区医院	97.05	★★★
4721	辽源市中心医院	96.97	★★★⯨
4722	洮南市人民医院	96.72	★★
4723	通化市人民医院	96.51	★★★★
4724	白山倪太医院	95.96	★★★★
4725	乾安县中医医院	95.64	★★★
4726	长春市中心医院	95	★★★★★
4727	东丰县妇幼保健计划生育服务中心	94.18	★★★★★★★
4728	延边脑科医院	93.69	★★
4729	安图县人民医院	93.02	★★
4730	前郭尔罗斯蒙古族自治县医院	92.97	★★★
4731	松原江南心理医院	92.79	★★★★★★★
4732	镇赉县人民医院	92.71	★★★⯨
4733	白山市中心医院	91.95	★★★★★★⯨
4734	永吉县医院	91.37	★★★★★★★
4735	通化市第二人民医院	90.74	★★
4736	集安市医院	90.53	★★
4737	靖宇县人民医院	90.1	★★★
4738	汪清县人民医院	89.62	★★★
4739	吉林市妇幼保健计划生育服务中心	89.23	★
4740	吉林市新世纪医院	87.27	★★
4741	白城中心医院	87.19	★★★★
4742	吉林市中心医院	86.57	★★★⯨
4743	吉林延安医院	84.58	★★★★
4744	长岭县中医院	84.38	★
4745	长岭和谐医院	84.21	★
4746	吉林省人民医院	83.97	★★★★★★
4747	白城市医院	83.37	★★
4748	吉林省珲春市人民医院	83.33	★
4749	白城医学高等专科学校附属医院	82.6	★
4750	通榆县第一医院	80.89	★★★
4751	吉林市龙潭医院	80.87	★
4752	梅河口新华医院	80.57	★★★★★★⯨
4753	长岭县人民医院	79.34	
4754	延边大学附属医院（延边医院）	78.55	★★
4755	榆树市人民医院	76.96	★★
4756	延吉市医院	76.57	★★⯨
4757	珲春市中医医院	75.2	★
4758	吉林市人民医院	74.99	★★
4759	桦甸市红林医院	72.75	☆
4760	吉林市双吉医院	72.63	
4761	松原富华妇产医院	72.52	☆☆
4762	通化市口腔医院	72.3	☆
4763	伊通满族自治县第一人民医院	71.52	★⯨
4764	蛟河市中医院	65.93	★
4765	白城市洮南神经精神病医院	65.32	★

续表

编号	医院名称	完整度（%）	星级评分	编号	医院名称	完整度（%）	星级评分
4766	长春市人民医院	65.15		4786	白山市江源区人民医院	10.26	☆☆☆
4767	四平神农医院	63.33	☆½	4787	长岭宏光医院	5.84	☆
4768	乾安县妇幼保健院	57.67	☆	4788	中国水利水电第一工程局有限公司总医院	3.34	☆☆☆
4769	吉林市第六人民医院	57.36	☆☆	4789	辉南县康达医院	2.77	☆☆
4770	通化市海龙精神病医院	56.46	★★★★	4790	长春市妇产医院	1.25	☆☆☆
4771	长春市第六医院	56.46	☆	4791	公主岭惠安妇产医院	1.25	☆☆☆
4772	和龙市人民医院	50.44		4792	白城市妇幼保健计划生育服务中心	1.24	☆☆☆
4773	图们市人民医院	47.64		4793	舒兰市人民医院	1.13	☆☆
4774	大安市第一人民医院	45.52		4794	长白山保护开发区中心医院	0.46	☆☆
4775	松原市中西医结合医院	43.05	☆☆	4795	辽源华山医院	0.46	☆☆½
4776	四平市第一人民医院	42.37	☆☆	4796	吉化集团公司总医院	0.46	☆☆½
4777	白山市康宁医院	42.34	☆	4797	洮南市妇幼保健院	0.46	☆☆☆
4778	乾安县人民医院	39.67	☆☆½	4798	吉林市龙潭区铁东医院	0.46	☆☆☆
4779	抚松新城医院	34.29	☆	4799	蛟河市白林医院	0.46	☆☆☆
4780	松原市中心医院	33.52	☆☆	4800	扶余市人民医院	0.46	☆☆☆
4781	长春君安医院	31.27	★★★	4801	四平爱龄奇医院	0.46	☆☆☆
4782	敦化市中医院	24.83	☆☆	4802	通榆县红十字医院	0.46	☆☆☆
4783	吉林省通化县人民医院	23.42	☆☆½	4803	农安县人民医院	0.46	☆☆☆
4784	吉林市江湾创伤医院	17.07	☆				
4785	吉林市脑康医院	12.76	☆☆				

表24 黑龙江省（285家医院）平均完整度74.97

编号	医院名称	完整度（%）	星级评分	编号	医院名称	完整度（%）	星级评分
4804	佳木斯市传染病院	100	★★★★	4815	哈尔滨市妇幼保健计划生育服务中心	100	★★★
4805	黑龙江省传染病防治院	100	★★★★★	4816	鹤岗市妇幼保健院	100	★★★★
4806	黑龙江省林业第二医院	100	★★★★★★★★★	4817	哈尔滨市儿童医院	100	★★★
4807	大兴安岭地区妇幼保健院	100	★★★★★★★★★	4818	哈尔滨医科大学附属肿瘤医院	100	★★★★★★★★★
4808	牡丹江市妇幼保健院（牡丹江市妇女儿童医院）	100	★★★★★★	4819	鸡西市人民医院	100	★★★★★★★
				4820	齐齐哈尔医学院附属第一医院	100	★★★★★★★
4809	黑龙江省北安市第一人民医院	100	★★★★★★★★½	4821	漠河县人民医院	100	★★★★
4810	佳木斯市妇幼保健院	100	★★★★★★★★½	4822	虎林市人民医院	100	★★★★
4811	桦南县人民医院	100	★★★★★★★★½	4823	富锦市中心医院	100	★★★★
4812	望奎县人民医院	100	★★★★½	4824	黑龙江省第三医院	100	★★★★★★
4813	大庆市第三医院	100	★★★½	4825	牡丹江市肿瘤医院	100	★★★★
4814	牡丹江心血管病医院	100	★★★★½	4826	大庆油田总医院	100	★★★★

续表

编号	医院名称	完整度（%）	星级评分
4827	哈尔滨医科大学附属第二医院	100	★★★★
4828	鹤岗市传染病院	100	★★★★★★★★
4829	东宁市妇幼保健院	100	★★★★★★★
4830	哈尔滨市阿城区妇幼保健计划生育服务中心	100	★★★★★★
4831	哈尔滨市依兰县妇幼保健计划生育服务中心	100	★★★★★★★
4832	海伦市妇幼保健院	100	★★★
4833	黑龙江省北安市妇幼保健院	100	★★★★★★
4834	黑龙江省绥棱县妇幼保健院	100	★★★★★★★
4835	双鸭山市精神病防治院	100	★★★
4836	呼玛县人民医院	100	★★★
4837	东宁市人民医院	100	★★★★
4838	南岔林业局职工医院	100	★★★★★★★★
4839	林甸县中医院	100	★★★★★★★★
4840	哈尔滨市呼兰区红十字医院	100	★★★★★★★
4841	哈尔滨锅炉厂医院	100	★★★★★★
4842	虎林市妇幼保健院	100	★★★★★★★
4843	鹤岗鹤康肿瘤医院	100	★★★
4844	牡丹江市康安医院	100	★★★★★
4845	兰西县妇幼保健院	100	★★★
4846	黑龙江农垦神经精神病防治院	100	★★
4847	佳木斯市肿瘤医院	100	★★★★
4848	林口县妇幼保健院	100	★★★
4849	七台河七煤医院	100	★★★★
4850	双鸭山市传染病医院	100	★★★★★★★★
4851	齐齐哈尔市第七医院	100	★★★
4852	哈尔滨市阿城区儿童医院	100	★★★
4853	明水县妇幼保健院	100	★★★★★★★
4854	穆棱市妇幼保健院	100	★★★★★★★
4855	嫩江县妇幼保健院	100	★★★
4856	七台河市妇幼保健院	100	★★★★★★★★
4857	齐齐哈尔市富拉尔基区妇幼保健计划生育服务中心	100	★★
4858	双鸭山市妇幼保健院	100	★★★
4859	绥芬河市妇幼保健院	100	★★★★
4860	五常市妇幼保健计划生育服务中心	100	★★★
4861	伊春市第五人民医院	100	★★
4862	齐齐哈尔医学院附属第四医院	100	★★★
4863	黑河市口腔医院	100	★★
4864	牡丹江市口腔医院	100	★★
4865	鹤岗市新一人民医院	100	★★
4866	桦川县中医院	100	★★★
4867	大庆油田脑血管医院	100	★★
4868	五大连池市第一人民医院	100	★★★★★★★
4869	铁力市人民医院	100	★★★★
4870	嫩江县人民医院	100	★★
4871	宝山区人民医院	100	★★
4872	伊春市乌伊岭区人民医院	100	★★★
4873	大兴安岭地区呼中区人民医院	100	★★★
4874	鹤岗市惠民医院	100	★★★★
4875	汤原县中心医院	100	★★
4876	和美家妇产医院	100	★★★
4877	齐齐哈尔玛丽亚妇产医院	100	★★★★★★★
4878	鹤岗鹤矿医院峻德分院	100	★
4879	安达市济仁医院	100	★★
4880	齐齐哈尔一厂医院	100	★★
4881	鸿济中医医院	100	★★★★★
4882	哈尔滨市传染病院	100	★★★★★★
4883	佳木斯大学附属口腔医院第二医院	100	★★★★★★★
4884	牡丹江林业中心医院	100	★★★★
4885	黑龙江省七台河市人民医院	100	★★★★★★★★
4886	大庆龙南医院	100	★★★★★★★★
4887	黑河市第一人民医院	100	★★★★
4888	黑龙江远东心脑血管医院	100	★★★★★★⯨
4889	鸡西鸡矿医院	100	★★★★
4890	牡丹江医学院附属红旗医院	99.95	★★★★★★★★
4891	哈尔滨市第二医院	99.95	★★★★
4892	嘉荫县人民医院	99.94	★★★★★★★⯨
4893	海林市人民医院	99.94	★★★⯨

续表

编号	医院名称	完整度(%)	星级评分	编号	医院名称	完整度(%)	星级评分
4894	肇东市人民医院	99.94	★★★	4930	建一克山医养康复医院	98.65	★★★
4895	哈尔滨市双城市骨伤科医院	99.93	★★★★★★★	4931	哈尔滨医科大学附属第四医院	98.6	★★★★
4896	鹤岗鹤矿医院兴安分院	99.93	★★	4932	黑龙江省农垦北安管理局中心医院	98.59	★★★★★★
4897	伊春林业管理局中心医院	99.9	★★★★★★★★	4933	桦南县中医医院	98.44	★★★★
4898	牡丹江医学院第二附属医院	99.9	★★★★	4934	齐齐哈尔市第一神经精神病医院	98.35	★★★★★★½
4899	黑龙江省医院	99.9	★★★★	4935	哈尔滨市中医医院	98.23	★★★★
4900	海林市妇幼保健院	99.88	★★★★★★★	4936	宁安市妇幼保健院	98.14	★★★
4901	新青林业局职工医院	99.88	★★★	4937	齐齐哈尔市铁锋区妇幼保健计划生育服务中心（铁锋区妇幼保健站）	98.01	★★
4902	黑龙江省海伦精神病人疗养院	99.85	★★★★★★★	4938	哈尔滨二四二医院	97.97	★★★★★★★★
4903	佳木斯市中医院	99.85	★★★★	4939	茄子河区医院	97.95	★★★
4904	鹤岗市第二专科医院	99.85	★★★★★★★	4940	哈尔滨市道里区妇幼保健计划生育服务中心	97.88	★
4905	牡丹江市第一人民医院	99.84	★★★★★★★★½	4941	伊春市第一医院	97.85	★★★
4906	黑龙江省农垦齐齐哈尔管理局中心医院	99.84	★★★★★	4942	安达市利达医院	97.79	★★★★
4907	汤原县中医院	99.84	★★★	4943	齐齐哈尔医学院附属第三医院	97.76	★★★★
4908	穆棱市人民医院	99.83	★★★★★★★★	4944	鸡西市口腔医院	97.76	★★★★★★
4909	塔河县人民医院	99.83	★★★★	4945	鹤岗阳光医院	97.73	★★
4910	黑龙江农垦第二医院	99.81	★★★	4946	鹤岗谷然医院	97.73	★★★★★★★
4911	伊春市西林区人民医院	99.81	★★★★★★★	4947	佳木斯市中心医院	97.66	★★★★
4912	齐齐哈尔建华医院	99.79	★★★½	4948	鹤岗鹤矿医院精神分院	97.61	★★★★★★
4913	大庆新村医院	99.77	★★★★★★★	4949	大庆市人民医院	97.57	★★★★½
4914	鹤岗鹤矿医院	99.74	★★★	4950	抚远市人民医院	97.2	★★★★★★★
4915	鹤岗市中医医院	99.69	★★★	4951	加格达奇区人民医院	97.09	★★★
4916	密山市人民医院	99.59	★★★	4952	哈尔滨市依兰县人民医院	96.95	★★★
4917	大兴安岭地区人民医院	99.54	★★★★	4953	齐齐哈尔市碾子山区人民医院	96.92	★★★★
4918	哈尔滨工业大学医院	99.51	★★★★★★★★	4954	五常市人民医院	95.92	★★★★★★★★
4919	美溪林业局职工医院	99.49	★★★★	4955	伊春市友好区人民医院	95.34	★★★★★★★
4920	鹤岗市人民医院	99.38	★★★★½	4956	鹤立林业局医院	95.29	★★★
4921	桦川县人民医院	99.33	★★★★★★★	4957	延寿县人民医院	95.18	★★★★★★★
4922	鹤岗鹤煤妇幼保健院	99.26	★★	4958	哈尔滨市双城区人民医院	95.13	★★★★
4923	恒山区人民医院	99.18	★★★★	4959	依安县妇幼保健计划生育服务中心	94.93	★★★★★
4924	龙江县第一人民医院	99.13	★★★	4960	鸡西大众医院	94.68	★★★★★
4925	佳木斯大学附属第一医院	99.07	★★★★	4961	黑龙江省青冈县人民医院	94.57	★
4926	双鸭山市人民医院	98.96	★★★★★★★	4962	桦南县妇幼保健计划生育服务中心	94.31	★★★★★
4927	鹤岗市平安医院	98.94	★★	4963	黑龙江省绥化市肇东市妇幼保健院	94.18	★★★★
4928	齐齐哈尔医学院附属第二医院	98.7	★★★★★★★				
4929	宁安市人民医院	98.65	★★★★★★★★				

续表

编号	医院名称	完整度（%）	星级评分	编号	医院名称	完整度（%）	星级评分
4964	望奎县妇幼保健院	94.18	★★★★★★	4997	黑龙江省商业职工医院	71.99	
4965	大庆油田铁人医院	94.01	★★★★★★★	4998	通河县人民医院	71.64	★★★★★
4966	哈尔滨慈康医院	93.25	★★★★★	4999	密山市妇幼保健院	71.29	★★★★
4967	绥化市人民医院	93.22	★★★★★	5000	同江市人民医院	70.33	
4968	克东县人民医院	92.48	★★★	5001	鹤岗市吉祥医院	68.87	
4969	大庆市萨尔图区人民医院	92.44	★★★★★	5002	金天爱心医院	68.13	★★
4970	林口县人民医院	92.04	★★★★★★★	5003	绥化市妇幼保健院	67.45	★★★★★★
4971	鹤岗市岭北人民医院	91.12	★	5004	鹤岗兴山人民医院	66.97	
4972	富裕县人民医院	90.77	★★★★★★★	5005	富裕县妇幼保健计划生育服务中心	66.58	★★★★
4973	哈尔滨市口腔医院	90.43	★	5006	佳木斯市精神病医院	66.52	★★★★★
4974	鸡西市精神病防治院（鸡西市铁路地区中心医院）	89.06	★	5007	哈尔滨市穆斯林医院	65.41	★★★★
				5008	齐齐哈尔市第二神经精神病医院	65.17	
4975	伊春市妇幼保健院	87.5	★★★★★★★	5009	黑龙江省监狱管理局中心医院	64.59	☆
4976	林甸县医院	86.9	★★★★★★★	5010	伊春市带岭林业实验局职工医院	64.57	★★★
4977	哈尔滨市平房区人民医院	85.71	★	5011	泰来县妇幼保健计划生育服务中心	64.11	★
4978	牡丹江市第二人民医院	84.23	★⯨	5012	金沙乡卫生院	63.92	☆☆
4979	哈尔滨市呼兰区第二人民医院	83.72	★	5013	尚志市妇幼保健计划生育服务中心	63.86	★★★
4980	泰来县人民医院	83.6	★⯨	5014	绥棱县人民医院	63.56	
4981	鹤岗市乾康医业有限责任公司兴山肛肠医院	83.15	★	5015	齐齐哈尔市结核病防治院	63.36	★★★
				5016	汤旺河林业局职工医院	62.88	☆
4982	哈尔滨美罗湾医院	82.93		5017	拜泉县妇幼保健计划生育服务指导中心	62	★★★
4983	鹤岗鹤矿医院有限公司南山分院	82.45	★	5018	绥化地区安达市红十字会医院	61.86	★★★★
4984	鹤岗市红十字医院	82.24	★	5019	黑龙江省小儿脑性瘫痪防治疗育中心	60.94	☆☆
4985	哈尔滨市老年医院	81.72	★				
4986	安达市医院	81.57	★				
4987	五常中医医院	81.34	★	5020	安达市妇幼保健院	60.77	★★★★
4988	伊春市金山屯区人民医院	80.5	★★★★★★	5021	黑龙江省牡丹江南山医院	60.36	
4989	讷河市同安医院	80.49	★★	5022	哈尔滨市木兰县人民医院	57.12	
4990	绥化市第一医院	79.96	★★⯨	5023	黑龙江德康医院	56.54	☆☆
4991	饶河县人民医院	78.97	★	5024	富锦市中医院	56.45	★
4992	讷河市妇幼保健计划生育服务中心	78.12	★	5025	富锦市妇幼保健院	56.19	★
4993	哈尔滨汽轮机厂医院	76.43	★	5026	肇东市第一医院	55.87	
4994	哈尔滨医科大学附属第一医院	76.05	★★★★★★	5027	油城中医院	54.01	☆
4995	绥芬河市人民医院	75.13	★★	5028	集贤县人民医院	52.55	
4996	讷河博爱医院	72.62		5029	甘南县妇幼保健计划生育服务中心	50.5	☆

续表

编号	医院名称	完整度（%）	星级评分
5030	鸡西市妇幼保健院	47.03	☆
5031	哈尔滨市道里区人民医院	43.45	☆☆
5032	齐齐哈尔五官医院	42.97	★★★★
5033	黑龙江省农垦宝泉岭管理局中心医院	42.17	☆☆
5034	大庆市第五医院	39.06	☆☆
5035	齐齐哈尔明珠医院	38.49	☆
5036	庆安县人民医院	38.11	⯨
5037	兰西县人民医院	37.47	★★★★
5038	齐齐哈尔市梅里斯达斡尔族区人民医院	32.44	☆
5039	哈尔滨市道里区口腔病防治所	31.98	☆
5040	黑龙江省海员总医院	29.83	★★
5041	齐齐哈尔市建华区妇幼保健所	29.01	☆☆
5042	拜泉县人民医院	24.14	☆☆☆
5043	勃利县人民医院	20.63	☆
5044	鸡西市滴道区人民医院	20.4	☆☆☆
5045	齐齐哈尔康铭精神病医院	17.87	☆
5046	齐齐哈尔市梅里斯达斡尔族区妇幼保健计划生育服务中心	15.53	☆☆☆
5047	黑龙江省农垦总局总医院	6.56	☆☆⯨
5048	哈尔滨市呼兰区妇幼保健院	6.44	☆☆
5049	双鸭山仁爱医院	6.2	☆☆☆
5050	肇源县人民医院	3.02	☆☆☆
5051	齐齐哈尔市五官医院	2.04	☆☆
5052	鸡西市传染病医院	1.57	☆☆
5053	齐齐哈尔市精神卫生中心	1.5	☆☆☆
5054	宝清县妇幼保健院	1.36	☆☆☆
5055	黑龙江维多利亚妇产医院	1.25	☆☆⯨
5056	克东县妇幼保健计划生育服务中心	1.24	☆☆☆
5057	克山县妇幼保健计划生育服务中心	1.24	☆☆☆
5058	青冈县妇幼保健计划生育服务中心	1.24	☆☆☆
5059	庆安县妇幼保健院	1.24	☆☆☆
5060	依安县妇幼保健院	1.24	☆☆☆
5061	明水县人民医院	0.97	☆☆☆
5062	碾子山区妇幼保健计划生育服务中心	0.93	☆☆☆
5063	齐齐哈尔市第一医院	0.62	☆☆☆
5064	庆安县中医医院	0.56	☆☆☆
5065	齐齐哈尔市中医医院	0.51	☆☆☆
5066	哈尔滨市朝鲜民族医医院	0.5	☆☆☆
5067	哈尔滨市第一医院	0.46	☆☆⯨
5068	哈尔滨嘉润医院	0.46	☆☆⯨
5069	黑龙江中医药大学佳木斯学院附属医院	0.46	☆☆☆
5070	肇源县乾泰医院	0.46	☆☆☆
5071	尖山区二马路街道社区卫生服务中心	0.46	☆☆☆
5072	哈尔滨市呼兰区中医医院	0.46	☆☆☆
5073	黑河市第二人民医院	0.46	☆☆☆
5074	富裕县第二医院（齐齐哈尔市第二神经精神病医院）	0.46	☆☆☆
5075	讷河市人民医院	0.46	☆☆☆
5076	宝清县人民医院	0.46	☆☆☆
5077	齐齐哈尔北满鸿鹏医院	0.46	☆☆☆
5078	齐齐哈尔协育友好医院有限责任公司	0.46	☆☆☆
5079	鹤岗玛丽亚医院	0.46	☆☆☆
5080	齐齐哈尔和平医院	0.46	☆☆☆
5081	讷河同安医院	0.46	☆☆☆
5082	东方医院	0.46	☆☆☆
5083	大庆康复医院东城分院	0.46	☆☆☆
5084	哈尔滨高新医院	0.46	☆☆☆
5085	黑龙江省第二医院	0.46	☆☆☆
5086	哈尔滨市阿城区人民医院	0.46	☆☆☆
5087	哈尔滨市第五医院	0.46	☆☆☆
5088	黑龙江明水康盈医院	0.46	☆☆☆

表 25　广西壮族自治区（210 家医院）平均完整度：73. 64

编号	医院名称	完整度（%）	星级评分
5089	广西壮族自治区妇幼保健院	100	★★★★★★★★★
5090	河池市妇幼保健院	100	★★★★★★★★★
5091	钦州市妇幼保健院	100	★★★★★★★★★
5092	玉林市妇幼保健院	100	★★★★★★★★★
5093	鹿寨县人民医院	100	★★★★★★★★
5094	浦北县人民医院	100	★★★★★★★★★
5095	广西壮族自治区龙潭医院	100	★★★★★
5096	广西壮族自治区脑科医院	100	★★★★★★★★★
5097	南宁市第二人民医院	100	★★★★★
5098	广西医科大学第一附属医院	100	★★★★★★★★★
5099	南宁市妇幼保健院	100	★★★★★★★★★
5100	梧州市妇幼保健院	100	★★★★★★★★
5101	玉林市第一人民医院	100	★★★★★★★★
5102	来宾市妇幼保健院	100	★★★★★★★⯨
5103	贵港市妇幼保健院	100	★★★★★★★★
5104	桂林医学院附属医院	100	★★★★
5105	钦州市第一人民医院	100	★★★★★★★★
5106	柳州市妇幼保健院	100	★★★★★★★★
5107	北海市妇幼保健院	100	★★★★★★★★
5108	宾阳县妇幼保健院	100	★★★★★
5109	崇左市妇幼保健院	100	★★★★★★
5110	富川瑶族自治县妇幼保健院	100	★★★★★★★★
5111	恭城瑶族自治县妇幼保健院	100	★★
5112	桂平市妇幼保健院	100	★★★★★★★★
5113	贺州市妇幼保健院	100	★★★
5114	南宁市社会福利医院	100	★★★★
5115	河池市复退军人医院（河池市第四人民医院）	100	★★★★★★
5116	来宾市第二人民医院	100	★★★★★★
5117	梧州市第二人民医院	100	★★★★★★★
5118	武宣爱心康复医院	100	★★★★★
5119	桂林市口腔医院	100	★★
5120	南宁市第七人民医院	100	★★★★
5121	南宁市邕宁区中医医院	100	★★★★
5122	南宁市武鸣区中医医院	100	★★★★
5123	柳州康乐口腔医院	100	★★★★★★★
5124	柳州柳微医院	100	★★★★★★★
5125	广西医科大学附属口腔医院	100	★★★★★★★★⯨
5126	广西南宁市第三人民医院	100	★★★★★★★★
5127	广西科技大学第二附属医院	100	★★★★★★★
5128	广西医科大学附属肿瘤医院	100	★★★★★★★★
5129	广西中医药大学附属瑞康医院	100	★★★★
5130	广西壮族自治区民族医院	100	★★★★★★★★
5131	玉林市红十字会医院	100	★★★★★★★★
5132	柳州市柳铁中心医院	100	★★★★★★★★
5133	隆安县妇幼保健院	100	★★
5134	南宁市武鸣区妇幼保健院	100	★★★★★★★★
5135	凭祥市妇幼保健院	100	★★★★★★★★
5136	钦州市钦北区妇幼保健院	100	★★★★★★★★
5137	容县妇幼保健院	100	★★★★
5138	上林县妇幼保健院	100	★★★★★★★★
5139	天等县妇幼保健院	100	★★★
5140	梧州市龙圩区妇幼保健院	100	★★★★
5141	武宣县妇幼保健院	100	★★★★★★★★
5142	忻城县妇幼保健院	100	★★★★★★★
5143	阳朔县妇幼保健院	100	★★★★★★
5144	宜州市妇幼保健院	100	★★★★
5145	永福县妇幼保健院	100	★★★
5146	玉林市玉州区妇幼保健院	100	★★★★★★★★
5147	崇左市复退军人医院	100	★★★★★★★
5148	钦州市精神病医院	100	★★★
5149	广西区南宁茅桥中心医院	100	★★★★
5150	浦北县中医医院	100	★★★★★★★★
5151	环江毛南族自治县人民医院	100	★★★★★★
5152	苍梧县人民医院	100	★★★★
5153	马山县人民医院	100	★★★
5154	贵港育康精神病医院	100	★★★
5155	南宁康洁口腔医院	100	★★
5156	南宁玉洞医院	100	★★★★★★★★
5157	南宁中南医院	100	★★★

续表

编号	医院名称	完整度（%）	星级评分	编号	医院名称	完整度（%）	星级评分
5158	钟山县妇幼保健院	100	★★★★	5193	灌阳县人民医院	97.52	★★★
5159	资源县妇幼保健院	100	★★★★★★★	5194	扶绥县人民医院	97.43	★★★★
5160	南宁市中医医院	100	★★★★	5195	广西-东盟经济技术开发区人民医院	97.05	★★★★
5161	桂林市妇女儿童医院	100	★★★	5196	临桂区人民医院（桂林医学院第二附属医院）	97.03	★★★★
5162	南丹县人民医院	99.95	★★★★★★★	5197	钟山县人民医院	96.88	★★★★
5163	南宁市第一人民医院	99.95	★★★★	5198	平果县人民医院	96.74	★★★★
5164	东兰县人民医院	99.94	★★★★★★★★	5199	融水苗族自治县人民医院	96.5	★★★★
5165	北海市人民医院	99.9	★★★★★★★★★	5200	宾阳县中医医院	96.48	★★★★
5166	河池市第一人民医院	99.9	★★★★★⯪	5201	北流市人民医院	96.46	★★★★★★★★
5167	广西科技大学第一附属医院	99.9	★★★★★★★★	5202	广西玉林市桂南医院	96.33	★★★★★★★
5168	平南县人民医院	99.89	★★★★⯪	5203	南宁市第一人民医院埌东医院	95.88	★★★★
5169	柳州贰运白沙医院	99.88	★★★★	5204	全州县人民医院	95.78	★★★★★
5170	环江毛南族自治县妇幼保健院	99.88	★★★★★★★	5205	龙胜各族自治县人民医院	95.12	★★
5171	柳州市柳江区妇幼保健院	99.88	★★★★	5206	隆林各族自治县人民医院	94.99	★★
5172	南宁市第六人民医院	99.88	★★★★	5207	来宾市兴宾区人民医院	94.56	★★★★★★
5173	柳州市潭中人民医院	99.83	★★★★	5208	上林县人民医院	94.38	★★★★★★★
5174	横县妇幼保健院	99.75	★★★★★★	5209	柳州二空医院	94.1	★★★★
5175	兴安两江医院	99.7	★★★★★★★★	5210	防城港市防城区妇幼保健院	94.06	★★
5176	梧州市工人医院	99.59	★★★	5211	桂林市社会福利医院	93.69	★★
5177	象州县人民医院	99.54	★★★★	5212	忻城县人民医院	93.28	★★
5178	宾阳县人民医院	99.41	★★★★	5213	鹿寨县妇幼保健院	93.1	★★★★★
5179	昭平县人民医院	99.41	★★★★	5214	桂林市第三人民医院	92.61	★★★★
5180	南宁市邕宁区人民医院	99.38	★★★★	5215	来宾市人民医院	91.85	★★★★★★★
5181	大化民生宁医院	99.35	★★★	5216	横县人民医院	91.39	★★★★★★★★
5182	南宁市红十字会医院	99.16	★★★	5217	藤县妇幼保健院	89.48	★★★★
5183	上林县中医医院	99.07	★★★★	5218	广西壮族自治区南溪山医院	87.9	★★★
5184	贵港市人民医院	99.06	★★★★★★	5219	广西水电医院	87.09	★★
5185	广西壮族自治区桂东人民医院	99.02	★★★★	5220	广西壮族自治区人民医院	86.35	★★★★
5186	河池市人民医院	98.6	★★★★★★★★★	5221	岑溪市人民医院	86.33	★★★
5187	贺州广济医院	98.34	★★★★★★	5222	广西医科大学附属武鸣医院	84.88	★★★★★★
5188	梧州市人民医院	98.33	★★★★★★★★	5223	桂林银海医院	84.57	★
5189	右江民族医学院附属医院	98.23	★★★★★★★★★	5224	广西中医药大学第一附属医院	84.53	★★★★
5190	贺州市人民医院	97.76	★★★★⯪	5225	柳州市柳江区人民医院	83.4	★★★★★★
5191	柳城爱心医院	97.6	★★★★★★★				
5192	南宁市第八人民医院	97.52	★★★★★★				

续表

编号	医院名称	完整度（%）	星级评分
5226	南宁市第九人民医院	83.26	★★
5227	合浦县人民医院	82.42	★★★★★
5228	柳州市工人医院	81.78	★
5229	兴安县人民医院	81.7	★★
5230	桂林市人民医院	81.49	★★★★★★★
5231	容县人民医院	80.41	★★½
5232	崇左市人民医院	78.68	★★½
5233	南宁广济高峰医院	73.21	★
5234	罗城仫佬族自治县妇幼保健院	71.53	★
5235	南宁市第二妇幼保健院	70.92	★
5236	贵港红房子妇产医院	70.77	★★★★
5237	百色市妇幼保健院	69.93	★★★★★
5238	武宣县人民医院	69.64	★★★★★
5239	南丹县妇幼保健院	65.1	★★★★★
5240	大化瑶族自治县妇幼保健院	64.36	
5241	南宁市第四人民医院	64.15	
5242	恭城瑶族自治县人民医院	62.46	☆☆
5243	合浦县中医医院	60.1	
5244	龙胜各族自治县妇幼保健院	59.03	☆
5245	东兴市妇幼保健院	58.68	☆
5246	南宁市第五人民医院	57.66	★★★
5247	隆安县中医医院	57.43	☆
5248	梧州市第三人民医院	54.4	★★★★
5249	贵港矫健口腔医院	46.44	☆☆
5250	靖西市人民医院	44.04	☆☆
5251	南宁天使口腔医院	40.94	☆☆
5252	博白县人民医院	39.83	☆☆☆
5253	龙州县人民医院	37.78	☆
5254	崇左市第二人民医院	37.67	☆☆
5255	象州县妇幼保健院	31.56	☆
5256	广西壮族自治区北海复退军人医院	26.73	☆☆
5257	乐业县人民医院	18.87	☆☆
5258	北流市妇幼保健院	10.52	☆☆
5259	梧州市红十字会医院	9.69	☆☆
5260	梧州玛丽娅妇产医院	7.9	☆☆☆
5261	灵山县妇幼保健院	7.8	☆☆☆
5262	河池市金城江区人民医院（河池市第三人民医院）	6.93	☆☆
5263	田阳县人民医院	5.89	☆☆☆
5264	合浦县红十字会医院	4.72	☆☆☆
5265	百色市第二人民医院	4.2	☆☆☆
5266	隆安县人民医院	3.38	☆☆½
5267	东兴市人民医院	3.33	☆☆
5268	大新县人民医院	3.33	☆☆☆
5269	贵港市第二人民医院	3.33	☆☆☆
5270	宜州市人民医院	3.33	☆☆☆
5271	贺州市富川瑶族自治县人民医院	3.33	☆☆☆
5272	贵港市覃塘区人民医院	2.97	☆☆☆
5273	罗城仫佬族自治县人民医院	2.97	☆☆☆
5274	广西蓝天口腔医院集团有限公司	2.04	☆☆
5275	南宁市第三人民医院	1.53	★★
5276	宜州市精神病医院	1.5	☆☆☆
5277	蒙山县第二人民医院	1.5	☆☆☆
5278	防城港市精神病医院	1.5	☆☆☆
5279	广西壮族自治区妇幼保健院厢竹院	1.36	☆☆☆
5280	北海安琪儿妇产医院	1.25	☆☆☆
5281	南宁南国妇产医院	1.25	☆☆☆
5282	桂林市妇幼保健院	1.24	☆☆
5283	凌云县妇幼保健院	1.24	☆☆☆
5284	桂林市临桂区妇幼保健院	0.88	☆☆☆
5285	马山县中医医院	0.51	☆☆☆
5286	百色市右江区人民医院	0.46	☆☆☆
5287	北海市第二人民医院	0.46	☆☆☆
5288	阳朔县人民医院	0.46	☆☆☆
5289	大化县人民医院	0.46	☆☆☆
5290	大化瑶族自治县人民医院	0.46	☆☆☆
5291	横县中医医院	0.46	☆☆☆
5292	宜州宜山医院	0.46	☆☆☆
5293	南宁同济医院	0.46	☆☆☆
5294	南宁长江医院	0.46	☆☆☆
5295	南宁协和医院	0.46	☆☆☆
5296	百色市人民医院	0.46	☆☆☆
5297	贺州市中医医院	0.46	☆☆☆
5298	广西医科大学第二附属医院	0.46	☆☆☆

表 26 陕西省（363 家医院）平均完整度：73.26

编号	医院名称	完整度（%）	星级评分	编号	医院名称	完整度（%）	星级评分
5299	宝鸡市妇幼保健院	100	★★★★★★★	5334	宝塔区妇幼保健院	100	★★★
5300	西北妇女儿童医院	100	★★★★★★★★★	5335	城固县妇幼保健院	100	★★★★
5301	子长县人民医院	100	★★★★★★★★★	5336	澄城县妇幼保健院	100	★★★★★★★★
5302	咸阳肿瘤医院	100	★★★★★★★★★	5337	汉阴县妇幼保健计划生育服务中心	100	★★★★
5303	西安市第八医院	100	★★★★★	5338	西安市安康医院	100	★★★★
5304	西安市儿童医院	100	★★★★★★★★★	5339	汉中市精神病医院	100	★★★★★
5305	安康市妇幼保健院	100	★★★★★★★★★	5340	铜川矿务局精神卫生康复中心	100	★★★★
5306	陕西省肿瘤医院	100	★★★★★	5341	延安怡康精神病专科医院	100	★★★★★★★★
5307	咸阳市中心医院	100	★★★★★	5342	陕西燎原航空机械制造公司职工医院	100	★★★★
5308	榆林市第二医院	100	★★★★	5343	陕西省铜川市耀州区人民医院	100	★★
5309	陕西省人民医院	100	★★★★★	5344	西安市阎良铁路医院	100	★★★
5310	宝鸡市中心医院	100	★★★★★★★★★	5345	汉阴县中医医院	100	★★★★★★★★
5311	渭南市中心医院	100	★★★★★★★★	5346	西安航天总医院	100	★★★★★★
5312	宝鸡高新人民医院	100	★★★★★	5347	汉滨区第三人民医院	100	★★★★
5313	咸阳市妇幼保健院	100	★★★★★★★★★	5348	宝钛集团有限公司职工医院	100	★★★★
5314	兵器工业五二一医院	100	★★★★★	5349	镇坪县医院	100	★★★★★★★★
5315	紫阳县人民医院	100	★★★★★★★★½	5350	宝鸡市第三人民医院	100	★★★★
5316	旬阳县医院	100	★★★★★★★★½	5351	陕西省荣复军人第一医院	100	★★★
5317	三原县医院	100	★★★★½	5352	宝鸡市金台医院	100	★★★★
5318	岐山县医院	100	★★★★½	5353	西安市高陵区医院	100	★★★★
5319	澄城县医院	100	★★★★★★★★½	5354	丹凤县医院	100	★★★★★★
5320	安康市残联精神病医院	100	★★★★½	5355	陕西省交通医院	100	★★★★
5321	安康精神康复专科医院	100	★★½	5356	平利县医院	100	★★★★★★★★
5322	延安市博爱医院	100	★★★★★★½	5357	汉滨区第一医院	100	★★★
5323	礼泉民源医院	100	★★★★½	5358	清涧县人民医院	100	★★★★★★★
5324	西安凤城医院	100	★★★★½	5359	长武县人民医院	100	★★★
5325	安康市人民医院	100	★★★½	5360	渭南市华州区人民医院	100	★★★★★★★
5326	三二〇一医院	100	★★★★★★★★½	5361	西安市北方医院	100	★★★★
5327	陕西省核工业二一五医院	100	★★★★★★★★½	5362	西安市东方医院	100	★★★★★★★★
5328	西安市红会医院	100	★★★★★½	5363	石泉县医院	100	★★★★
5329	铜川矿务局中心医院	100	★★★½	5364	汉阴县人民医院	100	★★★★
5330	安康市中心医院	100	★★★★	5365	扶风县人民医院	100	★★★★★★
5331	汉中市传染病医院	100	★★★★	5366	汉中市铁路中心医院	100	★★★★
5332	勉县妇幼保健院	100	★★★★	5367	西安雁塔天佑儿童医院	100	★★
5333	宝鸡市陈仓区妇幼保健院	100	★★★★★★★★				

续表

编号	医院名称	完整度（%）	星级评分
5368	西安益康精神病医院	100	★★★★
5369	洛南县泰和医院	100	★★★★★★★★
5370	神木县第二人民医院	100	★★★★
5371	西安长安泰和医院	100	★★★★
5372	陕西省结核病防治院（陕西省第五人民医院）	100	★★★★
5373	西安市胸科医院	100	★★★★★★★
5374	泾阳县妇幼保健计划生育服务中心	100	★★★★★★★
5375	神木市医院	100	★★★★
5376	宝鸡市人民医院	100	★★★★
5377	咸阳市第一人民医院	100	★★★★
5378	西安大兴医院	100	★★★★
5379	延安市第二人民医院	100	★★
5380	临渭区妇幼保健计划生育服务中心	100	★★★★★★★
5381	洛南县妇幼保健院	100	★★★★★★★★
5382	岐山县妇幼保健院	100	★★★★★★★★
5383	三原县妇幼保健院	100	★★★★★★
5384	陕西省大荔县妇幼保健院	100	★★★★
5385	陕西省丹凤县妇幼保健院	100	★★★★★★★
5386	陕西省千阳县妇幼保健院	100	★★
5387	商洛市商州区妇幼保健院	100	★★★
5388	商南县妇幼保健院	100	★★★★★★★★
5389	旬阳县妇幼保健院	100	★★★★★★★
5390	延安市妇幼保健院	100	★★★★★★★
5391	永寿县妇幼保健计划生育服务中心	100	★★
5392	柞水县妇幼保健院	100	★★★
5393	镇安县妇幼保健院	100	★★★★★★★★
5394	镇巴县妇幼保健院	100	★★★
5395	宝鸡市口腔医院	100	★★★★★★★★★
5396	横山区中医院	100	★★★
5397	陈家山煤矿职工医院	100	★★★★★
5398	南郑县妇幼保健计划生育服务中心	100	★★★
5399	乾县妇幼保健院	100	★★★
5400	岚皋县中医医院	100	★★★
5401	佛坪县人民医院	100	★★★★
5402	太白县医院	100	★★★
5403	凤县医院	100	★★★★
5404	武功蓝天医院	100	★★★★
5405	汉滨区第二医院	100	★★★★★
5406	大荔县医院	100	★★★★★★★★
5407	中国水利水电第三工程局有限公司职工医院	100	★★★
5408	米脂县中医院	100	★★★
5409	神华神东电力医院	100	★★★★
5410	永寿县人民医院	100	★★★
5411	延安市安塞区人民医院	100	★★★
5412	定边县人民医院	100	★★★★
5413	西安慈爱妇产医院	100	★★★★★★
5414	西安雁塔天佑妇产医院	100	★★★
5415	安康小白兔口腔医院	100	★★
5416	礼泉永康医院	100	★★★★★★
5417	咸阳西橡医院	100	★★★★★★★★
5418	丹凤博爱医院	100	★★★★★★★
5419	洋县卫校附设医院	100	★★★
5420	横山区百信医院	100	★★★★
5421	西安华仁医院	100	★★★
5422	神木惠民医院	100	★★★
5423	宝鸡永康亚健康医院	100	★★
5424	宜君县中医医院	100	★★★
5425	镇巴县中医院	99.94	★★★★★
5426	略阳县人民医院	99.94	★★★★
5427	神华神东总医院	99.94	★★★
5428	陕西宏远航空锻造有限责任公司红原医院	99.93	★★★★
5429	西安医学院第二附属医院	99.9	★★★★★★
5430	西安交通大学第二附属医院	99.9	★★★★★★★★★
5431	中铁一局集团中心医院	99.89	★★★★
5432	陕西秦岭航空电气有限责任公司秦岭医院	99.89	★★★
5433	西藏民族大学附属医院	99.88	★★★★

续表

编号	医院名称	完整度（%）	星级评分	编号	医院名称	完整度（%）	星级评分
5434	兴平市妇幼保健院	99.88	★★★★★★★★	5468	陕西省榆林市靖边县妇幼保健医院	98.31	★★
5435	四〇八医院	99.88	★★★	5469	洛南县医院	98.23	★★½
5436	白水济民医院	99.87	★★★	5470	汉中市中心医院	98.13	★★★★★★★★★
5437	汉中远大妇产医院	99.87	★★★	5471	西安市第九医院	98.13	★★★★★★½
5438	延安大学咸阳医院	99.85	★★★★★½	5472	陕西省第二人民医院	98.13	★★★★
5439	西安医学院第一附属医院	99.84	★★★★★★★★★	5473	杨凌示范区医院	97.92	★★★★
5440	靖边县人民医院	99.84	★★★★½	5474	陕西省友谊医院	97.81	★★★★★
5441	汉中市人民医院	99.84	★★★★★★½	5475	宜君县人民医院	97.8	★★★★★
5442	靖边启慧口腔医院	99.8	★★	5476	商南县医院	97.63	★★★★★★★★
5443	陕西唐华四棉有限责任公司职工医院	99.8	★★★	5477	勉县协和医院	97.62	★★★
				5478	南郑县人民医院	97.45	★★★★★★½
5444	扶风县妇幼保健院	99.75	★★★★★★★★	5479	西电集团医院	97.4	★★★
5445	靖边现代妇产医院	99.75	★★★★★★★	5480	旬邑县医院	97.31	★★★★★★★
5446	绥德县医院	99.72	★★★★★★	5481	志丹县人民医院	97.29	★★★½
5447	白河县人民医院	99.72	★★★★★★	5482	陕西省第四人民医院	97.29	★★★★★★★★
5448	镇安县医院	99.67	★★★★	5483	洛川县医院	97.26	★★
5449	宁强县妇幼保健院	99.63	★★★★★★★★	5484	长庆油田职工医院	97.23	★★★★★
5450	西安医学院附属宝鸡医院	99.61	★★★★	5485	西安曲江妇产医院	97.11	★★
5451	西安交通大学口腔医院	99.59	★★★★★★★★½	5486	留坝县医院	97.1	★★★
5452	西安交通大学第一附属医院	99.58	★★★★★★★	5487	陕西蒲白矿务局医院	97.05	★★★★★★★★
5453	镇巴县人民医院	99.53	★★★★★★★★½	5488	甘泉县人民医院	97.02	★★★
5454	韩城市中医医院	99.52	★★★★	5489	延安市人民医院	96.88	★★★★★★★★
5455	陕西省新安中心医院	99.49	★★★	5490	西安高新医院	96.88	★★★★★★★★★
5456	泾阳永安医院	99.42	★★★½	5491	西安市第五医院	96.82	★★★★
5457	西安庆华医院	99.38	★★★★	5492	陕西省水电医院	96.51	★★★★★
5458	西安医学专修学院武功附属医院	99.22	★★★★★★★	5493	吴起县人民医院	96.47	★★★★★★★★
5459	西乡县人民医院	99.22	★★★	5494	西安市中心医院	96.34	★★★★
5460	彬县永康医院	99.2	★★	5495	咸阳彩虹医院	96.29	★★★★
5461	西安市第四医院	99.01	★★★★½	5496	眉县第三医院	96.18	★★★
5462	乾县人民医院	98.93	★★★★★★★★	5497	商洛博爱医院	96.15	★★
5463	一四五医院	98.93	★★★	5498	榆林市星元医院	95.89	★★★★★★★
5464	府谷县人民医院	98.92	★★★★	5499	西安铁路工程医院	95.81	★★★★★★★
5465	凤翔县医院	98.89	★★★★★★★★	5500	城固县仁济医院	95.68	★★★★★★★★
5466	延川县人民医院	98.78	★★★★★★★	5501	延安大学附属医院	95.63	★★★★½
5467	蓝田县医院	98.65	★★	5502	彬县妇幼保健计划生育服务中心	95.6	★

续表

编号	医院名称	完整度（%）	星级评分	编号	医院名称	完整度（%）	星级评分
5503	榆林医学专修学院附属医院	95.55	★★★★	5538	陕西省森工医院	80.04	★★
5504	周至县人民医院	95.48	★★★★	5539	宜川县人民医院	79.85	★
5505	西安医学院附属汉江医院	94.71	★★★	5540	宝鸡市第二人民医院	79.82	★★
5506	眉县妇幼保健院	94.55	★★	5541	陕西省黄龙县人民医院	78.78	
5507	渭南市妇幼保健院	94.18	★★★⯨	5542	榆林高新医院	78.21	★⯨
5508	凤翔县妇幼保健院	94.18	★★★★★★★	5543	西安市第一医院	77.56	★★⯨
5509	山阳县红十字会医院	93.84	★★	5544	宁强县天津医院	76.74	★★★★★
5510	宝鸡市康复医院	92.94	★★★★★★⯨	5545	麟游县医院	75.57	★★★★★★
5511	大荔安宁精神心理康复医院	92.94	★★★★★	5546	泾阳县医院	75.43	★★
5512	咸阳精神病专科医院	92.79	★	5547	大荔东府医院	75.22	★★★
5513	西安市高陵区妇幼保健院	92.2	★★★★★★	5548	铜川市职业病防治院	74.42	☆
5514	千阳县人民医院	91.44	★★★★★★	5549	西北工业大学医院	74.06	★★★
5515	商洛市第二人民医院	90.42	★★★	5550	铜川市人民医院	73.87	★
5516	商洛市中心医院	89.75	★★★	5551	中航工业西安医院	72.72	★
5517	城固县第二人民医院	88.67	★★★★★★★	5552	柞水宗生医院	71.79	☆
5518	陕西省荣誉军人康复医院	88.52	★	5553	陇县妇幼保健院	71.41	
5519	焦坪社区管理中心职工医院	88.23	★★	5554	延安市安塞区妇幼保健院	69.93	★
5520	定边县妇幼保健院	87.62	★★	5555	陕飞职工医院	68.49	★
5521	陕西中医药大学附属医院	87.2	★★★	5556	紫阳县妇幼保健计划生育服务中心（县妇幼保健院）	66.21	★★★
5522	富平县医院	87.09	★★★★★★★	5557	洋县中医医院	64.7	
5523	澄合矿务局中心医院	86.5	★★★★★★★	5558	千阳县中医医院	64.52	☆
5524	西安北车医院	86.1	★★★★★★⯨	5559	商洛市妇幼保健院	64.11	★★
5525	渭南市第一医院	86.1	★★★⯨	5560	榆林市横山区妇幼保健院	62.83	☆☆☆
5526	礼泉县人民医院	85.64	★★★	5561	岐山县中医医院	62.03	☆
5527	陇县人民医院	83.73	★	5562	西安市精神卫生中心	60.06	★★★★
5528	宝鸡蔡家坡医院	83.64	★★★★★★⯨	5563	西安华都妇产医院	57.47	☆
5529	陕西省城固县医院	82.95	★★	5564	陕西省西安市康宁精神病医院	56.46	☆
5530	子洲县人民医院	82.68	★★	5565	武功县人民医院	56.38	★★★★
5531	黄陵县人民医院	82.26	★★	5566	西安一四一医院	54.14	☆☆
5532	合阳县医院	81.86	★★	5567	彬县口腔医院	51.93	☆☆
5533	延安市宝塔区人民医院	81.52	★★★★	5568	户县医院	51.48	⯪
5534	韩城矿务局总医院	80.88	★	5569	陕西省地质矿产勘查开发局职工医院	51.17	☆
5535	西安市华山中心医院	80.87	★★	5570	眉县人民医院	50.34	☆
5536	柞水县人民医院	80.8	★	5571	陕西省米脂县医院	50.12	☆
5537	汉中八一三医院	80.79	★★★★★				

续表

编号	医院名称	完整度（%）	星级评分	编号	医院名称	完整度（%）	星级评分
5572	陕西建工集团第十一建筑工程有限公司职工医院	49.51	★★★	5605	渭南市第二医院	5.19	☆☆☆
				5606	宝鸡市中医医院	3.69	☆☆☆
5573	西安交通大学第一附属医院韩城医院	49.41	☆	5607	西京医院	3.69	☆☆☆
				5608	榆林市第一医院	2.51	☆☆
5574	富县人民医院	49.16	☆	5609	咸阳市精神病专科医院	1.65	☆☆☆
5575	晨辉医院	46.23	☆☆	5610	三原县中医医院	1.54	☆☆
5576	宁陕县医院	45.78	★★★	5611	西安步长中医心脑病医院	1.53	★★
5577	长安医院	44.09		5612	渭南市精神卫生中心	1.5	☆☆☆
5578	淳化县医院	43.83	☆	5613	西安阎良精神病医院	1.5	☆☆☆
5579	西安电力中心医院	42.78	☆☆	5614	高陵区精神卫生中心	1.5	☆☆☆
5580	宝鸡市陈仓医院	41.26	☆☆☆	5615	南郑县精神专科医院	1.5	☆☆☆
5581	吴堡县医院	41.22	☆	5616	韩城市妇幼保健院	1.24	☆☆☆
5582	汉中市口腔医院	40.94	☆☆	5617	户县妇幼保健院	1.24	☆☆☆
5583	白水县医院	40.24	☆☆☆	5618	华阴市妇幼保健院	1.24	☆☆☆
5584	潼关县人民医院	39.39	☆☆	5619	同仁医院	0.97	☆☆
5585	铜川市妇幼保健院	37.83		5620	宝鸡市第二中医医院	0.87	☆☆☆
5586	宜川县中医医院	37.21	☆☆	5621	周至县中医医院	0.77	☆☆☆
5587	神木中西医结合医院	35.69	☆☆	5622	麟游县中医医院	0.5	☆☆☆
5588	富平县妇幼保健院	32.8	☆	5623	西安济仁医院	0.46	☆☆☆
5589	中铁一局集团咸阳中心医院	25.69	☆☆	5624	渭河发电有限公司职工医院	0.46	☆☆☆
5590	西安市第六医院	23.35	☆☆☆	5625	彬县协和医院	0.46	☆☆☆
5591	宝鸡市第五人民医院	20.52	☆☆☆	5626	扶风县人民医院	0.46	☆☆☆
5592	蒲城创伤医院	19.43	☆	5627	中铁一局集团第五工程有限公司职工医院	0.46	☆☆☆
5593	西安唐城医院	14.97	☆☆				
5594	孙思邈老年康复医院	10.87		5628	城固县中医医院	0.46	☆☆☆
5595	洋县妇幼保健院	9.28	☆☆☆	5629	陕西省宁强县中医医院	0.46	☆☆☆
5596	西北有色医院	8.92	☆☆	5630	勉县骨伤科医院	0.46	☆☆☆
5597	陕西省洋县医院	8.72	☆☆	5631	陕西省商南县中医医院	0.46	☆☆☆
5598	商州区人民医院	8.15	☆☆	5632	山阳县人民医院	0.46	☆☆☆
5599	汉中职业技术学院附属医院	8	☆☆☆	5633	合阳县妇幼保健院	0.46	☆☆☆
5600	商洛市第三人民医院	7.94	☆☆☆	5634	大荔县中医医院	0.46	☆☆☆
5601	汉中四〇五医院	7.94	☆☆☆	5635	合阳县中医医院	0.46	☆☆☆
5602	西安市阎良区人民医院	5.89	☆☆	5636	华阴市人民医院	0.46	☆☆☆
5603	陕西省商洛疗养院	5.66	☆☆	5637	蒲城县医院	0.46	☆☆☆
5604	北京中医药大学孙思邈医院	5.44	☆☆☆	5638	陕西省康复医院	0.46	☆☆☆

续表

编号	医院名称	完整度（%）	星级评分
5639	核工业四一七医院	0.46	☆☆☆
5640	西航医院	0.46	☆☆☆
5641	西安医学院第一附属医院沣东医院	0.46	☆☆☆
5642	西安交通大学医院	0.46	☆☆☆
5643	西安工会医院	0.46	☆☆☆
5644	中铁一局集团西安中心医院	0.46	☆☆☆
5645	临潼区人民医院	0.46	☆☆☆
5646	西安电子科技大学医院	0.46	☆☆☆
5647	泾阳县中医医院	0.46	☆☆☆
5648	咸阳市彬县中医医院	0.46	☆☆☆
5649	长武县中医医院	0.46	☆☆☆
5650	兴平市人民医院	0.46	☆☆☆
5651	彬县县医院	0.46	☆☆☆
5652	延长县人民医院	0.46	☆☆☆
5653	榆林市横山区人民医院	0.46	☆☆☆
5654	榆林颈肩腰腿痛康复医院	0.46	☆☆☆
5655	西安未央天泰医院	0.46	☆☆☆
5656	杨凌朝阳医院	0.46	☆☆☆
5657	吴堡高新医院	0.46	☆☆☆
5658	彬县博爱医院	0.46	☆☆☆
5659	西安市中医医院	0.46	☆☆☆
5660	陕西省中医医院	0.46	☆☆☆
5661	西安市第三医院	0.46	☆☆☆

表 27　贵州省（223 家医院）平均完整度 71.54

编号	医院名称	完整度（%）	星级评分
5662	贵州省第二人民医院	100	★★★★★★★★
5663	贵阳市妇幼保健院	100	★★★★★
5664	贵州医科大学第三附属医院	100	★★★★★★★★★
5665	贵州医科大学附属医院	100	★★★★★
5666	贵航贵阳医院	100	★★★★★
5667	纳雍新立医院	100	★★★★★
5668	贵州医科大学第二附属医院	100	★★★★★★★★
5669	贵州省人民医院	100	★★★★★
5670	毕节市第一人民医院	100	★★★½
5671	铜仁妇女儿童医院	100	★★★★★★★½
5672	毕节友谊医院	100	★★★★★★½
5673	望谟县人民医院	100	★★★★½
5674	安顺市西秀区人民医院	100	★★★★
5675	遵义市传染病医院（遵义市第四人民医院）	100	★★★★★
5676	毕节市妇幼保健计划生育服务中心	100	★★★★
5677	清镇市妇幼保健院	100	★★★★
5678	织金天美康愈精神病医院	100	★★★★★★★
5679	兴义人安精神病医院	100	★★★★★★
5680	安龙康宁精神病医院	100	★★
5681	盘州市安宁医院	100	★★★★★★★
5682	余庆县人民医院	100	★★★★
5683	台江县人民医院	100	★★★★
5684	遵义市第五人民医院	100	★★★★★★★
5685	绥阳县人民医院	100	★★★★
5686	六枝康宁精神病医院	100	★★★★★★
5687	兴义安宁精神病专科医院	100	★★★★★★★★
5688	遵义春晖家园精神病医院	100	★★★★
5689	开阳县妇幼保健院	100	★★★
5690	贵阳市口腔医院	100	★★★★★★★★½
5691	黔西县妇幼保健计划生育服务中心	100	★★★
5692	纳雍县妇幼保健院	100	★★★★
5693	黔西南布依族苗族自治州妇幼保健院	100	★★★
5694	铜仁市妇幼保健院	100	★★★★★
5695	息烽县妇幼保健院	100	★★★★★★
5696	兴义市妇幼保健院	100	★★★★★★★
5697	印江土家族苗族自治妇幼保健和计划生育服务中心	100	★★★
5698	织金县妇幼保健院	100	★★★★★

续表

编号	医院名称	完整度（%）	星级评分
5699	六盘水市第三人民医院	100	★★★
5700	遵义市精神病专科医院	100	★★
5701	盘州市中医院	100	★★★★
5702	紫云苗族布依族自治县人民医院	100	★★★★
5703	息烽县人民医院	100	★★★★★
5704	岑巩县人民医院	100	★★★★
5705	贵州中医肝病医院	100	★★
5706	威宁现代妇产医院	100	★★★★★★★
5707	毕节洪山妇产医院	100	★★★★★★
5708	六盘水安琪儿妇产医院	100	★★★★★★★
5709	六盘水友好妇科医院	100	★★
5710	毕节群益精神病医院	100	★★★★★★★
5711	铜仁西南医院	100	★★★★★★★★
5712	安顺欣缘口腔医院	100	★★★★★★★
5713	毕节京州口腔医院	100	★★★★★★★
5714	六盘水戴氏口腔医院	100	★★
5715	大方南方医院	100	★★★★★★★
5716	遵义医学院附属口腔医院	100	★★★★★★★★★½
5717	兴义市人民医院	99.95	★★★★
5718	望谟县妇幼保健院	99.88	★★★★★★★
5719	威宁大明医院	99.87	★★★★★★★★½
5720	首钢水城钢铁（集团）有限责任公司总医院	99.85	★★★★★★
5721	毕节市七星关区人民医院	99.85	★★★
5722	贵州省清镇市第一人民医院	99.84	★★★★★★½
5723	赤水市人民医院	99.84	★★★★
5724	晴隆县人民医院	99.83	★★★
5725	贵阳白云心血管病医院	99.83	★★★
5726	开阳光正医院	99.79	★★★½
5727	黔西南布依族苗族自治州人民医院	99.74	★★★★½
5728	贵州医科大学附属乌当医院	99.74	★★★★½
5729	毕节市第三人民医院	99.69	★★★★
5730	仁怀市人民医院	99.69	★★★★
5731	兴仁县人民医院	99.64	★★★★★★★★★
5732	兴仁县妇幼保健院	99.63	★★★★★★★
5733	开阳协和医院	99.61	★★★
5734	六盘水市人民医院	99.59	★★★★½
5735	独山县人民医院	99.57	★★★
5736	盘县现代妇产医院	99.5	★★★
5737	赤天化集团医院	99.4	★★★★
5738	锦屏县人民医院	99.2	★★★★★★★
5739	织金县人民医院	99.14	★★★★
5740	遵义市播州区人民医院	99.12	★★★★★★★★★½
5741	贵阳市乌当区人民医院	99.12	★★★
5742	遵义友好妇产医院	99.12	★★★★★
5743	黔南州布依族苗族自治州人民医院	99.01	★★★★★★★
5744	六枝民康医院	99	★★★★★★½
5745	福泉明仁医院	98.77	★★★★★★★
5746	开阳县中西医结合医院	98.59	★★★
5747	江口县人民医院	98.31	★★★★½
5748	黔东南州人民医院	98.18	★★★★
5749	凤冈县人民医院	97.79	★★★★½
5750	习水县人民医院	97.69	★★★½
5751	贵阳军康医院	97.66	★★★
5752	荔波县人民医院	97.45	★★★★
5753	松桃孟铁医院	97.43	★★★½
5754	六盘水市钟山区人民医院	97.3	★★½
5755	遵义医学院附属医院	96.98	★★★★★★★★★★
5756	思南县人民医院	96.82	★★★★½
5757	沿河土家族自治县人民医院	96.82	★★★★★★★★★
5758	黔西县人民医院	96.67	★★★
5759	威宁和睦家医院	96.58	★★★
5760	遵义市红花岗区精神病专科医院	96.1	★★
5761	贵州医科大学附属白云医院	95.99	★★★★½
5762	威宁博爱医院	95.59	★★
5763	金沙林东医院	95.34	★★★
5764	大方县人民医院	95.32	★★★★★★★★★½
5765	贵阳市第二人民医院	95.16	★★★★
5766	贵州水矿控股集团有限责任公司总医院	94.95	★★★½

续表

编号	医院名称	完整度（%）	星级评分
5767	黔东南爱康医院	94.62	★★⯪
5768	安顺市妇幼保健院	94.18	★★★
5769	沿河遵阳妇产医院	94.1	★★★★★★
5770	安顺军都一〇一医院	93.72	★
5771	普定县精神病院	92.94	★★★★★
5772	金沙春晖家园精神病医院	92.94	★★★★
5773	毕节市精神病院	92.94	★★
5774	毕节明康医院	92.93	★★★★★★
5775	贵州省肿瘤医院	92.79	★★★★★★★★
5776	毕节市肿瘤医院	92.79	★
5777	龙里康宁医院	92.64	★★★★
5778	盘县新兴医院	91.4	★★★★★⯪
5779	瓮安仁和医院	90.28	★★★★★★★
5780	贵阳市第四人民医院	90.28	★★★
5781	罗甸县人民医院	89.5	★★★★
5782	遵义市汇川区人民医院	88.63	★★
5783	遵义市第一人民医院	86.88	★★★
5784	丹寨县人民医院	86.83	★★
5785	六盘水市六枝特区人民医院	86.68	★★★★★★
5786	绥阳妇产医院	86.45	★
5787	六盘水市第二人民医院	85.99	★★
5788	兴仁妇产医院	85.19	★★★★★★★
5789	开阳县人民医院	84.56	★★★★★
5790	安顺市人民医院	84.14	★★
5791	威宁县人民医院	83.29	★★⯪
5792	沿河红十字会医院	83.19	★★★★★★
5793	盘州市人民医院	82.98	☆
5794	贵医安顺医院	82.67	★★★★★⯪
5795	兴义博爱医院	82.65	★★★★
5796	湄潭县人民医院	82.09	★
5797	织金健民医院	82.01	★
5798	松桃苗族自治县人民医院	81.95	★★★
5799	普安县人民医院	81.57	★★⯪
5800	贵阳求恩百姓综合医院	81.06	★
5801	龙里县人民医院	80.21	
5802	贵阳东方骨科医院	79.57	★★★★★⯪
5803	贵阳市南明区人民医院	78.98	★★
5804	安顺市平坝区人民医院	78.97	★★
5805	黔西桦晨医院	78.89	★★⯪
5806	贵阳市花溪区人民医院	77.91	★★★★
5807	贵阳和美妇产医院	77.42	★★★★
5808	贵州航天医院	77.3	
5809	毕节四通医院	77.25	★⯪
5810	贵阳市第一人民医院	72.57	★★★★
5811	贵州省修文县人民医院	72.15	★★★★★
5812	云岩区人民医院	72.14	☆
5813	务川仡佬族苗族自治县人民医院	71.47	★★
5814	晴隆县妇幼保健院	71.41	
5815	大方同仁医院	69.82	
5816	天柱县人民医院	65.23	☆
5817	石阡县妇幼保健计划生育服务中心	65.22	★★★★
5818	兴仁民生精神病医院	64.71	☆
5819	贵定安宁医院	63.96	★★★
5820	贵阳市精神病人康复医院	63.21	★★★
5821	贵阳和睦家妇产医院	61.73	★★
5822	绥阳民康精神病医院	60.21	☆
5823	遵义市精神病院	57.36	★
5824	兴义佳康精神病专科医院	57.06	☆
5825	大方康心天愈精神病医院	56.46	☆
5826	安龙县人民医院	55.33	☆☆
5827	毕节和美妇产医院	55.33	☆☆
5828	贵州省瓮安县人民医院	54.52	☆
5829	毕节精神病康复医院	54.35	★★★★
5830	义龙试验区利民精神病康复医院	54.2	★★★★
5831	德江县人民医院	54.13	⯪
5832	威宁海滨精神病康复医院	53.45	☆
5833	贵州省遵义市红花岗区口腔医院	50.31	☆☆
5834	湄潭县中西医结合医院	48.57	☆☆☆
5835	铜仁市惠民医院	46.7	☆☆
5836	道真仡佬族苗族自治县人民医院	44.92	☆☆☆

续表

编号	医院名称	完整度（%）	星级评分	编号	医院名称	完整度（%）	星级评分
5837	六盘水凉都黄河医院	35.61	½	5861	兴义仁爱精神病康复医院	1.5	☆☆☆
5838	贵阳市公共卫生救治中心	33.73	½	5862	兴义兴安精神病医院	1.5	☆☆☆
5839	遵义市红花岗区人民医院	33.18	☆☆	5863	遵义市妇幼保健院	1.36	☆☆
5840	六盘水市妇幼保健院	20.92		5864	遵义华西妇产医院	1.25	☆☆☆
5841	关岭布依族苗族自治县人民医院	10.97	☆☆	5865	六枝现代妇产医院	1.25	☆☆☆
5842	西秀区欣缘口腔病防治所	10.39	☆	5866	思南现代妇产医院	1.25	☆☆☆
5843	赫章前河医院	8.8	☆☆☆	5867	黔西国济妇产医院	1.25	☆☆☆
5844	德江现代妇产医院	8.03	☆☆	5868	毕节平安妇产科专科医院	1.25	☆☆☆
5845	铜仁华夏医院	5.52	☆☆½	5869	遵义妇产医院	1.25	☆☆☆
5846	贵州开磷总医院	5.39	☆☆	5870	威宁县妇幼保健计划生育服务中心	1.24	☆☆☆
5847	贞丰县人民医院	4.65	☆☆☆	5871	三都水族自治县人民医院	0.49	☆☆☆
5848	赫章夜郎医院	3.23	☆☆☆	5872	铜仁协和医院	0.46	☆☆½
5849	石阡县人民医院	3.02	☆☆	5873	湄潭家礼医院	0.46	☆☆½
5850	三都都柳江医院有限公司	3.02	☆☆☆	5874	赫章华康医院	0.46	☆☆☆
5851	铜仁市人民医院	2.77	☆☆☆	5875	毕节市第二人民医院	0.46	☆☆☆
5852	六盘水协和医院	2.46	☆☆½	5876	凯里市第一人民医院	0.46	☆☆☆
5853	铜仁仁爱眼科医院	2.04	☆☆	5877	黎平县人民医院	0.46	☆☆☆
5854	六盘水安心康复医院	1.53	★★	5878	罗甸县中医医院	0.46	☆☆☆
5855	普安崇义精神病专科医院	1.5	☆☆☆	5879	黔西南州册亨县人民医院	0.46	☆☆☆
5856	正安精神病医院	1.5	☆☆☆	5880	桐梓县人民医院	0.46	☆☆☆
5857	道真精神病医院	1.5	☆☆☆	5881	正安县人民医院	0.46	☆☆☆
5858	毕节惠愈精神病医院	1.5	☆☆☆	5882	遵义东大肛肠医院	0.46	☆☆☆
5859	晴隆康宁精神病康复医院	1.5	☆☆☆	5883	贵阳曜阳中西医结合医院	0.46	☆☆☆
5860	册亨康宁精神病康复医院	1.5	☆☆☆	5884	三都湘雅医院	0.46	☆☆☆

表28 安徽省（232家医院）平均完整度71.38

编号	医院名称	完整度（%）	星级评分	编号	医院名称	完整度（%）	星级评分
5885	濉溪县医院	100	★★★★★	5893	合肥市妇幼保健院	100	★★★★½
5886	合肥凤凰肿瘤医院	100	★★★★	5894	合肥中铁精神病医院	100	★★★½
5887	阜阳市第二人民医院	100	★★★★★★★★	5895	霍邱县第一人民医院	100	★★★★½
5888	安徽省儿童医院	100	★★★★★	5896	阜阳玛丽娅妇产医院	100	★★★★★★★★½
5889	安徽省肿瘤医院	100	★★★★★	5897	蚌埠市交通医院	100	★★★★★★★½
5890	安徽医科大学附属巢湖医院	100	★★★★★★★★★	5898	淮南华健医院	100	★★★★★★★★½
5891	淮南朝阳医院	100	★★★★★	5899	滁州市第一人民医院	100	★★★★½
5892	黄山首康医院	100	★★★★★	5900	安徽省宿州市立医院	100	★★★½

续表

编号	医院名称	完整度(%)	星级评分	编号	医院名称	完整度(%)	星级评分
5901	马鞍山十七冶医院	100	★★★★★★★★⯨	5936	安徽省繁昌县中医医院	100	★★★★★
5902	宣城市人民医院	100	★★★★★★★⯨	5937	阜阳市第六人民医院(妇幼保健医院)	100	★★
5903	淮北矿工总医院	100	★★★★★★★⯨	5938	蒙城妇女儿童医院	100	★★★
5904	马鞍山市中心医院	100	★★★★★★⯨	5939	六安竹子口腔医院	100	★★★★★★★
5905	铜陵市义安区人民医院	100	★★★★★★★★⯨	5940	马鞍山鑫马口腔医院	100	★★★★★★★
5906	淮北友好妇产医院	100	★★★★★★★★⯨	5941	芜湖皖江口腔医院	100	★★
5907	合肥现代妇产医院	100	★★★★★★★⯨	5942	利辛中山医院	100	★★★★★★★★
5908	定远华康医院	100	★★★★★★★★⯨	5943	中煤矿建总医院	100	★★★★
5909	合肥中山医院	100	★★★⯨	5944	淮南济民医院	100	★★★★
5910	合肥长江医院	100	★★★★★★★★⯨	5945	颍上协和医院朝阳分院	100	★★★
5911	芜湖手足医院	100	★★★⯨	5946	颍上协和医院	100	★★★★★★★
5912	阜阳市人民医院	100	★★★★	5947	合肥市口腔医院	100	★★★★★★★⯨
5913	蚌埠市传染病医院	100	★★★	5948	六安市人民医院	99.95	★★★★
5914	蚌埠市妇幼保健院	100	★★★★★★	5949	和县人民医院	99.94	★★★★★
5915	安徽省黄山市第二人民医院	100	★★	5950	淮北市人民医院	99.9	★★★★★★★★★
5916	铜陵市第三人民医院	100	★★★★★	5951	蚌埠市第三人民医院	99.9	★★★★⯨
5917	宿州市第二人民医院	100	★★	5952	安徽省马鞍山市人民医院	99.9	★★★★★★★★
5918	宿松县中医院	100	★★★	5953	芜湖市第一人民医院	99.9	★★★★★★★★
5919	宁国市人民医院	100	★★★⯨	5954	明光新城医院	99.88	★★★★★★★
5920	安徽医科大学第四附属医院	100	★★★	5955	六安百佳妇产医院	99.87	★★⯨
5921	蚌埠玛丽妇产医院	100	★★★	5956	合肥民众医院	99.87	★★★⯨
5922	安徽新海妇产医院	100	★★★★★★★	5957	淮南东方医院集团肿瘤医院	99.85	★★★★
5923	芜湖伊丽莎白妇产医院	100	★★★	5958	郎溪县人民医院	99.84	★★★★
5924	淮北市精神病医院	100	★★★★★★★	5959	淮南新华医疗集团北方医院	99.84	★★★★★★★★
5925	阜南北城医院	100	★★★★	5960	当涂县人民医院	99.79	★★★★★⯨
5926	阜南仁和医院	100	★★★★★★★★	5961	蚌埠医学院第二附属医院	99.74	★★★★★★★★★
5927	淮南市妇幼保健院	100	★★★★★★★★	5962	怀远县赵集医院	99.74	★★⯨
5928	合肥市精神病医院	100	★★★	5963	太湖县人民医院	99.73	★★★★★★★★
5929	安徽医科大学附属口腔医院	100	★★★★★★★★⯨	5964	祁门县人民医院	99.72	★★★★★★★★★
5930	合肥市第三人民医院	100	★★★★★★★★	5965	宿州市第一人民医院	99.69	★★★★★★★
5931	合肥市第二人民医院	100	★★★★★★★★	5966	安庆市立医院	99.64	★★★★★★★★★
5932	太和县人民医院	100	★★★★★★★★	5967	淮北市妇幼保健院	99.63	★★★★★★
5933	六安市金安区妇幼保健院	100	★★★★	5968	淮南东方医院集团广济医院	99.57	★★★⯨
5934	淮南市第四人民医院	100	★★	5969	淮北朝阳医院	99.55	★★★
5935	芜湖市口腔医院	100	★★	5970	皖北煤电集团总医院	99.53	★★★★★★★★⯨

续表

编号	医院名称	完整度(%)	星级评分
5971	亳州市人民医院	99.43	★★★★
5972	马鞍山市妇幼保健院	99.26	★★★★★★★★★
5973	池州市人民医院	99.22	★★★★⯪
5974	淮南新华医疗集团新华医院	98.86	★★★★★★★★⯪
5975	庐江县人民医院	98.8	★★★
5976	定远盐化工医院	98.73	★★★★
5977	来安县人民医院	98.65	★★★★
5978	宣城市中心医院	98.65	★★★★★★★★
5979	芜湖海螺医院	98.61	★★★★⯪
5980	天长市人民医院	98.49	★★★★
5981	铜陵市第二人民医院/铜陵市传染病医院	98.43	★★★★★★★
5982	明光市人民医院	98.23	★★★★
5983	界首市人民医院	97.87	★★★★
5984	六安市第四人民医院	97.71	★★★
5985	蚌埠市第二人民医院	97.64	★★★
5986	安庆秉风医院	97.62	★★★★★★★⯪
5987	凤阳县人民医院	97.61	★★★
5988	定远县总医院	97.61	★★★
5989	黄山昌仁医院	97.21	★★★
5990	阜南县人民医院	97.2	★★★★
5991	合肥市第一人民医院	97.09	★★★★★★★★⯪
5992	蚌埠市商业医院	96.89	★★★★⯪
5993	安徽医科大学第二附属医院	96.57	★★★★★★★
5994	明光惠明医院	96.54	★★★★★★★★
5995	淮南东方医院集团新庄孜医院	96.42	★★★⯪
5996	安徽医科大学第一附属医院	96.25	★★★★★
5997	淮南市中医院	96.05	★★★★★★★
5998	全椒县人民医院	95.64	★★★★
5999	霍山县中医院	95.33	★★
6000	安徽安琪儿妇产医院	94.86	★★⯪
6001	马鞍山市传染病医院	94.18	★★
6002	滁州玛利亚妇产医院	94.1	★★★★★⯪
6003	霍邱东方妇产医院	93.48	★★★★★★★⯪
6004	安徽省计划生育科学技术研究所医院	93.15	★★★★
6005	怀远县龙亢农场医院	92.09	★★★⯪
6006	安庆朱小龙口腔医院	90.43	★★★★★★
6007	宿州信美口腔医院	90.43	★★
6008	宿州合众京州博雅口腔医院	90.43	★
6009	淮南市第五人民医院	88.45	★★★★★★
6010	芜湖广济医院	88.23	★★★⯪
6011	安徽省寿县县医院	86.47	★★★★★★
6012	铜陵市人民医院	86.1	★★★⯪
6013	涡阳县人民医院	85.84	★★★⯪
6014	固镇县人民医院	85.65	★★
6015	皖南医学院弋矶山医院	84.86	★★
6016	芜湖市第二人民医院	84.36	★★★★★
6017	芜湖市第六人民医院	83.11	★
6018	临泉县人民医院	83.07	★★
6019	凤台县人民医院	82.96	★★★
6020	桐城市人民医院	82.72	
6021	蚌埠医学院第一附属医院	81.96	★★
6022	广德县人民医院	81.88	★★★★★★★
6023	寿县中医医院	81.7	★★
6024	滁州市第二人民医院	81.18	★
6025	六安市第二人民医院	80	★★
6026	来安家宁医院	79.82	★⯪
6027	萧县人民医院	79.55	
6028	六安世立医院	79.14	★★⯪
6029	宣城市仁杰医院	78.52	★★★★★★⯪
6030	安庆市第一人民医院	77.93	★⯪
6031	黄山新晨医院	76.08	★★
6032	怀宁独秀医院	75.84	★★★★★⯪
6033	六安市第六人民医院	74.6	★
6034	合肥市第八人民医院	74.13	★★★★
6035	安徽省歙县人民医院	74.06	★★
6036	涡阳北大医院	73.42	☆
6037	淮南市第一人民医院	73.35	⯪

续表

编号	医院名称	完整度（%）	星级评分
6038	合肥丹凤朝阳妇产医院	72.77	★★½
6039	中铁上海局芜湖医院	70.78	
6040	无为县中医院	69.89	★★★★★
6041	淮南佳乐妇产医院	69.51	★
6042	利辛县人民医院	63.35	
6043	蚌埠市第一人民医院	63.16	☆
6044	天长市伟业医院	63.04	★★★
6045	阜阳百佳妇产医院	62.23	½
6046	合肥贝杰口腔医院	62.12	☆
6047	南陵县医院	61.66	
6048	芜湖玛丽娅妇产医院	61.48	★★½
6049	芜湖市第四人民医院	60.06	
6050	阜阳市第三人民医院	60.06	☆☆
6051	蚌埠五和医院	58.53	☆
6052	皖南医学院第二附属医院	58.37	
6053	安庆市第六人民医院	56.76	☆
6054	枞阳县人民医院	56.24	
6055	合肥市滨湖医院	52.52	☆
6056	合肥友好医院	50.78	☆☆
6057	金寨县人民医院	49.25	☆☆☆
6058	合肥靓美口腔医院	48.68	★
6059	安庆渡江口腔医院	47.45	☆
6060	滁州市第五人民医院	45.04	☆☆
6061	铜陵渡江口腔医院	40.73	★★★
6062	固镇东方医院	39.48	☆☆☆
6063	安徽省肥东县人民医院	37.49	☆☆
6064	铜陵市妇幼保健院	34.53	
6065	怀远县人民医院	33.83	☆
6066	芜湖协和医院	33.37	½
6067	安庆市第二人民医院	32.7	☆☆
6068	肥西县人民医院	31.3	☆☆
6069	安徽天鹅湖口腔医院	30.55	☆
6070	霍山县医院	28.79	☆☆☆
6071	安庆红十字博爱医院	27.12	½
6072	潜山县医院	25.61	☆☆☆
6073	休宁县人民医院	24.69	☆☆
6074	定远曲阳精神病医院	19.52	☆
6075	舒城县人民医院	18.41	☆☆½
6076	宣城和平医院	17.92	½
6077	安徽省淮南市寿县安康医院	16.86	☆☆
6078	利辛兴华医院	16.65	☆☆☆
6079	蚌埠市中医医院	16.35	☆
6080	歙县昌仁医院	12.19	☆☆
6081	全椒同仁医院有限公司	9.1	☆☆½
6082	南京鼓楼医院集团安庆市石化医院	8.46	½
6083	亳州兴华医院	3.79	☆☆☆
6084	宿州百佳妇产医院	3.64	☆☆½
6085	中煤新集能源股份有限公司新集医院	3.36	☆☆½
6086	铜陵博爱医院	3.3	☆☆½
6087	阜阳创伤医院	2.31	☆☆½
6088	宁国健民医院	2.05	☆☆☆
6089	芜湖市第三人民医院	1.57	☆☆
6090	安徽省胸科医院	1.57	☆☆☆
6091	安庆现代妇产医院	1.25	☆☆½
6092	淮南和睦妇产医院	1.25	☆☆☆
6093	泗县人民医院	0.72	☆☆☆
6094	芜湖华康医院	0.65	☆☆½
6095	固镇康惠康复医院	0.62	☆☆☆
6096	蚌埠康桥医院	0.5	☆☆☆
6097	宿松县人民医院	0.46	☆☆
6098	淮南新康医院	0.46	☆☆½
6099	天长明恩医院	0.46	☆☆½
6100	安徽省红十字会医院	0.46	☆☆½
6101	定远爱德医院	0.46	☆☆½
6102	黄山市人民医院	0.46	☆☆½
6103	安庆市第四人民医院	0.46	☆☆☆
6104	蒙城县第一人民医院	0.46	☆☆☆
6105	淮北矿工总医院集团朱仙庄分院	0.46	☆☆☆
6106	安徽省霍山县医院	0.46	☆☆☆

续表

编号	医院名称	完整度（%）	星级评分	编号	医院名称	完整度（%）	星级评分
6107	霍邱蓼都金水外科医院	0.46	☆☆☆	6112	祁门平安医院	0.46	☆☆☆
6108	亳州药都医院	0.46	☆☆☆	6113	灵璧济安医院	0.46	☆☆☆
6109	芜湖新东方医院	0.46	☆☆☆	6114	凤阳县鼓楼医院	0.46	☆☆☆
6110	天长金太阳医院	0.46	☆☆☆	6115	铜陵仁和医院	0.46	☆☆☆
6111	蒙城中西医结合医院	0.46	☆☆☆	6116	铜陵市立医院	0.46	☆☆☆

表29 宁夏回族自治区（52家医院）平均完整度68.12

编号	医院名称	完整度（%）	星级评分	编号	医院名称	完整度（%）	星级评分
6117	宁夏回族自治区人民医院	100	★★★★★★★★★	6143	石嘴山市第一人民医院	92.56	★★★★★★
6118	宁夏医科大学总医院	100	★★★★★★★★★	6144	中卫市沙坡头区人民医院	87	★★
6119	宁夏回族自治区宁安医院	100	★★★★★★★★⯨	6145	固原市人民医院	86.21	★★★
6120	银川国龙医院	100	★★★★	6146	银川市第三人民医院	83.08	★★★★★★⯨
6121	银川市妇幼保健院	100	★★★★	6147	永宁县人民医院	82.03	★★★
6122	宁夏青铜峡市人民医院	100	★★★★★★★	6148	固原市中医医院	80.4	★
6123	宁夏回族自治区妇幼保健院	100	★★★★★★	6149	宁夏银川凤城医院	73.43	
6124	石嘴山市妇幼保健计划生育服务中心	100	★★★	6150	青铜峡市妇幼保健所	71.16	
				6151	石嘴山市惠农区人民医院	69.34	
6125	同心县妇幼保健计划生育服务中心	100	★★	6152	海原县人民医院	59.56	⯨
6126	吴忠市妇幼保健计划生育服务中心	100	★★★	6153	宁夏回族自治区干部疗养院	57.41	
6127	银川市口腔医院	100	★★★★	6154	永宁县妇幼保健计划生育服务中心	36.88	☆
6128	宁夏回族自治区第三人民医院	100	★★★★★★★				
6129	宁夏慈安妇儿医院有限公司	100	★★★	6155	银川博爱医院	34.06	☆☆☆
6130	宁夏西京妇产医院	100	★★★★★★★	6156	宁夏回族自治区中卫市中医医院	14.35	
6131	银川丽人妇产医院	100	★★	6157	宁夏银川市第一人民医院	10.66	☆
6132	宁夏第五人民医院	100	★★★★	6158	宁夏中卫市人民医院	3.69	☆☆☆
6133	宁夏圣新医院	99.94	★★★★★★	6159	隆德县人民医院	3.52	☆☆☆
6134	固原市妇幼保健计划生育服务中心	99.88	★★★★	6160	银川市德昇泰艾齿口腔医院	2.04	☆☆
6135	中卫市第三人民医院	99.77	★★★	6161	固原市精神康复医院	1.5	☆☆☆
6136	盐池县人民医院	99.65	★★★★★★★★★	6162	吴忠市人民医院	1.13	☆☆½
6137	宁夏第五人民医院石炭井医院	99.39	★★	6163	中宁县人民医院	0.46	☆☆
6138	宁夏回族自治区第四人民医院	99.37	★★★★★★★★★	6164	青铜峡铝股份有限公司医院	0.46	☆☆☆
6139	同心县人民医院	98.18	★★★★★★★★	6165	西吉县中医医院	0.46	☆☆☆
6140	宁夏中医医院暨中医研究院	97.97	★★★★	6166	吴忠市红寺堡区人民医院	0.46	☆☆☆
6141	银川市第二人民医院	97.72	★★★★★★⯨	6167	宁夏康源肛肠医院	0.46	☆☆☆
6142	平罗县人民医院	97.31	★★★★★★	6168	吴忠友谊医院	0.46	☆☆☆

表30 湖北省（298家医院）平均完整度67.12

编号	医院名称	完整度（%）	星级评分	编号	医院名称	完整度（%）	星级评分
6169	应城市人民医院	100	★★★★★★★★★	6204	武穴市红十字会医院	100	★★★★★★★★
6170	大悟县人民医院	100	★★★★★★★	6205	建始县人民医院	100	★★★★★★★★
6171	十堰市人民医院	100	★★★★★★★★★	6206	咸丰县中医医院	100	★★★★★★
6172	武汉市中心医院	100	★★★★★★★★	6207	黄州区人民医院	100	★★★★★★★
6173	武汉市妇女儿童医疗保健中心	100	★★★★★★★★	6208	随县洪山医院	100	★★★★★
6174	鄂州市妇幼保健院	100	★★★★★★★★½	6209	黄石市东方妇产医院	100	★★★★★★★
6175	云梦县人民医院	100	★★★★½	6210	钟祥正大妇产医院	100	★★★
6176	远安县人民医院	100	★★★★½	6211	武汉华佑精神病医院武汉华佑戒毒医院	100	★★★★★★★
6177	丹江口市第一医院	100	★★★★★★★★½	6212	武汉馨润康精神病康复医院	100	★★★★★★★
6178	京山仁和医院	100	★★★★½	6213	广水市精神病医院	100	★★★
6179	黄石市妇幼保健院	100	★★★★★★★★½	6214	黄冈皓雅口腔医院	100	★★
6180	钟祥市人民医院	100	★★★★★½	6215	鄂州二医院	100	★★★★★★★
6181	荆门市第二人民医院	100	★★★★½	6216	黄冈市妇幼保健院	100	★★★★
6182	襄阳市第一人民医院	100	★★★★★★★★½	6217	建始县妇幼保健院	100	★★★★★
6183	十堰市妇幼保健院	100	★★★★★½	6218	荆门市妇幼保健院	100	★★★★★★★★
6184	沙洋县人民医院	100	★★★★½	6219	荆州市妇幼保健院	100	★★★★★★★★
6185	武汉亚洲心脏病医院	100	★★★★★★★½	6220	孝感市康复医院	100	★★★★★★
6186	湖北省妇幼保健院	100	★★★★★★★	6221	武汉大学口腔医院	100	★★★★★★★★½
6187	蕲春县人民医院	100	★★★★	6222	华中科技大学同济医学院附属同济医院	100	★★★★★★★½
6188	安陆市妇幼保健院	100	★★★★★★★★	6223	荆州市第一人民医院	100	★★★★★★★★
6189	恩施市妇幼保健计划生育服务中心	100	★★★	6224	湖北省公安县人民医院	100	★★★★★★★
6190	汉川市妇幼保健院	100	★★★★★★★★	6225	公安县中医医院	100	★★★★
6191	天门市妇幼保健院	100	★★★★	6226	武汉大学人民医院（湖北省人民医院）	100	★★★★
6192	武汉市洪山区妇幼保健院	100	★	6227	利川市人民医院	100	★★★★
6193	恩施土家族苗族自治州优抚医院	100	★★★	6228	仙桃市第一人民医院	100	★★★★
6194	浠水县精神病医院	100	★★★★★★★★	6229	恩施土家族苗族自治州中心医院	100	★★★★★★★★
6195	汉川市精神病医院	100	★★★★★★	6230	浠水县人民医院	100	★★★★
6196	潜江市精神病医院	100	★★★★	6231	湖北省潜江市中心医院	100	★★★★★★★★
6197	湖北省安陆市普爱医院	100	★★★★	6232	武汉市第三医院	100	★★★★★★★★
6198	红安县中医医院	100	★★★★	6233	湖北省荆门市第一人民医院	100	★★★★
6199	襄阳职业技术学院附属医院	100	★★★★	6234	荆州市中心医院	100	★★★★★★★★
6200	保康县中医医院	100	★★★★	6235	武汉市普仁医院	100	★★★★★★★
6201	大悟县中医医院	100	★★★★★	6236	荆门市皮肤病防治院	100	★★
6202	蔡甸区中医医院	100	★★★★★★				
6203	英山县中医院	100	★★★★★★★★				

续表

编号	医院名称	完整度（%）	星级评分	编号	医院名称	完整度（%）	星级评分
6237	襄阳市结核病防治院	100	★★	6272	仙桃市博爱医院	100	★★★★★★★★
6238	罗田县妇幼保健院	100	★★★★★	6273	钟祥市妇幼保健院	100	★★★★
6239	麻城市妇幼保健院	100	★★★★★★★★	6274	竹山县妇幼保健院	100	★★★★★★★★
6240	潜江市妇幼保健院	100	★★★★★★★★	6275	武汉市武东医院（武汉市第二精神病院）	100	★★★★★★★
6241	沙洋县妇幼保健院	100	★★★★★★★	6276	襄阳市口腔医院	100	★★½
6242	武汉市蔡甸区妇幼保健院	100	★★★	6277	鄂东医疗集团市中医医院（市传染病医院、黄石市中医医院）	100	★★★★★
6243	武汉市汉阳区妇幼保健院	100	★★	6278	葛洲坝集团中心医院	100	★★
6244	浠水县妇幼保健院	100	★★★★★★★★	6279	鄂州市中心医院	99.95	★★★★★★★★
6245	仙桃市妇幼保健院	100	★★★	6280	大冶市人民医院	99.95	★★★★
6246	孝昌县妇幼保健院	100	★★★★★★★	6281	京山县人民医院	99.9	★★★★★★★★★
6247	孝感市妇幼保健院	100	★★★★	6282	黄石市中心医院	99.9	★★★★★★★★
6248	英山县妇幼保健院	100	★★★★★★	6283	十堰市太和医院	99.9	★★★★★★★★★
6249	远安县妇幼保健计划生育服务中心	100	★★★★	6284	鹤峰县中心医院	99.89	★★★★★★★★½
6250	枣阳市妇幼保健院	100	★★★★★★★★	6285	江陵县人民医院	99.89	★★★★★★★
6251	武穴市精神病医院	100	★★★★★★★★	6286	谷城县第二人民医院	99.83	★★★★
6252	黄石市精神病医院	100	★★★★★★★★	6287	航空工业襄阳医院	99.83	★★★★
6253	潜江市口腔医院	100	★★★★★★★	6288	武钢矿业公司大冶铁矿职工医院	99.81	★★★
6254	龙感湖管理区医院	100	★★	6289	天门市第一人民医院	99.74	★★★★★★★★★
6255	荆门市康复医院	100	★★	6290	武汉大学中南医院	99.74	★★★★
6256	黄冈市红安县人民医院	100	★★★★	6291	湖北江汉油田总医院	99.74	★★★★★★★
6257	红安县苏区医院	100	★★★	6292	武汉科技大学医院	99.56	★★★★
6258	湖北省襄州区中医医院	100	★★★★	6293	湖北省肿瘤医院	99.54	★★★★★★★★
6259	潜江市二医院	100	★★	6294	利川市民族妇幼保健院	99.5	★★★★★★★★
6260	保康县人民医院	100	★★	6295	华中科技大学同济医学院附属梨园医院	99.43	★★★★★★★½
6261	宣恩县人民医院	100	★★★★	6296	宜昌市中心人民医院	99.38	★★★★★★
6262	英山县人民医院	100	★★★	6297	云梦县中医医院	99.32	★★★★★★
6263	监利县人民医院	100	★★★★★	6298	钟祥长安医院	99.3	★★★★★★★★
6264	孝昌县第一人民院	100	★	6299	枣阳泰兴医院	99.23	★★★★½
6265	黄冈东城妇产医院	100	★★★★★★★	6300	湖北省黄州区妇幼保健院	99.07	★★★
6266	荆州东方妇科医院	100	★★★	6301	公安县二人民医院	99.07	★★★★★★★★
6267	武汉东方博德精神病医院	100	★★★★★★★	6302	湖北民族学院附属民大医院	98.91	★★★★★
6268	鄂州中山口腔医院	100	★★★★★★★	6303	罗田县第二人民医院	98.71	★★★
6269	湖北脑血管病医院	100	★★★★★★★				
6270	建始民族医院	100	★★★★★★★★				
6271	麻城华山医院	100	★★★				

续表

编号	医院名称	完整度(%)	星级评分	编号	医院名称	完整度(%)	星级评分
6304	湖北省江北监狱医院	98.62	★★★	6336	丹江口市妇幼保健院	94.18	★★★★★★★
6305	孝感市第一人民医院	98.54	★★★	6337	松滋市妇幼保健院	94.18	★★★★★★★
6306	武汉市汉口医院	98.44	★★★★	6338	襄阳市妇幼保健院	94.18	★★★
6307	华中科技大学同济医学院附属协和医院	98.39	★★★★★★★★★	6339	松滋市人民医院	94.13	★★
				6340	武穴丽人妇产医院	94.1	★★★★
6308	监利县第三人民医院	98.38	★★★★	6341	武汉真爱妇产医院	94.1	★★
6309	麻城市人民医院	98.34	★★★★	6342	襄阳市传染病医院	93.24	★★
6310	荆州市第三人民医院	98.33	★★★★★★	6343	枣阳市第一人民医院	92.35	★★★★
6311	汉川市人民医院	98.13	★★★★½	6344	孝感市中心医院	92.14	★★★
6312	洪湖市第二人民医院	98.1	★★★★	6345	汉川市中医医院	91.6	★★★★★★★
6313	新洲区人民医院	98.03	★★★★★★	6346	随州市曾都医院	89.43	★★★½
6314	襄阳市中心医院	97.81	★★★★★★★★½	6347	荆州市第二人民医院	87.19	★★
6315	黄梅县中医医院	97.79	★★★★★★★★	6348	荆门市中医医院	86.45	★★★
6316	宜城市妇幼保健院	97.65	★★★★★	6349	武穴市第二人民医院	84.2	★★
6317	湖北省老河口市第一医院	97.63	★★★★★★★★½	6350	谷城县中医院	82.02	★★★★★★
6169	应城市人民医院	100	★★★★★★★★★	6351	麻城市第二人民医院	81.51	★
6318	十堰市中医医院	97.61	★★★★	6352	咸丰县人民医院	79.85	★
6319	武汉市第六医院	97.59	★★★	6353	黄梅县人民医院	78.58	★★★
6320	竹溪县中医院	97.28	★★★★★★★★	6354	黄梅县第三人民医院	78	★★
6321	巴东县中医医院	97.23	★★★★	6355	监利县第二人民医院	76.69	★★
6322	麻城铁路医院	97.07	★★★	6356	赤壁市妇幼保健院	75.99	★★★★★★
6323	华润武钢总医院	96.98	★★★	6357	广水市第一人民医院	74.8	★★★★★
6324	大冶市中医医院	96.91	★★	6358	仙桃职业学院附属医院	74.76	★★★
6325	安陆市第二人民医院	96.84	★★★★	6359	宜城玛丽龙头医院	72.13	
6326	随州市中心医院	96.67	★★★★★★★	6360	汉川市第二人民医院	71.56	
6327	武汉市第八医院	96.56	★★★★	6361	谷城县妇幼保健院	71.29	
6328	武汉市第四医院	96.41	★★★★★	6362	老河口市妇幼保健院	71.16	★
6329	宜昌市第三人民医院	96.23	★★★★★★★	6363	仙桃市江汉医院	70.66	
6330	孝昌县中医医院	95.88	★★★★★★★★	6364	竹山县精神病医院	69.97	
6331	谷城县人民医院	95.71	★★★★★★½	6365	武汉市洪山区中医医院	66.8	★★
6332	宜昌市第二人民医院	95.68	★★★★★★★★½	6366	保康县妇幼保健院	64.11	★★★★
6333	汉江水利水电集团有限责任公司汉江医院	95.58	★★★★★★★	6367	麻城市中医医院	58.46	☆☆
				6368	赤壁市人民医院	56.85	½
6334	随县中医医院	95.56	★★★★★★	6369	咸宁市妇幼保健院	53.22	☆
6335	云梦县妇幼保健院	94.24	★★★★★	6370	鄂州市第三医院	50.51	★

续表

编号	医院名称	完整度（%）	星级评分	编号	医院名称	完整度（%）	星级评分
6371	襄州区妇幼保健院	50.37	☆	6405	武汉市江夏区精神卫生中心（武汉市江夏区精神病医院）	1.5	☆☆☆
6372	随州拜博口腔医院	41.55	☆☆	6406	武汉市精神卫生中心	1.5	☆☆☆
6373	阳新县第三人民医院	41.28	☆☆	6407	房县精神病医院	1.5	☆☆☆
6374	建始县中医医院	39.88	☆☆☆	6408	荆州市精神病医院（荆州市精神卫生中心）	1.5	☆☆☆
6375	黄石市结核病防治院	38.05	☆☆	6409	黄冈市优抚医院	1.5	☆☆☆
6376	团风县中医医院	37.91	☆	6410	监利县妇幼保健院	1.36	☆☆☆
6377	竹溪县人民医院	36.55	☆☆☆	6411	武汉民馨妇科医院	1.34	☆☆☆
6378	武汉钢铁（集团）公司第二职工医院	31.37	☆☆☆	6412	武汉送子鸟中西医结合不孕症专科医院	1.25	☆☆☆
6379	阳新县中医医院	28.03	☆	6413	大冶真爱妇科医院	1.25	☆☆☆
6380	荆州市松滋市第二人民医院	23.63	☆☆☆	6414	恩施亚菲亚妇产医院	1.25	☆☆☆
6381	武汉航运医院	23.54	☆☆	6415	公安县妇幼保健院	1.24	☆☆☆
6382	黄冈冠瑞医院	22.13	☆☆	6416	武穴市妇幼保健院	1.24	☆☆☆
6383	黄冈市第二人民医院	21.76	☆☆	6417	孝感市孝南区妇幼保健院	1.24	☆☆☆
6384	嘉鱼县妇幼保健院	18.81	☆☆☆	6418	荆州市荆州区妇幼保健院	1.24	☆☆☆
6385	武汉市第九医院	18.79	☆☆	6419	武汉市东西湖区妇幼保健院	1.24	☆☆☆
6386	仙桃市第三人民医院	16.61	☆☆	6420	武汉市江夏区妇幼保健院	1.24	☆☆☆
6387	松滋市中医医院	16.5	☆☆☆	6421	武汉市硚口区妇幼保健院	1.24	☆☆☆
6388	丹江口市中医医院	15.6	☆☆	6422	武汉市青山区妇幼保健院	1.24	☆☆☆
6389	黄石华中福康医院	11.64	☆☆	6423	武汉市新洲区妇幼保健院	1.24	☆☆☆
6390	黄石人福医院	8.99	☆☆	6424	阳新县妇幼保健院	1.24	☆☆☆
6391	团风县妇幼保健院	7.8	☆☆☆	6425	应城市妇幼保健院	1.24	☆☆☆
6392	松滋市第三人民医院	7.23	☆	6426	监利大垸医院	1.03	☆☆
6393	湖北省中医院	3.79	☆☆☆	6427	湖北省直属机关医院	0.48	☆☆☆
6394	湖北省中西医结合医院	3.69	☆☆☆	6428	兴山县人民医院	0.46	☆☆☆
6395	麻城冠瑞医院	3.18	☆☆☆	6429	广水市第一人民医院	0.46	☆☆☆
6396	武汉市江夏区第一人民医院	3.02	☆☆☆	6430	宜昌市第一人民医院	0.46	☆☆☆
6397	鄂州市中医医院	3.02	☆☆	6431	仙桃市仁爱医院	0.46	☆☆☆
6398	潜江市中医医院	2.3	☆☆☆	6432	团风县人民医院	0.46	☆☆☆
6399	黄石市煤炭矿务局职工医院	2.15	☆	6433	湖北省罗田县精神卫生中心	0.46	☆☆☆
6400	荆门市口腔医院	2.04	☆☆	6434	中国十五冶金建设集团有限公司	0.46	☆☆☆
6401	荆州市荆州区皮肤病防治院	1.57	☆☆☆	6435	黄石市第四医院	0.46	☆☆☆
6402	荆州市胸科医院	1.57	☆☆☆	6436	洪湖市人民医院	0.46	☆☆☆
6403	武汉阳光老年病医院	1.53	★★				
6404	武汉兰青肿瘤医院	1.53	☆☆☆				

续表

编号	医院名称	完整度（%）	星级评分	编号	医院名称	完整度（%）	星级评分
6437	天门市第三人民医院	0.46	☆☆☆	6452	武汉天美乳腺专科医院	0.46	☆☆☆
6438	十堰市铁路医院	0.46	☆☆☆	6453	利川东方和谐医院	0.46	☆☆☆
6439	武汉市江夏区中医医院	0.46	☆☆☆	6454	荆州津汇医院	0.46	☆☆☆
6440	华中科技大学医院	0.46	☆☆☆	6455	襄阳新华医院	0.46	☆☆☆
6441	赤壁市蒲纺医院	0.46	☆☆☆	6456	鄂钢医院	0.46	☆☆☆
6442	赤壁市中医医院	0.46	☆☆☆	6457	黄冈市中医医院	0.46	☆☆☆
6443	宜城市人民医院	0.46	☆☆☆	6458	湖北省钟祥市中医院	0.46	☆☆☆
6444	宜城市中医医院	0.46	☆☆☆	6459	洪湖市中医医院	0.46	☆☆☆
6445	大悟县第二人民医院	0.46	☆☆☆	6460	天门市中医医院	0.46	☆☆☆
6446	枝江市人民医院	0.46	☆☆☆	6461	武汉市黄陂区人民医院	0.46	☆☆☆
6447	五峰县人民医院	0.46	☆☆☆	6462	武汉市东西湖区人民医院	0.46	☆☆☆
6448	武汉广爱医院	0.46	☆☆☆	6463	武汉市金银潭医院	0.46	☆☆☆
6449	荆州华中福康医院	0.46	☆☆☆	6464	武汉市中医医院	0.46	☆☆☆
6450	武汉济和医院	0.46	☆☆☆	6465	三峡大学附属仁和医院	0.46	☆☆☆
6451	武汉太康医院	0.46	☆☆☆	6466	武汉市汉阳医院	0.46	☆☆☆

表 31　湖南省（211 家医院）平均完整度 65.00

编号	医院名称	完整度（%）	星级评分	编号	医院名称	完整度（%）	星级评分
6467	湖南省妇幼保健院	100	★★★★★★★★★	6484	常德市妇幼保健院	100	★★★★
6468	冷水江市人民医院	100	★★★★★	6485	凤凰县妇幼保健计划生育服务中心	100	★★★
6469	湖南省儿童医院	100	★★★★★★★★★	6486	邵阳市宝庆精神病医院	100	★★★★★★★
6470	娄底市中心医院	100	★★★★★	6487	湘潭市第五人民医院	100	★★★
6471	湘南学院附属医院	100	★★★★★★★★★	6488	衡南县人民医院	100	★★★★
6472	湘潭市中心医院	100	★★★★★★★★★	6489	安乡县人民医院	100	★★★★★★★★
6473	长沙市中心医院	100	★★★★★★★★★	6490	常德职业技术学院附属第一医院	100	★★★★★★
6474	宜章县人民医院	100	★★★★★★½	6491	芷江侗族自治县人民医院	100	★★★
6475	双峰县人民医院	100	★★★★½	6492	龙山县人民医院	100	★★★★
6476	湖南省脑科医院	100	★★★★★★★½	6493	华容县妇幼保健院	100	★★★★
6477	湖南师范大学附属湘东医院	100	★★★★★★★★½	6494	洪江市精神病医院	100	★★★★★★
6478	中南大学湘雅三医院	100	★★★★★★★★★	6495	长沙科尔雅口腔医院	100	★★
6479	湘潭市妇幼保健院	100	★★★★½	6496	津市市妇幼保健院	100	★★★★★★★★
6480	长沙市妇幼保健院	100	★★★★½	6497	长沙市口腔医院	100	★★★★★★★★½
6481	湘雅医院	100	★★★★★★★★½	6498	湖南医药学院第一附属医院	100	★★★★
6482	安乡县妇幼保健院	100	★★★★	6499	长沙市第四医院	100	★★★★★★★★
6483	保靖县妇幼保健计划生育服务中心	100	★★★★★★★	6500	邵东县妇幼保健院	100	★★★★★★★★

续表

编号	医院名称	完整度（%）	星级评分
6501	双峰县妇幼保健院	100	★★★
6502	湘潭县妇幼保健院	100	★★★★★★
6503	益阳市赫山区妇幼保健院	100	★★★
6504	永顺县妇幼保健计划生育服务中心	100	★★★★★
6505	衡阳市口腔医院	100	★★★★★★★
6506	湘潭市口腔医院	100	★★
6507	湘西州肿瘤医院	100	★★★
6508	郴州市第二人民医院	100	★★★
6509	芷江侗族自治县中医医院	100	★★★★★★★★
6510	株洲县第一人民医院	100	★★★★
6511	常德市第四人民医院	100	★★★
6512	靖州苗族侗族自治县人民医院	100	★★★★
6513	怀化安贞妇产医院	100	★★★★★★★★
6514	常德口腔医院	100	★★
6515	益阳口腔医院	100	★★
6516	邵阳珂信肿瘤医院	100	★★★
6517	株洲北雅医院	100	★★★★★★★
6518	娄底市妇幼保健院	100	★★★★★★★★½
6519	株洲市妇幼保健	100	★★★★★★★★
6520	中南大学湘雅二医院（口腔）	100	★★★★★★½
6521	株洲恺德心血管病医院	100	★★★★
6522	娄底市第一人民医院	100	★★★★★★★
6523	涟源市民盟医院	99.93	★★★★★★★★
6524	炎陵县人民医院	99.89	★★★★
6525	湘西土家族苗族自治州精神病医院	99.85	★★★★
6526	中南大学湘雅二医院	99.84	★★★★★★★★★
6527	慈利县人民医院	99.84	★★★★½
6528	益阳医学高等专科学校附属医院	99.84	★★★★★★★★
6529	长沙市第一医院	99.79	★★★★★★★★½
6530	湖南旺旺医院	99.79	★★★★★★★★½
6531	湘潭市第一人民医院	99.79	★★★★
6532	醴陵市中医院	99.79	★★★★★★
6533	常德市第一人民医院	99.74	★★★★★
6534	新邵县人民医院	99.73	★★★★
6535	益阳市第三人民医院	99.66	★★★
6536	武冈市人民医院	99.58	★★★★★★★★½
6537	桃源县康复医院	99.51	★★★★★★
6538	南华大学附属南华医院	99.48	★★★★★★★½
6539	南华大学附属第一医院	99.43	★★★★½
6540	衡阳市中心医院	99.38	★★★★★★½
6541	郴州东华医院	99.35	★★★★★★★
6542	安仁县人民医院	99.14	★★★★★★★★
6543	武冈都梁医院	99.05	★★★★
6544	娄星区人民医院（娄星区妇幼保健院）	98.88	★★★★★★★★
6545	湘西土家族苗族自治州人民医院	98.33	★★★★★★★
6546	桃源县德雅医院	98.31	★★★★★★★★
6547	郴州市第四人民医院	98.23	★★★★★★★★
6548	益阳市人民医院	98.07	★★★★
6549	桃江县人民医院	98.01	★★★★★★★½
6550	耒阳市人民医院	97.79	★★★
6551	湘西州妇幼保健院	97.52	★★★
6552	郴州市第三人民医院	97.44	★★★★★
6553	临武县人民医院	97.15	★★★
6554	汝城县人民医院	96.98	★★★★
6555	新宁崀山医院	96.77	★★★★★★★★
6556	湘西协和医院	95.88	★★★★★★★
6557	怀化红雅妇女儿童医院	95.73	★★★★★★★★
6558	邵阳学院附属第一医院	95.52	★★★★
6559	吉首大学医院	95.42	★★★★★
6560	桂阳县第一人民医院	95.27	★★★★★★★★
6561	张家界市人民医院	95.21	★★★★★★★
6562	浏阳市人民医院	94.9	★★★★★★★★
6563	资兴馨康东江医院	94.27	★★
6564	涟源妇幼保健院	94.18	★★★
6565	新邵县妇幼保健院	94.18	★★★
6566	邵阳市妇幼保健院	93.44	★★★
6567	汉寿县血防医院	93.24	★★★★
6568	桂阳县妇幼保健计划生育服务中心	93.19	★★★★★★★
6569	茶陵县人民医院	92.66	★★
6570	娄底市康复医院	92.64	★

续表

编号	医院名称	完整度（%）	星级评分
6571	临澧县第二人民医院	92.55	★★
6572	湖南省血吸虫病防治所附属湘岳医院	92.45	★★★★★⯨
6573	湘乡东山医院	92.41	★★★★★★★
6574	新宁阳光医院	91.89	★★★★★★★⯨
6575	邵东县人民医院	84.49	★★
6576	古丈县人民医院	84.28	★★
6577	石门县人民医院	84.25	★★★
6578	隆回展辉医院	83.76	★★
6579	郴州市精神病医院	81.83	★
6580	邵阳学院附属第二医院	81.7	★★★★★★
6581	湘潭仁和医院	80.93	★★
6582	嘉禾县人民医院	80.69	★
6583	桃源县人民医院	80.06	★
6584	汨罗市人民医院	77.93	★★★★★★
6585	长沙市第三医院	77.37	★★
6586	桑植县人民医院	76.41	★★
6587	怀化市妇幼保健院	71.41	★★★★★
6588	慈利县妇幼保健计划生育服务中心	71.16	★
6589	韶山市人民医院	70.71	☆
6590	新化金穗医院	67.93	★★★
6591	桂东县人民医院	67.55	★
6592	永州市中心医院	65.54	★
6593	邵阳市脑科医院	65.02	★★★★
6594	湖南省湘乡市人民医院	64.91	☆
6595	真美妇产医院	64.65	☆
6596	衡阳市妇幼保健院	64.36	
6597	辰溪妇幼保健计划生育服务中心	64.23	★★
6598	益阳市资阳区妇幼保健院	64.11	☆
6599	长沙市精神病医院	63.51	
6600	靖州县妇幼保健计划生育服务中心	63.49	
6601	常德市康复医院	61.71	☆
6602	湖南省胸科医院	59.59	★★★★
6603	隆回县妇幼保健计划生育服务中心	59.53	☆
6604	怀化济民医院	59.53	☆
6605	邵阳博爱医院	58.04	★★★⯨
6606	益阳市第四人民医院	57.23	
6607	沅江市妇幼保健院	57.05	
6608	衡阳市第三人民医院	55.5	☆
6609	隆回县人民医院	54.79	☆☆
6610	南华大学附属第二医院	54.2	☆⯪
6611	邵阳芙蓉口腔医院	52.95	★★★
6612	郴州市儿童医院	51.35	
6613	湘潭县人民医院	50.75	☆
6614	株洲市人民医院	43.57	☆☆
6615	湘乡市妇幼保健院	41.58	☆
6616	岳阳市岳化医院	37.72	
6617	永兴县人民医院	37.53	☆☆☆
6618	娄底民生医院	37.26	★★★
6619	津市市人民医院	34.29	★★
6620	长沙医学院附属第一医院	30.04	☆
6621	怀化市第一人民医院	29.27	★
6622	湖南省人民医院	24.91	☆
6623	南华大学附属第三医院	18.04	
6624	岳阳爱康医院	15.53	☆☆☆
6625	郴州市第一人民医院	12.3	☆⯪
6626	株洲和睦佳妇科医院	12.05	☆☆
6627	衡阳新桥妇产医院	7.9	☆☆☆
6628	益阳市妇幼保健院	3.84	☆☆
6629	衡阳市第一人民医院	2.87	☆☆
6630	株洲市三医院	2.1	☆☆☆
6631	康胜口腔医院	2.04	☆☆
6632	新化健齿口腔医院	2.04	☆☆
6633	桃源县精神病医院	1.5	☆☆☆
6634	安仁康福精神病专科医院	1.5	☆☆☆
6635	安乡县精神康复医院	1.5	☆☆☆
6636	桃源县精神康复医院	1.5	☆☆☆
6637	张家界市精神病医院	1.5	☆☆☆
6638	衡阳市珠晖区妇幼保健院	1.49	☆☆☆
6639	长沙丽人妇产医院	1.25	☆☆☆

续表

编号	医院名称	完整度（%）	星级评分	编号	医院名称	完整度（%）	星级评分
6640	株洲丽人妇产医院	1.25	☆☆☆	6659	新化县人民医院	0.46	☆☆☆
6641	茶陵县妇幼保健院	1.24	☆☆☆	6660	涟源市人民医院	0.46	☆☆☆
6642	常德市鼎城区妇幼保健院	1.24	☆☆☆	6661	邵阳县人民医院	0.46	☆☆☆
6643	江永县妇幼保健计划生育服务中心	1.24	☆☆☆	6662	泸溪县人民医院	0.46	☆☆☆
6644	桃源县妇幼保健院	1.24	☆☆☆	6663	南县人民医院	0.46	☆☆☆
6645	通道县妇幼保健计划生育服务中心	1.24	☆☆☆	6664	安化县人民医院	0.46	☆☆☆
6646	岳阳市妇幼保健院	1.24	☆☆☆	6665	岳阳市第三人民医院	0.46	☆☆☆
6647	洪江市人民医院	0.87	☆☆☆	6666	平江县第一人民医院	0.46	☆☆☆
6648	娄底名扬医院	0.46	☆☆⯨	6667	株洲四三〇老年病医院	0.46	☆☆☆
6649	临澧县新安镇中心卫生院	0.46	☆☆☆	6668	汉寿县太子庙中心医院	0.46	☆☆☆
6650	郴州正健医院	0.46	☆☆☆	6669	汉寿百信医院	0.46	☆☆☆
6651	娄底鸿泰医院	0.46	☆☆☆	6670	嘉禾恒佳医院	0.46	☆☆☆
6652	常德职业技术学院附属第二医院	0.46	☆☆☆	6671	娄底市湘中煤炭医院	0.46	☆☆☆
6653	澧县第二人民医院	0.46	☆☆☆	6672	新化天和医院	0.46	☆☆☆
6654	澧县大堰垱镇中心卫生院	0.46	☆☆☆	6673	涟源城北综合医院	0.46	☆☆☆
6655	资兴市第一人民医院	0.46	☆☆☆	6674	醴陵泰安医院	0.46	☆☆☆
6656	湖南省衡东县人民医院	0.46	☆☆☆	6675	桂阳泰康医院	0.46	☆☆☆
6657	衡山县人民医院	0.46	☆☆☆	6676	怀化沅陵南方医院	0.46	☆☆☆
6658	辰溪县人民医院	0.46	☆☆☆	6677	湖南益阳康雅医院	0.46	☆☆☆

表 32　甘肃省（227 家医院）平均完整度 62.41

编号	医院名称	完整度（%）	星级评分	编号	医院名称	完整度（%）	星级评分
6678	陇西县第一人民医院	100	★★★★★	6691	甘肃省兰州市西固区妇幼保健计划生育服务中心	100	★★
6679	甘肃省肿瘤医院	100	★★★★★★★★	6692	甘州区妇幼保健院	100	★★★★
6680	兰州大学第一医院	100	★★★★★	6693	庆城县人民医院	100	★★★★★
6681	甘肃省第二人民医院	100	★★★★★★★★⯨	6694	玉门市第一人民医院	100	★★★★
6682	武威市人民医院	100	★★★★★⯨	6695	定西市第二人民医院	100	★★★★★★★
6683	华池县人民医院	100	★★★★⯨	6696	金昌市人民医院	100	★★★★
6684	华亭县人民医院	100	★★★★⯨	6697	正宁县人民医院	100	★★★★★
6685	兰州市第一人民医院	100	★★★★	6698	民勤县人民医院	100	★★★★★★
6686	兰州市肺科医院	100	★★★★★	6699	环县妇幼保健计划生育服务中心	100	★★
6687	崇信县妇幼保健计划生育服务中心	100	★★★	6700	嘉峪关市妇幼保健计划生育服务中心	100	★★★★
6688	定西市安定区妇幼保健站	100	★★	6701	兰州市七里河区妇幼保健站	100	★★
6689	甘南州妇幼保健院	100	★★★★	6702	兰州大学口腔医院	100	★★★★★★
6690	甘肃省敦煌市妇幼保健站	100	★★				

续表

编号	医院名称	完整度（%）	星级评分
6703	甘肃省武威肿瘤医院	100	★★★★★★★
6704	合水县妇幼保健计划生育服务中心	100	★★★★★
6705	山丹博爱专科医院	100	★★★★★★★
6706	甘肃省天水传染病医院	100	★★★
6707	临洮县妇幼保健站	100	★★
6708	临夏州妇幼保健院	100	★★★
6709	民勤县妇幼保健计划生育服务中心	100	★★★
6710	平凉市崆峒区妇幼保健院	100	★★
6711	秦安县妇幼保健院	100	★★★
6712	庆阳市妇幼保健计划生育服务中心	100	★★★★★
6713	庆阳市西峰区妇幼保健计划生育服务中心	100	★★
6714	张家川回族自治县妇幼保健所	100	★★★★★★★
6715	天水市秦州区人民医院	100	★★★★
6716	宁县人民医院	100	★★★★★★★★
6717	灵台皇甫谧中医院	100	★★★★★★★
6718	甘肃省宕昌县人民医院	100	★★★★
6719	静宁县中医医院	100	★★★★
6720	永登县人民医院	100	★★★★★★★★
6721	庄浪县中医医院	100	★★★★★★★★
6722	华亭县中医医院	100	★★★★
6723	合水县人民医院	100	★★★
6724	高台县人民医院	100	★★
6725	张掖博爱妇科医院	100	★★★
6726	酒泉安琪儿妇科医院	100	★★
6727	兰州德尔牙科医院	100	★★
6728	兰州惠正口腔医院	100	★★
6729	张掖仁济医院	100	★★★★★★★
6730	定西市卫生学校附属医院	100	★★★★★★
6731	渭源县博爱医院会川分院	100	★★★
6732	临洮县人民医院	99.95	★★★★⯨
6733	古浪县人民医院	99.94	★★★★★★★
6734	兰州金港城医院	99.91	★★★
6735	兰州大学第二医院	99.9	★★★★★★★★★
6736	甘肃省妇幼保健院	99.88	★★★★★★★★⯨
6737	白银市妇幼保健院	99.88	★★★★
6738	兰州市西固区人民医院	99.88	★★★★★
6739	平凉和平医院	99.88	★★★
6740	张掖安贞妇产医院	99.87	★★★★★★★
6741	静宁县人民医院	99.84	★★★★★★★★★
6742	通渭县人民医院	99.64	★★★★
6743	合作市妇幼保健计划生育服务中心	99.6	★★★★★★★
6744	华亭县妇幼保健计划生育服务中心	99.47	★★
6745	会宁县人民医院	99.43	★★★★★★★★★
6746	武威市第二人民医院	99.31	★★★
6747	庆阳市人民医院	99.06	★★★★★★★★⯨
6748	嘉峪关市第一人民医院	98.82	★★★★★★★
6749	天水市第一人民医院	98.75	★★★★⯨
6750	平凉市人民医院	98.75	★★★★★★★⯨
6751	灵台县人民医院	98.51	★★★
6752	甘州区人民医院	98.12	★★★★
6753	镇原县第一人民医院	98.12	★★★★★★★★
6754	甘谷县人民医院	97.99	★★★★★
6755	甘肃省天祝县人民医院	97.69	★★★★★★★
6756	白银市第一人民医院	97.29	★★★★★
6757	合水乐蟠医院	97.22	★★★★★★★
6758	兰州市城关区人民医院	96.98	★★★
6759	成县人民医院	96.98	★★★
6760	天水市中医医院	96.05	★★★
6761	天水四〇七医院	95.89	★★★★★★★★
6762	金昌市第一人民医院	95.22	★★★★
6763	正宁县中医医院	95.16	★★★★★
6764	陇西县妇幼保健计划生育服务中心	94.8	★★★
6765	平川区妇幼保健站	94.18	★★
6766	山丹县妇幼保健院	94.18	★★★
6767	舟曲县妇幼保健计划生育服务中心	94.18	★★★★★★
6768	临洮协和医院	94.11	★★
6769	庆阳市西峰区人民医院	94.02	★★★
6770	兰州腾达西铁医院	93.95	★★★★

续表

编号	医院名称	完整度（%）	星级评分
6771	兰州市城关区妇幼保健计划生育服务中心	93.77	★
6772	庆城县妇幼保健站	93.77	★
6773	肃南县妇计中心	93.77	★
6774	榆中县第一人民医院	93.65	★★★★
6775	卓尼县妇幼卫生保健站	93.56	★★★★★★★
6776	宕昌县妇幼保健院	93.44	★★★★★★
6777	兰州市第三人民医院	92.94	★★★
6778	甘肃省渭源县人民医院	92.84	★★★★★★
6779	张掖市红十字精神病院	92.49	★★★★★★★
6780	靖远县人民医院	91.47	★★★★★★★
6781	酒泉康复口腔医院	90.22	★
6782	兰州石化总医院	89.48	★★★⯪
6783	甘南州碌曲县妇幼保健站	89.11	★★★
6784	高台县妇幼保健院	87.5	★★★★★★
6785	天水市第四人民医院	87.45	★★★
6786	甘肃仁爱妇产医院	87.45	★★★
6787	甘肃省人民医院	86.49	★★★★★★★★
6788	张掖天慈阳光医院	86.06	★★
6789	永登三元堂医院	85.26	★★
6790	泾川县人民医院	85	★
6791	民乐县人民医院	84.71	⯪
6792	兰州市第二人民医院	83.97	★★★⯪
6793	环县人民医院	83.84	★
6794	平凉市第二人民医院	83.5	★★★★★★
6795	陇南市武都区第一人民医院	82.31	★★
6796	靖远煤业集团有限责任公司总医院	81.81	★★★★
6797	凉州区第三人民医院	81.68	★★
6798	定西市安定区第二人民医院	81.32	★★★★★
6799	兰州瑞京糖尿病医院	80.17	
6800	定西市人民医院	80.01	★⯪
6801	河西学院附属张掖人民医院	79.18	★⯪
6802	平凉市中医医院	78.87	★
6803	山丹县人民医院	76.11	
6804	甘肃省庄浪县人民医院	75.74	★★
6805	高台仁济医院	73.79	
6806	岷县妇幼保健院	73.59	
6807	甘肃省中医院白银分院	73.03	★★★★
6808	崇信县中医医院	72.71	★★★★
6809	临夏县人民医院	71.33	★⯪
6810	瓜州县仁爱医院	70.12	
6811	华康口腔医院	69.86	★★★★
6812	张家川新金城综合医院	69.82	★★★★
6813	山丹同和医院	69.26	★
6814	宁县妇幼保健站	67.45	☆
6815	平凉市妇幼保健院	66.09	
6816	酒钢医院	65.77	
6817	漳县妇幼保健站	65.43	☆
6818	正宁县妇幼保健站	64.85	☆
6819	陇南市妇幼保健院	64.11	★★★
6820	天水市妇幼保健院	64.11	☆
6821	天祝县妇幼保健计划生育服务中心	64.11	☆
6822	张掖市妇幼保健院	64.11	★★★
6823	古浪县妇幼保健计划生育服务中心	63.49	★★
6824	白银市精神卫生中心	63.21	★★★★
6825	华池县妇幼保健站	61.29	☆☆
6826	白银市白银区妇幼保健站	56.69	★★
6827	临夏微创骨科医院	55.22	☆
6828	敦煌市医院	51.22	☆
6829	清水县人民医院	46.18	
6830	武山县人民医院	43.51	☆⯫
6831	皋兰县人民医院	33.42	☆☆
6832	定西康宁医院	29.98	★
6833	兰州市口腔医院	26.68	☆☆
6834	泾川县中医医院	23.67	☆☆☆
6835	灵台县妇幼保健计生服务中心	23.61	☆☆☆
6836	和政普济医院	20.04	☆☆
6837	甘肃中医药大学附属医院	16.4	☆☆
6838	甘肃省中医院	11.12	☆☆☆
6839	临泽县妇幼保健站	10.72	☆☆

续表

编号	医院名称	完整度（%）	星级评分
6840	镇原县妇幼保健计划生育服务中心	10.52	☆☆
6841	渭源县妇幼保健站	10.4	☆☆☆
6842	永登县妇幼保健所	9.53	☆☆☆
6843	泾川县妇幼保健计划生育服务中心	9.16	☆☆☆
6844	武威市妇幼保健计划生育服务中心	8.91	☆☆☆
6845	静宁县妇幼保健院	8.04	☆☆☆
6846	临潭县妇幼保健站	8	☆☆☆
6847	甘肃省靖远县妇幼保健院	7.8	☆☆☆
6848	康县妇幼保健站	7.8	☆☆☆
6849	民乐县妇幼保健院	7.8	☆☆☆
6850	武山县妇幼保健院	7.8	☆☆☆
6851	夏河县妇幼保健站计划生育服务中心	7.8	☆☆☆
6852	通渭县妇幼保健计划生育服务中心	5.37	☆☆☆
6853	康乐妇幼保健站	2.9	☆☆☆
6854	陇南市精神病康复医院（市精神卫生中心）	1.5	☆☆☆
6855	平凉市精神卫生中心	1.5	☆☆☆
6856	阿克塞县城乡妇幼保健计划生育服务中心	1.32	☆☆☆
6857	张掖生殖医学专科医院	1.25	☆☆☆
6858	甘肃玛丽亚妇科医院	1.25	☆☆☆
6859	徽县妇幼保健站	1.24	☆☆☆
6860	兰州市红古区妇幼保健院	1.24	☆☆☆
6861	灵台县妇幼保健计划生育服务中心	1.24	☆☆☆
6862	肃州区妇幼卫生保健站	1.24	☆☆☆
6863	天水市麦积区妇幼保健计划生育服务中心	1.24	☆☆☆
6864	通渭县妇幼保健站	1.24	☆☆☆
6865	文县妇幼保健院	1.24	☆☆☆
6866	夏河县妇幼保健计划生育服务中心	1.24	☆☆☆
6867	玉门市妇幼保健站	1.24	☆☆☆
6868	庄浪县妇幼保健站	1.24	☆☆☆
6869	通渭西京医院	1.09	☆☆☆
6870	渭源博爱医院	0.93	☆☆☆
6871	甘肃锦华医院	0.5	☆☆☆
6872	舟曲县人民医院	0.48	☆☆½
6873	瓜州县人民医院	0.46	☆☆½
6874	瓜州县妇幼保健计划生育服务中心	0.46	☆☆☆
6875	酒泉市妇幼保健计划生育服务中心	0.46	☆☆☆
6876	金塔县妇幼保健站	0.46	☆☆☆
6877	肃北县妇幼保健站	0.46	☆☆☆
6878	妇幼保健站	0.46	☆☆☆
6879	榆中县妇幼保健计划生育服务中心	0.46	☆☆☆
6880	永靖县妇幼保健站	0.46	☆☆☆
6881	张家川龙山百信医院	0.46	☆☆☆
6882	张家川县爱民医院	0.46	☆☆☆
6883	酒泉医大生殖保健医院	0.46	☆☆☆
6884	金塔博爱医院	0.46	☆☆☆
6885	酒泉博爱医院	0.46	☆☆☆
6886	渭源县中医医院	0.46	☆☆☆
6887	甘南藏族自治州人民医院	0.46	☆☆☆
6888	和政县妇幼保健站	0.46	☆☆☆
6889	甘肃省文县第一人民医院	0.46	☆☆☆
6890	崇信县人民医院	0.46	☆☆☆
6891	庄浪县人民医院	0.46	☆☆☆
6892	华亭煤业集团有限责任公司总医院	0.46	☆☆☆
6893	高台县中医医院	0.46	☆☆☆
6894	兰州普仁中西医医院	0.46	☆☆☆
6895	兰州连铝总医院	0.46	☆☆☆
6896	武山西京医院	0.46	☆☆☆
6897	兰州慈和堂医院	0.46	☆☆☆
6898	定西华山医院	0.46	☆☆☆
6899	天水广济医院	0.46	☆☆☆
6900	天誉医院	0.46	☆☆☆
6901	甘肃兰炭医院	0.46	☆☆☆
6902	金川集团有限公司职工医院	0.46	☆☆☆
6903	窑街煤电集团有限公司总医院	0.46	☆☆☆
6904	甘肃省第三人民医院	0.46	☆☆☆

表 33 西藏自治区（8 家医院）平均完整度 60. 88

编号	医院名称	完整度（%）	星级评分	编号	医院名称	完整度（%）	星级评分
6905	西藏自治区山南市隆子县人民医院	100	★★★	6909	西藏山南市人民医院	95. 31	★★★★
6906	西藏自治区藏医院	97. 19	★★★	6910	阿里地区人民医院	0. 46	☆☆☆
6907	西藏自治区人民医院	96. 56	★★★★★★★	6911	工布江达县卫生服务中心	0. 46	☆☆☆
6908	拉萨市人民医院	96. 56	★★★★	6912	拉孜县卫生服务中心	0. 46	☆☆☆